HANDBUCH DER HALS= NASEN= OHREN= HEILKUNDE

MIT EINSCHLUSS DER GRENZGEBIETE

BEARBEITET VON

W. ADRION · W. ALBRECHT · G. ALEXANDER · K. AMERSBACH · G. ANTON · J. BECK · K. BECK O. BECK · R. BENEKE · C. E. BENJAMINS · E. BENTELE · G. BEVER · H. BIRKHOLZ · A. BLOHMKE F. BLUMENFELD · W. BROCK · A. BRÜGGEMANN · G. BRÜHL · H. BRUNNER · J. BUMBA · H. BURGER H. BÜRKLE=DE LA CAMP · A. J. CEMACH · W. CLAUSEN · A. DENKER · R. DÖLGER · A. ECKERT= MÖBIUS · R. EDEN† · C. v. EICKEN · K. ELZE · R. ESCHWEILER · G. FINDER · TH. S. FLA= TAU · O. FLEISCHMANN · F. FREMEL · O. FRESE · V. FRÜHWALD · M. GIESSWEIN · E. GLAS M. GOERKE · K. GRAUPNER · K. GRÜNBERG · L. GRÜNWALD† · M. HAJEK · L. HARMER F. HASSLINGER · L. HAYMANN · J. HEGENER · P. HEIMS-HEYMANN · B. HEINE† · K. HELL= MANN · V. HINSBERG · G. HOFER · TH. HÜNERMANN · R. IMHOFER · A. JESIONEK · O. KAHLER W. KLESTADT · A. KNICK · H. KOENIGSFELD · O. KÖRNER · O. KREN · L. KÜPFERLE · A. KUTT= NER · A. LAUTENSCHLÄGER · L. LEDERER · E. LEXER · A. LINCK · E. MANGOLD · M. MANN H. MARSCHIK . H. MARX · K. M. MENZEL · EDMUND MEYER · MAX MEYER · W. MINNI= GERODE · O. MUCK · GEORG C. MÜLLER · M. NADOLECZNY · F. R. NAGER · H. NEUMANN TH. NÜHSMANN · B. OERTEL · A. PASSOW† · K. PETER · A. PEYSER · W. PFEIFFER · E. RANZI E. REHN · C. ROHDE · C. RUF · E. RUTTIN · M. SCHACHERL · K. L. SCHAEFER · A. SCHEIBE R. SCHILLING · E. SCHLANDER · F. SCHLEMMER† · E. SCHLITTLER · P. SCHNEIDER · S. SCHU= MACHER · O. SEIFERT · A. SEIFFERT · E. v. SKRAMLIK · R. SOKOLOWSKY · V. SONNENKALB F. SPECHT · P. STENGER · H. STERN . O. STEURER · A. STIEDA · H. STREIT . W. STUPKA A. THOST · W. UFFENORDE · E. URBANTSCHITSCH · K. VOGEL · O. WAGENER · R. WALD= APFEL · F. WANNER · J. WÄTJEN · E. WESSELY · G. WETZEL · C. ZARNIKO · F. ZAUSCH H. ZWAARDEMAKER

HERAUSGEGEBEN VON

A. DENKER UND O. KAHLER
HALLE A. S.   FREIBURG I. BR.

VIERTER BAND
DIE KRANKHEITEN DER LUFTWEGE UND DER MUNDHÖHLE IV

JULIUS SPRINGER   1928   J. F. BERGMANN
BERLIN   MÜNCHEN

DIE KRANKHEITEN DER LUFTWEGE UND DER MUNDHÖHLE

VIERTER TEIL

INFEKTIONSKRANKHEITEN · PFLANZLICHE UND TIERISCHE PARASITEN · ERKRANKUNGEN BEI VERSCHIEDENEN DERMATOSEN · TROPENKRANKHEITEN · BLUTUNGEN

BEARBEITET VON

C. E. BENJAMINS-Groningen · E. GLAS-Wien · M. HAJEK-Wien · G. HOFER-Wien · A. JESIONEK-Giessen · O. KREN-Wien · K. M. MENZEL-Wien EDMUND MEYER-Berlin · O. SEIFERT-Würzburg · R. SOKOLOWSKY-Königsberg · H. STREIT-Königsberg · A. THOST-Hamburg

MIT 239 ZUM GROSSEN TEIL FARBIGEN ABBILDUNGEN

JULIUS SPRINGER   1928   J. F. BERGMANN
BERLIN   MÜNCHEN

ISBN-13: 978-3-540-01064-7   e-ISBN-13: 978-3-642-92489-7
DOI: 10.1007/978-3-642-92489-7

8. Syphilis.

Inhaltsverzeichnis. IX

X Inhaltsverzeichnis.

III. Pathologie und Therapie.

B. Spezieller Teil.

VII. Infektionskrankheiten.

1. Akute Exantheme.

Von

EMIL GLAS-Wien.

Mit 2 Abbildungen.

Wenn wir im nachfolgenden die *Beteiligung der oberen Luftwege bei den akuten Infektionskrankheiten* besprechen, so sei vor allem hierbei an die akuten Exantheme Scharlach, Masern, Röteln, die vierte und fünfte Krankheit gedacht, welchen Affektionen sich Variola und Varicellen, Influenza und Keuchhusten sowie der Typhus anschließt. Diesen zunächst steht die Diphtherie, während Tuberkulose und Lepra, Syphilis, Rotz und Milzbrand in eigenen Kapiteln besondere Besprechung finden. Bei obigen Erkrankungen findet man eine wesentliche Beteiligung der Schleimhäute der oberen Luftwege, welche entweder in der Prodrome oder während des Krankheitsverlaufes oder nach Ablauf der Erkrankung als Komplikation in Erscheinung tritt und mehr oder weniger dem charakteristischen Krankheitsbilde der entsprechenden Krankheitsform zuzuzählen ist. Bei allgemeiner Beurteilung dieser Lokalerkrankung entsteht die Frage, wie die Affektion im Bereiche der oberen Luftwege mit dem Krankheitsprozeß als solchen zusammenhängt, so vor allem, ob es sich um den Primärinfekt im Gebiete des oberen Respirationstraktes handelt oder um Sekundäraffektionen, welche bakteriell mit dem Primärprozeß zusammenhängen oder schließlich um solche Erkrankungen, welche auf Basis der durch die Bakterien oder deren Toxine geänderte Aufnahmsfähigkeit zustande kommen. Um diese Frage des Näheren zu erörtern, müssen wir uns vor allem über die Genese der verschiedenen Erkrankungen, i. e. über das die Krankheit erzeugende Virus Bericht geben, da die Kenntnis der Ätiologie der Affektion mit der Ursache der Erkrankung der einzelnen Organe in innigstem Zusammenhange steht. Bei scharfer Kritik unserer bisherigen Kenntnisse kann nicht geleugnet werden, daß unter den weiter unten zur Besprechung kommenden Infektionskrankheiten (wir sprechen hier von der ersten Gruppe, welche die Reihe von Scharlach bis Diphtherie einschließt) nur der Typhus und die Diphtherie eine einwandfreie bakterielle Genese haben, während Scharlach und Grippe, Keuchhusten und Masern, Variola und Varicellen noch Krankheiten unbekannter Genese sind, wenn auch bei einzelnen dieser Erkrankungen die Mehrzahl der Forscher sich für bestimmte Virusformen ausgesprochen haben (siehe die diesbezüglichen Bemerkungen bei den einzelnen Erkrankungen). Vielfach sind aber noch die Fragen offen, ob Bakterien, Protozoen oder ein filtrierbares Virus die Krankheit verursachen, wodurch auch die Frage nach dem Primäraffekt der Infektion zumeist noch in Dunkel gehüllt ist und die

Genese der Schleimhautaffektion keine entsprechende Beantwortung finden kann. Als Beispiel für die Unsicherheit der Verwertung der Symptome mag die gewöhnliche Angina, die Tonsillitis gelten, welche von mancher Seite als Folge exogener Schädigung, als Reaktion auf das Eindringen von Bakterien im tonsillaren Bereich bezeichnet wird: *Die Tonsille ist die Eintrittspforte des Virus und von diesem Primäraffekt aus kommen die anderen sekundären Erscheinungen zur Ausbildung.* Dieser Auffassung entgegen haben einzelne Autoren wie Henke die Tonsillarerkrankung als *Sekundärlokalisation einer anderswo erfolgten Infektion* bezeichnet und Fein hat eine Anzahl von Momenten zusammengetragen, um seinen als *Anginose* bezeichneten Krankheitsbegriff zu rechtfertigen und die Hypothese einer endogenen auf dem Wege der Blut- und Lymphbahnen erfolgenden Infektion zu begründen. Fein erklärt, daß es nicht die Tonsillen sind, welche die Eingangspforte für die anginösen Erkrankungen vorstellen, und gelangt zu der Annahme, daß diese Krankheit in die große Gruppe der septischen Erkrankungen mit unbekannter Eintrittspforte gehört und daß die Angina, genannt Anginose. eine allgemeine Infektionskrankheit darstellt, in deren Gefolge, wie Lindt sagt, eine akute Tonsillitis entsteht. Seiner Auffassung nach gebührt der Rachenaffektion als solcher, i. e. der Gesamtbeteiligung des Waldeyerschen Schlundringes „der Rang von gleichwertigen Manifestationen einer und derselben Infektionskrankheit". Wir wollen hier nicht die zahlreichen Argumente anführen, welche zumindest für eine große Zahl von Anginen gegen diese kryptogenetische Form der Angina sprechen, so z. B. die Schlemmersche Konstatierung, des Mangels zuführender Lymphgefäße zu den Tonsillen, welche die Schönemmannsche Behauptung, daß die „Anginen die erste floride Lokalisation der Gelenksrheumatismuserreger sind, welche vom Cavum nasale *nach dem Lymphwege in die Tonsillen gelangen*", glatt widerlegt, wir wollen mit Anführung dieser beiden *grundverschiedenen* Auffassungen über die Genese der gewöhnlichen Tonsillitis nur auf jene Schwierigkeiten hinweisen, welche sich bei Deutung und Verwertung der einzelnen Symptome bei anderen akuten Infektionskrankheiten ergeben, wodurch im einzelnen widersprechende Anschauungen resultieren. So führt Schulz in der Pathogenese der Scarlatina an, daß der Primäraffekt durch das noch unbekannte, unsichtbare spezifische Virus dargestellt wird, wobei die Eintrittspforte durchaus nicht die Tonsille zu sein braucht und die Tätigkeit der Streptokokken dann beginnt, wenn „der Weg für sie durch den Scharlacherreger im biologischen Sinne geöffnet ist". Diese Anschauung steht wieder in Widerspruch zu der jetzt allgemein mehr weniger akzeptierten Auffassung von der Tätigkeit des hämolytischen Streptokokkus bei Entstehen des Scharlachs, wobei diesen Streptokokken nicht vermittelnde Rolle, sondern krankheitserzeugende zugeschrieben wird. Einzig bei der *Diphtherie* nimmt man die *primäre Erkrankung* allgemein im Bereiche der oberen Luftwege an, da wir den für diese Krankheit als Erreger bezeichneten Bacillus in den Belägen und Ulcerationsprozessen in Nase, Rachen und Kehlkopf vorfinden. Beim Typhus ist die Frage nach der Ätiologie des Krankheitsprozesses im Bereiche der oberen Luftwege nicht eindeutig beantwortet, da man zwar bei gewissen Prozessen den Bacillus vorfindet, so daß man von einer typhösen Erkrankung, z. B. des Larynx, sprechen kann, während in anderen Fällen die Larynxkomplikation sich als Sekundärinfektion mit Kokken erweist. Wir nehmen an, daß der *Scharlach* ähnlich der Diphtherie eine durch einen spezifischen Streptokokkus erzeugte Erkrankung ist, welcher sich mit Vorliebe im tonsillären Bereiche ansiedelt. So wäre in weiterer Folge die Annahme berechtigt, daß diese Erkrankung ähnlich der Diphtherie im Bereiche der oberen Luftwege ihren Ausgang nimmt, für welche primäre Beteiligung ja auch das klinische Bild zu sprechen scheint. Die in diesem Gebiete bei *Diphtherie* und *Scarlatina* zustande kommenden Veränderungen

sind teilweise durch die Bacillen selbst erzeugt, während die durch die Gift-
produkte (Toxine oder Endotoxine) zustande kommenden Schädigungen sekundärer Natur anderweitig in Erscheinung treten. So zeigt auch der Influenzabacillus PFEIFFER, der vielfach als Influenzaerreger bezeichnet wird und der
Keuchhustenbacillus seine besondere Affinität zur Schleimhaut der oberen
Luftwege. Daß hier die Bakterien als solche die Ursache lokaler Affektion sind,
geht z. B. aus dem Versuche KUNDRATITZ hervor, der recht wohl durch Einverleibung von Toxinen in die Haut eine Scarlatina erzeugen konnte, welche alle
Symptome dieser Krankheit zeigte, aber *ohne Angina* auftrat. *Die Angina fehlte,
weil nicht Bakterien, sondern die Toxine die Ursache dieser Versuchskrankheit
waren.* In weiterer Fortführung unserer Annahme, daß die Bakterienkörper
am Eintrittsorte des Infektes jene Veränderungen hervorrufen, die sich von der
Wirkung der von den Bakterien erzeugten Toxine wesentlich unterscheiden,
können wir, wie im Kapitel Diphtherie des Näheren ausgeführt ist, SCHICK
bei seinem Bestreben, die *Diphtheriediagnose* einzuengen nicht folgen, weil er
wohl hierin zu weit geht: wenn er Nasen-Rachenaffektionen findet mit *kleinen
weißen Belägen* und *positivem Bacillenbefund,* so spricht er *nicht* von Diphtherie,
wenn die *cutane Probe negativ ist.* „Wenn wir gelernt haben, daß gesunde Personen im Rachen oder Nase echte Diphtheriebacillen beherbergen können und
deswegen nicht an Diphtherie erkranken, weil sie durch den Schutzkörperbesitz
gegen Diphtherie gefeit sind, müssen wir eben jetzt *dazu* lernen, daß ein solches
Individuum gelegentlich einer Coryza oder Angina anderer Ätiologie ebenfalls
Diphtheriebacillen beherbergt, die in einem solchen Falle nun die Rolle von Saprophyten spielen. Es genügt das klinische Bild und der positive Bacillenbefund
nicht mehr, sondern es gehört noch dazu der positive Ausfall der Intracutanprobe,
denn negative Reaktion entscheidet gegen Diphtherie [1]." Ich habe weiter unten
angeführt, daß weder der Schick-Test bei Diphtherie noch der Dick-Test bei
Scarlatina so lückenlos gelingt, daß dieser Antikörpertest in allen Fällen einwandfrei die Diagnose bestimmt. Ich halte es andererseits für wohl möglich, daß
Bacillen eine Lokalaffektion in mitigierter Form erzeugen, trotzdem Antikörperbildung nachgewiesen wird, so daß die Intracutanprobe nicht beeinflußt erscheint. Eben darum geht es wohl schwerlich an — bei Anerkennung der
saprophytisch wirkenden Bacillen und der Bacillenträgerschaft ohne jegliche
Krankheitserscheinungen eine mit *positivem Bacillenbefund* vorhandene Angina
mit *Belag* als Nichtdiphtherie zu qualifizieren, weil experimentell eingebrachtes
Toxin ohne jegliche Entzündungserscheinung vertragen wird. Auch diese Frage
ist hier deswegen angeschnitten worden, weil sie zeigt, wie schwierig die Beurteilung der verschiedenen Momente in der Pathologie der Schleimhautaffektionen ist und wie auch in der Benennung der Affektionen verschiedene Punkte
eine Rolle spielen, welche die Einheitlichkeit des Krankheitsbildes trüben.

Dabei wären wir bei dem Kapitel der *Bacillenträger* angelangt und bei dem
benachbarten der *Krankheitsdisposition.* Gerade die oberen Luftwege lassen
alle möglichen Bakterien finden, hämolytische Streptokokken, Influenzabacillen,
Diphtheriebacillen und andere, deren rein saprophytärer Charakter außer
Frage ist. Zum Zustandekommen der Erkrankung bedarf es eben mehrerer
Komponenten, welche alle zusammenwirken müssen, um die Infektion zu geben.
Die Virulenz der entsprechenden Bakterien, der günstige Nährboden (i. e. die
entsprechend beschaffene Schleimhaut, welche das Virus aufzunehmen bereit
ist) sowie schließlich die Disposition des Gesamtorganismus mit den fehlenden
Antikörpern und sonstigen Schutzstoffen, all diese Momente zusammen erzeugen
das Krankheitsbild, wenn gleich auch die einzelnen Faktoren in bezug auf ihre

---

[1] B. SCHICK: Über die Diphtheriediagnose. Wien. med. Wochenschr. 1922.

Form recht wesentlich variieren können. So wird zwar die Umwandlung saprophytischer Bakterien in virulente betont, aber es können auch saprophytische Bakterien virulent sein, ohne als solche zu wirken. Ebenso können Antikörper vorhanden sein, ohne vor einer Infektion zu schützen, und umgekehrt Bacillenträger ohne Erkrankung sein, trotzdem es ihnen an Schutzstoffen fehlt. Endlich können Epitheldefekte oder Traumen gefunden werden, ohne daß eine Infektion erfolgt ist, während andererseits Infekte zustande kommen, wo Ulcerationen oder Epithelmangel nicht nachweisbar ist. Die interessanten Fälle von Bacillenträgern, die plötzlich nach einem operativen Eingriff im Gebiet der oberen Luftwege Zeichen akuter Infektion zeigen, wie jene z. B., wo nach Tonsillektomie Diphtherie auftritt, oder jene, wo nach Conchotomie eine akute Grippe zu finden ist, nachdem vorher Diphtheriebacillen oder der Pfeiffersche Bacillus als Saprophyt beobachtet wurde, weisen auf diese Dispositionsförderung durch mechanische Läsionen hin. Ein weiterer lehrreicher Beitrag zu dieser Frage wird durch die Diphtherie-Bakteriämie geliefert. E. KIRCH hat in einer Arbeit „Über das Zustandekommen der Invasion von Diphtheriebacillen in dem menschlichen Organismus"[1] auf den Unterschied zwischen Croup und Diphtherie hingewiesen, wobei der Diphtherie die tieferreichenden, festhaftenden Beläge zugeschrieben werden, während beim Croup der Prozeß auf das Oberflächenepithel beschränkt bleibt. KIRCH sucht das Differenzierende in der *Anatomie der Schleimhaut*, da beim Croup im Bereiche der zylinderepitheltragenden Schleimhautgebiete die dicht unterhalb gelegene hyaline Grundmembran das Vordringen des Prozesses hindert, während die Plattenepithelbezirke als der Lieblingssitz der Diphtherie bezeichnet werden. Auf diese Momente führt der Autor auch die Bakterieninvasion zurück, indem er im Frühstadium der Diphtherie ein Vordringen der Bacillen ins Tiefengewebe und von hier eine Invasion ins Blut oft zu beobachten Gelegenheit hatte, während beim Croup eine Tiefenwanderung und ein Einbrechen in den Kreislauf fast nie erfolgt. Daß außer den angeführten Momenten auch noch Konstitutionsanomalien, Lymphatismus, spasmophile und exsudative Diathese sowie auch Vergrößerung der Lympfaufnahmefläche, wie z. B. besondere Ausdehnung des WALDEYERschen Schlundringes zur Erhöhung der Disposition wesentlich beitragen, erscheint in der Literatur genügend bewiesen. Ferner ist bekannt, daß in den ersten Lebensjahren die Disposition für manche Infektionskrankheit herabgesetzt erscheint dadurch, daß sowohl intrauterin auf plazentarem Wege als auch extrauterin durch die Muttermilch dem Kindeskörper Schutzstoffe zugeführt werden, welche der Infektion erfolgreichen Widerstand leisten. Schließlich sei noch der *lokalen Disposition* gedacht, welche ähnlich wie die lokale Immunisierung gerade in den letzten Jahren durch BESREDKA und seine Schule besonders studiert worden ist. So hat BESREDKA auf Grund seiner Untersuchungen, z. B. für den *Milzbrand* den Beweis erbracht, daß die bakterielle Infektion den Typus einer *lokalen Infektion* darstellt und daß die Milzbrandimmunität als der Typus einer *lokalen Immunität* angesehen werden muß. Die Empfänglichkeit des Meerschweinchens gegen Milzbrand ist ganz und gar in der *Haut* lokalisiert. „Daß die Tatsachen wirklich so verlaufen, geht aus einem sehr einfach anzustellenden Experiment hervor. Verschonen wir bei der Infektion die *Haut*, hören die Bacillen plötzlich auf, *virulent* zu sein. Man kann die 10-, 100-, 1000fach tödlichen Dosen ins Peritoneum, in die Trachea, ins Intestinum, ins Gehirn einführen und das Meerschweinchen weist keinerlei Reaktion auf." (Immunität. Lokale Vaccination. Seuchenbekämpfung. 1926.) Der als septicämische Infektionserkrankung angesehene Milzbrand ist in Wirklichkeit nichts als eine *lokale* Erkrankung.

---

[1] Zeitschr. f. Kinderheilk. 1922.

Weit davon entfernt, ohne Unterschied alle Organe zu ergreifen, befällt er tatsächlich nur die Haut; nur sekundär entwickelt sich die lokale Infektion zur allgemeinen. Das ist nach BESREDKA der Mechanismus der Infektion. So wie der Anthraxbacillus seine Affinität zur Haut zeigt, zeigt der Typhusbacillus seine Affinität zum lymphoiden Gewebe des Darmes, der Influenzabacillus seine Affinität zur Schleimhaut der oberen Luftwege, der hämolytische Streptokokkus die Bevorzugung des WALDEYERschen Schlundringes. Die Betonung dieser Momente, welche die immunisierende Tätigkeit der Antikörper auf eine niedrigere Stufe herabdrückt — die gegenwärtig angenommene Formel von der Antikörperimmunität entspricht nicht der Wirklichkeit — ist das Verdienst BESREDKAs und seiner Schule, welches auch durch die nicht durchgreifenden Erfolge seiner lokalen Vaccinationstherapie nicht geschmälert werden kann. Jedenfalls scheint es, daß die Cutisvaccination im Gebiete der Zellen der retikuloendothelialen Schicht stattfindet, d. i. in solchen Zellen, „die die lokalen Phagocyten der Haut darstellen."

Schließlich sei noch des Begriffes „*Reaktionskrankheit*" gedacht, welcher von den Autoren für die akuten Infektionskrankheiten geprägt wurde und auf der Annahme der Antikörperbildung und deren Entwicklung basiert: Die Infektionserreger dringen auf irgendeinem Wege in den Körper ein und regen nun zur Antikörperbildung an. Die Zeit, die von dem Augenblick der Infektion bis zu dem der Wehrbarmachung der Antikörper vergeht, ist die *Inkubationszeit*, welche zumeist symptomenlos verläuft. Dann kommt es zum Kampf zwischen den Antikörpern und den eingedrungenen Antigenen, wobei Endotoxine und Capillarverstopfung entsteht. Durch die freiwerdenden Gifte kommen die Allgemeinerscheinungen zustande, die Entstehung des Exanthems erklärt PIRQUET derart, „daß eine Sättigung der Haut und der Schleimhäute mit den Antikörpern erfolgt, so zwar, daß die später vaskularisierten Schleimhäute und die dem Herzen und den großen Gefäßen naheliegenden Partien zunächst gesättigt werden. Kommen nun die im strömenden Blut kreisenden Krankheitserreger in diese Capillarbezirke, so werden sie daselbst agglutiniert und erzeugen das Exanthem und Enathem."(Zit. nach LEHNDORFF.)

Aus diesen allgemeinen Betrachtungen über die akuten Infektionskrankheiten, die Ätiologie der Infektionen, den Infektionsmodus, die Beteiligung der Schleimhautgebiete der oberen Luftwege sowie die verschiedenen Formen des Abwehrmechanismus des Organismus geht zur Genüge hervor, daß in vielen Punkten noch keine absolut einheitliche Auffassung vorliegt, daß in mancher Frage entschieden gegensätzliche Anschauungen zu finden sind, und daß es infolgedessen noch langer aufklärender Arbeit bedarf, um die Seuchenentstehung und Seuchenbekämpfung auf einheitliche, allgemein anerkannte Grundlage zu stellen.

a) Scharlach.

Der *Scharlach* ist eine vorzüglich bei Kindern vorkommende Infektionskrankheit, welche (nach den meisten Autoren) durch den Streptococcus haemolyticus DOCHEZ-DICK erzeugt wird und durch die Halsaffektion und den charakteristischen Ausschlag, das Scharlachexanthem, gekennzeichnet ist. Die Inkubation kann von einem bis zu acht Tage dauern, worauf die Erkrankung plötzlich mit *Schüttelfrost, hohem Fieber, Erbrechen* und *Angina* beginnt. Das Exanthem besteht aus kleinsten, dicht nebeneinander stehenden Fleckchen, das vom Hals und Stamm auf die Extremitäten übergreift, das Gesicht mehr weniger freiläßt, bei Beteiligung der Wangen aber Mund und Lippen nicht befällt, so daß die typische *periorale Blässe* zustandekommt. Außer der in dem kurzen Prodromalstadium vor Auftreten des Exanthems zu findenden Angina sieht man Rötung

und Schwellung des weichen Gaumens, manchmal stärker markierte rote Punkte
(Kaposi), die sich in geringer Intensität über die Rachenschleimhaut, den harten
Gaumen, selten auch auf Nasenschleimhaut, Kehlkopf und Trachea fortsetzt.
Nicht selten kommt es während des Stadiums des Exanthems zur Steigerung
der Mundaffektion, die Angina nimmt zu, die Beläge werden stärker, die Uvula
erscheint ödematös, die an einzelnen Stellen sich bildenden Nekrosen schreiten
flächenhaft und in die Tiefen fort, bekommen einen üblen Geruch, können sich
unter Geschwürsbildung abstoßen und haben diphterieähnlichen Charakter,
unterscheiden sich aber von dieser Erkrankung durch das absolute Fehlen der
Löfflerschen Bacillen; die Zunge zeigt Belag und nach Abstoßung desselben,
wobei die Reinigung von Spitze und Rand beginnt, eine himbeerartige rote
Fläche (Himbeerzunge), manchmal dunkelfleischfarben zottige Form (Katzen-
zunge). Während die meisten Scharlachformen die typische Angina und das
charakteristische Bild der Zunge zeigen, findet man bei anderen Erkrankungen
die Haupterkrankung bei Scarlatina in einer *schweren Affektion des Mundes*,
die man wegen der Schwere der Affektion und der Gefahr besonderer Komplikationen die *infektiöse Form des Scharlachs* nennt. Bei dieser ist die Destruktion
des Scharlachprozesses im Munde mit den tief ulcerativen Formen und den Nekrosen sowie den durch das Übergreifen auf die Gaumenbögen, das Velum und
die Uvula an Diphtherie erinnernden weißen Belägen im Vordergrunde der Erscheinungen und wird als *Scharlachdiphtheroid* oder *nekrotisierende Angina* bezeichnet. Hierbei kommt es auch zu starken, nicht selten nekrotisierenden Entzündungen in den hierzu gehörigen Lymphdrüsen und zu periglandulärem Ödem.
Hier kann es auch zu metastatischen Abscessen, Gefäßarrosionen oder jenen
schweren Folgezuständen kommen, welche auch anderen Streptokokkenerkran-
kungen eigen sind und vor allem durch die Toxine zustande kommen, welche
auf Gefäß- und Nervensystem einwirken. Ich habe zwei Fälle gesehen, bei
welchen die nekrotisierende Angina sine exanthemate mit dem ausgebreiteten,
weißen, festhaftenden, bei Lösung stark blutenden diphtheroiden Belag nur
wegen der in der Umgebung noch vorhandenen Röte und wegen des Gelegenheits-
verhältnisses als solche *infektiöse Form des Scharlachs* zu erkennen war und trotz
intensivster Behandlung zum Tode führte. Diesen schweren Formen stehen
jene nahe, welche als *Scarlatina gravissima seu fulminans* bezeichnet werden,
Fälle, die akutest zum Exitus führen, bei denen die Toxine ihre verheerende
Wirkung auf Gefäße und Nerven ausüben.

Zu den *rudimentären* Formen der Scarlatina gehört die *Scharlachangina* sine
exanthemate, bei welcher Tonsillitis mit Belägen, Ödem der Uvula und des
Velums, starke Schwellung der regionären Lymphdrüsen zu finden ist, nirgend
jene tiefgreifenden Ulcera, welche den Prozeß der nekrotisierenden Angina
charakterisieren und bei der die Diagnose wohl auch nur aus der intensiven
Rötung und dem eigenartigen düsteren Ton, der merkwürdigen Fleckenbildung
und der scharfen Abgrenzung vom harten Gaumen zu entnehmen ist (Bruno
Salge). Während dieser Autor noch vor kaum zehn Jahren betonte, daß es
strittig sei, ob das sog. Scharlachdiphtheroid, die nekrotisierende Angina dem
Scharlach selbst oder der Einwirkung der Streptokokken ihre Entstehung verdankt, stehen wir heute auf dem Standpunkt, daß der Scharlach (wie noch
unten weiter auszuführen ist) eine durch Streptokokken zustande kommende
Erkrankung ist, welche auch anderen schweren Streptokokkenaffektionen nahesteht und mit diesen viel Verwandtes hat. Hierbei kann es bei dem Diphtheroid auch
zu starken, manchmal brettharten schmerzhaften Infiltraten des Mundhöhlen-
bodens kommen, welche wieder der Angina Ludovici nahestehen und auf eine
infiltrierende nekrotisierende Entzündung dieses Gewebes zurückzuführen sind.
Ebenso wurden, wie von anderen Autoren, auch von mir *Retropharyngealabscesse*

beobachtet, welche aus vereiterten retropharyngeal gelegenen Lymphdrüsen hervorzugehen schienen und deren Eiter auch den Streptococcus haemolyticus enthielt, was auf eine direkte Infektion vom primär affizierten Gewebe aus hinzuweisen scheint. Ferner ist zu bemerken, daß im Verlaufe eines Scharlachs *echte Diphtherie* auftreten kann, ebenso wie im Verlaufe der Diphtherie Scharlach sich hinzugesellen kann. Während im ersteren Falle die Prognose wesentlich verschlechtert wird, scheint der serumbehandelte Diphtheriefall, wenn sich Scharlach hinzugesellt, ganz milde zu verlaufen, was jedenfalls auf den mitigierenden Einfluß der Serumvorbehandlung zurückzuführen ist. Die Differentialdiagnose zwischen dem den Scharlach ähnlichen Serumexanthem und dem Scarlatinaausschlag ist manchmal sehr schwer, da weder die Farbe des Exanthems, welche bei dem Serumausschlag mehr rosa, bei der Scarlatina rot ist, noch die Prodromalsymptome, welche auch bei der Serumbehandlung in Form von Kopfschmerzen, Übelkeit, Erbrechen, Halsschwellung auftreten können, noch die Angina, die sich auch dort finden kann, eine absolut sichere Diagnose gestatten. So mag es sein, daß manche Form mitigierenden Scharlachs falsch gedeutet wird und als scarlatiniformes Serumexanthem angesprochen wird, wodurch freilich der Propagierung des Scharlachvirus Vorschub geleistet wird, weshalb es rationell erscheint, während einer Scharlachepidemie den auch nur verdächtigen Fall als Scarlatina anzusprechen und die entsprechenden prophylaktischen Maßnahmen zu verfügen. Auch die beiden als pathognomonisch bezeichneten Phänome: Das *Rumpelsche Phänomen* der auf Druck zustande kommenden Hautblutungen bei Scharlach und das *Auslöschphänomen,* das in dem Verschwinden des Exanthems an der Stelle der Scharlachtoxininjektion besteht, sind nicht unbedingt beweisend, doch mögen sie ex juvantibus bei schweren Diagnosen zugezogen werden.

Einer besonderen Besprechung bedürfen die bei Scarlatina auftretenden *Nebenhöhlenaffektionen* der Nase, welche in serösen oder eitrigen Schleimhautentzündungen bestehen, nicht selten aber auch tiefergehend sind und zu Knochenaffektionen mit Nekrosen und Durchbruch führen. LANGE, KILLIAN, PREYSING und RÜEDI haben diese Krankheitsformen besonders untersucht und auf die Schwere mancher dieser Affektionen hingewiesen, GLAS hat wiederholt über einschlägige Fälle in der Wiener laryngologischen Gesellschaft berichtet, *van der Wilde* auf dem zweiten internationalen Kongreß der Laryngologen über dieses Thema gesprochen. Die schwereren Nebenhöhleneiterungen treten nicht während des Exanthems, sondern später zur Zeit der Komplikationen auf, wobei Temperatursteigerungen auf die Akutheit eines neuen Prozesses hinweisen. Zuerst auftretende Ödeme, dann starke Schwellungen des Unterhautzellgewebes, Protrusio bulbi, Schmerzhaftigkeit der infiltrierten Partien, starke Schwellungen im Bereiche der Ausführungsgänge der betreffenden Nebenhöhlen weisen auf den Eiterungsprozeß des Sinus hin und fordern nicht selten infolge der Schwere der Erscheinungen schnellsten extranasalen Eingriff. Fälle von Sinusthrombose, eitrige Meningitis oder Septicopyämie sind im Anschluß an die Scharlacheiterung der Nebenhöhlen beschrieben. In solchen besonders zur Malignität neigenden Eiterungsprozessen sei erfahrungsgemäß bald an radikale Eingriffe gedacht und nicht zu viel Zeit mit endonasalen Maßnahmen verloren, welche bei engen kindlichen Nasen und ungünstigen Drainageverhältnissen einerseits und der Akuität eitriger Nebenhöhlenentzündungen andererseits gewiß nicht zum Ziele führen. Wiederholte Diskussionen über die *Scharlachethmoiditis* haben ergeben, daß manches in prognostischer Hinsicht von dem Genius epidemicus abhängt, daß es Scharlachepidemien gutartiger Form und solche von besonders maligner Art gibt, welche Momente auch das nasale Krankheitsbild beeinflussen. Hohes Fieber und endonasale Schwellungen lassen nicht

selten auf endonasale Maßnahmen nach, doch möchte ich jene Fälle, bei denen
die Außenödeme hochgradig sind, die Schmerzhaftigkeit der ödematösen Partien groß ist und Schüttelfrost auf die schwere pyämische Komponente hinweist,
sowie jene Fälle, bei denen die Protrusio bulbi und die starke Schwellung des Lides
Zeugen für die starke Mitbeteiligung des Auges sind, unbedingt relativ breit
von außen aufmachen und, sei es von der Stirnhöhle her oder vom Siebbein
durch die papierne Platte durch guten Abfluß schaffen, um den Eiter von der
Hirnbasis und dem Längsblutleiter abzulenken. Die moderne Technik dieser
Eingriffe kann bei den Kindern gewiß die Kosmetik besonders berücksichtigen.
    Ähnliche Befunde, wie ich sie in zahlreichen Fällen erhoben habe, haben auch
andere Autoren beschrieben. So hat Seelenfreund aus der Goerkeschen
Klinik einige Fälle publiziert, bei denen er Besonderheiten fand, die diese Nebenhöhleneiterungen vor den anderen auszeichnen: Es gilt hier genau das gleiche wie
bei den Ohrkomplikationen der Scarlatina. Viel leichter als sonst treten Komplikationen ein, die im allgemeinen schwerer verlaufen. Man muß auch immer viel
früher eingreifen, als es sonst der Fall ist. Ist es bei der Otitis media die Mastoi-
ditis, die eine Operation bedingt, so sind es bei den Erkrankungen der Nebenhöhlen die Ödeme der bedeckenden Weichteile, die auf operationsbedürftige Veränderungen in der Tiefe hinweisen. Auch ist die Heilungstendenz der Operationswunden von Scharlacheingriffen viel schlechter als sonst, weil sich nur schlechte
Granulationsbildung zeigt. Der Knochen sieht beim Verbandwechsel immer
eigentümlich weiß aus, so daß man fast den Eindruck hat, nicht ernährten Knochen
vor sich zu haben. Dabei ist die Granulationsbildung eine so schwache, daß auch
alle granulationsfördernden Mittel kaum etwas helfen. Schlemmer hat in seiner
Arbeit „Die Nebenhöhlenerkrankungen des Kindes" 57 Fälle zusammengestellt,
von denen 24 als Empyeme bei Scarlatina bezeichnet werden. Killian betont
das zeitliche Auftreten der Ödeme, welche aber doch zumeist erst nach Ablauf
des fieberhaften Exanthemstadiums zu finden sind. Zumeist ist es die zweite
und dritte Krankheitswoche, welche die Empyemkomplikation bringt (Preysing, Killian, Glas, Tilley). Alle Autoren weisen auf die Nekrosen, Sequester-
bildungen und Perforationen hin, die bei Scharlach nicht selten zu finden sind,
ich habe wiederholt betont, daß es sich bei diesen Formen um Knochenprozesse
handelt, um Osteomyelitiden, welche durch einen sehr akuten Verlauf ausgezeichnet sind, welche auch zur Meningitis, zu Abscessen und Thrombosen
führen können (Hinsberg). Auch Seelenfreund betont in seiner Abhandlung
über Scharlacheiterungen bei Nasennebenhöhlen die Dringlichkeit radikaler
Eingriffe in jenen Fällen, die mit Ödemen, Abscessen oder sonstigen Knochenveränderungen einhergehen.
    Ehe wir auf die wichtige Frage der *Prophylaxe und der Therapie* des Schar-
lachs, wie sie in den letzten Jahren besonders propagiert wird, eingehen, sei nochmals in Kürze die jetzige Auffassung über die Ätiologie dieser Erkrankung berührt. Löffler hat bereits im Jahre 1875 auf das Vorkommen von Streptokokken
bei Scharlach hingewiesen, Moser im Jahre 1905 das Streptokokkenserum
therapeutisch versucht, Gabritschefsky ein Jahr später eine Streptokokken-
vaccine zur prophylaktischen Impfung angegeben. Dann beschuldigte man wieder
Protozoen als Erreger des Scharlachs, welche man der Gruppe der Chlamydozoen
zuwies, sprach von *Spirochäten* als Ursache der Erkrankung, bis man schließlich wieder auf die *Streptokokken* zurückgriff. Dochez hat aus der großen Zahl
dieser Erreger durch spezifische Agglutination eine besondere Art hämolysieren-
der Streptokokken abgegrenzt, welche immer wieder bei der *Scharlachangina*
gefunden werden konnten. Dick gelang es, durch Überimpfung dieses Streptococcus haemolyticus, der aus Scharlachangina gezüchtet war, bei freiwilligen
Versuchspersonen Scharlach zu erzeugen. Während aber einzelne Autoren den

Nachweis erbracht haben, daß diese bei Scharlach gefundenen Streptokokken in bezug auf Agglutinationsfähigkeit, opsonisches Verhalten und seinen präzipitierenden und neutralisierenden Eigenschaften von anderen Streptokokken recht wohl zu unterscheiden sind (siehe KUNDRATITZ und andere Autoren) haben PIRQUET und seine Schüler auf gewisse Momente hingewiesen, welche gerade durch den *Dicktest* (siehe weiter unten) die innige Verwandtschaft der verschiedenen Streptokokkenformen darzutun bestimmt waren. Die Parallelität der Sterblichkeitskurve von Scharlach und Puerperalsepsis, die Parallelität auch des Dicktestes bei Scharlach und fiebernden Wöchnerinnen legten den Gedanken an die Verwandtschaft dieser einzelnen Prozesse nahe, wie auch im Kurvenverlauf der septikopyämischen Prozesse und der Scharlacherkrankungen unzweideutige Ähnlichkeiten zu finden sind. Versuche von KUNDRATITZ haben die *ätiologischen* Befunde der Amerikaner bestätigt, indem es diesem Autor gelang, das typische Scharlachbild, i. e. den klinischen Symptomenkomplex dieser akuten Infektionskrankheit durch Streptokokkentoxin (haemolyticus) hervorzurufen. Er hat bei *dickpositiven Kindern*, i. e. bei solchen, welche über keine Scharlachantikörper verfügen, durch Injektion dieses Toxins typischen Scharlach (Himbeerzunge, Exanthem, Auslöschphänomen usw.) erzeugt, während er betont, daß Toxine anderer Streptokokken niemals ein solches Bild hervorrufen. Von besonderem Interesse ist auch die Unterdrückung des Exanthems, wenn Scharlachstreptokokkenserum vor der Toxininjektion einverleibt wird, was auf die Wechselwirkung der eingeführten Antikörper auf die später eingeführten Toxine deutlich hinweist. Wenn, was besonders betont sei, bei dem experimentell erzeugten Scharlach die beim klinischen Scharlach pathognomonische *Scharlachangina fehlt*, so glaube ich, dieses Moment damit erklären zu können, daß die Angina die *Lokalreaktion des bacillären Affektes* ist, während alle anderen Erscheinungen, dem Bilde der Toxämie entsprechend, durch die vom Streptococcus haemolyticus produzierten Toxine erzeugt werden. Von deutschen Autoren haben FRIEDEMANN und DEICHER in ihrer Arbeit „Die Übertragung des Scharlachs" die DOCHEZ-DICKschen Ergebnisse bestätigt und folgende Punkte diesbezüglich festgelegt:

1. Durch Einpinseln von Reinkulturen von Scharlachstreptokokken in den Rachen Gesunder ist es dem Ehepaar DICK gelungen, Scharlach beim Menschen künstlich zu erzeugen.

2. Aus den Reinkulturen des Streptkokkus des Scharlachs läßt sich ein Toxin gewinnen, welches das pathognomonische Symptom des Scharlachs, nämlich den Scharlachausschlag hervorruft.

3. Durch Immunisierung von Pferden mit Toxinen von Scharlachstreptokokken läßt sich ein Serum gewinnen, welches eine Heilwirkung auf den Scharlach ausübt.

4. Durch Immunisierung mit den Streptokokkentoxinen oder mit ihnen selbst können empfängliche Individuen gegen Scharlach aktiv immunisiert werden.

Diesen Ergebnissen gegenüber finden sich Arbeiten in der Literatur, welche die spezifische Virulenz dieser Streptokokken noch immer negieren, so z. B. die Arbeit von SMIRNOWA und ZAMKOWA, welche nachzuweisen suchen, daß es mittels eigener Kulturmethoden und Tierversuchen gelingen mag, das unbekannte Scharlachvirus vom Streptokokkus zu scheiden[1].

So hat auch vor kurzem ZLATOGOROFF in der Arbeit „Über den gegenwärtigen Stand der Ätiologie und der Prophylaxe des Scharlachs", die in der „Seuchenbekämpfung" erschienen ist und aus dem bakteriologischen Institut in Charkow stammt, auf die neuen Forschungen in der Ätiologiefrage des Scharlachs hingewiesen und sich gegenüber den Arbeiten der amerikanischen Forscher ziemlich

---

[1] Zur Frage nach dem Scharlacherreger. VIRCHOWS Archiv. Bd. 261.

ablehnend verhalten. Er erinnert an die Untersuchungen von Bernhardt, Cantacuzene, Landsteiner, Levaditti u. a., die durch ihre Versuche an Kaninchen und Affen verschiedener Rassen nachgewiesen haben, daß man bei diesen Tieren durch Verabreichung von *Filtraten* aus Scharlachmaterial eine Erkrankung hervorrufen könne, die dem menschlichen Scharlach ähnlich sei, wobei es gelang, ein *Passage-Virus* zu erhalten. So ist durch die Arbeiten dieser Autoren im Gegensatz zu der Dick-Dochezschen Auffassung von der Ätiologie des hämolytischen Stroptokokkus der Frage nach der Scharlachursache eine neue Richtung gegeben worden: die Annahme eines *filtrierbaren Virus*. Zlatogoroff stellt sich auf die Seite jener Forscher, welche die Beteiligung eines filtrierbaren Virus, mit welchem der Streptokokkus in Symbiose leben kann (Baginsky), wahrscheinlich hält. Gleichzeitig bestreitet er die Annahme, daß es sich bei der Scarlatina um eine *Toxämie* handelt, und führt als Gegenargumente an, daß es anderen Forschern gelang, aus dem Blute Mikroben zu züchten, andererseits die Experimente an Tieren mit Scharlachblut zweifellos für die Anwesenheit von Virus im Blute sprechen. So kommt er zu dem Schlußsatz, daß eine ganze Reihe von Einwänden gegen die Argumente der amerikanischen Arbeiten erhoben werden könnte, welche solcher Natur sind, daß die Frage nach der ätiologischen Rolle der Streptokokken beim Scharlach noch immer nicht im positiven Sinne entschieden werden könne. Dagegen haben italienische Autoren di Cristina, Caronia und Sindoni ihre Beobachtungen an den von ihnen beim Scharlach isolierten Mikroorganismen, die sie für die Scharlacherreger halten, in letzter Zeit veröffentlicht. Es gelang diesen Autoren, anaerobe Mikroben in allen Krankheitsstadien aus Blut und Knochenmark zu züchten, die sie als die Scharlacherreger bezeichnen, wobei sie mit dem Serum der Kranken und den isolierten Mikroben sämtliche serologische Reaktionen — Agglutination, Komplementbindung — erhalten haben, während sie dieselben mit Serum von Gesunden und anderen Kranken nicht hervorrufen konnten. Zlatogoroff betont, daß diese Arbeiten ein in sich abgeschlossenes System von Schlußfolgerungen hinsichtlich der Frage des Scharlacherregers darstellt, in welchem alle Momente den strengsten Anforderungen genügen. Die Nachuntersuchungen haben aber zu keiner Bestätigung dieser Beobachtungen geführt, was von dem Autor dadurch erklärt wird, daß offenbar die Herstellungstechnik der Nährböden und manche Einzelheiten zu wenig bekannt waren, um dieselben Resultate zu finden. Jedenfalls berechtigen diese divergenten, Anschauungen bei *scharfer Kritik aller Forschungen* zur Annahme Salges, daß der Erreger dieser Erkrankung noch immer nicht absolut feststeht, so daß gewiß Bakteriologen, Epidemiologen, Kliniker und pathologische Anatomen, trotzdem sich die Mehrzahl für die Streptokokkengenese entschieden hat, in dem Studium des Scharlachs noch eine Hauptaufgabe zukünftiger Forschung erblicken.

Was die *moderne Prophylaxe und Therapie* des Scharlachs anbelangt, so sei zunächst des Scharlachrekonvaleszentenserums gedacht, wie es schon vor 33 Jahren Weizbecker versucht hat, das dann von Reiss und Jungmann im Jahre 1912 wieder in Anwendung gebracht wurde und seitdem vielfach versucht worden ist. Es wird von Rekonvaleszenten etwa in der dritten Woche nach der Erkrankung gewonnen und therapeutisch bei den schweren Fällen toxischen Scharlachs mit gutem Erfolg verwendet, wurde aber auch von Degwitz analog seinem Masernrekonvaleszentenserum prophylaktisch angewendet, wobei eine Dosis von 5 ccm intramuskulär verabreicht wurde. Nach den Erfahrungen der Autoren hat das Scharlachrekonvaleszentenserum bei der *Scarlatina gravissima*, rechtzeitig in Anwendung gebracht, guten Erfolg, während es bei der nekrotisierenden Angina und den tiefen ulcerösen Mundprozessen, kurzum bei der infektiösen Form des Scharlachs keinen Erfolg hat. Außer dem Rekonvaleszentenserum kommt noch ein *spezifisches bakterizides und antitoxisches Serum* zur Anwendung, das durch Vorbehandlung von Tieren mit den Stämmen des Streptococcus haemolyticus und ihren Toxinen gewonnen wird. Dochez war es, der diese hämolytischen Streptokokken fand und das Ehepaar Dick hat den Nachweis spezifischer Krankheitserzeugung erbracht. Damit wurde Mosers Werk wieder in den Vordergrund der Diskussion gerückt, da dieser schon im Jahre 1905 ein Streptokokkenserum im Kampfe gegen schwere Scharlachfälle propagiert hatte. Es werden von dem antitoxischen Scharlachstreptokokkenserum 10—20 ccm subcutan oder intramuskulär verwendet und bei mangelhaftem Erfolge nochmals nach etwa zwei Tagen injiziert. In schweren Fällen wird eine intravenöse Injektion am Platze sein, um die dem kranken Körper zur Verfügung gestellten Antikörper möglichst schnell zu applizieren. Zur Vermeidung anaphylaktischen Shockes soll nach Besredka vor der intramuskulären Hauptinjektion eine kleine Serummenge subcutan zur Desensibilisierung eingespritzt werden. Friedemann und Deicher haben auch bei toxischen Scharlachfällen mit dem Streptokokkenserum gute Erfolge erzielt. Aber auch eine aktive Immunisierung wurde durch intramuskuläre Injektion dieses Serums bewirkt, wie sie z. B. durch Zingher durch Injektionn steigernder Dosen versucht wurde. Gabritschewsky und dann Stössner haben schon früher aus Scharlachstreptokokken eine Vaccine hergestellt, welche zur aktiven Immunisierung als Prophylakticum gedient hatte und gute Erfolge zeigte. Von Interesse ist hierbei die besondere Kraft des Dochez-Dickschen Serums, wie sie sich z. B. bei dem Schulz-Charltonschen *Auslöschphänomen* zeigt. Wie wir wissen, kann Rekonvaleszentenserum oder auch Serum nicht scharlachempfindlicher Menschen, in eine Exanthemfläche eines Scharlachkranken intracutan eingeimpft, das Exanthem innerhalb weniger Stunden auf eine gewisse Weite hin zum Auslöschen bringen. Diese Auslöschreaktion ist jedenfalls eine Wirkung der im Rekonvaleszentenserum oder Normalserum Erwachsener vorhandenen Antikörper, welche die Tätigkeit der Toxine neutralisieren. Es ist nun von Interesse, daß das Dick-Serum noch bei einer Verdünnung von 1 : 10 000 auslöscht, während das *Scharlachrekonvaleszentenserum* die Grenze bei 1 : 100 findet, i. e. der Antitoxingehalt des ersteren übertrifft das Rekonvaleszentenserum um das Hundertfache (Friedemann und Deicher, Bernhard de Rudder).

Im Anschluß an diese Fragen sei noch des Dick-*Testes* gedacht, der vielfach in prophylaktischer Hinsicht, aber auch in diagnostischer Beziehung ähnlich dem Schick-*Test* bei Diphtherie von Wichtigkeit ist. Der Scharlach ist nach den modernen Untersuchungen ähnlich der Diphtherie als *Toxämie* aufzufassen, i. e. die Streptokokken setzen am Orte des Infektes Schädigungen, während die von den Kokken erzeugten Toxine in den Kreislauf gelangen und an entfernten Organen ihre vernichtende Tätigkeit ausüben. Das von den Streptokokken gelieferte Toxin ist in vitro zu erzeugen und wird aus den Kulturen des hämolytischen Streptokokkus gewonnen. Dieses Toxin erzeugt nun, und zwar 0,1 ccm einer bestimmten Verdünnung eine spezifische Hautreaktion bei solchen Individuen, welche über keine entsprechenden Antikörper verfügen. Leute also, welche keine Immunstoffe im Blute haben, reagieren positiv, Leute mit Immunstoffen negativ. Die positive Reaktion (Rötung, Quaddel, Ödem) nach Dick zeigt Empfänglichkeit, die negative Unempfänglichkeit gegen Scharlach. Bei positiver Reaktion soll nach der Ansicht der Autoren bei Scharlachepidemien präventiv prophylaktisch vacciniert werden, während die negative Reaktion besagt, daß der Körper im Besitze der nötigen Schutzstoffe ist. (Siehe das entsprechende Kapitel bei Diphtherie.) Nicht zu vergessen ist das Auftreten der Pseudoreaktion, welche durch Beimengungen (Nährbodensubstanz usw.)

zustande kommen kann und nicht auf die Tätigkeit des Toxins zurückgeführt wird. Hier ist mit Rücksicht auf die Hitzeempfindlichkeit des Toxins (Hitzebeständigkeit der Beimengung) die Kontrollprobe vonnöten, welche zeigt, daß bei positivem Dicktest, mit erhitztem Toxin die Probe negativ wird. (Das abgetötete Toxin vermag keine Reaktion auf der Haut zu erzeugen: Die positive Reaktion erwies sich durch die Kontrollprobe als Pseudoreaktion.) Trotz zahlreicher Arbeiten über dieses Thema sind die Verhältnisse noch nicht völlig geklärt, indem der Dicktest nicht immer den entsprechenden Voraussetzungen folgt, wie z. B. das Fortbestehen des positiven Versuches nach durchgemachter Scharlachinfektion, was mit dem Nichtvorhandensein oder geringen Mengen der erzeugten Antikörper seine Erklärung fände, wie auch andererseits Fälle von Erkrankungen bei negativem Dick bekannt sind, was nur schwer mit dem allgemeinen Satz der Unempfänglichkeit bei Ausfall der Toxinhautreaktion in Einklang zu bringen ist.

b) Masern.

Masern ist eine durch ein unbekanntes Contagium zustande kommende Infektionskrankheit, welche durch besonders starke Beteiligung der Schleimhäute der oberen Luftwege ausgezeichnet ist und ein charakteristisches Exanthem aufweist. Die von Babes gefundenen Bakterien sowie die von Canon im Jahre 1892 im Blute Masernkranker gefundenen Bacillen sind nicht die Erreger dieser Erkrankung, welche sich durch eine besondere Infektiosität auszeichnet und wahrscheinlich durch das Sekret der katarrhalisch affizierten Schleimhäute, die die Träger des Virus sind, schnellstens Weiterverbreitung findet.

Wir unterscheiden bei den Morbillen folgende Stadien:

I. *Das Inkubationsstadium*, das nach den verschiedenen Beobachtungen bei Epidemien zwischen 8 und 20 Tagen schwanken soll, aber nun gemeiniglich mit 11 Tagen angenommen wird.

II. *Das katarrhalische Stadium* oder Prodromalstadium, durch die Erkrankung der Schleimhäute der oberen Luftwege charakterisiert. Es dauert durchschnittlich drei Tage. In diesem Stadium treten die Koplikschen Flecke auf.

III. Die Zeit des *Exanthems*. Dasselbe zeigt sich am 14. Tage nach der Inkubation, bzw. am 3. Tage nach Auftreten der Prodrome und dauert bei hohem Fieber einige Tage.

IV. Das Stadium der Abheilung, i. e. des Verschwindens des Exanthems und der Begleiterscheinungen. Die Entfieberung erfolgt zumeist kritisch. Der ganze Krankheitsprozeß, insoweit er manifest wird, dauert etwa eine bis zwei Wochen.

Das Exanthem ist durch etwa linsengroße Erythemflecke charakterisiert, welche peripheriewärts fortschreiten, an einzelnen Stellen Neigung zu Blutungen zeigen, mehrerenorts erhaben sind, auch Konfluenztendenz wahrnehmen lassen und eine typische Form der Ausbreitung aufweisen, welche im Gesicht beginnen und nach abwärts vorwärtsschreiten. Pirquet erklärt die Entstehung des Exanthems mit einer Sättigung der Haut und der Schleimhäute mit Antikörpern und der Agglutinierung der im Blute kreisenden Erreger der Masern in jenen Capillarbezirken, in denen die Sättigung erfolgt ist. Nach der Form des Exanthems sprechen wir von Morbilll laeves, Morbilli papulosi, Morbilli vesiculosi seu miliares und Morbilli haemorrhagici. Die Differentialdiagnose gegenüber dem *Pockenexanthem* (bei dem auch Katarrh vorkommen kann) ist die baldige Veränderung der Knötchen bzw. Bläschen in den ersten Tagen bei Variola, gegenüber Scharlach (abgesehen von dem Katarrh, den Koplikschen Flecken, dem Fieberverlauf), in dem Freibleiben der Umgebung des Mundes, bei Scarlatine und in dem Unterschied des Enanthem des Mundes, welches bei Scharlach eine diffuse Rötung, bei Morbillen eine fleckige Rötung zeigt. *Röteln* zeigen weder katarrhalische Begleiterscheinungen noch Fieber, die Efflorescenzen sind kleiner und heller. Schließlich ist die bei Masern zu findende unregelmäßige Marmorierung der Haut, die zuerst hellrot, dann kupferrot, dann braun werdende Farbe der Efflorescenzen, die schließlich ineinander übergehen, charakteristisch und am 2.—3. Tage der Eruption kaum mit anderen Exanthemen zu verwechseln.

Die *Affektion der Schleimhäute der oberen Luftwege* gibt dem Prodromalstadium sein charakteristisches Aussehen. In dieser Zeit finden sich starke Schwellungen der Nasenschleimhäute serösen, aber auch eitrigen Charakters, die unteren Nasenmuscheln erscheinen stark geschwollen und liegen dem Septum an, auch die Schleimhaut der mittleren Nasenmuscheln zeigt starke Schwellung und ist in zahlreichen Fällen scharf an die laterale Nasenwand angepreßt. Der Kehlkopf zeigt eine Rötung und Schwellung sämtlicher Teile. In einigen Fällen sah ich nur eine Rötung der laryngealen Fläche der Epiglottis, welche, da sie gleichzeitig mit dem Mundenanthem zu finden war, als Enanthem der Schleimhaut der Epiglottis zu deuten ist. Schwellung der aryepiglottischen Falten, Glottisödem, Schwellung der Stimmbänder mit subglottischer Schleimhautschwellung und Auftreten stenotischer Erscheinungen findet sich gleichfalls im Prodromalstadium der Masern. Aber auch eine starke Schwellung des lymphoiden Gewebes des WALDEYERschen Schlundringes mit Schwellung der regionären Lymphdrüsen wird in der Prodrome beobachtet und kann durch Vermittlung des lymphoiden Rachengewebes auf die Tube weiter fortschreiten.

Von Wichtigkeit ist die Kenntnis der am Ende der *Inkubationszeit* auftretenden *weißen Fleckchen im Munde*, welche sich an der Innenfläche der Lippen an der Wangenschleimhaut, am Übergang der Wangenschleimhaut in das Zahnfleisch, namentlich im Bereiche der Mahlzähne vorfinden, eine gewisse Ähnlichkeit mit Soor zeigen und etwa 1—3 mm Durchmesser haben. Sie wurden von KOPLIK, einem amerikanischen Ärzte, zuerst und für die Maserninkubation charakteristisch beschrieben und werden daher als KOPLIK*sche Flecken* bezeichnet, obwohl sie bereits (nach SALGE) der GERHARDTschen Klinik vorher bekannt gewesen sind. Die Fleckchen sind nicht wegwischbar und zeigen einen roten Hof. Sie bestehen aus abgeschilfertem Epithel und Detritus und finden sich nach HEUBNER in $^6/_7$ der beobachteten Masernfälle.

Besonders wichtig sind die *nach Ablauf des Exanthems* auftretenden Komplikationen im Bereiche der oberen Luftwege. Zunächst kann es hier ähnlich wie während des dritten Stadiums der Masernerkrankung zu einer Steigerung der katarrhalischen Affektion kommen, zu eitrigen und eitrig-serösen Katarrhen der Nasenschleimhaut, zu Excoriationen und Ekzem des Naseneinganges und zur Fortpflanzung der Entzündung in den Epipharynx. Ich habe in einigen Fällen nach Schwinden des Exanthems typische Empyeme der ersten Serie beobachtet, welche im Vordergrunde der ganzen Erscheinungen standen. Ferner kann es zur Bildung von *Stomatitiden* in dieser Periode kommen, welche von rein aphthösen Formen bis zu tiefen Nekrosen und *Nomabildung* führen können. Kleine oberflächliche Ulcerationen ohne Tendenz, in die Tiefe zu gehen, und mit guter Heilungsform sind zu beobachten, wie andererseits tiefgehende, mit schweren Zerstörungen vergesellschaftete, fötide, rasch um sich greifende ulcerative Prozesse, die schließlich in Sepsis übergehen, den Abheilungsprozeß absolut ungünstig gestalten. SALGE betont die besondere Notwendigkeit, nach Masern auftretende Stomatitiden genauestens zu überwachen, da, wenn auch diese Affektion immerhin selten ist, die Masernepidemien doch zweifellos einen sehr großen Teil der überhaupt zur Beobachtung kommenden Nomafälle stellen.

Während in der *Prodrome* nicht allzu selten *Pseudocrouperkrankungen* beobachtet werden, i. e. Fälle mit starken subglottischen Schwellungen nicht spezifischer Natur, welche zu stenotischen Erscheinungen höheren Grades, führen können, stellt sich in der *Abheilungsperiode* manchmal *echter Croup* ein, welcher zu den gefürchteten Komplikationen der Morbillen zu zählen ist, nicht nur wegen der Akutheit des Prozesses, sondern auch wegen der Schwere der Affektion und der Schwierigkeit ihrer Bekämpfung, da sich der *Maserncroup* sogar gegen hohe Serumdosen oft refraktär verhält. Es handelt sich in diesen Fällen zumeist um *primären Larynxcroup* mit typischen Belägen im Larynx-bereich, während der Hypopharynx. und der Mesopharynx freibleiben. Durch die schwere Beeinflussung der Schleimhäute des Larynx durch das Masernvirus ist die Disposition für den diphtherischen Prozeß wesentlich erhöht, wie anderer-seits die Widerstandskraft des Organismus besonders herabgesetzt ist und auch die Antikörperbildung in dem stark geschwächten Organismus Einbuße erleidet. Diese Momente erklären die schlechte Prognose der Maserndiphtherie-infektion.

Von sonstigen Komplikationen sind die Kombination von Masern mit Keuch-husten, Masern mit Varicellen, Masern mit. Tuberkulose besonders erwähnens-wert. Ersteres Zusammenvorkommen begünstigt das Entstehen der capillären Bronchitis, der Bronchiektasien sowie der nekrotisierenden Pneumonie, wobei nicht besonders stark hervortretende Masern („zurückgetretene Morbillen") ungünstigere Prognose geben. Die Kombination *Varicellen-Masern* begünstigt die nekrotisierenden Prozesse der Schleimhäute, von der aphthösen Stomatitis bis zu den schweren Nomaformen, während *Masern* bei *latenter Tuberkulose* diesen Prozeß leicht manifest macht und besonders bei schwächlichen Klein-kindern tuberkulöse Meningitis oder Miliartuberkulose provoziert. Von Bedeu-tung ist hierbei das während der Morbillen auftretende Verschwinden der PIR-QUETschen Reaktion, das mit dem Verschwinden der Antikörper parallel läuft: Der maserninfizierte Organismus unterliegt bei entsprechender Disposition leichter dem tuberkulösen Prozeß, wozu auch die starke katarrhalische Affektion der Schleimhäute der oberen Luftwege wie beim Keuchhusten das ihrige beiträgt.

Schießlich noch einige Worte über das nicht allzu seltene Auftreten stärkeren *Nasenblutens,* das in allen Stadien der Erkrankung, besonders aber im *Pro-dromalstadium* zu finden ist. Ob es sich hierbei um Stauungserscheinungen infolge der starken Schleimhautschwellungen handelt oder infolge der gestörten Zirkulation, die von dem Anschwellen des retronasalen lymphoiden Gewebes provoziert wird oder vielleicht um Toxinwirkung des unbekannten Morbillen-virus (ähnlich wie bei den Influenzablutungen), läßt sich kaum sagen. Sicher findet sich die Epistaxis häufiger bei der hämorrhagischen Form der Masern, bei welcher auch andere Schleimhautblutungen vorkommen können, und manchmal auch als Vorstufe von *Skorbut,* welcher, wie schon KAPOSI gelehrt hat, als Folgezustand schwerer Morbillen zurückbleiben kann. Ich erinnere mich eines Falles, bei dem es bei der Sluderung und Operation der Adenoiden kaum zur Blutung gekommen war, während bei den *drei Wochen* später auf-getretenen Morbillen schweres Nasenbluten wiederholte Tamponaden not-wendig machte.

Nun zur modernen *Masernprophylaxe* und *-Therapie,* wie sie in den letzten Jahren mehr oder weniger geübt wird und die mit dem Namen DEGKWITZ in innigster Weise verbunden erscheint. Der *Masernschutz* sei vor allem schwachen Kleinkindern zuteil, welche an Rachitis, Lungenkatarrhen und sonstigen Formen der Tuberkulose sowie an permanenten Katarrhen der oberen Luftwege leiden. Dieser Schutz wird durch das Masernrekonvaleszentenserum erzeugt, wenn dieses Serum zur richtigen Zeit in richtiger Dosierung angewendet wird. Das Blut wird etwa 12 Tage nach Ausbruch des Exanthems dem Blutspender, welcher komplikationslos Masern durchgemacht hat, entnommen, das Serum daraus gewonnen und mit 0,3°/₀ Karbolsäure und zudem mit 1°/₀ Yatren (zwecks besserer Konservierung) nach den Angaben von B. DE RUDDER versetzt. Noch rationeller erscheint es, um den Antikörpergehalt zu erhöhen, das Blut mehrerer Spender zu mischen und das Serum aus diesem Gemische zu gewinnen. Hierbei erscheint der Begriff der *Schutzeinheit* von Wichtigkeit. Darunter versteht DEGKWITZ jene Serummenge, welche es ermöglicht, den Krankheitsprozeß bei einem im vierten Tage der Inkubation stehenden Kleinkind noch zu coupieren. Diese Dose beträgt etwa 4—5 ccm des Einzelserums oder 3—4 ccm des Mischserums (Schutzeinheit). Die RUDDERsche Arbeit „Spezifische Prophylaxe und Therapie bei Masern und Scharlach" setzt nun diesbezüglich beiläufig folgende Regeln fest: Da ein Masernkind vom *ersten Tage der Prodrome* infektiös ist, so wird am *Tage* des Ausbruches des Exanthems das scheinbar gesunde Kind der Umgebung etwa im *vierten Inkubationstage* sein. Der Schutz soll nun beim Kleinkind durch eine Schutzeinheit des Masernrekonvaleszentenserums erzeugt werden, im 5.—6. Tage der Inkubation werden zwei Schutzeinheiten benötigt, am 7. Tage bereits drei Einheiten. Vom achten Tage der Inkubation nützt das Masernrekonvaleszentenserum nicht mehr, i. e. es gelingt uns nicht mehr, auch wenn wir größere Dosen anwenden, den Prozeß zu coupieren. Welche Kinder dem Masernschutz besonders unterworfen werden sollen, wurde bereits oben angeführt: Es sind alle jene, bei denen die Masern nicht komplikationslos verlaufen dürften, bzw. bereits bestehende Prozesse durch das Hinzutreten der Masern wesentlich gesteigert werden könnten. Und darum ist auch die *Taktik* in der Anwendung des Masernrekonvaleszentenserums von Bedeutung, indem man dasselbe entweder nur zur *passiven Immunisierung* verwendet oder (wenn bei dem scheinbar gesunden Kind bereits Inkubation vorhanden ist) diese passive Immunisierung mit der durch den Infekt zustande kommenden *aktiven* Immunisierung kombiniert oder endlich, indem man sich des Masernrekonvaleszentenserums zur Mitigierung auftretender Masern bedient. Diese letztere interessante Anwendungsweise wird von RUDDER mit folgenden Worten propagiert: Man läßt hier den Körper ebenfalls aktiv, aber bereits überschwellig mit dem Maserngift abreagieren, indem man die Erkrankung durch eine etwas kleinere Serumdose, als die zum völligen Schutze nötige, bis zur Gefahrlosigkeit abschwächt und ihr nach außen das Wesen einer harmlosen und kurzdauernden Unpäßlichkeit gibt. Hierbei handelt es sich also um eine Form mitigierter Masern, welche einen mindest *jahrelangen* Schutz gewährt. Hierbei sei nicht vergessen, daß *Tuberkulose* als Kontraindikation der Erzeugung *mitigierter* Masern angesehen sei, weil hier, wenn möglich, völlige Coupierung am Platze ist.

Statt des Serums kann man sich auch direkt des *Blutes* eines Masernrekonvaleszenten bedienen, um jene den entsprechenden Schutzeinheiten entsprechenden Mengen Antikörper dem krankheitsbedrohten Körper einzubringen, und kann damit ähnliche Erfolge wie mit dem Masernrekonvaleszentenserum erzielen.

Über die Wirksamkeit des *Maserntierserums*, wie es die Höchster Werke darstellen, gehen die Meinungen sehr auseinander. Es wird von entsprechend vorbehandelten Schafen gewonnen, welchem eine 0,5°/₀ige Karbolsäure zugesetzt wird. Der Zeitpunkt der Anwendung dieses Serums liegt zwischen dem 7. und 11. Tage der Inkubation, d. h. man wird das Tierserum bei der Umgebung des Masernkindes am dritten Tage des Exanthems, i. e. am siebenten Inkubationstage, welcher als frühester Schutztermin gilt, in Anwendung bringen. Nach den Mitteilungen einiger Autoren kann man auch nach Ausbruch der Prodrome den Prozeß durch Injektion von drei Schutzeinheiten eindämmen und Komplikationen und Exanthem verhindern (?). Die relativ *späte* Anwendung des *Tierserums* (im Vergleich zu der *frühen* Injektion des *Masernrekonvaleszentenserums*) erklärt sich damit, daß artfremdes Serum im Körper schneller abgebaut und ausgeschieden wird als arteigenes, so daß man bei Menschenrekonvaleszentenserum auf die *frühe*, beim Tierserum auf die *spätere* Injektion bedacht sein muß.

Was die sonstigen *therapeutischen* Maßnahmen bei Masern betrifft, so kommen die allgemein hygienisch-diätetischen Maßnahmen in Betracht, die multiplen Versuche, katarrhalische Prozesse bei Überwachung der Herztätigkeit einzudämmen, bei dem in der Abheilung auftretenden Croup große Dosen Diphtherieserum, intramuskulär oder sogar intravenös zu geben. Sicher wird man sich nach den großen Erfahrungen, die in den letzten Jahren gesammelt wurden, gerne (zumal in *Familien*) des Rekonvaleszentenserums in prophylaktischer Hinsicht und auch als therapeutische Maßnahme bedienen, und bezeichnet Rudder die Prophylaxe mit Rekonvaleszentenserum, wie sie von Degkwitz kreiert wurde, als eine Maßnahme, *die jetzt bereits zu dem gesicherten Rüstzeug der Medizin gehört.*

c) Rubeolen. Dukes vierte Krankheit. Fünfte Krankheit.

Rubeolen (Röteln) ist eine gutartige Infektionskrankheit, deren Inkubation zwei bis drei Wochen beträgt. Erreger unbekannt. Die Krankheit erscheint durch isoliert stehende, rosenrote, runde Flecken charakterisiert, das Exanthem beginnt im Gesichte und breitet sich von hier über Stamm und Extremitäten aus. Als Prodromalsymptom findet sich manchmal ein Mundenanthem, Fleckchen im Gaumenbereich, Rötung und Schwellung der Tonsillen. Es fehlen die typischen Koplikschen Flecken, wie sie bei Masern zu finden sind. Das Exanthem erinnert jedoch manchmal an Masern (Rubeola morbillosa), manchmal an Scarlatina (Rubeola scarlatinosa). Ziemlich charakteristisch ist die zumeist zu findende starke Schwellung der Halsdrüsen, besonders der hinter dem Musculus sternocleido gelegenen und der Nacken- und Ohrdrüsen. Die Rubeolenflecken sind heller rot als die der Masern, dem Scharlach gegenüber ist das Befallensein des Gesichtes, besonders auch des Mundgebietes, hervorzuheben, außerdem erstreckt sich das Exanthem auch auf die behaarte Kopfhaut. Da die Enantheme nichts Charakteristisches bieten, ist die leichte fleckige Rötung von Gaumen oder die tonsillare Rötung und Schwellung diagnostisch nicht verwertbar. Die von Klaatsch besonders betonte Schwellung der retroaurikulären Drüsen ist in zweifelhaften Fällen ein für Rubeolen sprechendes Symptom.

Die *vierte Krankheit* („Fourth disease") von Dukes sei hier auch in Kürze angeführt, eine Infektionskrankheit mit dicht punktierten, blaß rosa gefärbten Fleckchen, leichter Schwellung der Halsgebilde, Schwellung der Hals- und Occipitaldrüsen, welche aber weniger als die Lymphdrüsen bei Rubeolen geschwollen erscheinen. Vor kurzem kam die Mitteilung über eine merkwürdige Erkrankung im Gebiete von *Frankfurt* (1928), welche durch stärkere *Hals-* und *Schluckschmerzen*, sowie *Kehlkopfentzündung* ausgezeichnet ist, besonders starke Schmerzhaftigkeit im Hinterkopf zeigt, Drüsenschwellung am Halse und auf eine hohe (bis 40⁰) Temperatur hinaufschnellt, um nach wenigen Tagen wieder normale Verhältnisse zu zeigen. Das Exanthem wird als fleckiges, blaßrosa gefärbtes, vom Kopf über den Rumpf auf die Extremitäten sich ausbreitendes geschildert, welches etwa acht Tage anhält. Starke Müdigkeit und Muskelschwäche bleiben noch längere Zeit zurück. Diese Erkrankung scheint ihrer Beschreibung nach der *vierten Krankheit* von Dukes nahezustehen.

Verschiedene Autoren bezeichnen die *vierte Krankheit* nicht als selbständiges Exanthem, sondern erklären sie als eine der Scarlatina und den Rubeolen nahestehende Infektionskrankheit. Leiner führt an, daß diese Dukessche

Erkrankung mit der von Filatow im Jahre 1886 als *Rubeola scarlatinosa* beschriebenen Erkrankung identisch ist, welche gleichfalls dem Scharlach und den Röteln nahesteht. Die Frage, ob es sich im gegebenen Falle um einen Scharlach oder bloß um ein scharlachähnliches Exanthem handelt, erscheint durch den Ausfall des Schultz-Charltonschen Phänomens entschieden. Es handelt sich bei dieser Reaktion nach der Anschauung der Autoren um eine Antigen-Antikörperreaktion, welche darin besteht, daß das Scharlachexanthem (und nur dieses) nach Injektion von Serum Gesunder oder Scharlachrekonvaleszenter an der Stelle der Injektion verschwindet oder am Orte der Einspritzung statt des Exanthems einem weißen Flecken Platz macht. Weder Masern noch Rubeolen noch andere scarlatinöse Exantheme geben dieses Auslöschphänomen, weswegen es zur Differentialdiagnose herbeigezogen werden mag. Was die *Enanthemform* bei der Dukeschen Erkrankung anlangt, so sei betont, daß bloß Rötung und Schwellung der Mundschleimhaut zu finden ist, daß es zu keinen Tonsillarbelägen kommt, daß die Himbeerzunge bei dieser Erkrankung nicht beschrieben wird und mit Ausnahme der belegten Zunge und des leicht katarrhalischen Prozesses der Innenbefund negativ ist.

Als *fünfte Krankheit* wurde von Tschamer, Escherich, Sticker u. a. eine Infektionskrankheit beschrieben, welche auch als Exanthema infectiosum, Erythema simplex marginatum, Exanthema variabile u. a. bezeichnet worden ist, wobei Gesicht, Streckseiten der Arme und Gesäßgegend ein Erythem aufweisen, welches durch diffuse Röte und leichte Gedunsenheit ausgezeichnet ist. Leiner betont, daß die Hautveränderungen das einzige Krankheitssymptom des Erythems sind, die Temperatur ist fast immer normal, es zeigen sich keinerlei andere Organstörungen. *Ausnahmsweise findet sich ein leichtes Mundenanthem.* Pospischill beschreibt dieses Krankheitsbild bei Säuglingen als *Morbilloid* (morbilliformes Erythem), doch fehlen bei dieser Erkrankung die Koplikschen Flecken und das höhere Fieber, während gegenüber Rubeolen das Fehlen der Drüsenschwellungen und die Form des Exanthems ins Gewicht fällt.

d) Variola. Variolois.

Variola (Blattern, Pocken), die Small-Pox der Engländer, die petite vérole der Franzosen ist eine durch einen typischen Verlauf und ein charakteristisches Exanthem und Enanthem ausgezeichnete akute Infektionskrankheit von starker Kontagiosität, welche nach den Anschauungen der meisten Forscher (Guarnieri, Pfeiffer, van der Loeff) wahrscheinlich durch gewisse Protozoen erzeugt wird, welche Prowazek den Chlamydozoen zuweist. Obgleich wir in den letzten Jahrzehnten bei uns kaum Variola zu beobachten Gelegenheit haben (die letzte Variolaexplosion in Wien war vor 20 Jahren und ist durch Mairinger und Albrecht genau registriert und beschrieben worden), erscheint eine kurze Beschreibung dieser Erkrankung deswegen geboten, weil die mitigierte Form der Variolois zur Beobachtung kommt, deren Symptomatologie nur aus der Kenntnis des Krankheitsbildes der Variola zu verstehen ist, andererseits die Differentialdiagnose gegenüber Varicellen und anderen akuten Infektionskrankheiten durch Beschreibung der Variola erleichtert wird.

Das *erste Stadium* ist durch hohe Temperaturen mit allen Begleiterscheinungen (Schüttelfrost, Kopfschmerzen, Benommenheit, Mattigkeit, Delirien, Erbrechen) charakterisiert. Typisch die Kreuzschmerzen (Regio lumbosacralis). Prodromale Erythema: a) Im Gebiete des Simonschen Schenkeldreiecks, das durch eine Linie zwischen den Spinae ossis ilei und den beiden Innenseiten der Oberschenkel begrenzt erscheint. Es handelt sich hierbei um intensive, zyanotisch verfärbte Erytheme, die mit Hauthämorrhagien kombiniert sind und wegen ihrer Ähnlichkeit mit Scharlach als *scarlatiniformes Exanthem des Initialstadiums* bezeichnet werden. b) Der „Rash" der Engländer, makulöses Exanthem, das Gesicht und die Streckseiten der Extremitäten befallend, wegen seiner fleckigen Beschaffenheit als „morbillöses" Exanthem bezeichnet.

Das *zweite Stadium* wird als *Eruptionsstadium* bezeichnet, das mit allgemeiner Remission der Beschwerden einhergeht, Nachlassen oder Aufhören der Kreuzschmerzen, Milderung der Kopfschmerzen, Senken der Fieberkurve, Auftreten des Exanthems an Kopfhaut und Gesicht, dann Rumpf und Gliedern: Rote Fleckchen, in Knötchen sich umwandelnd, dann Bläschenbildung, von dunkelrotem Hofe (Halo) umgeben. Einzelne Teile, wie z. B. das Schenkeldreieck meist freibleibend. Mairinger bezeichnet es als universelles Exanthem, das von oben nach unten abnimmt. Mit dem Exanthem parallel laufend ein Enanthem mit Papel- bzw. Pustelbildung und späterer Geschwürbildung auf der Schleimhaut der oberen Luftwege.

Nun geht der Prozeß in das *dritte Stadium,* das der *Florition,* über, wobei es zur Bildung kleinster, hellglänzender Bläschen kommt, welche eine charakteristische graue Farbe und einen opaleszierenden Glanz zeigen. Gleichzeitig nehmen die Schleimhautbeschwerden zu, es kommt auch hier zur Bläschenbildung mit sekundären Erosionen, Bildung von eiterbedeckten Geschwüren, Schwellung im Larynxgebiet mit Heiserkeit, Dysphagie infolge Übergreifen des Prozesses auf den Mesopharynx.

Dieses Stadium geht unter Temperaturanstieg in das der *Suppuration* über. Es kommt zu einer Vergrößerung des um die Bläschen vorhandenen roten Hofes (Halo), zu einer Konfluenz der Primärefflorescenzen, zu ödematösen Schwellungen, ulcerös-diphtheritischen Zerstörungen der Schleimhäute, Foetor ex ore, hochgradiger Dysphagie.

Bei günstigem Verlauf beginnt nun, etwa in der dritten Krankheitswoche, das *fünfte Stadium,* das der *Exsiccation,* der Eintrocknung der Pusteln, mit einem lytischen Abfall der Körpertemperatur verbunden. Borkenbildung im Gebiete der Pusteln, Rückbildung des Exanthems. Schließlich Abfall dieser Borken mit Hinterlassung typisch pigmentierter Narben, *Stadium* der *Decrustation.*

Noch einmal seien zusammenfassend die Erkrankungserscheinungen im *Gebiete der oberen Luftwege* bei Variola mitgeteilt. Schon während der Prodrome ist eine katarrhalische Rötung der Schleimhäute zu konstatieren, dann kommt es ähnlich wie auf der Haut zu Knoten- bzw. Pustelbildung und zu Sprengung der Blasen, um schließlich diffus ulcerativen Prozessen Raum zu geben. Kleine Geschwürchen gelangen zur Konfluenz, und es kommt zur Bildung unregelmäßig begrenzter größerer Substanzverluste. Bemerkenswert ist das Verhalten der Zunge, welche bereits zeitlich Veränderungen zeigt, Schwellung und Pustelbildung, und deren Volumen manchmal so zunimmt, daß sie zwischen den Kiefern eingepreßt zwischen den Zahnreihen herausdrängt (Glossitis variolosa). Das Übergreifen des Prozesses auf den Kehlkopf erzeugt Glottisödem, Perichondritis, tiefe Geschwürsbildung, Knorpelnekrosen. Bei der sogenannten konfluierenden Variola, deren charakteristisches Bild das Zusammenfließen der zahlreichen dichtgedrängten Pusteln ist, stellt sich auch die Schleimhautaffektion gewöhnlich wesentlich schwerer dar, indem die im Munde auftretenden Pusteln konfluieren und tiefe, breite, mit starker Dysphagie einhergehende Ulcerationen bilden. Noch schlimmer sind die hämorrhagischen „schwarzen" Pocken, bei denen eine allgemeine hämorrhagische Diathese vorhanden ist, bei welcher es auch in den verschiedenen Schleimhäuten zu Hämorrhagien und

Pustelbildungen kommt. Diese auch als Purpura variolosa bezeichnete Erkrankung zeigt meist neben den hämorrhagischen Infiltraten der Schleimhäute diphtheroide Prozesse, welche nach PONFICK gerade an den am stärksten geschwollenen Partien zu finden sind und im Pharynx und Larynx eine besonders perniciöse Bedeutung erlangen (LANDGRAF). Nicht selten etablieren sich die Pusteln und die aus den Pusteln hervorgehenden tiefen Ulcerationsprozesse im Bereiche der vorderen Kommissur und geben bei ihrer Ausheilung Veranlassung zu Narben im vorderen Glottisbereiche, welche den Stimmbänderverwachsungen post diphtheriam und post intubationem sowie gewissen, nach gummösen Prozessen in diesem Bereich zustande kommenden Narbensträngen ähnlich sind. Auch in der Nase sind gewisse Adhäsionen und synechiale Bildungen zwischen Septum und lateraler Nasenwand auf ausgeheilte Pusteln dieser Schleimhautgebiete zurückzuführen und, wenn auch selten, doch manchmal zur Beobachtung gekommen. Nach WENDT kommt es auch im Nasenrachenraum zu Hyperämien, Hämorrhagien und diffuser Schwellung der Schleimhaut und zur Bildung von membranartigen Auflockerungen mit nachfolgender tiefer Ulcerationsbildung. Fast immer findet sich neben dem Pustelprozeß der Mundhöhle eine starke Stomatitis, wobei es auch zur Schwellung der regionären Lymphdrüsen und Speicheldrüsen kommt, weshalb eine besonders starke Salivation zu beobachten ist. MICHELSON hat einen Fall als Glossitis papulosa acuta beschrieben, bei dem es sich um rasch zur Entwicklung gekommene, mit Dellen versehende Efflorescenzen der Zunge gehandelt hat, den SCHECH aber gleichfalls in die Gruppe der Mundvariola eingereiht wissen will.

PRIOR erwähnt einen von ihm beobachteten Fall von Variola, der mit Diphtherie kombiniert zu sein schien, ohne daß LOEFFLERsche Bacillen nachgewiesen werden konnten, so daß dieser Krankheitsfall Variola und Pseudodiphtherie gleichzeitig zeigte. Unter den schwerer verlaufenden Fällen sind auch solche mit tiefgreifenden Ulzerationen und Gangränbildung sowie Nekrose und Abfall der Uvula beschrieben, einzelne mit nomaähnlichen Zerstörungen und auch solche mit tiefsitzenden Retropharyngealabscessen. LANDGRAF führt folgende Momente an, welche für das Auftreten laryngealer Dyspnoe verantwortlich gemacht werden können:

1. Pusteleruption im Larynx und der Trachea mit starker Schleimbildung.
2. Laryngitis submucosa acuta.
3. Blutungen im Larynxgebiete.
4. Pseudomembranöse Laryngitis.
5. Ablösung der Kehlkopfschleimhaut nach Pustelbildung.
6. Perichondritis in der Rekonvalescenz.

Jedenfalls ist aus den Arbeiten der Autoren zu entnehmen, daß man während einer Blatternepidemie alle Stadien der Erkrankung vom gewöhnlichen Katarrh bis zum Gewebstod im Kehlkopf zu beobachten Gelegenheit gehabt hat: Laryngitis, Laryngitis mit Nekrosen des Epithels, Laryngitis subglottica acuta, Glottisödem, Hämorrhagien im Sinus piriformis, Perichondritis mit sekundärer Fixation, Laryngitis submucosa infectiosa.

Was die *Ätiologie* der Variola anlangt, so wurde von PFEIFFER im Jahre 1887 der Monocystis epithelialis als Erreger der Erkrankung beschrieben, während GUARNIERI fünf Jahre später den Cytorrhyctes variolae als Erzeuger der Blattern beschreibt, welches Protozoen bei Übertragung von Variolaeiter auf die gefäßlose Cornea von Kaninchen die bekannten typischen GUARNIERIschen Zellkörperchen erzeugt, i. e. charakteristische Zelleinschlüsse, welche, auf den Objektträger gebracht, amöboide Bewegungen zeigen. PROWAZEK hat in seinem Handbuch der pathogenen Protozoen jene kleinsten Kokkenhäufchen,

die in den am Kolloidfilter zurückbleibenden Resten vorgefunden werden,
für die Erreger der Variola erklärt, zumal auch da sie, auf die Cornea überimpft,
die Guarnierischen Körperchen geben. Sie werden den Chlamydozoen zugerechnet und sind die aus den Initialkörpern zustande gekommenen Elementar-
körperchen, die sich dann mit Reaktionsprodukten der Cornealzelle zu den
charakteristischen Guarnierischen Körperchen umbilden. Nach den Untersuchungen von Albrecht während der letzten kleinen Blattereruption im
Jahre 1910 in Wien wurden fast stets Streptokokken und Diplokokken im Blute
der Variolakranken nachgewiesen, deren Invasion von den ulcerös-diphtheroiden
Prozessen des adenoiden Gewebes des Nasenrachenraumes oder der Tonsillen
im Anschluß an das Enanthem erfolgte. Zudem wurden plaqueartige Schwellungen der Schleimhäute der oberen Luftwege mit zahlreichen Hämorrhagien
beobachtet, an welche sich der diphtheritische Zerfall der Schleimhäute und
namentlich des adenoiden Gewebes der Tonsillen und Rachenfollikel, Pharynx
und Zungengrundes, ganz ähnlich wie bei der Pest anschließt. Diese Mischinfektionen, aus dem Variolavirus und besonders infektiösen Kokken zustande
kommend, erzeugen jene schweren septischen Fälle, wie sie die Literatur zur

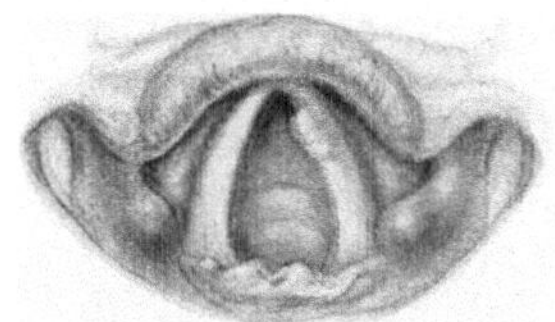 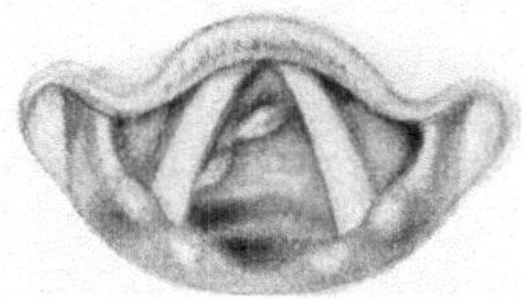

Abb. 1. Variola efflorescens an der rechten Stimm-　　Abb. 2. Variola efflorescens an der vorderen
lippe. Ulcera der interarytänoidalen Schleimhaut.　　　　Larynxwand unter den Stimmlippen.

Abb. 1 u. 2 entstammen den Türckschen Handatlanten der Wiener Universitätsklinik (Prof. Hajek).

Genüge kennt, und Mairinger betont den Parallelismus dieser septischen
Variolaform mit der septischen Scarlatina, welche Anschauung durch die Unter-
suchungen von Arragoa und Prowazek Bestätigung findet, welche fanden, daß
die Impfungen der Kaninchencornea intensiver ausfallen, wenn man hierzu
Variolavirus und Streptokokken mit komplementhaltigem Serum verwendete
(Mairinger im Kraus-Brugschschen Handbuche).

Variolois ist die mitigierte Form der Variola, die durch Schutzimpfung veränderte Pockenkrankheit, bei welcher es sich jedenfalls um Besitzer von Schutzstoffen handelt, welche die Mitigierung des Prozesses den auf alte Impfungen
zurückzuführenden „Gegengiften" ihres Organismus verdanken. Bei diesen
Formen, welche durch alle möglichen Krankheitsbilder in die Normalform der
Variola übergehen, findet man nur selten das prodromale scarlatiniforme Exanthem, wohl aber den „Rash" der Engländer, die einzelnen Stadien erscheinen
verkürzt, das Suppurationsstadium wesentlich gemildert, manchmal ganz
fehlend, das Exanthem wesentlich spärlicher, das Enanthem verringert, die
Pustelbildung an den Schleimhäuten sehr spärlich oder fehlend, zumeist nur
katarrhalische Erscheinungen als Begleitsymptom der abgeschwächten Krankheit. Die Differentialdiagnose stark mitigierter Varioloisformen gegenüber
den bedeutungslosen Varicellen manchmal nicht leicht, doch spricht die typische
Entwicklung der Pusteln, der Nachweis der Prodrome, der fieberhafte Verlauf,
die Delle und der Eiter der Bläschen, sowie der positive Ausfall der Kaninchen-
cornealimpfung für Variolois. Das von mancher Seite hervorgehobene Auftreten prämonitorischer Blutungen aus der Nase ist gewiß auch gegenüber
Varicellen ein positives differentialdiagnostisches Moment, wobei aber nicht
vergessen werden darf, daß auch andere mit Exanthemen einhergehende akute

Infektionskrankheiten (Diphtherie, Masern, Scharlach, Grippe) nicht selten schwere Epistaxis aufweisen.

Der *Kampf gegen die Variola* wird nicht so sehr auf therapeutischem Wege als auf prophylaktischer Bahn geführt und besteht seit 1798 (JENNER) in der Kuhpockenimpfung, die in dem menschlichen Organismus eine unbedeutende Lokalaffektion erzeugt, aber durch die im Gefolge derselben auftretende Aktivierung spezifischer Schutzstoffe dem Körper Immunität verleiht oder bei Ausbruch der Erkrankung wesentliche Milderung des Prozesses. Es ist hier nicht der Ort, auf die interessanten Erklärungsversuche PIRQUETS über das Wesen des Vaccinationsprozesses und die dadurch zustande kommende Veränderung der Reaktionsfähigkeit (Allergie) zu sprechen, ebenso wenig wie über die in der Literatur verstreuten Mitteilungen über Impfschäden, welche der genialen Methode als solcher keinerlei Schaden zuzufügen vermögen. Doch sei bemerkt, daß die gewöhnliche Impfform nach PIRQUET vier Stadien hervorruft, welche als Latenzzeit, Entwicklung der Impfbläschen, Entwicklung der Area und Involution bezeichnet wird. KNÖPFELMACHER hat subcutan einen Kubikzentimeter einer hundertfach verdünnten Lymphe injiziert, LEINER ein Zehntel Kubikzentimeter einer 40 fach verdünnten Lymphe intracutan eingeimpft und den Vaccinationsprozeß auf diese Weise milder und fieberlos gestaltet, womit gleichzeitig die Möglichkeit der Impfschäden wesentlich verringert ist. Die intracutane Methode erscheint besonders für lymphatische, exsudative, scrofulöse und latent tuberkulöse Kinder rationell, da kein Fieber und keine wesentliche Reaktion erfolgt, während die Impfung zur kompletten Immunität führt. Andererseits kommt es auch nicht zum Manifestwerden latenter Tuberkulose, was bei der Wahl dieser Methode besonders ins Gewicht fällt.

e) Varicellen.

Die *Varicellen* (Schafblattern, Windpocken) sind eine meist unbedeutende Infektionskrankheit mit zweiwöchentlicher Inkubation und Bläschenbildung auf Brust und Rücken mit wässerigem Inhalt, welcher später eine Trübung erfährt. Ohne im folgenden auf die wiederholten Debatten über die Beziehungen dieser harmlosen Affektion zu der Variola und Variolois des Näheren einzugehen, registrieren wir den heute zumeist akzeptierten Standpunkt der *Selbständigkeit dieser Affektion*, welche mit jenen Erkrankungen nur die Bläschenbildung gemein hat, wie sie auch bei den verscheidenen Herpes- und Pemphiguseruptionen zu finden sind. Das *Enanthem* bei Varicellen drückt sich in Rötung und Schwellung der Mundschleimhaut aus, zu welcher sich im Laufe der ersten Tage die typischen Varicellenbläschen hinzugesellen. Sie sitzen an der Innenfläche der Wangen, am harten und weichen Gaumen, an den Tonsillen — ich habe auch Fälle gesehen, wo ein geplatztes Bläschen im Sinus piriformis und im vallecularen Gebiete zu sehen war. Auch auf der Schleimhaut der Nase wurden Efflorescenzen beobachtet. Was den Sitz dieser Bläschen in larynge anlangt, so ist derselbe von der histologischen Beschaffenheit des Gewebes abhängig und bevorzugt den Introitus laryngis ähnlich wie die Varioloisefflorescenzen, die Herpesbläschen und die Pemphigusblasen. Da die Bläschen sehr schnell zur Entwicklung kommen und infolge der Rissigkeit der Schleimhaut nur kurze Dauer haben, sieht man nicht selten die *geplatzten* Bläschen in Form von Erosionen, denen aber zumeist das Decollement, das wir z. B. beim Pemphigus wahrnehmen, und die suffundierte Umgebung fehlt. Ob es sich bei den von französischer Seite berichteten letalen Fällen von Varicellen im Gebiete der oberen Luftwege um echte Windpocken gehandelt hat, möchte ich in Hinblick auf die sonstige Gefahrlosigkeit dieser Affektion wohl bezweifeln. Wenn es in sehr seltenen Fällen zur Bläschenbildung im Glottisbereich kommt und in der Umgebung dieser Vesikeln zu ödematöser Schwellung, erklärt sich die Stenose aus der Glottiseinengung, ohne der spezifischen Erkrankung als solcher angerechnet zu werden (MARFAN und HALLE). Was die Differentialdiagnose gegenüber *Variola* und *Variolois* anlangt, wird angeführt, daß schwere Prodromalerscheinungen bei Schafblattern fehlen, daß man ferner die verschiedenen Stadien des Exanthems bei Varicellen *gleichzeitig* beobachten kann, daß kein Eiterfieber bei Varicellen zu finden ist und die Bläschen dieser Erkrankung ungedellt sind, während die Variola deutlich gedellte Efflorescenzen aufweist, schließlich der negative Tierversuch: die unveränderte Hornhaut des Kaninchens (Fehlen der GUARNERISchen Körperchen).

Literatur.

(Siehe Handbuch von HEYMANN die Arbeiten von CATTI, LANDGRAF u. a. Handbuch KRAUS-BRUGSCH die Arbeiten von FRITZ MEYER, JÜRGENS, SALGE, LEUSCHKE u. a., PFAUNDLER-SCHLOSSMANN: Parasitologie von WEICHSELBAUM. Die Literatur über Epidemiologie, Bakteriologie und Serologie der akuten Infektionskrankheiten hat im Laufe der letzten Jahre einen zu großen Umfang angenommen, als daß alle diesbezüglichen Arbeiten in einem Handbuch der Laryngologie Platz finden könnten.)

Allgemeines.

BESREDKA: Lokale Vaccination. Seuchenbekämpfung. 1926. — BOENHEIM, C.: Über nervöse Komplikationen bei spezifischen kindlichen Infektionskrankheiten. Ergebn. d. inn. Med. 1925. — DIETRICH, A.: Die Entzündung der Gaumenmandeln. Münch. med. Wochenschr. 1922. — FEIN: Die Anginose. 1921. — GLAS, EMIL: Das Lymphgewebe des WALDEYERschen Schlundringes als Ursache von Temperatursteigerungen. Wien. klin. Wochenschr. 1919. — JOCHMANN-HEGLER: Lehrbuch der Infektionskrankheiten. Berlin: Julius Springer 1924. — KOLLE und HETCH: Experimentelle Bakteriologie und Infektionskrankheiten. 1919. — LEINER, KARL (1): Über besondere Exantheme und Enantheme im Kindesalter. Fortbildungskurse med. Fak. Berlin: Julius Springer 1925. — DERSELBE (2): Zur Präventivimpfung des Scharlach. Wien. klin. Wochenschr. 1928. — DERSELBE (3): Sammelreferat über die Literatur der Hautkrankheiten und Infektionen des Kindesalters. Monatsschr. f. Kinderheilk. 1927. — SCHICK, B.: Über die Diphtheriediagnose. Wien. med. Wochenschr. 1922. — SCHULTZ, WERNER (1): Die akuten Erkrankungen der Gaumenmandeln und ihrer unmittelbaren Umgebung. Leitfaden für Ärzte und Studierende. Berlin: Julius Springer 1925. — DERSELBE (2): Monocytenangina. Dtsch. med. Wochenschr. 1922. — SEYFERT, O.: Beitrag zur Kenntnis von den toxischen Kehlkopflähmungen. Verhandl. süddeutsch. Laryngol. 1907. — VAS, B.: Über Bacillenträger. Seuchenbekämpfung. 1925. — WALDAPFEL (1): Zur Ätiologie der Angina. Verhandl. d. Ges. dtsch. Badeärzte. 1923. — Derselbe (2): Neue Beiträge zum Anginaproblem und zur Streptokokkenvirulenz. Monatsschr. f. Ohrenheilk. u. Laryngo-Rhinol. 1924.

Scharlach.

BERNHARDT: Zur Dauer der Übertragungsgefahr des Scharlach. Dtsch. med. Wochenschrift. Jg. 52. — BOKAY: Über die DICKsche Reaktion und die aktive Immunisierung gegen Scharlach. Dtsch. med. Wochenschr. Jg. 52. — DEICHER: Ätiologische Studien über den Scharlach. Jahrb. f. Kinderheilk. Bd. 112. — DICK: Results with the Skintest for susceptibility to scarlet fever. Preventive Immunisation with scarl. fever toxin. Journ. of the Americ. med. assoc. 1925. — DICK, G. F. and G. C. H. DICK: The prevention of scarlet fever. Journ. of the Americ. med. assoc. 1924. — FRIEDEMANN und DEICHER: Die Übertragung des Scharlachs. Dtsch. med. Wochenschr. Jg. 51. — GLAS, EMIL: Nebenhöhlenerkrankungen bei Scharlach. Internat. Laryngol.-Kongr. II. — HOCHSINGER, K.: Über Scharlach und Scharlachähnliches. Wien. med. Wochenschr. Jg. 76. — KRAMAR und FRANCZISZI: Dickreaktion. Toxische Streptokokken bei nicht Scharlachkranken. Intracutane und Immunisierungsversuche. Monatsschr. f. Kinderheilk. 1926. — KREMER, R.: Über die antitoxische Wirksamkeit des konzentrierten Scharlachserums nach MOSER. Wien. klin. Wochenschr. Jg. 39. — KUNDRATITZ, K.: Ätiologie des Scharlach. Med. Klinik. Jg. 22. — KUNZ und NOBEL: Die Dicksche Hautreaktion als Prüfung der Scharlachimmunität. Zeitschr. f. Kinderheilk. Bd. 42. — KORSCHUN und SPIRINA: Über Schutzimpfungen gegen Scharlach. Seuchenbekämpfung 1927. — NOBEL und OPEL: Die Dicksche Hautreaktion als Prüfer der Scharlachimmunität. Zeitschr. f. Kinderheilk. Wiederholte Mitt. 1925. 1926. — SEELENFREUND: Scharlacheiterung der Nasennebenhöhlen. Zentralbl. f. Ohrenheilk. 1927. — SMIRNOWA und ZAMKOWA: Zur Frage nach dem Scharlacherreger. Virchows Arch. f. pathol. Anat. u. Physiol. Bd. 261. —

STROEMER, E.: Über die Dickprobe und Schutzimpfung gegen Scharlach. Seuchenbekämpfung. 1926. — SZIRMAY, F.: Ätiologie, Prophylaxe und Therapie des Scharlachs. Med. Klinik. Jg. 22. — TAHAKI: Zur Frage der Züchtung des Masern- und des Scharlachvirus nach CARONIA. Wien. klin. Wochenschr. Jg. 39. — ZINGHER, A.: Early and late imunity results with Scarl. Streptoc. Toxin. Proc. of the soc. f. exp. biol. a. med. 1925. — ZITKOWSKY, J.: Über Heilwirkung des konzentrierten Scharlach-Heilserums nach MOSER-DICK. Seuchenbekämpfung. 1926; Wien. klin. Wochenschr. Jg. 39.

Masern.

BISCHOFF, A.: Zur Masernprophylaxe. Med. Klink. Jg. 22. — DEGKWITZ: Masernprophylaxe. Zeitschr. f. Kinderheilk. Bd. 25 u. 27; Dtsch. med. Wochenschr. 1922; Klin. Wochenschr. 1925; Münch. med. Wochenschr. 1926; Klin. Wochenschr. 1926; Ergebn. d. ges. Med. 1924. — DEGKWITZ-DE RUDDER: Die Masernprophylaxe und ihre Technik. Berlin 1923. — FROMM: Über einen sicheren Fall von Masern ohne Exanthem mit tödlichem Ausgang durch Noma. Zeitschr. f. ärztl. Fortbild. Jg. 23. — GLASER, F.: Über Impfung mit Maserntierschutzserum nach DEGKWITZ. Med. Klinik. Jg. 22. — HECHT, A.: Zweites Kranksein bei Masern. Wien. med. Wochenschr. Jg. 76. — KUNDRATITZ, K.: Über Masernprophylaxe mit Masernrekonvaleszentenserum. Seuchenbekämpfung. 1924. — MEISSNER, M.: Zur Masernprophylaxe. Med. Klinik. Jg. 22. — MOSSE, H.: Erfahrung mit Masernprophylaxe durch Tierserum nach DEGKWITZ. Klin. Wochenschr. Bd. 5. — PARK und FREEMANN: Masernrekonvaleszentenserum als Prophylacticum. Americ. journ. of dis. of childr. Jg. 87. — PETENYI, J.: Zur Kenntnis der KOPLICKschen Flecken. Monatsschr. f. Kinderheilk. Bd. 31. — RUDDER: Spezifische Prophylaxe und Therapie bei Masern und Scharlach. Samml. diagnost.-therap. Abh. München: Gmelin 1927. — SELIGMANN und DICKMANN: Epidemische Studien in Masernquartieren. Masern und Schutzimpfung. Dtsch. med. Wochenschr. Jg. 52. — SCHÜTZ, FR.: Die Epidemiologie der Masern. Jena: Gustav Fischer 1925.

Rubeolen. Vierte und fünfte Krankheit.

HOCHSINGER, C.: Über die sogenannte Vierte Krankheit. Scarlatinella. Wien. klin. Wochenschr. Jg. 39. — LEITNER, PF.: Über eine schwere Rubeolaepidemie. Jahrb. f. Kinderheilk. Bd. 114.

Variola. Variolois. Varicellen.

LAEWEN: Zwei Fälle von Vaccineübertragung. Münch. med. Wochenschr. Jg. 73. — MADER, E.: Kontraindikationen der Erst- und Wiederimpfungen. Münch. med. Wochenschrift. Jg. 73. — MARFAN et HALLE: La laryngite suffocante varicelleuse. Rev. mens. de l'enfance. 1896. — NELKEN, C.: Klinische und hämatologische Beobachtungen bei Varicellen. Monatsschr. f. Kinderheilk. Bd. 32.

2. Influenza.

Von

EMIL GLAS-Wien.

Die *Influenza* ist eine in Epidemien oder Pandemien auftretende akute Infektionskrankheit, welche durch allgemeine Erscheinungen, nervöse Erkrankung und Befallensein *der Schleimhaut des Respirationstraktes* charakterisiert erscheint und mit deren Entstehung der im Jahre 1892 von PFEIFFER gefundene Influenzabacillus in Beziehung gebracht wird, welcher aber auch mit Diplokokken, Micrococcus catarrhalis, Pneumokokken zusammen vorgefunden wird, nicht selten von diesen völligt verdrängt, daß einzelne Autoren wie JÜRGENS darauf hinweisen, daß nicht der bakteriologische Befund sondern der pathologische Prozeß als solcher maßgebend sei. Die Influenzabacillen, die PFEIFFER zuerst, später WEICHSELBAUM u. a. gefunden haben, ist der kleinste und schmälste der pathogenen Bacillen, unbeweglich, gramnegativ, in Carbolfuchsin gut färbbar, in den ersten Tagen der Erkrankung zwischen den Sputumzellen liegend, später dicht an und neben den Leukocyten zu finden, aber auch vielfach in den Eiterzellen, die mit denselben vollgepfropft erscheinen. Bei der katarrhalischen Form der Influenza findet man den Influenzabacillus im Nasensekret, im Schleim der Nebenhöhlen, im Tonsillarbelag, im bronchitischen Eiter und im Exsudat der Alveolen neben Diplococcus pneumoniae und anderen Kokken. Er wächst gut auf Blutagar, z. B. auf Taubenblutagar in Kolonien von kleinen, wasserhellen Tröpfchen, doch findet er sich auch als Saprophyt im Schleim der Nase, ohne Infektion hervorzurufen, so wie der Diphtheriebacillus oder der hämolytische Streptococcus bei nicht Diphtherie oder nicht Scharlach. Die Autoren haben auch einen Pseudoinfluenzabacillus beschrieben, den sie bei Bronchopneumonien und Ohr- und Nasenaffektionen gefunden haben, ein Stäbchen, das etwas größer als der Pfeiffersche Bacillus ist und sich durch die Neigung zur Fadenbildung auszeichnet, welche Differenzierung aber Lindenthal auf Grund seiner Untersuchungen als nicht indiziert bezeichnet. Weichselbaum erklärt die spezifische Wirkung des Influenzabacillus bei Komplikationen als nicht erwiesen, dagegen nimmt er an, daß durch zahlreiche Untersuchungen dargetan ist, daß der Diplococcus pneumoniae und die Eiterkokken außerordentlich häufig in dem von Influenza befallenen Organismus sekundäre Infektionen verursacht, während die bei der Erkrankung auftretenden nervösen Erscheinungen nach Cantani durch die Annahme eines von den Influenzabacillen produzierten und auf die cerebralen Zentren wirkenden Giftes zu erklären sind. Die Influenza hat in den letzten Jahrzehnten zweimal das verheerende Bild rasch um sich greifender Pandemie gezeigt, im Jahre 1889 und dann im Jahre 1918/1919 und zwischendurch gab es immer wieder kleine Epidemien, welche aber mitigierte Form zeigten und sowohl in bezug auf die Infektiosität als auch auf die Bösartigkeit der Erkrankung und der Schwere ihrer Komplikationen gegen die destruierende Form der Influenzapandemie weit zurückblieben. Teilweise mag hierfür der Genius epidemicus verantwortlich gemacht werden, teilweise erscheint immer wieder nach einer schweren Epidemie der Schutzkörpergehalt des Organismus auf gewisse Zeit hin wesentlich erhöht, so daß die grippeähnlichen Affektionen und Formes frustes hierdurch genügend erklärt erscheinen.

Man hat die Influenza, entsprechend dem verschiedenen Verhalten der einzelnen Organe, in *nervöse, katarrhalische* und *gastrische* Form unterschieden und sei hier nur in Kürze der plötzliche Beginn der Affektion, das akute Einsetzen hohen Fiebers mit den begleitenden schweren Allgemeinerscheinungen, Abgeschlagenheit, Schwächegefühl, hochgradigen Gliederschmerzen, Muskelschmerzen betont, wobei zu bemerken ist, daß dieses akute Einsetzen, dieses plötzlich auftretende schwere Krankheitsbild für die Influenza ebenso charakteristisch ist wie der staffelförmige Anstieg beim Typhus, der plötzliche Beginn bei der Pneumonie oder, wie Jürgens betont, die charakteristischen Kurven bei akuten Exanthemen. Hierzu gesellen sich von der Seite des Nervensystems die verschiedensten Erkrankungen, von der Meningitis bis zur Poliomyelitis, Encephalitis haemorrhagica, Neuralgien schwerer Form und isolierte Nervenlähmungen.

Von besonderer Bedeutung ist das Auftreten der sogenannten *Influenzapneumonie*, welche durch die Vielheit der kleinen Herde und die Ungleichmäßigkeit ihres Ablaufes ausgezeichnet ist und zähes, eitriges Sputum liefert. Weichselbaum betont das eitrige Exsudat, weshalb es auch nicht selten zur Abscedierung kommt, manchmal auch zur Induration, doch auch Gangrän oder Verkäsung ist mitunter beobachtet.

Bei der *katarrhalischen* Form der Influenza sei zunächst auf die starke Beteiligung der *Nasenschleimhäute* hingewiesen, welche von den meisten Autoren als die primäre Lokalisation des Kontagiums angesprochen wird. Hierbei können verschiedene Formen der Rhinitis beobachtet werden, von der rein wässerigen, mehr vasomotorischen Form bis zu der schweren eitrigen Rhinitis, wie sie von B. FRÄNKEL beschrieben worden ist. WEICHSELBAUM, der bakteriologische und pathologisch-anatomische Untersuchungen über Influenza und ihre Komplikationen gemacht hat, betont das häufige Befallensein der Nebenhöhlen, deren Schleimhäute die Zeichen der verschiedenen Grade der Entzündung aufweisen, welche nach den Beobachtungen fast aller Autoren oft schwere klinische Erscheinungen hervorrufen. LINDENTHAL und MOSKOWSKY berichten über den Nachweis des Influenzabacillus im Empyemeiter, während andere Arbeiten den Diplococcus pneumoniae und andere Eiterkokken als Ursache der Nebenhöhleneiterungen ansprechen. Nach unseren Beobachtungen verlaufen die verschiedenen Epidemien nicht gleich, indem manchmal der sekretorische Katarrh der Nasenschleimhaut das Bild beherrscht, in anderen Fällen die Symptome der Nebenhöhlenaffektionen mehr in den Vordergrund treten und sogar auch die verschiedenen Sinusse bei den einzelnen Gruppenerkrankungen verschiedentlich befallen werden. So weist die letzte Welle stark entzündliche Affektion der ersten Nebenhöhlenserie auf, wobei vielfach das Mißverhältnis zwischen der Schwere der Erscheinungen und dem objektiven Befund das Bild beherrscht. Die besonders starken, stundenweise auftretenden, quälenden Stirnkopfschmerzen sind nicht selten auf ödematöse Schleimhautschwellung und Gequollensein der Schleimhaut der mittleren Nasenmuschel zurückzuführen, welche, wie ich wiederholt beobachtet habe, der lateralen Nasenwand so stark angelagert erscheint, daß jede Abflußmöglichkeit benommen ist. Auch nur geringe Lüftung dieser Enge vermag die Cephalalgien akuterweise zu beheben. Demgegenüber haben die kleinen Epidemien des Jahres 1922, 1923 (zu jener Zeit, da auch die Encephalitis lethargica ihre Opfer forderte) wiederholt Fälle schwerer Eiterung gezeigt, welche durch die Akutheit des Auftretens und durch das schnelle Übergreifen auf die Nachbarschaft und die schweren Allgemeinerscheinungen akutes Eingreifen, zumal extranasale Therapie, nötig machten. Hier sei in Parenthese als diagnostisches Hilfsmoment *mein Stimmgabelversuch* eingereiht, welcher *gerade bei Grippe* zur Differentialdiagnose zwischen Nebenhöhlenentzündung und Neuralgie besonders verwertet werden soll. Ich habe in einem auf dem internationalen Laryngo-Rhinologenkongreß zu Berlin gehaltenen Vortrag, betitelt „Ein neues Hilfsmittel zur Diagnose der Nebenhöhlenentzündungen der Nase" darauf hingewiesen, daß es für die Perzeption einer in der Medianlinie aufgesetzten Stimmgabel nicht gleichgültig sein könne, ob die Nebenhöhlen der Nase Luft oder ein Fluidum (bzw. Produkte chronischer Entzündung) enthalten. Nach dem physikalischen Grundsatze, daß feste und flüssige Körper den Schall besser fortpflanzen als die Luftarten, weil sie eine größere Elastizitätskraft besitzen als diese, mußte theoretisch die Perzeption einer in der Medianlinie des Schädels aufgesetzten Stimmgabel nach derjenigen Seite besser erfolgen, wo mit Flüssigkeit oder chronischen Entzündungsprodukten gefüllte Räume sich befinden. Ohne auf die Details einzugehen, will ich hier nur betonen, daß der GLASSsche Stimmgabelversuch, der bei Intaktheit des Gehörorganes gute Orientierung gibt (i. e. daß die in der Medianlinie postierte Stimmgabel bei einseitiger Nebenhöhlenaffektion nach der Seite der erkrankten Nebenhöhle gehört wird), in praxi von Wichtigkeit erscheint und neben den anderen klinischen Momenten und der Röntgendurchleuchtung oder Transillumination gewiß verwendet werden darf. So erscheint dieser Versuch besonders bei latenten Empyemen nicht unwichtig, besonders bei jenen Grippenformen, bei welchen die endonasale Untersuchung keine manifesten Symptome aufweist. So ist in der Arbeit darauf verwiesen, daß dieser Versuch auch für den praktischen Arzt bei Begutachtung intensiver Kopfschmerzen bei Influenza als differentialdiagnostisches Moment zwischen *Neuralgie* und *Entzündung* der Nebenhöhle in Betracht kommt. Mittels dieses Versuches läßt sich in vielen Fällen unterscheiden, ob einseitig auftretende, im Anschluß an Grippe sich etablierende Schmerzen nervöser Natur sind oder Symptome eines sekundären Empyems. Der mit Neuralgie Behaftete hört die über der Nasenwurzel in der Medianlinie aufgesetzte Stimmgabel im ganzen Kopfe (bzw. am Orte des Ansatzes) ,während der an Nebenhöhleneiterung im Anschluß an Influenza leidende Kranke die Perzeption nach der Seite der Erkrankung lokalisiert. „Durch diesen Versuch wird einer Verschleppung der Eiterung vorgebeugt werden können und die leider bisnun nicht selten falsche Behandlung von Grippe-kopfschmerzen und neuralgiformer Attacken vermieden werden." Aber auch dem Rhinologen ist dieser Versuch zur Prognosenstellung bei Nebenhöhlen-empyemen von nicht unwesentlicher Bedeutung, wie in der Originalarbeit an Beispielen dargelegt wird. Diese Versuche wurden von verschiedenen Autoren nachgeprüft und haben teilweise Bestätigung erfahren. Littauer hat im Jahre 1923 meinen Stimmgabelversuch bei Nebenhöhlenentzündungen neu entdeckt. „Bekanntlich gehen die Schallwellen durch einen leeren Raum, eine gesunde Nebenhöhle, glatt hindurch, ohne irgendwie in Erscheinung zu treten. Befindet sich aber in dem Raume ein fremder Inhalt, sei es Flüssigkeit, sei es entzündlich verdickte Schleimhaut oder polypös entartete, so wird diese in Mitschwingung geraten und infolgedessen wird der Patient die Stimmgabelschwingungen als Vibrationen im Bereiche der erkrankten Höhle empfinden." Im übrigen las ich vor kurzem einen Vortrag von A. Hayden in der Chicagoer Lar. Society, in welchem dieser in *Amerika* meinen alten Stimmgabelbefund bei Neben-höhlenentzündung neu entdeckte: „In as much as sound travels better in a dense media a vibration turning fork held on the forehead (all other things being equal) should be heard longer (duration) and louder (intensity) through a sinus filled with fluid (blood serum or pus) or solid material (bone and thikened tumor tissue) than through its normal air containing fellow of the opposite side... "

Außer den Nebenhöhlenerkrankungen bei Grippe sind die nicht selten zu findenden schwereren *Nasenblutungen* besonders anzuführen, welche in allen Stadien der Erkrankung beobachtet werden können und als katarrhalisches Symptom und auch als Folgezustand der Toxinwirkung ähnlich der Epistaxis bei anderen akuten Infektionskrankheiten zu werten sind. Die pathologisch-anatomischen Befunde von Weichselbaum, der die Schleimhaut der Nase diffus injiziert und an verschiedenen Stellen ekchymosiert fand, bestätigen das klinische Bild. In einzelnen Epidemien stand das Nasenbluten im Vorder-grund der Erscheinungen und konnte sogar als Prodromalsymptom der Infektion gedeutet werden. Ich habe bei Beschreibung einer der letzten Epidemien die häufig auftretenden profusen Nasenblutungen angeführt, welche im einzelnen durch die Verminderung der Koagulationsfähigkeit des Blutes ausgezeichnet waren, und auch auf andere zu Blutungen neigende Partien im Bereiche der oberen Luftwege hingewiesen: So kam es bei einem Falle mit negativem Lungen-befund zum Aushusten starker Blutmengen, wobei als die wahrscheinliche Quelle ein geborstenes, stark geschlängeltes Blutgefäß im vallekularen Bereiche anzusprechen war, da nach vorsichtigem Wegtupfen des Koagulums die Blutung aufs neue einsetzte. Hierbei sind bei der Epistaxis nicht nur die Prädilektions-stelle am Locus Kiesselbach, sondern auch andere Partien betroffen, so die vorderen Enden der Nasenmuscheln und das Tuberculum septi. Ich habe ausgeführt, daß diese besondere Zerreißlichkeit der Gewebe während einer Grippeepidemie für eine septische Komponente bei dieser Krankheitsform spricht, und hat ORTNER auf die mangelhafte Ausscheidung des Fibrinnetzes, WIESNER auf die erhöhte Vulnerabilität der Gefäße und die geminderte Gerinnbarkeit des Blutes als wahrscheinlich hingewiesen. Ein von WIESNER demonstriertes Keilbeinhöhlenpräparat könnte zur Erklärung von zwei von uns beobachteten Fällen von Blutung aus dem Recessus sphenoethmoidalis herangezogen werden.

Schließlich ist noch vielfach über *Geruchstörungen* bei Grippe berichtet worden, wobei es sich nach ZARNIKO um rein respiratorische oder um essentielle Anosmien oder Hyposmien handelt. Auch ONODI hat in seiner Arbeit „Fälle von Parosmien" der Grippe als Erreger derselben gedacht. REUTTER hat in seiner im Arch. f. Laryngol. erschienenen Abhandlung „Neuritis olfactoria" die Ätiologie dieser Affektion zu ergründen gesucht und hat als charakteristische Merkmale zweifelloser Neuritis bei seinen Fällen von Hyposmie die mangelnden Nasenbefunde angeführt, ferner den Umstand, daß die verschiedenen „Klassen" ungleichmäßig betroffen sind, was bei respiratorischer Anosmie nie der Fall ist, schließlich den wechselnden Charakter der Anosmie und die auffallend rasche Ermüdung des Sinnes, kurzum Befunde, welche auch schon von ZWAARDEMAKER bei Mitteilung seiner postgrippösen Hyp- und Anosmien erhoben worden sind. Im Rachen sind bei der Influenza keine besonderen Symptome zu finden, da sich weder die hier und da zu beobachtenden Formen der Angina (von der follikulären und katarrhalischen bis zu den in die Gruppe der Vincentschen Angina einzureihenden ulcero-membranösen Formen) von den außerhalb der Grippeepidemien auftretenden Erkrankungen unterscheiden, noch die hier und da zu beobachtende Rötung und Fleckung der Schleimhaut etwas Charakteristisches aufweisen würde. In zwei Fällen habe ich eine dem *Erythema multiforme exsudativum* ähnliche Schleimhautaffektion beobachtet und beschrieben, welche synchron mit einer während der Grippezeit aufgetretenen Herpesepidemie zur Beobachtung kamen und eine ziemlich charakteristische Enanthemform zeigten, mit Rücksicht auf die Inkubations- und sonstigen Krankheitssymptome (Frost, Fieber, Gelenkschmerzen) auf Grippeformen hinwiesen. Die von LANDGRAF u. a. gesehenen gelben Flecke (Infiltrate?), die auf Mandeln oder Seitensträngen sitzen und sich in seichte Geschwüre umwandeln, wie sie auch RÉTHI auf der hinteren Velumfläche gesehen hat, habe ich niemals im Laufe der letzten Jahre beobachtet, sie dürften daher nur in früheren Epidemien zur Beobachtung gekommen sein, wie sich ja das Bild der Influenza in toto und, inwieweit es die Erkrankung der einzelnen Organe betrifft, sehr wesentlich im Laufe der Jahre geändert hat, bald diese, bald jene Symptome stärker hervortreten lassend, während andere vollkommen in den Hintergrund treten (siehe GEORG JÜRGENS u. a.). Die Affektionen des *Larynx* und der *Trachea* stehen bei den in den letzten Jahren zur Beobachtung gekommenen Grippeepidemien meist im Vordergrund der Erscheinung und habe ich darüber in der Arbeit „Über Kehlkopferkrankungen bei Influenza" des Besonderen berichtet. Schon MOURE hat im Jahre 1890 über jene im Larynx beobachteten Ulcerationen berichtet, die besonders im Bereiche der hinteren Kehlkopfwand und an dem vorderen Teile der Stimmbänder zu finden sind und auch FLATAU hat ähnliche Befunde erhoben, während diese Geschwürsbildungen von anderen Autoren nicht gefunden wurden. Wir haben Veränderungen im laryngotrachealen Gebiete in großer Menge zu beobachten Gelegenheit gehabt und sie diesbezüglich weiter unten berichtet. ERDHEIM und REUTTER haben entsprechende pathologisch-anatomische Befunde mitgeteilt und betont, daß die stärksten Veränderungen im unteren Teile des Kehlkopfes, in der Trachea und in den Hauptbronchien zu beobachten sind. Hiebei fand sich starke Rötung und Schwellung der Schleimhäute, Blutungen, schmierig gelblichgraue Beläge,

Schleimhautnekrosen. JEHLE hat über Fälle berichtet, die unter dem Bilde eines Croups oder Pseudocroups verliefen. KLEMPERER, SCHMORL, JAFFÉ, STERNBERG u. a. haben ähnliche Beobachtungen gemacht und auf die croupösen Larynxentzündungen verwiesen, die bisweilen tatsächlich an echte Diphtherie erinnern. Von mir gemachte diesbezügliche Beobachtungen wurden von KNÖPFELMACHER gelegentlich seiner Mitteilungen über die Influenzaepidemie 1918/19 bekannt gegeben, da im Wiener Karolinen-Kinderspital die verschiedensten Grade der Kehlkopfentzündung bei Influenza zur Beobachtung kamen: Von leichter Rötung und Schwellung der Stimmbänder bis zu den massigen diphtheroiden Belägen und den mit Stenose einhergehenden Schwellungen der subglottischen Schleimhaut (Pseudocroup). In der letzten Welle dieser Epidemie kamen zudem noch wiederholt Fälle zur Beobachtung, bei denen an den stark geröteten Stimmbändern *symmetrisch gelegene oberflächliche Nekrosen* wahrzunehmen waren, welche plaqueähnlich zumeist dem vorderen Drittel der Stimmbänder aufsaßen und durch die starke Weißfärbung an Lapisschorfe oder syphilitische Plaques erinnerten. Von besonderer Bedeutung sind die Fälle von Perichondritis, die ich in jener Zeit zu beobachten Gelegenheit hatte, die zum Teil an die im Verlauf des Typhus auftretenden Knorpelentzündungen und Eiterungen erinnern, welche CHIARI in die Gruppe der nicht spezifischen „septischen" Komplikationen einreihte. Da aber einige dieser Fälle so verliefen, daß der ganze Krankheitsprozeß mit den Larynxerscheinungen begann, an die sich später die typischen Influenzasymptome anschlossen, habe ich vorgeschlagen, solche Fälle in Parallele mit den Fällen, die wir als *Laryngotyphus* bezeichnen, als *Larynxinfluenza* zu klassifizieren. Auch OTTO MAYER hat über einige Fälle akut eitriger Perichondritis berichtet, und zwar Perichondritis des Aryknorpels, welche Tracheotomie notwendig machten. In zwei Fällen kam es einige Tage später zum Decanulement, in einem Falle nach Grippepneumonie ad exitum (Pyämie und Gelenkeiterung). Von den von mir beobachteten Fällen von Perichondritis erscheint besonders der Fall 5 interessant, weswegen dessen Krankheitsverlauf hier kurz reproduziert sei:

Der Prozeß begann mit Heiserkeit, starken Schmerzen in der rechten Halsseite, Schluckbeschwerden und bald darauf eintretender starker Atemnot. Laryngologischer Befund: Hochgradige Schwellung im Gebiet des rechten Krikoarytänoidalgelenkes, Schwellung im Gebiete des rechten Taschenbandes, hochgradige Einengung des Glottis von rechts her. Diagnose: *Perichondritis cricoarytaenoidea dextra* mit kollateralem Ödem. Tiefenincision und Scarification über der prominentesten Stelle. Entleerung einer mäßigen Menge fötiden Eiters. Die folgenden Tage stark hämorrhagisches Sputum. Nach einigen Wochen Bild einer Perichondritis der *Cartilago thyreoidea rechts*: Schwellung und starke Empfindlichkeit der Außenseite der rechten Schildknorpelhälfte, starke Innenschwellung dieses Gebietes, starkes Vorgetriebensein des rechten Taschenbandes, Verstrichensein der vorderen Commissur von rechts. Nach einigen weiteren Wochen: Schmerzhafte Schwellung der Außenseite der *linken* Schildknorpelhälfte, starke Vorwölbung des linken Taschenbandes, vollkommenes Verstrichensein der Commissura anterior, der untere Teil der Epiglottis stark prominent: Perichondritis der *linken Cartilago thyreoidea*. Einige Wochen später erscheint die Außenschwellung der Schildknorpelplatte geschwunden, doch besteht eine starke Vorwölbung beider Taschenbänder, Aufgehobensein der vorderen Commissur und starkes Vorgetriebensein des Petiolus der Epiglottis. (Bei der Epiglottisaffektion handelt es sich entsprechend den anatomischen Verhältnissen mehr um Verdichtung und Infiltration des Bindegewebes, welches eine Nekrotisierung der Knorpelinseln kaum zustande kommen läßt.) Nach Abklingen der akuten Erscheinungen war eine chronische Dilatationsbehandlung zur Behebung der durch die multiplen perichondritischen Prozesse zustande gekommenen Larynxstenose vonnöten.

Eine diesem Fall ähnliche *multiple Perichondritis* des Larynx, welcher gleichfalls in einer Grippezeit zur Beobachtung gekommen war, konnte ich im Jahre 1926 in der Wiener Gesellschaft der Ärzte demonstrieren. Hier waren zahlreiche, einander folgende eitrige Perichondritiden der verschiedenen Kehlkopfknorpel beobachtet und erstreckte sich der Prozeß von seinen ersten Anfängen bis zur Ausheilung auf viele Monate. Zahlreiche Operationen, Scarification des Larynx, zweimalige Tracheotomie, Absceßeröffnung von außen, Sequestererhebungen und schließlich lange Tubagierungen brachten den Fall endlich nach monatelangen, mühevollen Behandlungen zur Ausheilung (siehe Sitzungsberichte der Ges. d. Ärzte, Wien 1926).

In meiner Abhandlung über die Kehlkopfaffektionen bei Grippe habe ich besonders angeführt, daß die verschiedensten Formen der Erkrankung bei Influenza zu beobachten sind, so mehr minder starke Katarrhe mit oder ohne Nekrose der Epithelien, subglottische Schwellungen mit dem Bilde des Pseudocroups, diphtheroide Beläge an Stimm- und Taschenbändern und schließlich das Ergriffensein der Knorpel und der Kehlkopfgelenke. In vier von diesen Fällen war der Gießbeckenknorpel beteiligt, in einem der Ringknorpel allein, in einem der Fälle der Schildknorpel. In dreien der letzten Fälle mußten Incisionen gemacht werden, zweimal Tiefenincisionen von innen, einmal im Falle der Erkrankung der Cartilago cricoidea Incision von außen. Vergleicht man mit unseren Beobachtungen die Perichondritisstatistik bei Typhus (LANDGRAF), so erscheint die Beteiligung der einzelnen Kehlkopfknorpel bei Typhus und Influenza nicht gleich, indem bei Typhus der Ringknorpel an erster Stelle steht, während die Aryknorpel seltener erkranken. Bei der Grippereihe scheint es umgekehrt zu sein.

Von den in der letzten Grippezeit registrierten Fällen sei noch als relativ selten angeführt:

1. *Laryngitis sicca haemorrhagica*, welche während der letzten Periode zweimal gefunden werden konnte und durch die auf Taschenbändern, im Gebiete der vorderen Commissur und an den Stimmbändern zu findenden Ekchymosen charakterisiert scheint.

2. *Ventrikularabsceß*, welcher durch das Taschenband zum Durchbruch kam (Wien. laryngol. Ges. 1928).

Fieberhafte Grippe (Frösteln, Fieber, Herpes labialis, Schluckbeschwerden). Larynx: Ödem der Epiglottis mäßigen Grades, leichte Schwellung der rechten aryepiglottischen Falte. *Prolapsartige Vorbauchung im Gebiete des rechten Ventrikels.* Einige Tage später war das Glottisödem geschwunden; es besteht noch eine Schwellung der rechten Larynxseite und *Perforationsöffnung in der Mitte des rechten Taschenbandes,* aus der man zeitweilig Eiter aus dem Ventrikel nachfließen sieht. Keine Beweglichkeitseinschränkung, weshalb ein perichondritischer Prozeß ausgeschlossen werden kann. *Diagnose: Absceß des rechten Ventriculus Morgagni mit Durchbruch durch das Taschenband.*

Daß schließlich auch *Nervenaffektionen* bei Influenza gefunden werden können, beweisen jene Fälle von *Neuritis* und *Paresen*, welche von den Autoren in der Zeit der Influenzaepidemien beschrieben worden sind. So hat O. SEIFERT einen Fall von Vaguslähmung im Gefolge der Influenza beschrieben und verweist auf den von ONODI beschriebenen Fall isolierter Lähmung des Musculus cricoarytaenoideus lateralis sowie den von POWELL-KELSOM besprochenen Fall peripherer Neuritis. Entsprechend der Anschauung von SEMON, daß periphere Neuritis eine häufige Ursache laryngealer Paralyse sei, nimmt man an, daß die entsprechenden Toxine die Ursachen der peripheren Nervenerkrankung sind, welche Auffassung der von der postdiphtheritischen Parese parallel läuft. O. Seyffert hat im Verein süddeutscher Laryngologen im Jahre 1907 über einen Fall rechtsseitiger Recurrenslähmung berichtet, dessen Influenzaätiologie wahrscheinlich war, und dessen Genese eben auf das Influenzatoxin zurückgeführt. Der Fall gelangte nach Monaten zur Ausheilung, welcher Fall dem Jürgensschen Fall von doppelseitiger Facialislähmung bei Influenza, die sich innerhalb kurzer Zeit zurückbildete, an die Seite zu stellen wäre.

Ehe wir auf die *Vaccination* und *Serumbehandlung* bei Influenza übergehen, sei noch des Besonderen der zahlreichen Arbeiten gedacht, die sich mit der Genese der Erkrankung und den verschiedentlichen Nachprüfungen über den Pfeifferschen Influenzabacillus als Erreger der Grippe befassen, und sei diesbezüglich im besonderen auf den von R. Kraus in der Gesellschaft für Innere Medizin in Wien im Jahre 1927 gehaltenen zusammenfassenden Vortrag verwiesen. Kraus kommt auf Grund seiner Arbeiten und der vielen Beobachtungen anderer zu dem Ergebnis, daß die letzten Pandemien durch den Pfeifferschen Bacillus erzeugt worden sind, wobei aber wiederholt Mischinfektionen mit anderen Mikroorganismen, vor allem mit Streptokokken, Pneumokokken und dem Micrococcus catarrhalis vorhanden waren, welche letztere gewiß das Bild der Erkrankung und deren Komplikationen umzuändern vermögen. Hier sei an die parallelen Vorgänge bei der Diphtherie-Streptokokken-Kombination oder an die Pertussis-Streptokokken-Bordetbacillus-Befunde erinnert, bei welchen eine gegenseitige Beeinflussung bzw. Toxinsteigerung als möglich angenommen wird. Die Arbeiten von den Amerikanern Cecil und Blake haben grunsdätzliche Bedeutung, da sie den experimentellen Nachweis des Pfeifferschen Virus erbringen. Diese Autoren haben mit virulenten Influenzakulturen getränkte Wattebäuschchen in die *Nasenhöhle* von Affen eingelegt und innerhalb weniger Stunden typische Influenzaerscheinungen damit erzeugt. Gleichzeitig konnte man in dem schleimig-eitrigen Sekret große Mengen des Pfeifferschen Bacillus nachweisen. Auch die in einigen Fallen konstatierte Eiterung der Nasennebenhöhlen zeigte den Influenzabacillus; aber auch intratracheal eingebrachte Reinkulturen haben eine der Influenzabronchitis und Pneumonie ähnliche Erkrankung erzeugt, womit der Beweis der Influenzabacillusgenese erbracht erscheint. Warum eine Anzahl Autoren dieses Virus negieren und nach einer anderen Ätiologie suchen, liegt vielleicht in der besonderen Labilität des Pfeifferbacillus, der, wie Wassermann betont, schon innerhalb 24 Stunden aus dem Sputum verschwindet. Interessant sind auch in diesem Belange die Beobachtungen Löwenhardts, der die Abstriche am Krankenbette in 91% der Fälle positiv fand, während im Verlauf der nächsten Stunden die Sputumuntersuchung gradatim negativ wird, so daß nach etwa sechs Stunden nur mehr 40% positive Resultate, nach 24 Stunden alles negativ ausfiel. Darum wurde nach einer anderen Ätiologie gefahndet und so haben Nicolle und Lebailly ein filtrierbares Virus experimentell nachzuweisen gesucht, andere wie Leschke, Gibson und Conuor haben feinste Körnchen in diesem filtrierbaren Virus als Krankheitserreger angesprochen, welche wieder von anderer Seite als Eiweißniederschläge bezeichnet worden sind. Olitzky hat (nach R. Kraus) das Bacterium *Pneumosintes*, ein filtrierbares kultivierbares Virus, das anaerob zu kultivieren ist, als Erreger bezeichnet, ohne daß diesbezüglich bisnun eine Bestätigung vorliegt. Zusammenfassend ist man heute im allgemeinen der Auffassung, daß der *Influenzabacillus* der Erreger der Influenza ist, zu welchem in weitaus der größten Zahl der Fälle noch Streptokokken, Pneumokokken und Micrococcus catarrhalis sekundär hinzukommen. Diese Erkenntnis hat auch die Form der anzuwendenden therapeutischen Maßnahmen beeinflußt. So wurde eine *Mischvaccine* erzeugt, welche alle diese Keime enthält, wobei aber die

Zahl und das Verhältnis der Zahl der verschiedenen Bakterien wechselt. Die Englische Kommission empfiehlt 60 Millionen Influenzabacillen, 80 Millionen Streptokokken und 200 Millionen Pneumokokken, andere Autoren empfehlen 400 Millionen Influenzabacillen, 80 Millionen Streptokokken und 200 Millionen Pneumokokken. KRAUS hat folgendes Verhältnis festgelegt: 400 Millionen Keime der abgetöteten Influenzabacillen, 150 Pneumo- und Streptokokken, 50 Staphylokokken, 150 Micrococcus catarrhalis, wobei zweimal je 1 ccm subcutan injiziert wurde. Nach Mitteilung des Wiener Serotherapeutischen Institutes dient diese Vaccine zur Behandlung der im Gefolge der Grippe auftretenden Komplikationen, insbesondere der Pneumonie und der chronischen Katarrhe, aber findet besonders zur *prophylaktischen Immunisierung* Verwendung. Hiebei können zwei bis drei Injektionen in fünf- bis siebentägigen Intervallen subcutan oder intramuskulär verabreicht werden. (Der milde Verlauf der Epidemien der letzten Jahre machte prophylaktische Maßnahmen in dieser Zeit überflüssig.) Das *Grippeserum*, das durch Immunisierung von Pferden gewonnen worden ist (mit Stämmen der Influenzabacillen, Strepto-, Pneumokokken und Micrococcus catarrhalis vorbehandelt), kann subcutan, intramuskulär und intravenös angewendet werden, wobei letzterer Injektion eine desensibilisierende subcutane Injektion von 1 ccm Serum nach BESREDKA vorangehen soll, und wird bei den verschiedensten Komplikationen versucht, ohne daß aber, wie R. KRAUS betont, Beweise für die Wirksamkeit dieses Serums erbracht worden wären, da KRAUS gleiche Erfolge auch mit normalem Serum beobachtet hat. Die Frage nach der Wirksamkeit eines *antitoxischen Influenzaserums*, wie JULIA PARK es inauguriert hat, ist noch offen und liegen keine diesbezüglichen Nachuntersuchungen vor, so daß wir diese Versuche hier bloß registrieren wollen.

Was die *lokalen* Behandlungen im Gebiete der oberen Luftwege anbelangt, so decken sich dieselben mit den therapeutischen Versuchen bei diesen Erkrankungen überhaupt und wäre den allgemein therapeutischen Maßnahmen nichts hinzuzufügen. Die BESREDKAschen Spülungen und Antivirusbehandlungen bei Nebenhöhlenaffektionen haben geteilte Resultate ergeben, daß auch hierin noch kein abschließendes Urteil abgegeben werden kann. Doch ist die von mir wiederholt betonte *Schmerzherabsetzung* bei Einreibung mit Antivirus bei den verschiedenen ulcerativen Prozessen auch bei Grippe beobachtet, so daß man sich dieses Behelfes bei schmerzhaften Ulcerationen jeglicher Art auch bei Influenza mit gutem Erfolge bedienen mag (GLAS, SORGO, EPSTEIN).

Literatur.

BERGSTRAND, H.: Untersuchungen über die Epidemiologie der Influenza. Acta med. scandinav. Suppl.-Bd. 16. — CANTONI: Wirkung der Influenzabacillen auf das Zentralnervensystem. Zeitschr. f. Hyg. 1896. — FENGVESSI und KOPP: Beiträge zur Ätiologie der Influenza. Zentralbl. f. Bakteriol., Parasitenk. u. Infektionskrankh. 1926. — FISCHL, R.: Eindrücke über die diesjährige Grippeepidemie. Med. Klinik. 1927. — GLAS, EMIL (1): Ein neues Hilfsmittel zur Diagnose der Nebenhöhlenerkrankungen der Nase. Nebenhöhlenerkrankung oder Neuralgie bei Grippe. II. Internat. laryngol. Kongr. Berlin. — DERSELBE (2): Der neu entdeckte GLASsche Stimmgabelversuch. Eine Prioritätsmitteilung. Monatsschr. f. Ohrenheilk. u. Laryngo-Rhinol. 1923. — DERSELBE (3): Über Kehlkopferkrankungen bei Influenza. Wien. med. Wochenschr. 1919. — DERSELBE (4): Über Herpes laryngis et pharyngis. Nebst Beiträgen zur Frage der Schleimhauterytheme. Berlin. klin. Wochenschr. 1906. — ISABOLINSKY und JUDENITSCH: Zur Ätiologie der Grippe. Zentralbl. f. Bakteriol., Parasitenk. u. Infektionskrankh. 1926. — MANASSE: Über die akuten Erkrankungen der Nasennebenhöhlen während der letzten Influenzaepidemie. Straßb. Med.-Zeit. 1907. — KRAUS, R.: Der gegenwärtige Stand der prophylaktischen Schutzimpfung gegen Influenza. Seuchenbekämpfung. 1927. — LEWINSTEIN, O.: Über primäre essentielle Influenzaanämie. Fol. otolaryngol. 1926. — LINDHAGEN, G.: Grippe und Lungentuberkulose. Zeitschr. f. Tuberkul. 1926. — TATERKA und LANDSBERG: Erfahrungen bei der letzten Grippeepidemie. Med. Klinik. Jg. 23.

3. Keuchhusten.

Von

EMIL GLAS-Wien.

Der Keuchhusten *(Pertussis)* ist (nach der Anschauung der meisten Autoren)
eine wahrscheinlich durch den influenzaähnlichen Bacillus von BORDET und
GENGOU erzeugte Infektionskrankheit, welche durch besondere Hustenanfälle
von charakteristischer Form im Konvulsionsstadium ausgezeichnet ist, bei welchem aber auch außer den als Erreger bezeichneten Bacillen eine nervöse Komponente, welche nach der spasmophilen Disposition hinweist, mitbeteiligt zu sein
scheint. A. CZERNY hat dieses Moment besonders betont und erscheint diese
Frage noch nicht völlig gelöst, wenn auch nicht geleugnet werden kann, daß
besonders neuropathische Kinder mit spasmophiler Disposition auf gewisse
Infekte der oberen Luftwege in besonderer Form reagieren. Man unterscheidet
beim Keuchhusten, welcher keine besondere Form von Prodrome zeigt, drei
Stadien:

A. Das katarrhalische Stadium.

B. Das Stadium der Keuchhustenanfälle.

C. Das Stadium des abklingenden Prozesses.

Das erste Stadium ist durch den Katarrh der oberen Luftwege charakterisiert, welcher Prozeß meist in der Nase beginnt, choanalwärts vorwärtsschreitet
und über dem Epipharynx gegen Kehlkopf und Luftröhre hinabsteigt. Daneben
besteht Katarrh der Bindehaut. Das pathologisch-anatomische Bild ist das eines
mit Rötung, Schwellung und Schleimsekretion einhergehenden akuten Katarrhs
der oberen Luftwege (P. REYHER, E. GLAS).

Das zweite Stadium ist das der charakteristischen Anfälle. Nicht selten ist
eine *Aura* vorhanden, welche in Kitzeln im Halse besteht, manchmal im Gefühl
des Verschwollenseins der Nase. (Ich kenne Fälle, bei denen der charakteristische Paroxysmus vom Tuberculum septi der Nase ausgelöst werden konnte.
Ferner läßt sich nicht selten der Anfall durch Druck auf den Larynx provozieren.) Der Anfall verläuft gewöhnlich in folgender Weise: Nach einer Inspiration
kommt es zu einigen, knapp aufeinander folgenden, kurz abgehackten, stakkato-
artigen Exspirationsstößen, worauf eine tiefe, mühsame, krächzende Inspiration
erfolgt. Während des Anfalles stellen sich sämtliche Zeichen gestörter Sauerstoff-
zufuhr ein, indem es zu Cyanose, Anschwellung der Venen am Kopf und Hals,
starkem Anschwellen der Zunge, Hervortreten der Augen u. a. kommt. Nicht
selten kommt es nach kurzer Pause zu einem zweiten Anfall, der dem ersteren
völlig gleicht (Reprise). Zahl der Anfälle 15—30 per Tag. Dauer dieses Stadiums:
Mehrere Wochen. Der Anfall schließt mit dem Herauspressen zähen, glasigen
Schleimes ab. Während des konvulsivischen Stadiums kommt es zur Bildung
der „Facies pertussea": Gedunsensein des Gesichtes, Geschwollensein der Augen,
Geschwollensein der Zunge, Blutungen in Haut und Schleimhaut, Ulcus sublinguale, i. e. Ulcus am Zungenbändchen, wahrscheinlich durch das Hinauspressen
der Zunge über die unteren Schneidezähne während des Paroxysmus erzeugt.
Das Stadium des abklingenden Prozesses zeigt Abnahme der Hustenanfälle,
während ein schleimiger oder schleimig-eitriger Katarrh der oberen Luftwege
fortbesteht. Am Ende dieses Stadiums erinnert nichts mehr an die charakteristischen Hustenparoxysmen, es ist wie ein abklingender Katarrh bei Grippe
oder sonstigem Infekt.

Komplikationsmöglichkeiten: Emphysem, lobuläre Pneumonie, Manifestwerden latenter Tuberkulose, Bildung von Lungenabscessen, Empyem.

Differentialdiagnose: Bei Drüsenfieber findet sich gewöhnlich subfebrile Temperatur, auch zeigt der Husten, wenn es sich um einen Reflexhusten bei peribronchialen Drüsen handelt, nicht die charakteristische, schnell aufeinander folgende Stakkatoform des Keuchhustens. Das Röntgenbild und der Lungenbefund ergänzen das Bild des peribronchial ausgelösten spezifischen Hustens. Die Hämorrhagien, das gedunsene Gesicht (Facies pertussea) sowie die künstliche Auslöse der charakteristischen Hustenform vom Rachen oder von der Nase aus finden sich nur bei Pertussis. Da die Frage der Genese der Pertussis noch nicht endgültig gelöst erscheint, ist auch die Komplementablenkungsreaktion durch die BORDET-GENGOUschen Bacillen, wie sie von GENGOU und BRUNARD und anderen Autoren versucht worden ist, nicht als absoluter Beweis zu werten, besonders aber auch deswegen kaum, weil nach den Untersuchungen von NETTER und WEIL die Antikörperbildung bei Keuchhusten spät erfolgt und daher die Komplementfixation erst in der Höhe des konvulsivischen Stadiums manifest wird. Dabei sei nicht vergessen, daß, wie REYHER betont, an Spasmophilie mit Stimmritzenkrampf leidende Säuglinge, wenn sich ein einfacher Katarrh der oberen Luftwege hinzugesellt, sofort mit dem Einsetzen der katarrhalischen Erkrankung vom ersten Keuchhustenanfall klinisch nicht differenzierbare Hustenattacken darbieten, die mit dem Verschwinden der spasmophilen Symptome zugleich ihren keuchhustenartigen Charakter verlieren.

Nun noch einige Worte über die *Bakteriologie* des Keuchhustens sowie über die *rhino-laryngologischen* Befunde bei Pertussis. Während in früherer Zeit Protozoen als Erzeuger der Erkrankung bezeichnet wurden, wurden später verschiedene Kokken als Erreger beschrieben, bis schließlich eine große Anzahl von Untersuchern bestimmte influenzaähnliche Stäbchen, die man reichlich im Keuchhustensputum fand, als das Keuchhustenvirus ansprachen. BORDET und GENGOU ist es im Jahre 1906 gelungen, auf Kartoffelglycerinblutagar aus dem Auswurf von Pertussiskranken im Beginn der Erkrankung, i. e. während des katarrhalischen Stadiums und in der ersten Zeit des konvulsivischen Stadiums ein kleines, influenzaähnliches, mit Polen versehenes, unbewegliches, gramnegatives Stäbchen zu züchten, das sie als den Erreger des Keuchhustens ansprachen, wobei biologische Reaktionen des Serums infizierter Kinder den Nachweis der Ätiologie erbringen sollten, und zwar in Form des Agglutinationsphänomens und der Komplementablenkung. Demgegenüber wird von zahlreichen Forschern betont, daß ähnlich anderen Bakterien auch der BORDETsche Bacillus zur Zeit nicht beanspruchen könne als der allein in Betracht kommende spezifische Erreger des Keuchhustens mit Sicherheit angesehen zu werden.

Bei den zahlreichen rhino-laryngologischen Untersuchungen, welche ich bei keuchhustenkranken Kindern sowohl im katarrhalischen als auch im konvulsivischen Stadium zu machen Gelegenheit hatte, habe ich folgende Befunde erheben können: Im ersten Stadium wurden nicht charakteristische Schwellungen der Schleimhäute im Gebiete der oberen Luftwege, Schwellungen des lymphoiden Gewebes in allen Bezirken des WALDEYERschen Schlundringes, in einigen Fällen, bei denen der Husten bereits im katarrhalischen Stadium stärker war, erweiterte Blutgefäßchen am Locus Kiesselbach sowie schleimige oder schleimig-eitrige Sekretion der Nase gefunden. Die blutenden Stellen in diesem Gebiete waren im *konvulsivischen Stadium* viel häufiger zu sehen, manchmal auch im Bereiche der mittleren Muschel an der dem Tuberculum septi gegenüberliegenden Stelle. Laryngologisch fand sich in diesem Stadium Schwellung der Stimm- und Taschenbänder, (in drei Fällen) prolapsartiges Vordrängen der ventrikularen Schleimhaut, starke Auflockerung der interarytänoidalen Schleimhaut, einige Male das Bild einer Verdickung der Regio interarytaenoidea, mehrmals leichte Blutungen im vallekularen Bereiche und an der Zungenwurzel. Auch andere Autoren haben die starke Beteiligung der interarytänoidalen Schleimhaut hervorgehoben, welche ähnlich wie die Bifurkationsstelle als die besonders bevorzugte Stelle des Hustenreflexes zu bezeichnen ist (Koht, Reyher). Reyher hat, was mit diesen Beobachtungen in Einklang zu bringen ist, mitten in dem mehrschichtigen Plattenepithel der Hinterwand einzelne Zellen mit bipolaren Bacillen vollgepfropft gefunden. Dieser Autor erklärt die Schwierigkeit des Nachweises der spezifischen Bacillen im Sputum keuchhustenkranker Kinder in der späteren Zeit der Paroxysmusperiode damit, daß die Stäbchen nun nicht mehr frei im expektorierten Schleim liegen wie im katarrhalischen Stadium, sondern sich (wie eben aus diesen Befunden hervorgehen mag) in mehr oder weniger tief reichenden Schichten des Gewebes festgesetzt haben. Löri fand bei Keuchhustenkranken Blutungen in der Kehlkopfschleimhaut, als deren Lieblingsstelle er den Sinus piriformis bezeichnet; ähnliche Befunde sind von M. Schmidt mitgeteilt. In seltenen Fällen sind Ulcerationen und Ödeme, ja sogar Schleimhautzerreißungen gesehen worden, die teilweise mit dem während der Paroxysmen zur Beobachtung kommenden schweren Stauungen, zum Teile mit den starken exspiratorischen Stößen in Verbindung zu bringen sind. Schließlich sei noch angeführt, daß wir in einer großen Reihe von Fällen im freien Intervall absolut keinen besonderen Befund im Gebiet der oberen Luftwege erheben konnten und auch der Larynx in diesen Fällen ein völlig normales Bild darbot.

Was die von alters her betonte und in den alten Handbüchern immer wieder in den Vordergrund geschobene *nervöse Komponente* des Keuchhustens anbelangt (im übrigen eine Komponente, die gewiß neben der bakteriellen eine große Rolle spielt), so sei auf die Arbeiten von Sticker in Nothnagels Handbuch und von Landgraf in Heymanns Handbuch besonders verwiesen, sind ja doch alle Punkte, welche der Hustenreflex berührt, alle Bahnen, welche diesbezüglich in Betracht kommen, als Ursache der gesteigerten Reflexerregbarkeit des Hustenmechanismus angesprochen worden. Die Affektion der Vagusendigungen in Larynx und Trachea, entzündliche Affektion im Stamme des Nervus vagus selbst, Hyperämie in der Medulla oblongata in Gebiet des Vagusursprunges, cerebrale Reizung, Sympathicusaffektion, Reizung des Plexus solaris, Trigeminuserkrankung u. a. wurden alle mit den Attacken bei Pertussis in Beziehung gebracht. Die derzeitige Auffassung über die Genese der Erkrankung ist die einer bakteriellen Infektion, bei welcher aber eine angeborene abnorme Erregbarkeit des Nervensystems sowie in das Gebiet der spasmophilen Disposition gehörende Momente eine besondere Rolle zu spielen scheinen.

Was die *therapeutischen* Versuche (und nur von solchen kann man bei der Behandlung des Keuchhustens sprechen) anlangt, so hat zum Teile noch die alte Therapie ihre Rechte behauptet. 1. Die Chininbehandlung und die verschiedenen in diese Gruppe gehörigen Präparate, so Euchinin oder Aristochin, wobei soviel Zentigramme als das Kind Monate, soviel Dezigramme als das Kind Jahre zählt, verabreicht werden. 2. Die sedative Therapie, wie sie namentlich bei starken Hustenattacken besonders nervöser Kinder (Spasmophilie mit gesteigerten Reflexen, elektrischer und mechanischer Übererregbarkeit) gebraucht wird in der Form des Broms, Bromnatrium und Papaverin, von welchem letzteren man ein Zentigramm bis 2 Dezigramm ruhig verabreichen kann, ebenso wie Belladonna und Pantopon vielfach versucht wurden. Auch Bromoform mit und ohne Lebertran wird von einzelnen Autoren gelobt, in letzter Zeit vielfach der Droserinsyrup und die Droserinpräparate, welche die peptonisierenden Fermente der Drosera rotundifolia und ihre Vitamine enthalten. Diese fleischfressende Pflanze hat dadurch eine starke therapeutische Fähigkeit, da ihren

Grundstoffen, wie HEINZ nachgewiesen hat, eine resorptive günstige Beeinflussung der Atmungsorgane zukommt. Besonders Droserinsyrup, bei dem die additive Wirkung von Droserinfermenten mit Kalk, Brom und Baldrian in günstiger Weise zur Geltung kommt und Droserinliniment werden von verschiedenen Beobachtern gelobt. 3. Die Versuche mit Serum und Vaccinen, welche neueren Datums sind und noch zu keinem abschließenden Urteil geführt haben. Die Keuchhusten*prophylaxe* mit Rekonvaleszentenserum ähnlich der Masernprophylaxe, wie sie von DEGKWITZ kreiert wurde und dort glänzende Resultate gezeitigt hat, ist vielfach versucht worden, ohne daß einheitliche Resultate erzielt worden wären. Man bedient sich hierbei eines Mischserums mehrerer (4—8) rekonvaleszenter Keuchhustenkinder aus den letzten Krankheitswochen und injiziert hievon einige Kubikzentimeter den von Pertussis bedrohten Kindern. Quoad *therapiam* bedient man sich einer *Vaccine,* und zwar auch einer Mischvaccine aus verschiedenen Pertussisstämmen. Amerikaner empfehlen nach dem Berichte von LEHNDORFF eine Vaccine aus BORDETschen Bacillen mit Influenzapneumokokken, Staphylokokken und Micrococcus catarrhalis gemengt. Schließlich sei der neuen Versuche von RUDOLF KRAUS gedacht, mit seiner Sputumtherapie den Keuchhusten zu beeinflussen. Sein aus dem Sputum Keuchhustenkranker in den ersten Tagen des konvulsivischen Stadium hergestelltes Mittel heißt *Antitossin* und wird alle zwei Tage subcutan dem erkrankten Kinde eingespritzt. „Man glaubt, daß es sich um eine besondere Art von Proteinkörperwirkung handelt, wobei aber noch ein spezifisches Agens eine Rolle spielen muß, da die Behandlung mit Sputum von Gesunden oder Asthmakranken nicht die gleichen Erfolge zeigt." 4. Unspezifische Proteinkörperbehandlung, Milchinjektionen u. a. gibt manchmal gute Resultate. 5. Die neue Ätherbehandlung, wie sie zumal von italienischer Seite propagiert wird. Dabei kann man Äther intramuskulär geben, aber auch eine rectale Ätherbehandlung (Magliano) mit und ohne Adrenalindarreichung wurde empfohlen. Man kann sich zur Einspritzung reinen Äthers bedienen oder mit Zusatz von $10^0/_0$ Campheröl oder einem $40^0/_0$ Äther in Olivenöl brauchen. Man injiziert jeden zweiten Tag einen Kubikzentimeter. Amerikaner und Italiener berichten über gute Resultate, aber nur bei älteren Kindern. (Die Injektion ist nicht immer komplikationslos, Infiltrate, Phlegmonen, septische Prozesse, Erysipeloide können auftreten.) 6. Die Suggestivtherapie „Schreckbehandlung" mit Ätherinjektionen, welche nicht selten gute Erfolge aufweist, welche Momente jenen Forschern recht geben, die die nervöse Komponente nicht unterschätzt wissen wollen und die Übererregbarkeit im Reflexvorgang suggestiv oder sonstwie therapeutisch zu beeinflussen für nötig halten. 7. Allgemeine Hygiene, Freiluftbehandlung, Bekämpfung des katarrhalischen Zustandes. Inhalationen, Dicodid, Paracodein.

Literatur.

BUTTERMILCH: Eine kombinierte Behandlung des Keuchhustens. Dtsch. med. Wochenschrift. Jg. 52. — KRISTENSEN, M.: Serologische Untersuchungen über den Keuchhustenbacillus. Cpt. rend des séances de la soc. de biol. 1927. — KRISTENSEN und LARSEN: Über die Bildung von Antikörpern nach Vaccination gegen Keuchhusten. Cpt. rend. des séances de la soc. de biol. 1926. — KOZZOLINO: Spasmophilie und Keuchhusten. Clin. pediatr. 1925. — Pollok, J.: Treatment of pertussis by intramuscular injections of ether. New Orleans med. journ. 1926.

4. Typhus.

Von

EMIL GLAS-Wien.

Mit 4 Abbildungen.

Der *Typhus abdominalis* ist eine durch den Typhusbacillus (KOCH-EBERTH [1880] und GAFFKY [1884] reingezüchtet) erzeugte akute Infektionskrankheit mit besonderer Beteiligung des lymphatischen Apparates, besonders im Darmbereich (Ileotyphus). Das Charakteristische dieser Infektionskrankheit liegt in dem Befallensein des Nervenapparates, in der charakteristischen Form des Fiebers und in der Beteiligung des Lymphgewebes, welches markige Schwellung, Nekrose und Ulceration aufweist. Hierbei ist zu betonen, daß man auch beim Typhus wie bei anderen akuten Infektionen zwischen jenen Erkrankungen, die man unmittelbar dem Einwirken des Typhusbacillus zuschreibt, unterscheidet und jenen, die auf dem Boden des durch den Bacillus und seine Toxine geschwächten Widerstandes des Organismus zustande kommen, also als Sekundärerkrankungen zu werten sind, aber doch immerhin gerade bei dieser Infektion häufiger gefunden werden. So werden von WEICHSELBAUM die im Verlaufe eines Typhus auftretenden Komplikationen, wie Parotitis, Larynxgeschwüre (?), lobuläre und lobäre Pneumonien, Phlegmonen, Periostitiden, Nephritis interstitialis suppurativa u. a. als durch Eiterkokken erzeugt beschrieben, welche von den Darmgeschwüren oder von der Mund- und Rachenhöhle in die Organe und Gewebe eindringen, während andere Komplikationen, wie Peritonitis, Pleuritis, Meningitis, Osteomyelitis, aber auch gewisse Formen von Parotitis und Ulcerationsprozesse im Larynx und im Bereiche der oberen Luftwege direkt als typhöse Prozesse zu bezeichnen sind, bei denen Typhusbacillen entweder allein oder in Gesellschaft von Eiterkokken vorgefunden werden. Die von PFEIFFER und KOLLE gefundene Tatsache der spezifisch bactericiden Wirkung des Typhusrekonvaleszentenserums auf Typhusbacillen werden in diagnostischem Belang ebenso verwendet wie das von GRUBER-DURHAM-WIDAL gefundene Agglutinationsphänomen, welches auf die Wirkung der spezifischen Agglutinine zurückzuführen ist, welche Stoffe im Blutserum Immunisierter die Eigenschaft haben, die Bakterien zusammenzuballen.

Erkrankungen im Bereiche der oberen Luftwege sind beim Typhus so häufig zu finden, daß sie wohl dem Krankheitsbilde als solchem mehr weniger angehören, wobei die betreffenden Affektionen teilweise auf die Wirkung des Typhusbacillus selbst oder dessen Toxine, teilweise, wie eben gesagt, auf sekundäre Einwanderung zurückzuführen sind. Die starken Schwellungen der Nasenscheimhäute, die oft zu beobachtenden Blutungen in der Nase, die Geschwürsbildung im Mund und Rachen, die Ulcerationen des Larynx, die perichondritischen Prozesse an den einzelnen Kehlkopfknorpeln mit nicht selten zu beobachtendem Glottisödem, Kehlkopfstenose, jene charakteristische Form besonderer, im Vordergrund der Erkrankung stehender Erscheinungen, die von den Autoren als *Laryngotyphus* bezeichnet worden sind, sind dem Typhus so eigen, daß eine genaue Besprechung dieser Symptome geboten erscheint.

Als erstes sei die schon während der ersten Typhuswoche auftretende *Hyperämie* im Bereiche der Schleimhäute der oberen Luftwege betont, durch welche eine starke Schwellung der Schleimhaut der Nase, aber auch das akute Anschwellen des lymphoiden Gewebes im Gebiete des WALDEYERschen Schlundringes und schließlich auch katarrhalische Schwellung dert racheobronchialen Schleimhaut zustande kommt, welch letztere für Typhus charakteristisch ist, da sie eine Begleiterscheinung des typhösen Prozesses darstellt, die anderen Darmkatarrhen nicht zukommt. So erklärt JÜRGENS diese hyperämische Schleimhautaffektion als typhöse Erkrankung, da sie mit großer Regelmäßigkeit und immer zur selben Zeit und in derselben Weise auftritt und die durch die bakterielle Vergiftung gesetzte Schädigung die Ursache dieser Erscheinung ist.

In der Nase sind zwei Symptome bei Typhus recht häufig zu finden: Das Nasenbluten und die Trockenheit der Schleimhaut. Ob ersteres durch die Hyperämie in der ersten Typhuszeit allein ihre Erklärung findet oder die Untersuchungen von SANARELLI recht behalten, welche eine durch das Typhustoxin zustande kommende Ernährungsstörung der Schleimhäute für dieses Symptom verantwortlich machen, sicher ist es, daß man verschiedene Schleimhautpartien der Nase manchmal suffundiert findet, wenn auch der vorderste Septumabschnitt konform den Beobachtungen sonstiger Epistaxis am häufigsten

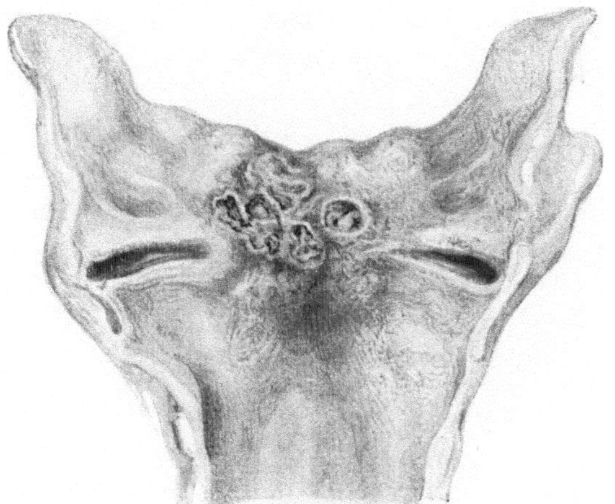

Abb. 1. Typhöse Geschwüre der hinteren Wand. (Nach TÜRCK.)

betroffen erscheint. Die Trockenheit der Nase wurde gleichfalls verschiedentlich erklärt, indem man sie mit dem sinkenden Blutdruck, aber auch mit der Toxinwirkung im besonderen in Verbindung zu bringen suchte. Sicher ist nicht selten (trotz vorhandener Kongestion) Trockenheit zu finden, welche weiters zu Excoriationen, ekzematösem Introitus, Epistaxis und auch zu tieferen Prozessen Veranlassung gibt, welche meiner Auffassung nach mit den von den Autoren als Decubitalgeschwüre bezeichneten Larynxulcerationen (siehe Abbildung 2 u. f.) gleiche Genese haben.

Während bei anderen akuten Infektionskrankheiten die Beteiligung der Nebenhöhlen nicht selten zu finden ist (in der Reihe dieser Erkrankungen steht Scharlach und die Influenza an der Spitze), ist das Empyem bei Typhus (trotz der großen Zahl eitriger Prozesse in anderen Organen) eine Seltenheit und kaum mit dem Prozeß als solchen in Zusammenhang zu bringen.

Von Wichtigkeit sind die *Mundaffektionen* bei Typhus, welche freilich in ihrer Verschiedenartigkeit von der Form der Epidemie abhängig sind. So habe ich im Laufe der letzten Jahrzehnte niemals jene schweren croupös-diphtheritischen Prozesse bei Typhus gesehen, wie sie von OULMONT, GRIESE und BELDE beschrieben worden sind. Wohl aber sieht man als Teilerscheinung der den ganzen lymphatischen Apparat bevorzugenden Typhuserkrankung an den Follikeln und Tonsillen jene Prozesse, welche das Charakteristicum der Darmerkrankung bilden. Die Toxinwirkung des Typhusbacillus andererseits kann ähnlich wie in der Nase und an anderen Organen Trockenheit, Rissigkeit, Ulcerationsbildung veranlassen, welche wieder zu Sekundäraffektionen neigen und zu Veränderungen führen, denen nichts Charakteristisches eigen ist, trotzdem es zur Bildung tieferer Geschwüre und katarrhalischer Erosionen kommen kann. STRÜMPELL hat eigentümliche weiße Fleckchen an den Tonsillen beschrieben, die leicht erhaben sind und in oberflächliche Geschwürchen übergehen. Man nimmt jetzt im allgemeinen an, daß die Tonsillitis bei Typhus parallel der lymphoiden Schwellung des Darmes sekundär zustande kommt und durch „indirekte Beteiligung der lymphatischen Organe" erzeugt wird. SCHULTZ beschreibt in seinem Buche „Akute Erkrankungen der Gaumenmandeln und ihrer unmittelbaren Umgebung" jene *ovalären* Geschwüre im Tonsillarbereiche, vorzüglich im Gebiete der vorderen Gaumenbögen, die parallel zur Längsachse

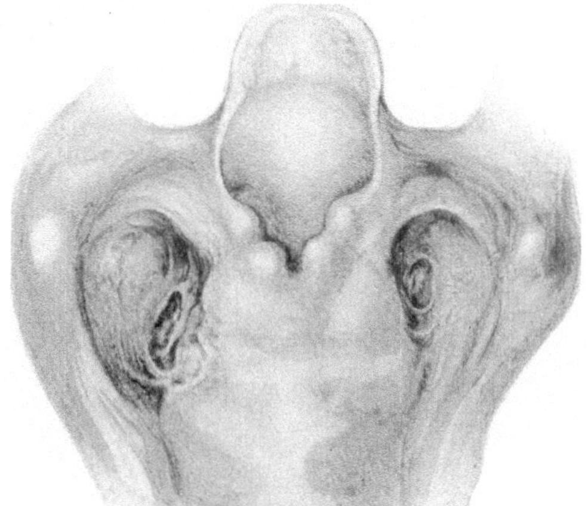

Abb. 2. Decubitusgeschwüre bei Typhus. (Nach TÜRCK.)

der Tonsillen stehen, lateralwärts und etwa Bohnengröße erreichen, aus kleinsten, stecknadelkopfgroßen Papeln entstehen, die sich in Geschwürchen verwandeln. Vielleicht sind diese Geschwürchen mit den von den Autoren beschriebenen *spezifischen* Gaumengeschwüren identisch, die ohne wesentliche Schwellung der Tonsillen an den Gaumenbögen, besonders vorne (ich habe einige Fälle gesehen, bei welchen nach Abziehen der Tonsille lateralwärts feine oberflächliche Ulcera am Arcus palatopharyngeus zur Beobachtung kamen) zu finden sind, in deren Belag alle möglichen Kokken, aber auch *Typhusbacillen* (BAYER) gefunden werden konnten. Vielleicht entstehen diese Ulcera durch die Austrocknung, die eine Eigentümlichkeit des typhösen Prozesses ist, vielleicht aber kommt es infolge der Schwellung der Nasenschleimhäute zur Mundatmung, welche die Trocknung und Ulcerationsbildung der oralen Schleimhaut fördert und so zur Bildung der spezifischen Gaumenulcera führt. LANDGRAF betont, daß wir in diesen Geschwürchen nur den Ausdruck der Ernährungsstörung zu suchen haben, die ihrerseits wieder durch die Toxine im wesentlichen bedingt ist. Daß es im Verlaufe der Erkrankung, namentlich bei besonders heruntergekommenen Patienten auch zu diphtheroider Erkrankung, zu septischen Infektionen, schließlich auch zu gangränösen und nomatösen Formen kommen kann, erscheint in der Literatur zur Genüge verzeichnet. Schließlich sei noch auf eine bestimmte Form von Angina verwiesen, die von den Franzosen als *Angina pultacea* beschrieben worden ist: „Rötung mit fleckiger oder mehr gleichmäßiger Färbung des Gaumens und rauher Oberfläche desselben", welche ähnlich wie die herpetische Angina bei den in den letzten Jahren zu beobachtenden Typhusfällen nur selten gesehen wurde.

Auch bei den im Verlauf des Typhus auftretenden *Larynxaffektionen* hat man seit alters her zwischen den *spezifisch* typhösen Veränderungen und solchen nicht spezifischen Charakters unterschieden, erstere werden nach LANDGRAF durch die markige Schwellung der Follikel dargestellt, während letztere durch die verschiedenen, bis in die Tiefe gehenden, auch Nekrose und Perichondritis bedingenden Formen des Katarrhs repräsentiert werden. Der Katarrh selbst kann die verschiedensten Formen haben und unterscheidet sich im klinischen Bild durchaus nicht von den bei anderen akuten Infektionskrankheiten, z. B. bei der Grippe auftretenden Katarrhen: Rötung und Schwellung der Stimmbänder, stärkere Schwellung der Taschenbänder, prolapsartige Schwellung der ventrikularen Schleimhaut, Katarrh mit besonderer Beteiligung der subglottischen Schleimhaut oder mit stärkerer Beteiligung der interarytänoidealen Partie, manchmal stärkere Rötung der laryngealen Fläche der Epiglottis sowie

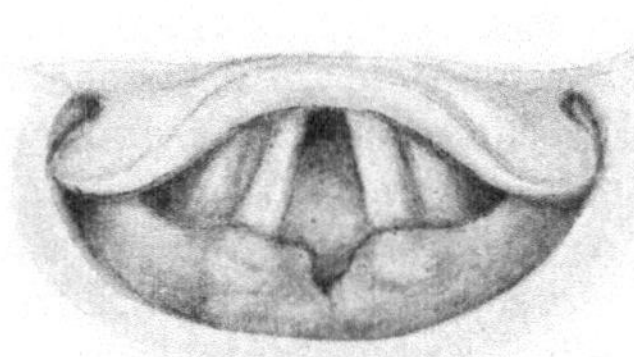

Abb. 3.

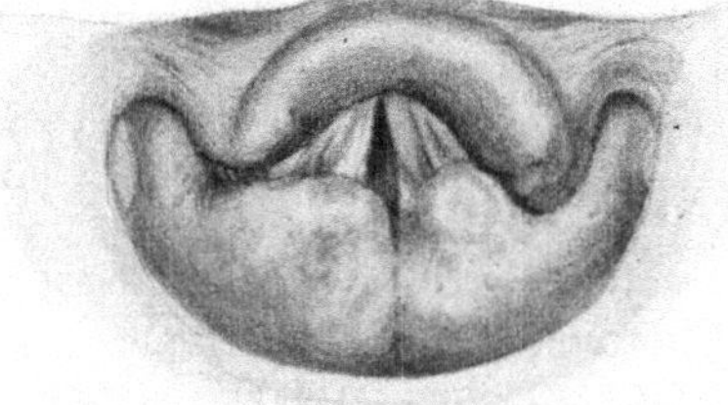

Abb. 4.

Abb. 3 u. 4. Decubitusgeschwüre bei Typhus. (Nach TÜRCK.)

jene Formen von Laryngitis, bei denen neben der Rötung der Stimmbänder noch oberflächliche Nekrosen (mykotische Nekrose) zu finden sind, sind die Larynxbilder, die wir beim Typhus finden. Diese kleinen nekrotischen Epithelinseln, die man manchmal plaqueartig an den Stimmbändern findet, zumeist symmetrisch im vorderen Drittel, wie sie auch bei anderen Katarrhen besonders in der Grippezeit zur Beobachtung gelangen, werden beim Typhus auch an anderen Stellen gefunden wie am Kehldeckelrand oder an den Aryknorpeln, wie sie SCHROETTER und LANDGRAF beschrieben haben. LOUIS hat die am Kehldeckel zur Beobachtung gelangenden Randgeschwüre als diagnostisch wichtig bezeichnet und betont, daß man bei Beobachtung derartiger Ulcerationen der Epiglottis bei fieberhaft akuten Erkrankungen immer an Typhus zu denken hat, ein Satz, welchen TROUSSEAU, LANDGRAF und KOBLER auf Grund ihrer Erfahrungen zu bestätigen imstande waren. Ich habe wiederholt bei Typhuskranken mit hochgradigen Schluckbeschwerden einhergehende Formen von *Laryngitis submucosa infectiosa* gesehen, welche sich von dem gewöhnlichen Bild einer Larynxphlegmone nicht unterschieden. Die *Perichondritis* ist durch das Übergreifen des entzündlichen Prozesses auf die tiefen Partien erklärt und zeigt die verschiedenen Formen der Knorpelerkrankung, welche zur Nekrosebildung und Abstoßung der Sequester führen können, wobei es zur Fixation im befallenen Gelenke und konsekutiver Stenose kommt. Am häufigsten erscheint die Cartilago cricoidea befallen, dann die Cartilago arytaenoidea, am seltensten der Schildknorpel. Ich habe zwei Fälle gesehen, bei denen nach der Symptomatologie ein *Befallensein sämtlicher Knorpel* angenommen werden mußte und es zur multiplen Nekrosebildung und Sequestrierung kam, Bilder, wie ich sie ähnlich auch bei einem Falle multipler Perichondritis bei Influenza gesehen und beschrieben habe. Vielfach kommen auch Ulcerationen im Kehlkopfbereich zur Beobachtung, welche zur Narbenbildung führen, wie sie schon SCHROETTER, JÜRGENS und LANDGRAF beschrieben hat. Ich habe mehrere Fälle demonstriert, welche im Gebiete der vorderen Commissur zur Verwachsung und brückenförmigen Narbenbildung neigende Ulcerationen zeigten und ähnlich den kongenitalen Membranen der vorderen Commissur die Stimmbänder schließlich in ihrem vorderen Bereiche verbanden und eine relative Stenose erzeugten.

Schließlich sei noch der hier und da zu beobachtenden *Kehlkopflähmungen* gedacht, welche in die Gruppe der toxischen Paresen und Paralysen einzureihen sind, die durch Neuritiden zustande kommen, welche auf die Toxinwirkung zurückgeführt werden müssen. Wie bei Diphtherie, Variola, Influenza, Scarlatina und anderen akuten Infektionskrankheiten kann es auch beim Typhus zu solchen Lähmungen kommen und konnte ich drei Fälle registrieren, bei denen außer der Typhusanamnese keinerlei Moment für das Zustandekommen der Recurrensparalyse gefunden werden konnte. Es ist nicht ausgeschlossen, daß in gewissen Fällen, in welchen es zu starken Schwellungen der Lymphdrüsen kommt, so auch der peribronchialen und tiefen Halsdrüsen, der Druck derselben zur Paralyse des Recurrens führt, wie auch ein Sektionsbefund vorliegt, welche die Nervi laryngi inferiores in Eitergewebe findet, welche als die Ursache der Nervenlähmung bezeichnet wird. Wichtig für die Diagnose der Stimmbandlähmung ist aber die Intaktheit im Krikoarytänoidalgelenk, da klinisch nur dann von Paralyse gesprochen werden kann, wenn Perichondritis und Fixation der Chordae nach abgelaufener Eiterung ausgeschlossen werden kann. In der PRZEDBORSKISCHEN Arbeit „Über die Lähmung der Kehlkopfmuskeln beim Unterleibs- und Flecktyphus" hat dieser Autor 25% Lähmungen gefunden, ein Prozentsatz, der mit den Beobachtungen der anderen Autoren nicht übereinstimmt. LANDGRAF hat bereits betont, daß diese Divergenz in der von anderen Beobachtern abweichenden Auffassung der diagnostischen Erfordernisse einer Lähmung begründet ist, i. e. daß PRZEDBORSKI Fälle in die Gruppe der typhösen Lähmungen eingereiht hat, welche Folgen perichondritischer Prozesse zeigen, ohne daß die Nerven die Ursache der Bewegungsbehinderung sind.

Was die *Diagnose* der *Hals-* und *Nasenerkrankungen* beim Typhus anlangt, so sind mit Ausnahme der oben angeführten *spezifischen Gaumenulcerationen* und der verschiedenen *perichondritischen Formen des Larynx* keinerlei speziell der Typhuserkrankung zukommenden Symptome zu nennen, da die katarrhalischen Erscheinungen der Schleimhäute der oberen Luftwege sowie die Blutungen und die Hyperämien im oberen Respirationstrakt nicht das Charakteristische darbieten. Ebensowenig wird die *Prognose* des Prozesses irgendwie durch diese Affektionen geändert mit Ausnahme jener Fälle, wo durchgreifende ulcerative Prozesse im Pharynx oder Larynx gefunden werden, welche einerseits durch die septikopyämische Komponente, andererseits durch die dadurch bedingte Larynxstenose die Prognose ungünstig gestalten. Baldige operative Eingriffe, Eröffnung der Abscesse, Entfernung der Sequester, Vaccinebehandlung und Typhusserum können mitunter günstige Resultate bedingen.

Die *Prophylaxe* und *Therapie* des Typhus hat im Laufe der letzten Jahre große Fortschritte aufzuweisen. So haben die reichen Kriegserfahrungen gezeigt, daß die Typhusschutzimpfung ein vorzügliches Mittel zur Bekämpfung dieser Darminfektion darstellt. Die Schutzimpfung wird bei den durch einen Typhusfall gefährdeten Personen in folgender Weise ausgeführt: Bei dem Impfstoff handelt es sich um Reinkulturen der abgetöteten Krankheitserreger, welche durch einen Zusatz einer halbprozentigen Phenollösung konserviert werden. Hiervon werden die ersten Impfungen mit einem halben Kubikzentimeter Impfstoff gemacht, welcher 500 Millionen Keime enthält, und zwar die ersten 14 Tage zwei subcutane Injektionen, welchen dann zu Beginn der dritten Woche die dritte Einspritzung von einem ganzen Kubikzentimeter folgt, wobei die Schutzwirkung auf etwa 2—3 Monate anhält. Bei Wiederholungsimpfungen wird die Zahl der Einspritzungen herabgesetzt.

Nachdem BESREDKA, KRAUS, KRAUS und STENITZER, CHANTEMESSE u. a. nachgewiesen haben, daß die Typhusbacillen spezifische Gifte erzeugen, durch deren Injektion bei Pferden man ein antiendotoxisches Serum erhalten kann, welches wieder imstande ist, die Gifte der Typhusbacillen zu neutralisieren, wurde das Typhusserum am Krankenbette versucht und hat in einer Reihe von Fällen vorzügliche Resultate ergeben. Besonders KRAUS hat über sehr gute Resultate berichtet, die er mit einem polyvalenten (Typhus und Paratyphus) und konzentrierten Serum erzielt hat, aber auch CHANTEMESSE, RODET u. a. berichten über günstige Erfolge, welche sich sowohl in Abkürzung der Krankheitsdauer als auch in Besserung der Nerven- und Gefäßaffektion und lytischem Abfall des Fiebers dokumentieren. Man spritzt 20—40 ccm subcutan, bei schweren Fällen auch intramuskulär oder intravenös, wobei letztere Einverleibungsform nur bei jenen Personen Anwendung finden darf, bei denen früher keine Injektion von Pferdeserum gemacht worden war.

Schließlich sei noch der *stomachalen Schutzimpfung* gedacht, welche VON BESREDKA bei Typhus versucht hat und die, aus den abgetöteten Bakterien in Pastillenform hergestellt, mit Galle verabreicht wird, wodurch die Aufnahmsfähigkeit und bessere Durchgängigkeit der Darmschleimhaut zustande kommt. Diese Behandlung geht nach der Vorschrift des Wiener Serotherapeutischen Institutes (R. KRAUS) in der Weise vor sich, daß die großen Gallepastillen des Morgens, etwa eine Stunde vor dem Frühstück genommen werden, eine halbe Stunde danach die kleinen Impfstoffpastillen. Die Pastillen werden dreimal hintereinander in Abständen von 48 Stunden genommen, eine Art der Schutzimpfung, welche nach den Berichten aus Frankreich, Rußland und Polen der subcutanen Impfung gleichzustellen ist. Es ist zu betonen, daß die Pastillen aus abgetöteten Kulturen hergestellt werden, weshalb jede Möglichkeit einer Schädigung ausgeschlossen ist.

5. Flecktyphus.

Von

EMIL GLAS-Wien.

Der *Flecktyphus* (Typhus exanthematicus, Petechialtyphus) ist eine unter ungünstigen hygienischen Bedingungen zustande kommende, sehr ansteckende Infektionskrankheit, welche bei uns zur Zeit des Weltkrieges (Hungertyphus, Kriegstyphus) zur Beobachtung kam und zumeist eingeschleppt erscheint, bei welcher Übertragung die Kleiderläuse, aber auch die Kopfläuse tätig sind. Die Versuche von NICOLLE, GOLDBERGER und ANDERSEN haben die Übertragung mittels der Läuse bei Affeninfektion durchgeführt und so die wichtige Rolle dieser Insekten bei Ausbreitung von Flecktyphusepidemien bewiesen.

Trotz der zahlreichen Arbeiten der Forscher zur Ermittlung des Virus dieser Erkrankung erscheint der Erreger unbekannt. PROWAZEK fand im Innern von Leukocyten nach Gram carminrot gefärbte Körper, die oft paarweise liegen und durch Zwischenbrücken verbunden sind, welche der Autor zu den *Strongyloplasmen* von Lipschütz zählt und die mit der Flecktyphusgenese in Beziehung gebracht werden.

Das charakteristische kontinuierliche Fieber, die Ende der ersten Woche auftretenden Roseolen, der manchmal petechiale Charakter des Exanthems, die katarrhalischen Begleiterscheinungen sowie die negative Vidalsche Reaktion ermöglichen die Diagnose des Typhus exanthematicus.

Das pathologisch-anatomische Bild zeigt Auflockerung der Schleimhäute, Hyperämie und Schleimhautblutungen, die sowohl in der Nase als auch im Bereiche der laryngealen und trachealen Mucosa beschrieben sind.

Zlatogoroff beschreibt Schwellung und Vergrößerung der Mandeln, Hyperämie des Rachens und des Kehlkopfes, Larynxkatarrh, welcher Husten und Heiserkeit bedingt. Rühle spricht von Erosionen an den Stimmbändern, croupösdiphtheritischer Laryngitis, Decubitalgeschwüren und sekundärer Laryngitis submucosa, welche er zu beobachten Gelegenheit gehabt hatte. Während Croup als Komplikation bei Fleckfieber nicht selten ist, finden sich perichondritische Prozesse und phlegmonöse Prozesse im Kehlkopfe kaum vor. Dagegen hat Türck über im Verlauf der Rekonvaleszenz beobachtete Fälle von Perichondritis berichtet, welche ähnlich den bei Bauchtyphus vorhandenen verlaufen. Ich habe zwei Fälle von Flecktyphus mit Beteiligung der Schleimhäute der oberen Luftwege gesehen, welche nur durch Schleimhautblutungen und katarrhalische Rötung der Mucosa ausgezeichnet waren.

Arno Lehndorf hat über seine in einem Feldspitale gemachten Beobachtungen bei Flecktyphus während des Krieges berichtet und hat bei 6 Fällen unter 49 ein spezifisches Enanthem der Mundschleimhaut beschrieben. Die Fälle waren klinisch und epidemiologisch als Typhus exanthematicus anzusprechen (serologisch war negativer Vidal und positive Felix-Weilsche Reaktion). Hiebei fand er ein wohl charakterisiertes Exanthem im Bereiche des hinteren Teiles des harten Gaumens, der Uvula und der Gaumenbögen, aus multiplen, linsengroßen, häufig länglich geformten zackig begrenzten Exanthemfleckchen bläulich roter Farbe bestehend. Im Zentrum der Fleckchen, aber exzentrisch gelegen, sah er einen solitären, mehr kreisrunden, schwärzlichblauen Fleck, der bei Druck bestehen bleibt, während die ihn umgebenden Erythemflecke verschwinden, um nach Aufhören des Druckes wieder aufzutreten. Dieses Enanthem war ungefähr am achten Krankheitstage am deutlichsten ausgebildet. Lehndorf hält dafür, daß das von ihm beobachtete Enanthem einen der Bildung der Hautroseola analogen Prozeß der Rachenschleimhaut darstellt. Da sich ein solches Enanthem weder bei Typhus abdominalis noch bei anderen Exanthemen findet, spricht es dieser Autor als pathognomonisch an, wenn es auch nur bei wenigen, besonders schweren Fällen in Erscheinung tritt.

Literatur.

Typhus. Flecktyphus.

Barikin u. a.: Der experimentelle Flecktyphus beim Meerschweinchen. Zentralbl. f. Bakteriol., Parasitenk. u. Infektionskrank. 1927. — Fraenkel, E.: Über Fleckfieber und Roseola. Münch. med. Wochenschr. 1914. — Lehndorf, Arno: Über Exantheme bei Fleckfieber. Zentralbl. f. interne Med. 1916. Nr. 29. — Nicolle, E.: Schutzimpfung des Menschen gegen Fleckfieber mit kleinen Virusmengen. Arch. de l'inst. Pasteur. de Tunis. 1927. — Prowazek: Untersuchung über Flecktyphus. Berlin. klin. Wochenschr. 1913 u. a. — Sparron, H.: Experimentelle Untersuchungen über das Fleckfieber im Pasteurinstitut in Tunis. Arch. de l'inst. Pasteur de Tunis. 1927.

6. Diphtherie.

Von

EMIL GLAS-Wien.

Mit 13 Abbildungen.

BRETONNEAU hat in seiner berühmten, der Akademie überreichten Memoire eine von ihm in *Tours* studierte epidemische Krankheit aufs Genaueste beschrieben, der er den Namen „Diphtheritis" gab ($\delta\iota\varphi\vartheta\acute{\epsilon}\varrho\alpha$ = Haut). Es handelte sich hierbei um dieselbe Affektion, die schon von ARETAEUS (100 n. Chr.) als Ulcera syriaca beschrieben war, in der Literatur als Morbo suffocatorio, als Angina maligna, als Garotillo, als Angina infantum, Angina scorbutica Beschreibung fand. BRETONNEAU hat erkannt, daß es sich bei diesen Affektionen um entzündliche Prozesse handelt, die durch die Bildung von Membranen ausgezeichnet sind und kontagiöser Natur sind. BRETONNEAUS Schüler TROUSSEAU hat die maligne Diphtherie gesondert beschrieben und kam auf Grund seiner Studien dazu, die Erkrankung als eine allgemeine Infektion aufzufassen, deren lokale Symptome vielfach stark in den Vordergrund treten. Darum hat TROUSSEAU den Namen Diphtherie gewählt, um dadurch zum Ausdruck zu bringen, daß es sich bei dieser Erkrankung nicht allein um eine lokalisierte Haut- oder Schleimhautaffektion handelt, sondern um eine allgemeine Infektion mit sekundärer Lokalisation im Halse. Dann kamen die großen Arbeiten der deutschen Pathologen COHNHEIM und VIRCHOW, denen sich die ätiologischen Forschungen der deutschen Schule anschlossen. KLEBS hat im Jahre 1883 den Diphtheriebacillus entdeckt. LOEFFLER hat ein Jahr später in den Mitteilungen aus dem deutschen Reichsgesundheitsamt den Bacillus beschrieben, den er aus acht frischen Diphtheriefällen gezüchtet hat, wobei es ihm gelang, bei Tieren diphtherieähnliche Erkrankungen hervorzurufen. ROUX und YERSIN haben dann in ihren „Recherches experimentelles sur le bacille diphthérique" in den PASTEURschen Annalen 1888—1890 ihre Befunde mitgeteilt: Isolierung des spezifischen Diphtheriegiftes aus den Kulturen des Diphtheriebacillus und Erzeugung der diphtheritischen Lähmungen durch Injektion des isolierten Giftes. Im Jahre 1892 erscheint die erste Arbeit von BEHRING und VERNICKE über Immunisierung und Heilung von Versuchstieren bei der Diphtherie, in der bereits die grundlegende Idee von der Serumtherapie der Diphtherie niedergelegt erscheint.

Ätiologie. Der KLEBS-LOEFFLERsche Diphtheriebacillus ist mit Methylenblau oder Fuchsin gut färbbar, grampositiv. Es ist ein kleines, leicht gebogenes Stäbchen, wobei die segmentierte Färbung der Bacillenleiber charakteristisch ist. Die NEISSERsche Polfärbung (Chrysoidin — essigsaures Methylenblau) bringt die BABES-ERNST-Körperchen deutlich heraus. Auch die Lagerung der Bacillen ist charakteristisch, indem staketenförmige, trommelschlegelartige, palisadenförmige Anordnung wechselt.

Die Diphtheriebacillen sind aerob, wachsen am besten bei einer Temperatur von 36⁰ und auf schwach alkalischem Nährboden. Der beste Nährboden ist das LOEFFLERsche Blutserum (Traubenzuckerbouillon-Hammelblutserum), auf welchem sich weiße, opake, erhabene Punkte bilden, die sich innerhalb von 12 Stunden zu stark erhabenen, weißlichen Flecken vergrößern. Bouillon wird innerhalb einiger Stunden getrübt, es kommt zur Bildung eines flockigen Bodensatzes. Milch wird nicht zur Gerinnung gebracht, Gelatine nicht verflüssigt, auf Kartoffel kein charakteristisches Wachstum.

Bei Tieren, denen Diphtheriegift injiziert wird, findet sich folgender Sektionsbefund: Fibrinbildung (Membranbildung) an der Injektionsstelle und hämorrhagisches Ödem der Umgebung, Entzündung der Serosa, Hyperämie der Nebennieren, lobuläre Lungenherde (LOEFFLER).

Die Pseudodiphtheriebacillen (Xerosebacillen und ähnliche) wachsen auf LOEFFLERS Serumagar nicht so gut wie die echten Diphtheriebacillen, erhöhen die Alkalescenz der Fleischbrühe und wachsen auf gewöhnlichem Agar viel üppiger als diese. Die NEISSERsche Polfärbung ist entweder gar nicht oder nur schwach vorhanden. Die Pseudodiphtheriebacillen bilden keine Toxine, weshalb der Tierversuch negativ ausfällt. Zudem fällt der Agglutinierungsversuch mit Diphtherieserum bei den Pseudobacillen negativ aus. ROUX und YERSIN, C. FRAENKEL, SCHANZ u. a. sehen in dem Pseudobacillus nur eine abgeschwächte Form des virulenten Bacillus, während LOEFFLER und ESCHERICH die Besonderheit desselben hervorheben, für welche Auffassung die SPRONCKschen Beobachtungen sprechen, daß das Diphtherieserum nur gegen die echten, nicht aber gegen die Pseudobacillen schützt.

Anatomie und Histologie. Das erste Stadium der Infektion zeigt katarrhalische Entzündung, das zweite Membranbildung, das dritte Nekrose. Die Membranen können lockerer sitzen oder gehen tief bis in die Submukosa, so daß die Loslösung nur schwer von statten geht. Die gangränöse fötide Form ist durch tiefe Substanzverluste und jauchige Zersetzung des Gewebes charakterisiert.

Periglanduläres Ödem, Schwellung der Halsdrüsen, manchmal der Ohrspeicheldrüse.

Parenchymatöse Degeneration der inneren Organe.

Lobulär-pneumonische Herde, Blutungen in den Lungen (Diphtheriebacillen in den Herden nachweisbar).

Vergrößerung der Leber und der Milz. Glomerulonephritis.

Akute interstitielle Myokarditis.

Degeneration der Nervenfasern mit interstitieller Gewebswucherung (ESCHERICH).

Degenerative Vorgänge in den Muskeln (v. LEYDEN).

Die histologischen Bilder der Membranen, wie sie von BAGINSKY, FRITZ MAYER u. a. besonders studiert wurden, zeigen eine dreifache Lagerung: 1. Oberflächenschicht: Nekrotische Massen mit Zellkernresten und eingelagerten Bakterien. 2. Fibrinschicht mit eingelagerten Epithelresten und normalen Epithelien. Diphtheriebacillen. 3. Tiefes Fibrinnetz, Rundzellenanhäufungen, dem Epithel aufgelagert, mit der Submucosa häufig verfilzt.

Die Lymphdrüsen zeigen hyaline Degeneration der Gefäßchen, Rundzellenanhäufungen, partielle Nekrosen (Toxinwirkung).

Am Herzen finden sich peri- und endokardiale Blutungen, Myolyse (EPPINGER): Die Muskelfasern sind durch ein interstitielles Ödem auseinandergedrängt, Fragmentation der Muskelfasern, teilweise fettige Degeneration derselben.

Die peripheren Nerven zeigen fettige Degeneration der Markscheiden, Quellung und Schwund der Achsenzylinder und interstitielle Wucherungen (JOCHMANN).

Die verschiedenen klinischen Formen der Diphtherie.

Wir können folgende Formen der Diphtherie unterscheiden:
1. Die lokalisierte Form der Diphtherie.
2. Die maligne Form der Rachendiphtherie.
3. Die absteigende Form der Halsdiphtherie.
4. Die hypertoxische Form.
5. Die mit Streptokokkeninfektion verbundene Form der Diphtherie.

1. Die *lokalisierte Form der Diphtherie* geht mit mehr weniger hohem Fieber einher, mit Mattigkeit, Schlafsucht des Kindes, Schluckbeschwerden, Drüsenschwellungen. Die Untersuchung des Halses ergibt das Vorhandensein einer

Membran, die fest an der Unterlage haftet, nur schwer mit Blutung von ihrer Basis gelöst werden kann und meist nicht auf die Tonsillen beschränkt bleibt. Der vordere und hintere Gaumenbogen, das Zäpfchen, das Velum können von Membranen überzogen sein und nicht selten zeigt auch die Rhinoscopia posterior einen Belag an der hinteren Fläche des Velums und manchmal das Hinaufkriechen des Prozesses im choanalen Bereich. Nicht selten finden sich bei stärkerer Reaktion der Umgebung der befallenen Partien Ödeme der nicht affizierten Schleimhaut. Die Halsdrüsen sind mehr weniger geschwollen und schmerzhaft. Bei Sekundärinfektion kann es zu Peritonsillitiden, aber auch zu Abscessen in den tiefen Halsdrüsen kommen, welche Veranlassung zu hohen Temperaturen geben. Puls und Atmung dem Fieber entsprechend. Manchmal findet sich Albuminurie.

Der Verlauf der Affektion, durch Serumtherapie beeinflußt, zeigt bald ein Einschmelzen der Membranen, ein Abstoßen derselben, ein Zurückgehen der

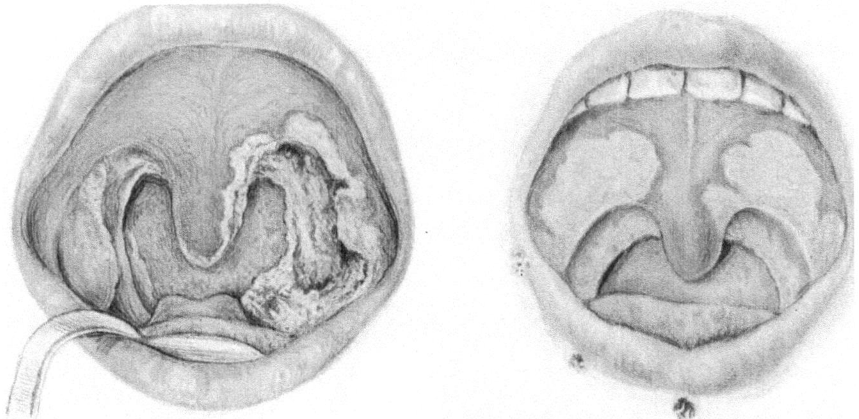

Abb. 1 u. 2[1]. Rachendiphtherie mit Membranbildung und tieferer Nekrose.

geschwollenen schmerzhaften Halsdrüsen, dementsprechend Fieberabfall, der Organismus antwortet auf das injizierte Antitoxin mit Besserung des Allgemeinbefindens und Besserung des lokalen Prozesses.

Hierbei sei nicht vergessen, daß in den von Diphtherie befallenen lymphoiden Rachenorganen auch nach Abstoßung des Membranen lange die Diphtheriebacillen gefunden werden können, daß solche Bacillenträger rezidivierende Formen zeigen, chronische Erscheinungen bieten können (CADET DE GASSICOURT), welche sowohl für den Träger als auch in epidemiologischer Hinsicht von Wichtigkeit sind.

2. Die *maligne Form der Diphtherie.* Diese Form wird in ihrer typischen Art durch den Diphtheriebacillus allein hervorgerufen, dessen Virulenz in diesen Fällen besonders hoch ist und schwere Nekrosen, schwere lokale und Allgemeinerscheinungen hervorruft, wie sie auch bei Form 5., d. h. bei der Mischinfektion mit septischen Prozessen zur Beobachtung kommen. Sicher aber ist die Tatsache, daß auch die Diphtheriebacillen allein imstande sind, schwere lokale Prozesse hervorzurufen, ohne daß es der Mitbeteiligung der Streptokokken bedürfte. Krankheitsbild: Der Beginn der Erkrankung erfolgt meist stürmisch.

---

[1] Abb. 1—6 sind mit Genehmigung der Klinik für Nasen- und Halskrankheiten (Prof. M. HAJEK, Wien) nach den TÜRCKschen Originalaquarellen reproduziert.

Schüttelfrost, initiales Erbrechen, gleich einsetzendes hohes Fieber, bald auftretende Allgemeinerscheinungen. Lokaler Befund: Schnell auftretende und
sich ausbreitende Membranbildung, fulminante Form des Übergreifens auf die
benachbarten Schleimhautpartien, Befallensein von Velum und Uvula, Übergreifen nach oben und unten, Übergang der Diphtheria gravissima in den Croup
des Larynx. Allgemeinerscheinungen: Hautexantheme (masern- und scarlatinaähnliche, vesiculöse, auch großbullöse Formen), Nierenattacke (Zylinder, Eiweiß),
Lungenerscheinungen (lobulär-pneumonische Herde), Herzläsionen, Oesophagusmembranbildung. Auffallend ist die hochgradige Blässe des Gesichtes, später
bei Übergreifen des Prozesses in den Larynxbereich die Kombination von Anämie

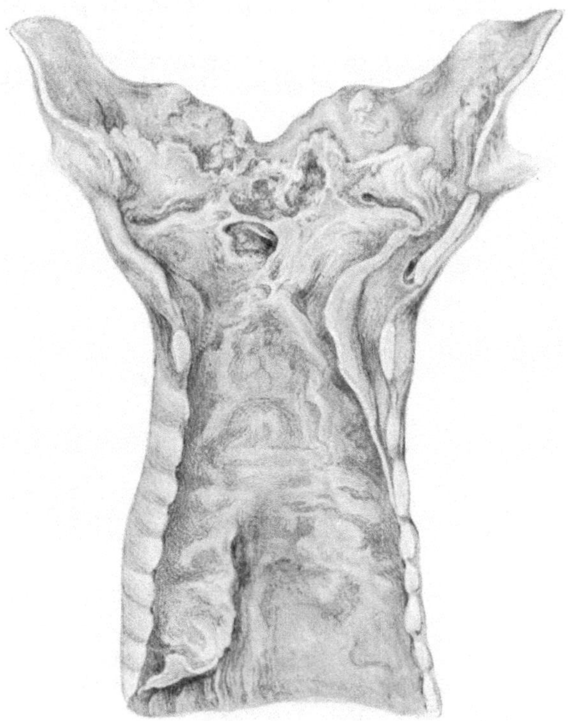

Abb. 3. Descendierende Form der Diphtherie.

mit Cyanose. Zudem ist die Ödembildung sowie die Neigung zu Blutungen,
die hämorrhagische Diathese besonders hervorzuheben. Haut und Schleimhaut
zeigen Petechien und Suffusionen, die Seruminjektionsstelle ist blutig suffundiert, die Stellen, wo die nekrotischen Massen sich abstoßen, zeigen stärkere
Blutungen, an den Lippen finden sich Erosionen, in der Umgebung der Nasenöffnungen sind blutende Risse zu finden, der Locus Kieselbach erscheint nicht
selten mitbeteiligt. Das Ödem, das man auch an den abhängigen Partien,
an den Augenlidern findet, ist bald besonders periglandulär zu finden, wodurch
die ursprünglich einzeln zu palpierenden Drüsen in ein stark geschwollenes
Paket umgewandelt werden. Stellt sich beim Fortschreiten des Prozesses
Erbrechen ein, so ist das ein außerordentlich ungünstiges Symptom, das fast
immer als terminal zu deuten ist. Der Tod tritt unter den Erscheinungen von
Herzstillstand ein (Fallen der Temperatur, Sinken des Blutdruckes, Bradykardie, Arrhythmie.)

3. Die *descendierende Form der Diphtherie,* deren Hauptsymptom das Übergreifen des Prozesses auf den Larynx und die tieferen Luftwege ist. Die im Rachen vorhandene Erkrankung führt sekundär zur Erkrankung der Luftwege. Die ersten Erscheinungen der Kehlkopfbeteiligung bestehen in der Änderung der

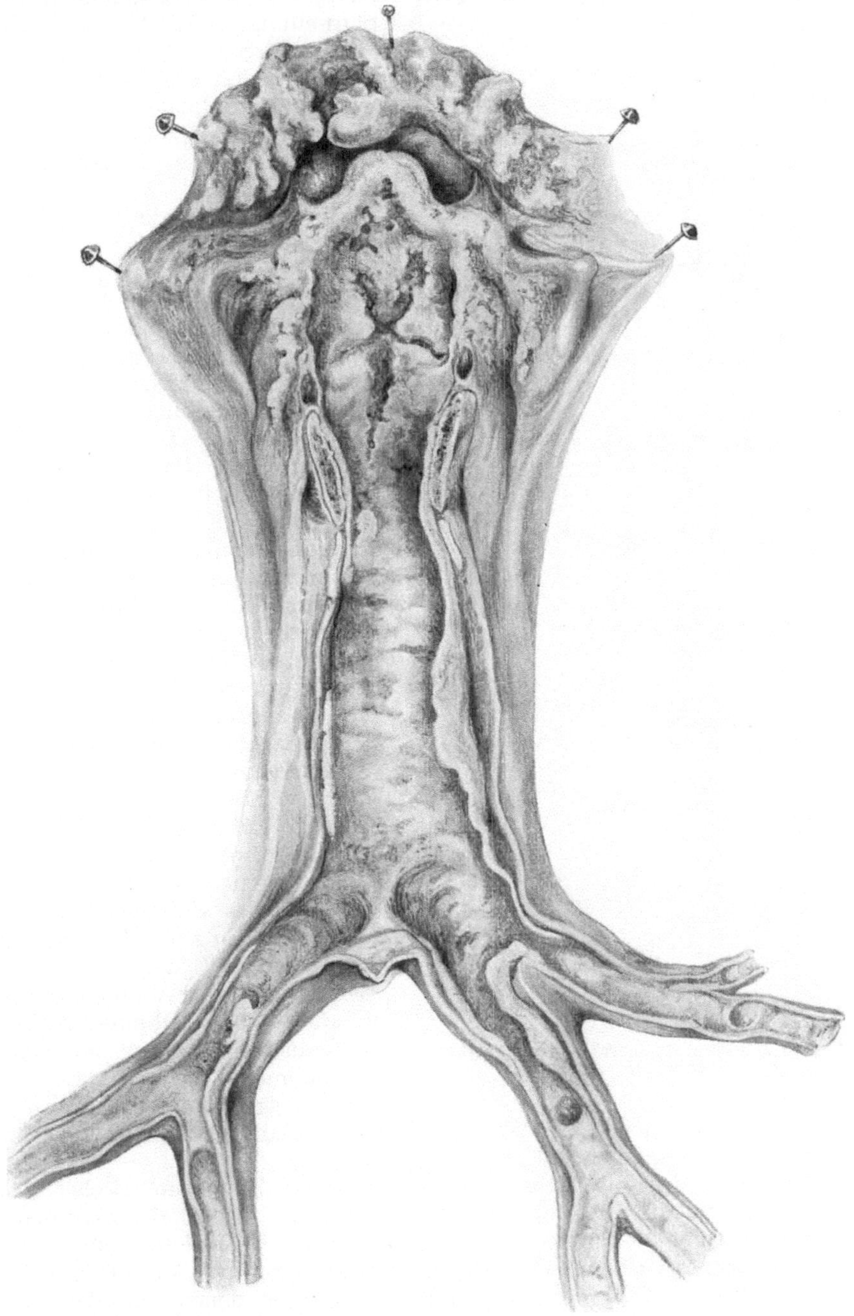

Abb. 4. Ausgebreitete Membranbildung in Larynx, Trachea, Bronchien.

Stimme, welche belegt, umflort und schließlich heiser wird. Der im Larynx
ausgelöste Hustenreiz kann zu Attacken führen, die manchmal die Form eines
bellenden Husten haben. Der Kehlkopfbefund gibt in diesem Stadium manchmal
noch gar nichts Charakteristisches. Es besteht Rötung und Schwellung der
Stimmbänder, leichte Auflockerung der interarytänoidalen Schleimhaut, mäßige
Schwellung der Taschenbänder, Parese der Transversi und Interni. Bei einigen
Fällen ist mir die starke Rötung der laryngealen Fläche der Epiglottis
(Tuberculum epiglottidis) aufgefallen. Manchmal sieht man schon im Anfang
kleine, weißliche, membranöse Auflagerungen an Epiglottis und Taschenbändern.
Die Atmung ist in diesem Stadium noch nicht verändert. Erst bei Fortschreiten
des Prozesses und typischer Membranbildung entwickelt sich jenes Bild, wie es
schon den alten Autoren als für Larynxcroup charakteristisch erschien: Vor allem
die Larynxstenose. Die Inspiration ist erschwert, da die verengte Stimmritze dem
Lufteintritt hindernd im Wege steht. Es kommt infolgedessen zu pfeifenden, oft
sägenden, inspiratorischen Atemgeräuschen, die Stenose ist durch die
charakteristischen inspiratorischen Einziehungen im Jugulum, in den Fossae
supraclaviculares, in den Intercostalräumen charakterisiert, welche Erscheinung
durch den Druck der Außenatmosphäre auf den verminderte Luftmenge enthaltenden
Thorax Erklärung findet. Zu dieser inspiratorischen Dyspnoe gesellt sich noch die
exspiratorische und Atemnotanfälle, die nach kurzer Zeit bei Fortschreiten des
Prozesses nach unten zu beobachten sind. Unruhe, Angstgefühl, leichte Cyanose,
beschleunigte Atmung, mitunter Atemstocken weisen auf die stärkere Behinderung
hin, die auf zweierlei Ursachen zurückgeführt werden muß:

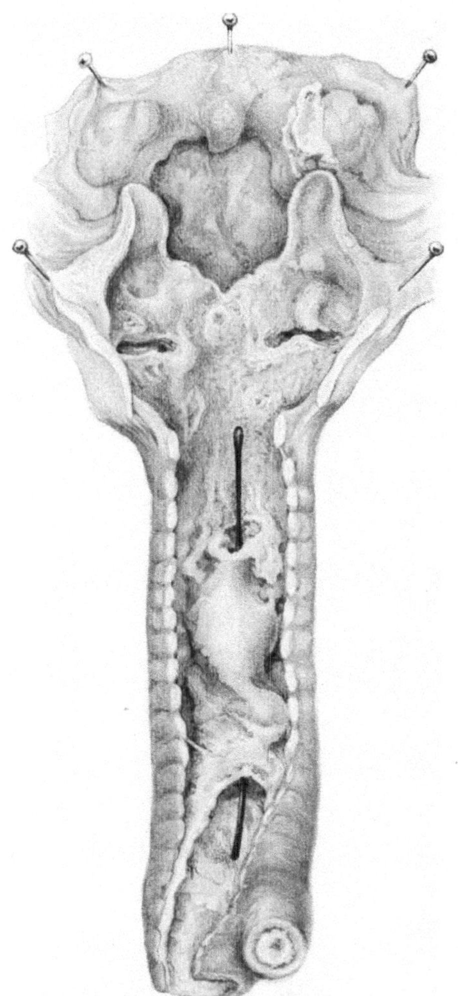

Abb. 5. Ausgebreitete Membranbildung in Larynx, Trachea, Bronchien.

a) Ausgebreitete Membranbildung, welche die Rima glottidis so verengt, daß auch
nicht das minimal nötige Luftquantum in die Lungen einzutreten vermag.

b) Krampf der Adduktoren, also eine Form laryngospastischer Anfälle, welcher
sich infolge entzündlicher Reizung zu der Affektion hinzugesellt und schwere
Atemnot zu erzeugen vermag (Marfan). Daß diese letztere Ursache nicht so
selten ist, dafür sprechen laryngoskopische Befunde, welche bei Patienten mit
gehäuften Anfällen erhoben worden sind, bei denen auffallend geringe
Membranbildung zu konstatieren war und so ein relatives Mißverhältnis zwischen

der Größe der Stenose und der Intensität der Atemnotanfälle auffallen mußte.
In solchen Fällen läßt sich der Anfall nur durch akuten Krampf der Adduktoren
erklären und ist daher auch durch Sedativa zu beeinflussen. Schließlich sei
nicht vergessen, daß auch bei Larynxcroup (ähnlich wie bei der Laryngitis
subglottica) die lockere, leicht beeinflußbare subglottische Schleimhaut stark
anschwellen kann und ähnlich wie beim Pseudocroup diese Schwellungen die
Ursache erhöhter Stenose sein können. Ich habe wiederholt Fälle gesehen,
bei denen diese Schwellungen stark zur Ausbildung kamen, ohne daß es zu einer
ausgebreiteten, stark stenosierenden Membranbildung gekommen wäre.

Dem stenotischen Stadium, wie wir es eben beschrieben haben, folgt das
asphyktische, d. h. das Stadium der Kohlensäureintoxikation, wie wir es zum
Glück jetzt kaum mehr sehen, da die Serumtherapie, mit der früh einsetzenden
Bekämpfung der Stenose kombiniert, dieses Bild kaum mehr zur Entwicklung
kommen läßt. Das asphyktische Stadium ist durch die mit Cyanose gepaarte
Blässe, den jagenden Puls, die somnolente Apathie des Patienten charakterisiert. Manchmal stellen sich Konvulsionen ein, Angstschweiße treten auf,
die Dyspnoe nimmt vehement zu und der Tod erfolgt durch Kohlensäureintoxi·
kation.

4. Die *hypertoxische Form der Diphtherie,* d. h. jene, bei welcher die durch
das Diphtherievirus hervorgerufenen Erscheinungen im Vordergrunde des
Krankheitsbildes stehen und die durch hochvirulente Formen hervorgerufen
werden. (Durch diese Genese unterscheidet sich die hypertoxische Form von
der oben beschriebenen 2.), der malignen Form der Diphtherie oder, wie sie
auch genannt wird, der „Diphtheria gravissima seu fulminans", obgleich auch
nicht selten die beiden Formen im klinischen Bilde ineinander fließen.) Diese
Form kann sich aber auch mit der descendierenden Form, dem Larynxcroup,
und der Streptokokkeninfektion vereinen, so daß nach diesen Richtungen verschiedene Übergänge stattfinden. Trotzdem bleiben noch Fälle zurück, bei
denen die Lokalerscheinungen in den Hintergrund treten, während die Allgemeinerscheinungen, durch übergroße Giftbildung hervorgerufen, im Vordergrunde stehen: das ist die eigentliche hypertoxische Form, bei der es an Immunstoffen fehlt, bei der keinerlei Resistenz von seiten des Individuums vorhanden
ist und daher die Giftbindung des hochvirulenten Materiales rasch und wider-
standslos erfolgt. Die Erkrankung erfolgt plötzlich, alle Erscheinungen zeichnen
sich durch den Galopprhythmus aus, die Temperatur ist hoch, der Puls ist
fliegend, Erbrechen und Diarrhöen gesellen sich hinzu, Blutungen auf Haut
und Schleimhaut, Konvulsionen, Herzschwäche, Exitus. Ich habe mehrere
solcher Fälle bei Erwachsenen gesehen, welche gerade durch die relativ geringe
lokale Affektion bemerkbar waren, während die schwersten, sich in wenigen
Stunden zeigenden Allgemeinerscheinungen foudroyant fortschritten und auch
durch große, schnell gegebene Serumdosen nicht beeinflußt werden konnten.
So sei z. B. folgender Fall angeführt: 56jährige Frau erkrankt unter Schüttelfrost, Erbrechen, Schluckbeschwerden. Temperatur 40,5, Puls klein, Atmung
frequent. Tonsillen frei, Velum und Uvula leicht geschwollen. Die Nase erscheint
verlegt, die vordere Rhinoskopie ergibt nichts Pathologisches. Die retronasale
Untersuchung ergibt Membranbildung im choanalen Gebiete. Petechien,
Ecchymosen, Milzschwellung. Die Untersuchung der Membranen ergibt Di +.
Sofortige Injektion von 10 000 Einheiten. Das Erbrechen hält an, Somnolenz,
Dyspnoe. Der Larynx ist frei. Am nächsten Tag nochmalige Injektion von
10 000 Einheiten. Die Membranen lockern sich. Trotzdem tritt Herzschwäche
ein (Campher, Coffein, Sekt). 24 Stunden später Exitus.

5. *Die septische Mischform,* bei der es auch zu einem Einbruch von anderen
Bakterien in die Blutbahn gekommen ist, wodurch sich die Erkrankung als

Folge von Diphtheriebacillen + Streptokokkeninvasion erweist. Auch hier sind Übergänge in die anderen Formen zu finden. Absceßbildung, Angina Ludovici, metastatische Eiterherdbildung, phlegmonöse Entzündungen der Haut können durch die Streptokokken bei derartiger Erkrankung bedingt sein. Diese Gruppe hat auch mit jenen Fällen schwerer septischer Angina und Mesopharynxerkrankung Ähnlichkeit, bei denen nur stark virulente Streptokokken sich finden, die die diphtheroide Entzündung der Tonsillen, des Velums und anderer Mesopharynxpartien verursachen, bei denen aber weder Diphtheriebacillen gefunden werden, noch irgendeine Reaktion auf hohe Serumdosen eintritt.

Im nachfolgenden seien besonders dreier Lokalisationen der diphtheritischen Lokalerkrankungen gedacht, welche für den Rhinolaryngologen von wesentlicher Bedeutung sind, und zwar

1. der Nasendiphtherie,
2. der Diphtherie des Epipharynx,
3. der Tracheobronchitis diphtheritica.

1. Die Nasendiphtherie.

Dadurch, daß die Diphtheriebacillen eine gewisse Affinität zur Nasenschleimhaut haben, finden sich dieselben in der Nase häufiger als in anderen Organen, ohne daß es jedoch immer zu einer spezifischen Erkrankung der Schleimhaut kommen müßte. (Siehe das Kapitel: „Diphtheriebacillenträger".) In solchen Fällen positiven Bacillenbefundes handelt es sich eben um Träger, bei denen der Bacillus als Saprophyt vorhanden ist, wohl auch virulent sein mag, aber (vielleicht mangels Disposition [negativer Schick] oder mangels Schleimhautverletzung) keine Erkrankungserscheinungen hervorruft. Die echte *primäre* Nasendiphtherie gehört nicht zu den seltenen Lokalisationen der Affektion, wird aber manchmal übersehen bzw. nicht richtig diagnostiziert. Bei Säuglingen oder jungen Kindern finden sich: Nasenverstopfung, Rhinolalia clausa, Ekzem des Naseneinganges, leicht blutig-seröser Schleim am Introitus. Temperatur meist nicht gestört, wenig Allgemeinerscheinungen. Bei Untersuchung der Nase finden sich Membranen, welche den unteren Muscheln, dem Nasenboden, der unteren Septumwand anhaften, meist schwer lösbar sind, bei Entfernung zu Blutungen Veranlassung geben und das Lumen der Nase völlig verlegen können. In vielen Fällen ist die Spiegeluntersuchung gar nicht vonnöten, es genügt die Hebung der Nasenspitze, um die tief bis zum Introitus hinabreichenden weißen oder grauen Beläge zu sehen. In jenen Fällen, in denen der diphtheritische Schnupfen sekundär zu einer capillaren Bronchitis hinzutritt oder bei Masern und Pneumonie auftritt, ist die sonst harmlose Affektion von schlechter Vorbedeutung und scheint zumeist, vielleicht nicht so sehr infolge Allgemeinwirkung der schwach virulenten Bacillen als vielmehr als rein mechanische Folge völliger Nasenverlegung und dadurch gesteigerter Erschwerung der Atmung den Ausgang der Erkrankung ungünstig zu beeinflussen. Es ist daher unseres Erachtens von Wichtigkeit, den Forderungen von SELIGMANN und SCHLOSS (Zeitschr. f. Kinderheilk. Bd. 4. 1912) Folge zu leisten, Bacillenträger solange in Quarantänestationen zurückzuhalten, bis das Nasensekret frei von Diphtheriebacillen ist. Daher fordern KLOSE und KNAPPE in einer im Jahre 1922 erschienenen Arbeit die *Aufhebung* folgender in Deutschland erfolgten Einschränkung der allgemeinen Bekämpfungsmaßnahmen: „Diphtheriebacillenträger sind acht Wochen nach der klinischen Genesung wie Gesunde zu behandeln und wieder zur Schule zuzulassen." (Siehe weiter unten.) Über die therapeutischen Maßnahmen bei Diphtherie und den Versuch prophylaktischer Immunisierung bei Bacillenträgern wird auch in einem anderen Kapitel gesprochen.

Hier sei nur angeführt, daß ich mich auf Grund meiner Erfahrungen nicht GOEPPERT anschließen kann, der die Immunisierung bei Bacillenträgern entschieden für falsch hält, da „mitunter dann, wenn das Serum am nötigsten ist, seine Anwendung durch Anaphylaxie unmöglich geworden ist". Gerade in den letzten Jahren haben die prophylaktischen Maßnahmen sehr an Umfang zugenommen und ist die Eindämmung bei beginnender Epidemie nicht zum geringsten Teile auf die prophylaktische Immunisierung bei positivem *Schick* zurückzuführen.

2. Die primäre Diphtherie des Epipharynx.

Diese Form ist selten, bedarf aber gerade wegen der Schwierigkeit der Diagnose besonderer Erwähnung. Ich habe sie einige Male bei Erwachsenen beobachtet. Der erste Fall isolierter Nasenrachendiphtherie wurde von JURASZ im Jahre 1904 beschrieben. (Ein Fall von genuiner Pharyngitis fibrinosa [pseudomembranacea, crouposa, diphtherica]. Arch. f. Laryngol. Bd. 16.) Man muß diese Lokalisation kennen, um sie nicht zu übersehen. Nach unseren Beobachtungen scheinen sich diese Membranen zuerst am Rachendach im Gebiete des Lymphgewebes der Rachentonsillen zu entwickeln, um von dort retronasal einzudringen. Dann erscheint die Nase völlig verstopft, ohne daß die Rhinoscopia anterior etwas anderes als ein starkes Angeschwollensein der unteren Nasenmuscheln konstatieren könnte. Auffallend ist die Persistenz der Stenose auch nach gründlicher Abcocainisierung der vorderen Muschelpartien. Die hintere Spiegelung zeigt ein charakteristisches Bild, indem Membranen am Rachendach und im choanalen Bereiche sich finden. In zweien meiner Fälle

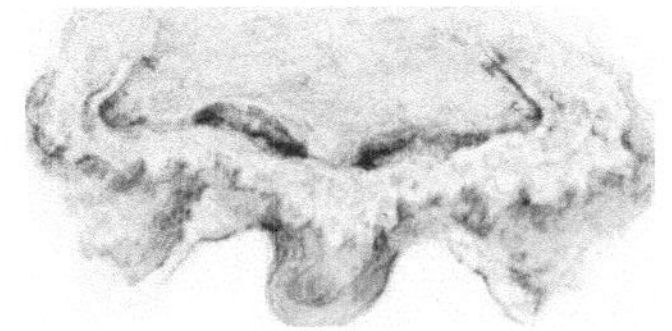

Abb. 6. Nasenrachendiphtherie.

konnte ich auch im Nasenschleim der vorderen Partien, wo keine Membranen und keine spezifische Affektion zu finden war, Diphtheriebacillen züchten, so daß der Gedanke naheliegt, daß auch die Epipharynxerkrankung eine Folge nasaler Infektion ist, wenn auch zuerst das lymphoide Gewebe des Rachendaches befallen erscheint. Die ascendierende retronasale Diphtherie nach Larynxcroup ist nicht so selten.

3. Die tracheobronchiale Diphtherie.

Diese Form kann entweder descendierend als Fortsetzung eines Larynxcroups auftreten oder als primäre tracheobronchiale Affektion, welche ascendierende Tendenz zeigt. Wenn der Prozeß sich von oben nach unten ausbreitet, dann kommt es zur Bildung langer, zusammenhängender Membranen, die von der Luftröhre, die Bifurkation überquerend, in die Bronchien sich ausbreiten, um von hier in kleine Bronchiolen überzugehen.

Solche Membranbildung hat Ausschaltung des Lungengewebes, Atelektase, sowie Bildung bronchopneumonischer Herde zur Folge. Manchmal lösen sich Membranstücke nach ausgeführter Tracheotomie und stoßen sich durch die Kanüle ab. Andererseits sieht man nicht selten nach einem Intervall scheinbaren Wohlbefindens, da Temperatur und Atmung besser wird, wieder einen Rückfall, der durch das Tieferschreiten des Prozesses bedingt ist. In solchen Fällen haben wir öfter die indirekte Tracheobronchoskopie (durch das Tracheostoma durch) mit gutem Erfolge angewendet, um durch Pinzetten oder Saugapparate Membranen von den bronchialen Wandungen loszulösen und auf diese Weise die Respiration günstiger zu gestalten. Trotzdem ist die Prognose in diesen Fällen eine ungünstige, da das multiple Auftreten der Membranen in kleinsten Bronchiolen zuviel Lungengewebe ausschaltet, und der Tod nicht selten infolge Kohlensäureintoxikation eintritt. Die ascendierende Form der Diphtherie ist nicht zu selten, wird jedoch, da die oberen Luftwege frei sind, oft schwer erkannt. Bei Kindern wird irrtümlich die Diagnose einer capillaren Bronchitis gestellt, manchmal auch Bronchostenose infolge Fremdkörpers diagnostiziert oder Thymusvergrößerung fälschlich angenommen. Bei älteren Kindern kann die Türcksche Untersuchung (bei stehendem Körper und nach vorne gesenktem Kopfe) auf die richtige Diagnose leiten. Amerikanische Autoren halten die Ballonierung des Brustkorbes mit epigastrischem Einsinken für

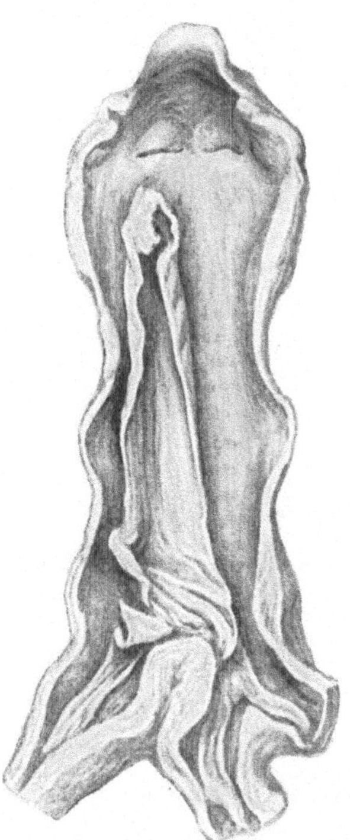

Abb. 7. Diphtherie der Trachea.
(Nach einem Präparat des Pathol.-anatomischen Instituts in Wien.)

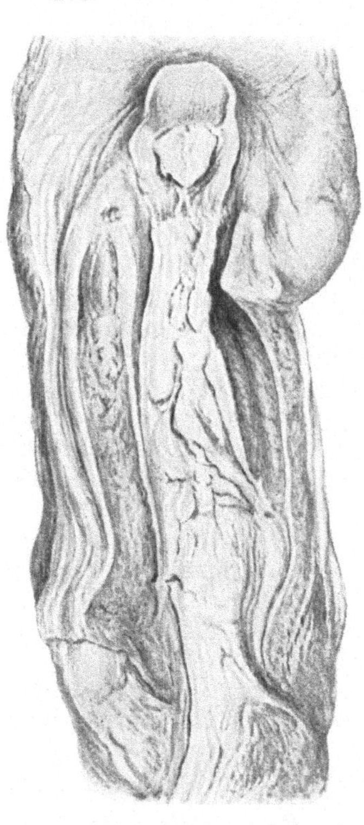

Abb. 8. Croup des Larynx.
(Nach einem Präparat des Pathol.-anatomischen Instituts in Wien.)

einen wichtigen diagnostischen Faktor. Manchmal kann das auf die Luftröhre gestellte Stethoskop das Flottieren der tiefsitzenden Membranen wahrnehmen. Einwandfrei wird die Diagnose erst bei Abstoßung der charakteristischen Membranen oder durch tracheobronchoskopische Untersuchung.

Von besonderer Wichtigkeit sind die bei Diphtherie auftretenden *Lähmungen*. Nach den zahlreichen Untersuchungsergebnissen ist man zur Anschauung gekommen, daß es sich bei den Lähmungen zumeist um eine infektiöse Polyneuritis handelt, welche zuerst im Endgebiete des Glossopharyngeus und der beiden Nervi laryngei zu konstatieren ist, um sich dann von hier zentripetal auszubreiten. Die am häufigsten befallenen Muskeln sind die des Velums und des Schlundes, dann die Augenmuskeln (Akkomodationsstörungen, Strabismus, Ptosis), schließlich können auch Nacken- und Extremitäten- und die

Respirationsmuskeln befallen werden. Man unterscheidet zwischen *Frühlähmungen* und *Spätlähmungen*, welch letztere zumeist einige Wochen nach Beginn der Erkrankung in der Rekonvaleszenz auftreten. Im allgemeinen wird beobachtet, daß schwerere Diphtherieformen leichter zu Lähmungen neigen als leichtere Formen, andererseits werden serumbehandelte Fälle seltener Lähmungen zeigen als unbehandelte. Diese Beobachtung findet auch quoad therapiam insoweit Beachtung, als man bei Lähmungen *große* Dosen (womöglich *intravenös*) injizieren soll, um die Bindung des Virus an die Nervenzellen zu verhindern bzw. bei bereits vorhandener Vereinigung die Lösung zu ermöglichen. JOCHMANN meint, daß eine große Menge Toxin, die von dem Bacillus produziert wird, in das Blut übergeht, dann in die Nervenendapparate eintritt und in den hierzu disponierten Nerven neuerdings Schädigungen hervorruft. Für die Auffassung, daß in gewissen Fällen das an Ort und Stelle erzeugte Toxin Schädigungen hervorruft, indem es direkt auf die Nervenendigungen einwirkt, spricht den Autoren AUBERTIN und BABONAIX der Umstand, daß in einigen Fällen von unilateraler Angina auch gleichzeitig unilaterale Gaumensegellähmung konstatiert wurde. (Kann nicht in solchen Fällen evtl. auch die Blut- oder Lymphbahnen für die Toxinwirkung verantwortlich gemacht werden?) Jedenfalls ist nach den experimentellen Untersuchungen von BABONAIX auch der Nervenweg von Wichtigkeit, welcher zunächst zentripetal und dann wieder zentrifugal von den durch das Virus zustande kommenden Veränderungen befallen wird. GERSON hat in einer Arbeit „Über Lähmungen bei Diphtheriebacillenträgern" Fälle von Paresen und Paralysen beschrieben, die er auf die Toxinwirkung von in der Nase nachgewiesenen Diphtheriebacillen zurückführt. Für diese Ätiologie spricht ihm der Umstand, daß der Prozeß durch Antitoxinbehandlung bzw. durch gründliche Nasendesinfektion gebessert resp. zur Heilung gebracht werden kann. Auch ich habe zwei Fälle gesehen, wo eine Gaumensegelparese ohne nachweisbar vorhergegangene Erkrankung (Angina) aufgetreten war, die Untersuchung des Nasensekretes (in einem Falle handelte es sich um eine Ozaena) aber die Anwesenheit diphtherieähnlicher, grampositiver, charakteristisch gelagerter Stäbchen ergab, deren Virulenz im Tierversuch nachgewiesen werden konnte. LAVERGUE unterscheidet in seiner Arbeit: „De la pathogénie des paralysies du voile du palais de nature diphthérique" drei Formen von Lähmungen: 1. Die anginöse, d. h. Paresen, die durch Muskelentzündungen entstanden sind, 2. die Spätlähmungen und 3. die prognostisch ungünstigen Frühlähmungen. Auch LAVERGUE faßt die Spätlähmungen als toxische auf, und zwar als Folgen einer peripheren Neuritis oder einer zentralen Polymesoencephalitis. Für die zentrale Ursache spricht die Vermehrung des Zell- und Eiweißgehaltes im Lumbalpunktat sowie das gleichzeitige Auftreten der Akkomodationslähmung (Kernschädigung). Auch ihm erscheint der Nervenweg der des Toxins zu sein, da im Blut zur Zeit des Auftretens dieser Lähmungen kein Toxin mehr nachweisbar ist, weshalb an eine Verankerung des Giftes an die Nervenzellen gedacht werden muß, andererseits spricht die Gleichseitigkeit der Erkrankung und der Lähmung auch diesem Autor für diese Annahme. Interessant ist die Differenzierung in den therapeutischen Maßnahmen bei Spätlähmungen, die LAVERGUE von dem Ausfall der SCHICKschen Diphtherieintracutanreaktion abhängig macht: Bei *positivem Schick* (d. h. Mangel von Antitoxin im Körper) gibt er hohe Serumdosen, bei *negativem Schick* kann die Heilung ohne Serum erfolgen. Auch RANDEGGER erklärt die postdiphtherischen Lähmungen der zweiten Periode durch Meningoencephalitis diffusa toxischen Ursprunges „mit vorwiegender Beteiligung der rechten Zona rolandica" entstanden. Eine interessante Beobachtung hat MARGARETHE HAMANN gemacht, indem sie die Nervenstörungen diphtheritischer Rekonvaleszenten mit dem CHVOSTEKschen Phänomen in

Zusammenhang brachte. Ihre Statistik zeigt, daß Patienten mit positivem Phänomen eine ungleich größere Neigung zu postdiphtheritischen Nervenstörungen haben als Patienten ohne *Chvostek*.

Die Diphtheriediagnose.

Die Diagnose stützt sich auf folgende Momente:

1. Auf den Nachweis des KLEBS-LOEFFLERschen Bacillus, dessen tinktorielle Eigenschaften, dessen Kultur und dessen Virulenz oben besprochen wurde. In einer neueren Arbeit „Zur Ätiologie der Infektionskrankheiten, besonders der Diphtherie" hat PANETH darauf hingewiesen, daß es ihm gelang, selbst hochtoxische Diphtheriebacillen durch Meerschweinchenpassagen und durch Behandlung mit Meerschweinchenserum im Reagensglas in Pseudodiphtheriebacillen umzuwandeln, weshalb dieser Autor in dem Pseudodiphtheriebacillus (entgegen anderen Anschauungen) nur einen avirulenten Abkömmling des echten Diphtheriebacillus erkennt und daher zumindest den Artbegriff erweitert, indem er den echten und den Pseudobacillus einer Art einreiht. Er betont, daß die Krankheitseinteilung nach der Ätiologie allein nicht durchführbar erscheint, sondern daß die *biologische Einheit* das Prinzip zur Aufstellung der Krankheitsbegriffe sein müsse.

2. Auf das klinische Bild.

3. Auf die positive SCHICKsche intracutane Diphtherieintoxikation.

ad 1. Die merkwürdige Anordnung und Lagerung der Bacillen, die prägnante NEISSERsche Körnerfärbung sind zwar von den meisten Autoren als beweisend angesehen, doch erklären andere (DUNBAR und GLÜCKSMANN) das mikroskopische Präparat allein nicht genügend, Kultur und Tierversuch sind in manchen Fällen vonnöten.

ad 2. Das klinische Bild im Verein mit dem positiven Bacillenbefund und dem positiven *Schick* sichert die Absolutheit der Diagnose. Welche Erkrankungen kommen differentialdiagnostisch in Betracht?

a) Die Angina Vincenti (ulceromembranacea, diphtheroides, chancriforme).

b) Verschiedene diphtheroide Affektionen bei anderen Infektionskrankheiten, z. B. bei Variola.

c) Streptokokkeninfektionen leichterer und schwererer Form mit diphtherieähnlichen Belägen.

d) Schanker der Tonsille.

a) Die *Angina Vincenti* tritt meist einseitig auf, zeichnet sich durch die starke Beteiligung der retromandibularen Drüse aus und zeigt nicht selten tiefere, von einem stark prominenten, roten Hof umgebende Ulcerationen. Das starke Festhaften der dem Ulcus aufsitzenden Membran, deren Ablösung nur unter stärkerer Blutung gelingt, ähnelt dem diphtheritischen Prozeß. Das Abstrichpräparat zeigt das bekannte Bild der symbiotisch lebenden fusiformen Bacillen und der Spirochaeta refringens. Doch sei nicht vergessen, was ich auch bei der Differentialdiagnose zwischen VINCENTscher Angina und Mandelschanker wiederholt betont habe, daß der Nachweis von fusiformen Bacillen und Spirochaeta refringens noch lange nicht Diphtherie oder Sklerose ausschließt. Daher darf man sich bei entsprechendem Zweifel und diesem positiven Befunde nicht mit der Diagnose „VINCENTscher Angina" abfinden, da trotzdem noch eine Diphtherie oder eine Sklerose durch dieses Bild verdeckt sein mag. Daher kultureller Nachweis in solchen Fällen zu verlangen!

b) Die differentialdiagnostischen Merkmale gegenüber Scharlachdiphtheroid wurden bereits von BRETONNEAU in seiner klassischen Arbeit festgelegt und sprechen folgende Momente für das Scharlachdiphtheroid: Daß die Entzündung sich bei diesem schnell und gleichmäßig über den ganzen Pharynx ausbreitet, daß die Entzündung im Pharynx ohne Tendenz, auf den Larynx überzugreifen, lokalisiert bleibt, daß die Dyspnoe beim Diphtheroid nicht laryngealen Ursprunges, sondern allgemein toxischer Natur ist und daher auch die Inspiration nie pfeifenden Charakter annimmt. Zu diesen Momenten fügt FRITZ MEYER noch das Exanthem am Gaumen, die höhere Temperatur, die oft vorhandene Diazoreaktion hinzu.

c) Die Streptokokkenanginen mit diphtheroiden Belägen haben mit der hypertoxischen Diphtherieform große Ähnlichkeit. Auch dort kommt es zu sehr hohem Fieber, zu starken, teilweise schmerzhaften Drüsenschwellungen, zu phlegmonösen und gangränösen Entzündungen und zur allgemeinen Sepsis. Die Fälle, die ich sah, zeichneten sich teilweise durch besonders *auffallend weiße* Beläge aus, die das Velum und den Gaumen einhüllten, zum Teil waren gangränöse, nomaartige Entzündungen an Wange und weichem Gaumen zu finden. Wiederholte Untersuchungen ergaben Streptokokken (Blutuntersuchung!), Fehlen von Diphtheriebacillen, evtl. negativem *Schick,* vollkommene Reaktionslosigkeit auf Injektion noch so hoher Dosen von Diphtherieserum. JOCHMANN und BLÜHDORN haben einen Fall *akuter Leukämie* beschrieben, bei welchem diphtherieähnliche Ulcerationen an den Tonsillen gefunden werden konnten. Der Umstand, daß gangräneszierende Veränderungen auch an anderen Partien der Mundschleimhaut gefunden werden, ergibt die Notwendigkeit einer Blutuntersuchung, welche das charakteristische Bild ergibt. Der Krankheitsverlauf bei dieser Form ist rapid und führt innerhalb weniger Tage zum Tode. Auch ich habe solche Fälle beobachtet, bei denen aber der Umstand, daß die Ulcerationsbildung die Membranbildung bei weitem übertraf und die foudroyante Gangrän im Vordergrunde der Erscheinungen stand (starke Blutungen!), das Bild bald deutlich hervortreten ließ.

d) *Tonsillarsklerose.* Die sekundären Affektionen des Rachens, die syphilitische Angina, die tonsillaren Plaques kommen kaum bei der Differentialdiagnose in Betracht, da das ziemlich typische Bild dieser Formen, die relative Reaktionslosigkeit, der Mangel von Temperaturen, die milchigweiße, oft wie hingehauchte Art der Efflorescenzen (auch wohl die Heiserkeit ohne irgendwelche Erscheinungen akuter Erkrankung) die Indolenz des sekundärsyphilitischen Prozesses leicht erraten lassen. Dagegen könnten manche Fälle von *Schanker* der Tonsille auf den ersten Blick für diphtherieverdächtig erscheinen. Ich habe 26 Fälle von Initialsklerose der Tonsille im Laufe der Jahre gesehen, nur in vier Fällen war der Aspekt auf den ersten Blick suspekt: Besonders wegen Mitbeteiligung der zweiten Tonsille. Sonst ist das unilaterale Auftreten der Ulceration, die starke, düstere (oder schinkenrote) Färbung der Umgebung, die Tiefe des membranbelegten Geschwüres, der typische *harte* retromandibulare Bubo zu charakteristisch, als daß eine Fehldiagnose gemacht werden könnte. Zudem gelingt der Spirochätennachweis leicht, Diphtheriebacillen fehlen, das Allgemeinbefinden ist kaum gestört, der Prozeß zieht sich (unbehandelt) fort und reagiert auf Quecksilber oder Salvarsan prompt innerhalb weniger Tage. *Wassermann* manchmal schon im Beginne positiv. Tritt die *Sklerose* auf beiden Tonsillen auf, dann kann gerade bei stärkeren membranösen Belägen die Diagnose ein wenig erschwert sein, aber auch hier wird Form und Tiefe der Geschwüre sowie Farbe der Umgebung, Härte der charakteristischen Drüsenschwellungen sowie die anderen oben angeführten Momente die Diagnose in Kürze sichern.

Larynxcroup und Differentialdiagnose gegenüber anderen stenosebedingenden Affektionen bei Kindern.

Folgende Affektionen kommen differentialdiagnostisch in Betracht:

1. Laryngitis subglottica.
2. Larynxödem aus anderen Ursachen.
3. Papillomata laryngis.
4. Einfach katarrhalische Prozesse mit stenotischen Erscheinungen.
5. Stridor congenitus.
6. Angeborene Larynxmembranen, zumal im Gebiete der vorderen Commissur.
7. Andere stenoseerzeugende Bildungen, z. B. Drüsen, Struma, Thymus und andere Tumoren.

Für Diphtherie spricht vor allem die Mitbeteiligung von Nase und Mund, die Fieberkurve, das Aushusten von Membranen, der objektive laryngologische Befund. Für Pseudocroup die geringere Heiserkeit, das relative Wohlbefinden vor und nach dem Anfall, das Mißverhältnis zwischen der halbwegs freien Atmung vor dem Anfall und der Atemnot während desselben. Der geübte Laryngologe wird auch bei kleinen Kindern zumindest für einen Augenblick den Larynx zu sehen vermögen und die An- oder Abwesenheit von Membranen konstatieren können. Bei kurzer Untersuchung könnte die kongenitale Membran im Gebiet der vorderen Commissur falsch gedeutet werden. Das lange Bestehen relativer Stenose, die lange Dauer der Heiserkeit, die Fieberlosigkeit, der Mangel an Drüsenschwellungen sowie das Freisein der Nase spricht für Membranbildung (kongenitale) oder Papillome des Larynx oder Stridor congenitus. Zur Diagnose vergrößerter Thymus, Hilusdrüsen sowie anderer stenoseerzeugender Tumoren ist Röntgenologie und Tracheoskopie vonnöten. Gelingt in einem mit Fieber einhergehenden Falle, bei dem Heiserkeit und leichte Stenose besteht, die laryngoskopische Untersuchung nicht, so ist der Fall als diphtherieverdächtig anzusehen, mit Serum zu behandeln und Tracheotomie (bzw. Intubation) müssen vorbereitet sein. Trotz anaphylaktischer Gefahr ist es ratsamer, *einem Falle bei unsicherer Diagnose Serum zu geben, als einem nicht diagnostizierten Croupfall zu spät Serum zu verabreichen*, wenn das Toxin schon zu fest an die Zellen gebunden ist und ein Losreißen der haptophoren Gruppe von der Zelle nicht mehr möglich ist. So stellt auch JOCHMANN als oberstes Gebot die Forderung auf, dort, wo die klinischen Erscheinungen den Verdacht auf einen diphtheritischen Kehlkopfcroup erwecken, sofort Serum zu geben und nicht erst das Resultat einer bakteriologischen Untersuchung abzuwarten.

ad 3. Die SCHICKsche *intracutane Diphtherietoxinprobe*. Minimale Toxinmengen ($^1/_{50}$ der letalen Dosis) werden intracutan dem Körper einverleibt. Entwickelt sich innerhalb von 48 Stunden an der Injektionsstelle Rötung und Schwellung, so beweist dieser Reaktionsausfall das Fehlen von Schutzkörper, d. h. die Bereitwilligkeit, die Disposition des Körpers zur Aufnahme (Empfänglichkeit) von Diphtheriegift. Der negative Ausfall der Reaktion beweist die Anwesenheit von Schutzkörpern, die imstande sind, die Aufnahme (Empfänglichkeit) von Diphtherietoxin zu verhindern. Diese Probe ist auch nach unseren Erfahrungen von besonderer Wichtigkeit und glauben wir SCHICK beipfichten zu müssen, daß die absolut sichere Diagnose auf Diphtherie nicht allein auf den Nachweis des Diphtheriebacillus und auf das für den Erfahrenen meist leicht kenntliche Bild der klinischen Erscheinungen, sondern meist auch auf den positiven Ausfall dieser Probe zu stellen sei. Die Auffassung geht dahin, daß zu einer Infektion nicht nur die Anwesenheit eines virulenten Bacillus nötig ist, sondern auch die Disposition des Körpers, dem Virus kein Hindernis in den Weg zu legen. (Über die bereits normalerweise vorhandenen Schutzkörper, d. h. die ohne durchgemachte Infektion zustande gekommene Immunisierung sei weiter unten Bericht gegeben.) So können z. B. Diphtheriebacillenträger (auch ohne Schutzkörper zu besitzen) trotz der Anwesenheit virulenter Bacillen unter Umständen gesund bleiben, da das Eindringen der Diphtheriebacillen eine nicht intakte Schleimhaut voraussetzt. Kommt es zu einer solchen Läsion, so verwandelt sich der ungefährliche Saprophyt in den gefährlichen Virusträger und kann an dem Locus minoris resistentiae zur Infektion Veranlassung geben.

Einen solchen seltenen Fall habe ich nach einer Tonsillektomie bei einer nasalen Bacillenträgerin zu beobachten Gelegenheit gehabt:

43jährige Patientin. Chronische Tonsillitis (in den Tonsillarbuchten foetiden Eiter enthaltend). Chronischer Rheumatismus. Mit Rücksicht auf den objektiven Befund und die Angabe der Patientin, daß die Attacken fast immer im Anschluß an anginöse Beschwerden auftreten, wird die Enukleation der Tonsillen ausgeführt. Nach 10 Tagen Auftreten von Schluckbeschwerden, Rhinolalia aperta, Unterbeweglichkeit des Gaumensegels. Rhinoskopischer Befund ergibt beginnende Atrophie mit leichter Borkenbildung. Die Untersuchung des Nasensekretes tinktoriell und kulturell nachgewiesen: Diphtheriebacillen. Untersuchung des Wundbelages der Tonsillarnischen: Neben anderen Mikroorganismen Diphtheriebacillen. Schlußfolgerung: Es handelt sich bei diesem Falle um eine Velumparese bei einem Diphtheriebacillenträger, dessen Bacillen nach der Läsion der Pharynxschleimhaut zu einer spezifischen Erkrankung Veranlassung gaben. (Die SCHICKsche intracutane Diphtherietoxinprobe wurde in diesem Falle nicht ausgeführt.) Wäre die Velumschwäche im unmittelbaren Anschluß an die Operation aufgetreten, so hätte man sie als mechanische (Läsion, Zerrung der Nervenendigungen durch das Raspatorium) auffassen können; da jedoch die Parese erst 10 Tage nach dem Eingriff zustande kam, so ist die eben gegebene Erklärung mit Rücksicht auf den positiven Bacillenbefund ganz plausibel: Die in der Nase als Saprophyten vorhandenen Diphtheriebacillen haben auf der offenen Schleimhaut der Mandelnische Gelegenheit zur Virulenz erhalten und daselbst die Möglichkeit bekommen, ihre Tätigkeit als Virus zu entfalten, als deren Folge die Velumparese auftrat.

Doch glaube ich, daß SCHICK in seinen Schlußfolgerungen zu weit geht, wenn er in jenen Fällen *leichter diphtherieähnlicher Membranbildung* mit *positivem* Bacillenbefund bei *negativer* Reaktion das Bestehen einer Diphtherie bestreitet. Er nimmt in solchen Fällen an, daß eine andere Causa die Exsudatbildung an der Oberfläche der Schleimhaut erzeugt, welch letztere als günstiger Nährboden die Entwicklung des Diphtheriebacillus wesentlich fördert, ohne daß dieser jedoch mit der Ätiologie der Membranbildung irgendwie in Zusammenhang zu bringen wäre. Die Anwesenheit der Schutzkörper, durch die intracutane negative Reaktion bewiesen, spricht ihm auch in solchen Fällen gegen die Ätiologie der vorhandenen Diphtheriebacillen bei dem membranösen Prozeß: „Ich halte es nach allen biologischen Gesetzen für ausgeschlossen, daß ein Individuum, welches experimentell eingebrachtes Diphtherietoxin ohne jegliche Entzündungserscheinungen verträgt, auf das gleiche von den Bacillen abgegebene Toxin dagegen mit Exsudation reagieren kann". (SCHICK: Wien. med. Wochenschr. 1922. Nr. 36.)

Ich könnte mir wohl vorstellen, daß auch bei Anwesenheit von Schutzkörpern im Organismus, deren Vorhandensein durch die negative Reaktion bewiesen wird, der eingeführte Diphtheriebacillus lokale Entzündung erzeugt (gewissermaßen eine *Forme fruste* der Erkrankung), welche durch den negativen Ausfall der Diphtherietoxinreaktion nicht widerlegt zu sein braucht. Kann der Diphtheriebacillus an sich (ohne Rücksicht auf die Toxinbildung, welcher ja jedenfalls der Hauptteil der Erkrankung, vor allem alle Fernwirkungen zuzuschreiben sind) nicht auch entzündungserregend wirken wie andere Bakterien, welche lokal (nicht durch ihre Toxine), sondern durch die Bakterienkraft selbst Schädigungen hervorrufen? Andererseits könnte man dieser Auffassung auch entgegenhalten, daß der Schutzkörpergehalt, den die intracutane Reaktion bei negativem Ausfall beweist, streng dosiert erscheint (wird ja doch $^1/_{50}$ der letalen Dosis injiziert) und daß dieses bereitgehaltene Antitoxin wohl genügt, um gegen eine stärkere Infektion anzukämpfen, aber lokale leichtere Formen nicht hintanzuhalten braucht?

Wie wäre sonst z. B. ein Fall wie der von Blechmann beschriebene zu deuten, bei dem eine typische Membranbildung am Gaumen zu konstatieren war (einmonatliches Kind) und Diphtherie mit tödlichem Ausgang zur Ausbildung kam, trotzdem 10 Tage vorher die Schicksche *Diphtheriecutanreaktion negativ* war? Eine Beobachtung, welche diesen Autor bestimmt, gegen die Kassowitzsche Lehre von der passiven Immunität des Neugeborenen Stellung zu nehmen und auch die Forderung aufzustellen, nicht zu sehr auf diese diaplacentar übernommene Immunität gegen Diphtherie zu bauen, sondern in Säuglingsheimen ohne Rücksicht auf die Schicksche Reaktion prophylaktisch Serum zu geben, da er der Meinung ist, daß die seltene Diphtherieerkrankung des Säuglings mit seiner Isolierung, nicht aber mit seiner ererbten Immunität zusammenhängt. Ist dieser Fall richtig beobachtet, dann gibt er jedenfalls dahin zu denken, ob der Schicksche Satz, daß ein Organismus, der auf die Einbringung von Diphtherietoxin keine Reaktion aufweist, an Diphtherie nicht erkranken könne, ohne jegliche Einschränkung zu Recht besteht? Alle diese Erwägungen lassen uns den Gedanken aussprechen, daß wir (trotz der biologischen Gesetze) bei *typischer Membranbildung* und *positivem Bacillenbefund* im Falle negativen Ausfalles der Schickschen *Diphtherieintoxikation* die diphtheritische Erkrankung nicht negieren dürfen, wenn wir auch *im allgemeinen* zur Annahme berechtigt sind, daß mit Rücksicht auf die Anwesenheit von Schutzkörpern Intoxikationen durch das Diphtherievirus ausgeschlossen erscheinen und auch nach unseren Erfahrungen eine prophylaktische Injektion bei Epidemien in solchen Fällen nicht nötig erscheint. Auch andere Autoren weisen darauf hin, daß nicht alle Erscheinungen bei einer Diphtherieerkrankung toxischer Natur sind, d. h. daß die Bakterien selbst gewiß auch Veränderungen hervorrufen, die von der Wirkung des von ihnen sezernierten Giftes zu scheiden sind, so daß zumindest die *lokalen* Affektionen als Kombinationsprodukt der infizierenden und intoxizierenden Kräfte gedeutet werden müssen. Im übrigen ist die Möglichkeit gegeben, daß außer den Toxinen noch andere Giftstoffe, welche dem Diphtheriebacillus entstammen, Schädigungen im Organismus hervorrufen, deren Antikörpergehalt durch den *negativen Schick* nicht zu konstatieren ist. Diese Einschränkung läßt auch Schick gelten, wenn er meint, die Möglichkeit berücksichtigen zu müssen, daß der Diphtheriebacillus nicht nur durch sein Toxin, sondern durch andere uns noch unbekannte Stoffe den menschlichen Organismus schädigt. „Bis jetzt jedoch haben wir keinerlei Grund, solche Substanzen (Endotoxin usw.) als wesentliche Komponenten in der Auslösung der Krankheitssymptome anzusehen."

Die Antitoxinbildung und ihre Bedeutung für den Krankheitsverlauf.

Behring hat gezeigt, daß Tiere, die man mit nicht tödlichen Dosen von Diphtherietoxin impft, in ihrem Serum nach einer gewissen Zeit Stoffe enthalten, welche neu eingeführtes Toxin zu binden imstande sind und dadurch den schädigenden Einfluß des Giftes paralysieren. Auf diese Weise gelingt es, durch Injektion stetig steigender Giftdosen die Menge des in dem betreffenden Körper kreisenden Gegengiftes zu vergrößern und dadurch größere Giftquanten zu neutralisieren. Entnimmt man diesen so vorbehandelten Tieren Blut, so finden sich in dem Serum derselben eben jene Gegengifte wieder und ist man imstande, diese Gegengifte mit dem Blutserum einem von der Krankheit bedrohten Organismus einzuführen und ihn auf diese Weise passiv zu immunisieren. Auf diesem Vorgang beruht die passive Immunisierung, die *Serum-*

therapie, welche auch in vitro nachgeprüft werden kann, indem die Neutralisierung gewisser Toxinmengen durch bestimmte Antitoxinmengen im Reagensglase durchführbar ist. „Gift und Gegengift treten in eine gegenseitige lockere chemische Verbindung, eine Art Doppelverbindung, und bilden so einen ungiftigen, für die Körperzellen indifferenten Stoff, etwa wie Säure und Alkali sich zu einer neutralen Salzlösung verbindet" (DIEUDONNÉ, Immunität, Schutzimpfung und Serumtherapie).

Hier wäre der Ort, zum besseren Verständnis der *Antitoxinbildung* die *Seitenkettentheorie* EHRLICHS mit einigen Worten zu berühren. EHRLICH stellt sich das Protoplasmamolekül in zwei Teile geteilt vor: Den Leistungskern und die Seitenketten desselben, die sog. Rezeptoren oder Fangarme, welche die Beziehung zur Außenwelt herstellen. Sie sind es, die die Nahrungsstoffe verankern und assimilieren, sie sind es aber auch, welche die Verbindung des Zellprotoplasmas mit den eingeführten Giftstoffen, den Toxinen, herstellen, wodurch eine Vergiftung der Zelle zustande kommen kann. Die Theorie zerlegt die Toxine in zwei Teile; die eine Molekülgruppe wird — als die eigentlich gifttragende — als die toxophore bezeichnet, während die zweite, welche die Verankerung an die korrelaten Seitenketten (Receptoren) vermittelt, als die haptophore bezeichnet wird. Nur wenn die haptophore Gruppe des Toxins auf die gleichgestimmten Receptoren der Zelle stößt, kommt die Bindung des Giftes an die Zelle zustande. Ist nun die Toxininvasion eine sehr intensive, dann kommt es zum Tode der Zelle, da der Leistungskern seine Lebensfähigkeit verliert. Kommt es aber nur zu geringerer Toxinschädigung, wobei eine Anzahl Receptoren gebunden werden, dann tritt eine Reaktion in der Zelle ein, es kommt zur Neubildung von Receptoren, und zwar von spezifischen Receptoren (die befähigt sind, das entsprechende Toxin zu binden; zu verankern, d. h. unschädlich zu machen), welche sodann, da sie in der Zelle nicht mehr gebraucht werden, als toxinsuchende Fangarme in den Kreislauf gelangen, um dort ihre zellschützende Tätigkeit auszuüben, d. h. um dort ihnen begegnende Toxine unschädlich zu machen. Diese Receptoren, welche entsprechend dem WEIGERTschen *Regenerationsgesetz* in größerem Maße als dem Zelldefekte entsprechend würden zur Bildung kommen, sind die *Antitoxine.* „In den Seitenketten bringt also ein und derselbe Atomkomplex den Körper in Gefahr und schützt ihn, je nachdem er an der Zelle festsitzt oder ins Blut abgestoßen ist." Mit anderen Worten: Die Receptoren der Zelle verankern das Toxin: Schädigende Wirkung der Seitenketten. Die Receptoren, ins Blut gelangt, machen das eingefangene Toxin unschädlich: Nützliche Wirkung der Seitenketten. Sie sind als solche, wie DIEUDONNÉ richtig sagt, zwar normale, aber übermäßig erzeugte Zellenbestandteile und Reaktionsprodukte des Organismus auf das eingedrungene Toxin, die die Eigenschaft haben, die haptophore Gruppe des entsprechenden Toxins chemisch zu binden, das Toxin von den giftgefährdeten Zellen abzulenken und so die Zelle vor den Angriffen des Toxins zu schützen (aktive Immunisierung), eine Eigenschaft, die diesen Receptoren auch beim Einbringen in einen anderen Organismus gewahrt bleibt, wodurch diesem eine erhöhte Schutzkraft gegen das betreffende Gift verliehen wird (passive Immunisierung). BEHRING drückt diese interessante Tatsache der Doppelfunktion der Receptoren mit folgenden Worten aus: Dieselbe Substanz im lebenden Körper, welche, *in der Zelle gelegen,* Voraussetzung und Bedingung einer Vergiftung ist, wird Ursache der Heilung, wenn sie sich in der Blutflüssigkeit befindet und das daselbst vorhandene Toxin durch eine Bindung und Neutralisation verhindert, an die empfindlichen Zellen heranzutreten.

Zahlreiche Untersuchungen im Laufe der letzten Jahre, an denen sich besonders die Schule PIRQUET beteiligt hat, haben ergeben, daß bereits *normalerweise* in einer gewissen Zahl von Fällen *Schutzkörper spezifischer Natur* vorhanden sind, deren Nachweis leicht durch die SCHICKsche intracutane Reaktion gelingt. Diese Schutzkörper finden sich bei Säuglingen, denen sie diaplacentar zugekommen sind, und kommen, während sie zwischen dem zweiten und sechsten Lebensjahre seltener gefunden werden, wieder beim Erwachsenen vor. Die folgende Kurve, die der Arbeit von GROER und KASSOWITZ „Über die normale Diphtherieimmunität im Kindesalter" entstammt, zeigt uns die Altersstatistik des Immunitätszustandes gegen Diphtherie und weist darauf hin, wie diese im Säuglingsalter und im späteren Mannesalter am stärksten (häufigsten) ausgesprochen ist.

Die theoretische Analyse der Kurve des Immunitätsgrades ergab nach denselben Autoren mit großer Wahrscheinlichkeit, daß ihrer Entstehung drei Faktoren zugrunde liegen:

a) *Passive,* diaplacentar bezogene Immunität des Neugeborenen, welche geradlinig, und zwar rascher bei Flaschen- als bei Brustkindern verloren geht, und praktisch gegen Ende des ersten Lebensjahres das Minimum erreicht.

b) *Autochthone* und dauernde Bildung antitoxischer Serumfunktionen, welche nachweisbar um das 13. Lebensjahr beginnt, wahrscheinlich aber schon früher einsetzt und mit der Pubertät in Zusammenhang gebracht wird.

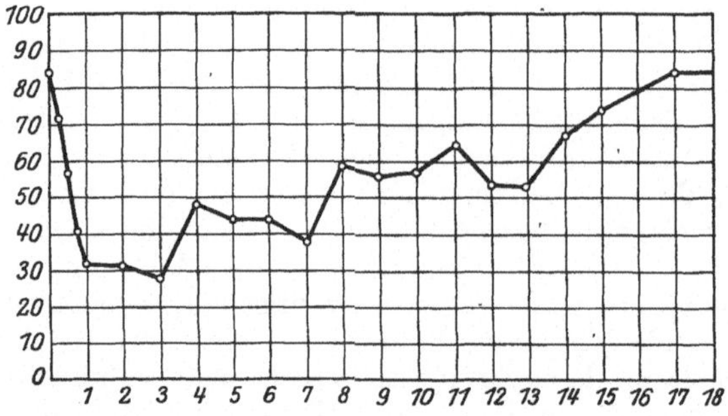

Abb. 9. Die normale Diphtherieimmunität aller Altersklassen.

c) Aktive Immunisierung latent immuner Kinder zwischen dem ersten und 13. Lebensjahr, durch schwankenden Verlauf und kurze Dauer einzelner Erhebungen ausgezeichnet.

Im Anschluß hieran sei auch der nach durchgemachter Diphtherie zustande gekommenen Immunität gedacht und hierbei die Frage berührt, wie lange sich die durch die Toxineinführung zustande gekommenen Antikörper im Blute des infizierten Organismus erhalten? Hierbei müssen jene Fälle, denen *passive* Immunisierung zuteil wurde, von den nicht spezifisch behandelten Fällen geschieden werden, da es sich nur bei letzteren um die durch die durchgemachte Infektion zustande gekommene Immunität handelt. SCHICK und KARASAWA haben im übrigen in einem mit Antitoxin behandelten Falle nach dem Absinken des passiv zugeführten Antitoxins in der dritten Woche das Ansteigen des Antitoxins konstatiert, welches nur auf aktive (d. h. im Blute des Erkrankten als Reaktion auf das eingefügte Toxin zustande gekommene) Immunisierung zurückgeführt werden konnte. Von den zahlreichen Untersuchungen, die gerade in dieser Richtung gemacht worden sind, sei die Arbeit von JOHN und KASSOWITZ angeführt „Über die Häufigkeit und Dauer der postinfektiösen Diphtherieimmunität", welche zu folgenden Ergebnissen geführt hat:

Nach dem Überstehen einer normalen Diphtherie ist ein verläßlicher, durch Jahre anhaltender Schutz vor Neuerkrankungen mit großer Wahrscheinlichkeit zu erwarten, nach schweren Formen der Erkrankung ist aber dieser Schutz zweifelhaft, ja unwahrscheinlich, so daß in solchen Fällen mit einer Bereitschaft zu neuerlicher Erkrankung zu rechnen ist.

HAHN und nach ihm auch verschiedene andere Autoren haben feststellen können, daß *leichte Diphtheriefälle gute Antitoxinbildner* sind, während bei *schwereren* Formen das Antitoxin innerhalb kurzer Zeit nicht mehr nachweisbar erscheint. Interessant war die Beobachtung von KASSOWITZ bei Larynxcroupkindern, wo bei 92% (gegenüber 45% des Altersdurchschnittes) Schutzkörper gefunden wurden, was der Ansicht, daß schwere Fälle schlechte Antitoxinbildner seien, zu widersprechen schien. Diesen Widerspruch klärt dieser Autor dadurch auf, daß er seine beobachteten Croupfälle als verhältnismäßig leichte Fälle ohne toxische Allgemeinsymptome beschreibt, bei denen die anscheinende Schwere der Affektion mehr durch die mechanischen Momente (Stenose) erzeugt war.

Die Diphtherieprophylaxe.

Die Prophylaxe ist einer der wichtigsten Punkte in der modernen Bekämpfung der Infektionskrankheiten. Und darum ist es auch bei der Diphtherie vonnöten, auf den Schutz der Gesunden vor Infektion besonders einzugehen.

Hierbei sei nochmals betont, daß beim Menschen eine *natürliche antitoxische Diphtherieimmunität* besteht, welche dem Säugling diaplacentar zugekommen ist und im späteren Alter wieder in größerem Maße auftritt und mittels der SCHICKschen Diphtherietoxinintracutanreaktion nachgewiesen werden kann. Für ein Individuum, das diesen Schutzkörper besitzt, ist der Diphtheriebacillus ein harmloser Saprophyt und seine hohe Bedeutung liegt nur darin, daß er bei anderen schutzkörperlosen Individuen Diphtherieerkrankungen auslösen kann (B. SCHICK).

Mit jenen Fällen, denen diese Schutzkörper fehlen, welche daher eine positive Reaktion auf Toxininjektion geben, hat die Prophylaxe vorzüglich zu tun.

Die wirksamste Maßnahme bei der Bekämpfung einer Infektionskrankheit ist die *aktive Immunisierung*. Hierbei muß der Forscher trachten, die Giftwirkung in einem Toxin auszuschalten, ohne jedoch der in dem Toxin vorhandenen Kraft der Antitoxinerzeugung Schaden zuzufügen. Er muß giftfreie Impfstoffe verwenden, die keine Erkrankung, wohl aber Immunität erzeugen können. BEHRING gelang es, solche Stoffe zu finden, indem er *unterneutralisierte Toxinantitoxingemische* verwendete, d. h. solche, welche noch einen geringen Überschuß an Toxin besitzen und imstande sind, Immunität zu erzeugen. Dieser Gedanke ist der der aktiven Immunisierung, d. h. der Körper bildet sich seine Schutzstoffe selbst, sie werden ihm nicht, bereits erzeugt, durch die passive Immunisierung (Seruminjektion) zugeführt. Das ist der geniale Gedanke JENNERS, der die Schutzstoffbildung in dem von Krankheit bedrohten Körper selbst erzeugen läßt. Gegen diese Form aktiver Immunisierung mittels unterneutralisierter Toxinantitoxingemenge hat LOEWENSTEIN und seine Mitarbeiter Stellung genommen, und zwar im Hinblick auf folgende Punkte: Die Wirkung solcher unterneutralisierter Gemenge ist schwer zu übersehen und besteht, wie die Tierversuche lehren, die Gefahr der Schädigung durch das Toxin selbst, wie sie beim Meerschweinchen in Form von Extremitätenlähmungen auftreten. Zudem ist der Organismus gerade zur Zeit der Diphtheriegefahr nicht mit Antitoxin versorgt, sondern steht sogar unter dem Einfluß des geringen, aber doch vorhandenen Toxinüberschusses. Hierzu kommt, daß Massenimpfungen im Hinblick auf die langsam durchzuführende Immunisierung, welche sehr vorsichtig zu geschehen hat, schwer durchführbar sind. Schließlich ist die durch LOEWENSTEIN und BUSSON nachgewiesene Toxinzunahme durch längeres Lagern besonders bemerkenswert. Darum suchte dieser Autor nach einer anderen Form, welche die Giftwirkung ausschaltet, ohne die Anregung der Antitoxinbildung im Körper zu unterdrücken und fand sie in den übterneutralisierten Toxinantitoxinverbindungen. Eine einzige Injektion von 0,1 ccm eines solchen

Gemenges, in welchem die Giftfunktion ausgeschaltet ist, ohne die Antitoxin-erzeugung zu hemmen, genügt zur aktiven Immunisierung. Hierbei nehmen die Autoren an, daß diese Verbindung sich allmählich in dem betreffenden Organismus in ihre Bestandteile zerlegt, wobei das freiwerdende Toxin als Antigen wirkt, die Antikörper erzeugt, und zwar in wirksamerer Weise als etwa zugeführtes freies Toxin dies zu tun vermöchte. Versuche, wie sie von KASSOWITZ an der Klinik PIRQUET gemacht worden sind, haben die praktische Brauchbarkeit des LOEWENSTEINschen vollneutralisierten Toxinantitoxingemisches erwiesen. Hierbei hat KASSOWITZ statt der intracutanen die intramukuläre Injektion in Anwendung gebracht und z. B. unter 23 Kindern schon nach 24 Tagen bei 20 Kindern Immunität nachgewiesen (87%), während nur drei noch toxinempfindlich blieben. KASSOWITZ kommt auf Grund seiner Beobachtungen zu dem Schluß, daß das LOEWENSTEIN*sche vollneutralisierte Toxinantitoxingemisch* dem BEHRING*schen unterneutralisierten* Schutzmittel vorzuziehen sei wegen seiner Harmlosigkeit, der Einfachheit der Dosierung und der leichteren Durchführung dieser Schutzimpfung.

HANS OPITZ, der sich viel mit diesen Fragen beschäftigt hat, ist auch der Frage nahegetreten, wieso es komme, durch *intracutane* Applikation erhebliche Antikörperproduktion anregen zu können, während *subcutane* Injektion derselben Gemenge keine Immunisierung zu erzeugen vermögen. Er meint, daß vielleicht zwischen dem Hautorgan und den Antikörpern, die vorzüglich in Milz und Knochenmark zur Bildung kommen, gewisse Beziehungen bestehen, die Haut als Bildungs- und Speicherstätte für Antitoxin eine gewisse Rolle spielen könne. Auch OPITZ bespricht die drei verschiedenen Verfahren aktiver Immunisierung bei Diphtherie.

I. Die Impfung mit unterneutralisiertem Toxinantitoxingemisch nach BEHRING.

II. Die Impfung mit reinen Toxinverdünnungen.

III. Die Impfung mit überneutralisiertem Toxinantitoxingemisch.

Nach Abwägung der einzelnen Momente gibt auch OPITZ dem dritten Verfahren den Vorzug, nur daß er nach der ersten Injektion von 0,1 ccm 10 Tage später eine zweite folgen läßt. „Sicherlich vermag schon eine einmalige Impfung eine Antikörperproduktion herbeizuführen; mit Rücksicht auf die zu erwartende Beschleunigung und Verstärkung des immunisatorischen Effektes möchte ich jedoch auf die zweite Einspritzung im allgemeinen nicht verzichten." (OPITZ: Zur Frage der aktiven Immunisierung gegen Diphtherie beim Menschen. Letzte Mitteilung. Jahrb. f. Kinderheilk. 1922.) Alle Autoren aber stimmen darin überein, daß diese atoxischen Giftstoffe, wie sie überneutralisierte Toxinantitoxingemenge darstellen, aktiv zu immunisieren vermögen.

Die zweite Frage bei der Anwendung prophylaktischer Maßnahmen ist die der *passiven Immunisierung,* wie sie bei Leuten in einem Diphtheriemilieu anzuwenden ist. Diese passive Immunisierung hat nur gegen die Gefahren anaphylaktischer Erscheinungen anzukämpfen. Auch hier könnte man die natürlichen Besitze von Schutzstoffen *(negativer Schick)* von den prophylaktischen Maßnahmen ausschließen. Doch gibt es auch hier Stimmen, welche auf eine Auswahl der ungeschützten Individuen mit Hilfe der SCHICKschen Intracutanreaktion verzichten und unterschiedslos impfen. Untersuchungen haben ergeben, daß der durch passive Immunisierung zustande gekommene Schutz nicht allzulange währt und daß im Laufe einiger Wochen das zur Bildung gekommene Antitoxin zur Ausscheidung gelangt, womit die Krankheitsbereitschaft wieder auftritt. Trotzdem erscheint nach unserer Erfahrung eine prophylaktische Seruminjektion bei positivem *Schick* angezeigt und soll 200—500 A. E. betragen. Um die weiter unten beschriebenen, manchmal schwereren Folgen der wiederholten Seruminjektion zu vermeiden (siehe Serumkrankheit), haben die Autoren Diphtheriesera verschiedener Tierarten zu prophylaktischen Zwecken angeraten (ASCOLI, FRITZ MEYER u. a.). Die Höchster Farbwerke haben ein prophylaktisches Rinderserum (in Abstufungen von 500 I. E.) in den Handel gebracht, gegen welches von verschiedener Seite angeführt wurde, daß es bei Menschen leicht toxisch wirken kann und Kollapse auszulösen vermag. Die diesbezüglichen Untersuchungen von JOCHMANN haben aber diese Befürchtungen nicht bestätigt, so daß er dieses Prophylaktikerserum sehr wohl zu empfehlen vermag. Versuche mit Chlorkalkdarreichung, die NETTER angestellt hat, haben nach seinen Mitteilungen eine Reduktion der Zahl der Serumkrankheiten herbeigeführt, ebenso wie FRIEDBERGER in seinem Vorschlag, bei Reinjektionen eine subcutane Einspritzung geringer Serummengen der Injektion der Hauptmenge vorauszuchicken, was zwecks Bildung antianaphylaktischer Körper geschieht, ein gutes Prophylaktikum gegen die Entstehung der Serumerkrankung erblickt.

Drittens sei der *bakteriologisch-hygienischen* Maßnahmen gedacht, welche vor allem in strenger Isolierung der Kranken, aber auch in der Abscheidung der Diphtheriebacillenträger und Dauerausscheider zu bestehen hätte, Maßnahmen, die trotz eines großen Apparates nicht völlig getroffen werden können. Hierbei sei besonders der Diphtheriebacillenträger und -ausscheider gedacht, welche die Quellen einer Erkrankung werden können, ohne selbst von der Erkrankung befallen zu sein. Für die Entstehung einer Erkrankung sind ja mehrere Momente maßgebend, und zwar 1. die Anwesenheit des virulenten Materiales, 2. die Disposition des Individuums, 3. die Disposition der Haut bzw. der Schleimhaut. Nur wenn alle drei Momente zusammen vorhanden sind, kommt es zu der Erkrankung, woraus die Nichterkrankung von Bacillenträgern bei Fehlen der Disposition des Individuums, d. h. Vorhandensein der nötigen Schutzkörper (negativer *Schick*) oder bei Fehlen der Disposition der Organe (mangelnde Epitheldefekte, Intaktsein der Schleimhaut) ihre Erklärung findet. Die Prophylaxe aber hat gerade auf diese scheinbar harmlosen Affektionen ihr Augenmerk zu richten, da die Entkeimung von Bacillenträgern mit großen Schwierigkeiten verbunden ist. Auch JOCHMANN betont, daß die Verhütung der Bacillenpersistenz bei Diphtherierekonvaleszenten und die Behandlung der Bacillenträger wichtige Fragen bei der Bekämpfung der Diphtherie bedeuten. Wir haben hierbei zwischen rekonvaleszenten Bacillenträgern und den gesunden Bacillenträgern zu unterscheiden, erstere haben eine Diphtherieerkrankung durchgemacht, erscheinen geheilt, tragen aber noch durch Wochen virulentes Material in sich, ohne daß dieses dem mit Schutzstoffen versehenen Träger irgendwie weiteren Schaden zufügen könnte, während letztere Bacillenträger sind, ohne eine Infektion durchgemacht zu haben. Diese Bacillen können hochvirulent sein, ohne bei den Trägern mit Rücksicht auf das Fehlen der oben angegebenen Dispositionen Erkrankung hervorzurufen. Und darin besteht die große Gefahr. SELIGMANN und SCHLOSS haben Säuglinge auf den Gehalt des Nasenschleimes an Diphtheriebacillen untersucht und hierbei gefunden, daß 10% derselben Bacillen enthalten, ohne daß es jedoch bei diesen zu einer Diphtherieerkrankung gekommen wäre (siehe diaplacentar zugekommene Immunität in einer großen Reihe von Fällen). GOEPPERT betont, daß diese Diphtheriebacillenträger während einer Grippeepidemie nicht nur sich verbreiten, sondern auch pathogen zu wirken beginnen. SCHRAMMER weist nach, daß auch in der Schule etwa 10% Diphtheriebacillenträger gefunden werden, ohne daß Diphtherieerkrankungen selbst nachweisbar wären. Hierbei sei eingeflochten, daß CONRADI und SCHANZ die Bacillenträger in Hauptträger und in Nebenträger unterscheiden. Die Hauptträger sind jene, die selbst eine bacilläre Erkrankung durchgemacht haben und auf diese Weise noch Diphtheriebacillen beherbergen, während diese

Autoren jene Träger als Nebenträger bezeichnen, welche Bacillen halten, ohne Diphtherie selbst mitgemacht zu haben oder mit Diphtheriepatienten in unmittelbare Berührung gekommen zu sein. Interessant sind auch die Beobachtungen, daß im Sputum gewisser Patienten, besonders Tuberkulöser, kulturell typische, aber avirulente Diphtheriebacillen ausgeschieden wurden (LIPPMANN: Münch. med. Wochenschr. 1921). Auch KURT MEYER (Über das Vorkommen von Diphtheriebacillen im Auswurf. Med. Klinik 1921) hat Diphtheriebacillen im Sputum vorgefunden, von denen sich einige nicht nur nach morphologischen und kulturellen Merkmalen wie typische Diphtheriebacillen verhielten, sondern auch für das Meerschweinchen als vollvirulent erwiesen. Im übrigen hatte schon SCHÜTZ im Jahre 1908 in einigen Fällen im Sputum von lungentuberkulösen Patienten Diphtheriebacillen gefunden, welche auch im Tierversuch sich als virulent erwiesen. REYE konnte auf Grund einer großen Anzahl von Beobachtungen nachweisen, daß die Ansiedlung von Diphtheriebacillen in den Lungen bei Diphtheriekranken nicht selten ist und daher bei entsprechend disponierten Fällen, wie z. B. Tuberkulösen, um so leichter zu erwarten ist. Daher müssen wir recht wohl KURT MEYER beistimmen, wenn er die Ausscheidung von virulenten Diphtheriebacillen mit dem Auswurf auch in epidemiologischer Hinsicht nicht für gleichgültig hält. „Wenngleich wohl in der Mehrzahl der Fälle die Bacillen auch im Nasenrachenraum nachweisbar sein werden und so für die Erkennung der betreffenden Individuen als Bacillenträger die Untersuchung des Auswurfes sich erübrigen wird, so dürfte doch seine Rolle für die Verstreuung der Bacillen in der Außenwelt nicht zu unterschätzen sein. Auch die Gefahr der Tröpfcheninfektion erscheint bei den hustenden Lungentuberkulösen besonders groß. Vertritt man daher den Standpunkt, daß den Bacillenträgern bei der Bekämpfung der Diphtherie besondere Aufmerksamkeit zu schenken ist, so wird man das Vorkommen der Bacillen im Auswurf nicht unberücksichtigt lassen dürfen." Aus diesen Mitteilungen geht hervor, daß die Akquisition von Diphtheriebacillen mit Rücksicht auf die multiple Lagerung derselben in den verschiedensten Organen nicht schwierig ist, woraus der Prophylaxe gerade in dieser Richtung große und schwierige Aufgaben erwachsen. Es wurden die verschiedensten Mittel zur Bekämpfung der Infektionsquellen versucht:

1. Ausgedehntere Isolierung der rekonvaleszenten Bacillenträger,
2. Injektion abgetöteter Diphtheriebacillen (PETRUSCHKY),
3. multiple lokale Behandlung.

Völlig befriedigende Resultate hat eigentlich keine der lokalen Behandlungsmethoden ergeben, besonders die konservativen Mittel sind ohne durchgreifenden Erfolg. JUSTITZ versuchte es mit Sprayungen und Pinselungen mit Oxycyanat, KÖRNER hat die Tonsillarkrypten mit 5%iger wäßriger Methylenblaulösung behandelt, KLEINSCHMIDT hat aus der Berliner Universitäts-Kinderklinik über Versuche mit Providoform (Tribrom-β-Naphthol) berichtet, HARDING starke Silbernitratlösung ($12-25\%$ig) auf die suspekten Schleimhautpartien aufgetragen. Weder das CITRONsche Verfahren noch die Versuche, durch Ozon eine Entkeimung herbeizuführen, haben befriedigende Resultate ergeben, AMMANN, der Pinselungen gegen Diphtheriebacillenträger für zwecklos bezeichnet, empfiehlt eine Mischung von Ratannhia-Myrrha, die sich ihm bewährt haben soll:

Tinct. Ratannh. 15,0
Tinct. Myrrhae 5,0
Ol. menth. piper. Guttas XII.

(Beitrag zur Bekämpfung der Diphtheriebacillenträger. Schweiz. med. Wochenschr. Jg. 52. 1922.)

Andere schlagen Röntgenbestrahlung der Tonsille vor. PASCHEN hat Versuche mit parenteraler Milchinjektion gemacht, um auf diese Weise eine

Entkeimung der Bacillenträger herbeizuführen, wobei er beobachtete, daß einige Tage nach Einverleibung der Milch unter Fieber und Leukocytose die Entkeimung eintrat. Auch durch interne Darreichung von Hefe hat PASCHEN bei hartnäckigen Ausscheidern gute Resultate erzielt. Interessant ist die Beobachtung der Entkeimung blatterngeimpfter Bacillenträger, deren Bacillen einige Tage nach der Impfung verschwanden, woraus hervorzugehen scheint, daß, da es sich um keine spezifische Einwirkung auf diese Bakterien handelt, die Temperaturen — ähnlich wie bei den Milchinjektionen — die Bacillen zum Schwinden bringen. KRETSCHMER hat die bakterienführenden Tonsillen mittels HANTMANNscher Kugel gequetscht, andere haben hiermit die Kryptenreinigung durch andere Instrumente kombiniert, radikalere die Enukleation der Tonsillen behufs Vernichtung der Keimträgerei ausgeführt. Eine absolute Entkeimung kann durch keine dieser Maßnahmen verbürgt werden, da es erwiesen ist, daß auch stark behandelte Bacillenträger trotz dieser Methoden zu neuen Infektionsquellen wurden.

Die Therapie.

Die von BEHRING eingeführte Serumbehandlung datiert vom Jahre 1894. Jetzt ist ihr Heilwert allgemein anerkannt und alle Stimmen, die einst gegen diese geniale Behandlungsmethode laut wurden, mußten sich durch die endlosen Statistiken, welche keiner weiteren Argumente bedurften, vor der Kraft der Zahlen beugen. Früher, in der Vorserumzeit, war der HENOCHsche Satz wohl richtig, daß leichte Fälle evtl. auch ohne therapeutische Maßnahmen zur Heilung gelangen könnten, gegenüber den schweren Fällen aber, in welchen schwere Intoxikationssymptome auftraten, der Arzt mit seinem ganzen Medikamentenschatz machtlos sei. Seit Anwendung des Serums aber gelingt es — bei rechtzeitigem Gebrauch, bei entsprechend hohen Dosen und entsprechender Wiederholung der Injektionen — auch noch Fälle zu retten, die ohne Serumbehandlung unbedingt zum Exitus kommen müßten. Die Serumbehandlung hilft aber auch, wie zahlreiche Beobachtungen ergeben haben, bei schwereren postdiphtheritischen Lähmungen, also zu einem Zeitpunkt, da die Fixation des Toxins an die lebenswichtigen Zellen bereits ziemlich fest ist und wo es der großen eingeführten Antitoxinkraft schließlich doch gelingt, das Gift von den kranken Zellen loszureißen und zu binden, wodurch der infizierte Körper an Kraft gewinnt und widerstandsfähiger wird. Die Zuführung des Diphtherieserums kann auf drei Wegen erfolgen:

1. auf subcutanem,
2. auf intramuskulärem,
3. auf intravenösem Wege.

Bei leichten Fällen kommt man mit der *subcutanen* Injektion aus, bei schweren Fällen muß *intramuskulär,* bei sehr schweren zumal den hypertoxischen Fällen *intravenös* injiziert werden. Hierbei spielt auch der Zeitpunkt der Injektion eine wesentliche Rolle, denn in jenen Fällen, in welchen große Giftdosen bereits an die Zellen gebunden erscheinen und den Organismus durch Tötung des Leistungskernes bedrohen, müssen sowohl nach den Erfahrungen der Experimentalpathologen als auch nach denen des Klinikers große Dosen dem Körper zugeführt werden, und zwar so rasch als möglich, daß ein Herankommen an die schwer geschädigten Zellen und ein eventuelles Losreisen des Giftes vom Zelleib ermöglicht werde, was am promptesten durch die intravenöse Injektion geschieht. BERGHAUS hat durch Versuche feststellen können, daß der Effekt von 0,08 A. E. bei intravenöser Injektion dem Effekt von 7 A. E. bei intramuskulärer und dem von 40 A. E. bei subcutaner Injektion entspricht, mit anderen Worten: Die prompteste und schnellste Wirkung des Serums erfolgt bei intravenöser

Einverleibung. (Zur Orientierung sei in parenthesie die Definition der folgenden Termini mitgeteilt: Das *Normaltoxin* ist jene Giftmenge, welche in 1 ccm die tödliche Dosis für 100 Meerschweinchen von je 250 g Gewicht enthält. Unter *Normalantitoxin* versteht man jenes Heilserum, von dem 1 ccm genügt, um die Wirkung von 1 ccm Normalgift zu paralysieren. *Antitoxineinheit* (Immunitätseinheit) ist die in 1 ccm Normalantitoxin enthaltene Gegengiftmenge. Ein 1000faches Serum z. B. ist jenes, das in 1 ccm 1000 Antitoxineinheiten enthält.) Was die Serumdosen anbelangt, so stehen auch wir auf dem Standpunkt, der namentlich von amerikanischer Seite propagiert worden ist, im Augenblicke der Gefahr möglichst hohe Dosen dem kranken Leibe einzuverleiben. Bei schweren Fällen ist das wichtigste Postulat: *Früh und viel injizieren!* Fritz Meyers Versuche haben bewiesen, daß große Dosen bei 10—20facher Vergiftung den Tod, die Kachexie, die Herzveränderungen und die schweren Schädigungen im Gefäßnervensystem mit Sicherheit vermeiden lassen. Seine Experimente haben in langen Versuchsreihen bewiesen, daß frühzeitig gegebene hohe Dosen dem kranken Organismus einverleibt werden müssen und daß hierdurch nicht allein die Heilung gefördert, das Leben gerettet werden könne, sondern auch schwerere Folgeerscheinungen hintangehalten, sekundäre Organschädigungen und Nachkrankheiten verhindert werden können. Auch die Untersuchungen von Römer haben ergeben, daß hohe Serumdosen imstande sind, schwere Lähmungen zu vermeiden, kleinere Dosen das Auftreten der Lähmungen zu verzögern vermögen. Die Untersuchungen von Dönitz führten zu dem Resultate, daß je zeitlicher die Injektion gemacht wird, um so leichter die Giftvernichtung erfolge, so braucht man bei Injektion von 15 tödlichen Giftdosen nach 15 Minuten 10 neutralisierende Antitoxindosen, um das Tier zu retten, während nach Injektion von 60 tödlichen Giftdosen keine Antitoxinmenge mehr imstande ist, Rettung zu erzielen. So hat auch die Klinik wiederholt schwere Fälle gangränöser Rachendiphtherie oder schwer toxische Fälle beobachtet, welche auf intravenöse Injektion hoher Serumdosen, die wiederholt ausgeführt wurden, noch zur Genesung gelangten. Postdiphtheritische Lähmungen wurden durch höchste Serumdosen günstig beeinfußt. Im allgemeinen pflegt man bei anscheinend leichten Fällen etwa 2000 I. E. zu verabreichen mit Wiederholung dieser Dose nach einigen Tagen, falls der Prozeß nicht akuterweise zur Ausheilung gelangt. Bei mittelschweren Fällen werden Injektionen von etwa 5000 Einheiten gemacht, bei schweren Fällen 10 000 Einheiten und darüber, bei Larynxcroup sofort hohe Dosen von 8000—10 000 Einheiten, bei hypertoxischen Formen unbedingt intravenös. Die Heilwirkung des Serums und das Bestreben, das Gift mit höchsten Dosen Antitoxin von den Körperzellen loszureißen, ist wichtiger als die evtl. durch anaphylaktische Momente zustande kommende Schädigung gefährlich sein könnte. (Siehe Serumkrankheit.) Sicher sind auch, besonders bei Nervenschädigungen, noch später hohe Antitoxindosen am Platze, erscheint es ja nicht ausgeschlossen, daß von irgendwo im Organismus deponierten Diphtheriebacillen (Bronchien, Lunge, Nasenrachen) Toxin ins Blut übergeht und auch ohne lokalen Prozeß eine Giftigkeit entwickelt, die durch das eingeführte Antitoxin paralysiert werden muß. Aber auch die von Morgenroth erwiesene Reversibilität des Toxins unter gewissen Umständen mag mit den Spätlähmungen in ursächlichem Zusammenhang gebracht werden, weshalb auch von diesem Gesichtspunkte die Niederringung des freien Toxins durch zugeführte hohe Antitoxinmengen geboten erscheint. Valdemar Bie hat in einer vor kurzem aus dem Blegsdamhospital erschienenen Arbeit „Die Antitoxinbehandlung der Halsdiphtherie" (referiert von Franz Wolff) empfohlen, je nach der Schwere des Falles bei Kindern unter 10 Jahren bis zu 160 000 Einheiten zu geben, davon bei Aufnahme ins Krankenhaus 80 000,

12—24 Stunden später 60 000, wieder 12 Stunden später 20 000; von 10 Jahren an bis zu 220 000 Einheiten, davon bei Aufnahme bis zu 100 000, entsprechend später 80 000 und 40 000. Möglichst anfangs 20 ccm intravenös. Auf diese kolossalen Dosen (eine Dosierung, die jedenfalls mit ihren enormen Zahlen einzig dasteht) will BIE seine großen Erfolge bei der Diphtheriebehandlung zurückführen, er vermindert die Sterblichkeit mindest auf ein Drittel der Mortalitätsziffer bei der bisherigen Dosierung (22% gegen 52%) und glaubt Todesfälle infolge von Muskellähmung vollkommen zu vermeiden. Eine Nachprüfung der Anwendung so hoher Antitoxindosen wäre mit Rücksicht auf die mitgeteilten Erfolge wohl dringend anzuraten.

Wie bereits angeführt und die besonderen Untersuchungen von GROER und KASSOWITZ ergeben haben, besteht in vielen Fällen eine natürliche Immunität gegen Diphtheriegift. Ebenso entspricht es den Tatsachen, daß normales Serum nicht vorbehandelter Tiere antitoxische Eigenschaften besitzt, doch erscheint es nicht richtig, dieses normale Serum höher zu bewerten als das Serum diphtheriebehandelter Tiere, wie es BINGEL in einer im Jahre 1918 erschienenen Arbeit „Über Behandlung der Diphtherie mit gewöhnlichem Pferdeserum" (Arch. f. klin. Med. Bd. 125) getan hat. BINGEL behauptet, keinen wesentlichen Unterschied in dem therapeutischen Erfolg mit antitoxischem Serum und mit gewöhnlichem Pferdeserum wahrgenommen zu haben. Er glaubt sogar, dem normalen Serum gewisse Vorzüge nachsagen zu können, wie schnelleres Abstoßen der Beläge, selteneres Auftreten der Lähmungen, der Herz- und Nierenaffektionen. Da derartige Beobachtungen den Erfahrungen langer Jahre völlig widersprachen, haben sich Serologen und Pädiater mit der Überprüfung . der BINGELschen Beobachtungen befaßt, welche Nachuntersuchungen die Unrichtigkeit der obigen Sätze ergaben. So kam JOANNOVICS in seiner Arbeit „Zur Behandlung der Diphtherie mit gewöhnlichem Serum" (Wien. klin. Wochenschr. 1919) zu dem Resultate, daß die BINGELschen Sätze nicht zurecht bestehen und daß man nach wie vor an der antitoxischen Serumtherapie der Diphtherie festhalten müsse, die möglichst früh, möglichst zu Beginn der Erkrankung mit entsprechenden Dosen einzusetzen habe. Auch FEER kam zu demselben Resultate wie JOANNOVICS (Zur Behandlung der Diphtherie mit gewöhnlichem Pferdeserum. Münch. med. Wochenschr. 1919) und glaubt an Fehlerquellen in der BINGELschen Versuchsreihe. BONHOFF und auch S. MEYER kamen dazu, die BINGELsche Auffassung von der Gleichwertigkeit des normalen und antitoxischen Pferdeserums zu negieren, doch betont MEYER, daß, wie ja erwiesen, auch dem normalen Serum antitoxische und antiinfektiöse Kräfte innewohnen. (Experimentelle Studien über den Einfluß des antitoxischen und normalen Pferdeserums auf die Infektion des Meerschweinchens mit lebenden Diphtheriebacillen usw. Münch. med. Wochenschr. 1919.) MEYER hält es mit Rücksicht auf dieses Moment nicht für rationell, die Serummenge durch Hineinpressen möglichst großer Antitoxinmengen in geringe Dosen zu verkleinern, weil durch diese Verringerung der injizierten Serumquantität die dem normalen Serum innewohnenden antibakteriellen Kräfte dem kranken Körper entzogen werden, Kräfte, welche gleichfalls heilbringend sein können. Wenn auch das artfremde Serum anaphylaktische Momente auslösen kann, so sei nicht vergessen, daß ihm auch antitoxische Kräfte innewohnen. ELISABETH HERZFELD hat aus der STRÜMPELLschen Klinik über die Behandlung der Diphtherie mit Pferdeserum berichtet und kommt gleichfalls zu dem Resultat, daß das gewöhnliche Pferdeserum dem antitoxischen bedeutend unterlegen sei. Ihre Schlußsätze lauten daher folgendermaßen: „1. Bei Verwendung von G.P. haften die Beläge länger. Dementsprechend wird wahrscheinlich die Entstehung von Lähmungen und Myokarditis begünstigt. 2. Es treten Lähmungen verhältnismäßig häufig nach ganz leichter Rachendiphtherie auf. 3. Die Herztodesfälle, besonders bei Erwachsenen, mehren sich. 4. Man sieht häufiger als nach Verwendung von A.S. ein Fortschreiten des lokalen Rachenprozesses. 5. Eine sekundäre Rachendiphtherie kann nicht mit Sicherheit verhütet werden." Daher sei eindringlich davor gewarnt, in der Praxis Gebrauch von G.P. zu machen. Dies darf nur in leichtesten Fällen und nur bei Erwachsenen angewendet werden, die man nach FEER auch ganz ohne Serum behandeln kann. Bei den mittelschweren und schweren Formen von Rachendiphtherie, sowie bei Kehlkopfdiphtherie ist die Anwendung von A.S. unbedingt geboten.

Die Serumkrankheit.

Besonderer Besprechung bedarf jene Erkrankung, die im Gefolge von parenteraler Einverleibung artfremden Serums zustande kommt und sich daher auch als Folge von Diphtherieseruminjektionen zeigt: die sog. Serumkrankheit. Bereits in den 90er Jahren kurz nach den ersten Versuchen mit BEHRINGschem Serum wurden Erscheinungen beobachtet, die als Reaktion des Körpers auf das eingeführte Diphtherieserum zu deuten waren, aber irrtümlich dem im Serum enthaltenen Antitoxin zugeschrieben worden sind. Erst die Tierversuche (ARTHUS, THEOBALD SMITH, RICHET u. a) haben den Nachweis erbracht, daß die von JOHANNESSEN in *Christiania* aufgestellte Behauptung, daß nicht das *Antitoxin,* sondern das *Serum* als solches die Ursache der Intoxikationserscheinungen sei, zurecht bestehe. Die Einführung artfremden Serums ist die Ursache der Erkrankung, daher der von den Autoren PIRQUET und SCHICK gewählte Ausdruck: *Serumkrankheit.* Wie wird nun die Entstehung dieser Affektion im Anschluß an die parenterale Einverleibung artfremden Serums erklärt? Wieso wird das an sich doch ungiftige Serum im Augenblicke der Einverleibung in den fremden Organismus toxisch? Die Erklärung ist folgende: Das als Antigen wirkende Serum erzeugt nach der Injektion (in dem zu immunisierenden Körper) Antikörper. Diese brauchen zu ihrer Bildung eine gewisse Zeit, welche als Inkubationszeit bezeichnet wird und mit 8—12 Tagen angegeben wird. In dieser Zeit — also nach etwa 8—12 Tagen — ist der Antikörper gebildet, der mit dem eingeführten Antigen jene toxische Substanz erzeugt, die das Bild der Serumerkrankung hervorruft. Oder: Das durch die Injektion dem fremden Körper eingeführte Serum erzeugt in diesem im Laufe dieser Zeit einen fermentähnlichen Körper, der aus dem artfremden Serum einen Giftkörper freimacht, der die Affektion hervorruft. Die Serumkrankheit, deren Symptome weiter unten beschrieben sein sollen, kann bereits bei der ersten Injektion auftreten, und zwar entsprechend der Entwicklung dieses den Giftkörper aus dem eingeführten Serum freimachenden Fermentes etwa am achten Tage nach der Einspritzung, oder es kommt die Erkrankung erst bei *Reinjektionen* zum Vorschein, wobei PIRQUET und SCHICK je nach der Zeit ihres Auftretens von *sofortiger* und von *beschleunigter* Reaktion sprechen. Man stelle sich vor, daß die Serumerkrankung nach einmaliger Injektion so zu erklären ist, daß am achten Tage, da es eben zur Bildung des Antikörpers im Blute kommt, noch jenes injizierte artfremde Eiweiß (Serum) im Körper vorhanden ist und dadurch dem eben zur Bildung gelangten Antigen (oder fermentähnlichen Produkte) die Gelegenheit gegeben ist, aus dem eingeführten Serum jenen Giftstoff freizumachen, der zur Serumkrankheit führt. Bei der nach Reinjektionen beobachteten Erkrankung, die im unmittelbaren Anschluß an die Injektion auftritt ("sofortige Reaktion"), muß man annehmen, daß die von der ersten (vor Wochen erfolgten) Injektion zur Bildung gekommenen Antikörper *sofort* nach der Reinjektion des gleichen Serums jenen Giftkörper freimachen, während man als *beschleunigte* Reaktion die nach wenigen Tagen auftretenden Krankheitserscheinungen bezeichnet, die mit der stärkeren Überempfindlichkeit (Präparierung durch eine frühere Einspritzung) erklärt werden müssen. Der durch vorhergegangene Injektion erzeugte Zustand besonderer Überempfindlichkeit heißt *Anaphylaxie* (RICHET). Die Autoren unterscheiden zwischen den lokalen Symptomen der Überempfindlichkeit (lokale Anaphylaxie) und den Allgemeinerscheinungen bzw. Fernwirkungen (allgemeine Anaphylaxie), während der Zustand der geänderten Aufnahms- und Reaktionsfähigkeit, in welchen der so vorbehandelte Organismus versetzt wird, als *Allergie* (PIRQUET) bezeichnet wird.

Welche sind nun die Erscheinungen der Serumkrankheit?

Es kommt etwa eine Woche nach der ersten Injektion (oder ziemlich unmittelbar nach der Reinjektion bei einem vorbehandelten Patienten) zu einem urticaria-ähnlichen Ausschlag im Gebiete der Injektionsstelle. Hierzu gesellen sich Lymphdrüsenschwellungen, masern- oder scharlach- oder rötelähnliche Exantheme am Stamme und an den dorsalen Flächen der Extremitäten, Ödeme, die die abhängigen Partien betreffen (Augenlider, Lippen, Gesichtshaut, ähnlich den angioneurotischen Ödemen [QUINCKE]), Gelenkschwellungen und Schmerzen in den Gliedern, manchmal auch Exantheme, welche den weichen Gaumen und die Tonsillen befallen, hier und da auch Albuminurie und Leukopenie. In zwei Fällen habe ich wegen Larynxstenose gespiegelt und beide Male ein gleiches Bild beobachtet: Hochgradige Schwellung der Epiglottis und der aryepiglottischen Falten, deren starkes Ödem jenem bei transitorischem QUINCKE-schen Ödem völlig glich. Das Ödem, das anfangs einen beängstigenden Eindruck machte, schwand innerhalb weniger Stunden völlig.

Kommt es — was zum Glück außerordentlich selten ist — zu schwereren Erscheinungen, dann bieten sie das beunruhigende Bild des *anaphylaktischen Shoks*. So hat DREIFUSS einen Fall beschrieben, wo bei einem siebenjährigen Knaben (Reinjektion) nach Erbrechen, klonischen Krämpfen der Extremitäten, Pulslosigkeit der peripheren Gefäße, Reaktionslosigkeit der Pupillen, dann Bewußtlosigkeit und Atemstillstand eintrat.

Bei solchen Fällen muß man allen Erfahrungen gemäß eine durch besondere Umstände wesentlich gesteigerte Überempfindlichkeit annehmen, die eine starke Überproduktion des in Frage kommenden Giftes bzw. eine kolossale Herabsetzung der Widerstandskraft des betreffenden Organismus zur Voraussetzung hat.

Wie die Tierversuche zeigten, ist es beim Meerschweinchen eine schwere Dyspnoe, die der Ausdruck der schweren Anaphylaxie ist, hervorgerufen durch Krampf der bronchialen Muskulatur; bei Kaninchen ist der Krampf der Lungenvenen, der Ursache des Herzstillstandes ist. Bei Carnivoren ist die Sperrung des Blutabflusses durch die abführenden Lebervenen die Ursache der Leberstauung (ARCY und SIMMONDS, JAFFÉE, MARESCH, PICK u. a.). Die *glatte Muskulatur* der verschiedensten Organe erscheint durch die Chokgifte angegriffen, indem diese in krampfartige Kontraktion versetzt wird. Insbesondere aber ist es die Kontraktion gewisser Muskelpartien in den Venen der verschiedenen Stromgebiete, welche für die Entstehung des Symptomenkomplexes beim Menschen vorwiegend verantwortlich zu sein scheint (MAUTNER und PICK).

Nun wäre die Frage zu beantworten, ob die Serumkrankheit eine Kontraindikation für die Anwendung des Diphtherieserums bilden kann und ob Möglichkeiten gegeben sind, die Erscheinungen bzw. die Häufigkeit dieser Affektion zu mindern?

ad 1. Der Segen der Serumbehandlung der Diphtherie ist durch die vielen tausend Fälle völliger Heilung anerkannt und wird kaum mehr von irgendeinem ernst zu nehmenden Kritiker angezweifelt, so daß die meist geringfügigen

Nebenerscheinungen, die als Folgen der Einführung artfremden Serums zu deuten sind, füglich unberücksichtigt bleiben können.

ad 2. Es ist verständlich, daß kleinere Dosen eingeführten Serums weniger und leichtere Serumerscheinungen hervorrufen werden. Daher ist stets versucht worden, *große Antitoxinmengen* in *geringen Serummengen* zu injizieren, was wohl völlig durch die Anwendung *hochwertigen Serums* gelingt. FRIEDBERGER führt aus, daß bei *außerordentlich langsamer* intravenöser Injektion große Serumdosen anstandslos vertragen werden. Ferner injiziert er zur Erzeugung antianaphylaktischer Körper vor der Hauptinjektion geringe Serummengen, was auch JOCHMANN als richtig anerkennt, indem er vor der eigentlichen Seruminjektion (bei vorbehandelten Fällen, z. B. postdiphtheritischen Lähmungen) etwa $^1/_2$—1 ccm. Diphtherieserum einspritzt. Ein Drittes wäre die Anwendung anderen Tierserums, wie z. B. Rinder- oder Hammelserums, da ja erfahrungsgemäß die zur Bildung kommenden Antikörper nur mit dem entsprechenden Antigen den Giftstoff der Serumerkrankung produzieren. So hat man als *Prophylaktikerserum* Rinderserum genommen (Höchster Farbwerke), um im eventuellen Erkrankungsfalle auf das Pferdediphtherieserum zurückgreifen zu können und vor der Reinjektionserkrankung sicher zu sein.

Auch diese Versuche haben bei verschiedenen Autoren günstige Erfolge zu verzeichnen, doch wird von den Serologen in dieser Richtung gründlich weitergearbeitet und erscheint die Möglichkeit gegeben, mit weiteren Fortschritten in dem Studium anaphylaktischer Forschung die Serumkrankheit völlig aus der Pathologie der Infektionskrankheiten zu verdrängen.

Tracheotomie und Intubation.

Der Luftröhrenschnitt und die von O'DWYER (1885) kreierte Intubation sind die wichtigen therapeutischen Maßnahmen bei stenosebedingendem Larynxcroup. Zunächst seien im nachfolgenden in Kürze die technischen Momente dieser Eingriffe beschrieben und anschließend hieran jene Punkte besprochen, welche als Indikationen und Kontraindikationen besonders in die Wagschale fallen.

Man spricht von Tracheotomia superior und inferior, je nachdem der Schnitt über oder unter dem Isthmus der Glandula thyreoidea gemacht wird.

Tracheotomia superior: Lagerung mit überstrecktem Halse (Rollpolster unter die Schulter). Schnitt in der Medianlinie von der Mitte des Schildknorpels gegen das Jugulum (Abbindung der Vena mediana colli). Spaltung der oberflächlichen Fascie, Linea alba, Horizontalschnitt nach BOSE (Fascia laryngothyreoidea), stumpfes Abpräparieren des Isthmus, Bloßlegung der oberen Trachealknorpel, Palpation der Knorpel mittels Zeigefingers, absolute Reinlegung (CHIARI empfiehlt in diesem Augenblick die Einspritzung einiger Tropfen einer $10^0/_0$igen Cocainlösung durch das Ligamentum anulare in das Lumen der Trachea), Fixation des Larynx mittels scharfen Einzinkers, Hinabziehen des Isthmus der Glandula thyreoidea mittels stumpfen Spatelhakens, Trachealincision, Einführung des Dilatators (LANGENBECK oder TROUSSEAU), Kanüleneinführung.

Tracheotomia inferior: Der Schnitt wird bis zum Jugulum geführt. Linea alba. Stumpfes Tiefenpräparieren mittels zweier anatomischer Pinzetten. Achtung auf den Plexus thyreoideus inferior. Der Spatelhaken hebt den Isthmus nach oben, ein zweiter Haken muß bei Kindern nach unten die nach oben drängende Thymus zurückhalten (Achtung rechts auf die unterste Arteria thyreoidea und Arteria anonyma!), Reinpräparierung der Trachea, Incision, Kanüleneinführung.

Bei Kindern ist die untere Tracheotomie nicht schwer, weil

1. der Abstand der Trachea von der Oberfläche nicht groß erscheint,
2. die Schilddrüse meist nicht vergrößert ist,
3. der Kehlkopf höher steht.

Momente, welche bei der tiefen Tracheotomie der Erwachsenen von Bedeutung sind, so z. B. die geringe Distanz zwischen Isthmus und der Incisura sterni, fallen bei der Kindertracheotomie weg.

Bei manchen Kindern tritt nach Kanüleneinführung die *Apnoe* ein, das Kind atmet einige Zeit nicht, die Reizung auf das Atmungszentrum ist zu gering, es muß künstliche Atmung evtl. Aspiration mittels Schlauch oder Kitzeln der trachealen Schleimhaut die Atmung anregen. War die Stenose vor dem Eingriff sehr hochgradig, dann setzt die Atmung schon manchmal vor der Kanüleneinführung aus, die kolossal erschwerte Atmung (Hilfsmuskeln, Nasenflügelatmen, starkes Heben und Senken des Kehlkopfes) hört auf: die Operation wird wie am Kadaver ausgeführt. Hier heißt es dann schnell und exakt operieren, was gewiß in diesem Zustand viel leichter vor sich geht als bei starker Bewegung des Larynx, worauf nach Eröffnung der Trachea künstliche Atmung eingeleitet wird. Campher, Coffein, Kochsalz. Bei Diphtherie der Trachea, bei der nach Einführung der Kanüle die Atmung nicht frei erscheint oder die eingeführte Kanüle auf den Widerstand tiefsitzender Membranen stößt, muß mittels gebogener Pinzetten das Hindernis entfernt werden oder wird durch das Tracheostoma das bronchoskopische Rohr eingeführt, worauf auf diesem Wege atmungshemmende Membranen entfernt werden.

Nach regulärer Atmung genaueste Blutstillung im umliegenden Gewebe evtl. nach vorhergegangener guter Expektoration. Es erscheint immer vonnöten, sofort nach der Operation die Blutstillung exakt vorzunehmen, um auf diese Weise die unangenehmen, aufregenden Nachblutungen zu vermeiden, da ein Entfernen und Wiedereinführen der Kanüle in den ersten Tagen zwecks Blutstillung bei Nachblutungen mit großen Schwierigkeiten verbunden sein kann, indem die Herausnahme der Kanüle die Atmung wieder erschwert, während beim Liegenlassen der Kanüle die Exaktheit der Blutstillung durch Raumbehinderung leidet.

Bei schweren Fällen von Larynxstenose, wo hochgradige Atembeschwerden vorhanden sind, die Atmung verlangsamt und stridorös erscheint, starke Cyanose des Gesichtes und der Extremitäten auf die Kohlensäureüberladung des Blutes hinweisen, die Fossae supraclaviculares und die Fossa jugularis Einziehungen zeigt, kann die Tracheotomie nach prophylaktischer Intubation auf dem Tubus in typischer Weise ausgeführt werden. Schon FRONZ hat vor Jahren diese Form der Tracheotomie nach primärer Intubation vorgeschlagen und auch CHIARI hat sie für besonders schwere Fälle befürwortet. Für den tracheotomierenden Kinderarzt ist damit gewiß eine wesentliche Erleichterung in der Technik der Operation geschaffen und muß man FRONZ beistimmen, wenn er auf Grund von 600 also gemachten Tracheotomien den Vorteil dieser Methode hervorhebt und meint: „Vor allem braucht die Tracheotomie nicht mehr so schnell gemacht zu werden wie sonst, was speziell bei Neulingen in der Operation von Vorteil ist. Verletzungen anderer Organe, wie das Anschneiden von anschwellenden Venen, Anschneiden des Oesophagus usw. sind ganz ausgeschlossen.“

Der mit der Intubation nicht Vertraute wird bei eminenter Gefahr rasch die *Konikotomie* ausführen evtl. die horizontale Incision in das Ligamentum conicum machen, kleine Kanüle einführen, evtl. elastische Katheter, künstliche Atmung. Bei dieser Operation ist die Komplikation stärkerer Blutung bzw. die Verletzung der Schilddrüse mit starker sekundärer Blutung ziemlich ausgeschaltet (ausgenommen jene seltenen Fälle, bei denen der Lobus pyramidalis bandförmig hoch hinaufragt und das Ligamentum conicum überlagert, was ich übrigens bei Kindern niemals gefunden habe).

Bei der Tracheotomie kann ähnlich wie bei der Intubation, obgleich die Trachea richtig eröffnet ist, die eingeführte Kanüle zwischen Membran und Trachealwand vorrücken, wodurch die Kanüle in eine handschuhfingerförmige oder sackähnliche Höhle zu liegen kommt, weshalb die Stenose gesteigert wird, ja sogar die Atmung völlig sistieren kann. Auch hier muß (ähnlich wie bei der gelungenen Intubation mit verschlechterter Atmung) die Kanüle wieder entfernt und die Tracheoskopie vorgenommen werden, um die Ursache der gesteigerten Stenose zu erkennen und die abgestreiften Trachealmembranen entfernen zu können.

In neuerer Zeit hat O. Franck die Tracheotomia transversa wieder ausgeführt, eine Operation, die schon von altersher bekannt war. Diese Methode des queren Einschneidens in das Ligamentum cricotracheale hat den Vorzug, mit dem Isthmus der Glandula thyreoidea selten in Berührung zu kommen, den Vorteil des leichten spontanen Klaffens des Schnittes bei Rückbeugung des Kopfes, sowie den der leichten Orientierung. Diesen Vorteilen gegenüber führt O. Chiari folgende Nachteile an: Die Trachea wird durch den Querschnitt mehr geschädigt als durch den Längsschnitt und kommt es hier, besonders bei Erwachsenen, durch den Druck der Kanüle leichter zur Nekrose des Knorpels. Leede, Haus, Bohmer u. a. haben daher den queren Hautschnitt als praktisch beibehalten, den Trachealschnitt aber vertikal ausgeführt. Demgegenüber glaube ich, daß besonders wegen der günstigen Gleichlagerung von Haut- und Trachealschnitt und leichterer Blutstillung in dem auf diese Weise auseinandergehaltenen Wundbette die vertikale Schnittführung von Haut und Trachea zu bevorzugen ist.

Die *Intubation*. Das Kind wird fixiert gehalten (Leintuchumwicklung, Fixation des Unterleibes mittels Oberschenkel, der Arme mittels vorne überschlagenen Armes des Wärters, typische Haltung). Einführung des Mundspiegels (O'Dwyer oder besser Whitehead). Der Zeigefinger der linken Hand geht an die Zungenbasis gegen den Kehldeckel und drückt die laryngeale Fläche der Epiglottis nach vorne. Nachfühlendes Einführen des Tubus mittels Intubators. Nach Passage des Kehldeckels Heben des Griffes, um den Tubus vertikal in die Glottis zu senken. Vorsichtiges, aber dezidiertes Einführen notwendig. Herausziehen des Intubators, wobei der Zeigefinger der linken Hand den Kopf des Tubus glottiswärts fixiert hält. Die Atmung wird nach gelungener Intubation und durchgängigem Tubus leichter. Fixierung des Seidenfadens nach außen.

Die O'Dwyerschen Tuben sind vergoldete Metalltuben, die 4—7 cm lang sind und je nach dem Alter des Kindes sechs verschiedene Größen haben. Der kragenartige Kopf kommt auf die Stimmbänder zu liegen, gegen den Ringknorpel zu baucht sich der perforierte Tubus aus. Die Carstensche Modifikation zeigt den Intubator mit dem Mandrin fest verbunden, was der Führung eine wesentlichere Festigkeit verleiht.

Die Bauerschen Tuben zeigen die Ausbauchung tiefer als die O'Dwyerschen und biegen nach rückwärts leicht ab, um der Achse des Luftrohres Rechnung zu tragen. Die Ausbauchung wurde deswegen tiefer angebracht, weil Bauer den Decubitus nach Intubation mit den O'Dwyerschen Tuben auf den Umstand zurückführte, daß der Tubusbauch etwas zu stark an den Ringknorpel gerade an jener Stelle anliegt, an der der Bogen eine leichte Erhebung nach innen zeigt. Carstens hat den hinteren Teil des Tubenkopfes verdicken lassen, Baer läßt bei seinen Tuben den Kopf breiter machen, Thilo versah den Kopf mit einem Gummiüberzug und andere Modifikationen, deren beste die *Ebonittuben* alter O'Dwyerscher Form sind.

Tritt nach der Intubation besseres Atmen ein, läßt man den Tubus 8 bis
10 Stunden liegen, wenn nicht ein plötzliches, bedrohliches Symptom uns
zwingt, denselben zu entfernen. Tritt nach der Extubation allmählich wieder
stärkere Stenose ein, ist Reintubation nötig. So wechselt öfter Intubation

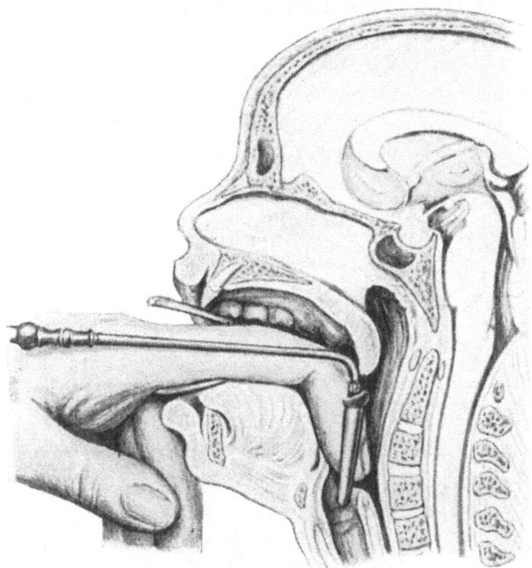

Abb. 10. I. Handgriff bei Intubation.

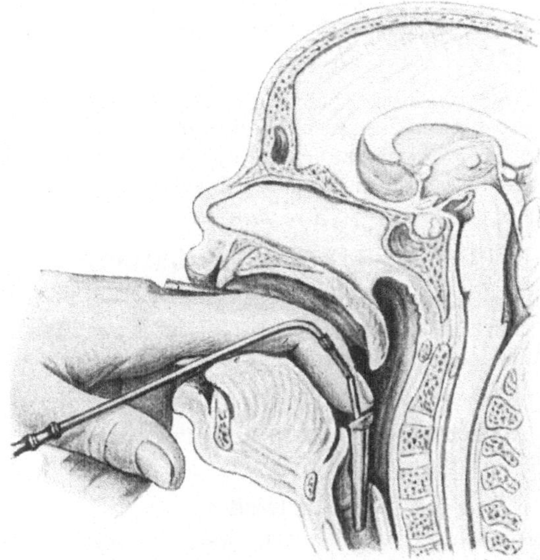

Abb. 11. II. Handgriff bei Intubation.

und Extubation, bis die Stenose beseitigt ist oder bis jener Augenblick eintritt,
da wir zur Erkenntnis kommen, daß der Tubus nichts auszurichten vermag
und schließlich doch die Tracheotomie (die sog. sekundäre Tracheotomie) gemacht
werden muß.

Wir stehen auf dem Standpunkt, nicht zu lange zu intubieren, und wollen etwa 100 Stunden in Summa als obere Grenze gelten lassen, welcher Leitsatz gewiß noch durch andere Momente (Herzzustand, Fieber, Allgemeinbefinden) wesentliche Änderung erfahren kann. Zudem sei nicht vergessen, daß die sekundäre Tracheotomie ungünstigere Prognose gibt als die primäre, da durch das lange Liegen des Tubus, besonders aber auch durch häufiges Wechseln desselben

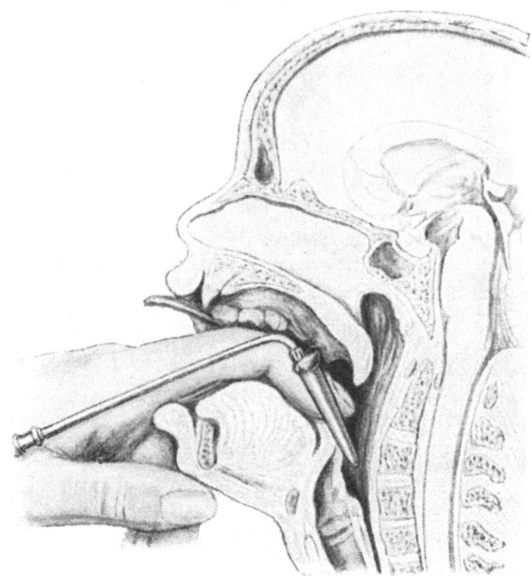

Abb. 12. Falsche Richtung des eingefügten Tubus.

dem Gewebe nicht gleichgültige Schädigungen zugefügt werden können. Auch sei der durch längere Intubation zustande kommenden Drucknekrosen besonders quoad Nachbehandlung Erwähnung getan, da manche Schäden durch vorsichtige und zielbewußte Behandlung wohl vermieden werden können.

Vorzüge der Intubation:

1. Der Eingriff geschieht ohne Anästhesierung,
2. es handelt sich um einen nicht operativen Eingriff,
3. die Nachaffektionen fallen mehr weniger weg.

Kontraindikationen der Intubation:

1. Glottisödem,
2. pharyngeale Dyspnoe höheren Grades,
3. ausgebreitete capilläre Bronchitis, bzw. Pneumonie oder Pleuritis,
4. schlechter Herzzustand.
5. hochgradiger Trismus,
6. Membranbildung in den tieferen Luftwegen (tiefe Tracheal- und bronchiale Diphtherie).

Nicht selten ist man gezwungen, die Extubation vorzunehmen, wenn die Ernährung infolge Unmöglichkeit des Schluckens wesentlich beeinträchtigt

wird. PIENIAZEK leitet die Ernährung bei intubierten Kindern durch Nelaton-
katheter, die eingeölt durch die Nase in den Magen geführt werden, worauf
mittels Glastrichters flüssige Nahrung, besonders Milch mit Eidotter eingegossen
wird. Er glaubt, dieser Form der Nahrungszufuhr es vorzüglich danken zu
müssen, daß er bei diphtheritischen Kindern nach der Intubation nur ausnahmsweise Pneumonie gesehen hat, während sie sonst nicht allzu selten ist und nach
der Auffassung des Autors als Schluckpneumonie aufzufassen wäre. Andere
Autoren haben gegen das schwere Schlucken bei eingeführtem Tubus Schief-
lagerung des Kindes, Klysmaernährung, Schlundsondeneinführung per os u. a.
empfohlen. Doch zwingen trotz dieser Maßnahmen die Nebenumstände nicht
selten zur Extubation.

Hier sei besonders angeführt, daß bei der Intubation üble Zufälle auftreten
können, die im nachfolgenden eigens hervorgehoben werden sollen. Hierzu
gehört vor allem die Gefahr des Tieferstoßens von Membranen, wodurch die
Stenose trotz richtigem Sitzen des Tubus vergrößert wird, ja sogar die Atmung
akuterweise völlig sistieren kann. Hier zwingt die steigende Atemnot zur sofor-
tigen Extubation. Dabei kann es vorkommen, daß sofort nach dem Herausziehen des Tubus (bei genügender Expektorationsmöglichkeit und gutem Herzzustand) die tiefer gestoßene Membran ausgehustet wird und die freie Atmung
wieder eintritt. Es kann aber auch sein, daß der Tubus bei seiner Einführung
auf spastisch kontrahierte Stimmbänder stößt, wodurch ein richtiges Einführen
desselben unmöglich erscheint. HOHLFELD hat vor kurzem in einer Arbeit
„Über die scheinbaren und wirklichen Grenzen der Intubation" geschrieben
und hierbei jene Momente zusammengestellt, die dem erfahrenen Ärzte lange
bekannt sind. So kann es bei der Intubation geschehen, daß der Tubus in einen
handschuhfingerförmigen Raum zwischen Trachealwand und Membran hinein-
gerät, wodurch die Atmung, statt leichter zu werden, wesentlich schwerer wird.
Es kann aber auch geschehen, daß der eingeführte Tubus sich mit Membranen
verstopft und, trotzdem er richtig gesetzt ist, die Stenose gesteigert wird. Zu
kleine Tuben werden allzu leicht wieder ausgehustet, zu große Tuben können
leicht Verletzungen setzen, die subglottische Schleimhaut stark drücken, stärkere
Schwellungen nach der Extubation erzeugen. Von Interesse ist die HOHLFELDsche
Beobachtung, daß die Intubation auch in Fällen capillärer Bronchitis oder
Thoraxrachitis, wo man infolge schlechterer Expektoration eine ungünstige
Beeinflussung bei intubierten Kindern annehmen müßte, da der längere und
engere Weg durch den Tubus ungünstig einwirken sollte, gute Erfolge zeigt.
Schließlich müssen wir noch auf jene Schäden hinweisen, die in die Gruppe der
Kunstfehler einzureihen wären und durch zu große Gewalt, ungeschicktes
Hantieren, mangelhafte anatomische Kenntnisse oder besondere Hast bei
Einführen des Tubus zustande kommen können. Hierbei können nicht nur
Wunden im Glottisgebiete gesetzt werden, welche zu schwereren sekundär
entzündlichen Prozessen führen, ja sogar auch Mediastinitis veranlassen
können, es kann auch zu falschen Wegen kommen, die gleichfalls zu
schweren Folgeerscheinungen führen können. So kennt die Literatur Fälle,
wo der Tubus in valleculares Gebiet hineingedrängt wurde, Verletzungen
im Gebiete des Sinus piriformis sind beschrieben, Verletzungen der Taschenbänder und der Sinus Morgagni mit nachfolgendem subcutanem und
mediastinalem Emphysem und ähnliches. Vorsicht bei Einführung des
Tubus, gute Fixation des Kindes, gutes Mundöffnen, richtige Haltung
des Kopfes (nicht zu starkes Rückbeugen!), Verwenden nicht zu großer
Tuben, keine Gewaltanwendung bei Überwindung des Widerstandes (Glottis-
spasmus) sind die Momente, welche eine Verletzung bei der Intubation vermeiden lassen.

Ich erinnere mich eines Falles, bei dem infolge postdiphtheritischer Stenose eine Tubagierung mit Schroetterschem Hartgummirohre vorgenommen wurde — das Kind zerbiß das Rohr — der proximale Teil fiel heraus, der distale, schief zerbrochene blieb im Larynx sitzen. Die Sache sah außerordentlich kompliziert aus. Ich machte eine Tracheofissur auf dem Hartgummirohr, luxierte dasselbe oralwärts und zog es durch das Tracheostoma heraus. Das Kind verließ genesen das Spital. (Glas: Monatsschr. f. Ohrenheilk. u. Laryngo-Rhinol. 1913.)

Im Anschluß noch einige Worte über die *Decubitalgeschwüre* als Folgezustände der Intubation. Sie sind bei der eigentlichen Diphtherie seit Gebrauch des Serums seltener geworden, finden sich aber häufig bei den Masern- und Scharlachdiphtheroiden. Der häufigste Sitz dieses Geschwüres ist die vordere Kehlkopfwand, dem Ringknorpelbogen entsprechend, und ist auch durch nach hinten abgebogene Tuben und solche, deren Bauch tiefer unten liegt, unter Umständen nicht zu umgehen. Meist ist es der Druck etwas zu großer, längere Zeit liegender Tuben, welcher die Ursache der Erosionen bzw. Nekrosen ist. Kleinere Tuben werden rasch ausgestoßen, größere können leichter zum Geschwüre führen. Aber auch Stimm- und Taschenbänder, die vordere Luftröhrenwand und die Seitenwände können Decubitalgeschwüre aufweisen. Hier kann die Form der Tuben, nicht zu großer Kopf, tiefere Lage der Ausbauchung, leichtes Abbiegen derselben nach hinten, mäßige Länge des Tubus, Wahl nicht zu großer Formen den Prozeß günstig beeinflussen. In seltenen Fällen kann auch der über den Kehldeckel geführte Faden bei zu starker Spannung an dessen laryngealer Fläche eine Furche ziehen, die bei längerem Liegen zu einem Decubitalgeschwür wird. Nicht zu straffes Anspannen des Fadens wird meist auch diese Verletzung zu vermeiden wissen.

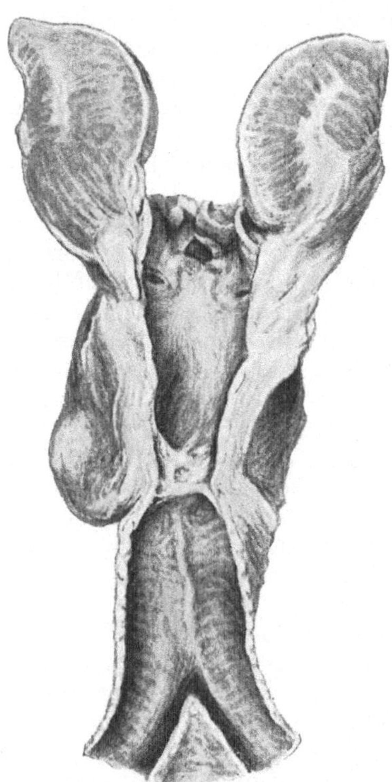

Abb. 13. Narbenbildungen und Trachealstenose nach Diphtherie (Tracheotomie).

Hier sei, da der Frage ein eigenes Kapitel gewidmet ist, nur in Kürze der postdiphtheritischen *Stenosen* gedacht, welche durch lange Intubation (Nekrose und Narbenbildung) oder durch langes Kanülentragen erzeugt werden. Tubenbehandlung, Dilatation von unten, Bougierung ohne Ende, verschiedene Dilatationsinstrumente, Dilatationskanülen, die Flügelbolzenbehandlung (Chiari, Marschik), die Thostsche Dilatationsbehandlung, Tracheo- bzw. Laryngofissur sind die besonderen Maßnahmen, welche die postdiphtheritischen Stenosen zu beseitigen trachten. Ich selbst habe in zwei Fällen völligen Verschlussses ein Kehlkopfmesserchen, das an der hinteren Fläche völlig flach war, so daß eine Verletzung der Pars membranacea, bzw. des Oesophagus ausgeschlossen schien, perforieren lassen, einen dicken Seidenfaden durchgezogen und nun die Narbe durchschnitten. Ein unten eingeführtes, kleines, stumpfes Häkchen leitete den Faden bei der Tracheotomieöffnung heraus, woran sich schließlich die Bougierung ohne Ende anschloß.

Literatur.

(Die *ältere* Literatur ist in den früheren Handbüchern, Handbuch der Infektionskrankheiten, in den Arbeiten von JOCHMANN, MEYER u. a. enthalten.)

ABRAMOW (1): Pathologisch-anatomische Studien über experimentelle Diphtherieintoxikation und Diphtherieimmunität. Zeitschr. f. Immunitätsforsch. u. exp. Therapie, Orig. 1912. — DERSELBE (2): Experimentelle Befunde zur Pathogenese der diphtheritischen Intoxikation. Charkow med. Journ. 1912. — ACHARD: Diphthérie associée. Clin. méd. hôp. Paris Jg. 35. — ADKINS, G.: Diphtheria and hemolitic streptococcus carriers as shown by tonsil sections and growth after enucleation. Southern med. journ. Vol. 15. 1922. — ALDERSHOFF, H.: Untersuchungen über verschiedene Methoden zur aktiven Immunisierung gegen Diphtherie. Niederländ. Zeitschr. Jg. 69. 1925. — AMMANN, R.: Beitrag zur Bekämpfung der Diphtheriebacillenträger. Schweiz. med. Wochenschr. Jg. 52. 1922. ARLOING: Du choc anaphylactique au cours de l'intoxication diphthérique expérimentale. Cpt. rend. de séances de la soc. de biol. Tome 84. — ARMAND, DEL et PIERE: Réaction de SCHICK et Prophylaxie de la diphthérie dans un internat. isolé. Bull. et mém. de la soc. méd. des hôp. de Paris. Jg. 37. — ARMAND-DELILLÉ et PIERRE, LOUIS: Etude de l'immunité diphthérique par l'intradermoréaction à la toxine diphthérique. (Technique de SCHICK, PARK et ŽINGFER.) Rev. internat. de méd. et de chirurg. Jg. 31. — ASAM: Todesgefahr infolge von Anaphylaxie. Münch. med. Wochenschr. 1912. — BACHMANN: Echte Diphtherie und diphtherieähnliche Bacillen im Phagocytenversuch. Zentralbl. f. Bakteriol., Parasitenk. u. Infektionskrankh., Abt. II. Bd. 86. — BACHMANN et DE LA BARRERA: Resultats de la vaccination antidiphthérique chez l'homme. Cpt. rend. des séances de la soc. de biol. 1923. — BAERTHLEIN: Über primäre diphtheritische Lungenerkrankungen. Münch. med. Wochenschrift 1916. — BANZHOF and GREENWALD: Preparation of mixture of diphtheria toxinantotoxin. Arch. of pediatr. Vol. 38. — BARDACH: Elf Jahre Diphtherie an der Infektionsklinik der städtischen Krankenanstalten zu Düsseldorf. Zeitschr. f. Hyg. u. Infektionskrankh. Bd. 91. — BARDY, H.: Le traitement des retrécissements du larynx et de la trachée après la diphtherie. Acta oto-laryngol. Vol. 2, Fasc. 4. — BARIKIME: Etudes sur la réaction entre la toxine et l'antitoxine diphthérique. Zeitschr. f. Immunitätsforsch. u. exp. Therapie, Orig. 1912. — BECKLER and PARKER: Diphtheria carriers among. Massachuetts Scoel children. Journ. of infection. Vol. 29. — BENHAMEAU, E., CAMATTE et FLOQUEZ: Injections intrachnidiennes de sérum antidiphthérique dans la diphthérie maligne. Paris méd. Jg. 13. 1923. — BENNEWITZ: Beiträge zur Diphtheriefrage und deren praktische Bedeutung. Klin.-therap. Wochenschr. Jg. 28. — BERNHARDT: Über Variabilität pathogener Bakterien. Zeitschr. f. Hyg. u. Infektionskrankh. Bd. 79. — BESSAU, G.: Zur Entstehung der paradoxen Diphtheriebouillonreaktion beim Menschen. Zeitschr. f. Immunitätsforsch. u. exp. Therapie, Orig. Bd. 32. — BESSAU, G.: Kritische Bemerkungen zu dem Aufsatz von A. SCHLOSSMANN: Über die Vermeidung operativer Eingriffe (Tracheotomie und Intubation) bei der Behandlung des Croups. Dtsch. med. Wochenschr. Jg. 50. 1924. — BEYER: Über einen Fall chronisch-fibrinöser Entzündung der Trachea, verursacht durch avirulente Diphtheriebacillen. Berlin. klin. Wochenschr. 1912. — BIE (1): Influence du sérum antidiphthérique sur la température du corps. Cpt. rend. de séances de la soc. de biol. Jg. 75. — DERSELBE (2): Serumbehandlung der Rachendiphtherie. Ugeskrift f. laeger. Vol. 83. — DERSELBE (3): Influence de doses maxime de sérum antidiphthérique sur la mortalité dans la diphthére pharyngée. Cpt. rend. des séances de la soc. de biol. Tome 85. — DERSELBE (4): The antitoxin treatment of diphtherie of the throat. Acta med. scandinav. Vol. 56. 1922. — BIEBER (1): Experimentelles zur Diphtherieprophylaxe. Zeitschr. f. Immunitätsforsch. u. exp. Therapie, Orig. Jg. 32. — DERSELBE (2): Über Diphtherieschutzimpfung. Med. Klinik. Jg. 20. 1924. — BIELING: Die praktische Anwendung des Diphtherierinderserums. Münch. med. Wochenschrift. Jg. 68. — BLECHMANN et CHEVALLEY (1): Diphthérie extensive mortelle chez un enfant d'un moi ayant présenté dix jours au-paravant une réaction de SCHICK négative. Bull. de la soc. de pédiatr. de Paris. Jg. 1921. — DIESELBEN (2): L'angine diphthérique chez le nouveau né et dans les premiers mois de la vie. Nourisson. Jg. 10. 1922. — BLECHMANN et STIASSNIE: Diphthérie grave orchiépididymite bilatérale au cours d'accidents sériques. Arch. de méd. des enfants. Tome 24. — BLOOMFIELD: The significance of the bacteria found in the throats of healthy people. Bull. of the Johns Hopkins hosp. Vol. 32. — BLÜHDORN: Unsere Diphtherieerfahrungen 1900/1911. Münch. med. Wochenschr. 1912. — BLUME: Active immunization against diphtheria in a large childearing institution. Americ. journ. of dis. of childr. Vol. 20. — BÖHME, Y. und RIEBOLD: Ein Weg aktiver Schutzimpfung gegen Diphtherie. Münch. med. Wochenschr. Jg. 1871. 1924. — BOESENSELL: Über erschwertes Dekanülement und Diphtherierezidiv. Kiel 1912. — BONHOFF: Über das Vorkommen von virulenten Diphtheriebacillen im Blut und in der Cerebrospinalflüssigkeit des Menschen. Zeitschr. f. Hyg. u. Infektionskrankh. Bd. 67. — BÓKAY (1): Noch einmal die Frage der sekundären Tracheotomie bei intubierten Croupkranken und

neuere Beiträge zur Kenntnis der prolongierten Intubation. Jahrb. f. Kinderheilk. Bd. 93.
— Derselbe (2): Über den Zeitpunkt der Vornahme operativer Eingriffe bei Croup und
meine Resultate mit der Intubation bei Kindern unter zwei Jahren. Dtsch. med. Wochenschrift. Jg. 52. 1926. — Boorstein: Postdiphther. Paralysis. Journ. of the Americ. med.
assoc. Vol. 74. — Botez: Coloration vitale du bacill. de Loeffler par le violet de methyle.
Cpt. rend. des séances de la soc. de biol. Tome 85. — Bourgeois et Aubin: Diphthérie
localisée à aspect gangréneuse. Paralysie unilatérale du voile du palais et du constricteur
supérieur du pharynx du même côté que l'angine. Arch. internat. de laryngol., otol.-rhinol.
et broncho-oesophagoscopie. Tome 3. 1924. — Brodin: Les accidents des injections intra-
veneuses de sérum therapeutique et la possibilité de les attamer par l'adjonction de chlorure
de sodium. Presse méd. Jg. 28. — Bromfenbrenner and Schlesiger: Concerning ana-
phylaxis following the administration of diphtheria antitoxin. Proc. of the soc. f. exp.
biol. a. med. Vol. 18. — Brückner: Die Intubation. Halle 1912. — Browulie: The problem
of the positive throat in diphtheria reconvalescents. Lancet. Vol. 198. — Brügge: Über
Behandlung der Diphtheriebacillenträger im Säuglingsalter mit Yatren. Münch. med.
Wochenschr. Jg. 70. 1923. — Bulloch und Schmorl: Über Lymphdrüsenerkrankungen
bei experimenteller Diphtherie. Beitr. z. pathol. Anat. u. z. allg. Pathol. Bd. 16. — Busch:
Störung nach Erstinjektion von Diphtherieheilserum. Münch. med. Wochenschr. Jg. 67.
— Busson und Loewenstein: Über aktive Schutzimpfung bei Diphtherie. Zeitschr. f.
f. d. ges. exp. Med. Bd. 11. — Dieselben (2): Über Immunisierung mit Diphtherietoxin-
antitoxin. Zentralbl. f. Bakteriol., Parasitenk. u. Infektionskrankh., Abt. II. Bd. 86 u. f.
— Button: The pathol. of toxin to the central nerv. system. Brit. med. journ. Nr. 3154.
— Byard: The Schick test and active immunisation with toxin-antitoxin in private practice.
Arch. of pediatr. Vol. 38. — Byer (Beyer): Diphtheriebacillen im Harn. Münch. med.
Wochenschr. 1918. — Cahem: Störung des Dekanülement bei Thymushyperplasie. Münch.
med. Wochenschr. Jg. 68. — Calhourn: Effect of injection of non specif. protein on
diphtheria virulence test in guinea-pigs. Americ. joun. of dis. of childr. Vol. 21. — Cathoire:
Prophylaxie de la diphthérie par la recherche systematique des porteurs sains de bacilles
de Loeffler vrais. Rev. d'hyg. Tome 34. — Cave: Some properties of Hoffmannsbacillus
et the question of its relationship to the diphtheriebacillus. Journ. of pathol. a. bacteriol.
Vol. 16. — Chevalley, M.: Recherches sur la diphthérie du nouveau-né et du nourisson.
Nourisson. Jg. 11. 1923. — Churchmann: Selection Bacteriostaxis in the treatmen of
infections with gentian violet. Journ. of the Americ. med. assoc. Vol. 74. — Christiansen:
Der Diphtheriebacillus. Bibliotek f. laeger 1924. — Conradi und Troch: Ein Verfahren
zum Nachweis von Diphtheriebacillen. Münch. med. Wochenschr. Bd. 59. — Conradi
und Bierast: Über Absonderung von Diphtheriekeimen durch den Harn. Ein Beitrag
zur Verbreitungsweise der Diphtherie. Dtsch. med. Wochenschr. 1912. — Conradi: Er-
widerung zur Veröffentlichung von Schanz: Die bakteriologische Untersuchung und
Diagnose der Diphtherie. Berlin. klin. Wochenschr. Jg. 57. — Connerth, O.: Zur operativen Behandlung des Diphtheriecroups im ersten und zweiten Lebensjahr. Dtsch. med.
Wochenschr. Jg. 51. 1925. — Crohn: Die Behandlung postdiphtheritischer Lähmungen
durch Heilserum. Münch. med. Wochenschr. Jg. 59. — Cushing, H. B.: Hemorrhagie
diphtherica. Med. clin. of North America. Vol. 7. 1924. — Daré, H., G. Loiseau et A. Laf-
faile: De l'immunisation antidiphthérique par l'anatoxine diphthérique. (Recherches
cliniques et sérologiques.) Bull. et mém. de la soc. méd. des hôp. de Paris. 1924. — Deckert:
Über Diphtheriebacillenträger und ihre Bekämpfung. Dissertat. Greifswald 1921. —
Dellille, A. et Pierre, Louis Marie: La réaction de Schick. Presse méd. 1921. —
Degwitz: Diphtherieschutzimpfung. Münch. med. Wochenschr. 1924. — Denker: Inter-
cricothyreotomie bei bedrohlicher Larynxstenose. Vortrag gehalten in der Versamml.
sächs. Kinderärzte in Halle 1912. — Denks: Über Reaktionen bei Schutzimpfungen gegen
Diphtherie. Dtsch. med. Wochenschr. Jg. 51. 1925. — Dold, K.: Der gegenwärtige Stand
der aktiven Schutzimpfung gegen Diphtherie nach Behring. Dtsch. med. Wochenschr. 1924.
— Dorn, K.: Zur Frage der Diphtheriebehandlung mit normalem Pferdeserum. Berlin.
klin. Wochenschr. 1919. — Douly: Is the prophylactic. use of diphtherie-antitoxin justified?
Public. health reports 1924. — Dreyfuss: Serumtod infolge von Anaphylaxie? Münch.
med. Wochenschr. 1912. — Drigalsky: Zur Epidemiologie und Bekämpfung der Diphtherie.
Berlin. klin. Wochenschr. 1912. — Dunkel, v.: Die Diphtherie vom chirurgischen Standpunkt. Ergebn. d. Chirurg. 1923. — Durand et Guérin: Types de bacilles diphthériques
et epidémiologie. Cpt. rend. des séances de la soc. de biol. Tome 84. — Egleton and Balter:
The virulence of diphtheria-like organismen. A note on the intracutaneous. test. Brit.
med. journ. p. 3152. — Eckstein: Herzmuskeltonus und postdiphtheritische Herzlähmung.
Dtsch. med. Wochenschr. Jg. 47. — Edelstein, H. A.: Diphtheriebacillen auf der Haut
von Säuglingen, zugleich ein Beitrag zur Frage der Ubignität der Diphtheriebacillen. Zeitschrift f. Kinderheilk. Bd. 36. 1923. — Faber: Der Diphtheriekollaps und die diphtherische
Herzerkrankung. Ugeskrift f. laeger. Jg. 83. — Figueira: Bacilles diphthéricmorphes
de l'exsudat pharyngien. Cpt. rend. des séances de la soc. de biol. Tome 84. — Finzi, G.:

Raro caso de paralisi postdifterica. Arch. ital. di otol., rinol. e laringol. Vol. 33. 1922.
— FORBAS und NEWSHOLME: Membranosus rhinitis, its relation to diphtheria and its treatment by autogenous vaccine. Lancet 1912. — FRIEDEMANN, U.: Über chronische Diphtherie einer Lues. Berlin. klin. Wochenschr. 1921. — FREUND, P.: Die Verteilung der Diphtherieschutzkörper zwischen Gewebe und Blutserum bei aktiver und passiver Immunität. (Ein Beitrag zur Frage der echten und scheinbaren Diphtherieschutzimmunität.) Zeitschr. f. d. ges. exp. Med. Bd. 42. 1924. — FROSCH: Die Verbreitung des Diphtheriebacillus im Körper des Menschen. Zeitschr. f. Hyg. u. Infektionskrankh. Bd. 13. — FREIFELD: Über das Vorkommen von Diphtheriebacillen im Harn. Berlin. klin. Wochenschr. 1913. — FUNKHOUSER, P.: Diphtheria carrier. Arch. of pediatr. Vol. 37. — GASTINEL, P.: La prophylaxie de la diphthérie. Bull. méd. Jg. 38. 1924. — GIROU, JEAN: L'impregnation diphthérique dosée par le reflexe oculo-cardiaque. Rev. de laryngol., d'otol. et de rhinol. Jg. 45. 1924. — GIROU: Injections intratracheale de sérum antidiphthérique. Rev. de laryngol., d'otol. et de rhinol. 1923. — GOEDDE: Die Behandlung postdiphtherischer Lähmungen mit antitoxischem Serum. Neurol. Zentralbl. Jg. 39. — GOEPPERT: Beiträge zur Kenntnis der Nasendiphtherie. Monatsschr. f. Kinderheilk., Orig. 1923. — GOLDSCHMIED: Pleuraempyem mit Diphtheriebacillen. Wien. klin. Wochenschr. Jg. 33. — GRAETZ: Über die Verbreitungsweise der Diphtheriebacillen im menschlichen Organismus. Zentralbl. f. Bakteriol., Parasitenk. u. Infektionskrankh., Abt. II. Bd. 84. — GROER: Über Diphtherie und Diphtherieschutzkörper bei Neugeborenen. Zeitschr. f. Kinderheilk. Bd. 25. — GROER und KASSOWITZ: Studien über die normale Diphtherieimmunität. Zeitschr. f. Immunitätsforschung u. exp. Therapie, Orig. Bd. 30 u. f. — GÜNTHER, H.: Die Bedeutung der Sexualdisposition bei der Diphtherie. Zentralbl. f. inn. Med. Jg. 45. 1924. — GROSCHE, MARIA: Zur Behandlung der Diphtheriebacillenträger mit Diphthosan. Klin. Wochenschr. Jg. 1. 1922. — GUTHRIE, G.: Diphtheria carriers. Bull. of John Hopkins hosp. Baltimore. 1920. — HAHN: Über Diphtheriedurchseuchung und Diphtherieimmunität. Dtsch. med. Wochenschr. Bd. 38. — HAMBURGER: Über die Indikation zur Intubation. Münch. med. Wochenschr. Jg. 68. — HARMENING, C.: Zur Kenntnis der Entstehung und Lokalisation diphtheritischer Erkrankungen beim Neugeborenen und Säugling. Dissertat. Greifswald 1919. — HAUSSEN: Neue Beiträge zur Epidemiologie der Diphtherie. Jahrb. f. Kinderheilk. 1924. — HERRMANN, ELSE: Beiträge zur operativen Behandlung der diphtheritischen Larynxstenose im ersten und zweiten Lebensjahre. Jahrb. f. Kinderheilk. Bd. 93. 1920. — HECHT: Postdiphtheritische Herzstörung elektrokardiographisch verfolgt. Sitzungsber. d. Ges. f. interne Med. Wien 1912. — HECKSCHER, HANS: Über unsere Behandlung der Diphtherie in den Jahren 1921—1925. Dtsch. med. Wochenschr. Jg. 52. 1926. — HERTZ: Über Untersuchungen über die SCHICKsche Reaktion bei Kindern. Ugeskrift f. laeger. 1924. — HESSE: Diphtheriebacillen als Sepsiserreger. Dtsch. med. Wochenschr. 1909. — HEYNE, A.: Laryngeal diphtheria. Journ. of the Americ. med. assoc. 1921. — HICKEY, PRESTACE M.: Treatment of diphtheria carriers by means of the Roentgen ray. Americ. journ. of roentgenol. Vol. 9. 1922. — HIGGUET: Quelques remarques au sujet de l'article: Diphthérie et angines de VINCENT. Scalpel. Jg. 76. 1923. — HIRSCH, FRITZ: Die Behandlung der Diphtheriebacillenträger. Zeitschr. f. Rhinol. Bd. 12. 1923. — HIRTZMANN, L.: Les diphthéries bacteriologiques. Rev. de méd. l'est. Tome 51. 1923. — HOFFMANN, V.: Zur Diphtherieschutzimpfung. Schweiz. med. Wochenschr. Jg. 54. 1923 und 1924. — HOGAN, J.: Laryngeal diphtheria. Journ. of the Americ. med. assoc. 1921. — HOHLFELD: Erfahrungen mit der Intubation. Jahrb. f. Kinderheilk. Bd. 91 u. ff. — HÜBSCHMANN: Über Myokarditis und andere pathologisch-anatomische Beobachtungen bei Diphtherie. Münch. med. Wochenschrift 1917. — HÜTTEN: Über Diphtherie der Nasennebenhöhlen und Diphtheriebacillennachweis. Zeitschr. f. Hals-, Nasen- u. Ohrenheilk. 1923. — JACOD, DE: Sur le croup diphthérique à forme foudroyante dans la fievre typhoide. Oedème malin diphthérique du larynx. Acta oto-laryngol. 1921. — JELLINIGG, K.: Tröpfcheninfektion bei Diphtherie? Wien. klin. Wochenschr. Jg. 37. 1924. — KAHN, D.: The treatment of diphtheria carriers by Roentgen-radiation. Americ. journ. of roentgenol. — KASSOWITZ, KARL und B. SCHICK: Neue Wege der Diphtherieprophylaxe. Klin. Wochenschr. Jg. 1, Nr. 5. — KASSOWITZ: Über cutane Hautreaktionen mittels Diphtherietoxin zum Nachweis der Diphtherieimmunität. Wien. klin. Wochenschr. 1929. — KELLY: FRANK L., The administrative value of the viruleuse test for Diphtheriebacill. Journ. of the Americ. med. assoc. 1923. — KER and MC GARVITY: Some observations of the SCHICK test. Lancet 1924. — KETTNER, A. H.: Diphthosanbehandlung von Diphtheriebacillenträgern. Münch. med. Wochenschr. Jg. 71. 1924. — KIRCH, E.: Über das Zustandekommen der Invasion von Diphtheriebacillen in den menschlichen Organismus bei diphtheritischen Affektionen der oberen Luftwege. Zeitschr. f. Kinderheilk. Bd. 32. 1922. — KLEINSCHMIDT, H.: Zur Frage der Wirksamkeit des Diphtherieserums bei Beteiligung des Nervensystems und andere Erkrankungen. Jahrb. f. Kinderheilk. Bd. 76. 1912. — KLOSE, F. und KNAPPE: Ergebnisse der Untersuchungen von Mandelabstrichen diphtheriekranker Kinder vor Zulassung zum Schulbesuch. Münch. med. Wochenschr. Jg. 69. — KLOTZ: Grippe und Diphtherie. Berlin. klin. Wochenschr.

1919. Nr. 18. — Koch, R.: Zur Bedeutung des Vorkommens von Diphtheriebacillen im Harn. Dtsch. med. Wochenschr. Jg. 30. 1912. — Koehn: Zur Frage der operativen Behandlung des Croups bei Säuglingen und Kleinkindern. Dtsch. med. Wochenschr. Jg. 51. 1925. — Kolle:, V. und H. Schlossberger Zur Pathogenität der Diphtheriebacillen. Zeitschr. f. Hyg. u. Infektionskrankh. Bd. 90. — Kraus, R.: Zur Frage der Avidität der Diphtherieantitoxine. Dtsch. med. Wochenschr. Jg. 46. — Kraus, R. und A. Sordelli: Experimentelles zur Frage der Heilwirkung des normalen Pferdeserums bei der Diphtherie. Zeitschrift f. Immunitätsforsch. u. exp. Therapie, Orig. Bd. 31. — Koelschitzky, F.: Säuglinge als Diphtheriebacillenträger. Dissertat. Gießen 1920. — Labbé, R.: Six observation de paralysie diphtherie guérie par la sérotherapie. Arch. de méd. des enfants. Tome 24. — Lange, Hans (1): Die Behandlung der Diphtheriebacillenträger mit Diphthosan. Therap. Halbmonatsschr. Jg. 34. — Derselbe (2): Klinische Erfahrungen mit Flavicid. Dtsch. med. Wochenschr. Jg. 46. — Lavergue et Zoeller: La diphthérieréaktion de Schick dans les paralysies post-diphthériques. Bull. et mém. de la soc. méd. des hôp. de Paris. Jg. 36. — Ledermann, P.: Die chronischen Stenosen des Kehlkopfes und der Luftröhre und ihre Behandlung. Ergebn. d. Chirurg. Bd. 12. — Léorat, M.: Les localisation rares des paralysies diphthériques. Gaz. des hôp. civ. et milit. 1922. — Lereboullet, P. (1): Les idées nouvelle sur la traitement et la prophylaxe de la diphthérie. Paris méd. Jg. 15. 1925. — Derselbe (2): Les paralysies diphthériques. Progr. méd. Jg. 49. 1922. — Derselbe (3): Diagnostic clinique des angines diphthériques. Rev. pract. des maladies des pays chemi. Jg. 1923. — Lereboullet, P. et P. L. Marie: Réaction de Schick et prophylaxie de la diphthérie. Bull. et mém. de la soc. méd. des hôp. de Paris. Jg. 37. — Lesnés: Boutellier et Langeron: Application de la diphthérion-réaction (Schick) à l'étude de l'immunité antidiphthérique passive chez l'enfant. Arch. de méd. des enfants. 1924. — Levis: The relation of virulence to the diphtheria carriers problem. Med. journ. rec. 1924. — Levinson: Einige Versuche über die Schicksche Reaktion und aktive Immunisierung gegen Diphtherie. Ugeskrift f. laeger 1923. — Lichtenstein, St.: Neue Ergebnisse der Diphtherieforschung. Med. Klinik. Jg. 19. 1923. — Lipmann: Über Diphtheriebacillen im Auswurf. Münch. med. Wochenschr. 1921. — Loewenstein, E. Über Immunisierung mit atoxischen Toxinen. Dtsch. med. Wochenschr. Jg. 47. — Loewenthal: Zur Technik der Schickschen Reaktion und der Diphtherieimmunität. Klin. Wochenschr. Jg. 2. 1923. — Mac Intyre D. and Mac Kay: The intravenous injection of antitoxin in diphtheria. Lancet. Vol. 206. 1924. — Mayrhofer: Tröpfcheninfektion bei Diphtherie. Wien. klin. Wochenschr. Jg. 37. 1924. — Méroz, E.: Sérum et paralysies diphthériques tardives. Rev. méd. de la Suisse romande. Jg. 43. 1923. — Meyer, Hans: (1) Über die Behandlung der Diphtherie mit normalem Pferdeserum. Dtsch. med. Wochenschr. Jg. 46. — Derselbe (2): Über die Behandlung der Diphtherie mit normalem Pferdeserum. Dissertat. Leipzig 1920. — Michels und B. Schick (1): Die Intracutanreaktion des Menschen auf Diphtherietoxininjektion als Ausdruck des Schutzkörpergehaltes seines Serums. Zeitschr. f. Kinderheilkunde 1912. — Dieselben (2): Über die Wertbestimmung des Schutzkörpergehaltes menschlichen Serums durch intracutane Injektion von Diphtherietoxin beim Menschen. Zeitschr. f. Kinderheilk. 1912. — Müller, J. und H. Meyer: Diagnostik und Immunisation diphtheriegefährdeter Kinder. Zeitschr. f. Kinderheilk. Bd. 39. — Neubauer, K.: Studien über das Vorkommen von diphtheriebacillenähnlichen Bacillen in kindlichen Lymphdrüsen. Zentralbl. f. Bakteriol., Parasitenk. u. Infektionskrankh., Abt. II. Bd. 86. — Neufeld, L.: Ozaena, chronische Diphtherie und Rachendiphtheroid. Berlin. klin. Wochenschr. Jg. 49. — O'Brien, R. A.: Schick test and the subsequent active immunization. Proc. of the royal soc. of med. Vol. 15. — Ochsenius, K.: Praktische Diphtheriefragen. Münch. med. Wochenschr. Jg. 71. 1924. — Opitz (1): Zur Frage der aktiven Immunisierung gegen Diphtherie. Berlin. klin. Wochenschr. Jg. 57. — Derselbe (2): Zur Frage der aktiven Immunisierung gegen Diphtherie beim Menschen. Jahrb. f. Kinderheilk. Bd. 92. — Derselbe (3): Zur Frage und Behandlung der Nasendiphtherie im Kindesalter. Monatsschr. f. Kinderheilk., Orig. Bd. 21. — Derselbe (4): Immunisierungsversuche gegen Diphtherie beim Menschen. Monatsschr. f. Kinderheilk. 1922. — Derselbe (5): Über moderne Diphtherieprophylaxe. Dtsch. med. Wochenschr. Jg. 48. — Osgood: Intravenous use of diphtheria antitoxine. Journ. of the Americ. med. assoc. 1923. — Osswald, R.: Persistenz der Diphtheriebacillen bei Kindern nach Abheilung einer Rachendiphtherie. Dissertat. Leipzig 1920. — Paneth, L.: Zur Ätiologie der Infektionskrankheiten, besonders der Diphtherie. Zeitschr. f. klin. Med. Bd. 94. 1922. — Park, W. (1): Does a negative Schick test indicate present and future security from diphtherie? Arch. of pediatr. Vol. 38. — Derselbe (2): The degree of immunity to diphtheria insured by a negativ Schick test. Americ. journ. of dis. of childr. Vol. 22. — Derselbe (3): The prevention of diphtheria. New York state journ. of med. Vol. 20. — Derselbe (4): A compairison between the amount of diphth. developing among. 90 000 children who had been tested by the Schick test and if positive, injected with toxin-antitoxin and 90 000 nutreated children. Transact. of the assoc. of the Americ. physic. Vol. 37. — Derselbe (5): The use of the Schick test and the toxin-antitoxin injection in the prevention of diphtheria. New York state journ. of med. Vol. 23. 1923. — Pesch, X. und Zschokke: Versuche über Verdrängung von Diphtheriebakterien durch Colibakterien in der Nase von Keimträgern. Münch. med. Wochenschr. Jg. 69. — Petruschky: Erfolgreiche Versuche zur Entkeimung von Bacillenträgern durch aktive Immunisierung und deren hygienische Konsequenzen. Dtsch. med. Wochenschr. Jg. 38. 1912. — Pfaundler: Zur Serumbehandlung der Diphtherie. Münch. med. Wochenschr. 1921. — Pockels, V.: Diphtherieimmunisierung per os. Klin. Wochenschr. Jg. 4. 1925. — Ponce de Leon: Die Diphtherieprophylaxe. Arch. lat. Americ. de pediatr. 1923. — Pogacnik, J.: Diphtherie und Tracheotomia inferior. Wien. med. Wochenschr. Jg. 74. 1924. — Port, F.: Über Diphtheriebacillen im Auswurf. Münch. med. Wochenschr. Jg. 68. — Rall, G.: Verlauf, Nachkrankheiten und Mortalität von Diphtherie Erwachsener bei Anwendung kleiner und großer Antitoxindosen. 1900—1919. Med. Klinik Jg. 16. — Ramon, G.: Sur les propriétés de l'anatoxine diphthériques. Presse méd. Jg. 32. 1924. — Reiche, F. (1): Masern und Diphtherie. Med. Klinik Jg. 19. 1923. — Derselbe (2): Verleiht die Diphtherie Immunität? Münch. med. Wochenschr. Jg. 71. 1924. — Derselbe (3): Über die Vermeidung operativer Eingriffe bei der Behandlung des Croups. Med. Klinik Jg. 21. 1925. — Renault et Lévy: De la resistance à l'immunisation antidiphthérique controlée par la réaction de Schick. Bull. de la soc. de pédiatr. de Paris. Jg. 19. — Reye, E.: Über das Vorkommen von Diphtheriebacillen in den Lungen. Münch. med. Wochenschr. Jg. 59. 1912. — Riebold, J.: Der gegenwärtige Stand der Diphtheriefrage. Münch. med. Wochenschr. Jg. 70. 1923. — Rohmer, P.: Neuere Untersuchungen über den Diphtherieherztod. Jahrb. f. Kinderheilk. Jg. 76. 1912. — Rohmer, P. et R. Lévy: L'immunization active contre la diphthérie, ses méthodes et ses resultats. Arch. de méd. des enfants. Tome 24. — Rominger, E.: Über Diphtherie und Diphtherieschutz bei Neugeborenen. Zeitschr. f. Kinderheilk. Bd. 28. — Rosenbaum, S.: Postdiphtheritische Gaumensegellähmung im Säuglingsalter. Monatsschr. f. Kinderheilk. Bd. 23. — Ross, V.: The use of toxin-antitoxin in the prevention of diphtheria. Journ. of the Michigan state med. Vol. 21. — Roubinowitsch, J., G. Loiseau et Laffaille: Immunisation antidiphthérique chez l'enfant avec l'anatoxine diphthérique. Bull. et mém. de la soc. méd. des hôp. de Paris. Jg. 40. 1924. — Sachs, H.: Treatment of diphtheria by intravenous injections of diphth.-antitoxine. Journ. of the Michigan state med. soc. Vol. 21. — Schäfer, F.: Über selten vorkommende Stenosen im Kindesalter und ihre Behandlung. Arch. f. Kinderheilk. Bd. 68. — Schantz, F.: Der echte Diphtheriebacillus. Berlin. klin. Wochenschr. Jg. 58. — Schelble: Ist bedeutende Verringerung der Todesfälle an Diphtherie im Kindesalter möglich? Monatsschr. f. Kinderheilk., Orig. 1923. — Schelche: Zur Behandlung der Diphtheriebacillenträger mit Diphthosan. Klin. Wochenschr. Jg. 1. — Schick, B. (1): Über Diphtheriediagnose. Wien. med. Wochenschr. Jg. 72. — Derselbe (2): The prevention and control of diphth. Boston med. a. surg. journ. Vol. 188. 1923. — Schick, B. und Magyas: Über Diphtherietoxin, Intracutanreaktion beim Menschen. Vortrag in der dtsch. Ges. f. Kinderheilk. 1912. — Schlossmann, A.: Über die Vermeidung operativer Eingriffe (Tracheotomie und Intubation) bei der Behandlung des Croups. Dtsch. med. Wochenschr. Jg. 50. 1924. — Schoedel, J.: Diphtheriebacillen in der Nase der Neugeborenen und älterer Säuglinge. Jahrb. f. Kinderheilk. Bd. 96. — Schugt: Zur Frage der Nasendiphtherie bei Säuglingen. Münch. med. Wochenschr. 1923. — Schürer, J.: Über die Pathogenese der Dauerausscheider und Bacillenträger. Berlin. klin. Wochenschr. Jg. 57. — Schwenkenbecher, A.: Über das Diphtherieserum und die Serumbehandlung der Diphtherie. Berlin. klin. Wochenschr. Jg. 58. — Seifert, E.: Erfahrungen mit der Tracheotomia inferior bei kindlicher Larynxdiphtherie. Zentralbl. f. Chirurg. Jg. 49. — Seligmann und Schloss: Beiträge zur Epidemiologie und Klinik der Diphtherie. Zeitschr. f. Kinderheilk. 1912. — Siegert, F.: Zum Problem der Diphtherieübertragung. Ergebn. d. inn. Med. Bd. 24. 1923. — Spitzner, R.: Die Prophylaxe und Behandlung der Diphtheriebacillenträger im Säuglingsalter. Jahrb. f. Kinderheilk. Bd. 96. — Stewart, Hary: Ultraviolett rays in diphtheria carriers. Americ. journ. of electrotherap. and radiol. Vol. 41. 1923. — Stupka, W.: Die Diphtherie der Speiseröhre und ihre Folgezustände. Zeitschr. f. Chirurg. Bd. 170. — Szontagh, F.: Anaphylaxie, Diphtherie und Larynxcroup. Orvosi Hetilap. Jg. 64. — Thomas, E.: Das leukocytäre Blutbild diphtheriekranker Kinder und dessen Beziehung zur Prognose. Dissertat. Leipzig. 1912. — Thomson, Ch. (1): Removal of diphtheria exsudats from the larynx. Journ. of the Americ. med. assoc. Vol. 78. — Derselbe (2): Acute stenotic laryngitis simulating laryngeal diphtheria. Journ. of the Americ. med. assoc. Vol. 78, p. 16. — Tilley, Herb.: The rôle of the tonsils in certain cases of diphtherica carriers. Journ. of laryngol. a. otol. Vol. 36. — Tron, G.: Sulle forme di adenopathia tracheobronchiale simulante il crup difterico. Policlinico, sez. prat. Jg. 29. — Trump, J.: Spätintubation und Probeextubation. Münch. med. Wochenschr. Jg. 68, Nr. 15. — Tumperer, J.: The Schick test. Med. clin. of North America. Vol. 3, Nr. 6. — Urbantschitsch, E.: Über einen Fall von Dauerausscheidung von Diphtheriebacillen durch mehr als 14 Jahre. Wien. med. Wochenschr. Jg. 71. — Uy, Charlotte: Geheilter Fall eines durch Intubation verursachten falschen Weges (Fausse route). Jahrb. f. Kinderheilk. Bd. 99. — Vargas, M.: Die (ohne zwingenden Grund) im Jahre 1919 an Diphtherie gestorbenen 3000 spanischen Kinder. Med. de los ninos. Vol. 22 (spanisch). — Veau, W.: Un nouvel intubateur de Moreaux. Bull. de la soc. de pédiatr. de Paris 1912. — Vernieuve (1): La réaction de Schick et la vaccination à l'aide du melange toxin-antitoxine dans la rhinite diphthérique. Rev. de laryngol., d'otol. et de rhinol. Jg. 43. — Derselbe (2): Le traitement de la diphthérie soulève encore pour le clinicien de multiples problemes. Rev. de laryngol., d'otol. et de rhinol. Jg. 46. 1925. — Derselbe (3): De la conduite à tenir vis-à-vis des porteurs de germes diphthériques. Rev. de laryngol., d'otol. et de rhinol. 1923. — Vincent, Piloà et Zoeller: Sur l'intodermoréaction à la diphthérotoxine. Cpt. rend. des séances de la soc. de biol. Tome 86. — Vogel, C.: Einige Erfahrungen über Einspritzung von Diphtherietoxin und Antitoxin. Ugeskrift f. laeger. Jg. 85. 1923. — Ward, Gl.: The Schicks reaction: a clinical test for the determination of susceptibility to diphtheria. Brit. med. journ. Nr. 3156. — Wauschkuhn, F.: Über das Vorkommen von echten Diphtheriebacillen bei Gebärenden und Neugeborenen. Zentralbl. f. Gynäkol. Jg. 44. — Wassermann, A. und Ficker: Über die Verwendung von frischem unabgebautem Toxin zur Herstellung und Prüfung von Diphtherieantitoxin. Zeitschr. f. Hyg. u. Infektionskrankh. Bd. 96. — Weawer, G. (1): Immunization against diphtheria with toxin-antitoxin mixtures. John Mc Cormik institut of infect. Chicago. Illinois med. journ. Vol. 40. — Derselbe (2): Diphtheria carriers. Journ. of the Americ. med. assoc. Vol. 76. — Weil, Hallé et Pierre-Paul Lévy: Accidents sériques accompagnés de troubles cardiaques après une diphthérie benigne. Bull. et mém. de la soc. des hôp. méd. de Paris. Jg. 37. — Weil: Voie d'introduction et dosologie du sérum antitoxique dans le traitement de la diphthérie. Bull. et mém. de la soc. méd. des hôp. de Paris. Jg. 36. — White, B.: The Schick test and immunisation with diphtheria toxin-antitoxin. Boston med. a. surg. journ. Vol. 184. — Wennerberg: Über die Dosierung von Diphtherieserum. Acta med. scandinav. 1923. — Werdt, F.: Die Prophylaxe der Diphtherie. Schweiz. med. Wochenschr. Jg. 52. — Widowitz, P.: Die Leistungsfähigkeit der konservativen Behandlung der Larynxdiphtherie. Arch. f. Kinderheilkunde. Bd. 70. — Wolff, E.: Experimentelle Untersuchungen über die Nierenveränderungen bei Diphtherie. Klin. Wochenschr. Jg. 1. — Wood, D.: The isolation of diphtheria bacilli. Brit. med. journ. p. 3146. — Zingher, A. (1): Influence of Variolois in diphtheria-toxin content in Schick outfits. Journ. of the Americ. med. assoc. Vol. 75. — Derselbe (2): Practical applicators and uses of the Schick test. Joun. of the laborat. a. clin. med. Vol. 6. — Derselbe (3): Diphtheria preventive work in the public scools of New York city. Arch. of pediatr. Vol. 38. — Derselbe (4): The Schick test. Standardisation of diphtheria-toxin for the test and of heated diphtheria-toxin for the control methode of diluting the toxin. Journ. of the Americ. med. assoc. Vol. 78. — Derselbe (5): Results of active Immunization with diphtheria toxin-antitoxin in the public scools of New York city. Journ. of the Americ. med. assoc. Vol. 78. — Derselbe (6): The Schick test emploied in more than 150 000 children in New York. Americ. journ. of dis. of childr. 1923. — Zoelch, Ph.: Über Diphtherieschutzimpfung. Zeitschr. f. ärztl. Fortbild. Jg. 22. 1925. — Zoeller, Chr. (1): Les paralysies diphthérique. Rev. gén. de méd. Jg. 40. 1923. — Derselbe (2): Sur l'allergie diphthériques. Gaz. des hôp. civ. et milit. Tome 97. 1924. — Zollinger, W.: Experimentelle Untersuchungen über die Virulenz der Diphtheriebacillen. Schweizer med. Wochenschr. Jg. 53. 1923.

7. Die Tuberkulose der oberen Luftwege[1].

Von

Edmund Meyer-Berlin.

Mit 31 Abbildungen.

I. Vorbemerkungen.

Daß die Tuberkulose eine übertragbare Krankheit ist, war den Ärzten schon lange bekannt. Morgagni hielt die Phthise für ansteckend, Laennec beobachtete Leichentuberkel nach der Sektion tuberkulöser Leichen, Klemke (1843) und Villemin (1865) wiesen experimentell die Übertragbarkeit der Tuberkulose nach. Cohnheim und Salomonsen gelang die Impfung in die vordere Augenkammer des Kaninchens. Ersterer stellte 1879 den Satz auf: „daß alles zur Tuberkulose gehört, dessen Übertragung auf geeignete Versuchstiere Tuberkulose hervorruft, nichts, dessen Übertragung wirkungslos ist". Man kannte die Übertragbarkeit der Tuberkulose aber *nicht* den Träger der Infektion, bis Robert Koch am 24. III. 1882 in der physiologischen Gesellschaft zu Berlin den Satz aussprechen konnte, „es ist mir gelungen, den Erreger der Tuberkulose zu finden". Damit war die ganze Tuberkuloselehre auf eine neue, gesicherte Basis gestellt. Wir wissen jetzt, daß alle diejenigen Erkrankungen zur Tuberkulose zu rechnen sind, die durch den Kochschen Bacillus hervorgerufen werden. Sein Nachweis gelingt allerdings nicht immer. Bei der offenen Tuberkulose findet er sich in $96^0/_0$ der Fälle im Sputum mitunter in großen Mengen, mitunter so spärlich, daß es der verschiedenen Anreicherungsverfahren mit Natronlauge, Antiformin und des Zentrifugierens usw. bedarf, um einige wenige Exemplare aufzufinden. Bei der geschlossenen Form ist er auch in der Lunge vorhanden, ebenso in den Infiltraten und den Ulcerationen der oberen Luftwege, bei denen der Nachweis im Gewebe oder im Abstrich sehr schwierig sein kann. In manchen Fällen liefert nur die Tierimpfung (vordere Augenkammer des Kaninchens) ein sicheres Resultat.

Der *Tuberkelbacillus* ist ein $^1/_4$—$^1/_2 \mu$ langes, unbewegliches, schlankes, säurefestes Stäbchen, in dem sich nicht selten Körnchen finden, mitunter sieht man an Stelle der Bacillen Körner (Much), die nach Ziehl nicht färbbar sind, sondern nur eine modifizierte Gramfärbung annehmen. In der Kultur auf Rinderserum mit $2^1/_2{}^0/_0$ Glycerin wächst der Tuberkelbacillus nur sehr langsam, das Temperaturoptimum ist 37—38°, über 40 und unter 30° hört das Wachstum auf. Der Tuberkelbacillus besitzt ein großes Sauerstoffbedürfnis. Hierdurch, durch seine Anforderungen an die Temperatur und den Nährboden und durch sein langsames Wachstum ist seine Vermehrung außerhalb des Körpers ganz unbedeutend.

In der Kultur stirbt der Tuberkelbacillus allmählich ab, nach $^1/_2$ Jahr gelingt die Überimpfung auf Tiere meist nicht mehr, während im angetrockneten Sputum die Virulenz viele Monate erhalten bleibt.

In morphologischer Beziehung dem Tuberkelbacillus sehr ähnlich verhalten sich eine ganze Reihe anderer Mikroorganismen. Ein Teil derselben ruft eine der wirklichen Tuberkulose sehr ähnliche Erkrankung hervor (Bacillus der

---

[1] Manuskript abgeliefert am 17. 9. 1923.

Perlsucht, der Vogel-, Fisch- und Blindschleichentuberkulose), die anderen wie der Bacillus des Smegma, der Lungengangrän, der Butter, der Milch und andere werden unter dem Namen *Pseudotuberkelbacillen* zusammengefaßt, sie haben das Gemeinschaftliche, daß sie in der Kultur auf Glycerinagar je nach der Art verschieden intensiv gelben Farbstoff erzeugen, und daß sie sich hierdurch und durch das verschiedene Wachstum der Kulturen von den echten Tuberkelbacillen und untereinander unterscheiden.

Wir unterscheiden *vier Typen von Tuberkulosebacillen* nach ihrer Herkunft, die sowohl in ihrem Kulturverhalten als auch besonders in ihrer Pathogenität gegenüber verschiedenen Tieren weitgehende Unterschiede aufweisen. Es ist noch nicht sichergestellt, ob es sich bei den vier Typen um verschiedene Arten handelt, oder ob sie nur Varietäten des gleichen Bacillus darstellen. Die Typen sind: 1. *Typus humanus.* Meerschweinchen und Affen sind für ihn sehr empfänglich, während seine Virulenz für Kaninchen gering ist, Rinder erkranken nur bei intravenöser Injektion großer Mengen, Schweine, Schafe und Katzen sind gar nicht, Ziegen und Hunde wenig empfindlich. 2. *Typus bovinus.* Er ist für Meerschweinchen, Kaninchen, Rinder, Schweine, Katzen und Affen viel virulenter als der menschliche, während Hunde, Ratten und Mäuse minder empfänglich für ihn sind. 3. *Typus gallinaceus* ist hauptsächlich virulent für Hühner, Mäuse und Kaninchen, Meerschweinchen besitzen gegen ihn eine größere Widerstandsfähigkeit als gegen 1 und 2. 4. *Bacillus der Kaltblütertuberkulose.* Bei Kaltblütern kommen Erkrankungen vor, die eine gewisse Ähnlichkeit mit der menschlichen Tuberkulose haben. Der in solchen Fällen nachweisbare Bacillus verhält sich dem Tuberkelbacillus ähnlich in bezug auf sein Aussehen. In der Kultur wächst er bei 25°, bei Bruttemperatur stirbt er ab. Die Frage, ob es sich um einen Saprophyten handelt oder um den Erreger einer echten Kaltblütertuberkulose ist nicht entschieden. Nach einigen Autoren soll eine Anpassung des Bacillus an höhere Temperaturen gelingen.

Die wichtigste Frage für uns ist die der Identität des Typus humanus und bovinus. Koch hielt beide bis zum Jahr 1901 für identisch, auf dem Londoner Kongreß erklärte er sie aber für verschieden, während Behring 1903 für die Identität beider Typen eintrat und die Infektion der Säuglinge durch die Milch für die wichtigste Ursache der menschlichen Tuberkulose erklärte. Wenn sich diese Ansicht auch nicht als durchaus richtig erwiesen hat, so dürfte es doch als feststehend angesehen werden, daß der Typus bovinus nicht harmlos für den Menschen ist; sind doch zweifellose Fälle mitgeteilt, bei denen eine Übertragung vom Rind auf den Menschen stattgefunden hat. Häufig scheint es allerdings nicht vorzukommen, da unter 732 Fällen, von Lungentuberkulose die H. Kossel zusammengestellt hat, nur 3 mit Typus bovinus sind, ein 4. mit einer Mischinfektion von bovinus mit humanus. Möglich wäre es, daß das seltene Vorkommen des Bovinus beim Menschen durch eine Umwandlung in den Humanus zu erklären wäre, die aber noch nicht einwandfrei festgestellt ist; häufig ist sie sicher nicht.

Infektionsweg. Uns interessiert hier nicht die Frage, wie die Infektion des Organismus mit Tuberkulose zustande kommt, sondern nur die, auf welchem Wege die Bacillen in die oberen Luftwege eindringen. Daß sie von *außen*, in den Organismus hineingelangen können, ist unbestritten. Am häufigsten führt die *Inspirationsluft* die Infektionskeime mit sich. Cornet sieht in dem eingetrockneten, verstäubten Sputum die wichtigste Ansteckungsquelle, während Flügge und B. Fränkel der Tröpfcheninfektion eine nicht minder wichtige Rolle zusprechen. Nach den Untersuchungen von Strauss ist die Tröpfcheninfektion beim Husten — sog. Bronchialtröpfchen — unbestritten, während sie beim Sprechen — Mundtröpfchen — nicht sicher ist; nur bei einer tuberkulösen Erkrankung der vorderen Mundpartie besonders am vorderen Zahnfleisch und den Lippen erkennt er diese Gefahr in beschränktem Maße an, da die Flugfähigkeit der Mundtröpfchen außer bei harten Konsonanten 20—30 cm nicht übersteigt.

Die *Infektion durch die mit der Atmung eingeführten Keime* kommt eigentlich nur für die Nase, den Nasenrachen und den Kehlkopf in Frage. In der Nase scheint sie recht selten zu sein, ist doch die Nase als Anfang des Respirationstraktes besonders reich mit Schutzeinrichtungen versehen. Schon die Vibrissae halten einen Teil der der Einatmungsluft beigemischten groben korpuskulären Elemente zurück, die in die Nasenhöhle selbst hineingelangten Keime werden auf der Schleimhaut abgelagert, durch das Nasensekret, dem von einigen Autoren bakterizide Eigenschaften zugesprochen werden, unschädlich gemacht und dann durch die Flimmerhärchen der Epithelien oder durch Schneuzen und Niesen wieder herausbefördert. Nur wenn sehr große Mengen von Bacillen eingeatmet werden, oder wenn der Epithelüberzug durch pathologische Prozesse verändert ist, können sie eindringen und tuberkulöse Affektionen herbeiführen.

Häufiger scheint die Infektion im Nasenrachen auf diesem Wege zustande zu kommen. Die mit der Einatmungsluft mitgerissenen Tuberkelbacillen finden auf und in dem lymphatischen Gewebe der Rachentonsille einen geeigneten Nährboden, sie dringen in das subepitheliale Gewebe und finden dort günstige Lebensbedingungen. In zahlreichen Fällen kommt es zur Entwicklung einer mitunter lange latent bleibenden Tuberkulose, seltener entsteht eine ohne weiteres erkennbare Erkrankung.

Für die übrigen Bestandteile des lymphatischen Rachenrings, die Gaumenmandeln, die Zungentonsille und die Granula der hinteren Pharynxwand spielt die Luftinfektion keine oder nur eine sehr untergeordnete Rolle, bei ihnen handelt es sich meist um mit den Speisen eingeführte Bacillen (Fütterungstuberkel) oder um auf dem Lymphwege von der Nase aus eingedrungenen Keime.

Für die Nase kommt noch ein besonderer Infektionsträger in Betracht, der kratzende, mit infektiösem Material beschmutzte Fingernagel. Häufig sehen wir den ersten tuberkulösen Herd — gewöhnlich unter der Form des Lupus — bei einem bis dahin gesunden Menschen am vorderen Abschnitt des Septum, seltener am vorderen Ende der unteren Muschel. Meist handelt es sich um Patienten, die an einer Rhinitis sicca anterior leiden (ROCKENBACH, RIBARY u. a.), sie versuchen die vorn an der Scheidewand sitzenden Borken mit dem Finger abzulösen, beim Abreißen entsteht ein oberflächlicher Epithelverlust, in den sie die unter dem Nagel sitzenden Bacillen einimpfen. Auf die Möglichkeit einer Infektion mit infizierten Taschentüchern haben BAGINSKY und SCHECH hingewiesen.

Am häufigsten entstammen die die oberen Luftwege infizierenden Keime dem Organismus selbst. Das tuberkelbacillenhaltige Sputum wird aus der Lunge nach oben befördert, es bleibt längere Zeit an einer Stelle, besonders der hinteren Kehlkopfwand liegen. Durch oberflächliche Epithelverluste, aber auch durch die unverletzte Schleimhaut können die Bacillen in die Tiefe eindringen. Nach HERYNG und MORITZ SCHMIDT erfolgt die Infektion häufig durch die Drüsenausführungsgänge, nach E. FRÄNKEL können die Bacillen aber auch das intakte Epithel durchwandern, in den meisten Fällen dürften ganz oberflächliche Läsionen der Schleimhaut den Bacillen den Weg ebnen. Kleine harte Bestandteile in den Bissen und zu heiß genossene Speisen verursachen Epitheldefekte besonders am Velum, der Uvula, dem freien Rand der Epiglottis und dem lymphatischen Rachenring; an ihnen, ebenso wie an größeren Ulcerationen, besonders den syphilitischen, bleiben die Tuberkelbacillen haften, sie dringen in die Tiefe und führen zu tuberkulösen Erkrankungen.

Endlich können die Bacillen durch die Blut- und Lymphbahn in die oberen Luftwege eingeschwemmt werden, ein Infektionsmodus, der besonders bei der akuten Miliartuberkulose zur Beobachtung kommt. Am häufigsten konnten wir dies in der ersten Tuberkulinperiode beobachten, als mit großen Dosen gearbeitet wurde. Wir sahen dabei häufig den Durchbruch von tuberkulösen Herden in das Gefäßsystem und eine Überschwemmung des Organismus mit virulenten Bacillen.

Die *Hauptinfektionsquelle* für Tuberkulose ist der *tuberkulöse Mensch*. Die Zahl der im Sputum nach außen beförderten Tuberkelbacillen ist enorm, man hat sie für 24 Stunden auf $^1/_2$ Milliarde berechnet. Wird der bacillenhaltige Auswurf auf die Erde gespuckt, so trocknet er ein, wird verstäubt, durch Fegen oder die Luft aufgewirbelt und dann eingeatmet. Die Gefahr des in ein Taschentuch entleerten Auswurfs ist sehr viel kleiner, da wohl nur selten eine so vollkommene Eintrocknung zustande kommt, daß er beim Herausziehen des Tuches verstäubt wird. Auch die Infektionsgefahr durch verunreinigte Bettwäsche darf nicht allzu hoch eingeschätzt werden. Über die Bedeutung der Tröpfcheninfektion haben wir bereits gesprochen, zu erwähnen ist noch, daß FLÜGGE und B. FRÄNKEL nachgewiesen haben, daß die Keime durch die Bronchialtröpfchen auf etwa 1 m ausgestreut werden können; die Schwebedauer hat FLÜGGE auf 6—7 Stunden berechnet, eine Zeit, die viel zu hoch gegriffen zu sein scheint, schon nach $^1/_2$ Stunde hat sich die Hauptmenge der Tröpfchen abgesetzt, nach einer Stunde sind sie fast immer vollständig verschwunden. Die zu Boden gefallenen Tröpfchen verhalten sich genau wie das Sputum, sie trocknen ein und können verstäuben. Im Straßenstaub gehen die Bacillen durch Sonnenlicht und wiederholtes Eintrocknen schnell zugrunde, so ist es zu erklären, daß außer von ENGELHARDT noch niemals Bacillen im Straßenstaub nachgewiesen werden konnten. In den Wohnungen, in denen sich Phthisiker aufhalten und auf der Straße sind in erster Linie die Kinder, die an der Erde spielen, gefährdet, sie beschmutzen sich die Finger mit dem tuberkulösen Material, das sie in den Mund und die Nase übertragen. Sie sind auch der Einatmungsinfektion eher ausgesetzt als Erwachsene.

Nächst dem tuberkulösen Menschen sind *kranke Haustiere* besonders das häufig an Tuberkulose leidende Rindvieh die häufigste Infektionsquelle. Milch, Sahne, Butter und Käse erkrankter Kühe können die Übertragung besonders an den Gaumenmandeln herbeiführen, während das Fleisch nur in viel geringerem Maße als Infektionsträger in Frage kommt.

II. Tuberkulose der oberen Luftwege.

a) Primäre und sekundäre Tuberkulose.

Aus dem bisher Gesagten geht hervor, daß eine *primäre* Tuberkulose der oberen Luftwege vorkommen kann, sie ist auch zweifellos beobachtet worden. Die Häufigkeit der primären Tuberkulose der Tonsillen betont namentlich GRAWITZ. In neuerer Zeit hat AAGE PLUM aufs neue auf die Bedeutung des lymphatischen Rachenrings für die Entstehung der Lymphdrüsentuberkulose hingewiesen. Er fand bei 47 Fällen von Halsdrüsenschwellung in 21,3% Tuberkulose der Gaumenmandeln, in 15,5% Tuberkulose der Rachenmandel. SOKOLOWSKI weist auf die Granula der hinteren Pharynxwand als Infektionspforte hin. MITCHELL konnte in den Tonsillen — besonders hypertrophischen — Tuberkelbacillen nachweisen, ohne daß es zu einer tuberkulösen Erkrankung gekommen wäre, nach ihm kommt primäre Tuberkulose des Kehlkopfes vor, spielt aber praktisch keine Rolle. KILLIAN sagt: „Primärer Lupus der oberen Luft- und Speisewege wird klinisch häufig beobachtet, richtige primäre Tuberkulose aber überhaupt nicht. Eine primäre Kehlkopftuberkulose habe ich *nie* gesehen, von einer primären Tuberkulose in Nase, Mund und Rachen gar nicht zu reden." Dieser Satz KILLIANS steht aber mit den Erfahrungen zahlreicher anderer Autoren im Widerspruch. FREUDENTHAL erklärt sogar die primäre Larynxtuberkulose für häufiger als gewöhnlich angenommen. Während eine primäre Erkrankung in den oberen Luftwegen den Klinikern schon immer bekannt war, wurde sie von den pathologischen Anatomen geleugnet, bis HELLER auf Grund von Sektionsbefunden die klinische Erfahrung bestätigte, auch von DEMME, E. FRÄNKEL, PROGREBINSKI und ORTH sind durch die Sektion sicher gestellte Fälle primärer Larynxtuberkulose veröffentlicht worden. Die geringe Zahl der einwandfrei erwiesenen Fälle ist dadurch zu erklären, daß die isolierte Erkrankung unserer Organgruppe auf dem Sektionstisch nur sehr selten festgestellt werden kann, da bei längerem Bestehen einer tuberkulösen Affektion in den oberen Luftwegen immer eine sekundäre Erkrankung der Lungen zustande kommt, die, wenn der Patient dem Anatomen verfällt, eine so große Ausdehnung angenommen haben kann, daß die Entscheidung über den primären Sitz auch bei der Sektion Schwierigkeiten macht.

Obgleich wir wissen, daß eine primäre Tuberkulose in den oberen Luftwegen vorkommt, müssen wir mit der Diagnose sehr vorsichtig sein, weil im Körper ein nicht erkannter oder noch nicht zu erkennender tuberkulöser Herd vorhanden sein kann, der als Primärkomplex aufzufassen ist.

Sehr viel häufiger sehen wir tuberkulöse Erkrankungen der oberen Luftwege im sekundären Stadium der tuberkulösen Infektion, der Periode der Generalisierung der Tuberkulose besonders auf dem Blut- und Lymphwege (RANKE), in der eine starke Reaktivität auf die Giftwirkung des Tuberkulosebacillus und dadurch eine Neigung zur Abkapslung und Rückbildung der tuberkulösen Herde besteht. In das zweite Stadium gehören die lupösen Erkrankungen und die geschlossenen Tuberkulosen des lymphatischen Rachenrings, vor allen Dingen aber die Lymphdrüsentuberkulosen. An den Schleimhäuten sollen in dieser Periode nach ALBANUS und KELEMEN nicht spezifische Entzündungen vorherrschen.

In der dritten Periode steht die Lungentuberkulose mit vorwiegend toxischen Erscheinungen im Vordergrund des Bildes. Von den Lungen aus kommt es in den oberen Luftwegen am häufigsten zu einer Schleimhauttuberkulose des Kehlkopfes, seltener zu einer ulcerösen Rachen- oder Nasentuberkulose, bei der oft Neigung zum raschen Zerfall der Herde besteht und die toxische Einwirkung der Bacillen das Allgemeinbefinden schädlich beeinflußt.

b) Form der Tuberkulose in den oberen Luftwegen.

Die Tuberkulose der oberen Luftwege tritt klinisch in zwei verschiedenen Formen auf als Lupus und als Tuberkulose, erstere zeigt einen schleichenden, mäßig zerstörenden Verlauf, der sich über Jahre hinzieht, letztere schreitet rasch fort und zerstört schnell. Der klinische Verlauf beider Formen ist so verschieden, daß man sie lange als ganz voneinander getrennte Krankheiten ansah, erst der Nachweis des KOCHschen Bacillus beim Lupus ließ die ätiologische Gleichartigkeit erkennen, nachdem bereits FRIEDLÄNDER und SCHÜLLER auf die pathologisch-anatomische Übereinstimmung hingewiesen hatten. Die ätiologische und histologische Identität beider Formen der Tuberkulose zwingt uns, die Unterscheidung aufzugeben, und Lupus und Tuberkulose als verschiedene Erscheinungsformen ein und derselben Krankheit aufzufassen. Auf der äußeren Haut besitzen sie klinisch charakteristische Verschiedenheiten, die sich aber auf der Schleimhaut schnell verwischen (KILLIAN). Die Knötchen auf der Schleimhaut verschwinden selbst in dem Fall der Vergesellschaftung mit Hautlupus sehr schnell.

Die Verschiedenheit im klinischen Bilde ist so groß, daß eine besondere Besprechung notwendig erscheint. Da sich mit dem Namen *Lupus* ein ganz bestimmter klinischer Begriff verbindet, halte ich es aus Zweckmäßigkeitsgründen für geboten, ihn beizubehalten und damit die ganz chronisch verlaufenden Fälle von Tuberkulose, die auf der Schleimhaut entweder allein oder gleichzeitig mit der gleichen Erkrankung der Haut vorkommen, zu bezeichnen.

Für die Verschiedenheit des Verlaufs hat man verschiedene Erklärungen gegeben. Die Annahme, daß verschiedene Virulenz der Stämme oder eine Infektion mit dem Bacillus bovinus als Ursache hierfür anzusprechen sei, hat sich nicht erweisen lassen. Der Unterschied des Verlaufs der verschiedenen Formen der Tuberkulose ist in erster Linie auf die Widerstandsfähigkeit des erkrankten Individuums, auf die immunbiologischen Abwehrkräfte, über die er verfügt, zu beziehen.

Analog der ASCHOFFschen Einteilung der Lungentuberkulose in eine produktive und exsudative Form, teilt RIKMANN die Kehlkopftuberkulose in zwei Hauptformen: 1. solche mit vorwiegend produktivem und 2. solche mit vorwiegend destruktivem Charakter, die aber auch gemischt vorkommen. BLUMENFELD unterscheidet eine exstruktive Form der Tuberkulose — Wucherung — von der destruktiven — Geschwür, Perichondritis, Miliartuberkulose, Lupus.

MANASSE verwirft die RIKMANNsche Einteilung, weil „der Unterschied zwischen diesen beiden Formen, wenigstens was das mikroskopische Bild anbetrifft" ihm nicht ganz klar geworden ist, eine Unterscheidung der produktivulcerösen Form von der exsudativ-ulcerösen erscheint ihm im mikroskopischen Bild unmöglich.

WILLY PFEIFFER erwähnt fünf Formen: subepitheliale Knötchen, Infiltrat, Ulcus, Perichondritis und Lupus; MORITZ SCHMIDT 4: Infiltration, Geschwür, Tumor oder miliares Knötchen; MANASSE teilt die Erscheinungsformen der Tuberkulose in 1. Infiltration (inklusive miliare Knötchen der Oberfläche), 2. Ulceration, 3. Perichondritis, 4. Geschwülste. Ich möchte folgende fünf Formen aufstellen: Miliares Knötchen, Infiltration, Tumor, Ulceration, Perichondritis. Diese fünf Formen können getrennt oder in mannigfacher Verbindung vorkommen.

c) Histologie.

Die *histologischen Veränderungen* bei der Tuberkulose sind folgende: Die in die Schleimhaut eingedrungenen Bacillen verbreiten sich nach KOCH durch Wanderzellen, während sie nach BAUMGARTEN frei ins Gewebe gelangen, sie wirken als Reiz sowohl auf die Gewebs- wie auf die bindegewebigen und epithelialen Zellen und führen zur Proliferation. Es kommt zur Bildung von Knötchen, die meist subepithelial oder auch tiefer im Bindegewebe sitzen und die sog. Epitheloid- und LANGHANSschen Riesenzellen aufweisen.

Die Tuberkel sind bald rundlich, bald länglich, oft in Gruppen vereinigt; nicht selten konfluieren einige, was an mehreren Riesenzellen in der Mitte eines Haufens zu erkennen ist. Verfettung und Verkäsung finden sich im frühen Stadium niemals (Abb. 1), während es bei den älteren Tuberkeln regelmäßig zur zentralen *Verfettung* oder auch zur *Verkäsung* kommt. Die in den käsigen Massen liegenden Kerntrümmer sind nach MANASSE zweifellos die Reste der den Tuberkel zusammensetzenden Zellen, wie man aus den meist zentral liegenden Bruchstücken der Riesenzellen, die noch an ihrer Form und der Kernanordnung kenntlich sind, schließen kann. Bei fortschreitendem Zerfall gehen schließlich alle zelligen Elemente zugrunde, es bleibt eine feinkörnige käsige Masse, an deren Peripherie nur wenig Zellen erhalten sind. In einer Reihe von Fällen

kommt es nicht zur Ausbildung der hier geschilderten klassischen Form des
Tuberkels, man findet dann Haufen von Lymphocyten ohne Riesenzellen und
ohne Verkäsung, die nach v. RECKLINGHAUSEN und MANASSE als „*Lymphom*"
bezeichnet werden müssen.

Die Knötchen sitzen meist subepithelial, sie finden sich aber auch in den
tieferen Schichten des Bindegewebes. Besondere Beziehungen der Tuberkel
zu den Schleimdrüsen und den Gefäßen konnte MANASSE ebenso wenig wie
E. FRÄNKEL nachweisen, während er mitunter isolierte, d. h. nicht in Tuberkelknötchen liegende LANGHANSSche *Riesenzellen in der Umgebung der Drüsen*
nachweisen konnte.

Nach HERYNG soll die Einwanderung der Tuberkelbacillen besonders häufig
durch die *Drüsenausführungsgänge* erfolgen. Die Drüsen erkranken dann primär
interacinös oder intraacinös. Bei beiden Formen kommt es zu einem Zerfall

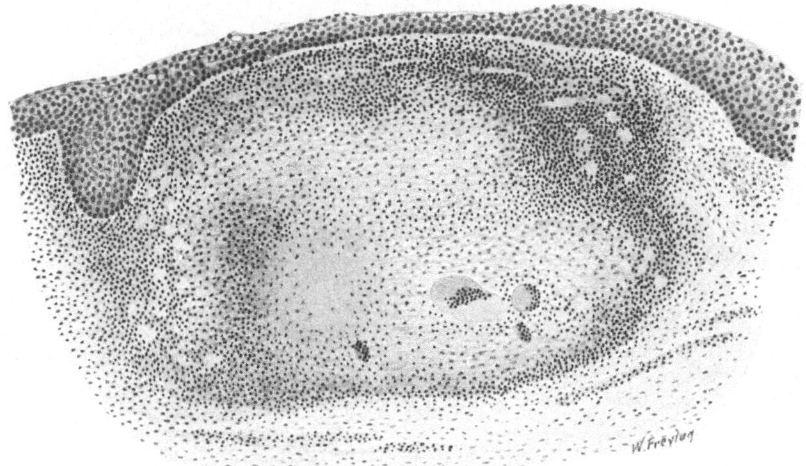

Abb. 1. Stimmband mit subepithelialem Tuberkel. (Nach MANASSE.)

der Acini und dadurch zu einer Zerstörung der ganzen Drüse. MANASSE beschreibt eine Periglandulitis, die nicht selten zur Kompression der Ausführungsgänge und zur Bildung von Retentionscysten führt. Auch an den *Gefäßen*
kommt es nach HEINZE und SCHECH zu Veränderungen, die entweder unter der
Form einer zirkulären Rundzellenanhäufung oder als wirkliche Tuberkelbildung
an der Adventitia auftreten. Die Muskularis besonders der Arterien und der
Capillaren ist meist lange widerstandsfähig.

Tuberkeleruption in den *Muskeln* ist verhältnismäßig selten, während
degenerative Vorgänge wie fettige Degeneration und Atrophie der Fasern von
E. FRÄNKEL häufig festgestellt werden konnten. Auch MANASSE beschreibt
ausgiebige Veränderungen in den Muskeln, deren Fasern die Querstreifung
verlieren und in Trümmer zerfallen. Histiocyten finden sich zahlreich in
dem zerstörten Gewebe. Die Gefäße in den Muskeln sind hyalin entartet.
MANASSE hebt besonders hervor, daß diese Veränderungen sich nicht nur
in der Nachbarschaft der tuberkulösen Herde entwickeln und daß sie oft
keine Kommunikation mit tuberkulösen Geschwüren besitzen; er erklärt
deshalb die Muskeldegeneration als wahrscheinliche Folge einer durch Stoff-
wechselprodukte der Bakterien oder des tuberkulösen Gewebes hervorgerufene
toxische Wirkung.

Aus den Knötchen entwickelt sich das *Infiltrat*, das makroskopisch durch Volumenzunahme und mehr weniger intensive Rötung erkennbar ist, durch Ansammlung von meist kleinen, seltener größeren, mit runden gelappten oder doppelten Kern versehenen Lymphocyten in der Umgebung. Die entzündliche Schwellung ist aber nicht auf die nächste Umgebung der Tuberkel beschränkt, sie kann sich weiter ausdehnen und den ganzen Raum zwischen Epithel und Knorpel einnehmen.

Das Infiltrat hat eine ausgesprochene Tendenz, sich nach den Rändern hin auszudehnen, wir finden daher meist die älteren, zum Teil verfetteten und verkästen Knötchen in den zentralen Abschnitten des Infiltrats, die frischen mehr in der Peripherie. In anderen Fällen verursacht die Tuberkeleruption keine Rundzelleninfiltration, sondern eine Bindegewebswucherung, die zur Abkapslung der Knötchen und Herde und dadurch zur Heilung führt. Diese Neigung zur

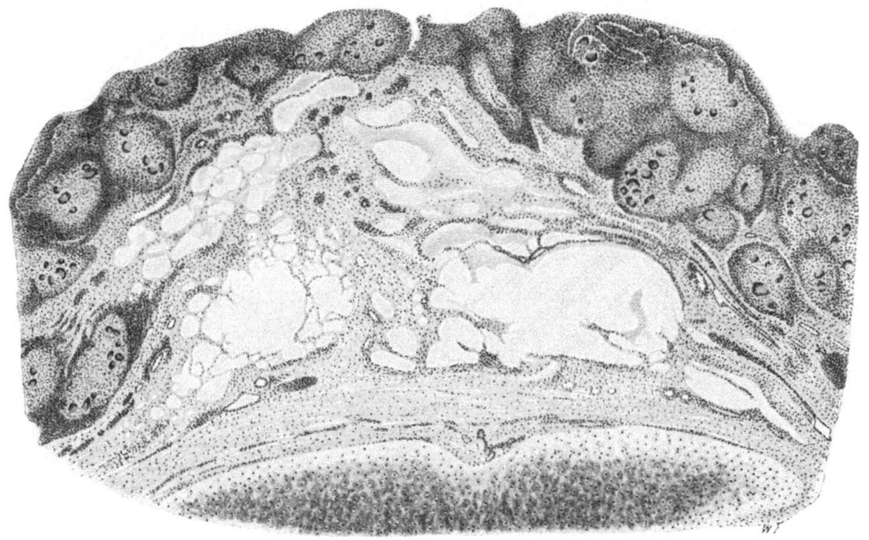

Abb. 2. Stadium der Infiltration mit reichlicher Tuberkelbildung, oben ein kleiner Epitheldefekt, kleines Ulcus. Zwischen Perichondrium und Tuberkelzone sieht man grobmaschiges Ödem. Schnitt durch die Epiglottis. (Nach MANASSE.)

Bindegewebswucherung, d. h. Narbenbildung ist bei der lupösen Form der Tuberkulose besonders ausgesprochen.

Auf das *Ödem* als wesentlichen Faktor der Gewebsschwellung beim tuberkulösen Infiltrat hat besonders MANASSE hingewiesen. Außer der makroskopisch schon sichtbaren ödematösen Durchtränkung beschreibt MANASSE zwei Formen einer mikroskopisch erkennbaren, interstitiellen, ödematösen Alteration. Bei der ersten, dem „grobmaschigen Ödem" handelt es sich um erweiterte Lymphspalten oder auch größere Lymphgefäße, welche durch den Erguß von Flüssigkeit stark dilatiert und zum Teil konfluiert sind (Abb. 2), während bei der zweiten, dem „feinmaschigen Ödem" die Bindegewebsfasern durch Flüssigkeit auseinander gedrängt sind, ohne daß es zur Bildung größerer Hohlräume kommt. Seltener beobachtete er ein parenchymatöses Ödem, bei dem Gruppen von Bindegewebszellen und -fasern, die mitten in einem sonst relativ intakten Gewebe liegen, stark geschwollen erscheinen.

Das Epithel über dem Infiltrat zeigt zunächst keine Veränderungen, entwickelt das Infiltrat sich mehr oberflächlich, d. h. subepithelial, so wirkt es als Reiz und führt zur Wucherung. Handelt es sich um Plattenepithel, so entwickelt sich eine Pachydermie, die entweder als papillomatöse Excrescenz oder als pachydermische Verdickung häufig schon makroskopisch sichtbar ist; handelt es sich um Cylinderepithel, so kommt es zunächst zu einer Epithelmetaplasie, d. h. zu einer Umwandlung in Plattenepithel, das dann den gleichen Veränderungen unterliegt wie das genuine Plattenepithel. Während die papillomatösen Excrescenzen fast ausschließlich bei Tuberkulose beobachtet werden,

kommen die pachydermischen Verdickungen auch bei allen anderen chronischen Reizzuständen, besonders der chronischen Laryngitis, namentlich an der hinteren Kehlkopfwand vor.

Eine Wucherung des subepithelialen Bindegewebes ist regelmäßig bei der Pachydermie vorhanden. Die Pachydermie kommt sowohl bei Infiltraten wie bei Ulcerationen vor. Während bei den Infiltraten der hinteren Wand und über dem Processus vocalis die diffuse Form die häufigere ist, entwickeln sich die papillomatösen Excrescenzen besonders in der Umgebung von Geschwüren. An den Pachydermien selbst kommt es aber auch zum Zerfall, zur Geschwürsbildung.

Außer der Oberflächenwucherung mit Verhornung macht sich auch ein Wachstum des Epithels nach der Tiefe hin geltend (Abb. 3), so daß man mikroskopisch teils mit der Oberfläche zusammenhängende, teils abgeschnürte Epithelzapfen sieht, die zur Verwechslung mit Carcinom Veranlassung geben können.

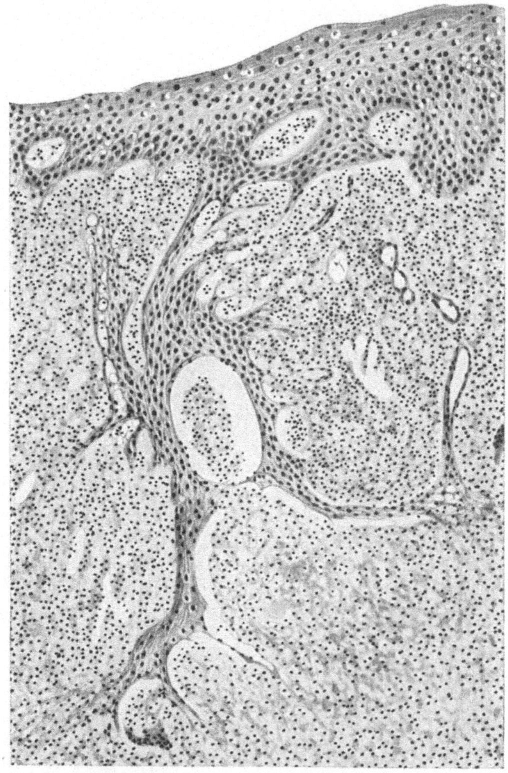

Abb. 3. Ausgedehntes Tiefenwachstum des Plattenepithels in das tuberkulöse Granulationsgewebe. (Nach MANASSE.)

An der Wucherung beteiligt sich nicht nur das Deckepithel, sondern auch das der Drüsen und der Drüsenausführungsgänge.

Der *tuberkulöse Tumor*, das Tuberkulom ist meist ziemlich scharf von einem tuberkulösen Infiltrat abzugrenzen, wenn mitunter auch Fälle beobachtet werden, in denen sich nicht ohne weiteres erkennen läßt, ob es sich um einen Tumor oder um ein Infiltrat handelt. Von einer Reihe von Autoren wurden die circumscripten Infiltrate vielfach als Tumoren bezeichnet. Ich möchte mit MANASSE annehmen, daß das Tuberkulom vom Infiltrat verschieden ist, daß es sich histologisch um zwei verschiedene Prozesse handelt. MANASSE beschreibt zwei Arten von Tuberkulomen: 1. *Fibrotuberkulome*, die hauptsächlich aus Bindegewebe bestehen, in dem die Tuberkeln liegen, 2. *Granulotuberkulome*, die außer Tuberkeln fast ausschließlich Granulationsgewebe enthalten.

Die Fibrotuberkulome, die nach MANASSE nur an der Taschenfalte und der hinteren Kehlkopfwand gestielt vorkommen, zeigen mikroskopisch in erster

Linie große Mengen von Bindegewebe, welches mehr oder weniger reichlich alle Arten von Bindegewebszellen enthält.   Die in das Bindegewebe eingelagerten Tuberkel zeigen sehr wenig Neigung zur Verkäsung. Das Epithel der Geschwulst entspricht dem des Mutterbodens (Abb. 4).

Bei dem *Granulotuberkulom* sind die gleichfalls nur selten verkästen Tuberkeln in ein Granulationsgewebe eingelagert, in dem Lymphocyten, Leukocyten und andere vom Bindegewebe stammende Zellen liegen. Auch diese Form der Geschwülste ist mitunter gestielt, zeigt aber häufig besonders an der Nasenscheidewand ein infiltrierendes Wachstum.

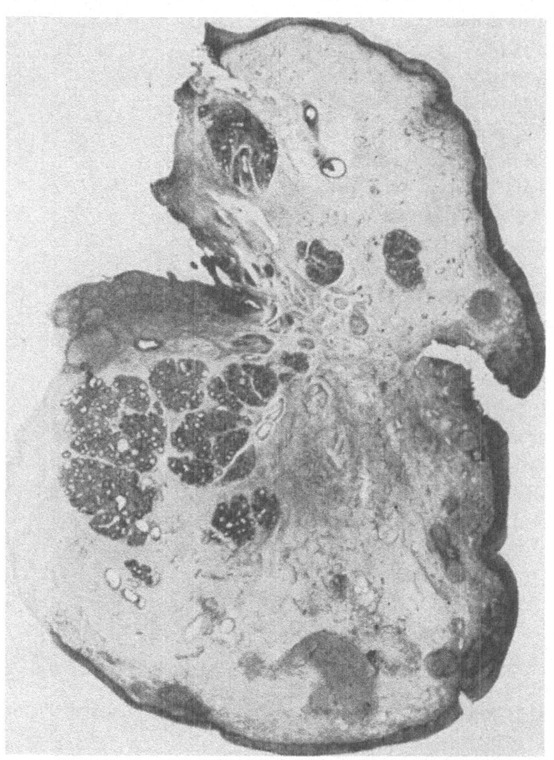

Abb. 4. Fibrotuberkulom des Taschenbandes.
(Die einzelnen Tuberkel treten in der Photographie nicht so scharf hervor wie die Drüsen.)
(Nach MANASSE.)

Bei einem Tuberkulom der Stimmlippe stellte MANASSE aber eine ausgedehnte Verkäsung fest.

Die Tuberkulome finden sich fast ausschließlich bei Kranken, bei denen auch anderweitige Erscheinungen von Tuberkulose nachweisbar sind. Eine Ausnahme ist ein von LANDGRAF veröffentlichter Fall, bei dem sich eine makroskopisch als einfacher Polyp imponierende, gestielte Geschwulst der vorderen Commissur mikroskopisch als aus Tuberkelknötchen zusammengesetzt erwies.

TRAUTMANN unterscheidet drei Formen von tuberkulösen Tumoren: 1. Solche, bei denen die mikroskopische Untersuchung weder Tuberkelbacillen noch Riesenzellen, noch sonst einen Hinweis auf Tuberkulose erkennen läßt, die aber bei Überimpfung Tuberkulose hervorrufen (GOUGUENHEIM). 2. Solche, die polypenähnlich — wie man es häufig am Rande und am Grunde von Ulceration sieht — aber ohne Geschwüre und Infiltrate auftreten —, pseudo-polypöse (GOUGUENHEIM und TISSIERS). 3. Die eigentlich tuberkulösen Tumoren, die primär, entweder durch Infektion von außen oder auf dem Blut- oder Lymph-

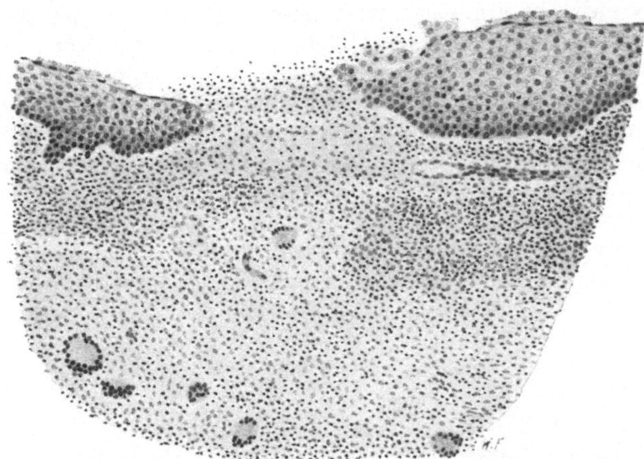

Abb. 5. Kleines tuberkulöses Ulcus der Epiglottis mit abgeschrägten, unterminierten Rändern. (Nach MANASSE.)

wege aus abgekapselten Lungenherden entstehen. Nach TRAUTMANN kommen sie meist bei jugendlichen Individuen solitär oder multipel an den verschiedensten Stellen, besonders im Ventrikel, unter der vorderen Commissur und an der Hinter-wand, seltener an den Taschenfalten und Stimmlippen vor. Mikroskopisch

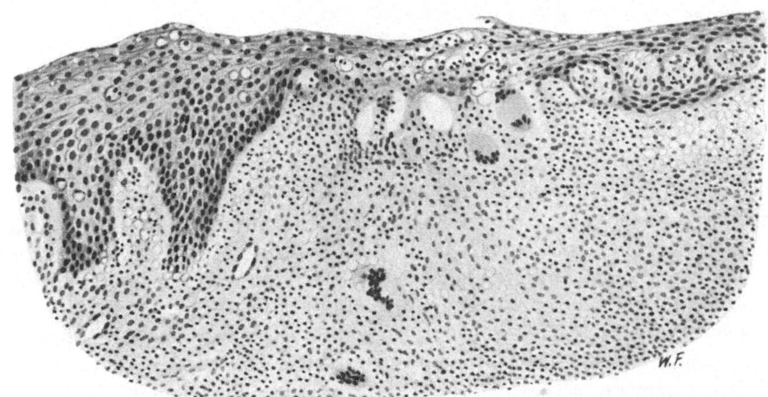

Abb. 6. Präulcus der Epiglottis: Man sieht das stark verdünnte Plattenepithel durchsetzt von Rundzellen, darunter tuberkulöses Gewebe mit reichlichen Riesenzellen. Links Tiefenwucherung des Plattenepithels. (Nach MANASSE.)

können sie an gutartige oder bösartige Geschwülste erinnern, auffallend ist das Fehlen von Ulcerationen. Ihre Deutung ist nur durch genaueste histologische Untersuchung möglich. Ebenso wie die reaktive Epithelwucherung zur Bildung von Papilloma tuberculosum (GOUGUENHEIM, STEINER u. a.) Veranlassung gibt, kann durch das Bindegewebswachstum ein Fibroma tuberculosum entstehen, wie es HAJEK, AVELLIS, TRAUTMANN, CASTELLANI, PORTMANN und BLUMENFELD-RICHARD HOFFMANN beobachteten.

Geschwüre. Der Tuberkel führt meist ein nur kurzes Dasein, es kommt zur zentralen Verkäsung und zum Zerfall. Erweichen die unter dem Epithel gelegenen Knötchen, so wird die Epitheldecke der Ernährung beraubt und abgestoßen, es entsteht ein Geschwür, dessen Größe von der Ausdehnung des Infiltrats nach der Fläche und der Tiefe abhängt. Aus oberflächlichen Infiltraten bilden sich *oberflächliche Ulcerationen* — die aphthösen Geschwüre der früheren Autoren — die sich meist unter dem Einfluß einer Sekundärinfektion mit Entzündungserregern schnell in die Breite und Tiefe ausdehnen.

Häufig sieht man in der Umgebung frische Knötchen aufschießen, die auch zerfallen und zunächst kleine Ulcuscula neben dem größeren Geschwür bilden. Nach Einschmelzung der trennenden Schleimhautbrücken fließen sie mit dem bereits bestehenden zusammen; so kommen die ausgedehnten, buchtigen, häufig mit unterminierten Rändern versehenen Ulcerationen zustande, deren

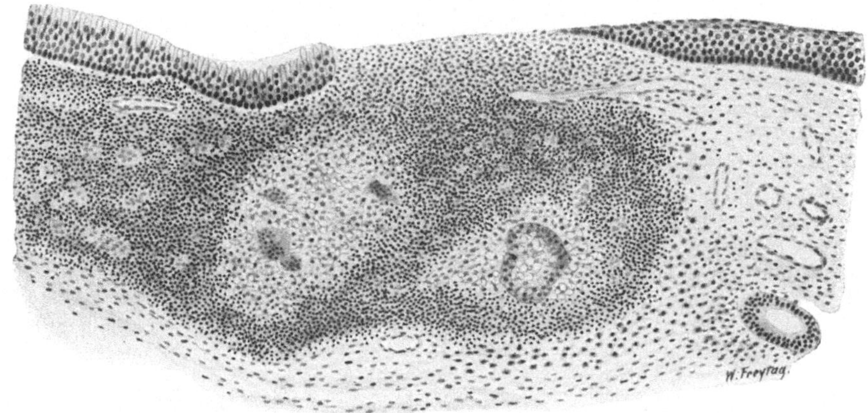

Abb. 7. Taschenband; frisches tuberkulöses Ulcus, rechts am Rande metaplastisch entstandenes Plattenepithel, links normales Cylinderepithel. (Nach MANASSE.)

Grund meist von spärlichem, dünnflüssigem, sehr wenig Tuberkelbacillen enthaltendem Eiter oder mit schlaffen Granulationen bedeckt ist.

Kommt es bei großen, tiefgreifenden Infiltraten zu zentraler Verkäsung, so bildet sich beim Durchbruch durch das Epithel ein *tiefes, kraterförmiges Geschwür*, das nicht selten bis in die Drüsenschicht oder sogar bis in die Muskulatur reicht. Auch im Grunde und in der Umgebung dieser Geschwüre finden sich fast regelmäßig wieder Tuberkel und kleine Granulationen; große sind selten, kommen aber vor, sie können im Kehlkopf zur Stenose führen.

Eine dritte Form des tuberkulösen Ulcus ist das mehr oberflächliche, kleine, mit leicht verdickten Rändern versehene, von einem reaktiven Entzündungshof umgebene *Lentikulärgeschwür*, das mitunter eine ausgesprochene Heilungstendenz besitzt. Die Frage, ob diese Geschwüre tuberkulöser Natur sind, ist viel umstritten worden. Im allgemeinen ist es richtig, wie auch MORITZ SCHMIDT betont, jedes Geschwür in den oberen Luftwegen eines Phthisikers als tuberkulös anzusprechen.

MANASSE hat einen anderen Entstehungsmodus der tuberkulösen Geschwüre festgestellt. Das sich nach der Oberfläche hin vorschiebende tuberkulöse Gewebe führt zur Abschnürung von Epithelien oder zur Zerstörung durch

Drucknekrose, unterminiert die Epitheldecke, durchbricht sie schließlich und führt so zu einem Defekt mit abgeschrägten, unterminierten Rändern, *ohne daß irgendwelche Degenerationsvorgänge in dem tuberkulösen Gewebe nachzuweisen wären* (Abb. 5). MANASSE konnte die Vorstadien dieser Defekte beobachten;

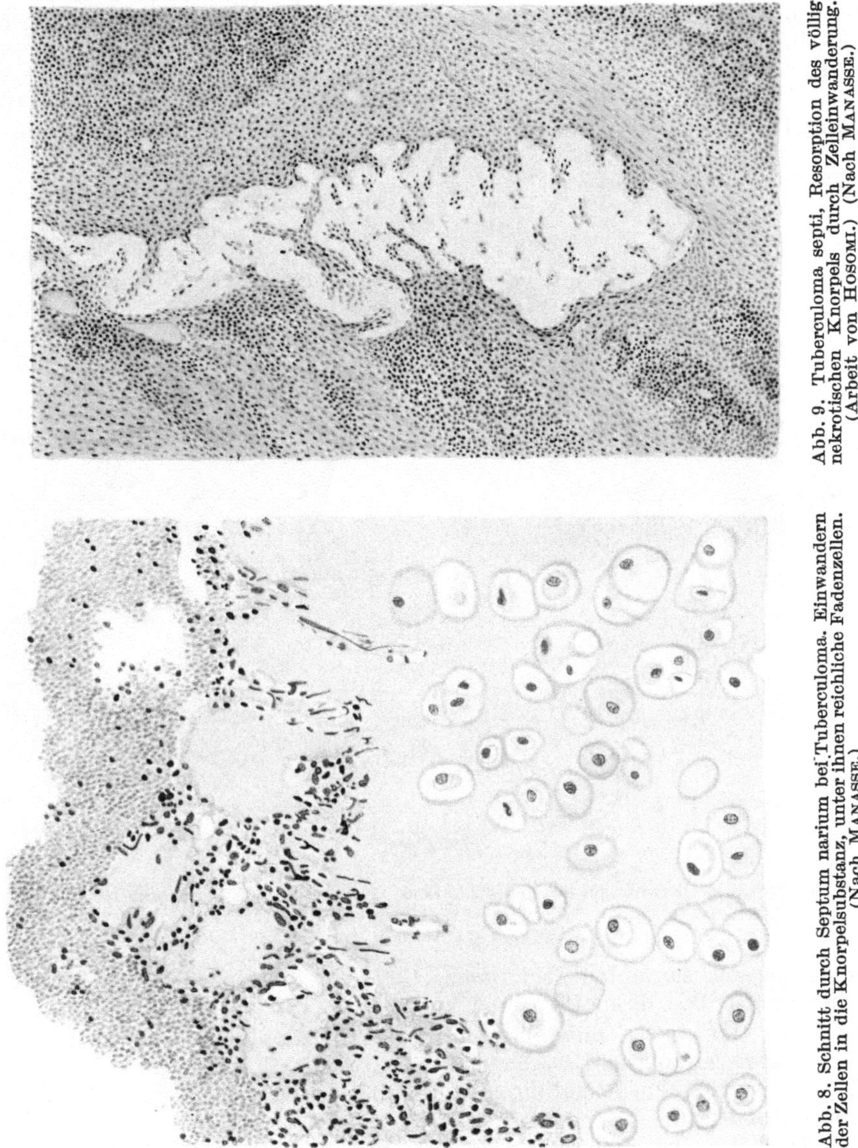

Abb. 9. Tuberculoma septi, Resorption des völlig nekrotischen Knorpels durch Zelleinwanderung. (Arbeit von HOSOMI.) (Nach MANASSE.)

Abb. 8. Schnitt durch Septum narium bei Tuberculoma. Einwandern der Zellen in die Knorpelsubstanz, unter ihnen reichliche Fadenzellen. (Nach MANASSE.)

bei dem von ihm als „Präulcus" bezeichneten Vorgang sieht man das noch völlig erhaltene Epithel durchsetzt von größeren und kleineren Zellen, die sich als Ausläufer eines subepithelialen Tuberkels präsentieren (Abb. 6). Im weiteren Verlauf kommt es zur Verkäsung und zum Zerfall des tuberkulösen Granulationsgewebes und dadurch zu großen Geschwüren. Die Epithelränder

der Geschwüre zeigen häufig sekundäre Veränderungen: an normalerweise mit
Cylinderepithel bekleideten Schleimhautabschnitten kommt es zur Epithelmetaplasie, das Plattenepithel zeigt pachydermische Verdickungen (Abb. 7).

Nach HEINZE, SCHOTTELIUS, E. FRÄNKEL u. a. kommen zwar nicht spezifische Geschwüre auch bei Tuberkulösen vor. E. FRÄNKEL erklärt sie für mykotische Epithelnekrosen. Derselbe Autor fand auch in tuberkulösen Ulcerationen die gewöhnlichen Eitererreger, Strepto- und Staphylokokken, konnte
aber regelmäßig in den tiefen Schichten Tuberkelbacillen nachweisen, ein
Zeichen dafür, daß die Kokkeninfektion als sekundär aufzufassen ist. Daß
auch bei Phthisikern, syphilitische und carcinomatöse Geschwüre vorkommen,

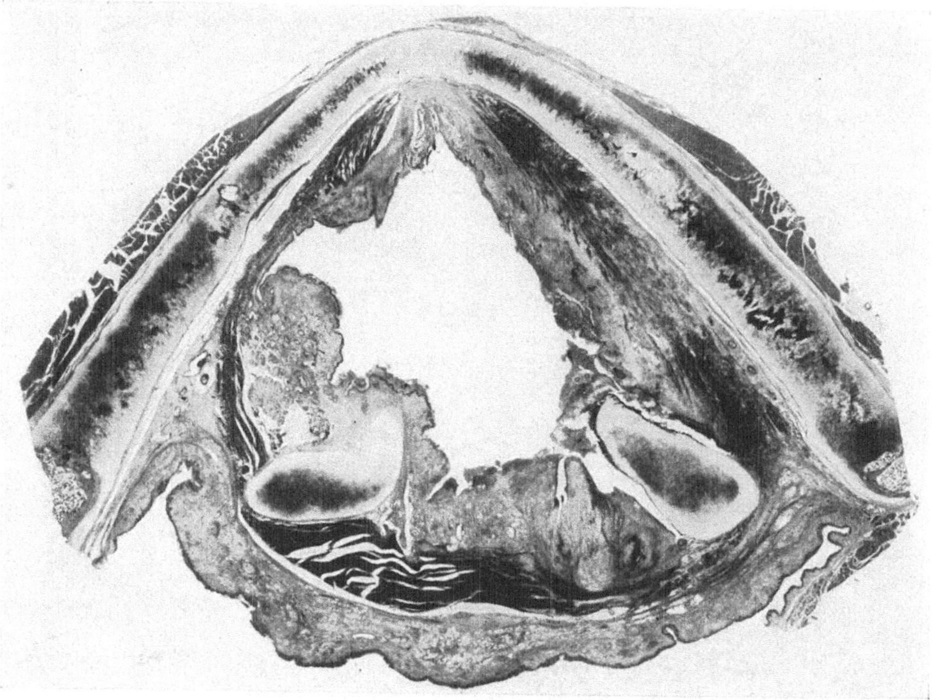

Abb. 10. Ausgedehnte Ulcerationen des ganzen Larynx. Nekrotisierende Perichondritis am rechten
Aryknorpel. (Nach MANASSE.)

ist außer Zweifel, sie laufen aber immer Gefahr durch eine Sekundärinfektion
mit Tuberkelbacillen ihren Charakter zu ändern.

Nach I. MACKENZIE entstehen mitunter im Kehlkopf von Phthisikern
Erosionsgeschwüre (aphthöse Geschwüre), die auf die Reizung der Schleimhaut
durch das Sputum zurückzuführen sind, aber keine spezifisch tuberkulösen
Merkmale aufweisen.

Perichondritis. Ist die Schleimhaut in ganzer Dicke von einem Infiltrat
eingenommen, so sind auch in der Umgebung der Knorpel (Kehlkopf, Luftröhre
und Nase) und der Knochen (Nasenscheidewand, harter Gaumen) die tiefen
Schichten die die Funktion des Perichondrium bzw. Periost zu erfüllen haben,
miterkrankt. In diesem Stadium ist die Knorpelhaut von Rundzellen durchsetzt, die Infiltration wird so stark, daß sie die Struktur des Gewebes fast vollständig verdeckt, so daß das Bild von Granulationsgewebe entsteht, das schon

deutliche Degenerationssymptome aufweist. Vom Perichondrium greift der Entzündungsprozeß auf den Knorpel selbst über, es kommt zur Chondritis mit feinkörniger Trübung der Intercellularsubstanz, Zellentartung, Erweichung und Zerfall oder zu Nekrose und Sequesterbildung. Am Septumknorpel kommt es kaum zur Nekrose größerer Knorpelstücke, das tuberkulöse Gewebe dringt langsam in die Knorpelsubstanz ein, es bilden sich Straßen und Spalten, in

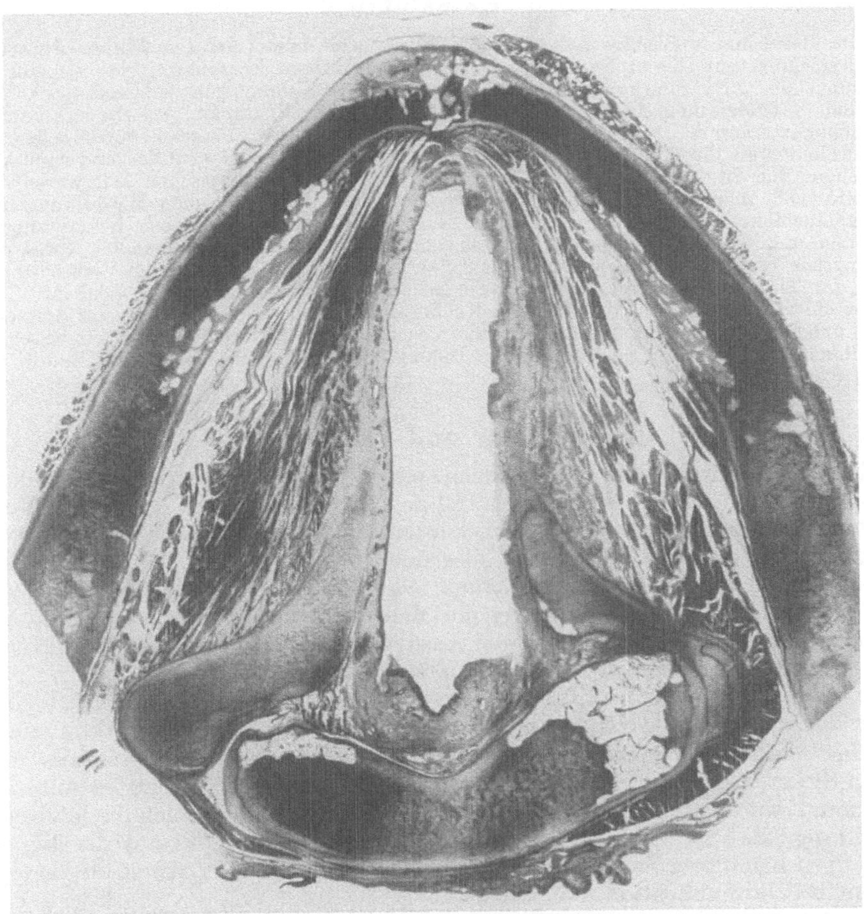

Abb. 11. Einseitige Stimmbandtuberkulose (rechts), Infiltration und Ulceration mit beginnender Perichondritis. Linke Seite völlig intakt; hintere Wand pachydermisch verdickt und leicht ulceriert. (Nach MANASSE.)

denen später neugebildete Gefäße auftreten (Abb. 8 u. 9) (MANASSE, HOSOMI), von denen aus Erweichung und Resorption des Knorpels eintritt. An den Kehlkopfknorpeln entwickelt sich meist eine Perichondritis, die zur Nekrose, zur Sequesterbildung und endlich zur Ausstoßung des ganzen oder eines großen Teils des Knorpels führt (Abb. 10 u. 11). Die Perichondritis kann rein tuberkulöser Natur sein, häufiger namentlich bei bestehender Geschwürsbildung, handelt es sich aber um eine Mischinfektion, bei der die bestehende Tuberkulose den Strepto- und Staphylokokken das Eindringen ermöglicht. Bei der überwiegenden Mehrzahl der Perichondritiden handelt es sich um eine

Mischinfektion, bei der den gewöhnlichen Entzündungserregern die Hauptrolle
zufällt, während die Chondritis der Nasenscheidewand eine rein tuberkulöse
Erkrankung darstellt.

III. Tuberkulose und Lupus des Kehlkopfs.

A. Geschichte.

Die Bezeichnung Kehlkopfschwindsucht findet sich schon bei den älteren Autoren.
Sie bezeichnen mit diesen Namen jede schwere chronische Erkrankung des Kehlkopfs,
die zum Tode führt. Eine genaue Kenntnis der Natur der Kehlkopfschwindsucht verdanken
wir den pathologischen Anatomen, die die verschiedenen Erkrankungen des Kehlkopfes
voneinander trennen. Klinisch lernte man die verschiedenen Prozesse voneinander zu
unterscheiden als durch TÜRK und CZERMACK der Kehlkopfspiegel erfunden und zum Allgemeingut der Ärzte gemacht war. Aber auch in der laryngoskopischen Zeit waren die
Begriffe noch nicht völlig geklärt, das kam erst nach der KOCHschen Entdeckung des
Tuberkelbacillus. Sein Nachweis gab die Möglichkeit, die tuberkulösen Erkrankungen
von allen anderen zu unterscheiden. Durch den Nachweis des Tuberkelbacillus wurde die
ätiologische Identität des Lupus und der Tuberkulose erkannt, wurden die Verbreitungs-
wege der Tuberkulose festgestellt und die Bekämpfung der Krankheit ermöglicht. Die
historisch wichtigsten Arbeiten über die Kehlkopftuberkulose finden sich in der SCHECH-
schen Arbeit über die Erkrankung des Kehlkopfes und der Luftröhre in dem HEYMANNschen
Handbuch der Laryngologie usw. und in BLUMENFELD. Obere Luftwege im Handbuch
der Tuberkulose, Bd. 3.

B. Ätiologie und Pathologie.

Die Frage nach dem Vorkommen einer primären Kehlkopftuberkulose
haben wir schon in dem allgemeinen Teil ausführlich besprochen, an ihrem Vorkommen kann nicht mehr gezweifelt werden, da sie klinisch und pathologisch-
anatomisch beobachtet ist, sie ist aber doch so selten, daß sie praktisch als
bedeutungslos angesehen werden kann. *Die tuberkulöse Erkrankung des Kehlkopfes* ist in der weitaus überwiegenden Mehrzahl *eine Sekundärerkrankung bei
primärer Lungentuberkulose,* sie ist der Ausdruck einer tuberkulösen Erkrankung
des gesamten Organismus. Beim Lupus wird der primäre Sitz häufiger in der
Nase und auf der äußeren Haut gefunden wird, der *Lupus* ist meist eine
deszendierende, die *Tuberkulose* des Kehlkopfes eine *ascendierende* Erkrankung.

Die Infektion des Kehlkopfes erfolgt am häufigsten durch das Sputum, wie
schon SYLVIUS annahm; eine Ansicht, die nach ihm von den meisten Autoren
anerkannt wurde. Für die Richtigkeit dieser Ansicht spricht auch die klinische
Erfahrung, die uns zeigt, daß die hintere Wand, auf der das aus der Lunge
nach oben beförderte Sekret längere Zeit liegen bleibt, häufig zuerst im Larynx
erkrankt (Verweilinfektion KILLIANS).

Gegen diesen häufigeren Infektionsweg tritt die hämatogene und lymphogene Infektion an Bedeutung zurück, wenn auch HEINZE und nach ihm KERKU-
NOFF aus dem Umstande, daß sich in einer Reihe von Fällen zwischen der
unteren Grenze der Epithelschicht und dem oberen Rande der Tuberkellage
eine freie, spärliche Rundzellen und zahlreiche Capillare enthaltende Zone
findet, schließen zu können glaubten, daß die Bacillen *nicht von außen* durch
das Epithel in die Schleimhaut eindringen.

Daß die Bacillen die *intakte* Schleimhaut durchwandern, hat E. FRÄNKEL
nachgewiesen; in den meisten Fällen dürften aber oberflächliche Verletzungen
des Epithels oder kleine Einrisse der Schleimhaut ihre Einwanderung ermöglichen. Nach den Versuchen von ALBRECHT genügen ganz oberflächliche Verletzungen, um bei leichtem Einreiben von Kulturen ein positives Resultat zu
geben. Nun ist die Kehlkopfschleimhaut beim Phthisiker fast niemals ganz

normal, Katarrhe kommen sehr häufig vor, kleine Rhagaden in den Falten der Hinterwand oder an den Stimmlippen als Folge von Hustenstößen sind sehr häufig, am Kehlkopfeingang, der meist erst später erkrankt als das Kehlkopfinnere — Stimmlippen und hintere Wand — sind oberflächliche Kratzeffekte durch harte Bissen usw. nicht selten. KILLIAN gibt an, im Anschluß an akute Laryngitiden mit fibrinösen Belegen und fibrinösen Einlagerungen in die Plattenepithelschicht durch Verweilinfektion häufiger die Entstehung tuberkulöser Ulcerationen gesehen zu haben. Daß anderweitige Geschwüre den Tuberkelbacillus gleichfalls den Eintritt ermöglichen, haben wir bereits erwähnt.

Neben dieser lokalen Prädisposition spielt der *Allgemeinzustand* zweifellos beim Zustandekommen der Kehlkopftuberkulose eine bedeutende Rolle; geschwächte und unterernährte, anämische Individuen sind sicher empfänglicher als kräftige in gutem Ernährungszustand. Gerade die Erfahrungen der Nachkriegszeit hat uns dies deutlich vor Augen geführt. Ich kann keine bestimmten Zahlen anführen, aber alle Beobachter stimmen darin überein, daß nicht nur die Tuberkulose überhaupt, sondern besonders die Kehlkopftuberkulose seit dem Kriege ganz erheblich zugenommen hat.

Alle den Organismus schwächenden Schädlichkeiten steigern die Empfänglichkeit für die Kehlkopftuberkulose. Überarbeitung, Exzesse in vino et venere, Überstehen schwerer Krankheiten sind mit an erster Stelle zu nennen, endlich wird auch durch ungünstige hygienische Verhältnisse besonders die mangelnde Wohnungshygiene, infolge des herrschenden Wohnungsmangels nicht nur die Tuberkulose im allgemeinen, sondern auch besonders die Kehlkopftuberkulose gefördert und verbreitet.

Die Auffassung der Tuberkulose der oberen Luftwege hat mit der Entwicklung der Immunitätslehre eine fundamentale Umwandlung erfahren. An Stelle ihrer Betrachtung als einer lokalen Erkrankung ist die Erkenntnis getreten, daß ein enger Zusammenhang zwischen der Lokalisation in einzelnen Organen wie den oberen Luftwegen und dem Ablauf der Infektion des Gesamtorganismus und dem „immunbiologischen Kräfteverhältnis" (von HAYEK) besteht. Befindet sich der Organismus infolge erworbener Immunität in Gleichgewichtslage (PETRUSCHKY, RANKE, LIEBERMEISTER), so bleibt die tuberkulöse Erkrankung stationär, lassen die Abwehrkräfte nach, so greift die Tuberkulose nicht nur in den schon befallenen Organen weiter um sich, sie erfaßt auch andere benachbarte oder weiter entfernte.

Nach BUMBA muß jede neue Lokalisation der Tuberkulose auf eine Störung des immunbiologischen Gleichgewichts zuungunsten der Abwehrkräfte zurückgeführt werden. Warum aber im einzelnen Fall ein Organ erkrankt, im anderen ein anderes, ist uns noch völlig unklar.

Die anatomischen Verhältnisse, wie die Verteilung der Lymphgefäße in der Umgebung der Glottis (BLUMENFELD) können begründen, warum gerade dieser Abschnitt des Kehlkopfs häufiger erkrankt als andere, sie können aber keine Erklärung dafür abgeben, daß der Kehlkopf in einem Fall befallen wird, in dem anderen aber nicht; auch mit dem Begriff der örtlichen, sei es ererbten oder erworbenen Disposition können wir zunächst nicht allzuviel anfangen. Vielleicht ist es einer späteren Zeit vorbehalten, in diese Verhältnisse mehr Klarheit zu bringen.

SCHADE sieht in der örtlichen Steigerung der Acidose des Gewebssaftes die wahrscheinliche Ursache der häufig bei Mischinfektionen auftretenden Verschlimmerung der Tuberkulose, da nach seinen Kulturversuchen das Wachstum der Tuberkelbacillen von der H-Ionenkonzentration des Nährbodens abhängig ist. Für das plötzliche Fortschreiten der Kehlkopftuberkulose in einigen Fällen können wir die SCHADESchen Versuche als Erklärung annehmen, aber nicht als Begründung für die beginnende Erkrankung des Kehlkopfs. Daß eine akute Laryngitis bei einem an Lungentuberkulose Erkrankten, zu einer Lokalisation im Kehlkopf führen kann, hat wohl jeder Laryngologe schon beobachtet. — Killian hat auf diese Erfahrung besonders hingewiesen —, aber verhältnismäßig selten geht der tuberkulösen Larynxerkrankung ein akut entzündlicher Prozeß voraus.

Nach Blumenfeld soll sich am Naseneingang besonders häufig eine lupöse Erkrankung an einen entzündlichen Prozeß anschließen (Skrofulose), die Frage ist aber, ob die scheinbar in Lupus übergehende Entzündung nicht schon als Ausdruck eines unter der Oberfläche sich abspielenden tuberkulösen Prozesses aufzufassen ist.

C. Häufigkeit der Kehlkopftuberkulose, Alter und Geschlecht.

Über die Häufigkeit des Vorkommens liegt eine große Zahl von Statistiken vor, die zu ganz verschiedenen Resultaten kommen. Den niedrigsten Prozentsatz gibt Willigk (im Jahre 1865) mit 13,8%, während Schäffer (1883) 97% berechnet. Die großen Unterschiede in den Zahlen lassen sich nur zum kleinen Teil durch die Verschiedenheit des Materials erklären, wenn es auch feststeht, daß die Zahl der Kehlkopferkrankungen mit dem Fortschreiten und der Schwere der Lungenaffektion steigt. Im 3. Stadium besonders sub finem vitae nimmt die Kehlkopftuberkulose prozentual stark zu, die Berechnung ihrer Häufigkeit aus Sektionsmaterial hat deshalb für uns nur wissenschaftlichen Wert. Bei der Zusammenstellung der Statistiken hat offenbar die subjektive Auffassung der Untersucher eine recht große Rolle gespielt, wenn man jede Veränderung der Schleimhaut im Kehlkopf eines Phthisikers, jeden akuten und chronischen Katarrh als Ausdruck einer beginnenden Tuberkulose wertet, dann muß man zu Zahlen gelangen, die durch ihre Größe verblüffen, praktisch aber wertlos sind.

Nach einer Statistik St. Clair Thomsons für die Jahre 1911/1921 soll die Prozentzahl der Kehlkopftuberkulose zu den Lungenfällen seit 1916 erheblich abgenommen haben, was nach der Ansicht Thomsons für einen milderen Verlauf der Tuberkulose spricht. Nach unseren Erfahrungen in Deutschland ist weder eine absolute Abnahme der Kehlkopftuberkulose noch eine prozentuale gegen die Tuberkulosefälle überhaupt in dem Zeitabschnitt 1916/21 festzustellen gewesen, wie auch die Statistik Schröders beweist, der für 1896/1905 16,65%, 1906/1915 14,48% und 1916/1924 18,40% berechnet. Wirth und Tegtmeyer kommen für die Heilstätte Landeshut sogar auf eine Vermehrung der Kehlkopftuberkulose um 20—25%. Die Bumbasche Statistik, nach der eine absolute Abnahme der Kehlkopftuberkulose in dem Material der Prager Halsklinik eingetreten ist, ist hier nicht verwendbar, weil es sich um absolute Zahlen, nicht um die prozentuale Häufigkeit handelt. Nach meinem eigenen Material ist eine ausgesprochene Zunahme der Kehlkopftuberkulose sowohl absolut wie prozentual seit dem Kriege festzustellen.

Ich stimme nach meinen Erfahrungen mit Finder überein, der die Häufigkeit der Kehlkopftuberkulose bei aus Kranken aller drei Stadien ungefähr gleichmäßig gemischtem Material auf nicht über 20% angibt.

Daß Männer sehr viel häufiger an Kehlkopftuberkulose erkranken als Frauen ist eine von allen Beobachtern anerkannte Tatsache. Das Verhältnis dürfte mit 2,5 Männer zu 1,0 Frauen anzunehmen sein.

E. M. Brauch fand unter 446 Fällen von Kehlkopftuberkulose an der Freiburger laryngologischen Klinik $^2/_3$ Männer, $^1/_3$ Frauen. Die Angaben schwanken von 82,1 : 17,8 bei Heinze bis 70 : 30 bei Lublinski. Von vorneherein besteht

beim männlichen Geschlecht keine größere Disposition für die Kehlkopftuberkulose als beim weiblichen, die Verhältnisse liegen ganz ähnlich bei der Kehlkopftuberkulose wie bei der Lungenerkrankung. Auch die Lungentuberkulose
ist fast in allen Ländern beim männlichen Geschlecht häufiger als beim weiblichen, wenn man aber die Zahlen für die verschiedenen Altersstufen vergleicht,
findet man, daß es sich nicht um eine angeborene Verschiedenheit zwischen den
Geschlechtern, sondern um eine durch das Berufsleben akquirierte handelt:

Auf 1000 Lebende kamen in Preußen i. J. 1901 Todesfälle an Tuberkulose:

Altersklasse	männlich	weiblich
unter 1 Jahr	23,82	20,92
von 1— 2 Jahren	16,39	15,08
„ 2— 3 „	9,02	9,46
„ 3— 5 „	5,97	6,37
„ 5—10 „	3,54	4,65
„ 10—15 „	4,16	7,46
„ 15—20 „	14,63	16,40
„ 20—30 „	49,51	46,28
„ 30—40 „	27,18	24,14
„ 40—50 „	35,85	22,12
„ 50—60 „	44,99	25,06
„ 60—70 „	47,47	31,32
„ 70—80 „	29,99	21,14
über 80 „	14,23	11,29

Aus der Tabelle sehen wir, daß bis zum 20. Lebensjahre die Tuberkulosesterblichkeit eher ein geringes Plus für das weibliche Geschlecht ergibt. Nach dem
20. Lebensjahr überwiegt das männliche, der größte Unterschied ist zwischen
50 und 60: 44,99 Männer gegen 25,06 Weiber. In dem Alter also in dem die
Berufstätigkeit mit ihren Schädlichkeiten zu wirken beginnt, zeigt sich ihre
schädliche Einwirkung bei den Männern stärker. Auch die außerberuflichen
Schädigungen sind bei den Männern stärker als bei den Frauen. Tabak und
Alkohol und der Aufenthalt in Staub und Rauch richten bei den Männern im
arbeitsfähigen Alter mehr Schaden an als bei den Frauen. Von Interesse wird
es sein, in einigen Jahren festzustellen, ob die Veränderung der sozialen Stellung
der Frauen und ihr allgemeines Eindringen in das Berufsleben eine wesentliche Änderung dieses Verhältnisses herbeiführt.

Auch das Verhältnis bei der Stadt- und Landbevölkerung spricht für den
Einfluß der Berufstätigkeit, während in den Stadtgemeinden in Preußen 1906
auf 10 000 Lebende 21,87 männliche 17,71 weibliche Todesfälle kamen, stellten
sich die Zahlen in den Landgemeinden auf 15,11 männliche zu 15,29 weibliche,
also ein geringes Überwiegen des weiblichen Geschlechtes, das bei gleichen
sonstigen Lebensbedingungen vielleicht auf die Schwangerschaftsschädigungen,
auf die wir an anderer Stelle zurückkommen werden, bezogen werden könnte.

Auch bei der Larynxphthise ist das Lebensalter zwischen 20 und 40 Jahren
am stärksten beteiligt (LUBLINSKI, MORITZ SCHMIDT, SCHRÖDER, KRUSE u. a.).
A. ROSENBERG gibt folgende Zahlen: Zwischen 20 und 30 Jahren kommen auf
140 männliche 60 weibliche, zwischen 30 und 40 auf 143 männliche 64 weibliche;
zwischen 40 und 50 stellt sich das Verhältnis auf 75 männliche zu 13 weibliche,
zwischen 50 und 60 auf 26 : 8. Zwischen dem 14. und 20. und zwischen 50 und 60
ist die Kehlkopftuberkulose seltener, nach ROSENBERG etwa 6⁰/₀. Vor dem
14. Lebensjahr gehört sie zu den größten Ausnahmen, aber auch das Kindesalter
ist nicht frei, das jüngste Kind mit Larynxtuberkulose, das von RHEINDORFF

beobachtet wurde, war 13 Monate als. Auch im Greisenalter kommen Fälle
von Kehlkopftuberkulose vor, in dem von mir beobachteten Fall eines über
70jährigen Kollegen war der Verlauf der Kehlkopfaffektion bei relativ geringer
Ausdehnung der Lungenerkrankung ein außerordentlich schneller.

Die pathologisch-anatomischen Befunde bei Kehlkopftuberkulose haben
wir im allgemeinen Teil ausführlich besprochen, wir können auf das S. 88
Gesagte verweisen. Auch die Erscheinungsformen im Kehlkopf sind schon
oben (S. 88) behandelt.

D. Das klinische Bild der Kehlkopftuberkulose.

Das klinische Bild der Kehlkopftuberkulose ist sehr mannigfaltig. Nur
im ersten Beginn läßt sich der Befund in eine der oben genannten Hauptformen
einordnen. Besteht die Krankheit längere Zeit, so bilden sich die verschiedensten
Kombinationen zwischen Infiltrat, Ulceration und Perichondritis, so daß es
selbst dem geübten und erfahrenen Beobachter nicht selten Schwierigkeiten
macht, das laryngoskopische Bild zu analysieren.

Von einer Reihe von Autoren wird der *phthisische Katarrh* als häufig erste
Erscheinung der beginnenden Kehlkopferkrankung angegeben. Er soll sich
dadurch von den gewöhnlichen katarrhalischen Erkrankungen unterscheiden,
daß er nicht gleichmäßig die ganze Schleimhaut befällt, sondern vorwiegend einseitig auftritt. Eine derartige einseitige Erkrankung oder eine doppelseitige,
bei der die eine Seite durch Rötung und Schwellung stark überwiegt, ist stets
verdächtig. MORITZ SCHMIDT und SCHECH sind übereinstimmend der Ansicht,
daß es einen phthisischen Katarrh des Kehlkopfes nicht gibt.

In den oben bereits erwähnten Fällen handelt es sich immer schon um ein
beginnendes Infiltrat, wie man bei fortgesetzter Beobachtung fast ausnahmslos
feststellen kann. Als Beweis für seine Auffassung führt M. SCHMIDT an, daß sich
die erkrankten Stellen bei Tuberkulininjektionen röten und anschwellen. Es
handelt sich in diesen Fällen also um eine beginnende Infiltration, bei der schon
Tuberkel in oder unter der Schleimhaut abgelagert sind. Nicht unerwähnt
darf es bleiben, daß ganz ausnahmsweise eine einseitige Rötung und Schwellung
des Kehlkopfes vorkommt, die nicht auf konstitutioneller Basis (Tuberkulose
oder Syphilis) beruht, meist ist in derartigen Fällen ein Trauma vorhergegangen,
das dem Kranken selbst gar nicht zum Bewußtsein gekommen zu sein braucht.
Ich habe in der allerletzten Zeit eine Patientin beobachtet, die wegen Heiserkeit
meine Poliklinik aufsuchte. Laryngoskopisch fand ich eine Rötung und Schwellung der rechten Stimmlippe. Trotz genauester Untersuchung ließ sich keine
Lungenerkrankung bei ihr nachweisen, die Anamnese betreffs eines Traumas
oder eines stärkeren Hustenanfalls war negativ, nach wenigen Tagen waren die
Erscheinungen völlig geschwunden, so daß wir den Fall doch als einen der
seltenen von einseitigem Kehlkopfkatarrh auffassen müssen. Daß ein Phthisiker
an einem akuten oder chronischen Kehlkopfkatarrh erkranken kann, soll in
keiner Weise geleugnet werden, auch daß die Laryngitis bei einem ohnehin
geschwächten Kranken den therapeutischen Maßnahmen viel schwerer zugängig
ist als bei sonst gesunden Menschen, bedarf keiner besonderen Erwähnung,
endlich ist es gar nicht selten, daß sich auf dem Boden eines Katarrhs bei einem
Phthisiker eine Kehlkopftuberkulose entwickelt (SCHADES Gewebsacidose s.
S. 99).

Im Beginn der Erkrankung ist die Kehlkopftuberkulose häufig einseitig,
im weiteren Verlauf erkrankt auch die andere Seite, meist ist aber noch längere
Zeit ein Überwiegen der zuerst erkrankten Hälfte festzustellen. Schon die
ersten Beobachter wie TÜRK und FRIEDREICH wollen den Beginn auf der Seite

der erkrankten Lunge festgestellt haben; zahlreiche Autoren haben diese Ansicht bestätigt. Ich selbst habe längere Zeit hindurch meine Fälle von beginnender Larynxphthise auf das Vorkommen der gleichseitigen Lungenaffektion beobachtet, konnte mich aber von der Regelmäßigkeit dieses Zusammentreffens nicht überzeugen. Der Schluß, den R. PFEIFFER und KERKUNOFF aus der Gleichseitigkeit der Lungen- und Kehlkopftuberkulose ziehen, daß beide Organe entweder gleichzeitig oder nacheinander auf dem Lymphwege infiziert werden, scheint mir deshalb nicht haltbar.

Die *Blässe der Schleimhaut* ist von einigen Autoren als charakteristisch für eine beginnende Kehlkopftuberkulose angesprochen worden, meines Erachtens zu Unrecht. Bei jedem Anämischen ist die Kehlkopfschleimhaut blaß, auch bei einem anämisch gewordenen Phthisiker. Die Farbe unterscheidet sich in keiner Weise von der durch andere Erkrankungen verursachten, nach schweren akuten Infektionserkrankungen, nach starken Blutverlusten, bei heruntergekommenen Syphilitikern, bei Kachektischen infolge von malignen Tumoren und Nephritiden u. a. sehen wir auch mitunter die wachsgelbe Farbe der Schleimhaut, die also nicht als pathognomonisch angesehen werden kann. M. SCHMIDT hält die sehr blasse Farbe des Kehldeckels bei sonst normal gefärbter Pharynxschleimhaut für verdächtig, er betont aber gleichzeitig, daß er diese Erscheinung auch bei einfacher Anämie beobachtet und bei Eisengebrauch zurückgehen gesehen habe.

Die *erste Lokalisation der Tuberkulose im Kehlkopf* ist meist an der *hinteren Wand* und an den *Stimmlippen*, ob an diesen häufiger die Anfangserscheinung beobachtet wird oder an jener, wird verschieden beurteilt. Meiner Erfahrung nach ist das Infiltrat der Hinterwand häufiger das erste und auch lange Zeit hindurch das einzige Symptom. Nach den von BRAUCH veröffentlichten Beobachtungen an der Freiburger Klinik erkranken die Stimmlippen am häufigsten, dann die Hinterwand, seltener Aryknorpel, Taschenfalten und Kehldeckel, am seltensten die aryepiglottischen Falten und die vordere Commissur. Außer an den beiden genannten Stellen habe ich einige Male den Beginn der Kehlkopftuberkulose an der Unterfläche der Taschenfalte bzw. an der Seitenwand des Ventriculus Morgagni gesehen (Abb. 12), beide Lokalisationen stellen sich laryngoskopisch unter dem Bilde des Pseudoprolapses des Ventrikels dar, d. h. aus dem Ventrikeleingang ragt ein Schleimhautwulst mit glatter Oberfläche, meist gar nicht oder wenig gerötetem, intaktem Schleimhautüberzug hervor, der sich sowohl von der Stimmlippe, der er aufliegt, wie von der Taschenfalte abgrenzen läßt. Die histologische Untersuchung des abgetragenen Wulstes zeigt das Bild des tuberkulösen Infiltrates. Der Häufigkeit nach folgen: Gegend der Aryknorpel, aryepiglottische Falten, Epiglottis, Taschenfalten und an letzter Stelle die Regio subglottica.

Die Häufigkeit der Lokalisation der beginnenden Kehlkopftuberkulose an den genannten Stellen begründet BLUMENFELD folgendermaßen: „Die Stimmlippen und die Plica interarytaenoidea stellen ein Gebiet erhöhter örtlicher Krankheitsbereitschaft für die erste Lokalisation der sekundären Kehlkopftuberkulose dar, und zwar deshalb, weil sie ja für sich das Gebiet eines abgeschlossenen Lymphraumes darstellen, in dem die kinetische Energie der Lymphbewegung von vornherein als eine geringe angenommen werden muß, eine Annahme, die durch die geringe Beteiligung der regionären Lymphdrüsen bei Erkrankung der gedachten Teile bestätigt wird. Diese geringe kinetische Energie des Lymphstromes ist die Bedingung für die Ansiedlung und Wirkung des Tuberkelbacillus."

Das tuberkulöse *Infiltrat der Hinterwand* gehört zu den häufigsten Vorkommnissen. Es tritt isoliert oder mit anderen Erscheinungen kombiniert auf,

es kann die ganze hintere Wand einnehmen, in der Mitte oder einseitig entwickelt sein. Bald tritt es als breitbasig aufsitzende flache Vorwölbung, bald

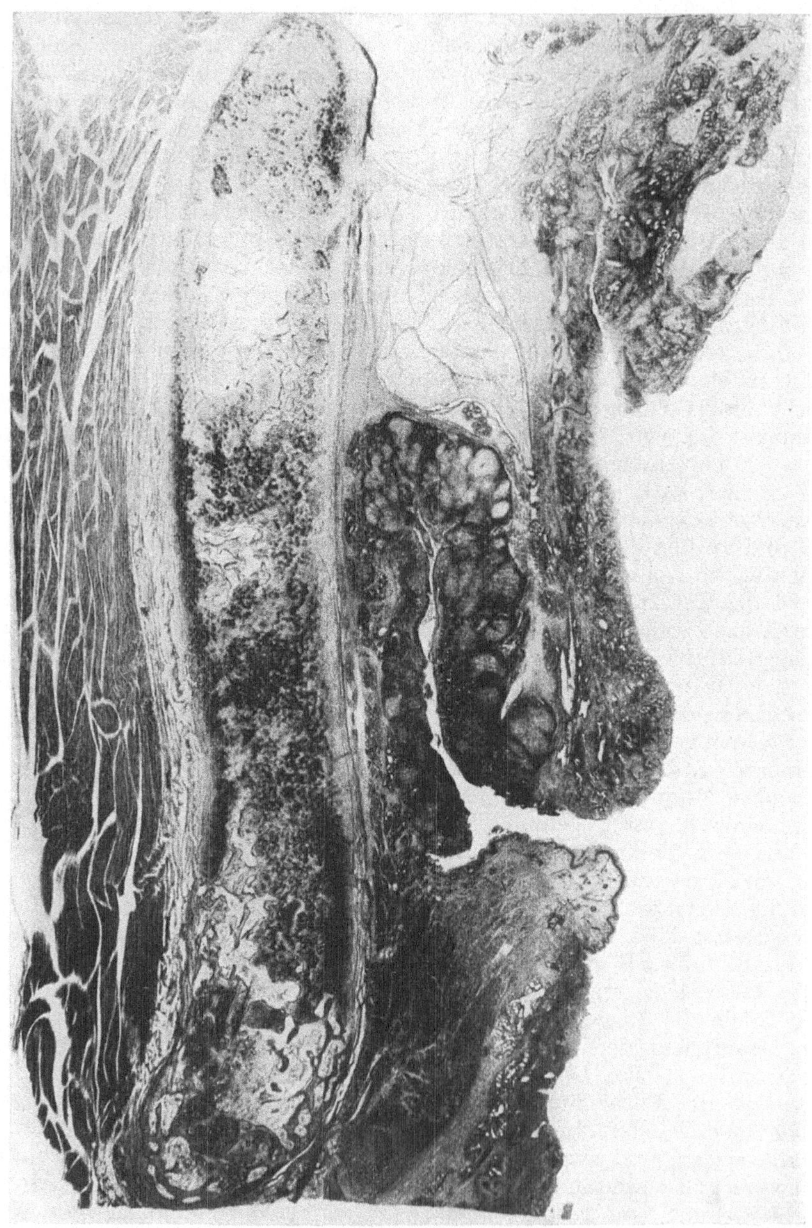

Abb. 12. Isolierte Tuberkulose (Infiltration) der Schleimhaut des MORGAGNISchen Ventrikels.
Beginnender Pseudoprolaps. (Nach MANASSE.)

als kegelförmige Schwellung auf, in anderen Fällen gleicht es mehr einem ab-
gestumpften Kegel, oder es zeigt ein höckriges Aussehen mit mehr oder weniger

stark hervorragenden papillären Excrescenzen. Seine Farbe schwankt zwischen grau und ziemlich gesättigtem rot, sie ist in der Hauptsache von der Dicke der Plattenepithelschicht abhängig. Schon bei dem einfachen chronischen Katarrh kommt eine pachydermische Verdickung der Hinterwand vor, häufiger wirkt ein in der Tiefe entstehendes tuberkulöses Infiltrat als Reiz auf das darüberliegende Epithel, wie wir (S. 90) gesehen haben. Auch die feine Fältelung der verdickten hinteren Wand, die kennzeichnend für die beginnende tuberkulöse Erkrankung sein soll, findet sich bei einfachen Pachydermien im Verlauf des chronischen Katarrhs. Trotzdem ist eine Verdickung der hinteren Wand stets verdächtig; sie mahnt uns, den Patienten sorgfältigst auf andere tuberkulöse Erkrankungen besonders in der Lunge zu untersuchen. In zweifelhaften Fällen kann eine Tuberkulineinspritzung, nach der eine deutliche lokale Reaktion festgestellt wird, die spezifische Natur der sichtbaren Veränderung erweisen. MANASSE

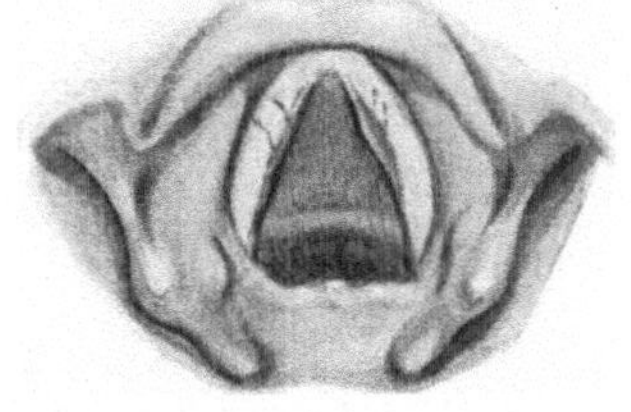

Abb. 13. Beginnende tuberkulöse Infiltration am Stimmlippenrand.

hat bei klinisch einfachen Pachydermien der Hinterwand wiederholt Tuberkel in der Tiefe mikroskopisch nachweisen können.

In einer großen Zahl von Fällen finden wir ein *Geschwür der hinteren Kehlkopfwand* als Initialsymptom der Larynxtuberkulose. Seine Form ist gewöhnlich durchaus charakteristisch, allmählich abfallende buchtige Ränder, die häufig deutlich eine pachydermische Veränderung der Schleimhaut erkennen lassen, oder von Granulationen oder papillomatösen Excrescenzen bedeckt sind. Auch vom Grunde des Geschwürs ragen oft größere oder kleinere Granulationen auf. In vielen Fällen ist das Geschwür bei der indirekten Laryngoskopie nicht sichtbar, weil der überragende obere Rand die Geschwürsfläche verdeckt. Ihre Ausdehnung nach unten ist auch oft nicht ohne weiteres klar, nur die *direkte Untersuchung* oder die *sog.* KILLIAN*sche Methode* geben einen genauen Überblick über Größe und Tiefe der Ulceration.

Das tuberkulöse *Infiltrat der Stimmlippen* kommt im Beginn ein- oder doppelseitig vor. Daß eine einseitige Chorditis kaum bei dem gewöhnlichen Katarrh beobachtet wird, haben

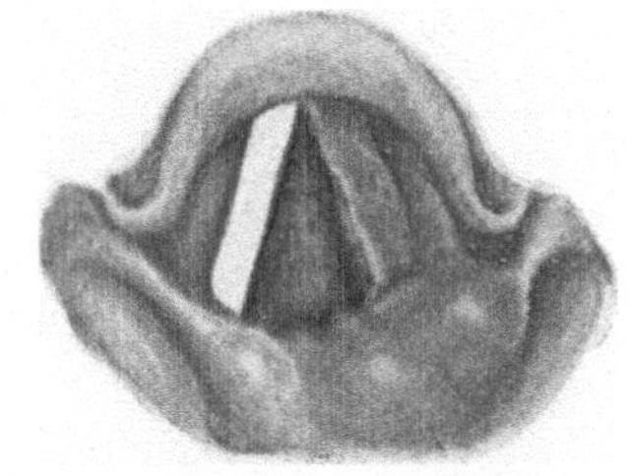

Abb. 14. Tuberkulose des Kehlkopfs. Linke Stimmlippe walzenförmig mit Längsgeschwür; beginnende Perichondritis arytaenoidea sinistra.

wir oben erwähnt. Die Infiltration der Stimmlippen kann entweder diffus oder circumscript sein, sie bildet eine scharf abgesetzte tumorartige Schwellung, die makroskopisch einem Fibrom völlig gleichen kann, oder sie geht allmählich ohne scharfe Grenze in die Umgebung über (Abb. 13).

Am häufigsten bildet sich das circumscripte Infiltrat in der Gegend des Processus vocalis als mehr oder weniger gerötete glatte oder höckrige, breitbasige, kegelförmige oder halbkuglige Vorragung. Papillomatöse Excrescenzen sind immer als Symptom eines vorhandenen Geschwürs aufzufassen. An der vorderen Commissur sitzen die umschriebenen Infiltrate entweder in der Höhe der Stimmlippen oder darüber, sie sind meist glatt und blaß und ulcerieren häufig erst spät. Die oberhalb der Glottis sitzenden können völlig symptomlos verlaufen, während die in der Commissur selbst befindlichen schon bei geringer Ausdehnung durch Behinderung des Glottisschlusses Stimmstörungen hervorrufen.

Bei der diffusen Infiltration entsteht die *Walzenform der Stimmlippen* (Abb. 14 u. 15), die dadurch charakterisiert ist, daß die Oberfläche gegenüber

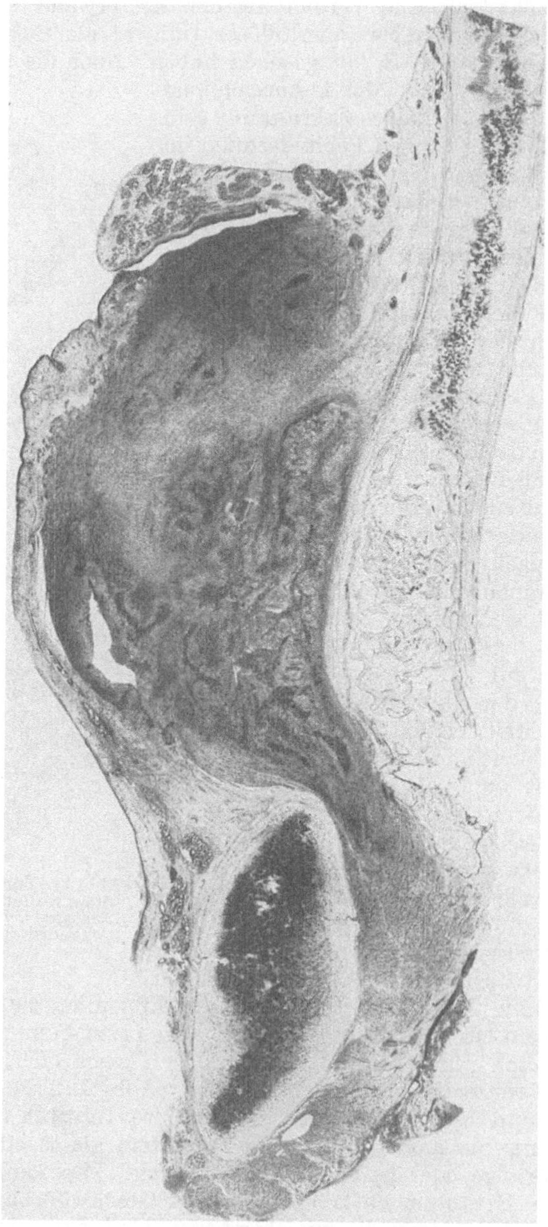

Abb. 15. Tuberkulom des Stimmbandes mit partieller Verkäsung.
Walzenform der Stimmlippen. (Nach MANASSE.)

dem freien Rand und dem dem Ventrikel zugekehrten Teile stärker hervorragt. Die normale dreiseitig prismatische Form geht durch die Schwellung infolge der Tuberkeleruption und der Rundzelleninfiltration verloren, der freie Rand erscheint nicht mehr scharf, sondern abgerundet, dadurch gleicht der Querschnitt dem eines Zylinders. Die Dicke der infiltrierten Stimmlippe schwankt erheblich, in den extremsten Fällen verlegt sie den Eingang in den Ventrikel vollständig; die Grenze zwischen Taschenfalte und Stimmlippe kann verwischt werden, meist ist allerdings, wie M. Schmidt erwähnt, der Eingang in den Ventrikel noch durch eine feine dunkle Linie angedeutet.

Häufig erkennt man auf der medialen Fläche der walzenförmigen Stimmlippe eine mehr oder weniger tiefe Längsfurche, die durch die Anlagerung des Randes der anderen Stimmlippe bei der Phonation hervorgerufen ist. Aus ihr entwickeln sich die Längsgeschwüre, auf die wir später zurückkommen werden.

Der *Kehldeckel* ist häufig der Sitz der Infiltration, sein Volumen wird dadurch auf das 3—4fache des Normalen vergrößert. Es bildet sich ein quergestellter, starrer, bald intensiv roter, bald durch ödematöse Schwellung durchscheinender Wulst, der sich bei der Phonation kaum oder gar nicht hebt und dadurch den Einblick in das Larynxinnere sehr erschwert oder in extremen Fällen unmöglich macht — um so mehr als fast immer gleichzeitig eine Infiltration der *aryepiglottischen* Falten besteht. Diese nehmen eine birnen- oder keulenförmige Gestalt an mit dem dicken Ende über der Cartilago corniculata (Cart. Santorini); die Oberfläche der Schwellung ist meist glatt, mehr oder weniger intensiv gerötet oder infolge ödematöser Durchtränkung blaß, halb durchscheinend. Die unter normalen Verhältnissen als Verdickung erkennbaren Cart. cuneiformes (Cart. Camperi sive Wrisbergii) sind verstrichen, ebenso wie bei doppelseitiger Infiltration die Incisura interarytaenoidea (Abb. 16).

Die Schwellung über den *Aryknorpeln* selbst ist meist kugelig, häufig nach dem Larynxinnern zu stärker entwickelt, so daß der Knorpel anscheinend nach vorne hin überhängt.

Die *Beweglichkeit der Stimmlippen* ist fast immer durch die Schwellung mechanisch behindert oder durch die gleichzeitig vorhandene Perichondritis arytaenoidea bei Mitbeteiligung des Krikoarytänoidgelenkes aufgehoben. Sind der Kehldeckel, die beiden aryepiglottischen Falten und die Membrana interarytaenoidea gleichzeitig infiltriert und ödematös, so kann eine so starke Verengerung des Kehlkopfeingangs entstehen, daß Stenoseerscheinungen ausgelöst werden.

An den *Taschenfalten* tritt das Infiltrat diffus oder circumscript auf. Bei der diffusen Schwellung ist die Plica ventricularis in ganzer Ausdehnung vergrößert, dadurch scheint die darunter liegende Stimmlippe verschmälert; bei stärkerer Infiltration sieht man bei der Phonation einen ganz schmalen Rand der Stimmlippe, in extremen Fällen kann auch er durch die Taschenfalte verdeckt sein (Abb. 17). Ist die Infiltration doppelseitig, so kommt es, wenn auch selten bei der Phonation zu einer gegenseitigen Berührung der Taschenfalten in der Mittellinie und dadurch zu einer eigenartig schnarrenden Stimme.

Das circumscripte Infiltrat ist entweder scharf gegen die Umgebung abgesetzt — es erscheint als höckriger, von geröteter oder blasser Schleimhaut überzogener Tumor — oder allmählich in die Umgebung übergehend, als rundliche oder ovale, meist höckrige Hervorragung. Ist das umschriebene Infiltrat an der Unterfläche der Taschenfalte lokalisiert, so entwickelt es sich in der Richtung des geringsten Widerstandes, d. h. nach dem Ventrikel hin, aus dessen Eingang es bei zunehmendem Umfang als geröteter Wulst, den *Pseudoprolaps des Ventrikels* bildend, herausragt (Abb. 18).

Die *Geschwüre* entstehen, wie wir gesehen haben, aus dem Zerfall der Infiltrate oder nach Manasse durch das Durchwachsen des tuberkulösen

Gewebes durch das Epithel. An der *Hinterwand* gehören sie zu den häufigsten Befunden. Entweder sieht man schon beim ersten Einblick die geschwürige Fläche, oder man erblickt zunächst nur die Granulationen, die als scharfe Zacken vom Rande und dem Grunde des *Geschwürs* hervorschießen; an ihrer dem Geschwür zugewendeten Seite ist häufig ein deutlicher ulceröser Zerfall zu bemerken. Diese papillomatösen Excrescenzen können die ganze Hinterwand bedecken, durch ihre Größe den Glottisschluß und dadurch die Stimmbildung stören; bei ödematöser Durchtränkung können sie sogar ein Atemhindernis abgeben, besonders wenn auch in der Gegend der Processus vocalis die gleichen Bildungen vorhanden sind. Auch als Ursache krampfhafter Hustenanfälle spielen die im In- und Exspirationsstrom angesogenen und nach oben geschleuderten „Papillome" eine Rolle.

Die *Geschwüre der Hinterwand* sind fast immer größer als es bei der Spiegeluntersuchung am sitzenden Patienten den Anschein hat, man sieht sie sehr

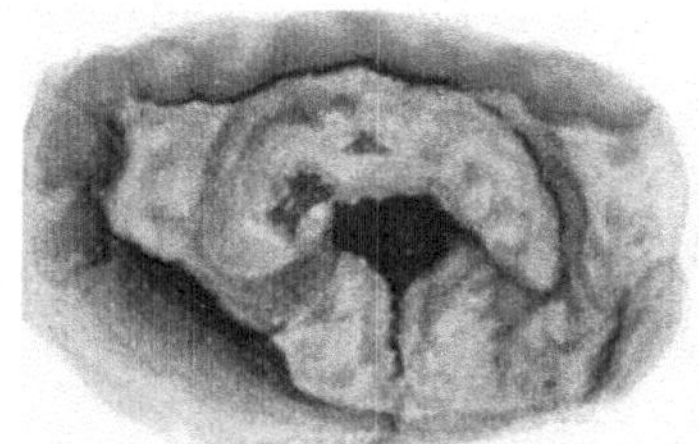

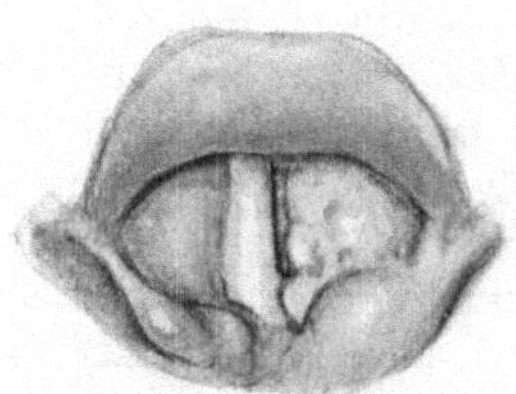

Abb. 16. Infiltration und Ulceration des Kehlkopfeingangs bei einer Graviden. Auffallend ist die bläulichrote Farbe des Infiltrats.

Abb. 17. Infiltration der linken Taschenfalte. Birnförmiges Infiltrat der linken Aryepiglottisfalte.

stark verkürzt; will man sich eine klare Vorstellung von ihrer wirklichen Ausdehnung machen, so muß man die sog. KILLIANsche *Methode* zur Besichtigung der hinteren Wand oder die direkte Untersuchung — KIRSTEINs *Autoskopie* — anwenden.

Heilt das Ulcus, sei es spontan oder durch Kunsthilfe, so werden die Excrescenzen derber und mehr rundlich, ihr Aussehen wird glänzender und blasser. In dieser Form als flache, blasse Hervorragungen können sie lange Zeit unverändert bestehen. Auch auf der *Hinterfläche der Ringknorpelplatte* (vordere Rachenwand) kommen tuberkulöse Geschwüre vor, die heftige Schluckbeschwerden verursachen, aber nur sehr schwer zu erblicken sind, weder die EICKENsche Hypopharyngoskopie noch die direkte Untersuchung legen die Hinterseite der Ringknorpelplatte ausreichend frei.

Die Ulcerationen der *Stimmlippen* sind im Beginn oberflächlich, sie erscheinen als schmutziggraue, auf ihrem Grund entweder von einem dünnen fibrinösen Belag oder von dünnflüssigem Eiter bedeckte, von leicht gerötetem und geschwollenem Rand umgebene, auf der Oberfläche oder am freien Rand sitzende Flecke. Sie sind solitär oder multipel; im letzteren Falle sind die benachbarten zunächst durch eine Brücke geröteter Schleimhaut voneinander getrennt, nach deren Einschmelzung sie konfluieren.

Bei der Walzenform der Stimmlippen bildet sich am freien Rande ein Längsgeschwür, das seine Entstehung der Anlagerung der anderen Stimmlippe verdankt. Es hat oft einen schraubenförmigen Verlauf (MORITZ SCHMIDT), von hinten unten windet es sich nach vorne oben um den verdickten Rand herum. Bei stärkerer Infiltration können sich auf diese Weise sehr tiefe Geschwüre mit zwei Lefzen bilden, zwischen die sich die andere Stimmlippe beim Glottisschluß legt, wie die Klinge eines Messers ins Heft (Lippengeschwür BIEFELS). Jede Lippe für sich kann zerfallen, fehlt die obere, so steht die untere, die durch ihren weißgelben Belag dem ungeübten Auge fast wie eine normale Stimmlippe erscheint, stets tiefer als die andere Stimmlippe. Die obere Lefze liegt der Taschenfalte oft so dicht an, daß man sie nicht abgrenzen kann. Sehr widerstandsfähig gegen die Einschmelzung durch den Geschwürsprozeß ist das *elastische Gewebe*, man beobachtet deshalb mitunter eine völlige Aufspaltung entsprechend dem Faserverlauf, die die Stimmlippe in zwei, drei oder mehr Teile geteilt erscheinen läßt (Abb. 19).

An den Rändern der Lefzen wuchern oft Granulationen, die so groß werden können, daß sie die Atmung hindern, besonders dann, wenn durch eine Erkrankung des Krikoarytänoidgelenks oder durch Posticuslähmung die Glottis ohnehin schon verengt ist. Je enger die Glottis wird, desto mehr schwellen die Granulationen durch Ansaugung an, sie werden ödematös und führen zur Zunahme der Stenose und zur Atemnot. Bei hochgradiger Entwicklung können die Stimmlippen in dicke, ödematöse mit ödematösen Granulationen besetzte Wülste verwandelt werden. Der Einfluß der Ansaugung auf die Größe der Granulationen erhellt aus der Tatsache, daß sie nach der Tracheotomie meist ohne weitere Behandlung abschwellen oder sogar verschwinden.

Auch auf der Unterseite der Stimmlippe treten mitunter Geschwüre auf, die sich lange der Beobachtung entziehen können; erst wenn eine Granulation als kleines weiches Zäckchen unter dem Rande der Stimmlippe hervorlugt, werden sie erkannt. Hat schon vorher eine subglottische Infiltration bestanden, so werden auch sie größer und tiefer. Bei der Nähe der Schildknorpelplatten

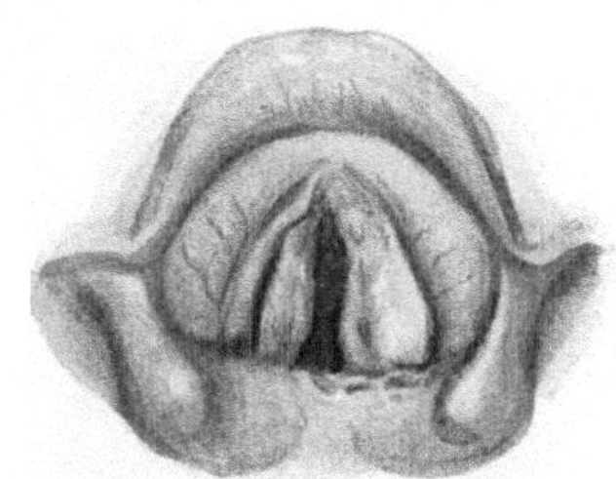

Abb. 18. Walzenform der Stimmlippen mit Ulceration. Infiltration der Taschenfalten. Pseudoprolaps des rechten Ventrikels. Ulceration und Infiltration der hinteren Wand. Beginnende Perichondritis arytaenoidea duplex.

und des Ringknorpels kann als Folge der subglottischen Geschwüre eine Perichondritis cricoidea oder thyreoidea interna entstehen, wenn nicht schon die Chorditis subglottica ein Symptom der bestehenden Perichondritis gewesen ist. Die subglottischen Geschwüre haben eine gewisse Tendenz, auf den unteren Teil der Hinterwand oder nach vorne auf den unter der Commissur liegenden Drüsenwulst fortzukriechen. Letzterer schwillt manchmal so stark an, daß er eine Verengerung der Glottis von vorne her bedingt. Eine Heilung dieser Geschwüre mit Verwachsung der Stimmlippen ist bei Tuberkulose selten (Abb. 20), bei Syphilis häufiger.

Über den *Processus vocales* sind Geschwüre sehr häufig. Die Infiltrate an dieser Stelle sind besonders häufigen Insulten ausgesetzt, da die beiden Stimmfortsätze bei jedem Glottisschluß fest aneinander gelegt werden. Dadurch kommt es meist schon frühzeitig zu oberflächlichen Substanzverlusten, die anfangs den bekannten pachydermischen schalenförmigen Wülsten durchaus ähnlich sein können. Im weiteren Verlauf dehnen sich die Geschwüre aus, sie verbreiten sich durch das sog. Filtrum — der Furche zwischen Hinterwand und Taschenfalte — nach oben auf die letztere, oder sie greifen direkt auf die Hinterwand über. Auch eine Übertragung des tuberkulösen Geschwürs von einem Processus vocalis auf den anderen — *Abklatschinfektion* — kann man nicht gerade selten beobachten.

Auf den *Taschenfalten* kommen oberflächliche kleine Geschwüre einzeln oder multipel vor, sie erscheinen als scharf konturierte, von einem Reaktionshof umgebene Substanzverluste. Zerfallen ausgedehntere Infiltrate, so bilden

sich große Ulcerationen, deren Tiefen- und Oberflächenausdehnung der Größe
des Infiltrats entspricht. Konfluieren mehrere Geschwüre, so entsteht eine
buchtige Form mit allmählich abfallenden oder unterminierten Rändern, auf

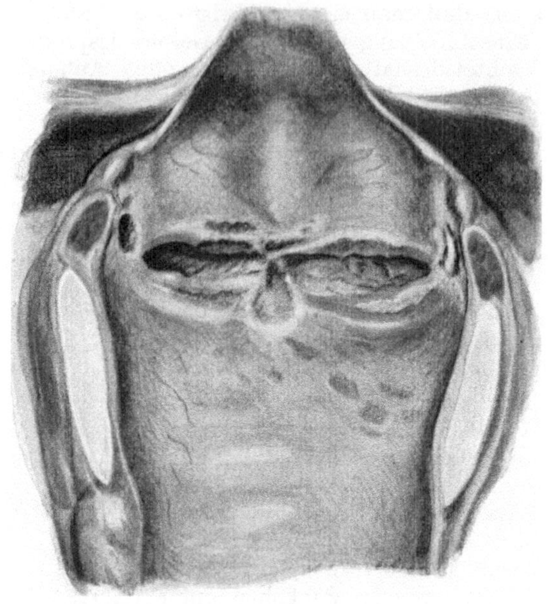

Abb. 19. Längsgeschwür der linken Stimmlippe. Geschwüre über dem rechten Proc. vocalis und
beiden Aryknorpeln. Ulceration der gesamten Ventrikelschleimhaut, der vorderen Commissur und
der linken Taschenfalte.

deren Grund schlaffe Granulationen aufschießen, die so massenhaft werden
können, daß sie die ganze Taschenfalte in eine himbeerförmige Geschwulst
verwandeln. Die Geschwüre bleiben selten auf
die Taschenfalten beschränkt, sie greifen auf
die Nachbarschaft, besonders häufig auf den
Kehldeckel über. Durch den Zerfall kommt es
zu ausgedehnten Zerstörungen der Taschenfalte
mitunter, wenn auch selten, zu einer völligen
Perforation (Abb. 21).

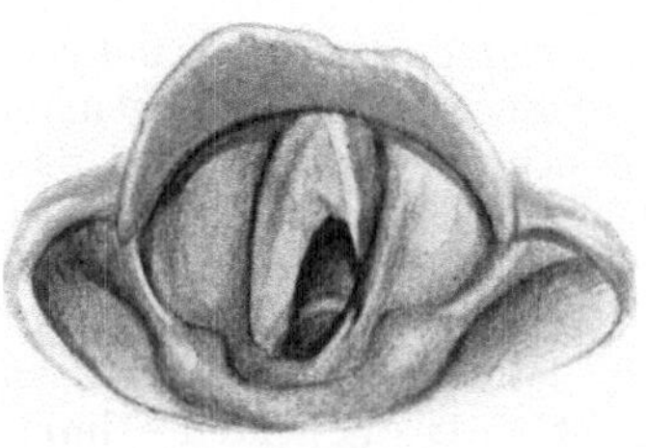

Abb. 20. Vernarbte Tuberkulose des
Kehlkopfs. Narbige Verwachsung der
Stimmlippen.

Am *Kehldeckel* beginnt die Geschwürsbildung
gewöhnlich am freien Rand, der beim Schluckakt, wie schon erwähnt, häufigen Verletzungen
durch harte, den Bissen beigemengte Körnchen
oder durch zu heiße Speisen ausgesetzt ist.
Zunächst kommt es zum Zerfall des Infiltrates
bis auf den Knorpelrand, der als gelblicher Strich im Grunde des Geschwürs
sichtbar wird. Lange bleibt er aber nicht intakt, durch die eitrige Infiltration
des die Knorpelkörperchen umschließenden Netzwerks elastischer Fasern entsteht eine eitrige Einschmelzung mehr oder weniger ausgedehnter Teile des
Knorpels. Es bilden sich so Defekte am freien Rand der Epiglottis, die mitunter durch Granulationsbildung ausgeglichen werden. Verluste des ganzen
Kehldeckels sind bei der Tuberkulose seltener als bei Syphilis, werden aber
doch beobachtet. Ob wir die starke Schwellung des Kehldeckels und die

Defektbildung als Perichondritis oder tuberkulöses Infiltrat mit nachfolgender Entzündung und eitriger Einschmelzung des Knorpels auffassen, ist praktisch bedeutungslos, ich möchte die letztere Ansicht für die richtige ansehen (Abb. 22).

Auf der laryngealen Fläche der Epiglottis (Abb. 22 u. 24) sind Geschwüre sehr häufig, sie sind klein und oberflächlich, oder sie konfluieren zu größeren den Knorpel freilegenden Substanzverlusten, in deren Umgebung man häufig miliare und submiliare Knötchen erkennen kann. Sie können auf der ganzen Oberfläche bis herab zum Petiolus sitzen. Diese Geschwüre treten fast immer bei schon bestehender Kehlkopftuberkulose auf, sehr selten und wie in einem kürzlich von mir beobachteten Fall sind sie das erste Symptom einer beginnenden Larynxerkrankung. Ihre Erkennung im Kehlkopfspiegelbild ist

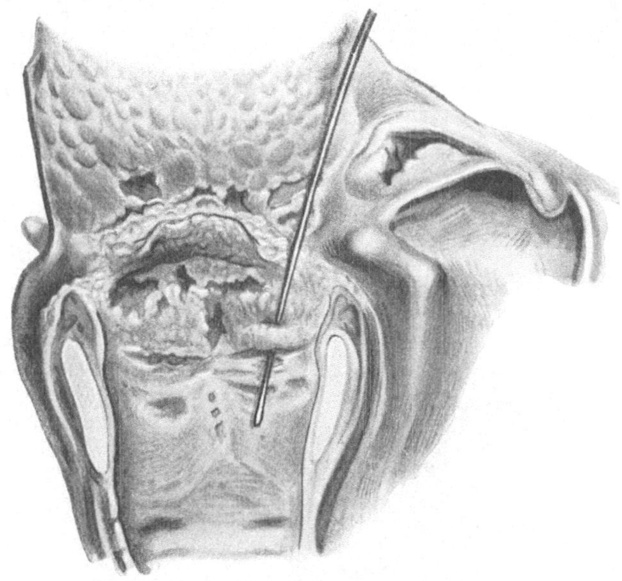

Abb. 21. Ausgedehnte Infiltration und Ulceration des ganzen Kehlkopfs, des Zungengrundes, der Regio subglottica und der rechten Tonsille. Perforierendes Geschwür der rechten Taschenfalte.

mit großen Schwierigkeiten verbunden, da der durch das Infiltrat starre Kehldeckel sich auch beim Anlauten hoher Töne nur wenig hebt und die Unterfläche deshalb nicht frei gibt; nur beim Einblick in den Kehlkopf von oben her — Untersucher stehend, Patient mit nach hinten geneigtem Kopf — oder unter Zuhilfenahme des REICHERTschen Epiglottishebers oder einer Sonde gelingt es den nötigen Überblick zu gewinnen, besonders wenn der geschwollene Kehldeckel Omega- oder Turbanform hat und einen bis zu 1 cm dicken starren Wulst bildet.

An den *aryepiglottischen Falten* treten Geschwüre meist erst im späteren Stadium der Krankheit auf, sie erscheinen in der lentikulären Form sowohl auf der oberen wie auf der pharyngealen und laryngealen Fläche und über den SANTORINIschen Knorpeln. Bei vorgeschrittenen Fällen sieht man sie manchmal auf der ganzen Länge der Falten bis in die Sinus piriformes hinein. Kleine Granulationen auf ihrem Grunde sind häufig. Die Bedeutung dieser Veränderungen liegt in der Erschwerung der Nahrungsaufnahme durch die von ihnen verursachten häufig ganz unerträglichen Schmerzen bei jeder Schluckbewegung.

Greifen die Infiltrate und die Ulcerationen in die Tiefe, so kommt es zur Beteiligung des Perichondrium, zur Perichondritis, die entweder durch den Tuberkelbacillus oder durch eine Mischinfektion von diesen mit Strepto- und Staphylokokken entsteht. Am häufigsten ist die *Perichondritis arytaenoidea,* was bei der Nähe der so oft erkrankten Hinterwand und bei der Häufigkeit der Ulcerationen über den Processus vocales keiner weiteren Erklärung bedarf. Sie kann ein- und doppelseitig auftreten. Das Perichondrium wird nicht immer in toto ergriffen, eine isolierte Erkrankung der Knorpelhaut des Stimmfortsatzes ist nicht gerade selten. Handelt es sich um eine Perichondritis des ganzen Aryknorpels, so tritt zunächst eine starke kuglige Schwellung der Schleimhaut auf, die sich nicht

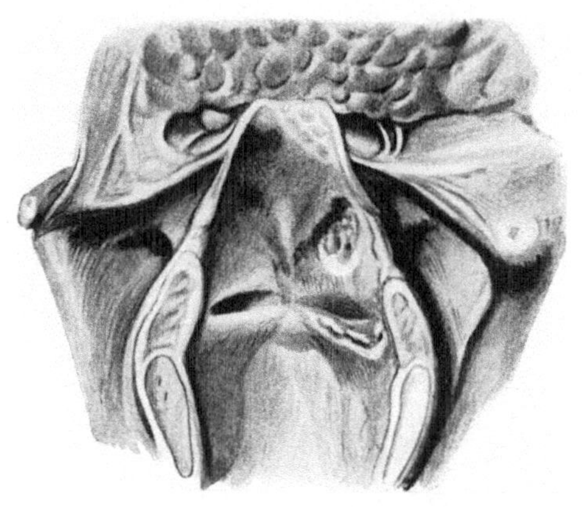

Abb. 22. Geschwür am freien Rand des Kehldeckels rechts und auf der laryngealen Fläche. Tiefes Ulcus der rechten Stimmlippe.

ohne weiteres von einem einfachen Infiltrat unterscheiden läßt; eine Mitbeteiligung des Krikoarytänoidgelenks gehört zu den regelmäßigen Vorkommnissen; Unbeweglichkeit der erkrankten Kehlkopfhälfte ist die Folge (Abb. 17, 18, 23).

Durch die eitrige Entzündung wird das Perichondrium vom Knorpel gelöst, der Knorpel wird nekrotisch und sequestriert. Er wirkt nun seinerseits als Fremdkörper, d. h. als Entzündungsreiz. Im weiteren Verlauf bildet sich ein Absceß, der an der Spitze des Processus vocalis, an der Spitze des Aryknorpels, oder wenn die Ringknorpelplatte miterkrankt ist, nach dem Oesophagus durchbricht. Hat man Gelegenheit nach dem Durchbruch des Abscesses, der meist mit einem plötzlichen Nachlassen der vorher unerträglichen Schluckschmerzen verbunden ist, zu untersuchen, so sieht man nicht selten den ganz oder zum Teil sequestrierten Knorpel aus der Durchbruchsöffnung herausragen oder in der Tiefe des neu entstandenen, tiefen, kraterförmigen

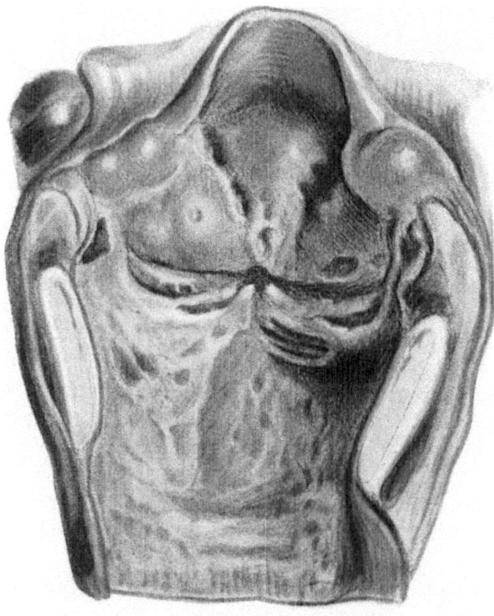

Abb. 23. Ausgedehnte Tuberkulose des ganzen Kehlkopfs mit Infiltration, Ulceration, Ödem und Perichondritis.

Ulcus als weißen Fremdkörper liegen. Eine spontane Ausstoßung eines Teiles oder des ganzen Knorpels kommt vor, bei der Gefahr der Aspiration des gelösten Sequesters dürfte es richtiger sein, ihn sobald wie möglich zu extrahieren (Abb. 23 u. 24).

Daß gleichzeitig mit dem Aryknorpel, der die Gelenkfläche für das Krikoarytänoidgelenk tragende Teil der Ringknorpelplatte erkranken kann, haben wir schon erwähnt. Kommt es auch an ihr zur Sequesterbildung mit Ausstoßung, so fallen die Aryknorpel plötzlich nach vorne, die Stimmlippen treten in Juxtapposition, dadurch kommt es zu einem plötzlichen Suffokationsanfall, der, falls nicht sofort die Tracheotomie gemacht werden kann, zum Erstickungstod führt.

Die *Perichondritis des Ring- und des Schildknorpels* bei der Tuberkulose ist nicht gerade häufig. An der Innenfläche des Schildknorpels entsteht sie als Folge tiefer Geschwüre an der vorderen Commissur oder den Taschenfalten. Die Entzündung kann durch den Knorpel hindurch auf die Außenseite übergreifen, dort zu harten, höckrigen Anschwellungen führen, die erweichen und durch die Haut durchbrechen können. Die *Perichondritis thyreoidea interna* kann Infiltration und Ödem der Ventrikelschleimhaut bedingen und das Bild des Prolapsus ventriculi entstehen lassen. Die *Perichondritis externa* ist seltener. MORITZ SCHMIDT und SCHECH beobachteten solche Fälle ohne sonstige Zeichen von Larynxtuberkulose.

Die *Perichondritis interna des Ringknorpels* äußert sich im Beginn in einer subglottischen Schwellung, die sich laryngoskopisch nicht von der Laryngitis hypoglottica unterscheidet. Auch der weitere Verlauf entspricht dem des subglottischen Infiltrates und der Ulceration, wenn nicht eine Nekrose des Knorpels mit Ausstoßung des Sequesters eintritt.

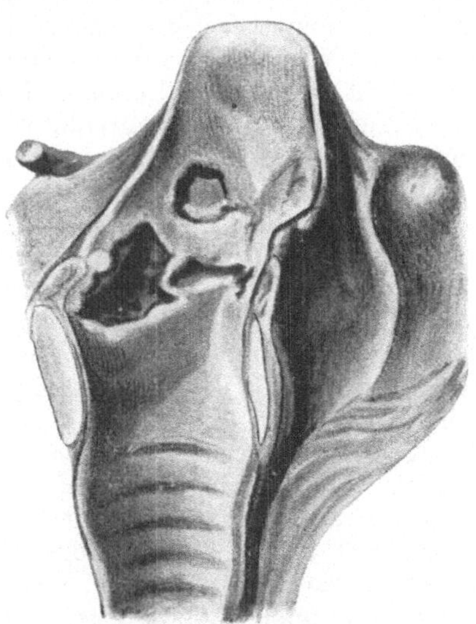

Abb. 24. Tiefes Geschwür auf der laryngealen Fläche des Kehldeckels und der Stimmlippen. Der linke Aryknorpel ist durch Perichondritis verloren gegangen, an seiner Stelle tiefes kraterförmiges Geschwür.

Die *Perichondritis des Kehldeckels* unterscheidet sich in ihrem Aussehen und Verlauf nicht von den bei der Infiltration und Ulceration beschriebenen Vorgängen.

Miliare Knötchen sieht man nicht gerade selten im Kehlkopf, sie erscheinen als graue oder graugelbe stecknadelspitz- bis stecknadelknopfgroße, in die meist gerötete Schleimhaut eingelagerte Knötchen. Besonders leicht erkennt man sie mit dem HIRSCHBERGschen Vergrößerungsprisma oder mit dem BRÜNINGSschen Vergrößerungsspiegel an der Epiglottis, seltener an der Hinterwand. Als B. FRÄNKEL zuerst auf diese Tatsache aufmerksam machte, wurde sie von den meisten anderen Laryngologen geleugnet, jetzt ist sie trotz der gegenteiligen Ansicht von HEINZE und GOTTSTEIN allgemein anerkannt. Die Knötchen werden entweder aufgesogen oder zerfallen zu Geschwürchen, die zu größeren Ulcerationen zusammenfließen. MORITZ SCHMIDT konnte diesen Vorgang an der Taschenfalte direkt beobachten.

Als Schluß dieses Kapitels müssen wir Veränderungen erörtern, die nicht als spezifisch tuberkulöse Lokalisationen im Kehlkopf betrachtet werden können, aber doch mit der Phthise in Zusammenhang stehen.

Die Parese und Insuffizienz der *Muskeln* bei Tuberkulösen ist häufig die Folge der Anämie. Bei vielen Anämischen und Chlorotischen beobachtet man eine leichte Ermüdbarkeit der Stimme, die der allgemeinen Schwäche der gesamten Körpermuskulatur gleichzusetzen ist. Da erfahrungsgemäß diese Schwäche gerade bei tuberkulösen, blutarmen Patienten vorhanden ist, sollte man nie versäumen, in derartigen Fällen eine genaue Untersuchung der Lungen vorzunehmen. Daß E. FRÄNKEL und MANASSE bei Phthisikern Degenerationen in den Kehlkopfmuskeln nachweisen konnten, haben wir bereits erwähnt.

Die zweite hier zu erörternde Kehlkopfstörung ist das Vorkommen von *Posticus- und Recurrenslähmungen* bei Tuberculosis laryngis. Daß der rechte Recurrens, der über die rechte Pleurakuppe verläuft, bei bestehender Spitzenpleuritis erkrankt, ist allgemein bekannt, ebenso daß der linke von tuberkulösen Bronchialdrüsen komprimiert werden kann; es hat mithin nichts Überraschendes, wenn man bei bestehender Kehlkopf- und Lungentuberkulose auch eine Recurrenslähmung zu sehen bekommt. Von ihrer Häufigkeit habe ich mich aber nicht überzeugen können. Die Angabe von GERHARDT, daß auf 12 Fälle von tuberkulöser Geschwürsbildung 1 Fall von Recurrenslähmung kommt, die übrigens schon von v. ZIEMSSEN als viel zu hoch gegriffen angesehen worden ist, kann ich durchaus nicht bestätigen. In dem von mir im Laufe der Jahre beobachteten sehr großen Material von Kehlkopftuberkulose habe ich nur verschwindend wenig Fälle von echter Recurrens- oder Posticuslähmung gesehen.

Der *Erkrankung der Lymphdrüsen* bei Kehlkopftuberkulose wird im allgemeinen wenig Beachtung geschenkt, weil die Lungen- und Kehlkopfaffektion das Krankheitsbild so vollkommen beherrschen, daß die gewöhnlich symptomlos bleibende Drüsenschwellung sowohl dem Kranken wie dem Arzt entgeht. Wenn man aber regelmäßig bei den Kehlkopfphthisikern auf die Lymphdrüsen achtet, so findet man jedenfalls häufiger als früher angenommen Schwellungen, die je nach der Lokalisation der Tuberkulose im Larynxinnern verschiedene Drüsengruppen betreffen. Bei den Erkrankungen an den Stimmlippen und in der Regio subglottica schwillt die Glandula praelaryngea an, die auch, wie POIRIER und v. BERGMANN hervorgehoben haben, beim Carcinom der Stimmlippen stets zuerst erkrankt. Diese Drüse auf dem Ligamentum conoides gelegen wird häufig nicht beachtet, sie wird, wie auch BLUMENFELD bestätigt, oft verändert gefunden, besonders häufig sieht man sie bei der Tracheotomie wegen Tuberkulose. Meist läßt sich ihre tuberkulöse Veränderung nur mikroskopisch nachweisen, GOUGUENHEIM und TISSIER, und POIRIER, nach dem diese Drüse auch als POIRIERsche Drüse bezeichnet wird, fanden sie verkäst, auch MOST beobachtete eine Tuberkulose der prälaryngealen Drüse bei Larynxphthise.

Ist die Tuberkulose auf den Kehlkopfeingang übergegangen, so findet man eine Beteiligung der seitlich vom Kehlkopf gelegenen tiefen Halslymphdrüsen, die nach MOST längs der Vena jugularis liegen.

Eine ungleich größere Bedeutung als bei der Larynxphthise kommt den Drüsen bei den tuberkulösen Erkrankungen des Rachens, besonders des lymphatischen Rachenrings zu. In manchen Fällen erfolgt ihre Infektion von den Mandeln aus, ohne daß in diesen Organen selbst ein tuberkulöser Herd nachgewiesen werden könnte. Näheres hierüber s. S. 185.

Im Vorstehenden haben wir nur die hauptsächlichsten Veränderungen, die durch die Tuberkulose im Kehlkopf hervorgerufen werden, besprochen. Die verschiedenen Formen können die mannigfachsten Kombinationen miteinander eingehen; dadurch entsteht eine Vielgestaltigkeit des laryngoskopischen Bildes wie bei kaum einer anderen Krankheit. Bei genauer Betrachtung aber und bei Analyse des Spiegelbefundes wird es fast immer möglich sein, die Grundformen herauszufinden und dadurch zu einer klaren Anschauung über das im einzelnen Falle vorliegende Krankheitsbild zu kommen. Noch vielgestaltiger wird das Krankheitsbild dadurch, daß nicht gerade selten Kombinationen der Kehlkopftuberkulose mit anderen Krankheiten, besonders mit Syphilis und Carcinom vorkommen. Infiziert sich ein an Kehlkopftuberkulose leidender Mensch mit Syphilis, so werden ihre Manifestationen sich mit größter Wahrscheinlichkeit an dem Locus minoris resistentiae, in diesem Fall im Kehlkopf einstellen. Ebenso verständlich ist es, daß bei einem durch Syphilis geschwächten Organismus eine latente Tuberkulose manifest wird, oder eine Infektion von außen leichter zustande kommt. Sind bei einem Phthisiker syphilitische Geschwüre im Kehlkopf vorhanden, so ist ihre Sekundärinfektion mit Tuberkelbacillen sehr wahrscheinlich.

Auch ein Zusammenbestehen von Kehlkopftuberkulose mit Kehlkopfcarcinom ist in einer Reihe von Fällen sicher beobachtet.

E. Symptomatologie.

Die Erkrankung des Kehlkopfs, die fast immer schon an der Lunge Leidende befällt, kann längere Zeit hindurch völlig oder fast völlig symptomenlos verlaufen. Die durch die Lungenaffektion bedingten Störungen: Husten, Auswurf, Nachtschweiße, gesteigerte Temperatur beherrschen das Krankheitsbild vollkommen. Zu den ersten Erscheinungen — den sog. *prämonitorischen* (FINDER) — gehören Parästhesien, Trockenheit im Halse, Kitzeln und Kratzen, das zum Räuspern reizt, und leichte Ermüdbarkeit der Stimme. Die Stimme, die bei Beginn des Sprechens laut und klar ist, wird schon nach kurzem Gebrauch schwächer und heiser, nach Ausruhen ist die Störung beseitigt, um sich alsbald beim Gebrauch wieder einzustellen. Ein sicheres Zeichen für eine bestehende oder beginnende Tuberkulose sind diese Symptome nicht, sie sind aber die Aufforderung, dem Kehlkopf erhöhte Aufmerksamkeit zuzuwenden. Man wird in diesem Stadium im Larynx häufig noch alle spezifischen Erscheinungen vermissen, als Ursache für die Parästhesie findet sich mitunter ein einfacher Katarrh des Larynx, Mandelpfröpfe oder eine Pharyngitis, als Grund der Stimmstörung, die bei vorgeschrittener Lungenphthise auch durch die Schwäche des Anblasestromes bedingt sein kann, eine Parese der Adduktoren, die durch die Anämie vollkommen erklärt erscheint. Als eigentlich tuberkulöse Störungen können wir diese Symptome nicht auffassen. Andererseits sieht man gar nicht selten bei Patienten, die keinerlei Halsbeschwerden haben, bei laryngoskopischer Untersuchung Veränderungen, die unbedingt als Frühformen der Kehlkopftuberkulose aufgefaßt werden müssen. Besonders häufig gilt dies von den Infiltraten und Ulcerationen der Hinterwand, die lange Zeit hindurch für den Kranken unbemerkt vorhanden sein können.

Die stärker entwickelte Larynxtuberkulose führt vor allen Dingen zu *Stimmstörungen,* die selbstverständlich von der Lokalisation der Veränderungen im Kehlkopf abhängen. Ist nur der Kehlkopfeingang erkrankt, so kann die Stimme völlig klar bleiben, selbst wenn ausgedehnte Geschwüre vorhanden sind, auch circumscripte Veränderungen an den Taschenfalten und geringere Verdickungen und Geschwüre der Hinterwand beeinträchtigen kaum die Stimmbildung. Sobald der eigentliche Kehlkopfinnenraum erkrankt, stellt sich Heiserkeit ein. Schon leichte Infiltrate an den Stimmlippen hindern ihre Schwingungsfähigkeit, Infiltrate und Ulcerationen am freien Rand lassen keinen normalen Glottisschluß zustande kommen. Auch alle anderen Veränderungen, die mechanisch den Glottisschluß behindern oder unmöglich machen, oder die Schwingungsfähigkeit der Stimmlippen beeinträchtigen, führen zur Heiserkeit, deren Stärke von der leichten Ermüdbarkeit bei Parese der Stimmuskeln bis zur völligen Stimmlosigkeit bei ausgedehnter Zerstörung der Stimmlippen oder bei Ankylose beider Krikoarytänoidgelenke in Abduktionsstellung alle Zwischenstufen

aufweisen kann. Bei vollständigem ulcerösen Zerfall der Stimmlippen und bei
starker Infiltration und Schwellung der Taschenfalten können die letzteren die
Stimmfunktion übernehmen, die Stimme nimmt dann einen eigentümlich rauhen,
rappelnden Klang an.

Der *Husten* ist fast immer von den Lungen, selten vom Kehlkopf abhängig.
Geschwüre, die Nerven in der Schleimhaut freigelegt haben, lösen allerdings
auch einen meist quälenden trockenen Husten aus, der zum Würgen reizt.
Krampfhafte Hustenanfälle, wirkliche Hustenparoxysmen, können von der
Kehlkopfhinterwand ausgehen. Große gestielte papillomatöse Excrescenzen am
Rande von Geschwüren werden bei der Einatmung angesogen, klappen nach
unten, berühren die hintere Wand in der Regio subglottica und verursachen
dadurch überaus quälende Hustenkrämpfe.

Der *Auswurf* entstammt meist den tieferen Luftwegen; das im Kehlkopf
gebildete Sekret ist gewöhnlich verhältnismäßig spärlich, es ist fast immer
dünnflüssig, graugrün eitrig, mitunter namentlich bei Ulcerationen am Kehldeckel mit Blutbeimengungen. Größere Mengen Blut stammen stets aus der
Lunge, ganz ausnahmsweise kann einmal bei Durchbruch eines perichondritischen Abscesses eine größere Menge Blut und Eiter gemischt mit nekrotischen
Fetzen oder einem sequestrierten Knorpelstück aus dem Larynx ausgehustet
werden; auch das Loslösen einer Granulation durch starken Husten kann zu
einer stärkeren Blutbeimengung zum Auswurf führen. Bei Geschwüren am
Kehlkopfeingang wird oft eine größere Menge Speichel mit Schleim gemischt
ausgeworfen, da der Patient der Schmerzen wegen das Herabschlingen vermeidet.

Das *Schluckweh* gehört zu den häufigsten Beschwerden bei Kehlkopftuberkulose. Bei den Erkrankungen des Kehlkopfinnenraumes fehlt es gewöhnlich,
es stellt sich aber ein, sobald der Kehlkopfeingang — die Epiglottis, die aryepiglottischen Falten, die Aryknorpelgegend, die Membrana interarytaenoidea
oder die Hinterwand — von Infiltraten und Ulcerationen befallen wird. Besonders
heftig treten die Schluckschmerzen auf, wenn sich ein Geschwür auf der Hinterfläche der Ringknorpelplatte oder am Anfang des Oesophagus entwickelt,
auch Geschwüre an den Taschenfalten können intensive Schmerzen auslösen.
Charakteristisch für die Schluckschmerzen bei Erkrankung der aryepiglottischen
Falten und der Aryknorpelgegend ist das Ausstrahlen nach dem Ohr, das durch
Fortleitung auf den Ramus auricularis vagi zustande kommt. Am heftigsten
sind die Beschwerden bei Perichondritis arytaenoidea, bei Erkrankung der
Schluckmuskeln und bei Defekten am Kehldeckel und den aryepiglottischen
Falten, die den Abschluß des Kehlkopfs beim Schlingen unmöglich machen
und dadurch zum Fehlschlucken, d. h. zum Eindringen von Flüssigkeiten und
sogar festeren Bissen in den Kehlkopf führen. Der dadurch ausgelöste Husten
ist so schmerzhaft und quälend, daß die Kranken möglichst jede Schluckbewegung auch die zum Herabschlingen des bei fortgeschrittenen Fällen sehr
reichlich abgesonderten Speichels und Schleims vermeiden. Für den weiteren
Verlauf der Phthise sind die heftigen Schluckschmerzen sehr bedeutungsvoll.
Die ohnehin schon in ihrer Ernährung zurückgegangenen, geschwächten, elenden
Kranken sind fast gar nicht mehr in der Lage, Nahrung zu sich zu nehmen, der
Kräfteverfall macht infolgedessen schnelle Fortschritte, das Ende — man
könnte von einem Hungertod sprechen — wird dadurch sehr beschleunigt.
MORITZ SCHMIDT bemerkt allerdings, daß solche Kranke sich manchmal erstaun-
lich lange halten.

Die beim Husten und Sprechen auftretenden Schmerzen sind zum Teil
auf die Bewegungen der infiltrierten und ulcerierten Schleimhaut des Kehlkopfs zu beziehen, zum Teil hängen sie aber von pleuritischen Reizungen und
von der Erschütterung der Körpermuskulatur ab.

Atemstörungen zeigen sich erst bei fortgeschrittenen Veränderungen im Kehlkopf, wenn sein Lumen und dadurch seine Durchgängigkeit für die Inspirationsluft verringert ist. Bei den langsam sich entwickelnden Verengerungen des Larynx besitzt der Organismus eine erstaunliche Anpassungsfähigkeit, man hält es manchmal kaum für möglich, daß durch das enge Lumen das genügende Quantum Sauerstoff den Lungen zugeführt wird. Bei ruhiger Körperhaltung haben die Patienten häufig keine Empfindung von Atemnot, erst bei Bewegungen stellt sie sich ein. Ich beobachte seit 3 Jahren einen 46jährigen Mann, bei dem sich laryngoskopisch kaum noch ein Lumen im Kehlkopf nachweisen läßt, bei geringen Bewegungen tritt lauter inspiratorischer Stridor auf. Mein Vorschlag, die Tracheotomie machen zu lassen, wurde vom Patienten abgelehnt, da er mit seiner Atmung auskam und auch heute noch nach 3 Jahren auskommt, die Atmung ist in letzter Zeit sogar bei unverändertem laryngoskopischen Befund freier geworden. Die häufigste Ursache für die Kehlkopfstenose sind 1. eine Infiltration des Kehlkopfeinganges, besonders wenn gleichzeitig ein stärkeres Ödem vorhanden ist, 2. Perichondritis arytaenoidea duplex mit Ödem namentlich bei Fixierung der Stimmlippen in Medianstellung, 3. sehr starke Infiltration beider Taschenfalten, 4. mächtige subglottische Schwellung, 5. hochgradige Granulationsbildung an der Hinterwand und den Stimmlippen und endlich 6. doppelseitige Posticuslähmung bzw. Zerstörung der Musc. postici durch Perichondritis der Ringknorpelplatte.

Nicht jede Atemnot bei Phthise ist vom Kehlkopf abhängig; bei vorgeschrittenen Fällen sind große Abschnitte der Lunge zerstört und dadurch funktionsunfähig, mehr oder weniger ausgesprochene Dyspnoe ist die Folge. Bei sorgfältiger Untersuchung ist es aber immer möglich, die laryngeale von der pulmonalen Dyspnoe zu unterschieden, eine Unterscheidung, die für die einzuschlagende Therapie von größter Bedeutung ist.

Das *Fieber* ist nur in geringem Maße von der Kehlkopfaffektion beeinflußt, es hängt fast immer von dem Lungenprozeß ab. Abendliche hohe Anstiege morgendliche Remissionen sind die Regel, doch kommt auch der Typus inversus oder eine Febris continua zur Beobachtung. Auch die nächtlichen Schweiße sind auf die Lungenerkrankung zu beziehen.

F. Lupus des Kehlkopfes.

Der Lupus des Kehlkopfes tritt nur ausnahmsweise primär auf, im ganzen sind 35 Fälle veröffentlicht, von denen sich 30 in einer Zusammenstellung von JOSEPH COHEN finden, 3 von SAFRANEK und 2 je einer von LILL und BLUMENFELD publiziert sind. Für das primäre Zustandekommen müssen wir eine Infektion von außen durch die Nahrung oder verschlucktes Sekret bei oberflächlicher Verletzung der Schleimhaut als wahrscheinlich annehmen, eine Einschleppung der Infektionskeime durch die Atmungsluft kann um so weniger in Betracht gezogen werden, als der primäre Herd fast immer am Kehldeckel sitzt.

In der Regel handelt es sich bei dem Lupus laryngis um eine Sekundärinfektion. Fast immer ist an der Schleimhaut der Nase und des Rachens oder auf der Gesichtshaut die gleiche Affektion nachweisbar. MYGIND weist mit Recht darauf hin, daß der Kehlkopf nur ganz ausnahmsweise per continuitatem erkrankt. Selten geht die Infektion von der Lunge aus. Bei jugendlichen Individuen finden sich Schwellung der Halslymphdrüsen, die nach den anamnestischen Angaben der Patienten oder deren Angehörigen schon vor der Kehlkopfstörung vorhanden gewesen sein sollen. Diesen Aussagen können wir aber nur sehr bedingt Glauben schenken, da, wie wir noch später sehen werden, der

Kehlkopflupus sehr lange gänzlich symptomenlos bestehen kann, da außerdem Schwellungen der regionären Lymphdrüsen als Folge des Schleimhautlupus vorkommen.

Die Häufigkeit des Kehlkopflupus muß mit 10% der Lupusfälle überhaupt angenommen werden. MYGIND fand diese Zahl bei den von ihm untersuchten 200 Kranken des FINSENschen Lichtinstitutes in Kopenhagen, CHIARI und RIEHL stellten unter 68 Kranken bei $8,8\%$, HASLUND und MAREY bei 9% Larynxlupus fest, während HOLM ($4,7\%$), LELOIR (2%), BENDER (3%) und BRAUCH ($2,24\%$) zu sehr viel kleineren Zahlen kamen, die aber wohl weniger auf die Zusammensetzung des von ihnen benutzten Materials als auf unvollständige Untersuchung zurückzuführen sein dürften.

Wie beim Lupus überhaupt überwiegen auch bei dem Kehlkopflupus die Frauen (MYGIND 15 Frauen, 5 Männer); dieses Überwiegen ist nicht nur absolut sondern auch relativ zur Gesamtzahl der Lupuskranken, bei denen sich das Verhältnis auf $10,5\%$ Frauen zu $8,8\%$ Männer stellt. In der stärkeren Beteiligung des weiblichen Geschlechts zeigt sich ein großer Unterschied gegenüber der Larynxphthise, bei der, wie wir gesehen haben, das Umgekehrte der Fall ist, bei BRAUCH z. B. waren unter 446 Fällen von Kehlkopftuberkulose der Freiburger Klinik $^2/_3$ Männer und nur $^1/_3$ Frauen.

Jugendliche Personen erkranken häufiger an Larynxlupus; auch hierin unterscheiden sich die lupösen Affektionen von den gewöhnlichen tuberkulösen, bei denen die Altersstufe von 20—40 Jahren die größte Zahl von Erkrankungen aufweist. MYGIND gibt an, daß die Zahl der an Kehlkopflupus Leidenden unter 30 Jahren fast doppelt so groß ist wie nach Überschreiten dieser Altersgrenze. Der Kehlkopflupus kommt bei Jugendlichen nicht nur entsprechend der größeren Zahl der jugendlichen Lupuskranken überhaupt, sondern auch relativ häufiger vor; unter 25 Jahren stellt sich nach demselben Autor die Zahl auf $13,3\%$, über 25 auf $6,8\%$.

Ein weiterer Unterschied zwischen den beiden Formen der Tuberkulose liegt in den durch den Prozeß hervorgerufenen *Beschwerden.*

Schmerzen und *Schluckbeschwerden* gehören beim Lupus laryngis zu den seltenen Ausnahmen, sie fehlen fast immer vollständig, obgleich der lupöse Prozeß mit Vorliebe am Kehlkopfeingang, besonders am Kehldeckel und an den aryepiglottischen Falten auftritt, selbst Ulcerationen an diesen Stellen, die bei der Tuberkulose regelmäßig eine schwere Dysphagie hervorrufen, können fast unbemerkt verlaufen.

Stimmstörungen sind beim Lupus nicht gerade häufig, wenn auch eine rauhe, etwas heisere Stimme manchmal, Aphonie nur ganz ausnahmsweise beobachtet wird. Die Erklärung hierfür dürfte nach HASLUND in der Bevorzugung des Kehlkopfeinganges gegenüber dem eigentlichen Larynxinnenraum liegen.

Da auch die Regio subglottica nur selten erkrankt, machen sich auch nur selten Atmungsstörungen bemerkbar, unter den Fällen von MYGIND mußte 1mal die Tracheotomie gemacht werden, 1mal trat vorübergehend ein schwacher Stridor inspiratorius auf, der spontan wieder verschwand.

Auf die Unterschiede im *klinischen Verlauf* haben wir bereits hingewiesen. Auch die Lokalisation beim Lupus ist im Kehlkopf eine andere wie bei der gewöhnlichen Form der Tuberkulose. Der Kehlkopfeingang und besonders der Kehldeckel erkranken am häufigsten, die Hinterwand ist mitunter, die Stimmlippen sind selten beteiligt, an den Taschenfalten findet man oft Lupus, während die Regio subglottica meist frei bleibt.

MYGIND unterscheidet 5 *Stadien der lupösen Erkrankung,* die er besonders an der Epiglottis genau beobachten konnte: 1. Die subepitheliale, knotenförmige, diffuse Infiltration der Schleimhaut, 2. das Stadium der Proliferation der lupösen Knötchen, 3. die Ulceration, 4. Erkrankung des Knorpels und 5. Narbenbildung. Diese 5 Stadien sind nicht streng voneinander geschieden. sie kommen in ein und demselben Kehlkopf nebeneinander vor.

Im *ersten Stadium* ist die Schleimhaut höckrig geschwollen, glänzend und trocken, meist blaß, *im zweiten* sind die lupösen Knötchen deutlicher, von Hirsekorngröße, mitunter kleiner, dadurch bekommt die Oberfläche ein mehr körniges Aussehen. Die Knötchen sind entweder einzeln oder in kleinen Haufen angeordnet, sie sind meist blasser als die Umgebung; erscheinen sie ausnahmsweise stärker gerötet, so ist das als Zeichen von Wachstumsvorgängen aufzufassen. Die *Geschwüre* entwickeln sich langsam, die Zerstörung des Gewebes geht viel langsamer vor sich als bei der eigentlichen Tuberkulose, die Reaktion in der Umgebung ist bedeutend geringer. Ein Übergreifen des Prozesses auf den *Knorpel* mit Zerstörung kommt eigentlich nur am Kehldeckel vor, während die übrigen Kehlkopfknorpel meist nicht beteiligt sind. Eine Heilung der Knötchen kann ausnahmsweise durch Resorption erfolgen, meist sieht man Narben entstehen, die sich von den syphilitischen durch geringere Derbheit und geringere Neigung zu Adhäsionen und Deformierungen unterscheiden; lupöse Narbenstrikturen sind daher selten, wenn auch vereinzelte Fälle von Diaphragmabildung im Kehlkopf bekannt sind. Endlich können sich im Larynx aus den lupösen Infiltraten durch Bindegewebswucherung und Schrumpfung derbe fibröse Knoten bilden.

Am charakteristischsten sind die lupösen Veränderungen am Kehldeckel. Er erscheint entweder im ganzen oder teilweise höckrig geschwollen, steif und unbeweglich, meist nach hinten übergelagert, manchmal aber auch starr aufgerichtet, oft ist er rinnenförmig, d. h. von den Seiten her zusammengedrückt, mit einer tiefen vertikalen Furche in der Mittellinie. Bei Erkrankung der ganzen Epiglottis bekommt sie eine unförmige Gestalt, ein beerenartiges Aussehen, das in keiner Weise mehr an die normale Form erinnert.

Eine *ödematöse Schwellung* der Epiglottis kommt im Gegensatz zur gewöhnlichen Form der Tuberkulose nur selten vor. Das Geschwür beginnt am freien Rande oder in der vertikalen Furche, es ist oft nicht ohne weiteres zu erkennen, weil die höckrigen Verdickungen in der Umgebung es vollständig verdecken. Im weiteren Verlauf wird der Knorpel freigelegt, der als gelber Strich sichtbar oder bei stärkerer Entwicklung der Höcker nur mit der Sonde fühlbar ist. Der Knorpel selbst wird auch zerstört, so daß es zu partiellen Defekten besonders in der Mittellinie oder in extremen Fällen zum Verlust des ganzen freien Teils des Kehldeckels kommen kann. Vernarbt der Prozeß, so entwickelt sich eine herz- oder spaltförmige Epiglottis oder es bleibt ein kleiner von Narbengewebe bedeckter Stumpf übrig.

Von des Epiglottis greift der Prozeß auf die *aryepiglottischen Falten*, seltener auf die *Plicae glossoepiglotticae* media et laterales über. Die *Aryknorpelgegend* bleibt meist frei, nur selten sieht man auch dort einige Knötchen. Der Aryknorpel ist immer unbeteiligt, nur in einem von CHIARI und RIEHL angeführten Fall von EPPINGER wurde eine Erkrankung des Knorpels selbst festgestellt.

Die *hintere Larynxwand* weist nur ausnahmsweise Knötchen noch seltener papillomatöse Excrescenzen auf.

Der Lupus setzt sich sehr häufig direkt vom Kehldeckel aus auf die Taschenfalten fort, daher erkrankt ihr vorderer Abschnitt am stärksten. Auch der Ventrikeleingang ist oft befallen, so daß ein Bild entsteht, das an den sog. Prolapsus ventriculi erinnert. Auffallend an den Taschenfalten ist ihre rote Farbe. Seltener treten die Veränderungen der Taschenfalten ohne nachweisbaren Zusammenhang mit der Kehldeckelerkrankung auf. Die *Stimmlippen* und die *Regio subglottica* beteiligen sich nur selten.

G. Verlauf der Kehlkopftuberkulose.

Der *Verlauf der Kehlkopftuberkulose* ist ein sehr verschiedener. Wenn sie auch in manchen Fällen sehr schnell zu ausgedehntem Zerfall und zur Perichondritis führt, so ist eine lange, nicht selten über Jahre sich hinziehende Dauer die Regel. Mitunter beobachtet man längere Zeit hindurch einen fast vollständigen Stillstand des Kehlkopfprozesses, plötzlich aber — häufig ohne irgendeine nachweisbare Ursache — tritt ein schnelles Fortschreiten der tuberkulösen Veränderungen: Ausdehnung vorhandener und Auftreten frischer Infiltrate, rasch fortschreitender Zerfall und Übergreifen auf die Knorpel ein. In anderen Fällen schließt sich die Verschlechterung an eine Ausdehnung der Lungenaffektion mit Störungen des Allgemeinbefindens an, in wieder anderen kann eine interkurrente akute Erkrankung, besonders die Grippe, für die plötzlich einsetzende Malignität verantwortlich gemacht werden. Im allgemeinen ist der Verlauf der Kehlkopfphthise von dem der Lungenerkrankung abhängig, wenn auch beobachtet wird, daß eine Besserung oder sogar Heilung des Kehlkopfs, besonders bei zweckentsprechender Behandlung erreicht wird, trotz Fortschreitens des Lungenprozesses. Von Dauer pflegt in diesen Fällen die Heilung bzw. die Besserung nicht zu sein, da Rezidive als Regel betrachtet werden können. In der Mehrzahl der Fälle erfolgt der Tod an der Lungenphthise, wenn auch die Erkrankung des Larynx durch die Erschwerung oder Unmöglichkeit einer regelmäßigen Ernährung besonders bei Lokalisation der Tuberkulose am Kehlkopfeingang das Ende beschleunigt.

Der Verlauf des Kehlkopflupus ist meist sehr langsam über viele Jahre ausgedehnt. Bei der dieser Form der Tuberkulose eigentümlichen Neigung zur Narbenbildung sehen wir oft ein Abheilen der Herde an einer Stelle, gleichzeitig können aber an einer anderen neue Knötchen auftreten, Rezidive in den Narben sind häufig.

H. Prognose der Kehlkopftuberkulose.

Wir müssen für die *Prognose* die allgemeine, die vom Lungenbefund, dem allgemeinen Kräftezustand und der Widerstandsfähigkeit des Kranken, vor allen Dingen aber vom immun-biologischen Kräfteverhältnis abhängt, von der örtlichen der Kehlkopferkrankung trennen. Für erstere ist ein guter Magen und ein leistungsfähiges Herz die Hauptsache. Wenn auch die von BREHMER beobachtete Kleinheit des Herzens der Phthisiker, die nach ihm von zahlreichen Autoren bestätigt wurde, sicher nicht als Ursache für die Entstehung der Krankheit in Frage kommt, so hat er doch die Wichtigkeit der Kräftigung des Herzmuskels bei ihrer Behandlung durchaus richtig erkannt. „Einen Phthisiker, der noch einen guten Magen und ein kräftiges Herz hat, soll man jedenfalls nicht aufgeben" (MORITZ SCHMIDT). Daß auch eine Lungentuberkulose ausheilen kann, ist schon lange durch Sektionsbefunde, bei denen schieferfarbene Herde, Narben in den Lungenspitzen oder mit Schleimhaut ausgekleidete Kavernen bei Einziehung der Thoraxwand nachgewiesen wurden, bekannt. Allgemein anerkannt ist die Heilbarkeit der Lungentuberkulose erst seit den 80er Jahren des vorigen Jahrhunderts.

Die *örtliche Prognose* ist in der Hauptsache von dem Lungenbefund und dem allgemeinen Kräftezustand des Kranken abhängig. Von vorneherein muß man die Prognose in Fällen, in denen eine Larynxtuberkulose bei einem Phthisiker im 2. oder 3. Stadium entsteht oder vorhanden ist, ungünstiger stellen als bei einem Lungenprozeß im 1. Stadium oder bei einer anscheinend primären Kehlkopfaffektion. Ausnahmen kommen auch hier vor, sieht man doch, wie schon oben erwähnt, Stillstand, Besserung oder Heilung im Kehlkopf sogar bei vorgeschrittenen Lungenfällen, sei es spontan oder durch geeignete

Behandlung eintreten. Bis zum Jahre 1880 war die allgemeine Ansieht der Ärzte und der Laien, daß die Vorhersage bei Kehlkopftuberkulose absolut ungünstig sei, obgleich TROUSSEAU und BELLOC, TÜRCK und RÜHLE die Möglichkeit, daß sie heilen könne, erwähnt hatten.

Auf dem Kongreß in Mailand 1880 machten STÖRCK und MORITZ SCHMIDT Mitteilungen über eine größere Zahl geheilter Fälle, bei denen namentlich von französischer Seite Zweifel auch betreffs der Diagnose geäußert wurden. H. KRAUSES Verdienst ist es, die Möglichkeit der Heilung tuberkulöser Geschwüre anatomisch erwiesen zu haben. HERYNG konnte auf dem internationalen Kongreß in Berlin den Kehlkopf einer an Pleuritis verstorbenen Kranken demonstrieren, deren sehr ausgedehnte Larynxphthise er früher durch Curettage und Milchsäure geheilt hatte. Mikroskopisch war im Larynx, wie auch E. FRÄNKEL und VIRCHOW bestätigen konnten, keine tuberkulöse Erkrankung mehr nachzuweisen. Seit diesen ersten Veröffentlichungen ist die Heilbarkeit der Larynxphthise durch zahlreiche Beobachtungen erwiesen worden; heute gibt es wohl keinen beschäftigten Laryngologen, der nicht über eine größere Zahl einschlägiger Erfahrungen verfügt.

Trotzdem ist die Prognose aber *immer eine zweifelhafte.* Nach meiner Erfahrung, die sich wohl mit der aller Kollegen deckt, ist es kaum möglich mit Sicherheit den weiteren Verlauf vorherzusagen. Man sieht mitunter Fälle, die zunächst einen gutartigen Eindruck machen, sich trotz geeigneter, sorgfältigster Behandlung dauernd verschlechtern, während uns, wenn auch selten, Fälle begegnen, die anfangs durchaus ungünstig aussehen, im weiteren Verlauf aber die anfängliche schlechte Prognose nicht bestätigen.

Daß den *äußeren Verhältnissen* ein gewisser Einfluß auf den Verlauf und die Prognose auch der Kehlkopftuberkulose zukommt, ist nicht zu leugnen, aber ausschlaggebend sind sie nicht allein. Zweifellos ist die Heilungsmöglichkeit in Fällen, in denen in hygienischer, diätetischer und klimatischer Beziehung alle Maßregeln getroffen, in denen berufliche und andere Schädlichkeiten fern gehalten werden können, größer, aber auch in den mit irdischen Glücksgütern weniger gesegneten Schichten, sehen wir einen nicht unerheblichen Prozentsatz wesentlicher Besserungen und Heilungen. Ich selbst habe poliklinisch gemeinschaftlich mit FRITZ MEYER (Berlin) eine große Zahl von Lungen- und Kehlkopftuberkulösen behandelt, bei denen trotz häufig ungünstiger äußerer Verhältnisse zum Teil überraschend gute Resultate erzielt wurden. Leider ist es mir nicht möglich, bestimmte Zahlen anzugeben, da das ambulante Krankenmaterial der Großstadt wegen der starken Fluktuation, die in vielen Fällen eine fortlaufende Beobachtung mit wiederholten Nachuntersuchungen undurchführbar macht, statistisch nicht wohl zu verwerten ist. Bei der Sanatoriumsbehandlung liegen die Verhältnisse in dieser Beziehung günstiger, ich führe deshalb einige Zahlen an: BESOLD hat von 69 Larynxphthisikern 31,8% geheilt, 37,6% gebessert und 50,5% nicht gebessert, unter 14 Schwerkranken 13,1% geheilt, 50% gebessert. TURBAN (Davos) gibt 57,1% Besserungen an. STACHIEWITZ (Görbersdorf) 35%, SCHRÖDER (Schömberg) etwas weniger als BESOLD.

Nicht ohne Einfluß auf die Prognose ist die *Lokalisation im Kehlkopf.* Erfahrungsgemäß sind die Veränderungen am Larynxeingang von üblerer Vorbedeutung als die des Kehlkopfinneren, führen doch Infiltrate und Geschwüre der Epiglottis, der aryepiglottischen Falten und der Aryknorpelgegend schneller zu Störungen der Ernährung, um so mehr als es sehr schwer ist, die nötige Ruhigstellung der erkrankten Teile zu bewirken. Erkrankungen des Kehlkopfinnern verursachen, wenn auch verhältnismäßig selten Stenoseerscheinungen, die auch für die Prognose ungünstig sind, aber durch therapeutische Eingriffe leichter beseitigt werden können.

Wichtig für die Prognose ist die *Reaktivität* des Patienten, die man durch die
PIRQUETsche Reaktion — nach BLUMENFELD am besten nach MUCH mit auf-
geschlossenen Tuberkelbacillen — und durch die Blutkörperchensenkungsgeschwindigkeit prüft.

Aus dem *anatomischen Befunde* Anhaltspunkte für die Prognose herzuleiten,
wie es BAUMGARTEN und HERYNG getan haben, scheint mir nicht angängig,
ebensowenig habe ich mich davon überzeugen können, daß wie SCHECH und
THOST beobachtet haben wollen, die hereditäre Tuberkulose eine schlechtere,
die erworbene eine bessere Prognose haben.

Die *Prognose des Kehlkopflupus* ist zweifelhaft. In vielen Fällen verläuft
er gutartig, er zeigt lange Zeit keine oder nur sehr geringe Neigung sich auszudehnen und zu schweren Störungen zu führen, in anderen Fällen verliert er
mitunter ohne nachweisbare Ursache seinen gutartigen Charakter, er führt
zu schnellerer Zerstörung und geht klinisch in das Bild der gewöhnlichen Tuberkulose über. MYGIND glaubt: daß „ein Lupus laryngis, welcher im Pubertätsalter oder einem demselben naheliegenden Zeitpunkt entsteht, häufiger geneigt
ist, bösartig zu verlaufen, als ein im späteren Alter entstandenes Leiden". Am
günstigsten ist die Prognose in den auf den Kehldeckel beschränkten Fällen,
während ein Fortschreiten auf den Kehlkopfinnenraum besonders auf die
Stimmlippen und die Regio subglottica als ungünstige Anzeichen zu deuten sind.

Die Prognose des Kehlkopflupus ist quoad vitam im allgemeinen besser als
die der gewöhnlichen Tuberkulose, in vielen Fällen entwickelt sich aber doch,
wenn auch meist erst nach jahrelangem Bestehen, eine Lungentuberkulose,
der der Patient schließlich erliegt. Quoad sanationem sind die Aussichten des
Kehlkopflupus auch günstiger als die der gewöhnlichen Form der Tuberkulose.
Die oft vorhandene Tendenz zur Narbenbildung läßt sich durch eine geeignete
Behandlung, die mit der Therapie der gewöhnlichen Tuberkulose völlig übereinstimmt, fördern, so daß eine klinische Heilung eintritt, aber auch beim Lupus
sind *Dauer*heilungen selten, sehr oft bilden sich von den in den Narben eingeschlossenen Knötchen aus Rezidive, die sich meist ebenso verhalten wie die
vorher vorhandenen Veränderungen, mitunter aber sich gegen alle therapeutischen Maßnahmen refraktär zeigen.

Von großer prognostischer Bedeutung ist das *Zusammentreffen von Tuberkulose mit anderen Krankheiten*. An erster Stelle müssen wir der Häufigkeit
wegen die *Syphilis* erwähnen. Im allgemeinen ist das Zusammentreffen beider
prognostisch ungünstig, in dem durch die Syphilis geschwächten Organismus ist
der Boden für ein schnelleres Fortschreiten der Tuberkulose geebnet, trotzdem
sind Fälle bekannt, die zur Ausheilung gekommen sind.

Die Kombination von *Tuberkulose und Carcinom* ist *stets* als infaust zu
betrachten. Die *akuten Infektionskrankheiten* üben stets einen Einfluß auf den
Verlauf der Kehlkopftuberkulose aus. Ein Fall, in dem ein interkurrentes
Erysipel eine Kehlkopftuberkulose zur Heilung brachte, ist beschrieben, das
ändert aber nichts an der Tatsache, daß *eine akute Infektionskrankheit bei einem
Larynxphthisiker den Verlauf* fast immer *ungünstig beeinflußt*, schon nach einer
einfachen *akuten Laryngitis* beobachtet man eine wesentliche Verschlechterung
des Befundes, noch ungünstiger liegen die Verhältnisse bei der *Grippe*, die oft
zu einem ganz akuten ulcerösen Zerfall und zur Perichondritis führt. Fast
noch schlechter ist der Einfluß der *Schwangerschaft* und des Wochenbetts auf den
Verlauf der Tuberkulose. Eine schnelle Verschlechterung des Lungenbefundes
läßt sich sehr häufig feststellen, auch die Entstehung einer Kehlkopftuberkulose
während der Gravidität wird oft beobachtet, noch öfter eine schnelle Ausdehnung einer vorhandenen. Sehr selten läßt sich ein Stillstand oder gar eine
Besserung im Kehlkopf während der Schwangerschaft verzeichnen, oft halten

sich die Frauen, wenn auch in recht elendem Zustande bis nach der Niederkunft, um dann rasch zugrunde zu gehen.

I. Diagnose.

Die Diagnose der sekundären Kehlkopftuberkulose ist in den ausgesprochenen Fällen fast immer leicht, da bei der gewöhnlichen Form der Tuberkulose die nachweisbare Lungenaffektion, beim Lupus das Vorhandensein der Hauterkrankung sichere Anhaltspunkte geben.

Schwierigkeiten machen die primären Kehlkopferkrankungen und die beginnenden sekundären Tuberkulosen, da die Symptome nicht so charakteristisch sind, daß besonders bei Syphilis nicht ähnliche Krankheitsbilder entstehen könnten. Daß die hochgradige Anämie der Schleimhaut auch bei einfacher Anämie oder als Ausdruck einer durch irgendeine konstitutionelle Krankheit bedingten Kachexie vorkommt, haben wir bereits erwähnt.

Aus der *Form der Geschwüre* kann der erfahrene Beobachter sehr häufig zu einer sicheren Diagnose kommen, die tuberkulösen sind buchtig, mit flachen, häufig unterminierten Rändern, während die spät syphilitischen scharf und steil abfallend sind — „wie mit dem Locheisen ausgeschlagen". An den Rändern und auf dem Grund tuberkulöser Ulcerationen finden sich häufig kleine rote oder größere schlaffe Granulationen, die bei syphilitischen nur selten vorkommen; das Infiltrat aus dem das Geschwür entstanden, ist bei Tuberkulose im allgemeinen weicher, bei der Syphilis härter.

Das den Geschwürsgrund bedeckende Sekret ist bei der Tuberkulose mehr dünnflüssig, eitrig oder schleimigeitrig, bei der Syphilis spärlich, fest anhaftend (speckiger Belag). Finden sich in der Umgebung eines größeren Ulcus ein oder mehrere kleinere, so wird dadurch die Diagnose Tuberkulose wahrscheinlich, sicher wird sie, wenn man in der Umgebung oder am Geschwürsrand miliare und submiliare, gelblichgraue bis gelbe Knötchen erkennt oder Tuberkelbacillen im Abstrich nachweisen kann.

Die Lokalisation im Kehlkopf soll für die Tuberkulose wenigstens im Beginn einen wichtigen Anhaltspunkt liefern, sie soll den hinteren Larynxabschnitt bevorzugen, während die syphilitischen Frühformen sich häufiger in der vorderen Hälfte ansiedeln sollen. Die Tatsache dieser Verschiedenheit ist durchaus bestreitbar. Daß die Tuberkulose sehr häufig die hintere Kehlkopfwand zuerst befällt, ist ganz außer Zweifel, aber auch die vorderen Abschnitte, namentlich die Gegend der vorderen Commissur und der Kehldeckel erkranken gar nicht selten schon zu Beginn. Besonders häufig beobachten wir dies bei der lupösen Form der Tuberkulose, bei der sogar primäre Lokalisation an dieser Stelle nicht zu den Ausnahmen gehört. Auch die luischen Veränderungen können in der hinteren Kehlkopfhälfte beginnen. Die Verdickungen der hinteren Kehlkopfwand sind im Anfang auch nicht eindeutig, ähnelt doch die einfache Pachydermie bei einem chronischen Katarrh laryngoskopisch dem beginnenden tuberkulösen Infiltrat wie ein Ei dem anderen, erst wenn Zerfall eingetreten ist, oder wenn sich größere Granulationen gebildet haben, ist die Unterscheidung leicht. Nach der Mitteilung MANASSES, daß er bei klinisch einfachen Pachydermien der hinteren Wand Tuberkel in der Tiefe mikroskopisch nachweisen konnte, muß uns jeder derartige Fall verdächtig erscheinen. Am besten verwendbar für die Unterscheidung der Tuberkulose von den gewöhnlichen katarrhalischen Erkrankungen ist die Einseitigkeit der Veränderung. Die Rötung und Schwellung *einer* Stimmlippe, aber auch *einer* Taschenfalte oder einer Hälfte der Epiglottis ist, falls traumatische Einwirkungen ausgeschlossen werden können, immer verdächtig. Zur Differentialdiagnose von anderen konstitutionellen Erkrankungen besonders Syphilis und Carcinom ist die Einseitigkeit nicht zu verwenden, da sie auch bei diesen Krankheiten im Beginn die Regel ist. Nach SCHECH, SCHRÖTTER und SCHÄFFER soll die einseitige Kehlkopferkrankung dann besonders tuberkuloseverdächtig sein, wenn sich auf der Lunge der entsprechenden Seite auch nur ganz geringe Veränderungen nachweisen lassen, eine Erfahrung, die Verfasser wie schon oben gesagt, nicht bestätigen kann.

Aus dem Kehlkopfspiegelbild können wir bei vorgeschrittenen Fällen häufig ohne weiteres zu einer sicheren Diagnose gelangen, aber ganz feststehend wird sie erst, wenn auch die Lungenuntersuchung das Vorhandensein einer tuberkulösen Erkrankung bestätigt; bei den zweifelhaften Fällen ist das Resultat der Lungenuntersuchung von noch größerer Bedeutung für die Diagnose.

Grundsätzlich müssen wir in jedem Fall, der auch nur den leisesten Verdacht auf Tuberkulosis laryngis aufkommen läßt, eine genaue Lungenuntersuchung unter Anwendung aller Hilfsmittel, auch der Röntgendurchleuchtung und -aufnahme vornehmen; bei jedem Fall von Lungentuberkulose müßte von Zeit zu Zeit eine Kehlkopfspiegeluntersuchung ausgeführt werden, damit schon die allerersten Manifestationen, noch ehe sie zu subjektiven oder objektiven Störungen führen, erkannt und behandelt werden können. Aber auch der positive Lungenbefund ist noch kein sicherer Beweis für die tuberkulöse Natur der Kehlkopferkrankung, ein Phthisiker kann im Kehlkopf Syphilis oder Carcinom haben, er kann an einer Influenzalaryngitis oder einer Laryngitis sicca erkranken, wir müssen also nach diagnostischen Hilfsmitteln suchen, die uns über die Natur der Larynxveränderungen direkten Aufschluß geben.

B. FRÄNKEL hat als erster empfohlen, das Sekret der Geschwüre auf Tuberkelbacillen zu untersuchen. Mittels Pinsel, Wattebausch oder Curette soll das Sekret des Geschwürsgrundes entnommen — eine vorherige Ausspritzung des Kehlkopfes ist anzuraten — auf einen Objektträger ausgestrichen und in der gewöhnlichen Weise untersucht werden. B. FRÄNKEL betont, daß sich die Bacillen nur sehr spärlich in dem Ausstrich finden, daß sich aber bei wiederholter Untersuchung stets ein positives Resultat erreichen lasse; nach SCHECH soll man ein Ulcus im Kehlkopf nach dreimaliger negativer Untersuchung des Abstriches als nicht tuberkulös ansehen können. Nach der heute allgemein geltenden Ansicht ist der diagnostische Wert der Abstrichuntersuchung ein sehr zweifelhafter, der negative Befund ist eigentlich niemals beweisend, man kann ungezählte Präparate durchsehen, ehe man einmal einen Bacillus findet; auch das positive Ergebnis ist nicht *absolut* beweisend, da die Bacillen zufällig mit Sputum aus einer tuberkulösen Lunge auf ein schon vorhandenes Ulcus anderer Natur gelangt sein können. Der letztere Einwand ist praktisch bedeutungslos, findet man in dem Sekret eines Kehlkopfgeschwürs bei bestehender Lungentuberkulose Tuberkelbacillen, so kann man es ohne Bedenken für tuberkulös erklären, ist doch die Diagnose in solchen Fällen meist schon ohne den Bacillennachweis so gut wie gesichert.

In klinisch unsicheren Fällen sind wir glücklicherweise auch nicht mehr auf den Bacillennachweis im Abstrichpräparat zur Sicherstellung der Diagnose angewiesen, bessere Resultate ergibt die *histologische Untersuchung* mittels schneidender Zange oder Doppelcurette von dem Grunde oder aus dem Rande von Geschwüren oder aus der Tiefe eines Infiltrats entnommener Gewebsteile (Stückchendiagnose). In den meisten Fällen wird eine sorgfältige, von sachverständiger Seite ausgeführte Untersuchung zu einem sicheren Resultat führen, vorausgesetzt, daß die richtige Stelle zur Probeexcision gewählt ist, sonst schützt auch die histologische Untersuchung nicht absolut sicher vor Fehlschlüssen, Verwechslungen zwischen einfacher Pachydermie und Tuberkulose, von Tuberkulose mit Carcinom und von Tuberkulose mit Syphilis sind sogar sehr erfahrenen Untersuchern unterlaufen, im allgemeinen aber liefert diese Methode eine einwandfreie, sichere Diagnose; bei den tuberkulösen Tumoren ist sie sogar die einzige, die ihre Beschaffenheit und Natur klarstellt. Die histologische Unterscheidung von Tuberkulose und Syphilis ist auch für den geübten Histologen sehr schwer, da sich die Befunde häufig außerordentlich ähnlich sind, sichere Schlüsse lassen eigentlich nur der Nachweis von Tuberkelbacillen im Gewebe und die für Syphilis charakteristischen Veränderungen an den Gefäßen — Endarteriitis obliterans — zu. Die Verwechslungen mit Carcinom kommen dadurch zustande, daß die durch die Infiltrate bedingten Epithelwucherungen bei unzweckmäßiger Schnittführung Bilder erzeugen können, die atypische Epithelwucherungen vortäuschen.

Von gleicher Bedeutung wie die anatomische Untersuchung ist die *diagnostische Verwendung des Tuberkulins*, und zwar des Alttuberkulins. Trotz der Ablehnung SCHECHS ist heute die diagnostische Verwendung der Tuberkulinreaktion wieder ganz allgemein anerkannt. Für unsere Zwecke ist die von CALMETTE und WOLFF-EISNER eingeführte *conjunktivale* oder *Ophthalmoreaktion* ebenso wie die *cutane* Reaktion nach PIRQUET nicht brauchbar, der positive Ausfall beweist das Vorhandensein irgendeines tuberkulösen Herdes im Organismus. Wenn aber eine tuberkulöse Drüse oder ein kleiner tuberkulöser Herd in der Lunge vorhanden ist, so ist damit die gleiche Beschaffenheit der Kehlkopfveränderung noch nicht erwiesen. Für den Laryngologen kommt zur Sicherstellung der Kehlkopfdiagnose nur die *probatorische Subcutaninjektion*, wie sie KOCH bei der ersten Tuberkulinpublikation empfohlen hat, in Frage. Der Unterschied zwischen der subcutanen Anwendungsweise und den vorher erwähnten Methoden liegt in der Lokalreaktion, die im Kehlkopf ebenso wie an allen anderen tuberkulös erkrankten Stellen eintritt, und sich durch den Kehlkopfspiegel direkt feststellen und beobachten läßt. Schon vor der Allgemeinreaktion, d. h. dem Temperaturanstieg, etwa 2—3 Stunden nach der Einspritzung macht sich an den erkrankten Stellen eine allmählich zunehmende Rötung und Schwellung bemerkbar, das erkrankte Gewebe hebt sich aus der Umgebung heraus, so daß man sich direkt mit dem Auge von der Ausdehnung des tuberkulösen Prozesses überzeugen kann. Dabei sieht man gar nicht selten eine Lokalreaktion an Stellen auftreten, die vorher einen durchaus normalen Eindruck machten oder nur leicht katarrhalisch affiziert erschienen. Bei größerer Ausdehnung der Infiltrate bildet sich öfter als Reaktion eine ödematöse Schwellung. Daß wir auch die allgemeine Reaktion nicht unberücksichtigt lassen dürfen und dem Lungenbefund während der Reaktionszeit unsere Aufmerksamkeit zuwenden müssen, bedarf keiner besonderen Erwähnung. Die technische Ausführung der Tuberkulinreaktion ist sehr einfach, nach mehr — mindestens 3tägiger — regelmäßiger Temperaturmessung beginnt man mit einer Injektion von 0,0001 Alttuberkulin subcutan am Arm, Oberschenkel oder Rücken. Zu diagnostischen Zwecken injiziert man beim Ausbleiben der fieberhaften Reaktion nach zwei Tagen die doppelte Dosis, man steigt bis 0,001; auch ohne Steigerung der Temperatur entwickelt sich mitunter die lokale Reaktion, man versäume es deshalb nicht, auch bei fieberlosem Verlauf den Kehlkopf zu besichtigen. Die Reaktion im Kehlkopf pflegt ganz allmählich zuzunehmen, etwa nach 10—12 Stunden den Höhepunkt zu erreichen, auf dem sie 1 bis mehrere Stunden bleiben kann, um dann langsam wieder abzuklingen. Nach 36 Stunden, manchmal schon nach 24, ist nichts mehr von ihr zu entdecken, nur in seltenen Fällen bleibt noch einige Zeit, mitunter mehrere Tage, eine seröse Durchtränkung übrig.

In vorsichtiger Weise angewendet ist die probatorische Tuberkulineinspritzung durchaus ungefährlich, die Angst, die man nach der ersten Tuberkulinperiode, in der man mit allzugroßen Dosen gearbeitet hatte, vor dem Präparat hatte, ist völlig unbegründet.

Im Gegensatz zu meiner Auffassung über die Bedeutung der lokalen Tuberkulinreaktion im Kehlkopf, die sich mit der anderer Autoren deckt, hält BLUMENFELD sie für sehr wenig brauchbar für die differentielle Diagnose. Nach seiner Ansicht „zeigt der tuberkulöse Kehlkopf schon von selbst besonders bei irgend vorgeschrittener Erkrankung an verschiedenen Tagen und zu verschiedenen Tageszeiten ein recht erheblich verschiedenes Aussehen. Eine mit Husten verbrachte Nacht, vermehrtes Sprechen und andere Umstände genügen, um die nie fehlenden entzündlichen Begleiterscheinungen zu steigern". Wenn aber nach der Tuberkulininjektion, die man der Sicherheit wegen wiederholen kann, eine ausgesprochene Lokalreaktion eintritt, so ist meines Erachtens trotz der Richtigkeit der BLUMENFELDschen Einwände die Diagnose sichergestellt.

Die *Agglutination* nach ARLOING und COURMONT hat für die *Diagnose* der Larynxtuberkulose keine praktische Bedeutung, ebenso wie die von WASSERMANN ausgearbeitete *Serodiagnose*.

Auch von einer *Röntgenaufnahme* des Kehlkopfs können wir diagnostisch nicht viel erwarten. Die von THOST röntgenologisch bei Tuberkulose nachgewiesene frühzeitige Verkalkung der Kehlkopfknorpel ist differentialdiagnostisch kaum zu verwerten.

Die *Diagnose des Lupus laryngis* ist leicht, besonders, wenn gleichzeitig ein Hautlupus vorhanden ist, fehlt dieser, so bietet das laryngoskopische Bild meistens genügend Anhaltspunkte für die richtige Deutung, besonders da fast regelmäßig neben Narben auch noch frischere Prozesse wie Knötchen und Infiltrate vorhanden sind. Die Hilfsmittel in zweifelhaften Fällen sind genau dieselben wie die soeben bei der Tuberkulose besprochenen. Am schwierigsten ist oft die Unterscheidung von Syphilis, die hierbei zu verwendenden Hilfsmittel sind dieselben wie die für Differentialdiagnose zwischen Tuberkulose und Syphilis.

Von den einzelnen für die *Differentialdiagnose* in Frage kommenden Kehlkopferkrankungen haben wir die *Syphilis* schon eingehend erörtert, nachzutragen ist nur noch die WASSERMANNsche Blutuntersuchung und die Untersuchung auf die Spirochaeta pallida, die in zweifelhaften Fällen ebensowenig unterlassen werden dürfen wie die Lungenuntersuchung oder die Untersuchung auf sonstige Symptome vorhandener oder überstandener Syphilis wie: Geschwüre oder Narben an der Schleimhaut der oberen Luftwege oder der Genitalien, Veränderungen an der Haut, den Drüsen oder Knochen oder die Berücksichtigung der anamnestischen Angaben (bei Frauen Aborte und Frühgeburten), wenn auch die Ableugnung einer früheren Infektion durchaus nicht beweisend ist, da ja omnis syphiliticus mendax und da auch tatsächlich eine Infektion stattgefunden haben kann, ohne daß der Patient es weiß (Syphilis insontium).

Bei den Frühformen der Syphilis im Kehlkopf ist laryngoskopisch die Unterscheidung ulcerierter Plaques muqueuses von oberflächlichen tuberkulösen Geschwüren nicht leicht. Da die Plaques im Kehlkopf aber fast immer mit den gleichen Veränderungen im Rachen und an der Zungentonsille sowie mit einem Exanthem auf der Haut zusammen auftreten, bietet die Diagnose in den meisten Fällen keine weiteren Schwierigkeiten.

Für die Unterscheidung zwischen Tuberkulose und Syphilis ist die histologische Untersuchung — die *Stückchendiagnose* — das sicherste Hilfsmittel, das aber manchmal, wenn auch glücklicherweise nur selten, im Stich lassen kann.

Die Unterscheidung zwischen *Tuberkulose und Carcinom* ist gewöhnlich nicht schwierig. Das einseitige Auftreten des Krebses, die oft mit ihm verbundene frühzeitige Bewegungsbeschränkung der befallenen Stimmlippe, auf

die FELIX SEMON besonders aufmerksam gemacht hat, die eigenartige grauweise
Farbe des Carcinoma keratodes und das Fehlen von Entzündungserscheinungen
in der Umgebung der Geschwulst sind für das Carcinom wichtige Merkmale.
In zweifelhaften Fällen muß auch hier die *histologische Untersuchung* Klarheit
über die Natur der Erkrankung Aufschluß geben. Daß das tuberkulöse Infiltrat
zur Epithelwucherung in die Tiefe und zu pachydermischen Veränderungen
führt, und dadurch zu Fehldiagnosen Veranlassung geben kann, beweisen die
Fälle von GUSSENBAUER, KOCHER, LLOYD u. a., in denen ein Carcinom diagnostiziert war, während durch die Untersuchung nach der Kehlkopfexstirpation
Tuberculosis laryngis festgestellt wurde.

Daß Tuberkulose und Syphilis, Tuberkulose und Carcinom und endlich Tuberkulose, Syphilis und Carcinom im Kehlkopf gleichzeitig vorkommen können,
haben wir schon gesagt, in diesen Fällen kann nur die Anwendung aller
diagnostischen Hilfsmittel Klarheit schaffen, vor allen Dingen muß der Untersucher aber an die Möglichkeit der Kombination denken.

Sklerom und *Lepra* kommen bei uns nur sehr selten vor, bei letzterer ist
stets eine charakteristische Erkrankung der Haut, die vor Fehldiagnosen sichert,
vorhanden, bei ersterer ist das klinische Bild und der histologische Befund
von dem bei Tuberkulose so verschieden, daß Verwechslungen kaum vorkommen.
Sklerom und Tuberkulose können auch gleichzeitig auftreten, wie aus den
Veröffentlichungen von KOSCHIER und WEISMAYR hervorgeht.

Von den Kehlkopfveränderungen bei *akuten Erkrankungen* unterscheidet
sich die Kehlkopftuberkulose durch ihren Verlauf. Die bei dem Phlegmone und
dem Erysipel des Kehlkopfs mit hohem Fieber und schweren Störungen des
Allgemeinbefindens einsetzende und verlaufende Erkrankung könnte laryngoskopisch zunächst vielleicht für eine Perichondritis oder eine tuberkulöse Erkrankung des Kehlkopfeingangs oder für eine akute Miliartuberkulose des
Larynx gehalten werden. Unter Berücksichtigung der Entstehung und des
Verlaufs ist aber eine Verwechslung kaum möglich.

Diagnostische Schwierigkeit bietet manchmal die *schwere Laryngitis*, wie
wir sie *bei Grippe* häufiger beobachten. Die weißen, halbmondförmigen, meist
scharf gegen die Umgebung abgegrenzten, von einem Reaktionshof umgebenen
Flecke an der Grenze des vorderen und mittleren Drittels oder in der Mitte der
Stimmlippen sind nicht immer leicht von kleinen Lentikulärgeschwüren zu
unterscheiden. Betrachtet man aber die Stellen genau, so sieht man die Flecke
bei der Grippe über die Umgebung erhaben — fibrinöse Einlagerung in die
Schleimhaut — während die tuberkulöse Geschwürsfläche etwas tiefer liegt als
die umgebende Epithelschicht. Brauchbar ist in diesen Fällen die von A. ROSEN-
BERG angegebene und von KAHLER neuerdings wieder empfohlene Einspritzung
einer 2%igen Fluorescinlösung, die die Geschwüre gelbgrün färbt, während die
intakte Schleimhaut nur vorübergehend ein gelbliches Aussehen bekommt. In
zweifelhaften Fällen wird der weitere Verlauf die Natur der Kehlkopfaffektion
klar erkennen lassen.

Die bei *Laryngitis sicca* vorkommenden, bisweilen festhaftenden, trockenen
Krusten sehen tuberkulösen Geschwüren sehr ähnlich, sie können, besonders
wenn es sich um Phthisiker handelt, zu Fehldiagnosen führen. Ablösung der
Borken durch Einträuflungen von lauwarmem Wasser oder schwacher Salzlösung, Öl oder Cocain oder durch Anwendung von Inhalationen legt die Schleimhaut frei und läßt so unschwer die richtige Diagnose stellen. Schwieriger wird
die Unterscheidung von trockner Laryngitis und Tuberkulose mitunter bei
Diabetes. Bei Zuckerkranken sind beide Affektionen im Larynx häufig, sie
treten aber auch kombiniert auf und können dann diagnostische Schwierigkeiten machen. Daß die Kehlkopftuberkulose bei Diabetes einen schnellen

ungünstigen Verlauf nimmt, haben wir schon gesagt. Auch gichtische Affektionen, die zur Verwechslung mit Tuberkulose führen können, kommen im Kehlkopf vor. So erwähnt BLUMENFELD einen Fall von gleichzeitigem Auftreten von *Tuberkulose und Gicht* im Kehlkopf, bei dem zunächst die Schwellung der Aryknorpel als Perichondritis gedeutet wurde, bis das anfallsweise Auftreten gleichzeitig mit gichtischen Erscheinungen in anderen Gelenken und die Reaktion auf Gichtmittel die wahre Natur der Schwellung erkennen ließ.

Bei einzelnen *Dermatosen* entstehen im Kehlkopf Bilder die zu Verwechslungen führen können, für ihre Diagnose muß ich auf das Kapitel „Erkrankungen der Luftwege bei vorhandener Dermatose" von MENZEL (Wien) in diesem Bande verweisen.

K. Prophylaxe und Therapie.

a) Prophylaxe.

Die Prophylaxe der Tuberkulose überhaupt ist auch das beste Kampfmittel gegen die Kehlkopfphthise. Drei Faktoren müssen bei der Tuberkulosebekämpfung besonders berücksichtigt werden. Die Verbreitung der Infektionskeime, die Widerstandsfähigkeit des Organismus und die soziale Fürsorge für die gefährdeten Individuen.

Es würde uns zu weit führen, wollten wir die gesamte Fürsorge für Tuberkulöse und Tuberkulosebedrohte hier erörtern. Es muß genügen, hier auf ihre Bedeutung hinzuweisen. Sehen wir doch jetzt fast täglich den traurigen Einfluß, den z. B. die schlechten Wohnungsverhältnisse nach dem Kriege auf die Volksgesundheit im allgemeinen und besonders auf die Verbreitung der Tuberkulose ausüben. Wenn es sich bei den Fürsorgemaßnahmen auch wesentlich um Aufgaben handelt, die den Sozialpolitiker angehen, so müssen wir Ärzte doch vertraut mit diesen Dingen sein, um beratend und helfend eingreifen zu können.

α) **Vernichtung der Infektionskeime außerhalb des Körpers.** Uns Ärzten fällt die Aufgabe zu, den beiden zuerst erwähnten Punkten unsere besondere Aufmerksamkeit zuzuwenden. Die Hauptinfektionsquelle für Tuberkulose ist der *tuberkulöse Mensch*, genauer ausgedrückt, das tuberkulöse Sputum, das sich eingetrocknet als Staub der Einatmungsluft beimengt; es unschädlich zu machen und vor Eintrocknung zu bewahren ist unsere Sorge. Der Auswurf muß stets in ein feuchtes Medium entleert werden. Bei der Tuberkulose der oberen Luftwege, die fast immer als *offene* zu betrachten ist, ist diese Vorsichtsmaßregel *ganz unerläßlich*. Man veranlasse die Kranken sich eines Spuckfläschchens zu bedienen, dessen Inhalt täglich durch Kochen unschädlich zu machen ist. Falls die Beschaffung eines Fläschchens nicht möglich ist, kann zur Not eine zur Hälfte mit Wasser gefüllte Tasse, die zweimal täglich mit kochendem Wasser gereinigt wird, benutzt werden. Unbedingt zu verhindern ist das Ausspeien in das Taschentuch; bei bettlägerigen Schwerkranken, die zum Gebrauch eines Speigefäßes zu schwach sind, sind die Tücher, in die der Auswurf entleert ist, entweder zu verbrennen oder wenigstens durch einstündiges Kochen in Sodalösung zu desinfizieren. Die größte Gefahr ist mit dem Spucken auf den Fußboden oder in mit Sand oder Sägespänen gefüllte Spucknäpfe verbunden, da dadurch der Austrocknung der Sputum und seiner Verstäubung Vorschub geleistet wird. Dank der unermüdlichen Aufklärungsarbeit ist bei uns die ekelhafte Gewohnheit des Ausspuckens in öffentlichen Beförderungsmitteln, in Wirtschaften usw. außer Übung gekommen, das Bewußtsein der Schädlichkeit des getrockneten Auswurfs ist schon weit in die große Masse des Volkes eingedrungen, aber weitere Aufklärungsarbeit ist nötig, wollen wir den wieder vordringenden Feind bekämpfen und besiegen.

Die Beseitigung und Unschädlichmachung des Auswurfs ist für den Schutz der Kinder von besonderer Bedeutung. Sie bekommen beim Herumkriechen auf den Boden Bacillen an die Hände — DIEUDONNÉ fand bei 2 von 15 Kindern Tuberkelbacillen im Nagelschmutz — die sie in den Mund und die Nase übertragen (VOLLAND). Wir müssen deshalb den Boden möglichst vor Verunreinigung mit infektiösem Material schützen und den vorhandenen Staub beseitigen, öffnet er doch, selbst wenn er keine Bacillen enthält, durch Verletzungen der Epitheldecke oder durch Hervorrufen von entzündlichen Prozessen in den oberen oder tieferen Luftwegen die Eingangspforte für die Infektion. Welche Bedeutung die Staubinhalation für das Zustandekommen der Larynxphthise besitzt, geht aus einer Statistik LAUBS hervor. Von den Kehlkopftuberkulösen waren ausgesetzt: einer Einatmung von Metallstaub $30,7\%$, von vegetabilischem Staub $15,7\%$ und von Mineralstaub $6,1\%$.

Die Staubbeseitigung in den Wohnungen ist durch Fortlassen von unnützen Teppichen, Gardinen usw. und durch häufiges feuchtes Aufwischen am besten zu erreichen, falls nicht Vakuumreiniger, durch die der Staub abgesogen und in geschlossenen Säcken gesammelt oder durch Röhren aus den Wohnungen herausbefördert wird, verwendet werden kann — hygienisch jedenfalls die beste Methode! Die Beseitigung des Straßenstaubs können wir hier nicht weiter besprechen.

Die von FLÜGGE zuerst in ihrer Bedeutung für die Tuberkuloseverbreitung erkannte *Tröpfcheninfektion* ist besonders bei den Erkrankungen des Rachens und der Mundhöhle von Wichtigkeit. B. FRÄNKEL hat zur Sicherung der Umgebung gegen die Tröpfcheninfektion das Tragen von Masken für die Patienten empfohlen, eine Maßnahme, die sicherlich nützlich ist, deren Durchführung aber meist an dem passiven Widerstand der Kranken scheitert, die vor allen Dingen zurückschrecken, welche die Aufmerksamkeit der Umgebung auf die Krankheit hinlenken und ihnen selbst Unbequemlichkeiten verursachen.

Daß sich die Gefahr, die mit dem Auswurf der Patienten verbunden ist, vermeiden läßt, lehren die Erfahrungen in den Heilstätten, in denen eine Übertragung auf Gesunde, besonders auf das ärztliche und Pflegepersonal, zu den seltenen Ausnahmen gehört. In gut geleiteten Anstalten bei gut erzogenen Patienten und bei richtig instruiertem und geleitetem Personal dürfte eine Übertragung durch das Sputum überhaupt nicht vorkommen.

Die wichtigste prophylaktische Maßnahme ist die *Frühdiagnose tuberkulöser Erkrankungen*, die mit allen diagnostischen Hilfsmitteln anzustreben ist.

Der Verbreitung der Tuberkulose durch die *Nahrungsmittel*, besonders durch Milch und Milchprodukte, ist ärztlicherseits gleichfalls die notwendige Aufmerksamkeit zu schenken. Den Kindern ist der Genuß roher, ungekochter Milch am besten ganz zu verbieten.

β) **Kräftigung des Organismus.** Die zweite nicht minder wichtige Aufgabe ist die Kräftigung des Organismus, damit er nicht disponiert wird oder die vorhandene Disposition wieder verliert. Vererbt wird ein schwächlicher Körper, der zur tuberkulösen Infektion geneigt ist, nicht die Tuberkulose selbst, diese Disposition kann sich auch auf ein einzelnes Organ beziehen, so will BLUMENFELD in gewissen Familien die Disposition zu Larynxtuberkulose beobachtet haben, während in anderen Familien der Larynx fast niemals befallen wird, eine Beobachtung, die BLUMENFELD mit den Erfahrungen TURBANS über das familiäre Befallensein der Lunge der einen oder der anderen Seite gleichstellt.

Am wichtigsten ist die Kräftigung bei Kindern tuberkulöser oder sonst schwächlicher Eltern oder aus tuberkulösen Familien, die mehr als andere der Infektion durch bacillenhaltigen Staub und verstreute Tröpfchen ausgesetzt sind. In diesen Fällen muß der Arzt vor allen Dingen gegen allzugroße Verweichlichung kämpfen. Gerade bei diesen Kindern ist eine Abhärtung durch Gewöhnung an frische Luft und durch geeignete Abhärtungsmaßregeln am Platze. Daß der Ernährung die größte Aufmerksamkeit zu schenken ist, bedarf eigentlich keiner besonderen Erwähnung. Luft und Milchkuren im Gebirge und an der Seeküste sind für schwächliche Kinder von besonderer Wichtigkeit, aber auch für den Erwachsenen und besonders für den zu Tuberkulose Disponierten ist die körperliche Kräftigung durch Bewegung in freier Luft, durch Sport und Spiel von größter Bedeutung, man beachte nur bei allen körperlichen Übungen die Leistungsfähigkeit des Herzens.

γ) **Spezielle Prophylaxe der Kehlkopftuberkulose.** Eine Frage, die bisher wenig Beachtung gefunden hat, ist die der *speziellen Prophylaxe der Kehlkopftuberkulose bei bestehender Lungenerkrankung.* Daß Erkältung akute Infektionskrankheiten, Alkohol- und Tabakmißbrauch und Überanstrengung der Stimme eine Disposition für ein Übergreifen auf den Larynx setzen, ist wohl von allen Laryngologen erkannt, von HERYNG aber zuerst ausgesprochen worden. Dementsprechend müssen allen Lungenphthisikern Verhaltungsmaßregeln gegeben werden. Ebenso herrscht Übereinstimmung darüber, daß eine schulgemäße Ausbildung und Übung der Stimme als Schutz gegen eine tuberkulöse Kehlkopferkrankung angesehen werden kann, wie BARTH, B. FRÄNKEL, M. SCHMIDT und FELIX SEMON bestätigen. Ich selbst habe häufig disponierten Individuen, besonders blutarmen jungen Mädchen, mit schwach entwickelter Lungenspitze, den Rat gegeben, Gesangunterricht zu nehmen, um eine richtige Atemtechnik und Atemgymnastik zu lernen und um das Stimmorgan zu schützen und abzuhärten.

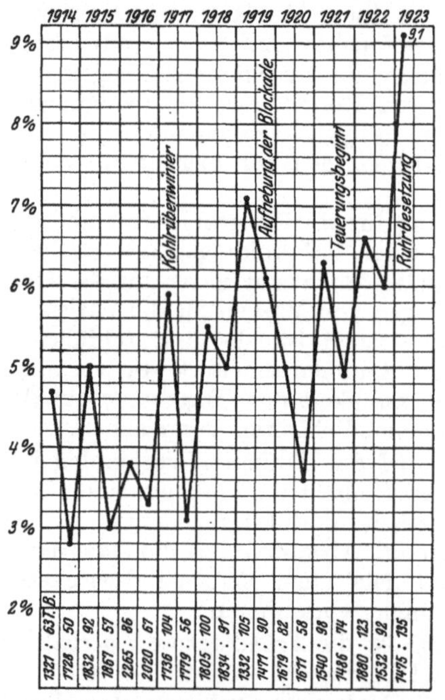

Abb. 25. Tuberkuloseentlassungen bzw. Todesfälle im Verhältnis zur Gesamtzahl der Entlassungen bzw. Todesfälle im Berliner Kinderkrankenhaus 1914—1925. (Nach FINKELSTEIN.)

Die Gefahr der Gravidität für tuberkulöse Frauen und besonders für an Kehlkopfphthise leidende haben wir bereits an anderer Stelle (S. 122) besprochen.

Bei der Erörterung der Tuberkuloseprophylaxe müssen wir auf die Frage eingehen, ob Schwindsüchtige heiraten dürfen. Wir Ärzte müssen prinzipiell jedem Menschen, der eine nachweisbare Tuberkulose hat, die Ehe verbieten, denn sie gefährden Leben und Gesundheit des Ehegatten und setzen die Nachkommenschaft, wenn auch nicht durch direkte Vererbung, so doch durch schwächliche Konstitution der Gefahr einer tuberkulösen Erkrankung aus. Bei Frauen kommt noch der Einfluß der Schwangerschaft und des Wochenbetts auf den Verlauf der bestehenden und auf das Manifestwerden einer latenten Tuberkulose hinzu.

δ) **Soziale Fürsorge.** Wie sehr die sozialen Verhältnisse auf die Ab- bzw. Zunahme der Tuberkulose wirken, geht ganz klar aus den Statistiken über die Tuberkulosesterblichkeit hervor. Während wir in den Jahren 1875—1906 ein dauerndes Sinken der Tuberkulosesterblichkeit entsprechend der Besserung der sozialen Lage feststellen konnten, ist seit dem Kriege ein dauerndes Ansteigen der Kurve zu verzeichnen. Besonders instruktiv ist eine Kurve (Abb. 25), die ich der Liebenswürdigkeit von Prof. FINKELSTEIN verdanke. Sie berücksichtigt die Tuberkuloseentlassenen bzw. Todesfälle im Verhältnis zur Gesamtheit der Entlassungen bzw. Gestorbenen im Berliner Kinderkrankenhaus für die Jahre 1914 bis 1925. Wir sehen in der Kurve den Einfluß des Kohlrübenwinters 1917, die Auswirkung der Blockade bis zum Jahre 1919, den Abfall der Kurve nach der Aufhebung der Blockade und das Wiederansteigen mit dem Teuerungsbeginn 1921, endlich den steilen Anstieg, der mit der Ruhrbesetzung und der dadurch bedingten Verschlechterung der wirtschaftlichen Lage in Deutschland Hand in Hand geht.

Auf die Bedeutung der Wohnungsverhältnisse für die Verbreitung der Tuberkulose haben wir bereits hingewiesen. Unzulängliche, enge Wohnungen, denen Luft und Licht fehlt, in denen zahlreiche Bewohner, Kranke und Gesunde, Erwachsene und Kinder eng zusammengedrängt hausen, müssen der Verbreitung der Tuberkulose Vorschub leisten. Nicht zum geringsten Teil ist die Zunahme der Tuberkulose seit dem Kriege außer auf die sonstigen ungünstigen Lebens- und Ernährungsbedingungen auf die mit der Zeit immer unhaltbarer werdenden Wohnungsverhältnisse zurückzuführen. Leider sind wir nicht in der Lage, auch nur die notwendigsten Maßnahmen in dieser Beziehung zu treffen, denn sie sind mit hohen Kosten verknüpft, die zur Zeit nicht aufgebracht werden können, aber wir dürfen nicht ruhen, immer wieder müssen wir auf die Bedeutung dieser Dinge für die Erhaltung und Widerstandsfähigkeit des Volkes hinweisen und an der Erreichung unseres Zieles arbeiten.

b) Therapie.

1. Allgemeine Behandlung.

Da wir die tuberkulösen Affektionen der oberen Luftwege nicht als lokale Erkrankung ansehen, sondern als Teilerscheinung der Allgemeininfektion des Organismus, da auch bei fast allen Fällen von Kehlkopftuberkulose die Lungen miterkrankt sind, so ist bei der Feststellung des Heilplanes die Allgemeinbehandlung in erster Linie zu berücksichtigen, die diätetische Behandlung im weitesten Sinne des Wortes ist auch für die Behandlung der Kehlkopftuberkulose von allergrößter Bedeutung. Am besten ist es, die Kranken einer Heilstätte zuzuführen, in der alle therapeutischen Hilfsmittel zur Verfügung stehen. Für die Wahl der Anstalt muß die Möglichkeit einer sachgemäßen fachärztlichen Behandlung des erkrankten Kehlkopfs ausschlaggebend sein; ist doch die Ansicht vieler Heilstättenärzte, daß die Allgemeinbehandlung auch bei Erkrankung der oberen Luftwege und besonders des Kehlkopfes ausreiche, um eine Heilung herbeizuführen, als unzutreffend zurückzuweisen. Von der Anlegung eines Pneumothorax wollen unter anderen WINKLER und ZINK einen günstigen Einfluß auf die Kehlkopftuberkulose gesehen haben. A. DA GRADI berichtet sogar über schnelle und bedeutende Besserung schwerer Fälle von Larynxtuberkulose durch den künstlichen Pneumothorax. Es soll nicht geleugnet werden, daß mitunter ganz leichte Fälle von Larynxtuberkulose — wie einzelne Lentikulärgeschwüre — ohne Lokalbehandlung heilen, aber weder Infiltrate noch ausgedehntere Ulcerationen sah ich durch eine allgemeine hygienisch-diätetische Behandlung schwinden, auch eine allgemeine spezifische oder unspezifische Therapie allein führt nicht oder höchstens in ganz seltenen Ausnahmefällen zur Heilung. Eine Besserung des Allgemeinbefindens wirkt naturgemäß bis zu einem gewissen Grade auf den Verlauf der lokalen Kehlkopferkrankung. Diese Erkenntnis hat dazu geführt, auf Veranlassung von BLUMENFELD, FRIEDRICH, SAMSON u. a. eine Bewegung hervorzurufen, die gestützt auf eine Resolution des Vereins deutscher

Laryngologen die Sicherstellung der Behandlung der oberen Luftwege in den Anstalten fordert. In vielen Heilstätten ist diesen berechtigten Forderungen entweder durch Anstellung eines fachärztlich ausgebildeten Assistenten oder durch Zusammenarbeit mit einem Laryngologen als Consiliarius Rechnung getragen, aber überall ist die Erkenntnis der Notwendigkeit dieses Verlangens noch nicht durchgedrungen.

Es wäre falsch, wahllos *jeden* Kehlkopftuberkulösen einer Heilstätte zu überweisen; verständige Patienten, die die Tragweite der Erkrankung für sich und für ihre nähere und weitere Umgebung richtig beurteilen, die alle notwendigen Vorsichts- und Schutzmaßnahmen freiwillig ausführen, und bei denen nicht eine von den weiter unten zu erwähnenden Kontraindikationen vorhanden ist, kann man in ihrer Häuslichkeit lassen oder in freie Kurorte schicken. Hochfiebernde, kachektische Kranke mit starken Schluckbeschwerden, Diarrhöen und sehr ausgedehnten Veränderungen im Larynx gehören weder in eine Heilstätte noch in einen Kurort, sie sind am besten in einem Krankenhaus oder in einer Klinik unterzubringen, in der für die sachgemäße Lokalbehandlung gesorgt ist. Auch diejenigen Fälle, die ausgedehntere operative Eingriffe im Kehlkopf bedürfen, sollten besser erst nach Beendigung der operativen Behandlung einer Heilstätte überwiesen werden.

Die *materiellen Verhältnisse* des Kranken müssen bei der Auswahl eines Kurortes oder einer Heilstätte berücksichtigt werden, Patienten, die finanziell nicht in der Lage sind, sich auf der Reise dieselben Bequemlichkeiten, die gleich gute Ernährung zu schaffen wie zu Hause, läßt man besser in ihrer gewohnten Umgebung.

Die *Anstaltsbehandlung* kann man bei uns in Deutschland das ganze Jahr hindurch anwenden, im Sommer und im Winter sind gleich gute Erfolge zu erzielen. Die Lage der Anstalt ist nach Dettweiler weder an ein bestimmtes Klima noch an eine bestimmte Höhenlage gebunden, in jedem staubfreien und gegen ungünstige Windrichtungen geschützten Ort kann man durch entsprechende Einrichtungen den schädlichen Einflüssen des Klimas vorbeugen. Diese ursprünglich für die Lungenheilstätten ausgesprochenen Sätze treffen auch für die Kehlkopfphthisiker zu. Für besonders geeignet für Kehlkopfkranke hält man den Aufenthalt an der See und das Höhenklima, ein Teil der Autoren tritt für die Heilwirkung des ersteren ein, andere halten letzteres für geeigneter. Auch in den Höhenkurorten wie Davos und Leysin, die man wegen der Lufttrockenheit und des schnellen Temperaturwechsels für ungeeignet hielt, sieht man Larynxtuberkulose heilen (Derscheid).

Wenig geeignet für Kehlkopfkranke, besonders solche mit trockener Schleimhaut oder mit ulcerösem Zerfall ist das Oberengadin, wegen der stark austrocknenden Wirkung des dortigen Klimas.

Bei der Wahl eines *Luftkurortes* ist vor allen Dingen auf Luftfeuchtigkeit und Staubfreiheit zu achten; auch eine windgeschützte Lage ist für die Kehlkopfkranken von größter Wichtigkeit. Glücklicherweise haben wir in Deutschland zahllose Orte, die für einen Kuraufenthalt geeignet sind, sind doch die außerdeutschen Kurorte, die sich früher der größten Beliebtheit erfreuten, nur den allerreichsten Patienten zugängig. Ganz ungeeignet für Halskranke ist wie M. Schmidt mit Recht hervorhebt, die Riviera (Mentone, Nizza, Cannes usw.), die keinen genügenden Schutz gegen die fast alle Jahre, besonders in der Zeit von Anfang Februar bis Ende März eintretenden Kälteperioden gewähren, und die besonders durch den unendlichen Staub, der seit dem Umsichgreifen des Automobilsports zu einer wahren Plage geworden ist, einen direkt nachteiligen Einfluß auf Hals- und Lungenleidende ausüben. Durch Verbesserung der Straßen ist in neuerer Zeit den größten Mißständen in dieser Beziehung abgeholfen.

Den *Mineralwasserkuren* in Kurorten kommt bei der Behandlung der Kehlkopftuberkulose nur eine ganz untergeordnete Bedeutung zu. Soweit eine Einwirkung zu erwarten ist, hängt sie sicher mehr vom Klima, von der Veränderung der gewohnten Umgebung, der geistigen Ruhe und der Ernährung ab, als von der Trink- und Badekur, die höchstens den Appetit anregt und den Stoffwechsel fördert und durch Inhalationen bestehende Katarrhe und die Sekretion günstig beeinflussen kann.

Die Genesung der Tuberkulösen hängt aber glücklicherweise nicht ausschließlich von der Anstaltsbehandlung oder einem Kuraufenthalt ab, auch in der selbst bescheidenen Häuslichkeit kann man Heilungen erzielen, wenn nur die notwendigen hygienisch-diätetischen Grundsätze, die in den Anstalten herrschen, befolgt und gleichzeitig die notwendigen ärztlichen Maßnahmen durchgeführt werden.

Unter den *hygienischen Maßnahmen* steht die Sorge für *reine Luft* in der Wohnung obenan. Fleißiges Lüften der Räume ist im Sommer und Winter von gleicher Wichtigkeit, bei systematischer Gewöhnung an die frische Luft tut die Kälte im Winter den Kranken keinen Schaden. Spazierengehen und Liegekuren im Freien lassen sich auch meist ohne Schwierigkeit durchführen.

Hautpflege und *Atemgymnastik* sind gleichfalls von Wichtigkeit, da sie aber keinen direkten Einfluß auf den erkrankten Kehlkopf ausüben, brauchen wir sie nur zu erwähnen.

Die *Nahrung* sei möglichst gut und abwechslungsreich, eine gemischte Kost ist wie für den Gesunden auch für den Phthisiker das Beste. Für die Zufuhr von genügendem Fett ist möglichst Sorge zu tragen, Milch oder ihre Surrogate Kumys und Kephir, Butter, Lebertran oder Lipanin werden meistens gut vertragen, auch Malzextrakt einen Teelöffel voll mit oder ohne Chinin leistet mitunter gute Dienste.

Des *Alkohols* können wir in der Phthiseotherapie nicht ganz entraten, er darf aber nur mit Vorsicht gegeben werden, besonders bei den Halskranken, da er sehr leicht einen Reiz ausübt. Der Wein sollte nur verdünnt gegeben werden, ebenso Cognac, den DETTWEILER in kleinen Mengen, 5—10 g, öfter am Tage zu trinken empfiehlt.

An dieser Stelle möchte ich den *Tabak* erwähnen, der in neuerer Zeit als Genußmittel nicht nur bei den Männern, sondern auch bei den Frauen eine große Rolle spielt. Bei allen tuberkulösen Erkrankungen der oberen Luftwege ist das Rauchen unbedingt zu untersagen. Wenn den nicht halskranken Phthisikern, wenn sie sehr daran gewöhnt sind, das Rauchen einer leichten Zigarre — Zigaretten sind nach meiner Erfahrung viel stärker reizend und deshalb ganz zu verbieten — im Freien oder im geschlossenen Raum, wenn sie das benutzte Zimmer gleich verlassen, gestattet werden kann, ist es den Halskranken nicht zu erlauben, nur eine Ausnahme gibt es: in Fällen, in denen dem Kranken nicht mehr zu helfen ist, sollte man ruhig den Genuß des Tabaks erlauben.

Besonders schwierig ist die *Ernährungsfrage der Kehlkopfphthisiker bei Schluckschmerzen*, namentlich bei Erkrankung des Kehlkopfeingangs. Festere Speisen können von ihnen meist gar nicht geschluckt werden, aber auch Flüssigkeiten, besonders Milch, werden oft nicht vertragen, weil sie bei der starren Schwellung des Kehldeckels und der aryepiglottischen Falten in das Kehlkopfinnere gelangen und schier unerträgliche Hustenanfälle auslösen. Am besten werden kühle Speisen von festweicher Konsistenz, die ohne alles Gewürz, ohne Salz und ohne Zucker, der häufig auch reizt, zubereitet sind, geschluckt. Ein weicher homogener Brei, oder legierte und schleimige Suppen, in denen keinerlei Körner enthalten sind, eignen sich zur Ernährung dieser beklagenswerten Patienten; besser noch ist es, ihnen die Nahrung in Form von Gelee zuzuführen, die mit leimgebenden

Substanzen — Gelatine, Kalbsfüßen usw. — hergestellt sind. Zu diesen Gelees kann man alle erdenklichen Nahrungs-, Genuß- und Heilmittel, die sonst reizend wirken, zusetzen: Milch, Schokolade, Alkohol, Wein, Fleisch, Salze, Zucker, Säuren und Medikamente lassen sich gut in Gelee verabreichen. Eier, namentlich geschlagen oder als weiches Rührei, werden gut geschluckt, auch sie können als Vehikel für Flüssigkeiten besonders, alkoholische Getränke, dienen: Eierkognak, Eierbier sind besonders zu empfehlen. Fette wie Butter und Schmalz können den schluckbaren Speisen zugesetzt werden, während Lebertran nur verabreicht und geschluckt werden kann, falls keine allzugroße Abneigung dagegen besteht.

In neuerer Zeit haben SAUERBRUCH, HERMANNSDÖRFER und GERSON den Versuch gemacht, schwere Tuberkulose durch diätetische Maßnahmen, die durch Kochsalzentziehung und reichliche Zufuhr anderer Mineralien die Mineralzusammensetzung des Körpers ändern sollen, zu beeinflussen. Verboten sind nach HERMANNSDÖRFER Kochsalz und alle Konserven, gewürztes Fleisch, Wurst, Schinken, Räucher- und Salzfische; erlaubt sind 500 g frisches Fleisch pro Woche, Eingeweide und frische Fische, 1—1^1/$_2$ l Milch täglich und alle Vegetabilien. Ergänzt wird diese Diät durch GERSONs Mineralogen Nach den Erfahrungen der genannten Autoren sollen mit dieser Diät gute Resultate erzielt werden, da aber sowohl theoretisch gegen diese Ernährung schwere Bedenken vorliegen, besonders die Schwierigkeit, den Kranken die nötige Menge Eiweiß durch Vegetabilien zuzuführen, da auch die experimentelle Begründung dieser Ernährungsmethode nicht genügend ist, ist ihre genaue Nachprüfung erforderlich [1].

a) **Interne medikamentöse Behandlung.** Von der innerlichen Anwendung von Medikamenten ist im allgemeinen kein Einfluß auf den Verlauf der Kehlkopftuberkulose zu erwarten. Weder das Kreosot, dessen Einwirkung auf die Sekretion, den Appetit und dadurch auf das Allgemeinbefinden nicht geleugnet werden soll, noch die *Zimtsäure* oder der *Perubalsam* haben bei Larynxphthise irgendwelchen Nutzen gebracht.

Günstige Einwirkungen werden von der *Arsentherapie* bei innerlicher Darreichung von Solut. Fowler. oder bei Injektionen eines der neueren Arsenpräparate auf das Allgemeinbefinden berichtet, die ich bestätigen kann. Welches Präparat man für die Einspritzungen wählt, ist ziemlich gleichgültig, im allgemeinen werden alle gut vertragen, nur in seltenen Fällen muß die Applikation bei zarten Frauen wegen starker Schmerzen oder starker Hautreizung ausgesetzt werden. In neuerer Zeit finden die *Kalkpräparate* bei der Behandlung der Lungen- und Kehlkopfphthise ausgedehntere Anwendung. STERN berichtet

---

[1] *Anmerkung.* In der Münch. med. Wochenschr. Jg. 75, Nr. 1, 1928 veröffentlichen SAUERBRUCH und HERRMANNSDÖRFER in einer Arbeit: „Ergebnisse und Wert einer *diätetischen Behandlung der Tuberkulose*" ihre bei 186 Kranken — 101 männl., 85 weibl. — zwischen 13 und 75 Jahren in zwei Jahren mit der GERSON-Diät gesammelten Erfahrungen. Es handelte sich in 23 Fällen um Lupus und Hauttuberkulose, in 45 um Knochen- und Weichteiltuberkulose, in 116 um Lungentuberkulose. Kehlkopf und obere Luftwege werden in der Veröffentlichung nicht erwähnt. Am augenfälligsten war der Erfolg der diätetischen Behandlung bei der sogenannten chirurgischen Tuberkulose, aber auch bei den Lungenkranken war ihr günstiger Einfluß nachweisbar: Fibröse Wucherung, Vernarbung und Schrumpfung stellten sich viel schneller ein als sonst, kleine Kavernen verschwanden oder verkleinerten sich, ihre Wände reinigten sich (Operationsbefund), die Tuberkelbacillen verloren sich sehr oft. Wiederholt konnte der Erfolg der diätetischen Behandlung operativ vervollständigt werden, in einigen Fällen wurden operative Eingriffe erst durch vorgehende diätetische Behandlung ermöglicht. Die *Gewichtszunahme* war besonders bei der chirurgischen Tuberkulose selbst bei den schwersten Fällen zufriedenstellend, aber auch bei den Lungenfällen vorhanden, obgleich die GERSON-Diät an Calorien ärmer ist als die in Sanatorien und Heilstätten übliche. Bei sehr vorgeschrittenen Lungenfällen blieb die Gewichtszunahme aus, ja Abnahme war feststellbar. Die Dauererfolge waren, soweit sie nachgeprüft werden konnten, gleichfalls zufriedenstellend. Die von so kompetenten Beobachtern veröffentlichten Resultate verlangen ernsteste Beachtung und Anwendung auf die Fälle von Tuberkulose der oberen Luftwege, besonders des Kehlkopfes.

über günstige Resultate des *Kalzans* durch Schwinden der Nachtschweiße;
auch die Injektionen von Kalkpräparaten sollen das Allgemeinbefinden und
die Hämoptoe gut beeinflussen. Eine direkte Wirkung auf die Kehlkopftuberkulose konnte ich nicht konstatieren.

Wenn die allgemeine medikamentöse Behandlung meist wenig oder gar nicht
auf den Verlauf der Larynxtuberkulose wirkt, so können wir doch zur Bekämpfung einzelner Symptome des Arzneischatzes nicht entraten.

Die *Solventia*, die früher in ausgedehnter Weise den Kranken verordnet
wurden, sind glücklicherweise fast vollständig verlassen, sie leisten nichts und
wirken nur schädlich auf den Magen, dessen Funktion und Aufnahmefähigkeit
unbedingt gestärkt oder aber erhalten werden muß. MORITZ SCHMIDT sagt ganz
richtig, daß die Kur der Phthise beim Magen und der Haut anfangen müsse.
Manche Phthisiker leiden an nervöser Dyspepsie, so daß größere Mengen
Nahrung nicht auf einmal genossen und verarbeitet werden können, ihnen verabreiche man häufig etwa alle 2—3 Stunden kleine Mahlzeiten. Andere leiden
von Jugend an an einem Magenkatarrh, wieder andere leiden an Appetitlosigkeit infolge verschluckter Sputa, endlich kann der Appetitmangel durch Anämie,
durch den allgemeinen Schwächezustand oder durch das Fieber bedingt sein.
In vielen Fällen genügt die Regelung der Diät zur Herbeiführung einer besseren
Ernährung, in anderen müssen wir zu Medikamenten, besonders zu den Bittermitteln, greifen, die besonders bei leichter Insuffizienz der Magenmuskulatur
durch Anregung der Peristaltik (TERAY und BOKAY) eine gute Wirkung entfalten; Decoct. cort. Chin. oder Tct. Rhei. vinosa mit Elix. aurant. comp. āā
oder Tct. amar. mit Tct. Chin. comp. und Tct. aromatica āā oder Tct. Condurango 30 Tropfen in einem Eßlöffel Wasser vor der Mahlzeit sind zu empfehlen,
Pepsin und Salzsäure haben wenig Zweck. Bei sehr roter Zunge sind Alkalien
— Magnesia carbonica oder Natr. bicarbonicum — indiziert, auch ein alkalisches
Mineralwasser oder Brunnensalze sind mitunter von guter Wirkung. Wie oben
schon erwähnt, haben die Mineralwasserkuren bei Phthisikern eigentlich nur
durch Beeinflussung des Magens einen Nutzen, nicht durch ihre Wirkung, auf
die Bronchialschleimhaut oder gar die Lungen, ihre Indikation ist deshalb nur
bei Magenkatarrhen vorhanden.

Die *Narkotica* sind in vielen Fällen, besonders den vorgeschrittenen, nicht
zu umgehen. Opium (Pulv. Dower), Codein, Heroin und Morphium müssen
bei starkem, besonders krampfhaftem Husten verabreicht werden, auch zur
Ruhigstellung und Schonung der entzündeten und ulcerierten Teile sind sie
zu verwenden. Man greife aber bei starkem Husten nicht gleich zu den Narkoticis,
in zahlreichen Fällen ist durch Disziplinierung des Hustens viel zu erreichen,
in anderen findet man die Ursache des Krampfhustens in lokalen Veränderungen des Kehlkopfs. Sind z. B. an der hinteren Larynxwand große papillomatöse Excrescenzen vorhanden, die sich im Atmungsstrom hin- und herbewegen, bei der Einatmung angesogen werden, subglottisch die Schleimhaut der
hinteren Wand berühren und dadurch Krampfhusten auslösen, so ist von einer
operativen Entfernung der Wucherungen eine sofortige dauernde Beseitigung
des unerträglichen Hustenreizes zu erwarten, während die Narkotica nur einen
ganz vorübergehenden Erfolg haben und meist eine ungünstige Nebenwirkung
auf den Magen und dadurch auf das Allgemeinbefinden ausüben. Findet man
bei gewissenhafter Prüfung die Indikation zur Verordnung der Narkotica, so
gebe man sie gleich in ausreichender Dosis, häufige kleinere Dosen schaden mehr
als selten eine größere. In den vorgeschrittenen Fällen halte ich die großen
Dosen für durchaus notwendig, ist es doch der einzige Dienst, den wir diesen
bedauernswerten Kranken leisten können, sie, wenn auch nur vorübergehend
über ihre Qualen und Schmerzen hinwegzubringen.

Unter den einzelnen Symptomen bedürfen das *Fieber* und die *Nachtschweiße* besonderer Beachtung. Über die Wirkung des Kognaks 1—2 Teelöffel abends in einer Tasse kalter Milch auf letztere haben wir bereits gesprochen. Von Medikamenten sind Agaricin 0,01 oder Atropin 0,00025—0,001 mit Opium und die Kalkpräparate gegen die Schweiße zu empfehlen. Die Hautpflege, besonders durch kühle und kalte Waschungen auch mit Essigzusatz, ist dabei nicht zu vergessen.

Gegen das *Fieber* wirkt Bettruhe und in leichten Fällen die Liegekur am besten. Die *Antipyretica* setzen die Temperatur herab, sie rufen aber gleichzeitig profuse Schweiße hervor und wirken dadurch schwächend. Erscheint ein Herabdrücken der Temperatur unbedingt notwendig, so ziehe ich das Pyramidon in Dosen von 0,3—0,5 allen übrigen Mitteln vor.

β) Spezifische Behandlung. Seit der ersten Veröffentlichung KOCHS über das Tuberkulin im Jahre 1891 hat das Urteil über seinen therapeutischen Wert sehr geschwankt, auf die übertriebene Begeisterung im Anfang, kam, besonders hervorgerufen durch die Mitteilungen VIRCHOWS in der Berlin. med. Gesellschaft, daß zahlreiche Fälle von akuter Miliartuberkulose auf die Anwendung des Tuberkulins zurückzuführen seien, eine Periode der Skepsis, die SCHECH in seiner Arbeit: „Über die tuberkulöse Erkrankung des Kehlkopfs und der Luftröhre" in HEYMANNS Handbuch zu dem Satz veranlaßt: „Wer den delirienhaften Enthusiasmus, die Schreibseligkeit der Ärzte und die exzessiven Hoffnungen der Kranken mitangesehen hat, wird wohl den Wunsch hegen, der Wissenschaft möchten künftighin derartige Enttäuschungen erspart bleiben." Nur wenige Autoren, unter ihnen an erster Stelle B. FRÄNKEL und MORITZ SCHMIDT, wagten es, gegen die ablehnende Haltung der Ärzte und des Publikums immer wieder aufzutreten und auf die günstigen Wirkungen des Tuberkulins hinzuweisen. Nur ganz allmählich brach sich die Erkenntnis Bahn, daß nicht dem Tuberkulin selbst, sondern der Methode seiner Anwendung die Schuld an den Mißerfolgen beizumessen sei. Wir hatten in der Anschauung, daß das Auftreten der allgemeinen fieberhaften Reaktion die Voraussetzung für den Erfolg sei, mit viel zu großen Dosen gearbeitet, jetzt, nachdem wir eingesehen haben, daß die Gefahr der Methode gerade in den starken Reaktionen liegt, arbeiten wir mit kleinen Dosen unter möglichster Vermeidung von fieberhaften Reaktionen und erzielen dadurch erheblich bessere Resultate. Heute dürfte wohl ziemlich allgemein die Ansicht der Ärzte dahin zusammengefaßt werden können, daß wir in dem Tuberkulin ein Heilmittel besitzen, das in sehr vielen Fällen von Lungen- und Kehlkopftuberkulose Gutes leistet und bei der letzteren, kombiniert mit einer gut geleiteten und durchgeführten Lokaltherapie zu Besserungen, ja zu Heilungen führen kann. Dieses Urteil über das Alttuberkulin KOCHS trifft eigentlich mit geringen Unterschieden auf alle Tuberkuline zu; ich habe mit der sensibilisierten Tuberkulinemulsion (S.B.E.) FRITZ MEYERS sehr gute Resultate bei Larynxphthise gesehen, BLUMENFELD bevorzugt bei Kehlkopf- und anderen Tuberkulosen die *Partialantigene (Partigene)* DEYKE-MUCHS. WELEMINSKY und KRASER berichten von der Anwendung von Tuberkulomucin Günstiges, während HAJEK sich von einer guten Wirkung des Tuberkulins auf die Kehlkopftuberkulose nicht überzeugen konnte.

Über die Wirkung des FRIEDMANNschen Tuberkuloseheilmittels bei Kehlkopfphthise liegen keine günstigen Beobachtungen vor. FRIEDMANN selbst betrachtet die Kehlkopftuberkulose bei bestehender Lungenerkrankung als Kontraindikation gegen die Anwendung seines Präparates. Ich selbst habe in einigen Fällen das FRIEDMANNsche Tuberkulin angewendet, aber keinen Nutzen gesehen, im Gegenteil schritt der Zerfall der Infiltrate nach der Injektion schnell fort, so daß ich vor der Anwendung bei Larynxtuberkulose warnen möchte.

Welches der genannten Präparate man wählt, ist, wie ich glaube, nicht von ausschlaggebender Bedeutung, es kommt in erster Linie auf das „Wie" der Anwendung an. Der alte ärztliche Grundsatz: nil nocere muß auch bei dem Gebrauch der Tuberkuline in den Vordergrund gestellt werden, die Voraussetzung für eine Tuberkulinkur muß deshalb die Feststellung des immunbiologischen Zustands des Organismus sein, über den man sich nach BLUMENFELD am leichtesten mit den MUCHschen Partialantigenen orientieren kann, aber auch die anderen Tuberkuline sind für diese diagnostische Feststellung anwendbar. Man legt 1—2 Hautquaddeln, eine mit $^1/_{10}$ Millionen, eine mit $^1/_{100}$ Millionen M.T.B.R., an. Die zuerst eintretende entzündliche Rötung ist bedeutungslos, die spezifische Reaktion tritt erst nach frühestens 4 Tagen mit Rötung und Infiltration um den Einstich auf. Bei fehlender oder sehr schwacher Reaktion trotz bestehender aktiver Tuberkulose muß man vor der Einleitung einer energischeren Allgemein- oder Lokalbehandlung die Anergie beseitigen, was am besten durch Bestrahlungen erreicht werden kann.

Auch die Blutkörperchensenkungsgeschwindigkeit muß zur Feststellung des immunbiologischen Zustands herangezogen werden.

Die Vaccinetherapie der Kehlkopftuberkulose bietet wenig Aussicht, GREIF betont ganz richtig, daß sie anderen Methoden nicht überlegen ist. Von den sog. spezifischen Heilmitteln möchte ich das *Cantharidinsaure Kali* LIEBREICHs nur der Vollständigkeit wegen erwähnen, nach kurzer Zeit ist es der Vergessenheit anheimgefallen.

In neuerer Zeit ist die unspezifische Behandlung der Kehlkopftuberkulose viel angewendet worden.

Goldcantharidin wurde von G. SPIESS in die Behandlung der Tuberkulose eingeführt, SPIESS, PERUTZ und LIPPEL berichten über günstige Erfolge des Mittels bei Kehlkopflupus. Von FELDT wurde das Goldcantharidin durch ein weniger giftiges Goldpräparat, das *Krysolgan*, das Natronsalz einer Aminoaurophenolcarbonsäure, ersetzt, das in 20%iger Lösung intravenös eingespritzt. wird Man beginnt mit einer Dosis von 0,01 und steigt langsam bis 0,1 oder 0,2. Die höchste Dosis wird einige Zeit hindurch in 8—10tägigen Pausen wiederholt. Die Wirkung des Mittels dürfte auf einer Herdreaktion beruhen. MEYER, SCHRÖDER, SCHELLENBERG, WEVER, JUNKER, KRAUSE, H. KREUTZER, die das Mittel teils allein, teils kombiniert mit lokaltherapeutischen Applikationen verwendeten, berichten über gute Erfolge.

Nach W. PFEIFFER wirkt das Krysolgan spezifisch durch Beschleunigung der Autolyse und das Freiwerden entzündungserregender Abbauprodukte des körpereigenen Eiweißes. Er verwendet das Krysolgan ebenso wie SPIESS, F. REUTER u. a. zusammen mit Tuberkulin. G. FINDER berichtet über 18 im dritten, 17 im zweiten und 5 im ersten Stadium befindliche mit Krysolgan behandelte Fälle von Kehlkopftuberkulose. Er gab das Mittel alle 10 Tage intravenös in Dosen von 0,025—0,2 steigend. Nach 10 Injektionen Pause von 2—3 Wochen. Die größte Gesamtdosis betrug 4,65 g in 27 Injektionen. Geschlossene Infiltrate wurden kleiner und verschwanden manchmal, bei Geschwüren waren die Resultate ungünstiger. Er erreichte 6mal eine wesentliche Besserung, 9 Fälle wurden nicht gebessert, 1 verschlechtert. Kombiniert mit endolaryngealer, chirurgischer bzw. galvanokaustischer Behandlung waren die Resultate: 6 wesentlich gebessert, 7 gebessert, 5 nicht gebessert, während KREUTZER bei teils alleiniger Anwendung des Krysolgans teils mit örtlicher Behandlung kombiniert meist klinische Heilung gesehen haben will. Schädliche Nebenwirkungen des Krysolgans sind bisher in der Literatur nicht mitgeteilt, nur KOHRS berichtet über 3 Fälle von *Krysolgan*stomatitis mit Exanthem, die er auf mangelhafte Mundpflege und cariöse Zähne zurückführt. Nach

Heubner ist das Krysolgan ein Capillargift, das mit großer Vorsicht zu verwenden ist, es soll deshalb nach den neuesten Erfahrungen nur in sehr viel kleineren Dosen als den früher üblichen verwendet werden.

Das von Mollgard und Sahen in die Therapie eingeführte Goldpräparat *Sanokrysin* ist bisher bei Kehlkopftuberkulose noch nicht genügend erprobt. Nach den Mitteilungen von F. Klemperer u. a. scheint es aber bei der Lungentuberkulose nicht ungefährlich zu sein. Das Mittel wird im allgemeinen intravenös eingespritzt, bei der Kehlkopftuberkulose hat Strandberg $^1/_2$—1 ccm einer 2,5, 5 oder 10 %igen Sanokrysinlösung alle 6 Tage in das erkrankte Gewebe oder seiner Umgebung. Die Resultate sind wegen der geringen Zahl der Fälle und der Kürze der Beobachtung nicht zu verwenden.

Die Kupfersalze (Finkler und Gräfin von der Linden) haben sich bisher nicht eingeführt, nur bei Nasenlupus hat Strauss sie angewendet.

Portmann empfiehlt die intravenöse Anwendung der Ceriumsalze bei Kehlkopftuberkulose, ihre subcutane Applikation ist schmerzhaft und unsicher, die endolaryngeale und endotracheale schädlich. Er sah ausgezeichnete Erfolge beim tuberkulösen Katarrh, während das Mittel bei Infiltraten und Ulcerationen versagte.

Über das Jod bei Tuberkulose werden wir an anderer Stelle sprechen (S. 181).

γ) **Allgemeine Anwendung der Strahlenbehandlung.** Wie für die Lungenphthise sind auch bei der Larynxtuberkulose Versuche mit der therapeutischen Anwendung der Lichtbehandlung gemacht worden. Über die Wirkung von Sonnen- und Lichtbädern auf die Halsschwindsucht liegen keine Veröffentlichungen vor, ihr Einfluß dürfte also nur ein sehr geringer sein. Nur E. Glass erklärt die lupösen Erkrankungen für der *Sonnenbehandlung* am zugängigsten. Schwere Tuberkulose ist nach ihm für die Höhentherapie ungeeignet, er empfiehlt die Anwendung der Sonnenbäder nach vorheriger Curettage.

Die *universellen Kohlenbogenlichtbäder* nach Finsen sind besonders von nordischen Ärzten auf die Empfehlung von Ove Strandberg und Blegvad bei der Larynxtuberkulose angewendet worden: Ersterer sah bei Allgemeinbestrahlung des Körpers mit unkonzentriertem elektrischem Bogenlicht — der Augenschutz darf dabei nicht vergessen werden — 50% Heilungen bei rhinolaryngologischem Lupus und Kehlkopftuberkulose. Folgende Tabellen geben seine Resultate ausführlich wieder.

147 behandelte Patienten.

Klinisch ausgeheilt im Larynx 79 (53,7 %)	Noch in Behandlung 14 (11 gebessert)	Die Behandlung unterbrochen
		54 { 30 gebessert / 10 unbeeinflußt / 7 verschlimmert / 7 gestorben { 3 gebessert / 2 unbeeinflußt / 2 verschlimmert

133 (147 — 14 noch in Behandlung)

Ambulant 104   Hospitalisiert 29

Nur intrinsic 85   Intrinsic + extrinsic 47   Nur extrinsic 1

Stimme vor der Behandlung 129 heiser, 22 davon aphonisch „ nach der Behandlung			Schmerzen und Schluckbeschwerden 49			Tub. im Expect 97	Hämoptöe 28
klar	gebessert	unverändert	geschwunden	gebessert	unverändert	27 wurden abacillär	Unter Behandl. 8,
93	20	16	39	5	5	4 früher ÷ nur +	von denen 6 früher Hämoptöe hatten

Tub. pulm. 133.
Rückfallsfreie Observationszeit.

0—3 Monate	3—6 Monate	6—12 Monate	12—18 Monate	18—24 Monate	2—3 Jahre	3—4 Jahre	4—5 Jahre	5—6 Jahre
22	12	10	6	6	10	7	5	1

3 Rückfälle.
1 wieder klinisch ausgeheilt. Observationszeit 2 1/4 Jahre.
1 wieder klinisch ausgeheilt?
1 noch in Behandlung.

Lungenstatus (Dr. OSTENFELD).

	gebessert	stationär	Propagation
I. Stadium (TURBAN) 16	7	9	0
II. Stadium (TURBAN) 17	6	7	4
III. Stadium (TURBAN) 25	5	13	7
Pleuritis 2	1	0	1

79 klinisch ausgeheilte Patienten.
Ambulant 66.   Hospitalisiert 13.   Intrinsic Tub. 60.   Extrinsic + intrinsic 19.

Stimme:	Schmerzen und Schluck-beschwerden	*Tub. im Expekt*	Tub. pulm.
Vor der Behandlung: heiser 76 (davon 8 aphonisch)	26	52	79
Nach der Behandlung:	0	32 (20 wurden abacill. (früher — nun +)	
klar 75 gebessert 1			

R. VALK bestätigt die günstigen Resultate bei Verwendung von Bogen-lampen von 80 Volt und 80 Ampère. VIBEDE kombinierte bei rhinolaryngo-logischem Lupus die universellen Kohlenbogenbäder mit der REYNschen Elektro-lyse oder lokaler Behandlung, er stellte bei Lokalbehandlung *mit universellen Lichtbädern* 61% Heilungen fest, während bei lokaler Behandlung allein nur 44% Heilungen zu konstatieren waren.

BLEGVAD berichtet über 30% Heilungen unter 86 Fällen von Larynxtuber-kulose, in denen er das Kohlenbogenlicht mit Schweigekur und lokalen chirur-gischen Eingriffen verband. Auch POLLATSCHEK hat das Kohlenbogenlicht bei Kehlkopftuberkulose mit Erfolg verwendet.

Histologische Untersuchung an der Nasenschleimhaut von Lupus vulgaris-Kranken während der Behandlung mit universellen Kohlenbogenbädern machten K. A. HEIBERG und OVE STRANDBERG, sie stellten einen Übergang der Tuberkel in Rundzellen mit Nekrobiose fest, die mit der Dauer der Behandlung zunimmt.

Mit der künstlichen Höhensonne will L. GUIDO SCARPA 13 von 17 Fällen von Tuberkulose des Respirationstraktes geheilt haben (!), während W. PFEIFFER von der Sonnen- und künstlichen Höhensonnenbestrahlung keinen Erfolg sah, und AMERSBACH, der bei Schleimhautlupus in Nase und Rachen durch die Verbindung von lokaler Röntgenbehandlung mit allgemeiner Höhensonnen-bestrahlung 50 von 111 Fällen heilen sah, für den Kehlkopf eine mehr abwartende Stellung einnimmt.

Mit der KROMAYERschen *Quarzlampe* hat CEMACH gearbeitet, er sah bei tuberkulösen Geschwüren der Nase, des Zahnfleisches, des harten Gaumens, der Uvula und der Tonsillen bei lokaler und allgemeiner Körperbestrahlung gute Resultate, während die Methode beim Lupus im Stich ließ und bei der Kehlkopf-tuberkulose keine sicheren Erfolge ergab. DEDEK verwendete die Kromayerlampe mit Urethralansatz nur zur Lokalbehandlung der Nasentuberkulose.

2. Lokale Behandlung der Kehlkopftuberkulose.

α) **Geschichte.** Die Lokalbehandlung der Kehlkopftuberkulose, deren Entwicklung BLUMENFELD im Handbuch der Tuberkulose, 3. Auflage in dem Abschnitt: „Obere Luftwege“

in ausgezeichneter Weise darstellt, ist eigentlich erst seit der Erfindung des Kehlkopfspiegels in allgemeinem Gebrauch gekommen, wenn auch seit der ersten Veröffentlichung MORGAGNIS im Jahre 1762 über einen von ihm geheilten, an Luftröhrenschwindsucht leidenden Patienten zahlreiche Autoren eine chirurgische Behandlung des Kehlkopfs übten und veröffentlichten. SACHSE empfahl 1821 die Eröffnung des erkrankten Kehlkopfs, er berichtet, daß 1815 in der Gesellschaft der Pariser Ärzte der Vorschlag einer operativen Behandlung der Kehlkopfschwindsucht gemacht, aber als untunlich verworfen sei. Die Tracheotomie wurde 1829 von ALBERS als Mittel gegen den Reizhusten vorgeschlagen, auch PORTER trat 1838 für den frühzeitigen Luftröhrenschnitt bei der Kehlkopfphthise ein, ebenso TROUSSEAU und BELLOC im Jahre 1827. Gegenüber diesen positiven Vorschlägen steht der ablehnende Standpunkt STOCKES's und SCHÖNLEINS, die die lokale Behandlung, besonders die chirurgischen Eingriffe verwerfen. Zu bemerken ist, daß diese Vorschläge sich nicht auf die Larynx*tuberkulose* allein beziehen, da in jener Zeit alle chronischen Kehlkopfkrankheiten, die zum Tode führen, als Kehlkopfschwindsucht bezeichnet wurden.

Eine lokale Behandlung durch Pinselungen mittels Fischbeinstäbchen und Papierrolle und Einspritzungen von Höllensteinlösungen mittels Spritze wird von TROUSSEAU und BELLOC in die Medizin eingeführt, die außerdem Pulver von dem Patienten selbst durch ein Rohr in den Kehlkopf einatmen ließen, eine Methode, die sich bis auf die heutige Zeit (LEDUC, PROEBSTING) erhalten hat. Seit 1858 treten die Inhalationen auf Empfehlung von SALES GIRON zu den bis dahin geübten Methoden hinzu.

Auch die erste Zeit nach Entdeckung des Kehlkopfspiegels und nach seiner Einführung in die ärztliche Praxis zeigt nur langsame Fortschritte. Die allgemein herrschende Ansicht über die Unheilbarkeit der Larynxphthise stand zunächst der Weiterentwicklung hemmend entgegen. Die alten Laryngologen beschränkten sich in der Hauptsache auf Einblasungen von pulverförmigen Medikamenten wie *Tannin* (TOBOLD), *Alaun* und *Argentum nitricum* (TÜRCK), *Jodoform, Plumbum aceticum* u. a., auf Betupfen mit Morphiumlösung (GERHARD) und Bromammonium (GIBB). Aber auch chirurgische Maßnahmen wurden schon zur Bekämpfung einzelner Symptome empfohlen, so machte TÜRCK *Scarificationen* bei Ödemen und die Tracheotomie bei Kehlkopfstenose und VOLTOLINI die *Galvanokaustik*.

Das Jahr 1880 bedeutet einen Wendepunkt in der Therapie der Kehlkopftuberkulose. MORITZ SCHMIDTS Verdienst ist es unbestreitbar, als erster energisch für die Heilbarkeit dieser Krankheit eingetreten zu sein, in einem Vortrag auf dem Kongreß in Mailand betonte er die Möglichkeit durch sorgfältige Behandlung eine ganze Reihe von Fällen von Larynxphthise zur Heilung zu bringen. Neben der Anwendung der Inhalationstherapie empfahl er Scarificationen und tiefe Einschnitte in die Infiltrate. Die Zahl der geheilten Fälle war allerdings noch klein, nur um 2,5%, aber es wurde durch die Beobachtung der Anstoß zu weiteren praktischen Versuchen gegeben, die zu wichtigen Fortschritten führten. Anfangs handelte es sich fast ausschließlich um eine medikamentöse Behandlung, aber die Versuche durch chirurgische Maßnahmen die so ungünstige Prognose zu verbessern, sollten nicht mehr von der Bildfläche verschwinden. Im Jahre 1881 trat SCHMIDT mit dem Vorschlag hervor, den ALBERS schon 1829 gemacht hatte, und der danach von verschiedenen Autoren wie NAVRATIL, BRYANT, BEVERLEY, ROBINSON u. a. wiederholt worden war, die Tracheotomie nicht nur bei vorhandenen Suffokationsanfällen, sondern schon frühzeitig zur Ruhigstellung des Organs also als kurative, nicht als somatische Operation auszuführen.

Im Jahre 1886 trat HERYNG mit Veröffentlichungen vor die Öffentlichkeit, in denen er der chirurgischen Behandlung der Kehlkopftuberkulose mittels einer von ihm angegebenen Curette das Wort redete. In zahlreichen Arbeiten, Vorträgen und Demonstrationen trat er für die von ihm als wirksam erkannte Methode ein, und es gelang ihm, in verhältnismäßig kurzer Zeit der Curettage des Kehlkopfs Anhänger zu erwerben. Es folgte eine Zeit, in der fast jeder Kehlkopfphthisiker ausgiebigen endolaryngealen Eingriffen unterworfen wurde. Zahlreiche Verbesserungen des Instrumentariums stammen aus dieser Epoche. Auch hier schadete der anfängliche Enthusiasmus. Durch zahlreiche Mißerfolge stutzig gemacht, trat eine Reaktion ein. Erst allmählich haben wir es gelernt, die Indikation für die zu wählende Behandlung richtig zu stellen.

Fast gleichzeitig machte auch die *medikamentöse Behandlung* der Kehlkopftuberkulose durch die Einführung des *Menthols* im Jahre 1888 durch A. ROSENBERG, des *Pyoktanins* durch SCHEINMANN und der *Milchsäure* durch H. KRAUSE wesentliche Fortschritte.

Zahllose andere Medikamente sind später in die Therapie eingeführt worden, die meisten haben aber nur eine ephemere Rolle gespielt. Die *äußeren Operationen* am Kehlkopf, Tracheotomie, Laryngofissur und Kehlkopfexstirpation sind auch für die Behandlung der Larynxphthise empfohlen worden, bisher ist aber ihre Anwendung nur in beschränktem Maße erfolgt.

β) **Endolaryngeale medikamentöse Behandlung.** aa) R u h i g s t e l l u n g d e s K e h l k o p f e s. Bei jeder Kehlkopftuberkulose ist Ruhigstellung des Organs anzustreben. Als wichtigstes Mittel hierfür ist die Schweigekur zu betrachten. Die Bewegung und die Anspannung der Stimmlippen beim Sprechen

ist ein dauernder Reiz für den Kehlkopf, der nachteilig auf die erkrankte Schleimhaut wirkt. Man sollte deshalb nach TOBOLD, SCHMIDT, SEMON u. a. das Sprechen
ganz verbieten und die Patienten auf den schriftlichen Verkehr mit ihrer Umgebung verweisen. Ich halte Flüstern im Gegensatz zu BLUMENFELD u. a. für
unbedenklich für den Kehlkopf, werden doch dabei die Stimmlippen nicht zur
Stimmbildung benutzt, und gestatte es im Notfall. In vielen Fällen läßt sich
das Schweigegebot durchführen, in anderen ist es nicht möglich, da es bei sen-
siblen Kranken mitunter zu schweren psychischen Depressionen führt. Am
sichersten erreicht man eine genaue Befolgung der Anordnung bei klinischer
oder Heilstättenbehandlung, bei der Behandlung im Hause steht die soziale
und geschäftliche Position oft hindernd im Wege.

Auch die Atembewegungen des Kehlkopfs sind als dauernder Reiz aufzufassen. Ihn auszuschalten ist der Zweck der frühzeitigen Tracheotomie (SCHMIDT).

bb) **Technik und Instrumentarium.** *aa) Technik.* Die erste
Frage, die bei der Lokalbehandlung des Kehlkopfs zu stellen ist: Sollen wir die
direkte oder indirekte Methode anwenden? Im Grunde genommen ist es hauptsächlich von der Gewohnheit und Übung des Arztes abhängig, welcher von
beiden er den Vorzug gibt, mit beiden läßt sich das Ziel erreichen, mit beiden
kann man gute Resultate erzielen. Für den Anfänger ist das Operieren unter
Leitung des Spiegels mit gewissen Schwierigkeiten verbunden, die aber mit
zunehmender Übung verschwinden. Ich halte die indirekte Methode im ganzen
für schonender für den Kranken, ein Gesichtspunkt, der gerade bei den Phthisikern besonders berücksichtigt werden muß. Andererseits bietet aber die
direkte Methode Vorteile; nicht nur die flächenhafte Besichtigung der hinteren
Kehlkopfwand wird durch sie ermöglicht, auch operative Eingriffe an diesem
Kehlkopfabschnitt werden dadurch, daß sie uns ein nicht verkürztes Bild zeigt,
erleichtert. KILLIANS Schwebelaryngoskopie wird bei ausgedehnten endolaryngealen Eingriffen auch bei Tuberkulose warm empfohlen, ich habe mich von
ihrer Überlegenheit über die Spiegelmethode nicht überzeugen können. In
zwei Fällen, in denen durch ausgedehnte Infiltrate an den Taschenfalten und
an der Hinterwand und durch papillomatöse Excrescenzen eine starke Verengerung des Kehlkopflumens bestand, die eine ausgedehnte Curettage notwendig machte, stellte sich bei der Schwebelaryngoskopie ein so schwerer
Erstickungsanfall ein, daß die sofortige Entfernung des Apparates und Auf-
setzen des Patienten unbedingt erforderlich wurde. Die Operation wurde dann
ohne Störung am sitzenden Patienten unter Leitung des Spiegels zu Ende
geführt. Bessere Erfahrungen machte ich mit BRÜNINGS *Gegendruckverfahren*
und mit dem SEIFFERTSCHEN *Instrument* für direkte Besichtigung. Über die
Brauchbarkeit von POLYAKS autoskopischem Speculum, das der Erfinder als
sehr handlich empfiehlt, fehlen mir eigene Erfahrungen.

ββ. Instrumentarium. Betreffs des *Instrumentarium* müssen wir auf das
Kapitel: „Allgemeine Therapie" im 1. Band dieses Handbuchs verweisen,
nur einige kurze Bemerkungen seien hier gestattet.

Flüssige Medikamente werden am besten mittels Spritze — ich bediene mich
entweder einer nach dem Modell von B. FRÄNKEL ganz aus Glas hergestellten
stumpfen Spritze — zur Berieslung der Schleimhaut oder der ALEXANDERSCHEN
Rekordspritze mit spitzem Ansatz für submuköse Injektionen — oder mittels
eines in einem Tampontträger (KRAUSE, JURASZ, E. MEYER) gut befestigten
Wattebausches, falls eine Einreibung des Medikamentes auf Geschwürsflächen
usw. gemacht werden soll, in den Larynx gebracht.

Pulver bläst man mit einem Pulverbläser in den Kehlkopf, ob man das
RAUCHFUSSSCHE Modell mit einfachem Gummiballon oder eines der vielen anderen
mit Doppelgebläse oder Luftpumpe bevorzugt, hängt nur von der Gewohnheit

ab. Unzweckmäßig ist es, die pulverförmigen Medikamente nach TROUSSEAU und BELLOC, LEDUC und PROEBSTING durch ein Rohr in den Larynx einatmen zu lassen. Das Einblasen der Heilmittel mit dem Munde ist unhygienisch und unzulässig.

Die *Ätzmittel* schmilzt man am besten an den Knopf einer Kupfer- oder Silbersonde an, mit der so gebildeten kleinen Perle kann man die Wirkung des Mittels am besten lokalisieren.

Endlich kommt für die medikamentöse Behandlung des Kehlkopfs die Inhalationstherapie in Betracht. Zur Einatmung feinzerstäubter Flüssigkeiten sind zahlreiche brauchbare Apparate angegeben und leicht erhältlich. Gasförmige aromatische Substanzen wie das Menthol werden durch den A. ROSENBERGschen Apparat eingeatmet, oder man verwendet einen der neueren durch den Sauerstoffstrom betriebenen (SPIESS). Endlich kann man Rauminhalationen gebrauchen lassen.

DÜHRSSEN lenkt die Aufmerksamkeit auf eine von WENINGER und HAUER in Rio de Janeiro mit *Ektoplasmin*, einem angeblich aus Uran, Thorium, Mangan und „Säuren" zusammengesetzten Mittel bei Tuberkulose erprobte Inhalationskur. Bei der geringen Zahl der angeführten Beobachtungen — 9 —! ist ein Urteil über das Verfahren zur Zeit nicht möglich. (DÜHRSSEN: Über die WENINGERsche Inhalationskur bei Lungentuberkulose. Berlin. med. Ges. 25, VII. 1923.)

Es ist unzweckmäßig, Medikamente in einen Kehlkopf hineinzubringen, dessen Schleimhaut von Sekret bedeckt ist. Das Medikament kommt mit der Schleimschicht in Berührung, vermag aber nicht sie zu durchdringen, eine Einwirkung auf die Schleimhaut oder auf eine vorhandene Geschwürsfläche ist daher so gut wie ausgeschlossen. Die Empfehlung KRONENBERGS, den Larynx vor der Anwendung der Heilmittel durch Einspritzung einer Kochsalz- oder Sodalösung, oder wie BLUMENFELD es vorschlägt, mit Wasserstoffsuperoxyd zu reinigen, ist durchaus beachtenswert. Ich lasse namentlich bei zähem Sekret oder bei fest anhaftenden Borken eine Inhalation mit 0,5—1%iger Sodalösung machen. SCHRÖDER empfiehlt für den gleichen Zweck Inhalationen mit phenylpropyonsaurem Natron.

Es ist unzweckmäßig, die Lokalbehandlung kurz vor oder kurz nach der Mahlzeit vorzunehmen, weil es nach dem Essen leicht zum Erbrechen kommt, dadurch werden die Medikamente mit herausgewürgt, während sie beim Essen mit den Speisen herabgeschluckt werden.

γγ) Pulverförmige Medikamente. Besonderer Beachtung bei der Behandlung der Kehlkopftuberkulose im ulcerösen Stadium erfreute sich lange Zeit hindurch das von LINCOLN, BEETZ und KÜSSNER eingeführte *Jodoform*, das fast als Specificum gepriesen wurde. B. FRÄNKEL hat diese Ansicht dadurch zerstört, daß er 24 Stunden nach der Einblasung des Mittels Tuberkelbacillen im Geschwürssekret nachwies. Ein Hauptnachteil des Jodoforms ist seine ungünstige Einwirkung auf den Appetit und sein intensiver Geruch, der allen Desodorierungsversuchen bisher widerstanden hat, und der den Patienten noch lange nach der Einblasung anhaftet. Auch die verschiedenen Vermischungen des Jodoforms mit anderen Pulvern haben die gleichen Nachteile. — Auf Empfehlung LUBLINSKIS u. a. trat als Ersatzmittel für das Jodoform das geschmack-, geruch- und reizlose Jodol. Bei seinem Gebrauch sieht man mitunter Reinigung der Geschwürsfläche, Nachlassen der Reizerscheinungen in der Umgebung und Beschränkung der schlaffen Granulationsbildung, eine Heilung der Geschwüre habe ich aber ebensowenig wie andere Autoren bei dieser Behandlung gesehen. SCHECH empfiehlt die reine oder mit Amylum oder Jodoform oder Pulv. gummosus versetzte *Borsäure*. Es würde zuweit führen, wollten wir alle für die Behandlung der tuberkulösen Kehlkopfgeschwüre empfohlenen Pulver aufzählen, fast alle desinfizierenden, adstringierenden und austrocknenden sind versucht und von einzelnen Beobachtern gepriesen worden, meist wurden sie aber nach kurzer Zeit wieder verlassen, ein Beweis dafür, daß sie die erweckten Hoffnungen und Erwartungen enttäuschten. Erwähnen möchte ich nur die *Wismuthverbindungen*, die mitunter durch festes Anhaften an dem Geschwürsgrund Schmerzen lindern, und die Heilung unterstützen und die *Sozojodolsalze*, die granulationsbeschränkend wirken.

Im allgemeinen ist die Pulverbehandlung bei tuberkulösen Geschwüren wohl als überwunden anzusehen, da wir bessere Methoden besitzen. Das aufgeblasene Pulver kann nur auf Geschwürsflächen wirken, aber auch bei ihnen bleibt eine Tiefenwirkung aus; geschlossene Infiltrate werden von ihnen in keiner Weise beeinflußt. Dazu kommt, daß die Pulver meist nur kurze Zeit im Larynx verbleiben, am Kehlkopfeingang werden sie schon nach kurzer Zeit durch Schluckbewegungen, im Kehlkopfinnern durch Husten und Räuspern entfernt. *Indiziert ist die Pulverbehandlung* nur in drei Fällen: 1. Bei der Nachbehandlung endolaryngealer Eingriffe, 2. bei dekrepiden Kranken mit ausgedehnten Geschwüren, bei denen eine eingreifende Behandlung mit Rücksicht auf den Allgemeinzustand nicht durchgeführt werden kann und 3. zur Schmerzlinderung bei Schluckschmerzen, bei denen die Opiate, Morphium, Anästhesin und Orthoform anzuwenden sind. Näheres über die Behandlung des Schluckschmerzes s. S. 145 ff. u. 165.

$\delta\delta$) *Flüssige Medikamente.* Die *Adstringentia*, besonders das Argentum nitricum in Lösung haben bei der Behandlung der Kehlkopftuberkulose lange Zeit eine Rolle gespielt, wir haben oben bereits erwähnt, daß schon TROUSSEAU und BELLOC sie verwendeten. An Stelle des Höllensteins wurden andere Präparate wie Chlorzink, Alaunsalze u. a. empfohlen, aber auch sie sind aus der Behandlung der Larynxphthise verschwunden, nur bei dem Kehlkopfkatarrh der Phthisiker finden sie Verwendung. Ich gebrauche in diesen Fällen am liebsten das *Protargol*, in $^{1}/_{2}$—$2^{0}/_{0}$iger Lösung, das vor allen Dingen keinerlei Reizwirkung auslöst. Eine direkte Einwirkung auf die Geschwüre sollte den verschiedenen *Desinfizientien* wie Sublimat, Resorcin, Salol, Phenosalyl eigen sein, aber auch sie sind ausnahmslos wieder verlassen.

Den Desinfizientien zuzurechnen ist das von SCHEINMANN mit Erfolg bei Geschwüren angewendete *Pyoktanin* (Methylenblau), das an eine Kupfersonde angeschmolzen in das Geschwür eingerieben wird. SCHEINMANN, ROSENBERG, B. FRÄNKEL, HERYNG, SCHECH u. a. sahen selbst bei ausgebreiteten Geschwüren bei heruntergekommenen Kranken subjektive und objektive Besserung, trotzdem ist das Pyoktanin wegen seiner intensiven Färbekraft, die nicht nur im Kehlkopf, sondern auch an den Lippen und dem Gesicht des Patienten, an den Händen des Arztes und an den Gebrauchsgegenständen zutage tritt, soweit ich es übersehe, gänzlich verlassen. In neuerer Zeit ist das Pyoktanin von der KIRSCHNERschen chirurgischen *Klinik in Königsberg* wieder warm als wirksames Desinficienz empfohlen worden, im Kriege hat es sich mir besonders bei Nebenhöhlenerkrankungen gut bewährt, während ich zu seiner Anwendung bei Tuberkulose keine Gelegenheit hatte.

Auch andere Farbstoffe wie Malachitgrün und Inhalationen von Fuchsinlösungen sind von B. FRÄNKEL gegen Larynxtuberkulose versucht und empfohlen. Sie haben sich aber nicht eingeführt. In der Therapie gehalten hat sich das zuerst von A. ROSENBERG empfohlene *Menthol*, das in 10—20$^{0}/_{0}$iger öliger Lösung mittels Spritze in den Kehlkopf hineingebracht wird. Schon wenige Augenblicke nach der Anwendung macht sich ein Nachlassen der vorhandenen Schmerzen bemerkbar, das teils auf das Öl, das an der Geschwürsfläche haften bleibt, teils auf die Kältewirkung des verdunstenden Menthols zurückzuführen ist. Auch eine gewisse desinfizierende Wirkung kommt dem Methol zu. Bei seiner Anwendung sieht man die Schmerzen meist nachlassen und die Geschwüre sich reinigen, aber dauernde Heilung habe ich nur in einem von ROSENBERG veröffentlichten Fall lange Jahre hindurch selbst beobachten können; bei ihm war eine ausgedehnte ulceröse Kehlkopftuberkulose unter ausschließlicher Mentholbehandlung zur vollständigen Vernarbung gekommen. — Als Ersatz für das Menthol empfiehlt R. M. LUKENS das *Chaulmoograöl* bei ulceröser Kehlkopfphthise, dem er eine dauernde Einwirkung auf die Schmerzen und auf die Schwellungen namentlich der Epiglottis und der aryepiglottischen Falten nachrühmt. Die *Milchsäure*, die von MOSETTIG-MOORHOF bei Knochentuberkulose angewendet worden war, wurde von HERMANN KRAUSE 1885 in die Therapie der Kehlkopftuberkulose eingeführt, der sie für ein ganz sicheres Heilmittel bei tuberkulösen Ulcerationen ansah. Ihr günstiger Einfluß wird eigentlich übereinstimmend von allen Laryngologen bestätigt, nur ganz wenige wie in neuerer Zeit FREUDENTHAL haben sich von ihrer Wirksamkeit nicht überzeugen können.

Nach vorheriger Cocainisierung wird Acidum lacticum mittels eines an einem Tamponträger befestigten Wattebausches, dessen Größe sich, wie SCHECH hervorhebt, nach der Ausdehnung des zu behandelnden Geschwürs richtet, um eine lokalisierte Ätzung zu ermöglichen, in das Geschwür eingerieben, ein Überstreichen der Ulcerationsfläche genügt nicht. Etwa bei der Einreibung entstehende Blutungen sind ohne Bedeutung. Man verwendet im Anfang schwächere Lösungen, ich beginne mit einer 20—25%igen, SCHECH und BLUMENFELD ziehen schon zu Anfang eine 50%ige vor. Verträgt der Patient die Behandlung, so steigt man rasch zu 80% und zur reinen Milchsäure.

Die Milchsäure ist ein Ätzmittel, es bildet sich daher nach der Applikation ein graugelber oder braungelber Schorf, der sich gewöhnlich nach einigen Tagen in anderen Fällen erst nach längerer Zeit abstößt. Bei wiederholter Anwendung reinigt sich das Geschwür, gesunde Granulationen schießen auf und endlich kommt es zur Vernarbung. In der Umgebung des Geschwürs sieht man oft auch eine leichte Reizung, seltener eine dünne fibrinöse Auflagerung, schwerere Veränderungen beobachtet man fast nie, da das gesunde Gewebe von der Milchsäure nicht angegriffen wird. Reaktionserscheinungen in der Umgebung der Geschwüre nach Milchsäure sind nach HAJEK als günstiges Zeichen aufzufassen. Mit dem Nachlassen der Cocainwirkung pflegen sich leichte, gewöhnlich bald vorübergehende Schmerzen einzustellen, die KRAUSE auf die Anätzung des gesunden Gewebes bezieht. Häufig lassen bestehende Schluckschmerzen nach der Milchsäureätzung nach, der auf dem Geschwür gebildete Schorf dient als Schutz der freiliegenden Nerven.

Die Häufigkeit der Milchsäureanwendung hängt von dem Ablauf der Reaktionserscheinungen ab. Prinzipiell soll erst nach Abstoßung des Schorfes und Ablauf aller Reizerscheinungen eine erneute Einreibung vorgenommen werden. Man rechnet im allgemeinen, daß alle Woche einmal die Milchsäureätzung gemacht werden kann, in seltenen Fällen vergehen 2—3 Wochen, ehe der Kehlkopf völlig reizlos geworden ist. Zweckmäßig ist es, in der Zwischenzeit zwischen den Pinslungen mit Milchsäure Menthol in den Kehlkopf einzuspritzen.

Auf geschlossene Infiltrate habe ich ebensowenig wie andere (SCHECH, BLUMENFELD, HAJEK) eine Einwirkung der Milchsäure gesehen. Der Vorschlag KRIEGS, die Infiltrate durch Milchsäure in Geschwüre umzuwandeln, um sie dann durch weitere Ätzungen zum Verschwinden zu bringen, ist unzweckmäßig, da wir in den chirurgischen Eingriffen sicherere, bessere und schnellere Mittel zur Erreichung dieses Zieles haben.

Die günstige Einwirkung der Milchsäure auf tuberkulöse Geschwüre ist, wie bereits erwähnt, in sehr vielen Fällen ganz unverkennbar, wenn man die geeigneten Patienten heraussucht. Unwirksam, ja sogar schädlich ist ihre Anwendung bei fiebernden, schwachen Kranken mit rasch fortschreitendem Zerfall im Kehlkopf. Kontraindiziert ist sie ferner bei großen, auf der Höhe zerfallenden Infiltraten, bei denen sie nur den Zerfall fördert und bei Geschwüren mit stark unterminierten oder von derben Granulationen besetzten Rändern. In diesen Fällen ist sie erst nach vorheriger Curretage mit Erfolg zu verwenden. Auch bei kleinen, oberflächlichen Geschwüren läßt die Milchsäure mitunter im Stich (v. SCHRÖTTER).

Obgleich die Milchsäure eigentlich allen an sie gestellten Anforderungen genügt und bei richtiger Auswahl der Fälle auch stets gut vertragen wird, sind doch zahlreiche andere Ätzmittel als Ersatz empfohlen worden, die sich aber nur kurze Zeit einer gewissen Beliebtheit erfreuen konnten. Das gilt in erster Linie von der *Chromsäure*, die von HERYNG, BAYER und KRAUSE warm empfohlen wurde. Sie wird in Substanz an einen Sondenknopf angeschmolzen, die überflüssige Säure muß, um Anätzungen anderer Stellen und Vergiftungen zu vermeiden durch Nachspülung mit einer Sodalösung oder Inhalation einer Natr. carb.- oder bicarb.-Lösung neutralisiert werden. *Argent. nitricum* in Substanz an eine Sonde angeschmolzen, ist zur Behandlung der tuberkulösen Ulcerationen wegen der ungenügenden Tiefenwirkung nicht zu verwenden, auch die *Trichloressigsäure* hat den an sie von SYTSCHEW geknüpften Erwartungen nicht entsprochen. Das $10^0/_0ige$ *Carbolglycerin* und verschiedene *Phenolverbindungen*, besonders das *Phenol. sulforicinicum* $30^0/_0ig$ (BERLIOZ, RUAULT, PRZEDBORKI), das *Ortho- und Parachlorphenol* (SINIANOWSKY, HEDDERICH, SEIFERT, ZINN, SPENGLER) sind gleichfalls sehr gelobt worden, das erstgenannte Präparat soll Infiltrate der Stimmlippen, Lig. aryepiglottic. und der Aryknorpel besser beeinflussen als die Milchsäure und bei Dysphagie schmerzlindernd wirken, was auch BLUMENFELD bestätigt; die letztgenannten sollen Infiltrate zum Schwinden bringen können, was ich nach meinen Erfahrungen nicht bestätigen kann.

Wir haben oben bereits erwähnt, daß dem Jodoform, das durch die Abspaltung von Jod bei der Berührung mit den Wundsekreten wirkt, eine spezifische Heilkraft gegen die Tuberkulose beigemessen wurde. KÜMMEL hat von einem Gemisch von Jodoform mit Acid. lacticum gute Erfolge gesehen. Durch die Arbeiten von WOLTERS und GRÜNBERG wurde die günstige Einwirkung des Jod auf Schleimhauttuberkulose experimentell bestätigt. Auf diesen Erfahrungen fußend hat PFANNENSTIEL ein Verfahren angegeben, um die Abspaltung von freiem Jod in dem erkrankten Gewebe zu erzielen. Er gibt große Dosen Jodnatrium per os und läßt Ozon inhalieren. Wegen der schädlichen Einwirkung des langen Jodgebrauchs auf Magen und Allgemeinbefinden der Phthisiker schlägt BLUMENFELD vor, das Jod durch Einreibung einer $5—10^0/_0igen$ Iothionsalbe dem Körper zuzuführen. OHNMACHT empfiehlt für den gleichen Zweck die lokale Anwendung von *Ulsanin*, einem Hydrojodoborat.

Als Ersatz des Ozons empfiehlt STRANDBERG *Wasserstoffsuperoxydinhalationen*, während REYN zu diesem Zweck die *Elektrolyse* mit münzenförmiger positiver Elektrode und Stromstärke 0,25—0,5 Amp. verwendet. AXEL VIBEDE hat bei einer Kombination von REYNscher Elektrolyse mit universellen Kohlenbogenbädern von 200 Patienten $42^0/_0$ geheilt, die 1—21 Monat rezidivfrei beobachtet wurden. POLATSCHEK sticht zur Elektrolyse den Pol als Platininiridiumnadel in das Infiltrat ein. Voraussetzung für den Erfolg der Behandlung ist ein leidlicher Allgemeinzustand und ein nicht zu weit vorgeschrittener Lungenbefund.

Die lokale Anwendung der *Narkotica* spielt bei den heftigen Schmerzen, die so häufig die Larynxtuberkulose begleiten, eine wichtige Rolle. Die Inhalationen von *Morphium, Cocain* oder einem der Ersatzmittel des *Cocains*:

Novocain, Alypin, Stovain usw. sind der direkten lokalen Anwendung gegenüber
entschieden minderwertig, sie lassen sich aber nicht immer vermeiden, da es
in manchen Fällen von Wichtigkeit ist, vor jeder Nahrungsaufnahme die Schmerzhaftigkeit herabzusetzen. Die Einatmung von pulverförmigen Beruhigungs-
mitteln nach TROUSSEAU und BELLOC hat die Gefahr des Stimmritzenkrampfes
gegen sich. Pinslungen mit *Morphiumlösung* oder mit *Cocain* werden wohl
heute mit Rücksicht auf ihre Giftigkeit und die kurze Dauer ihrer Wirkung
nur wenig geübt. An ihrer Stelle finden die *Pastillen* mit *Cocain* und *Antipyrin* — *Anginapastillen* AVELLIS's — ausgedehntere Anwendung. Durch ihre
Ungiftigkeit und die Dauer ihrer Wirkung sind das *Orthoform* und das *Anästhesin*
den anderen *Anaestheticis* überlegen. Ich bevorzuge im allgemeinen das letztere,
das ich rein in Pulverform in den Kehlkopf einblase. BLUMENFELD mischt
es im Verhältnis 2 : 1 oder 3 : 1 mit Thioform. Will man eine flüssige Form,
so muß man eine Emulsion in Olivenöl von 20—25% verwenden, die man zweckmäßig vor der Injektion etwas erwärmt. Auch in der Form der RITSERTschen
Anästhesinbonbons oder *Dragées* kann man das *Anästhesin* verabreichen, die
Wirkung auf den Kehlkopf ist dabei aber recht unsicher. FREUDENTHAL empfiehlt eine *Mentholorthoformemulsion* zur Einspritzung und zur Inhalation.

Auch HERYNG hat eine *Mentholorthoformemulsion* in *Süßmandelöl* als brauchbar angegeben.

Die *submuköse Anwendung* von 2—5%iger *Novocainlösung* ist von SPIESS
bei Larynxtuberkulose empfohlen. Er verwendet 1—2mal täglich Injektionen
von 1—2 ccm, aber nicht nur zur Schmerzlinderung, sondern als Heilmethode,
da nach seiner Ansicht die lokale Anästhesie einen wichtigen Heilfaktor darstellt. Die Injektionen am Nervus laryngeus superior zwecks Beseitigung
heftiger Schluckschmerzen, werden wir später (S. 165) bei der Besprechung
der extralaryngealen Eingriffe ausführlicher erörtern.

Auch parenchymatöse Injektionen sind zur Behandlung der Kehlkopfphthise von verschiedenen Seiten empfohlen worden. STOERCK verwendete das
Sublimat, das heute ganz verlassen ist, GEORGE MAJOR *Milchsäure*, deren Einspritzung ganz außerordentliche Schmerzen macht und nicht selten zur Nekrose
führt, HERYNG eine *Jodoformemulsion*, CHAPPELL *Kreosot* in *Ricinusöl* und
CASTEX *Chlorzink*. Ich habe über diese parenchymatösen Injektionen keine
eigenen Erfahrungen, da ich die verschiedentlich beschriebenen üblen Zufälle
bei dieser Methode wie Abszeßbildung und Perichondritis bei Phthisikern für
geradezu deletär halte.

εε) Physikalische Lokalbehandlung. Die physikalischen Heilmittel haben
auch in der Therapie der Kehlkopftuberkulose ausgedehnte Anwendung gefunden.
Bei den Kranken selbst erfreuen sich die Umschläge, die in der Volksmedizin
eine wichtige Rolle spielen, großer Beliebtheit. Wenn auch kalte, heiße und
feuchtwarme Umschläge, sicherlich nicht imstande sind, eine Kehlkopftuberkulose zu heilen, so sind sie doch geeignet, einen gewissen lindernden Einfluß
auf einzelne Symptome auszuüben. Eine Eiskrawatte setzt die Schluckschmerzen häufig herab. In Fällen, in denen Kälte von den kachektischen
Patienten schlecht vertragen wird, erreicht man dasselbe durch einen feucht-
warmen PRIESSNITZschen Umschlag oder durch Kataplasmen, auch kühle
bzw. kalte Kompressen oder Alkoholumschläge werden angenehm empfunden.
Die günstige Einwirkung dürfte zum Teil durch den Einfluß auf die Haut-
capillaren, zum Teil aber auch durch eine gewisse Suggestion zu erklären sein;
der Patient hat das Gefühl, daß etwas gegen sein Leiden geschieht.

Wirksamer als die Umschläge ist die von GRABOWER, POLYAK, ISEMER u. a.
zur Beseitigung der Schluckschmerzen empfohlene *Stauung*, die lange nicht die
Beachtung in der Praxis gefunden hat, die ihr bei der Einfachheit der Ausführung

und ihren oft sehr günstigen Erfolgen zukommt. Unterhalb des Kehlkopfs wird eine schmale, am besten umsponnene Gummibinde so fest umgelegt, daß eine leichte Cyanose des Gesichts eintritt. Anfangs ist eine längere Einwirkung, etwa 16—20 Stunden, notwendig, später kann die Dauer herabgesetzt werden. Gewöhnlich schon nach 1 oder 2 Applikationen tritt eine subjektive Besserung durch Nachlassen der Schluckschmerzen ein, die sich oft auch objektiv in einem Zurückgehen der Ödeme und einem Nachlassen der Schwellung nachweisen läßt. Eine Einwirkung auf die tuberkulöse Erkrankung selbst und auf den weiteren Verlauf der Tuberkulose habe ich niemals beobachtet. Auch die KUHNsche Maske soll in ähnlicher Weise einwirken.

In neuester Zeit spielt die *Strahlentherapie* auch in unserem Spezialfach, besonders in der Therapie der Larynxtuberkulose eine große Rolle. Die Frage ist aber noch im Fluß; die Meinungen über die beste Art der technischen Ausführung sind noch geteilt, auch über die Wahl der Strahlen, ob Sonne, Quarzlicht, Röntgen oder Radium besteht noch keine Einigkeit unter den Fachkollegen.

Inauguriert wurde die Strahlenbehandlung durch eine Mitteilung aus der Heilanstalt Alland im Jahre 1903, in der SORGO über günstige Erfolge mit der Anwendung von Sonnenlicht berichtete. Seit dieser Zeit haben eine Reihe anderer Autoren wie JESSEN, KUNWALD, KOWLER u. a. den Nutzen der Sonnenbestrahlung bestätigt. Wenn die Methode sich trotzdem nicht allgemein einführen konnte, so liegt das 1. daran, daß uns das Heilmittel besonders in unserem Klima nur sehr unregelmäßig zur Verfügung steht. Bei uns könnte eine Sonnenbehandlung eigentlich nur in den Sommermonaten durchgeführt werden und auch da nur sehr unregelmäßig, in diesem Sommer 1923 z. B. in dem wir wochenlange Regenperioden zu verzeichnen hatten, wäre die Behandlung kaum anwendbar gewesen. Die Methode kann daher eigentlich nur in Gegenden mit regelmäßiger Insolation, besonders also in Höhenkurorten Verwendung finden. 2. Ist die Technik der Sonnenbestrahlung recht mangelhaft. Man bestrahlt direkt oder man fängt die Sonnenstrahlen entweder durch einen automatisch regulierten oder durch einen mit der Hand zu bedienenden Heliostaten — einen am Stativ befestigten, beweglichen Planspiegel — auf und reflektiert sie auf den im Rachen eingestellten Kehlkopfspiegel oder man läßt sie vom Stirnspiegel aus einfach oder doppelt reflektiert — im letzteren Falle bedient man sich auch eines Heliostaten — in den Rachen hineinfallen. Bei letzterer Methode muß man die Vorsicht üben, den Patienten so zu setzen, daß der Kehlkopf sich nicht gerade im Brennpunkt des Hohlspiegels befindet, da man sonst leicht Verbrennungen bekommt. Das Wünschenswerte ist natürlich, daß der Arzt selbst, wie JESSEN es macht, die Bestrahlung ausführt, da nur so die richtige Einstellung des Kehlkopfspiegels und damit die Einwirkung der Strahlen an der gewünschten Stelle gewährleistet wird. Nur in den seltensten Fällen wird diese Forderung erfüllbar sein, besonders da längere Sitzungen für den Erfolg erforderlich sind, man hat deshalb Vorrichtungen erfunden, um den vom Arzt richtig eingestellten Spiegel in seiner Lage zu fixieren. Alle diese zum Teil recht komplizierten Apparate können aber, wie schon CZERMAK ausgesprochen hat, und wie ich mich bei meinen Versuchen mit der Kehlkopfphotographie immer wieder überzeugen konnte, ihren Zweck nicht erfüllen. Selbst die leichteste Bewegung des Kranken, häufig schon die Atmung verändern seine Stellung, wenn auch nur minimal, aber doch ausreichend, um den Kehlkopf in seiner Lage zum Spiegel zu verschieben, und dadurch die Einstellung zu ändern. Für ganz unzweckmäßig halte ich es, dem Patienten selbst den Kehlkopfspiegel in die Hand zu geben, da zu der angeführten Fehlerquelle noch die Bewegungen der Hand hinzukommen, die selbst bei genügender Unterstützung niemals ganz vermieden werden können. Bei ambulanter Behandlung dürfte sich die Sonnenbehandlung aus diesem Grunde fast ganz verbieten, eher noch könnte sie in einzelnen Heilstätten durchgeführt werden. 3. Entbehrt die Methode, die rein empirisch gefunden ist, der wissenschaftlichen Begründung. Die von BRÜNINGS ausgeführten Versuche konnten wenigstens keine Wirkung der Sonnenlichtbestrahlung feststellen.

Bei der Anwendung der *künstlichen Höhensonne* fallen die unter 1 angeführten Nachteile fort, die unter 2 und 3 erwähnten haben auch hierbei ihre Berechtigung.

Die KROMAYERsche *Quarzlampe* haben CEMACH und DEDEK zur lokalen Therapie tuberkulöser Erkrankungen der oberen Luftwege verwendet. Letzterer scheint sie nur bei Nasentuberkulose nach Entfernung größerer Granulationen und Reinigung unter Verwendung von Urethralansätzen gebraucht zu haben, ersterer bedient sich federnder Quarzstäbchen. CEMACH kommt zu dem Resultat, daß bei Kehlkopftuberkulose kein sicherer Erfolg mit der Quarzlampe zu

erreichen sei, eine Erfahrung, die mit den experimentellen Resultaten BRÜ-
NINGS' und ALBRECHTS übereinstimmt.

Der Wert der Sonnenstrahlen, der künstlichen Höhensonne und der ultravioletten Strahlen der Quarzlampe liegt also nicht in ihrer lokalen Anwendung
im Kehlkopf, sondern, wie wir oben gesehen haben, in ihrer Einwirkung auf den
gesamten Organismus bei äußerer Bestrahlung in der Form universeller Bäder.

Am wichtigsten für die uns beschäftigende Aufgabe sind die *Röntgenstrahlen*,
deren Anwendung bei Larynxtuberkulose sich immer größerer Beachtung
erfreut. Die Strahlen von einer Innenröhre aus, die im Rachen da einzustellen
ist, wo der Kehlkopfspiegel gehalten wird, in den Larynx zu bringen, dürfte
als unzweckmäßig erkannt sein, weil Schädigungen des Zungengrundes und der
tieferen Abschnitte des Pharynx selbst durch die von MADER empfohlene Abdeckung der genannten Teile nicht ganz vermieden werden können. Auch die
Versuche, die Strahlen von einer außerhalb des Körpers vor der Mundhöhle
aufgestellten Röhre — BRÜNINGS' *Außenröhre* — per vias naturales in den Kehlkopf zu schicken, haben zu keinem brauchbaren Ergebnis geführt. Heute
besteht wohl Einigkeit darüber, daß nur die Bestrahlung außen vom Halse
aus — die sog. percutane — für unsere Zwecke zu empfehlen ist, in Ausnahmefällen, in denen die Laryngofissur sowieso gemacht worden ist, kann man die
Röntgenstrahlen natürlich auch von der Operationswunde aus verwenden.

Bei der percutanen Bestrahlung ist zunächst zu entscheiden, ob wir eine
Reizdosis für das gesunde oder eine Zerstörungsdosis für das erkrankte Gewebe
geben sollen oder beides (SPIESS). Daß es möglich ist, durch Röntgenstrahlen
das Gewebe zum Zerfall zu bringen, ist außer jedem Zweifel. Da eine elektive
Wirkung der Strahlen auf das erkrankte Gewebe, die man angenommen hat,
sicher nicht besteht, so kommt es bei Anwendung der Zerstörungsdosen auch
zur Schädigung des gesunden Gewebes und zu gar nicht von vorneherein in
ihrer Wirkung abzuschätzenden Verletzungen des Kehlkopfs. Man ist deshalb
allgemein von den Zerstörungsdosen gänzlich zurückgekommen, zur Anwendung
kommen wegen der Gefahren großer Dosen nur kleine (WERNER, BECK, WEISS).
Es kann nicht an dieser Stelle auf die verschiedenen Theorien und Erklärungen
der X-Strahlenwirkungen eingegangen werden, da sie in einem besonderen
Kapitel von THOST im Band II dieses Handbuches besprochen werden. Ich
möchte hier nur auf die Arbeit LEICHERS hinweisen, der auf Grund seiner Untersuchungen zu dem Resultat kommt, daß die Strahlenbehandlung eine unspezifische, der Proteinkörpertherapie gleichwertige Reiztherapie darstellt, während
WESSELY den Hauptwert auf die lokale Wirkung der Strahlentherapie legt.

KLEINSCHMIDT teilt die Vorderseite des Halses in zwei 10 cm große Felder.
Er gibt dem einen am ersten Tag 10 X durch einen 4 mm Aluminiumfilter
bei Röhrenhärte BW 6. Bei Fehlen einer stärkeren Reaktion (Schmerzen,
Ödem) wird das andere Feld am nächsten Tage in gleicher Weise bestrahlt.
Nach 14 Tagen erhalten die beiden Halsseiten gleichzeitig 10 X, nach weiteren
14 Tagen desgleichen, im ganzen 6mal. Dann tritt eine Pause von mindestens
3 Monaten ein. KLEINSCHMIDT verzeichnet bei 3 von 15 Fällen eine vorläufige
Heilung, in 10 Fällen wurde die Röntgenbehandlung durch eine Lokaltherapie
unterstützt. Die Zweifeldermethode wurde von BECK, KANDER, BUCHHOLZ und
ZANGE angewandt.

WEISS (Karlsruhe) verwirft die seitlichen Felder wegen der Gefahr der
Strahlenüberschneidung, er empfiehlt alle 2—3 Wochen, 5—10 Minuten lang
ein Feld von vorne mit Glastubus von 4—6 cm Durchmesser, bei 23 cm Fokus-
Hautabstand, mit möglichst harter Strahlung erzeugt durch 180—200 Kilovolt,
$2^1/_2$—3 Milliamp., 0,5 Zinkfilter + 1 mm Aluminium zu bestrahlen. Eine gleichzeitige Bestrahlung der Lunge bei indurativen und langsam progredienten

Prozessen mit kleinen Dosen hält er für notwendig, während exsudative Lungenprozesse die Röntgenbehandlung kontraindizieren.

Das wichtigste Moment bei der Anwendung der Röntgenstrahlen ist ihre Tiefenwirkung, nicht nur oberflächliche Ulcerationen, sondern auch in der Tiefe sitzende Infiltrate unterliegen daher ihrer Einwirkung. Nach den Ausführungen LEICHERS scheint aber diese lokale Tiefenwirkung für die Resultate von geringerer Bedeutung als die Möglichkeit, in anderen Organen, z. B. den Lungen sitzende tuberkulöse Herde zu beeinflussen oder die parenchymatösen inneren Organe wie die Milz zu bestrahlen. Durch die erste Art der Anwendung können wir den immun-biologischen Zustand beeinflussen, durch die letztere nach STEPHAN und MANOUKLUIN durch Einwirkung auf die Blutbeschaffenheit die Heilungstendenz fördern.

Die Frage der Dosierung der Röntgenstrahlen, die wir schon oben kurz berührt haben, ist nicht gelöst; als Resultat der bisherigen Erfahrungen möchte ich feststellen, daß das Bestreben dahin geht, bei der lokalen Anwendung der Röntgenstrahlen beim Kehlkopf kleine Einzeldosen zu verabfolgen. Ich möchte mit AMERSBACH als Einzeldosis nicht mehr als 20—30% der H.E.D., über die nur aus bestimmten Gründen hinausgegangen werden sollte, anraten, wenn auch einige Autoren wie ZANGE höhere Dosen verwenden. Die Frage der Dosierung harrt noch der Lösung, denn wenn wir uns in dieser Hinsicht auf „die glückliche Hand", wie ZANGE sagt, allzusehr verlassen, dann setzen wir unsere Patienten unnützen, d. h. vermeidbaren Gefahren aus.

Daß mit den Röntgenstrahlen bei der Kehlkopftuberkulose gute Resultate erzielt werden können, ist trotz einzelner Zweifler jetzt wohl allgemein anerkannt, günstig ist ihre schmerzstillende Wirkung, auf die WINKLER und RAMDOHR und BECK hingewiesen haben.

Von einigen Autoren wird empfohlen gleichzeitig mit der Bestrahlung des Kehlkopfs eine Strahlenbehandlung der Lungen vorzunehmen. Während ZANGE der Ansicht ist, daß eine offene, sogar eine fortschreitende Lungentuberkulose kein Gegengrund gegen eine erfolgreiche Strahlenbehandlung des Kehlkopfes ist, hält KANDER die Tuberkulose des Larynx bei geschlossener Lungentuberkulose durch Röntgenstrahlen für heilbar, bei mäßiger offener konnte er eine Besserung beobachten, bei starker Lungentuberkulose erklärt er die Bestrahlung für wirkungslos.

Der Vollständigkeit halber sei noch die von SCHRÖDER besonders empfohlene Fernfeldbestrahlung angeführt, bei der die lokale Wirkung vollständig gegen die Reizwirkung zurücktritt. Ein abschließendes Urteil über sie ist zur Zeit noch nicht möglich.

MARSCHIK betrachtet die *tuberkulöse Perichondritis* des Kehlkopfs als *Kontraindikation* gegen die Röntgenbehandlung, er empfiehlt eine *Schutzanämisierung* des Kehlkopfs durch Adrenalin und warnt vor Operationen am bestrahlten Kehlkopf. Ich selbst habe bei vorsichtiger Dosierung der Strahlen durch einen der erfahrensten Röntgenologen starke Reaktionen im Kehlkopf, besonders unter der Form einer ödematösen Schwellung der aryepiglottischen Falten und der Arygegend gesehen, die uns zur Erörterung der Frage der Tracheotomie zwang, es scheint mir deshalb, ebenso wie ZANGE, geraten, die Röntgenbehandlung möglichst nur klinisch nicht ambulant vorzunehmen, während WEISS und RIKMANN von der ambulanten Bestrahlung keine Nachteile sahen.

Die Röntgenbehandlung soll nicht die anderen Behandlungsmethoden ersetzen, die günstigsten Resultate dürfte sie kombiniert mit den übrigen therapeutischen Maßnahmen ergeben,; so ist nach SPIESS, BECK u. a. das nach Krysolganbehandlung im Gewebe abgelagerte Gold zur Sekundärstrahlung anregbar und wird die Wirkung der Strahlentherapie steigern. Notwendige operative Eingriffe sollen vor dem Beginn der Röntgenbehandlung ausgeführt werden. Auch BECK betont, daß die Strahlenbehandlung die Lokaltherapie keinesfalls verdrängen darf, eine Kombination beider führt zu den besten Resultaten. Nach den bisherigen Publikationen und nach meinen eigenen Erfahrungen sind die extruktiven Formen der Tuberkulose für die Strahlenbehandlung am geeignetsten; unter diesen reagieren die Infiltrate der hinteren Wand, selbst bei oberflächlicher Ulceration am besten auf die Bestrahlung, aber auch Infiltrate und Geschwüre an den Stimmlippen konnten zur Heilung gebracht werden, weniger gut sind die Resultate bei anderweitiger Lokalisation, am ungünstigsten liegen die Verhältnisse bei Erkrankung der Knorpel, die von einigen Autoren als direkte Kontraindikation gegen die Strahlenbehandlung angesehen wird. RICKMANN ist betreffend der Wirkung der Röntgenstrahlen sehr optimistisch, von 400 Fällen von Larynxtuberkulose behandelte er 180 mit Röntgen. Eine schädliche Einwirkung auf den Kehlkopf sah er niemals, progrediente Fälle hält er für diese Behandlung für ungeeignet, trotzdem kommt er zu dem Resultat, daß die Röntgenstrahlen nur ein Hilfsmittel im Armamentarium sind, das bei den Kehlkopfkranken auch ambulant, bei der Lungentuberkulose nur stationär angewendet werden kann.

Die Radiumbestrahlung wird besonders gegen den Nasenlupus (OERTEL, HARMER u. a.) empfohlen, aber auch bei der Kehlkopftuberkulose soll sie nach POLYAK und ALBANUS günstig wirken. Die zu verwendende Kapsel wird in den cocainisierten Kehlkopf hineingebracht und dort nach ALBANUS mittels BLUMENFELDscher Klammernaht fixiert. Je nach der beabsichtigten Tiefenwirkung benutzt man ein schwächeres oder stärkeres Silberfilter. Während POLYAK die Gefahr eines Ödems nicht anerkennt, mahnt ALBANUS zu sehr vorsichtiger Dosierung wegen der Ödemgefahr. Ich möchte gleichfalls zu größter Vorsicht raten, da ich in einem Fall ein starkes Ödem, das zur Tracheotomie zwang, nach Radiumbestrahlung entstehen sah. Es dürfte zweckmäßig sein, in schweren Fällen die präliminare Tracheotomie auszuführen.

Der Vollständigkeit halber sei erwähnt, daß HOLLÄNDER zur Behandlung von Kehlkopftuberkulose und -lupus die Heißluftbehandlung nach vorheriger Laryngofissur vorgeschlagen hat. Außer den von HOLLÄNDER selbst veröffentlichten Fällen habe ich in der Literatur keine weiteren Angaben über die Brauchbarkeit dieser Methode gefunden, mir selbst fehlen in dieser Hinsicht die Erfahrungen.

γ) **Chirurgische Behandlung.** aa) E n d o l a r y n g e a l e   c h i r u r g i s c h e   B e h a n d l u n g. *αα*) *Vorbereitung und Lokalanästhesie.* Die *Vorbereitung zu den endolaryngealen Eingriffen* bedarf genauer Überlegung und sorgfältigster Auswahl und Prüfung der zu verwendenden Instrumente. Daß man auf alle bei der Operation möglichen Zwischenfälle vorbereitet sein muß, bedarf keiner besonderen Erwähnung. Man lege deshalb alle für eine evtl. Blutung oder für plötzlich während des Eingriffs eintretende Atemnot erforderlichen Instrumente außer den für die Operation selbst benötigten schon vorher zurecht. Daß das Instrumentarium nach den allgemeinen chirurgischen Regeln sterilisiert sein muß, ist selbstverständlich. Die Ansicht, der man auch heute noch glücklicherweise nur ausnahmsweise begegnet, daß es bei endolaryngealen Eingriffen nicht so sehr auf die strenge Durchführung der Asepsis ankommt wie bei äußeren Eingriffen, weil der Kehlkopf selbst, d. h. das Operationsfeld nicht desinfiziert werden kann, kann nicht energisch genug zurückgewiesen werden.

Der Vorschlag von MASCAREL und CASTEX, das Operationsfeld im Kehlkopf durch Jodoformeinblasungen oder durch Kreosoteinspritzungen zu desinfizieren, hat mit Recht keinen Anklang gefunden, da eine gründliche Reinigung bei der dauernden Berührung des Larynx einerseits mit der Einatmungsluft, andererseits mit dem den tieferen Luftwegen entstammenden Auswurf selbst bei tagelanger Vorbereitung unmöglich ist, und da ein Eindringen der Desinfektionsmittel in die Ventrikel usw. von vorneherein ausgeschlossen erscheint.

Alle größeren endolaryngealen Eingriffe bei Phthisikern dürften *nur klinisch* gemacht werden, der Patient bedarf nach der Operation der Bettruhe und der dauernden Beaufsichtigung. Selbst bei kleineren Encheiresen, z. B. dem galvanokaustischen Tiefenstich, ziehe ich, wenn irgendmöglich die stationäre Behandlung vor, besonders wenn es sich um einen engen Kehlkopf und um einen in seinem Allgemeinbefinden geschwächten Kranken handelt, damit für den Fall einer stärkeren reaktiven Schwellung sofortige ärztliche Hilfe zur Hand ist.

Die Vorbereitung des Patienten selbst ist von nicht geringerer Bedeutung; da wir ja nicht am narkotisierten Kranken arbeiten, sondern auf seine aktive Mitwirkung angewiesen sind, müssen wir alles vermeiden, was die Unruhe steigert und die Reflexerregbarkeit erhöht. Man versuche es deshalb zunächst, den Patienten psychisch zu beeinflussen, ihm auseinanderzusetzen, daß der Eingriff unbedingt nötig ist, daß er also ausgeführt werden muß und daß er ganz schmerzlos sein wird. Auf den letzten Punkt ist meiner Erfahrung nach das größte Gewicht zu legen, da besonders bei ängstlichen Menschen die Furcht vor Schmerzen den nachteiligsten Einfluß auf das Gelingen der Operation ausübt. Zweckmäßig ist es, schon vor dem Beginn der Lokalanästhesie auf das Cocaingefühl hinzuweisen, weil eine ganze Reihe von Kranken sonst durch das „dicke Gefühl" im Halse in hohem Grade beängstigt wird. Da bei vollem Magen die Reflexerregbarkeit größer ist, führe man die notwendigen Eingriffe möglichst morgens oder in den frühen Vormittagsstunden aus, ein leichtes Frühstück etwa 2 Stunden vorher, eine Tasse Tee oder Kaffee mit etwas Gebäck, kann gestattet werden, nur bei sehr reflexerregbaren Patienten muß dies unterbleiben. Bei hochgradiger Erregbarkeit und bei starkem Hustenreiz ist eine Morphiumeinspritzung etwa $^1/_2$ Stunde vor dem Eingriff zu empfehlen.

Das Gesicht des Patienten wird vor der Operation gründlich abgewaschen und mit Spiritus nachgerieben. Ein starker, über den Lippenrand herabhängender Schnurrbart wird durch eine Binde verdeckt, damit der Überblick über das Operationsfeld frei bleibt und die in den Mund eingeführten Instrumente nicht mit den Haaren in Berührung kommen.

Alle beengenden Kleidungsstücke am Halse, besonders Kragen, sind zu entfernen, die Hemdknöpfe zu öffnen. Die Kleidung des Patienten ist durch einen sterilen Mantel abzudecken.

Daß sich der Operateur selbst genau ebenso wie für jeden anderen chirurgischen Eingriff vorbereiten muß, bedarf keiner besonderen Erwähnung. Die Zunge hält der Patient selbst, man sorge deshalb für ein genügend großes Tuch oder für eine ausreichende Zahl von Mulltupfern. Nur ausnahmsweise ist es nötig, das Halten der Zunge einem Assistenten zu übertragen. Den Kopf des zu Operierenden halten zu lassen, ist meist unnötig, ja in vielen Fällen schädlich, da viele Kranke dadurch nur unruhiger werden, eine Kopfstütze wird besser vertragen, ist aber auch nicht unbedingt erforderlich.

Sind alle diese Vorbereitungen getroffen, so kommt der wichtigste präoperative Akt: die *Anästhesierung*. Von ihrer Ausführung hängt das Gelingen des Eingriffs mit in erster Linie ab. Ich habe gefunden, daß die alte Methode der Oberflächenanästhesie für unsere endolaryngealen Eingriffe *völlig* genügt, weder submuköse Einspritzungen noch die Leitungsanästhesie des Nerv. laryngeus superior bieten irgendwelche Vorteile, im Gegenteil, sie erschweren den Eingriff durch ihre Kompliziertheit und durch ihre Schmerzhaftigkeit. Für die Lokalanästhesie bei endolaryngealen Eingriffen bediene ich mich stets einer $20^0/_0$igen Cocainlösung, der ich im allgemeinen 1 Tropfen Suprarenin pro Kubikzentimeter Lösung zusetze, nur bei Kranken mit sehr labilem Herzen oder bei bereits festgestellter Idiosynkrasie gegen Cocain, bevorzuge ich eines der Ersatzpräparate. Die neuerer Zeit empfohlenen Ersatzmittel des Cocains: das Tutocain (Bayer) und das Psicain (Merck) kommen in ihrer Wirkung bei Oberflächenanästhesie dem Cocain am nächsten, so daß sie eine entschiedene Bereicherung unseres Arzneischatzes darstellen, besonders da mit dem Tutocain schon in $2^{1}/_{2}\,^{0}/_{0}$iger Lösung das gleiche Resultat erreicht werden kann wie mit der $20^{0}/_{0}$igen Cocainlösung. Ich mache die Anästhesie stets ausschließlich mit der Spritze, träufle zuerst 1—2 Tropfen der Lösung auf die Uvula und die Gaumenbögen, warte dann kurze Zeit und gebe dann das Cocain tropfenweise auf die einzelnen Abschnitte der Kehlkopfschleimhaut unter besonderer Berücksichtigung derjenigen Teile, an denen der Eingriff ausgeführt werden soll. Etwa 3 Minuten nach der Einspritzung ist die Anästhesie so vollkommen, daß mit der Operation begonnen werden kann.

$\beta\beta$) *Unblutige Methoden. Galvanokaustik.* Die Galvanokaustik ist zuerst von Voltolini bei der Behandlung der Kehlkopftuberkulose verwendet worden. Schlingen sowohl wie Spitz- und Flachbrenner dienen diesem Zweck, erstere zur Abtragung größerer Infiltrate und Granulationen, letztere zur Verschorfung von Geschwüren, besonders solchen mit unterminierten Rändern, zur Zerstörung von Infiltraten kleineren, Granulationen und zum galvanokaustischen Tiefenstich.

Der Gebrauch der Schlinge ist fast aus der Übung gekommen, da wir in den blutigen Methoden bessere Mittel zur Entfernung der Geschwülste besitzen. Nur bei der Entfernung der Epiglottis benutze ich sie mitunter, ich halte sie hierfür jedenfalls für besser als die kalte Schlinge, die sehr leicht nicht scharf durchtrennt, sondern reißt, und dadurch zu Blutungen führt, ich bevorzuge aber auch bei der Operation des Kehldeckels die schneidenden Instrumente. Spitz- und Flachbrenner erfreuen sich in den letzten 10 Jahren wieder großer Beliebtheit. Es soll nicht unerwähnt bleiben, daß von verschiedenen Seiten Bedenken gegen die kaustische Behandlung vorgebracht sind, so meint Schrötter daß die Zerstörung des krankhaften Gewebes in der Tiefe nicht mit Sicherheit auf diese Weise zu erreichen sei, Gottstein glaubt, daß der Reiz unter Umständen zu einer stärkeren Reaktion mit Ödem führen könne und Anna Weiss führt einen Fall an, in dem sich nach galvanokaustischer Behandlung ein Carcinom im Kehlkopf entwickelt; das post hoc ergo propter hoc ist in diesem Fall in keiner Weise bewiesen. Da in der gesamten Literatur kein weiterer einschlägiger Fall publiziert ist, können wir dieses Bedenken außer Acht lassen. Auch die zuerst erwähnten Einwände gegen die Kaustik können wir wohl vernachlässigen. Es muß zugegeben werden, daß mitunter stärkere reaktive Schwellung auch mit Ödem vorkommt, bei richtiger Indikationsstellung und technisch einwandfreier Ausführung lassen sich aber diese Zwischenfälle vermeiden oder beherrschen. Die Ansicht Schrötters ist durch Grünwald widerlegt worden, er weist gerade darauf hin, daß die Tiefenwirkung der Kaustik sehr viel größer ist als die der anderen Methoden. Die durch den Kauter getroffenen Gewebe werden besonders stark zur Reaktion gereizt, dadurch kommt es zur Bindegewebsbildung und zur Abkapslung nicht direkt von dem Brenner berührter tuberkulöser Herde. Grünwald empfiehlt aus diesem Grunde den *galvanokaustischen Tiefenstich* als eines der wirksamsten Mittel zur Behandlung der Tuberkulose. Auch Albrecht tritt warm für den galvanokaustischen Tiefenstich bei der Behandlung der Kehlkopftuberkulose ein, er hält ihn wegen seiner größeren Tiefenwirkung für wirksamer als die blutigen Methoden, die noch den Nachteil haben sollen, die bis dahin geschlossene Tuberkulose in eine offene zu verwandeln.

Die *Technik des Tiefenstichs* ist sehr einfach, mit einem spitzen ziemlich langen, auskochbaren, zur Rotglut erhitzten Brenner dringt man von der Schleimhaut her bis in die Tiefe des Infiltrates vor, je nach der Ausdehnung macht man einen oder mehrere Einstiche.

GRÜNWALD gibt an, daß der Brenner leichter in das kranke Gewebe eindringt, daß man ihn deshalb soweit einführen soll, bis man den stärkeren Widerstand des gesunden Gewebes fühlt. Ich habe mich von der Richtigkeit dieser Beobachtung nicht überzeugen können. Nach einer Einwirkung von 5—10 Sek. ist der Stichkanal so weit, daß der Brenner frei beweglich und dadurch herausziehbar wird. Trotzdem halte ich es für wichtig, den Strom solange geschlossen zu halten, bis sich der Brenner ganz dicht oberhalb der Einstichstelle befindet, erkaltet er, während er noch im Stichkanal ist, so reißt er leicht den Schorf mit heraus und man bekommt eine stärkere Blutung. Ein Vorteil des SCHMIDT-HUYSENschen mehrspitzigen Brenners gegenüber dem gewöhnlichen habe ich nicht feststellen können. SIEBENMANN und ROSENBERG halten es für angezeigt, in einer Sitzung möglichst ausgiebig zu wirken. Ich schließe mich der Ansicht BLUMEN-FELDS an, daß gerade bei der Kaustik Vorsicht geboten ist, weil sonst Reaktionen zustande kommen können, die schädlich auf das Allgemeinbefinden wirken.

Bei Geschwüren, die auf andere Behandlung nicht reagieren, ist die Anwendung des Flachbrenners indiciert, der auch mitunter bei der Verschorfung der Operationswunde nach Curettage und bei der Zerstörung kleiner bei den blutigen Operationen zurückgebliebenen Reste oder kleiner Granulationen gute Dienste leistet.

Die *Indikationen für die Galvanokaustik* sind folgende: Bei Geschwüren, Operationswunden, kleinen Infiltraten und Granulationen ist die Verschorfung mittels des Flachbrenners zu empfehlen. Der galvanokaustische Tiefenstich ist bei diffusen Infiltraten, die sich nicht in toto entfernen lassen, zu verwenden. Größere Infiltrate mit der Schlinge abzutragen halte ich für unzweckmäßig, weil in diesen Fällen schneidende Instrumente schonender wirken. Absolut lassen sich die Indikationen natürlich nicht aufstellen, die persönliche Erfahrung des Operateurs, seine technische Geschicklichkeit und seine Gewohnheit spielen bei der Auswahl der anzuwendenden Methode eine große Rolle.

An den aryepiglottischen Falten und in der Regio subglottica bevorzuge ich, wenn es irgend möglich erscheint, das ganze Infiltrat zu entfernen, die blutigen Methoden, weil an diesen Stellen eine stärkere Reaktion das Allgemeinbefinden besonders nachteilig beeinflußt, in der subglottischen Gegend durch Erscheinungen von Kehlkopfstenose, an den aryepiglottischen Falten durch Schluckschmerzen und Behinderung der Ernährung. Wir haben schon erwähnt, daß stärkere Reaktionen nach der Kaustik beobachtet werden, sie sind antiphlogistisch mit Eis, Bettruhe, Diät und lokal mit Menthol oder Anästhesin bzw. Orthoform zu behandeln. Absolutes Schweigen ist nach Anwendung der Kaustik auch ohne Reaktion erforderlich. Ich pflege direkt nach dem Brennen Anästhesin in den Kehlkopf einzublasen, um dem Kranken möglichst Schmerzen zu ersparen.

Diathermie (Kaltkaustik). Die von ALBANUS und HOFVENDAHL empfohlene chirurgische Diathermie — Kaltkaustik ist in neuerer Zeit in ausgedehnterem Maße auch in den oberen Luftwegen verwendet worden. — Sie hat nach NAGELSCHMIDT den Vorteil, daß keine Blut- oder Lymphgefäße eröffnet worden, so daß sie Infektions- und Resorptionsgefahr ausschließt, ein Vorzug gegenüber den blutigen Operationsmethoden; dem Galvanokauter gegenüber stellt das Fehlen der Rauchentwicklung eine nicht zu unterschätzende Erleichterung des Eingriffs für den Operateur und für den Kranken dar.

Die Narben nach der Kaltkaustik sollen sich schnell bilden und sich durch Weichheit auszeichnen, so daß Narbenschrumpfungen mit nachfolgender Verengerung bei diesem Verfahren nicht zu befürchten sind.

Bei Nasen- und Zungentuberkulose soll die Kaltkaustik besonders günstig wirken, während sie bei Kehlkopftuberkulose weniger leistet als die Galvanokaustik. Besonders in der Umgebung des Aryknorpels und des Schildknorpels

soll sie nach SPIESS nur mit allergrößter Vorsicht angewendet werden, da
sie leicht zur Perichondritis führen kann. Auch auf die nach ihrer Anwendung
auftretende reaktiven Schwellung, die zur Tracheotomie zwingen kann, macht
SPIESS mit Recht aufmerksam. Am besten wirkt die Methode bei Erkrankung der *Epiglottis* (BOURGEOIS). Während sich die Wirkung der Galvanokaustik, wie wir gesehen haben, weit in das umgebende Gewebe hineinerstreckt,
reicht sie bei der Kaltkaustik nur soweit wie die Koagulation. Bei richtiger
Indikationsstellung kann man mit ihr nach dem übereinstimmenden Urteil
der Beobachter gute Resultate erzielen.

 Elektrolyse. Die *Elektrolyse* hat den Erwartungen, die man auf sie nach
der Empfehlung von MERMOD, HERYNG u. a. setzte, nicht entsprochen. Bei
derben Infiltraten, bei denen bei Entfernung mit schneidenden Instrumenten
die Blutungsgefahr gefürchtet wurde, sollte die Elektrolyse Anwendung finden,
außerdem versprach man sich von der Zerstörung des in der Tiefe sitzenden
tuberkulösen Gewebes bei geringer Verletzung der Oberfläche besonders günstige
Resultate. Im Laufe der Zeit hat sich herausgestellt, daß mit dem elektro-
lytischen Verfahren sicherlich keine besseren Erfolge zu erreichen sind als mit
anderen Methoden, daß aber die lange Dauer der Behandlung als ein ihm an-
haftender schwerwiegender Nachteil angesehen werden muß. Ob man *bipolar*
arbeitet oder nur den negativen Pol in Form einer oder mehreren Platinnadeln
in das Gewebe einsticht, während die positive Plattenelektrode außen auf die
Haut aufgesetzt wird, macht keinen Unterschied. Ich selbst habe während meiner
Assistentenzeit an der B. FRÄNKELschen Klinik ausgedehntere Versuche mit der
Elektrolyse angestellt, sie aber wegen unbefriedigender Resultate aufgegeben.

 γγ) *Blutige Methoden. Incision. Discision und Scarifikation.* Wir haben
erwähnt, daß M. SCHMIDT bei den von ihm auf dem Mailänder Kongreß
vorgestellten Kranken tiefe Einschnitte-Incisionen- und Discisionen tuberkulöser Infiltrate an der Hinterwand und der Arygegend gemacht hatte. Er
bediente sich einer von ihm besonders für diesen Eingriff angegebenen Schere.
HERYNG wendete das gleiche Verfahren an, um dadurch eine bessere Wirkung
der Milchsäure auf tiefe Infiltrate zu erreichen. Dieses Vorgehen hat heute
eigentlich nur noch ein historisches Interesse, mit der weiteren Entwicklung der
Kehlkopfchirurgie bei Larynxtuberkulose haben wir bessere Methoden kennen
gelernt, die es vollständig verdrängt haben.

 Noch im Gebrauch sind die Scarificationen, d. h. Einschnitte mit einem
spitzen, lanzettförmigen Messer bei starken ödematösen Schwellungen der
Arygegend, der aryepiglottischen Falten und der Epiglottis, um die durch das
Ödem drohende oder schon verursachte Atemnot zu vermeiden oder zu heben. Mit
einem spitzen, lanzett- oder sichelförmigen Messer eröffnet man außerdem Abscesse
besondersan den Stellknorpeln. Gedeckte Messer, die sich früher großer Beliebtheit erfreuten, weil sich bei ihrem Gebrauch leichter Nebenverletzungen vermeiden ließen, sind bei guter Anästhesie völlig überflüssig, sie sind unpraktisch,
weil ihre Reinigung und Desinfektion schwierig, ja kaum sicher erreichbar ist.

 Curettage. Betreffs des Instrumentariums verweise ich auf das Kapitel III d,
3. c) Allgemeine Therapie, Lokalbehandlung und Operationslehre der Kehlkopfkrankheiten dieses Handbuches, Band 1.

 HERYNGS unermüdlichem Wirken ist es zu danken, daß die *Curettage* des
Kehlkopfs alle Widerstände überwunden und heute als allgemein anerkannte
Methode in der Therapie der Kehlkopftuberkulose ihren Platz einnimmt. Im
Anfang bediente sich HERYNG eines feststehenden, später eines drehbar am Griff
befestigten, scharfen Löffels bzw. einer Curette, um Infiltrate und Granu-
lationen zu entfernen. Heute gebrauchen wir die einfache Curette nur noch zur
Auskratzung von fungösen Geschwüren. Der Entfernung von Infiltraten dienen

die von H. KRAUSE angegebenen Doppelcuretten, deren Ansätze und Schnittrichtung von LANDGRAF, HEDDERICH, CORDS u. a. verschiedentlich modifiziert sind. In manchen Fällen kann man sich auch mit Vorteil der verschiedenen Kehlkopfzangen bedienen, die fast alle auf die Grundform der FRÄNKELschen und SCHMIDTschen Zange zurückzuführen sind. Für die Entfernung des Kehldeckels sind besondere Instrumente, von denen ich nur die ALEXANDERsche Guillotine hier erwähnen möchte, außer der kalten oder galvanokaustischen Schlinge im Gebrauch.

Die Aufgabe der Curettage ist die möglichst vollständige Entfernung des kranken Gewebes, sie soll die zu entfernenden Teile scharf abtrennen. Als *Indikation* für die Operation gelten: circumscripte Infiltrate an allen Stellen des Kehlkopfs, die ein Fassen mit der Doppelcurette zulassen und Geschwüre und Granulationen, deren Entfernung notwendig erscheint, und die durch ihre Lokalisation gut zu fassen sind. Ein Abreißen der Teile, wenn das benutzte Instrument nicht scharf ist, ist schädlich, weil der gefetzte Rand leicht stark blutet, eine geringe Heilungstendenz besitzt und zur Bildung schlaffer, oft tuberkulös zerfallender Granulationen neigt und leicht zu Infektionen führt. Fühlt man beim Zuziehen der Curette einen starken Widerstand, so ist es nach HERYNG besser, das Instrument zu öffnen und ein schärferes einzuführen, eine Vorsicht, die ich für durchaus notwendig halte, da mir einmal bei einer Operation der untere Löffel der LANDGRAFschen Curette abbrach und bis in einen Bronchus 2ter Ordnung herabfiel, aus dem er bronchoskopisch entfernt werden mußte. Wegen der Möglichkeit des Reißens verwende ich im Kehlkopf eigentlich niemals die kalte Schlinge. Die *Technik* der Curettage des tuberkulösen Kehlkopfs bietet keine Besonderheiten, sie entspricht vollkommen der bei anderen endolaryngealen Eingriffen. Besondere Schwierigkeiten hat man mitunter bei der Entfernung großer Taschenfalteninfiltrate. die Einführung des unteren Löffels der LANDGRAFschen oder besser der CORDESchen Curette in den Ventrikeleingang kann erschwert sein, besonders wenn auch die laterale Ventrikelwand stärker infiltriert ist. Profuse Blutungen sollen nach Entfernung der Plica ventricularis häufiger vorkommen, sie zu vermeiden hat RUEDI ein kombiniertes Verfahren angegeben, er trennt zunächst mit Galvanokauter die Taschenfalte direkt an ihrer Ansatzstelle an der seitlichen Kehlkopfwand durch und entfernt dann das Gewebe mit der Doppelcurette.

Ich habe in allen Fällen, in denen ich endolaryngeale Eingriffe für indiziert gehalten habe, mit den einfachen Methoden mein Ziel erreicht. Kleine umschriebene Infiltrate des Kehldeckels entfernt man mit einer von vorne nach hinten schneidenden Doppelcurette, deren Größe man der Ausdehnung des Infiltrats anpaßt, möglichst soll mit einem Curettenschlag das ganze zu entfernende Stück abgetragen werden. Die Entfernung der ganzen Epiglottis geht am leichtesten mit der ALEXANDER schen Guillotine, bei deren Anwendung ich allerdings einmal eine stärkere Blutung sah. SEIFERT hat in einem Fall mit dem ALEXANDERschen Instrument ein besonders günstiges Resultat dadurch erreicht, daß er die Schleimhaut der oralen und laryngealen Fläche in verschiedener Höhe durchtrennte und dadurch eine plastische Deckung des Knorpeldefektes ermöglichte. Leider ist es mir bisher nicht gelungen, dies nachzumachen. Eine Fixation der Epiglottis mit MICHELschen Klammern oder mit einem besonders von KAFEMANN für diesen Zweck angegebenen Instrument halte ich nicht für erforderlich.

Die Resultate der totalen oder partiellen Epiglottisamputation sind verschieden, je nach der sonstigen Beschaffenheit des Kehlkopfs, bei einer isolierten Kehldeckelerkrankung, wie sie nicht selten beim Lupus vorkommt, gibt sie eine verhältnismäßig sehr günstige Prognose, in der Literatur sind eine große Zahl von Dauerheilungen veröffentlicht. Bei mäßiger Mitbeteiligung der aryepiglottischen Falten wird die Aussicht auf Heilung bedeutend geringer, aber auch in diesen Fällen kann man durch chirurgisches Vorgehen noch gute Resultate erzielen, finden sich aber an den aryepiglottischen Falten ausgedehnte, zum Zerfall neigende Infiltrate, so wird die Prognose quoad sanationem ungünstig, während immerhin eine günstige Beeinflussung der Schluckschmerzen durch die Operation erreicht werden kann.

Bei ausgedehnter Beteiligung des ganzen Kehlkopfs habe ich von der Amputation des Kehldeckels keine Wirkung gesehen, auch die Dysphagie pflegt in derartigen Fällen gar nicht oder nur in ganz geringem Maße beeinflußt zu werden. Dagegen besteht in diesen Fällen die Gefahr eines ungünstigen Einflusses auf den Lokalbefund und das Allgemeinbefinden, die die Operation meines Erachtens kontraindiziert.

Zusammenstellungen über die Resultate der Epiglottidotomie finden sich bei Lockard, Jörgen Möller, Nils Arnoldson und Seifert einzelne günstige Resultate veröffentlichen außerdem Cohn, Schröder und Blumenfeld.

Die Reaktion im Kehlkopf nach der Curettage ist meist gering. Schmerzen treten nach der Operation im Kehlkopfinnern nur selten auf, während sie bei Eingriffen am Kehlkopfeingang häufiger beobachtet werden. Einwirkungen auf das Allgemeinbefinden, besonders Fieber und Kopfschmerzen dürften gar nicht vorkommen, sollten sie sich einstellen, so müssen wir dies als ein Zeichen dafür ansehen, daß die Indikationsstellung dem Allgemeinzustand des Kranken nicht genügend Rechnung getragen hat.

Blutungen nach der Curettage habe ich nur ganz selten beobachtet, es sind aber in der Literatur eine Anzahl von Fällen schwerer Blutungen bei Operationen in tuberkulösen Kehlköpfen, besonders bei Eingriffen an den Taschenfalten, den aryepiglottischen Falten und der Epiglottis veröffentlicht worden. Die Behandlung der Blutung, die häufig nicht während der Operation, sondern $^{1}/_{2}$ bis mehrere Stunden nachher mit dem Nachlassen der Anästhesie einsetzt, teils infolge Erschlaffung der Gefäße nach Aufhören der ischämisierenden Wirkung der Anaesthetica, teils infolge der sich einstellenden Hustenstöße, entspricht vollkommen der der sonstigen Kehlkopfblutungen. Lokale Ätzungen mit konzentrierter Milchsäure oder nach Schech mit einer Mischung von Milchsäure mit Liqu. Ferri sesquichlorat. oder mit Galvanokauter oder die lokale Anwendung eines Nebennierenpräparates oder Einspritzungen von Gelatine, artfremdem Serum oder Clauden führen nur bei geringen Hämorrhagien zum Ziel. Bei stärkeren Blutungen muß man außer allgemeinen Maßnahmen wie Bettruhe und Eisblase chirurgisch vorgehen. Zweckmäßig ist die Klammernaht nach Blumenfeld und in schweren Fällen die Tracheotomie bzw. Laryngofissur mit nachfolgender Tamponade.

Fast ebenso wichtig wie die Operation selbst ist die *Nachbehandlung*. Ruhe für den ganzen Menschen und Ruhigstellung des curettierten Kehlkopfs sind unerläßlich. Nach jedem größeren endolaryngealem Eingriff gehört der Kranke bei *absoluter Stimmruhe* ins *Bett*. Ich gebe regelmäßig eine Eisblase oder kalte Umschläge um den Hals und lasse anfangs nur kühle oder kalte Nahrung in flüssiger, breiiger oder gelatinöser Form genießen. Zur Vermeidung von Schmerzen mache ich im Anschluß an den Eingriff eine Anästhesineinblasung, die nach Bedarf wiederholt wird, eine Nachbehandlung mit Pyoktanin, Jodoform, Jodol usw. wird von verschiedenen Autoren empfohlen, auch Milchsäureätzungen sofort nach Ausführung des Eingriffs werden viel angewandt, sie sollen in der Tiefe sitzende Herde zerstören, die Operationswunde verschorfen und dadurch einer Sekundärinfektion vorbeugen. Demselben Zweck dienen galvanokaustische Ätzungen der Operationswunde mit dem Flachbrenner. Ist die Reaktion abgelaufen, so tritt die medikamentöse Behandlung mit Menthol, Milchsäure, einem Phenolpräparat, Orthoform, Anästhesin usw. in ihr Recht.

Auch bei den blutigen Eingriffen ist die Frage zu stellen, wie weit sollen wir in einer Sitzung gehen? Die Regel muß sein, von dem erkrankten Gewebe soviel wie möglich auf einmal zu entfernen. Jeder Eingriff ist für den Patienten ein aufregendes Ereignis, das psychisch und physisch große Anforderungen an ihn stellt, wir müssen deshalb vor und während der Operation seine körperliche Leistungsfähigkeit und seine seelische Widerstandskraft berücksichtigen. Ein geübter Operateur, der schnell und sicher endolaryngeal arbeitet, kann die Grenzen des einzelnen Eingriffs weiter ziehen als ein technisch weniger gewandter. — Eine erneute Operation darf im allgemeinen erst wieder gemacht werden, wenn die Reaktion abgeklungen ist. Ein bestimmter Zwischenraum zwischen den einzelnen Sitzungen läßt sich nicht festsetzen, in den meisten Fällen dürften aber nach einer Woche alle Reizerscheinungen verschwunden sein, in dringenden Fällen, in denen es sich um die Beseitigung der Stenosegefahr handelt, kann man dazu gezwungen sein, diese Frist nicht einzuhalten.

δδ) *Indikation der Therapie der Kehlkopftuberkulose.* Zu den schwierigsten Aufgaben des Laryngologen gehört die richtige Feststellung des Heilplanes bei Kehlkopftuberkulose; haben wir es doch bei dieser Erkrankung nicht mit einer lokalen des Larynx, sondern mit einer konstitutionellen, die auch andere Organe, besonders die Lungen ergreift, zu tun. Wir dürfen uns daher nicht darauf beschränken, den örtlichen Befund für unser Handeln zu berücksichtigen, sondern wir müssen auch den *Allgemeinzustand und dem Lungenbefund* Rechnung tragen. Von diesen beiden Faktoren wird der Erfolg der Therapie wesentlich beeinflußt. Es ist nicht zu leugnen, daß in einzelnen Fällen eine Besserung, ja eine Heilung im Kehlkopf, wie ZANGE es für die Röntgenbehandlung betont und wie von anderen Autoren bei anderen Methoden bestätigt wird, auch bei fortschreitendem Lungenprozeß ausnahmsweise zustande kommt, als Regel müssen wir es aber ansehen, daß die Prognose der Larynxphthise und die Aussicht der Behandlung von dem Verlauf der Lungentuberkulose abhängt. Von allergrößter Bedeutung für die Festlegung des Heilplanes ist die Reaktivität des Organismus, sein immunbiologisches Kräfteverhältnis, das wir nach den S. 136 erörterten Methoden feststellen müssen. Bei kräftiger Reaktivität können wir energische therapeutische Maßnahmen treffen, bei schwachen oder ganz fehlender müssen wir sie erst durch allgemeine Maßnahmen heben, ehe wir die uns notwendig scheinende Lokaltherapie ausführen.

Vor Beginn der Behandlung ist außerdem eine sorgfältige Beobachtung des Kranken unerläßlich; der Befund der Lungen, die Leistungsfähigkeit des Herzens, die Magen- und Darmtätigkeit, die Funktionen der Nieren und der allgemeine Kräftezustand müssen geprüft werden, regelmäßige Temperaturmessungen müssen uns über das Vorhandensein von Fieber und evtl. über seinen Charakter Klarheit schaffen. Bei dekrepiden Kranken mit hektischem Fieber, bei Patienten mit schnellfortschreitendem Zerfall in der Lunge, bei großen Kavernen und bei Miliartuberkulose wird man von allen größeren Eingriffen Abstand nehmen, auch Nephritis und Diabetes, bei denen die Prognose der Tuberkulose, besonders ungünstig ist, sind eine Gegenanzeige gegen eine eingreifende Lokaltherapie.

Hektisches Fieber mit hohen abendlichen Temperaturen, das als Beweis für eine Mischinfektion mit Streptokokken anzusehen ist, verbietet jeden größeren Eingriff, auch stärkere morgendliche Remissionen bei mittelhoher Abendtemperatur sind nach SCHRÖDER als ungünstig für die Aussicht der operativen Behandlung anzusehen, während bei einer Kontinua eine eingreifende endolaryngeale Therapie versucht werden kann, falls der allgemeine Kräftezustand,

der am besten aus dem Puls erschlossen wird, ein leidlicher ist. Der blassen
Färbung der Schleimhaut möchte ich nur eine Bedeutung für die Festsetzung des
Heilplanes beimessen, wenn sie als Ausdruck der beginnenden Kachexie zu betrachten ist, während ich mich bei Individuen mit blassen Schleimhäuten bei sonst
leidlichem Allgemeinbefinden zu aktivem Vorgehen entschließe. Der psychische
Zustand des Kranken ist auch von Einfluß auf die Durchführbarkeit der Kehlkopfbehandlung, er muß deshalb auch die genügende Berücksichtigung finden.

In den angeführten Fällen müssen wir auf ausgedehntere Eingriffe, die die
Kehlkopfheilung bezwecken, verzichten, d. h. aber nicht, daß wir die Hände
in den Schoß legen sollen, im Gegenteil durch eine zweckmäßige Bekämpfung
der einzelnen Symptome können wir derartigen schwer Leidenden große Dienste
leisten. Zwei Symptome sind es vor allen Dingen, denen wir unsere ganze Aufmerksamkeit zuwenden müssen, die *Schluckschmerzen* und die *Atembeschwerden*
die wir später (S. 145, 161 u. 165) eingehend besprechen werden.

Sind wir auf Grund genauer Beobachtung des allgemeinen Zustandes und des
Lungenbefundes zu der Überzeugung gekommen, daß der Patient für eine
aktive Kehlkopfbehandlung geeignet ist, so kommt die Prüfung des zweiten
ausschlaggebenden Faktors, des *Kehlkopfbefundes.*

Am geeignetsten für die endolaryngeale chirurgische Behandlung sind die
Schleimhauterkrankungen, unter diesen besonders diejenigen Fälle, in denen
man die Möglichkeit hat, alles Krankhafte zu entfernen. HERYNG hält die einseitigen Erkrankungen für die für die Curettage günstigsten. Man darf nicht
vergessen, daß man über die Ausdehnung der vorhandenen Veränderungen im
Spiegelbilde Täuschungen ausgesetzt ist, besonders an der Hinterwand und im
subglottischen Raum sind Infiltrate und Ulcerationen fast immer größer als es
laryngoskopisch scheint, außerdem lehrt die mikroskopische Untersuchung
und auch die probatorische Tuberkulineinspritzung, daß sich gar nicht selten
tuberkulöse Veränderungen in der Tiefe an Stellen finden, an denen die Oberfläche einen vollständig gesunden Eindruck macht. Wollten wir die operative
Behandlung nur auf die Fälle beschränken, in denen wirklich eine radikale
Entfernung alles kranken Gewebes möglich ist, dann wäre die Zahl der der
Behandlung zugänglichen Fälle eine ganz verschwindend kleine. Glücklicherweise ist das aber nicht absolutes Erfordernis, wir haben uns davon überzeugt,
daß das Gewebe selbst mit einzelnen übrigbleibenden Knötchen und mit kleinen
Infiltraten fertig wird, die eintretende Gewebsreaktion führt zu Bindegewebswucherung und dadurch zu Abkapslung der kleinen Herde, also auch in solchen
Fällen ist eine klinische Heilung möglich. Eine andere Frage ist, ob wir eine
Dauerheilung erreichen können. Wir müssen zugeben, daß *Rezidive* häufig sind
und daß sie nach langer Zeit noch eintreten können. Daß die in der Tiefe sitzenden
abgekapselten Herde unter Umständen wieder aktiv werden können, ist zweifellos,
die Entscheidung aber, ob es sich in dem einzelnen Fall um ein Rezidiv oder um
eine Neuinfektion von der Lunge aus handelt, ist fast nie mit Sicherheit möglich,
ist übrigens praktisch auch bedeutungslos. Wie lange die Gefahr des Rezidivs
besteht, ist gar nicht zu bestimmen, sicher ist es, daß es in den ersten 3 Jahren
am häufigsten auftritt. aber auch nach längerer Zeit wird es noch beobachtet,
ich selbst habe in einem klinisch geheilten Fall von ulceröser Kehlkopfphthise
noch nach 8 Jahren ein Rezidiv auftreten gesehen. Es erscheint mir daher
unzulässig, vor Ablauf von mindestens 4 Jahren überhaupt von einer Heilung
zu sprechen. Die Dauerheilung ist natürlich das Ideal, das wir erstreben, wenn
wir aber auch in vielen Fällen nur eine klinische Heilung von einigen Jahren
erreichen, so haben wir damit nicht nur dem Patienten selbst durch die Erhaltung
seiner Arbeitskraft für mehrere Jahre einen großen Dienst erwiesen, sondern
auch soziale und wirtschaftliche Werte geschaffen.

Den Statistiken über die Erfolge der Lokaltherapie möchte ich keine allzugroße Bedeutung beimessen, da der Fehlerquellen bei der Beurteilung des
Materials allzuviele sind. Tuberkulose des Kehlkopfs und Tuberkulose des
Kehlkopfs sind ganz verschiedene Krankheiten, in dem einen Fall handelt es
sich um eine relativ gutartige Affektion, die lange unverändert bestehen bleibt,
im anderen Fall um eine maligne, die rasch fortschreitet, zum Zerfall, zur
Kachexie und zum Tode führt. Auch die Indikationsstellung für die endolaryngeale Behandlung ist sehr verschieden, je nach dem Standpunkt des Operateurs, es ist daher leicht verständlich, daß auch die Resultate sehr verschieden
sind, beschränkt man sich bei der Behandlung auf die leichten prognostisch
günstigen Fälle, so wird man mit ganz anderen Erfolgzahlen aufwarten können,
als wenn man auch bei schweren aktiv vorgeht. Auch die Zusammensetzung
des Materials ist von nicht zu unterschätzender Bedeutung für die Erfolge;
aus diesem Grund sind die Statistiken der Heilstätten, in denen die schweren
Kehlkopffälle meist gar keine Aufnahme finden, zu günstig, während die Berichte
über poliklinische Behandlungen oft zu ungünstig erscheinen werden. Ich gebe
aus diesem Grunde nicht die genaueren Zahlen der Statistiken und führe nur
an, daß HERYNG, KRAUSE, BERGENGRÜN, KUTTNER, KRIEG, MANN, SIEBEN-
MANN, LEVIES, MERMOD, TURBAN, BRÜLL, BRAUCH, CLARUS, ARTHUR MEYER,
LOCKARD, ST. CLAIR-THOMSEN, LAKE-BARWELL Zusammenstellungen der Resul-
tate von teils größeren, teils kleineren Beobachtungsreihen veröffentlicht haben.
Die Zahlen der Heilungen schwanken zwischen 56,47$\%$ (TURBAN) und 7$\%$
(LEVIES-O. SEIFERT).

Aus dem gleichen Grunde erscheint es mir auch unmöglich, durch statistische Zahlen die Überlegenheit und Zuverlässigkeit einer Behandlungsmethode
gegenüber einer anderen erweisen zu wollen, kommt doch hier noch zu den
schon angeführten Fehlerquellen, die technische Übung und Vertrautheit des
Operateurs mit einer oder der anderen Methode hinzu.

Wir brauchen uns nicht ganz streng an die Forderung der radikalen Entfernung alles Krankhaften zu halten. Wie weit man die Grenze für ein opera-
tives Vorgehen steckt, hängt von der persönlichen Auffassung und Erfahrung
ab. Auch der Ausdehnung und dem Charakter des Kehlkopfprozesses muß man
Rechnung tragen, bei einem Fall mit schnellem Verlauf und mit Neigung zum
Zerfall wird man mit den Eingriffen vorsichtiger sein müssen als in einem
gutartigen. Bei sehr ausgedehnten Prozessen, bei denen die ganze Larynxschleimhaut oder doch ihr größter Teil erkrankt, bei denen es zur Perichondritis gekommen ist, wird sich wohl kein erfahrener Laryngologe zur operativen
Behandlung entschließen, da in diesen Fällen fast immer mit einer Verschlechterung des Allgemeinbefindens und des örtlichen Befundes durch ein aktives
Vorgehen zu rechnen ist. Auch bei Miliartuberkulose des Kehlkopfs ist ein
gutes Resultat der Lokalbehandlung nicht zu erwarten. „Sehr ausgedehnte
Infiltrate und Geschwüre, die mit hochgradiger Atemnot oder Schluckbeschwerden einhergehen, oder reine Milartuberkulose, geben unter allen Umständen
eine Kontraindikation" (SCHULTZ).

Hat man sich zur energischen Behandlung entschlossen, so muß man sich
für die anzuwendende Methode entscheiden. Um die bestmöglichen Resultate
zu erzielen, muß man alle Hilfsmittel beherrrschen. Weder die Kaustik, noch die
blutigen Methoden sind für alle Fälle geeignet, *strenge Individualisierung* ist
bei der Chirurgie des tuberkulösen Kehlkopfs noch mehr am Platz als bei irgendeiner anderen Operation. Allgemein gültige Regeln, wann scharfe Instrumente
anzuwenden sind, wann dem Kauter der Vorzug zu geben ist, lassen sich nicht
aufstellen, je nach der persönlichen Erfahrung des einzelnen wird die Entscheidung in manchen Fällen verschieden ausfallen, der eine hat mit dem

Brenner bessere Erfolge gehabt, der andere mit der Doppelcurette oder mit der schneidenden Zange. Wenn ich es im folgenden trotzdem versuche, einige allgemeine Indikationen für die zu wählende Methode aufzustellen, so kann ich dies nur auf Grund meiner über 30jährigen Erfahrung tun, die sich, wie ich weiß, mit der zahlreicher Laryngologen deckt, ich weiß aber auch, daß viele erfahrene Kehlkopfärzte zu anderer Ansicht gekommen sind und spreche ihr in keiner Weise die Berechtigung ab.

Für die Operation im Kehlkopf kommen eigentlich nur die Weichteile in Betracht, die erkrankten Knorpel sind nur ganz ausnahmsweise das Objekt des operativen Handelns, ausgenommen hiervon sind die perichondritischen Abscesse, die eröffnet werden müssen und circumscripte cariöse Herde die mit der einfachen Curette ausgekratzt werden; auch die Entfernung von sequestrierten Knorpelstücken — hierbei kommt der Processus vocalis oder in selteneren Fällen der ganze Aryknorpel in Frage — ist notwendig, schon um das Aspirieren des Sequesters mit seinen üblen Folgen zu vermeiden. Ganz ausnahmsweise kann ein perichondritischer Absceß des Schildknorpels vom Ventrikel aus oder des Ringknorpels in der Regio subglottica eine Incision erfordern. Die Versuche, den perichondritisch erkrankten Aryknorpel zu entfernen, haben in seltenen Fällen (HERYNG, GOUGUENHEIM) zu guten Resultaten geführt, während BLUMENFELD einen ungünstigen Ausgang sah. Nach meiner Erfahrung sollten wir uns bei der ausgesprochenen Perichondritis arytenoidea, die soeben erwähnten Fälle ausgenommen, auf eine symptomatische Behandlung mit Scarificationen Milchsäure, Anästhesin, Stauung und antiphlogistischen Maßnahmen beschränken, bei der beginnenden müssen wir vor allen Dingen die Ulcerationen am Processus vocalis und an der Hinterwand, von denen die Infektion des Perichondrium ausgeht, energisch am besten mit dem Flachbrenner in Angriff nehmen.

Bei Geschwüren mit schlaffen Granulationen, mit unterminierten oder stark infiltrierten Rändern verwende ich den Flachbrenner.

Bei circumscripten Infiltraten der Hinterwand, der Taschenfalten, der Epiglottis und der aryepiglottischen Falten ist die scharfe Abtragung indiziert, während bei diffusen der galvanokaustische Tiefenstich zu bevorzugen ist. Auch bei der blutigen Operation stehen gebliebene kleine Reste sind in den meisten Fällen leichter mit dem Brenner als mit schneidenden Instrumenten zu beseitigen. Infiltrate an den Stimmlippen halten sich häufig lange Zeit unverändert, sie sind relativ gutartig und können deshalb schonend behandelt werden. Ich sah jetzt ein bereits seit zwei Jahren bestehendes Infiltrat der linken Stimmlippe bei einem 32jährigen Mann mit gutem Allgemeinbefinden und günstigem Lungenbefund nach zweimaliger galvanokaustischer Behandlung vollkommen zurückgehen. Zeigt das Stimmlippeninfiltrat aber Neigung zum Zerfall, so ist die Entfernung der ganzen Stimmlippe indiziert, die ganz unbedingt gemacht werden muß, wenn durch die Granulationen Stenoseerscheinungen bedingt sind. In früheren Zeiten scheuten wir vor der Exstirpation der Stimmlippe zurück, weil wir glaubten, daß diese Operation notwendigerweise den dauernden Verlust der Stimme nach sich ziehen müsse. Wir hatten zwar alle die Erfahrung gemacht, daß sich nach Laryngofissur und Stimmlippenentfernung wegen Carcinoms eine Narbe bildete, an die sich die gesunde Stimmlippe anlegte und so eine, wenn auch etwas veränderte aber doch vernehmbare Stimme zustande kommen ließ, wir hatten aber dieses Vorkommnis mehr als einen glücklichen Zufall angesehen. Durch die Arbeiten von CITELLI, IVANOFF und besonders ARNOLDSON haben wir aber gelernt, daß die Regeneration der entfernten Stimmlippe ein beinahe gesetzmäßiges Ereignis ist, daß wir mithin mit an Sicherheit grenzender Wahrscheinlichkeit auf die Wiederherstellung einer leidlichen Stimme nach der Exstirpation rechnen können.

Über die Operation am Kehldeckel haben wir schon oben (S. 155) gesprochen. Auch über die chirurgische Behandlung der hinteren Kehlkopfwand brauchen wir nichts hinzuzufügen. Bemerken möchte ich nur, daß ich die Eingriffe an dieser Stelle fast immer unter Anwendung der direkten Laryngoskopie ausführe, während ich für die anderen Eingriffe die Spiegelmethode bevorzuge.

Die Indikationen für die Strahlenbehandlung und die Kaltkaustik haben wir S. 149 u. 153 besprochen, so daß wir auf diese Ausführungen verweisen können.

Mit der Lokalbehandlung allein kommen wir, wie schon oben ausgeführt, nicht aus, sie muß mit der allgemeinen Behandlung kombiniert werden. Die besten Resultate sah ich dann, wenn eine diätetisch-hygienische Kur mit einer Tuberkulinbehandlung und der endolaryngealen Therapie kombiniert wurde.

bb) **Die äußeren Operationen bei Larynxtuberkulose.**
Tracheotomie, Laryngofissur, Kehlkopfexstirpation, Eingriffe am Nervus laryngeus superior und am Nervus recurrens.

a) Tracheotomie.

Die *Tracheotomie* wird bei Larynxtuberkulose aus zwei Gründen ausgeführt, deren einer unbestritten, der andere im allgemeinen nicht anerkannt wird. Daß bei bestehender Atemnot der Luftröhrenschnitt gemacht werden muß, um den Kranken vor dem Erstickungstod zu bewahren, ist ganz selbstverständlich. Sobald inspiratorischer Stridor, ein Tiefertreten des Kehlkopfs bei der Einatmung und eine Anspannung der auxiliären Atemmuskeln mit Einziehung der Intercostalräume und des Jugulum mithin die Erscheinungen einer Kehlkopfstenose auch nur in geringem Maße vorhanden sind, ist die Operation indiziert. Es ist zwar bekannt, daß die leichten Stenoseerscheinungen bei einzelnen Kranken längere Zeit hindurch unverändert bestehen können, es ist aber ebensogut möglich, daß ganz plötzlich häufig — ohne nachweisbare Ursache — eine Zunahme der Beschwerden, meist durch ein plötzlich auftretendes Ödem oder durch Zunahme eines bestehenden, ein schwerer Suffokationsfall eintritt, der bei dem ohnehin schon geschwächten Herzen des Phthisikers zum Exitus führen kann, ehe ärztliche Hilfe zur Stelle ist. Diese Gefahr ist um so größer, als erfahrungsgemäß die Erstickungsanfälle besonders nachts auftreten, worauf BLUMENFELD hinweist. Zu den häufigeren Vorkommnissen gehört es auch, daß der Kranke tagsüber keine Erscheinungen von Schweratmigkeit zeigt, während nachts deutlicher Stridor vorhanden ist. Auch in diesem Falle ist es ratsam, den notwendigen Eingriff nicht aufzuschieben, sondern ihn sobald wie irgendmöglich auszuführen. Die Ursache der Stenose kann dabei an ganz verschiedenen Stellen des Kehlkopfs ihren Sitz haben, Schwellung der aryepiglottischen Falten und des Kehldeckels, Perichondritis arytaenoidea, große Infiltrate beider Taschenfalten, Ulcerationen mit großen Granulationen an den Stimmlippen, besonders bei Fixierung derselben in Medianstellung durch Ankylose im Krikoarytaenoidgelenk oder durch doppelseitige Posticuslähmung, starke granulierende Infiltrate der Hinterwand und die Laryngitis subglottica können einzeln oder kombiniert ein Atemhindernis bedingen.

Nur in seltenen Fällen kann man das bestehende Hindernis auf endolaryngealem Wege entfernen, bei der tumorartigen Infiltration einer oder beider Taschenfalten kann man den Versuch machen, sie mit der Doppelcurette abzutragen, bei Perichondritis kann die Eröffnung des Abscesses mit dem sichelförmigen, Messer die Atmung wieder frei machen. Das sind aber Ausnahmen, im allgemeinen halte ich bei bestehender Stenose die Tracheotomie für zuverlässiger, um so mehr als ich mehrfach die Erfahrung gemacht habe, daß die Dyspnoe während des endolaryngealen Eingriffs so stark zunahm, daß die Tracheotomie gemacht werden mußte.

Auch die Blutungsgefahr bei der Curettage ist bei bestehender Atemnot sehr viel größer als bei freier Atmung. Jedenfalls ist bei allen endolaryngealen Eingriffen bei Kehlkopfstenose die Tracheotomie unbedingt vorzubereiten.

Wie wir bereits oben erwähnt haben, hat M. SCHMIDT den Luftröhrenschnitt nicht nur als lebensrettend, sondern auch als die Heilung fördernd empfohlen. Er wollte durch die Ausschaltung des Kehlkopfs bei der Atmung eine möglichst vollkommene Ruhigstellung erreichen, mechanische und thermische Reize fernhalten, die Infektionsgefahr auf diese Weise herabsetzen und durch die Unmöglichkeit des Sprechens bei offener Kanüle die durch Stimmlippenbewegungen beim Sprechen bedingten Schädigungen beseitigen. Es ist nicht zu leugnen, daß man nach der Tracheotomie eine Abschwellung vorhandener Granulationen nicht gerade selten beobachtet, die Schluckschmerzen lassen infolge der Abschwellung oft nach und die Vermehrung der Sauerstoffaufnahme wirkt günstig auf die Ernährung des Kranken ein.

Diesen von SCHMIDT hervorgehobenen Vorteilen stehen aber Nachteile gegenüber, die nicht unterschätzt werden dürfen. Von zahlreichen Autoren wird die Gefahr erwähnt, daß die Operationswunde tuberkulös infiziert wird. Man sieht zunächst kleine schlaffe Granulationen aufschießen, die zerfallen, die tuberkulösen Geschwüre dehnen sich aus und zerstören den Wundrand in mehr oder weniger großer Ausdehnung. Auf diese Weise kann ein ansehnlicher Teil der vorderen Trachealwand verloren gehen, so daß die Kanüle in der weiten Öffnung nicht mehr fest liegt, sie bewegt sich ausgiebig in der Luftröhre und reizt die Schleimhaut besonders an dem ihrem unteren Ende entsprechenden Abschnitt. Ich selbst habe bei den zahlreichen Tracheotomien, die ich wegen Tuberkulose während meiner Tätigkeit an der Universitätsklinik für Hals- und Nasenkranke in Berlin ausgeführt habe, nur einmal einen tuberkulösen Zerfall der Wundränder gesehen; GLUCK und SÖRENSEN berichten, daß ihre sämtlichen 7 Fälle von Tracheotomie geheilt sind, während von anderer Seite, z. B. BLUMENFELD, das Tuberkulöswerden der Trachealfistel als häufiges Vorkommnis angesehen wird. Der zweite Nachteil der Tracheotomie ist ihr ungünstiger Einfluß auf den Verlauf der Lungenphthise. Daß die Ausschaltung der oberen Luftwege bei der Atmung bei ohnehin schon kranker Lunge Schädigungen herbeiführen kann, ist nicht zu bestreiten, die nicht genügend angewärmte, häufig trockene und von corpusculären Beimengungen nicht gereinigte Einatmungsluft wirkt zweifellos als Reiz, der schon bei gesunden Lungen schlecht vertragen wird, bei kranken aber zum Fortschreiten des pathologischen Prozesses führen kann. Das Vorlegen von angefeuchteten, mit verschiedenen aromatischen Mitteln getränkten Tupfern oder die Verwendung von Zerstäubungsapparaten in der Umgebung des Kranken beseitigt nur unvollkommen diese Schädlichkeit.

Von noch größerer Bedeutung für den weiteren Verlauf der Lungenaffektion ist die bei liegender Kanüle sehr behinderte oder sogar unmögliche Expektoration. Flüssiges Sekret kann meist durch die Kanüle entleert werden, aber zähes, eitriges geballtes Sputum passiert sie nur schwer, es führt zur Kanülenverstopfung und zur Sekretstauung in der Lunge, die auch wieder zu einer Verschlechterung Anlaß geben kann. In Fällen, die wegen bestehender Erstickungsgefahr tracheotomiert werden, ist diese Gefahr besonders groß, weil wir es meist schon mit vorgeschrittenen Prozessen zu tun haben, während es sich bei den zu Heilzwecken ausgeführten Operationen um kräftigere Kranke mit relativ günstigem Lungenbefund handelt, bei denen der nachteilige Einfluß sehr viel weniger zu fürchten ist.

Auch der günstige Einfluß der Tracheotomie auf den Kehlkopf wird von verschiedenen Autoren bestritten. BLUMENFELD weißt darauf hin, daß die Ruhigstellung des Kehlkopfes durch die Tracheotomie dadurch illusorisch wird, daß beim Husten doch ein mehr oder weniger vollkommener Verschluß der Glottis oder der Taschenbänder zustande kommt und daß die Kranken, die nicht von selbst die Notwendigkeit der Schweigekur einsehen, auch mit nach oben geschlossener Kanüle zu sprechen lernen.

Aus den in der Literatur niedergelegten Fällen ist ein sicherer Schluß über den kurativen Erfolg der Tracheotomie nicht zu ziehen. Den günstigen von M. SCHMIDT, P. HEYMANN, KÖRNER, HENRICI, KEIMER, HUNTER MACKENZIE, SEIFERT, CHIARI, HOPMANN, SENDZIAK, REHM, ROBERTSON, KRAUS, CASTEX, LATOUCHE, HINSBERG, GAVELLO und LANDWEHRMANN berichteten Beobachtungen steht der auf ungünstigen Erfahrungen beruhende, ablehnende Standpunkt von LENNOX BROWN, MORELL MACKENZIE, PERCY KIDD, TIETZE, HOFFMANN, NEUMANN, SOLIS COHEN, MASSEI, B. FRÄNKEL, GLÖCKNER und BLUMENFELD gegenüber. Ich möchte meine Erfahrungen dahin zusammenfassen, daß ich wohl eine Besserung der Larynxsymptome, aber niemals eine Heilung nach der frühzeitigen Tracheotomie gesehen habe.

Bei dieser Sachlage und den unzweifelhaften Gefahren, die mit der Tracheotomie für einen Phthisiker verbunden sind, möchte ich von ihr abraten, um so mehr, als wir durch die Ausbildung der endolaryngealen Methoden in die Lage versetzt sind, auf diesem ungefährlicheren Wege dasselbe oder sogar Besseres zu erreichen. Über die Versuche durch Eingriffe am Nervus recurrens eine Ruhigstellung des Kehlkopfes zu erreichen, werden wir weiter unten berichten. Als lebensrettende Operation bei Kehlkopfstenose behält der Luftröhrenschnitt unbedingt seine Bedeutung, auch die Versuche, ihn durch Intubation zu ersetzen, sind ohne Erfolg geblieben. Die Tuben üben auf den schwer tuberkulösen Kehlkopf einen Reiz aus, der zum beschleunigten Zerfall der Infiltrate, zur Ausdehnung der Geschwüre, zur Perichondritis und zur Knorpelnekrose führt.

Die Laryngofissur. Die Laryngofissur ist im Verhältnis zu der Häufigkeit der Kehlkopftuberkulose nur selten ausgeführt worden. GRÜNWALD konnte bis zum Jahre 1907 im ganzen 93 äußere Kehlkopfoperationen bei Tuberkulose zusammenstellen.

Seit dieser Zeit sind nur wenig neue Fälle veröffentlicht. TÖVÖLGYI berichtet in der rhinologischen Sektion des ungarischen Ärztevereins im Jahre 1920 über zwei Fälle mit tödlichem Ausgang, bei denen sich die Lunge als viel ausgedehnter erkrankt erwies, als vorher angenommen; bei einem war keine Reaktion und Heilungstendenz bei vorheriger galvanokaustischer Behandlung vorhanden gewesen, er fordert deshalb als Vorbedingung für die Laryngofissur lebhafte Reaktion und Heilungstendenz auf vorherige galvanokaustische Behandlung. Diese Veröffentlichung ist ein *Beweis für die Notwendigkeit einer Prüfung der Reaktivität* vor der Vornahme eingreifenderer therapeutischer Maßnahmen. Durch das Ausbleiben der Reaktion bei dem vorhergegangenen galvanokaustischen Eingriff war die passive Anergie festgestellt; anstatt der von TÖVÖLGYI geforderten Prüfung durch vorherige Galvanokaustik im Kehlkopf scheint es mir richtiger nach der auf S. 136 besprochenen Methode, die Reaktivität festzustellen. Auch HUENGES veröffentlicht einen Todesfall an Phthisis florida 12 Tage nach der Operation, obgleich vor der Operation ein günstiger Lungenbefund festgestellt war. GLUCK und SÖRENSEN machten fünfmal die Laryngofissur wegen Tuberkulose mit gutem Erfolg.

Die Bedenken gegen die Operation decken sich wenigstens soweit der Einfluß auf die Lunge in Frage kommt, mit den bei der Tracheotomie besprochenen, selbst bei günstigem Lungenbefund kann eine plötzliche floride Phthise (HUENGES)

entstehen, die schnell zum Tode führt. Da die Laryngofissur meist in Lokalanästhesie ausgeführt wird, fällt die schädliche Einwirkung der Narkose auf die
Lungen fort, wir müssen deshalb die Operation selbst für die Verschlechterung
verantwortlich machen.

GRÜNWALD stellt folgende Vorbedingungen für die Operation auf:

1. Der Zustand des Kehlkopfs muß die Möglichkeit oder doch die Wahrscheinlichkeit der Ausheilung durch allgemeine oder endolaryngeale Therapie
ausgeschlossen erscheinen lassen.

2. Der Allgemeinzustand muß einen größeren Eingriff zulassen.

3. Im bisherigen Verlauf, sowohl des Lungen- als des Kehlkopfprozesses,
soll die Widerstandsfähigkeit des Organismus erkennbar sein. Heilungsprozesse
auf der Lunge sind besser zu beurteilen als scheinbare Intaktheit dieses Organs.

4. Die Sekretionsverhältnisse der Lunge müssen eine ungestörte Wund-
heilung wenigstens als möglich erscheinen lassen.

5. Es muß möglich erscheinen, den lokalen Herd durch den projektierten
Eingriff vollständig auszurotten.

Die Laryngofissur könnte nur dann häufigere Anwendung finden, wenn
sie uns eine größere Sicherheit für die lokale Behandlung böte, und wenn die
Grenzen für die Einwirkungsmöglichkeit durch sie erweitert würden gegenüber
denen bei der endolaryngealen Behandlung. Dem ist aber nicht so, alle Autoren
stellen übereinstimmend die Forderung auf, daß es sich um eine möglichst
circumscripte Erkrankung im Kehlkopf handelt, wenn ein günstiger Erfolg
erzielt werden soll.

Ich selbst bin in den langen Jahren meiner laryngologischen Tätigkeit noch
niemals in der Lage gewesen, die Laryngofissur wegen Tuberkulose auszuführen.

Pharyngotomia subhyoidea. Bei Tuberkuloseerkrankungen des Kehlkopfeingangs könnte die Pharyngotomia subhyoidea in Erwägung gezogen werden.
Sie ist nur einmal von FELIX SEMON bei einer Tuberkulose der Epiglottis ausgeführt worden. Nach anfänglichem guten Erfolg — die enormen Schlingbeschwerden waren verschwunden — stellte sich nach einem Jahr ein Rezidiv
mit schnellem Fortschreiten der Lungensphthise ein.

Kehlkopfresektion und Exstirpation. Die partielle oder totale Exstirpation
des Kehlkopfs ist bei Tuberkulose nur sehr selten ausgeführt. Die ersten
Operationen bei Kehlkopfphthise wurden fast alle infolge falscher Diagnose
gemacht, in den von GUSSENBAUER, KOCHER, LLOYD u. a. mitgeteilten Fällen
war die Diagnose Carcinom infolge der starken Epithelwucherung gestellt
worden, erst die Untersuchung des exstirpierten Organs ergab die wahre Natur
der Erkrankung.

Bei der Indikationsstellung für die Exstirpation müssen wir die der partiellen
von der der totalen getrennt betrachten. Die partielle ist angezeigt in den seltenen Fällen ausgedehnter einseitiger Erkrankung mit Beteiligung eines oder
mehrerer Knorpel oder einseitiger Tumorbildung vorausgesetzt, daß der Lungenbefund günstig ist, und daß das Allgemeinbefinden die eingreifende Operation,
die stets unter Lokalanästhesie gemacht werden sollte, zuläßt.

Die Totalexstirpation ist auf diejenigen Fälle zu beschränken, bei denen bei
günstigem Lungenbefund eine sehr ausgedehnte tuberkulöse Erkrankung der
Schleimhaut vorhanden, besonders wenn es zur Perichondritis mit Absceßbildung und Nekrose gekommen ist. Selbst bei Durchbruch nach außen mit
Fistelbildung kann die Operation versucht werden.

Die einzigen, die über ein größeres Material von Kehlkopfexstirpationen
bei Tuberkulose verfügen sind GLUCK und SÖRENSEN, die sie 20mal ausführten,
sie berichten über einen Todesfall nach der Operation durch Tuberkulöswerden
der Wunde, über 4 Dauerresultate, bei denen auch der Lungenprozeß zum

Stillstand gekommen ist, und die noch 12, $4^1/_2$, 4 und 3 Jahre nach der Operation geheilt waren. 3 starben nach länger als 2 Jahren an Lungen- oder Darmtuberkulose, die übrigen 12 starben innerhalb des ersten Jahres. Die beiden partiell Resecierten wurden geheilt.

Diese Resultate sind so günstig, daß sie zur Ausführung der beiden Operationen ermutigen können, ich glaube aber, daß man sie nicht ohne weiteres verallgemeinern kann. GLUCK und SÖRENSEN haben eine ganz besondere Übung in der Kehlkopfchirurgie, so daß sie noch Eingriffe mit Erfolg ausführen können, die dem weniger Erfahrenen sicherlich Mißerfolge einbringen würden.

1e. *Eingriffe am Nervus laryngeus superior und inferior.*

A. Nervus laryngeus superior.

Injektionen und Neurotomie. FREY als erster verwendete die Leitungsanästhesie des Nervus laryngeus superior bei der Dysphagie der Kehlkopftuberkulösen, er bediente sich des Cocains zur Injektion.

Die *Technik der Einspritzung* ist einfach. BRAUN sagt: „Man sticht eine Hohlnadel mittlerer Länge in der Mittellinie zwischen Schildknorpel und Zungenbein unter die Haut, hierauf in das Lig. thyreohyoideum, führt sie in diesem bis in die Nähe des großen Zungenbeinhorns vor, welches man sich durch einen aufgelegten Finger kennzeichnet und infiltriert das Ligamentum. FREY empfiehlt ein etwas anderes Verfahren: „Wir orientieren uns zunächst durch Palpation über die Lage des großen Zungenbeinhorns und des oberen hinteren Endes des Schildknorpels an der linken Halsseite. Dies gelingt in allen Fällen leicht. Während die linke Hand den ganzen Kehlkopf etwas nach vorn entgegendrückt, wird die feine Hohlnadel unter den üblichen aseptischen Kautelen etwas unterhalb der Mitte zwischen den beiden markierten Punkten senkrecht zur Haut medialwärts eingestochen. Bei der Durchstechung des Platysma wird die Nadel genau horizontal medialwärts geführt. Nach der Durchstechung dieses Muskels, den man als etwas festere Resistenz empfindet, ist es nicht mehr nötig, den Kehlkopf von der anderen Seite entgegenzudrücken. In diesem Moment hatten wir fast immer den Eindruck, die Nadel befinde sich in einem freien Raum. Es ist dies der Raum, hinter dem Musc. thyreohyoideus, der medial begrenzt wird durch die Membrana thyreohyoidea. Die Spitze befindet sich jetzt in einer Tiefe von 1 cm unter der Haut." CHIARI und CARL B. SCHRÖDER raten, die Nadel seitlich von der Incisura thyreoidea auf den Schildknorpel einzustoßen, seinen oberen Rand aufzusuchen und dann parallel der Haut die Lösung einzuspritzen. R. HOFFMANN läßt die $1—1^1/_2$ cm weit eingeführte Nadel vorsichtig bewegen bis der Patient über einen heftigen, nach dem Ohr ausstrahlenden Schmerz klagt und dann injizieren. Bei dem Vorgehen nach HOFFMANN hat man die größte Sicherheit, den Nerven wirklich zu treffen.

Das Cocain ist für die Injektion allgemein verlassen und durch seine weniger giftigen Ersatzmittel, besonders das *Novocain*, verdrängt. Dieses Verfahren hat den Nachteil der nur allzukurzen Dauer der Schmerzlosigkeit. Meist schon nach ganz wenig Zeit stellen sich die Schlingbeschwerden wieder in alter Stärke ein. Sehr viel länger wirksam sind die zuerst von RUDOLF HOFFMANN empfohlenen Alkoholinjektionen, zu denen er erwärmten $85^0/_0$igen Alkohol verwendet. NILS ARNOLDSEN spritzt 10 ccm Alkohol ein, er hält die große Dosis für ungleich besser als kleinere, während CETRANGOLO 2 ccm Alkohol mit Cocain verwendet und die Injektion im Bedarfsfall wiederholt.

Neurotomie. AVELLIS machte in einem Fall mit sehr schweren Kehlkopferscheinungen die doppelseitige *Resektion des Nervus laryngeus superior* in zwei Sitzungen. CELLES schlägt vor, die Art. thyreoidea superior aufzusuchen, sie bis zum Abgang der Art. laryngea superior zu verfolgen, neben der der Nervus laryngeus superior verläuft. Die Neurotomie soll in vorgeschrittenen, meist hoffnungslosen Fällen mit sehr heftigen Schluckschmerzen und häufigem Verschlucken noch Gutes leisten, so sah TELLER nicht nur ein Verschwinden der Schmerzen, sondern sogar manchmal einen Rückgang der Ödeme, eine Beobachtung, die OTTO MAGER auf Grund von 10 von ihm operierten Fällen bestätigt. Er macht darauf aufmerksam, daß die Lokalanästhesie für die Operation durch vorherige Alkoholinjektionen erschwert wird. Häufig stellt sich nach der Neurotomie Verschlucken ein, das sich aber beim Sitzen mit etwas nach vorn übergebeugtem Oberkörper, Kopf an die Brust, vermeiden läßt, nach MAGER schwindet das Verschlucken nach einigen Tagen.

Der Erfolg der Neurotomie ist in den meisten Fällen symptomatisch günstig, allerdings blieb er bei zwei von den 10 MAGERschen Fällen aus. Auf den Verlauf der Larynxphthise hat weder die Leitungsanästhesie des Nerv. laryngeus superior noch seine Durchschneidung einen Einfluß, beide Eingriffe dienen nur der Schmerzlinderung, also letzten Endes der Euthanasie.

Die Indikation ist für beide Eingriffe die gleiche; in Fällen, in denen mit den üblichen äußeren und inneren Mitteln, mit antiphlogistischer Behandlung und Narkoticis die Dysphagie nicht zu beheben ist, hat man die Wahl zwischen ihnen. Ich bin immer mit den Alkoholeinspritzungen ausgekommen und möchte sie für alle schweren Fälle warm empfehlen, versagen sie einmal ausnahmsweise, so hat man sicher den Nerven nicht getroffen, eine erneute Injektion führt dann meist zum Ziel.

1 β) *Nervus laryngeus inferior.*

Anstatt der Tracheotomie schlägt LEICHSENRING die operative Lähmung des Recurrens zur Ruhigstellung des Kehlkopfes vor, er hat in 9 Fällen den Nerven freigelegt und dann durch *Quetschung oder Durchschneidung* leitungsunfähig gemacht. v. D. HUTTEN schlägt die Vereisung des Recurrens zur Erreichung der Leitungsunterbrechung vor. Die technische Ausführung der Operation ist einfach, man geht wie bei der Tracheotomie auf den Ringknorpel und den ersten Trachealring vor und legt den Winkel zwischen Trachea- und dem Ringknorpel frei. An seiner Spitze unter einem Sehnenbande, das vom unteren Rande des Schildknorpels zur Schilddrüsenfaszie verläuft, liegt der Nervus recurrens.

Nach Quetschung des Nerven mit einer Arterienpinzette stellt sich seine Funktion nach 2, nach Durchschneidung nach 5—6 Monaten wieder her. Trotz der Lokalanästhesie ist die Durchschneidung des Nerven schmerzhaft, was LEICHSENRING als Beweis für das Vorhandensein sensibler Fasern im Recurrens ansieht. Sofort nach der Durchschneidung konnte LEICHSENRING Kadaverstellung der Stimmlippen feststellen.

Das Resultat der Operation war in 7 von 9 Fällen eine Besserung, einmal wurde der Nerv nicht aufgefunden, ein poliklinischer Fall entzog sich der Beobachtung.

LEICHSENRING hält bei vorwiegend einseitiger, nicht zu ausgedehnter Erkrankung den Eingriff, dessen Ungefährlichkeit er betont, für indiziert. Eine stärkere Gefährdung der nicht gelähmten Seite durch Überanstrengung konnte klinisch nicht festgestellt werden.

In einer zweiten Arbeit empfiehlt LEICHSENRING statt der operativen Freilegung des Nerven die *perineurale Alkoholinjektion.* Er sticht eine feine 6 cm lange BRAUNsche Nadel seitlich hart neben dem 1. Trachealring bis auf die Wirbelsäule ein, zieht sie 1 cm zurück und injiziert 1 ccm 80%igen Alkohol mit etwas Novocain. Nach wenigen Minuten ist die Recurrenslähmung ausgebildet.

Spiess und Blumenfeld lehnen die Leichsenring-v. d. Hüttensche Methode ab, weil sie *nur* den motorischen Nerven trifft und weil durch die Lähmung des motorischen Nerven der Hustenmechanismus gestört wird, der für die tuberkulöse Lunge von allergrößter Bedeutung ist.

Die Zahl der uns zu Gebote stehenden Heilmittel und Behandlungsmethoden bei der Larynxphthise ist groß, je mehr wir uns mit ihnen vertraut machen, je mehr wir es lernen, ihre Wirkungsweise und Wirkungsmöglichkeit zu beurteilen, desto besser werden wir individualisieren, desto besser im einzelnen Falle die Indikation für ihre aussichtsvolle Anwendung stellen können. Ein Schematisieren bei der Behandlung der Larynxphthise ist ganz unmöglich, dic ganze Erfahrung und Kunst des Arztes ist nötig, um bei dieser schweren Krankheit die bestmöglichen Resultate zu erreichen.

L. Kehlkopftuberkulose und Gravidität.

Eine allgemein bekannte Tatsache ist der Einfluß der Menstruation auf den tuberkulösen Kehlkopf. Ebenso wie man eine deutliche Einwirkung der Menses auf die Nasenschleimhaut beobachten kann — ich erinnere an die häufigen Nasenblutungen und an die Schwellung der Muscheln — kann man auch im tuberkulösen Kehlkopf während der Periode Veränderungen feststellen, die sich in stärkerer Rötung und Schwellung dokumentieren. Fast immer gehen diese Erscheinungen wieder zurück, nur selten tritt im Anschluß daran, wie in von Bayer beschriebenen Fällen, eine Verschlechterung des Kehlkopfbefundes ein.

Auch bei schwangeren Frauen gehören Veränderungen im Kehlkopf nicht zu den Seltenheiten wie Hofbauer, Erwin Meyer und Imhofer nachgewiesen haben. Ob die Veränderungen an der Hinterwand, die Meyer bei zahlreichen Schwangeren gefunden hat, oder ob die vasodilatatorische Hyperämie, wie Imhofer meint, für den schnellen Verlauf der Tuberkulose bei der Gravidität verantwortlich gemacht werden muß. ist nicht einwandfrei festgestellt. Die Tatsache aber, daß die Schwangerschaft eine überaus gefährliche Komplikation der Larynxphthise darstellt, ist seit der ersten Veröffentlichung A. Kuttners durch zahlreiche Beobachter wie Godsesen, Imhofer, Kehrer u. a. bestätigt worden. Die Schwangerschaft läßt eine Kehlkopftuberkulose entstehen, eine latente manifest werden, oder eine vorhandene schnell fortschreiten. Eine Besserung oder auch nur ein Stillstand des Prozesses kommt während der Gravidität kaum vor, meist breitet sich die lokale Erkrankung aus bei gleichzeitiger Verschlechterung des Allgemeinbefindens. Oft halten sich die Frauen, wenn auch in recht elendem Zustand bis zur Niederkunft, um dann schnell zugrunde zu gehen. Kuttner berechnet die Mortalität kurze Zeit nach der Niederkunft auf 93%, auch die Kinder starben fast immer bald nach der Geburt.

Um diesen ungünstigen Ausgang zu verhüten, gibt es nach der übereinstimmenden Ansicht aller Autoren nur einen Weg, die möglichst frühzeitige Unterbrechung der Schwangerschaft. Der künstliche Abort darf aber nur innerhalb der ersten fünf Monate eingeleitet werden, bei weiter vorgeschrittener Gravidität ist von einer Unterbrechung abzusehen, da die künstliche Frühgeburt bei Kehlkopftuberkulösen fast immer zu einem schnellen Fortschreiten des Larynxprozesses, zu Kräfteverfall und zum Tode führt. Kehrer empfiehlt bei Kehlkopf- und Lungentuberkulose im II. Stadium in der ersten Hälfte der Schwangerschaft die abdominale Exstirpation des Uterus gravidus, der Ovarien und der Tuben in Sakralanästhesie, in der zweiten Hälfte hält er die Unterbrechung für zwecklos, da über 90% im Wochenbett nach der künstlichen

Frühgeburt starben. Die primäre Larynxtuberkulose hält er am Ende der
Gravidität für prognostisch günstiger quoad vitam als in der ersten Hälfte.
Auch im letzteren Fall ist die Schwangerschaftsunterbrechung anzuraten.

Stenoseerscheinungen mit Erstickungsanfällen kommen gegen Ende der
Schwangerschaft und während der Entbindung häufig vor, sie führen oft zur
Tracheotomie. Der Vorschlag, bei Graviden mit Kehlkopftuberkulose die
prophylaktische Tracheotomie auszuführen, erscheint mir unzweckmäßig,
richtiger ist es, in derartigen Fällen die Operation vorzubereiten, um sie bei den
ersten Anzeichen der Schweratmigkeit ohne Aufschub ausführen zu können.

IV. Tuberkulose der Luftröhre.

An der Luftröhre müssen wir die eigentlichen tuberkulösen Erkrankungen
der Schleimhaut von den bei Phthisikern auftretenden Veränderungen unterscheiden.

A. Tuberkulöse Erkrankungen der Luftröhre.

Die *eigentlichen tuberkulösen Erkrankungen der Trachea* sind niemals primär
festgestellt worden, sie sind stets sekundär bei Lungen- und Kehlkopfaffektionen.
Gewöhnlich entwickeln sie sich erst im vorgeschrittenen Stadium der Lungenphthise bei ausgedehnter Beteiligung des Larynx, häufig sogar erst sub finem
vitae. Die Folge davon ist, daß die Trachealerkrankung vollständig gegen die
Symptome der Kehlkopftuberkulose zurücktritt. Der klinische Nachweis der
Tuberkulose der Luftröhrenschleimhaut ist oft nicht möglich, weil die Veränderungen im Kehlkopf, die Infiltrate, Ulcerationen und Granulationen oder
die Abduktionsbeschränkung der Stimmlippen, die indirekte Untersuchung
verhindern und weil die Tracheoscopia directa bei den kachektischen Patienten,
die schon durch ihre Kehlkopferkrankung schwer leiden, nicht ausführbar ist.
Bei der Sektion finden sich fast regelmäßig bei den an Lungen- und Kehlkopfphthise Verstorbenen mehr oder weniger ausgedehnte Veränderungen in der
Luftröhre. Die Form, unter der die Trachealtuberkulose auftritt, ist: Miliare
Knötchen. Infiltrat, Geschwür und Perichondritis.

Miliare Knötchen finden sich sowohl an der membranösen Hinterwand wie
im knorpligen Teil, sie sind entweder dicht unter dem Epithel oder oberhalb der
Drüsenschicht gelagert.

Die *Infiltrate* bevorzugen im allgemeinen die Hinterwand, sie entwickeln
sich aber auch im knorpligen Abschnitt. Selten erreichen sie große Ausdehnung,
so daß Stenosen zu den Ausnahmen gehören. HEINZE und SCHECH berichten
allerdings über Fälle, in denen eine deutliche Verengerung des Tracheallumens
bei der Autopsie festgestellt werden konnte.

Die *tuberkulösen Geschwüre* der Trachea treten selten solitär auf, fast immer
findet man eine größere Zahl kleiner Ulcera, die noch deutlich ihre Entstehung
aus miliaren Knötchen erkennen lassen. Durch Zusammenfließen der kleinen
Geschwüre oder durch den Zerfall ausgedehnter Infiltrate bilden sich große
Geschwürsflächen, die in ihrem Aussehen namentlich in der Beschaffenheit
ihres Grundes und ihrer Ränder vollständig den Kehlkopfulcerationen gleichen.
Häufig durchsetzen die Geschwüre die ganze Dicke der Schleimhaut und führen
zur Perichondritis. Man sieht dann am Grunde die freiliegenden Knorpel,
die häufig auch der Zerstörung verfallen. In derartigen Fällen ragen die rauhen
Enden der Knorpelringe in das Geschwür hinein und lassen einen mehr oder
weniger großen Knorpeldefekt erkennen.

Die *Prognose der Trachealtuberkulose* ist fast immer infaust, weil sie sich,
wie oben erwähnt, im letzten Stadium der Lungen- und Kehlkopfphthise

entwickelt. Da sie sich aus den oben erwähnten Gründen meist der klinischen Beobachtung entzieht, ist sie eigentlich niemals das Objekt lokaltherapeutischer Eingriffe. Nur in den seltenen Fällen, in denen mit dem Kehlkopfspiegel Geschwüre der Luftröhrenschleimhaut erkannt werden, die als Ursache für heftige Hustenanfälle anzusprechen sind, kann eine vorsichtige Einträuflung von Mentholöl bzw. die Anwendung von Anästhesin (s. o.) durch die geöffnete Glottis etwas Erleichterung bringen.

B. Verengerung und Verlagerung der Luftröhre bei Phthisikern.

Verbiegungen und *Verlagerungen* der Trachea kommen bei chronischer Lungentuberkulose gar nicht selten vor, wie unter anderen ARMAND DELILLE und LAUTRY und S. BLOCH hervorgehoben haben. Bei Schrumpfungen einer Thoraxhälfte erfolgt die Verlagerung nach der geschrumpften, bei Pneumothorax nach der gesunden Seite. Tracheoskopisch und röntgenographisch läßt sich die Verlagerung ohne weiteres feststellen.

Tuberkulöse, peritracheale und peribronchiale Lymphdrüsen können *Kompressionen* verursachen, die entweder an der seitlichen Wand, besonders am unteren Teil durch Vorwölbung oder an der Bifurkation durch Abplattung des Sporns tracheoskopisch erkennbar sind. Kommt es in den Drüsen zur Erweichung, so kann ein Durchbruch nach der Luftröhre eintreten, der entweder zum Tode führt, wie PFEIFFER bei einer größeren Zahl (24) feststellen konnte, oder es kann nach RIEBOLD und MANN zur Heilung mit pigmentierter Narbe kommen, endlich kann durch endotracheale Behandlung durch Entfernung der Granulationen und der käsigen Massen Heilung erreicht werden, wie in den Fällen von MANN, PAUNZ und WINTERNITZ, NOWOTNY, HIRSCHLAND u. a. Ein gleichzeitiger Durchbruch nach der Trachea und dem Oesophagus wurde von RIEBOLD beobachtet. Den Versuch, eine tuberkulöse Trachealstenose durch Bougierung zu heilen, machte HERMANN v. SCHRÖTTER mit gutem Erfolg, GUISEZ konnte durch die Tracheotomie den Erstickungstod abwenden.

V. Tuberkulose und Lupus der Nase.

A. Geschichte [1].

Die Tuberkulose der Nasenhöhle ist erst seit etwa 50 Jahren bekannt. Noch 1876 schreibt MICHEL in „Die Krankheiten der Nasenhöhle", daß er noch nie ein Geschwür in der Nase gesehen habe, das nicht syphilitisch gewesen wäre. Das Übergreifen des Lupus auf die Schleimhaut war bekannt, es wurde aber von den Rhinologen nur wenig beachtet, weil die Lupuskranken meist erst ärztliche Hilfe in Anspruch nahmen, wenn sich auf der äußeren Haut Veränderungen zeigten. Da der Nasenlupus lange fast symptomlos verläuft, vor allen Dingen keine Schmerzen und meist keine Atemstörungen macht, sondern nur Erscheinungen herbeiführt, die von den Kranken als „etwas Schnupfen" empfunden werden, so tritt diese Lokalisation völlig in den Hintergrund, der Patient sucht nicht den Nasenarzt, sondern den Dermatologen auf, der naturgemäß der Erkrankung der äußeren Bedeckung die Hauptaufmerksamkeit zuwendet. Daß bei dieser Sachlage die Frühformen des Lupus in der Nase, besonders aber die primären Formen nicht bekannt waren, ist nur natürlich; es ist um so verständlicher, als auch die Technik der Nasenbesichtigung, die Rhinoskopie, nicht geübt wurde. Auch am Leichenmaterial wurde die Nasenhöhle nur selten untersucht, ein Mangel, dem auch heute trotz der sehr brauchbaren Technik HARKES der Autopsie der Nase nicht abgeholfen ist, ist es mir doch nicht gelungen, auch nur in einer der pathologischen Sammlungen in Berlin ein Präparat von Nasentuberkulose aufzufinden! Die ersten Bemerkungen über den primären Lupus der Nasenschleimhaut finden sich bei CAZE-

---

[1] Ich gebe die Geschichte nur kurz, da sie ausführlich bei GERBER: „Tuberkulose und Lupus der Nase" im HEYMANNsschen Handbuch, dessen Darstellung ich hier benutzt habe, eingesehen werden kann.

NAVE 1847 und bei WERNHER, auch ROSER bespricht ihn ausführlich. Seit dieser Zeit häufen sich die Mitteilungen, ich erwähne die Arbeiten von DRACHE, MOINEL, DOUTRELEPONT, RAUDNITZ, COZZOLINO, BLOCH, PONTOPIDAN, HUTCHINSON, BREDA, BENDER-NONNENHOF u. a. Im Jahre 1889 konnte RAULIN 24 Fälle von primären Nasenschleimhautlupus zusammenstellen.

Die Veröffentlichungen über Nasentuberkulose sind noch spärlicher, die erste stammt aus dem Jahre 1810 von BAYLE, 1856 erwähnt WILLIGK *eine* tuberkulöse Septumaffektion, die er bei 476 Autopsien tuberkulöser Leichen gefunden hatte, endlich 1877 erfolgte die erste Veröffentlichung zweier *klinischer* Beobachtungen von Nasentuberkulose durch LAVERAN. Jetzt folgte eine große Reihe von Publikationen. Seit dem Jahre 1882 trat die Frage der Nasentuberkuloe durch die KOCHsche Entdeckung des Tuberkelbacillus in ein neues Stadium. Die tuberkulöse Natur des Lupus wurde bakteriologisch und durch Impfversuche festgestellt, nachdem bereits vorher von FRIEDLÄNDER 1874 und SCHÜLLER seine histologische Identität mit der Tuberkulose hervorgehoben war.

Die Nasentuberkulose gehört zu den seltenen Erkrankungen, das bestätigen auch die wenigen Berichte von Sektionsergebnissen. WILLIGK fand, wie schon erwähnt, ein Geschwür der Nasenscheidewand unter 476 tuberkulösen Leichen, WEICHSELBAUM unter 146 zwei tuberkulöse Nasenaffektionen, E. FRÄNKEL unter 50 keine, ZUCKERKANDL bei dem großen Tuberkulosematerial der Wiener Seciersäle nur *einen* Fall von Nasentuberkulose, HARKE endlich unter 49 einen. Dem entsprechen auch die klinischen Befunde. GERBER gibt an, unter 1052 Nasenkranken $0,28\%$ von Tuberculosis narium gesehen zu haben. CHIARI beobachtete unter 24 410 Kranken sogar nur $0,14\%$ Nasentuberkulose, LEVY stellte 1% Nasentubernulose unter seinen Fällen fest, PIFFL $0,44\%$. Wie wir bei Tuberkulose und Lupus des Kehlkopfs (S. 87 u. 99) ausführlicher erörtert haben, ist das klinische Bild des Lupus auf der äußeren Haut ein charakteristisches, auf der Schleimhaut verwischen sich aber, wie KILLIAN betont, die Verschiedenheiten von den tuberkulösen Veränderungen sehr schnell, selbst bei gleichzeitigem Vorkommen mit Hautlupus verschwinden die Knötchen auf der Schleimhaut sehr bald. Der Unterschied zwischen den als Lupus bezeichneten Fällen und den als Tuberkulose diagnostizierten liegt eigentlich ausschließlich im Verlauf, bei ersteren ist er mehr schleichend, langsam zerstörend, sich über Jahre hinziehend, während er bei den letzteren rasch fortschreitet und schnell zerstört. Eine strenge Trennung beider Formen ist klinisch nicht möglich, da alle Übergänge im weiteren Verlauf beobachtet werden. Die strenge Trennung zwischen Lupus und Tuberkulose erscheint mir daher, wie heut fast allen Autoren für die Nase ebensowenig am Platze zu sein, wie bei den übrigen Abschnitten der oberen Luftwege. HAJEK, ZARNIKO, HOLLÄNDER, FEIN, PIFFL u. a. machen zwischen Lupus und Tuberkulose der Nase keinen Unterschied, während von den neueren Autoren AMERSBACH an dem Begriff Schleimhautlupus festhält.

B. Ätiologie.

In früheren Zeiten wurde der *Lupus* von vielen Forschern mit der *Skrofulose* in engen ätiologischem Zusammenhang gebracht, eine Anschauung, deren Berechtigung durch den Nachweis des Tuberkelbacillus bei einem großen Teil der skrofulösen Erkrankungen später erwiesen wurde. Es besteht unzweifelhaft eine enge Beziehung zwischen *Skrofulose, Lupus und Tuberkulose*, sie *sind ätiologisch identisch, Wirkungen ein und desselben Krankheitserregers*, dessen verschiedene Äußerungen wir durch die Unterschiede in der Virulenz bei verschiedenen Stämmen oder durch die individuelle Widerstandsfähigkeit der betroffenen Person und der verschiedenen Organe und Gewebe ein und desselben Individuums erklären müssen. Vor allen Dingen ist die Form der Tuberkulose abhängig von dem Stadium der Allgemeininfektion. Im zweiten Stadium herrscht, wie wir (S. 87 u. 99) gesehen haben, der Lupus vor, während im 3. Stadium die Schleimhauttuberkulose sich entwickelt.

Die hereditäre Belastung spielt auch bei der Nasentuberkulose eine große Rolle, sie selbst wird zwar nicht vererbt, wohl aber die Disposition, d. h. eine schwache gegen tuberkulöse Infektion nicht widerstandsfähige Konstitution. Die statistischen Angaben, die wir in der Literatur über die Zahl der hereditär Belasteten bei Nasentuberkulose finden, schwanken in so weiten Grenzen (10% RAUDNITZ, $86,68\%$ SACHS), daß sie zur Klärung der Frage kaum beitragen können.

Die *Infektion der Nase* mit Tuberkelbacillen kann auf verschiedene Weise zustande kommen; die Krankheitserreger können von außen her in die Nase eindringen — primäre Nasentuberkulose — oder sie können dem Organismus selbst entstammen — sekundäre.

Die Infektion durch der *Einatmungsluft* beigemischte Keime spielt in der Nase nur eine untergeordnete Rolle; werden Bacillen in die Nase geatmet, so werden sie fast immer durch die die Schleimhaut bedeckende Schleimschicht eingehüllt und durch die Flimmerbewegung des Epithels oder durch Schneuzen und Nießen herausbefördert, ehe sie Zeit zum Eindringen in die Tiefe haben; nur bei vorhandenen Epithelverletzungen oder tieferen Geschwüren ist die Gelegenheit zum Haften und damit zur Entstehung einer Tuberkulose gegeben. Eine ungleich größere Bedeutung für das Zustandekommen der primären Nasentuberkulose kommt dem *kratzenden Fingernagel* zu. Wir sehen gar nicht selten den ersten tuberkulösen Herd bei einem bis dahin gesunden Menschen am vorderen Abschnitt des Septum, seltener am vorderen Ende der unteren Muschel. Auf den Zusammenhang dieser Infektion mit Rhinitis ant. sicca hat ROCKEN-BACH hingewiesen. Die Patienten versuchen es, die vorn am Septum sitzende Borke mit dem Nagel abzulösen, sie verletzen dabei das Epithel und impfen die unter ihrem Nagel sitzenden Keime in die Schleimhaut ein, handelt es sich um einfache Entzündungserreger, so entsteht das Ulcus septum perforans, sind Tuberkelbacillen im Nagelschmutz vorhanden — DIEUDONNÉ gelang, wie schon oben erwähnt, bei 2 von 15 Kindern der Nachweis von Tuberkelbacillen unter den Nägeln —, so entwickelt sich eine Tuberkulose. RUDOLF FISCHL beobachtete ein tiefes Ulcus mit aufgeworfenen Rändern als tuberkulösen Primäreffekt an der Nasenschleimhaut eines Säuglings, bei dem die Infektion durch die schmutzigen Finger der Wärterin zustande gekommen war. PIFFL fand eine Septumtuberkulose bei einem 30jährigen Mann, der eine tuberkulöse Erkrankung am linken kleinen Finger hatte, eine Beobachtung, die der von BOYLAN mitgeteilten entspricht, in der gleichfalls ein erkrankter Finger als Infektionsquelle für die Nasentuberkulose angesehen werden mußte. BAGINSKY und SCHECH sahen eine durch die Benutzung eines mit tuberkulösen Sputum verunreinigten Taschentuchs entstandene Nasentuberkulose. Die Empfänglichkeit für die Impftuberkulose am vorderen Septumabschnitt dürfte zum Teil wenigstens mit der bei Verbiegung des vordersten Teils der Nasenscheidewand beobachteten Epithelveränderung bzw. epidermoidalen Umwandlung der Schleimhaut in Verbindung stehen.

Die primäre tuberkulöse Erkrankung der Nase ist jedenfalls ungleich häufiger als die primäre des Kehlkopfs, sie zeichnet sich gewöhnlich durch die relative Gutartigkeit ihres Verlaufs aus.

Die Frage, ob die lupöse Erkrankung der Nase häufiger als Folge des Hautlupus auftritt oder ob das umgekehrte Verhalten die Regel sei, wird verschieden beantwortet. Wir haben bereits erwähnt, daß von zahlreichen Autoren auf das primäre Vorkommen des Nasenlupus hingewiesen ist, und daß zahlreiche einschlägige Beobachtungen in der Literatur niedergelegt sind, aber die entgegengesetzte Anschauung wird auch vertreten, so sagt MYGIND, daß der Hautlupus primär, der intranasale in der Regel sekundär auftritt, während FORCHHAMMER die Häufigkeit des primären Schleimhautlupus betont. Auch nach FERNET und PAUL LAURENS geht der endonasale Lupus dem der äußeren Nase voran. Der Ansicht BLUMENFELDS, daß die Feststellung einer primären Nasentuberkulose klinisch kaum möglich ist, kann ich mich nicht anschließen, da primär hier nur heißt, daß anderweitige tuberkulöse Erkrankungen bei den betreffenden Kranken nicht nachweisbar sind. Wenn man anderweitige tuberkulöse Lokalisationen sicher ausschließen will, muß man allerdings bis zur Autopsie warten, in diesem Sinne primäre Nasentuberkulose ist nur in einem Fall von DEMME und in dem von GHON und TIEPLAN nachgewiesen.

Die *sekundäre Erkrankung* der Nase an Tuberkulose kann auf verschiedene Weise entstehen, sie kann entweder von der Rachentonsille aus fortgeleitet oder von der Lunge aus durch das Sputum oder auf dem Blut- oder Lymphwege in die Nase übertragen sein. Bei dem letzteren Infektionsmodus handelt es sich meist um Phthisiker im vorgeschrittenem Stadium. E. D. D. DAVIS beschreibt einen Fall, in dem der Lupus zuerst den Kehlkopf ergriffen hatte, von da auf die Nase und später auf die Alveole und den Gaumen übergegangen war.

C. Geschlecht und Alter.

Alle Beobachter stimmen darin überein, daß bei der Nasentuberkulose das *weibliche Geschlecht überwiegt*, besonders auffallend ist dieses Verhältnis bei den Statistiken, die sich auf lupöse Erkrankungen beziehen, aber auch bei den als Tuberkulose bezeichneten ist eine stärkere Beteiligung der Frauen erkennbar. MYGIND fand unter 129 Patienten 36 Männer (27,91%) und 93 Frauen (72,09%); LOCKARD fand 34,4% Männer und 65,6% Frauen bei Lupus; 30,8% Männer, 69,2% Frauen bei Nasentuberkulose; PIFFL berechnet 25% Männer : 75% Frauen sowohl für den Nasenlupus wie für die Nasentuberkulose. Bei HASSLAUER betreffen $^2/_3$ der von ihm gesammelten 81 Fälle von Nasentuberkulose das weibliche Geschlecht. STOERCK fand unter 20 Patienten mit Nasentuberkulose 4 Männer (20%), 16 Frauen (80%), nur bei den BERMANNschen Fällen ist das Verhältnis umgekehrt, nämlich 15 Männer und 13 Frauen. HARMER will das Geschlecht in zweifelhaften Fällen zur Sicherung der Differentialdiagnose verwerten.

Die tuberkulösen Erkrankungen der Nasenschleimhaut kommen in jedem *Alter* vor, sie werden beim Säugling beobachtet, finden sich bei Kindern und sind am häufigsten in der Pubertätszeit, aber auch jenseits des 25. Jahres ist Nasentuberkulose festgestellt worden, ja nach GERBER soll sogar der größte Teil der Fälle zwischen dem 25. und 60. Lebensjahre vorkommen. PIFFL sah die Nasentuberkulose am häufigsten im dritten und vierten Dezennium.

D. Verlauf.

Der *Verlauf* der Nasentuberkulose ist fast immer über viele Jahre ausgedehnt, ein schnelles Fortschreiten des Prozesses ist selten, häufig bleibt er lange Zeit auf die Nase beschränkt, wenn auch eine Mitbeteiligung der regionären Lymphdrüsen nicht zu den Seltenheiten gehört. Auf die Beziehung zwischen Nasentuberkulose und Lupus der Haut und zwischen Nasentuberkulose und Skrofulose haben wir schon hingewiesen. Ein Übergreifen auf den Tränenapparat und die Conjunctiva kommt nicht selten zur Beobachtung. KURZAK weist auf schwere Augenkomplikationen bei Tuberkulose des Keilbeins hin; entweder durch eine mechanische Läsion oder durch Fortschreiten der Entzündung auf den Opticus tritt plötzlich eine Amaurose infolge von Sehnervenatrophie auf.

E. Pathologische Anatomie.

Pathologisch-anatomisch unterscheidet sich die Tuberkulose der Nasenschleimhaut gar nicht von der der anderen Schleimhäute, besonders der des Kehlkopfs (s. S. 88 ff). Die *Erscheinungsformen* der Tuberkulose sind in der Nase genau die gleichen wie im Kehlkopf, auch hier sehen wir miliare Knötchen, Infiltration, Tumor, Ulceration und Perichondritis und Periostitis sowie Chondritis und Ostitis, auch hier kommen die Formen einzeln und in der mannigfaltigsten Kombination vor. Die *Tuberkel* erscheinen in der Nase als graue bis gelbe, subepitheliale Knötchen verschiedener Größe. Bald kommt es in der Umgebung der Knötchen zu einer stärkeren Bindegewebswucherung, die die weitere Ausdehnung des Prozesses hindert und eine Neigung zur Abkapslung der Tuberkel und damit zur Vernarbung bedingt (Lupus). In die so gebildeten Narben finden sich Knötchen und käsige Herde eingeschlossen, die unter Umständen wieder aktiv werden und zu Rezidiven führen können. In anderen Fällen bildet sich in der Umgebung der Knötchen eine mehr oder weniger ausgedehnte Rundzelleninfiltration, neue Knötchen schießen auf, konfluieren, zerfallen und führen zu *Geschwüren*. Das *Infiltrat* dehnt sich nach der Fläche und nach der Tiefe aus, geht auf das Perichondrium und das Periost über, bringt Knorpel und Knochen zur Einschmelzung oder zur Nekrose und verursacht dadurch mehr oder weniger ausgedehnte Perforationen des Septum oder Knochenzerstörungen in den Muscheln oder an der lateralen Nasenwand.

In wieder anderen Fällen entstehen Tuberkelkonglomerate im Granulationsgewebe — *tuberkulöse Granulationen* —, die häufig als „*Tuberkulome*" oder „*Lupome*" bezeichnet werden. In ihnen lassen sich regelmäßig Tuberkelknötchen nicht selten mit zentraler Verkäsung nachweisen. In anderen Fällen tritt neben den Tuberkeln ein mehr fibröser oder papillomatöser Bau auf, *Fibroma* oder *Papilloma tuberculosum* — Fibro- bzw. Granulotuberkulom Manasses.

Tuberkelbacillen sind spärlich in den tuberkulösen Infiltraten und Tumoren vorhanden, nach Hajek findet man sie in den tieferen Teilen leichter als in den oberflächlichen. Der Bacillennachweis im Geschwürssekret ist dementsprechend nur selten möglich, ausgenommen sind nur diejenigen Fälle, in denen sich bei vorgeschrittener Phthise schnell eine Nasentuberkulose entwickelt. Häufig sieht man besonders bei der lupösen Form neben frischen Prozessen, besonders neben Infiltraten und Granulationen, Narben, die entweder fein strichförmig aussehen und nur schwer zu erkennen sind, oder ausgedehnte, derbe, die zu den verschiedensten Verwachsungen, Verziehungen und Formveränderungen des Naseninnern Veranlassung geben.

F. Symptomatologie.
a) Subjektive Beschwerden.

Die *subjektiven Beschwerden* bei den tuberkulösen Erkrankungen der Nase sind außerordentlich gering. Bei den Frühformen, die fast immer vorne am Septum lokalisiert sind, wird über ein gewisses *Spannungsgefühl* vorne in der Nase geklagt, das auf die Borkenbildung zurückzuführen ist, vollständig den Beschwerden bei der Rhinitis anterior sicca entspricht und den Patienten zum Bohren mit dem Finger zwecks Entfernung der Borken veranlaßt.

Eine Vermehrung der *Sekretion* infolge der tuberkulösen Schleimhauterkrankung kommt kaum vor, jedenfalls niemals in dem Maße, daß sie die Patienten dazu veranlaßt, ärztliche Hilfe in Anspruch zu nehmen. Erst in späteren Stadien, wenn ausgedehntere Abschnitte der Schleimhaut erkrankt sind, kommt es zu einer Veränderung der Absonderung meist im Sinne einer Hyposekretion mit Neigung zur Eintrocknung und Borkenbildung, die zu Trockenheitsgefühl in der Nase führt, seltener zu einer vermehrten Absonderung von schleimigem Eiter.

Im Frühstadium ist die *Nasenatmung* zunächst frei, erst bei stärkerem Wachstum der Granulationen oder tuberkulösen Tumoren und bei großen Infiltraten bildet sich eine langsam zunehmende Nasenverstopfung, die natürlich auch beobachtet wird, wenn große dicke Borken die Nasengänge verlegen, oder wenn Narben zu Synechien zwischen der unteren und mittleren Muschel und dem Septum oder zu Veränderungen im Naseneingang oder am Nasenboden mit Verengerung der betreffenden Nasenabschnitte geführt haben.

Bei den tuberkulösen Erkrankungen der unteren Muschel und des unteren Nasenganges klagen die Patienten regelmäßig über Tränenträufeln, wenn die Infiltration die nasale Ausmündungsstelle des Ductus lacrimalis verlegt. Tritt bei einem Menschen mehr oder weniger plötzlich Amaurose infolge Sehnervenatrophie unklarer Herkunft auf, so muß man, wie H. KURZAK betont, an eine Tuberkulose des Keilbeins denken.

Blutungen aus der Nase kommen bei Nasentuberkulose häufiger vor, sie sind die Folge von Ulcerationen am Septum oder von Tumoren, die stets zur Hämorrhagie neigen und oft schon bei leichter Berührung, aber auch ohne nachweisbare Ursache zu bluten beginnen.

b) Objektiver Befund.

Der *rhinoskopische Befund* richtet sich nach der Lokalisation und der Form der tuberkulösen Veränderung. Nach der übereinstimmenden Beobachtung aller Autoren ist der häufigste Sitz besonders im Beginn der Nasentuberkulose der *vordere knorplige Abschnitt des Septum,* während der knöcherne Teil der Nasenscheidewand nur selten erkrankt, in späteren Stadien sieht man ein Übergreifen auf das Septum osseum. Bei der Syphilis ist das Verhalten umgekehrt, bei ihr treten die Erscheinungen — gummöse Infiltrate und Ulcerationen — stets an der knöchernen Scheidewand zuerst auf, so daß aus der Verschiedenheit der Lokalisation wichtige differentialdiagnostische Anhaltspunkte gewonnen werden können.

Am Septumknorpel gewöhnlich an der als Locus Kieselbachii beschriebenen Stelle, mitunter noch weiter nach vorne, erscheint die Tuberkulose als Knötchenbildung, als Infiltrat, als Tumor oder als Ulceration. Am seltensten sieht man die Knötchenbildung, die nach MYGIND nur in 18,9% der tuberkulösen Erkrankungen der Septumschleimhaut beobachtet wird, während er die Gesamtzahl der Septumerkrankungen auf 77,3% berechnet. Die Knötchenbildung findet man gewöhnlich auf beiden Seiten, sie führt zu einer geringen Sekretion mit Neigung zur Borkenbildung. Um die Knötchen zu erkennen und zur Unterscheidung von der Rhinitis anterior sicca muß man die die Schleimhaut bedeckende Borke vorsichtig durch Einlegen eines mit Öl oder H_2O_2 getränkten oder mit Salbe bestrichenen Tampons abweichen. Nach Loslösung der Borke sind die Knötchen mitunter nur schwer zu erkennen, sie werden deutlicher, wenn man die Schleimhaut durch vorsichtiges Bestreichen mit einer Sonde reizt. Die Infiltrate vorn am Spetum sind fast immer nach der Reinigung leicht zu erkennen, sie sind blaßrot mit eingesprengten Knötchen, ihre Oberfläche ist granuliert, sie gehen ohne scharfe Grenze in die Umgebung über. Reaktionserscheinungen in der Umgebung fehlen meist vollständig.

Bei großen diffusen Infiltraten kann das ganze Septum den Eindruck eines großen derben Tumors, der sogar die Nase auftreiben kann, machen, wie in einem von FINDER mitgeteilten Fall, in dem das ganze Naseninnere von leicht blutenden Massen ausgefüllt war, die zu einer Verbreiterung des Nasenrückens geführt hatte. In neuester Zeit habe ich einen ganz analogen Fall beobachtet. Eine Verwechslung mit den weiter unten zu besprechenden eigentlichen tuberkulösen Geschwülsten ist durch die Form der Schwellung besonders aber durch die Ausdehnung der Basis ausgeschlossen.

Das *Geschwür* vorn am Septum ist fast immer solitär, seine Form ist häufig wenig charakteristisch, weil beim Entfernen der Borken und des den Boden bedeckenden Sekretes der Geschwürsgrund gereizt wird. Charakteristisch ist gewöhnlich der Geschwürsrand, der infiltriert oder unterminiert sein kann.

Die drei bisher besprochenen Formen der Septumtuberkulose haben die Neigung zum Weitergreifen in die Tiefe gemeinsam , nur selten kommt es zur Narbenbildung ohne Perforation, fast immer erkrankt das Perichondrium und der Knorpel selbst, durch seine Zerstörung entsteht eine Perforation. Die Größe der Perforation ist sehr wechselnd von feiner punktförmiger Öffnung bis zum Defekt des ganzen Septum cartilagineum. Die Form der Perforation ist oval, kreisrund oder spaltförmig. Am häufigsten sind mittelgroße Öffnungen mit einem Höhendurchmesser von 1—2 cm; der Breitendurchmesser ist gewöhnlich etwas kleiner. Entsprechend der Häufigkeit der Erkrankung am Locus Kieselbachii ist auch der Septumdefekt meist an dieser Stelle zu finden. Dieser Sitz ist nicht charakteristisch für Tuberkulose, da auch die Perforation beim Ulcus septum perforans und bei den Gewerbekrankheiten, besonders bei der Perforatio septi der Arbeiter in Chromsäurefabriken die gleiche Lokalisation

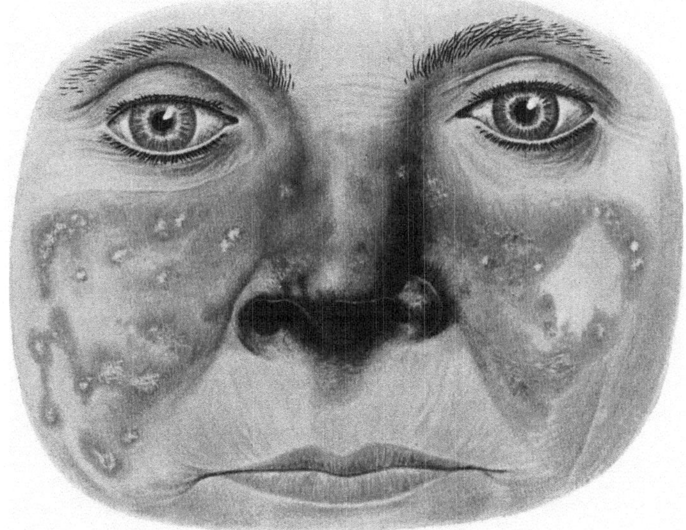

Abb. 26. Lupus der Wangen, der Nase und der Oberlippe. Zerstörung des Naseneingangs links.

aufweist. Nur ausnahmsweise sitzt das Loch weiter nach vorne, in ganz seltenen Fällen findet man den Defekt am freien unteren Knorpelrand, so daß seine vordere untere Begrenzung nicht von einer Knorpelbrücke, sondern vom Septum cutaneum gebildet wird. Ist gleichzeitig ein Lupus der äußeren Nase vorhanden, so kann auch das häutige Septum (Abb. 26) zerstört sein, dann liegt der angenagte Knochenrand frei (Abb. 27). Bei Zerstörung des ganzen Septum cartilagineum, einem allerdings seltenen Vorkommnis, entsteht auch eine Deformität der äußeren Nase, die Lorgnettenase (le nez en lorgnette der Franzosen), bei der die ihrer Stütze beraubte Nasenspitze wohl infolge des Narbenzugs in die Apertur einsinkt, so daß die knöcherne Begrenzung der Apertur wallartig hervorragt.

An der Perforation selbst finden sich keine charakteristischen Zeichen für die tuberkulöse Natur des Prozesses; um sie mit Sicherheit zu erkennen, müssen wir den Rand betrachten, der infiltriert ist und — allerdings nicht immer — Knötchenbildung erkennen läßt. Narben in der Umgebung der Perforation gehören nicht zu den seltenen Befunden.

Tritt ein *Geschwür* am Septum im dritten Stadium der Allgemeininfektion, im Verlauf einer bestehenden Lungen-, Kehlkopf- oder Darmtuberkulose auf, so ist der Verlauf meist ein viel schnellerer, es kommt zu Nachschüben durch immer wieder in der Umgebung aufschießende Knötchen, die verkäsen, zerfallen und eine rasche Vergrößerung des Ulcus herbeiführen. Schlaffe Granulationen am Grunde und an den Rändern, die auch wieder zerfallen, lassen in diesen ganz charakteristische Bilder entstehen.

Kommt es in einem sehr ausgedehnten Infiltrat zum Zerfall, so entstehen multiple Geschwüre, die entweder voneinander getrennt bleiben und zu mehrfachen Perforationen und Fisteln führen oder zu einem großen Ulcus konfluieren, das gleichfalls ein für Tuberkulose charakteristisches Aussehen besitzt.

Tuberkulöse Granulationsgeschwülste, die als Granulome, tuberkulöse Fibrome (KÖNIG), als Polypus luposus (DOUTRELEPONT), als Tuberkulome (ESMARCH),

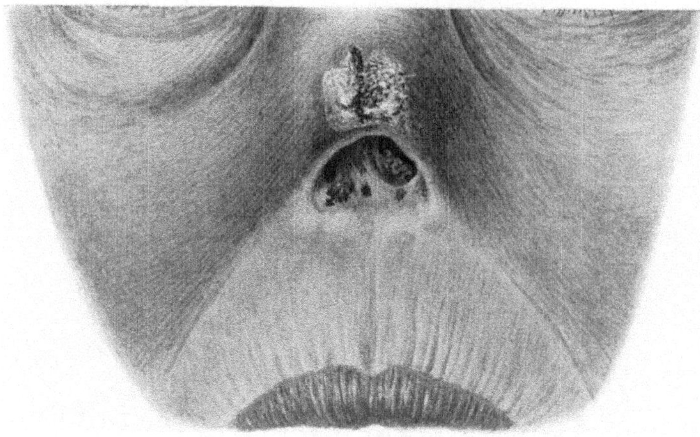

Abb. 27. Lupus der Nase mit Zerstörung des Naseneingangs und der Nasenscheidewand. Narben der Oberlippe.

als Fibro- und Granulotuberkulome (MANASSE, HOSOMI) oder als Lupome bezeichnet werden, sind anfangs solitär und einseitig vorn am Septum, bei längerem Bestehen durchwachsen sie die Nasenscheidewand und werden dadurch doppelseitig. Ihre Größe ist wechselnd, die kleinsten werden als kleinerbsengroß, die großen als über walnußgroß beschrieben, sie sitzen gewöhnlich breitbasig auf, sind manchmal gestielt, ihre graurötliche, mitunter halbdurchscheinende oder dunkelrote Oberfläche ist glatt oder höckrig, gewöhnlich von Sekret bedeckt, ihre Konsistenz ist weich. Der Schleimhautüberzug bleibt nicht lange intakt, es kommt zum Zerfall in der Geschwulst, der auch die Schleimhaut zerstört. Blutungen aus dem Tumor werden häufig beschrieben, schon bei leichter Berührung kommen starke Hämorrhagien vor. Bei längerem Bestehen greifen die tuberkulösen Tumoren vom Septum auf den Nasenboden, ja selbst auf die Muschel über, so daß Zweifel über die ursprüngliche Lokalisation entstehen können. Nach MYGIND kommen die Granulationsgeschwülste (Lupome) nur selten vor, nach den Zusammenstellungen HASSLAUERS und ROCKENBACHS, die zusammen über 111 Fälle berichten, handelt es sich bei dieser Form der Tuberkulose nicht um seltene Befunde. PIFFL, JAMES HARPER u. a. haben gleichfalls einschlägige Beobachtungen mitgeteilt. Diese Tumoren sind in ihrem histologischen Bau und ihrer Einwirkung auf den Knorpel und Knochen besonders eingehend von MANASSE und seinem Schüler HOSOMI erforscht (S. 91, 92, 97).

Sehr viel seltener als die Nasenscheidewand erkranken die anderen Abschnitte des *Naseninnern.* Am *Nasenboden* tritt Knotenbildung im vorderen Abschnitt fast immer gleichzeitig mit einer Septumaffektion auf, die Knötchen sind meist auf beiden Seiten groß, wuchernd, der Knochen wird nur selten mitergriffen. Die Knötchen bleiben lange unverändert, Geschwürsbildung an dieser Stelle ist selten, hingegen kommt es häufig zu ausgedehnterer Granulationsbildung. Auch an der unteren und mittleren Muschel werden Knoten und Infiltrate beobachtet, namentlich am vorderen Teil. Die Knötchen sind flach und schlaff und deshalb nur wenig sichtbar, sie sind fast immer doppelseitig. Die Ansicht M. SENATORS, daß die stärkere Beteiligung einer Nasenhälfte für Lupus charakte-

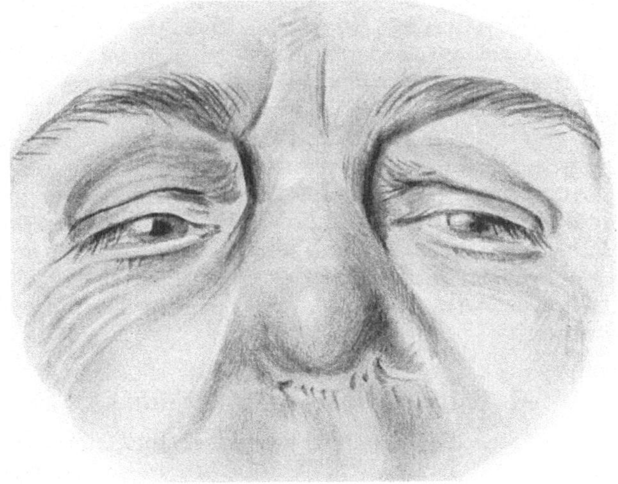

Abb. 28. Narbiger Verschluß beider Nasenlöcher bei Lupus.

ristisch und als differentialdiagnostisch wichtiges Symptom zu werten sei, findet in der gesamten Literatur keine Bestätigung. Selten kommt es zu ausgedehnteren Zerstörungen, während sich feine Narben an den Muscheln häufiger, Synechien mit der Nasenscheidewand selten bilden. Die hinteren Enden der Muscheln sind oft nur schwer zu überblicken, aber auch an ihnen sieht man die gleichen Veränderungen.

Die *primäre Tuberkulose der Knochen* — Ostitis und Periostitis tuberculosa — kommt zweifellos vor, ist aber sicher selten, sie findet sich am Septum (GERBER), an den Muscheln (WROBLEWSKI, KOSCHIER), am Keilbein (KURZAK), oder am Kiefer (MANASSE).

Besondere Beachtung verdient auch der *Naseneingang* bei den tuberkulösen Nasenerkrankungen. Oft sieht man zunächst ein Bild, das dem des Eczema introitus vollständig entspricht. Die Rhagaden am Naseneingang, auf die GERBER als erstes tuberkulöses Symptom besonders hinweist, sind mit Krusten und Borken bedeckt, die Haut am Naseneingang, die Oberlippe und die Nasenspitze sind gerötet und geschwollen. Reinigt man den Naseneingang und den vorderen Abschnitt des Septum vorsichtig, so erkennt man eine granulierte

Oberfläche, die als erster Beginn der tuberkulösen Erkrankung aufgefaßt werden muß. Wenn wir in jedem Fall von Veränderungen am Naseneingang das Naseninnere genau besichtigen, werden wir oft den ersten Anfang der Tuberkulose erkennen können. MYGIND weist darauf hin, daß sich im oberen vorderen Winkel des Vestibulum nicht gerade selten kleine, plattgedrückte indolente Knoten finden, die oberflächlich ulcerieren.

Bei Lupus der äußeren Haut ist die Begrenzung der Nasenlöcher besonders in dem von der Ala nasi gebildeten Teil häufig miterkrankt. Durch Zerstörung des unteren Randes des Nasenflügels sieht man im Profil direkt auf den vorderen unteren Septumabschnitt. In anderen Fällen ist der Apex nasi zerstört, in wieder anderen entwickelt sich durch narbige Verkürzung des Septum die sog. *Falken-* oder *Papageiennase.* Die Narbenbildung an den Nasenlöchern führt zu Verengerungen, die oval oder birnenförmig sind oder die Gestalt eines Spaltes oder eines Schnürlochs besitzen. Ein vollständiger Verschluß kommt nur sehr selten zustande (Abb. 28). Durch die Zerstörung der umgebenden Teile entwickelt sich eine Erweiterung der Nasenlöcher, bei Zerstörung des Septum cutaneum und cartilagineum sieht man in eine große dreieckige Öffnung (Abb. 27), die Spitze des Dreiecks ist nach oben gerichtet, die Basis ist der verdickte Rand des Septum. Eine eigentümliche Narbenplatte am Boden des Vestibulum, da wo er in den Nasenboden übergeht, beschreibt MYGIND. Der Boden des Vestibulum bekommt durch die Narbe eine schräge, mehr oder weniger steile, nach hinten und oben ansteigende Richtung, in extremen Fällen kann er dadurch eine fast frontale Stellung bekommen, so daß man ihn bei der Besichtigung vollständig flächenhaft vor sich hat; nach hinten und oben zeigt er eine halbmondförmige Begrenzungslinie. Durch diese Narbe wird der Eingang in die eigentliche Nasenhöhle mehr oder weniger verengt und der Einblick in die tieferen Teile der Nase sehr erschwert.

G. Tuberkulose der Nebenhöhlen.

In den Nebenhöhlen der Nase lokalisiert sich die Tuberkulose nur äußerst selten. Nach den vorliegenden Veröffentlichungen scheint eine Schleimhauttuberkulose der Kieferhöhle nur ganz ausnahmsweise vorzukommen. Zwei Fälle, in denen eine Nasentuberkulose auf das Antrum Highmori übergegriffen hatte, ohne besondere Symptome zu machen, erwähnt PIFFL, STUPKA fand einmal eine Miterkrankung des Sinus maxillaris bei Nasentuberkulose. Einen tuberkulösen Tumor der Oberkieferhöhle beschreibt GUYOT. In der überwiegenden Mehrzahl der Fälle scheint sich die Erkrankung des Antrum an eine tuberkulöse Ostitis des Oberkiefers anzuschließen, aber auch diese ist nicht häufig, wie GURLT betont, so in dem von AVELLIS veröffentlichten Fall eines Kindes, in dem von HAJEK erwähnten Fall MAYDLS und in einem PANSES, in dem die Kiefer- und Keilbeinhöhle bei ausgedehnter Tuberkulose des Siebbeins und des vorderen Keilbeins erkrankt war. Auch die Rhinitis und Pansinuitis caseosa DÖRNERS dürfte auf eine primäre Knochentuberkulose zurückzuführen sein. In den Nasennebenhöhlen ist Tuberkulose selten. MANASSE beschreibt den Fall einer jetzt 40jährigen Dame, die ich in letzter Zeit zu beobachten Gelegenheit hatte. MANASSE hatte eine periostale Geschwulst des Oberkiefers ausgeschält, die mikroskopisch aus typischen Tuberkeln mit zentral gelegenen LANGHANSschen Riesenzellen ohne Verkäsung bestand, während im übrigen keinerlei Erscheinung von Tuberkulose weder am Oberkiefer, noch sonst an den oberen Luftwegen noch an irgendeinem anderen Organ nachweisbar war. Patientin klagte, als ich sie untersuchte, wieder über die gleichen Schmerzen wie vorher, die von Granulationsgeschwülsten von Zahnwurzeln ausgingen.

Bei der vom Zahnarzt Dr. Brill ausgeführten Wurzelspitzenresektion konnten wir uns davon überzeugen, daß der Kieferknochen und die Kieferhöhle vollkommen gesund waren, die mikroskopische Untersuchung der ausgekratzten Granulationen ergab keinen Anhalt für eine tuberkulöse Erkrankung.

Tuberkulosen der *Stirnhöhle* sollen nach Killian häufiger bei tuberkulöser Caries des Orbitalrandes entstehen. Ich habe aber weder in der Literatur einschlägige Fälle gefunden, noch selbst einen derartigen gesehen.

Verhältnismäßig am häufigsten scheint das *Siebbein* tuberkulös zu erkranken. Aber auch hier ist die Zahl der kasuistischen Mitteilungen nur klein, im ganzen handelt es sich um 12 Fälle [Freer, Finder, Gerst (2), Killian, Otto, Scheibe und Stupka (5)]. Bald verläuft die Siebbeintuberkulose unter dem Bild eines Tumors, dessen Natur sich nur histologisch feststellen läßt, bald erscheint sie als Rhinitis caseosa, bei der die Sonde auf rauhen Knochen oder einen Sequester in der Tiefe stößt; Fistelbildung am inneren Augenwinkel fand sich bei dem Finderschen Fall.

Die *Keilbeintuberkulose* ist im ganzen 9mal beobachtet. Eine Zusammenstellung von 6 Fällen, denen er eine eigene Beobachtung hinzufügt, gibt Kurzak. Stets fanden sich bei diesen Fällen zahlreiche tuberkulöse Herde auch in anderen Organen. 3mal handelte es sich um „eine tuberkulöse Nekrose", 4mal um „Granulationstuberkulose" mit hochgradigen Veränderungen, tumorartigem Wachstum und Neigung zu Perforationen. Auf die Gefahr einer Mitbeteiligung der Sehnerven weist Kurzak, wie schon oben erwähnt, besonders hin, ebenso auf die Beteiligung der Hypophyse, die aber in keinem der mitgeteilten Fälle zu besonderen Symptomen geführt hat.

Daß bei den tuberkulösen Siebbein- und Keilbeinerkrankungen die Gefahr einer tuberkulösen Meningitis sehr groß ist, bedarf keiner besonderen Erwähnung.

H. Diagnose der Nasentuberkulose.

In Fällen ausgesprochener Tuberkulose der Nase ist die Diagnose gewöhnlich nicht allzu schwer. Der rhinoskopische Befund wird mit Wahrscheinlichkeit die Natur der Erkrankung erkennen lassen. Zur Sicherstellung müssen wir aber alle diagnostischen Hilfsmittel (s. S. 24) zur Anwendung bringen. Von dem Nachweis der Tuberkelbacillen im Nasen- oder Geschwürssekret können wir bei ihrem spärlichen Vorkommen nicht viel erwarten. Eine genaue Untersuchung des Patienten ist selbstverständlich, aber auch ein negativer Lungenbefund ist kein Beweis gegen die tuberkulöse Natur der Nasenaffektion, während der Nachweis tuberkulöser Veränderungen an der Haut des Gesichts und der Nase geeignet ist, unsere Diagnose zu stützen. Ein negativer Befund in dieser Hinsicht kann unsere Diagnose aber nicht erschüttern, denn, wie besonders Gerber aber auch andere Autoren hervorheben, kann die tuberkulöse Erkrankung der Nase vor der der äußeren Haut bestehen, ja es braucht überhaupt nicht zu einer Affektion der Integumente zu kommen.

In allen zweifelhaften Fällen müssen wir die *histologische Untersuchung* zur Diagnose heranziehen. Bei Geschwüren am Septum und bei Perforation ist ein Stück des Randes zu excidieren und zu untersuchen. Schwierigkeiten machen die tuberkulösen Tumoren, bei denen vor allen Dingen die tieferen Abschnitte bei der mikroskopischen Untersuchung zu berücksichtigen sind. Die probatorische Tuberkulineinspritzung ist als wichtiges Unterstützungsmittel bei der Diagnose anzusehen.

Differentialdiagnostisch ist am Naseneingang das einfache Ekzem zu berücksichtigen, die lokale Reaktion bei der Tuberkulininjektion wird die tuberkulöse Natur der Affektion klarstellen.

Beim Geschwür und der Perforation vorn am Septum bietet die Unterscheidung vom Ulcus septum perforans mitunter Schwierigkeiten. In vielen Fällen weist uns der glatte Rand bei der sog. idiopathischen Perforation auf die Entstehung hin, aber auch bei dieser Erkrankung kommt ein geschwüriger Zerfall vor. In zweifelhaften Fällen ist deshalb die Probeexcision des Geschwürsrandes mit nachfolgender histologischer Untersuchung erforderlich.

Am schwierigsten liegen die Verhältnisse, wenn es sich um die Unterscheidung zwischen Syphilis und Tuberkulose handelt. Tuberkulinreaktion und Wassermann sind zu verwenden, ebenso die histologische Untersuchung, die allerdings, wie wir schon erwähnten, zu Fehlschlüssen Veranlassung geben kann. Der Befund selbst gibt uns häufig gute Anhaltspunkte, die wir nicht unbeachtet lassen dürfen. Daß die Tuberkulose mit Vorliebe das knorplige Septum befällt, während die Syphilis den knöchernen Teil bevorzugt, ist eine allbekannte Tatsache. Auch die in der Schleimhaut gelegenen Knötchen, die allerdings anfangs mit Lymphknötchen, wie sie nach WEICHSELBAUM beim Katarrh auftreten, verwechselt werden können, sind besonders nach eingetretenem Zerfall sichere Anzeichen. Häufig sind die Knötchen nicht deutlich zu erkennen, bei Sondenreizung an der Muschel (MYGIND) oder nach Einlegen eines Suprarenin-Cocaintampons (WALB) treten sie oft deutlicher hervor.

Die *Tuberkulose verläuft im allgemeinen in der Nase langsamer als die Syphilis*, die lokale und allgemeine Reaktion ist bei ihr geringer, außerdem ist die Tumorform bei der Tuberkulose häufig, bei der Syphilis selten.

Bei den Tumoren ist die histologische Untersuchung jedenfalls das wichtigste, um nicht zu sagen das einzige Hilfsmittel zur sicheren Erkennung ihrer wahren Natur, nur sie läßt uns die tuberkulösen Neubildungen von den gutartigen Geschwülsten, den einfachen Nasenpolypen, den Fibromen und Papillomen und von den bösartigen: den Carcinomen und Sarkomen unterscheiden. Bei den Carcinomen ist besonders Sorgfalt erforderlich, da auch bei tuberkulösen Tumoren mitunter eine starke Epithelwucherung vorkommt.

Das Jodkali als diagnostisches Hilfsmittel hat seine Bedeutung fast vollständig verloren, seitdem durch KÖRNER festgestellt ist, daß auch tuberkulöse Schleimhautaffektionen auf die Jodtherapie reagieren.

Am schwierigsten ist die *Unterscheidung von Tuberkulose und Rotz*, die allerdings bei der Seltenheit der Erkrankung nur geringere praktische Bedeutung hat. Die bakteriologische und histologische Untersuchung und eine genaue Anamnese zur Feststellung der Infektionsquelle werden in diesen Fällen aber meist zur sicheren Diagnose führen, vorausgesetzt, daß man an die Möglichkeit eines Malleus denkt. Endlich sei noch erwähnt, daß auch in der Nase *Misch*formen von Syphilis und Tuberkulose vorkommen und daß auch eine Kombination von Rotz mit Tuberkulose zweimal festgestellt ist.

J. Prognose.

Bei der *Prognose* müssen wir die Fälle von *primärer Tuberkulose* von denen unterscheiden, die *sekundär bei Phthisikern* auftreten. Bei der letzteren ist die Vorhersage ungünstig, da die Nase erfahrungsgemäß erst bei vorgeschrittenen Lungenprozessen an Tuberkulose erkrankt.

Prognostisch ungleich günstiger liegen die Fälle, in denen die Infektion der Nase von außen erfolgt ist, aber auch bei ihnen ist es nicht möglich, sie ohne weiteres für gut anzusehen, lehrt doch die Erfahrung, daß noch Jahre nach anscheinend klinischer Heilung Rezidive in den Narben von den eingeschlossenen Knötchen oder käsigen Herden ausgehen können. Auch in den regionären Lymphdrüsen bilden sich Tuberkelbacillendepots, die unter Umständen aktiv werden und zu weiteren Infektionen führen können.

Der *Lupus* ist, abgesehen von seinen lokalen Zerstörungen, prognostisch durchaus nicht immer als gutartige Erkrankung anzusehen, liegen doch trotz der entgegengesetzten Ansicht VOLKMANNS zahlreiche Beobachtungen vor, nach denen Lupöse an Tuberkulose der Lunge oder anderer Organe zugrunde gegangen sind.

Am günstigsten sind jedenfalls diejenigen Fälle zu beurteilen, in denen die Lokalisation und die Ausdehnung des Prozesses die völlige Entfernung des Herdes ermöglicht. Bei geeigneter Nachbehandlung sehen wir in solchen Fällen nicht gerade selten eine Dauerheilung.

K. Therapie.

Die *Allgemeinbehandlung* ist bei der Nasentuberkulose, besonders bei der sog. primären, von untergeordneter Bedeutung. Man muß selbstverständlich auch bei diesen Kranken alles tun, um die Widerstandsfähigkeit des Patienten zu heben, aber besondere Kuren sind meist überflüssig. (Betreffs der Allgemeinbehandlung verweise ich auf das bei der Therapie des Kehlkopfs S. 131 ff. Gesagte.) Die *Jodtherapie* wird nach dem Vorgang von KÖRNER angewendet, wenn auch zahlreiche Autoren seine günstigen Erfahrungen nicht bestätigen können. Ich habe in neuester Zeit in einem durch Impfversuch sichergestellten Fall von Nasentuberkulose Heilung durch Jodkali innerlich eintreten gesehen, nachdem ich vorher die Granulationen mit scharfem Löffel entfernt hatte[1].

Auch die *medikamentöse Behandlung* hat bei der Therapie der Nasentuberkulose nur eine geringe Bedeutung. Alle Arzneimittel, die wir bei der Kehlkopfbehandlung (S. 141 ff.) besprochen haben, sind auch in der Nase versucht worden, die Resultate sind aber durchaus unbefriedigend geblieben. Medikamentöse Behandlung ist nur dann indiziert, wenn chirurgische Eingriffe entweder wegen der Ausdehnung des Nasenprozesses oder wegen des schlechten Allgemeinzustandes nicht mehr möglich sind, oder zur Nachbehandlung nach Operationen. In diesen Fällen bietet die medikamentöse Behandlung bessere Aussichten als bei der Kehlkopftuberkulose, weil es möglich ist, die Heilmittel, besonders die Milchsäure, Pyrogallussäure (v. STEIN) u. a. durch Tampons längere Zeit hindurch mit der kranken Schleimhaut in Berührung zu bringen.

Auch die *allgemeine spezifische Behandlung* hat die anfangs auf sie gesetzten Hoffnungen enttäuscht. Nur in Kombination mit den sogleich zu besprechenden chirurgischen Maßnahmen hat sie mir gute Dienste geleistet.

Die wirksame Behandlung der Nasentuberkulose ist *chirurgisch* mit Messer, scharfem Löffel und Meißel. In einzelnen Fällen ist auch die Kaustik, die Diathermie oder Elektrolyse anwendbar, ihr Wirkungskreis ist aber ungleich beschränkter als bei der Larynxtuberkulose.

Alle Autoren stimmen darin überein, daß in allen Fällen die *möglichst radikale Entfernung des tuberkulösen Herdes im Gesunden* anzustreben ist. Bei Erkrankungen am knorpligen Septum umschneidet man das Ulcus oder den Tumor mit einem Messer, an der knöchernen Scheidewand wird nach Durchtrennung der Schleimhaut der Herd im Knochen mit Meißel oder Knochenzange entfernt; erkrankte Muscheln sind im Gesunden entweder total oder partiell mit der Schere zu entfernen. Bei den größeren Granulationsgeschwülsten und tuberkulösen Tumoren muß man, um sich möglichst gegen Rezidive zu schützen, die Schleimhaut im Gesunden und den an der Ursprungsstelle liegenden Teil des Knochens oder Knorpels mit entfernen. In den meisten Fällen kommt man mit endonasalen Eingriffen zum Ziel nur ausnahmsweise bei ausgedehnten

---

[1] *Anmerkung bei der Korrektur.* Nachträglich hat sich eine Mischinfektion von Syphilis und Tuberkulose herausgestellt, so daß der Fall für die Wirksamkeit der Jodtherapie bei Tuberkulose nicht zu verwenden ist.

Prozessen kann es nötig sein, die Nase aufzuklappen oder die PARTSCHsche Operation auszuführen, um sich einen freien Zugang zum Sitz des tuberkulösen Herdes zu schaffen.

Bei den tuberkulösen Erkrankungen der Nebenhöhlen kommen nur die radikalen Operationen in Frage.

Die *Strahlenbehandlung* hat gerade bei der Nasentuberkulose besonders günstige Erfolge aufzuweisen. Sie ist indiziert bei flächenhaften lupösen Prozessen im Naseninnern und zur Nachbehandlung nach operativen Eingriffen, um Rezidive, die von in die Narben eingeschlossenen oder unter anscheinend gesunder Schleimhaut liegenden Herden ausgehen können, zu verhindern. Die Nase ist der direkten Bestrahlung ungleich besser zugängig als der Kehlkopf. CEMACH und DEDEK berichten über günstige Erfolge bei Verwendung der KROMAYER-Lampe mit federnden Quarzstäben bzw. mit Urethralansatz. PFEIFFER empfiehlt zur Behandlung des Lupus die Kombination von Krysolgan mit Sonnen- oder künstlicher Höhensonnenbestrahlung. AMERSBACH, KLEIN-SCHMIDT, CEMACH u. a. erzielten durch Röntgenbestrahlung gute Resultate. KLEINSCHMIDT gibt folgende Anweisung für die Röntgenbestrahlung bei Schleimhautlupus der Nase: die äußere Nase wird in ein rechtes und in ein linkes dreieckiges Feld geteilt. Der Hauptstrahl ist auf das vordere Ende der unteren Muschel zu richten. Die Abdeckung der Augen ist notwendig, außerdem muß wegen der Doppelbestrahlung des Nasenrückens Vorsicht walten. Mit der Nasenschleimhaut müssen auch die zu- und abführenden Lymphbahnen getroffen werden. Bei diesem Vorgehen wurden 28 von 40 Patienten geheilt, 8 allerdings erst nach einem zweimaligen Turnus.

Die *Radiumbestrahlung* wird von HARMER und OERTEL empfohlen. Alle Autoren stimmen darin überein, daß die besten Resultate durch die Strahlenbehandlung dann erzielt werden, wenn eine ausgiebige chirurgische Behandlung, namentlich die Entfernung größerer Granulationen und Tumoren, vorhergegangen ist.

L. Paratuberkulöse Erkrankungen der Nase.

Zum Schluß dieses Kapitels müssen wir noch einige krankhafte Veränderungen der Nase erörtern, die ohne tuberkulös zu sein, doch in enger Beziehung zur Tuberkulose stehen oder stehen sollen. Einen tuberkulösen Nasenkatarrh gibt es ebensowenig wie einen tuberkulösen Kehlkopfkatarrh, wohl aber gibt es Phthisiker die eine ausgesprochene Disposition zu akuten Katarrhen der Nase haben. Diese Neigung kann in lokalen Veränderungen in der Nase ihren Grund haben oder in einer allgemeinen Herabsetzung der Widerstandsfähigkeit gegen Schädigungen, die gemeinhin als Erkältungen bezeichnet werden. Da auf diese Dinge an anderer Stelle des Handbuchs eingegangen wird, muß ich auf das entsprechende Kapitel verweisen.

Jeder akute Katarrh der Nase bedeutet für den Phthisiker eine Gefahr, da er häufig die Körpertemperatur beeinflußt und das Allgemeinbefinden schädigt. Die Erfahrung lehrt außerdem, daß der akute Katarrh oft eine Neigung zum Herabsteigen in den Rachen, den Kehlkopf, die Luftröhre und die Bronchien hat. Daß dadurch eine Disposition für eine tuberkulöse Erkrankung der genannten Organe und zu einem schnelleren Fortschreiten vorhandener Tuberkulose geschaffen wird, haben wir bereits erwähnt.

Der *chronische Schwellungskatarrh* der Nase ist beim Phthisiker nicht gleichgültig, er führt zur Nasenstenose mit ihren Folgen und kann dadurch ebenso wie die anderen zur Mundatmung führenden Nasenerkrankungen eine dauernde Schädigung der Lunge bedingen. W. C. RIVERS hat eine Reihe von Untersuchungen angestellt, um festzustellen, ob Nasenerkrankungen als prädisponierendes Moment für Lungentuberkulose eine Rolle spielen. Er untersuchte 500 Phthisiker mit positivem Tuberkelbacillenbefund und 452 Nichttuberkulöse zur Kontrolle.

Er fand bei 344 Phthisikern = 68% nicht tuberkulöse endonasale Veränderungen, bei den Kontrollen 167 = 36%. Nasenverstopfung und Mundatmung fand er bei den Phthisikern in 41%, bei den Kontrollen in 21%. Er schließt aus diesen Befunden, daß eine Behinderung der Nasenatmung ein wichtiges prädisponierendes Moment für die Entstehung der Lungentuberkulose sei und rät dringend, so früh wie möglich eine zweckentsprechende operative Behandlung vorzunehmen.

Nicht nur die Nasenstenose wirkt als prädisponierendes Moment für Tuberkulose, sondern auch alle anderen pathologischen Veränderungen, die geeignet sind, das sehr empfindliche Flimmerepithel zu schädigen. Da nun bei allen chronischen Nasenkatarrhen das Epithel verändert wird, ist auch jede derartige Erkrankung als prädisponierend für Tuberkulose zu betrachten. Sehr interessant sind RIVERS Befunde betreffend des atrophischen Nasenkatarrhs bei Phthisikern. Eine einfache Rhinitis atrophica konnte er bei 15% der Phthisiker feststellen, während bei den gesunden Kontrollen nur 4% gefunden wurden. Ozaena war bei den 500 Phthisikern und bei den 452 Kontrollen je einmal. Diese Zahl ist so klein, daß sie weder für, noch gegen den Zusammenhang zwischen Lungentuberkulose und Ozaena verwertet werden kann. Man hat aber die beiden Krankheiten in einen ätiologischen Zusammenhang gebracht. Näher auf diese Frage hier einzugehen, muß ich mir versagen, da sie in dem Kapitel Ozaena ausführlich behandelt wird.

VI. Tuberkulose und Lupus des Rachens und der Mundhöhle.

A. Tuberkulose des lymphatischen Ringes.

Die *Tuberkulose des Rachens* kommt primär und sekundär vor. Die Schleimhaut des Rachens selbst wird allerdings nur selten primär erkranken, da auf der glatten hinteren Wand die etwa dorthin gelangten Keime keine rechte Gelegenheit zum Haften haben; sie werden von Schleim umhüllt entweder verschluckt oder durch Husten oder Räuspern nach außen befördert.

Von Bedeutung für das Zustandekommen einer primären Tuberkulose im Rachen ist das *adenoide Gewebe*, die Gaumenmandeln, die Rachen- und die Zungentonsille, die Granula und das diffus in der Schleimhaut verbreitete lymphatische Gewebe, mit einem Wort der *lymphatische Rachenring*. Entsprechend der verschiedenen Auffassung über seine Funktion, auf die hier nicht näher eingegangen werden kann, da sie an anderer Stelle dieses Handbuchs besprochen wird, sind auch die Ansichten über das Verhältnis der Mandeln zur Tuberkulose sehr geteilt. VIRCHOW macht auf das sehr seltene Vorkommen der Mandeltuberkulose aufmerksam, das er zum Teil auf die mangelnde Untersuchung zurückführt, außerdem setzt er eine Art von Immunität für das Mandelgewebe voraus. Der erste positive Nachweis von Mandeltuberkulose stammt von STRASSMANN aus dem Jahre 1884. Bei 21 Tonsillen Tuberkulöser fand er 13 erkrankte. DMOCHOWSKY konnte sogar bei allen 15 von ihm untersuchten Mandeln von Tuberkulösen einen positiven Befund erheben. SCHLENKER stellte ebenso wie KRÜCKMANN am Leichenmaterial die Häufigkeit einer primären Tonsillentuberkulose fest. Diese Befunde beweisen zweierlei: 1. daß eine sekundäre Mandeltuberkulose bei anderweitigen tuberkulösen Erkrankungen nicht so selten vorkommt, wie VIRCHOW es annimmt, 2. daß von der latenten primären tuberkulösen Infektion der Mandeln aus die Halslymphdrüsen sekundär erkranken können. Diese Infektion der regionären Drüsen kann erfolgen, ohne daß eine lokale Tuberkulose in den Tonsillen zustande gekommen wäre, die Bacillen können das lymphatische Gewebe durchwandern. DIEULAFOY versuchte den Nachweis der Tuberkulose in den Mandeln auf anderem Wege, er impfte Meerschweinchen mit Stücken hyperplastischer Tonsillen. Seine Resultate, 8 positive unter 61 Fällen, sind aber nach CORNIL und HELME für das Vorkommen der Mandeltuberkulose nicht beweisend, weil sich in den Taschen stets sehr reichlich Mikroorganismen finden, unter denen auch Tuberkelbacillen sein können, so daß das Tierexperiment ein positives Resultat ergeben kann, ohne daß die Tonsille selbst tuberkulös zu sein braucht. CORNIL versuchte die Lösung der Frage durch histologische Untersuchung excidierter Tonsillen. Zahlreiche Arbeiten haben sich mit der Frage der Tonsillentuberkulose beschäftigt, so die von RUGE, GOTTSTEIN, PLUDER und FISCHER, BRIEGER, BROCA, L. LEWIN, PIFFL, LOCKARD, WELLER, CRAMER, SCHLESINGER u. a.; die Ergebnisse dieser Untersuchungen betreffend der Häufigkeit des Vorkommens der Mandeltuberkulose zeigen große Verschiedenheiten. BROCA fand unter 100 Fällen gar keine Tuberkulose, PLUDER und FISCHER unter 32 Fällen 5. LEWIN berechnet aus der Zusammenstellung der publizierten Fälle 5%, LOCKARD $5,9\%$, LOGAN TURNER 6%, während WELLER unter 8697 exstirpierten Tonsillen nur $204 = 2,35\%$ als tuberkulös feststellen konnte und CRAMER unter 48 Fällen (Leichenmaterial) $12,5\%$ mit primärer Tuberkulose fand.

Die einzelnen Abschnitte des lymphatischen Ringes verhalten sich der Infektion gegenüber verschieden. Zweiffellos ist die *Rachenmandel* mehr Infektionen ausgesetzt als die übrigen Teile des lymphatischen Ringes. Die mit der Einatmungsluft mitgerissenen und nicht in der Nasenhöhle zurückgehaltenen Bacillen werden zum Teil auf der Oberfläche der Rachentonsille niedergeschlagen; ein Teil wird zweifellos, ehe er in die Tiefe vordringt, unschädlich gemacht, ein Teil aber dringt in das lymphatische Gewebe ein und entwickelt sich dort weiter. TRAUTMANN wollte die Hyperplasie der Rachenmandel auf Tuberkulose zurückführen. Als Beweis für diese Ansicht betrachtet er seine Erfahrung, daß sehr häufig *alle* Kinder tuberkulöser Eltern an Hyperplasie der Rachentonsille leiden. Wir können diese Beweisführung nicht anerkennen, wir wissen, daß nicht die Tuberkulose, sondern eine schwache Konstitution vererbt wird. Die lymphatische Diathese, zu der auch die Hyperplasie des Rachenrings oft zu rechnen ist, ist ein Ausdruck dieser schwachen Konstitution, die zur Tuberkulose prädisponiert, ohne notwendig von vornherein tuberkulös zu sein.

Daß die adenoiden Vegetationen zur Entwicklung einer zunächst lokalen Tuberkulose neigen, beweisen die Ergebnisse zahlloser Untersuchungen von exstirpierten Rachenmandeln, so die von CORNIL, SUCHANNECK, DMOCHOWSKY, WROBLEWSKY, KOSCHIER, LERMOYEZ, BRINDEL, NIKOLL, PLUDER und FISCHER u. a. Da nach den Befunden der zuletzt genannten die Verteilung der Tuberkulose in den Lappen verschieden ist, da außerdem stets nur die Mucoza nicht die Submucosa erkrankt gefunden wird, so ist damit der Beweis erbracht, daß die Hyperplasie das Primäre ist und nicht die Folge der Infektion, wenn auch sicher von der Entwicklung der Tuberkel ein Reiz ausgehen kann, der zu einer Zunahme der Hyperplasie Veranlassung gibt. WELLER kommt zu der Ansicht, daß es sich bei der Tonsillentuberkulose meist um eine einseitige Krypteninfektion mit submukösen Tuberkeln handelt, die Follikel selbst sind nicht miterkrankt.

Auf die Bedeutung des Retronasalkatarrhs für das Zustandekommen der Tuberkulose im Nasenrachen hat FREUDENTHAL auf Grund seiner Untersuchungen besonders aufmerksam gemacht.

Bei der Entstehung der Tuberkulose der *Gaumenmandeln* ist die *Luftübertragung* — wenn überhaupt — nur von geringer Bedeutung, sie kommt eigentlich nur bei Mundatmern in Betracht. In den anderen Fällen müssen wir eine Einführung der Bacillen mit den Speisen als Infektionsquelle annehmen — sog. *Fütterungstuberkulose*. Daß eine solche vorkommt, ist durch die Versuche ORTHS und BAUMGARTENS erwiesen; bei einem der ORTHSchen Versuchstiere fand sich sogar eine tuberkulöse Veränderung der Tonsillen. Daß dieser Infektionsweg auch für die Mandeltuberkulose beim Menschen in Betracht kommt, scheint aus einzelnen Fällen von SCHLENKER, KRÜCKMANN, RUGE und SACAZE hervorzugehen. PH. MITCHELL führt die Tonsillentuberkulose bei Kindern, bei denen er die Herde nahe dem Oberflächenepithel an der Lacunenmündung, seltener nahe der Kapsel fand, auf den Genuß der Milch tuberkulöser Kühe zurück.

Der Tuberkelbacillus kann ferner von der Nase aus auf dem *Lymphweg* in die Mandeln eindringen, ohne daß dort eine Erkrankung zustande gekommen zu sein braucht; wissen wir doch, daß er anscheinend gesunde Schleimhaut durchwandern kann. Diese Erscheinung ist am häufigsten an den Halslymphdrüsen zu beobachten, bei denen wir die Eingangspforte für den Krankheitserreger in den oberen Luft- und Speisewegen in erster Linie, wie wir schon sagten, in dem lymphatischen Rachenring suchen müssen, der als Wurzelgebiet für die Lymphgefäße dieser Drüsen anzusehen ist. Eine retrograde Erkrankung der Tonsillen von den Halsdrüsen aus ist bisher niemals sicher festgestellt,

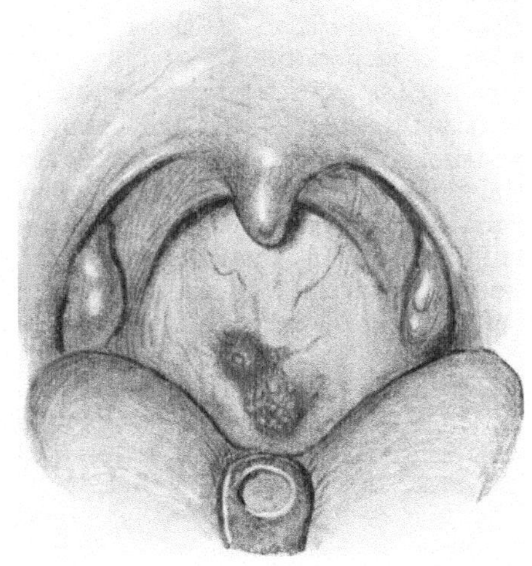

Abb. 29. Tuberkulose eines Granulum der hinteren Pharynxwand. Im oberen Teil Ulcus culum, im unteren miliare Knötchen.

während die ascendierende Tuberkulose der Lymphdrüsen von SCHLENKER und KRÜCKMANN nachgewiesen ist. GOTTSTEIN nimmt die ascendierende Tuberkulose der Gaumenmandeln für 1, SCHLESINGER für 2 seiner Fälle als wahrscheinlich an.

An der *Zungenmandel* kommt, wenn auch selten, wie DMOCHOWSKY nachgewiesen hat, eine latente Tuberkulose vor.

Daß auch die *Granula der hinteren Rachenwand* als Eingangspforte für den Tuberkelbacillus in Frage kommen können, hat SOKOLOWSKY bei einer Reihe von Fällen, sog. Pharyngitis granulosa, festgestellt (Abb. 29).

In der überwiegenden Mehrzahl der erwähnten Fälle handelt es sich um eine „*latente* Tuberkulose", klinische Veränderungen, die auf Tuberkulose zu beziehen waren, lagen nur in einigen wenigen vor, nur durch die histologische Untersuchung konnte die tuberkulöse Erkrankung festgestellt werden. Trotzdem darf die Bedeutung der Tuberkulose des lymphatischen Ringes für den Gesamtorganismus nicht unterschätzt werden. Daß von den Tonsillen aus eine descendierende Infektion der Halslymphdrüsen eintreten kann, ist von BLUMENFELD klinisch und von WELEMINSKY experimentell erwiesen, wenn auch MOST auf Grund anatomischer Erwägungen und BEITZKE auf Grund pathologischanatomischer Versuche die Richtigkeit dieser Ansicht anzweifeln zu müssen glauben. Nach BLUMENFELD kommt auf diesem Wege auch die *Hilusdrüsen-tuberkulose* zur Entwicklung.

Die Tuberkulose der Rachenmandel kann zur *Erkrankung der retropharyn-gealen Lymphdrüsen* und durch deren Einschmelzung zum *Retropharyngeal-absceß* Veranlassung geben, Beim Zerfall der Infiltrate kann durch Verschlucken des bacillenhaltigen Sekrets eine *sekundäre Lungenaffektion* entstehen oder durch Eindringen in die Tube und die Pauke eine *Infektion des Mittelohres* eintreten, die auch auf dem Blut- oder Lymphweg zustande kommen kann. Endlich liegt nach LERMOYEZ die Gefahr eines Übergreifens der latenten Tuberkulose auf die *Meningen* vor, ein Infektionsmodus, den SEIFERT auch in einem von ihm beob-achteten Fall annimmt.

Der *Blutweg* kommt hauptsächlich bei der *Miliartuberkulose* in Betracht. WELLER beschreibt derartige Fälle mit diffuser miliarer Eruption um die Follikel. Häufiger als dieser Infektionweg ist die Übertragung auf die Ton-sillen, besonders die Rachenmandel durch das *Sputum*, die schon in der Arbeit von STRASSMANN als häufig erwähnt wird.

Das *Lebensalter* spielt bei dem Zustandekommen der Tuberkulose des lym-phatischen Ringes eine große Rolle. Zweifellos kommt die latente Mandel-tuberkulose hauptsächlich bei Kindern und Jugendlichen vor, bei Erwachsenen wird sie entsprechend der Involution der Tonsillen seltener beobachtet. WELLER fand bei seinen Untersuchungen an exstirpierten Mandeln Tuberkulose bei Personen von 2—59 Jahren. Unter seinen positiven Fällen überwiegen Frauen, auffallend groß war die Zahl von Schwestern, Medizinstudierenden und Assi-stenten, also Personen, die viel mit Phthisikern zu tun haben. Viel ist aus dieser Beobachtung nicht zu schließen, da — es handelt sich um operativ gewonnenes Material — die Möglichkeit vorliegt, daß die betreffenden Personen irgendeinen tuberkulösen Herd in den Lungen oder in einem anderen Organ gehabt haben.

B. Tuberkulose des Rachens.

Der *Rachen* selbst ist viel seltener von Tuberkulose befallen als der lympha-tische Rachenring. Bis zu den 70er Jahren des vorigen Jahrhunderts finden sich nur wenig Angaben über diese Krankheit in der Literatur. Die ersten Autoren, die sie auf Grund genauer Beobachtungen eingehender beschreiben, sind ISAMBERT und BERNHARD FRÄNKEL.

Über die *Häufigkeit der Rachentuberkulose* im Verhältnis zur Phthise fehlen genaue Statistiken; SEIFERT berechnet sie auf Grund der veröffentlichten Zahlen auf 0,7625 bis 1,5%. Die genauen Angaben finden sich in seiner Arbeit: „Die Tuberkulose des Rachens" in HEYMANNs Handbuch der Laryngologie usw.

Daß eine *primäre* Tuberkulose des Rachens, wenn wir von dem adenoiden Gewebe absehen, zu den seltensten Lokalisationen dieser Krankheit gehört, haben wir schon erwähnt, es sind im ganzen 19 Fälle in der Literatur verzeichnet, von ISAMBERT, KÜSSNER (5), UCKERMANN, P. HEYMANN, WROBLEWSKY, DELA-VAN, CROSSFIELD, GLEITSMANN, ROSENBERG (3), ROTH, SEIFERT (2), PLUDER und B. FRÄNKEL, außerdem finden sich noch einige als zweifelhaft primär ver-öffentlichte (KÜER, DOUTRELEPONT, LAVERAN u. a.). Während das primäre Vorkommen der Rachentuberkulose von den meisten Autoren, die sich mit der Frage beschäftigt haben, als möglich angenommen wird, leugnen GUTTMANN und LUBLINSKI es ganz.

Die Pharynxtuberkulose tritt fast immer als Folge einer bestehenden Lungen-, Kehlkopf-, Nasen- oder Mundhöhlentuberkulose auf. Bei der Pharynxtuber-kulose überwiegt nach der übereinstimmenden Ansicht aller Beobachter das *männliche* Geschlecht. ROSENBERG gibt das Verhältnis 6 Männer zu 1 Frau an.

Die von MYGIND für den Lupus pharyngis gefundenen Zahlen stehen nur in scheinbarem Widerspruch zu dieser Erfahrung, er stellte unter 200 Lupuskranken bei 13 männlichen und 23 weiblichen Lupus des Rachens fest. Wenn wir aber den Prozentsatz im Verhältnis zur Gesamtzahl der an Lupus erkrankten Männer bzw. Weiber berechnen, so ergibt sich, daß bei 22,8% männlichen und bei 16,1% weiblichen Patienten eine Beteiligung des Rachens vorhanden war.

Die Rachentuberkulose findet sich in allen *Altersstufen*, sie bevorzugt das Jünglings- und Mannesalter, wird aber auch bei Kindern und Greisen beobachtet. Nach MYGIND findet sich der Rachenlupus zwischen 15 und 24 Jahren am häufigsten (26,6%), über 25 Jahren ist die Zahl geringer (12,65%), im Kindesalter am geringsten (11,1%).

a) Symptomatologie der Rachentuberkulose.

α) Formen der Rachentuberkulose. Die Formen der Tuberkulose im Rachen entsprechen vollkommen den beim Kehlkopf und bei der Nase beschriebenen, wir sehen *miliare Knötchen, Infiltrate, Ulcerationen* und *Tuberkulome*.

Die Blässe der Rachenschleimhaut kann bei Phthisikern einen sehr hohen Grad erreichen, sie ist aber immer nur ein Symptom der allgemeinen Anämie ohne für Tuberkulose charakteristisch zu sein (Abb. 30).

Der *Verlauf* ist in vielen Fällen schnell fortschreitend, zerstörend, das Allgemeinbefinden verschlechtert sich rasch, der Ernährungszustand geht zurück, fast regelmäßig tritt nach nicht sehr langer Zeit der Tod ein. Bei der miliaren Form ist dies das Gewöhnliche, nur selten kommt es zu einem zeitweisen Stillstand des Prozesses im Rachen, ist er eingetreten, so entsteht nach kürzerer oder längerer Zeit oft plötzlich ohne nachweisbare Ursache, in anderen Fällen im Anschluß an eine akute Infektionskrankheit, besonders die Grippe, ein rasches Fortschreiten der Pharynxaffektion; unter allgemeinem Kräfteverfall erfolgt dann der Tod.

In anderen Fällen sehen wir einen viel langsameren, mehr chronischen Verlauf. Ulcerationen und Infiltrate sind bei dieser Form der gewöhnliche Befund, häufiger sehen wir einen Stillstand. In einem Fall (Abb. 31) konnte ich trotz gleichzeitiger Lungen- und Kehlkopftuberkulose 3 Jahre hindurch ein fast unveränderten Pharynxbild beobachten. Nach einer interkurrenten Grippe veränderte sich gleichzeitig mit einem Fortschreiten des Lungenprozesses der Rachenbefund, während der Kehlkopf keine Veränderung zeigte. Die Ulceration vergrößerte sich zusehends, in ihrer Umgebung entwickelten sich immer wieder neue, rasch zerfallende Knötchen, es trat Dysphagie auf, Fieber stellte sich ein, der Kräfteverfall machte schnelle Fortschritte, der Patient ging innerhalb 14 Tagen an florider Phthise zugrunde.

Endlich sehen wir Fälle von Rachentuberkulose mit einem *ganz exquisit chronischen Verlauf*, der sich über viele Jahre ausdehnen kann. Oft ist eine gleichartige Hauterkrankung vorhanden, auch die Schleimhaut der Nase, der Mundhöhle, seltener des Kehlkopfs, kann analoge Veränderungen aufweisen. Diese Form der Tuberkulose — der Lupus der Schleimhaut — unterscheidet sich von den beiden zuerst erwähnten außer durch die Dauer und die geringere Neigung zum Zerstören, vor allen Dingen durch seine Tendenz zur Narbenbildung, so daß man bei diesen Fällen gar nicht selten vernarbte ausgeheilte Stellen neben frischen Eruptionen sieht.

Bei dem akuten Verlauf handelt es sich, wie schon gesagt, meistens um eine *miliare Eruption*. Am Gaumensegel, an der Uvula, der hinteren Rachenwand und den Gaumenbögen erscheinen die Tuberkel als graue bis graugelbliche oder gelbe, in der meist geröteten und geschwollenen Schleimhaut liegende miliare und submiliare Knötchen. Handelt es sich um sehr heruntergekommene anämische Kranke, so zeigt die Umgebung nur eine sehr geringe Reaktion. Eine schwache, wenig ausgedehnte Rosafärbung oder sogar nur einige erweiterte Gefäße lenken die Aufmerksamkeit auf die erkrankte Stelle. Stehen die Knötchen in größeren Gruppen zusammen, so erscheinen sie als blasse Flecke in der im übrigen geröteten Schleimhaut (BLUMENFELD). Fast immer kann man die Knötchen mit bloßem Auge deutlich erkennen, nur selten ist es nötig, eine Lupe zur besseren Beobachtung besonders kleinerer Knötchen zu benutzen (B. FRÄN-KEL). Klinisch wird die *miliare Tuberkulose im Nasenrachen* nur sehr selten beobachtet, MORITZ SCHMIDT hat sie niemals gesehen. Auch nach A. MEYER soll die miliare Form der Rachentuberkulose nicht sehr häufig sein, ich glaube, daß sie in fast allen akut verlaufenden Fällen im Beginn vorhanden ist, daß wir aber die Kranken erst in einem späteren Stadium, wenn durch den im

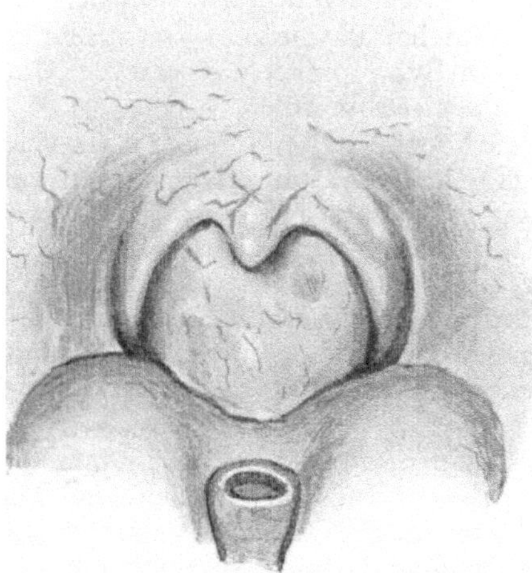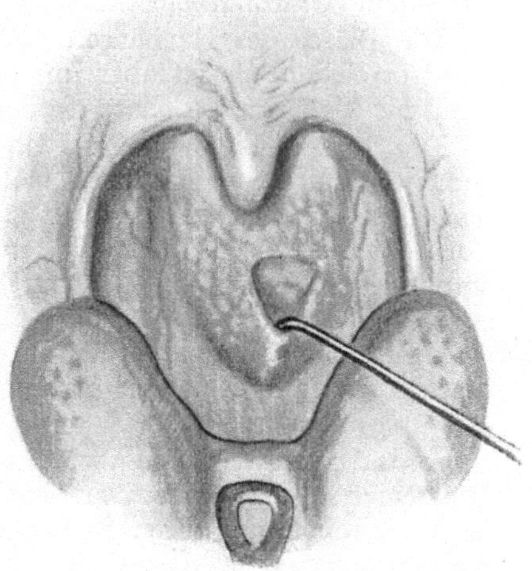

Abb. 30. Hochgradige Anämie des Rachens bei einer Patientin mit ausgedehnter Lungentuberkulose.

Abb. 31. Ausgedehntes tuberkulöses Ulcus der hinteren Rachenwand mit weit unterminierten Rändern.

Rachen noch schneller als auf anderen Schleimhäuten eintretendem Zerfall Geschwüre entstanden sind, zu sehen bekommen.

Bei den *mehr chronischen Fällen* handelt es sich um Infiltrate und Ulcerationen. Diffuse Infiltrate sind im Pharynx seltener, sie finden sich an der hinteren Rachenwand, am Gaumensegel, dem Zäpfchen und den Gaumenbögen. Bei starker Entwicklung erscheinen die befallenen Teile höckrig verdickt, meist blaßrot, es sind Fälle bekannt, in denen die Uvula zur Daumendicke geschwollen war. In anderen Fällen bietet die infiltrierte Schleimhaut ein mehr sulziges, gelatinöses Aussehen. Bei den Infiltraten des Velum palatinum tritt regelmäßig eine starke Behinderung der Beweglichkeit auf, die zu Schluck- und Sprachstörungen führt. In der Umgebung der Infiltrate erkennt man fast regelmäßig in die Schleimhaut eingelagerte Knötchen.

Ebenso wie die miliare Eruption neigen auch die Infiltrate im Rachen ganz besonders zum Zerfall. Wir sehen deshalb die meisten Pharynxtuberkulosen erst im Stadium der Ulceration, die in ihrem Aussehen das durchaus charakteristische Bild des tuberkulösen Schleimhautgeschwürs bietet. Oberflächliche

Geschwüre mit von schlaffen Granulationen oder dünnflüssigem Eiter bedecktem Grund und ausgezackten Rändern sind die gewöhnlichen Befunde, selten greifen die Ulcerationen weit in die Tiefe.

Geschwüre im Nasenrachen sind nicht häufig. M. SCHMIDT, SEIFERT, MÖLLER und RAPPAPORT, BLUMENFELD u. a. geben übereinstimmend an, daß tuberkulöse Ulcera im Nasenrachen zu den seltenen Vorkommnissen gehören. FREUDENTHAL fand im Gegensatz hierzu 7mal Nasenrachengeschwüre bei 52 Phthisikern, einzelne Beobachtungen sind von HINKEL, SUCHANNECK, MICHELSON, SIMANOWSKY, HUBERMANN, THOST, PLUDER, GERBER u. a. veröffentlicht. Auffallend sind die Sektionsergebnisse E. FRAENKELS, der 10mal unter 50 Tuberkuloseleichen und DMOCHOWSKYS, der 21mal unter 56 Fällen Nasenrachenulcera fand; letzterer macht darauf aufmerksam, daß Tuberkulose des Nasenrachens besonders häufig bei Miliartuberkulose aufzutreten scheint.

Die *Ausdehnung der Geschwüre* ist sehr verschieden, nach SEIFERT haben sie die Neigung, sich mehr in querer Richtung als in der der Körperachse auszudehnen; es kommt nur sehr selten vor, daß ein tuberkulöses Ulcus die ganze hintere Pharynxwand vom Nasenrachen beginnend bis hinunter in die Pars laryngea einnimmt.

Auch die Tiefe der Geschwüre ist wechselnd, meist sind sie oberflächlich, sie können aber auch in die Tiefe greifen und am Velum zu Perforationen, an der Uvula zu Defekten und an der hinteren Wand zur Erkrankung der Wirbelkörper führen. Dieses Tiefgreifen ist bei der Tuberkulose seltener als bei der Syphilis.

Zur *Tumorbildung* kommt es bei Tuberkulose im Mundrachen nicht, wenigstens habe ich keine einschlägige Veröffentlichung auffinden können. Der *Nasenrachen* verhält sich in dieser Beziehung anders als der Mundrachen; seit der ersten Veröffentlichung HAJEKS sind einige Fälle von retronasalen Tumoren mitgeteilt worden, so von AVELLIS, TOUTON, KOSCHIER und SCHNITZLER. Der letzterwähnte Fall ist besonders interessant, da an ihm die Entwicklung aus frisch aufgeschossenen Knötchen unter dem Einfluß einer Tuberkulininjektion beobachtet werden konnte.

Histologisch sind diese *Nasenrachentumoren* dadurch charakterisiert, daß sie aus adenoidem Gewebe bestehen, das zahlreiche Riesenzellentuberkel enthält. In dem schon früher erwähnten Fall von A. GHON und C. TERPLAN fand sich bei einem tuberkulösen Primäraffekt am Septum cartilagineum eines 10 Monat alten Kindes ein tuberkulöses Granulom der Rachentonsille, das durch eine Übertragung auf dem Lymphwege zustande gekommen sein soll. SEIFERT nimmt an, daß die Tuberkulose im lymphatischen Gewebe der Schleimhaut, das durch den Reiz zur Wucherung angeregt wird, entsteht. Auf diese Weise bilden sich große Tumoren, die anfangs in der Hauptsache aus adenoidem Gewebe gebildet sind, im weiteren Verlauf tritt dieses gegenüber dem stärker wuchernden tuberkulösen Gewebe in den Hintergrund.

Die dritte, die *lupöse Form der Pharynxtuberkulose,* kommt im Gegensatz zu der analogen Nasenaffektion fast niemals primär vor, wenn auch Einzelbeobachtungen mitgeteilt sind, bei denen es sich um einen primären Rachenlupus handeln soll; so von RAUDNITZ, HASLUND, BLOCK, SCHLEICHER u. a. Fast in allen Fällen finden wir beim Pharynxlupus die gleiche Erkrankung in der Nasenhöhle, trotzdem können wir, wie MYGIND betont, die Lokalisation im Rachen nur ausnahmsweise als direkt von der Nase fortgeleitet auffassen, weil 1. der hintere Abschnitt der Nase nur selten erkrankt gefunden wird und weil 2. noch seltener der Nasenrachen beteiligt ist. Erkrankt auch der Nasenrachen, so ist das fast immer die Folge eines Lupus der Pars oralis, nicht eines solchen der Nase. Eine gleichzeitige Erkrankung der Mundhöhle, des Kehlkopfs und der äußeren Haut ist häufig.

Die Angaben über die *Häufigkeit des Rachenlupus* im Verhältnis zum Haut-lupus schwanken in ziemlich weiten Grenzen, die Ursache hierfür liegt zum Teil sicher darin, daß die Laryngologen hauptsächlich Schleimhautlupusfälle zu sehen bekommen, und dadurch zu höheren Prozentzahlen kommen, so fanden CHIARI und RIEHL bei 35,3%, BENDER bei 17%, MYGIND bei 18% der Lupösen Pharynxaffektionen, HOLM stellte bei 15,32% der Lupuspatienten eine Beteili-gung des Mundes und des Rachens fest. Die Beobachtungen MYGINDS wurden an 200 Kranken des FINSENschen Lichtinstituts in Kopenhagen gemacht, sie dürften deshalb als die der Wahrheit am nächsten kommenden angesehen werden, wenn auch die absolute Zahl der Fälle für eine Statistik etwas klein ist. Für diese Ansicht spricht auch, daß LELOIR unter 312 Lupösen gleichfalls 18% Mund- und Rachenerkrankungen feststellte.

Die *Lokalisation* im Rachen ist am häufigsten an der Uvula und der oralen Fläche des Velum, der hinteren und seitlichen Wand, seltener an den Gaumen-bögen und im Nasenrachen.

Der *Lupus* tritt im Rachen in den gleichen Formen auf wie die akute Tuber-kulose, von der er sich, wie wir schon bei der Nase gesehen haben, durch den langsamen, chronischen Verlauf und durch seine größere Heilungstendenz unterscheidet. Die häufigste Form des Lupus ist das Knötchen. Auf der geröteten geschwollenen, meist trocken glänzenden Schleimhaut erscheinen Knötchen, die Erbsengröße erreichen. In anderen Fällen sieht man kleinere, auf einer anämischen Schleimhaut, die bis in die Submucosa reichen können. Ebenso wie in der Nase reagiert die Umgebung der Knötchen verschieden, entweder es kommt zur Bindegewebswucherung mit Narbenbildung oder zur Rund-zelleninfiltration, die sich durch ganz besondere Härte auszeichnet, so daß die befallenen Teile starr und rigide werden. Dadurch leidet ihre Beweglichkeit, besonders wenn das Velum und die Gaumenbögen befallen sind. Bei der hyper-trophischen Form des Lupus handelt es sich weniger um diffuse Infiltrate als um papillomatöse Excrescenzen auf der Schleimhaut. Nach JUFFINGER soll dies stets die Anfangserscheinung des Lupus sein.

Im weiteren Verlauf tritt meistens eine Verkäsung der Infiltrate ein, die zur Geschwürsbildung führt. Die Größe und Ausdehnung der Ulceration hängt von der Flächen- und Tiefenausbreitung des Infiltrates ab; bei weit in die Tiefe reichenden können Substanzverluste und Perforationen entstehen. Dadurch und durch Narbenbildung und -schrumpfung kommen Formveränderungen in den Rachengebilden vor, während Verwachsungen sich nur selten bilden, sicherlich viel weniger häufig als bei Syphilis und Sklerom

Der Lupus entwickelt sich immer sehr langsam, die Infiltrationen bleiben lange unverändert, die Ulcerationen haben nur eine geringe Neigung zum Fort-schreiten. Aber auch hier sieht man, wie wir es für die akute Form der Tuber-kulose besprochen haben, oft ohne nachweisbare Ursache plötzlich eine schnellere Ausdehnung des Prozesses mit Zerstörung des Gewebes einsetzen.

β) Subjektive Beschwerden. Die *subjektiven Beschwerden* sind bei den ver-schiedenen Formen der Rachentuberkulose und bei ihren verschiedenen Lokali-sationen sehr verschieden.

Die *latente Tuberkulose des lymphatischen Rachenrings* verläuft *ganz symptomenlos.* Treten Störungen bei ihr auf, so sind sie nicht durch die spezi-fische Erkrankung, sondern durch die Hyperplasie der Tonsillen bedingt, die, wie wir gesehen haben, der Tuberkulose vorangehen oder durch sie verursacht oder vergrößert sein kann. Ist die Rachenmandel der Sitz der Erkrankung, so sind die Erscheinungen der Nasenstenose, auf die hier nicht eingegangen werden kann, im Vordergrunde des Symptomenkomplexes. Selbst eine mäßig vergrößerte LUSCHKAsche Tonsille kann recht erhebliche Störungen bedingen, während die Gaumenmandeln eine gewisse Größe erreicht haben müssen, um Schluckakt, Atmung und Sprache zu behindern.

Bei den beiden zuerst erörterten Formen der Rachentuberkulose stehen die *Schmerzen* gewöhnlich im Vordergrunde des Krankheitsbildes. Bei der miliaren Pharynxtuberkulose, den Infiltraten und den Ulcerationen des Mundrachens ist der Schluckakt fast immer außerordentlich erschwert, weil selbst bei mäßiger Ausdehnung des Leidens sehr intensive Schmerzen, die denen bei der Larynxphthise nichts nachgeben, sowohl beim Essen wie beim Leerschlucken vorhanden sind.

Die Infiltrate und Geschwüre des *Nasenrachens* verursachen viel seltener eine stärkere Dysphagie, nur wenn sie auf die seitlichen Teile, besonders die Tubenwülste übergreifen, rufen sie stärkere Beschwerden hervor.

Störungen der Sprache treten im Verlauf der akuten Tuberkulose des Pharynx dann auf, wenn durch die Infiltrate des Velum palatinum oder der Gaumenbögen die Beweglichkeit dieser Teile beschränkt und dadurch der Abschluß der Pars oralis gegen die Pars nasalis verhindert wird. Auch eine größere Perforation des Gaumensegels führt zur offenen Nasensprache, während die Sprache bei kleineren, besonders an der Basis der Uvula sitzenden unverändert bleiben kann.

Bei der *chronischen Tuberkulose (Lupus)* sind die subjektiven Beschwerden sehr gering. Stärkere Schmerzen gehören zu den Ausnahmen, man findet bisweilen sehr ausgedehnte Infiltrate und Geschwüre bei Patienten, die gar nicht über ihren Rachen klagen. Sind starre Infiltrate, große Defekte oder Perforationen am Gaumensegel vorhanden, so kommt es zu den gleichen Störungen wie bei den analogen Veränderungen der akuten Tuberkulose.

Blutungen aus den tuberkulösen Pharynxgeschwüren sind selten, nur B. FRÄNKEL beschreibt eine stärkere Hämorrhagie aus dem Rachen, die eine Hämoptöe vortäuschen kann.

γ) **Einfluß der Rachentuberkulose auf das Allgemeinbefinden.** Bei der latenten Tuberkulose des lymphatischen Ringes fehlt jede Einwirkung auf das Allgemeinbefinden. Wenn wir Störungen beobachten, so sind sie stets von der oft gleichzeitig vorhandenen *lymphatischen Diathese* abhängig.

Bei der *Rachentuberkulose* liegen die Verhältnisse anders. Da sie beinahe immer Patienten befällt, die an Lungenphthise leiden, ja häufig sehr ausgedehnte Zerstörungen in den Lungen und im Kehlkopf haben, so müssen wir Husten, Fieber, Kräfteverfall in erster Linie auf die schweren Veränderungen in diesen Organen beziehen, wenn auch nicht zu übersehen ist, daß das Fieber auch durch große Pharynxgeschwüre verursacht oder gesteigert werden kann.

Schluckschmerzen infolge der Rachenerkrankung beeinträchtigen die Nahrungsaufnahme und beschleunigen den Kräfteverfall in nicht geringem Maße als die Dysphagie bei Kehlkopftuberkulose.

b) Prognose der Rachentuberkulose.

Die *Prognose* ist am günstigsten bei der latenten primären Tuberkulose der Mandeln, handelt es sich doch bei dieser Form um einen lokalen Herd, der sich auf operativem Wege vollständig beseitigen läßt. Die Gefahr, daß durch die Operation die bis dahin latente Tuberkulose aktiv werden könne, ist von einigen Autoren sicher überschätzt worden, wenn auch SEIFERT einen Fall mitteilt, bei dem er 3 Monat nach Entfernung der Rachenmandel bei einem 8jährigen Jungen trotz ungestörter Heilung die Entwicklung eines tuberkulösen Tumors im Pons beobachten konnte, der nach $^3/_4$ Jahren den Tod herbeiführte. Da eine mikroskopische Untersuchung der entfernten Rachenmandel nicht gemacht war, ist der Zusammenhang der tödlichen Erkrankung mit der Operation nicht erwiesen. Eine tuberkulöse Infektion der Operationswunde ist bei der latenten Tonsillartuberkulose auch nicht zu befürchten, nur GERBER beschreibt die Entwicklung einer tuberkulösen Ulceration am Rachendach nach Entfernung der adenoiden Vegetationen.

Bei den *lupösen Rachenerkrankungen ist die Prognose zweifelhaft*. Wir haben im Kapitel über die Kehlkopf- und Nasentuberkulose die Vorhersage beim Lupus eingehend erörtert (s. S. 122 u. 180).

Die *Prognose der akut verlaufenden Pharynxtuberkulose* ist schlecht. Fast immer tritt sie als Folge einer Lungen- und Kehlkopfphthise auf, häufig sogar erst im vorgeschrittenen Stadium, in dem das Allgemeinbefinden des Kranken und seine Widerstandsfähigkeit schon gelitten haben. Der neu auftretende Herd, bei dem sich gewöhnlich schon nach kurzer Zeit Schluckbeschwerden einstellen, erschwert die Nahrungsaufnahme und führt dadurch zu noch schnellerem Kräfteverfall. Daß trotzdem ein Stillstand des Prozesses vorkommt, haben wir erwähnt; aber von Dauer ist dieser Stillstand niemals, nach kürzerer oder längerer Zeit schreitet die Krankheit fort und führt zum Tode. Bei der akuten besonders der miliaren Form der Rachentuberkulose ist auch mit therapeutischen Maßnahmen nicht viel zu erreichen.

In den seltenen *primären Fällen* ist die Aussicht auf Heilung günstiger, aber doch immer zweifelhaft, da sich regelmäßig nach kurzer Zeit eine Lungenerkrankung hinzugesellt.

Wir haben bei der Prognose der Larynxphthise auf die Bedeutung des Lungenbefundes und des Allgemeinbefindens hingewiesen und den Unterschied zwischen allgemeiner und lokaler Prognose betont, da die Verhältnisse bei der Tuberkulose des Rachens ganz gleichartig sind, verweisen wir auf das S. 120 Gesagte.

c) Diagnose.

Die *Diagnose* der Rachentuberkulose ist in den meisten Fällen ohne weiteres aus dem pharyngoskopischen Bilde zu stellen. Bei der miliaren Form ist kaum ein Zweifel möglich, aber auch die Ulcerationen sind meist so charakteristisch, daß ihre Natur dem geübten Beobachter sogleich klar ist. Auch der minder Erfahrene wird ohne Schwierigkeit zur richtigen Erkennung kommen, wenn er die Beschaffenheit des Geschwürsrandes beachtet, in dem sich sehr oft mit bloßem Auge in zweifelhaften Fällen unter Zuhilfenahme einer Lupe die charakteristischen Knötchen, die auch in der Umgebung von Infiltraten ein wichtiges Merkmal sind, feststellen lassen. Bleiben Zweifel bestehen, so kann man den Versuch machen, die *Tuberkelbacillen im Abstrichpräparat* nachzuweisen. Nach VOLTOLINI, B. BAGINSKY, LUBLINSKI u. a. soll dies bei Tuberkulose stets gelingen, eine Ansicht, die sicher nicht für alle Fälle zutrifft. Bei einer 30jährigen Frau mit Ulcerationen an den Seitensträngen bei einer sicheren Tuberkulose der Lungen konnte ich im Abstrich trotz sehr oft wiederholter Untersuchung keine Bacillen nachweisen, trotzdem zeigte der weitere Verlauf einwandfrei die tuberkulöse Natur auch der Rachenaffektion. Bei den lupösen *Erkrankungen* ist der *negative Bacillenbefund* wegen ihres sehr spärlichen Vorkommens die Regel. Auch im Pharynx ist ebenso wie bei der Larynxtuberkulose ein negatives Untersuchungsergebnis *niemals* beweisend. Auch der positive Befund ist nicht eindeutig, da die Bacillen aus der Einatmungsluft oder dem Sputum auf Geschwüre anderer Herkunft niedergeschlagen sein können.

Differentialdiagnostische Schwierigkeiten können aber doch vorkommen. Die verschiedenen im Rachen auftretenden Geschwüre können unter Umständen eine gewisse Ähnlichkeit mit tuberkulösen haben. ROSENBERG u. a.

weisen darauf hin, daß der *Herpes pharyngis* mitunter nur schwer von einer Miliartuberkulose unterschieden werden kann, besonders wenn sich aus den kleinen Bläschen Ulcuskula gebildet haben. Bei fortgesetzter Beobachtung werden die Zweifel bald schwinden, da die frisch aufschießenden Stellen die Bläschen in so charakteristischer Form zeigen, daß eine Verwechslung mit Tuberkeln nicht möglich ist. In Fällen, in denen man keine frischen Bläschen zu sehen bekommt, führt die Beobachtung des Verlaufs zur Diagnose.

Die Geschwüre bei *Angina Vincenti* können kaum zu Verwechslungen Veranlassung geben, in zweifelhaften Fällen ist der *Nachweis der fusiformen Bacillen und der Spirillen* ein sicheres Hilfsmittel. Eine Verwechslung mit *Stomatitis* und *Pharyngitis aphthosa* ist bei sorgfältiger Untersuchung nicht zu befürchten.

Am schwierigsten ist die Unterscheidung der *Rachentuberkulose, besonders der lupösen Form*, von der *Syphilis*. Wir haben die Unterscheidungsmerkmale und die anzuwendenden diagnostischen Hilfsmittel bei der Besprechung der Differentialdiagnose der Larynxtuberkulose so ausführlich besprochen, daß wir bei der völligen Gleichartigkeit der Verhältnisse nichts hinzuzufügen haben. Ich möchte aber auch an dieser Stelle noch einmal auf die Schwierigkeit der Stückchendiagnose und auf die Unzuverlässigkeit der Diagnose ex juvantibus hinweisen.

Die *latente Tuberkulose* ist klinisch niemals zu diagnostizieren, wir können sie nur durch die histologische Untersuchung feststellen. Differentialdiagnostisch kommen bei den Veränderungen am lymphatischen Rachenring die lymphatische Diathese und die Lymphogranulomatose in Betracht. Auf die Wichtigkeit der Lymphogranulomatose für die Differentialdiagnose machen GROSSMANN und SCHLEMMER aufmerksam, sie weisen im Anschluß an einen Fall von echter Lymphogranulomatose der Haut, des Hypopharynx und des Magens darauf hin, daß bei dieser Krankheit sowohl Tuberkelbacillen wie MUCHsche Granula fehlen, der Nachweis von Tuberkeln und von Tuberkelbacillen ist das sichere Unterscheidungsmerkmal zwischen Tuberkulose und den genannten Krankheiten.

d) Therapie.

Auch für die Therapie der Rachentuberkulose ist die Reaktivität des Organismus von allergrößter Bedeutung (s. S. 136 ff.).

Die *Allgemeinbehandlung* der Rachentuberkulose ist völlig mit der der Kehlkopfphthise identisch, wir verweisen deshalb auf die ausführlichen Darlegungen auf S. 131 ff.

Auch die lokalen medikamentösen und chirurgischen Behandlungsmethoden sind für Larynx und Pharynx die gleichen. Die Ätzmittel, besonders die Milchsäure, die Phenolverbindungen usw., werden geradeso wie im Kehlkopf verwendet, die Diathermie, die Galvanokaustik und die Curettage haben die gleichen Anzeigen und Gegenanzeigen. Mit der Anwendung dieser Methoden soll man im Rachen ebenso vorsichtig vorgehen wie im Kehlkopf, das Allgemeinbefinden und der Lungenbefund erfordern bei der Indikationsstellung auch vollste Berücksichtigung. Ich kann auf Grund eigener Mißerfolge bei der chirurgischen Therapie der sekundären, ulcerösen Pharynxtuberkulose nur zur allergrößten Vorsicht raten; meine Erfahrungen stimmen mit denen anderer Autoren überein, von denen ich besonders WOHLAUER anführen möchte.

Die *Strahlenbehandlung* hat bei den verschiedenen Formen der Pharynxtuberkulose gute Erfolge gezeitigt. Die Schwierigkeiten, die die Anwendung der Strahlen, Licht, Wärme, Röntgen, Radium usw. aus der Lage des Kehlkopfs erwachsen, fallen für den Mundrachen fort. Bei geöffnetem Munde kann man die in diesem Teil des Schlundrohres lokalisierten Veränderungen direkt der Strahlenwirkung aussetzen, die Technik der Bestrahlung bietet daher kein Hindernis für ihre Anwendung, während bei der Strahlenbehandlung der Pars retronasalis und laryngea pharyngis dieselben Schwierigkeiten wie beim Kehlkopf zu überwinden sind.

Um Wiederholungen zu vermeiden, verweise ich auf den Abschnitt Strahlenbehandlung im Kapitel Kehlkopftuberkulose (S. 147 ff.) und auf das Kapitel: „Strahlentherapie" von Prof. THOST dieses Handbuches Bd. II.

Die Schluckschmerzen bedürfen wegen ihrer Bedeutung für die Ernährung und das Allgemeinbefinden besonderer Beachtung bei der Behandlung. Da die Lokaltherapie wie die allgemeine und die Ernährung völlig mit den bei der Dysphagie infolge Larynxerkrankung zu treffendern Maßnahmen übereinstimmt, verweise ich auf das oben Gesagte.

Behandlung der Tonsillartuberkulose. Findet sich auf den Mandeln — sowohl der Rachenmandel wie den Gaumentonsillen — ein tuberkulöses Geschwür, das die Nachbarschaft frei läßt, also nur auf die Mandel beschränkt bleibt, so ist die Adenoidotomie bzw. Tonsillektomie zu machen; greift der Prozeß aber auf die Umgebung, besonders die Gaumenbögen und das Velum palatinum über, so kann von der operativen Entfernung kein Erfolg erwartet werden; da eine Infektion der frischen Wunde von der Nachbarschaft aus sehr leicht erfolgen kann, ist eine entschiedene Kontraindikation gegen die Exstirpation in derartigen Fällen vorhanden. Die Geschwüre werden entweder chirurgisch mit der Curette, mit Strahlen oder mit Galvanokaustik oder medikamentös mit Milchsäure, einer Phenolverbindung, Narkotizis, mit einem Wort genau ebenso behandelt wie die Ulcerationen im Kehlkopf. Die Auswahl der Methode erfolgt unter Berücksichtigung des Allgemeinbefindens, des Lungenbefundes und der lokalen Veränderungen nach den bei der Therapie der Larynxtuberkulose (S. 157) besprochenen Grundsätzen.

Eine *Mandelhyperplasie* bei einem tuberkulosegefährdeten Individuum erhöht die Infektionsgefahr außerordentlich, aus prophylaktischen Gründen ist in derartigen Fällen die Mandelentfernung auszuführen, wenn wir auch wissen, daß mit der Abtragung der drei Mandeln nicht das ganze lymphatische Gewebe des Rachens entfernt wird. Da aber erfahrungsgemäß den Tonsillae pharyngea et palatinae bei der Tuberkuloseinfektion die Hauptrolle zufällt, während die Granula und das diffus in die Schleimhaut eingelagerte adenoide Gewebe nur eine untergeordnete Bedeutung besitzt, ist die Gefahr des Eindringens der Tuberkelbacillen in den Organismus vom lymphatischen Rachenring aus durch die Operation zum mindesten wesentlich herabgesetzt. Die Operation ist um so mehr indiziert, als durch die zahlreichen ausgeführten Untersuchungen der Nachweis erbracht ist, daß der primäre tuberkulöse Herd gar nicht selten in den Tonsillen gefunden wird, ohne daß wir in der Lage wären, dies durch die klinische Untersuchung festzustellen.

Bei bestehender Lungenphthise müssen wir die Indikation für die Mandeloperationen enger begrenzen. Bei hohem hektischem Fieber, bei ausgedehnter Lungenerkrankung, besonders bei Kavernenbildung und bei heruntergekommenen Kranken besteht eine unbedingte Gegenanzeige. Bei leichtem Fieber und einer beginnenden pulmonalen Affektion kann die Operation günstig auf den Verlauf der Erkrankung einwirken. Auf die Bedeutung der freien Nasenatmung haben wir an anderer Stelle (S. 182) hingewiesen, durch die Entfernung der Rachenmandel wird nicht nur dieser Indikation Rechnung getragen, sondern auch ein Reiz beseitigt, der immer wieder zu Katarrhen Veranlassung gibt. Bei den Gaumenmandeln kommt noch die Beseitigung der Mandelpfröpfe, der Brutställe für pathogene Keime aller Art hinzu.

Ich möchte der Tonsillektomie als prophylaktische Maßnahme bei Tuberkulosegefährdeten eine nicht zu unterschäzende Bedeutung beimessen entgegen der Ansicht FREUDENTHALS und BLUMENFELDS, die ihr in der Prophylaxe und Therapie der Phthise keinen Platz einräumen.

Die Gefahr, daß die Operationswunde tuberkulös infiziert wird, ist nur sehr gering, nur in einem von GERBER veröffentlichten Fall wurde ein tuberkulöses Ulcus an der Adenoidotomiewunde festgestellt. Auch ein Aktivwerden der latenten Tuberkulose durch den operativen Eingriff ist bisher in keinem einzigen Fall *sicher* beobachtet.

VII. Tuberkulose der Mundhöhle.

Die Tuberkulose der Mundhöhle ist selten, am häufigsten sehen wir sie am harten und weichen Gaumen, seltener an der Zunge, dem Zahnfleisch (HARMER) und am Mundboden. Nach MIKULICZ und KÜMMEL soll sie öfter bei Männern als bei Frauen gefunden werden.

a) Symptomatologie.

α) Form der Tuberkulose der Mundhöhle.

Ihre Form entspricht vollkommen der der Rachentuberkulose, sie erscheint als Knötchen, Infiltrat, Ulceration und Tuberkulom. *Tuberkulöse Tumoren* in der Mundhöhle sind allerdings selten, außer einem von STETTER beschriebenen Fall, in dem es sich um ein von einer Papilla circumvalata ausgehendes Papilloma tuberculosum handelte, ist in der gesamten Literatur keine einschlägige Beobachtung veröffentlicht.

Primäre Tuberkulose des Mundes ist sehr *selten*. BERTONI beschreibt einen Fall, bei dem neben einer tertiären Syphilis der Zunge eine „anscheinend" primäre Zungentuberkulose vorhanden war (sur un cas de tuberculose linguale en apparence primitive chez un syphilitique). HORNER beobachtete einen 53jährigen Glasbläser, bei dem nach einer Zahnextraktion eine tuberkulöse Infektion durch das Mundstück der Glasbläserpfeife zustande gekommen war. WABIAN DUROCH und DROUET sahen ein Ulcus der Zunge mit schwammiger Schwellung des Zahnfleisches; Knochen- und Lungentuberkulose trat erst später auf. DOMENICO TADDEI berichtet über zwei Fälle von primärer Zungentuberkulose, latente Tuberkulose der Zungenmandel wurde von DMOCHOWSKY festgestellt. Fälle, in denen die Infektion wahrscheinlich von der Wunde einer Zahnextraktion ausging, sind außerdem von GLAS, RETHI, EHRHARD, LENZMANN und BLUMENFELD mitgeteilt, auch MAX SENATOR und A. WEBER und JULIAN BILZ teilen je eine einschlägige Beobachtung mit. Unter 110 zusammengestellten Fällen von Zungentuberkulose hält DOBBERTIN 18 für primär. Endlich sah BRYSON DELAVAN eine primäre Tuberkulose der Wangenschleimhaut.

In den meisten Fällen tritt die Schleimhauttuberkulose im Munde *sekundär* auf bei ganz verschiedenem primären Sitz. Von einem cariösen Zahn, in dem Tuberkelbacillen nachgewiesen werden konnten, ging eine Zahnfleischtuberkulose in einem von PARTSCH und JARUNTOWSKY und einem von MORELLI publizierten Fall aus. Von der Epiglottis oder den Gaumenbögen aus greift die Tuberkulose gar nicht selten auf den Zungengrund und die Valleculae über, eine Tuberkulose des Pharynx kann auf die Mundschleimhaut fortkriechen, endlich kann die Infektion der Mundhöhle von der Nase oder ihren Nebenhöhlen ausgehen, sei es auf dem Blut- oder Lymphweg oder infolge Durchbruchs von der Kieferhöhle nach der Alveole. Am häufigsten erfolgt die Übertragung von der erkrankten Lunge aus durch das Sputum auf die Mundschleimhaut. In der Mundhöhle der Phthisiker finden sich die Tuberkelbacillen fast regelmäßig, während sie nach den Untersuchungen von MILLER niemals im Speichel Gesunder vorkommen, es ist daher nur natürlich, daß sie bei Lungenkranken mitunter in das Gewebe eindringen und lokale Erkrankungen herbeiführen, namentlich wenn kleine oberflächliche Substanzverluste, Decubitalgeschwüre am Frenulum linguae oder kleine Ulcerationen infolge von scharfen Zähnen vorhanden sind. Endlich soll auch bei vorgeschrittener Lungenphthise eine direkte Übertragung auf dem Blut- bzw. Lymphwege entstehen können. Die Dissemination miliarer Knötchen kommt eigentlich nur bei dieser Art der Bacillenübertragung vor, man sieht dann besonders am Zungenrand, am Mundboden, seltener am Zahnfleisch graue bis gelbliche, einzelne oder in Gruppen stehende, in der Schleimhaut liegende, zum Teil ulcerierte Knötchen.

Das Infiltrat ist selten, kann aber an den verschiedenen Stellen der Mundschleimhaut vorkommen, am häufigsten ist es am harten Gaumen. Umschriebene Infiltrate finden sich außerdem nach HENKE an der Zunge, sie können sehr leicht mit syphilitischen Prozessen oder mit malignen Tumoren verwechselt werden.

Die Neigung der Infiltrate zum Zerfall ist in der Mundhöhle sehr groß, wir sehen deshalb am häufigsten die ulcerös-infiltrative Form. Die Geschwüre sind oberflächlich oder tief, sie sitzen am harten Gaumen, dem Zahnfleischrand und an der Zunge. Die oberflächlichen verlieren bei dieser Lokalisation durch die Mazeration des Epithels und der oberflächlichen Schleimhautschichten bald ihre charakteristische buchtige Form und breiten sich rasch aus. Die tiefen bilden mehr umschriebene Herde, sie liegen in einer harten, infiltrierten Umgebung. Mit dem scharfen Löffel gelingt es nach M. SCHMIDT unschwer, große Höhlen in der Zunge auszukratzen, die ganz mit weichen oder käsigen Massen ausgefüllt sind. Als dritte Form der tuberkulösen Ulceration der Zunge ist nach BLUMENFELD die mit gelb belegtem Grund versehene tuberkulöse Rhagade zu betrachten.

Die am Zungengrund direkt vom Kehlkopfeingang, besonders dem Kehldeckel, fortgeleiteten Ulcerationen haben wir schon erwähnt, sie kommen aber wenn auch selten ohne gleichzeitige Kehlkopferkrankung vor. Die Zungengeschwüre sind entweder solitär oder multipel.

Der *Lupus* der Mundhöhle ist immer sekundär, er tritt kombiniert mit Rachen-, Nasenrachen-, Kehlkopf- oder Hautlupus auf. An der Zunge ist er am seltensten lokalisiert. Seine Erscheinungsform entspricht vollkommen der des Pharynxlupus.

β) Symptomatologie der Mundhöhlentuberkulose.

Die *Symptome* der Mundhöhlentuberkulose sind wenig ausgesprochen, eine ihr ebenso wie der Rachentuberkulose fast regelmäßig zukommende Erscheinung ist ein starker Foetor ex ore, der am besten mit Kalium hypermanganicum oder mit Hydrogenium peroxydatum-Spülungen bekämpft werden kann. Schmerzen kommen nur bei Zungengeschwüren vor, Störungen der Sprache finden sich bei Infiltraten und Ulcerationen als Folge der behinderten Beweglichkeit der Zunge.

b) Prognose.

Die *Prognose* der miliaren Tuberkulose der Mundhöhle ist infaust, sie tritt fast immer erst sub finem vitae bei vorgeschrittener Lungenphthise auf. Auch die ulcerös-infiltrative Form ist prognostisch nicht ohne Bedeutung, da sie als Anzeichen eines Fortschreitens des tuberkulösen Prozesses aufgefaßt werden muß und fast immer ein Symptom herabgesetzter Widerstandsfähigkeit darstellt.

Betreffs der Prognose des Mundhöhlenlupus ist dem über den Pharynxlupus Gesagten nichts hinzuzufügen.

c) Diagnose.

Die *Diagnose* der Mundhöhlentuberkulose ergibt sich gewöhnlich ohne weiteres aus dem Befunde, nur selten bestehen differentialdiagnostische Schwierigkeiten, die sich fast immer auf die Unterscheidung von Syphilis beziehen. An der Zunge muß man berücksichtigen, daß die tuberkulösen Geschwüre die Unterseite, die syphilitischen die Oberfläche bevorzugen. Ein Ulcus am Zungengrund ist, falls nicht eine Tuberkulose des Kehlkopfeingangs vorhanden ist, mit großer Wahrscheinlichkeit als syphilitisch anzusprechen, wenn auch tuberkulöse an dieser Stelle vorkommen. Auch Kombinationen von beiden Affektionen werden in der Mundhöhle, besonders an der Zunge ebenso wie in den anderen Abschnitten der oberen Luftwege beobachtet. In zweifelhaften Fällen sind alle diagnostischen Hilfsmittel, die wir S. 123 ff. erwähnten, heranzuziehen.

d) Therapie.

Die Methoden, die Indikationen und die Kontraindikationen sind für die Behandlung der Mundhöhlentuberkulose ganz identisch mit denen der Erkrankung der übrigen Abschnitte der oberen Luftwege. Auch hier ist die Auskratzung mit dem scharfen Löffel, die Abtragung mit schneidenden Instrumenten und die Zerstörung der erkrankten Teile mit dem Galvanokauter angezeigt, wenn eine gute Reaktivität des Organismus nachgewiesen, das Allgemeinbefinden befriedigend und der Lungenbefund nicht ungünstig ist. Bei schwachen, hochfiebernden Kranken wird man sich auf symptomatische Behandlung mit den oben S. 142 ff.) besprochenen Medikamenten beschränken. Bei den Ulcerationen sind die Ätzmittel, besonders die Milchsäure, die Diathermie und die Kaustik zu verwenden evtl. nach vorheriger Auskratzung.

Die Entfernung der Zungentonsille ist bei Phthisikern eigentlich niemals notwendig, da isolierte Erkrankungen an dieser Stelle zu den allergrößten Ausnahmen gehören und da auch nur ganz selten eine latente Tuberkulose an dieser Stelle auftritt. Wird reflektorisch krampfhafter Husten von der Zungenbasis ausgelöst, so kommt man fast immer mit Pinslungen mit LUGOLscher Lösung oder mit Ätzungen mit dem Flachbrenner oder mit Argent. nitricum oder Trichloressigsäure in Substanz zum Ziel.

Die Strahlentherapie hat auch bei der Mundhöhlentuberkulose gute Erfolge aufzuweisen, ihre Anwendung ist daher zu empfehlen

VIII. Der tuberkulöse Retropharyngealabsceß.

Der tuberkulöse Retropharyngealabsceß entsteht entweder als Folge einer Adenitis tuberculosa der retropharyngealen Lymphdrüsen oder als Senkungsabsceß bei einer Caries tuberculosa der Halswirbelsäule oder der Schädelbasis.

In dem ersterwähnten Fall ist die Eingangspforte für die Tuberkelbacillen im lymphatischen Gewebe des Rachens, besonders in der Rachentonsille zu suchen. Die Bacillen infizieren die regionären Lymphdrüsen und führen zur Verkäsung, zur Periadenitis und zum Absceß, der unter der Fascia buccopharyngea nach unten fortschreitet. Der Absceß senkt sich entweder im Retropharyngealraum oder er breitet sich nach dem parapharyngealen Raum hin aus.

Die Symptome hängen von der Größe des Abscesses ab, so lange er klein und auf den Nasenrachen beschränkt ist, macht er fast keine Erscheinungen, wird er größer, so wölbt er die hintere Pharynxwand vor, füllt den Nasenrachen aus und führt dadurch zu den Symptomen der Nasenstenose. Senkt er sich weiter in die Pars oralis pharyngis, so treten Schluckbeschwerden hinzu, gelangt er bis in die Höhe des Kehlkopfs, so kann der Larynxeingang verlegt und Erstickungsanfälle, ja der Erstickungstod herbeigeführt werden.

Der von Caries der oberen Halswirbel oder der Schädelbasis ausgehende Senkungsabsceß tritt retropharyngeal oder retroösophageal in die Erscheinung, er senkt sich im retrovisceralen Bindegewebe bis ins Mediastinum posticum bzw. zur Aorta, deren Verlauf er folgt. Längs des Oesophagus, der Trachea und der Schilddrüse gelangt der Eiter zur Subclavia, er erscheint außen oberhalb des Schlüsselbeins neben oder hinter dem Sternocleidomastoideus oder er folgt dem Verlauf der Gefäße und Nerven zur Achselhöhle. Selten senkt er sich unter der Fascia buccalis zur Carotis oder zur Wangengegend.

Bei den tuberkulösen Erkrankungen der Halswirbelsäule ist fast immer Druckschmerz an den Dornfortsätzen und den Wirbelkörpern nachweisbar, spontane Schmerzen in den erkrankten Wirbeln auch beim Liegen sind häufige Begleiterscheinungen. Schling- und Atembeschwerden, neuralgiforme Schmerzen im Plexus brachialis und der Torticollis osseus weisen auf die Halswirbelsäule als Ausgangspunkt der Erkrankung hin.

Das pharyngoskopische Bild ist für den Retropharyngealabsceß durchaus charakteristisch, er erscheint als halbkugelige Vorwölbung der hinteren oder der seitlichen Pharynxwand. Im letzteren Fall sind die Tonsille und die Gaumenbögen der erkrankten Seite gewöhnlich vorgewölbt. Der Zwischenraum zwischen Velum und hinterer Rachenwand ist sehr verschmälert oder ganz aufgehoben. Die vorgewölbte Schleimhaut läßt beim tuberkulösen Absceß jede entzündliche Erscheinung vermissen. Die Konsistenz der Vorwölbung ist je nach der Spannung prall elastisch oder eindrückbar. Fluktuation ist stets vorhanden.

Der tuberkulöse Retropharyngealabsceß kommt hauptsächlich im Kindes- und jugendlichen Alter zur Entwicklung, da ja auch die ursächlichen Krankheiten, die Lymphdrüsentuberkulose und die Wirbelcaries diese Altersklassen bevorzugen; er wird aber auch bei Erwachsenen beobachtet und auch das Greisenalter wird ausnahmsweise nicht verschont.

Frau H., 74 Jahre alt, klagt seit 4 Wochen angeblich im Anschluß an Grippe über Halsbeschwerden. Kyphoskoliose der Halswirbelsäule. Die ganze linke Pharynxseite ist von einem breitbasig aufsitzenden, deutlich fluktuierenden, von geröteter Schleimhaut überzogenen, die linke Tonsille und die Gaumenbögen vorwölbenden Tumor ausgefüllt. Die Querfortsätze des 2. und 3. Halswirbels sind druckempfindlich. Bei der Punktion wird Eiter entleert, der mikroskopisch und kulturell steril war, bei der Anreicherung mit Antiformin aber Tuberkelbacillen nachweisen ließ. Röntgenuntersuchung: Herd im 2. und 3. Halswirbelquerfortsatz. Einen operativen Eingriff lehnte Patientin ab, sie ging innerhalb weniger Wochen an florider Phthise zugrunde.

Die Diagnose ist aus dem pharyngoskopischen Bild leicht zu stellen. Schwieriger ist es bei der Entstehung aus den retropharyngealen Lymphdrüsen zu unterscheiden, ob es sich um einen tuberkulösen oder um einen einfach entzündlichen Prozeß handelt, um so mehr als der Bacillennachweis im Eiter meist nicht gelingt. Die geringeren Entzündungserscheinungen, tuberkulöse Lymphdrüsen am Hals und tuberkulöse Herde in anderen Organen, führen aber in den meisten Fällen zu einer sicheren Diagnose.

Die Eröffnung des tuberkulösen Retropharyngealabscesses erfolgt am besten von außen, entweder inzidiert man am hinteren Rand des Sternocleidomastoideus und dringt hinter den großen Gefäßen zum Absceß vor, oder man geht nach BURCKHARDT am medialen Kopfnickerrand ein und arbeitet sich zwischen Kehlkopf, Schilddrüse und Carotis stumpf in die Tiefe. Ich bevorzuge wegen der geringeren Gefahr der Sekundärinfektion die äußere Operation vor der Eröffnung des Abscesses von innen. Wählt man aber die letztere Methode, so sollte man nur am hängenden Kopf und in Lokalanästhesie operieren. Bei den Erkrankungen der Halswirbel sind Extensionsverbände und Lagerungsapparate, die in den chirurgischen Werken einzusehen sind, zu verwenden.

Literatur.

Die ältere Literatur ist in den Kapiteln von HEYMANNS Handbuch zusammengestellt: 1. SCHECH: Die tuberkulösen Erkrankungen des Kehlkopfs und der Luftröhre. Bd. 1. II. 2. GERBER, P. H.: Tuberkulose und Lupus der Nase. Bd. 3. II. 3. SEIFERT, OTTO: Die Tuberkulose und Lupus des Nasenrachens. — 4. DERSELBE: Tuberkulose des Rachens. — 5. DERSELBE: Tuberkulose der Tonsillen. — 6. DERSELBE: Lupus des Rachens. Bd. 2.

Die neuere Literatur haben zusammengestellt: 1. BLUMENFELD, FELIX: Obere Luftwege im Handbuch der Tuberkulose. Bd. 3. 1923. — 2. DERSELBE: Klinik der Tuberkulose der oberen Luftwege. Zeitschr. f. Hals-, Nasen- u. Ohrenheilk. Bd. 15, 1926. — 3. BUMBA: JOSEF: Die Kehlkopftuberkulose vom Standpunkt der immunbiologischen Forschung. Zeitschr. f. Laryngol., Rhinol. u. ihre Grenzgeb. Bd. 13. 1924. — 4. BRÜHL, TH.: Tuberkulose der oberen Luftwege. Jahresber. üb. d. ges. Tuberkuloseforschung. 1924. — 5. PFEIFFER, WILLY: Sammelreferat im Zentralbl. f. d. ges. Tuberkuloseforschung. Bd. 18. 1922. — 6. RAMDOHR: Sammelreferat, Pathologie und Therapie der Kehlkopftuberkulose. Internat. Zentralbl. f. Ohrenheilk. Bd. 25. 1925. — 7. STUPKA: Die Therapie der Nasentuberkulose. Zeitschr. f. Laryngol., Rhinol. u. ihre Grenzgeb. Bd. 10. 1921. — 8. SUCHANNEK: Über Skrofulose. Halle 1896. — 9. MANASSE, PAUL: Pathologische Anatomie der Tuberkulose der oberen Luftwege. Zeitschr. f. Hals-, Nasen- u. Ohrenheilk. Bd. 15. 1926. — MINNIGERODE, W.: Die phys. Behandlungsmethoden der Kehlkopftuberkulose. Sammelreferat. Zentralbl. f. Hals- Nasen- u. Ohrenheilk. Bd. 9. H. 10. 1926.

Benutzt sind ferner die Lehrbücher von: CHIARI, CZERMAK, DENKER-BRÜNINGS, FRÄNKEL, B., HERYNG, JURASZ, KÖRNER, MACKENZIE, M. und FELIX SEMON, ONODI, RÉTHI, ROSENBERG, A., SCHECH, SCHMIDT, MORITZ und EDMUND MEYER, SCHRÖTTER, STOERCK, TÜRCK, VOLTOLINI, ZARNIKO.

Tuberkulose des Kehlkopfes.

ABOULKER: Fausses affections pulmon. d'origine bucco-naso-pharyngienne. Ann. des maladies de l'oreille. Tome 36. 1909. — AGASSIZ, C. D. S.: A series of cases of tuberc. laryngitis in children. Journ. of laryngol. a. otol. Vol. 39. — ALBANUS (1): Kaltkaustik bei Tuberkulose. Vers. dtsch. Naturforsch. u. Ärzte 1912. — DERSELBE (2): Verhandl. d. Verdtsch. Laryngol. 1914. — ALBERS, FR. JOH. HERM.: Die Pathologie und Therapie der Kehlkopfkrankheiten. Leipzig 1829. — ALBRECHT (1): Experimentelle Untersuchungen über die Entstehung der Kehlkopftuberkulose. Zeitschr. f. Ohrenheilk. u. f. Krankh. d. Luftwege. 1908. — DERSELBE (2): Über Kehlkopftuberkulose. Experimentelles und Klinisches. Habilitationsschrift 1909. — DERSELBE (3): Mischinfektion von Tuberkulose und Lues im Kehlkopf. Verhandl. d. Ver. dtsch. Laryngol. 1914. — ALBRECHT und BRÜNINGS: Über therapeutische Versuche bei experimentell erzeugter Kehlkopftuberkulose. Verhandl. d. Ver. dtsch. Laryngol. Freiburg. Bd. 6. 1909. — AMERSBACH: Strahlentherapie der Tuberkulose der oberen Luftwege usw. Strahlentherap. Bd. 13. 1922. — ANTHON und SIMONS: Erfahrungen mit der Röntgenbehandlung der Kehlkopftuberkulose. Beitr. z. Anat., Physiol., Pathol. u. Therapie d. Ohres, d. Nase u. d. Halses. Bd. 21. — ARNOLDSON, NILS (1): Wünsche bei der Pflege der Kehlkopftuberkulose. Ref.: Zentralbl. f. Hals-, Nasen- u. Ohrenheilk. Bd. 1. 1922. — DERSELBE (2): Chirurgische Behandlung der Larynxtuberkulose. Hygiea Bd. 85. 1923. — DERSELBE (3): Die chirurgische Behandlung der Larynxtuberkulose. Vers. d. schwed. oto-laryngol. Ges. 1908. — ASCHOFF: Verhandl. d. 33. Kongr. f. inn. Med. Wiesbaden 1921. — AVELLIS (1): Tuberkulöse Larynxgeschwüre. 1891. — DERSELBE (2): Die Behandlung des Schluckwehs. Frankfurt 1896. — BACMEISTER: Die Röntgenbehandlung der Lungen- und Kehlkopftuberkulose. Therapie d. Gegenw. Jg. 65. — BACMEISTER und RIKMANN: Die Röntgenbehandlung der Lungen- und Kehlkopftuberkulose. Leipzig 1924. — BALLIN: Krankheiten d. oberen Luftwege und Tuberkulosefürsorgestellen. Dtsch. med. Wochenschr. 1922. — BAEUCHLEN, E.: Beitrag zur Röntgentiefentherapie der Tuberkulose. Beitr. z. Klin. d. Tuberkul. Bd. 59. 1924. — BARWELL: Thyreotomie bei Tuberkulose. R. soc. of med. 1907. — BAUMGARTEN: Heilung von Infiltraten im Kindesalter nach akuten Infektionen. Med. Klinik. 1912. — BASSENKO (1): 3 Fälle von Larynxtuberkulose mit Tuberkulin behandelt. Oto-rhinolaryngol. Ges. Moskau 1923. — DERSELBE (2): Geheilte Kehlkopftuberkulose. Ebenda 1923. — BAUROWICZ: Laryngofissur bei Tuberkulose. Arch. f. Laryngol. u. Rhinol. Bd. 2. — BAYER (1): Obs. démontrant l'influence de la menstruation sur les affect. laryn. Rev. de laryngol., d'otol. et de rhinol. 1891. — DERSELBE (2): Einfluß des weiblichen Geschlechtsapparates auf Stimmorgan und Stimmbildung. Internat. Kongr. London 1881. — BECK, K.: Über Röntgenbehandlung der Kehlkopftuberkulose. Münch. med. Wochenschr. Jg. 70. 1923. — BIEFEL: Die tuberkulösen Kehlkopfgeschwüre usw. Arch. f. klin. Med. Bd. 30. 1882. — BIEST, E.: Über die Abtragung der tuberkulös erkrankten Epiglottis. Zeitschr. f. Hals-, Nasen- u. Ohrenheilk. Bd. 13. 1926. — BILANCIONI, G. (1): Aspetto non commune di una lar. tubercul. ulc. Boll. d. malatt. dell' orecchio, della gola e del naso Jg. 40. 1923. — DERSELBE (2): Tubercul. lar. e cure marine. Boll. d. scienze med., Bologna. Vol. 96. — BLEGVAD (1): Behandlung der Lungentuberkulose mit univers. Kohlenbogenlichtbädern. Acta oto-laryngol. Vol. 3. 1921. — DERSELBE (2): Chirurgische und Bogenlichtbehandlung der Larynxtuberkulose. Hygiea. Vol. 85 und Rev. d. laryngol., d'otol. et de rhinol. Jg. 44. 1923. — BLUMENFELD (1): Die Tuberkulinbehandlung der Tuberkulose der oberen Luftwege bei Erwachsenen. Zeitschr. f. Laryngol., Rhinol. u. ihre Grenzgeb. Bd. 4. 1911. — DERSELBE (2): Phthise der Diabetiker. Therap. Monatsh. 1898. — DERSELBE (3): Spezielle Diätetik und Hygiene der Lungen- und Kehlkopfschwindsüchtigen. Berlin: R. Hirschwald. 1909. — DERSELBE (4): Über pathol. Anatomie, Ätiologie und klinische Form der Kehlkopftuberkulose. BRAUERS Beitr. Bd. 48. 1921. — DERSELBE (5): Zur pathol. Anatomie der Stimmlippen. Zeitschr. f. Laryngol., Rhinol. u. ihre Grenzgeb. Bd. 3. — DERSELBE (6): Ätiologie der Kehlkopftuberkulose. Zeitschr. f. Laryngol., Rhinol. u. ihre Grenzegb. Bd. 9. — DERSELBE (7): Beitr. z. Klinik d. Tuberkul. u. spez. Tuberkuloseforsch. Bd. 48, H. 3. 1921. — BOCK, FR.: Über die Aufsuchung der N. lar. sup. zum Zweck der Resektion. Zeitschr. f. Hals-, Nasen- u. Ohrenheilk. Bd. 11. 1925. — BOENNINGHAUS: Vorsicht bei Eingriffen an der tuberkulösen hinteren Larynxwand. Dtsch. med. Wochenschr. Bd. 59. — BOULAY: L'anesth. dans le trait. moderne de la phthisie lar. Presse méd. 1911. — BRANDENBURG: Über die Entstehung der Kehlkopftuberkulose. Med. Klinik 1910. — BRAUCH, E. M.: Klinisch-statistische Beiträge zur Frage der Kehlkopfphthise. Monatsschr. f. Ohrenheilk. u. Laryngo-Rhinol. 1921. — BRIGGS, H. H.: Tubercul. of the lar. Southern med. journ. Vol. 16. 1923. — BRONFIN and MARKEL: Chaulmoogra oil in the treatment of lar. tuberc. Americ. review of tubercul. Vol. 8. 1923. — BROWN: Lar. tubercul. sympt. treatment. Ann. of otol., rhinol. a. laryngol. Vol. 33. — BRÜGGEMANN: Die moderne Behandlung der Larynxphthise. Med. germ.-hisp. Americ. Vol. 2. — BRÜHL, L.: Dauererfolge bei Larynxtuberkulose. BRAUERS Beitr. Bd. 23. — BUMBA: Die Kehlkopftuberkulose vom Standpunkt der immunbiologischen Forschung. Zeitschr. f. Laryngol., Rhinol. u. ihre Grenzgeb. Bd. 13. 1924. — CAREILLON et CHILIER: Perfor. spont. d. l. trach.-p. un ganglion tubercul. englobant le recur. gauche. Soc. d. science méd. de Lyon. 1908. — CASSELBERRY, W. E.: Tubercul. of the lar. the type which is capable of recovery and the principles of treatment. New York med. record 1908. — CATTI: Der phar.-lar. Typus der akuten Miliartuberkulose. Zentralbl. f. Laryngol. Bd. 11. 1895. — ČEMACH (1): Dauerheilung schwerer Kehlkopftuberkulose in 3 Fällen durch kombinierte Lichtbehandlung. Monatsschr. f. Ohrenheilk. u. Laryngo-Rhinol. 1926. — DERSELBE (2): Zur Phototherapie der Kehlkopftuberkulose. Verhandl. d. Ges. d. Hals-, Nasen- u. Ohrenärzte 1924. — CETRÁNGOLO und MIERES: Diagnose und Therapie der Larynxtuberkulose. Semana méd. Jg. 30. 1923. — CHIARI und RIEHL: Lupus vulgar. lar. Vierteljahrsschr. f. Dermatol. u. Syphilis. Bd. 9. 1882. — COHEN, JOSEPH: Ein Fall von primärem Larynxlupus. Zeitschr. f. Laryngol., Rhinol. u. ihre Grenzgeb. Bd. 2. — CORNET (1): Die Prophylaxe der Tuberkulose. Berlin. klin. Wochenschr. 1889. — DERSELBE (2): Verbreitung der Tuberkelbacillen außerhalb des Körpers. Zeitschr. f. Hyg. u. Infektionskrankh. 1888. — CREPON, ERNST: Die Behandlung der Larynxtuberkulose durch Laryngofissur. Inaug.-Diss. Marburg 1894. — CURCHOD: Cons. s. l. tubercul. précoce d. lar. à propos d'un cas de tuberculome. Arch. internat. de laryngol., otol.-rhinol. et broncho-oesophagoscopie, Tome 3. — DAHMER (1): Einseitige Influenzalaryngitis und Kehlkopftuberkulose. Zeitschr. f. Laryngol., Rhinol. u. ihre Grenzgeb. 1913. — DERSELBE (2): Die Behandlung der Kehlkopftuberkulose auf biologischer Grundlage. Ges. d. Hals-Nasen-Ohrenärzte 1924. — DANZIGER: Larynxtubercul. and its treatment. Med. journ. a. med. record. Vol. 119. — DEBICKI: Röntgenbehandlung der Kehlkopftuberkulose. Strahlentherapie. Bd. 18. — DEMME: Ein Fall von primärer Kehlkopftuberkulose. Bern 1883 und 20. med. Ber. über die Tätigkeit des JENNERschen Kinderhospitals Bern 1887. — DERSCHEID: Tubercul. laryngée et altitude. Bruxelles et Davos 1897. — DOBROWOLSKI: Zwei Fälle von Kehlkopftuberkulose bei Kindern. Medycyna 1908. Nr. 38. — DROSBECQUE: Guérison spont. d. lés. tubercul. d. lar. Scalpel Jg. 76. 1923. — DUFOUR, C. R.: Eff. of pregnancy on lar. tubercul. Virg. Med. Semi Monthly Richmond 1910. — DUNDAS-GRANT (1): Case of tubercul. of the lar., with demonstr. of instr. for sunlight treatment. Proc. of the roy. soc. of med. Vol. 16. 1923. — DERSELBE (2): Case of infiltr. of ventr. band. Proc. of the roy. soc. of med. Vol. 16. 1923. — DUTHEILLET DE LAMOTHE: 3 cas de tubercul. lar. tráités p. l. diathérmie. Oto-rhino-laryngol. internat. Tome 7. 1923 et Ann. des maladies de l'oreille. Tome 42. 1923. — DWORETZKY, J.: Recent obs. on lar.-pulmon. tuberc. Transact. of the Americ. acad. of ophth. a. otolaryngol. Philadelphia 1921. — EBSTEIN, E.: Zur Schweigebehandlung der Kehlkopftuberkulose. Therap. Monatsh. 1910. — EINHORN und HEINZ: Orthoform usw. Münch. med. Wochenschr. 1897. — ERDELYI: Lyarnxtuberkulose und Schwangerschaft. Budapest orvosi ujsag. 1910.

Zentralbl. 1911. — FELDSTEIN: Tuberc. d. lar. Journ. des praticiens. Tome 38. — FERRERI, GHERARDO (1): La tuberculosi lar. e i sanatori populari. Arch. ital. di laringol. 1921. — DERSELBE (2): La tubercul. lar. chez les travailleurs. Arch. internat. de laryngol., otol.-rhinol. et broncho-oesophagoscopie. Tome 2. 1923. — FERRERI, GIORGI: Die Gold-präparate in der Behandlung der Kehlkopftuberkulose. Arch. ital. di otol., rinol. e laringol. Vol. 34. 1923. — FETTEROLF: The use of the galv. cantery etc. Laryngoscope Vol. 34. — FISCHL, R.: Die Tuberkulose im Säuglingsalter. Arch. f. Kinderheilk. 1922. — FRÄNKEL, B. (1): Über die Anwendung des Jodoform auf Schleimhäuten. Berlin. klin. Wochenschr. 1882. — DERSELBE (2): Zur Diagnose der tuberkulösen Kehlkopfgeschwüre. Berlin. klin. Wochenschr. 1883. — DERSELBE (3): Über die submuköse Anwendung des Cocains. Therap. Monatsh. 1887. — FRÄNKEL, E. (1): Die pathologischen Veränderungen des Kehlkopfes beim Phthisiker. VIRCHOWS Arch. f. pathol. Anat. u. Physiol. Bd. 71. 1877 und Bd. 121. 1890. — DERSELBE (2): Primäre Kehlkopftuberkulose. Dtsch. med. Wochenschr. 1886. Nr. 28. — DERSELBE (3): Über Kehlkopftuberkulose. Dtsch. med. Wochenschr. 1891. Nr. 19. — FRESE: Die Bezie-hungen zwischen Kehlkopf- und Lungentuberkulose. Münch. med. Wochenschr. 1904. — FREUDENTHAL (1): Über die Behandlung der vorgeschrittenen Larynxtuberkulose. Arch. f. Laryngol. Bd. 33. — DERSELBE (2): Kleinere Beiträge zur Ätiologie der Lungentuberkulose. Arch. f. Laryngol. u. Rhinol. 1896. — DERSELBE (3): Contr. to the aetiol. of pulm. tubercul. New York 1896 and New York med. journ. a. med. record. Vol. 5. 1896 and 1903. — DER-SELBE (4): Zur Abtragung d. Epiglottis. Zeitschr. f. Hals-, Nasen- u. Ohrenheilk. Bd. 14. 1926. — GALAND: Cas de tum. tubercul. du lar. Oto-rhino-laryngol. internat. Tome 8. — GECHTMANN: Über Lupome besonders des Larynx. Zeitschr. f. Laryngol., Rhinol. u. ihre Grenzgeb. Bd. 7. 1919. — GERBER, P.: Zur Behandlung der tuberkulösen Epiglottis. Zeit-schrift f. Laryngol., Rhinol. u. ihre Grenzgeb. 1909. — GERHARDT: Studien und Beobach-tungen über Stimmbandlähmungen. Virchows Arch. f. pathol. Anat. u. Physiol. Bd. 27. 1863. — GETCHELL, U. C.: Tuberc. of the lar. Bost. med. a. surg. journ. 1908. — GLAS (1): Gummöses Syphilid des Larynx bei Tuberc. laryng. Monatsschr. f. Ohrenheilk. u. Laryngo-Rhinol. Jg. 57. 1923. — DERSELBE (2): Tuberkulöse Fistel in dem Larynx. Monatsschr. f. Ohrenheilk. u. Laryngo-Rhinol. Jg. 57. 1923. — DERSELBE (3): Isolierte Kehlkopftuber-kulose. Monatsschr. f. Ohrenheilk. u. Laryngo-Rhinol. Bd. 58. — GLAS und KRAUS: Ein-fluß der Schwangerschaft auf die Tuberkulose des Kehlkopfes. Med. Klinik 1909. — GLUCK und SÖRENSEN: Chirurgische Eingriffe bei Kehlkopftuberkulose. Zeitschr. f. Laryngol., Rhinol. u. ihre Grenzgeb. Bd. 4. 1911 und Handbuch d. Chirurgie des Ohres. Bd. 4. 1922. — GOUGUENHEIM et GLOVER: De la lar. tuberc. á forme scléreuse et végétante. Paris 1890. — GOUGUENHEIM et TISSIER: Phthisie laryngée. Paris 1889. — GRABLEY: Fall von pri-märer Larynxtuberkulose. Diss. Kiel 1899. — GRADI, DA: Dtsch. med. Wochenschr. 1910. — GRADI, A. da: Sul. decorso della tubercul. lar. nei casi di tisi polmon. curati con il pneumo-torax artific. Gaz. med. ital. 1910. — GREENE, J. R.: Some obs. of the lar. tubercul. Southern med. journ. 1922. — GREENE, I. B.: The electrocautery in the treatment of lar. tuberc. Ann. of otol., rhinol. a. laryngol. Vol. 33 and Americ. review of tubercul. Vol. 10. — GRÜN-WALD (1): Die Therapie der Kehlkopftuberkulose mit besonderer Rücksicht auf den galva-nischen Tiefenstich. München 1907. — DERSELBE (2): Tuberkulöser Absceß am Ring-knorpel. Münch. med. Wochenschr. 1889. — GUBNER: Tuberc. of the lar. with pathol. changes simulating Ca. Laryngoscope Vol. 34. — GUNDRUM: Pain from tubercul. lar. relieved by cocainization of the nasal sphenopalatine ganglion. Journ. of the Americ. med. assoc. Vol. 83. — HAJEK, M. (1): Der heutige Stand der Behandlung der Kehlkopftuberkulose. Wien. med. Wochenschr. 1920. — DERSELBE (2): Tuberkulöse Larynxtumoren. Internat. klin. Rundschau. Bd. 1 und 2. 1893. — DERSELBE (3): Über 30 Jahre geheilt gebliebene Tuber-kulose des Kehlkopfes nach endolaryngealem Curettement. Wien. laryngol. Ges. 1925. Monatsschr. f. Ohrenheilk. u. LaryngoRhinol. Bd. 59. 1925. — DERSELBE (4): Eine neue Methode zur Behandlung der Tuberkulose der oberen Luftwege von WESSELY. Wien. klin. Wochenschr. Bd. 37. 1925. — HAYEK, M. v.: Die extrapulmonäre Tuberkulose im Lichte der immunbiologischen Auffassung. Die extrapulmonale Tuberkulose. Bd. 1, H. 1. — HAMMOND, L. J.: The surg. treatment of the tuberc. lar. Americ. Med. 1909 (Tracheotomie). — HAHN, R.: La galvanocaust. nella tubercul. lar. Arch. ital. di otol., rinol. e laringol. 1909. — HARADA und YAMAGUCHI: Statist. Studien über Tuberkulose der oberen Luft-wege. Verhandl. d. japan. oto-rhino-laryngol. Ges. Ref.: Zentralbl. f. Laryngol. 1912. — HARTMANN, A.: Zur Behandlung der Larynxtuberkulose. Verhandl. d. Vereins dtsch. Laryngol. 1911. — HARMER, L.: Über Schleimhautlupus. Wien. med. Wochenschr. 1922. — HANSBERG: Laryngofissur. Handbuch d. Chirurgie d. Ohres. Bd. 4. 1914. — HEDDE-RICH, SEIFFERT: Über Parachlorphenol bei Kehlkopftuberkulose. 3. süddtsch. Laryngo-logentag. Münch. med. Wochenschr. 1896. — HEINZE: Die Kehlkopfschwindsucht. Leipzig 1879. — HENRICI: Heilwert der Tracheotomie usw. Arch. f. Laryngol. u. Rhinol. Bd. 15. — HERYNG (1): L'acide lact. comme moyen curatif etc. Ann. des maladies de l'oreille 1886. — DERSELBE (2): Über die Heilbarkeit der Larynxphthise. 1887 und Berlin. klin. Wochen-schrift 1890. — DERSELBE (3): Kann bei Larynxphthise durch endolaryngeale chirurgische

Behandlung eine radikale Ausheilung des Kehlkopfes erzielt werden? Berlin. klin. Wochenschrift 1890. — DERSELBE (4): Fernerer Beitr. zur vollständigen Resorptionsfähigkeit tuberkulöser Infiltr. Berlin. klin. Wochenschr. 1891. — DERSELBE (5): Fernerer Beitr. zur chirurg. Behandlung der Larynxphthise. Klin. Zeit- u. Streitfragen. Bd. 3. 1894. — DERSELBE (6): Über Phenol. sulforicin. und seine Anwendung bei tuberkulösen und chronischen Erkrankungen des Kehlkopfes und der Nase. Therap. Monatsh. 1896. — HILT, FELKIN: Value of compl. vocal rest etc. Brit. med. journ. 1907. — HINSBERG: Über kurative Tracheotomie. Med. Klinik 1901. — HOFFBAUER: Larynx und Schwangerschaft. Monatsschr. f. Geburtsh. u. Gynäkol. Bd. 28. 1908. — HOFFMANN, R. (1): Alkoholinjektion des Nerv. lar. sup. Vers. d. Vereins dtsch. Laryngol. 1909. — DERSELBE (2): Daueranalgesie im tuberkulösen Kehlkopf. Zeitschr. f. Ohrenheilk. u. f. Krankh. d. Luftwege Bd. 59. 1909. — HOFVENDAHL, A.: Diathermie-Tiefenstich bei Larynxtuberkulose. Ref. Zentralbl. f. Hals-, Nasen- u. Ohrenheilkunde. Bd. 1. 1922. — HOSOMI: Beitr. z. Anat., Physiol., Pathol. u. Therapie d. Ohres, d. Nase u. d. Halses. Bd. 20. — HOWARTH, W.: Extens. lupus of palate, phar. and lar. Proc. of the roy. soc. of med. Vol. 16. 1923. — HÜBNER: Notizen über die Anwendung des Anästhesins. Therap. Monatsh. 1912. — HUENGES: Zur Frage der Laryngofissur bei Kehlkopftuberkulose. Zeitschr. f. Laryngol., Rhinol. u. ihre Grenzgeb. Bd. 11. 1920. — HÜTTEN, v. D.: Zur Behandlung der Larynxtuberkulose durch temp. Ausschaltung des Recurrens mittels Vereisung. Verhandl. d. Ges. dtsch. Hals-Nasen-Ohrenärzte 1924 und Zeitschr. f. Hals- Nasen- u. Ohrenheilk. Bd. 7 — HUTTER: Zur Klinik und Therapie der Larynxtuberkulose. Wien. klin. Rundschau 1910. — DERSELBE (2): Zwei Fälle von Kehlkopftuberkulose durch lokale chirurg, Eingriffe rasch geheilt. Monatsschr. f. Ohrenheilk. u. Laryngo-Rhinol. Jg. 58. — DERSELBE (3): Zur chirurgischen Behandlung der Kehlkopftuberkulose. Wien. med. Wochenschr. Jg. 73. 1923. — JANSSEN, THEOD.: Treatment of lar. tubercul. by means of sunlight. New York med. journ. a. med. record 1909. — JELINEK: Über Milchsäurebehandlung im Kehlkopf, Rachen usw. Zentralbl. f. d. ges. Therapie 1885. — JESSEN, H.: Zur Sanokrysinbehandlung der Lungentuberkulose. Münch. med. Wochenschrift 1926. — IMHOFER: Über einseitige Stimmbanderkrankungen. Arch. f. Laryngol. u. Rhinol. Bd. 23. 1910. — DERSELBE (2): 50 Jahre laryng. Arbeit auf dem Gebiet der Kehlkopftuberkulose. BESGENS Samml. Bd. 9. 1909. — DERSELBE (3): Über Schwangerschaftsveränderungen im Larynx. Zeitschr. f. Laryngol., Rhinol. u. ihre Grenzgeb. Bd. 4. 1912. — ISEMER: Über Stauungstherapie. Handbuch d. Chirurgie d. Ohres usw. Bd. 1, II. 1922. ITERSON, VAN: Die Behandlung der Kehlkopftuberkulose durch Röntgenstrahlen. Nederlandsch tijdschr. v. geneesk. Jg. 67. 1923. — KAHLER (1): Verhandl. d. südwestdtsch. Ges. d. Hals-Nasen-Ohrenärzte Wiesbaden 1925. — DERSELBE (2): Neuere Untersuchungsmethoden des Larynx. Verhandl. d. Vereins dtsch. Lungenheilanstaltsärzte 1913. Würzburg 1914. — KALINA: Zur Frage der Resektion des Nerv. lar. sup. infolge einer Dysphagie bei Tuberkulose des Kehlkopfes. Monatsschr. f. Ohrenheilk. u. Laryngo-Rhinol. Jg. 60. 1926. — KANDER: Weitere Erfahrungen auf dem Gebiete der Strahlenbehandlung der Kehlkopftuberkulose. Vers. d. süddtsch. Hals-Nasen-Ohrenärzte Heidelberg 1923. — KARBOUSHI: Anästhesie des Larynx bei Tuberkulose nach R. HOFFMANNscher Methode. Polska gazeta lekarska 1910. Zentralbl. f. Laryngol. 1911. — KEHRER, E.: Beitr. über die Beeinflussung der Lungen- und Kehlkopftuberkulose durch Schwangerschaft, Geburt und Wochenbett. Dtsch. Tuberkulose-Kongr. Bad Elster 1921. — KELEMEN: Hals-, Nasen- und Ohrenveränderungen bei Gelenktuberkulose und ihre Stellung im gesamten Immunbilde. Zeitschr. f. Laryngol., Rhinol. u. ihre Grenzgeb. Bd. 14. 1926. — KELLEY, J. D.: The use of acetsalicylic acid. in advanced tuberc. of the lar. Laryngoscope. Vol. 33. — KELLNER: Zur Behandlung der Kehlkopftuberkulose mittels natürlicher und künstlicher Sonne. Zeitschr. f. Tuberkul. Bd. 42. 1925. — KERKUNOFF (1): Über die Entstehung tuberkulöser Kehlkopfgeschwüre. Arch. f. klin. Med. 1889. — DERSELBE (2): Arch. f. klin. Med. Bd. 25. 1887. — KESTNER: Die physiologische Wirkung des Klimas. Handbuch der normalen und pathologischen Physiologie. Bd. 17. 1926. — KILLIAN, G.: Die durch Tuberkelbacillen bewirkten Erkrankungen der oberen Luft- und Speisewege. Zeitschr. f. ärztl. Fortbild. Bd. 18. 1921. — KLEINSCHMIDT: Über Röntgenbehandlung tuberkulöser Erkrankungen im Bereiche der oberen Luftwege. Strahlentherapie Bd. 13. 1922. — KNIGHT: Menthol in lar. phthisis. Journ. of laryngol. a. otol. 1889. — KOWLER (1): Cas de laryngite tuberc. guérie p. l'heliother. etc. Bull. d'oto-rhinol.-laryngol. Tome 21. 1923. — DERSELBE (2): Paris médical. Nr. 48. 1925. — DERSELBE (3): Congr. de la Soc. franç. d'Oto-rhino-lar. Paris 1925. — KRAUS, H.: Zur Technik der Sonnenlichtbehandlung der Kehlkopftuberkulose. Münch. med. Wochenschr. 1909. — KRAUSE, H.: Milchsäure gegen Larynxtuberkulose. Berlin. klin. Wochenschr. 1885. — KRAMER, JOSEF: Über die Behandlung der Kehlkopftuberkulose durch Sonnenlicht. Arch. f. Laryngol. u. Rhinol. 1909. — KRIEG: Eindringen der Tuberkulose in den Kehlkopf. Arch. f. Laryngol. u. Rhinol. Bd. 8. — KUTTNER, A. (1): Über den Einfluß der Tracheotomie auf Larynxaffektionen. Berlin. klin. Wochenschr. 1891. — DERSELBE (2): Kehlkopftuberkulose und Gravidität. Vers. dtsch. Naturforsch. u. Ärzte und d. dtsch. laryngol. Ges. Dresden

1907 und Laryngoscope 1907. — LANDWEHRMANN: Heilwert der Tracheotomie usw. Zeitschrift f. Ohrenheilk. u. f. Krankh. d. Luftwege. Bd. 58. 1909. — LAUB, L. (1): Klin.-stat. Beiträge zur Frage der lateralen Korrespondenz zwischen Kehlkopf- und Lungentuberkulose usw. Arch. f. Laryngol. 1908. — DERSELBE (2): Laterale Korrespondenz zwischen Kehlkopf- und Lungentuberkulose. Arch. f. Laryngol. u. Rhinol. Bd. 11. 1908. — LEGRAND: Traitement de la tubercul. pulm. et lar. par les vaporis. d'eau de chaux. Journ. de méd. de Paris 1920. — LINKER, H.: Fortschritte in der Lichtbehandlung von Hals-Nasen-Ohrenkrankheiten. Zeitschr. f. Hals-, Nasen- u. Ohrenheilk. Bd. 13. S. 27 und 329. 1825. — LEICHSENRING (1): Zur Behandlung der Dysphagie bei Kehlkopftuberkulose. Zeitschr. f. Hals-, Nasen- u. Ohrenheilk. 1922. — DERSELBE (2): Behandlung der Kehlkopftuberkulose mit Recurrenslähmung. Klin. Wochenschr. Bd. 2. 1923. — DERSELBE (3): Behandlung der Larynxphthise. Rev. méd. de Hamburgo. Jg. 4. 1923. — DERSELBE (4): Kurative Recurrenslähmung usw. Zeitschr. f. Hals-, Nasen- u. Ohrenheilk. Bd. 5. 1923. — LESOURD: L'héliothérap. de la tubercul. lar. Arch. internat. de laryngol., otol.-rhinol. et broncho-oesophagoscopie. Tome 3. — Leitsätze, gemeinsame, des Vereins der Lungenheilanstaltsärzte und der Ges. dtsch. Hals-Nasen-Ohrenärzte betr. ärztl. Vers. u. Behandlung d. tuberkulösen Erkrankungen d. oberen Luftwege. Ges. dtsch. Hals-Nasen-Ohrenärzte 1922. — LEVINSTEIN, O.: Die Anästhesie in der modernen Larynxphthisiotherapie. Arch. f. Laryngol. u. Rhinol. 1910. — v. LINDEN: Die bisherigen Erfahrungen mit der Behandlung der Lungen- und Kehlkopftuberkulose durch Cuprosollösung H. Tuberkulose. Bd. 4. — LIBINSOHN, B.: Über die Bedeutung der roten Blutkörperchensenkungsreaktion in der Oto-Rhino-Laryngologie. Zeitschr. f. Hals-, Nasen- u. Ohrenheilk. Bd. 11. 1925. — LOEBELL, H.: Halbseitige Kehlkopfexstirpation bei Tuberkulose infolge Fehldiagnose. VIRCHOWS Arch. f. pathol. Anat. u. Physiol. Bd. 254. 1923. — LUBLINER: Gravidität und Kehlkopftuberkulose. Medycyna 1910. Zentralbl. f. Laryngol. 1910. — LUBLINSKI: Über die Jodolbehandlung der Larynxtuberkulose. Dtsch. med. Wochenschr. 1886. — DERSELBE (2): Über die Kehlkopfschwindsucht. Dtsch. med. Zeitung 1887. — LUKENS, R. M. (1): Chaulmoograöl usw. Journ. of the Americ. med. assoc. Vol. 78. — DERSELBE (2): A case of advanced tuberc. of the lar. arrested by intralar. inj. of chaulmoogra oil. Laryngoscope Vol. 34. — MACKENZIE, D.: The use of surg. diathermy in otolaryng. Acta oto-laryngol. Vol. 7. 1925. — MACKENZIE, JOHN: Über die sog. aphthösen Substanzverluste an der Schleimhaut des Larynx und der Trachea. Monatsschr. f. Ohrenheilk. u. Laryngo-Rhinol. 1881. — MADER: Weitere Mitteilungen über Röntgentherapie usw. in den oberen Luftwegen. Med. Klinik 1908 und Arch. f. Laryngol. u. Rhinol. Bd. 18. — MAIMIN: Die laterale Korrespondenz der Lungen-Kehlkopftuberkulose. Diss. Bern 1907/08. — MALTESE e LAO CESARIS DEMEL: Paralisi bil. del cricoarit. post. da condrite tuberc. della cric. Arch. ital. di otol., rinol. e laringol. Vol. 35. — MANASSE (1): Über primäre Larynxtuberkulose. Arch. f. Laryngol. u. Rhinol. Bd. 19. — DERSELBE (2) : Pathol. Anat. der Tuberkulose der oberen Luftwege. Zeitschr. f. Hals-, Nasen- u. Ohrenheilk. Bd. 15, H. 1, 1926 und Jahreskurse f. ärztl. Fortbildung 1924 und Arch. f. Laryngol. u. Rhinol. Bd. 19, H. 2. — MARKOWICZ: Tuberkulose des Pharynx nach Tonsillektomie. Verhandl. d. Wien. laryngol. Ges. Januar 1925. — MASOTTI PIERO: La tubercul. lar. e la gravidanza. Morgagni Pt. I, Jg. 65. 1923. — MAYER, A. E Zur Frage der Gleichseitigkeit von Lungen- und Kehlkopftuberkulose. Zeitschr. f. Tuberkulose. Bd. 40. — MELTZIANN: Une lar. tubercul. Rev. de laryngol., d'otol et de rhinol. Tome 45. — MEYER, ARTHUR: Über den Infektionsweg der Larynxtuberkulose. Zeitschr. f. Laryngol., Rhinol. u. ihre Grenzgeb. 1909. — MEYER, EDMUND: Zur speziellen und lokalen Behandlung der Kehlkopftuberkulose. Verhandl. d. Vereins dtsch. Laryngol. 1911. — MINOR, CHARLES L.: Lar. tubercul. from the point of view of the pulm. specialist. Americ. review of tubercul. 1922. — MÖLLER, JÖRGEN: Über Epiglottisamputation bei Kehlkopftuberkulose. Zeitschr. f. Laryngol., Rhinol. u. ihre Grenzgeb. 1909. — DERSELBE (2): L'amputat. de l'épigl. chez les pers. atteintes de tubercul. du lar. Rev. hebd. de laryngol., d'otol. et de laryngol. 1908. — MÖLLGARD, H.: Über die experimentellen Grundlagen für die Sanocrysinbehandlung der Tuberkulose. Tuberkul.-Bibliothek Nr. 20. 1925. — MOORE, J.: The so-called prolapse of the larynx ventricle etc. Journ. of laryngol. a. otol. 1922. — MORGAGNI: De sedibus et causis morborum. Vol. 2, bib. 2, epist. 15, art. 13 et 15. — MOST (1): Die Topographie des Lymphgefäßapparates des Kopfes und des Halses. Berlin 1906 und Handbuch d. Chirurgie d. Ohres. Bd. 1. 1922. — DERSELBE (2): Tuberkulose der prälaryngealen Drüse und Kehlkopftuberkulose. Arch. f. Laryngol. u. Rhinol. Bd. 17. — MOULONGUET: Trait. de la tubercul. lar. p. la section d. nerf récurr. Arch. internat. de laryngol., otol.-rhinol. et broncho-oesophagoscopie. Tome 3. — MULLIN, W. V.: The management of tubercul. laryngitis. Southern med. journ. 1922. — MUNYO et JAUREGNY: Ein Fall von Kehlkopftuberkulose beim Kind. Arch. lat. Americ. de pidiatrie Vol. 17. 1923. — MYGIND, H. (1): Lupus cavi nasi. Arch. f. Laryngol. u. Rhinol. Bd. 17. — DERSELBE (2): Lupus vulgaris laryngis. Arch. f. Laryngol. u. Rhinol. Bd. 10. — DERSELBE (3): Lupus vulgaris pharyngis. Arch. f. Laryngol. u. Rhinol. Bd. 13. — NAGELSCHMIDT: Chirurgische Diathermie im Bereich des Kopfes und Halses. Acta oto-laryngol. Vol. 5. 1925. — NAGER:

Tuberkulose der Epiglottis. Korr.-Bl. f. Schweizer Ärzte 1910. — NAKAMURA: Statistische Studien über Tuberkulose der oberen Luftwege. Verhandl. d. japan. oto-rhino-laryngol. Ges. Ref.: Zentralbl. f. Laryngol. 1912. — NICOLAI, L.: Tubercul. laryngée. Rev. de laryngol. d'otol. et de rhinol. Tome 45. — ORTH: Lehrb. d. pathol. Anat. 1887. — OSTERMANN, M.: Zur künstlichen Heliotherapie der Larynxtuberkulose. Wien. med. Wochenschr. Bd. 74. — PANKOW und KÜPFERLE: Die Schwangerschaftsunterbrechung bei Lungen- und Kehlkopftuberkulose. Leipzig 1911. — PANZER: Über tuberkulöse Stimmbandpolypen. Wien. med. Wochenschr. 1895. — PFANNENSTILL: Behandlung mit NaJ + O₃. Hygieia 1910. — PFEIFFER, WILLY (1): Sammelreferat. Zentralbl. f. d. ges. Tuberkuloseforschung. Bd. 18. — DERSELBE (2): Über den derzeitigen Stand der Lehre der Tuberkulose der oberen Luftwege. Zentralbl. f. d. ges. Tuberkuloseforsch. Bd. 18. 1922. — PICK, FRIEDEL: Larynxpapillom und Tuberkulose. Arch. f. Laryngol. u. Rhinol. Bd. 38. — PLUM, AAGE: Larynxtuberkulose bei 12jährigem Knaben. Hospitalstidende Vol. 67. — PORTMANN, G. (1): Le fibro-tuberculom du lar. Presse méd. 1920. — DERSELBE (2): Traitement de la tubercul. lar. p. les sels de terres rares du groupe cérique. Presse méd. 1922. — PREDESCU-RION: Tubercul. lar. Thyreotomie. Mort en 15j. p. tuberculisation générale. Arch. internat. de laryngol., otol.-rhinol. et broncho-oesophagoscopie. Tome 3. — PROGREBINSKI: Medycyna 1887. Nr. 14. — REBATTU: Paralysie récurr. p. médiastinite tubercul. Rev. de laryngol., d'otol. et de rhinol. 1923. — RENSHAW: Tuberculosis of the larynx. Proc. of the royal soc. of med. Vol. 16. 1923. — RÉTHI, AURÉL: Tuberkulintherapie und die oberen Luftwege. Zeitschr. f. Hals-, Nasen- u. Ohrenheilk. Bd. 5. 1923. — REYN, AXEL: Behandlung mit Jod und Elektrolyse. Hospitalstide. 1911. — REYNIER (1): Einige Bemerkungen zur Tuberkulose des Kehlkopfs. Verhandl. d. Ges. Schweiz. Hals- u. Ohrenärzte 1923. — DERSELBE (2): Le diagn. et traitement de la tubercul. lar. Arch. internat. de laryngol., otol.-rhinol. et broncho-oesophagoscopie. Tome 2. 1923 et Presse méd. Jg. 31. 1923. — RHEINDORFF: Über Kehlkopftuberkulose im Kindesalter usw. Diss. Würzburg 1891. — RICKMANN: Kehlkopftuberkulose in BACMEISTER und RICKMANN: „Die Röntgenbehandlung der Lungen- und Kehlkopftuberkulose. Leipzig 1924. — RIST: Die extrapulmonale Lokalisation der Tuberkulose. Leipzig 1924. — ROBINSON, B.: Larynxtuberkulose (Stimmruhe). Americ. journ. of the med. sciences. 1908. — ROSENFELD: Tuberkulose und Ernährung. Tuberkul.-Bibliothek Nr. 21. 1925. — ROSENBERG, A. (1): Über einseitige Stimmbanderkrankung. Verhandl. d. süddtsch. Laryngol. Bd. 2. 1905. — DERSELBE (2): Primärer Kehlkopflupus. Arch. f. Laryngol. u. Rhinol. Bd. 21. — DERSELBE (3): Die Behandlung der Kehlkopftuberkulose. Therap. Monatsh. 1888. — DERSELBE (4): Ein diagnostisches Hilfsmittel zur Erkennung oberflächlicher Schleimhautdefekte. Monatsschr. f. Ohrenheilk. u. Laryngo-Rhinol. Bd. 46. 1912. — ROSENTHAL, G. (1): Le démembrement de la lar. tubercul. Son attaque p. l. trachéofistulisation. Arch. internat. de laryngol., otol.-rhinol. et broncho-oesophagoscop. Tome 3. — DERSELBE (2): Lar. tubercul. à forme localisée de cordite sup. gauche. Trachéofistul. destruction au galvanocautère. Paris méd. Jg. 13. 1923. — ROTH, G.: Daueranästhesie des Kehlkopfes bei Tuberkulose durch Alkoholinjektion. Münch. med. Wochenschr. 1910. — RUMPF: Über aktuelle Fragen aus dem Gebiet der Tuberkuloseforschung. Verhandl. d. Vereins dtsch. Laryngol. 1911. — SAFRANEK, J. (1): Zur Pathologie und Therapie des Lupus vulgaris. Monatsschr. f. Ohrenheilk. u. Laryngo-Rhinol. 1912. — DERSELBE (2): Der heutige Stand der Pathologie der Kehlkopftuberkulose. Med. Klinik. Bd. 21. — SAHER, KNUD: Die Behandlung der Tuberkulose mit Sanocrysin und Serum nach MÖLLGAARD. Tuberkul.-Bibliothek 1925. Nr. 20. — SARGNON et BARLATIER: Trait. chirurg. des sténoses tubercul. de lar. Progr. méd. 1909. — SAMMARTANO, M.: Osservaz. clin. su la tuberc. lar. Boll. d. clin. Jg. 40. 1923. — SAUERBRUCH, HERRMANNSDORFER, A. und GERSON, M.: Über Versuche schwere Formen der Tuberkulose durch diätetische Behandlung zu beeinflussen. Münch. med. Wochenschr. Bd. 73. — SCHADE, H. und F. CLAUSSEN: Über Tuberkulose und Entzündungsacidose. Beitr. z. Klinik d. Tuberkulose Bd. 62. 1925. — SCHARFSTEIN: Tubercul. tons. lar. et phar. Monatsschr. f. Ohrenheilk. u. Laryngo-Rhinol. Bd. 58. — SCHECH (1): Zur Kasuistik der Perichondritis laryng. Ärztl. Intg.-Bl. 1872. — DERSELBE (2): Klinische und historische Studien über die Kehlkopfschwindsucht. Ärztl. Int.-Bl. 1880. — DERSELBE (3): Klinische und histologische Studien über Kehlkopfschwindsucht. Arch. f. klin. Med. Bd. 30. 1882. — DERSELBE (4): Die Tuberkulose des Kehlkopfs und ihre Behandlung. VOLKMANNS Samml. 1883. Nr. 230. — DERSELBE (5): Die tuberkulösen Erkrankungen des Kehlkopfes und der Luftröhre. HEYMANNS Handbuch Bd. 1, II. — DERSELBE (6): Über Recurrenslähmung. Münch. med. Wochenschr. 1888. — SCHEIER, M.: Über einseitige Stimmbanderkrankung. Arch. f. Laryngol. u. Rhinol. Bd. 22. 1909. — SCHEINMANN: Pyoktanin gegen tuberkulöses Ulcus im Kehlkopf und in der Nase. Berlin. klin. Wochenschr. 1890. — SCHMIDT, M.: Die Kehlkopfschwindsucht und ihre Behandlung. Arch. f. klin. Med. Bd. 26. 1880. — DERSELBE (2): Über Tracheotomie bei Kehlkopfschwindsucht. Dtsch. med. Wochenschr. 1887. — DERSELBE (3): Tuberkulin bei Kehlkopftuberkulose. Kongreß f. inn. Med. 1891. — SCHMIDT, M., HERYNG, KRAUSE: Über die Heilbarkeit und Therapie der Larynxphthise. Dtsch. med. Wochenschr.

1887. — Schmiegelow (1): Thyreotomie bei Tuberculosis laryngis. Verhandl. d. dän. otolaryngol. Verein. 1908. — Derselbe (2): Fall von isolierter Tuberkulose der Cart. cricoid. Ugeskrift f. laeger 1912. — Schnitzler: Über Kombination von Syphilis und Tuberkulose. usw. Internat. klin. Rundschau 1884. — Schröder und Kaufmann: Jahresbericht d. n. Heilanstalt zu Schömberg. Med. Korr.-Bl. d. württemberg. ärztl. Landesverein. 1911 (Gravidität). — Schröder, G. (1): Jahresberichte d. n. Heilanstalt f. Lungenkranke zu Schömberg. — Derselbe (2): Zeit- und Streitfragen zur Behandlung der Kehlkopftuberkulose. Zeitschr. f. Laryngol., Rhinol. u. ihre Grenzgeb. Bd. 12. 1925. — Seiffert, G.: Hustentröpfchen und Tuberkuloseinfektion. Münch. med. Wochenschr. 1922 und Beitr. z. Klinik d. Tuberkulose 1922. — Seifert, O.: Beiträge zur Amputation der tuberkulösen Epiglottis. Zeitschr. f. Laryngol., Rhinol. u. ihre Grenzgeb. 1910. — Seifert (1): Über Tracheotomie bei Larynxtuberkulose. Münch. med. Wochenschr. 1889. — Derselbe (2): Beiträge zur Amputation der Epiglottis. Zeitschr. f. Laryngol., Rhinol. u. ihre Grenzgeb. Bd. 3. — Semon und Williams: Schweigegebot bei Kehlkopftuberkulose in System der Med. Bd. 4, I., II. London 1908. — Sercer: Ein seltener Fall der polypösen Kehlkopftuberkulose. Ref.: Zentralbl. f. Hals-, Nasen- u. Ohrenheilk. Bd. 4, S. 229. 1923. — Shukoff, G.: Resektion des Nerv. lar. sup. bei Larynxtuberkulose. Zeitschr. f. Hals-, Nasen- u. Ohrenheilk. 1922. — Shurly, B. B.: Tubercul. laryngitis. Journ. of the Michigan state med. soc. 1922. — Siebenmann: Erfahrungen über die galvanische Behandlung der Kehlkopftuberkulose. Verhandl. d. Vereins dtsch. Laryngol. 1909. — Sokolowski, A.v.: Gravidität und Kehlkopftuberkulose. Zeitschr. f. Laryngol., Rhinol. u. ihre Grenzgeb. 1910. — Sokolowski, R.: Larynxtuberkulose und Gravidität. Bresgens Samml. Bd. 10. 1908. — Spencer, F. R. (1): The clin. diagn. of lar. tubercul. Ann. of otol., rhinol. a. laryngol. Vol. 32. 1923. — Derselbe (2): The diagn., differentialdiagn. and prognose of lar. tubercul. Ann. of otol., rhinol. a. laryngol. Vol. 33. — Spiess, G. (1): Die Bedeutung der Anästhesie in der Entzündungstherapie speziell bei der Behandlung der Kehlkopftuberkulose. Arch. f. Laryngol. u. Rhinol. Bd. 21. 1908. — Derselbe (2): Die Bedeutung des Nachweises der Mischinfektion der Lungentuberkulose usw. Zeitschr. f. Laryngol., Rhinol. u. ihre Grenzgeb. Bd. 13. 1925. — Derselbe (3): Diathermie usw. Acta-oto laryngol. Vol. 7. 1925. — Derselbe (4): Die Strahlentherapie in der Laryngol. Strahlentherapie Bd. 13. 1922. — Spiess und Feldt: Tuberkulose und Goldcantharidin usw. Brauers Beitr. Bd. 30. 1914. — Stamberger, E.: Über die kurative Wirkung der Tracheotomie bei Kehlkopftuberkulose. Monatsschr. f. Ohrenheilk. u. Laryngo-Rhinol. Bd. 58. — Steiner: Zur Kenntnis der primären Kehlkopftuberkulose. Verhandl. d. Vereins dtsch. Laryngol. 1912. — Steinmann, K.: Über die neuesten Behandlungsmethoden der Dysphagie bei der Kehlkopftuberkulose. Russk. oto-laryngol. Samml. Nr. 2. — Strauss, Walter: Versuche über beim Sprechen verschleuderte Tröpfchen. Zeitschr. f. Hyg. u. Infektionskrankh. Bd. 96. H. 1. — Stupka: Die Therapie der Nasentuberkulose. Zeitschr. f. Laryngol., Rhinol. u. ihre Grenzgeb. Bd. 10. 1921. — Strandberg, Ove. (1): Kombinierte Behandlung der Kehlkopftuberkulose. Zeitschr. f. Laryngol., Rhinol. u. ihre Grenzgeb. Bd. 13. 1925. — Derselbe (2): Einige Fälle von Hals-Nasentuberkulose behandelt mit Sanocrysin. Acta oto-laryngol. Vol. 8. 1925. — Derselbe (3): Lancet. Vol. 105. 1923. — Suchannek: Tuberkulöse Tumoren der oberen Luftwege. Zwangl. Abhandl. 1902. — Teller: Neurotomie des Laryng-sup. bei fortgeschrittener Kehlkopftuberkulose. Zeitschr. f. Tuberkul. 1922. — Thomson, St. Clair (1): Laryngo-fissure in a case of tubercul. of the lar. Proc. of the royal soc. of med. Vol. 17. — Derselbe (2): Healed tubercul. of lung and lar. Proc. of the royal soc. of med. Vol. 14. 1923. — Derselbe (3): Tubercul. of the lar. cured 7 years ago by sikner and galvano-cautrey. Ebenda. — Derselbe (4): Tubercul. of the lar. London 1924. — Derselbe (5): The Mitchell lecture on tubercul. of the lar. Brit. med. journ. 1924. — Derselbe (6): Tuberculose du lar. 10 ans d'exp. dans un sanator. Ann. des maladies de l'oreille etc. Tome 43. — Tillman, John: Sonnenlichtbehandlung und die anderen photother. Methoden bei Larynxtuberkulose. Hygiea 1909. — Tonndorf, W.: Röntgenbehandlung des Kehlkopfes. Zeitschr. f. Hals-, Nasen- u. Ohrenheilk. Bd. 13. 1926. — Tövölgyi, E. v. (1): Tracheotomie und Kehlkopftuberkulose. Med. Klinik Jg. 19. 1923. — Derselbe (2): Laryngofissur und Kehlkopftuberkulose. Orvosi Hetilap 1920. Ref.: Internat. Zentralbl. f. Laryngol. Bd. 37. — Trautmann, G.: Tuberkulöse Larynxtumoren. Arch. f. Laryngol. u. Rhinol. Bd. 12. 1901. — Trousseau et Belloc: Über Phthisis laryngis. Deutsch v. Schnackenburg. Quedlinburg-Leipzig 1838. — Turban: Beiträge zur Kenntnis der Lungentuberkulose. Wiesbaden 1899. — Türck: Klinik der Kehlkopftuberkulose. Wien 1866. — Ulrici, H.: Diagnose und Therapie der Lungen- und Kehlkopftuberkulose. Berlin 1924. — Verploegh, H.: Die Behandlung der Kehlkopftuberkulose. Ref.: Zentralbl. f. Laryngol. Bd. 3, S. 482. 1923. — Vibede, A.: On the loc. treatment of lupus vulg. of the nose and lar. by electrocoagulation. Acta oto-laryngol. Vol. 5. 1923. — Virchow: Geschwülste. II. — Vlasto, M.: Case of lar. tubercul. in a child aged $4\frac{1}{2}$ years. Proc. of the royal soc of med. Vol. 17. — Vogel: Eigenartiger Larynxbefund nach Tuberkulose. Berlin. oto-laryngol. Ges. 1924. — Volto-

LINI (1): Die Anwendung der Galvanokaustik im Innern des Kehlkopfes. Wien 1871. — DERSELBE (2): Einiges über Phthisis laryng. und deren Operation. Allg. Wien. med. Zeitg. 1884. — DERSELBE (3): Tuberkulose des Larynx bei einem 5jährigen Kinde. Dtsch. med. Wochenschr. 1884. — WEIL, M.: Zur Anwendung des Antipyrin bei Kehlkopftuberkulose. Wien. med. Wochenschr. Bd. 74. 1924. — WEISS, ANNA: Gefahren der elektrok. Behandlung der Larynxtuberkulose. Diss. Bern 1911. — WEISS: Technik der Röntgenbestrahlung der Kehlkopftuberkulose. Verhandl. d. süddtsch. Hals-Nasen-Ohrenärzte 1923. — WELEMINSKI, F.: Pathogenese der Tuberkulose. Die. extrapulmonale Tuberkulose. Bd. 1. — WESSELY (1): Ein Fall von Kehlkopftuberkulose nach Lichtbehandlung. Monatsschr. f. Ohrenheilk. u. Laryngo-Rhinol. Jg. 58. 1924. — DERSELBE (2): Zwei Fälle von Larynxtuberkulose aus der Lichttherapie usw. Monatsschr. f. Ohrenheilk. u. Laryngo-Rhinol. Jg. 58. 1924. — DERSELBE (3): Die Behandlung der Tuberkulose der oberen Luftwege mit künstlichem Sonnenlicht. Monatsschr. f. Ohrenheilk. u. Laryngo-Rhinol. Bd. 59. 1926. — WILLIGK: Prag. Vierteljahrsschr. Bd. 13. 1856. — WEVER: Krysolgan bei Kehlkopftuberkulose. BRAUERs Beit. Bd. 52. — WICHELS, PAUL und H. BÖHLAU: Zur Pathogenese der med. Laryngocele usw. bei Larynxtuberkulose. VIRCHOWS Arch. f. pathol. Anat. u. Physiol. Bd. 252. 1924. — WINCKLER: Larynxtuberkulose unter der Pneumothoraxbehandlung. Zeitschr. f. Laryngol. Rhinol. u. ihre Grenzegb. Bd. 6. 1914. — WIRTH und TEGTMEIER: Die Kehlkopftuberkulose und ihre Behandlung. Beitr. z. Klinik d. Tuberkul. Bd. 59. — WODAK, E.: Über die Differentialdiagnose zwischen Lues und Tuberkulose der Nase usw. Arch. f. Laryngol. u. Rhinol. Bd. 34. 1921. — WOLFF, FR.: Diagnostische Schwierigkeiten bei gleichzeitigem Bestehen von Lues und Tuberkulose. Zeitschr. f. Laryngol., Rhinol. u. ihre Grenzgeb. Bd. 13. 1925. — WOLOCH: Die Heliotherapie der Kehlkopftuberkulose. Oto-rhino-laringol. Ges. Moskau 1923. — WOOD, G. B.: Diagn. and treatment of tubercul. lesions in the upperrespir. tract. Ann. of otol., rhinol. a. laryngol. 1911. — ZANGE: Zur Behandlung der Kehlkopftuberkulose mittels Röntgenstrahlen. Verhandl. d. Ges. dtsch. Hals-Nasen-Ohrenärzte 1923. — ZIEGLER (1): Röntgenbehandlung der Tuberkulose des Kehlkopfes. Beitr. z. Klinik d. Tuberkul. Bd. 56. 1923. — DERSELBE (2): Krysolganbehandlung der Kehlkopftuberkulose. Beitr. z. Klinik d. Tuberkulose. Bd. 56. 1923. — v. ZIEMSSEN: Handbuch d. spez. Pathol. u. Therapie. Bd. 4. 1876. — ZINK: 110 Fälle von künstlichem Pneumothorax. BRAUERs Beitr. Bd. 28. 1913.

Tuberkulose der Nase.

ALBANUS: Konservative Behandlung bei Nasenlupus und Tuberkulose. Vereinigung nieders. Hals-Nasen-Ohrenärzte. Hamburg 1924. — ALEXANDER, A.: Die Beziehungen der Ozaena zur Lungentuberkulose. Arch. f. Laryngol. u. Rhinol. 1903. — AMERSBACH (1): Die Röntgenbehandlung usw. Handb. d. Röntgentherapie. Bd. 3. 1925. — DERSELBE (2): Strahlentherapie. Bd. 19. 1922. — BAUMGARTNER: Die Behandlung des Nasenlupus mit Radium. Verhandl. d. Ges. Schweiz. Hals-Nasen-Ohrenärzte 1923. — BEESE: Behandlung der tuberkulösen Geschwülste und Geschwüre der Nasenscheidewand. Zeitschr. f. Ohrenheilk. u. f. Krankh. d. Luftwege. Bd. 57. — BLOCH, L.: Ätiologie und Pathologie des Lupus vulgaris. Zeitschr. f. Ohrenheilk. u. f. Krankh. d. Luftwege. Bd. 13. 1886. — BOURGEOIS, H.: Tubercul. primitive des voies aériennes sup. et tubercul. nasale en genéral. Progr. méd. 1922. — BOURGEOIS, H. et MAURICE BOUCHET: Tubercul. osseuse des fosses nasales à forme d. tum. extensive. Ann. des maladies de l'oreille etc. 1922. — BRINDEL: Coryza atroph. et tubercul. d. voies aériennes. Journ. de méd. de Bordeaux 1896. — BROCK: Der derzeitige Stand der Lehre von der Tuberkulose des Ohres und der Nase. Zentralbl. f. d. ges. Tuberkuloseforsch. Bd. 19. 1923. — CALAMIDA: Tubercul. della mucosa nasale. Boll. d. clin. 1922. — CANUYT et TERRACOL: Lupus des fosses nasales trait. curiéthérap. Bull. de la soc. franc. de dermatol. Jg. 31. 1924. — CHIARI: Über Tuberkulome der Nasenschleimhaut. Arch. f. Laryngol. u. Rhinol. 1893. — COLLET: La tuberc. du lar. du phar. et du nez. Paris 1913. — COZZOLINO: Der primäre Lupus der Nasenschleimhaut. Arch. ital. di laringol. 1886. — DEDEK: Behandlung der Nasentuberkulose. Ref.: Zentralbl. f. Hals-, Nasen- u. Ohrenheilk. 1922. — DÖRNER: Über Tuberkulose der Nasennebenhöhlen. Arch. f. Laryngol. u. Rhinol. Bd. 27. — v. EIKEN: Tuberkulöser Tumor des Nasenrachens. Verein. westdtsch. Hals- u. Ohrenärzte 1911. — ESCHWEILER: Die Behandlung des Lupus vulgaris der Nasenschleimhaut. Dermatol. Wochenschrift Bd. 76. 1923. — FERNET et PAUL LAURENS: Traitement du lupus du nez. Bull. d'oto-rhinolar. 1921. — FERRARI, GIORGIO: Calcificazione totale di turbinali inf. in un caso di tubercul. nas. Arch. ital. di laringol. Jg. 43. 1923. — FESTAL, J.: Les fausses tubercul. pulmon. p. affect. nasales ou rhino-phar. chron. Ann. des maladies de l'oreille. 1922. — FINDER: Über Tuberkulose des Siebbeinlabyrinths. Charité-Ann. Bd. 25. 1911. — FLECKER, H.: X rays in lupus of the nasal mucous membr. Brit. med. journ. 1824. — GERBER (1): Tuberkulose und Lupus der Nase. HEYMANNS Handbuch Bd. 3. — DERSELBE (2): Lupusbekämpfung und Nasenvorhof. Münch. med. Wochenschr. 1911. — GERST: Erscheinungsformen der Nasentuberkulose. Arch. f. Laryngol. u. Rhinol. Bd. 21. — GHON und TERPLAN:

Zur Kenntnis der Nasentuberkulose. Zeitschr. f. Laryngol., Rhinol. u. ihre Grenzgeb. Bd. 10. — GLAS: Tuberkulose der l. Nase. Monatsschr. f. Ohrenheilk. u. Laryngo-Rhinol. Jg. 58. 1924. — GRÜNBERG: Über den günstigen Einfluß des inneren Gebrauchs von Jodkali auf die Tuberkulose der oberen Luftwege. Zeitschr. f. Ohrenheilk. u. f. Krankh. d. Luftwege. Bd. 53. — GUYOT: Tumorartige Tuberkulose der Nase und der Kieferhöhle. Verhandl. d. Vereins süddtsch. Laryngol. 1908. — GÖRKE: Zur Pathologie und Diagnose der Nasentuberkulome. Arch. f. Laryngol. u. Rhinol. Bd. 9. 1899. — HAJEK: Die Tuberkulose der Nasenschleimhaut. Wien 1889. — HASSLAUER: Tumoren der Nasenscheidewand. Arch. f. Laryngol. u. Rhinol. Bd. 10. 1900. — HINSBERG: Über Augenerkrankungen bei Tuberkulose der Nasenschleimhaut usw. Zeitschr. f. Ohrenheilk. u. f. Krankh. d. Luftwege. Bd. 39. 1901. — HEIBERG, K. A. und STRANDBERG: Mikroskop. Untersuchungen usw. Zeitschr. f. Laryngol., Rhinol. u. ihre Grenzgeb. 1922. — HOLLÄNDER (1): Über den Nasenlupus. Berlin. klin. Wochenschr. 1899. — DERSELBE (2): Zur Behandlung der Schleimhauttuberkulose. Berlin. klin. Wochenschr. 1906. — HOSOMI: Mikroskopische Untersuchungen über die Tuberkulose der Nasenscheidewand. Beitr. z. Anat., Physiol., Pathol. u. Therapie d. Ohres, d. Nase u. d. Halses. Bd. 20. 1924. — KALINA, O. G.: Zur Behandlung des Lupus des Gesichts bzw. der Nase mit Diathermie usw. Monatsschr. f. Ohrenheilk. u. Laryngo-Rhinol. Jg. 60. 1926. — KATZ: Krankheiten der Nasenscheidewand und ihre Behandlung. Würzburg 1908. — KILLIAN: Krankheiten der Stirnhöhle. HEYMANNs Handbuch Bd. 3. — KLÄR: Tumor tubercul. septi cart. nasi. Monatsschr. f. Ohrenheilk. u. Laryngo-Rhinol. 1900. — KÖRNER: Diagnose und Behandlung der Nasentuberkulose. Med. Klinik 1912. — KOSCHIER: Über Nasentuberkulose. Wien. klin. Wochenschr. 1895. — KURZAK: Die Tuberkulose des Keilbeins und ihre Beziehungen zur Hypophyse. Zeitschr. f. Tuberkul. Bd. 34. 1921. — LANGE, B.: Untersuchungen über orale, konj. und nasale Infektion mit Tuberkelbacillen. Zeitschr. f. Hyg. u. Infektionskrankh. Bd. 103. 1924. — LANGE, V.: Die Erkrankungen der Nasenscheidewand. HEYMANNs Handbuch Bd. 3. — LEITCH, T. W.: Tuberculoma of the nasal septum etc. Journ. of laryngol. a. otol. Vol. 39. 1924. — LOKARD, L.: Tubercul. of the nose and throat. St. Louis 1909. — MALJUTIN: Ohren-Nasen-Rachenkrankheiten bei tuberkulösen Kindern. Zeitschr. f. Hals-, Nasen- u. Ohrenheilk. 1922. — MARTIN, G. E.: 3 cases of nas. tubercul. Journ. of laryngol. a. otol. Vol. 38. 1923. — M'BRIDE: Primary Lupus of the palate and ant. nares. Edinburgh med. journ. 1893. — MERKEL: Zur Kenntnis der primären Tuberkulose der Nasenschleimhaut. Münch. med. Wochenschr. 1909. — MICHELSON: Über Tuberkulose der Nasen- und Mundschleimhaut. Zeitschr. f. klin. Med. 1890. — MILLIGAN, W. and D. LINDLEY-SEWELL: Tubercul. growth in left naris. Proc. of the royal soc. of med. Vol. 16. 1923. — NEUMAYER: Ein Fall von Mund-, Kieferhöhlen- u. Nasentuberkulose. Arch. f. Laryngol. u. Rhinol. Bd. 2. — ONODI (1): Über die chirurgische Behandlung der Tuberkulose der Nasenscheidewand. Zeitschr. f. Laryngol., Rhinol. u. ihre Grenzgeb. Bd. 2. — DERSELBE (2): Resektion der Nasenscheidewand bei primärer Tuberkulose. Dtsch. med. Wochenschr. 1906. — PANSE: Ein Fall von Kiefer- und Keilbeinhöhlentuberkulose mit tödlichem Ausgang. Arch. f. Laryngol. u. Rhinol. Bd. 11. — POHL: Über Lupus. VIRCHOWS Arch. f. pathol. Anat. u. Physiol. Bd. 6. 1853. — PONTOPPIDAN: Zur Ätiologie des Lupus. Vierteljahrsschr. f. Dermatol. 1882. — PREYSING: Tuberkulöse Tumoren in der Nase. Verein. westdtsch. Hals- u. Ohrenärzte 1911. — RAZEMON: Etude sur la tubercul. et l'obstruct. nasale. Oto-rhinol-laryngol. internat. Tome 8. 1924. — ROCKENBACH: Über Nasentuberkulose. Arch. f. Laryngol. u. Rhinol. Bd. 24. — SCHÄFFER und NASSE: Tuberkelgeschwüre der Nase. Dtsch. med. Wochenschr. 1887. — SCHATZ: Über okkulte Tuberkulose des Nasenrachens.. Diss. Königsberg 1899. — SCHEIBE: Tumorförmige Tuberkulose des Siebbeins. Laryngo-otol. Ges. München 1910. — SCHMIEGELOW: Tumeurs malignes, primitives du nez. Rev. de laryngol., d'otol. et de rhinol. 1885. — SENATOR, MAX: Über Schleimhautlupus der oberen Luftwege. Berlin. klin. Wochenschr. 1906. — SPIESS, G.: Behandlung von Tuberkulose und Lupus der Nase. Münch. med. Wochenschr. 1922. — STICKER: Über den Primäraffekt der Acne, des Gesichtslupus usw. Wien. med. Presse 1898. — STRANDBERG, OVE s. unter Kehlkopf. — STUPKA: Die Therapie der Nasentuberkulose. Zeitschr. f. Laryngol., Rhinol. u. ihre Grenzgeb. 1922. — THOMSON, ST. CLAIR: Primary tubercul. of the nasal cav. Brit. med. journ. 1897. — TONNDORF, W.: Tuberkulom des mittleren Nasenganges. Zeitschr. f. Hals-, Nasen- u. Ohrenheilk. Bd. 13. 1926. — VOLKMANN: Über den Lupus und seine Behandlung. VOLKMANNs Sammlg. Bd. 13. 1870. — VELPEAU: Tumeurs de la cloison nas. Gaz. des hôp. civ. et milit. 1860. — WALB: Über den Schleimhautlupus der Nase. Dtsch. med. Wochenschr. 1913. — WERNER: Tuberkulose der Nasenschleimhaut mit Perforation des Septum. Zeitschr. f. Wundärzte 1889. — WESSELY: Ein Fall von Tubercul. nasi im Licht geheilt. Monatsschr. f. Ohrenheilk. u. Laryngo-Rhinol. Jg. 57. 1923. — WICHMANN: Radiotherapie der Nasentuberkulose. Verein. nieders. Hals-Nasen-Ohrenärzte 1924. — WOTZILKA: Nasenatmung und Lungentuberkulose. Med. Klinik. 1922. — YOUNG, ST.: Nasal tubercul. Journ. of laryngol. a. otol. Vol. 39. 1924.

Tuberkulose der Mandeln und des Rachens.

ACHARD, C.: Tubercul. mil. aigue du phar. Journ. des praticiens. Jg. 37. 1923. —
AGAZZI, B.: Sopra un caso di grave lesione tubercul. della lingua. Osp. magg. (Milano) 1922.
— AMERSBACH: Zur Frage der physiologischen Bedeutung der Tonsillen. Arch. f. Laryngol.
u. Rhinol. Bd. 29. — BASSENKO (1): Benigne tuberkulöse Affektionen des Gaumens und
der lateralen Pharynxgebilde. Moskauer laryngol. Ges. 1923. — DERSELBE (2): Tuberkulöse
Dysphagie. Ebenda. — BAUMGARTEN: Übertragung der Tuberkulose durch die Nahrung.
Zeitschr. f. klin. Med. 1884. — BEITZKE (1): Über den Weg der Tuberkelbacillen von der
Mund- und Rachenhöhle zu den Lungen. VIRCHOWS Arch. f. pathol. Anat. u. Physiol.
Bd. 184. — DERSELBE (2): Über den Verlauf der Impftuberkulose bei Meerschweinchen.
Berlin. klin. Wochenschr. 1907. — BERTINI, R.: Sur un cas de tubercul. linguale en appa-
rence primit. chez un syphil. Journ. de méd. de Lyon 1922. — BLAMONTIER: La tubercul.
papillomateuse de la langue. Arch. internat. de laryngol., oto-rhinol. et broncho-oesophagoscopie 1922. — BLUMENFELD: Adenoider Schlundring und endothorakale Drüsen. Zeitschr.
f. Laryngol., Rhinol. u. ihre Grenzgeb. Bd. 1. 1909. — BRINDEL: Result. de l'examen histol.
de 64 végét. adén. Rev. de laryngol., d'otol. et de rhinol. 1896. — BULL: Lupus phar. Klin.
Aarbog. Christiania 1886. — CEMACH: Tuberkul. Meningitis im Anschluß an Adenotomie.
Monatsschr. f. Ohrenheilk. u. Laryngo-Rhinol. Bd. 59. 1925. — CHAMBERLAIN: Nasal
tubercul. Ann. of otol., rhinol. a. laryngol. 1922. — COHNHEIM: Die Tuberkulose vom Standpunkt der Infektionslehre. 1880. — CORNIL (1): Tubercul. larvée des 3 amygd. Bull. méd.
1895. — DERSELBE (2): Über larv. Tonsillentuberkulose. Klin. Rundschau 1895. — COULET:
1 cas de syph. à type lupique etc. Oto-rhino-laryngol. internat. Tome 8 et Ann. des maladies
de l'oreille Tome 43. 1923. — DIEULAFOY (1): Tubercul. larvée des 3 amygd. Bull. de l'acad.
de méd. 1895 et Mercr. méd. 1895. — DERSELBE (2): De la tubercul. larvée des 3 amygd.
Bull. de l'acad. de méd. 23. Tome. 1895. — DITTRICH, E. W.: Tubercul. of mucosa of hard
palate. Arch. of diagn. 1911. — DMOCHOWSKI (1): Über sekundäre Affektionen der Nasen-
rachenhöhle bei Phthisikern. Beitr. z. pathol. Anat. u. z. allg. Pathol. Bd. 16. 1894 und
Polska gazeta lekarska 1894. — DERSELBE (2): Über sekundäre Erkrankungen der Mandeln
usw. bei Schwindsüchtigen. Beitr. z. pathol. Anat. u. z. allg. Pathol. Bd. 10. 1891 und
Polska gazeta lekarska 1889. — DOBROWOLSKI: Die primäre Pharynxtuberkulose. Medycyna
Ref.: Zentralbl. f. Laryngol. 1912. — DOUTRELEPONT: Über Haut- und Schleimhauttuber-
kulose. Dtsch. med. Wochenschr. 1892. — FERNANDÈS: Lupus des muqueuses phar. et pal.
Oto-rhino-laryngol. internat. Tome 8. 1923. — FINDER: Entfernung des größten Teils
des weichen Gaumens wegen Tuberkulose. Berlin. oto-laryngol. Ges. 1922. — FISCHER, P.:
Tonsill. und Tuberkulose. Münch. med. Wochenschr. Jg. 70. 1923. — FRÄNKEL, B. (1):
Über die Miliartuberkulose des Pharynx. Berlin. klin. Wochenschr. 1876. — DERSELBE (2):
Pharynxkrankheiten. EULENBURGS Realencyklopädie 1888. — FRÄNKEL, E.: Anatomie und
Klinik zur Lehre von den Erkrankungen des Nasenrachenraumes und Gehörorgans bei
Lungenschwindsüchtigen. Zeitschr. f. Ohrenheilk. u. f. Krankh. d. Luftwege. Bd. 10. 1881. —
FREUDENTHAL: Klinische Beiträge zur Ätiologie der Lungentuberkulose. Arch. f. Laryngol.
u. Rhinol. 1896. — GAMALEIA et MORLOT: Trait. des lésions tubercul. bucco-phar. Paris
méd. 1923. — GOODALE: Über die Absorption von Fremdkörpern von den Gaumenmandeln
usw. Arch. f. Laryngol. u. Rhinol. Bd. 7. — GOTTSTEIN: Pharynx- und Gaumentonsillen
als primitive Eingangspforten der Tuberkulose. Berlin. klin. Wochenschr. 1896. — GREENE,
J. B.: The electrocautery in the treatment of lar. and phar. tubercul. Americ. review of
tubercul. Vol. 10. 1923. — HANDFIELD-JONES, R. M.: Tubercul. affections of the tongue.
Lancet 1923. — HARRISON, W. J.: Diathermy in lupus of soft pal. and fauces. Brit. med.
journ. 1923. — HAUSMANN: Über die Tuberkulose der Mundschleimhaut. VIRCHOWS Arch.
f. pathol. Anat. u. Physiol. Bd. 103. 1886. — HENDELSOHN: Verhalten des Mandelgewebes
gegen aufgeblasene pulverförmige Substanzen. Arch. f. Laryngol. u. Rhinol. Bd. 8. —
HENKE: Neue experimentelle Feststellungen über die physiol. Bedeutung der Tonsillen.
Arch. f. Laryngol. u. Rhinol. Bd. 28. — HOWARTH, W.: Extens. lupus of palate, phar. and
lar. Proc. of the royal soc. of med. Vol. 16. 1923. — IMHOFER (1): Ein Fall von Tuberkulose
der hinteren Rachenwand. Monatsschr. f. Ohrenheilk. u. Laryngo-Rhinol. 1912. — DER-
SELBE (2): Zur Pathologie der Gaumenmandel. Prag. med. Wochenschr. 1913. — ISAMBERT (1):
De la tubercul. miliaire aigue phar. laryng. Paris 1871. — DERSELBE (2): Nouv. faits
de la tubercul. miliaire de la gorge. Paris 1876. — IVACÉIRE, Ivo und MAX PINNER: Zur
Frage der tuberkulösen Infektion im Schulalter. Zeitschr. f. Tuberkul. Bd. 35. 1922. —
KOCH, J. und W. BAUMGARTEN: Die experimentelle Erzeugung der Halslymphdrüsen-
tuberkulose usw. Dtsch. med. Wochenschr. 1922. — KOSCHIER: Über Nasentuberkulose.
Wien. klin. Wochenschr. 1895. — KRÜCKMANN: Über die Beziehungen der Tuberkulose
der Halslymphdrüsen zu den Tonsillen. VIRCHOWS Arch. f. pathol. Anat. u. Physiol. Bd. 130.
1894. — LERMOYEZ (1): Les vég. adén. tubercul. Presse méd. 1895. — DERSELBE (2): Des
véget. adén. tubercul. d. phar. Mercr. méd. 1894 et Presse méd. 1895; Bull. et mém. de
de la soc. méd. des hôp. de Paris 1894; Presse méd et Rev. de laryngol., d'otol. et de rhinol.
1896. — LEVY, PROSPER: Über den Lupus der oberen Luftwege. Zeitschr. f. Ohrenheilk.

u. f. Krankh. d. Luftwege 1908. — Lewin: Über Tuberkulose der Rachenmandel. Arch. f. Laryngol. u. Rhinol. Bd. 9. 1900. — Lublinski (1): Über Tuberkulose des Pharynx. Dtsch. med. Wochenschr. 1885. — Derselbe (2): Tuberkulose der Tonsillen. Monatsschr. f. Ohrenheilk. u. Laryngo-Rhinol. 1887. — Marx, H.: Ein Fall von primärer Pharynxtuberkulose bei einem Kinde mit Ausgang in Heilung. Acta oto-laryngol. Vol. 5. 1923. — Menzel: Tuberkulose der hinteren Rachenwand. Wien. laryngol. Ges. 6. 12. 1911. — Mullin, W. V.: An analysis of some cases of tubercles in the tons. Journ. of the Americ. med. assoc. 1923. — Orth: Experimentelle Untersuchungen über Fütterungstuberkulose. Virchows Arch. f. pathol. Anat. u. Physiol. Bd. 76. 1879. — Patterson, N. and G. C. Cathcart: Tuberculoma of the phar. Proc. of the royal soc. of med. Vol. 16. 1923. — Piffl: Hypertrophie und Tuberkulose der Rachenmandel. Zeitschr. f. Heilk. Bd. 20. — Pluder: Zwei bemerkenswerte Fälle von Tuberkulose der obersten Atemwege. Arch. f. Laryngol. u. Rhinol. Bd. 4. — Pluder und Fischer: Tuberkulose der Rachenmandelhypertrophie. Arch. f. Laryngol. u. Rhinol. Bd. 4. — Plum, Aage: Tonsillartuberculosis its frequency and its relation to the tubercul. of the cervical glands. Acta oto-laryngol. Vol. 8. 1925. — Raudnitz: Zur Ätiologie des Lupus vulgaris. Vierteljahrsschr. f. Dermatol. 1882. — Renn: Zur Funktionsfrage der Gaumenmandel. Beitr. z. pathol. Anat. u. z. allg. Pathol. 1912. — Rice: Zur Funktionsfrage der Gaumenmandel. Beitr. z. pathol. Anat. u. z. allg. Pathol. 1912. — Röder, H.: Erweiterte Gesichtspunkte zur Pathologie und Therapie des lymphatischen Rachenringes. Verhandl. d. dtsch. Kongresses f. inn. Med. 1912. — Ruge: Tuberkulose der Tonsillen. Virchows Arch. f. pathol. Anat. u. Physiol. Bd. 144. 1896. — Sacaze: Amygd. lat. caséeuse de nat. tubercul. (foyer primitif). Arch. génér. de méd. 1894. — Scharfstein: Tubercul. tonsill. usw. Monatsschr. f. Ohrenheilk. u. Laryngo-Rhinol. Jg. 58. — Schilling: Tuberkulöser Tumor des Rachendachs. Verhandl. d. Vereins süddtsch. Laryngol. Bd. 2. — Schlenker (1): Untersuchungen über die Entstehung der Tuberkulose der Halslymphdrüsen besonders über ihre Beziehung zur Tuberkulose der Tonsillen. Virchows Arch. f. pathol. Anat. u. Physiol. Bd. 134. 1893. — Derselbe (2): Beitr. z. pathol. Anat. u. z. allg. Pathol. Bd. 134. — Schlesinger: Tuberkulose der Tonsillen bei Kindern. Berlin. klin. Wochenschr. 1896. — Schnitzler: Zur Kenntnis der Miliartuberkulose, des Kehlkopfs und des Rachens. Wien. med. Presse 1881. — Schönemann: Zur Physiologie und Pathologie der Tonsillen. Arch. f. Laryngol. u. Rhinol. Bd. 22. — Seifert: Tuberkulose der Tonsillen. Heymanns Handbuch. Bd. 2. Literatur. — Sergent, E. et H. Durand: Contrib. à l'étude clin. et histol. d. l. tubercul. miliaire aigue d. phar. Rev. de la tubercul. Tome 4. 1923. — Souláková: Tubercul. phar. Ref.: Zentralbl. f. Hals-, Nasen- u. Ohrenheilkunde. Bd. 4, S. 102. 1923. — Suchannek: Beiträge zur normalen und pathologischen Anatomie des Rachengewölbes. Beitr. z. pathol. Anat. u. z. allg. Pathol. 1888. — Stöhr: Zur Physiologie der Tonsillen. Biol. Zentralbl. 1882/83. — Strassmann: Tuberkulose der Tonsillen. Virchows Arch. f. pathol. Anat. u. Physiol. Bd. 96. — Trautmann: Anatomische, pathologische und klinische Studien über Hyperplasie der Rachentonsillen. Berlin 1886. — Taddei: Di un ascesso freddo primitivo della lingua. Policlinico, sez. prat. 1922. — Turner, A. L.: Cases of lupus etc. of the fauces and phar. treated with diathermy. Journ. of laryngol. a. otol. Vol. 38. 1923. — Weleminski: Zur Pathogenese der Lungentuberkulose. Berlin. klin. Wochenschr. 1905 und 1907. — Weller, C. V.: Tonsillartuberkul. Arch. of internal med. Chicago 1921. — Winslow, T. R.: A case of primary tubercul. of the fauces etc. Laryngoscope 1909. — Wohlauer: Über Pharynxtuberkulose. Diss. Berlin 1890. — Wotzilka (1): Tuberkulöse Hilusdrüsen und Rachenmandelvergrößerung. Verhandl. d. Vereins d. Hals-Nasen-Ohrenärzte d. tschechoslowakisch. Republik. Prag 1923. — Derselbe (2): Tuberkulöse Hilusdrüsen und Rachenmandelhyperplasie. Monatsschr. f. Ohrenheilk. u. Laryngo-Rhinol. Jg. 58. 1924. — Wroblewski: Über Pharynxtuberkulose. Polska gazeta lekarska 1887. — Zarniko: Tuberkulöse Rachengeschwüre. Münch. med. Wochenschr. 1894.

8. Syphilis.

a) Syphilis der Nase und der Nebenhöhlen.

Von

MARKUS HAJEK-Wien.

Mit 15 Abbildungen.

Einleitung. Geschichte.

Zahlreiche schriftliche Dokumente aus dem Mittelalter lassen keinen Zweifel darüber bestehen, daß sowohl Ärzten als Laien der Zusammenhang zwischen verschiedenen durch geschlechtlichen Verkehr erworbenen Genitalaffektionen und Exanthemen der Haut als auch mannigfachen Erkrankungen der Mund-, Rachen- und Nasenhöhle bekannt war [1]. Doch sind Details über diese Beobachtungen nicht bekannt. Ganz eindeutige Beschreibungen der Krankheit datieren erst, seitdem die Syphilis in Europa endemisch und seuchenartig aufgetreten ist. Über das erste Auftreten der Syphilis in Europa sind die Meinungen geteilt. Der bisher fast allgemein verbreiteten Auffassung, daß sie nach der Entdeckung Amerikas (1493) zuerst von dort nach Spanien eingeschleppt wurde, steht die Ansicht von SUDHOFF entgegen, nach welcher eine zweifellos als Syphilis aufzufassende Krankheit lange vor der Entdeckung Amerikas in Frankreich nnd Italien geherrscht haben soll. Erwiesen ist des weiteren, daß die erste seuchenartige Verbreitung 1494—1495 gelegentlich der Einnahme Neapels unter Karl VIII. durch die nach Deutschland ziehenden Soldaten bedingt wurde.

Über die verschiedenen Formen der Syphilis haben wir aber erst durch die Publikationen der am Ende des 15. und anfangs des 16. Jahrhunderts wirkenden Ärzte Aufschluß bekommen. Die Syphilis hatte, der übereinstimmenden Schilderung nach zu schließen, damals einen sehr verheerenden Charakter, indem schon in frischen Fällen schwere Erkrankungen der Knochen und der inneren Organe beobachtet wurden. Die Ursache der später in milderer Form auftretenden syphilitischen Infektion ist nicht bekannt.

Was im speziellen die Syphilis der oberen Luftwege betrifft, so ist es aus zahlreichen Äußerungen der damaligen Ärzte erwiesen, daß schwere Veränderungen der Mund-, Rachen- und Nasenhöhle, und soweit die Beurteilung aus der Symptomatologie es zuläßt, auch Erkrankungen des Kehlkopfes beobachtet wurden. Es wird bereits der tiefgreifenden Geschwüre des Gaumens und der Perforation desselben gedacht, welche die Sprache schwer schädigt. PARACELSUS [2] beschreibt mit aller Klarheit den Verlust der Uvula und die Verziehung derselben. Der Bericht über Erstickung infolge Anschwellung der Rachenorgane läßt auf Geschwüre und Schwellungen des Kehlkopfes schließen.

---

[1] Sicherlich bekannt war die Syphilis bei den orientalischen Völkern, insbesondere bei den Indern, wo die AZYN VEDA DE SOSUTE (Zeitdatum nicht festgestellt) unzweifelhafte Angaben über die geschlechtliche Ursache der Mund- und der Rachenerkrankungen angibt; ebenso sind die Angaben in den Schriften von Hippokrates und des Paulus von Aegina gar nicht anders denn als Syphilis zu deuten. Siehe PROKSCH.

[2] Ich verdanke mehrere dieser Angaben der verdienstvollen Publikation HELLERS; derselbe führt in derselben auch AMBROIS PARÈ (16. Jahrhundert) an, der bereits Obturatoren mit Schwammeinlage verfertigte, um Defekte des Gaumens zu verschließen.

Auch der großen Entstellung des Gesichtes infolge des Verlustes der Nase wird bei mehreren Autoren Erwähnung getan. Bei der Beschreibung der syphilitischen Erkrankung der Mundhöhle läßt sich allerdings schwer entscheiden, welcher Anteil der Syphilis selbst oder der Intoxikation durch das in Anwendung stehende Quecksilber zuzuschreiben ist.

Die genauere Erkenntnis der syphilitischen Erkrankung der oberen Luftwege nahm erst mit der Einführung des Kehlkopf-, Nasen- und Rachenspiegels um die Mitte des vorigen Jahrhunderts einen ungeahnten Aufschwung. Während man früher die syphilitischen Veränderungen der oberen Luftwege am Lebenden nur indirekt erschloß und allenfalls durch gelegentliche Obduktion in die Lage kam, die syphilitischen Zerstörungen ad oculos zu demonstrieren, ist es erst seit dem Gebrauche der Spiegelbesichtigung möglich gewesen, die syphilitischen Prozesse der oberen Luftwege in ihrem ersten Entstehen zu erkennen, dieselben von anderweitigen Erkrankungen zu differenzieren und eine Pathologie und Therapie der Syphilis der oberen Luftwege zu begründen. Mit der Erschließung der oberen Luftwege durch die Untersuchung ging Hand in Hand die Einführung lokal-therapeutischer Maßnahmen, von welchen früher keine Rede sein konnte. Heute ist die Syphilis der oberen Luftwege eines der am besten studierten Kapitel der modernen Laryngologie.

Schließlich hat die Lehre von der Syphilis der oberen Luftwege wie im allgemeinen die Pathogenese der Syphilis infolge der Entdeckung des Syphilisvirus eine mächtige Förderung erfahren. Es wird Aufgabe der gegenwärtigen und nächsten Generation sein, unsere Beobachtungen zu revidieren und dieser neu gewonnenen Grundlage unterzuordnen.

Ätiologie.

Der Erreger der Syphilis ist die von SCHAUDINN und HOFFMANN entdeckte *Spirochaeta pallida*. Diese ist ein feines spiraliges Gebilde, dessen Länge 6—15 mm und darüber beträgt und dessen Dicke kaum meßbar ist. Die Zahl der Windungen schwankt zwischen 6—30; dieselben sind eng und steil. Die Enden der Spirochäte sind zugespitzt; sie zeigt, wie man am besten im Nativpräparat bei Dunkelfeldbeleuchtung sehen kann, eine ganz charakteristische Eigenbewegung, welche in einer Rotation um die Längsachse und in einem Vor- und Rückwärtsgleiten besteht. Was das färberische Verhalten der Spirochaeta pallida betrifft, so ist zu bemerken, daß sie Farblösungen viel schwerer annimmt als andere Spirochäten, aus welchem Grunde sie die Entdecker als „pallida" bezeichnet haben. Von den vielen angegebenen Färbemethoden sind die gebräuchlichsten die GIEMSAfärbung für Ausstrichpräparate, ferner das BURRI'sche *Tuschverfahren*, für Schnitte die Silberimprägnation nach LEVADITI. Wichtig ist die Unterscheidung der Spirochaeta pallida gegenüber anderen Spirochäten, besonders denjenigen, welche sich sowohl unter normalen als pathologischen Verhältnissen in der Mundhöhle vorfinden. Letztere (Spirochaeta refringens u. a.) sind größer, dicker, haben meist flachere Windungen und bewegen sich schneller und schlangenförmig. Außerdem kommen aber noch in der Mundhöhle mehrere Arten von Spirochäten vor, die der Spirochaeta pallida so ähnlich sind, daß sie von der letzteren kaum zu unterscheiden sind, insbesondere gilt dies von der Spirochaeta dentium, eine Warnung zu besonderer Vorsicht bei diagnostischer Verwertung von Ausstrichpräparaten aus der Mundhöhle, wie wir es selbst des öfteren erfahren haben. Die Züchtung der Spirochaeta pallida auf künstlichem Nährboden ist bereits mehreren Untersuchern geglückt. SCHERESCHEVSKY gelang es, dieselbe zuerst in Mischkulturen darzustellen. MÜHLENS ist die Herstellung der Reinkultur zuerst geglückt und von

W. Hoffmann bestätigt; es gelingt aber nicht in jedem Fall von Syphilis eine Reinkultur zu erzielen.

Nach langen Bemühungen gelang es Noguchi die Spirochaeta pallida auf Pferdeserum unter anaeroben Bedingungen zu züchten und mit der Reinkultur die Tierpathogenität nachzuweisen. Sie wächst unter anaeroben Bedingungen in der ersten Generation am besten mit anderen Bakterien und bildet auf Agar zarte Kolonien und hauchige Trübungen.

Was das Vorkommen der Spirochaeta pallida betrifft, so wurde sie bei einwandfreier Untersuchungstechnik in den Krankheitsprodukten aller Stadien der erworbenen Syphilis, bei kongenitaler Syphilis und bei den spätsyphilitischen Erkrankungen des Zentralnervensystems gefunden. Bei erworbener Syphilis findet sich die Spirochaeta pallida am häufigsten und zahlreichsten in Primäraffekten, in den regionären Lymphdrüsen (Drüsenpunktion) und nässenden Papeln, weniger häufig in Roseolen und in den anderen sekundärsyphilitischen Produkten; am seltensten ist sie in den tertiärsyphilitischen Produkten anzutreffen.

Von Noguchi wurde sie zuerst bei *Paralyse* und *Tabes dorsalis* nachgewiesen. Bei maligner Syphilis wurden Spirochäten bisher überhaupt nicht oder nur in sehr geringer Zahl konstatiert. Besonders zahlreich findet sich die Spirochaeta pallida bei kongenitaler Syphilis, und zwar nahezu in allen Organen. Sehr häufig können die Spirochäten hier auch im Blute nachgewiesen werden [1].

Pathogenese.

Auf Grund der Untersuchungen am Lebenden und der experimentellen Syphilis stellt sich die Pathogenese der Syphilis wie folgt dar:

Bei der erworbenen Syphilis erfolgt die Infektion durch die verletzte Haut oder Schleimhaut. Aber die eingedrungenen Treponemen vermehren sich erst nach einiger Zeit (Inkubationsperiode), indem sich um die Treponemen Granulationsgewebe und im Anschluß daran neue Blut- und Lymphgefäße bilden. Als Resultat entsteht der Primäraffekt. Nach Ausbildung des Primäraffektes, manchmal aber schon vorher, gelangen die Spirochäten in die regionären Lymphdrüsen und von diesen durch Vermittlung des *Ductus thoracicus* in die venöse Blutbahn. Die bei der experimentellen Syphilis gewonnene Erfahrung läßt erkennen, daß die Treponemen oft schon vor dem Sichtbarwerden des Primäraffektes in die Blutbahn eingewandert sind, somit die Infektion generalisiert wurde. Schon im primären Stadium kann man im strömenden Blut experimentell die Treponemen nachweisen [2] und durch Verimpfung die Infektion übertragen. Das Hautexanthem ist als eine Embolisierung der Hautgefäße durch die Treponemen aufzufassen. Die kongenitale Lues ist als eine Treponemenseptikämie aufzufassen.

Während über die Infektiosität der Primär- und Sekundäraffekte bis in die neueste Zeit kein Zweifel obwaltet hat, da Übertragungen am Lebenden schon von älteren Autoren mit positivem Erfolg vorgenommen wurden, blieb die Frage nach den tertiären Formen bis in die neueste Zeit strittig. Finger und Landsteiner haben zwar schon im Jahre 1905 den Beweis erbracht, daß man mit

---

[1] Metschnikoff und Roux gelang es im Jahre 1903, also vor Entdeckung der Spirochaeta pallida, zuerst den Nachweis zu erbringen, daß eine Übertragung des syphilitischen Virus vom Menschen auf anthropoide Affen möglich ist und daß sich hierbei nach einer ähnlich langen Inkubationszeit wie beim Menschen der Primäraffekt, der regionäre Lymphdrüsentumor und die übrigen Sekundärerscheinungen entwickeln.

[2] Uhlenhut und U. Mulzer, Frühwald.

dem Inhalt der Gummiknoten positive Impferfolge erzielen kann [1]. Auch nach Entdeckung der Spirochaeta pallida durch SCHAUDINN blieb die Frage vorerst noch ungelöst, da man anfangs bei der gummösen Syphilis die Treponemen nicht nachweisen konnte. Bei späteren Untersuchungen gelang es indes nachzuweisen, daß die Treponemen, wenn auch weniger zahlreich und konstant als in den primären und sekundären Produkten, nicht sowohl in der Gummigeschwulst selbst als vielmehr in deren Umgebung auffindbar sind. Es besteht heute der Satz in vollständiger Geltung, daß der Begriff der Syphilis durchwegs mit dem Vorkommen von Treponemen verknüpft ist.

Biologische Reaktionen. Unter dem Einfluß der Syphilisinfektion gehen mächtige biologische Veränderungen in der Blutflüssigkeit vor sich, welche sich in spezifischen Reaktionen des Blutserums und der Lumbalflüssigkeit äußern. Diese Reaktionen, welche in verschiedenen Phasen der Infektion eine verschiedene Intensität und Konstanz zeigen, sind ein nicht mehr zu entbehrendes Hilfsmittel bei der Diagnose und der Beurteilung des Verlaufes des syphilitischen Prozesses geworden. Von den für die Klinik verwertbaren Methoden hat die Methode von WASSERMANN am meisten Verwendung gefunden.

1. *Die WASSERMANNsche Reaktion.* Diese Reaktion beruht im Prinzip auf der von BORDET und GENGOU entdeckten Komplementbindungsreaktion. Es kann hier auf Details dieser Lehre aus Mangel an Raum nicht eingegangen, vielmehr muß auf die entsprechenden speziellen Handbücher der modernen Serologie hingewiesen werden. Hier soll nur in aller Kürze das Wesen der Dinge veranschaulicht werden.

Die Methode besteht darin, daß mit ihrer Hilfe spezifische Stoffe des Organismus nachgewiesen werden, welche im Verlaufe der syphilitischen Infektion im Blutserum oder auch in anderen Körperflüssigkeiten (Lumbalflüssigkeit) auftreten. Die spezifischen Stoffe nennt man *Reagine* und diese sind imstande mit dem homologen Infektionserreger eine Komplementbindung einzugehen. Um den Vorgang der Serodiagnostik auch für den Nichtfachmann verständlich zu machen, sei es gestattet, dies nach dem Vorgange von BUSCHKE durch ein Beispiel klarzustellen.

Wenn man einem Tier oder einem Menschen artfremde Eiweißsubstanzen oder zellige Elemente (rote Blutkörperchen), organische (Bakterien oder organische Gifte) in die Blutzirkulation bringt, so entstehen im Blutserum des betreffenden Organismus Reaktionsstoffe, die spezifisch sind und sich unter anderem darin zeigen, daß sie imstande sind, die injizierten Substanzen oder Bakterien aufzulösen (Bakteriolyse und Hämolyse), oder in gewissen Fällen mit den injizierten Substanzen Fällungen (Präzipitation) hervorzurufen. Es ist nun wichtig, wenn auch etwas umständlich, sich in die hierbei benützte Nomenklatur einzugewöhnen. Die injizierten Substanzen heißen *Antigene,* die im Organismus durch die Injektion entstandenen Reaktionsstoffe *Reagine* oder *Antikörper.*

In praktischer Hinsicht (in Ansehung der zu besprechenden WASSERMANNschen Reaktion) heißt das soviel: das Kaninchenblutserum, dem rote Blutkörperchen eines Hammels injiziert worden sind, gewinnt die Fähigkeit, rote Hammelblutkörperchen im Reagenzglas aufzulösen; es wirkt somit das mit Hammelblut vorbehandelte Kaninchenblutserum dem Hammelblut gegenüber *hämolytisch,* weil es Hämolysine enthält. Diese hämolytische Fähigkeit des mit Hammelblut vorbehandelten *Kaninchenblutserums* ist sehr unbeständig und hält sich nicht lange außerhalb des Körpers, kann überdies dem Serum auch durch Erwärmen im Wasserbad bis 56° C genommen werden. Dann ist das Serum wieder *inaktiv,* d. h. es wirkt nicht mehr hämolytisch.

Die durch das Erwärmen auf 56° C zerstörte Substanz heißt *Komplement.* Was ist das Komplement? Ist es vielleicht, wie es nahezuliegen scheint, die erwähnte spezifische Substanz, welche in dem Kaninchenblutserum nach Vorbehandlung mit Hammelblut entstanden ist? Die Antwort lautet: Nein! Diese Substanz *(Komplement)* findet sich in jedem normalen Blutserum, und hat keine spezifischen Eigentümlichkeiten. Der durch Vorbehandlung entstandene spezifische Teil im Blutserum ist beständiger und wird durch Erwärmen nicht zerstört. Dieser beständige spezifische Teil des Serums in Verbindung

---

[1] PELTESOHN führt noch des weiteren NEISSER, HOFFMANN, BUSCHKE und FISCHER an.

mit dem erwähnten, in dem normalen Blutserum enthaltenen *nichtbeständigen* und *nicht-spezifischen* Teil übt die hämolytische Wirkung aus.

Aus dem Gesagten folgt somit, daß wenn wir dem oben erwähnten inaktiv gemachten Serum des Kaninchens irgendein normales Blutserum hinzusetzen, dann gewinnt es wieder seine hämolytische Eigenschaft, welche sich darin zeigt, daß in dem vorliegenden Beispiele Hammelblutkörperchen aufgelöst werden.

Der erwähnte spezifische, beständige, durch Vorbehandlung mit artfremdem Blut (Hammelblut) entstandene Teil des Kaninchenserums wird Ambozeptor genannt Man stellt sich vor, daß dieser nach zwei Seiten eine gleiche Affinität zeigt (Ambo), indem er sich sowohl mit dem Komplement als auch mit dem roten Blutkörperchen des Hammels verbindet.

Die Zusammenfügung der erwähnten drei Körper: 1. Antigen (rote Blutkörperchen des Hammels), 2. Komplement (normales Blutserum, hier Meerschweinchenserum), 3. der Amboceptor (der spezifische Teil des mit Hammelblut vorbehandelten, inaktiv gemachten Kaninchenserums) bilden das, was wir ein hämolytisches System nennen.

Das Wesen der Bordetschen Komplementablenkungsreaktion besteht nun darin, daß das Komplement dieses hämolytischen Systems auf einen anderen Amboceptor abgelenkt wird, wodurch die Hämolyse verhindert wird. Auf die Wassermannsche Reaktion angewendet, handelt es sich um folgendes: Man verwendet zwei Systeme: Das erste System besteht aus a) Serum eines Syphilitischen, das inaktiviert ist (enthält den spezifischen luetischen Amboceptor), b) Komplement (normales Meerschweinchenserum), c) Lueskontagium (Antigen).

System 2 besteht aus dem früher erwähnten hämolytischen System, also enthaltend: a) Kaninchenserum mit roten Hammelblutkörperchen vorbehandelt und inaktiviert. b) Aufschwemmung mit roten Hammelblutkörperchen. Werden diese beiden Systeme hintereinander zusammengebracht, so tritt keine Hämolyse ein, weil das in System 1 vorhandene Komplement, das zur Lösung der roten Hammelblutkörperchen nötig wäre, bereits durch den luetischen Amboceptor und durch das Antigen des Systems 1 gebunden ist.

Wenn aber das inaktivierte Serum des System 1 keinen Luesamboceptor enthält, d. h. wenn keine Lues vorhanden ist, tritt Hämolyse ein. Das Ausbleiben der Hämolyse beweist somit die vorhandene Lues. Als luetisches Antigen hat Wassermann (l. c.) wäßerigen, bzw. alkoholischen Extrakt von syphilitischen Lebern Neugeborener genommen.

Auf die nähere praktische Ausführung kann hier nicht eingegangen werden. Es erübrigt nur noch, darauf hinzuweisen, daß es nötig ist, diese außerordentlich empfindliche und von zahlreichen Fehlermöglichkeiten umlagerte Methode von geübten Vertretern der Serodiagnostik ausführen zu lassen.

Diagnostische Verwertbarkeit der Reaktion. Die oben geschilderte theoretische Auffassung, daß es sich bei der Wassermannschen Probe um eine spezifische Reaktion handelt, hat sich als nicht zutreffend herausgestellt, denn sie findet sich positiv sehr häufig bei *Lepra, Malaria,* bei Trypanosomeninfektionen, gelegentlich auch bei malignen Tumoren, bei Diabetes, ferner ist dieselbe bei *Scarlatina* und *Gelenkrheumatismus* des öfteren konstatiert worden. Abgesehen von der hiedurch bedingten Einschränkung zeigt die Reaktion bei ein und demselben Falle von Syphilis vielfache Schwankungen, je nach der Beschaffenheit des angewendeten Extraktes und je nach der Modifikation der individuellen Technik, wobei es leider des öfteren passiert, daß Parallelversuche von verschiedenen Seiten ausgeführt, erheblich abweichende Resultate aufweisen. Man hat sich deshalb in der Praxis angewöhnt, nur ausgesprochene Komplementablenkungen als diagnostisch verwertbar anzusehen, da unvollkommene Ablenkungen zu wenig verläßlich sind.

Was nun die diagnostische Verwertbarkeit der Reaktion betrifft, so sind darüber zahlenmäßig übereinstimmende Erfahrungen gesammelt worden. Soviel ist sicher, daß in den verschiedenen Stadien der Syphilis die Wassermannsche Reaktion verschieden konstant ist. Im allgemeinen ist daran festzuhalten, daß dieselbe in der 6.—7. Woche nach der stattgehabten Infektion aufzutreten pflegt, manchmal früher, manchmal etwas später, also zu einer Zeit, wo man durch Untersuchung des primären Herdes die Spirochäten bereits hat nachweisen können. In dem Sekundärstadium und während der Rezidiven ist die Reaktion beiläufig in 90% der Fälle positiv, dagegen kann bei den

Spätformen der Lues (gummöses Stadium) nur mit 60—65% positiver Reaktion gerechnet werden.

Bei den in die Reihe der metasyphilitischen Veränderungen eingereihten Prozessen ist das Resultat folgendes: bei Paralyse ist der Wassermann fast regelmäßig vorhanden, bei Tabes in 50% der Fälle. Für uns ist noch die Verwertbarkeit der Reaktion bei hereditärer Lues, welche in der Pathologie der oberen Luftwege eine hervorragende Rolle spielt, von Interesse. Hierbei steht es so, daß die Reaktion bei Gegenwart von manifesten Symptomen fast immer vorhanden ist, dagegen nur selten im latenten Stadium.

Wenn wir kurz resumieren, so müssen wir nach der Erfahrung zahlreicher Syphilidologen, mit welcher auch die an meiner Klinik erhaltenen Resultate übereinstimmen, sagen, daß die Reaktion eine wesentliche Bereicherung unseres diagnostischen Apparates in der Frage bildet, ob Syphilis vorliegt oder nicht. Allerdings ist für uns Laryngologen feststehend, daß im gummösen Stadium der Syphilis das negative Resultat der WASSERMANNschen Probe nichts beweist, wogegen aus einer ausgesprochenen positiven Reaktion ziemlich sicher auf eine noch bestehende Lues geschlossen werden kann[1].

Pathologische Anatomie des Primäraffektes. Die pathologisch-anatomischen Veränderungen, welche der Primäraffekt zeigt, sind durch die eingedrungene Spirochaeta pallida bedingt. Diese ist an der Haut insbesondere von EHRMANN eingehend studiert worden. Es zeigt sich, daß in den oberflächlichen Schichten des Geschwüres nur vereinzelte Treponemen vorhanden sind, dagegen begegnet man häufig der hier saprophytisch lebenden Spirochaeta refringens.

Das Verhalten der Treponemen zur Initialsklerose ist nur durch Schnitte, welche nach LEVADITI (l. c.) gefärbt sind, festzustellen. Die Treponemen dringen durch die Interspinalräume der MALPIGHIschen Schichte zur Cutis. Vor Entstehen der Infiltration schwellen die Fibroblasten an, es entsteht eine ausgiebige Leukocytenwanderung und Neubildung von Blut- und Lymphgefäßen. In letzteren verursachen die Treponemen Reizzustände, wodurch es zur Wucherung der Intima und zur Bildung neuer Kapillaren kommt.

Pathologische Anatomie der Schleimhautpapeln. Das pathologisch-anatomische Substrat besteht in einer umschriebenen entzündlichen, zelligen Infiltration des subepithelialen Gewebes, über welchem das Epithel zuerst stark aufquillt, um später nach kurzem Verweilen im gequollenen Zustand der regressiven Metamorphose anheimzufallen, wonach ein Geschwür entsteht, dessen Grund vom Papillarkörper gebildet wird.

Histologisch sind die Papeln (Plaques muqueuses) folgendermaßen charakterisiert: Das Epithel ist verdickt, aufgelockert und von Lymphocyten durchsetzt. Unter dem Epithel findet sich eine Infiltration der Mucosa und Submucosa mit Lymphocyten und Plasmazellen hauptsächlich um die erweiterten Lymph- und Blutgefäße herum, überdies ist eine exsudative Durchtränkung im entzündeten Gewebe vorhanden[2]. Im Belag der Plaques ist die Spirochaeta pallida fast immer zu finden. Sie soll auch mitunter in den abgeheilten Fällen vorhanden sein. SCHEELE fand sie in der Mehrzahl der abgeheilten Plaques nicht vor.

---

[1] Außer der beschriebenen WASSERMANNschen Reaktion sind noch eine ganze Anzahl anderer für Syphilis brauchbarer Reaktionen in Übung, welche die erstere teils ersetzen, teils ergänzen. Sie seien hier nur dem angewandten Prinzip gemäß angeführt. 1. Präzipitierungsreaktionen auf *Globuline*: MEINICKEsche Reaktion, Reaktion nach SACHS-GEORGI. 2. Untersuchung des *Liquor cerebrospinalis* bestehend a) in der WASSERMANNschen Probe, b) in der *Cytodiagnostik des Liquor*, c) in der chemischen *Globulinreaktion*. 4. *Kolloidreaktionen*. 5. Die *Luetinreaktion* von NOGUCHI. Hinsichtlich ihrer Ausführung und ihrer diagnostischen Bewertung sei auf die speziellen Handbücher der Syphilis hingewiesen.

[2] ASCHOFF: Pathologische Anatomie. 4. Aufl. Bd. 1, S. 221. 1919. Siehe die ältere Literatur: LILIENSTEIN, LAMBERT LACK, FINDER.

Pathologische Anatomie des Gumma. Das Gumma gehört nach seinem histologischen Aufbau in die Gruppe der sogenannten infektiösen Granulationsgeschwülste. Es besteht in den jüngeren Stadien hauptsächlich aus Lymphocyten, Leukocyten, Plasmazellen, Fibroblasten und neugebildetem, faserigen Bindegewebe und Gefäßen. Ferner findet man in größerer oder geringerer Zahl Riesenzellen vom Typus der Langhansschen Riesenzellen mit an der Peripherie gelegenen zahlreichen Kernen. In den späteren Stadien kommt es dann auch zu Ausbildung von Nekrosen im Granulationsgewebe, die sich durch ihre diffuse Ausbreitung und unregelmäßige Form auszeichnen. Diese Nekrosen lassen zum Unterschied von dem tuberkulösen Verkäsungsherd oft noch die ursprüngliche Gewebsstruktur: Bindegewebsreste, kernlose Zellgruppen und Gefäße erkennen, wie überhaupt das gummöse Granulationsgewebe, zum Unterschiede von tuberkulösem Gewebe, stets reich an Gefäßen ist. Allerdings sind letztere mittels der gewöhnlichen Färbungsmethoden nicht gleich zu erkennen. Hierzu bedarf es der Elastikafärbung nach Weigert, wobei scheinbar aus Granulationsgewebe bestehende, solide knötchenförmige Gebilde sich als obliterierte mit einem elastischen Faserring umgebene Blutgefäße entpuppen [Lubarsch, Manasse, Solger]. Spirochäten sind entweder gar nicht oder nur äußerst spärlich in Gummen nachweisbar. Man hat sie bisher häufiger in der Umgebung der Gummen als in letzteren selbst vorgefunden.

A. Syphilis der Nase und der Nebenhöhlen.

Allgemeine Bemerkungen. Die syphilitischen Veränderungen der Nase sind infolge der entstellenden Folgen des Gesichtsausdruckes seit den ältesten Zeiten bekannt. Ihre Häufigkeit und prozentuelles Vorkommnis unter den mit Syphilis Infizierten ist nicht leicht festzustellen, weil die an verschiedenartigem Krankenmaterial gesammelten Erfahrungen ein zu verschiedenes Resultat ergeben [1].

Jedenfalls beginnt die genaue Kenntnis der syphilitischen Veränderungen der Nase erst mit dem Gebrauch der rhinoskopischen und postrhinoskopischen Ära, weil erst diese Untersuchungsmethoden uns über die Anfänge der Erkrankung und ihre zurückgelassenen Spuren vollständige Aufklärung brachten.

Ob es eine besondere Disposition für das Auftreten der Lues in der Nase gibt, ist nicht mit Sicherheit zu entscheiden. Alle derartigen Behauptungen, wie z. B. die von Bresgen und Moure, stützen sich mehr auf Vermutungen als auf wirkliche Beweise.

Schon vor der Entdeckung des Syphilisvirus und Einführung der serologischen Untersuchungsmethode ist die von Ricord eingeführte Lehre der chronologischen Reihenfolge der *primären, sekundären und tertiären Nasen*syphilis durchlöchert worden. Wir finden z. B., daß die ulceröse (gummöse) Lues, welche man unter die Spätformen einreiht, da dieselbe beiläufig zwischen dem 15. und 30. Jahre nach der Ansteckung auftritt, nicht selten schon 1—3 Jahre, ja in Ausnahmefällen selbst wenige Monate nach stattgehabter Infektion erscheinen kann [2].

Der besseren Übersicht und Verständlichkeit wegen wollen wir vorläufig dennoch an der bisher allenthalben üblichen Einteilung der *primären, sekundären* und *tertiären* Syphilis festhalten und dieselbe der Reihe nach besprechen.

---

[1] So ergibt die Statistik Mauriac unter 237 Fällen von teritärer Lues 54mal pharyngonasale Syphilis, während Willigk bei 218 Sektionen Syphilitischer nur 2,80% Syphilis der Nase vorfand. Siehe weitere Statistik P. Haussen.

[2] Diese Fälle sind von Chapuis, Kenefick, Garel, Jacobi, Healy, Jerwant, Pellizari, Bazenayre, Mendel, D'Aulnay, Ripault und Bloch; letztere sechs Fälle insgesamt intranasale Sklerosen.

I. Der Primäraffekt der Nase.

Symptome. Das äußere Integument und die Schleimhaut der Nase sind nur selten der Sitz des Primäraffektes. LE BART hat im Jahre 1894 bereits 37 Fälle aus der französischen Literatur gesammelt[1]. Diese Fälle wurden durch LIEVEN und SCHECH noch durch weitere Fälle ergänzt. SENDZIAK hat bis 1900 118 Fälle gesammelt. LÖB hat dann die Zahl der beobachteten Fälle auf 340 erhöht, darunter 150 äußere und 190 innere Primäraffekte. In einigen Fällen bestand gleichzeitig ein innerer und äußerer Primäraffekt[2]. Es handelte sich hierbei des öfteren um eine von der Schleimhaut der Nase, seltener um eine von der Hautbekleidung ausgehende Infektion, welche Feststellung erst durch den regelmäßigen Gebrauch des Nasenspeculums erfolgt ist. Was die Art der Infektion betrifft, so verweise ich hierbei auf die ausführliche Darstellung der extragenitalen Infektion der oberen Luftwege, inklusive der Nase in dem Kapitel der Pathogenese der Syphilis der Mundhöhle und des Rachens. Hier sei noch besonders bemerkt, daß bei Infektion der äußeren Nase das Bohren mit dem durch Syphilis infizierten Finger eine relativ häufige Rolle spielt (SEIFERT). Für die Infektion der tieferen Partien kommt zumeist der Gebrauch des mit Syphilisgift infizierten Ohrenkatheters in Betracht.

Als ˚Quelle der Infektion kommen fast immer die *Plaques muqueuses* der Mund- und Genitalschleimhaut eines mit Syphilis Infizierten in Betracht, welche die Spirochaeta pallida reichlich enthalten und häufig jahrelang rezidivieren. Viel seltener ist der Primäraffekt als Infektionsquelle zu beschuldigen, da derselbe doch zumeist nur einmal ulceriert und dann verheilt, noch seltener die Gummen, von welchen wir indes heute mit Bestimmtheit wissen, daß sie infektiös sind, da durch dieselben die experimentelle Übertragung der Syphilis auf Affen gelungen ist, wenn auch der Gehalt an Spirochäten nach den bisherigen Erfahrungen ein minimaler ist (siehe Einleitung).

Beim Primäraffekt der Nase unterscheidet man zweckmäßig den Primäraffekt am Integument und an der Schleimhaut.

a) Am *Integument* unterscheiden wir des weiteren: 1. den mit Krusten bedeckten *(krustösen)*, 2. den *erosiven*, 3. den *ulcerösen Primäraffekt*[2]. Der Name besagt alles. An der Haut der Nasenspitze und an den Nasenflügeln scheint häufiger die ulcerierte Form, am Nasenrücken mehr der mit Krusten bedeckte Schanker aufzutreten. Das hierbei entstandene tiefe Geschwür hat dieselben Eigenschaften wie der indurierte Genitalschanker mit entzündlicher Umgebung, welch letztere an der empfindlichen Gesichtshaut mitunter große Dimensionen annehmen und zu sekundären erysipelatösen Schwellungen Veranlassung geben kann[3].

b) *Schleimhaut.* Der Lieblingssitz des Schankers in der Nase befindet sich an der *Pars anterior septi*, welche Lokalisation die natürliche Folge des erwähnten Infektionsmodus mit dem Fingernagel ist. Der Primäraffekt zeigt sich hierbei bald als eine flache, wenig resistente Erhabenheit, bald dagegen als eine breitbasige, pilzförmige Wucherung von erheblichem Umfang, oder gar als ein recht hart anzufühlendes Infiltrat. Allen Formen ist indes die große entzündliche Reaktion der Umgebung gemein, die große Schmerzhaftigkeit auf Berührung, die überaus gesteigerte Absonderung eines mit Blut untermengten serösen oder schleimig-eitrigen Sekretes von unangenehmen Geruche. Die Nase ist gewöhnlich

---

[1] Siehe weitere Details HAUSEN (l. c.) bei der tertiären Nasenlues.
[2] Diese Unterscheidung rührt von FOURNIER her.
[3] Fälle von THIBIERGE und CHAPUIS.

vollkommen verschwollen und für Luft undurchgängig, die ganze Umgebung auf Druck und Berührung schmerzhaft.

Es liegt im Charakter des syphilitischen Primäraffektes, daß die regionären Lymphdrüsen eine indolente Schwellung zeigen. Letztere können indes durch Hinzukommen einer sekundären Infektion schmerzhaft anschwellen und vereitern, was hinsichtlich der Differentialdiagnose vor Augen zu halten ist. Als regionäre Drüsen kommen für die äußere Nase (Haut) hauptsächlich die *Glandulae submaxillares* und *präauriculares* in Betracht. Bei der Schleimhaut der Nase sind die Glandulae *retropharyngeales* und *jugulares profundae* die zunächst in Betracht kommenden Lymphdrüsen.

Die durch den Primäraffekt der Nase hervorgerufenen Beschwerden sind verschieden, je nach der Lokalisation an der äußeren Haut oder an der Schleimhaut. Während die ersteren außer lokalen unerheblichen Beschwerden den Kranken kaum belästigen, kann der Schanker der Schleimhaut infolge der starken Reaktion sehr erhebliche Beschwerden verursachen: Verstopftsein der Nase, übler Sekretausfluß und nicht selten neuralgische Beschwerden in der betreffenden Kopfhälfte.

Diagnose. Was diese betrifft, so kann es sich nur um vorübergehende Schwierigkeiten handeln und dies auch nur so lange als die sekundären Symptome nicht erscheinen. Ein Primäraffekt an der Haut mit den charakteristischen indolenten Drüsen wird aber auch ohne das Vorhandensein von sekundären Symptomen schwer zu verkennen sein; bei Vorhandensein einer sekundären Infektion mit vereiternden Drüsen wird es natürlich einige Schwierigkeiten geben.

Viel schwieriger ist die Diagnose des inneren Nasenschankers, welcher nicht immer charakteristisch sein muß. Jedenfalls ist nicht ohne weiteres ein malignes Neoplasma auszuschalten, wenn auch letzteres bei geringem Umfange kaum je derartige Reaktionen in der Umgebung wie der Primäraffekt setzt. In früheren Jahren mußte in zweifelhaften Fällen, da ja die Sklerose auch mikroskopisch keinen eindeutigen Befund lieferte, auf das Erscheinen der sekundären Symptome gewartet werden. Heute liefert die Serologie (Wassermannsche Reaktion) auch bei dem Primäraffekt, wenn auch nicht in dem ganz frühen Stadium zumeist einen positiven Befund; des weiteren enthält das durch Druck aus dem Primäraffekt hervorgepreßte Reizserum die charakteristischen Spirochäten, welche in Dunkelfeldbeleuchtung nicht zu verkennen sind. Es wird auf diese Umstände bei der Frage der Abortivtherapie noch näher eingegangen werden.

II. Die sekundäre Nasenlues.

Symptome. Hier handelt es sich natürlich nur um die an der Schneiderschen Membran auftretenden sekundären Affektionen. Diese sind, so gründlich ihre Erscheinungsformen auch an den Luftwegen studiert sind, hier so wenig charakteristisch, daß nicht nur über ihr Aussehen, sondern sogar über ihr Vorkommen die widersprechendsten Ansichten verläßlicher Autoren zu verzeichnen sind. Während z. B. von Michelson und Moldenauer das Vorkommen von Papeln überhaupt geleugnet wird, sind Schech, Seifert und besonders französische Autoren[1] der Ansicht, daß die sekundären Veränderungen, insbesondere auch die Schleimhautpapeln an der Nasenschleimhaut ein sehr häufiges Vorkommnis bilden.

Als charakteristische Erscheinungsformen werden 1. das *Erythem*, 2. die *Papel* angeführt.

1. Das *Erythem*, der syphilitische Schnupfen soll sich als kupferfarbene Flecken auf hellerem Grunde, (Seifert l. c., Tissier, Lang) manifestieren.

---

[1] Fournier, Barenerye, Tissier, Moure und Maurice.

Ich habe dieses Erythem in der Nase niemals gesehen, was allerdings nicht sagen soll, daß es nicht vorkommt. Es wird von den Autoren betont, daß der durch das Erythem bedingte Schnupfen nicht besonders belästigt, daher dagegen fast niemals spezialistische Hilfe eingeholt wird. Man müßte Syphilis-infizierte systematisch vor dem Auftreten der Sekundärsymptome rhinoskopisch untersuchen, um zu entscheiden, ob diese fleckige Röte wirklich etwas Charak-teristisches darstellt, und ob dieselbe häufig oder nur selten vorkommt. Der syphilitische Schnupfen soll von längerer Dauer, wenn auch von geringerer Intensität als der gewöhnliche Schnupfen sein; nach Angabe französischer Autoren ist derselbe häufig nur einseitig im Gegensatz zum gewöhnlichen Schnupfen und verschwindet auf antisyphilitische Therapie rasch.

2. *Papeln.* Was nun die von den Autoren beschriebenen Papeln der Nasen-schleimhaut betrifft, so muß man zwischen den Papeln in dem Vestibulum nasi und den Papeln an der Nasenschleimhaut selbst unterscheiden. Bis zur *Plica vestibuli* an der Innenfläche der Nasenflügel und bis zur Grenze, wo das häutige Septum endet, haben wir es mit einer gut ausgebildeten Haut, welche Pflasterepithel trägt, zu tun. An diesen Partien sieht man recht oft wohl-charakterisierte Papeln: runde oder mehr längliche Erhabenheiten, welche mit Borken oder Schuppen bedeckt sind, eine kupferrote Oberfläche zeigen und nach der Heilung, wie an anderen mit Haut bedeckten Körperstellen einen Pigmentfleck zurücklassen. Bei längerem Verweilen reizen sie die Nasenschleim-haut zu vermehrter Sekretion, es entstehen dann nebstbei ekzematöse Kompli-kationen und schmerzhafte Einrisse an den Nasenflügelfurchen, welche sich ähnlich den oft zu beobachtenden Hautpapeln an den Mundwinkeln mit den schmerzhaften Einrissen verhalten. KAPOSI hat darauf aufmerksam gemacht, daß die manchmal an der Innenfläche der Nasenflügel um die Vibrissae herum entstehenden Papeln in Form einer Infiltration der Hautfollikel ein braun-rotes Knötchen darstellen, welche eine *Acne* oder *Sykosis* vortäuschen. Was nun das Vorkommen von Papeln an der Nasenschleimhaut selbst betrifft, so habe ich mir darüber eigene Erfahrungen gesammelt und stimme in bezug auf das Endergebnis noch am ehesten mit LIEVEN überein. Die Sache steht nämlich so: Wenn wir als Grundtypus der Plaques die Erscheinungsform auf-fassen, wie wir sie z. B. an der Lippe und Mundschleimhaut zu sehen gewohnt sind (*Plaques opalines* der Franzosen), so muß ich sagen, daß ich eine derartige Papel noch niemals zu Gesicht bekommen habe. Ich habe aber aus der Beschrei-bung der Autoren den bestimmten Eindruck, daß sie diese Form auch nicht gesehen haben, denn sie sprechen immer nur von der „erosiven Form“ der sekundären Syphilis. Diese stellen mechanischen Erosionen ähnliche umschrie-bene Substanzverluste dar, welche wir des öfteren auch in der Mundhöhle sehen, besonders an denjenigen Stellen, welche mechanischen Insulten (scharfe Zähne, rauhe Plomben) ausgesetzt sind. Sie sind für die sekundäre Lues der Schleim-haut durchaus nicht typisch, wir wissen nur, daß sie häufige Begleiter der sekundären Syphilis sind. An der Nasenscheidewand treten derartige grauweiß verfärbte Schleimhautstellen des öfteren auf, welche an einzelnen Stellen bluten und deren Umgebung hyperämisch ist. Diese belegten Excoriationen, welche Epithelnekrosen ähnlich sind, ragen aber fast niemals über die Schleimhaut-oberfläche hervor und sind in jeder Hinsicht durchaus den alltäglich bei gesunden Menschen zu beobachtenden chronischen Entzündungen der *Pars anterior septi* ähnlich, bei welchen nach Ablösung der Borken grauweiß verfärbte und viel-fach excoriierte Schleimhautstellen übrig bleiben. Sie zeigen somit an und für sich durchaus nichts Charakteristisches für sekundäre Lues, wir finden sie aber häufig neben anderen wohlcharakterisierten Papeln im Naseneingange und an anderen Schleimhautstellen der oberen Luftwege. Ob sie wirklich spezifische

Produkte der Syphilis darstellen, wird sich wohl durch Auffinden der Spirochaeta pallida im Sekrete mit Sicherheit entscheiden lassen. Über die Ursache, warum die Papeln an der Nasenschleimhaut nicht so wohl ausgebildet wie an den meisten übrigen Partien der oberen Luftwege auftreten, haben Bazenerye (l. c.) und Lieven (l. c.) eine mir sehr einleuchtende Erklärung gegeben, wonach es sich folgendermaßen verhält: die Opalescenz der typischen Papel hängt von dem stark gequollenen Pflasterepithel ab, dieses hat eine gewisse Widerstandsfähigkeit und bleibt lange auf dem infiltrierten Papillarkörper bestehen, während an den Schleimhautstellen, wo Flimmerepithel vorhanden ist, und dies ist in der Nase fast durchwegs der Fall, dieses sehr bald verloren geht und es bleibt somit nichts übrig, was aufquellen könnte; es resultiert hiebei vielmehr eine excoriierte Stelle, welche bei den *Plaques opalines* erst nach längerer Zeit und auch nur allmählich auftritt. Daß diese erosive Form sich zuweilen mit einer Pseudomembran bedeckt, ändert nichts an der gegebenen Auffassung. Pseudomembranbildung an der Nasenschleimhaut stellt eine häufige sekundäre Komplikation der Nasenwunden jeglicher Art dar. Offenbar spielen hierbei die eitererregenden Bakterien (Staphylokokkus und Streptococcus) eine gewisse Rolle. Die sekundäre Syphilis führt auch an der Nasenschleimhaut zu keinen tiefergehenden Ulcerationen. Es ist wahrscheinlich, daß in den wenig publizierten Fällen dieser Art nebstbei eine Coryza professionalis *(ulcus septi perforans)* eine Rolle gespielt hat. Doch erwähnt Seifert einen Fall von einem 8jährigen Kinde, bei welchem beiderseits am Septum cartilagineum Kondylome aufgetreten sind, welche rasch zerfielen und zu Perforation des Septum führten.

III. Tertiäre Syphilis.

Die tertiäre Syphilis ist die überwiegend häufige Erkrankungsform der syphilitischen Erkrankungen der Nase und der Nebenhöhlen. Sie war seit dem ersten epidemieartigen Auftreten der Syphilis in Europa als eine häufige und wegen der hochgradigen Entstellung des Gesichtes sehr gefürchtete Komplikation bekannt (Proksch). Die hochgradigen Zerstörungen sind indes seit den letzten Dezennien infolge der besseren Erkenntnis der Frühsyphilis seitens der Ärzte und der Laien seltener geworden. Bei uns in Österreich ist es besonders auffallend, daß die nach der Okkupation Bosniens (1878) häufig zur Beobachtung gelangten schweren syphilitischen Schädigungen in den letzten Jahrzehnten infolge der diagnostischen und therapeutischen Durchdringung des Balkans viel seltener geworden sind. Über den Zeitpunkt des Auftretens der tertiären Lues nach der Infektion haben erst die gründlichen Untersuchungen Michelsons verläßliche Anhaltspunkte geliefert. Der genannte Autor hat zuerst festgestellt, daß die meisten tertiären Erscheinungen im 1.—3. Jahre post infectionem beobachtet werden, während man vor ihm nach den Gesetzen der Ricordschen Lehre der Ansicht war, daß die tertiäre Lues in der Mehrzahl der Fälle erst nach Dezennien auftrete. Diese Resultate des relativ früheren Auftretens der tertiären Veränderungen wurden durch spätere Statistiken von Gerber und Lieven im wesentlichen bestätigt. Das demnächst häufige Auftreten tertiärer Symptome betrifft das Alter von 8—14 Jahren (Gerber, l. c.), während Lieven (l. c.) in seinen eigenen 12 beobachteten Fällen nur je einen Fall 15 bzw. 30 Jahre nach stattgehabter Infektion konstatieren konnte [1].

---

[1] Lochte und Thost berichten über einen Fall, in welchem schon fünf Monate nach der Infektion die gummöse Syphilis auftrat und Luzatti sah einen Fall, bei welchem schon 16 Monate nach dem Primäraffekt das knöcherne Septum völlig verloren gegangen ist.

Pathologische Anatomie. Das typische anatomische Substrat für die tertiäre Syphilis bildet das Gumma, sowohl in Form der circumscripten, mehr geschwulstförmigen, als auch in Form der diffusen gummösen Infiltration. Die Kenntnis der speziellen pathologisch-anatomischen Verhältnisse gründet sich nur teilweise auf das Ergebnis von Sektionen (SCHUSTER, SÄNGER, E. FRÄNKEL und ZUCKERKANDL), größtenteils auf Beobachtungen am Lebenden, da wir seit dem rhinoskopischen Zeitalter sehr oft in die Lage kommen, die Initialstadien des Prozesses zu erkennen und die Mannigfaltigkeit im Verlaufe zu studieren, während die Sektionen mehr über das Endresultat Aufklärung geben.

Was vor allem die äußere Nase betrifft, so sind die daselbst auftretenden Gummen von den an anderen Hautstellen des Körpers auftretenden nicht verschieden, sie erscheinen am häufigsten an den Nasenflügeln, und zwar sowohl außen, als auch innen im Vestibulum, dann an der häutigen Nasenscheidewand,

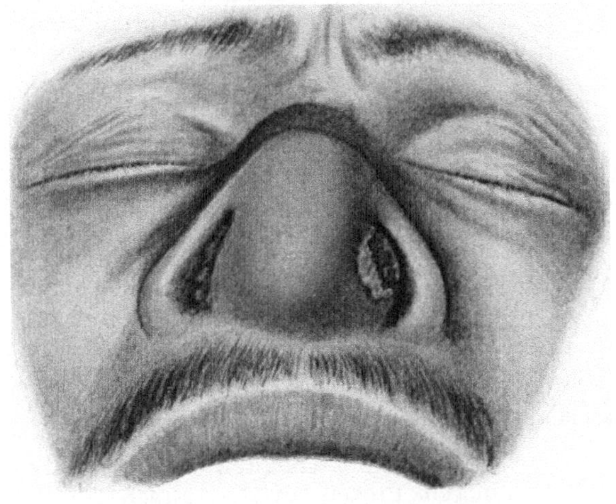

Abb. 1. Gumma der häutigen Nasenscheidewand.
(Nach einer Moulage der Wiener laryngol. Klinik.)

und zwar entweder genau in der Mitte als symmetrisch auftretende geschwulstförmige *Verdickung* (siehe Abb. 1) oder nur einseitig. Bald kommt es zur Ulceration, zur Durchlöcherung des Hautinteguments, später zur Narbenbildung und erheblicher Verunstaltung der äußeren Nasenform. In dem Naseninneren selbst, einwärts von der Plica vestibuli und von dem membranösen Septum zeigt die gummöse Erkrankung in der Mehrzahl der Fälle einen typischen Verlauf. Es entsteht in der Mucosa oder Submucosa entweder ein mehr circumscriptes, geschwulstförmig in die Nasenhöhle hervorragendes Infiltrat (zumeist am Septum und Nasenboden) von Kirsch- bis Haselnußgröße oder ein mehr flächenhaft ausgedehntes Infiltrat (zumeist an den Muscheln), welches sich anfangs derb elastisch anfühlt, später beim Erweichen fluktuiert und dann ulceriert. Es bildet sich ein kraterförmiges Ulcus, dessen Basis immer tiefer greift, bis der darunter liegende Knorpel und Knochen auch der Zerstörung anheimfallen, so daß letztere also erst sekundär erkranken.

SCHUSTER und SÄNGER (l. c.) gebührt das Verdienst, unsere Anschauungen dahin erweitert zu haben, daß die primäre Schleimhauterkrankung durchaus nicht die einzige Form der Erkrankung darstellt, daß vielmehr recht häufig der primäre Erkrankungsherd im Periost und im Knochen, oder auch im Knochen allein, auftreten kann. In diesem Falle ist die Ostitis gummosa mit der rarefizierenden Ostitis das Primäre, die folgende Schleimhautinfiltration dagegen das Sekundäre. Ähnliche Ansichten äußern auch E. Fränkel (l. c.) und Zuckerkandl (l. c.). Diese Erkenntnis läßt uns Vieles in dem Verlauf der syphilitischen Zerstörung begreifen, was wir früher nur ahnen konnten. Die besondere Malignität mancher tertiär-syphilitischen Nasenaffektionen mag in der primären Affektion des Periostes und des Knochens ihre Erklärung finden, so wie es auch andererseits der primär auftretenden rarefizierenden Ostitis zuzuschreiben ist, wenn ohne sichtbare Geschwürsbildung Schrumpfungsprozesse oder Hemmungsbildungen in der Knochenentwicklung auftreten (Sattelnase ohne manifesten Prozeß bei hereditärer Lues, sekundäre Atrophie des Knochengerüstes nach längst abgeheilten gummösen Prozessen).

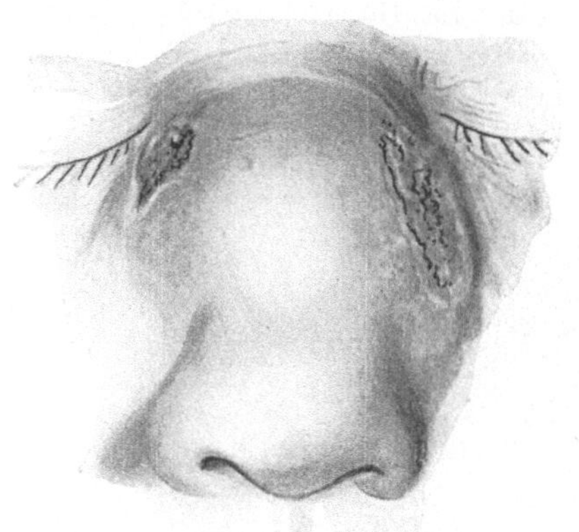

Abb. 2. Gumma des Nasenrückens.
(Nach einer Moulage der Wiener laryngol. Klinik.)

Am häufigsten erkrankt das Septum, dann der Nasenboden mit Zerstörung des harten Gaumens. Doch können in vernachlässigten Fällen alle an der Bildung der Nasenhöhle partizipierenden Knochen an der Erkrankung teilnehmen, wobei nach ausgedehnter Exfoliation von Knochenteilen schauderhafte und gefährliche Zerstörungen resultieren. Über die hierdurch bedingten Difformitäten wird an anderer Stelle berichtet werden.

Objektive Symptome. Das Studium der objektiven Symptome ist sowohl hinsichtlich der Details der Pathologie als auch hinsichtlich der Diagnose von ausschlaggebender Bedeutung. Betrachten wir zuerst die Veränderungen, welche durch den gummösen Prozeß an den äußeren Teilen der Nase, als welche wir die Haut, das subcutane Gewebe, ferner die in die Nasenflügel eingebetteten Knorpel (Cartilago triangularis, Cartilago alaris) ansehen, bedingt werden. Da muß ich vor allem das gummöse Infiltrat der Haut und des subcutanen Gewebes am Nasenrücken über den Nasenbeinen erwähnen, welches zu typischer Verbreiterung des Nasenrückens führt (siehe Abb. 2). Es ist schwer in jedem einzelnen Falle zu sagen, ob nur Haut und Subcutis, oder ob auch das Periost und der Knochen an der Infiltration beteiligt sind. Wenn gleichzeitig das Nasenseptum in seinem oberen Teile an der Infiltration beteiligt ist, dann wird man nicht fehlgehen, wenn man annimmt, daß auch die Nasenbeine an dem Prozeß mitbeteiligt sind. Nach erfolgter Heilung kann durch den Narbenprozeß allein nebst einer Verbreiterung des Nasenrückens eine Sattelnase minderen Grades zurückbleiben. Zur Entstehung dieser Difformität ist eine ulceröse Zerstörung der den Nasenrücken bildenden Knochenteile nicht unbedingt nötig, wenn es auch wahrscheinlich ist, daß wohl in den meisten hierhergehörigen Fällen nebst der narbigen Schrumpfung des Bindegewebes bis zu einem gewissen Grade noch eine nachträgliche rarefizierende Ostitis Platz greift, da die Erfahrung zeigt, daß die Depression des Nasenrückens im Laufe der Jahre immer mehr zunimmt. Ein recht typisches Aussehen zeigt auch die gummöse Infiltration des häutigen Teiles des Septum. Tritt diese Infiltration nur einseitig auf, dann wird das eine Nasenloch verengt; bei beiderseitigem Auftreten nimmt der Naseneingang das charakteristische

Aussehen des Septumabscesses an, indem beim Heben der Nasenspitze beide Naseneingänge durch fluktuierende Geschwülste verlegt sind, wie in beigefügter Abb. 1. Wenn es infolge der gummösen Zerstörung zum Verlust des häutigen Nasenseptum kommt, dann entsteht eine häßliche Entstellung, indem beide Nasenlöcher zu einer Öffnung verschmelzen, wobei durch Herabsinken der Nasenspitze auf die Oberlippe eine der Papageinase ähnliche Formation eintritt. Diese Entstellung tritt indes nicht ein, wenn auch nur eine schmale häutige Brücke zwischen Nasenspitze und Oberlippe übrig bleibt (LUBLINSKI). Mit Vorliebe werden die Nasenflügel von innen und von außen ergriffen. Nach Entstehung einer Ulceration können Defekte verschiedenen Umfanges entstehen: Durchlöcherung, Verlust des freien Randes mit entstellenden narbigen Verziehungen verschiedenster Form. Bei mehr diffusem Befallensein des Naseneinganges kommen nach Heilung der Ulcerationen kosmetische Defekte vor, so: Schrumpfungen des Nasenloches mit vollständiger Verwachsung (CASTEX), oder mehr strangförmige Narben mit nur teilweiser Verengung. SEIFERT und SCHECH haben je einen derartigen Fall beschrieben.

Difformitäten der Flügelknorpel kommen indes auch *ohne Ulceration vor*, wie dies zuerst O. WEBER angeführt hat. Nach einer Infiltration der Haut über den Knorpeln entsteht eine Schrumpfung des Infiltrates und eine Erweichung der Knorpel, wodurch letztere ihren Halt verlieren.

Ich habe ähnliche Fälle in früheren Dezennien, die sich aus den Balkanstaaten rekrutierten, gesehen. LIEVEN (l. c.) bildet einen derartigen Fall ab, in welchem ohne vorhergegangenen Zerfall am Knorpel eine starke Einkerbung des einen Nasenflügels sich ausbildete, welche nebst der Verengung des Nasenloches eine recht störende Verunstaltung hervorgerufen hat [1].

Hinsichtlich der Syphilis des Naseninneren ist durch allgemeine Erfahrung begründet, daß das Septum der Lieblingssitz der gummösen Infiltration ist. Es treten an dem knorpeligen Septum circumscripte oder mehr diffuse Schwellungen auf. Solange die gummösen Infiltrate nicht ulcerieren, ist die hyperämische Umgebung wenig ausgeprägt. Sobald indes Ulceration eingetreten ist, ist der Prozeß von heftiger Reaktion, Schwellung und eiteriger Absonderung begleitet. Wir kennen diese Einzelheiten genau, seitdem der Nasenspiegel als Untersuchungsmittel dominiert, und seitdem wir durch vorhergehende Anwendung des Cocains einerseits Raum schaffen, um besser zu sehen, andererseits Anästhesie vorausschicken, wodurch mittels der Sondenuntersuchung Konsistenz und andere Details des jeweiligen Krankheitsfalles erhoben werden können.

Das Geschwür hat zumeist die für das ulcerierte Gumma charakteristischen steilen Ränder mit speckigem, sich trichterförmig gegen die Tiefe verengernden Grund. Die Sonde führt bei längerer Dauer des Ulcus oder von vorneherein, wenn das Gumma primär im Knorpel oder im Knochen aufgetreten ist, auf rauhen nekrotischen Grund. Hierbei ist hervorzuheben, daß die Nekrose des Knorpels oder Knochens immer einen weiteren Umfang hat, als es dem Grunde des Geschwürs entspricht, da der Geschwürsgrund in der Regel unterminiert ist. Der nekrotische Knochen hat einen aashaften Gestank. Das längere Verbleiben dieses nekrotischen, mit eitererregenden Kokken durchsetzten Knochens erzeugt wieder im weiteren Umfange eine eiterige Perichondritis bzw. Ostitis, welche ihrerseits immer weitere Teile des Knochens nekrotisiert. Dies mag auch einer der Gründe sein, warum häufig trotz frühzeitiger therapeutischer Inangriffnahme der Zerstörung der Nase nicht mehr Einhalt geboten werden kann.

---

[1] Des weiteren haben ähnliche Fälle beschrieben SCHECH, CAMPBELL und MODRASZEWSKY (zitiert bei SEIFERT).

Der Substanzverlust kann stecknadelkopf- bis erbsengroß und darüber werden. Die Form ist rund, oval, aber zumeist unregelmäßig, zuweilen gibt es mehrere Perforationen hintereinander in allen möglichen Kombinationen. Je nach dem Umfange der gummösen Infiltration und dem Zeitpunkt, in welchem die Therapie eingesetzt hat, gehen Teile der Cartilago, der Lamina perpendicularis, des Vomer oder das Septum im ganzen Umfange zugrunde, in welchem Falle beide Nasenhälften einer einzigen eiternden Wundhöhle gleichen, besonders wenn auch Teile der lateralen Nasenwand in den Ulcerationsprozeß miteinbezogen wurden.

Die den gummösen Prozeß begleitende Eiterung der gesamten Schleimhaut führt durch Eintrocknen des Sekretes zu fest anhaftenden, schwer zu entfernenden Borken, welche Erscheinung bei der syphilitischen Ulceration der Nase fast niemals vermißt wird.

Wenn auch die syphilitische Zerstörung des Nasenskelettes in der überwiegenden Mehrzahl der Fälle nur lokale Störungen verursacht, so kann dieselbe durch Übergang auf Teile der Schädelbasis auch verhängnisvoll werden. Ich selbst habe zwei bisher nicht publizierte Fälle beobachtet, in welchen es im Verlaufe der syphilitischen Zerstörung des Siebbeinlabyrinthes und der Wände der Keilbeinhöhle trotz eingeleiteter intensivster Therapie zu umfangreicher Thrombose der Vena ophthalmica und später der Sinus cavernosi kam. Beide Fälle endeten letal. Besonders empfindlich ist die Lamina cribrosa. Trousseau und Hellmann sahen je einen Fall von Siebbeinnekrose letal enden. Doch können manchmal umfangreiche, an die Schädelbasis angrenzende Knochenteile nekrotisieren, ohne das Leben des Kranken zu gefährden (Fink und Treitel [1]. Berühmt ist aus der älteren Literatur der Fall von Baratoux, in welchem der ganze Keilbeinkörper ohne erhebliche Schädigung des Kranken ausgestoßen wurde. Als Gehirnkomplikation ist neben der Sinusthrombose noch die Meningitis und der Gehirnabszeß notiert worden.

An den Nasenmuscheln äußert sich die gummöse Lues in Form der diffusen Infiltration. Die Muschel ist in ihrem ganzen Umfange vergrößert und infiltriert, wodurch dieselbe auch nach Applikation von Cocain-Adrenalin nur unwesentlich abschwillt. Es gelingt dann bei weiterer Entwicklung auch den Zerfall des Infiltrates mit dem kraterförmigen Rande zu beobachten, und die abtastende Sonde wird bei weiterem Fortschreiten einen nekrotischen Knochen konstatieren. Michelson (l. c.) charakterisierte diese Geschwüre als longitudinale Furchen, was ich aber nebst anderen Autoren nicht finden kann; sie nehmen die verschiedensten Formen an und treten zuerst an der dem Septum zugekehrten Fläche der Muschel auf. Die Muscheln können partiell oder in toto exfoliiert werden. Bei weiterem Fortschreiten des Ulcerationsprozesses auf die laterale Wand können erhebliche Teile des Oberkiefers, des Gaumenbeines und des Siebbeines in Mitleidenschaft gezogen werden. Zweier Stellen des Nasengerüstes muß noch besonders Erwähnung getan werden, weil die Affektion für den Kranken zu höchst mißlichen Störungen führt. Diese sind 1. die Affektion des Gaumens und 2. die Affektion der Nasenbeine.

Ad 1. Die Erkrankung des harten und weichen Gaumens führt des öfteren zu der mit Recht gefürchteten Kommunikation zwischen Nasenhöhle und

---

[1] E. Fränkel (l. c.) hat in einem von ihm obduzierten Falle nebst dem Knochen des Keilbeines auch den *Clivus Blumenbachii* wie angenagt gefunden. Heymann zeigte in der Berliner laryngologischen Gesellschaft einen Fall, bei welchem der ausgestoßene Sequester die ganzen vorderen Teile der Keilbeinhöhle, einen Teil des Vomer und ein Stück der Alveolen enthielt. Hierher gehören auch die Fälle von Lang, Dubueille, Delpech und Heyfelder.

Mundhöhle. Die Gummen entstehen entweder mundhöhlenwärts und brechen gegen die Nasenhöhle durch, oder was häufiger ist und schon von Türck hervorgehoben wurde, entstehen dieselben an dem Nasenboden und brechen nach der Mundhöhle durch. Uns beschäftigt hier nur der letzte Modus und es kann hierbei nicht genug betont werden, daß das Entstehen des nasalen Prozesses leicht übersehen werden kann, da nicht immer umfangreiche, in die Augen springende Veränderungen in der Nase vorhanden sein müssen. Am häufigsten entstehen diese Durchbrüche des harten Gaumens durch Gummenbildung an der untersten Partie des knöchernen Septum. Rhinoskopisch ist des öfteren nur eine leichte Verdickung der unteren Partie des Septum zu konstatieren, ein unauffälliger Befund, weil doch Verdickungen der unteren Septumpartien zu den gewöhnlichen individuellen Varietäten gehören. Nur bei genauer Untersuchung wird vielleicht eine am Nasenboden festhaftende Borke auffallen, nach deren Entfernung die Sonde auf rauhen Knochen stößt. Bei ausgesprochener Nekrose an dem unteren Vomerrande ist die Mitbeteiligung des harten Gaumens und daher die Gefahr der drohenden Perforation vor Augen zu halten. Wichtig ist in derartigen Fällen die Betrachtung des Gaumengewölbes mundhöhlenwärts. Die drohende Perforation kündigt sich hier durch eine circumscripte, scharf begrenzte düstere Röte an. Der nicht geübte Praktiker sieht darin nur zu oft eine Art umschriebener Angina und wundert sich, nach wenigen Tagen an derselben Stelle eine ausgiebige Perforation des harten Gaumens vorzufinden, welche sowohl für den Arzt als auch

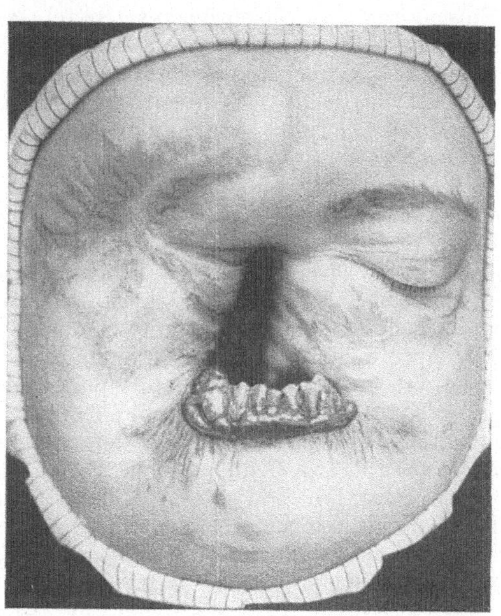

Abb. 3. Verlust der ganzen Nase, eines großen Teiles des Oberkiefers und des rechten Auges infolge hereditärer Lues.
(Nach einer Moulage der Wiener laryngol. Klinik.)

den Patienten eine sehr peinliche Überraschung bildet. Ein ähnlicher Mechanismus der Perforation des weichen Gaumens von dem Nasenrachenraume aus wird im Kapitel der Syphilis des Nasenrachenraumes Erwähnung finden. Es können gleichzeitig oder nacheinander mehrere derartige Perforationen entstehen; ihr Umfang wechselt von Stecknadelkopfgröße bis zu dem vollkommenen Verlust beider Gaumenplatten, so daß die Nase und Mundhöhle in eine gemeinschaftliche Höhle verschmelzen. Es sind Fälle von maligner Syphilis beschrieben[1], in welchen der ganze harte Gaumen nebst Septum und Teilen des Oberkiefers samt den orbitalen Wänden verloren gegangen sind. Sie sind heutzutage dank der besseren Therapie seltener geworden, doch sehe ich auch jetzt noch alljährlich einige derartige Fälle. Ungeheuerlich sind die Entstellungen beschriebener Art, wenn dieselben noch nebstbei mit Verlust der ganzen äußeren Nase kompliziert sind. Man sieht dann durch den Defekt die Bewegungen der Zunge, ein Anblick, der an Scheußlichkeit nicht seinesgleichen hat. Ich habe in Abb. 3

---

[1] Seifert, Mraček, Dunn.

die Photographie einer Moulage von einem an meiner Klinik beobachteten Falle von hereditärer Lues wiedergegeben, bei welchem sich jede weitere Beschreibung erübrigt.

Ad 2. Typisch und relativ häufig ist, wie schon Schech betont hat, die *Periostitis gummosa* der Nasenbeine; diese kann entweder durch ein äußeres Hautgumma induziert oder auch selbständig durch eine Periostitis oder Ostitis gummosa der Nasenbeine und perpendikulären Siebbeinplatte bedingt sein. Der Nasenrücken erfährt dadurch eine Verbreiterung (siehe Abb. 2). Es entsteht über den auf Druck empfindlichen Nasenbeinen eine teigige Schwellung, welche nach Durchbruch zu Fistelbildung führt, auf deren Grund die nekrotischen Nasenbeine liegen. Nach Auslösung der Nasenbeine entsteht eine erhebliche Einsenkung des Nasenrückens (Sattelnase). Es ist indes hervorzuheben, daß selbst im Falle der Resorption der gummösen Infiltration infolge energisch eingeleiteter therapeutischer Maßnahmen durch die folgende narbige Schrumpfung und rarefizierende Ostitis noch nach mehreren Jahren eine Einsenkung des Nasenrückens resultieren kann.

δ) *Syphilitische Granulationsgeschwülste.* Außer der beschriebenen gummösen Infiltration und gummösen Geschwülsten der Nasenschleimhaut gibt es noch eine dritte wohlcharakterisierte Form, nämlich die der syphilitischen Granulationsgeschwulst[1]. Von der Schleimhaut des Septum oder der Muscheln, oder auch vom Nasenboden entspringen mehr oder weniger gestielt aufsitzende Geschwülste von auffallend brüchiger und morscher Konsistenz. Sie dringen allmählich in das Gewebe und bedingen tiefe Substanzverluste, Perforationen am Septum, deren Ränder dann mit schlaffen Granulationen besät sind. Ich habe darnach auch Difformitäten der äußeren Nase entstehen gesehen. Der ganze Prozeß hat mehr Ähnlichkeit mit den bekannten tuberkulösen Granulomen der Nasenschleimhaut, oder mit einem sonstigen weichen Neoplasma als mit den syphilitischen Gummen. Es fehlt auch die für letztere charakteristische starke Reaktion und eiterige Sekretion der Umgebung. Ich habe derartige Fälle wiederholt gesehen und die Diagnose zumeist weniger aus dem lokalen Nasenbefunde als aus den Residuen anderweitiger syphilitischer Veränderungen gestellt. Auch mikroskopisch weist das Gewebe fast keinerlei für Syphilis charakteristische Veränderungen auf. Man findet unter anderem in dem sonst gewöhnlichen Granulationsgewebe auch Langhanssche Tuberkel (mit und ohne Riesenzellen), also Veränderungen, aus welchen man keine bestimmte Diagnose stellen kann (Manasse, l. c.). Jodkali wirkt prompt im heilenden Sinne auf die Geschwulst. Bei Mangel an anamnestischen Daten und anderweitigen objektiven Symptomen müßte die Serumreaktion oder die Diagnose ex juvantibus (Jodkali) herangezogen werden.

Der Ausgang der syphilitischen Ulceration ist in der überwiegenden Anzahl der Fälle die Heilung, d. i. die Vernarbung. Die Narben charakterisieren sich durch ihre Festigkeit und durch ihre nahezu sehnenartige Konsistenz. Die luetischen Narben nehmen im Laufe der Jahre immer mehr an Dichte zu, daher ihre auffallende Eigenschaft, von der Umgebung stark abzustechen. Die starke Schrumpfung bedingt eine Verziehung der beweglichen Teile der Nase.

Diese Verunstaltungen der äußeren Nase sind genau studiert worden, ihre Entstehung ist in verschiedenen Momenten begründet, weshalb sie hier einer kurzen Besprechung gewürdigt werden sollen.

1. *Die Sattelnase* [2]. Als Sattelnase bezeichnen wir die Deformität, die dadurch

---

[1] Siehe die Publikationen von Kuhn, Manasse und Kuttner, auch die früheren klinischen Mitteilungen von Schmidt, ferner zwei Fälle von Hobbs und Seiler, Lewy, Frank und Fälle von Krecke und Heymann.

[2] Nez de Mouton, or Nez camard de box der Franzosen.

zustande kommt, daß zwischen Stirne und Nasenrücken eine erhebliche Einsenkung, Verschärfung des Winkels, zumeist mit erheblicher Abplattung des betreffenden zurückgesunkenen Teiles des Nasenrückens eintritt. Die Difformität betrifft die Gegend der Nasenbeine. Als weitere Folge dieses Einsinkens der Nasenbeingegend ist der sekundäre Zug aufzufassen, durch welchen die Nasenspitze gehoben wird, so daß die Nasenlöcher statt in die horizontale, in eine mehr frontal stehende Ebene gelangen. Über die Ursache der Entstehung der Sattelnase kann, wenn man die Entstehung in einem längeren Zeitraum beobachtet, kein Zweifel bestehen. Die letzte Ursache der Difformität ist immer nur die narbige Schrumpfung, welche die Nasenbeine und den mit ihm verbundenen Septumteil ergreift, gleichgültig, ob es sich um eine gummöse Periostitis der Nasenbeine selbst oder der den Nasenrücken begrenzenden Partie des Septum handelt, mit oder ohne Exfoliation der Nasenbeine, es ist immer der folgende narbige Prozeß die Ursache davon, daß die Haut des Nasenrückens in die Tiefe gezogen wird. Mit der Vorstellung, daß der Verlust des knöchernen oder knorpeligen Septum die Difformität dadurch hervorruft, daß der Nasenrücken seiner Stütze beraubt wird, muß endlich aufgeräumt werden.

MICHELSON, MOLDENHAUER und GERBER haben schon geleugnet, daß es bei der Entstehung der Sattelnase allein auf die Ausstoßung des knorpeligen und knöchernen Septum ankommt. Ich stimme auf Grund meiner Erfahrungen mit den meisten erfahrenen Rhinologen überein, welche betonen, daß oft genug selbst bei Verlust des gesamten knöchernen und knorpeligen Septum keine Difformität der äußeren Nase eintritt. Andererseits kann auch ohne den geringsten sichtbaren Verlust des Septum eine recht ausgesprochene Sattelnase entstehen. Schon diese Erfahrungen beweisen auf das nachdrücklichste, daß es bei der Entstehung der Sattelnase auf etwas ganz anderes als auf den Verlust des vermeintlichen Stützapparates ankommt. Es kommt immer nur auf den unter dem Nasenrücken entstehenden Schrumpfungsprozeß an, und auf nichts anderes. Nach Abheilung einer gummösen Periostitis der Nasenbeine ist zunächst keine Sattelnase vorhanden; nach Monaten oder nach Jahren bildet sich indes oft die schönste Sattelnase aus, denn der pathologische Prozeß ist mit der Resorption der gummösen Infiltratiou der Nasenbeine noch lange nicht abgetan; es wirkt vielmehr der narbige und zur Schrumpfung führende Prozeß und die rarefizierende Ostitis noch jahrelang nach, wodurch selbstverständlich die Haut nach der Tiefe gezogen wird.

Von diesem Gesichtspunkte aus betrachtet ist des weiteren klar, daß es bei Ulcerationen des Septum gar nicht darauf ankommen wird, wie groß die Ulceration ist, sondern darauf, wo die Ulceration sitzt.

Jede Perforation oder Infiltration, welche die unter der Haut liegenden Partien der Nasenbeine und des Septum betrifft, muß durch die nachfolgende Schrumpfung zur Sattelnase führen. Wir sehen dies sehr gut bei den an dem vorderen Rand der Lamina perpendicularis ossis ethmoidei entstehenden gummösen Infiltraten, welche selbst, wenn sie heilen, erst nach Monaten oder Jahren zu einer Sattelnase führen. Solange auch nur eine schmale Zone vom Nasenseptum, welche unmittelbar unter den Nasenweichteilen liegt, intakt bleibt, kann eine narbige Schrumpfung nicht eintreten. Ich habe in Abb. 4 an einer schematischen Zeichnung diese Verhältnisse dem Verständnis näher zu bringen versucht. Hinter der punktierten Linie kann das ganze Septum verloren gehen, ohne zur Sattelnase zu führen.

Diesseits der punktierten Linie ist jede gummöse Infiltration, selbst ohne Ulceration, von einer mehr oder weniger ausgesprochenen Difformität gefolgt. Ähnlich Michelson habe ich verschiedene Fälle beobachtet, in welchen eine sonst harmlose, unter den Weichteilen des Nasenrückens ohne Ulceration des Septum einhergehende Absceßbildung zur ausgesprochenen Difformität geführt hat[1]. Die häufigste Form der Sattelnase stellt die nach

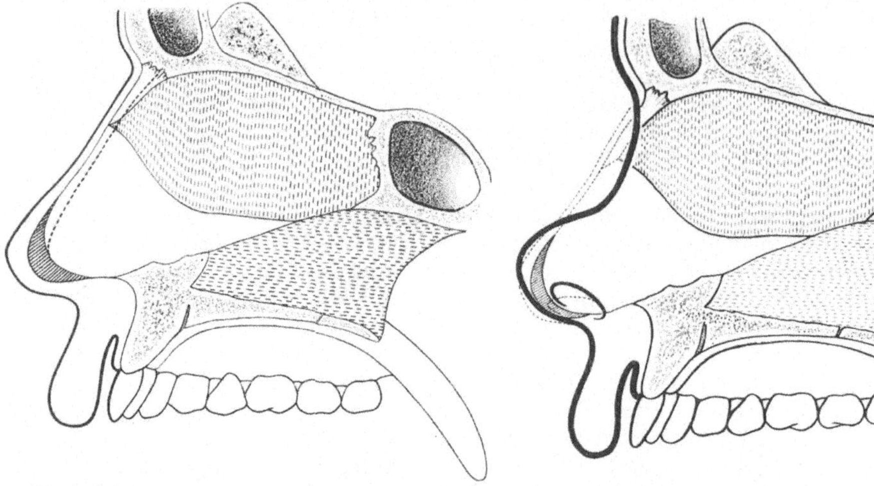

Abb. 4. Schema einer normalen Nasenscheidewand. Die punktierte Linie zeigt parallel dem Nasenrücken die vorderste Septumpartie, welche zum Intaktsein des Nasenrückens erforderlich ist.

Abb. 5. Schema einer Sattelnase infolge teilweise Verlustes des Nasenbeins. der knöchernen und knorpeligen Nasenscheidewand.

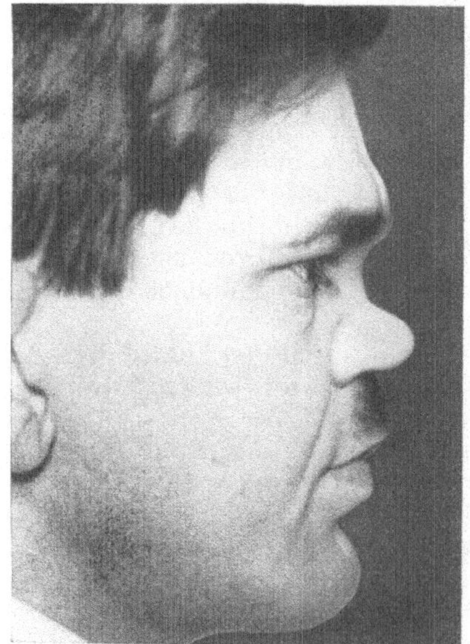

Abb. 6. Sattelnase im Profil.

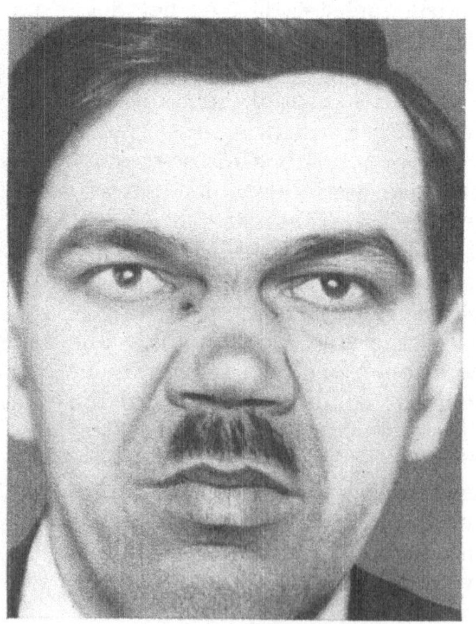

Abb. 7. Sattelnase en face.
(Fall von Abb. 6.)

---

[1] Übrigens dürfte jeder erfahrene Rhinologe, der didaktisch tätig ist, gesehen haben, daß wenn die technisch noch nicht genügend orientierten Anfänger bei der submukösen Resektion zu hoch hinauf gehen und auch den unter den Weichteilen liegenden Teil des Septum entfernen, dies nach Monaten von einem Einsinken des Nasenrückens begleitet

gummöser Infiltration der Nasenbeine und der angrenzenden Septumteile entstandene Difformität dar (siehe beiliegende Abb. 5, 6 u. 7), wobei die Knickung zwischen Haut und Nasenrücken vergrößert wird.

Als eine Abart der Sattelnase möchte ich diejenige Form ansehen, wo die gummöse Infiltration die vorderste unter den Nasenbeinen liegende Partie der Cartilago ergriffen hat und es zu einer circumscripten Einsenkung unterhalb der Nasenbeine kommt. (Siehe die schematische Abb. 8.)

2. *Die Lorgnettenase* (FOURNIER). Diese beruht darauf, daß infolge eines an der Grenze zwischen Weichteilen und Apertura piriformis eintretenden Schrumpfungsprozesses die Weichteile vom Rande der Apertura piriformis aus in die Nasenhöhle hineingezogen werden, in ähnlicher Weise wie der schmale Tubus eines Opernglases in den weiten Tubus sich hineinschiebt. Es kommt hierdurch eine tiefe Furchenbildung an der Umrandung der *Apertura piriformis* zustande, welche mit erheblicher

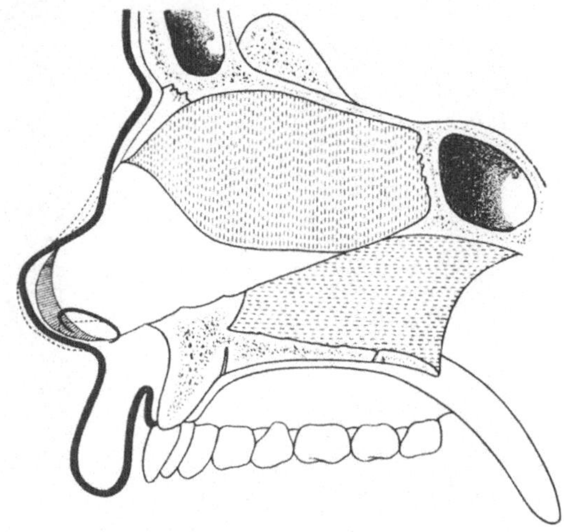

Abb. 8. Schema einer unteren Sattelnase infolge Verlustes der vordersten Partie der Cartilago quadrangularis.

Verkürzung der Nasenweichteile einhergeht. Durch Zug der Nasenspitze nach vorne läßt sich die Difformität in nicht hochgradigen Fällen fast zur Gänze ausgleichen (siehe Abb. 9).

3. *Bulldoggnase.* Wenn die gummöse Infiltration nebst Zerstörung der Nasenscheidewand und der Nasenbeine den ganzen übrigen Nasenrücken ergriffen hat, dann wird der ganze Vorsprung der Nase in die Apertura piriformis hineingezogen und die frühere Stelle der Nase wird durch drei Hautwülste gekennzeichnet, von welchen der mittlere Wulst den Rest des früheren Nasenrückens, die zwei seitlichen größeren Nasenwülste den Rest der früheren Nasenflügel bedeuten, zwischen beiden befinden sich die äußerst eingeengten Nasenöffnungen, durch welche die Atmung nur mühsam vermittelt wird. (Siehe Abb. 10 u. 11.)

4. *Papageinase. Nez de perroquet* FOURNIER. Eine häufige Entstellung der äußeren Nase wird durch die hochgradige Zerstörung des dem Nasenrücken anliegenden Teiles der knorpeligen Nasenscheidewand bedingt. Dabei hat der Nasenrücken die normale Form bis an die untere Grenze der Nasenbeine, von da ab läuft

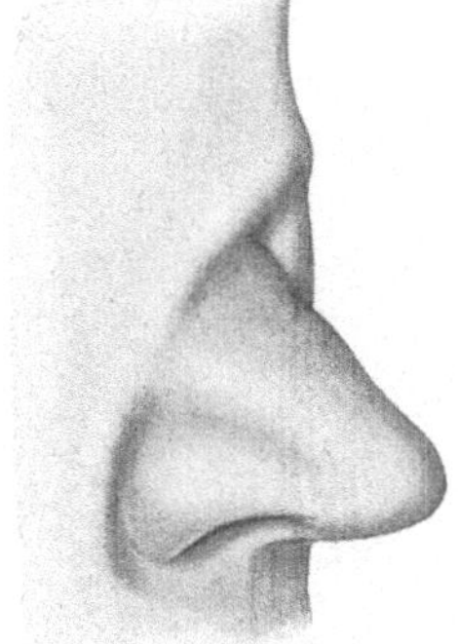

Abb. 9. Lorgnettenase. (Nach einer Moulage der Wiener laryngol. Klinik.)

ist. Es ist ja selbstverständlich, daß der narbige Zug den Nasenrücken gegen die Nasenhöhle dislozieren muß. Schon vor mehr als 20 Jahren hat ZUCKERKANDL persönlich dieser Anschauung beigestimmt und noch erwähnt, daß, wenn man beim Kadaver das ganze Septum entfernt, die äußere Nase trotzdem ihre Form behält, ein Beweis, daß nicht der Verlust des Septum als solcher, sondern der folgende narbige Prozeß als Ursache der eintretenden Difformität zu beschuldigen ist.

der Nasenrücken wie geknickt abwärts gegen die Oberlippe mit starker Verkürzung des häutigen Teiles des Septum (siehe die schematische Abb. 12) [1].

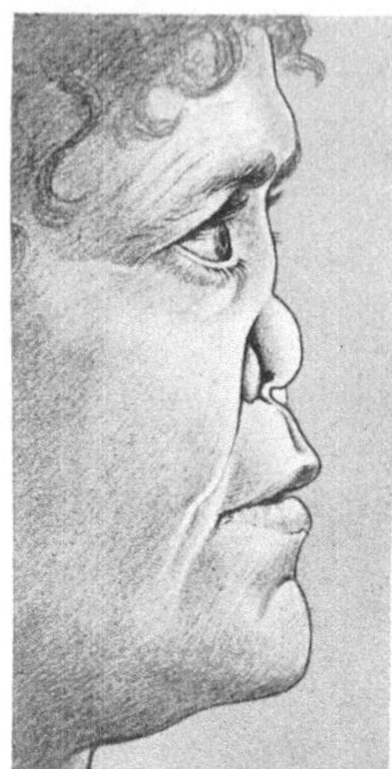

Abb. 10. Bulldoggennase im Profil.

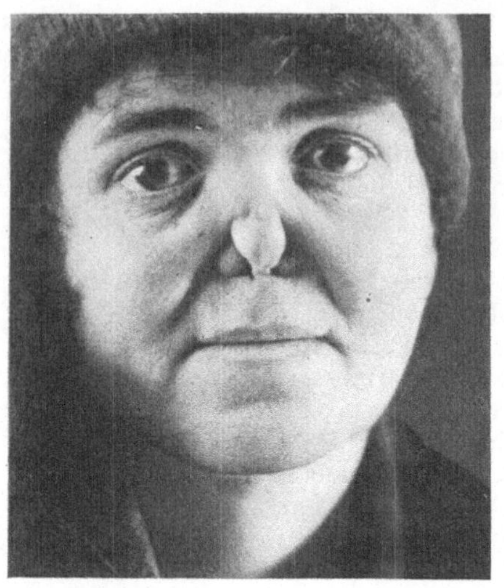

Abb. 11. Bulldoggennase en face.

Außer dem Verlust durch Ulcerationen droht der durch tertiäre Syphilis heimgesuchten Nase noch oft die nach gänzlicher Abheilung aller Ulcerationen eintretende sekundäre Atrophie der noch übrig gebliebenen Reste der Schleimhaut und des Knochens. Wir sehen in weiterer Folge ohne sichtbaren neuen Krankheitsprozeß, insbesondere ohne Ulceration, die Muschelschwellkörper und die Muschelknochen selbst atrophieren bis zum nahezu vollkommenen Verlust derselben. Daß diese Veränderungen, wie schon Michelson (l. c.) behauptet hat, mit der Syphilis zusammenhängen, soll nicht bezweifelt werden. Wir benennen diesen Zustand sekundäre Atrophie und unterscheiden dieselbe von der primären Atrophie bei der genuinen Ozaena, welche ohne vorher-

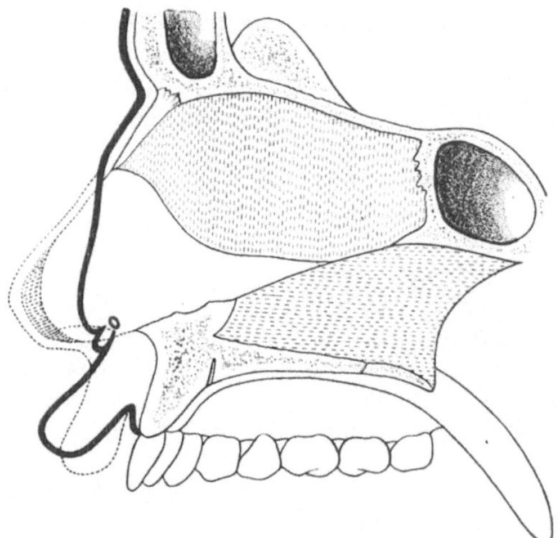

Abb. 12. Schema einer Papageinase nach Verlust der knorpeligen und membranösen Scheidewand.

---

[1] Eine weitere Formveränderung beschreibt Gerber als Kneifernase. Er findet sie bei hereditärer Syphilis (auch bei Ozaena). Diese besteht darin, daß beiderseits an der Grenze zwischen knorpeliger und knöcherner Nase (Apertura piriformis) eine mehr oder weniger tiefe Delle entsteht. Ich habe diese Form wiederholt gesehen und möchte glauben, daß dieselbe ein milderer Ausdruck der beschriebenen Lorgnettenase ist. Nach Zerstörung der Nasenflügel und der Nasenspitze wird die Nase abnorm schmal und klein, Schuster nennt diese Form „die Habichtnase". Es braucht nicht besonders betont zu werden, daß es zwischen diesen geschilderten Typen zahlreiche Übergänge und Kombinationen gibt.

gehende Ulceration in der Nase zum Schwunde der Schwellkörper der Nasenmuschel und der Muschelknochen führt.

Pathologisch-anatomisch läßt sich dieser Ausgang in Atrophie der scheinbar früher nicht ergriffenen Teile nur aus dem Umstande erklären, daß die Infiltration der Schleimhaut und des Knochens in viel weiterem Umfange stattgefunden hat, als dies durch das manifeste Stadium der tertiären Syphilis den Anschein hat; zu dieser Anschauung haben schon SCHUSTER und SÄNGER (l. c.) das anatomische Substrat geliefert. Daß diese Atrophie in ihrem Aussehen klinisch vollkommen der primären Atrophie der genuinen Ozaena gleicht, kann nicht geleugnet werden, wenn es auch sicher ist, daß aus diesem Umstande allein die Identität beider Prozesse nicht erwiesen werden kann.

Subjektive Symptome. Die subjektiven Beschwerden sind hinsichtlich ihres Charakters, wie alle Autoren anerkennen, äußerst inkonstant. Bei Affektionen der inneren Nase ist die Verstopfung der Nase die hauptsächlichste Beschwerde. Solange das infiltrierte Stadium vorherrscht, ist die Sekretion mehr flüssigschleimiger Natur, erst beim Einsetzen der Ulceration wird der Eiter dickflüssig, zum Teil auch blutig und zeigt gleich große Neigung einzutrocknen und die Nase völlig zu verlegen. Der Schmerz tritt vorzugsweise bei Erkrankung der oberen Teile der Nase, der Gegend des Stirnbeines, Siebbeines und Keilbeines mit besonderer Heftigkeit auf und kann eine Neuralgie des 1. und 2. Trigeminusastes vortäuschen. Der Fötor aus der Nase entsteht erst bei Absterben eines Knochenstückes und wird gewöhnlich zuerst vom Kranken selbst und erst später von der Umgebung bemerkt. Störungen im Tränenabfluß sind häufig und erklären sich durch Verlegung der Tränennasenkanalöffnung durch die geschwellte untere Muschel. Im späteren Stadium kann das Tränenträufeln auch durch den narbigen Verschluß des Tränennasenausführungsganges bedingt werden.

Daß bei Übergang des Prozesses auf die Schädelhöhle und Nebenhöhlen weitere Komplikationen entstehen können, liegt in der Natur der Sache. Während die ersteren Komplikationen in besonderen Kapiteln dieses Handbuches erörtert werden, sollen hier nur einige auffällige, durch Syphilis bedingte Komplikationen des Orbitalinhaltes Erörterung finden. In einem Falle von DECGRÉGUY entstand Lähmung des einen Abducens. Es handelte sich um eine gummöse Cellulitis mit sukzessivem Verschluß der Zentralvene und der Zentralarterie der Retina. Die gummöse Erkrankung erzeugte dann in der Stirnhöhle eine Eiterung.

Hinsichtlich des Allgemeinzustandes betonen LIEVEN (l. c.) und PELTESON (l. c.) das oft kachektische blasse Aussehen der Kranken, was ich aus eigener Erfahrung bestätige. Nach einer intensiven Jodkur pflegt das Aussehen sich rasch zu bessern. Bei vielen fortgeschrittenen Fällen von ulcerierender Nasenlues hat man hohes septisches Fieber beobachtet. Ich habe das wiederholt gesehen und habe den Eindruck gewonnen, daß dies bei rasch zu umfangreicher Knochennekrose führenden Fällen der Fall ist [1]. Es machte mir oft den Eindruck, als wäre diese Knochennekrose im fortgeschrittenen Stadium nicht mehr das Produkt der Syphilis, sondern vielmehr die Folge einer sekundären eiterigen Infektion, welche ähnlich einer Osteomyelitis zu rascher und umfangreicher Nekrose führt. Alle erfahrenen Autoren betonen das häufig refraktäre Verhalten dieser Form der Erkrankung gegen jedwede Art der Syphilisbehandlung, da die Knochennekrose unentwegt fortschreitet

---

[1] BÄUMLER beschreibt ein syphilitisches Fieber mit remittierendem Typus, welches von den Autoren nicht durchwegs anerkannt wird. LIEVEN glaubt daran nicht, da er jedesmal mit Entfernung des Sequesters das Fieber schwinden sah, eine Angabe, die ich nicht bestätigen kann.

und durch die fieberhafte Konsumption nicht selten zum Tode führt [1]. Geringe Temperaturerhöhungen begleiten indes oft den ulcerativen Prozeß, ohne deshalb das Zeichen besonderer Malignität zu sein. Psychische Störungen vorübergehender Art sind wiederholt beobachtet worden (Rangie, Schuster, Lang und Dulvenille [zitiert nach Seyfert]).

Diagnose.

So selten die subjektiven Symptome für sich allein die Diagnose der Nasensyphilis sicherstellen können, so wichtig sind die bereits in dem Kapitel der „objektiven Symptome" angegebenen extra- und intranasalen Symptome. Die Anamnese ist, wenn sie negativ ist, nicht zu verwerten, dagegen ist auf vorhandene Residuen, einer abgelaufenen Haut- und Schleimhautsyphilis ist zu achten; dieselben können in zweifelhaften Fällen für die Diagnose maßgebend sein. Trotz der gewöhnlich typischen Erscheinungsform der nasalen Syphilis kommen doch verschiedene Erkrankungsformen in Betracht, mit welchen dieselbe verwechselt werden kann. Über die Differentialdiagnose des Hautgumma gegenüber anderen Hautaffektionen verweisen wir auf die dermatologischen Handbücher. Hier soll nur von den für die Nase charakteristischen syphilitischen Affektionen die Rede sein.

Eine der häufigsten Affektionen ist die Periostitis gummosa mit Schwellung und Verbreiterung des Nasenrückens. Der Anblick ist für den Kenner sofort für Syphilis verdächtig und doch ist zu erwägen, daß ganz ähnliche Schwellungen auch noch durch andere Prozesse bedingt werden können. 1. Durch Trauma, 2. durch tuberkulöse Ostitis und 3. durch maligne Neoplasmen des Naseninneren. Trauma und malignes Neoplasma sind nach näherer Untersuchung auszuscheiden, im ersteren Falle entscheidet die Anamnese, im zweiten die histologische Untersuchung. Schwer kann die Diagnose zwischen *Lues* und *Tuberkulose* nur dann sein, wenn in der Nase selbst keine typische gummöse Infiltration, sondern die als syphilitische Granulationsgeschwulst bekannte Veränderung vorhanden ist, welche von der tuberkulösen Granulationsgeschwulst weder nach dem makroskopischen, noch nach dem mikroskopischen Aussehen mit Sicherheit differenziert werden kann (siehe das Kapitel der mikroskopischen Diagnose der gummösen Lues). Diesfalls kann nur die Serumreaktion des Blutes und der Cerebrospinalflüssigkeit, des weiteren der Erfolg der Therapie entscheiden.

Auch die beschriebenen äußeren Difformitäten der Nase, obwohl in der überwiegenden Anzahl der Fälle durch tertiäre Lues bedingt, sind nicht unbedingt für die tertiäre Lues charakteristisch, denn sowohl traumatische Affektionen von außen, insbesondere in der Gegend der Nasenbeine, mit oder ohne vorhergegangene Absceßbildung, Einsinken des Nasenrückens nach zu ausgiebiger submuköser Septumresektion, ferner die im Verlaufe der genuinen Ozaena auftretende rarefizierende Ostitis können erhebliche Grade von Sattelnase hervorrufen. Aber auch andere der beschriebenen Formen, so die Lorgnettenase, können auch durch rhinoskleromatöse Schrumpfung bedingt werden. Das Herabsinken der Nasenspitze kann auch durch Verlust des häutigen Nasenseptums nach geheiltem Lupus erfolgen. Es geht daraus hervor, daß in jedem derartigen Falle eine genaue Würdigung der in der Nase selbst vorhandenen

---

[1] Man hat diese Fälle auch als „maligne Lues" bezeichnet. Über die Ursache der Malignität einzelner Fälle ist nichts bekannt. Manche tertiäre Formen der kongenitalen Lues, der überseeischen Infektionen, ferner die in den ersten Stadien mangelhaft behandelten Fälle zeichnen sich öfters durch malignen Verlauf aus. Heindl erwähnt einen Fall mit Malariakomplikation, welcher erst nach Heilung der Malaria für Jod aufnahmsfähig wurde.

objektiven Symptome unerläßlich ist, aus welchen erst die definitive Diagnose mit einer jeden Zweifel ausschließenden Sicherheit festzustellen ist.

Was nun die Diagnose der tertiären Lues der inneren Nase betrifft, so ist diese in der überwiegenden Anzahl der Fälle von anderen Geschwürsformen leicht auseinander zu halten.

Im Stadium der Infiltration, besonders wenn dieselbe diffus ist, kann die Diagnose Schwierigkeiten bereiten. Dieses Stadium kann mitunter lange ohne jede Reaktion der Umgebung andauern und mit einfach hypertrophischer Schleimhaut verwechselt werden. Doch in den meisten Fällen ulceriert das Infiltrat bald, und von diesem Momente ab ändert das Krankheitsbild seinen Charakter, indem starke Entzündung und eiterige Sekretion auftreten. Die Schwellung ist gewöhnlich so intensiv, daß von einer rhinoskopischen Untersuchung zuvörderst auch nicht viel zu erwarten ist. Erst nach intensiver Cocainisierung und Reinigung der Nase gelingt es, so viel Raum zu schaffen, daß einige Teile der Schwellungen näher ins Auge gefaßt werden können. Es ist hierbei mißlich, daß wir die Längsseite der Muschel und des Septum gewöhnlich nur in perspektivischer Verkürzung erblicken, und daher vieles leicht übersehen können; doch gelingt es nach einiger Mühe irgendeinen scharfen Schleimhautrand zu erblicken und durch Lageveränderungen des Kopfes zu sehen, daß dieser scharfe Schleimhautrand ein Geschwür begrenzt, dessen Grund einen nekrotischen Belag hat. Nicht selten gelingt es auch, mittels Sondierung einen nekrotischen Knochen zu konstatieren, welcher dann die Diagnose um so sicherer gestaltet.

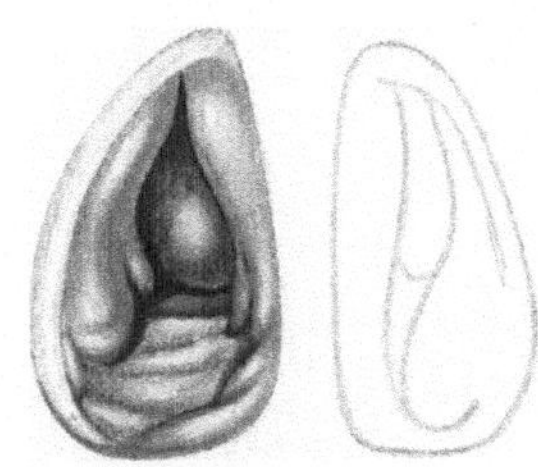

Abb. 13. Gummöses Geschwür am rechten Nasenboden. (Nach GERBER.)

Eine Nekrose des Knochens liegt fast sicher vor, wenn ein durchdringender Fötor vorhanden ist. Dieses Symptom muß uns immer anregen, alle zugänglichen Teile der inneren Nase abzutasten, um die Stelle des nekrotischen Knochens ausfindig zu machen, welcher Befund für die einzuschlagende lokale Therapie, wie wir sehen werden, von großer Bedeutung ist. In Abb. 13 ist ein gummöses Geschwür des Nasenbodens abgebildet.

Was die Defekte des knorpeligen und knöchernen Septum betrifft, so war noch vor wenigen Dezennien eine Perforation des Septum für Syphilis geradezu pathognomonisch. Heute wissen wir, daß dies durchaus nicht der Fall ist. Abgesehen von dem traumatischen Defekt des Septum (submuköse Operation) liefert das Ulcus septi perforans[1] recht große Defekte in der cartilaginösen Scheidewand. Überdies kann die tuberkulöse Granulationsgeschwulst Perforationen verschiedener Größe in dem knorpeligen und knöchernen Teil des Septum setzen, ebenso ist dies bei Lepra der Fall. Es sind von mir schon im Jahre 1888 die folgenden differentialdiagnostischen Merkmale aufgestellt worden:

1. Die syphilitische Ulceration ergreift zu gleicher Zeit das knorpelige und knöcherne Septum, mit Vorliebe das letztere; jedenfalls beschränkt sie sich nur ausnahmsweise auf den knorpeligen Teil und entwickelt sich unter sehr

---

[1] Hierher gehören nicht nur das von VOLTOLINI, ROSSBACH, ZUCKERKANDL, WEICHSELBAUM und von HAJEK beschriebene *Ulcus perforans,* sondern auch die seither durch die Untersuchung verschiedener Autoren konstatierten Perforationen infolge von Beschäftigung in einer Atmosphäre, in welcher traumatisch oder toxisch wirkende Staubteile enthalten sind: so in den Fabriken, wo mit Zement, Kalk, Perlmutterstaub, Phosphor, Arsen und Chromsäure gearbeitet wird. Ähnlich wirken die Staubabfälle bei der Stockdrechslerei (MENZEL). (Siehe das Kapitel der Nasenscheidewanderkrankungen.)

belästigenden lokalen Störungen. Die ausgeheilte syphilitische Perforation ist unregelmäßig, die Ränder stark narbig verändert und die übrige Nasenschleimhaut nach Jahren weit und breit sekundär atrophiert (Abb. 14).

2. Das *Ulcus septi perforans* entwickelt sich zumeist unauffällig; häufig hat der Träger keinerlei Kenntnis von der Perforation seines Septum. Das Ulcus heilt spontan aus und bleibt immer auf den knorpeligen Teil beschränkt. Der Defekt ist fast immer kreisrund oder regelmäßig oval, wie mit einem Locheisen ausgeschlagen, die Ränder ohne sichtbare Narbenbildung und die benachbarten Teile des Septum und der übrigen Nasenschleimhaut zumeist ohne jeden Tadel.

3. Die durch den tuberkulösen Granulationsprozeß entstehende Perforation trägt den Charakter ihrer Herkunft, indem der Rand des Defektes mit schlaffen Granulationsmassen besät ist. Während die syphilitische Ulceration mit sehr starker Entzündung einhergeht, entwickelt sich die tuberkulöse Perforation allmählich und ohne sichtbare Entzündungserscheinungen. Die Verstopfung der Nase durch die wuchernden Granulationen ist zumeist das einzig belästigende Symptom.

Diese Unterschiede sind natürlich nicht in allen Fällen so prägnant, daß aus denselben allein die Diagnose sichergestellt werden könnte. Insbesondere zeigt die lupöse Zerstörung häufig das Bild der tertiären Lues [1]. Anamnese, Residuen früherer Narben, Serumreaktion, usw. müssen unter Umständen doch zur definitiven Sicherstellung der Diagnose herbeigezogen werden.

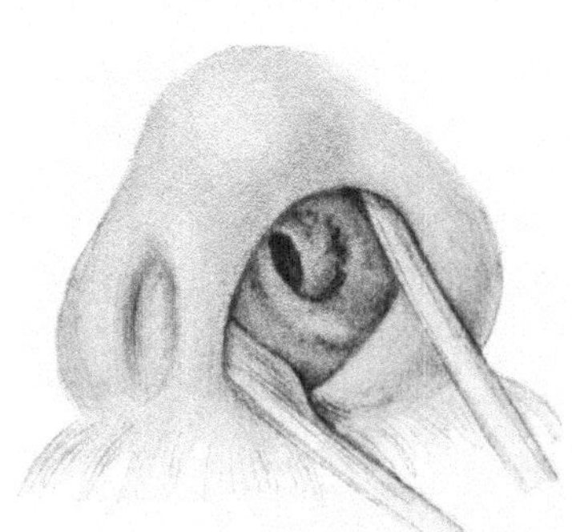

Abb. 14. Syphilitische Perforation der Nasenscheidewand (TÜRCK).

Es gibt indes auch Kombinationen von Syphilis mit Tuberkulose. LINDT führt einen Fall an, in welchem auf einem von Syphilis geheilten Terrain der Nasenschleimhaut *Tuberkulose* entstanden ist und FINDER fand im Nasensekret eines Falles Tuberkelbacillen bei positivem Ausfall der WASSERMANNschen Reaktion [2].

Die Differentialdiagnose zwischen Lupus und tertiärer Syphilis stößt gewöhnlich auf keine Schwierigkeiten. Geschwüre mit scharfen und steil abfallenden Rändern und starker Reaktion der Umgebung sind ebenso charakteristisch für Gumma, als Geschwüre mit schlaffen Granulationen und minimaler Reaktion der Umgebung für Lupus. Bei letzterem sind überdies neben ulcerierten Stellen, frisch aufschießende Knötchen mit dazwischen liegenden narbigen Atrophien sichtbar.

Trotz dieser Verschiedenheit in typischen Fällen kann die Diagnose doch manchmal sehr schwer werden, besonders bei Formen, wie sie BINDERMANN als *Syphiloma hypertrophicum diffusum* beschrieben hat. Es entstehen aus diffusen Infiltrationen des Nasenseptum und der Nasenflügel zuerst flache Geschwüre, welche sich mit Krusten bedecken und es zeigt sich hierbei ähnlich wie beim Lupus vulgaris, eine Neigung des Geschwürsgrundes und Randes zu papillären Wucherungen, so daß die Ähnlichkeit mit dem Lupus vulgaris, wenn sich in der nächsten Umgebung kleine oder größere knötchenförmige Infiltrate bilden, eine auffällige wird. Mit einigem Rechte kann also hier von einem „Lupus syphiliticus" gesprochen werden.

Des weiteren ergeben sich differentialdiagnostische Schwierigkeiten:

---

[1] Siehe auch RUNGE.
[2] Siehe des weiteren die Abhandlungen von LASAGNA und WODAK.

1. In Fällen von kleingummöser Syphilis, bei welcher sich mitten in den Narben kleine Gummen bilden, so daß das Aussehen dem Lupus äußerst ähnlich wird. Hier kann nur der Befund an den übrigen Körperteilen, Residuen von charakteristischen syphilitischen oder lupösen Veränderungen die Entscheidung herbeiführen, zuweilen auch die serologische Untersuchung den Ausschlag geben. Vor der serologischen Zeit wurde die Diagnose in besonders schwierigen Fällen, da auch die histologische Untersuchung im Stiche ließ, entweder durch das positive Ergebnis der Jodkalitherapie oder durch die Verimpfung der lupösen oder tuberkulösen Gewebspartien auf Meerschweinchen entschieden.

2. Bei den unter dem Bilde der Granulationsgeschwülste einhergehenden tertiären Syphilisformen, besonders dort, wo keine sicheren Antezedentien vorhanden sind (Abb. 15). Ich habe einen Fall beobachtet, in welchem beide Nasenhälften durch Granulationstumoren ohne entzündliche Erscheinungen verlegt waren, mit Auftreibung des Nasenrückens und Distention der Nasenbeine. Die klinische Diagnose lautete: wahrscheinlich Sarkom. Auf Jodkali heilte der Prozeß restlos aus. Auch CALAMIDA berichtet über ein Syphilom der Nasenscheidewand, welches den Typus einer Neubildung zeigte.

Was die Differentialdiagnose gegen Rhinosklerom betrifft, so muß immer vor Augen gehalten werden, daß das Rhinosklerom ein chronisches, sich äußerst langsam entwickelndes Infiltrat darstellt, welches niemals ulceriert — es sei denn durch vorausgegangene traumatische Einwirkung — und weiterhin zur Verschrumpfung der Gewebe führt. Im äußersten

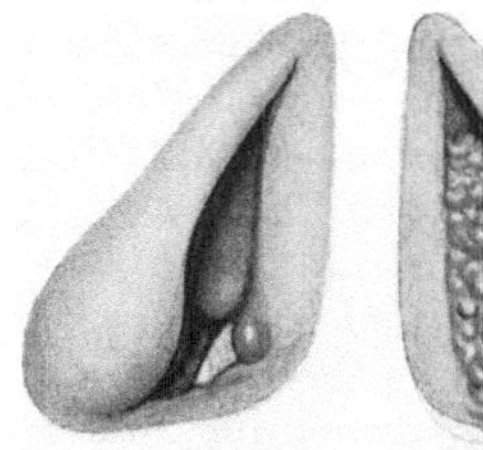

Abb. 15. Syphilitische Granulationsgeschwulst am Septum. (Nach KRIEG.)

Falle diagnostischer Schwierigkeit entscheidet die mikroskopische Untersuchung mit dem Befunde der MIKULICZschen Zellen und Rhinoaklerombacillen. Die äußeren Difformitäten, insbesondere die des Naseneingangs sind hierbei weniger entscheidend, da oft genug die Veränderungen bei beiden Krankheiten äußerst ähnlich sind.

Hinsichtlich der Differentialdiagnose gegenüber dem Carcinom oder Sarkom ist zu bemerken, daß bei malignen Neoplasmen die regionären Drüsen an der Schwellung teilnehmen, während dies bei den Gummen nicht der Fall ist, es sei denn, daß es sich um sekundär infizierte Gummen handelt, in welchem Falle die Drüsen schmerzhaft werden können und der ganze Prozeß von fieberhafter Temperatursteigerung begleitet ist. Für die Unterscheidung der durch Rotz bedingten Knötchen und Ulcerationen ist vor allem der den Argwohn erregende Beruf der Leute (Pferdewärter usw.) maßgebend. Die mikroskopische Untersuchung ergibt reichlich *Malleus*-Bacillen und nach Verimpfung die charakteristische Kultur.

Was schließlich die Lepra betrifft, so kann sie in der Nase Perforation des Septum, Narbenbildung, sekundäre Atrophie mit Borkenbildung hervorrufen, also Veränderungen, welche der Lues sehr ähnlich sind. Hier entscheidet die Anamnese und die Veränderungen an anderen Körperstellen, in letzter Instanz die mikroskopische Untersuchung mit dem Befunde der in charakteristischen Büscheln liegenden Leprabacillen.

Zum Schluß dieses Kapitels sollen noch wenige Bemerkungen über den Wert der Histologie des Gumma hinsichtlich der Differentialdiagnose beigefügt werden.

Wenn die in der Einleitung angeführten charakteristischen Merkmale des gummösen Granulationsgewebes gleichzeitig nachweisbar sind, so läßt sich die Diagnose

„Gumma" auf Grund des mikroskopischen Befundes mit großer Wahrscheinlichkeit stellen. Nicht immer aber ist das histologische Bild in jeder Hinsicht so eindeutig; besonders bei Untersuchung kleiner Gewebsstücke aus den oberen Luftwegen ist es oft sehr schwer, ja ganz unmöglich, aus dem histologischen Präparat allein die Diagnose „Lues" zu stellen. Vor allem kommt hier die Differentialdiagnose zwischen Lues und Tuberkulose in Frage. Hier wie dort findet man oft nur ein ganz uncharakteristisches Granulationsgewebe, ohne begrenzte Tuberkel, bestehend aus kleinen und größeren Granulationszellen, Fibroblasten, faserigem Bindegewebe. Hie und da sind einzelne oder mehrere Riesenzellen vom Typus der Langhansschen Riesenzellen zu konstatieren. Auch kleinere oder größere nekrotische Herde von unregelmäßiger Form finden sich manchmal vor.

Nur wenn es gelingt, in solchen Präparaten den Nachweis von säurefesten Bacillen zu führen, oder wenn in Ermangelung dessen der Tierversuch für Tuberkulose positiv ausfällt, nur dann ist die Diagnose Tuberkulose mit Sicherheit zu stellen. Ist dies aber nicht der Fall, dann bleibt die Frage — ob Lues oder Tuberkulose — weiterhin offen. Als unterstützendes Moment kommt dann noch das Verhalten der Gefäße in Betracht, wie es sich bei Anwendung der *Elasticafärbung* nach Weigert zu erkennen gibt.

Während nämlich im tuberkulösen Granulationsgewebe die elastischen Fasern zugrunde gehen und der Tuberkel selbst gefäßlos ist, entpuppen sich die im gummösen Gewebe oft scheinbar gefäßlosen, knötchenförmigen Granulationsherde bei Anwendung der Elasticafärbung als von einem elastischen Faserring umschlossene, obliterierte Gefäße, als Ausdruck einer für Lues charakteristischen Endarteritis oder Endophlebitis obliterans. Allerdings ist der Nachweis von obliterierten Gefäßen allein auch noch nicht beweisend für die Diagnose Lues, da gelegentlich auch bei sehr chronisch verlaufenden tuberkulösen Prozessen ähnliche Gefäßveränderungen auftreten können [1].

Anhang.
I. Syphilis der Nebenhöhlen der Nase.

Daß die Nebenhöhlen der Nase, bzw. ihre Wände von jedweder Art syphilitischer Erkrankung ergriffen werden können, liegt auf der Hand und vermag an und für sich die Abhandlung in einem besonderen Kapitel sicherlich nicht zu rechtfertigen. Die pathologisch-anatomischen Veränderungen sind, soweit die Sektionen und die am Lebenden unternommenen Eingriffe zeigen, analog den in der Nase selbst geschilderten. Wenn trotzdem die Nebenhöhlen in Kürze eine selbständige Abhandlung erfahren sollen, so ist dies durch den Umstand motiviert, daß infolge der komplizierten anatomischen Verhältnisse in den Nebenhöhlen Komplikationen auftreten können, welche klinisch als eigenartige Erkrankungen imponieren können.

Über die primäre und sekundäre Syphilis der Nebenhöhlenwände liegt keine sichere Beobachtung vor. Mir ist ein halbwegs sicherer Fall von Übertragung der Lues nach Probepunktion der Kieferhöhle durch den unteren Nasengang bekannt. Die sekundären Erscheinungen zeigten sich 6 Wochen nach stattgefundenen Punktion. Ein spezieller nasaler Befund liegt nicht vor. Über sekundäre Veränderungen der Nebenhöhlen ist nichts bekannt, was ja auch angesichts der Verborgenheit der Höhlen uns nicht wundernehmen kann.

Die meisten Beobachtungen beziehen sich auf die Mitbeteiligung der Nebenhöhlenwände bei tertiärer Lues, was ja natürlich ist, denn sie unterliegen in

---

[1] Siehe Solger, Strandberg.

derselben Weise wie die Nase selbst der gummösen Infiltration der Schleimhaut, des Periostes und des Knochens mit all'n den bekannten Ausgängen in Nekrose, rarefizierende Ostitis, Hyperostose der Knochen und schwielige[1] Verdickung der Schleimhautbekleidung. Die Literatur weist zahlreiche Fälle von Ausgängen erwähnter Art auf.

Die Bedeutung der syphilitischen Erkrankung der Nebenhöhlenwandungen wird durch die Nachbarschaft der lebenswichtigen Organe, vor allem des Cerebrum bedingt. Während die Ulcerationen der Kieferhöhlenwände im großen und ganzen zu den harmloseren Komplikationen gehören, muß eine einigermaßen umfangreiche Beteiligung der hinteren und unteren Wand der Stirnhöhle, des Siebbeinlabyrinthes und der Keilbeinwände zu den lebensgefährlichen Komplikationen gezählt werden[2].

Es liegt des weiteren in der Natur der Dinge, daß die syphilitische Erkrankung der Nebenhöhlenwände auch noch anderweitig zu Komplikationen führen kann. Wir wollen davon absehen, daß durch Verlegung der Ausführungsgänge infolge Schwellung und Narbenbildung usw. sekundäre Retentionseiterungen bedingt werden können, wodurch die Syphilis nur indirekt als Urheber dieser Komplikationen anzusehen ist. Viel wichtiger ist der Umstand, daß infolge der die syphilitische Ulceration begleitenden reaktiven Entzündung leicht eine Eiteransammlung in der betreffenden Nebenhöhle mit Eiterstagnation entstehen kann, wodurch das klinische Bild sofort erheblich kompliziert erscheint, indem bald die Symptome der Syphilis, bald die der Eiterung mehr in den Vordergrund treten können. Es führt uns diese Betrachtung zur Erörterung des sogenannten „syphilitischen Empyems" der Nebenhöhlen, ein Begriff, der meines Erachtens nicht glücklich gewählt wurde, weil derselbe bisher mehr Verwirrung als Klärung in unsere Anschauungen gebracht hat.

Der Vorgang bei der Entstehung des Prozesses ist folgender: Wenn beispielsweise eine oder mehrere der Kieferhöhlenwände an ulceröser Syphilis erkranken, so entsteht eine dem Wesen der Syphilis gemäße reaktive eiterige Entzündung der übrigen Kieferhöhlenschleimhaut, welche naturgemäß das klinische Bild einer eiterigen Kieferhöhlenentzündung bedingt[3].

Ob diese entzündliche Reaktion selbst eine spezifisch syphilitische ist, müßte erst erwiesen werden; sie ist erfahrungsgemäß immer nur eine Begleiterin des ulcerativen Prozesses, ohne diesen aber ist ihre Existenzmöglichkeit als primäre spezifische Entzündung der Schleimhaut nicht erwiesen. Nur in letzterem Falle bestände aber der Begriff eines syphilitischen Empyems *zu Recht*. Andernfalls können wir aber nur behaupten, daß in den Nebenhöhlen der Nase, ähnlich wie in der Nasenhöhle selbst, jede Art von syphilitischem Ulcerationsprozeß eine eiterige Nebenhöhlenaffektion induzieren kann. Dies muß klinisch als sehr wichtige Tatsache vermerkt werden, da es von entscheidender Bedeutung ist, zu wissen, durch welche Momente eine Eiterung der Nebenhöhlen und das Fortbestehen derselben bedingt ist, also im speziellen Falle, daß ein syphilitischer Prozeß vorhanden ist. Dies aber mit der nötigen Präzision festzustellen, ist häufig keine leichte Sache, da zuweilen die durch das Empyem bedingten Symptome über die der Syphilis so prädominieren, daß letztere für den Beobachter ganz zurücktreten und daher übersehen werden. Die ältere und neuere Literatur

---

[1] LANG, MICHELSON. Weitere Miterkrankungen der Kieferhöhle seien aus der alten Literatur angeführt [SCHUSTER, GERBER, LEWIN, GRÜNWALD, GILBERT, ZUCKERKANDL, HAJEK. Erkrankungen der Stirnhöhlenwände werden angeführt: FINK, TREITEL, GRÜNWALD, GERBER, LANG. Erkrankungen der Siebbeinwände: FINK, TROUSSEAU und HELLMANN. Erkrankung der Sieb- und Keilbeinwände: E. FRÄNKEL, BARATOU.

[2] Siehe die Fälle von KONIETZKO, GILBERT, ferner TROUSSEAU, HEYMANN.

[3] Eine ziemlich genaue Literaturangabe enthält die wichtige Abhandlung KUTTNERS

ist reich an diesbezüglichen Hinweisen. Verborgene Ulcerationen des Knochens können für die Untersuchung verborgen bleiben und nur die sekundäre Eiterung sich manifestieren. Erst bei der Operation wird dann die syphilitische Nekrose in ihrer charakteristischen Form wahrgenommen und der Krankheitsfall richtig gedeutet. Der Grund des Übersehens des syphilitischen Charakters liegt aber noch tiefer, denn selbst bei manifesten, periostitischen und ostitischen Prozessen ist noch nicht der syphilitische Charakter erwiesen, da ähnliche Prozesse des Knochens auch als Folgen eines „durchbrechenden Empyems" nichtsyphilitischen Ursprunges, wobei das Empyem zur Knochendestruktion geführt hat, gedeutet werden können[1]. Geradezu typisch verhält es sich hierbei bei der vorderen Stirnhöhlenwand, welche geradezu einen Lieblingssitz spätsyphilitischer Infiltration bildet (Gerber, Heindl, Hajek). Solange diese Knochenverdickung allein, ohne Mitbeteiligung der Stirnhöhle selbst, besteht, wird die Diagnose einer selbständigen Knochenerkrankung (tertiäre Lues) relativ leicht zu stellen sein. Ganz anders stellt sich die Sache dar, wenn als Komplikation eine eiterige Entzündung der Stirnhöhle auftritt. Da ist es mitunter schwer, fast gar nicht zu sagen, ob es sich primär um eine Erkrankung des Knochens und um sekundäre eiterige Entzündung der Stirnhöhle, oder primär um ein Empyem der Stirnhöhle und um eine sekundäre Beteiligung des knöchernen Nebenhöhlengehäuses handelt. Es sind eine ganze Anzahl diesbezüglicher Krankengeschichten publiziert, welche diese Verhältnisse illustrieren[2].

Überaus typisch sind die Beobachtungen von Veiss, Ardenne und Heindl; ich will die erste kurz anführen:

Eine 31jährige Frau leidet seit Jahren an zeitweiligen Kopfschmerzen. Seit drei Monaten hat sie eine Schwellung an der Nasenwurzel und gelbliche Absonderung aus beiden Nasenhöhlen. Ansonst ist ein ziemlich typisches Bild eines beiderseitigen Stirnhöhlenempyems Bei der Operation der Stirnhöhle zeigt sich eine enorme Zerstörung der Knochen im Bereiche beider Stirnhöhlen und Siebbeinzellen. Während die vor der Operation dargereichte Jodkalikur keinen Effekt hatte, ist der Erfolg nach der operativen Ausräumung auf Jodkali promptest erfolgt.

Fast ganz in derselben Weise verhielt es sich in dem Falle Heindls, wo alle Symptome auf ein durchbrechendes chronisches Empyem der Stirnhöhle hindeuteten und es sich doch später zeigte, daß es sich primär um einen tertiär luetischen Prozeß der Stirnhöhlenwände handelte. In ähnlicher Weise verhielten sich auch die nach tertiärer Syphilis der Nasenhöhle und Kieferhöhle entstandenen Empyeme. Zuerst die Knochenulceration an der Nase oder den Kieferhöhlenwänden, dann die komplizierende Eiterung[3]. Schließlich kann man aus praktischen Gründen der Ansicht Grünwalds beipflichten, der meint, daß solange der Prozeß auf die antisyphilitischen Mittel reagiert, der Prozeß als syphilitisch zu betrachten ist.

Im übrigen zeigen die infolge syphilitischer Knochenprozesse entstandenen sekundären Empyeme hinsichtlich ihres weiteren Verhaltens denselben Charakter wie die Nebenhöhlenempyeme ohne Syphilis, nur scheint es offenbar zu sein, daß die Knochenprozesse bei ersteren häufiger in der gummösen Destruktion häufiger und umfangreicher sind. Die hierdurch bedingten cerebralen Komplikationen

---

[1] Die durch Retention infoge von Schwellungen und Narben hervorgerufenen Empyeme bei Syphilis sind sicher nichts Spezifisches, ebensowenig wie die oft zu beobachtenden Eiter- und Jaucheansammlungen hinter den malignen Geschwülsten der Nase, welche die Ausführungsgänge der Nebenhöhlen verlegen.

[2] Hierher sind die Fälle von Treitel, Gerber und die vom letzteren Autor angeführte Beobachtung von Cruvelhier zu zählen.

[3] Siehe die weiteren Publikationen von Hirsch, Fleischer, Alaqua, V. Schmidt, M. Nelissen und Wendt.

werden in einem anderen Kapitel Erörterung finden. Hier seien nur hinsichtlich der Orbitalkomplikationen einige bemerkenswerte Fälle mitgeteilt. In einem Falle von DECREGG entstand Lähmung des einen Abducens. VACHER sah beiderseits Neuritis optica. Interessant ist der Fall von FUCHS, in welchem nach einer gummösen Cellulitis ein sukzessiver Verschluß der Zentralvene und nachher der Zentralarterie erfolgte. Schließlich erkrankte auch die Stirnhöhle in Form eines Empyems. In seltenen Fällen zeigt die syphilitische Erkrankung der Nebenhöhle Ähnlichkeit mit einem malignen Tumor (KELLERMANN). Diesfalls wird die weitere klinische Beobachtung, ferner die histologische und serologische Untersuchung die definitive Entscheidung bringen.

Es geht aus den mitgeteilten Tatsachen hervor, daß die Eiterung der Nebenhöhlen zwar im Vordergrund des Symptomenkomplexes stehen kann, obwohl dieselbe nur das sekundäre Produkt eines syphilitischen Knochenprozesses ist. Auf letzteres wird man erst dann aufmerksam, wenn schon bei der äußeren Untersuchung der Prozeß als ein gummöser charakteristisch ist. Gummöse Ulcerationen im Inneren der Stirnhöhle und der Kieferhöhle sind nicht als solche zu erkennen, weshalb lange Zeit hindurch ein Zweifel obwalten kann (LEONELLI), wenn außer den typischen Empyemsymptomen nichts Auffälliges zu konstatieren ist.

Nur eine eingehende Erhebung der Anamnese, Untersuchung des ganzen Körpers auf abgelaufene syphilitische Krankheitsprozesse und die serologische Untersuchung können die diagnostischen Schwierigkeiten rechtzeitig beheben. In vielen Fällen wird das richtige kausale Verhältnis zwischen Empyem und Knochenveränderung erst nach der operativen Freilegung klargestellt werden können. Hauptsache bleibt es, auch bei den typischen Fällen von chronischen Nebenhöhlenempyemen immer an Syphilis zu denken, denn hinsichtlich der einzuschlagenden Therapie ist diese Erkenntnis von entscheidender Bedeutung. Aus diesem Grunde gebührt KUTTNER der Dank der Fachkollegen, auf die im Gefolge der Syphilis auftretende syphilitische Erkrankung der Nebenhöhlen hingewiesen zu haben.

II. Hereditäre Syphilis.

Diese tritt entweder gleich, oder bald nach der Geburt in die Erscheinung, oder erst in der Pubertätszeit. So verhält es sich auch mit den syphilitischen Erkrankungen der oberen Luftwege. Wir unterscheiden die den sekundärsyphilitischen Charakter tragende Frühform und die während der Pubertätszeit auftretende infiltrierende gummöse Form, welch' letztere wir nach FOURNIER als „Syphilis hereditaria tarda" bezeichnen. Diese Einteilung hat indes keine absolute Geltung, da erstens zwischen Früh- und Spätperiode auch vereinzelte Attacken vorkommen können und überdies erwiesene syphilitische Affektionen auf hereditärer Grundlage auch weit nach dem Pubertätsalter beobachtet worden sind[1].

Da der Erkenntnis dieser Fälle sich oft bei dem Mangel an anamnestischen und weiteren beweiskräftigen Umständen Hindernisse in den Weg stellen, sei hier kurz auf die von HUTCHINSON angeführten charakteristischen Merkmale für die hereditäre Syphilis hingewiesen. Diese sind: charakteristische Veränderungen der Zähne, der Hornhaut und des Gehöres. Überdies führt FOURNIER noch eine Menge anderer Kennzeichen an: Mißbildungen des Schädels, Narben der Haut und Schleimhäute, die aber alle zusammen nach der Erfahrung der meisten Syphilidologen kein absolut sicheres Merkmal für die hereditäre Lues abgeben. Wichtig ist nebst diesen bald stärker, bald schwächer

---

[1] SAMUEL KOHN sah bei drei Geschwistern im Alter von 23, 27 und 28 Jahren, SEMON bei einem 38jährigem Weibe, LANG bei 28—37 Jahre alten Personen hereditäre Syphilis.

ausgeprägten Merkmalen die Untersuchung der Eltern und die Feststellung, ob die Mutter eine oder mehrere Abortus gehabt hat, ferner die somatische Beschaffenheit der übrigen Geschwister. Wenn auch die hereditär-syphilitischen Affektionen der oberen Luftwege im großen und ganzen analog den Formen akquirierter Lues sind, so zeigen sich doch Unterschiede in einzelnen Erscheinungsformen, welche anzuführen von Wichtigkeit sind. Als exquisite Frühform ist die von den Pädiatern wohlgeschilderte Coryza syphilitica neonatorum bekannt. Nach Miller soll in 12% der hereditären Syphilitiker die Coryza neonatorum als erstes Symptom auftreten. Die Veränderungen bestehen in Schwellungen des Naseneinganges, in Hyperämie und Verdickung der unteren Muschel und in Excoriationen und Rhagadenbildung im Naseneingang, Veränderungen, welche nach einer eingeleiteten antisyphilitischen Kur rasch zu verschwinden pflegen. Die pathologisch-anatomische Grundlage dieser Coryza syphilitica neonatorum ist nicht bekannt. Gerber nennt sie eine hyperplastische Entzündung, womit aber über das Wesen nichts gesagt ist.

Die in jüngster Zeit publizierte Arbeit von Hajek und Grossmann zeigt indes, daß an der Nasenschleimhaut hereditär-syphilitischer Kinder zwar so gut wie keine makroskopischen, dafür aber sehr ausgesprochene mikroskopische Veränderungen der Schleimhaut und des Knochens vorhanden sind. Die Schleimhautveränderungen bestehen in hochgradiger zelliger Infiltration mit Verlust des Epithels an vielen Stellen und teilweiser Umwandlung des Flimmerepithels in Plattenepithel; die Drüsenepithelien sind schleimig degeneriert. Die Knochenveränderungen äußern sich in Verzögerung der Kalkresorption; die Knochenlamellen erscheinen viel dünner wie normal infolge vermehrter Resorption und Bildung zahlreicher Osteoclasten, wobei die Osteoblasten an vielen Knochenbälkchen fehlen. Auch findet eine Neubildung von periostalem, geflechtartigen Knochengewebe in einem Ausmaße statt, wie dieselbe in der Nase unter normalen Verhältnissen nicht zu sehen ist. Spirochäten finden sich reichlich im Gewebe, innerhalb der Blutgefäße und ihrer Wandungen, in den Drüsen, im Periost und in den Markräumen der Knochen. Es wird die Aufgabe zukünftiger Forschung sein, zu entscheiden, ob diese Veränderungen in weiterer Folge vollkommen zurückgehen, oder ob aus denselben später die unter dem Bilde der Lues hereditaria tarda auftretenden Veränderungen, oder gar die mit der genuinen Ozaena identischen Erkrankungen sich entwickeln.

Ungeklärt ist noch die Frage, ob sich aus der Coryza neonatorum tiefere, den tertiären Formen ähnliche Zerstörungen entwickeln können. Wir kennen bisher nur wenige Fälle von gummösen Zerstörungen im Frühstadium der hereditären Syphilis. Bekannt ist der Fall von Neumann, betreffend die Obduktion eines syphilitischen Neugeborenen (Nekrose des Siebbeines) u. a., zwei Beobachtungen von Gerber, von welchen eine im 3. Lebensjahre, die zweite im 5. Lebensjahre Abstoßung kleiner Sequester aus der Nase zeigte. Diese letzteren Fälle sind eigentlich nicht mehr recht zu den Frühformen zu zählen. Einen klaren Fall von Destruktion der Nasenscheidewand bei einem 20 Monate alten Kinde hat Genersich beschrieben. Es ist hiermit aber noch durchaus nicht der Beweis geliefert, daß in diesen letzteren Fällen die bei der Coryza neonatorum vorhandenen Veränderungen als solche zu dem zerstörenden Prozeß geführt haben[1].

---

[1] Nur durch Obduktion könnten diese Dinge mit einiger Sicherheit festgestellt werden, da die durch die mangelhafte rhinoskopische Untersuchung gewonnenen Befunde sehr viel zu wünschen übrig lassen. Darum kann auch den allein durch die rhinoskopische Untersuchung der Neugeborenen erhobenen Befunden von E. Koch welche als drittes Stadium der Rhinitis luetica neonatorum die Exulceration der Schleimhaut mit Übergreifen auf Knorpel und Knochen bezeichnet, keine genügende Beweiskraft zugeschrieben werden.

Hier ist noch durch anatomische und klinische Studien manche Lücke auszufüllen. Die in der pädiatrischen Literatur angeführten Fälle sind kaum erwähnenswert, da fast niemals eine verläßliche, jeden Zweifel ausschließende rhinoskopische Untersuchung stattgefunden hat.

Schon FOURNIER hat auf gewisse Störungen in der Entwicklung des Nasenskelettes bei hereditärer Syphilis hingewiesen. Er beschreibt unter den Konstitutionsanomalien der hereditären Syphilis ein Zurückbleiben in der Entwicklung der Nase, ferner das häufige Vorkommen von Abplattung des Nasenrückens, ähnlich wie wir es bei Zerstörung nach gummöser Syphilis sehen, aber ohne daß ein solcher Prozeß vorhanden gewesen wäre; er sieht diese Veränderungen als eine Entwicklungsanomalie an. Eine weitere Anomalie, die bereits auch von FOURNIER (l. c.) angeführt und von GERBER eingehend geschildert wurde, besteht in einem seitlichen Eingedrücktsein der Nase, „*Kneifernase*" genannt. HOCHSINGER hat in einer eingehenden Publikation die interessante Mitteilung gemacht, daß unter 63, von der Geburt an in Evidenz gehaltenen Kindern in späteren Jahren als einziger Rest der syphilitischen Dyskrasie Anomalien des Nasengerüstes zu konstatieren waren. Er bezeichnete sie als „abnorme Kleinheit und verschiedene Grade der Sattelnase". Über die Entstehung dieser Difformitäten, welche übrigens für hereditäre Syphilis nicht pathognomonisch sind, da dieselben ebenso bei akquirierter Lues als auch bei der Ozaena [1] vorkommen können, ist uns die Pathologie bisher alles schuldig geblieben. Eines nur ist sicher, daß sie nicht aus ulcerativen Prozessen hervorgehen, sich niemals an manifeste syphilitische Erkrankungen des Naseninneren knüpfen [les difformites de ce groupe n'ont pas l'histoire pathologique (FOURNIER)]. Entweder ist der Prozeß ein an die Coryza neonatorum sich anschließender oder ein davon zeitlich unabhängiger Prozeß, welcher mit Resorption einzelner Teile des Nasenskelettes einhergeht. Pathologisch-anatomische Untersuchungen müssen über die eine oder andere Art der Entstehung Aufschluß geben.

Die häufigste Erscheinungsform der hereditären Lues, die ulcerative Form, deckt sich in allen Punkten mit der geschilderten Form der akquirierten Lues. Auch hier ist die gummöse Infiltration der Schleimhaut oder des Periostes (Knochens) der Ausgangspunkt der verheerenden Zerstörungen. Nur selten verharrt der Prozeß längere Zeit im Stadium der Infiltration, wie in dem Falle von LACK. In der großen Mehrzahl der Fälle übergeht das infiltrative Stadium fast unbemerkt in das ulcerative, ohne besonders lästige subjektive Symptome zu bedingen, weshalb die Kranken oft erst im Stadium weit fortgeschrittener Zerstörung in Behandlung kommen. Allerdings ist der Hereditär-Syphilitische und seine Umgebung bei Eintreten wenig belästigender Störungen in den oberen Luftwegen mangels von Antezedentien fast niemals auf Syphilis bedacht, im Gegensatz zu den durch akquirierte Syphilis Infizierten.

---

[1] In seiner wiederholt angeführten ausgezeichneten Monographie hat GERBER bekanntlich die Ozaena durchgehends auf hereditäre Syphilis zurückzuführen versucht, er sagt: „Die Ozaena ist oft (besonders im Pubertätsalter) der einzige Ausdruck der hereditären Syphilis, gleichgültig ob andere Symptome vorausgegangen sind oder nicht." Seine Hauptstützen für die Beweisführung liegen 1. in der mitunter positiven Syphilisanamnese der Eltern und 2. in der großen Analogie der Difformitäten der äußeren Nase bei Ozaena und evidenter *Lues hereditaria*. Diese Annahme ist sehr bestechend, und ihre Möglichkeit läßt sich nicht ohne weiteres von der Hand weisen. Im übrigen ist die Ansicht der syphilitischen Herkunft der Ozaena nicht neu; bekanntlich hat schon STÖRK sich für diese Anschauung eingesetzt und viele Autoren neigen zu dieser Annahme. Ich muß hier bezüglich der ausführlichen Diskussion auf das Kapitel „Ozaena" hinweisen und nur bemerken, daß bisher diese Annahme durchaus unerwiesen ist, auch die in der neueren Zeit geübten bakteriologischen (Spirochaete pallida) und serologischen (WASSERMANNsche Reaktion) Befunde haben ein durchaus negatives Resultat ergeben.

Darum sehen wir schon bei ihrem ersten Erscheinen hochgradige irreparable Defekte, welche alle möglichen Formen der akquirierten Lues: groß- und kleingummöse, lupöse Form (E. HOFFMANN) usw. aufweisen können [1].

Der Verlauf der hereditären Syphilis ist äußerst verschieden; sie zeigt nebst mildem, oft zur spontanen Heilung neigenden, auch raschen und durch die Therapie schwer oder gar nicht zu beeinflussenden Verlauf; daher das häufige Vorkommen von Zerstörungen und großen Difformitäten, welche aus diesem Prozeß resultieren. Die Heilung geht schließlich in derselben Weise, wie bei akquirierter Lues vor sich.

Ähnlich den hyperplastischen Wucherungen des Periostes und des Knochens bei akquirierter Lues sind auch bei hereditärer Lues insbesondere im Gesichtsskelett pathologische Veränderungen konstatiert worden. BURKHARDT hat nebst einem eigenen Fall noch vier anderweitig beobachtete Fälle von syphilitischer Exostosenbildung bei Lues hereditaria tarda beschrieben. Es handelte sich um schmerzlose Auftreibung der Knochen, konzentrische Verengung der Nasenöffnungen, nebst positivem Wassermann.

Therapie der Nasen- und Nebenhöhlensyphilis.

Hinsichtlich der Allgemeinbehandlung sei auf das entsprechende Kapitel bei der Rachen- und Nasenrachensyphilis hingewiesen. In der Mehrzahl der Fälle genügt die Allgemeinbehandlung, insbesondere kommt den Jodpräparaten eine, da es sich fast immer um tertiäre Luesformen handelt, dominierende Stellung zu, welches Mittel oft Wunder an Schnelligkeit in dem Verschwinden der krankhaften Symptome leistet. Doch gibt es maligne Fälle von Nasensyphilis mit vorzugsweiser Beteiligung des Knochengerüstes, ferner Fälle von überseeischer Infektion mit besonders malignem Charakter, des weiteren Fälle von hereditärer Lues, bei welchen trotz intensivster Anwendung jeglichen Heilmittels der Zerstörungsprozeß fortschreitet und nicht selten unter heftiger Temperaturbewegung durch Sepsis oder cerebrale Komplikation zum Tode führt. Zwischen diesen Extremen von Benignität und Malignität gibt es zahlreiche Übergänge mit ausgeprägtem individuellen Verhalten hinsichtlich des therapeutischen Erfolges. In vielen Fällen kann auch der lokalen Behandlung nicht entraten werden. Infolge der großen Neigung des Sekretes zum Eintrocknen, wodurch Eiterretention und sekundäre Infektion gefördert werden, ist es fast unentbehrlich, warme Nasenspülungen von physiologischer Kochsalzlösung, noch besser von warmen alkalischen Lösungen anzuwenden, um die Borken zu entfernen. Bei vernachlässigten Fällen ist mitunter die GOTTSTEINsche Wattetamponade nicht zu vermeiden, um das Sekret ohne erhebliche Läsion der Schleimhaut zu entfernen. Erst nach ihrer Anwendung während längerer Zeit läßt sich der pathologische Prozeß in allen seinen Details übersehen, die Stellen, wo der Knochen und Knorpel nekrotisch

---

[1] Interessant ist die Angabe von D. TANTURRI, nach welchem bei hereditärer Syphilis häufig am freien Rand des Gaumensegels und an dem vorderen Gaumenbogen narbige Zacken vorkommen sollen. Die Uvula behält hierbei ihre Beweglichkeit. In allen seinen Fällen war der Wassermann positiv. Doch führt A. BERGAMINI an, daß er diese Zähnelung niemals gefunden hat. Nach meiner Erfahrung sieht man indes bei scheinbar erster Manifestation der hereditären Lues der oberen Luftwege des öfteren glänzende weiße Narben an der hinteren Rachenwand oder an irgendeiner Stelle des Gaumens, welche auf einen schon früher ulcerativen hereditären Prozeß hindeuten und die ohne jede Therapie spontan geheilt sind. Ebenso sind mitunter brückenförmige Narben im Nasenrachenraum zu konstatieren. Es ist vor Augen zu halten, daß hereditär-syphilitische Prozesse des öfteren ohne jede Behandlung heilen.

sind, mittels Sondenberührung feststellen, auf ihre Beweglichkeit prüfen, um dieselben zu entfernen. Trotzdem die Entfernung der nekrotischen Knochen angezeigt ist, soll doch keine Gewalt angewendet werden, da noch nicht demarkierte Knochen bei der Extraktion auch gesunde Knochenteile mitreißen, was doch vermieden werden soll. Die fleißige Sondierung ist überhaupt das sicherste Mittel, um über den jeweiligen Stand des ulcerativen Prozesses orientiert zu sein. Zuweilen hat man bei durch Granulationen gedeckten Sequestern das Gefühl, daß die Entfernung des Knochens an der zu engen Öffnung scheitert. [Diesfalls sollen die Granulationen mit dem scharfen Löffel oder mit anderweitigen, in der Rhinologie gebräuchlichen Curetten entfernt, die Öffnung, welche zum Sequester führt, erweitert werden, um den losen Sequester entfernen zu können. Von der früher üblichen Bearbeitung des ganzen Naseninneren mittels scharfen Löffels in Narkose [1] kann heutzutage abgesehen werden.

Die weiteren Einzelheiten der lokalen Behandlung hängen von dem individuellem Verlauf des Einzelfalles ab. Bei sekundären Eiterverhaltungen müssen letztere behoben, bei Komplikationen mit Nebenhöhleneiterung die Nebenhöhlen gespült, eröffnet und auch radikal operiert werden. Es ist nur bei Beherrschung der modernen rhinologischen Technik möglich, in allen Fällen ulcerativer Lues der Nase und der Nebenhöhlen therapeutisch das Richtige zu treffen.

Hinsichtlich der Behandlung der Residuen der Nasenlues, der Verengerungen und Difformitäten sei auf das entsprechende Kapitel dieses Handbuches hingewiesen.

Mit der Prognose sei man vorsichtig, da man niemals vor Rezidiven gesichert ist und nie wissen kann, wann ein ulcerativer Knochenprozeß zum Stillstand kommt. Nach scheinbar mildem Verlaufe kann jederzeit eine neue Exazerbation auftreten. Selbst bei tadelloser und relativ rascher Begrenzung des Knochenprozesses pflegt im Laufe der nächsten Jahre ohne neuerliches Manifestwerden des syphilitischen Prozesses die sekundäre Atrophie der gesamten, auch der früher von dem ulcerativen Prozeß nicht ergriffenen Nasenschleimhaut, recht lästige Konsequenzen zu haben. Auch hinsichtlich der äußeren Form der Nase ist nochmals zu vermerken, daß eine Difformität oft erst Monate, selbst Jahre nach scheinbar vollständiger Heilung entstehen kann. Die lang nachwirkende rarefizierende Ostitis, sowie der allmählich stärker werdende Narbenzug führen noch nach Jahren zu auffallender Verunstaltung des Gesichtes. Intermittierende allgemeine Behandlung, auch ohne neuerlich auftretende, manifeste Symptome, ferner die Anordnung von Jodbädern und die Benützung der Aachener Schwefelquelle sind zu empfehlen.

---

[1] Bekanntlich hat die VOLKMANNsche Schule im Jahre 1872 und 1875 in mehreren Publikationen und Demonstrationen (SCHEDE, VOLKMANN) die eklatante Wirkung dieser Methode anschaulich geschildert. Kein Zweifel, daß diese Methode bei der damaligen geringen rhinologischen Technik eine zeitgemäße war und durch Ausräumung der nekrotischen Knochen zur Begrenzung des Prozesses erheblich beigetragen hat. Bei der heutigen Technik kann dieser therapeutische Vorgang nach Cocainanästhesie und Sondierung in viel milderer Form geübt werden.

b) Syphilis der Mundhöhle, des Rachens und des Nasenrachenraumes.

Von

MARKUS HAJEK-Wien.

Mit 14 Abbildungen.

I. Der Primäraffekt.

1. Geschichte.

Während Primäraffekte der Lippe und der Zunge seit jeher bekannt sind, hat sich die Erkenntnis von dem Primäraffekt der Rachenteile erst seit DIDAY (1861) Bahn gebrochen. Auf Grund von fünf selbst beobachteten, eingehend analysierten Fällen schloß er auf den primären Infektionsherd im Rachen, insbesondere auf die relativ häufige Beteiligung der Mandeln. Trotz mehrerer Einzelpublikationen[1] hat sich diese Erkenntnis nur langsam verbreitet. Erst die ausgedehnte Statistik über die Verbreitung der extragenitalen syphilitischen Infektionen hat dieser wichtigen Tatsache Allgemeingeltung verschafft. Es liegen diesbezüglich aus der älteren Zeit drei ausführliche Statistiken vor. 1. Die von BULKLEY bis 1893, die von MÜNCHHEIMER bis inklusive 1895 und von HOPPMANN bis inklusive 1897. In der Statistik von BULKLEY erscheinen 9058 Fälle von extragenitalem Primäraffekt. Von diesen entfallen 307 auf die Gaumenmandeln und weitere 264 Fälle auf den Schlund und die tieferen Abschnitte des Mundes und der Nase. Die von MÜNCHHEIMER fortgesetzte Statistik ergibt für 10 265 Fälle von extragenitaler Infektion 504 Primäraffekte an den Tonsillen und weitere 290 Fälle von Primäraffekt in den übrigen Teilen des Rachens und der Nase. Es stellt sich bei dieser Statistik heraus, daß der Tonsillenschanker 5% aller extragenitalen Infektionen darstellt, somit nach den Lippen (20%) an der zweithäufigsten Stelle figuriert. Diese Statistik wurde von HOPPMANN weiterhin bis inklusive 1897 ergänzt und fortgeführt. Es folgten weitere Statistiken von GERBER u. a. Die umfangreichste ist die von SCHEUER, der in 14 590 Fällen extragenitaler Infektion 6504 Fälle in der Mund- und Rachenhöhle gefunden hat[2]. Es handelt sich hierbei bis 1909 in Summa um 1104 Fälle von Primäraffekt der Tonsillen; nach Sichtung der übrigen Fälle auf spezielle Lokalisation ergibt sich, daß die Lippen am häufigsten die Eintrittspforte bilden (3880 mal), die übrige Mundhöhle 824 mal, die Zunge in 273 Fällen, Nase und Rachenhöhle zusammen in 423 Fällen. Aus diesen Beobachtungen schöpfen wir unsere Erfahrungen über die Pathogenese und Symptomatologie der Primäraffekte der oberen Luftwege. Die Mühe für eine Weiterführung dieser Statistik erübrigt sich durch die

---

[1] Aus der vorzüglichen Zusammenstellung der Literatur durch HOPPMANN geht hervor, daß RICARD schon vor DIDAY (1838) dreier Fälle von Schlundschanker Erwähnung tut, des weiteren ROUX einen Fall ausführlich beschrieben hat. Später hat JOLY die bekannte Epidemie in Alsenburg 1853 beschrieben, wobei auch des Vorkommens von Rachenschanker gedacht wird. Die Epidemie verbreitete sich hauptsächlich durch Saugen an den Brustwarzen.

[2] Siehe die Publikation von ROLLET, FOURNIER, SEIFERT, KREFLING, BERLINER.

traurige Erfahrung des Weltkrieges, nach welcher die extragenitalen Infektionen eine so überragend häufige Infektionsquelle darstellen, daß ihr Vorkommen nunmehr allgemein gewürdigt wird[1].

2. Pathogenese.

Die Übertragung der Syphilis geschieht entweder unmittelbar oder mittelbar. Als unmittelbare Übertragung kann man den Infektionsmodus betrachten, wenn die Infektion durch Kontakt mit dem kranken Organ stattfindet. In erster Linie ist hier der Kuß zu nennen, welcher nicht nur dadurch infektiös wirken kann, daß durch Kontakt der erkrankten Lippen (Primäraffekt oder Papel) mit dem Gesunden bei Vorhandensein von Excoriationen und Rhagaden die Syphilis übertragen wird, sondern auch dadurch, daß durch die beim leidenschaftlichen Küssen ausgeübte Saugwirkung der Speichel mit dem Syphilisgift vermengt wird, welcher dann die tiefer gelegenen Teile des Rachens infizieren kann. Insbesondere in Rußland, wo das Küssen auf den Mund verbreitet ist, hat diese Art der Infektion viel Verheerungen angestiftet. Manche Dörfer in Rußland waren schon vor dem Kriege durch diese verderbliche Art des Küssens von Syphilis durchseucht, und es überwiegt ·in vielen Gegenden die extragenitale Art der Infektion bei weitem die gewöhnliche durch sexuellen Umgang bedingte. (Siehe die interessante Publikation von KHIZIN.)

Als unmittelbare Infektion muß auch der Coitus peno-buccalis angesehen werden, welcher indes sicherlich keine allzu häufige Rolle spielt. Als weitere Form der unmittelbaren Übertragung wird die Infektion beim Ernähren der Säuglinge angeführt, sei es, daß die Säuglinge von der syphilitischen Amme oder vielmehr die Ammen von dem syphilitischen Kinde infiziert werden. Viel öfter als unmittelbar dürfte die Infektion auf *mittelbarem* Wege durch Einführen von mit Syphilis infizierten Gegenständen in die Mundhöhle erfolgen. Die vorliegenden Beobachtungen zeigen die häufige Übertragung durch die von Syphilis verunreinigten Eß- und Trinkgeschirre, außerdem kommen Tabakpfeifen, Zigarrenstummel, Blasinstrumente, Löt- und Blasrohre, Tapezierernägel in Betracht[2]. Es kommt immer darauf an, daß die in Gebrauch stehenden Gegenstände von einem Syphilitiker, der manifeste syphilitische Veränderungen in der Mundhöhle oder im Rachen hat (zumeist Papel), von einem anderen gesunden Menschen ohne vorherige gründliche Reinigung gebraucht werden. Auch bei dem früher erwähnten Säugen der Ammen dürfte die *mittelbare* Übertragung durch die Saugflasche oder durch den Löffel, welche die Mütter und Ammen häufig zuvor selbst in den Mund nehmen, noch öfter als durch unmittelbaren Kontakt erfolgen. Bei den zahlreichen verzeichneten Epidemien von Syphilis spielt die Übertragung der Syphilis durch die Mund- und Rachenhöhle die wesentlichste Rolle, und zwar entweder durch die erwähnte häufige Übertragung von dem Säugling auf die Amme und ebenso umgekehrt, als auch durch die in manchen Ländern übliche Kußsitte, welche die Infektion von Person zu Person verbreitet[3]. Eine eigene Kategorie mittelbarer Übertragung

---

[1] Die Nachkriegsliteratur ist größtenteils in SEMONS Zentralblatt enthalten.

[2] DE WATRIPONT war überrascht durch die große Anzahl von Primäraffekten an den Lippen, Tonsillen und Gaumen, welche mittels des von Mund zu Mund gehenden Blasrohres übertragen wurden.

[3] GERBER berichtet über eine Familieninfektion. Die älteste luetische Tochter infizierte durch ihr uneheliches Kind, welches Papeln an ihren Lippen hatte, ihre Eltern und Schwestern. Sämtliche fünf Familienmitglieder hatten Tonsillen- oder Lippensklerome. Siehe auch die Angaben von F. SCHAMBERG. Hinsichtlich der zahlreichen endemisch und

bilden die von Ärzten durch Anwendung von mit Syphilis verunreinigten Instrumenten hervorgerufenen Infektionen. In den publizierten Fällen spielt der mit Syphilis verunreinigte Tubenkatheter die häufigste Rolle [1]. Nebstdem sind auch Fälle publiziert, in welchen die Übertragung von Rachensyphilis durch einen Haarpinsel vermittelt wurde [2]. Interessant ist die Publikation von Wigglesworth, welche einen Arzt betrifft, der sich durch Aufblasen der Lunge eines mit hereditärer Syphilis behafteten Kindes einen Tonsillenschanker zuzog [3].

Es unterliegt indes keinem Zweifel, daß diese Anzahl der vorgekommenen Infektionen in Wahrheit um ein Vielfaches mehr als die publizierten Fälle betragen. Erstens werden die meisten Fälle in der Praxis vertuscht, und nur selten gelangt ein Fall zur gerichtlichen Austragung, noch seltener zur Publikation. Mir ist eine ganze Anzahl Fälle der erwähnten Kategorie bekannt. In bestimmter Erinnerung habe ich zwei Fälle, in welchen die Kinder nach Operation von adenoiden Wucherungen an Syphilis erkrankten.

Zwei Fälle betreffen allgemeine Syphilis nach Muscheloperationen. Ein Fall von Punktion der Kieferhöhle ist mir bekannt, wo die Punktion nach sechs Wochen mit vorangegangener submaxillarer harter Lymphdrüsenschwellun eine allgemeine Syphilis ausgelöst hat, ein anderer Fall ähnlicher Art ist nicht über jeden Zweifel erhaben. (Ist schon in dem Abschnitt „Nase" erwähnt worden.)

Man ersieht aus derlei Vorkommnissen die traurige Tatsache, daß die Asepsis in der Laryngo-Otologie noch nicht in dem Maße Allgemeingut geworden ist, als dies im Interesse des Publikums und zur Wahrung unseres Ansehens zu wünschen wäre.

Es soll vor Abschluß dieses Kapitels noch auf eine Frage eingegangen werden. Es muß auffallen, daß bei der überwiegenden Anzahl der beobachteten Primäraffekte die Tonsillen die Eingangspforte des syphilitischen Virus bilden, obwohl mit Sicherheit angenommen werden kann, daß nach den erwähnten Modalitäten der Infektion es nur in den seltensten Fällen sich um einen direkten Kontakt mit der Tonsille handelt. Weder der Kuß noch das infizierte Ende der Saugflasche oder die infizierten Eß- und Trinkgeräte gelangen bis zur Tonsille. Schon dem ersten Beobachter des Tonsillenschankers (Diday) ist dieser Umstand aufgefallen und hat ihn bestimmt, anzunehmen, daß sowohl infolge der Saugbewegung der Lippen als auch durch den Schluckakt das syphilitische Virus in die Tonsillenkrypten eingepreßt wird [4].

Diese Anschauung können wir auch heute durch keine bessere ersetzen. Jedenfalls verbleibt das syphilitische Gift länger in den buchtigen Krypten der Tonsille als an den anderen mehr glatten Stellen des Pharynx und es wird hiedurch die kleinste Excoriation in den Buchten die Infektion leicht ermöglichen. Für die Annahme der Stauung in den Buchten mag auch der von Schlemmer konstatierte Umstand eine Rolle spielen, daß in die Lacunen der Tonsillen keine Schleimdrüsen münden, wodurch der Stagnation des Lacunen-

---

epidemisch beobachteten Syphilisseuchen sei auf die Literatur von Gerber in dem Handbuch von Finger und Jadasson, ferner auf die ganz moderne Darstellung der Syphilis durch J. Citron hingewiesen.

[1] Fournier hat zuerst diese Art der Infektion erwähnt, später sind Einzelfälle von französischen Autoren mitgeteilt worden. In Bulkleys erwähnter Statistik sind diese Fälle, 54 an der Zahl, mitgeteilt.

[2] Hierher gehört auch der Fall von V. Montesano.

[3] Eine Hebamme bekam eine Sklerose am harten Gaumen (Björling), sie hatte die Gewohnheit, den Schleim aus dem Munde Neugeborener mittels Katheters auszusaugen.

[4] Für diese Ansicht sind auch Pospelow und Desnos eingetreten.

inhaltes weiterer Vorschub geleistet wird. Sehen wir doch auch andere akute Infektionen oft an der Tonsille entstehen, wodurch es mehr als wahrscheinlich ist, daß die Tonsille ihre erhöhte Disposition für die Aufnahme von Infektionsstoffen ihrer besonderen Bauart verdankt.

3. Subjektive und objektive Symptome.

Von dem Rachenschanker ist die häufigste Form, der Tonsillenschanker, am besten beobachtet und beschrieben, wenn es auch bisher keine lückenlose Darstellung der ganzen Entwicklung gibt. Vergleiche ich das von mir beobachtete zahlreiche Material mit den von den Autoren vorliegenden Publikationen, so finde ich, daß beide gleichmäßig den Charakter der Polymorphie zeigen. Diese Polymorphie hängt meines Erachtens von zwei Momenten ab: erstens von dem individuell verschiedenen Bau und dem der syphilitischen Infektion vorhergegangenen pathologischen Zustand der Tonsille und zweitens von den verschiedenartigsten, einfach entzündlichen und infektiösen Komplikationen der syphilitischen Initialsklerose. (Siehe auch Kapitel: Syphilis der Nase und der Nebenhöhlen.)

Bei der typischen, unkomplizierten Form, welche am meisten Analogie mit dem an den männlichen Geschlechtsteilen beobachteten Primäraffekt hat, entwickelt sich an einer mehr oder weniger umschriebenen Stelle der Tonsille selbst oder an dem oberen Ende des vorderen und hinteren Gaumenbogens auf gerötetem Grund eine ausgesprochen harte Infiltration, welche an der am meisten konvexen Partie eine leichte Erosion aufweist[1]. Die Umgebung des Infiltrates zeigt entweder keine oder nur minimale Reaktion. Diese Verhärtung zeigt keine Neigung zur Progredienz, bleibt wochen- und monatelang stationär und selbst nach vollständiger Abheilung der oberflächlichen Ulzeration sehr resistent, zuweilen fast knorpelhart. Der ganze Prozeß macht nur geringfügige subjektive Symptome. Charakteristisch ist nebstbei die Einseitigkeit des Prozesses und die nie fehlende, allerdings in verschiedenem Umfange auftretende Verhärtung der submaxillaren Drüsen der betreffenden Seite. Sehr ausgesprochen ist der geschilderte Charakter des Primäraffektes bei relativ kleinen, von den Gaumenbögen gedeckten Tonsillen, wo dann der vordere Gaumenbogen samt der oberen Begrenzung der oberen Tonsillarnische wie ein starrer Wall in die Mundhöhle hineinragt, während bei großen Tonsillen mehr das Gewebe letzterer in die Augen fallend ist. In Abb. 1 u. 2 sind charakteristische Formen eines Primäraffektes der Unterlippe und der l. Tonsille abgebildet.

Die zweite Form, die seltenere, ist der mit sekundär entzündlichen Affektionen komplizierte Primäraffekt. Eine der gewöhnlichsten Komplikationen ist die lacunäre Entzündung. Nicht selten ist die ulcerierte Geschwürsfläche des Primäraffektes mit einem grauen, pseudomembranartigen Belag bedeckt, welcher Diphtherie oder Angina Vincenti vortäuschen kann[2].

Auch Komplikationen mit Phlegmone und partiellem gangränösen Zerfall sind beobachtet worden. Trifft die Sklerose eine schon vorher stark zerklüftete Mandel, dann entstehen in derselben tiefe, kraterförmige Buchten, von welchen es dann schwer zu sagen ist, ob sie nur Reste der normalen Krypten oder tiefgehende Ulcerationen darstellen. Auch die Umgebung, beide Gaumenbögen, weicher Gaumen, seitliche Pharynxwand können an der Entzündung stark

---

[1] Fournier nennt sie die „*erosive Form*", auch von Diday hervorgehoben.

[2] Dieulofoy zitiert nach Hoppmann (l. c.), Fournier.

partizipieren und dementsprechend sind auch die subjektiven Symptome: Schlingbeschwerden, Ohrenstechen und Störung des Allgemeinbefindens infolge Temperaturerhöhung im Vordergrund der Erscheinungen. Nebst der Einseitigkeit des Prozesses tritt auch die harte Anschwellung der tieferen maxillaren Lymphdrüsen als charakteristische Folge der Infektion auf. Nur muß jetzt schon betont werden, daß in diesen Fällen die Indolenz des submaxillaren Bubo nicht mehr die Regel ist, da die Drüsen auch an den sekundären Entzündungen teilnehmen und demzufolge mehr Empfindlichkeit zeigen können.

Weniger genau studiert, weil nur der spezialistischen Untersuchung zugänglich, sind die im Nasenrachenraum selbst vorkommenden Sklerosen. Nach der obigen Statistik hat es sich mit Ausschluß der Tonsille im ganzen um 423 Fälle von Primäraffekt an den übrigen Teilen der Nase und des Pharynx gehandelt.

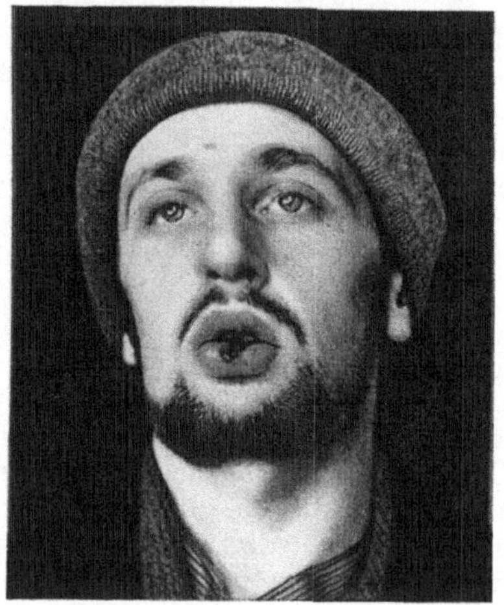

Abb. 1. Syphilitischer Initialaffekt der Unterlippe.
(Nach einer Aufnahme der Klinik Riehl in Wien.)

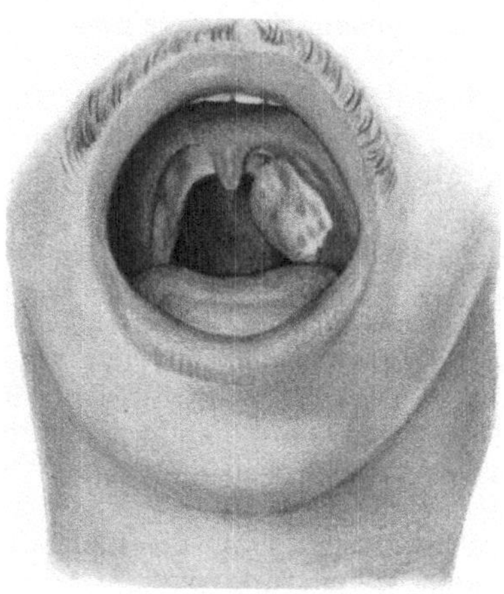

Abb. 2. Primäraffekt der Tonsille nach Buschke.
(Aus Riecke: Lehrbuch der Haut- und Geschlechtskrankheiten. Jena: Gustav Fischer.)

Die meisten Infektionen des Nasenrachenraumes wurden durch den Tubenkatheter veranlaßt und sind erst bei vollkommenem Manifestwerden der konstitutionellen Syphilis zur Beobachtung gelangt, also zu einer Zeit, als nur noch die Reste des ausgebildeten Primäraffektes zu konstatieren waren. Der Lieblingssitz im Nasenrachenraum ist die Plica salpingopharyngea oder die Oberfläche des Velum, also Stellen, an welchen auch die tertiären Symptome häufig auftreten. Überdies ist zu bedenken, daß, da in all diesen Fällen das Vorhandensein einer syphilitischen Infektion erst sehr spät entdeckt wurde und es an einer frühzeitigen Behandlung mangelte, viele Fälle schon so hochgradige Destruktion zeigten, daß man von den vorliegenden Befunden nur schwer sagen konnte, was auf primäre, sekundäre oder tertiäre Veränderungen zu beziehen ist. Im Rachen selbst ist auch die untere Partie der Plica salpingopharyngea und die anliegende Stelle der hinteren Rachenwand die Lieblingsstelle des Primäraffektes (Burow).

4. Diagnose.

Diese ist seit der Entdeckung des Syphiliserregers und der Einführung des serologischen Verfahrens (WASSERMANNsche Reaktion, Luetinreaktion usw.) in viel sicherere Bahnen gelenkt worden. Während in den früheren Epochen die Diagnose mit einiger Sicherheit selbst in den typischen Fällen erst bei Auftreten des Exanthems oder der typischen Plaques muqueuses, also bei manifester Allgemeinsyphilis gestellt wurde, sind wir heute in der Lage, durch die erwähnten Hilfsmittel in den meisten Fällen schon vor dem Manifestwerden der Allgemeinlues die Diagnose sicherzustellen. Es wäre aber ein verfehltes Vorgehen, angesichts der erwähnten Hilfsmittel die übrigen diagnostischen Hilfsmittel zu unterschätzen, da erst durch genaue Kenntnis dieser überhaupt der Verdacht auf eine syphilitische Infektion erweckt wird, wodurch wir erst Veranlassung haben, der Diagnose „Syphilis" nachzugehen. Die klinische Diagnose des Primäraffektes der Tonsille gründet sich auf die allmählich sich entwickelnde, wochenlang andauernde Verhärtung einer Tonsille — selten beider Tonsillen — welcher eine deutlich fühlbare, mehr oder weniger indolente Schwellung der Submaxillardrüsen zugesellt ist. Aber auch jede an der seitlichen Pharynxwand und im Nasenrachenraum auftretende Schwellung mit einem indolenten submaxillaren Lymphdrüsenpaket gepaart, welche seit längerer Zeit besteht und den üblichen antiphlogistischen Maßnahmen nicht weicht, muß den Verdacht auf einen Primäraffekt des Rachens erwecken. Es braucht nicht noch betont zu werden, daß hierbei die Spiegeluntersuchung eine umfassende sein muß, und daß nebst der Spateluntersuchung der Mundhöhle insbesondere eine genaue Rhinoscopia posterior vorgenommen werden muß, wobei die Tubengegend und die obere Velumfläche genauest besichtigt werden soll. Ein circumscriptes Infiltrat an irgendeiner dieser Stellen mit oberflächlicher Ulceration gepaart, muß sofort den Verdacht auf einen Primäraffekt erwecken. Eventuelle genaue anamnestische Nachforschung verstärkt dann noch den Verdacht auf das Bestehen eines syphilitischen Primäraffektes. So entsinne ich mich bei dem einen der früher erwähnten Kinder, welches drei Monate nach einer vorgenommenen Adenoidenoperation allgemeine Syphilis bekam, bei der Rhinoscopia posterior deutlich eine Infiltration im Fornix pharyngis gesehen zu haben. Die nach Muscheloperation entstandene Lues ließ die ganze betreffende Muschel als eigentümlich verhärtet erscheinen.

Die Diagnose oder der Verdacht auf die syphilitische Infektion bei entzündlichen Komplikationen ist schwerer zu stellen. Die Kranken werden durch die sich entwickelnde Sklerose wenig belästigt und datieren ihre Krankheit auf die wenigen Tage zurück, seitdem ihr Allgemeinbefinden alteriert ist (Fieber, Mattigkeit und stärkere Schlingbeschwerden). Die Untersuchung ergibt dann vielleicht eine ausgesprochene Angina lacunaris mit beginnender phlegmonöser Anschwellung des weichen Gaumens und der Gaumenbögen, oder es ist über der Tonsille ein pseudomembranöser Belag, mitunter sogar von nekrotischem oder mißfarbigem Aussehen vorhanden. Da denkt man zuvörderst nicht an Syphilis, sondern an eine akute Entzündung irgendwelcher Art, vielleicht auch an eine diphtheritische Infektion[1], an eine Angina Plaut-Vincenti[2], wie bereits früher erwähnt wurde. Es ist da unvermeidlich, daß man den Kranken erst einige Tage hindurch beobachtet, ehe der Verdacht auf Syphilis geweckt wird. Sieht man aber nachher, daß die akute Entzündung nicht bald abheilt, die phlegmonöse Schwellung[3] weder zur Abscedierung gelangt, noch

---

[1] Siehe die Literatur bei SEYFERT und GERBER.

[2] Es können tatsächlich beide Infektionen vorhanden sein und die Diagnose noch mehr erschweren, wie in den Fällen von TEXIER und MALHERBES, HELLWIG.

[3] Siehe die Publikation von NOBL und ARSLAN.

besondere Neigung zur Resorption zeigt, mit einem Wort, daß die Symptome innerhalb einiger Tage sich gar nicht oder wenig ändern, dann ist in dieser Chronizität des Zustandes ein wesentliches Moment gelegen, um an Syphilis zu denken. Sehr erschwerend wirkt bei Stellung der Diagnose die üble Gewohnheit der Hausärzte oder nicht genügend erfahrener Halsspezialisten, oft ohne sich früher über den Charakter des vorliegenden Krankheitsprozesses vergewissert zu haben, mit allen möglichen Ätzmitteln die Tonsille und Umgebung zu verätzen. Es bilden sich dadurch Schorfe und pseudomembranähnliche Beläge, welche das ursprüngliche und einigermaßen charakteristische Krankheitsbild verwischen. In derartigen Fällen ist es am besten, einige Tage zuzuwarten, bis bei Gebrauch eines indifferenten Gurgelwassers (Decoct. rad. althaeae) die artefiziellen Produkte von selbst sich abstoßen, und wobei wieder das ursprüngliche Aussehen des Geschwürs in die Erscheinung tritt. Es kann auch das Umgekehrte vorkommen, nämlich, daß nach dem Aussehen der Tonsille der Verdacht eines Primäraffektes vorliegt, ohne es zu sein. Es gibt einseitig chronisch-entzündete Tonsillen, sei es durch Retention eines kleinen chronischen Abscesses, sei es durch retinierte Tonsillarsteine bedingt, welche infolge der oft rezidivierenden Anginen eine leichte Drüsenschwellung im Gefolge haben. Diesfalls muß eine genaue Abtastung der Tonsillarlacunen, insbesondere des Recessus superior der Tonsille mit der Sonde bald Aufschluß geben. In zweifelhaften Fällen muß die mikroskopische Untersuchung des Tonsillensekretes nach Spirochäten und bei noch nicht vorhandenen Sekundärsymptomen die Wassermannsche Reaktion die Entscheidung bringen.

Diagnostisch wichtig kann endlich die Frage werden, ob die an der Tonsille vorkommenden Veränderungen den Primäraffekt darstellen, oder ob dieselben dem sekundären oder gar tertiären Stadium angehören. Es hat dies zwar ein mehr theoretisches Interesse, da es sich ja zuvörderst darum handelt, ob überhaupt Syphilis vorliegt oder nicht. Immerhin mag folgendes als Richtschnur dienen. Die an den Tonsillen vorkommenden sekundären Veränderungen sind fast niemals einseitig, sondern doppelseitig, überdies fehlt der bei dem Primäraffekt ausgesprochene Bubo submaxillaris; es sind nur kleine indolente Lymphdrüsenschwellungen beiderseits vorhanden, in dem Maße, als dies im sekundären Stadium bei allen dem Tastsinn zugänglichen Lymphdrüsen der Fall ist. Überdies wird in den meisten Fällen noch die Spur des primären Infektionsherdes anzutreffen sein, wenn auch zugegeben werden muß, daß in manchen Fällen der Primärherd, ohne die Aufmerksamkeit des Kranken zu erregen, abgeheilt sein kann.

Nur nebenbei soll bemerkt werden, daß, wenn auch selten, der zweifellos konstatierte Primäraffekt an der Tonsille nicht der einzige Einbruchsherd der Syphilis sein muß; es kann auch mehrere Primäraffekte geben. Unter den hunderten publizierten Fällen von Tonsillarprimäraffekt sind beiläufig ein Dutzend Fälle angeführt, wo gleichzeitig beide Mandeln oder beide Gaumenbögen, oder eine Tonsille nebst Ober- und Unterlippe einen Primäraffekt aufwiesen [1]. Lang führt einen Fall von gleichzeitigem Primäraffekt an der linken großen Schamlippe und an der rechten Tonsille an. Berühmt ist der Fall von Rizat, der einen 25jährigen jungen Mann betrifft, mit sechs gleichzeitigen Primäraffekten, wovon je einer die rechte und die linke Mandel betrafen.

Noch wäre der Differentialdiagnose zwischen Primäraffekt und gummöser Infiltration Erwähnung zu tun. Diesbezüglich muß die Anamnese und die

---

[1] Wedenski, siehe Hoppmann.

Untersuchung des Körpers nach Residuen überstandener Lues aushelfen. Man vergesse nicht, daß ein Gumma niemals eine regionäre Drüsenschwellung bedingt, mit seltener Ausnahme derjenigen Fälle, in welchen der gummösen Ulceration sich schwere septische Entzündungen zugesellen. In diesem Falle sind aber die regionären Lymphdrüsen druckempfindlich. Der lokale Befund an der Tonsille täuscht, denn auch bei dem Primäraffekt kann in zerklüfteten Tonsillen eine ähnliche kraterförmige Ulceration auftreten, wie dies bei dem Gumma regelmäßig der Fall ist.

Die Differentialdiagnose gegenüber einem *Carcinom* der Tonsille entscheidet in zweifelhaften Fällen einerseits die Probeexcision, andererseits die Sekretuntersuchung [1] und die WASSERMANNsche Reaktion.

Nur der Vollständigkeit wegen soll hier noch der Primäraffekt der Lippen, des Zahnfleisches und der Zunge Erwähnung finden. Der Initialaffekt der Lippen ist, wie oben erwähnt, von den extragenitalen Infektionen am häufigsten. Der Lieblingssitz ist die Mitte der Unterlippe, was wohl mit den hier häufig vorkommenden Rhagaden zusammenhängt. Manchmal stellen sie charakteristisch harte, geschwulstförmige Infiltrationen, mitunter nur Rhagaden mit kallösen Rändern dar. Oft ist aber die Veränderung gar nicht charakteristisch, sie ist nur einer Erosion (erosive Form) ähnlich, welche in der Umgebung entzündet und leicht mit einem abgelaufenen Herpes oder einem chronischen Ekzem zu verwechseln ist. Die Diagnose der Syphilis wird in diesen Fällen nicht schwer sein, wenn man sich nur zur Regel macht, immer an Syphilis zu denken, wobei nebst der Chronizität der entzündlichen Veränderungen besonders die indolente Schwellung der Submaxillarund der Submentaldrüsen in Betracht kommt, welche mitunter auf beiden Seiten vorzukommen pflegt. Lippenschanker kann auch multipel vorkommen.

Der Primäraffekt des Zahnfleisches ist selten. In der eingangs angeführten Statistik SCHEUERS (l. c.) sind über 100 Fälle angeführt. Der Primäraffekt zeigt sich in Form eines dunkelroten, halbmondförmigen Infiltrates, eines den Rand zweier oder dreier Zähne umgebenden Walles, oder als eine durchaus wenig charakteristische Ulceration. Die indolente Drüsenschwellung und weiterhin das Exanthem lassen dann den Charakter des Geschwüres erkennen.

Hinsichtlich des Primäraffektes der Zunge ist das über den Lippenschanker Gesagte zu wiederholen; bald tritt derselbe mehr in der erosiven, bald in der mehr infiltrierenden Form auf. Die indolente Drüsenschwellung, welche bei Affektion der Zungenspitze hauptsächlich die submentalen und submaxillaren Drüsen, bei Primäraffekt der hinteren Zungenpartien dagegen vorzugsweise die cervicalen Drüsen ergreift, wird die Diagnose bald sicherstellen. SCHNABEL und LANG haben bei Sklerose der Zunge eine entlang dem Zungenrücken verlaufende Lymphgefäßstrangsklerose beobachtet.

II. Die sekundären syphilitischen Veränderungen der Mundhöhle, des Rachens und des Nasenrachenraumes.

1. Symptome.

6—8 Wochen nach erfolgter Infektion, d. i. nach dem Einbruche der Spirochaeta pallida in die Lymphdrüsen und in die Blutbahn, folgen die sekundären Erscheinungen der Syphilis in Form des Hautexanthems und in der Bildung von Papeln an den Schleimhäuten. Letztere betreffen hauptsächlich die Organe der Mundhöhle, des Rachens und des Nasenrachenraumes, wenn auch in verschiedenem Grade, so doch mit einer derartigen Regelmäßigkeit, daß es kaum einen Fall von Syphilis geben dürfte, welcher von den sekundären Erscheinungen der erwähnten Schleimhäute verschont bliebe. Die Schleimhauterkrankungen repräsentieren auch in den ersten 2—3 Jahren nach stattgehabter Infektion die gewöhnlichsten Formen der Rezidive, wenn

---

[1] Diese ist schwierig und hinsichtlich des Resultates nicht entscheidend wegen der zahlreichen Bakterienflora der Mundhöhle und wegen der in großer Anzahl vorhandenen Spirochätenformen, welche leicht zur Verwechslung mit der Spirochaeta pallida führen.

diese nicht bald, wie dies in Fällen von rascherem Verlaufe stattzufinden pflegt, durch die tertiären Formen abgelöst werden. Am häufigsten werden die Lippen, die Wangenschleimhaut, die Ränder der Zunge, die Gaumenbögen und die Tonsillen befallen, während das Zahnfleisch, der Rachen, Nasenrachenraum, Zungenbasis und Rachendach seltener die krankhaften Erscheinungen zeigen. Männer erkranken häufiger als Frauen, was offenbar von dem häufigeren Genuß von Alkohol und Tabak bedingt ist [1].

Als die wesentlichsten Grundformen der sekundären syphilitischen Schleimhautveränderungen werden das Erythem und die Plaques muqueuses (Schleimhautpapel) angesehen. Beide Veränderungen erscheinen oft gleichzeitig, oder es bildet sich auf der hyperämischen Grundlage oft die charakteristische Papel, deren Umgebung wieder erythematöse Veränderungen aufweist.

a) Erythem. Wir können von einem syphilitischen Erythem nur dann sprechen, wenn dasselbe einige charakteristische Eigenschaften zeigt, welche es von gewöhnlichen Hyperämien unterscheiden. Diese Eigenschaften sind die fleckige und die scharf umschriebene Rötung. Was letztere betrifft, so ist dies nicht etwa so zu deuten, daß dieselbe den streng begrenzten Flecken ähnlich wäre, wie dies bei der Roseola an der Haut ist, sondern es handelt sich um größere unregelmäßige Flecke, welche manchmal, wie Hoppmann richtig bemerkt, stern- oder strahlenförmig in die normal gefärbte Umgebung ausbreiten. Ein diffuses Erythem kann nur dann als syphilitischen Charakters angesprochen werden, wenn gleichzeitig oder in unmittelbarem Anschluß an dasselbe die charakteristischen Papeln auftreten. Sonst unterscheidet sich ein derartiges diffuses Erythem durch nichts von dem Erythem bei einer gewöhnlichen Angina. Es sei überhaupt hier hervorzuheben, daß in dem sekundärsyphilitischen Stadium, in welchem nicht nur die kritische Zeit der sekundären Eruption, sondern auch noch die folgenden 2—3 Jahre nach stattgehabter Infektion inbegriffen sind, überhaupt eine große Neigung zu katarrhalischen Erkrankungen der oberen Luftwege besteht, welche einerseits sich hartnäckig zeigen und doch andererseits wieder vergehen, ohne anderweitige syphilitische Veränderungen (Plaques muqueuses) im Gefolge zu haben. Es ist nicht angängig, dieselben als syphilitisches Erythem zu bezeichnen, wenn auch naturgemäß der Gegenbeweis nicht erbracht werden kann. Man ist daher nicht berechtigt, von einer syphilitischen Angina zu sprechen, denn entweder besteht eine Angina ohne Plaques, dann ist sie von einer gewöhnlichen Angina nicht zu unterscheiden, oder es sind Plaques auf der erythematösen Grundlage vorhanden, in welchem Falle eben nicht die Angina, sondern die Plaques das Charakteristische an dem Prozesse darstellen.

Eine ausgesprochene Hyperämie ist als regelmäßiges Begleitsymptom aller luetischen Veränderungen der Schleimhäute anzusehen und spielt als solche, wie wir sehen werden, ein wichtiges differentialdiagnostisches Moment gegenüber den tuberkulösen Geschwüren der oberen Luftwege [2].

b) Plaques muqueuses (Schleimhautpapeln, breite Kondylome). Mit Recht gelten die Plaques muqueuses als die spezifische Erscheinung der sekundären Syphilis der Schleimhäute der oberen Luftwege; sie beherrschen mitunter in

---

[1] Nach Lieven sollen bei zigarettenrauchenden weiblichen Personen Plaques häufiger vorkommen.

[2] Gerber schildert den Übergang des Erythems in Plaques wie folgt: „Bei einiger Ausbildung der Infiltration gesellt sich eine größere Alteration des Epithels hinzu. Es kommt zur Desquamation, Erosion, besonders an den Gaumenbögen. In einzelnen Fällen geht dieser Zustand spurlos zurück, ohne Rezidive, in anderen gesellt sich papulöse Erkrankung hinzu".

zahlreichen aufeinanderfolgenden Rezidiven jahrelang (2—3 Jahre) das Bild der syphilitischen Allgemeininfektion.

Es handelt sich hierbei um nicht ganz scharf umschriebene, linsen- bis bohnengroße, der Form nach mehr rundliche, oder ovale, das Oberflächenniveau der Schleimhaut kaum überragende grauweiße, zumeist einen fettigen Glanz aufweisende Auflagerungen, entweder von einem mehr circumscripten oder mehr diffusen hyperämischen Hof umgeben. Die ausgebildete Papel zeigt zumeist die ins Bläuliche schimmernde oder mattgraue Farbe der Perle (GERBER). Die häufig angeführte Ähnlichkeit der Papel mit einem oberflächlichen Lapisschorf trifft nur teilweise zu, indem der Lapisfleck das Epithel ganz matt färbt zum Unterschiede von dem fettigen Glanz der syphilitischen Plaques und viel schärfer von der Umgebung als die Schleimpapel abgegrenzt ist. In manchen Fällen heben sich die Papeln mehr von der Oberfläche ab, indem sich die oberflächlichen, der Nekrobiose anheimgefallenen Schichten des Epithels mit einer pseudomembranösen Auflagerung (insbesondere die lange unbehandelten Fälle) bedecken; nur in diesen Fällen erhalten die Papeln Ähnlichkeit mit den bekannten breiten Kondylomen, welche vorzugsweise an der Haut der Analgegend und am Scrotum auftreten und die Oberfläche der Haut sichtbar überragen [1].

Um die weiteren aus den Papeln hervorgehenden Veränderungen besser würdigen zu können, sei vor allem darauf hingewiesen, daß die Papel selbst ein äußerst labiles Gebilde darstellt, welches manchmal schon nach wenigen Stunden, längstens nach wenigen Tagen seines Bestandes regressive Metamorphosen zeigt. Das Studium dieser regressiven Metamorphosen versetzt uns, wie wir im Kapitel der Diagnose sehen werden, in die angenehme Lage, anderen krankhaften Erscheinungen der Schleimhaut gegenüber äußerst wichtige differentialdiagnostische Anhaltspunkte zu gewinnen.

Nach kurzem Bestande der Papel stoßen sich die zentralen Teile des Epithels ab, und es entwickelt sich, je nach dem Umfange des abgestoßenen Epithels, ein größeres oder kleineres, bald mehr rundliches, bald mehr ovales oder unregelmäßiges, flaches Geschwür, aus dessen Grunde zarte, rosagefärbte, fleischwarzenähnliche Gebilde hervorragen. Da hierbei der periphere Teil der Plaques noch bestehen bleibt, zeigt sich eine charakteristische Geschwürsform, welche in der Mitte eine flache mehr rosa gefärbte Vertiefung zeigt, welche von dem Reste des gequollenen oder nekrotischen Epithels der Plaques wie von einem Ring umgeben wird. Überdies ist der übriggebliebene nekrotische Epithelring noch von einer hyperämischen Zone umgeben.

Da nun die Plaques nur ausnahmsweise in einzelnen Exemplaren, hingegen in der Regel multipel in einem Schleimhautbereich auftreten, ist es leicht zu verstehen, daß die ringförmigen Epithelzonen an mehreren Stellen aneinandergeraten, wobei die Berührungsstellen sich an vielen Stellen abstoßen; dadurch entstehen unregelmäßige Geschwürsflächen, welche von einem serpiginösen Rande begrenzt werden. Es entstehen in weiterer Folge mannigfache Geschwürsformen, welche im großen und ganzen doch regelmäßig die drei charakteristischen Veränderungen aufweisen: 1. epithelentblößtes Ulcus, 2. Saum der restlichen, noch nicht abgestoßenen Plaques, 3. die hyperämische Außenzone als Begrenzung des grauweißen Epithelsaumes [2].

---

[1] Daß die kondylomartige Erhabenheit an der Haut nur von der anatomischen Grundlage der Haut abhängt, wird am überzeugendsten durch die Papeln im Mundwinkel gezeigt. Die Schleimhaut zeigt flache Erosion, die Haut dagegen starke Erhabenheit.

[2] Ich kann mit der von HOPPMANN gegebenen Darstellung über die Entstehung der syphilitischen Papel aus dem Erythem nicht übereinstimmen. Er meint, daß bei einigen Fällen von Erythem sich durch Aufquellen und Maceration der oberflächlichen Epithel-

In Abb. 3 u. 4 sind typische Fälle von Schleimhautplaques an dem weichen Gaumen und an den Tonsillen und Gaumenbögen abgebildet, an welchen die geschilderten Eigentümlichkeiten deutlich zu sehen sind.

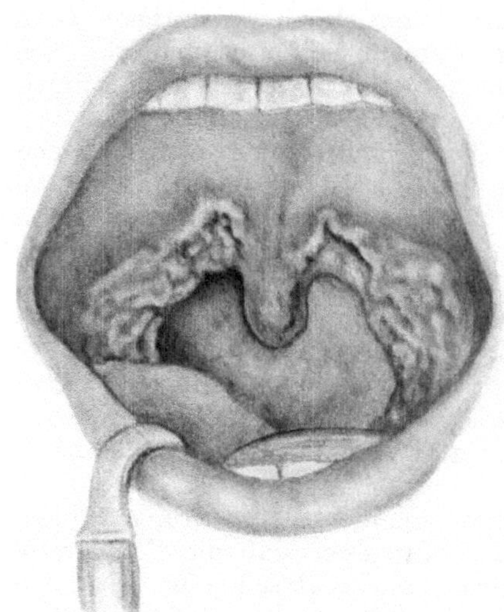

Abb. 3. Charakteristische syphilitische Plaques an dem weichen Gaumen und an den Tonsillen. (Türcks Nachlaß.)

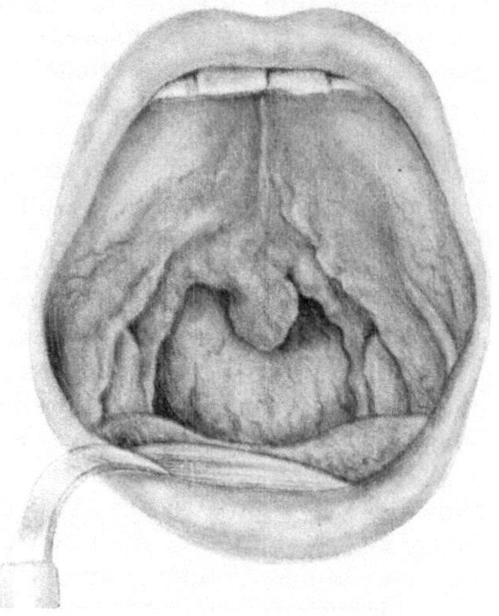

Abb. 4. Sekundäre Syphilis des weichen Gaumens und der Gaumenbögen. (Türcks Nachlaß.)

Diese typische Form der Plaques erleidet indes zahlreiche Abweichungen, welche abhängig sind: 1. von den die Entwicklung der Plaques beeinflussenden

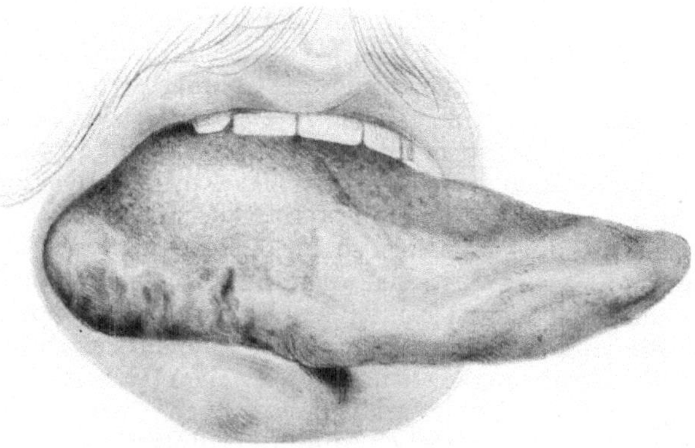

Abb. 5. Stark excoriierte Zungenplaques an dem Seitenrand der Zunge. Die Einsäumung mittels Epithelialnekrose ist sehr deutlich zu sehen. (Türcks Nachlaß.)

besonderen Momenten. 2. Von der ursprünglichen Beschaffenheit der Oberfläche der Schleimhaut. 3. Von anderen zufälligen Komplikationen.

---

schichten, Erosionen bilden, welche denen durch Verbrühung entstandenen täuschend ähnlich sehen. Er nennt diese eine spezifische Erosion, welche dann in das papulöse Stadium übergeht. Meiner Ansicht nach sind die Erosionen schon das Produkt des Zerfalles von Papeln, bei welchen durch Nekrobiose das gequollene Epithel zerfällt.

ad 1. Geht die charakteristische Form der typischen Plaques häufig an solchen Stellen verloren, welche wiederholten mechanischen und toxischen Insulten ausgesetzt sind. Plaques an den Zungenrändern, welche an cariösen oder schlecht plombierten Zähnen scheuern, nehmen bald die Form tiefer traumatischer Ulcerationen an (Abb. 5). Ebenso können Plaques durch übermäßigen Genuß von Alkohol und Tabak ihr Aussehen stark verändern, indem besonders tiefe Ulcerationen mit starker Schwellung der Umgebung entstehen, oder es bedecken sich die Geschwüre mit pseudomembranösen Belägen, wodurch alles Charakteristische verloren geht, so daß sie gar nicht als Plaques gedeutet werden könnten, wenn nicht doch an anderen Stellen der typische Charakter geblieben wäre oder anderweitig vorhandene Symptome die Diagnose sicherstellten.

ad 2. Wenn die Plaques an kantigen oder buchtigen Schleimhautoberflächen auftreten, verlieren sie leicht ihre charakteristische Eigentümlichkeit, indem die drei ringartig angeordneten Teile: *Excoriation, Epithelsaum, hyperämische Zone* nur sehr mangelhaft zu sehen sind, da der eine oder der andere Teil in der Tiefe der Falte verborgen ist. So sieht man zuweilen an der oberen Partie des vorderen Gaumenbogens einen grauweiß verfärbten Epithelsaum von einer hyperämischen Zone umgeben, ein Befund, aus welchem an und für sich nur eine circumscripte Epithelnekrose aus allen möglichen Ursachen gefolgert werden kann. Die Ulceration selbst kann zuvörderst in der Fossa supratonsillaris verborgen und daher unsichtbar sein. Ganz besonders störend für das Erscheinen der typischen Form der Plaques ist die zerklüftete Tonsillenoberfläche, deren Nischen die Plaques in ihrer oberflächlichen Ausdehnung stets unterbrechen und dadurch nur Bruchstücke einer Plaque an den die Krypten begrenzenden Falten zu sehen sind. An mehreren dieser Falten sind dann nur die Epitheltrübungen, an anderen die oberflächlichen Ulcerationen sichtbar, ohne jeden Zusammenhang, und daher auch ohne die beweisende Kraft der typischen Erscheinungsform. Nur durch Kombination dieser partiellen Bilder zu einer zusammenhängenden Form, indes noch vielmehr durch Konstatierung einer typischen Plaque an einer glatten Schleimhautstelle läßt sich der syphilitische Charakter der Tonsillarveränderung sicherstellen. LIEVEN hat sicher Recht, wenn er fordert, daß man in derartigen Fällen den vorderen Gaumenbogen mittels Hakens hervorziehen soll, um diese Stellen zur Anschauung zu bringen.

ad 3 ist hervorzuheben, daß die kombinierenden Entzündungen, wie *Angina follicularis* oder *pseudomembranöse* Auflagerungen usw. die Plaques vorübergehend decken können, so daß erst mit Ablauf der akuten Entzündung die charakteristischen Formen der Plaques erscheinen.

Hier muß auch des Auftretens von Plaques am Dache des Nasenrachenraumes Erwähnung getan werden, wo häufig infolge der schon vorhandenen chronischen Entzündung Sekretborken sitzen. Letztere bedecken die Plaques und ihre Umgebung, so daß selbst nach Entfernung der Sekretborke nur in Ausnahmsfällen das Typische der Plaques zu erkennen ist.

Französische Autoren haben überdies zuerst auf framboisieartig gewucherte Papeln aufmerksam gemacht [1].

Plaques hypertrophiques vegetans. Diese bestehen darin, daß aus dem Geschwürsgrunde der Papel nach Abstoßung des Epithels fleischrote, warzenähnliche fungöse Gebilde hervorscheinen, welche zuweilen gestielt werden können. Man findet sie am häufigsten an der Uvula und an der Mandel. HOPPMANN beobachtete eine 28jährige Frau, bei welcher die fungösen Gebilde beide Gaumenbögen, beide Mandeln, einen großen Teil des Segels bis fast zur Hälfte des

---

[1] Siehe auch WATTEN, BÄUMLER, HOPPMANN (l. c.). Am Zahnfleisch sind die Papeln seltener, zumeist an dem Zahnfleischsaum und an dessen Umschlagsfalten gegen die Wange.

harten Gaumens einnahmen [1]. Ich habe diese Form in einigen seit Monaten bestandenen, bis dahin unbehandelten Fällen von Syphilis gesehen.

Schäffer hat hervorgehoben, daß bei maligner Syphilis mitunter die Plaques zu ausgedehnten flächenhaften Nekrosen führen.

Es sei noch zum Schlusse zweier seltener Lokalisationen der Rachensyphilis gedacht, der Lokalisation an der Zungenmandel und an der Rachenmandel.

Was die Affektion der Zungenmandel betrifft, so scheint diese lange nicht so selten zu sein, wie dies früher angenommen wurde. Schon Türck hat sie beschrieben und abgebildet (Abb. 6). Erst durch Seiferts systematische Untersuchungen ist das häufige Befallensein der Zungenmandel durch Plaques sichergestellt worden. Nach den Ergebnissen dieses Autors soll das Erythem an dieser Stelle nur selten, dagegen die Papeln und Ulcerationen recht häufig (beim weiblichen Geschlecht in 34%, beim männlichen sogar in 40% der Fälle) vorkommen [2].

Das häufigere Befallensein des männlichen Geschlechts dürfte wohl durch den häufigeren Genuß von Alkohol und Tabak bedingt sein. Die Affektion der Zungenmandel wird häufig übersehen, da sie in der Mehrzahl der Fälle keine besonderen subjektiven Störungen verursacht, wenigstens keine typischen, so daß auf ihre Affektion direkt gefahndet werden muß.

Als Resultat der abgeheilten Plaques am Zungenrücken und an der Zungenbasis bleiben oft runde oder elliptische glatte Flecke übrig, welche daher rühren, daß am Zungenrücken die Papillae filiformes zugrunde gehen und sich

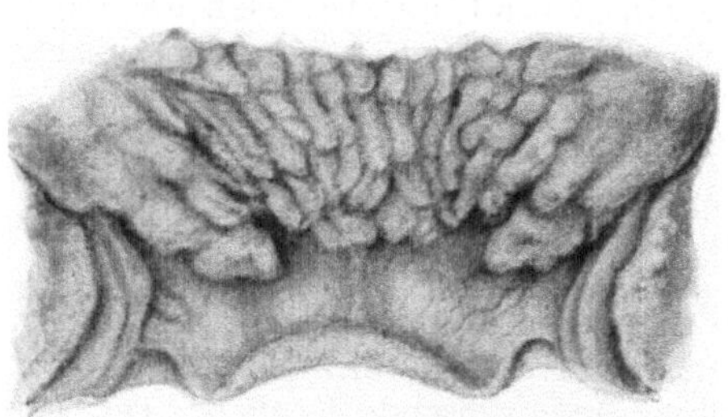

Abb. 6. Syphilitische Plaques an der Zungentonsille. (Türcks Nachlaß.)

nicht mehr erneuern. Schon Fournier hat dieselben beschrieben. An der Zungenbasis atrophiert das lymphoide Gewebe infolge der Narbenbildung.

Hier ist noch der Leukoplakie Erwähnung zu tun, welche nach abgelaufener Syphilis die Lippen- und Wangenschleimhaut, insbesondere aber die Zungenschleimhaut bei solchen Leuten befällt, deren Mundschleimhaut häufigen Irritationen ausgesetzt ist — daher häufiger bei Männern als bei Frauen — vorkommt. Die *Leukoplakie* (auch *Pachydermie*, *Ichthyosis* genannt) besteht in einer subepithelialen zelligen Infiltration der Schleimhaut mit starker Verhornung des Oberflächenepithels und muß nicht unbedingt auf Syphilis beruhen, da dieselbe auch unter dem alleinigen Einfluß vom Tabak und Alkohol entstehen kann. Man unterscheidet daher syphilitische und nichtsyphilitische Leukoplakie.

Sekundäre Syphilis des Nasenrachenraumes.

Obwohl das Vorkommen von *syphilitischen Papeln im Nasenrachenraum* schon von Semmeleder konstatiert wurde, hielt man einige Zeit hindurch die Lokalisation im Nasenrachenraum für selten. Dies hängt aber sicherlich nur mit den relativ seltenen oder unvollkommenen Untersuchungen durch die Rhinoscopia posterior zusammen. Wendts Untersuchungen ergaben sogar,

---

[1] Offenbar gehören auch die von Citelli und Calicati publizierten Fälle über eine eigentümliche Form der Syphilis der Gaumentonsillen hierher.
[2] Siehe die Publikation von Moure und Raulin, Labit, Newcomb, Krieg, Mikulicz und Michelson, Mendel, Heller, Rici usw.

daß in beiläufig $3^0/_0$ aller untersuchten Syphilitiker syphilitische Veränderungen im Nasenrachenraum zu konstatieren sind[1].

Und doch sollte man die Untersuchung des Nasenrachenraumes bei Syphilitikern systematischer betreiben, da nicht selten heftige Schlingbeschwerden und Ohrenschmerzen von der Lokalisation der Papel im Nasenrachenraum bzw. an den Tubenmündungen die Schuld tragen (siehe auch KAHN und FINK).

Der gewöhnliche Verlauf der Papel ist schon geschildert worden. Wenn dieselbe weder lokal noch durch Allgemeinbehandlung beeinflußt wird, so nimmt sie an Flächenausdehnung zu; nach Abstoßung der macerierten Epitheloberfläche entstehen zahlreiche oberflächliche Geschwüre, von Resten des übriggebliebenen Epithelsaumes begrenzt. Bei Konfluenz der seichten Geschwüre werden große Flächen der Schleimhaut defekt, und wenn gleichzeitig Alkohol und Tabak einwirken, werden die Geschwüre, wie schon früher erwähnt wurde, tiefer und die Umgebung gereizter; diesfalls sind die subjektiven Symptome sehr belästigend.

Die Schmerzen bei Bewegung der Zunge sind sehr stark, wenn die Plaques der Zungenränder an den Zähnen scheuern. Bei mäßiger Ausdehnung der Plaques können die subjektiven Symptome minimal sein, indes von den Schmerzen bei Angina dadurch unterschieden, daß die anginösen Beschwerden bei syphilitischen Plaques wochen- und monatelang anhalten[2], während entzündliche Affektionen des Rachens doch in relativ kurzer Zeit, selbst wenn Komplikationen vorhanden waren, ablaufen. Hinsichtlich der entzündlichen Komplikationen ist das Nötige bereits gesagt worden. Hier soll noch der seltenen Komplikation mit Diphtherie gedacht werden (WATTEN). Auch Fälle sind beschrieben, in welchen die dicken croupösen Beläge zu diagnostischen Irrtümern geführt haben[3]. In seltenen Fällen von besonders maligner Syphilis kann es im Anschluß an die Ulceration der Plaques auch zu tiefgehenden Ulcerationen und nekrotischer Abstoßung ganzer Schleimhautbezirke kommen. Es handelt sich hier offenbar um Mischinfektionen, deren Verlauf dann mit entsprechenden Beschwerden verknüpft ist.

Die Papeln haben eine besondere Neigung zur Rezidive, sie beherrschen dann, wie schon erwähnt wurde, jahrelang das gesamte sekundäre Stadium der Syphilis, sie heilen bei zweckmäßiger allgemeiner und lokaler Behandlung, zumeist ohne irgend eine Spur zurückzulassen. In einigen Fällen, besonders bei mangelhafter Behandlung oder nach intensiver Ätzung, ferner unter dem Einfluß von Alkohol und Tabak, bleiben indes an Stelle der Plaques Epitheltrübungen zurück, welche der Beginn jener Bildungen sind, welche zu Leukoplakie der Mundhöhlen- und der Zungenschleimhaut führen, wenn es auch sicher ist, daß Leukoplakien unabhängig vom sekundären Stadium auch in einer späteren Epoche der Syphilis selbständig auftreten können.

2. Diagnose.

Diese ist durch die in dem früheren Kapitel geschilderten objektiven Symptome genügend gekennzeichnet, und doch muß zugegeben werden, daß kaum bei einer anderen Krankheit so viele differentialdiagnostische Schwierigkeiten als bei den Plaques muqueuses vorkommen können. Dies rührt daher, daß die

---

[1] LOCHTE und THOST konstatierten unter 300 untersuchten Fällen 73mal Plaques im Nasenrachenraum.

[2] NIKITIN lenkt die Aufmerksamkeit auf den fieberhaften Verlauf der syphilitischen Ulceration, was übrigens bekannt ist. In seinem Falle handelte es sich um sekundäre Syphilis des Nasenrachenraumes.

[3] RENOY, JUHEL, LEGENDRE (zitiert nach HOPPMANN).

meisten anderweitigen akuten und chronischen Erkrankungen der Schleimhaut der Mundhöhle und des Rachens mit mehr circumscripter oder ausgedehnter Maceration des Epithels einhergehen, also von vornherein der sekundären Syphilis ähnliche Erkrankungsformen aufweisen. In erster Linie kommen die Aphthen und aphthenähnlichen, dann die bei Stomatitis vorkommenden Epithelmacerationen, des weiteren der Pemphigus, Herpes, Lichen ruber planus, Angina Vincenti, Hydrargyrose und circumscripte Traumen der Schleimhaut in Betracht. Was vor allem die Aphthen betrifft, so ist die Unterscheidung in den meisten Fällen leicht. Die Aphthen sind scharf begrenzte, kreisrunde oder ovale Epitheltrübungen, welche sich von der Schleimhautumgebung viel schärfer als die Plaques abgrenzen. Die stark hyperämische Einsäumung ist beiden Bildungen gemein. Vor Augen ist zu halten, daß das grauverfärbte Epithel bei den Plaques einen charakteristischen Glanz hat (Fettglanz, Perlmutterglanz), während das Epithel bei den Aphthen und in allen aphthenähnlichen Prozessen ein mattes Kolorit, ähnlich einem Kreide- oder Lapisfleck aufweist. Auch nehmen die Aphthen und die Epitheltrübungen bei Stomatitis nicht selten im weiteren Verlaufe eine gelbliche Färbung an. Eine Verwechslung beider kann nur in dem ersten Stadium vorkommen. Bei weiterer Entwicklung der Plaques wird schon nach 2—3 Tagen die charakteristische Erscheinungsform mit dem Epithelsaum an der Peripherie der Ulceration jeden Zweifel beheben, denn bei den Aphthen und ähnlichen Prozessen wird fast immer gleichzeitig der ganze macerierte Epithelfleck abgestoßen, so daß die bloßgelegte Papillarschichte der Schleimhaut nicht von einem Epithelsaum, wie die Papel, sondern scharf gerändert von der stark hyperämischen Schleimhaut unmittelbar begrenzt wird. Es muß indes zugegeben werden, daß sowohl am Zungenrand als auch an den Tonsillen infolge des traumatischen Momentes, bzw. infolge der zerklüfteten Tonsillenoberfläche, alle die erwähnten lokalen Merkmale im Stiche lassen können, so daß die Untersuchung des ganzen Körpers nach einem vorhandenen Exanthem und nach multiplen Adenitiden zu Unterstützung der Diagnose herangezogen werden müssen. Führt diese Untersuchung nicht zum Ziele, dann kann nur die serologische Untersuchung entscheiden. Es ist des weiteren nicht zu vergessen, daß die Papeln zahlreiche Exemplare der Spirochaeta pallida beherbergen, so daß auch ihr Nachweis für die Diagnose herangezogen werden kann, wenn auch die Differentialdiagnose gegenüber anderen in der Mundhöhle zahlreich vorkommenden Spirochäten anderer Art nicht mit verläßlicher Sicherheit zu stellen ist.

Nicht leicht ist die Verwechslung mit Herpes pharyngis, insbesondere im Beginne des Herpes, solange noch die Bläschen selbst oder die in den Gruppen stehenden vertrockneten Reste derselben sichtbar sind. Nur im späteren Stadium kann auch bei Herpes als Abschlußstadium eine macerierte Schleimhautoberfläche erscheinen, welche differentialdiagnostisch gegen eine syphilitische Papel in Betracht kommen könnte. Aber diese Art Epithelflecke sind matt und von einiger Konstanz, verändern sich tagelang gar nicht, während die syphilitischen Plaques in ihrem Aussehen von höchst labilem Charakter sind. Die weitere Untersuchung auf andere allgemeine Erscheinungen der Syphilis sichert die Diagnose.

Auch der Schleimhautpemphigus kann zuweilen Ähnlichkeit mit der syphilitischen Papel haben und diesbezügliche Verwechslungen habe ich oft gesehen. Man muß sich vergegenwärtigen, daß das charakteristische Stadium der Blasenbildung an der Schleimhaut, wie fast alle erfahrenen Beobachter bestätigen, fast niemals beobachtet wird. Man sieht nur eine trübgraue, nekrotische Epithelmembran der früheren Blasenmembran der entzündlichen Schleimhaut aufliegen. Eine eingehendere Untersuchung wird uns indes fast stets belehren, daß die

Auflagerung bei Pemphigus an einzelnen Stellen ihren Charakter als häutiges Gebilde bewahrt hat, eine Feststellung, welche allein für sich schon genügt, um eine syphilitische Papel auszuschließen. Bei weiterer Beobachtung fehlen die den Papeln eigentümliche Entwicklung und anderweitige Symptome des Sekundärstadiums.

Wichtig ist die Differentialdiagnose gegen Lichen ruber planus, da derselbe in fast $50^0/_0$ der Fälle auch die Schleimhaut der Mundhöhle in Mitleidenschaft zieht, in einigen Fällen sogar hier zuerst auftritt. Man vergesse nicht, daß die Grundform der Lichenpapel gewöhnlich ein stecknadelkopfgroßes, rundes, perlmutterweißes Knötchen darstellt, ohne die bei Plaques vorhandenen ausgesprochenen Entzündungen[1].

An dieser Stelle muß auch der Differentialdiagnose zwischen Plaques einerseits und Stomakake und Mercurialismus andererseits Erwähnung getan werden. Von der lokalen Hydrargyrose werden entweder bisher Gesunde[2] oder Luetische durch Übersättigung mit Quecksilber befallen"[3].

Es handelt sich hierbei um mehr gelblichweiße, pseudomembranöse Auflagerungen, welche sich nach Aussetzen der Quecksilbertherapie allmählich ablösen. Die nur entfernte Ähnlichkeit mit Papeln und die anamnestischen Angaben werden leicht vor Verwechslung mit Syphilis schützen (Abb. 7).

Man beachte, daß bei Stomatitis und Mercurialismus das Zahnfleisch die bevorzugteste Stelle der Affektion ist, während die sekundäre Syphilis gerade an dieser Stelle sehr selten ist. Bei Mercurialismus ist der Saum an den Zahnfleischrändern typisch nebst samtartiger Schwellung der Gingiva; oft ist nebstbei Albuminurie vorhanden.

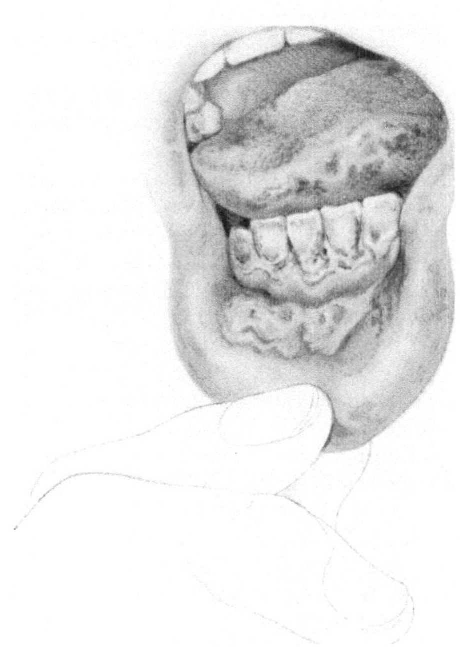

Abb. 7. Geschwüre an Lippen, Zahnfleisch und Zunge bei Quecksilbervergiftung. (TÜRCKS Nachlaß.)

Schwer ist die Unterscheidung bei Kombination von syphilitischen Plaques mit Mercurialismus, wie dies öfters bei Quecksilberbehandlung der Syphilis zu verzeichnen ist, was auf Rechnung der Syphilis und des Mercurialismus zu setzen ist, da die mercurielle Stomatitis auch der erosiven Form ähnliche Veränderungen setzen kann. Toxische Exantheme nach Einnahme von Antipyrin, Salipyrin, Salol, Phenacetin haben nur entfernte Ähnlichkeit mit syphilitischen Plaques und verschwinden sofort nach Aussetzen des Mittels.

Syphilitische Papeln an der Tonsille können, wenn sich sekundäre Infektionen hinzugesellen, vorübergehend auch einige Ähnlichkeit mit *Angina Vincenti*

---

[1] Siehe die Publikation von ANDRY, STOHWASSER, HAMSCHER, KÖBNER.

[2] SOMMERBRODT, KING. Der erstere beobachtete den Mercurialismus bei einem Bademeister, der täglich 55 Syphilitiker mit grauer Salbe eingerieben hat.

[3] SCHUHMACHER berichtet über zwei Fälle, bei welchen die lokale Hydrargyrose durch Zahnplatten verursacht wurde.

aufweisen. Die leichte Drüsenschwellung kann bei beiden vorkommen. Die umkomplizierten Plaques der Tonsillen können niemals Gegenstand einer Verwechslung sein. Man beachte übrigens, daß sich nebst atypischen Plaques an den Tonsillen, gewöhnlich an anderer Stelle ganz typische vorfinden, welche einen Zweifel nicht aufkommen lassen. Die mikroskopische Untersuchung ergibt bei Angina Vincenti den typischen Befund von Spirochaeta refringens und Bacillus fusiformis, dagegen keine Spirochaeta pallida. Aber ein Verlaß ist auf dieses Resultat kaum. In schwierigen Fällen wird die Wassermannsche Probe entscheiden.

Eine Verwechslung der papulösen Syphilis mit einem Primäraffekt kann nur im ersten Momente stattfinden, denn der Primäraffekt ist in der überwiegenden Anzahl der Fälle einseitig, die Plaques dagegen doppelseitig, ja multipel. Überdies setzt der Primäraffekt eine mehr oder weniger ausgesprochene Verhärtung an der von ihm befallenen Schleimhautstelle, während die Plaques keine Infiltration bedingen. Bei Primäraffekt der Tonsille finden wir, wenn auch in verschiedenem Grade, den indolenten Bubo auf Seite der Affektion ausgeprägt, während bei der sekundären Lues keine einseitige, sondern eine allgemeine, aber geringfügige Drüsenschwellung zu konstatieren ist.

Unter den exsudativen Prozessen ist noch das Erythema multiforme zu nennen, welches an den Schleimhäuten der Mundhöhle und des Rachens plaquesähnliche Veränderungen setzen kann. Die Ähnlichkeit ist mitunter so verblüffend, daß selbst der Erfahrenste aus dem lokalen Befund allein keine sichere Diagnose zu stellen vermag. Doch lehrt die weitere Untersuchung, der fieberhafte Beginn, das Vorkommen der charakteristischen Erythemflecke an der Streckseite der Extremitäten oder eventuelle Rezidiven, Pigmentflecke, daß es sich um Erythema multiforme handelt.

Ich habe Fälle von akut einsetzendem Lymphosarkom der Tonsille gesehen. Es kommt dabei mitunter zu leichter pseudomembranöser Auflagerung auf einer oder auf beiden Tonsillen mit stark entzündeter Umgebung, so daß bei einseitigem Auftreten die Differentialdiagnose gegenüber einem Primäraffekt, bei doppelseitigem Auftreten gegenüber sekundärer, papulöser Syphilis in Erwägung kommt. Bei einseitigem Auftreten ist die Ähnlichkeit mit einem Primäraffekt sehr groß. Die vergrößerte Tonsille ist an der Oberfläche ulceriert, und die bald auftretende erhebliche, aber indolente Drüsenschwellung derselben Seite ist für die Annahme eines Primäraffektes sehr verlockend. Bei beiderseitigem Auftreten des Lymphosarkoms ist die Verwechslung nicht leicht, wegen der Seltenheit des doppelseitigen Primäraffektes bei Syphilis. Die Verwechslung mit sekundärer Syphilis kann nur vorübergehend sein, da einerseits anderweitige sekundäre Symptome nicht existieren, andererseits die hochgradige Lymphdrüsenschwellung nicht im Charakter des sekundären Stadiums der Syphilis liegt. Allfällige genaue Untersuchung des Körpers und die Wassermannsche Probe werden die endgültige Aufklärung bringen.

Tuberkulose. Eine Verwechslung mit tuberkulösem Ulcus wird nur in seltenen Fällen möglich sein. Man muß vor allem das allgemein Charakteristische beider Arten von Geschwüren vor Augen halten: daß das tuberkulöse Ulcus auf anämischem, dagegen die syphilitische Papel auf hyperämischem Boden sich entwickelt. Die Ränder der tuberkulösen Ulcera sind von schlaffen anämischen Granulationen, die syphilitischen Plaques dagegen zuvörderst von dem grauweißen, fettig glänzenden Epithelsaum und dann von der hyperämischen Schleimhaut umgeben.

Es läßt sich indes nicht leugnen, daß im fortgeschrittenen Stadium der Tuberkulose des öfteren aphthenähnliche Ulcerationen mit entzündeten Rändern von großer Schmerzhaftigkeit vorkommen, die syphilitischen Papeln ähnlich sein können. Zumeist ist dies bei sputumreichen Patienten der Fall.

Aber nur der erste Aspekt kann von Zweifeln begleitet sein, da schon eine oberflächliche Orientierung hinsichtlich des Allgemeinzustandes des Kranken bald den wahren Sachverhalt aufklären wird. Nur selten ist die Untersuchung des Sekretes auf Tuberkelbacillen oder die serologische Untersuchung unbedingt nötig, um ins Klare zu kommen.

Die Verwechslung der Papel mit Lupus ist wohl schwer möglich, nur dann, wenn man über den Charakter beider fast gar nicht orientiert ist. Der exquisit chronische, ganz reaktionslose, gleichzeitig Knötchen, Ulcerationen und atrophische Stellen aufweisende Geschwürsgrund und seine Umgebung sind bei Lupus so charakteristisch, daß hierbei eine Papel gar nicht in Frage kommt.

Kombination von Tuberkulose und Lues. Schwierigkeiten können überdies bei Mischformen von Tuberkulose und Syphilis eintreten. Die Diagnose läßt sich indes bei aufmerksamer Beobachtung dennoch stellen. Nach antiluetischer Therapie krystallisiert nämlich heraus, welche der Ulcerationen tuberkulösen Charakters sind, da die luetischen Geschwüre abheilen, dagegen die tuberkulösen in ihrer typischen Form unverändert bleiben. Hinsichtlich der Differentialdiagnose muß zum Schluß nochmals bemerkt werden, daß wir nebst der eingehenden Würdigung der klinischen Erscheinungen in der Sekretuntersuchung des Geschwürsgrundes (die Papeln sind relativ reich an der spezifischen Spirochaeta pallida) und in der serologischen Untersuchung sehr wichtige Mittel haben, um etwaige Zweifel in der Diagnose zu bannen.

Man muß sich immer vor Augen halten, daß die klinischen Erscheinungsformen der sekundären Syphilis trotz ihres in den meisten Fällen wohl charakterisierten typischen Charakters doch polymorph sind und dadurch zuweilen einen vom Typus sehr abweichenden Charakter aufweisen können.

Noch ist der Leukoplakie Erwähnung zu tun, welche besonders im Anfangsstadium, solange sie noch herdförmige Flecke bildet, den syphilitischen Plaques ähnlich sehen kann. Man vergesse nicht, daß die Leukoplakie ein chronischer Zustand ist, während die Plaques von Tag zu Tag ihre Form und Ausbreitung wechseln und mit akut entzündlichen Veränderungen der Umgebung einhergehen.

Einige Zungenerkrankungen zeigen, wenn auch nur entfernte Ähnlichkeit mit syphilitischer Plaquesbildung. Der wenig erfahrene Arzt hält des öfteren die eigentümliche weißgraue Zeichnung bei der Lingua geographica für konfluierende syphilitische Plaques. Doch lehrt eine aufmerksame Betrachtung, daß der häufige Wechsel der Zeichnung ohne jede entzündliche Reaktion einhergeht, und daß bei Lupenbetrachtung unschwer zu erkennen ist, daß die weißlichen Flecke auf Verdickung der Papillae filiformes beruhen (C. CASPARY). Auch ist hier der selteneren Erkrankung der *Glossitis superficialis Mölleri* Erwähnung zu tun. Hier wird das Bild nicht durch die grauweißen Streifen, sondern durch die blutroten Streifen und Ringe beherrscht, während die weißen dazwischen gelegenen Streifen nur eine sehr entfernte Ähnlichkeit mit Plaques haben.

III. Die tertiäre Syphilis der Mundhöhle, des Rachens und Nasenrachenraumes.

1. Pathologische Anatomie.

Das Gumma tritt in der Mundhöhle, im Rachen und Nasenrachenraum ähnlich wie in der Nase in zwei verschiedenen Typen auf: 1. In Form der Infiltration, 2. in Form der circumscripten Geschwulstbildung. Es sind dies nur formelle Verschiedenheiten, welche erklären, daß die tertiären luetischen Veränderungen manchmal als diffuse teigige Infiltration mit mehr flächenhafter Ausdehnung, manchmal indes mehr in der Form einer circumscripten Geschwulst in Erscheinung treten. Überdies ist die Unterscheidung wichtig, ob die Infiltration in der Schleimhaut selbst oder im Periost auftritt. Letztere Form ist viel maligner, da sie viel umfangreichere Nekrosen der knöchernen Grundlage bedingt. Es ist mehr als wahrscheinlich, daß die umfangreichen Zerstörungen bei vielen Formen der gummösen Syphilis, insbesondere bei solchen hereditärer Natur, in welchen selbst eine rechtzeitig eingeleitete intensive antisyphilitische Kur nicht umfangreiche Zerstörungen der knöchernen Teile zu verhindern vermag, in der primären Lokalisation der Gummen im Periost und im Knochen ihren Grund haben. Ähnliche Verhältnisse obwalten, wie wir dies gesehen haben, auch bei den gummösen Prozessen der Nase und deren Nebenhöhlen. Hinsichtlich der Histologie des Gumma sei auf das in der Einleitung Angeführte hingewiesen.

Die Gummen haben Neigung zu zentraler Erweichung, wodurch Geschwüre mit scharfen Rändern und kraterförmiger Vertiefung entstehen, welche, wenn nicht rechtzeitig therapeutisch eingegriffen wird, sowohl an Umfang als an Tiefe zunehmen und durch Entblößung des Knochens, sowie durch sekundäre Infektion rasche Zerstörungen herbeiführen können[1].

Die nach dem Gumma entstehenden Narben sind entsprechend dem Umfang der Geschwüre mehr von circumscripter oder ausgedehnter Beschaffenheit. Sie zeigen große Neigung zur Schrumpfung und haben oft erhebliche Verengerung der durch Weichteile begrenzten Öffnungen der oberen Luftwege im Gefolge.

2. Pathogenese.

Wenn es auch im allgemeinen richtig ist, daß die tertiär syphilitischen Erscheinungen des Rachens und des Nasenrachenraumes zu den Spätformen der Lues gehören und im allgemeinen durchschnittlich erst mehrere Jahre (3—4) nach erfolgter Infektion oder selbst nach 20—30 Jahren in Erscheinung treten, so muß doch daran festgehalten werden, daß diese Regel häufige Ausnahmen erleidet, indem zuweilen tertiäre Formen unmittelbar nach den sekundären Erscheinungen sich einstellen können.

Es ist schon aus früheren Zeitperioden der statistische Nachweis gelungen, daß von den tertiären Symptomen häufiger diejenigen Syphilitiker befallen werden, welche im primären und sekundären Stadium eine ungenügende Behandlung erfahren haben. Nach unserer heutigen Auffassung ist es selbstverständlich, daß es sich um das Wiederaufflackern der Krankheit durch lange liegen gebliebene und nicht getötete Treponemen handelt, wie dies auch aus dem interessanten Befund von Pasini hervorgeht, der im atrophischen Hautgewebe nach geheilter Papel noch nach zwei Jahren Treponemen vorfand. Nach dieser Erkenntnis muß die Behauptung mancher Autoren[2], nach welcher Syphilitiker, die übermäßig mit Quecksilber behandelt wurden, eine besondere Neigung zur Gummabildung aufweisen sollen, als unbegründet angesehen werden.

3. Subjektive und objektive Symptome.

Wir wollen im folgenden die tertiär-syphilitischen Veränderungen an den wichtigsten Partien des Rachens und des Nasenrachenraumes eingehender würdigen.

---

[1] Es sind zahlreiche Fälle von Nekrosen der Halswirbelsäule mit Übergang auf das Halsrückenmark und Arrosion der A. vertebralis bekannt. In Gerbers Zusammenstellung führt allein Ward in seiner Statistik bis 1904 58 derartige Fälle an, deren Anzahl seither erheblich vermehrt wurde.

[2] Siehe Hoppmann.

Fassen wir zuerst den weichen Gaumen, eine der Prädilektionsstellen der tertiären Syphilis, ins Auge, da der Verlauf sich hier am besten studieren läßt. Gleichviel ob es sich um eine mehr diffuse Infiltration oder um einen Gummiknoten handelt, ist zuerst eine mehr oder weniger umschriebene Infiltration mit deutlich hyperämischer Umgebung zu bemerken. In diesem Stadium sind die subjektiven Beschwerden geringfügig: minimales Schluckhindernis, gewöhnlich ohne Schmerzen; bei ausgedehnter Beteiligung des weichen Gaumens und der Gaumenbögen ist eine ausgesprochene Parese des weichen Gaumens, daher mangelhafter Abschluß des Nasenrachenraumes und gelegentliches Verschlucken vorhanden. Dieses Stadium der Infiltration kann Wochen, auch Monate in Anspruch nehmen, wie überhaupt der zeitliche Verlauf der gummösen Prozesse ein äußerst wechselnder ist. Nach einiger Zeit entsteht in der Mitte der Infiltration eine leichte Erweichung, zentrale Einschmelzung des Gumma, in deren Folge das für das Gumma charakteristische Geschwür mit dem locheisenförmigen, scharfen und steil abfallenden, daher als „kraterförmig" bezeichneten Rande entsteht. Der Geschwürsgrund ist mit einem dicken, nekrotischen Belage bekleidet. In weiterer Folge vertieft sich das Geschwür oder nimmt flächenartig zu, je nach der ursprünglichen Beschaffenheit des Infiltrates, behält aber, solange das Geschwür nicht artefiziell beeinflußt wird, den geschilderten Charakter. Bei den in die Tiefe greifenden Geschwüren wird hierbei sehr bald eine komplette Perforation und eine Kommunikation zwischen Mundhöhle und Nasenrachenraum erfolgen. Wird indes rechtzeitig eine Therapie eingeleitet, dann begrenzt sich, je nach der zutage getretenen Wirksamkeit der Therapie, das Geschwür, letzteres füllt sich mit Granulationen aus und es entsteht eine straffe Narbe, welche im Laufe der Jahre an Dichte noch mehr zunimmt und selbst noch nach Dezennien Zeugnis von der stattgefundenen syphilitischen Ulceration ablegt. Es können sich natürlich auch mehrere Gummen auf einmal entwickeln, welche, wenn sie aneinander grenzen, sehr große unregelmäßige, stets die mit den charakteristischen scharfen, kraterförmig abfallenden Rändern versehenen Substanzverluste erzeugen. Da die Kranken leider nur selten im Beginne des Infiltrationsstadiums, häufiger indes in dem fortgeschritteneren ulcerösen Stadium sich melden, kann trotz eingeleiteter energischer Therapie nicht mehr dem Verlust des größten Teiles des weichen Gaumens nebst allen seinen unangenehmen Konsequenzen vorgebeugt werden. Geht der Prozeß auf den harten Gaumen über, oder entsteht derselbe a priori hier, dann ist große Gefahr vorhanden, daß Teile des harten Gaumens nekrotisieren, welcher Prozeß insbesondere nach sekundärer Komplikation sehr ausgedehnten Umfang annehmen kann. Letzteres ist in der Regel der Fall, wenn die gummöse Infiltration von vorneherein in dem Periost oder in dem Knochen aufgetreten ist, wie dies bei der hereditären Syphilis oft zu sehen ist[1].

Es können hierbei außer den Teilen des harten Gaumens auch Teile des Gaumenbeines und größere Teile des Oberkiefers verloren gehen. Auch kann das Tempo, in welchem die Knochen nekrotisieren, ein verschieden rasches sein. Bei sekundärer eitriger Periostitis können in wenigen Tagen unter heftigen Fiebersymptomen und lokalen Beschwerden große Knochenpartien abgestoßen werden. Nicht so klar und einfach stellen sich indes die Verhältnisse dar, wenn die gummöse Infiltration nicht an der unteren oralen, sondern an der oberen nasopharyngealen Fläche entsteht. Seit jeher, schon seit den Beobachtungen von TÜRCK und SEMMELEDER sind diese Gummen wegen ihres heimtückischen Charakters verrufen.

---

[1] Siehe das Kapitel der hereditären Syphilis und die „Syphilis der Nase und deren Nebenhöhlen".

Die Kranken klagen nur über geringfügige anginöse Beschwerden, auch ist am weichen Gaumen nur eine begrenzte, unregelmäßige Rötung sichtbar. Nichts

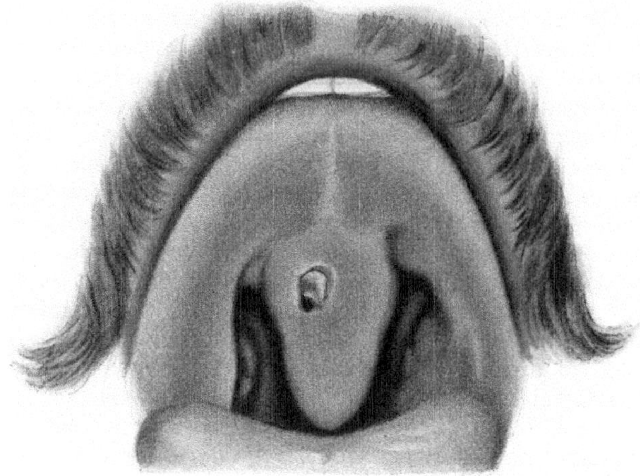

Abb. 8. Perforierendes Gumma am weichen Gaumen. (Nach MIKULICZ-MICHELSON.)

weist den ahnungslosen Beobachter auf eine ernstere Erkrankung hin, bis eines Tages mitten in dem hyperämischen Fleck ein speckig belegtes Ulcus

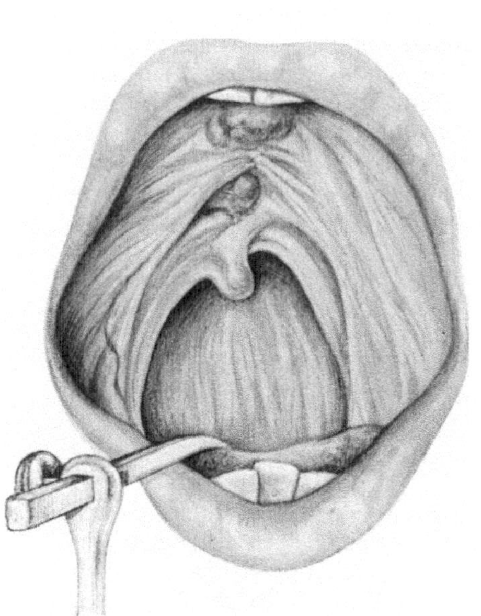

Abb. 9. Umfangreiche Narbenbildung im Rachen nach gummöser Syphilis. (TÜRCKS Nachlaß.)

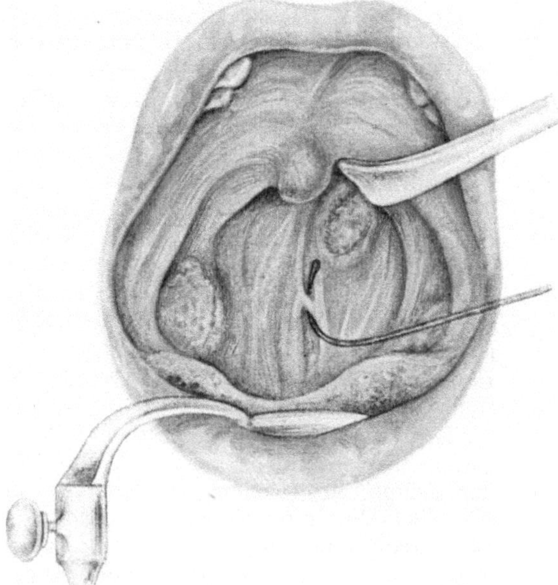

Abb. 10. Frische gummöse Ulcerationen auf altem syphilitisch-narbigem Boden. (TÜRCKS Nachlaß.)

erscheint, d. h. das von oben nach unten durchbrochene Ulcus sich präsentiert, wodurch erst der Ernst der Situation augenfällig wird (Abb. 8)[1]. Dieselbe Über-

____

[1] Neuerdings macht JOBSON HORN auch darauf aufmerksam.

raschung kann man auch am harten Gaumen erleben, was in seinen Konsequenzen noch ernster erscheint. Es handelt sich hierbei um einen gummösen Prozeß an dem unteren Rande des Vomers und an den entsprechenden Ansatzstellen des harten Gaumens an der nasalen Fläche. Dieser Prozeß geht oft symptomlos einher und nur eine circumscripte, scharf begrenzte Rötung am harten Gaumen erregt die Aufmerksamkeit. Diese Rötung ist nichts anderes als das Zeichen des nahe bevorstehenden Durchbruches eines Gumma, welches vom Patienten wenig beachtet und vom Arzt bei der nasalen Untersuchung übersehen wurde.

Aus obiger Schilderung geht hervor, daß begrenzte Rötungen und Schwellungen am weichen und harten Gaumen für das Bestehen eines Gumma an der hinteren Fläche des Velum, bzw. eines gummösen Prozesses an dem Nasenboden äußerst verdächtig sind. Die daraus zu folgernden diagnostischen Prinzipien werden wir im nächsten Kapitel erörtern. Der Ausgang der Geschwüre nach erfolgter Heilung zeigt vernarbte Perforationen, Narben, Kulissen, Verwachsungen und Verziehungen (Abb. 9).

Die im Hypo-, Meso- und Epipharynx auftretenden Gummen sind von ähnlicher Beschaffenheit wie die eingangs geschilderten Gummen am Velum: bald mehr diffus, bald mehr circumscript, bald solitär, bald multipel, aber stets mit entzündeter Umgebung und dem kraterförmigen Geschwürsgrund (Abb. 10). Dasselbe ist der Fall hinsichtlich der Gaumenbögen. Bei Gummen der hinteren Rachenwand ist es von Wichtigkeit, ob das Gumma primär von der Schleimhaut selbst oder vom Periost der Wirbelkörper entstanden ist. In letzterem Falle können infolge Übergreifens der Prozesse auf die größeren Blutgefäße und auf den Wirbelkanal tödliche Blutung aus der A. vertebralis, bzw. Lähmungen infolge von Myelitis entstehen[1]. Man vergesse weiter nicht, daß die *A. carotis externa* der seitlichen Pharynxwand nahe anliegt, daß somit an dieser Stelle ein tiefgreifender Gummiknoten leicht eine Arrosion dieses Blutgefäßes bedingen kann[2].

Ebenso verhalten sich, wenn auch nicht immer gleich gut sichtbar, die an den Seitensträngen auftretenden gummösen Ulcerationen, welche nicht selten nach oben bis zur Tube und darüber hinaufreichen und weit nach unten bis in den Sinus piriformis sich erstrecken. Sie entstehen oben von der Plica salpingo-pharyngea, der Lieblingsstelle der gummösen Syphilis im Epipharynx und geben zu heftigen Ohrenschmerzen Anlaß. Sie werden nicht selten durch die hinteren Gaumenbögen gedeckt, so daß sie erst bei starker Seitendrehung des Kopfes nach Abziehen des hinteren Gaumenbogens und mittels der Rhinoscopia posterior sichtbar werden, ebenso werden die nach unten reichenden Gummen in ihrem ganzen Umfange erst durch die Laryngoskopie zur Anschauung gebracht.

Die Tonsillen sind nur selten der primäre Sitz von Gummen, gewöhnlich sind sie nur sekundär vom Velum aus ergriffen. Doch sind mehrfach einzelne geschwulstförmige Gummen, die submukös lagen, beobachtet worden, die wie gutartige Tumoren imponierten[3].

Auch mehrere Einzelknoten sind beobachtet worden[4]. Wie die meisten Krankheitsprozesse, so erleidet auch das Gumma an der Tonsille infolge der oft zerklüfteten Oberfläche letzterer und infolge der häufig komplizierenden

---

[1] Fall von CULLERIER mit Wirbelnekrose; ausgeheilte Fälle von partieller Wirbelnekrose beobachteten CHAPMAN, FISCHER, MALMSTEN. MACKENZIE sah einen Fall von Sequester der Wirbelkörper mit tödlicher Blutung aus der A. vertebralis.

[2] Zwei Fälle von LANDRIEUX und RAULIN. JUAN DE AZURA sah zwei Fälle von tödlicher Blutung bei Pharynxgumma, ohne genaue Angabe der Lokalisation.

[3] Siehe Fälle von BAUROWICZ, LEWINGER, LÖHNBERG.

[4] Fälle von PIVAUDRAN, JUHEL, RENOY, ROYER, NATIER, LEDERMANN, HENRY, FROISSART.

sekundären Entzündung Abweichungen von der typischen Form. Es ist klar, daß, wenn gleichzeitig eine lacunäre Angina mit Fieber und heftigen Schlingbeschwerden auftritt, oder wenn gleichzeitig aus dem Lacuneninhalt eine diffuse, diphtheroide Membran an der Oberfläche sich bildet, das Bild des Gumma gedeckt ist. Auch die schmerzhafte regionäre Drüsenschwellung, welche in derartig komplizierten Fällen auftritt, ist nicht im Wesen der gummösen Prozesse gelegen, da dieselben in unkomplizierten Fällen überhaupt keine regionären Drüsen bedingen.

In reinen Fällen gummöser Erkrankung oder nach Vorübergehen der akuten Komplikation zeigt sich auch das tertiäre Mandelgeschwür in seiner typischen Form mit den steil abfallenden kraterförmigen Rändern. Bei zerklüfteten Tonsillen greift das Geschwür rasch in die Tiefe und im Falle des Ausbleibens einer rechtzeitigen Therapie kann es, wie mehrere derartige Fälle bereits erwähnt wurden, infolge Arrosion größere Gefäßstämme zu tödlicher Blutung kommen.

Gummen der Zunge, der Zungenmandel und des Zahnfleisches.

Seit der ausgezeichneten Beschreibung der Zungenkrankheiten durch Butlin wissen wir, daß das Gumma der Zunge sowohl in circumscripter als in diffuser Form die Zunge ergreift. Erstere ist häufiger und neigt mehr zur Ulceration, letztere dagegen mehr zur Sklerose (Fournier). Häufiger sind die tiefen als die oberflächlichen Gummen, ihre Prädilektionsstelle ist der Zungenrücken. Die circumscripten Gummen zeigen den typischen Charakter mit Ausnahme an den Zungenrändern, wo durch das mechanische Scheuern oft abnorme Verhärtungen und geschwulstförmige Wucherungen vorkommen, so daß eine Verwechslung mit Cancer leicht vorkommen kann.

Die diffuse, sklerosierende gummöse Infiltration führt zu zahlreicher Furchenbildung durch Schrumpfung der Infiltrate. Es bleiben dann zwischen den tiefen, sich vielfach kreuzenden Furchen nur Teile verkümmerten Zungenparenchyms zurück. In Fällen geringerer Intensität ist die Verwechslung mit einer angeborenen, gelappten Zunge möglich, doch nur bei oberflächlicher Betrachtung, da bei der normalen Zunge nach Lüftung der Fissuren der normale, mit Papillen besäte Grund der Furchen, während bei der durch Syphilis gefurchten Zunge die narbige Beschaffenheit der Furchenfläche hervortritt. In hochgradigen Fällen von sklerosierender Lues der Zunge bleibt nur ein Torso der Zunge übrig, welche starr und unbeweglich ist, überdies noch mit Leukoplakie bedeckt und mit Fissuren besät die Quelle großer Schmerzen und Unbehagens ist.

Die große Neigung tertiär-syphilitischer Zungen, insbesondere der durch Leukoplakie veränderten, an Carcinom zu erkranken, ist allgemein bekannt.

Die Gummen an der Zungenmandel sind teils primär, teils von dem Kehldeckel und von der übrigen Zungensubstanz fortgeleitet. Selbständig in der Zungenmandel ist das Gumma nur selten zu sehen. Gewöhnlich sind mehrfach Gummen an anderen Stellen der Zunge in verschiedenen Stadien, nebst Narbenbildung zu sehen. Es ist vielleicht nötig, hier schon darauf hinzuweisen, daß Gummen an der Zungenbasis mitunter statt der scharfen aufgeworfene Ränder haben (infolge der mechanischen Reizung beim Schlucken) und dadurch große Ähnlichkeit mit dem Carcinom der Zungenbasis aufweisen. Ich erinnere mich mehrerer derartiger Fälle aus meiner Praxis. In einem Falle heilte die von mehreren Chirurgen als Carcinom erklärte Geschwulst an der Zungenbasis nach Jodtherapie vollständig[1].

---

[1] Über Gumma der Zungenmandel sind zahlreiche Publikationen vorhanden: Martellière, Hitschcock, Moure Raulin, Jurasz, Kronenberg, Michael, Seifert, Rosenberg, Schmiegolow und Escat.

Escat, Seifert haben über einen ähnlichen Fall berichtet.

Escat betont die heftigen Schlingbeschwerden bei Ulceration des Gumma der Zungenmandel, was ja nicht Wunder nimmt, wenn man die mechanische Reibung bedenkt, welcher die Zungenbasis beim Schlucken ausgesetzt ist. Ein häufiges Resultat des sklerogummösen Prozesses an der Zungenmandel ist, wie nach sekundärer Lues, die glatte Atrophie der Zungentonsille. Sie kommt indes auch ohne Lues vor, überhaupt ohne nachweisbaren Grund[1].

Das Zahnfleisch erkrankt ebenso selten an tertiärer als an sekundärer Syphilis. Die beobachteten Fälle zeichnen sich durch pilzförmige Wucherungen des Zahnfleisches aus, welche ähnlich einer Epulis[2] aussehen und von Zahnausfall begleitet sind (Abb. 11).

Die tertiäre Lues im Nasenrachenraum zeigt keine auffallenden Besonderheiten. Das Gumma kommt daselbst an allen Stellen vor, an der hinteren Nasenrachenwand, am Rachendach, an der Rachentonsille, an den Wülsten der Tuba Eustachii und an den lateralsten Pharynxpartien (Abb. 12 u. 13). Je nach der Lokalisation bedingen sie das eine Mal mehr Schlingbeschwerden (hintere

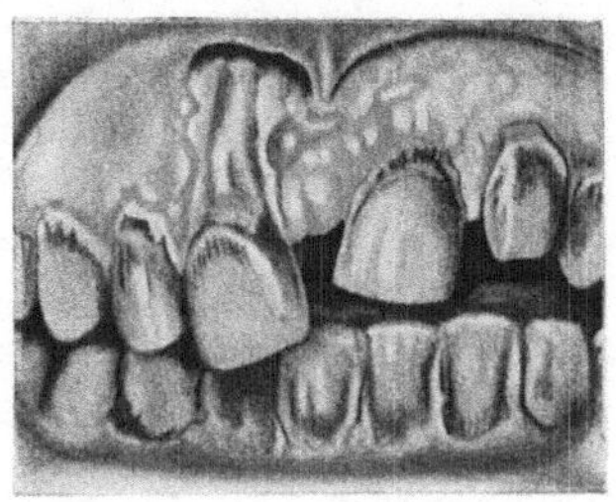

Abb. 11. Gingivitis gummosa.
(Türcks Nachlaß.)

und seitliche Rachenwand) oder Schlingbeschwerden und Ohrenbeschwerden bei Affektion der Umgebung der Tube und der Seitenstränge des Rachens. Auch hier können komplizierende sekundäre Entzündungen das Allgemeinbefinden stark alterieren und regionäre Drüsenschwellung bedingen. In Fällen, wo die Geschwüre im Nasenrachenraum die Fortsetzung der Geschwüre des oralen Teiles bilden, wird ihre Konstatierung keine besonderen Schwierigkeiten bereiten, indem die Rhinoscopia posterior und anterior dieselbe ermöglichen werden. Aber

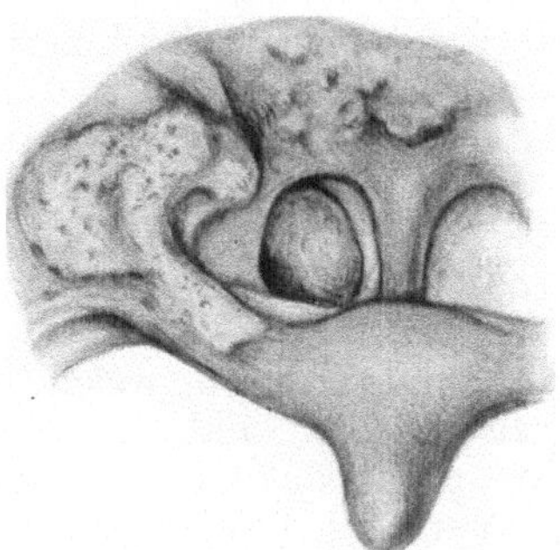

Abb. 12.
Tertiäre Syphilis des Nasenrachenraumes
mit besonderer Beteiligung der Tubengegend.
(Türcks Nachlaß.)

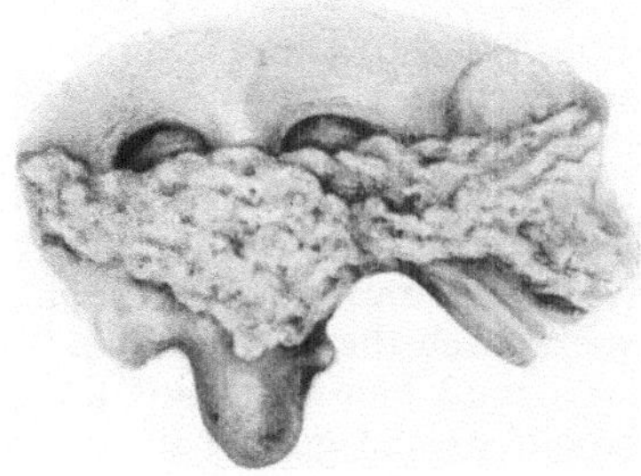

Abb. 13.
Tertiäre Syphilis des Nasenrachenraumes.
(Türcks Nachlaß.)

schon vom Beginne der rhinoskopischen Ära [Türck (l. c.), Semmeleder (l. c.)] an, ist es bekannt, daß die tertiäre Nasenrachenlues manchmal selbständig ohne gleichzeitige Affektion der übrigen Partien der oberen Luftwege vorkommen kann. Besonders lehrreich ist in dieser Beziehung der schon von Semmeleder publizierte typische Fall eines 45jährigen Mannes mit eitrigem Ausfluß aus

---

[1] Siehe ausführliche Literatur bei Gerber.
[2] Siehe Kugler und Spiegler.

der Nase, näselnder Sprache und leichten Schlingbeschwerden. Außer tiefer Rötung und Hochstand des Gaumens war ohne weiteres nichts zu finden. Erst nach Hervorziehen der Uvula mittels des Gaumenhakens zeigte sich der untere Rand des Geschwüres an der Hinterwand. Dieser Befund ist seither ein sehr geläufiger geworden. Eine ganze Anzahl von Autoren hat auf diesen Umstand von neuem aufmerksam gemacht[1].

Es ist heute eine unbestrittene Tatsache, daß die Nasenrachenlues häufig selbständig vorkommt in der Art des erwähnten Semmelederschen Falles. Da die hierbei vorhandenen Symptome auch aus anderweitigen Erkrankungen resultieren können, ist es berechtigt nach dem Vorgehen von Hoppmann von einer „*Syphilis tertiana occulta*" des Nasenrachenraumes zu sprechen. Mit der Erkenntnis dieses Krankheitsbildes stellen wir das dringende Postulat auf, in jedem Fall von noch so minimalen Schlingbeschwerden zur Rhinoscopia posterior zu greifen. Hierbei ist noch von Wichtigkeit, daß die Kranken häufig die Schlingbeschwerden ganz falsch lokalisieren. Sie beziehen alles auf den Hypopharynx und erst die genaue Rhinoscopia posterior zeigt, daß es sich um Geschwüre in dem Nasenrachenraum handelt. Übrigens ist der Symptomenkomplex: Schlingbeschwerden, Eiterausfluß aus der Nase und Ohrenbeschwerden geradezu typisch für einen ulcerativen Proceß im Nasenrachenraum; es gibt aber Beobachtungen (Kahn, Peltesohn), in welchen außer Ohrenschmerzen keinerlei den Patienten belästigende Symptome vorhanden waren.

Der Prozeß kann nur bei völliger Mißachtung des laryngo-rhinologischen Untersuchungsprinzipes, daß die oberen Luftwege ein zusammenhängendes Ganzes bilden, daher eine Teiluntersuchung immer unvollkommen ist, übersehen werden[2].

Die schweren, auf die Knochen, und zwar auf die Halswirbelsäule übergehenden gummösen Prozesse treten manchmal in Form eines Retropharyngealabscesses auf und sind schon mit letzterem verwechselt worden[3].

Wir haben bisher eigentlich nur die typischen Fälle gummöser Verschwärung des Nasenrachenraumes geschildert. Es gibt aber zahlreiche Kombinationen von teils abgelaufener, teils in Heilung begriffener, teils sich erst entwickelnder tertiärer Lues. Diese bedingen dann die mannigfaltigsten Bilder von narbigen Veränderungen, in welchen dann frische gummöse Ulcerationen auftreten. Die in alten Narben auftretenden Gummen haben callöse Ränder und infolge der narbigen Grundlage keine hyperämische Zone, welche sonst allen syphilitischen Prozessen zukommt (Abb. 14). Es können bei stark narbig verengtem Nasenrachenraum neue Gummen im Nasenrachenraum auftreten, welche dann besser durch die Rhinoscopia anterior als posterior zu sehen sind.

Es muß hier noch auf die *miliare* Form der Gummenbildung hingewiesen werden, welche gerade in den Rachenteilen ein eigentümliches Krankheitsbild hervorruft. Lang gebührt das Verdienst, zuerst auf dieses Krankheitsbild hingewiesen zu haben. Im allgemeinen muß daran festgehalten werden, daß die Gummen solitär oder multipel auftreten können; ihre Größe variiert von Linsen- bis Kirschengröße. Bei der miliaren Form treten indes sehr zahlreiche, allerkleinste Gummen von etwa Hirsekorngröße auf, welche umfangreiche Teile des harten und weichen Gaumens bedecken können. Sie führen zu klein-

---

[1] Hoppmann führt außer seiner Publikation über diesen Gegenstand noch die früheren Veröffentlichungen von Wendt, Michel, Zaufal, M. Bride und besonders Michelsohn und Gerber an. Moszulski hat bei Gumma des harten Gaumens auf Druck Eiter aus dem einen Nasenloch entleert.

[2] Über derartige weitere Fälle berichteten noch Semon, M. Schmidt, Flatau, Fink, Henry u. a.

[3] Siehe die Fälle von Verneuil und Mermet.

stecknadelkopfgroßen Ulcerationen und sehen allen möglichen Prozessen, nur nicht den gangbaren Formen der tertiären Ulceration gleich. Man denkt an Tuberkulose oder noch mehr an die lupöse Form der Tuberkulose, insbesondere bei vielfach rezidivierenden Formen, bei welchen zwischen den Ulcerationen Narben oder hervorragende Gewebspartien zu sehen sind. In Abb. 10 habe ich einen derartigen Fall abbilden lassen.

Außerdem sind im Tertiärstadium an der Rachenschleimhaut solide, breit aufsitzende, bewegliche Geschwülste gesehen worden. Den einen Fall beschrieb KRECKE. Bei einem 53jährigen Mann befanden sich an der hinteren Rachenwand zwei taubeneigroße, rundliche, konsistente Tumoren, welche breit aufsaßen, und von welchen einer bis zum Aditus laryngis reichte und Dyspnoe verursachte. Ein ähnlicher Tumor fand sich an der linken Seite der Nasenscheidewand. GOUGENHEIM fand bei einer an Schlingbeschwerden leidenden Kranken an der hinteren Pharynxwand neben dem Arcus palatopharyngeus einen beweglichen Tumor von dem Umfang von beiläufig zwei Nüssen.

Diese Neubildungen sind in Analogie zu setzen zu den bei Syphilis der Nase beschriebenen syphilitischen Granulationstumoren und gilt für dieselben in bezug auf die makroskopische und die mikroskopische Beschaffenheit das in dem entsprechenden Kapitel Gesagte.

Der Ausgang der meisten, auch tiefgreifenden Prozesse im Rachen ist die Heilung, wenn die therapeutischen Maßnahmen nicht zu spät einsetzen. Daß aber im letzteren Falle ansonst das Leben durchaus nicht gefährdende syphilitische Ulcerationen deletär ausgehen können, beweist der Fall von JURASZ: „Die Zungenwurzel ist besonders rechts vernichtet und findet man hier eine Höhle vor, in die man ganz bequem ein Hühnerei hineinlegen könnte. Der Patient starb an gangränöser Pneumonie.“

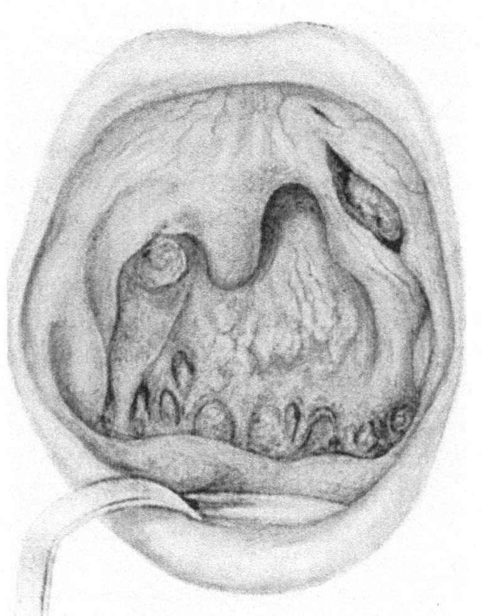

Abb. 14. Alte syphilitische Narben und frische charakteristische Gummen der hinteren Rachenwand. (TÜRCKS Nachlaß.)

4. Diagnose.

Hinsichtlich der Diagnose ist das Wichtigste aus den angeführten charakteristischen Merkmalen des Gumma ersichtlich. Doch muß zugegeben werden, daß Schwierigkeiten trotzdem in Hülle und Fülle vorkommen können. Es muß hier wieder auf die betonte Einheitlichkeit der oberen Luftwege hingewiesen werden. Die tertiär syphilitischen Produkte erscheinen in Schüben, zuweilen in jahrelangen Intervallen. Sehr häufig findet man daher neben Gummen an anderen Stellen der oberen Luftwege die charakteristischen sehnigen Narben aus früheren Ulcerationen. Eine Narbe im Nasenrachenraum an der hinteren Fläche des Velum, eine narbig verzogene Plica salpingo-pharyngea, ein narbiger Defekt am hinteren Vomerrand sind deutliche Fingerzeige für den Charakter des vorliegenden Prozesses.

In zweiter Linie muß dahin gestrebt werden, alle komplizierenden Entzündungsmomente auszuschalten.

Als solche sind 1. akute Entzündungen anzusehen, 2. artefizielle Schorfe.

Ad 1. Es kommen zumeist Anginen lacunärer und phlegmonöser Art bei Gumma der Tonsillen in Betracht. In diesem Falle muß durch antiphlogistische Behandlung der akute komplizierende Prozeß eliminiert werden, worauf das charakteristische Verhalten des Gumma in Erscheinung tritt.

Ad 2. Es ist leider eine der unvernünftigsten Gewohnheiten vieler Ärzte, selbst der Fachärzte, daß sie regelmäßig jede ulcerierte und excoriierte Stelle in den oberen Luftwegen, bevor sie sich noch Rechenschaft über das Wesen des Prozesses gegeben haben, ätzen. Lapis und Jodtinktur sind hierzu die häufigsten Mittel. Beide rufen aber einen dicken Schorf an der Geschwürsoberfläche hervor, so daß das charakteristische Aussehen des Geschwüres verloren geht und für sich allein einer Diagnosenstellung gar nicht zugänglich ist. Bei diesen Fällen muß, wie ich dies seit Dezennien lehre, dem Patienten für einige Tage ein mildes Gurgelwasser gegeben werden, bis der artifizielle Schorf abgestoßen wird und das Geschwür wieder sein charakteristisches Aussehen gewinnt. Man wird selbstverständlich während dieser Beobachtungszeit nicht ganz müßig dastehen, sondern einerseits durch genaue Untersuchung der übrigen Partien der oberen Luftwege und der Hautoberfläche, andererseits durch Vornahme der Wassermannschen oder einer anderen Probe der Erkenntnis der vorliegenden Krankheit vorarbeiten [1].

Die häufigste Unterlassungssünde besteht in der Vernachlässigung der Inspektion des Nasenrachenraumes. Jede entzündliche Affektion des weichen Gaumens und des Rachens muß auch die Möglichkeit eines gummösen Prozesses im Nasenrachenraum vermuten lassen. Ein feiner gelber Saum an der Umrandung des weichen Gaumens und der Gaumenbögen fordert direkt zur Untersuchung des Nasenrachenraumes auf, da dieser Saum oft der einzig sichtbare Teil der Nasenrachensyphilis ist. Eine gründliche Untersuchung des Nasenrachenraumes, eventuell mit Hilfe des Uvulahakens, wird jeden Zweifel beseitigen (B. Fränkel).

Am häufigsten kommt man in die Lage, das solitäre Gumma von dem Carcinom differenzieren zu müssen. Ich sage solitäres „Gumma", da bei Auftreten in mehreren Exemplaren das Carcinom von vorneherein auszuscheiden ist. Der wichtigste Unterschied bezieht sich auf den Geschwürsrand. Während bei Gumma der Geschwürsrand scharf ist und nach außen die Schleimhaut nur entzündliche Rötung zeigt, ist der Geschwürsrand bei Carcinom aufgeworfen und an der Geschwulstbildung beteiligt. Leider ist aber dieses Typische oft genug verwischt, da gerade im Rachen, wo infolge des Schluckaktes oft mechanische Irritationen vorkommen, der Rand der Gummen auch geschwulstförmige Granulationen zeigen kann. Trautmann wies auf die Möglichkeit hin, einen Torus palatinus mit einem beginnenden Gumma zu verwechseln. Tatsächlich sieht dieser bei manchen Menschen einem Gumma täuschend ähnlich. Konstantes Verharren in demselben Zustand ist das Charakteristische für den Torus.

Trotz der geschilderten charakteristischen Entstehung der gummösen Ulceration und Perforation am harten Gaumen darf man nicht vergessen, daß eine ähnliche Perforation auch durch Tuberkulose, insbesondere durch die lupöse Form der Tuberkulose entstehen kann. Die lupöse Form der Tuberkulose ist manchmal der Ulceration des kleingummösen Syphilid täuschend ähnlich. Es ist die Verwechslung in diesen Fällen doch viel leichter als man glaubt [2]. Niemand soll auf die Unfehlbarkeit seiner Erfahrung pochen und in jedem Fall das gesamte Rüstzeug unserer diagnostischen Mittel ins Feld führen.

Es wird des weiteren allgemein angeführt, daß die Gummen keine regionären Lymphdrüseninfiltrationen machen, während das Carcinom des Rachens,

---

[1] Die Wassermannsche Probe läßt bei tertiärer Lues des öfteren im Stich, indem sie oft negativ ist.

[2] Siehe auch Baar und Irwin Moore.

insbesondere der Tonsille die charakteristische harte Infiltration der Drüsen bedingt. Das ist sicherlich wahr, doch ist zu bedenken, daß dies nur im positiven Falle für die Diagnose verwertbar ist, denn das Carcinom kann sich ja noch im Anfangsstadium befinden, wo noch keine Drüsen zu tasten sind. Aus dem Mangel an Drüsen läßt sich daher nichts folgern. Es bleibt somit in einer Reihe von Fällen schließlich nur die Probeexcision übrig, um die Diagnose sicher zu stellen. Es ist hinsichtlich des Rachenkrebses noch vor Augen zu halten, daß selbst deutliche Spuren abgelaufener Syphilis die Diagnose „Gumma" noch nicht verbürgen, da der Cancer auch mit besonderer Vorliebe auf dem durch Syphilis gepflügten Boden auftritt.

Des weiteren kann das Gumma noch mit dem Primäraffekt der Syphilis verwechselt werden[1]. Diese Verwechslung kann indes nur kurz anhalten. Das Gumma ist im Zentrum eher weich, der Primäraffekt hart. Letzterer kann nur an der Tonsille aus den bereits erwähnten Gründen der Zerklüftung eine scheinbar tiefe Ulceration zeigen, nicht aber an anderen Stellen, wo es sich zumeist nur um eine oberflächliche Erosion handelt. Die unausbleibliche indolente Lymphdrüsenschwellung beim Primäraffekt und der weitere Verlauf des Prozesses wird das Stadium der Krankheit jedenfalls aufklären.

Daß man eine Papel an der zerklüfteten Tonsille mit einem Gumma verwechseln kann, liegt auf der Hand und ist auch vorgekommen. Doch ist vor Augen zu halten, daß nur selten eine einzige Papel vorliegt, daß vielmehr diese an Lippe und Wange wegen ihres charakteristischen Aussehens sehr bald die Sachlage aufklären werden.

IV. Therapie der Syphilis der oberen Luftwege.

Bisher galten Quecksilber und Jodpräparate als die wesentlichsten therapeutischen Mittel bei der Behandlung der Syphilis. Im letzten Jahrzehnt wurde der bisherige Arzneischatz von EHRLICH erheblich erweitert, indem derselbe die organischen Arsenpräparate einführte.

Wir wollen hier die wichtigsten Heilmittel anführen und nachher die Indikation derselben bei den verschiedenen Formen der Syphilis der oberen Luftwege besprechen.

1. *Quecksilberpräparate finden Anwendung*: a) Als Einreibung in die Haut in Form der grauen Salbe *(Ung. hydrarg. cinereum)* 2,50—5,0 pro dosi in 4—6 wöchentlichem Turnus.

b) Als Injektionsbehandlung. Diese ist in Form der *Sublimat*injektion die am meisten verbreitete (Hydrarg. bichlor. corrosiv 0,30, Natri chlorati I,0, Aqu. destill. 30,0, im ganzen 15—25 Injektionen, alle 2 Tage 2 ccm injiziert).

Von den unlöslichen Quecksilbersalzen wirkt am mildesten das *Hydrarg. salicyl.* 3,0 in Ol. oliivarum 27,0 oder in Paraffinum liquidum suspendiert, 10—12 Injektionen in 5—8tägigen Intervallen.

Als sehr wichtiges und in der Wirkung alle anderen Quecksilberpräparate übertreffendes Mittel steht das *Kalomel* da, ebenfalls 3,00 in 27,0 Ol. olivarum suspendiert, in ähnlicher Anwendung wie das frühere Präparat. Das Kalomel soll dort Anwendung finden, wo es sich um schwere und gegen andere Behandlungsmethoden refraktäre Syphilisformen handelt; leider hat es des öfteren schwere Intoxikationserscheinungen im Gefolge.

c) Zur inneren Darreichung eignet sich am besten das *Hydrarg. oxydulatum tannicum* und das *Protojoduretquecksilber*, man wendet sie nur ausnahmsweise an, da man niemals weiß, welche Dosis bei der Verabreichung zur Wirkung gelangt.

---

[1] Fälle von LEDERMAN und GAUDIER.

2. *Jodpräparate.* Diese finden am häufigsten Anwendung als Kalium oder Natrium jodatum in Dosen von 2,0—5,0 g pro die. Nur in Fällen, in welchen die innerliche Darreichung der Jodpräparate erhebliche Störungen hervorruft, ist die subcutane Anwendung des Jodipin — eine Verbindung von Jod und Sesamöl — in 10—25%iger Suspension, täglich in einer Dosis von 5—10 ccm, angezeigt.

In neuerer Zeit haben wir ein sehr intensiv wirkendes Mittel in dem Benköschen *Mirion* erhalten. Das Mirion ist eine kolloidale Jodverbindung mit 2% Jod und es hat die Eigenschaft, im syphilitischen Gewebe in großer Reichlichkeit gespeichert zu werden. Das Mirion ist besonders bei den tertiär-syphilitischen Produkten wirksam. Es hat die Eigenschaft, bei bestehender Syphilis eine starke Herxheimersche Reaktion hervorzurufen und den negativen Wassermann in einen positiven umzuwandeln. Es wird in Mengen von 5,00 in den Glutaeus injiziert und abwechselnd mit intravenösen Neosalvarsaninjektionen verabreicht (Finger).

3. *Arsenpräparate.* Das von Ehrlich eingeführte Salvarsan ist ein von Atoxyl abgeleitetes Arsenpräparat, es stellt das Chlorhydrat des Dioxyamidarsenobenzol dar und bildet ein gelbliches Pulver, das durch Oxydation an der Luft sich bräunt und hierbei sehr giftig wird.

a) Das Salvarsan, jetzt Altsalvarsan genannt, wird in Dosen von 0,30 bis 0,60 intravenös injiziert (3—4mal in 5—8 tägigen Intervallen). Bei schwächeren Personen entsprechend kleinere Dosen. Die Anwendung einmaliger großer Dosen, von welchen Ehrlich die *Sterilisatio magna* erhoffte, ist verlassen, da einerseits diese Erwartung nicht erfüllt wurde, andererseits große Dosen oft sehr starke Vergiftungen hervorgerufen haben.

b) Das Neosalvarsan. Dieses Mittel ist eine weniger giftige Modifikation des Altsalvarsans und ist ebenfalls von Ehrlich in die Syphilistherapie eingeführt worden. Für die Einzelgaben wird Neosalvarsan in Dosen von 0,45 (= 0,3 Altsalvarsan) gegeben. Es wirkt weniger intensiv wie das Altsalvarsan, jedoch auch weniger giftig und wird ebenfalls intravenös appliziert, nur bei Vorhandensein von kleinen Venen auch subcutan angewendet[1].

c) In neuerer Zeit kommt auch das *Silbersalvarsan* (Kolle), ein hochwertiges Arsenpräparat zur Anwendung in Dosen von 0,10—0,20 bei Erwachsenen ohne Kombination mit Quecksilber und dasselbe wird von einigen Autoren als besonders intensiv wirkend den anderen Salvarsanpräparaten vorgezogen.

Es soll nunmehr die Therapie bei den einzelnen Stadien der Syphilis in Kürze wiedergegeben werden.

1. Therapie des Primäraffektes.

Es kommen hierbei hauptsächlich die Primäraffekte des Naseneinganges, der Lippen, der Zunge und der Tonsillen in Betracht. Mit Ausnahme der Lippen, auf welche ein graues Pflaster appliziert oder Kalomel aufgestreut wird, hat es im großen und ganzen keinen besonderen Zweck, eine lokale Behandlung anzuwenden, mit Ausnahme von Spülungen und Gurgelungen beim Primäraffekt der Mundhöhle und des Rachens, um dadurch sekundär entzündliche Komplikationen hintanzuhalten.

Eine Abortivbehandlung verspricht bei dem Primäraffekt der oberen Luftwege nur deshalb wenig Erfolg, weil die Diagnose nicht früh genug gemacht wird, gewöhnlich erst im sekundären Stadium oder zeitlich nahe demselben, also zu einer Zeit, in welcher die Syphilis bereits generalisiert und die Wassermannsche Probe daher bereits positiv ist. Sollte die Diagnose in einem früheren

---

[1] Über die Technik der Applikation und individualisierende Behandlung sind die modernen Handbücher über Syphilistherapie nachzusehen. (Siehe Buschke in Rickes Handbuch der Dermatologie und Syphilis.)

Stadium durch Spirochätennachweis aus dem Reizserum des Primäraffektes oder durch Aspiration aus dem den regionären Drüsen entnommenen Blute möglich sein, dann wäre nebst der Excision des Primäraffektes eine energische kombinierte Salvarsan-Quecksilberkur einzuleiten, da nach dieser Abortiv-heilungen beobachtet worden sind. Es ist aber hinsichtlich der Annahme einer stattgehabten Abortivheilung Vorsicht geboten, da, wie vielfache Erfahrungen zeigen, die Lues diesfalls längere Zeit zwar latent bleiben und dabei dennoch auf andere Personen übertragen, ja sogar vererbt werden kann.

2. Therapie des sekundären Stadiums.

Bei der Therapie des sekundären Stadiums konkurrieren miteinander die Quecksilber- und die Salvarsantherapie, während das Jod hierbei keine hervor-ragende Verwendung findet. Das Quecksilber in Form von Einreibungen mit grauer Salbe und die Sublimatinjektionen sind die am meisten gebrauchten Mittel. Daneben oder ausschließlich wird auch die intravenöse Injektion von Alt- oder Neosalvarsan angewandt. Es scheint unter den Syphilidologen gegen-wärtig die kombinierte Therapie von Neosalvarsan und Quecksilber den meisten Anklang zu finden. Hervorgehoben muß aber die Notwendigkeit einer indivi-dualisierenden Behandlung werden, da bei Intoleranz gegen Salvarsan (hohes Fieber, Brechdurchfälle, transitorische Albuminurie) auf die Quecksilberkur rekurriert werden muß, während bei Intoleranz gegen Quecksilber (heftige Stomatitis, Albuminurie, Enteritis) der Versuch mit Salvarsankur angezeigt ist[1].

Über die Anzahl der anzuwendenden Kuren gehen die Ansichten der Autoren auseinander. Während von mancher Seite 2—3 kombinierte Kuren als nötig erachtet werden, um die Syphilis im sekundären Stadium zu bekämpfen, wird von anderen Autoren während der ersten 2—3 Jahre einer intermittierenden Kur das Wort geredet. In bezug auf Details sei auf die modernen ausführlichen Handbücher der Syphilis hingewiesen. Hier sei nur noch erwähnt, daß die bis-herigen Erfahrungen keiner der angeführten Methoden eine konstant überlegene Wirkung sichern. Es ist nicht zu bezweifeln, daß in vielen Fällen nach der Salvarsankur das Exanthem, Plaques und anderweitige sekundäre Symptome mit einer erstaunlichen Schnelligkeit verschwinden; ebenso sicher ist es aber, daß in manchen Fällen dieser Erfolg kein befriedigender ist und daß erst durch die kombinierte Behandlung mit Quecksilberpräparaten, oder mit letzteren allein ein befriedigender Erfolg erreicht werden kann.

Hinsichtlich der lokalen Behandlung der Plaques ist seit jeher der Lapis-stift im Gebrauch. Zweckmäßiger, weil die Plaques dabei ohne Narbenbildung heilen, ist eine 0,1%ige *Sublimatlösung*, mit welcher die Plaques täglich bestrichen werden. Manche Autoren wenden Chromsäurelösungen (1 : 30 oder 1 : 50) an, während in neuerer Zeit auch das oberflächliche Bestreuen mit Salvarsan oder Neosalvarsan geübt wird. Tatsache ist, daß die Plaques zumeist auch ohne lokale Behandlung heilen. Das Darreichen von Gurgelwässern, insbesondere bei Quecksilberkur ist selbstverständlich.

3. Therapie der tertiären Syphilis.

Das wichtigste Specificum bei tertiärluetischen Veränderungen der oberen Luftwege ist das Jod, wenn auch zugegeben werden muß, daß es Ausnahmefälle gibt, welche auf eine Jodtherapie allein nur zögernd reagieren. In diesen Fällen kann nebstbei eine milde Quecksilberbehandlung Anwendung finden. Das Jod soll als Jodkalium oder als Jodnatrium in 2—5 grammigen Dosen pro

---

[1] Natürlich Neosalvarsan.

die verabreicht werden[1]. Bei gummösen Veränderungen der Weichteile, solange der Prozeß nur auf die Schleimhaut und die Submucosa begrenzt ist, kann von einer lokalen Behandlung Abstand genommen werden. Nur wenn der Prozeß auch zur Erkrankung der knöchernen Grundlage geführt hat, wenn bereits tiefergreifende ostitische Prozesse mit partieller oder umfangreicher Nekrose vorhanden sind, ist eine lokale chirurgische Behandlung nicht zu vermeiden. Diese besteht in der rechtzeitigen Entfernung der nekrotischen Knochenteile, welche durch ihr weiteres Verbleiben als eitrig-infektiöser Fremdkörper anzusehen sind. Durch ihr Verweilen in der Tiefe entstehen sekundäre, eitrige Infiltrationen des Periostes, welche das Weiterschreiten der Nekrose begünstigen, auch dann, wenn eine noch so radikale antisyphilitische Behandlung stattgefunden hat. Allerdings muß darauf hingewiesen werden, daß die rasche, unverhältnismäßig hochgradige Beteiligung der knöchernen Grundlage manchmal auch darin begründet ist, daß die gummöse Infiltration von vorneherein im Periost und Knochen entstanden ist [2], wobei der Prozeß im Knochen schon recht weit vorgeschritten ist, wenn das Gumma sich gerade erst zur Ulceration anschickt.

Es scheint dies bei manchen Fällen von Lues hereditaria tarda der Fall zu sein, bei welchen trotz relativ frühzeitig eingesetzter antiluetischer Behandlung die Zerstörung der knöchernen Teile nicht mehr aufzuhalten ist.

Eine sehr wichtige Rolle spielt diese Beteiligung der knöchernen Grundlage bei der Syphilis der Nase und deren Nebenhöhlen. Hier ist neben der Allgemeinbehandlung stets auch die sachgemäße lokale Behandlung unentbehrlich.

Es ist zu bemerken, daß in manchen Fällen von tertiärer Syphilis weder das Jod noch das Quecksilber den erwünschten Erfolg haben. Der syphilitische Prozeß schreitet weiter fort, und sogar während der Behandlung entstehen neue Herde[3].

In diesen Fällen ist noch das Salvarsan zu versuchen, durch dessen Anwendung mitunter eine außerordentlich rasche Heilung der Gummen erfolgt. Ich habe diesen Effekt besonders bei der kleingummösen Lues des Pharynx wiederholt gesehen. Es ist dies um so überraschender, als erfahrungsgemäß das Jodnatrium bei den gummösen Prozessen zumeist rascher als alles andere die krankhaften Erscheinungen beseitigt. Ähnliche Erfahrungen über sehr prompte Wirkung des Salvarsans bei schwerer Syphilis der oberen Luftwege liegen auch anderweitig vor [4]. Besonders auffällig war die Überlegenheit des Salvarsans in den Fällen von Königstein und Mosse. Bei ersterem handelte es sich um eine sehr maligne Form, welche jahrelang behandelt wurde und trotz dem Verbrauch von 600 g grauer Salbe nebst innerlicher Darreichung von Jodkali alle paar Wochen rezidivierte.

In letzterem Falle widerstand die Lues jeder Art der Behandlung, erst eine Serie von sechs Salvarsaninjektionen brachte vollständige Heilung.

Maligne Syphilis. Hier ist durch den Versuch festzustellen, was im speziellen Falle am besten wirkt. Es ist nicht möglich, alle Fälle nach demselben Rezept zu behandeln [5]. Gewöhnlich ist nebst einer intensiven Quecksilberkur die Darreichung des Jods ein mächtig unterstützendes Mittel. Bei anämischen Personen soll man neben Hg-Behandlung roborierende Arsenpräparate dar-

---

[1] Die Darreichung größerer Dosen, wie sie Seligman darreicht (10 g pro die), dürfte überflüssig sein.

[2] Siehe das Kapitel der pathologischen Anatomie der Syphilis der Nase und der Nebenhöhlen in diesem Handbuch.

[3] Hierher gehört unter anderem die Beobachtung von Vaquier, in welchen inmitten einer Jodkalikur sich ein Gumma am hinteren Gaumenbogen entwickelt hat, trotz der enormen Menge von Quecksilber und Jod, welche der Kranke bereits verbraucht hat.

[4] Siehe die Angaben von Schlesinger, Sokolovski, Costiniu, Canestro, G. Piolitti, Mancioli, Bilancioni.

[5] Siehe weiter die modernen Handbücher über Therapie der Syphilis.

reichen. Bei mangelhafter Reaktion der Syphilis auf eine Schmierkur mit Hg oder auf Sublimatinjektionen erreicht man zuweilen noch mittels Kalomelinjektionen gute Erfolge. In anderen Fällen, wenn auch nicht konstant, zeigt sich wieder das Salvarsan, bzw. das jetzt zur Anwendung gelangende minder giftige Neosalvarsan allen anderen Mitteln überlegen. In verzweifelten Fällen haben das ZITTMANNsche Dekokt und die *Schwitzkur* noch immer Berechtigung. Jod- und Schwefelbäder sind zwar unterstützende Mittel, es ist indes nichts Entscheidendes mit ihnen zu erwarten, da die bei denselben wirksamen Agentien sich auch durch Medikamente ersetzen lassen.

Zum Schlusse sei noch einiges über die Behandlung der hereditären Syphilis der Säuglinge erwähnt. Ein beliebtes Mittel ist *Kalomel* in Dosen von 0,01 täglich. Bei stark ulcerierten Syphiliden kann man Sublimatbäder anwenden. Eine ebenfalls von vielen Autoren empfohlene Methode besteht in der Einwicklung von Quecksilbermullpflaster. Dieses bleibt acht Tage liegen. Die wirksamste Therapie besteht jedoch in der Anwendung von Sublimatinjektionen. Von dem fünften Lebensjahre an kann die Inunktionskur mit 1—3 g grauer Salbe 4—6 Wochen lang appliziert werden. Bei Späterscheinungen wirkt das Jod am besten. BUSCHKE empfiehlt für Kinder besonders warm den Syrup ferri jodati (100,0), täglich dreimal $^1/_2$—$^1/_4$ Teelöffel voll zu nehmen.

Literatur zu den Kapiteln a) und b).

Nebst der im Texte angeführten Literatur sind nachzusehen: 1. GERBER: Syphilis der Mundhöhle, des Rachens und der Speicheldrüsen im Handbuch von FINGER, JADASSOHN usw. — 2. SEIFERT, O.: Syphilis der Nase im Handbuch FINGER, JADASSOHN usw. 1913. — 3. SCHECH: Syphilis der Nase. HEYMANNS Handbuch Bd. 3, H. 2. 1900.

ALAQUA: Über einen seltenen Fall von Kieferhöhlenentzündung im Verlaufe einer tertiären Syphilis. Arch. internat. de laryngol., otol.-rhinol. et broncho-oesophagoscopie. Tome 37, No. 1. 1914. — ANDRY: Journ. de malad. et syphil. 1894. — ARDENNE: Arch. internat. de laryngol., otol.-rhinol. et broncho-oesophagoscopie 1904. p. 361. — ARSIAN: Rev. de laryngol., d'otol. et de rhinol. 1896. Nr. 49. Ref. Monatsschr. f. Ohrenheilkunde u. Laryngo-Rhinol. 1897. — D'AULNAY: Ann. de dermatol. et de syphiligr. Tome VI, No. 11. 1895. — BÄUMLER: Syphilis. Erlangen 1886. — DERSELBE: Über das Verhalten der Körperwärme als Hilfsmittel zur Diagnose einiger Formen syphilitischer Erkrankungen. Dtsch. Arch. f. klin. Med. Bd. 9. — BAR: Betrachtungen über die Diagnose der syphilitischen und tuberkulösen osteo-periostalen Ulceration des Gaumengewölbes. XXXI. Franz. Kongreß l'oto-rhinol.-laryngol. Mai 1919. Ref. SEMON 1919. p. 183. — BARATOUX: (Ref. bei FINK, l. c.). Progr. med. 1883. — BAUROWICZ: Zur Diagnose der Gummigeschwülste der Gaumenmandel. Arch. f. Laryngol. u. Rhinol. Bd. 16. 1904. — BAZENERY: Étude clinique sur la syphilis nasale acquise. Thése de Paris 1894. p. 30. — BERGAMINI: Über das Uvulagaumensymptom bei hereditärer Lues. Arch. ital. di otol., rinol. e laringol. 1920. Nr. 43. — BERLINER: Monatsschr. f. prakt. Dermat. Bd. 20. 1895. — BRENARD: Delegat. of the left carotid Artery for haemorrhage from fauces. Lancet 1872. p. 1. — BILANCIONI: „606" bei Syphilis der Mundhöhle. Congr. de societa de laryngol., otol.-rhinol. Oct. 1911. — BINDERMANN: Berl. klin. Wochenschr. 1911. Nr. 18. — BJÖRLING: Syphilitische Primärsklerose auf dem harten Gaumen. Dermatol. Zeitschr. Bd. 12. 1915. — BLOCH: Arch. f. Dermatol. u. Syphilis Bd. 39, H. 1. 1897. — BORDET et GENGOU: Ann. Pasteur Vol. 15, p. 289. 1901. — BRESGEN: Krankheiten und Behandlungslehre der Nasen-, Mund- und Rachenhöhle sowie des Kehlkopfes und der Luftröhre. 3. Aufl. 1896. — BRIDE: Glasgow med. journ. 1885. Sept. — BULKLEY: Zitiert bei GERBER. 1908. — BURCKHARDT, H. (Zürich): Über die Mitbeteiligung des Gesichtsschädels bei Lues hereditaria-tarda mit besonderer Berücksichtigung der Kiefer. FRÄNKELS Arch. Bd. 19. 1895. — BUROW: Monatsschr. f. Ohrenheilk. u. Laryngo-Rhinol. 1885. — BURRI: Das Tuschverfahren. Jena: Fischer 1909. — BUSCHKE: Syphilis in RIECKES Lehrbuch d. Haut- u. Geschlechtskrankheit. 1920. — BUTLIN: Krankheiten der Zunge, in deutscher Übersetzung von Dr. BEREGSZASZI. Wien: Braumüller 1887. — CALAMIDA (Mailand): Syphilom der Nasenscheidewand vom Typus einer Neubildung. 15. Congr. d. societa italiana di laringol., otol. e rinol. Sept. 1917. — CALICATI: Eine spezielle Form von Syphilis der Gaumenmandel. L'oto. rhinol.-laryngol. internat. Sept. 1919. — CAMPBELL: Zitiert nach SEIFERT. — CANDELA: Primäraffekt der Tonsille. Zeitschr. f. Laryngol., Rhinol. u. ihre Grenzgeb. 1914. S. 324. — CANESTRO: „606" bei Syphilis der Mundhöhle. Congr. d. societa italian. di laringol., otol.

e rhinol. 1911. — Caspary: Über flüchtige, gutartige Plaques der Zungenschleimhaut. Vierteljahrsschr. f. Dermatol. u. Syphilis 1880. — Castex: Arch. internat. de laryngol., otol.-rhinol. et broncho-oesophagoscopie 1905. p. 238. — Chapmann: Arch. of laryngol., Vol. 2, p. 2. 1881. — Chapuis: Beobachtung syphilitischer Schanker der Riechschleimhaut. Internat. Zentralbl. f. Laryngol. u. Rhinol. Bd. 11. 1895. — Derselbe: Eine neue Beobachtung von syphilitischem Schanker an der Riechschleimhaut. Gaz. d. hôp. civ. et milit. 19. Juli 1894. — Citelli, S.: Über eine besondere syphilitische Läsion der Gaumentonsillen. 15. Congr. d. soc. italiana d. laringol., otol. e rhinol. Sept. 1912. — Citron, Julius: Die Syphilis. Handb. v. Friedrich, Kraus u. Theodor Brugsch 1918. — Costiniu: Syphilitisches Nasengumma nach Salvarsan. Prompter Erfolg nach zwei Salvarsaninjektionen. Monatsschr. f. Ohrenheilk. u. Laryngo-Rhinol. Bd. 2, S. 932. 1912. — Cruvellier: Zitiert bei Gerber. Arch. f. Laryngol. u. Rhinol. Bd. 8. — Cullerier: Dict. des sciences med. Tome 4. Paris 1813. — Decréguy: Arch. internat. de laryngol., otol.-rhinol. et broncho-oesophagoscopie 1907. — Delpech: Zitiert bei Schech. — Desnos: (Statistik). Dict. de méd. et de chirurg. prot. Tome 7, p. 149. — Diday: Cpt. rend. de la soc. de méd. de Lyon. Tome 1, p. 62. 1861. — Derselbe: Étude sur la ohancre de l'amygdale. Ann. de la soc. de méd. de Lyon. 1861—1862. — Dieulafoy: Syphilis secondaire nasale. Ann. de méd. 1892. No. 49, p. 386. — Dubuille: Zitiert nach Schech. — Dunn: Vollständige Zerstörung des Naseninnern bei Syphilis. Zentralbl. f. Laryngol. u. Rhinol. Bd. 11. 1895. — Ehrlich-Hata: Die experimentelle Chemotherapie der Spirillosen. Berlin 1910. — Ehrmann: Fingers Handbuch der Geschlechtskrankheiten. Wien-Leipzig Bd. 2. 1912. — Escat: Rapp. de la soc. franç. de Otol. 1898. Mai. — Finder: Zur pathol. Anatomie der Tonsille. — Derselbe: Berliner laryngol. Gesellschaft Bd. 6, S. 8. 1909. — Finger: Die moderne Syphilistherapie. Med. Klinik 1922. 29. März. — Finger und Landsteiner: Kais. Akad. d. Wissenschaften. Wien 1905. 18. Mai. — Fink: Die Wirkungen der Syphilis und ihre örtlichen Erscheinungen. 1896. Bresgens Sammlung. Bd. 2, S. 23. 1897. — Fischer: Dtsch. Zeitschr. f. Chirurg. 1885. — Flatau: Gummöse Ulcerationen in der Gegend der rechten Plica salpyngo-phar. Berl. klin. Wochenschr. 1895. — Fleischer: Gumma ossis frontis, sinusit. frontal. supp. Otolaryngol. Verein zu Christiania. Oktober 1915. — Fournier: De la syphilis hereditaire tardive. Paris: Massen 1886. — Derselbe: Des glossites tertières. Paris: Delahage 1877. Ref. aus Arch. f. Dermatol. u. Syphilis. Bd. 5. 1878. — Derselbe: Leçons cliniques sur la syphilis. Paris 1881. p. 383. — Derselbe: Les manifestations lingue de la syphilis. L'union méd. 1820. — Derselbe: Gaz. des hôp. civ. et milit. 1863. No. 74. — Derselbe: Le musée de l'hôpital St. Louis. I. c. Fol. 306. 1. Chancre crouteuse. 2. érosive, 3. forme neoplastique. Bull. méd. nosocom. Paris 1895. p. 9/10 (papuleuse, papulohypertrophique). — Derselbe: Zitiert bei Bazenery. — Fränkel, B.: Die Krankheiten des Rachens, der Uvula, der Tonsille und der gesamten Heilkunde. Bd. 15, S. 503. — Fränkel, E.: Pathologisch-anatomische Untersuchungen über Ozaena. Virchows Arch. f. pathol. Anat. u. Physiol. Bd. 75. 1879. — Frank, Th.: Über syphilitische Tumoren in der Nase. Inaug.-Diss. Straßburg 1895. — Friedemann, H. R.: Der syphilitische Primäraffekt an der Zunge. Aus der dermatol. Klinik Leipzig. Inaug.-Diss. Leipzig 1920. — Froissart: Gummiknoten in den Mandeln. Thèse de Lille 1889, nach Gerber zit. — Frühwald: Wien. klin. Wochenschr. 1893. Nr. 42. — Fuchs: Wien. klin. Wochenschr. 1908. Nr. 47. — Garel: Deux cas de chancre prim. d. l. Cloison nas. Rev. de laryngol., d'otol. et de rhinol. 1895. No. 14. — Gaudier: Éch. méd. du nord. 1897. 9. Mai. — Genersich: Destruktion der Nasenscheidewand infolge von hereditärer Lues bei einem 20 Monate alten Kinde. Orvosi hetilap 1915. Nr. 15. — Gerber: Die Syphilis der Nase usw. Berlin: Karger 1910. — Derselbe: Beitrag zur Kenntnis der Syphilispharyngeal. Arch. f. Dermatol. u. Syphilis. 1889. — Derselbe: Usur der vorderen Wand der Stirnhöhle. Arch. f. Laryngol. u. Rhinol. Bd. 8, S. 192. — Derselbe: Syphilis des Halses und der Nase. Berlin 1895. — Derselbe: Spätformen der hereditären Syphilis in den oberen Luftwegen. 1894. — Derselbe: Handbuch Jadassohn, Finger usw. 1914. — Derselbe: Luetische Familieninfektionen im Halse manifestiert. Dtsch. med. Wochenschr. 1918. Nr. 33, S. 927. — Gilbert: Thèse de Paris 1898. Zentralbl. Bd. 15. S. 351. — Gougenheim: Des angines syph. tertiaires. L'union méd. 1892. No. 51 et 52. — Griffin: Lokalisation von Schankern auf ungewöhnlichen Stellen. New York med. journ. 1896. 23. Mai. — Grünwald: Die Lehre von den Naseneiterungen. 1896. 2. Aufl. — Güttich: Prompter Erfolg nach Salvarsan bei einem ausgedehnten Ulcus syphilit. Ref. aus Passow u. Schäffers Beitr. Bd. 4. H. 6. — Haden, Henry: Schanker der Rachenmandel. Laryngoscope 1917. — Hajek: Das perforierende Geschwür der Nasenscheidenwand. Virchows Arch. f. pathol. Anat. u. Physiol. Bd. 120, H. 3. — Derselbe: Pathologie und Therapie der entzündlichen Erkrankungen der Nasennebenhöhlen usw. Wien 1899. — Hajek und Grossmann: Beiträge zur Syphilis der oberen Luftwege. Bericht d. dtsch. otol.-laryngol.-rhinol. Gesellschaft. 1922. — Hamacher: Ein Beitrag zur Lehre vom Lichen ruber. Inaug.-Diss. 1890, zit. nach Trautmanns S. 477. — Haussen, P.: Über den syphilitischen Primäraffekt im

Naseninnern. Inaug.-Diss. Bern 1920. — HEALY: Akzidentelle Überimpfung von S. durch einen Schlag auf die Nase. Brit. med. journ. 1893. 30. Dez. — HEINDL, A.: Tertiäre Lues des Stirnbeines und Nase mit ausgedehnter Knochennekrose. Monatsschr. f. Ohrenheilk. u. Laryngo-Rhinol. 1917. S. 116. — HEINDL: Fall von Syphilis des Stirnbeines und der Stirnhöhle. Wiener laryngol.-rhinol. Gesellsch. Juni 1918. — DERSELBE: Zwei Fälle von Syphilis der Stirnhöhle. Wiener laryngol.-rhinol. Gesellsch. Mai 1914. — HELLER: Zentralbl. f. Laryngol. 1900. Nr. 8, S. 413. — DERSELBE: Geschichte d. Syphilis. 1922. — HELLMANN: Caries syphilitica ossis ethmoidei. Arch. f. Laryngol. u. Rhinol. Bd. 3. H. 1—2. 1895. — HELLWIG: Über den syphilitischen Primäraffekt der Tonsille. Inaug.-Diss. Berlin 1907. — HENKE: Seltene aber wichtige Zungenerkrankungen. — HENRY: La syphilis tertiaire de la gorge. Thèse de Paris 1894. — HERZFELD: Berliner laryngol. Ges. 1899. 17. März. — HEYFELDER: VIRCHOWS Arch. f. pathol. Anat. u. Physiol. Bd. 11. 1857. — HEYMANN: Verhandl. d. Berliner laryngol. Ges. 1895. 18. Januar. — DERSELBE: Verhandl. d. Berliner laryngol. Ges. 1904. 9. Dez. — HIPPOKRATES: bei PROKSCH. — HIRSCH: Bericht über eine luetische Stirnhöhlenerkrankung. Wiener laryngol.-rhinol. Ges. Mai 1914. — HITSCHCOCK: Internat. Zentralbl. f. Laryngol. 1887. S. 153. — HOBBS: N. Orlean med. and surg. journ. Nov. 1888. — HOFFMANN, E.: Schwere ulceröse Nasen-, Rachen- und Kehlkopflues mit lupusähnlicher Erkrankung der Gesichtshaut auf Grund kongenitaler Syphilis. Dtsch. med. Wochenschr. 1916. Nr. 27, S. 837. — HOCHSINGER: Studien über hereditäre Syphilis. Leipzig u. Wien 1904. — DERSELBE: Zeitschr. f. Hyg. u. Infektionskrankh. Bd. 68. 1910. — HOFFMANN, W. H.: Zitiert nach KOLLE-HETSCH. — HOPPMANN: Dtsch. med. Wochenschr. 1894. Nr. 51. — DERSELBE: HEYMANNS Handbuch d. Laryngo-Rhinol. — HORNE-JOBSON: Fall von ausgedehnter und rapider Zerstörung des weichen und harten Gaumens infolge Syphilis. Larngol. soc. of the royal soc. of med. März 1912. — HUDELO and BOURGES: New York med. record. 1894. 10. März. — JACOBI: Dermatol. Zeitschr. Bd. 4, S. 3. 1897. — JERWANT: Arch. ital. di laringol. 1894. No. 3. — JOLLY: Journ. de méd. de Bruxelles 1853. p. 92. — JUHEL, RENOY: Des gommes syphil. de l'amygdales. Gaz. des hôp. civ. et milit. 1889. No. 90, p. 825. — JURASZ: Lues der Zunge. Monatsschr. f. Ohrenheilk. u. Laryngo-Rhinol. S. 737, 1913. — DERSELBE: Krankheiten der oberen Luftwege. Bd. 2. 1891. — KAHN: Syphilis des Nasenrachenraumes und Otalgie. Münch. med. Wochenschr. 1894. Nr. 39. — KAPOSI: Die Syphilis der Schleimhaut der Mund-, Nasen-, Rachen- und Kehlkopfhöhle. Erlangen 1866. — KELLERMANN: Lues der Kieferhöhle unter dem Bilde eines malignen Tumors. Zeitschr. f. Laryngol., Rhinol. u. ihre Grenzgeb. 1915. S. 635. — KENEFICK: Internat. Zentralbl. f. Laryngol. Bd. 14, S. 531. 1898. — KHIZIN: Cruralsyphilis. Wratsch 1893. Nr. 38, S. 1064. Ref. Arch. f. Dermatol. u. Syphilis. Bd. 31, S. 34. 1895. — KÖBNER: Berl. klin. Wochenschr. 1884. Nr. 33. — KOCH, ELSE: Entstehung des dritten Stadiums der Rhinitis luetica. Monatsschr. f. Kinderheilk. Bd. 13, S. 258. 1916. — KOLLE: Dtsch. med. Wochenschr. 1918. Nr. 43 u. 44. — KOLLE und HETSCH: Die experimentelle Bakteriologie und die Infektionskrankheiten. 5. Aufl. Bd. 2. 1919. — KÖNIGSTEIN: Maligne Syphilis der Nase und des Rachens. Warschauer laryngol. Ges. Monatsschr. f. Ohrenheilk. u. Laryngo-Rhinol. Bd. 1, 1911—1912, S. 812; 1913. — KONIETZKO: Arch. f. Ohren-, Nasen- u. Kehlkopfheilk. Bd. 83, S. 282. — KRECKE: Eine besondere Form von Granulationsgeschwulst im Rachen. Münch. med. Wochenschr. 1894. Nr. 42. — KRECKE und SCHECH: Münch. med. Wochenschr. 1894. S. 47. Vereinsbeilage. — KREFTING: Arch. f. Dermatol. u. Syphilis Bd. 26, S. 2. 1894. — KRELLING: zitiert bei LE BART. — KING: Journ. of ophthalmol., otol.-laryngol. 1893. — KRIEG: Atlas der Nasenkrankheiten. Stuttgart 1892. — KRONENBERG: Berliner laryngol. Ges. 1893. 16. Februar. — KUGLER: Ein Fall von Gumma gingivae. Wien. zahnärztl. Monatsschr. 1901. Zeitschrift f. Laryngol., Rhinol. u. ihre Grenzgeb. 1902. Nr. 1. — KUHN: Dtsch. med. Wochenschr. 1896. Nr. 8. — KUTTNER: Syphilitische Granulome. Arch. f. Laryngol. u. Rhinol. 1897 und Verhandl. d. Berl. laryngol. Ges. 1897. — DERSELBE: Syphilis der Nasennebenhöhlen. Arch. f. Laryngol. u. Rhinol. Bd. 24, H. 2. — LABIT: Rev. de laryngol., d'otol. et de rhinol. Tome 1. Déc. 1891. — LACK, L.: Verdickung des Gaumens und des Kehlkopfes infolge kongenitaler Syphilis bei einem 9jährigen Knaben. Royal soc. of med. Laryngol. Section. Dez. 1913. — LAMBERT-LACK: Mikroskopische Schnitte von Plaques-muqueuses der Tonsille. London. laryngol. Ges. 1903. Zeitschr. f. Laryngol., Rhinol. u. ihre Grenzgeb. 1904. Nr. 4. — LANDRIEUX: Angina syphilitica mit Arrosion der Carotis interna. Ref. Arch. f. Dermatol. u. Syphilis. Bd. 2. 1875. — LANG: Wien. dermatol. Ges. 1897. — DERSELBE: Vorlesungen über Pathologie und Therapie der Syphilis. 1884—1886. — LANG, KARL: Wiener dermatol. Ges. 1897. — LASAGNA: Tuberkulose und Syphilis der oberen Luftwege. Arch. ital. di otol., rinol. e laringol. Vol. 32, H. 2. 1921. — LE BART: Le chancre prim. du nez et de fosses nas. Thèse de Paris 1894. — LE PART: FOURNIER, NEUMANN, LAURENT, KRELLING, BAULANGIER, JULLIEN, GUIGNARD, HEISSLER, HULOT, LE BART, RUEDA, HALLOPEAU, GUERIN, LALLIEN, MILLIGAN, NETELSHIP, PONCET, COMMINO, MARFAN, GENRY, THIBIERGE, LAVALLE, SPENCER-WATSON, RASORI, MOURE, HIGGUET, LANCEREAUX. —

Ledermann: Fall von kraterförmigem Gumma auf der Tonsille. Arch. f. Dermatol. u. Syphilis. Bd. 24. 1892. — Derselbe: Berl. klin. Wochenschr. 1892. S. 1090. — Lenhardt: (Seifert, Campbell u. Modrczejewsky) Zentralbl. 1898. S. 249. — Leonditi: Histol. pathol. des accident syph. primaires. — Leonelli: Syphilitische Pansinusitiden der laryngol.-rhinol. Klinik. Bonn. Jahrg. 6. Ref. in Passows Beiträge, S. 369. — Lesser: Berliner dermatol. Ges. Ver. 14. 6. 1898. — Levaditi: Histolog. pathol. des accidents syph. primaires. Cpt. rend. des séances de la soc. de biol. Tome 59. 1905. — Levy: Ann. of otol., rhinol. a laryngol. August 1901. No. 21. — Lewin: Berl. dermatol. Vereinig. 6. Juni 1893, zitiert bei Gerber. — Lewinger: Syphilitischer Tumor der Tonsille. Monatsschr. f. Ohrenheilk. u. Laryngo-Rhinol. 1901. — Lieven: Die Syphilis der oberen Luftwege unter besonderer Berücksichtigung der Differentialdiagnose und der lokalen Therapie. Hangs Sammlg. 1898. — Derselbe: Syphilis der oberen Luftwege. 2. Teil: Die Syphilis der Mund- und Rachenhöhle. Bd. 4, H. 2. 1900. — Lilienstein: Beiträge zur Histologie der Schleimhautsyphilis. Inaug.-Diss. Würzburg 1894. — Lindt: Arch. internat. de laryngol., otol.-rhinol. et broncho-oesophagoscopie. Tom. 26. — Locht und Thost: Festschrift für Neumann. 1900. Nr. 10. — Löb: Die extragenitale Syphilisinfektion, speziell der Primäraffekt der Nase. Inaug.-Diss. Würzburg 1906. — Löhnberg: Zur Diagnose der Gummigeschwülste der Gaumenmandel. Arch. f. Laryngol. u. Rhinol. Bd. 15. 1904. — Lubarsch: Die syphilitischen Neubildungen in Aschoff: Pathol. Anat. Bd. 1, S. 627. 1919. — Lublinski: Verhandl. d. Berl. laryngol. Ges. 1889. S. 9. — Luzatti: Über einen Fall von frühzeitiger tertiärer Erkrankung der Nase. Arch. ital. di otol., rinol. e laringol. Vol. 1. 1915. — Mackenzie: Ref. bei Bazenery (l. c., S. 34). — Derselbe: Krankheiten des Halses. Berlin 1880. S. 117. — Malmsten: Hygiea. Mai 1887. — Manasse: Über syphilitische Granulationsgeschwülste der Nasenschleimhaut sowie über die Entstehung der Riesenzellen in denselben. Virchows Arch. f. pathol. Anat. u. Physiol. Bd. 147. 1897. — Mancioli (Rom): „606" bei der Syphilis der Mundhöhle. 14. Congr. de societa italiani di laringol., otol. e rinol. Ottobre 1911. — Martellière: De l'angine syphilitique. Thèse de Paris 1854. — Meinicke: Berl. klin. Wochenschr. 1917. Nr. 25. Präcipitierungsmethode. — Mauriac: De la syphilose pharyngonasale. Paris 1877. — Mendel: Étude sur le laryng. syphil. Paris 1893. — Derselbe: Soc. français de dermatol. 14. Mars 1895. — Menzel: Über die beruflichen Erkrankungen der oberen Luftwege der Stockdrechsler. Arch. f. Laryngol. u. Rhinol. Bd. 529. — Mermet: Syphilis in Mund und Rachen und Retropharyngealabsceß. Gaz. des hôp. civ. et milit. 1885. Zeitschr. f. Laryngol., Rhinol. u. ihre Grenzgeb. 1895. Nr. 16. — Metschnikoff und Roux: Études experimentals sur la syphilis. Mém. de la soc. des sciences de Bordeaux. 1 et 4. Ann. de l'inst. Pasteur 1903—1905. — Michael: Lehrbuch der Laryngol. Bd. 2. 1897. — Michel: Krankheiten der Mundrachenhöhle. 1880. — Michelson: Über Nasensyphilis. Volkmanns klinische Vorträge Nr. 26, S. 2975. — Mikulicz und Michelson: Atlas 1892. — Miller: Die frühesten Symptome der hereditären Syphilis. Jahrb. f. Kinderheilk. Bd. 27, S. 359. 1888. — Modraszewski: Zit. bei Seifert. Moldenhauer: Die Krankheiten der Nasenhöhle, ihrer Nebenhöhlen und des Nasenrachenraumes. Leipzig 1886. — Montesano, V.: Ulcerierter hypertrophischer Primäraffekt der rechten Tonsille und des vorderen Gaumenbogens. Atti della clin. otol-laringologica d. Univers. di Rom. Ann. Vol. 12. 1914. — Moore, Irwin: Tertiäre Syphilis des Pharynx; klinisch einer Tuberkulose von lupösem Typus gleichend. Laryngol. Sektion. Royal soc. of med. Juni 1917. — Mossé: Zwei Fälle von maligner Syphilis der Nase mit Salvarsan behandelt. Bull. d'oto-rhino-laryngol. Tome 16. Nr. 1913. — Moszulski: Warschauer laryngol. Ges. 1913. S. 990. — Moure: Man. prat. d. mal. d. fosses nas. et la cavité nasopharyngienne. Paris 1886. — Moure Raulin: Contr. a l'étude des manifest. de la syphilis tonsill. phar. etc. Paris 1891. — Mühlens: Über Züchtungsversuche der Spirochaete pallida und Spirochaete refringens sowie Tierversuche mit den kultivierten Spirochäten. Klin. Jahrb. Bd. 23. 1910. — Münchheimer: bei Gerber 1918. — Mracek: Zitiert bei Seifert (256). — Natier: Gommes syphilis des amygdales. Paris 1891. Ref.: Arch. f. Dermatol. und Syphilis. Bd. 24. 1892. — Nelissen und Wewe: Gumma des Sinus maxillaris und der Orbita. Acta oto-laryngol. Vol. 2. Ref.: Semon: Zentralbl. 1920. S. 179. — Neumann: Syphilis. 2. Aufl. Wien 1899. — Neumann: (zit. v. Zeissl.) Lehrbuch der Syphilis. 3. Aufl. Stuttgart 1878. — Newcomb: Med. news. 2. Juli 1892. — Nikitin (Petersburg): Syphilitische Affektion des Nasenrachenraumes mit syphilitischem Fieber. Monatsschr. f. Ohrenheilk. u. Laryngo-Rhinol. S. 1238. 1912. — Nobl: Fehldiagnose extragenitaler Primäraffekte und ihre Folgen. Wien. med. Presse 1904. Nr. 17/18, S. 801 u. 861. — Noguchi: Zitiert nach Kolle-Hetsch. — Derselbe: Journ. of exp. med. 1911. Vol. 14. — Noguchi and Moore: Journ. of exp. med. Vol. 18, p. 232. 1913 u. Münch. med. Wochenschr. 1911. — Ónodi: Arch. f. Laryngol. u. Rhinol. Bd. 14, S. 360. — Pasini: Giorn. ital. d. malatt. vener. e d. pelle. 1905. No. 3 u. Münch. med. Wochenschr. 1906. Nr. 23. — Paulet: Sklerose des Septum. Französ. laryngol. Kongr. Paris 1913. Monatsschr. f. Ohrenheilk. u. Laryngo-Rhinol. 1913. S. 1044. — Pellizari: Primäraffekt an der Nase.

Accad. med. fisic. Florenz 23. April u. 4. Juni 1894. — PELTESOHN: Über gummöse Syphilis. Sonderabdruck. Berl. klin. Wochenschr. 1911. Nr. 14. — PERULUS: Fei PROKSCH. — PIOLITTI, G. (Turin): „606" bei der Syphilis der Mundhöhle. Congr. d. italiana di laringol., otol. e rinol. Okt. 1911. — PIVAUDRAN: De la Sypphilis des amygdales. Thèse de Paris 1884. — POLLAK (Graz): Primärsklerose der Zunge. Wien. klin. Wochenschr. 1911. Nr. 41. — PORTMANN, GEORG: Syphilitischer Mandelschanker von polypöser Form. Paris méd. Febr. 1920. — POSPELOW: Über extragenitale Syphilisinfektion. Arch. f. Dermatol. u. Syphilis. Bd. 21. 1882. — PROKSCH: Geschichte der venerischen Krankheiten. Wien 1895. — RAULIN: Ulceration syphilique de la paroi du pharynx. Ulceration de la carotis interna. Ann. de la polyclin. Bordeaux 1890. Juli. Ref.: Arch. f. Dermatol. u. Syphilis. Bd. 23. 1891. — RENDU, R.: 2 Fälle von Mandelschanker von ungewöhnlicher Form. Congr. d. soc. franç. 32. Congr. d. soc. franç. d'oto-laryngo-rhinol. Mai 1920. Ref.: SEMONS Zentralbl. 1920. S. 202. — RICCI: Arch. ital. di otol. rhinol. e laringol. 1. März 1897. — RICORD: Traité de mal. ven. Paris 1838. — RIECKE: Lehrbuch der Haut- u. Geschlechts-krankh. Jena 1920. — RIPAULT: Ann. de malad. vénér. de l'oreille etc. März 1895. No. 3. — RIZAT: Ann. de Dermatol. et de syphiligr. 1885. p. 115 bei POSPELOW. — ROLLET: Arch. general de méd. Paris 1859. — ROSENBERG: Berl. laryngol. Ges. 3. November 1893. — ROSSBACH: Über Ulcus rotundum septi nasi cartilag. Korrespondenzbl. d. allg. ärztl. Vereins i. Thüringen. 1889. H. 2. — ROUX: Gaz. méd. de Paris. 1852. p. 634. — ROUX et METSCHNIKOFF: Ann. de l'inst. Pasteur. 1903, 1904. p. 195. — ROYER: Gommes syphilit. anomales de l'isthme du gosier multiples et indures. Ref.: Arch. f. Dermatologie u. Syphilis. Bd. 22, S. 278. 1890. — RUNGE: Nasenlues. Klin. Wochenschr. 1916. Nr. 20, S. 551. — SACHS und GEORGI: Med. Klinik 1918. Nr. 33 (Präcipitierungsmethode). — SCHÄFFER: Über ungewöhnlich und diagnostisch schwierige Erkrankungen der Mundhöhlen-schleimhaut bei Syphilis und Hautkrankheiten. Arch. f. Dermatol. u. Syphilis. 1907. — SCHAMBERG, J.: Eine Epidemie von Lippenschanker durch Küsse. Journ. of the Americ. med. assoc. 2. Sept. 1911. Ref.: SEMON: Zentralbl. 1912. S. 265. — SCHAUDINN und HOFFMANN: Vorläufiger Bericht über das Vorkommen von Spirochäten in syphilitischen Krankheitsprodukten und bei Papillomen. Arb. a. d. Reichs-Gesundheitsamte. Bd. 22. 1905. — DIESELBEN: Arb. a. d. Reichs-Gesundheitsamte 1905. Bd. 22. Dtsch. med. Wochen-schrift. 1905. Nr. 1. — SCHECH: Syphilis der Nase. HEYMANNs Handb. Bd. 3, H. 2, S. 935. 1900. — DERSELBE: Lehrbuch der Krankheiten der Mundhöhle, des Rachens und der Nase. 1896. 3. Aufl. — SCHEDE: VOLKMANNsche Klinik. Über den Gebrauch des scharfen Löffels bei Geschwüren usw. 1872. — SCHEELE: Spirochätennachweis in abge-heilten syphilitischen Mundplaques. Med. Klinik 1921. Nr. 39. — SCHERESCHEVSKY: Zitiert nach KOLLE-HETSCH. — SCHEUER: Die Syphilis der Unschuldigen. Wien u. Berlin 1900 u. Med. Klinik 1910. Nr. 28. — SCHLEMMER: Anatomisch-experimentelle und klinische Studien zum Tonsillarproblem unter Feststellung usw. Festschrift f. HAJEK 1921. — SCHLESINGER (Klinik GERBER): Unsere Resultate mit Neosalvarsan bei luetischen Affek-tionen der oberen Luftwege. Zeitschr. f. Laryngol., Rhinol. u. ihre Grenzgeb. 1914. S. 375. — SCHMIDT: Krankheiten der oberen Luftwege. 3. Aufl. S. 458. — SCHMIDT, VIGGO: 2 Fälle von syphilitischer Nebenhöhlenerkrankung. Dänisch. oto-laryngol. Ges. Okt. 1918. — DERSELBE: Syphilis der Nebenhöhlen der Nase. Hospitalstitende 1920. S. 544. — SCHMIDTHUISEN: Zitiert nach SEIFERT — SCHMIEGELOW: Jahresbericht 1897. — SCHNABEL: Arch. f. Dermatol. u. Syphilis. Bd. 37. 1896. — SCHUHMACHER: Über kombinierte Hydrargyrose. Wiesbaden 1886. — SCHUSTER: Arch. f. Dermatol. u. Syphilis 1878. — SCHUSTER und SÄNGER: Beitrag zur Pathologie und Therapie der Nasensyphilis. Vierteljahrsschr. f. Dermatol. u. Syphilis. Bd. 4. 1877 u. Bd. 5. 1878. — SEIFERT: Über Syphilis der oberen Luftwege. Dtsch. med. Wochenschr. 1893. — DERSELBE: Über Syphilis der Zungentonsille. Münch. med. Wochenschr. 1893. Nr. 6. — DERSELBE: Syphilis der Atmungsorgane: Nase, Nasenrachenraum, Larynx und Trachea. Handb. d. Geschlechtskrankh. FINGER, JADASSOHN usw. Bd. 3, H. 1. 1913. — SEILER: Intern. journ. of surg. and Antisept. April 1888. No. 21. — SELIGMANN: Gumma der Zunge. Intensive Jodbehandlung. Rumänische Ges. f. Oto-, Laryngo- u. Rhinol. Juni 1912. SEMONS Zentralbl. 1913. S. 366. — SEMELEDER: Die Rhinoskopie. Leipzig 1862. S. 56. — SEMON: Isolierte tertiäre Syphilis des Nasenrachenraumes. Arch. f. Laryngol. u. Rhinol. Bd. 2. 1893—1894. — DERSELBE: Zit. bei GERBER (hered. Lues). — SENDZIAK: Monatsschr. f. Ohrenheilk. u. Laryngo-Rhinol. 1900. — SOKOLOVSKY, A. v.: Demonstration eines Kranken nach Salvarsantherapie. Laryngo-rhinol. Sektion d. Warschauer med. Ges. Oktober 1911. — SOLGER: Beitrag zur Kenntnis der Differentialdiagnose zwischen Syphilis und Tuberkulose der oberen Luftwege. Wiesbaden 1913. — SOMMERBRODT: Über im Pharynx lokalisierte Hydrargyrose. Berl. klin. Wochenschr. Nov. 1886. S. 22. — SPIEGLER: Fall von Gummen des Zahnfleisches. Arch. f. Dermatol. u. Syphilis Bd. 82. 1906. — SUAN DE AZUA: Zwei Fälle von tödlicher Blutung aus Pharynxgummata. Orig. Espagna med. Vol. 8. 1913. Ref.: Monatsschr. f. Ohrenheilk. u. Laryngo-Rhinol. 1914. S. 553. — SUDHOFF: Der Ursprung der Syphilis. 1911. Jena 1901. — STOHWASSER: Dtsch. med.

Wochenschr. 1899. Nr. 5. — STÖRK, KARL: Klinik der Krankheiten des Kehlkopfes. Stuttgart 1816. — STRANDBERG: Bemerkungen über die Differentialdiagnose zwischen Tuberkulose und Syphilis der oberen Luftwege. Zeitschr. f. Laryngol., Rhinol. u. ihre Grenzgeb. 1915. S. 1. — STREIT: Arch. f. Laryngol. u. Rhinol. Bd. 16, S. 433. — TANTSURRI, D.: Ein neues Gaumensymptom bei hereditär syphilitischen Kindern. Pediatria Fasc. 1. 1919. — TEXIER und MALHERBES: Jahresvers. d. franz. Ges. f. Otol. Mai 1915. Zeitschr. f. Laryngol., Rhinol. u. ihre Grenzgeb. 1906. Nr. 2. — THIBIERGE: Gaz. hebdom. de méd. et de chirurg. 1894. p. 198. — THOST: Festschrift für NEUMANN. 1900. — THRASCHER: Primärer Schanker der Tonsille. 31. Jahresversamml. der Amerikan. laryngol. Association. Philadelphia Mai 1911. — TISSIER: Des accidents secundaires des fosses nasales dans la syphilis acquise chez l'adulte. Ann. des malad. de l'oreille etc. Février 1893. — TODD: SEMONS Zentralbl. 1903. S. 125. — TRAUTMANN: Torus palatinus. Lues palati. Differentialdiagnose. Münch. laryngol. Ges. 1914. — TRAUTMANN: Zur Differentialdiagnose von Dermatosen und Lues bei den Schleimhauterkrankungen der Mundhöhle und der oberen Luftwege. S. 331. Wiesbaden 1903. — TREITEL: Arch. f. Laryngol. u. Rhinol. Bd. 14. — DERSELBE: Fall von Nasensyphilis. Berl. klin. Wochenschr. 1892. Nr. 13 und Dtsch. med. Wochenschr. 1893. Nr. 37. — DERSELBE: Spätlues der Nase. Dtsch. med. Wochenschr. 1892. S. 235. — TROUSSEAU: Clinique med. de l'Hotel-Dieu. Paris 1868. — TÜRCK: Über syphilitische Geschwüre im Nasenrachenraum. Wien. allg. med. Zeit. 1861. Nr. 48. — UHLENHUT und MULZER: Berl. klin. Wochenschr. 1917. Nr. 27. — UNNA: Histopathologie der Hautkrankheiten. Berlin 1894. — VACHER: Ann. de malad. de l'oreille etc. 1889. — VAXQUIER (Tunis): Fall von tertiärer Syphilis des Rachens. Arch. internat. de laryngol., otol. rhinol. et broncho-oesophagoscopie. Tome 23. — VEIS: Arch. f. Laryngol. u. Rhinol. Bd. 21, S. 532. — VERNEUIL: (zit. nach HOPPMANN) S. 793. — VOLKMANN: Beitr. z. Anat., Physiol., Pathol. u. Therap. d. Ohren, d. Nase u. d. Hals. 1875. — VOLTOLINI: Die Krankheiten der Nase und des Nasenrachenraumes. Stuttgart. 1888. — WARD: Syphilitischer Pharyngealabsceß und Nekrose eines Halswirbels. New York med. journ. 14. Nov. 1903. — WASSERMANN, NEISSER und BRUCK: Dtch. med. Wochenschr. 1906. Nr. 19. — DE WATRIPONT: Enquete über die Übertragung der Syphilis auf dem Mundwege bei Glasbläsern. Bull. de l'assoc. belge de med. soc. 1913. No. 1 u. 2. — WATTEN: Beitrag zur Angina syphilitica. Inaug.-Diss. Würzburg 1898. — WEBER, O.: Zit. bei SCHECH. HEYMANNS Handb. Bd. 3, 2. Hälfte. — WECHSELMANN (Berlin): Schanker oder syphilitische Erkrankung der Mandeln. Med. Klinik 1920. Nr. 1. — WEDENSKI, H.: Journ. de malad. et syphil. 1892. No. 391, ibidem 1893. p. 538. — WEICHSELBAUM: Das perforierende Geschwür an der Nasenscheidewand. (Allg. Wien. med. Zeit. 1882. Nr. 34 u. 35.) — WEISE, KARL: Über den syphilitischen Primäraffekt an den Mundlippen an der dermatol. Klinik Leipzig. Inaug.-Diss. Leipzig 1920. — WENDT: Krankheiten der Nase und des Nasenrachenraumes. — WIGGLERSWORTH: Arch. of dermatol. a. syphil. New York 1874. — WILLIGK: Prag. Vierteljahrschr. f. pr. Heilk. 1856. — WODAK, ERNST: Zur Differentialdiagnose zwischen Lues und Tuberkulose der Nase, sowie der Mischformen beider. Arch. f. Laryngol. u. Rhinol. Bd. 34, H. 2/3. — WOLFF: Volkmanns Hefte Nr. 273. — ZAUFAL: Die Plica salpingo-pharyngea. Arch. f. Ohren-, Nasen- u. Kehlkopfheilk. Bd. 15, S. 121. 1880. — ZUCKERKANDL: Normale und pathologische Anatomie der Nase. Braumüller: Wien 1892. — DERSELBE: Normale und pathol. Anatomie der Nasenhöhle. Bd. 2. 1892.

Literatur (Nachtrag 1923—1926).

ALMQUIST, JOHAN: Tuberkulose und Tertiärsyphilis, ihre Verwechslung und deren Folgen. Acta laryngol. Vol. 8, H. 1/2. 1925. — AMAT, AYALA JOSÉ: Ein Fall von luetischer Reinvolution in Gestalt eines mächtigen Lippenschankers (spanisch). Ref.: Zentralbl. f. Hals-, Nasen- u. Ohrenheilk. Bd. 5, S. 126. — ANTHON, W.: Zur Differentialdiagnose einiger seltener pseudomembranöser Entzündungsvorgänge in der Mundrachenhöhle. VIRCHOWS Arch. f. pathol. Anat. u. Physiol. Bd. 257, H. 1/2. 1925. — BECK, OSKAR und WILHELM KERL: Die Angina necrotica (Plaut-Vincent) und ihre Differentialdiagnose. Klinik f. Ohren-, Nasen- u. Kehlkopfkrankh. und Klinik f. Dermatol. u. Syphilis, Universität Wien. Wien und Leipzig: M. Perles. 1924. — BENOIT, ALBERT: Gomme du sinus maxillaire et de l'ethmoide. Scalpel. Jg. 78. 1925. Ref.: Zentralbl. f. Hals-, Nasen- u. Ohrenheilk. Bd. 8, S. 343. — BERCHER, J. H.: Les syndromes bucceaux de la syphilis. Arch. de méd. et de pharm. milit. Tome 79, Nr. 6, p. 825. Ref.: Zentralbl. f. Hals-, Nasen- u. Ohrenheilk. Bd. 5, S. 446. — BISI, H.: Einseitige Nasenpolyposis infolge spezifischer Ethmoiditis bei einem Neugeborenen (spanisch). Ref.: Zentralbl. f. Hals-, Nasen- u. Ohrenheilkunde. Bd. 8, S. 467. — BONNET, ROY, A propos de la syphilis nasale. Paris méd. Jg. 14, Nr. 36, S. 19—197. 1924. — BORELLI, C.: Tödliches Zungengumma. Ref.: Zentralbl. f. Hals-, Nasen- u. Ohrenheilk. Bd. 4, S. 168. — BRANDES, A.: Über einen Fall von einseitiger makulärer Chorioretinitis ethmoidalen Ursprungs bei einer Syphilitikerin. Ref.: Zentralbl.

f. Hals-, Nasen- u. Ohrenheilk. Bd. 5, S. 345. — DONATO, DONATO, DI (italienisch): Ein Fall von syphilitischer und tuberkulöser Mischinfektion der Zunge. Ref.: Zentralbl. f. Hals-, Nasen- u. Ohrenheilk. Bd. 8, S. 862. — DRACOULIDÈS, N. N.: L'hypertrichose de la lèvre supérieure chez la femme, considérée comme stigmate de syphilis héréditaire. (Fréquence pathogénie, étiologie.) Hypertrichose an der Oberlippe bei der Frau als Stigma hereditärer Syphilis. Häufigkeit, Pathogenese, Ätiologie.) Hôp. St. Louis, Paris. Ann. de dermatol. et de syphiligr. Tome 6, Nr. 12, p. 745—748. 1925. — ESCAT, E.: La rhinite atrophique hérédo-syphilitique. Oto-rhino-laryngol. internat. Tome 10, Nr. 5. 1926. — FRAULINI, MARIO: Ein interessanter Fall syphilitischer Läsion der Unterlippe (italienisch). Resistenz gegen Hg und As; Heilung durch Bi. Ref.: Zentralbl. f. Hals-, Nasen- u. Ohrenheilkunde. Bd. 1, S. 17. — GAILLARD, RENÉ et PITRE: Formes particulièrs de syphilis nasale; osteite nasocranienne de FOURNIER. Ann. des maladies de l'oreille, du larynx, du nez etc. Tome 43, Nr. 7. 1924. — GILLIES, H. D.: Deformitäten der syphilitischen Nase. Brit. med. journ. 1923. p. 977. Ref.: Zentralbl. f. Hals-, Nasen- u. Ohrenheilk. Bd. 5, S. 20. — GIRARD, R. et J. TRIGHER: Deux cas de syphilis secundaire des glandes salivaire. Bull. méd. Jg. 40, Nr. 3. 1926. — HAISS: Syphilis der Highmorshöhle. Ref.: Folia otolaryngol. Vol. 25, p. 256. 1926. — Handbuch der Salvarsantherapie mit Einschluß der experimentellen, biologischen und chemischen Grundlagen. Bd. 14, S. 750. 1914. Berlin: Urban & Schwarzenberg. — HEINDL, A.: Schwerer gummöser Prozeß in der linken Rachenhöhle, Nasenrachenraum und Zunge mit Trepol geheilt. Monatsschr. f. Ohrenheilk. u. Laryngo-Rhinol. 1923. S. 710. — HOFFMANN, ERICH: Über seltene Formen von syphilitischen Primäraffekten des Zahnfleisches, der Wangenschleimhaut und Conjunctiva mit Bemerkungen über Vortäuschung von primärer Lues und den Wert des Spirochätenbefundes. Dermatol. Zeitschr. Bd. 45, H. 1/2. 1925. — JACQUES: Syphilis, polypose et rhinantrites. Ann. des maladies de l'oreille du larynx etc. Tome 43, Nr. 12. 1924. — JAQUES: Syphilis, polypose et rhinantritis. (Syphilis, Polypose und Nebenhöhlenerkrankungen). Ann. des maladies de l'oreille, du larynx, du nez et du pharynx. Tome 43, Nr. 12, p. 1160—1166. 1924. Journ. des praticiens. Jg. 39, Nr. 29. 1925. — LANNOIS, M. et R. GAILLARD: Syphilis de l'os incisif. Ann. des maladies de l'oreille, du larynx, du nez et du pharynx. Tome 43, Nr. 9. 1924. — LORTAT, JACOB L.: Le chancre des gencives. Progr. méd. Jg. 51, p. 685. Ref.: Zentralbl. f. Hals-, Nasen- u. Ohrenheilk. Bd. 5, S. 126. — MAC KENZIE, GEORGE W.: The report of a case of frontal sinusitis, complicatet with profound syphilis. Americ. journ. of syphilis. Vol. 9, Nr. 3. 1925. — MILIAN, G.: Fissures des lèvres et syphilis hereditaire. Ref.: Zentralbl. f. Hals-, Nasen- u. Ohrenheilk. Bd. 9, S. 72. — NEUMARK, K.: Ein luetischer Primäraffekt der Zungentonsille. Monatsschr. f. Ohrenheilk. u. Laryngo-Rhinol. 1926. H. 2. — PFLÜGER, H.: Die Zahnveränderungen bei der Lues congenita. (61. Vers. d. Zentralv. dtsch. Zahnärzte, München, Sitzung v. 7.—9. VIII. 1924.) Dtsch. Monatsschr. f. Zahnheilk. Jg. 43, H. 11, S. 313—316. 1925. — PIPIA, IPPOLITO: Zwei Fälle von tumorartigem, syphilitischem Primäraffekt des Septum nasi. Ref.: Zentralbl. f. Hals-, Nasen- u. Ohrenheilk. Bd. 6, S. 195. — PLAUT: Die Differentialdiagnose zwischen Rachensyphilis und einigen anderen ulceromembranösen Prozessen der Mundhöhle. Dtsch. med. Wochenschr. Jg. 52, Nr. 12. 1926. — PODESTA: Deux cas de syphilome initiale des cavites nasales. Arch. internat. de laryngol., otol.-rhinol. et broncho-oesophagoscopie. Tome 5, Nr. 1. 1926. — PROBY, HENRY: La syphilis tertiaire du sinus maxillaire. Journ. de méd. de Lyon. Jg. 5, Nr. 111. 1924. — RABUT: L'emploi du bismuth dans le traitement de la syphilis. Arch. internat. de laryngol., otol.-rhinol. et broncho-oesophagoscopie. Tome 2, Nr. 5. 1923. — ROSENBAUM, ERNST: Diphtherie und syphilitische Rachenerkrankungen. (Rudolf Virchow-Krankenhaus Berlin.) Med. Klinik Jg. 21, Nr. 29, S. 1081—1082. 1925. — SCHULMANN, E. et A. LICHTWITZ: La syphilis de l'hypophyse. Rev. franç. de dermatol. et de venéreol. Jg. 1, Nr. 12. 1925. — SCHWARZ, ELLIS H.: Gumma of nasal septum. New York med. journ. a. med. record. Vol. 118, Nr. 5; Ref.: Zentralbl. f. Hals-, Nasen- u. Ohrenheilk. Bd. 5, S. 20. — SEBILLEAU, PIERRE: Adhérences vélo-pharyngées. (Verwachsungen zwischen Gaumensegel und Rachenwand.) Réun. mensuelle des oto-rhinolaryngol. des hôp. Paris, 12. 3. 1924. Ann. des maladies de l'oreille, du larynx, du nez et du pharynx. Tome 43, Nr. 6, p. 895—596. 1924. — SEIFFERT: Bedeutung der Dunkelfelduntersuchung zur Erkennung der Angina Plaut-Vincentii und der Lues der Mundhöhle. Beitr. z. Anat., Physiol., Pathol. u. Therapie d. Ohres, d. Nase u. d. Halses. Bd. 22, H. 3 u. 4. — SÉZARY et MARGERIDON: L'unicité du virus syphilitique. Keratite et gomme perforante du palais chez la fille d'une tabétique. (Die Einheit des syphilitischen Virus. Keratitis und Gumma des Gaumens bei der Tochter eines Tabetikers.) Bulletin medicale. de la soc. méd. des hôp. de Paris Jg. 41, Nr. 13, p. 563—564. 1925. — SUCHANEK: Luetischer Primäraffekt am Zahnfleisch, Schwellung am Rachendach und der occipitalen Halsdrüsen. Sitzung d. Wien. laryngol. Ges. 4. 12. 1923. Ref.: Zentralbl. f. Hals-, Nasen- u. Ohrenheilk. Bd. 5, S. 422. — TACHAU, P.: Salvarsannebenwirkungen, kritische Übersicht. Samml. zwangl. Abhandl. a. d. Geb. d. Dermatol. u. Syphilis. 1923. H. 1, S. 1—66. — TOVÖLGYI: Fall eines zweimal auch histologisch als Lues diagnostizierten Mundkrebses. Rhinol. Sektion Budapest. Ref.: Zentralbl. f. Hals-,

Nasen- u. Ohrenheilk. Bd. 8, S. 784. 1926. — Ueberschär: Zungencarcinom auf tertiärluetischer Glossitis im Anschluß an Trauma. Berlin. otolaryngol. Ges. Sitzg. v. 4. IV.
1924. — Voina, A.: Syphilome primaire greffé sur une ulceration lupique. Ann. de dermatol.
et de syphiligr. Tome 7, Nr. 2. 1926. — Weinstein, J.: Ein Fall von Gumma pharyngis.
Mitt. d. Ges. f. inn. Med. u. Kinderheilk. Wien. Jg. 21, Nr. 3, S. 152. 1922. — Zurhelle,
Emil: Zur Differentialdiagnose syphilitischer und nicht syphilitischer Munderkrankungen.
Zeitschr. f. ärztl. Fortbild. Jg. 21, Nr. 9.

c) Die Syphilis des Kehlkopfes, der Luftröhre und der Bronchien.

Von

Gustav Hofer-Wien.

Mit 14 Abbildungen[1].

A. Die Syphilis des Kehlkopfes.

I. Historisches.

Die Kenntnis der Klinik syphilitischer Affektionen des Kehlkopfes ist mit
der Entdeckung und Handhabung des Kehlkopfspiegels auf das Innigste verknüpft. Wohl kannte man schon vor 1850 aus einzelnen Obduktionsbefunden
Veränderungen syphilitischer Natur im Kehlkopf [Barth (1839), Oppolzer,
Waller, Suchannek (1850), Willigk (1856), Virchow (1858)], dennoch waren
zur Zeit Türcks am Lebenden keinerlei Beobachtungen vorhanden und die
von Stoerk (1858) im Auftrage Türcks mitgeteilten Geschwüre syphilitischer
Natur sind die ersten exakten Beobachtungen. 1860 wurden von Czermak
zwei Fälle von Lues des Larynx veröffentlicht, 1866 die Lues des Larynx von
Türck in seinem bekannten Werke über die Krankheiten des Kehlkopfes das
erste Mal zusammenhängend beschrieben. Türck spricht über den syphilitischen Katarrh, die parenchymatöse Entzündung, fibröse Hypertrophie, Knoten
und Gummen, Sklerose der Muskeln und der Stimmbänder, Geschwüre und
Auswächse. In der Folge erweitert sich das Wissen über die Klinik der Syphilis
des Kehlkopfes durch die Beobachtungen von Schnitzler (1867), Lewin (1869),
Semeleder (1869), Makenzie (1871) u. v. a.

Durch diese Untersuchungen wurden die häufigsten Formen der Syphilis
des Kehlkopfes, nämlich Geschwüre, Gummen, Narbenbildung und Stenosen
und Ankylosen beschrieben. Gerhardt und Roth beobachteten 1861 zum
ersten Male die Papeln und Kondylome. Besonders diese letzteren Befunde,
gleichzeitig aber auch das bis dahin vorhandene klinische Material fand in
Lewin — zugleich Dermatologe und Laryngoskopiker — einen berufenen
Kritiker. Es ist Lewin das Verdienst nicht abzusprechen, durch diese seine
Kritik viele bis dahin strittigen Punkte klargestellt und, trotzdem er in seinen
Kritiken stellenweise zu weit geht, die Kenntnis der Larynxlues wesentlich
gefördert zu haben. Für die Erkenntnis der pathologisch-anatomischen Ver-
änderungen haben Schrötter, besonders aber Eppinger wertvolle Arbeit
geleistet, für die Differentialdiagnose, besonders gegenüber der Tuberkulose
Moure, Semon, Luc, Schnitzler u. a.

Die moderne Syphilisforschung ist schon durch die Entdeckung der Spirochaeta pallida und die serologische Diagnostik auf eine völlig andere Basis

---

[1] Sämtliche Abbildungen entstammen der Türckschen Sammlung, Eigentum der
Wiener Laryngologischen Klinik.

gestellt, dennoch ist in der Klinik der Larynxlues kein absolut neues Moment zu verzeichnen. Auch heute noch ist die Mannigfaltigkeit des Larynxbildes aller Stadien der Syphilis des Kehlkopfes Ursache für gelegentliche Fehldiagnosen, besonders des Initial- und Sekundärstadiums. Wir danken es den Fortschritten der Erkenntnis der Ätiologie und der Immunitätsforschung, daß wir nur durch Übersehen der Möglichkeit einer luetischen Affektion diagnostische Fehler machen (einzelne lehrreiche Beispiele übersehener luetischer Affektionen hat neuestens BUMBA mitgeteilt). Seit dem Ende des vorigen Jahrhunderts verfügen wir neben der vollständigen Umwälzung der Anschauungen über das Wesen der Lues über größtenteils der klinischen Sammelforschung gewidmete Arbeiten, die nicht nur das ganze Material zusammenfassend darstellen, sondern auch durch eigene Erfahrung unsere Kenntnis der Kehlkopfsyphilis bereichert haben. Hier müssen in erster Linie die Namen GERBER, und OTTO SEIFERT genannt werden. Wir können heute die Klinik der Syphilis des Kehlkopfes im großen ganzen als erforscht betrachten und lediglich feststellen, daß einzelne Details noch einer Aufklärung bedürfen. Diese betreffen vornehmlich den syphilitischen Katarrh, die Perichondritis und die Folgezustände besonders des Sekundärstadiums sowie die Lähmungserscheinungen luetischer Natur die noch von vielen Fachleuten recht ungleich gewertet werden.

II. Allgemeines.

Die Lues im Larynx kann als eine ererbte und akquirierte auftreten. Erstere als eine Lues hereditaria schlechtweg oder aber, wenn sie erst später auftritt, als eine Lues hereditaria tarda. Ererbte Syphilis des Larynx wurde in der Literatur in einer ganzen Reihe genauer beschriebener Fälle beobachtet, so von FRANKL an einem zehn Wochen alten Kinde, HASSING (Kind zwei Monate), STEFFEN (acht Monate), BARLOW (11 Monate), STURGE ALLEN $(2^1/_2$ Jahre), BULL. (3 Jahre), ERÖSS $(3^1/_2$ Jahre), SEMON $(5^1/_2$ Jahre), GERHARDT (6 Jahre), STRAUSS (7 Jahre), KRIEG (8 Jahre), SCHÖTZ (9 Jahre), BEAUSOLEIL (10 Jahre), SCHÖTZ (11 Jahre), CZERMAK (11 Jahre), SCHÖTZ (12 Jahre), v. HÜTTENBRENNER (12 Jahre), STEINER (12 Jahre), STRAUSS (zwei Fälle mit 12 Jahren), HEUSINGER (12 Jahre), GERBER (13 Jahre), ZIEMSSEN (14 Jahre), FOURNIER (zwei Fälle 9 und 10 Jahre), CHIARI $(4^1/_2$ Jahre), NEURATH (6 Jahre), CASTEX (narbige Atrophie 1910).

Die *ererbte Syphilis des Kehlkopfes* wird von GERHARDT als selten bezeichnet, von EPPINGER jedoch gerade als häufig angesehen. und besonders betont, daß Fälle hereditärer Lues auch ohne manifeste klinische Erscheinungen sehr häufig bei genauer histologischer Untersuchung im Larynx Veränderungen aufweisen, die für eine spezifische Affektion sprechen. Diese seinerzeitige Beobachtung EPPINGERS decken sich ja besonders auch mit Erfahrungen der neuesten Zeit über die hereditäre Syphilis der Nase (HAJEK und GROSSMANN).

Spätsyphilis des Kehlkopfes wurde von MORITZ SCHMIDT beobachtet sogar bei einem 25jährigen Patienten. Die Formen der hereditären Syphilis äußern sich in der mannigfaltigsten Art auch im Kehlkopf. Sicher sind sekundäre Erscheinungen (Papeln) von DOBROWOLSKI bei einem $2^1/_2$jährigen Kinde beobachtet worden. Von LÖRI beiderseitige Posticuslähmung bei einem dreijährigen Knaben, Perichondritis im Larynx bei einem dreimonatlichen Säugling usw. usw. Fälle von Spätlues bei volljährigen und sogar alten Personen (38jährige Frau, SEMON), bei 60- und 70jährigen Personen zeigen, daß, wenn auch in diesen Fällen die Heredität der Lues nicht immer feststeht, eine obere Altersgrenze für die hereditäre Lues sicher nicht existiert.

Für die Trachea hat NICOLAI neuestens aus der ganzen vorhandenen Literatur der Tracheallues (353 Fälle) $28 = 8,74^0/_0$ erbsyphilitische Trachealaffektionen errechnet.

Die akquirierte Lues wird klinisch auch für den Larynx in ihren drei Stadien primär, sekundär, tertiär auseinandergehalten. Diese Einteilung besitzt aber durchaus nur relative Geltung, denn das Auftreten von sekundären Erscheinungen etwa viele Jahre nach der Infektion ist von einer Reihe von Autoren einwandfrei beobachtet (Semon, Dobrowolski, Chiari, Neumann, Aronson).

Die *Häufigkeit luetischer Affektionen* des Kehlkopfes, die Häufigkeit der einzelnen Stadien, die Verteilung dieser auf die beiden Geschlechter, die Verteilung auf das Lebensalter, sind besonders in der alten Literatur in eingehenden Statistiken festgehalten. Dabei zeigt sich allerdings, wie ungleich die Resultate dieser Zusammenstellungen sind. Die Gründe hierfür mögen leicht einleuchten, hatte man doch damals lediglich das klinische Bild der Diagnose zugrunde gelegt und gerade über dieses klinische Bild bestanden ja teilweise verschiedene Ansichten. Es können diese Statistiken also wohl nur annähernd ein Bild der tatsächlichen Verhältnisse geben. Die Fehlerquellen jedweder Statistik sind gerade hier bedeutende.

Lewin fand von 20 000 Kranken (konstitutionell-syphilitische) ca. 575 mit Affektionen des Larynx = 2,9%. Von diesen litten an leichten Affektionen 500 = 87%, an schweren Affektionen ca. 75 = 13%. Nach einer zweiten Statistik fand er 5,8% an Larynxsyphilis Erkrankte. Makenzie beobachtete etwas über 3%, davon 38% sekundäre Affektionen, 62% tertiäre Affektionen. Engelstedt konstatierte 4,3%, Garriques gibt an für das Jahr 1871 7%, für das Jahr 1872 26%! Dieser hohe Prozentsatz wird durch die Tatsache erklärt, daß die Statistik des Jahres 1872 vom Autor selbst auf Grund seiner eigenen Untersuchungen aufgestellt worden war.

Bergh fand 24,6%, davon 87% leichte Affektionen, 13% schwere Affektionen, Schrötter 2,7% (48% leichte Affektionen, 52% schwere Affektionen), Türck 19%, Sommerbrodt 18%, Willigk 15%, Seifert für das Jahr 1905 bis zum Jahre 1912 unter 90 Fällen syphilitischer Affektionen der oberen Luftwege 22 Fälle hereditärer Lues ohne Larynxaffektion, Gerhardt und Roth 32% usw.

Für die Sekundär- und Tertiärerscheinungen gibt Makenzie das Verhältnis von 18 : 11 an. Nach Chiari und Dworak verhält sich das tertiäre Stadium zum sekundären an den Syphiliskliniken wie 1 : 7, an den Halskliniken wie 1 : 0,6 bis 1,3. Nach Mauriac besteht ein Verhältnis von 1 : 4. Auch hierin zeigt sich der große Unterschied in den statistischen Zusammenstellungen.

In bezug auf das Alter konstatierte Makenzie, daß die meisten Fälle zwischen 20—40 Jahre vorkommen.

Dem Geschlechte nach scheint sich das tertiäre Stadium für beide Geschlechter ziemlich gleich zu stellen, das sekundäre wird häufiger bei Männern als bei Frauen beobachtet, maßgebend hierfür erscheint nach Mauriac und Charazac der Genuß von Tabak und Alkohol bei Männern, der gleichsam ein Punctum minoris resistentiae abgeben soll. Gleiches wollen Schnitzler, Sommerbrodt, von Ziemssen und Pollak beobachtet haben, während Makenzie, Gottstein und Lewin ererbte oder erworbene mangelnde Widerstandsfähigkeit und klimatische Einflüsse für das Auftreten syphilitischer Erscheinungen im Kehlkopf anschuldigen.

III. Der syphilitische Primäraffekt im Kehlkopf.

Vereinzelte Fälle von syphilitischem Primäraffekt des Kehlkopfes sind beschrieben, eine Tatsache, deren Vorkommen allerdings zu den größten Seltenheiten gehört. Der Infektionsmodus kann logischerweise entweder ein natürlicher oder ein künstlicher sein. Für die erste Gruppe kommt die orale Infektion mit direkter Lokalisation an den tieferen Luftwegen durch Speichel oder

Speisen in Betracht, für die künstliche Infektion infizierte Instrumente (SCHRÖTTER, CHIARI).

Die erste Beobachtung von hartem Schanker im Kehlkopf wird auf MOURE zurückgeführt. Eingehend beschrieben und einwandfrei beobachtet sind die nachfolgenden Fälle: KRISHABER (1877), SARREMONE (1899), POYET (1900), LUNEBORG (1903), CASTEX (1907), GEZES (1911).

Der Fall von KRISHABER soll nach ISAMBERT die Epiglottis betroffen haben.

Bei POYET findet sich ein Primäraffekt des linken Taschenbandes beschrieben in Form einer rötlichen prominenten Geschwulst mit starker Schwellung der regionären Drüsen.

SARREMONE demonstriert 1899 einen Fall von Primäraffekt am rechten Taschenband und der aryepiglottischen Falte mit konsekutiver Adenitis und Roseola der äußeren Haut.

CASTEX stellt in der Pariser laryngologischen Gesellschaft 1905 einen Fall vor, bei dem ein Primäraffekt an der Epiglottis zu sehen war; die Diagnose schwankte anfangs zwischen Epitheliom und Tuberkulose. Das Auftreten regionärer (submaxillarer) Drüsenschwellungen und nach einer längerdauernden Inkubation das Auftreten eines sekundären Exanthems an der Haut ermöglichten eine richtige Diagnose.

GEZES (1911) berichtet in der Revue hebdomenaire über extragenitale Sklerosen. Er teilt einen Fall von hartem Schanker mit an der lingualen Fläche der Epiglottis und der Zungentonsille. Die exakte Untersuchung des Sekretes ergab das Vorhandensein der Spirochaeta pallida, die auch im histologischen Schnitte (Silberimprägnation nach LEVADITI) gefunden werden konnte. Eine vorhandene Mischinfektion mit Angina Vincenti läßt allerdings den Fall vorerst wiederum etwas zweifelhaft erscheinen um so mehr, als über die weitere Beobachtung des Falles keinerlei Mitteilung erfolgte.

LUNENBORGS Fall repräsentiert sich als kirschkerngroßes Geschwür in der Gegend des linken Aryknorpels. Die Diagnose konnte aus den später auftretenden Allgemeinerscheinungen sichergestellt werden.

Nach diesen Darstellungen repräsentiert sich der Primäraffekt im Kehlkopf typisch in doppelter Form: entweder als prominente, stark gerötete Geschwulst oder als schmierig belegtes Geschwür, Bilder, wie sie bei den gleichen Affektionen im Pharynx oder an den Tonsillen wohlbekannt sind. Differentialdiagnostisch kommt in erster Linie die regionäre Drüsenschwellung ohne Schmerzempfindung in Betracht, da doch die serologische Luesdiagnose in dem Stadium noch unzuverlässig ist. Da die Therapie aber gerade beim Primäraffekt so früh als möglich einzusetzen hat, wird auch in zweifelhaften Fällen im allgemeinen antiluetische Behandlung unbedingt Platz greifen müssen.

IV. Die sekundären syphilitischen Erscheinungen im Kehlkopf.

Zu den sekundären syphilitischen Erscheinungen im Kehlkopf werden gezählt: 1. der syphilitische Katarrh und das Erythem, 2. die syphilitische Papel und das Kondylom.

1. Der syphilitische Katarrh.

Wenn wir die ältere und neuere Literatur über den syphilitischen Katarrh des Kehlkopfes durchsehen, finden wir über diesen Gegenstand so disparate Ansichten vor, daß es sich wohl zunächst lohnt, die einzelnen Autoren selbst zu hören.

TÜRCK sagt etwa folgendes: Der Katarrh kommt an sehr verschiedenen Stellen des Kehlkopfes in größerer oder geringerer Ausbreitung vor. Die Erscheinungen sind die des einfachen Katarrhs; so sieht man die wahren Stimmbänder dabei entweder in verschiedenem Grade gerötet oder nur schmutzig weiß und mißfarbig oder sie machen den Eindruck, als wären sie oberflächlich kauterisiert, uneben, höckerig. Der syphilitische Kehlkopfkatarrh tritt nie unter dem Bilde einer stark entzündlichen Affektion auf, zum Unterschied von dem nichtsyphilitischen. In anderen Fällen läßt sich der syphilitische Katarrh als solcher dadurch erkennen, daß Papeln oder Geschwüre hinzukommen. Nach Türck kann auf die syphilitische Natur des Kehlkopfkatarrhs manchmal nur die Anamnese hinweisen oder aber anderweitige syphilitische Erscheinungen, manchmal ist es die lange Dauer des Katarrhs allein, welche für Syphilis spricht, falls nicht Tuberkulose gleichzeitig vorhanden ist.

Wie sehr Türck über den syphilitischen Katarrh noch im Unklaren ist, beweist ja unter anderem der Fall 60 (Truschka) seiner Sammlung, in welchem er eine starke Infiltration der rechten Larynxseite, offenkundig tertiärer Natur, für eine katarrhalisch-syphilitische Schwellung ansieht.

Stoerk führt etwa folgendes aus: „Es gibt zweifellos einen syphilitischen Katarrh des Kehlkopfs. Wir besitzen aber gar keinen Anhaltspunkt, um diesen Katarrh als spezifisch zu erkennen, auch kommen selten einschlägige Fälle zur Beobachtung. Die katarrhalische Affektion erscheint als erstes Stadium einer folgenden Infiltration (hyperämisches Vorstadium), ohne besonderes Charakteristicum."

Schrötter anerkennt das Vorhandensein eines syphilitischen Katarrhs. Er konstatierte mit Lewin, daß sich dieser durch besondere Trockenheit auszeichnet, jedoch nicht für alle Fälle.

Sehr eingehend beschäftigt sich Lewin mit der Frage des syphilitischen Katarrhs, indem er ausführt, daß ein Katarrh nicht nur durch Hyperämie und ödematöse Schwellung, sondern besonders auch durch vermehrte Absonderung von Drüsensekret charakterisiert ist, was aber das syphilitische Virus auf keiner Schleimhaut, so auch nicht auf der des Larynx erzeugt. Es gebe keinen syphilitischen Katarrh an anderen Schleimhäuten des Körpers, wohl aber gebe es eine mit Schwellung verbundene, kleinzellige Infiltration der Schleimhaut, für die aber der Name Erythem der einzig richtige sei. Kehlkopfkatarrhe bei Syphilitischen seien zufällige Komplikationen. Dazu kommt noch, daß gerade die Teile des Larynx, welche man als vorzüglich syphilitisch-katarrhalisch infiziert hinstellt (Stimmbänder), überhaupt keine Schleimdrüsen besitzen. Der dem Katarrh ähnliche Zustand beruht einfach, wie die meisten gleichzeitigen Affektionen des Pharynx, auf einer Hyperämie der Schleimhaut mit mehr oder weniger starken Schwellung des submukösen Gewebes, ein Prozeß, den man nach anatomischem Begriffe nur als Erythema bezeichnen kann. Makenzie ist der einzige Autor, der das Wort Larynxkatarrh vermeidet und hierfür die Bezeichnung Kongestion gebraucht. Auch Mackenzie bezweifelt die Spezifität des Katarrhs.

Moure bezeichnet den syphilitischen Larynxkatarrh als durch eine dunkle Röte (rouge sombre) charakterisiert.

Bäumler fand den syphilitischen Larynxkatarrh uncharakteristisch.

Chiari anerkennt keinen spezifischen syphilitischen Katarrh, ein solcher ist lediglich akzidentell.

Schnitzler und Hajek wollen die Frage nicht entscheiden, ob der Katarrh als primär oder sekundär anzusehen sei.

von Lang wird die Bezeichnung Laryngitis syphilitica erythematosa vorgeschlagen.

Die Frage entsteht nun, wie will man diese disparaten Ansichten irgendwie im Einklang bringen. Hierzu nimmt Seifert offenbar eine sehr richtige vermittelnde Stellung ein. Er hält die Frage, ob die Spirochaeta pallida an sich für den Katarrh verantwortlich zu machen ist oder nicht, erst in zweiter Linie für wichtig, da doch offenbar das nun einmal einwandfrei beobachtete Erythem das Maßgebende ist. Während eine Reihe von Fällen sogenannten syphilitischen Katarrhs offenkundig dadurch ausgezeichnet sind, daß alle Zeichen der Infiltration und Entzündung vorhanden sind, die vermehrte Sekretion aber fehlt, gibt es Fälle, welche, wie dies auch EPPINGER, GERBER und GERHARDT beobachtet haben, klinisch starke Sekretion und Schleimabsonderung aufweisen.

Als auffälligstes Merkmal des syphilitischen Katarrhs soll nach POYET, GERBER, MYGIND, SEIFERT und MENDEL die Schmerzlosigkeit gefunden werden, neben der eigentümlichen Heiserkeit, welche als Raucedo syphilitica bezeichnet wird. Aus den vorstehend besprochenen Gründen vermeidet eine Reihe von Autoren die Bezeichnung syphilitischer Katarrh des Kehlkopfes und spricht bei der einfachsten Form syphilitischen Exanthems an der Schleimhaut des Larynx von einem Erythem.

Statistisches.

Statistisch wurde folgendes festgestellt: LEWIN fand unter 500 an Larynxsyphilis Erkrankten 80% Erythem.

MACKENZIE unter 118 Fällen von sekundärer Syphilis 84 Männer, 34 Frauen mit Larynxaffektionen, davon wieder 35 Männer und 16 Frauen mit manifestem Erythem.

BERGH unter 40 syphilitischen Frauen 10 Fälle = 25% Erythem.

GOLDSCHMIDT dagegen unter 160 Fällen von Syphilis im Frühstadium nur zweimal Erythem.

Als Merkmale des *Erythems* wird die dunkle Röte und Schwellung der Schleimhaut von allen Beobachtern gleichmäßig angegeben, die auf einer ausgedehnten kleinzelligen Infiltration und primärer aktiver Hyperämie beruht. Nach LEWIN ist dieser erste sozusagen hyperämische Zustand jedoch nicht von Dauer, sondern nur als ein Anfangsstadium anzusehen, denn es ist neben der Rötung noch ein anderes Kriterium der Entzündung vorhanden, nämlich die Schwellung. Diese beruht jedoch nicht, wie bei der gewöhnlichen Entzündung auf einfacher Transsudation von seröser Flüssigkeit und Exsudation von Zellen, welche schließlich den Ausgang in Zerfall und Eiterung nehmen, sondern es wird bei der Syphilis im Gegensatz hierzu ein spezifisches Zellinfiltrat gesetzt, welches sich sowohl selbst verdichtet als auch gleichzeitig durch Kompression der zuführenden Gefäße einen anämischen und atonischen Zustand herbeiführt, der dann allmählich unter weiterer Zellzufuhr zur Hyperplasie des Gewebes führt, also etwa im Papillarkörper zur Vergrößerung der Papillen und zur Bildung von Kondylomen Veranlassung gibt. An der Schleimhaut des Larynx sind nun Besonderheiten des Erythems zu verzeichnen und zwar besonders die Eigentümlichkeit des Farbenkolorits. Wie die auf capilläre Hyperämie beruhende, anfänglich hellrote Farbe des makulösen Hautsyphilids rasch durch das transsudierte Hämatin des syphilitischen Blutes gedämpft wird und in der Folge durch das zugeführte Zellinfiltrat eine venöse Stauung entsteht, die der roten Farbe einen Stich in das Violette gibt, so verklingt die anfänglich hellrote Farbe der Schleimhaut und schattiert sich ins Livide. Diese Verfärbung ist immer eine diffuse.

Die livide Verfärbung der Schleimhaut, von den Franzosen MOURE, JULLIEN rouge sombre genannt, von deutschen Autoren SCHNITZLER schinkenbraun, CHIARI rostbraun, wird als eines der charakteristischen Merkmale des syphilitischen Erythems hingestellt. Gleichzeitig mit dieser lividen Verfärbung wird in der Mehrzahl der Fälle zum Unterschied eines echten unspezifischen Larynxkatarrhs die Sekretion vermindert gefunden.

Wie wir eben gesehen, ist das Erythem von den meisten Autoren als ein vollständig diffuses beschrieben ganz analog den Verhältnissen im Rachen. Gegen diese Beobachtung stehen aber eine Reihe von Mitteilungen, welche fleckenhafte Rötung angeben, so Heymann, welcher ausgesprochene Maculae gesehen hat, ferner Pollak. Bukofzer sah fleckige Röte an der Epiglottis und Thost beobachtete fleckige Röte am Überzug der Aryknorpeln als für das syphilitische Erythem charakteristisch.

Gerber, Seifert, Mackenzie, Chiari, Stoerk, Schrötter sahen niemals ähnliche Bildungen. Verfasser hat eine Serie von Fällen sekundärsyphilitischer Personen eignes zu diesem Zwecke mehrmals untersucht und konnte seinerseits ein dem makulösen Hautsyphilid ähnliche fleckige Rötung im Kehlkopf nicht beobachten, wohl aber muß daran festgehalten werden, daß die Verhältnisse im Larynx eine ungleiche Färbung, besser eine ungleiche Farbenintensität überhaupt begünstigen, so besonders der freie Rand der Epiglottis gegenüber den unteren Partien derselben, ferner die Gegend des Processus vocales, wo jedwede Hyperämie durch den dünnen, durchscheinenden Knorpel mit gelblichem Farbenstich förmlich unterbrochen erscheint. In dieser Erkenntnis verwarf ja auch Lewin jedwede Bestrebungen, die Haut und Schleimhautveränderungen sekundärsyphilitischer Natur in eine Parallele setzen zu wollen. Er wendet sich gegen den Ausdruck Lichen syphiliticus, welcher von Gibb geprägt wurde, und wendet sich gegen die Auffassung von Dance, der von einem makulösen papulösen und einem squamösen Syphilid der Schleimhaut spricht.

Worin bestehen die *subjektiven Beschwerden* der an Larynxerythem Erkrankten? Auch hierüber sind die Angaben different, doch gipfeln sie wohl alle in der Beobachtung, daß eine besondere Schmerzempfindung nicht besteht, sondern sich die Empfindungen der Kranken mehr auf allgemeines Druckgefühl und Fremdkörpergefühl beschränken. Leichte Schlingbeschwerden werden von Gerhardt angegeben. Husten findet sich selten, wenn ein solcher auftritt, ist er gewöhnlich trocken. Über die Schleimabsonderung wurde bereits früher gelegentlich der Besprechung des Katarrhs das Wichtigste angeführt. Ein sehr charakteristisches Symptom besteht in der rauhen belegten Stimme, welche als Raucedo syphilitica bezeichnet wird, besonders dann, wenn die Stimmbänder ergriffen sind.

Die *Diagnose* kann wohl als eine der schwierigsten bezeichnet werden, wenn es gilt, das spezifische Erythem als solches rasch zu erkennen. Man besehe sich Fälle chronisch-katarrhalischer Natur bei Rauchern und Alkoholikern, man sehe die Kehlköpfe von Fabriksarbeitern, Metallgießern, Schriftsetzern an, man wird sein rouge sombre sicher häufig genug finden und dazu noch eine sehr geringe Sekretion mit wenig Beschwerden. Die Anamnese ist wie bei allen Fällen von Lues unzuverlässig und spricht sie für die Infektion, ist die Möglichkeit einer akzidentellen Larynxaffektion ebenso gut möglich. Voraussetzung ist freilich, daß keinerlei andere spezifische Affektionen vorhanden sind, so besonders nicht die im nächsten Abschnitt zu besprechenden Papeln. *Das laryngoskopische Bild an sich, dies erhellt ja aus dem vorhergehend Besprochenen, kann lediglich die Vermutung einer Syphilis nahelegen.*

Die Lokalisation des Prozesses auf einer Stimmlippe ist für die erythematöse Form der Lues keinesfalls spezifisch, legt höchstens die Vermutung auf eine Tuberkulose nahe. Die Farbe, welche, wie wir gesehen haben, nicht nur in einer Reihe von akzidentellen Erkrankungsfällen beobachtet werden kann, wird sehr häufig auch bei beginnender Tuberkulose besonders in Form einer leichten, trockenen Laryngitis gesehen. Von anderen Symptomen ist die Hartnäckigkeit der Affektion gegen jedwede Behandlung auf Lues verdächtig (Schrötter,

CHIARI), die Heiserkeit ohne nennenswerten Lähmungsbefund am Larynx, die Rezidivfähigkeit (GERBER, GERHARDT) als typisch angegeben. Sicher ist, daß man bei irgendwie verdächtigen Larynxsymptomen die Blutuntersuchung vornehmen muß. Ein solch typischer Fall, bei dem lediglich die WASSERMANNsche Reaktion die Diagnose bestätigte, ist von SEIFERT mitgeteilt worden.

Daß das syphilitische Erythem des Larynx sehr spät auftreten kann, ist in einem Fall von GRABOWER und einem weiteren Fall von SEIFERT beobachtet. Ich selbst verfüge über eine einschlägige Beobachtung bei einem Patienten, der 10 Jahre vorher eine Lues akquiriert hatte und nach einer energischen antiluetischen Behandlung bis zum negativen Wassermann sein Rezidiv in Form eines ganz typischen diffusen, mehr trockenen, auf den Larynx und Pharynx sich erstreckenden Erythem bekam. Die WASSERMANNsche Untersuchung des bis dahin nur vermuteten Rezidivs bestätigte durch schwach positiven Ausfall die Wahrscheinlichkeitsdiagnose.

Die *Behandlung.* Die Behandlung des syphilitischen Erythems kann, soweit dieses Erythem eine Diagnose überhaupt zuläßt, entsprechend dem Charakter desselben als einer Allgemeinerkrankung katexochen natürlich nur die allgemein

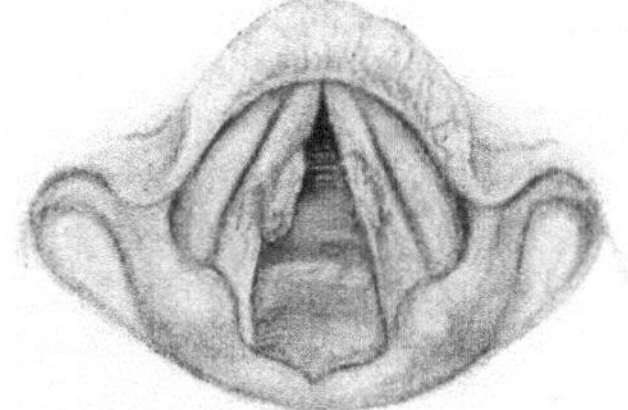

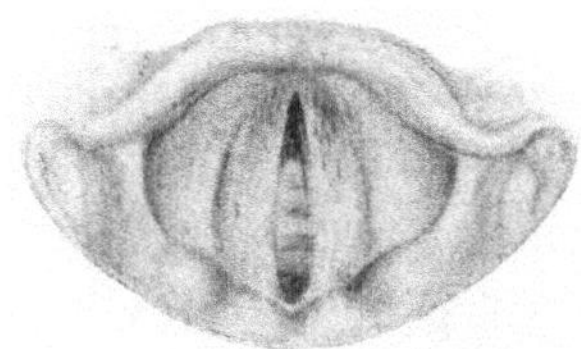

Abb. 1. Syphilitische Plaques im Larynx.
Abb. 2. Erythem und Plaques im Larynx.

antiluetische sein. Die lokale Behandlung tritt hier ganz in den Hintergrund und kann sich lediglich darauf beschränken, gewisse Symptome palliativ zu bekämpfen. Als oberstes Gebot muß die absolute Enthaltung von lautem Sprechen gelten. Sind die Kranken schon gezwungen zu reden, dann sollen sie dies bestenfalls mit Flüsterstimme tun. Zur Bekämpfung des Hustens und Fremdkörpergefühls können Sedativa gegeben werden, desgleichen bei besonders trockenen Formen des Erythems sogar sekretionsanregende Mittel (Jod intern, Alkalien). Es werden dabei aber auch spezifische Mittel von einzelnen Autoren befürwortet, Sublimat, Kochsalzinhalationen usw. Der Wert dieser Dinge tritt gegenüber der rasch durchgeführten Allgemeinbehandlung so sehr in den Hintergrund, daß man es förmlich als nebensächlich bezeichnen könnte, zu einer solchen Lokaltherapie zu greifen.

2. Die syphilitische Papel.

Wie eingangs bereits zitiert, sind syphilitische Papeln in Form des breiten Kondyloms im Jahre 1861 von GERHARDT und ROTH beschrieben, und zwar folgendermaßen: Umschriebene Schwellungen der Schleimhaut machen den Beginn, die Epithelien wuchern, sie lockern sich und degenerieren fettig. Dann entstehen weißliche, leicht erhabene Flecken, die an Breite zunehmen, in der Mitte flacher, an den Rändern aber aufgeworfen erscheinen. Andere Male ist das Bild so, daß papilläre Excrescenzen aus der geröteten Schleimhaut hervorragen. Je nach den Folgen von seitlichem Druck und Reibung entwickeln sich diese Gebilde dann zu „akkuminatenähnlichen Gestalten" am Stimmband, an der hinteren Larynxwand, an den Kanten des Kehldeckels, an den aryepiglottischen Falten. Indem diese dann in der Mitte etwas einsinken und durch Losstoßung von Epithelien wund werden, kommt es zu seichten Geschwüren, die sich dann vertiefen können.

Gouguenhein unterscheidet mit Fournier drei verschiedene Formen. 1. Erosive Papeln von unregelmäßigem Aussehen, 2. typische zirkuläre, 3. sehr tiefe Formen. Vogler beschreibt weißlich-rötliche, spitze, zackige Hervorragungen, Türck unebene, breitbasige Geschwülste, Waldenburg glatte, meist rundliche Erhabenheiten von Stecknadelkopfgröße, Mackenzie platte, gelbe, manchmal runde, oder ovale Hervorragungen, die selten so typisch weißlich sind wie im Rachen, Chiari und Dworak teilen die Papeln des Kehlkopfes in folgende Typen ein: 1. flache, rot umsäumte Geschwüre als die häufigste Form, 2. etwas erhabene Infiltrate, flach, 3. oberflächliche Geschwürchen mit gezackten Rändern oder Geschwürchen mit feinen, papillären Wucherungen des Grundes und Randes oder stärker hervorragende Gebilde, endlich 4. als eine sehr seltene Form der Frühsyphilis kleine, rote Knötchen, welche an den Stimmlippenrändern sitzen, schnell entstehen und vergehen. Nach Chiari sitzen die Kondylome am häufigsten am Kehldeckelrand, an den Stimmlippen und an der hinteren Larynxwand.

Lewin bestreitet die Befunde von Gerhardt und Roth und meint, daß sich die von diesen Autoren erstmalig beschriebenen Gebilde in keiner Weise erklären lassen. Tritt nämlich nach Lewin der Prozeß des Erythems in sein weiteres Stadium, so ist dieses durch Schwellung, Lockerung und teilweise Ablösung der Schleimhaut gekennzeichnet. Es bedingt nämlich nicht ein seröses Transsudat die Schwellung der Schleimhaut, dieselbe beruht vielmehr auf dem zelligen Infiltrat, welches in die obersten Schichten eindringt. An Stellen mit ausgebildetem Papillarkörper, so an der äußeren Haut und an der Schleimhaut des Pharynx betrifft diese Hypertrophie eine Proliferierung der Papillen, aber es kommt keinesfalls zu größeren proliferen Wucherungen an der Schleimhaut des Kehlkopfes, da an den meisten Stellen die Papillen fehlen, sondern wir sehen nur flache, schwach über das Niveau der Umgebung hervortretende Erhabenheiten, was laryngoskopisch schwerer zu konstatieren ist. Man sieht also im Anfang auf den erythematös geröteten Stimmbändern runde, grauweiße, aus verdicktem Epithel bestehende Flecke, die immerhin etwas, aber nur unbedeutend erhaben sich von der geröteten Umgebung scharf abheben. Später sinkt das Epithel namentlich in der Mitte ein, es entsteht eine Erosion, wobei die geschilderte grauweiße Farbe eine rötliche Nuance annimmt, bedingt durch den zutage tretenden, von seinem Epithel entblößten Papillarkörper. Solche Prozesse, meint Lewin, kann man immerhin als breite Kondylome bezeichnen, da sie eben auf Papillarhyperplasien beruhen, ähnlich wie im Pharynx. In noch mehr hervortretender Form konnte Lewin solche Wucherungen auch einige Male auf der aryepiglottischen Falte sehen und am freien Rande des Kehldeckels, wo ebenfalls Papillen sich befinden, und endlich an der Larynxhinterwand. Lewin will also für die Larynxkondylome nur die Form der erhabenen grauen Flecke ähnlich den Bildungen im Pharynx gelten lassen und begreift nicht, welcher Art die Gebilde waren, wie sie von Gerhardt und Roth als breite Kondylome beschrieben sind. Ganz unmöglich aber erscheinen diese Gebilde an Orten, wo es im Kehlkopf offenbar keine Papillen gebe, also besonders nicht am unteren Rand des Kehldeckels.

Ähnlich den hier mitgeteilten Ansichten konnten Cohn, Semeleder, Isambert, Fournier, Ferras und Sommerbrodt die hypertrophische Form der Kehlkopfpapel nicht bestätigen. Wohl haben die nachfolgenden Untersuchungen von Grabower, Seifert und Gerber bestätigen können, daß Papelbildungen konform der Papeln der äußeren Haut im Larynx nicht vorkommen, daß aber

Bildungen beobachtet werden, welche den eingangs zitierten, von vielen Forschern gesehenen Veränderungen durchaus entsprechen und als syphilitisch
anerkannt werden müssen. Die typische Form der Larynxpapel wird wohl
gewöhnlich am freien Rand der Stimmbänder beobachtet, sie entspricht dem,
was wir als Plaques muceuses im Pharynx und am weichen Gaumen kennen.
Der schmale, rote Hof, die Desaggregation oder Aufquellung des Epithels läßt
das Gebilde grau und etwas prominent erscheinen, die Mitte verliert das
Epithel sehr bald und es entsteht die seichte Erosion. Am freien Rand der
Epiglottis und aryepiglottischen Falte beobachtet man die Kondylome als
längliche, lichtrote, etwas mehr als linsengroße Geschwülste (ARONSON), an
der Falte zwischen den Gießbeckenknorpeln als ein Konglomerat mehrerer,
bis hirsekorngroßer, weißer Höcker oder als warzenartige Knospen und Zapfen.
Dies ist, wie ARONSON mitteilt, auch jene Stelle, wo die Kondylome eher das
Aussehen von Schleimhautwarzen und spitzen Excrescenzen annehmen können.
An der vorderen Fläche der hinteren Kehlkopfwand seichte Geschwüre mit
gezackten Rändern, oft auch eine warzige Form mit Neigung zu Wucherung
des Papillarkörpers und Verdickung des Epithels. An dieser Stelle wurden von
LANDGRAF Kondylome von solcher Größe beobachtet, daß die Diagnose Fibrom
nahelag und HEINOL beobachtete multiple Kondylome im Larynx, die direkt
papillomatösen Charakter trugen. Besonders gerne sitzen die Kondylome am
Kehldeckel, ferner an der hinteren Kehlkopfwand, an den Stimmlippen, besonders
in deren Mitte. Die Tatsache, daß Papeln an den Stimmlippen sehr häufig
symmetrisch sitzen, findet seine Erklärung in dem Zustandekommen der sog.
Abklatschpapel, ähnlich den Beobachtungen an der äußeren Haut.

Hier seien noch besonderer Beobachtungen Erwähnung getan. SCHNITZLER
beschreibt als typische Form sekundärer Ulcerationen der Stimmlippen die
sägezähneförmige Auskerbung dieser, ein Bild, das in SCHNITZLERS Atlas vorzüglich wiedergegeben ist und sicherlich damit in Zusammenhang gebracht
werden muß, daß das betreffende Individuum bei vorhandenen Plaques oder
im Zustande prolongierten Erythems seine Stimme intensiv gebrauchte. Weiters
beschreibt MENDEL spezifisch weiße Streifen an den Rändern der geröteten
Stimmlippen; diese Beobachtung will SEIFERT im Vereine mit GERBER nur
dann als spezifisch gelten lassen, wenn die weißen Streifen lediglich den freien
Rand des Stimmbandes betreffen, da sonst eine Reihe von Prozessen besonders
aber die Influenzalaryngitis gleiche Bilder hervorruft.

Wir sehen also, wie unendlich mannigfaltig das Bild der Larynxpapeln oder
-kondylome sein kann. Dasselbe kann noch dadurch kompliziert werden, daß
an Stelle der durch die Papeln entstandenen Erosionen besonders starke Exsudation stattfindet, wie es offenbar im Verlaufe vielleicht vorhandener Sekundär-
infektionen zustande kommt. Ich beobachtete im Verlaufe mehrerer Jahre
selbst ein oder den anderen Fall, bei dem am freien Rand der Stimmbänder
nicht etwa nur das graue, abgehobene Epithel die Schleimpapel kennzeichnete,
sondern woselbst ein stärkerer, fibrinöser Belag zunächst an eine Laryngitis,
ähnlich der Influenzalaryngitis, also etwa an eine Chorditis vocalis fibrinosa
denken ließ und erst die Blutuntersuchung den wahren Sachverhalt aufklärte.
Diese Fälle gehören meiner Meinung nach zu den diagnostisch schwierigsten.
Konform dieser Beobachtung spricht SCHECH von Papelbildungen im Larynx,
welche gleich den Fällen von O. CHIARI und DWORAK, LANDGRAF und DEPRES
zusammenhängende, membranartige Auflagerungen bildeten, welche den ganzen
oberen Teil des Kehldeckels „handschuhartig" überziehen. Stößt sich das
Epithel dann ab, so sieht man eine feinkörnige Oberfläche oder einen seichten
Substanzverlust oder ein Geschwür, das jedoch stets ohne Narbenbildung abheilt.
SEIFERT beobachtete vier Fälle, bei denen an den Stimmlippen linsengroße,

rundliche, von gerötetem Hof umgebene, nahezu reinweiße Auflagerungen zu
sehen waren, die mit Sicherheit als Papeln vorerst angesprochen worden waren,
während in der Folge sich diese Bildungen als durch eine Influenzalaryngitis
hervorgerufen erwiesen.

Daß neben dieser Fülle von kondylomatösen Bildungen im Larynx bei
Syphilitikern auch *entzündliche Neubildungen nicht eigentlich spezifischer Natur*
auftreten, wird von verschiedenen Seiten bestätigt. So beobachtete Zeissl
wirkliche spitze Kondylome. Stoerk schreibt in seinem Buche über die
Krankheiten des Kehlkopfes auf Seite 342 folgendes: „Wir wollen an dieser
Stelle noch auf eine bei Syphilis im Rachen und Kehlkopf zeitweilig beobachtete
Erscheinung hinweisen, die aber durchaus nichts Spezifisches an sich trägt;
es ist dies die Entwicklung von Condylomata acuminata. Es fällt heute keinem
Syphilidologen mehr ein, diese Bildungen als Erscheinungen der Allgemeinsyphilis zu betrachten, sondern man sieht sie eben als den Ausdruck eines kontinuierlichen Reizes an, der den Papillarkörper zum Wuchern bringt. Im Larynx
kommen sie wohl selten vor." Von Schrötter wurden ebenfalls spitze Kondylome beobachtet und mit den von Gerhardt und Roth beschriebenen
breiten Kondylomen in Verbindung gebracht. Lewin beobachtete ähnliche
Bildungen, will dieselben aber nicht etwa als spitze Kondylome, sondern als
polypöse Excrescenzen, die sich zufällig bei einem Syphilitiker finden, ansprechen.

In die Gruppe der nichtspezifischen entzündlichen Neubildungen gehört
auch die mit dem Namen Pachydermia laryngis in die Literatur eingeführte
Wucherungserscheinung, die als Folge sekundärer Lues auftritt. Dieselbe
findet sich besonders an Larynxhinterwand und Stimmlippen und kann
direkt papillomatös aussehen. Schon in der älteren Literatur finden sich Hinweise auf diese Erscheinungen, so sagt Schnitzler, daß sich bei jeder Form
von syphilitischer Affektion im Larynx besonders in der Umgebung von Geschwüren entzündliche Neubildungen beobachten lassen. Chiari beschreibt
diese Pachydermien als warzenartige Bildungen, welche manches Mal jahrelang
bestehen bleiben, besonders an den Stellen, welche bei starkem Gebrauch der
Stimme mechanischen Insulten ausgesetzt sind (Processus vocales, Larynxhinterwand). An ihrer Entwicklung beteiligt sich anfangs nur das Epithel in
Form der Verdickung, um aber in späteren Stadien durch Wucherung des tiefer
gelegenen Bindegewebes als prominente Bildung zu imponieren. Diagnostisch
ist zu bemerken, daß diese Schleimhautverdickungen jedweder spezifischer
Therapie trotzen und histologisch sich höchstens eine Verdickung der Gefäßwände beobachten läßt, während sonst diese Bildungen den durch Katarrh
hervorgerufenen Pachydermien vollständig gleichwertig sind.

Poyet faßt eine Gruppe von Epithelhyperplasien, schlechtweg Pachydermien des Kehlkopfes verschiedenster Ätiologie unter dem Namen *Leukoplakie des Kehlkopfes* zusammen, ein Ausdruck, der in der deutschen Literatur
eigentlich niemals Eingang gefunden hatte, wohl aber waren ähnliche Hypertrophien unter dem Namen Verruca dura von Krieg, circumscripte Keratose
(Juffinger), Cornu laryngeum von Jurasz beschrieben worden. Während die
Tuberkulose, unspezifische chronische Irritationen des Larynx, unter den
Tumoren das Papillom, Carcinom und Sarkom „Leukoplakien" hervorrufen
können, ist es vornehmlich die tertiäre Syphilis, welche Mitursache solcher
sein kann. Pathologische Anatomie, Differentialdiagnose, Therapie werden
in dieser Abhandlung von Poyet besprochen. Nach Lautmann kann man sich
des Eindrucks nicht erwehren, daß es sich bei der Aufstellung des Begriffes
Leukoplakie des Kehlkopfes mehr um Bedürfnisse der Klinik handelt als
um eine Gruppe von Krankheiten mit genauen pathologisch-anatomischen

Charakteren. Der Wunsch, eine Übereinstimmung mit ähnlichen Veränderungen an anderen Organen, vornehmlich der Zunge herzustellen und die Tatsache ähnlicher Ursachen, nämlich einer Hyperkeratose des Epithels mit Bildung von Eleidin, scheinen bei der Systemisierung dieser Erkrankungsform maßgebend gewesen zu sein.

Daß die Papeln im Larynx auch *stenotische Erscheinungen* hervorrufen können, zeigen Fälle von DEPRES, HEYMANN und PIENIAZEK. EPPINGER erwähnt in KLEBS Handbuch, daß diese stenotischen Erscheinungen öfter beobachtet werden. Die stenotischen Erscheinungen gehen wohl auf eine begleitende starke Infiltration zurück, *teilweise* aber sind sie auf Kosten eines Ödems zu setzen, das wohl selten ohne Kombination mit einer Knorpelhautentzündung, nichtsdestoweniger aber einwandfrei in der Literatur beobachtet ist, so von FERRAS, FINK, CHOTZEN, ferner von JOBST und SEIFERT. Besonders hochgradig kann dieses Ödem an den aryepiglottischen Falten werden, entsprechend der Weichheit des Gewebes an dieser Stelle, wie dies EROSS meint.

In bezug auf die *Zeit des Auftretens* erscheinen nach GERHARDTS Angaben die 6.—10. Woche nach erfolgter luetischer Infektion für das Auftreten der Papeln charakteristisch, nach DIDAY auch der 3.—6. Monat. Daß aber sekundäre Erscheinungen, besonders Papeln auch sehr spät auftreten können, ja sogar in Form der hereditären Lues wurde schon eingangs erwähnt. Von ARONSON ist ein Fall von Larynxpapeln neun Jahre nach der Infektion mitgeteilt. Ich beobachtete einen Patienten, bei dem typische Schleimpapeln an beiden Stimmbändern 11 Jahre nach der Infektion auftraten. CHIARI erwähnt, daß sekundäre und tertiäre Erscheinungen im Kehlkopf nicht immer streng voneinander geschieden sind, weder nach der Zeit ihres Auftretens noch auch nach der Schwere der Erkrankung. NEUMANN beschreibt anläßlich seiner Studien über die Infektiosität der Lues Fälle, bei denen noch später als nach vier Jahren sekundäre Läsionen auftraten, wodurch dann eine Übertragbarkeit der Lues leicht stattfinden kann. Außerdem sagt er, daß sekundäre Rezidiven selbst im dritten Dezennium der Erkrankung beobachtet wurden, daher eine besondere Vorsicht auf Mundhöhle und Respirationstrakt genommen werden sollte.

SEMON berichtet über einen Fall von gummöser Infiltration des Larynx mit periodisch eintretenden kondylomatösen Nachschüben (s. sp.).

Was die *Häufigkeit des Auftretens* der Kehlkopfpapeln betrifft, so fand JURASZ unter 38 bzw. 46 Larynxsyphilitischen kein einziges Mal Kondylom, FERRAS unter 100 Patienten mit Lues im LARYNX einmal Kondylome, KRISHABER und MAURIAC unter 14 spezifischen Larynxaffektionen 10mal Papeln, also über 70%, MENDEL unter 26 syphilitischen Kehlkopfaffektionen 15mal Kondylome (57%), MACKENZIE fand unter 118 Fällen mit sekundären Erscheinungen 33mal Kondylome bei Männern, 11mal bei Frauen, WHISTLER unter 88 syphilitischen Patienten 26 Kondylome, BOUCHEREAU unter 140 syphilitischen 52% Kondylome, LIEBERMANN 19%, POLLAK 16%, ZAWERTHAL 15%, GOUGUENHEIM 40%, GERHARDT und ROTH 14%, CHIARI und DWORAK 3,6%, JORDAN (Moskau) 3,3%, ROSENBERG 10%, GERBER 3,7%.

Wieder läßt sich an dieser Statistik die Ungleichheit der Beobachtungen feststellen. ARONSON, dessen Angaben wir diese Daten größtenteils entnehmen, zieht daraus den Schluß, daß als Durchschnittszahl 2,4% für die Kondylome unter allen Syphiliserscheinungen die entsprechende Zahl bedeuten dürfte.

Nach LOCHTE finden sich die Papeln im Larynx bei Männern und Frauen annähernd gleich häufig, das Alter von 20—40 Jahren erscheint naturgemäß das bevorzugteste. Was den Sitz anbetrifft, so scheinen nach LANG der Kehldeckel und der freie Rand der Stimmbänder als der häufigste Sitz für die Papel. Die rechte Stimmlippe ist nach ARONSON häufiger betroffen als die linke. Seltener

erscheinen die Papeln an den aryepiglottischen Falten, an der Höhe der Aryknorpel, an der Kehlkopfhinterwand und den Taschenfalten. Von Zeissl sind
Papeln auch in dem Morgagnischen Ventrikel gesehen worden.

Die *subjektiven Symptome der Papeln* sind nach den allgemeinen Erfahrungen
außerordentlich verschieden. Alle Übergänge von leichter Belegtheit der Stimme
bis zu vollständiger Aphonie werden beobachtet. Diese Stimmveränderung
erscheint gewöhnlich als das erste Symptom bei entsprechendem Sitz der
Kondylome im Bereiche der Stimmbänder oder der Larynxhinterwand. Dazu
kommen Kitzel im Halse, Druckempfindung im Kehlkopf; Schmerzen sind
außerordentlich selten, ein Fall von Lacroix mit Frühödem an der rechten
aryepiglottischen Falte kombiniert mit erheblicher Schluckstörung ist eine
mehr oder weniger isolierte Beobachtung. Diese Schmerzlosigkeit, die allgemein
geringen Beschwerden der Kranken sind ja auch die Ursache, warum die
Patienten so selten zum Kehlkopfarzt kommen. Husten fehlt meist ganz.

Die *Diagnose* kann sich unter Umständen sehr schwierig gestalten. Dies ist
wohl eine Folge der so vielgestaltigen Formen, in denen die Papel im Kehlkopf
auftreten kann und der besonders im Larynx häufig uncharakteristischen
Details in bezug auf Sitz und Ausdehnung (freier Stimmbandrand, Processus
vocalis, Epiglottis usw.). Vorhandene Ulcerationen können mit allen möglichen
Prozessen verwechselt werden, katarrhalischen Ulcera, Verbrennungen, Verätzungen, mit der schon besprochenen Chorditis vocalis fibrinosa mit Herpes
und Pemphigus, die hypertrophischen Formen aber können mit unspezifischen
Pachydermien, ja sogar mit Papillomen verwechselt werden. Bei diesen Prozessen
allerdings ist das Vorhandensein intakten, ja sogar gewucherten Epithels gewöhnlich als solches zu erkennen. Die in der alten Literatur so außerordentlich viel-
seitig bearbeitete *Differentialdiagnose* ist ja heute teilweise bereits überholt, denn
die Diagnose aus dem klinischen Bilde wird durch die Zuverlässigkeit der serologischen Syphilisreaktionen im sekundären Stadium vollständig übertroffen.
Nichtsdestoweniger erscheint es notwendig, in jedem Fall auf das Vorhandensein
von irgendwelchen Allgemeinerscheinungen an der Haut und den übrigen
Schleimhäuten selbstverständlich genauestens zu achten. Von Lang wurde
in differentialdiagnostischer Beziehung als beachtenswert bezeichnet, daß
syphilitische Individuen sehr häufig einen gesunden Eindruck erwecken, während
die tuberkulösen kachektisch aussehen. Diese Zeichen werden von Seifert
mit Recht als sehr relativ angesehen, da das Sekundärstadium der Lues bei
vielen Individuen wohl auch mit einer schweren Störung des Allgemeinbefindens
einhergeht, während tuberkulöse Individuen wieder ein blühendes Aussehen
aufweisen können; dies betrifft besonders die hypertrophischen Formen der
Tuberkulose. Für die ulcerösen Formen wird wohl die Annahme gewöhnlich
vorhandener Dysphagie ein doch häufig vorhandenes wichtiges Unterscheidungsmerkmal abgeben. Auf die Kombination zwischen Lues und Tuberkulose soll
später hingewiesen werden.

Über die Zuverlässigkeit der Wassermannschen *Reaktion* für die sekundäre
Syphilis im Larynx liegt eine Mitteilung von Weinstein aus New York vor (Beck),
deren Ergebnis sich etwa folgendermaßen zusammenfassen läßt: Die Wassermannsche Serumreaktion ist als eines der wertvollsten diagnostischen Hilfsmittel anzusehen. Eine negative Reaktion besitzt zwar nicht vollkommene
Beweiskraft (primäres und tertiäres Stadium), spricht aber doch mit über
90% Wahrscheinlichkeit gegen Syphilis. Die positive Reaktion deutet mit
absoluter Sicherheit auf eine stattgehabte luetische Infektion. Wenn wir auch
nach den Erfahrungen des letzten Jahrzehntes wissen, daß eine Reihe von verschiedenen Erkrankungen besonders Infektionskrankheiten einen positiven
Wassermann aufweisen, so wird sich an diesen Feststellungen der Zuverlässigkeit

der WASSERMANNschen Reaktion und einer Reihe von neuesten ,teilweise modifizierten, teilweise wesensanderen Luesreaktionen (SACHS-GEORGI, MEI-NICKE, GOLDSOL, Liquorbefund usw.) im großen ganzen nichts ändern.

Behandlung. Auch für die Papeln des Kehlkopfes gilt die Tatsache, daß sie als Ausdruck der Allgemeinerkrankung ebenso wie das syphilitische Erythem in erster Linie der Allgemeinbehandlung bedürfen, auf deren Wesen hier einzugehen, nicht notwendig erscheint. Dennoch muß speziell für die ulcerativen Formen der Papeln die Lokalbehandlung in einzelnen Fällen in Aussicht genommen werden. Von älteren Autoren wird, so besonders von STOERK, die ausgedehnte Anwendung der Höllensteinlösung empfohlen für jegliche Form der Larynxlues, besonders aber für die papulöse Form. HERING verwendet Pinselungen von alkoholischen Sublimatlösungen nach vorheriger Cocainisierung. Weiters werden verwendet Kalomeleinblasungen bei geschwürigen Prozessen, dieselben wurden auch von SEIFERT vielfach gebraucht, jedoch ist von der Kombination dieser mit Jod zu warnen (KANASUGI). BERTRAN verwendet 1%ige saure Salvarsanlösung lokal bei Fällen, bei denen die Allgemeinbehandlung kontraindiziert sei. Als oberstes Prinzip muß aber auch hier gelten, die absolute Schonung der Stimme. Von der Anwendung ätiologisch wirkender Mittel in Form der lokalen Applikation können wohl lokale Besserungen, ja sogar das Verschwinden der Papeln gesehen werden. Sie mögen in Kombination mit Palliativmitteln zur Behandlung besonders empfindlicher Patienten bei einmal sichergestellter Diagnose immerhin Anwendung finden, sie dürfen aber begreiflicherweise niemals allein zur Anwendung kommen, oder etwa eine wirksame Allgemeinbehandlung überflüssig machen.

Was den Ausgang einer papulösen Larynxaffektion anbetrifft, so wird von vielen Autoren, ja vielleicht von den meisten erwähnt, daß die Papeln im allgemeinen ohne Hinterlassung irgendwelcher Störungen auf Grund einer eingeleiteten Therapie, aber auch spontan verschwinden können. Dies trifft wohl für den größten Teil der Fälle zu. Tiefe Formen aber können Narben hinterlassen. Solches ist von CHIARI beobachtet. Ich selbst sah einen derartigen Fall, bei dem ganz zarte Narben nach konfluierenden Papeln im Kehlkopf resultierten. HELLER beschreibt in Übereinstimmung mit den histologischen Untersuchungen NEUMANNs, daß manchmal da, wo Plaques vorhanden gewesen, eine Rundzelleninfiltration mit eventueller Obliteration der Gefäße lange Zeit bestehen bleiben kann. In allen Fällen, in denen Luetiker ihre Stimme überanstrengen, Schreien, Rauchen, ferner bei Alkoholikern, treten ja, besonders nach Papeln im Larynx Veränderungen auf, wie sie größtenteils schon besprochen sind und die dann, der spezifischen Theorie trotzend, selbst nach abgeheiltem luetischem Prozeß dauernde Störungen, besonders der Stimme hinterlassen können (Pachydermie).

V. Die tertiären Erscheinungen der Syphilis im Larynx.

Zu den tertiären oder Späterscheinungen der Syphilis des Kehlkopfes zählen allgemein folgende Erscheinungen:

1. Das isolierte Gumma,
2. die diffuse Infiltration,
3. das Geschwür und die Narbenbildung,
4. der syphilitische Tumor,
5. die chronisch hypertrophische oder indurierte Form.

Zudem kommen gelegentlich Veränderungen, die als unmittelbare oder Spätformen der Syphilis aufgefaßt werden müssen, sogenannte parasyphilitische Affektionen, vor (Stimmbandlähmung, Perichondritis usw.).

Daß die strenge Einteilung der Larynxlues in tertiäre und sekundäre Erscheinungen Ausnahmen zuläßt, wurde schon besprochen, aber auch die strenge Scheidung des isolierten Gummas, der diffusen Infiltration, der Geschwür- und Narbenbildung vertragen keine absolute Trennung, da sie doch einerseits vielfach gleichzeitig vorkommen oder aber eines als Folge des anderen auftreten können. Für die klinische Orientierung und Verständigung aber erscheint es zweckmäßig, an dieser althergebrachten Einteilung festzuhalten und demgemäß diese einzelnen Formen für sich der Besprechung zu unterziehen. Nicht zu verkennen ist allerdings die Tatsache, daß mit dem Einsetzen einer rationelleren Diagnose, Therapie der Lues speziell die tertiären Formen seltener geworden sind.

1. Das isolierte Gumma.

Das isolierte Gumma ist eine nicht häufige Erscheinung im Larynx. Das Gumma repräsentiert sich ganz typisch als eine mehr oder weniger prominente Geschwulst, deren Umgebung stärkere Rötung und Entzündung aufweist, deren Farbe aber schon je nach dem verschiedenen Sitz an den einzelnen Teilen des Kehlkopfes verschieden sein kann. Es tritt entweder isoliert oder multipel auf. Danach unterscheidet Lewin besonders das kleinknotige Kehlkopfsyphilid. Die Entwicklungsstelle des Gumma ist gewöhnlich das submuköse Bindegewebe. Prädilektionsstelle für den Sitz gibt ab der Kehlkopfeingang und die Epiglottis, im Larynx selbst die Taschenbänder und Stimmbänder in Form der tiefen Infiltration. Solange die Gummata keinerlei Zeichen von Zerfall aufweisen, sind sie von normaler Schleimhaut bedeckt, sobald sich aber die ersten Zeichen des Zerfalls bemerkbar machen, dann verändert sich der Farbenton mehr in das Gelbliche. Ausnahmsweise sieht man nach Schech Gummata von dunkelroter bis bläulicher Farbe. Manchmal können Gummen eine außerordentliche Größe erreichen, besonders wieder an Stellen des Larynx, welche eine solche Expansion zulassen. So ist von Norton ein Fall mitgeteilt, wo das Gumma, an der aryepiglottischen Falte sitzend, Taubeneigröße erkennen ließ. Blumenau teilt mehrere Fälle von gummöser Infiltration des Larynx mit, bei denen ihm das sogenannte Hansemannsche Symptom in der Diagnose wertvolle Dienste geleistet hat. Dieses Symptom besteht in der Umbiegung der Epiglottis und Verkürzung des Frenulums mit Anteflexio des Kehldeckels. Hansemann konnte in 55 Sektionsfällen 25mal dieses Symptom nachweisen. Cordes bespricht einen diagnostisch besonders interessanten Fall von Gumma, bei dem die ganze linke Kehlkopfhälfte gerötet und infiltriert war. Die Oberfläche der Schleimhaut war glatt. An Stelle des Stimmbandes wölbte sich ein beträchtlicher Tumor halbkugelig in das Larynxlumen vor, dasselbe im vorderen Drittel stark verengend. Die Farbe dieses Tumors war rötlichgelb. Die Diagnose konnte — sie schwankte zwischen Tuberkulose, Tumor und Syphilis — damals durch histologische Untersuchung festgelegt werden. Erschwerend war besonders in diesem Falle die starke Fibrinbildung an der Oberfläche des Tumors, die von Cordes als Folge des mechanischen Insultes bei der Phonation von seiten des anderen Stimmbandes erklärt wurde. Weitere Fälle isolierter Gummata sind mitgeteilt von Kohnert, Luc, Tschlenow, an der Spitze des linken Aryknorpels Chiari, Uchermann, von Irsay. Dieser letztere zeigte bei einer Patientin hochgradige Heiserkeit mit Atembeschwerden und eine subglottische Infiltration der Wand der Trachea, welche trichterförmig verengt war. Das

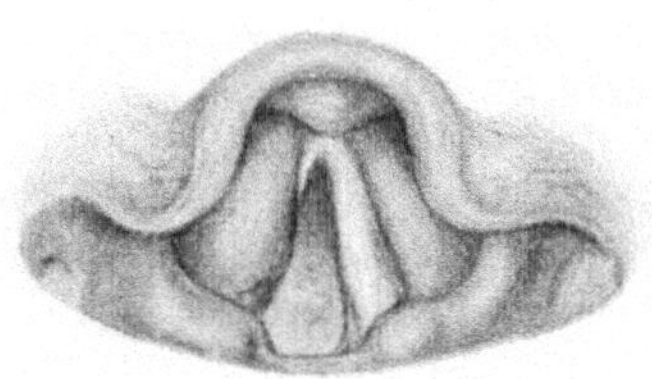

Abb. 3.
Gumma am rechten Taschenband.

Bild erinnerte anfangs an Sklerom. Ich selbst beobachtete einen Fall von Gumma im Ventriculus Morgagni, prominente Vorwölbung des rechten Taschenbandes, die Schleimhaut des Sinus Morgagni, ähnlich wie dies bei tuberkulösen Affektionen gesehen wird, wurstförmig vorgetrieben, leicht ödematös.

Schon bei Durchsicht der Literatur, bei Studium der als isolierte Gummen im Larynx verschriebenen Fälle zeigt sich, daß die strenge Unterscheidung des isolierten Gummas gegenüber dem diffusen Infiltrat von einzelnen Autoren ganz verschieden gehandhabt wird, im besonderen aber auch ist diese Unterscheidung für jene Form des Larynxgummas nicht streng durchgeführt, die wir als syphilitischen Tumor des Larynx bezeichnen. So teilt LUCA eine gummöse Geschwulst von unregelmäßiger Oberfläche bei einer Frau mit, welches er als seltene Form des Gummas bezeichnet, SEIFERT (zitiert bei HELWES) halbkugeliger Tumor an der rechten Taschenfalte, JURASZ Tumor an der Epiglottis und am linken Taschenband, GRIFFON ein in den Kehlkopf hineinragendes tumorartiges Gumma vom Ringknorpel ausgehend, CHARAZACS Tumor an der aryepiglottischen Falte, GANOWICZS geschwulstartiges Gumma an Stelle der zerstörten Epiglottis, POTTERS polypoide Neubildung am Stumpfe der Epiglottis, HARMON SMITH kugeliger Tumor aus dem MORGAGNIschen Ventrikel gummöser Natur. MASSIER beschreibt zwei Fälle von syphilitischen Tumoren im Larynx, der erste Fall betraf das Taschenband, im zweiten Fall handelte es sich um eine gestielte Geschwulst am linken Aryknorpel mit Verlegung des Larynx, spezifische Behandlung brachte Heilung. DE SANTI fand einen fibrösen Tumor am linken Stimmband syphilitischer Natur, den er durch Laryngofissur gar entfernen mußte.

Diese syphilitischen *gummösen Tumoren* des Larynx können manches Mal sogar papillomatösen Charakter annehmen. Geradeso wie infolge sekundärer Affektionen im Larynx spezifische, stark proliferierende Prozesse beobachtet werden, so müssen auch solche papillomatöse Bildungen im tertiären Stadium gewertet werden. JOBST beobachtete Fälle von papillomatösen Excrescenzen an Stimmlippen und Interarytänoidfalten. DEMENDOSA beschrieb einen syphilitischen Kehlkopftumor von unregelmäßiger knotiger Oberfläche.

Die Prädilektionsstellen für den Sitz solcher knotiger Tumoren sind besonders Stimmlippen, Taschenfalten und Kehldeckel. An den übrigen Teilen des Kehlkopfs sind sie seltener, am seltensten wohl nach SEIFERT an der vorderen Commissur.

Ein sehr instruktiver Fall von Pseudopapillomatosis laryngis luetica ist von TENZER (aus MARSCHIKs Poliklin. Abt.) beschrieben worden. Ein Patient, seit dem neunten Lebensjahr aphonisch, kam mit den Erscheinungen höchster Atemnot zur Beobachtung. Es fand sich ein gestielter Tumor, vom rechten Stimmband ausgehend, gleich einem flottierenden Polypen, der während der Atmung ventilartig die enge Stimmritze verschloß. Hochgradige Wulstung und Diformität der wahren und falschen Stimmbänder. Pachydermie an der Interarytänoidfalte. Der Tumor wurde in direkter Laryngoskopie entfernt. Das klinische Bild war weder für Tuberkulose noch Lues charakteristisch. Der histologische Befund des Tumors ergab ein ödematöses Bindegewebe nach Art eines Kehlkopfpolypen. Der Wassermann komplett positiv. Nach drei Wochen antiluetischer Behandlung war der Larynxbefund ein vollständig veränderter. Rasche und auffallende Verflachung und Verschwinden der „Papillome". Patient wurde geheilt.

2. Diffuse gummöse Infiltration.

Dieselbe kann an allen Stellen des Larynx und auch über den ganzen Kehlausgebreitet sein. Dem Wesen nach besteht die gummöse Infiltration in einer Anhäufung von Rundzellen, welche nicht scharf gegen die Umgebung abgegrenzt ist. Veränderungen an den Gefäßwänden, besonders an der Intima, sind immer vorhanden. Riesenzellen kommen vor, sind aber nicht regelmäßig. Auch regressive Metamorphosen, die sich zunächst durch eine schwere Färbbarkeit, Verwischung der Konturen des Gewebes und durch das Vorhandensein von Kerntrümmern erkennen lassen, beobachtet man häufig. Die Infiltration kann bald oberflächlicher, bald tiefer gelegen sein, in die Muskulatur eindringen und auch das Perichrondrium ergreifen. Dem Grad der Infiltration nach ist auch das klinische Bild verschieden. Man sieht zuweilen starke Prominenz der Schleimhaut, bald ist diese kaum über die Norm verdickt. Mit dem Ödem hat die diffuse Infiltration die Gleichmäßigkeit der Schwellung gemeinsam, jedoch ist die Farbe röter, die Schleimhaut nicht durchscheinend und von festem, starrem Aussehen, was ja auch bei Druck mit Sonde und Finger nachgewiesen werden kann. Wenn der Kehlkopf in größerem Ausmaße ergriffen ist, kommt es sehr häufig besonders bei Affektion der wahren und falschen Stimmbänder zur Stenose. Bei Infiltrat der Larynxhinterwand tritt sehr häufig eine Einschränkung der Beweglichkeit der Gießbeckenknorpel in Erscheinung. Bei einseitigem Stimmbandinfiltrat gewinnt dieses sehr häufig ein gelatinöses Aussehen (v. Schrötter). Außerordentlich typisch wird das Bild diffuser Infiltration des Kehlkopfes bei subglottischem Sitz dieser. Es kommt zur Stenose mit beiderseitigen, subglottischen, ziemlich harten, manchmal geschwellte Stimmbänder vortäuschenden Wülsten. Einen sehr schönen einschlägigen Fall hat Damieno 1897 mitgeteilt, weiters ein Fall von Irsay, bei dem Heiserkeit, Dyspnoe und subglottische Infiltration die Wand der Trachea trichterförmig

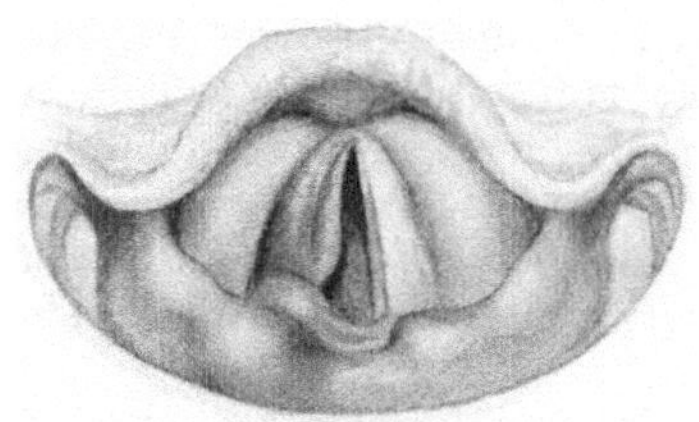

Abb. 4. Diffuse Infiltration, rechte Larynxseite.

verengt hat. Das Bild erinnerte sogar an das infiltrative Stadium des Skleroms. Antiluetische Behandlung brachte Heilung. Sitzt die diffuse Infiltration an der Epiglottis, dann tritt diese stark gewulstet, wurstförmig vor. Die Lokalisation kann eine ein- oder beiderseitige sein. Nach Friedrich ist besonders bevorzugt der Kehldeckel und die aryepiglottische Falte, nach Eppinger besonders jene Stellen, die den größten mechanischen Insulten ausgesetzt, also vornehmlich die Glottis selbst.

Nicht immer tritt die gummöse Infiltration isoliert auf, sie vergesellschaftet sich außerordentlich häufig mit einer Reihe von anderen tertiärluetischen Erscheinungen, aber auch mit sekundären Efflorescenzen gepaart wurde sie in einem sehr eingehend beschriebenen Fall von Semon beobachtet. Eine diffuse laryngeale gummöse Infiltration, dazu periodisch eintretende papulomatöse Efflorescenzen, später auch papillomatöse Wucherungen, welch letztere chirurgisch entfernt werden mußten. Diese sekundären Eruptionen aber verschwanden auf antiluetische Behandlung, sogar spontan.

Das diffuse syphilitische Infiltrat spielt als Initialform einer Reihe tertiärsyphilitischer Prozesse vielleicht die hervorragendste Rolle, ja es gibt jedenfalls am häufigsten den Boden ab für die Entwicklung diffuser Geschwüre und Narben, Folgeerscheinungen auch des isolierten Gummas, das aber, wie erwähnt, viel seltener im Larynx zur Beobachtung kommt.

Die subjektiven Beschwerden sind selbstverständlich vom Sitz, der Ausdehnung, den eintretenden Folgeerscheinungen abhängig und betreffen in erster Linie die Atmung, die Stimme, den Schluckakt, ferner treten hinzu Husten, Schmerz, der aber selten beobachtet wird. Soweit in Fällen das diffuse Infiltrat allein vorhanden ist, steht die Stenose und die Heiserkeit im Vordergrund.

Schmerzen bestehen wohl im allgemeinen nur bei vorhandener Perichondritis, gepaart mit Dysphagie. Husten erscheint selten.

Der intakte Prozeß der diffusen Infiltration und, wie wir später sehen werden, auch die Geschwüre können gleich wie das circumscripte Gumma diagnostische Schwierigkeiten bieten, im besonderen gegen tuberkulöse Affektionen, sowie gegen Tumoren des Larynx, die in einem folgenden Abschnitte besonders besprochen werden müssen, aber auch mit akut entzündlich phlegmonösen Prozessen und Abscessen des Larynx können Verwechslungen vorkommen. Diese letzteren dürften bei genauer Erhebung der Anamnese den Tastbefund, der Schmerzlosigkeit, dem Fehlen akut entzündlicher Drüsen und endlich durch Zuhilfenahme der Serumreaktion, der Jodtherapie usw. vermieden werden können.

3. Das gummöse Geschwür des Larynx.

Syphilitische Geschwüre im Larynx können entstehen:

1. aus Papeln,
2. aus dem Gumma,
3. aus der diffusen gummösen Infiltration,
4. aus dem Durchbruch eines perichondritischen Abscesses.

Je nach der Tiefe der Infiltration, des Gummas oder der diffusen gummösen Affektion, unterscheidet man seichte und tiefe Geschwüre. Der *Lokalisation* nach entsprechen die Geschwüre den oben besprochenen infiltrativen Prozessen, daher sie vornehmlich am Larynxeingang, den aryepiglottischen Falten, dann den Taschen- und Stimmbändern gefunden werden. Sie treten entweder isoliert oder multipel, in größerer oder kleinerer Form auf (LEWIN, SCHRÖTTER). Der Typus des gummösen Geschwürs ist die rundliche oder nierenförmige Gestalt, der scharfe Rand, wie mit dem Locheisen beigebracht (CHIARI), der weißlich-gelbliche Belag des Grundes und die starke Rötung und

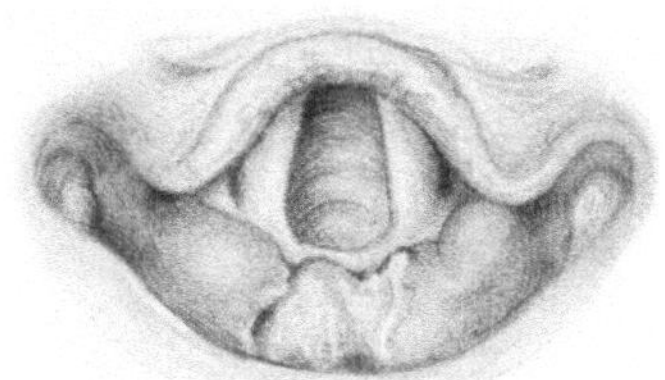

Abb. 5.
Geschwür der Larynxhinterwand (oben). Syphilitisch.

Schwellung der Umgebung. Je nach dem Sitz der Geschwüre erscheinen diese etwas verändert (SCHRÖTTER). An der Epiglottis sieht man namentlich an den geschwellten, aber stark verdickten, freien Rand oder auf der oberen, häufiger unteren Fläche, bald ein, bald mehrere, dann häufig untereinander konfluierende Geschwüre. Stehen mehrere solcher Geschwüre am freien Rande nebeneinander und greifen sie den Knorpel an, dann entstehen die so charakteristischen, sägeförmigen Auszackungen des Epiglottisrandes, welche bei weiterem Umsichgreifen des Prozesses den Kehldeckel vollkommen zerstören, bis auf den letzten Rest der Wurzel desselben.

Sehr charakteristisch erscheinen die Geschwüre mit dem scharf ausgeschnittenen Rande und dem speckig belegten Grunde auf der Kuppe der Aryknorpel und der Höhe der hinteren Larynxwand, sie sind hier wohl am leichtesten zu erkennen. Schwieriger zu erkennen und zu Täuschungen Veranlassung gebend, sind die Geschwüre an der Vorderfläche der hinteren Larynxwand. Sie sind nur dann leichter zu erkennen, wenn die Schleimhaut an dieser Stelle stark gerötet und geschwollen und schärfer begrenzt ist und nach dem Inneren des Kehlkopfes hineinragt, und wenn auf der Höhe der Geschwulst die feinere Auszackung und der gelbliche Saum der Geschwürsfläche in ihrer Begrenzung von oben gesehen wird. Ein sehr charakteristisches Aussehen verleihen endlich die Geschwüre den aryepiglottischen Falten. Diese sind außerordentlich stark

gerötet und verdickt, ungewöhnlich starr und zwar bald nur an der oberen
Fläche, bald von dieser nach dem Sinus piriformis oder nach dem falschen
Stimmbande infiltriert, darauf ein Geschwür mit ausgeprägtem, mit dem Ge-
webe innig verfilztem Belage.

Wieweit die Destruktion bei geschwürigen Prozessen im Larynx gehen kann,
zeigt der schon beinahe zur Klassizität vorgerückte Fall von Türck, den abzu-
bilden ich in der glücklichen Lage bin. Hier brachen die syphilitischen Geschwüre,
welche unterhalb der Stimmbänder saßen, durch diese hindurch und eröffneten
sich in die Morgagnischen Taschen. Bei der Exspiration blähten sich die Ventrikel und damit die Taschenfalten auf. Die Untersuchung des Präparates bei
der Sektion ergab das Vorhandensein von zahlreichen Geschwüren und Narben,
wohl auch bis in die Trachea hinunter, welche sich an vielen Stellen brücken-
artig über Substanzverluste erstreckten.

Daß *bei marantischen Individuen* die *syphilitischen Geschwüre* ein verändertes
Aussehen bekommen können, indem die Rötung um dieselben herum fehlt,

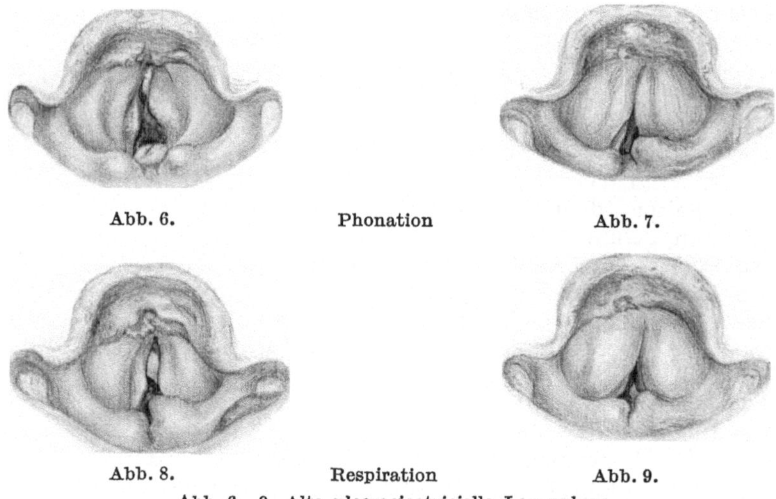

<table>
<tr><td align="center">Abb. 6.</td><td align="center">Phonation</td><td align="center">Abb. 7.</td></tr>
<tr><td align="center">Abb. 8.</td><td align="center">Respiration</td><td align="center">Abb. 9.</td></tr>
</table>

Abb. 6—9. Alte ulcerocicatricielle Larynxlues.

beschreibt Chiari. In diesen Fällen fehlt ein wichtiges differentialdiagnostisches
Merkmal gegenüber den tuberkulösen Geschwüren und noch mehr dem zum
Geschwür zerfallenden Tumor.

von Schrötter wurden bei der tertiären Syphilis sogenannte sekundäre
Geschwüre beobachtet. Es handelt sich hier um Geschwüre, welche aus oft sehr
ausgebreiteten, zerfallenen Schleimhautresten innerhalb syphilitischer Narben
entstehen, wie sie bei der Retraktion des Narbengewebes infolge mannigfacher
Zirkulationsstörungen resultieren.

Im Bereiche gummöser Geschwüre kommt es mitunter auch zur Ausbildung
von *Ödemen*, und zwar Ödemen *entzündlicher Natur*. v. Schrötter erwähnt
dies ganz kurz mit besonderem Hinweis auf die Tatsache, daß solche Ödeme
auch ohne Begleiterscheinungen von Perichondritis auftreten können. Eingehender wurde dies von Seifert mitgeteilt, der die große Ausdehnung solcher
Ödeme beobachtete. Fink will dieses Ödem häufig beobachtet haben. Von
anderen Autoren wird allerdings die Inkonstanz dieses Ödems gegenüber den
tuberkulösen Affektionen besonders hervorgehoben (Gerber). Auch stenotische

Erscheinungen kann dieses Ödem hervorrufen (SCHIFFERS, DUMONT u. a.). Daß solche Ödeme bei rasch einsetzender Salvarsantherapie durch lokale Reaktion noch verstärkt werden können, beschreibt EHRLER aus der THOSTschen Abteilung. Die subjektiven Symptome der Geschwüre hängen selbstverständlich mit der Größe und dem Sitz der Geschwüre zusammen. Auch hier sind Schlingbeschwerden oder die Heiserkeit vornehmlichste Zeichen (GERHARDT). Die Schmerzen können bisweilen in das Ohr ausstrahlen. Husten wird nur bei entsprechendem Sitz besonders an der Larynxhinterwand beobachtet. Die Atembeschwerden treten bei stark stenosierenden Prozessen naturgemäß auf. Das Atmen ist ein tönendes, starkes Auf- und Abwärtssteigen des Kehlkopfes wird beobachtet. Verlangsamung der Atemzüge, paradoxer Puls usw. (GERHARDT). Weiters sind Tracheobronchitiden häufige Folge. Freilich sind es nicht die Geschwüre allein, welche all diese Symptome hervorrufen, sondern wie so häufig die Kombination der verschiedenen tertiärluetischen Prozesse.

Differentialdiagnose.

An dieser Stelle erscheint es zunächst notwendig einiges über die Differentialdiagnose, vornehmlich der tertiärluetischen Prozesse auszuführen. Es handelt sich um die Unterscheidung dieser gegen die Tuberkulose und die malignen Tumoren, im besonderen das Carcinom.

Hierüber finden sich in der Literatur sehr eingehende Ausführungen. Die Frage der Differentialdiagnose für die geschilderten Prozesse wurde von SEMON in folgenden Punkten zusammengefaßt:

1. Kongestion der Stimmbänder als ein Initialsymptom der Tuberkulose, Syphilis und maligner Tumoren, (a) bilateral und b) unilateral).

2. Die Differentialdiagnose zwischen tuberkulösen, syphilitischen und malignen Tumoren kann rein klinisch möglich sein.

3. Kehlkopftuberkulose, findet sich vornehmlich bei Leuten mittleren oder vorgerückten Alters, gibt eine Quelle des Irrtums ab für die Unterscheidung dieser Prozesse.

4. Die Schwierigkeiten erhöhen sich, wenn die Krankheit in Form einer Infiltration auftritt.

5. Wenn die Krankheiten kombiniert sind.

Im besonderen spricht die Einseitigkeit der Stimmbandaffektion für eine schwerere konstitutionelle Erkrankung zum Unterschied vom Tumor. Die Tuberkulose findet sich wohl bei Leuten mittleren und vorgerückteren Alters, daher gibt dieses keinen absoluten Unterschied gegenüber dem Carcinom. Die Perichondritis endlich kommt bei allen drei Erkrankungen vor und können die Symptome den ursprünglichen Prozeß vollständig verschleiern.

Nach JOBSON HORNE kann das geübte Auge die Diagnose auf Tuberkulose in den meisten Fällen stellen, und der springende Punkt ist in der Differentialdiagnose eben die Tuberkulose ausschließen zu können. Im besonderen treten Schmerzen früher und konstanter bei der Tuberkulose auf, fehlen oft bei Syphilis und Carcinom, wenn der Kehlkopf in Ruhe ist. HORNE will zwischen der Heiserkeit bei Tuberkulose, Syphilis und Carcinom Unterschiede nachweisen. Weiters erscheint der Teil des Larynx, der reich an Drüsen und mit Cylinderepithel ausgekleidet ist, am empfänglichsten für Tuberkulose, die sich erst später per continuitatem auf das Plattenepithel fortpflanzt, während die Teile der Stimmbänder und Taschenbänder, die mit Plattenepithel bekleidet sind, häufiger von der Lues oder von dem Epitheliom ergriffen werden. In den Frühstadien gibt daher schon der Sitz der Erkrankung einen gewissen Hinweis auf die Diagnose. Drüsenschwellung spricht für maligne Erkrankung. Die größten

Schwierigkeiten begegnet man in jenen Fällen, bei welchen eine Kombination zweier Prozesse vorhanden ist.

In sehr übersichtlicher Form wurde von Mygind zum praktischen Gebrauche eine Tabelle mit den differentialdiagnostischen Unterschieden von Tuberkulose, Lupus, Syphilis und Carcinom des Larynx zusammengestellt, welche durch einen Zusatz von Seifert ergänzt wurde. Diese ist, wie übrigens Seifert selbst erwähnt, zwar auch nicht lückenlos, doch vielleicht noch das Beste, was wir in diesem Punkte an Zusammenstellungen besitzen.

1903 wurde von Robertson eine ähnliche Zusammenstellung verfaßt, die aber gegenüber dem Mygindschen Schema (1901) nichts wesentlich Klareres bringt.

Differentialdiagnostisches Schema.
Infiltrationes, tumores et ulcerationes laryngïs.

	Tuberculosis	Lupus	Syphilis	Carcinoma
Geschlecht	Männer (Frauen)	Frauen	Männer	Männer
Alter	20—40 Jahre	15—25 Jahre	30—50 Jahre	40—65 Jahre
Anamnese	Tuberculosis pulmonum	Lupus faciei	Andecent. syph.	Carcinom in der Verwandtschaft
Entwicklung	Recht langsam	Sehr langsam	Schnell	Langsam
Schluckbeschwerden	Bedeutend	Keine	Keine oder gering	Keine oder gering
Heiserkeit	Recht bedeutend	Keine oder gering	Etwas	Bedeutend
Lokalisation	Reg. aryt. Hinterer Teil des Lab. voc. Regio interarytaen. Plicae ventric. Hintere Fläche der Epiglottis	Hintere Fläche der Epiglottis, Plicae ary-epiglottis	Vordere Fläche und Rand der Epiglottis	Lab. vocale
Infiltration resp. Tumor	Blaß, ödematös, schwach begrenzt, multiple, zuerst uni- später bilaterale Infiltration. Umgebung blaß oder irritativ rot	Rot, scharf begrenzt, multiple Infiltration mit buckelig. Oberfläche. Umgebung blaß, von kadaverös. Aussehen	Rot, sehr scharf begrenzt, solitärer Tumor. Umgebung irritativ rot	Irritativ rot nicht scharf begrenzt, Basis breit, in d. Tiefe gehender Tumor mit „bösen" Umgebungen
Ulcerationen	Multiple, häufig zusammenfließende, kleine, unregelmäß., oberflächliche Ulcerationen mit geschwollen. Rändern. Boden m. Schleim u. Eiter belegt	Oberflächliche, blasse, nicht scharf begrenzte, multiple Ulcerationen, beim Zerfallen von hirsekorngroßen Knoten entstanden	Große, solitäre, tiefe Ulceration mit geschwollenen, unterminierten Rändern und schmutzigspeckigem Boden	Solitäre, große, tiefe, unregelmäßige Ulceration an d. Spitze eines Tumors. Boden gangränös
Labia vocalia	Recht gute Beweglichkeit	Gute Beweglichkeit	Recht gute Beweglichkeit	Beschränkt. Beweglichkeit
Drüsenschwellung	Weniger hervortretend	Keine	Weniger hervortretend	Recht groß (im 3. Stadium)
Varia	T. B. im Sputum	Lupusknoten in der Nähe	Wirkung des J. Ka. +	Wirkung des J. Ka. = O
Zusatz (Seifert)	Ergebnisse d. histologischen Untersuchung excidierter Stücke	Ergebnisse der histologischen Untersuchung excidierter Stücke	Wassermann positiv	Ergebnisse der histologischen Untersuchung

Nach GERHARDT ist das syphilitische Kehlkopfgeschwür durch seinen erhöhten Stand, den roten Rand, den gelben glatten Grund erkennbar, aber je nach verschiedenem Sitz der Geschwüre, je nach dem Allgemeinzustand des Patienten (CHIARI) sind diese Momente nicht immer gleich ausgebildet. Daß gleichzeitige Lungenspitzenerkrankung nicht immer differentialdiagnostisch verwertbar ist, zeigt so recht deutlich ein Fall von S. BENTZEN, den der Autor im dänischen laryngologischen Verein 1901 beschrieb. (Ulcerationen der Stimmbänder bei einem hochgradig tuberkulösen Individuum nach längerer vergeblicher Behandlung durch Jodkali geheilt, während die schwere pulmonale Affektion [Tuberkulose] verblieb). Alleiniges Befallensein des Kehldeckels spricht mehr für Syphilis, ausschließliche Erkrankung der Hinterwand für Tuberkulose. Ein Fall von RÖHR bei einem 13jährigen Mädchen mit Defekt der Epiglottis und granuliertem Tumor im linken Ventrikel und der hinteren Larynxwand bot besondere differentialdiagnostische Schwierigkeiten. Lediglich das beobachtete Zuerstbefallensein der Epiglottis war damals für die richtige Diagnose Lues maßgebend.

Der Differentialdiagnose zwischen Lues und Tuberkulose hat MOURE 1879 eine ganze Monographie gewidmet.

Die Kombination von Lues und Tuberkulose. SCHNITZLER war tatsächlich der Erste, welcher in einem geradezu klassischen Fall 1887 das Hervorgehen tuberkulöser Geschwüre bei einem syphilitischen Individuum im Larynx beschrieb. Es handelte sich um einen 28jährigen Mann, der Geschwüre am Kehldeckel mit starker Rötung und Schwellung der Epiglottis aufwies. Die Geschwüre waren schmutzig-eitrig belegt, mehrere Millimeter groß und beinahe ebenso tief, die Geschwürsränder steil und hart. Der Verdacht auf Syphilis lag nahe. Perkussion und Auscultation hatten keine tuberkulöse Affektion ergeben. Im Sputum waren keine Tuberkelbacillen nachweisbar. Der Patient hatte fünf Jahre vorher eine sichere luetische Affektion durchgemacht. Die Geschwüre an der Epiglottis heilten rasch ab, auf Grund der antisyphilitischen Behandlung. Nach einigen Monaten aber traten neuerdings Schlingbeschwerden auf mit Geschwüren am rechten Kehldeckelanteil, genau so wie vor einigen Monaten links. Eine neuerliche antisyphilitische Behandlung blieb erfolglos. Die genaue interne Untersuchung ergab keinen Anhaltspunkt für Tuberkulose. Eine Zeit nachher wurden Papeln in der Analgegend bei dem Patienten konstatiert. Nach längerem Krankenlager starb der Patient und die Obduktion hatte eine ausgebreitete Tuberkulose sowohl im Kehlkopf als auch in der Lunge ergeben. SCHNITZLER schließt auf Grund dieses Falles und seiner Erfahrungen an einer Reihe anderer, daß bei einem ursprünglich syphilitischen Individuum sekundär infolge einer akquirierten oder aber exazerbierten Tuberkulose es zu einem letalen Ende infolge generalisierter Tuberkulose mit Larynxgeschwüren gekommen war.

Seit dieser ersten Mitteilung von SCHNITZLER sind nun eine ganze Reihe von Fällen ähnlichen Verlaufes mitgeteilt, so von B. FRÄNKEL (tuberkulöse Infektion eines syphilitischen Geschwürs), dann DE RENZI (Syphilis bei einem Tuberkulotiker), ARNOLD berichtet gar von einem Fall, bei welchem die Ulcerationen an der Epiglottis an der hinteren Larynxwand und Erosionen an beiden Stimmlippen sich nachweisen ließen. Die antiluetische Behandlung heilte die Ulcerationen an der Epiglottis und den Stimmlippen, das Geschwür an der Hinterwand aber blieb als tuberkulös bestehen. LUC beschreibt vier Fälle von tuberkulösen Affektionen im Gefolge von syphilitischen Affektionen, bei denen ebenfalls die ersten Erscheinungen im Larynx durch spezifische Behandlung schwanden, bis dann Geschwüre auftraten, die der Behandlung trotzten und dann als tuberkulöse erkannt worden waren. Weitere Fälle sind mitgeteilt von M. Schmidt, Muck, Fleischmann, Thomson, Wolfenden, von Irsay, Fasano, Griffin, Knight und Heymann, ein Fall von Saffranek (Entwicklung von tuberkulösen Geschwüren nach Salvarsanbehandlung eines Syphilitikers) usf.

Daß die Diagnose in all diesen Fällen die denkbar schwierigste war und durch alle Hilfsmittel nicht immer zur vollständigen Klärung gebracht werden konnte, erhellt aus der Natur der Sache.

Gleichzeitiges Vorkommen von Syphilis, Carcinom und Sarkom.

Die *Entstehung maligner Tumoren aus syphilitischen Veränderungen* im Larynx kommt, wenn auch nicht so häufig wie an anderen Organen, also etwa an der Zunge (95% der Zungencarcinome), so doch nicht gar so selten vor. Diesbezügliche Beobachtungen liegen von einer Reihe von Autoren vor (Schleicher zwei Fälle, Clifford Beale, Keimer, Davis, Lieben, Massey acht Fälle, Ledermann vier Fälle, Freudental ein Fall, Chotzen, Cleveland von 24 Carcinomen zwei auf syphilitischer Basis). P. Klein berichtet von zwei Fällen tertiärsyphilitischer Ulcerationen des Kehlkopfes, welche durch spezifische Therapie abgeheilt, in der Folge durch chronische Irritation des Larynx einem rasch wachsenden Carcinom Platz machten. Castex konnte direkte Umwandlung eines luetischen Geschwürs in ein fungöses Carcinom des Larynx beobachten (1908).

Daß *Sarkome*, besonders bei Individuen mit hereditärer Lues aufzutreten pflegen, haben Boeck, Hutchinson, Lazar, Lange, Köhler und Karewski vermutet. Von Esmarch geht sogar so weit, die Hypothese aufzustellen, daß in vielen Fällen die Entstehung von Geschwülsten, namentlich Sarkomen, zusammenhänge mit einer von syphilitischen Vorfahren herrührenden Prädisposition. Seifert erinnert sich eines Falles von Sarkomentwicklung bei einem Tertiärluetischen im Larynx aus seiner Assistentenzeit und ebenso ist von Jurasz ein Fall beobachtet worden.

Über *gleichzeitiges Vorkommen* von *Syphilis* und *Papillom* berichtet M. G. de la Combe, der das rasche Zunehmen stenotischer Erscheinungen im Larynx infolge Papilloms bei vorhandener Larynxlues eintreten sah.

Eine besondere Form der Syphilis des Larynx ist die sogenannte *Laryngitis syphilitica hypertrophica*. Die ersten Beobachtungen dieser reichen auf Türck zurück, welcher in seinem Buch über die Krankheiten des Kehlkopfes in dem Kapitel „Entzündungen des submukösen Bindegewebes" sub c) nach eingehender Besprechung zweier Fälle von Hypertrophie der Schleimhaut und des submukösen Bindegewebes auf luetischer Basis etwa folgendes ausführt. „Überblicken wir diese Fälle, so finden wir, daß die mikroskopische Untersuchung Wucherung von Bindegewebe oder Bindegewebszellen im submukösen Gewebe und in der Schleimhaut nachgewiesen hat. Auch ist der akute, zum Ödem führende Nachschub in einem dieser Fälle bemerkenswert. Es ist in diesen Fällen unleugbar der Einfluß konstitutioneller Syphilis auf die Erzeugung dieser Bindegewebswucherungen erkennbar."

Schech bespricht die hypertrophische Form der Larynxsyphilis und sagt, daß sich dieselbe seltener selbständig, häufig nach Ablauf geschwüriger Prozesse entwickelt und sich durch beträchtliche Volumzunahme, Wulstung, ja selbst Tumorbildung der ergriffenen Teile auszeichnet. Besonders häufig lokalisiert sich dieselbe an den Stimm- und Taschenbändern, sowie auf der Hinterwand und im unteren Kehlkopfraume, wobei es allmählich zur Entwicklung hochgradiger Stenosen kommen kann. Die erkrankten Partien sind meist blaß, teilweise sehnig glänzend, teilweise gerötet, sie sind äußerst resistent, niemals aber sieht man Ulcerationen. Auch Chiari erwähnt diese Form ganz kurz bei der Besprechung der gummösen Infiltration des Larynx, indem er ausführt, daß

gelegentlich harte Gummaknoten des Larynx viele Monate lang, ja selbst jahrelang unverändert bestehen bleiben können und jedweder antisyphilitischen
Behandlung trotzen.

Diese persistent bleibenden hypertrophischen Zustände der Larynxschleimhaut bei Lues könnten als eine diffuse Form jener Schleimhauthypertrophien
aufgefaßt werden, wie wir sie in umschriebener Form als Pachydermia laryngis
pseudopapillomatosis oder polyposis kennen gelernt haben. Der Unterschied
gegenüber diesen umschriebenen Formen besteht wohl darin, daß die Wucherung
hierbei vornehmlich das submuköse Bindegewebe allein betrifft, ohne nennenswerte Veränderung des Epithels. Hierzu ist interessant, was WEBER auf Anregung SEIFERTS über den histologischen Aufbau dieser Hypertrophien zu

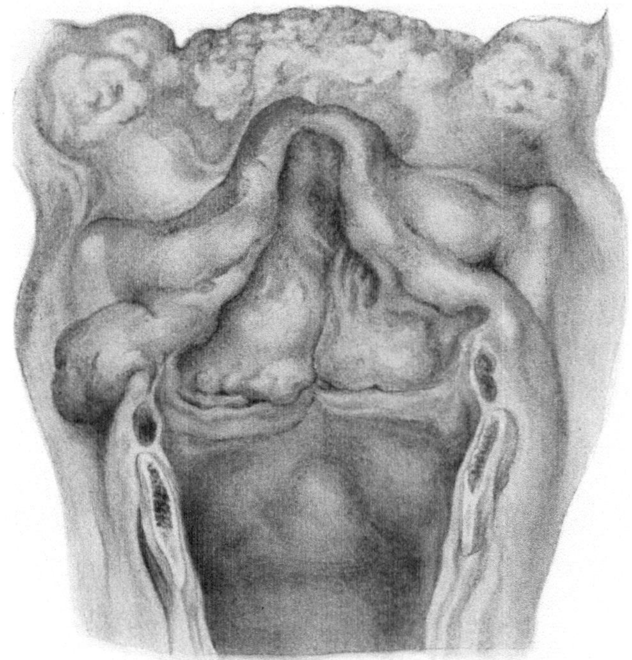

Abb. 10. Laryngitis syphilitica. Diffuse Hypertrophie.

berichten weiß. In einem untersuchten Falle erschienen die eigenartigen, den
Saftspalten, Lymphgefäßen und den Scheiden der Blutgefäße folgenden, streifenförmigen und herdförmigen Infiltrate mit charakteristischen kleinen Epitheloid-
zellen vom Charakter der Plasmazellen auffallend. Für die Entstehung dieser
Zellen konnte WEBER mit gewisser Wahrscheinlichkeit eine Wucherung der
Endothelien der Lymphgefäße sowie der Adventitialzellen der Blutgefäße verantwortlich machen. In zweiter Linie waren bemerkenswert, daß doch an
einzelnen Stellen Epithelwucherungen sich nachweisen ließen, jedoch bildeten
sich dieselben wieder zurück und gingen im Verlaufe der Vernarbung in Atrophie
über. Der Vernarbungsprozeß war an einzelnen Stellen durch eine angiomartige
Umwandlung des entstandenen Narbengewebes ausgezeichnet. Auf Grund
dieses Befundes erschien es SEIFERT zur Genüge erklärt, weshalb nur ausnahmsweise ein Zerfall der Induration eintritt, andererseits jedwede noch so energische
antisyphilitische Behandlung zu keinerlei Erfolgen führt.

VI. Die syphilitische Perichondritis des Larynx.

Das Auftreten der Perichondritis bei der Lues des Larynx kann als eine Folgeerscheinung des tertiären Stadiums angesehen werden. Ganz allgemein kann diese Perichondritis als eine primäre oder aber als eine sekundäre bezeichnet werden. Sie kann sich auf einzelne Teile des Larynx erstrecken oder aber sie

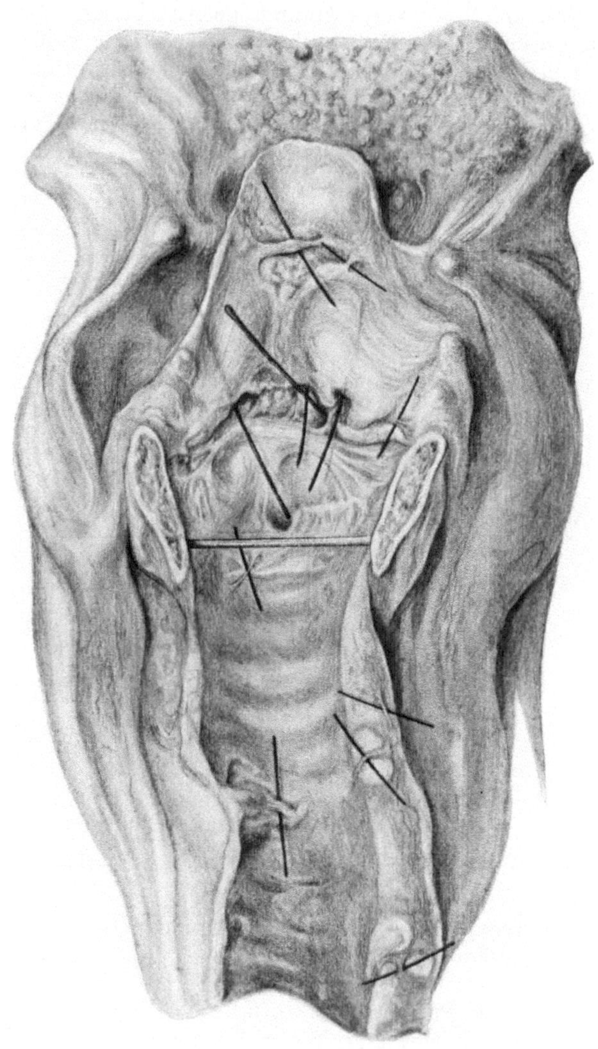

Abb. 11. Perichondritis laryngea syphilitica.

kann den ganzen Kehlkopf ergreifen. Außerdem kann sie als eine interne oder externe auftreten. Nach den Mitteilungen von Türck ist wohl Porter der Erste gewesen, der die luetische Perichondritis beobachtete und auch als solche erkannte. Später ist dann von Türck eine ganze große Anzahl von Fällen sehr eingehend beschrieben worden, und zwar Fälle von Perichondritis der Aryknorpel, des Cricoids und Thyreoids. Das Studium der Türckschen Fälle zeigt, daß diese fast ausnahmslos Fälle sogenannter sekundärer Perichondritis sind, d. h. Fälle, bei denen ein tiefgreifendes, gummöses Larynxgeschwür die Knorpelhaut erreichte und dann zur sekundären Infektion derselben führte. Von Türck wurden ferner Fälle beobachtet, in denen bereits nach eingetretener Vernarbung sich mehr oder weniger große Teile einer oder beider Gießkannen abgängig zeigten, und zwar infolge syphilitischer Nekrose. In einem Falle von gänzlichem Verlust der einen Gießkanne mitsamt dem Santorinischen Knorpel, bei erhaltenem Wrisbergschen Knorpel, erschien die Schleimhautauskleidung des seiner Stütze beraubten Wrisbergschen, sowie ein Teil der Umkleidung des Gießbeckenknorpels als ein dünner Lappen nach vorne und einwärts in das Kehlkopfinnere hineinragend. Diese schürzenartige Einwölbung wurde bei tiefer Inspiration noch mehr gegen die Glottis eingezogen. In diesen Fällen Türcks wird schon deutlich eine der häufigsten Komplikationen genannt, die sich bei der Perichondritis der Aryknorpel einstellt, nämlich die Sequestration derselben mit ihren Folgeerscheinungen in bezug auf die Beweglichkeit der Stimmbänder. Weiters beobachtete schon Türck für die Perichondritis des Schildknorpels unter weiterer Zitierung von Beobachtungen Porters die so häufige schwere Destruktion des Knorpelgerüstes des Larynx bei der sekundären Form der Knorpelhautentzündung am Schildknorpel. Er teilt einen Fall mit, bei welchem nach einem großen, breiten Geschwür am Pharynx sich der Prozeß auf den Larynx ausbreitete und unter Entwicklung schwerster Dysphagie und Fötor sich eine Schwellung an der Außenseite des Larynx bildete, ein Absceß durchbrach, so zwar, daß eine Fistel des Kehlkopfes entstand, durch die dann die ganzen verschluckten Flüssigkeiten herausflossen. Im weiteren Verlaufe stieß sich nahezu der ganze Schildknorpel ab. Der Patient erlag drei Wochen nachher der Erkrankung.

Stoerk sagt über die Perichondritis des Kehlkopfes bei Lues, daß spezifische Erkrankungen des Perichondriums syphilitischer Natur nicht selten vorkommen, beweist eine ganze Reihe von einschlägigen Beobachtungen. Charakteristisch für die syphilitische Perichondritis erscheint die Schmerzlosigkeit und die Möglichkeit der Spontanheilung (Stoerk meint darunter wohl die primäre Form der syphilitischen Perichondritis).

Im Gegensatz hierzu konstatiert von Schrötter, daß die Perichondritis gewöhnlich sekundär mit allen Zeichen akuter Entzündung im Verlaufe der tertiären Lues auftritt. Am häufigsten erscheinen betroffen die Gießbeckenknorpel, Kehldeckel, Krikoid und Thyreoid.

Was den Sitz der Perichondritis betrifft, so dokumentiert sich dieselbe am Kehldeckel durch starke ödematöse Anschwellung desselben mit eventuell nachfolgender Einschmelzung und Zerstörung des Knorpels. Von der einfachen randständigen Durchlöcherung bis zur vollständigen Konsumption beobachtet man alle Übergänge.

An den Aryknorpeln ist das klinische Bild je nach einseitigem oder beiderseitigem Sitz verschieden. Schwellung und Ödem des Aryknorpels (sogenannte ballonartige Schwellung) sind das gewöhnliche Bild, ferner die aufgehobene Beweglichkeit des betreffenden Stimmbandes. Tritt eine Sequestration des Aryknorpels ein, dann erfolgt der Durchbruch des perichondritischen Abscesses entweder auf der Höhe der geschwollenen Partie (Demetriades) — der gewöhnliche und ungefährlichste Ausgang — oder aber es kann dieser Durchbruch auch gegen den Oesophagus zu eintreten oder aber gar, wie dies Senftleben in einem Falle mitgeteilt hat, zu einer periösophagealen Phlegmone mit Eitersenkung gegen das Mediastinum führen. Der Ausgang der Perichondritis ist ganz allgemein die Ankylose des Stimmbandes. Die Stellung, in welcher dabei das Stimmband ankylosiert, ist gewöhnlich die Medianstellung, doch ist dies nicht die absolute

Regel. So sah Schech, daß die Stimmlippe mit dem Processus vocalis einen stumpfen Winkel einschloß. Bisweilen steht das Stimmband auch ganz nach außen luxiert (B. Fränkel), manchmal ist der Aryknorpel sogar der Stimmlippe aufgelagert (Heymann). Die doppelseitige Ankylose führt natürlich zur sogenannten Medianstenose der Glottis, wie sie in einem Falle von Seifert beschrieben ist. Schwierigkeiten bietet in allen diesen Fällen von Ankylosierung des Stimmbandes die Diagnose gegenüber der Lähmung. Ohne auf die Einzelheiten dieser Fragen näher eingehen zu dürfen (siehe Kapitel über die Lähmungen), erscheint es notwendig, darauf hinzuweisen, daß besonders bei den luetischen Ankylosen nach abgelaufener Perichondritis es zu basalen Verdickungen der Aryknorpeln kommt, die hier genau beachtet werden sollen.

Die Perichondritis des Krikoid lokalisiert sich gewöhnlich an der Platte und den Seiten am Übergang von Platte und Bogen und erscheint dann in Form der Vorwölbung der Hinterwand des Larynx subglottisch. Entsprechend kommt es dabei ja auch zu Erscheinungen im Oesophaguseingang und nicht selten sieht man dann das Ödem an der Larynxhinterwand resp. an der Vorderwand des Oesophagus auftreten. Bei dieser Form steht natürlich der Schluckschmerz im Vordergrund des Symptomenbildes.

Bei der Perichondritis des Schildknorpels erscheinen wie in den Fällen nichtsyphilitischer Natur die beiden Taschenbänder gewöhnlich in rote ödematöse Wülste verwandelt, sie überlagern die Stimmbänder und führen rasch zur Stenose. Die Stimmstörungen sind selbstverständlich dabei hochgradige. Kommt eine externe Perichondritis dazu, dann erscheint der Larynx stark verbreitert, mitunter schmerzhaft, eine Erweichung ist deutlich tastbar. Der Durchbruch erfolgt entweder in Larynxhöhe oder nicht so selten nach abwärts, ja selbst bis in das Jugulum hinab.

Nach Chiari hat die syphilitische Perichondritis denselben Verlauf wie jede Perichondritis überhaupt, zeichnet sich aber dadurch noch besonders aus, daß sie in jedem Stadium durch antisyphilitische Behandlung geheilt werden kann. Wird aber die allgemeine Behandlung verabsäumt, oder ist das Individuum sehr heruntergekommen, so kann es zu allen bei der Perichondritis beschriebenen schlimmen Folgen kommen, zur Schwellung der Umgebung, Stenose, ausgebreiteter Eiterung, Pyämie, Aspirationspneumonie, Nekrose der Knorpel, Abstoßen derselben und bleibender Stenose des Larynx. Es erfolgt im allgemeinen eine Restitution nur bei leichteren Formen der Perichondritis.

Nach Gerhardt kann die Knorpelhautentzündung primär oder auch sekundär sein, die Symptome sind für beide Arten wechselnd. Jurasz meint, daß speziell die syphilitische Perichondritis geringe Schmerzen verursacht. Hajek unterscheidet eine primäre und sekundäre Perichondritis. Bei der primären Form erscheint die Neigung zur Proliferation im Vordergrund stehend, Sequestration findet sich seltener. Das Charakteristicum der primären Sequestration ist gewöhnlich die geringe Schmerzhaftigkeit des Prozesses, während die sekundäre Form sehr schmerzhaft sein kann. Dazu kann diese Form auch ohne antiluetische Behandlung unter Umständen spurlos verschwinden, was ja so häufig bei der einseitigen Aryknorpelfixation ohne jedwedes Symptom einer Verdickung an der Basis des Knorpels beobachtet werden kann.

Thost sagt: „In manchen Schilderungen syphilitischer Stenosen der oberen Luftwege findet sich erwähnt, daß die luetischen Ulcerationen am Larynx sich durch heftige Schmerzen und Beschwerden kennzeichnen. Mir ist im Gegensatz hierzu immer aufgefallen, daß die ausgebreitetsten Ulcerationen keinerlei Schmerzen verursachten. Es ist nicht der Schmerz, sondern die Heiserkeit und Atemnot, die den Tertiärluetischen zum Arzt führt." Thost meint wohl hiermit, daß die luetische Perichondritis zum Unterschiede gegenüber der sekundären Form sehr häufig schmerzlos verläuft.

Die *Symptome* der luetischen Perichondritis sind je nach Sitz verschieden. Bei der Affektion der Gießkanne stehen die Störungen der Stimme und Atmung im Vordergrund, bei der Affektion des Krikoid der Schluckschmerz, eventuell kommt Husten hinzu, bei der Affektion des Thyroid Atmung und Stimme. Eines muß aber dennoch besonders hervorgehoben werden: Die Schmerzhaftigkeit ist wohl nur oder vornehmlich der sekundären Form der Perichondritis eigen. Daß sich über diesen Punkt speziell, soweit überhaupt exakte Beobachtungen vorliegen, so disparate Ansichten in der Literatur vorfinden, dürfte wohl in der Schwierigkeit klinischer Unterscheidung primärer und sekundärer Fälle gelegen sein.

Die *Behandlung* der Perichondritis gestaltet sich ganz gleich wie die Behandlung der unspezifischen Form, wenigstens was die sekundäre Perichondritis betrifft. Sie kann also nicht Gegenstand eingehender Besprechung in diesem Kapitel sein. Soweit die primäre Form in Betracht kommt oder aber die sekundäre ja doch auch eine luetische Komponente in sich schließt, erscheint als oberstes Prinzip die so rasch wie möglich durchgeführte antiluetische Behandlung, welche auch in sehr schweren Fällen natürlich überraschende Resultate ergibt und vor allem anderen schwerere Funktionsstörungen hintanzuhalten imstande ist, wie es z. B. EDMUND MEYER in einem Falle gezeigt hat, in welchem eine luetische Perichondritis des Ringknorpels nach Tracheotomie und unter Anwendung von Jodkali trotz vollständiger Unbeweglichkeit der betreffenden Larynxseite zu einer vollständigen Restitution der Bewegung des Stimmbandes geführt hat. Für die luetische Perichondritis stehen neben der allgemeinen Behandlung natürlich alle chirurgischen Maßnahmen zu Gebote: Tracheotomie, Laryngofissur, ja sogar die Totalexstirpation des perichondritischen Kehlkopfes wurde bereits in einer Reihe von Fällen ausgeführt. Für die schweren Komplikationen der Perichondritis der Kehlkopfknorpel wird natürlich auf den Schutz des Mediastinum in Form der präventiven Mediastinotomie bei drohendem äußerem Durchbruch nicht vergessen werden dürfen.

VII. Die Narbenbildung.

Narbenbildungen luetischer Natur des Larynx kommen vor:
1. Ausnahmsweise nach tiefen Papeln,
2. nach Gumma,
3. nach diffuser Infiltration und Geschwüren,
4. nach Perichondritis.

Die Anordnung der Narben ist selbstverständlich von der Lokalisation des Initialprozesses abhängig, dennoch erscheint die Narbenbildung nach Syphilis in besonderen Typen. An der Epiglottis erkennt man auch die feinsten Narben, was nicht selten als ein wertvolles differentialdiagnostisches Merkmal abgelaufener Lues des Larynx gilt. Narbige Verziehungen der Epiglottis mit Deformierung derselben entweder im Sinne der Heranziehung an den Kehlkopf (HANSEMANN) oder aber mit Heranziehung an den Zungengrund kommen vor, endlich korkzieherartige Verbildungen (COSTINIU und METZIANU).

Ein zweiter Typus ist die membranöse Verwachsung der Stimmbänder. TÜRCK beschreibt drei Fälle von narbiger, membranartiger Verwachsung der Stimmlippen von der vorderen Commissur aus. Sechs Fälle sind von ELSBERG mitgeteilt, von SOMMERBRODT 21 Fälle, nach ROSSBACH bilden sich diese Membranen in sehr kurzer Zeit. HEYMANN will diese Form membranöser Verwachsung speziell für die hereditäre Lues als charakteristisch ansehen. Der schon bei

Seifert zitierte Fall von Tantussi bietet genug des Merkwürdigen. Tantussi bezeichnet das Diaphragma im Larynx als eine parasyphilitische Affektion. Es bestand in seinem Fall neben ausgebreiteten Narben im Pharynx, im Larynx eine vorne angewachsene Membran, welche sich bei der Respiration wie ein Ventil bewegte. Diese Membran konnte (die Patientin starb an Erstickung) als eine durch einen perichondritischen Prozeß vom Knorpel abgehobene Schleimhautpartie angesprochen werden, welche die Innenfläche des Ringknorpels und den unteren Teil der Schildknorpelplatte bekleidet hatte.

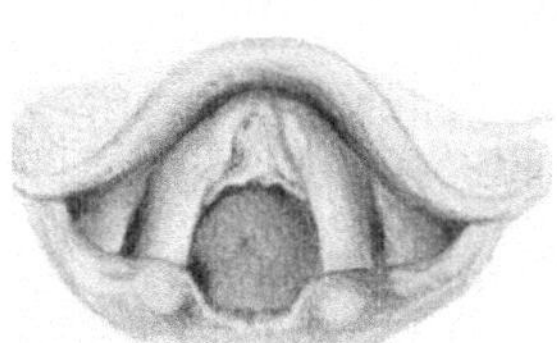

Abb. 12.
Syphilitische Membranbildung im Larynx.

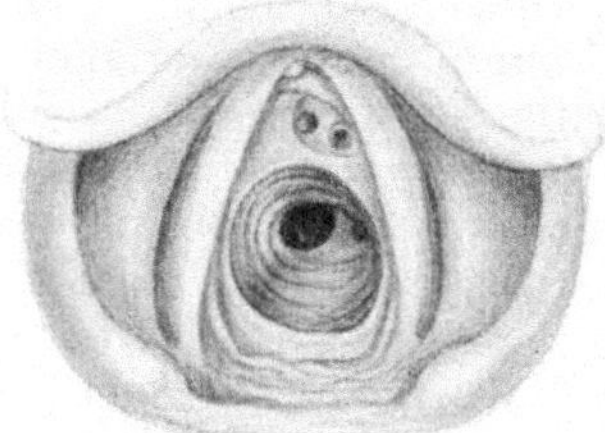

Abb. 13.
Diaphragmabildung im Larynx luetica.

Die dritte Form, welche als Typus der syphilitischen Narben des Kehlkopfes beobachtet wird, ist die subglottische Narbenbildung mit sehr häufig eintretender ringförmiger Stenose, oder die subglottische Membran (Hill), oder aber die ringförmige Stenose des Larynxeingangs (Chiari). Sie entwickelt sich gewöhnlich aus zirkulären Geschwüren, welche während ihres Bestehens noch keine bedeutende Verengerung des Lumens hervorrufen, erst mit der Vernarbung tritt die Stenose in Erscheinung.

Daß innerhalb des narbigen Larynx sekundäre Veränderungen an der Schleimhaut auftreten können, würde schon gelegentlich der Besprechung der sekundären Geschwüre (v. Schrötter) erwähnt. Aber noch eine andere Veränderung der innerhalb syphilitischer Narbenmassen eingeschlossenen Schleimhaut, nämlich der Polypenbildung, muß kurz gedacht werden. Auch hierüber wurde schon berichtet durch Schilderung des von Tenzer in der Wiener laryngologischen Gesellschaft demonstrierten Falles. Einschlägige Beobachtungen stammen in der älteren Literatur von Czermak, Türck, Gilewski, weiters von Bourget, Malherbe, Huguier, Poyet, auch wurde bereits bei Besprechung spitzer Kondylome usw. darauf hingewiesen, daß Lewin polypöse Bildungen im Larynx sah und dieselben als nichtspezifischer Natur ansprach.

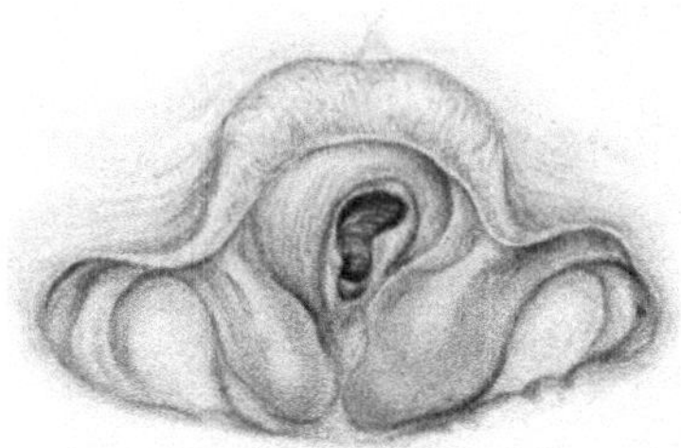

Abb. 14. Stenosis laryngis luetica.

Die Besprechung der Behandlung der narbigen Prozesse des Kehlkopfes und der Stenosen gehört eigentlich nicht zum Gegenstand dieses Kapitels, da es bei Besprechung der Narbenstenosen eingehende Würdigung findet. Es genügt der Hinweis, daß zur Behandlung syphilitischer Stenosen des Larynx im besonderen der narbigen Formen die Dilatation in jeglicher Form die weitgehendste Anwendung findet, und zwar mit Recht, weil die syphilitische Narbenstenose als das Dilatationsobjekt kat exochen angesehen werden muß.

Die Behandlung tertiärluetischer Prozesse des Larynx.

Als solche kommt hier nur die örtliche Behandlung zur Sprache, da die Allgemeinbehandlung Gegenstand des vorherigen Kapitels bildet. Die örtliche Behandlung hat bei der tertiären Lues mancherlei Aufgaben zu erfüllen. Wirklich nötig kann die Eröffnung eines perichondritischen Abscesses werden, die Stichelung eines Ödems. Hauptgegenstand der örtlichen Behandlung bleibt jedoch Heilung und Verhütung der Kehlkopfstenosen, seien sie durch Ödem oder durch Narbenbildung bedingt. Desgleichen kommen eine Reihe von chirurgischen Maßnahmen in Betracht, wie sie bei den selteneren Formen tertiärer Lues (Tumoren, Polyposis, diffuse Hypertrophie) angezeigt erscheinen. Sehr geteilt sind die Meinungen jedoch über die Behandlung von Geschwüren, doch spielt gerade die örtliche Behandlung dieser eine durchaus zweite Rolle. Es handelt sich im Prinzip lediglich um Präventivmaßnahmen, völlige Ruhe des Organs und möglichst rasche Anwendung der Allgemeinbehandlung. Bemerkenswert ist die Tatsache, daß die energische Allgemeinbehandlung und speziell die Salvarsanbehandlung gelegentlich zu Komplikationen führen kann. So beobachtete HAYNINX nach Salvarsanbehandlung eines Falles von Pharynx-Larynxlues ein starkes Glottisödem und eine sich anschließende Halsphlegmone. Die sofort vorgenommene Tracheotomie und Incision brachte Heilung. HIGGUET sah nach Injektion von 60 cg Salvarsan Glottisödem auftreten. Diese allerdings sporadischen Beobachtungen mahnen zur Vorsicht auch bei der Allgemeinbehandlung der Larynxlues. Von den zur Anwendung empfohlenen lokalen Mitteln (Höllensteinlösung [STOERK, MENDEL], Einatmung von Sublimat, Anwendung irgendwelcher Antiseptica) kann man ähnlich wie dies bei der Behandlung sekundärer Affektionen ausgeführt wurde, Gebrauch machen. Eine wesentliche Bedeutung indes kommt diesen therapeutischen Maßnahmen nicht zu. Für die Behandlung der aus den tertiär-luetischen Affektionen resultierenden Prozessen (Perichondritis, Ödem, Stimmbandlähmung, Stenose) werden die einschlägigen Kapiteln die Therapie enthalten.

Die syphilitische Stimmbandlähmung.

Dieselbe kann sein eine artikuläre Contractur, rein muskulär, peripher neurogen, zentral medullär, endlich durch Druck peripherer Organe oder Prozesse auf den Nerven. Während die artikuläre Contractur gewöhnlich aus perichondritischen Prozessen der Aryknorpeln oder der Ringknorpelplatte resultieren und im Kapitel Perichondritis bereits Erwähnung fanden, erscheint die rein muskuläre Lähmung, wenn auch selten, so doch in einzelnen Fällen mit Sicherheit oder großer Wahrscheinlichkeit beobachtet. So in einem Falle von EISENBERG, bei dem ein hartes Gumma des rechten Stimmbandes zu einer vollständigen Stimmbandlähmung führte und in einem weiteren Fall von IRSAY, den derselbe in der ungarischen laryngologischen Gesellschaft vorstellte, in welchem durch einen gummösen Prozeß tiefer Natur eine myogene Parese resultierte. Die rein myogene Form der Parese wird von CHIARI als sicher beobachtet nur bei der Trichinose beschrieben, dennoch erklärt er tiefe infiltrative Prozesse in den Muskeln besonders bei Syphilis als befähigt, eine Parese zu erzeugen. v. SCHRÖTTER beschrieb die schon erwähnte Degeneration der Muskeln bei tiefen gummösen Prozessen. Stimmbandlähmungen nicht sicher diagnostizierten Ursprungs sind von einer ganzen großen Reihe von Autoren beschrieben, so von GERHARDT und ROTH, LEWIN mit einer doppelseitigen Posticuslähmung, die durch antisyphilitische Behandlung bedeutend gebessert werden konnte, von PENZOLDT nach einer Apoplexia cerebri doppelseitige Posticuslähmung, BOSWORTH beschreibt sechs Fälle sicher syphilitischer Natur,

Gottstein glaubt, daß die Stimmbandlähmungen nach Syphilis auf spezifischer Erkrankung des Zentrums beruhen, Pel beschreibt bei einem Fall von linksseitiger Zungen-, Gaumen-, Recurrens-, Accessoriuslähmung eine luetische Bulbäraffektion als Ursache. Coupard beschreibt Kehlkopflähmungen bei Gehirngummen. Remak sah einen Fall, in welchem sämtliche Kehlkopfmuskeln gelähmt waren. Die Erkrankung saß angeblich im Halsmark. Ein Fall von Gerber mit totaler Lähmung des rechten Recurrens schien luetischer Natur im Kerngebiet des Recurrens, Accessorius und Hypoglossus gewesen zu sein, in einem zweiten Falle mit einer linksseitigen Parese des Recurrens ein Prozeß in der Medulla. Sendziak stellte 15 Fälle von Lues cerebri der Basis des Schädels und der Medulla spinalis zusammen mit fünf eigenen Fällen. Weitere Fälle sind mitgeteilt von Dundas Grant, Gleitsmann Semon, v. Schrötter, Casselbury, Streit, Halle, Tissier, Körner, Collet, ein Fall von Kompression des Vagus beim Austritt aus der Schädelhöhle. Turner und Mouisset machen pachymeningitische Veränderungen an der Schädelbasis syphilitischer Natur für die kombinierten halbseitigen Kehlkopflähmungen verantwortlich. Brünings hält gummöse Prozesse an der Schädelbasis als die häufigste Ursache der Lähmungen. Aus *dieser kurzen Zusammenstellung ist ersichtlich, daß wir über die Lokalisation syphilitischer Poresen eigentlich noch im Unklaren uns befinden.* Wohl werden peripher neurogene Lähmungen auf syphilitischer Basis von Bukofzer, Chiari, Penzoldt, Avellis und Fein mit Sicherheit angenommen, jedoch erscheinen solche nicht absolut bewiesen. In einer jüngsten eingehenden Arbeit über Syphilis und Paralyse der Dilatatoren besprechen Lermoyez und Ramadier die syphilitischen Lähmungen. Sie gehen von dem sogenannten Gerhardtschen Syndrom aus, als welches die beiderseitige Posticuslähmung ohne andere Zeichen einer Erkrankung rein nervöser Natur bezeichnet wird, deren Ursache neben Typhus und Diphtherie auch Lues sein kann. Nach Ansicht der Verfasser ist von diesen drei Ursachen die Syphilis weitaus die häufigste. Nach einer Zusammenstellung von 250 Arbeiten von Dufourmentel, in welcher die Frage der Recurrensparalyse nicht evident peripherer Natur, also etwa durch Kompression des Nervenstammes, Aneurysma usw. behandelt werden, ist lediglich eine Arbeit von Botey (1894) vorhanden, in welcher der Syphilis eine entscheidende Rolle zugedacht wird. Neben der Tabes und Paralyse, welche mit anderen nervösen Erscheinungen auftreten und in deren Verlauf die Adduktorenlähmungen im Larynx sehr häufig sich vergesellschaften, ist die Parese oder Paralyse der Glottisöffner auf rein syphilitischer Basis möglich. Die Ursache scheint nach Lermoyez und Ramadier entgegen den herrschenden Theorien einer zentralen, aber auch rein peripheren und rein nukleären Natur mit aller Wahrscheinlichkeit eine Polioencephalitis partialis des Nucleus ambiguus syphilitischer Natur zu sein.

Diagnose und Therapie der syphilitischen Stimmbandlähmungen erscheinen in den einschlägigen Kapiteln besonders besprochen.

B. Die Syphilis der Luftröhre und der Bronchien.

Unsere Kenntnisse der Tracheal- und Bronchialsyphilis stehen weit hinter denen des Larynx zurück. Wohl finden wir in der alten Literatur eine Reihe exakter Beobachtungen vor, jedoch liegt es in der Natur der Sache, daß erst die direkten Untersuchungsmethoden der Trachea und der Bronchien unsere Kenntnisse der syphilitischen Affektionen dieser Organe vervollkommneten. In einer im Jahre 1919 erschienenen monographischen Bearbeitung hat E. Nicolai alle bisher beobachteten Fälle von Syphilis der Trachea und Bronchien zusammengestellt. Es sind deren 353. Die nachfolgenden statistischen

Daten sind größtenteils dieser Bearbeitung entlehnt. Unter den 353 mitgeteilten Fällen gehören nach NICOLAI 11 mit Sicherheit, 18 mit aller Wahrscheinlichkeit, also zusammen 29 Fälle, d. i. 8,7% der hereditären Form der Lues an. Nach COHN erscheint das Verhältnis der hereditären Formen mit 11,6%. Unter den mitgeteilten Fällen sind bei 246 Fällen Altersangaben der Patienten verzeichnet, und zwar betrafen die Fälle das erste Altersdezennium in einem Verhältnis von 4,9%, das erste und zweite Dezennium 12%, vom zweiten bis zum dritten Dezennium sind 19% verzeichnet, vom dritten bis zum fünften Dezennium etwa 51%, von da bis zum siebenten Dezennium 12%. Es zeigt sich nach dieser Statistik also wieder, daß die größte Häufigkeit der Tracheallues sich vom zweiten bis zum fünften Dezennium findet. Bei 276 Fällen sind Angaben über das Geschlecht verzeichnet, und zwar 138 männlich, 138 weiblich. VIERLING konstatierte unter 46 Fällen ein Verhältnis von Männer : Frauen von 26 : 16, CONNER ein Verhältnis von 68 : 52, HOMMEL (1914) 15 : 22. Gegenüber diesen verschiedenen Angaben muß man der Ansicht NICOLAIS vollständig beistimmen, daß das von ihm zusammengestellte, weitaus größte Material den Schluß zuläßt, daß die Syphilis der Trachea und Bronchien Männer und Frauen ziemlich gleichmäßig befällt.

Der *Lokalisation* nach berechnet GERHARDT unter 23 Fällen folgende Zahlen: 4mal war die ganze Trachea ergriffen, darunter 3mal in Verbindung mit Affektion der Bronchien, 12mal betraf die Lues die untere Trachea allein und 6mal die obere Trachea. Nach NICOLAI fanden sich unter den 353 Fällen 203mal genaue Angaben über die Ausdehnung des Prozesses, 57mal fand sich die obere Trachea, 19mal die mittlere, 91mal die untere Trachea, 36mal die ganze Trachea ergriffen, 150mal fehlen genaue Angaben über die Ausdehnung. Bei 85 Fällen ist ausdrücklich erwähnt, daß der Larynx freigeblieben war.

Was die Häufigkeit der Lokalisation der Syphilis in der Trachea betrifft, so finden sich folgende Autoren mit folgenden Zahlenwerten vor: WALLER unter 17 Sektionen 4mal Tracheallues, CHIARI H. fand unter 243 Obduktionen Syphilitischer 11mal die Trachea affiziert. Klinisch berechnet HANSZEL die Häufigkeit von Trachealaffektionen mit 0,2%. MACKENZIE stellte bei 1145 Syphilitischen 3mal tertiäre Prozesse der Trachea fest, also 0,25%. Unter den Affektionen der oberen Luftwege luetischer Natur berechnet MACKENZIE die Häufigkeit der Trachealaffektion mit 1,5%. SCHRÖTTER dagegen fand unter 1495 Kranken 16,8% Syphilis der oberen Luftwege, wobei in 6,4% der Larynx, in 0,2% die Trachea ergriffen war.

Was das Stadium betrifft, so konstatiert NICOLAI unter seinen 353 zusammengestellten Fällen sicher beobachtete *Frühformen* nur viermal, darunter dreimal Kondylome, einmal syphilitisches Erythem. Diese Statistik will freilich für die Beurteilung der Häufigkeit sekundärer Formen ein Urteil nicht zulassen, da ja gerade die sekundären Formen, die wenig klinische Beschwerden machen, überhaupt vielfach vernachlässigt werden. Alle anderen Fälle betreffen luetische *Späterscheinungen*, einschließlich den Stenosen, Perichondritiden usw. usw.

Die Formen der trachealen Syphilis.

1. Der Primäraffekt.

Ein solcher ist bisher nicht beobachtet.

2. Die sekundären Formen.

Wie schon erwähnt, ist das Vorkommen sekundärer luetischer Affektionen in der Trachea nicht häufig gesehen und liegen auch über die Häufigkeit des Auftretens solcher keine systematischen Untersuchungen vor. Aus der vorbronchoskopischen Zeit sind die Angaben sporadisch, es gibt nur wenige exakte Beobachtungen. Daß aber, wie dies Nicolai meint, bei Beurteilung sekundärer Affektionen der Trachea das nicht strenge Geschiedensein sekundärer und tertiärer Formen mit eine Ursache der seltenen Beobachtung ersterer abgeben sollte, kann man nicht ohne weiteres anerkennen. Wohl wissen wir, wie aus der Darstellung der Verhältnisse am Larynx im vorhergehenden mitgeteilt wurde, daß sekundäre und tertiäre Merkmale entweder gleichzeitig oder aber die sekundären als Spätform auftreten können (Beobachtungen von Chiari, Neumann, Oltuczewski, Semon, Aronson, eigene Beobachtung), doch gelten diese Fälle immer noch als besondere Ausnahmen. Plausibler erscheint als Mitbegründung die von Nicolai hervorgehobene Tatsache, daß morphologisch sekundäre Formen in der Trachea sich von tertiären nicht immer streng unterscheiden lassen.

Von den sekundären Formen der Lues der Trachea wissen wir folgendes:

Mackenzie sagt: „Im Beginne der Syphilis mag immer andauernde Kongestion vorhanden sein, Kondylome habe ich in fünf Fällen beobachtet, gelegentlich sieht man auch oberflächliche Geschwüre."

Als Erster hat unstreitig M. Seidl *Kondylome* in der Trachea gesehen. Es handelt sich in dem Falle von Seidl um einen 24 Jahre alten Patienten, der nach Primäraffekt ein Exanthem der äußeren Haut aufwies, Ulcera im Rachen, eine Excrescenz in der Höhe des vierten Trachealringes an der Hinterwand, ein klein wenig nach rechts. Diese Excrescenz hatte die Größe einer Erbse, war von blaßroter Farbe und nicht ganz glatter Oberfläche. Zwei Monate blieb sie in dieser Größe, blaßte dann ab und wurde kleiner, indem zunächst die Höhe, dann die Circumferenz sich verringerte. Nach sechs Monaten war sie geschwunden. Köbner demonstrierte die mikroskopischen Präparate von einem kondylomgleichen kleinen Tumor der Trachea einer syphilitischen Frau, in dem man nächst der partiellen Nekrose des Epithels eine dichte, in die ganze Mucosa und Submucosa eindringende Zellinfiltration bis auf die Knorpeln sah. Makroskopisch erschien jener als längsovaler, tiefdunkelroter, bohnengroßer, mäßig derber, an der Oberfläche partiell entblößter, scharf umschriebener Tumor, dicht oberhalb der Bifurkation; im Kehlkopf gleichzeitig eine Anzahl syphilitischer Geschwüre, Kondylome am After usw. Griffin fand bei einer 30jährigen Frau in der Trachea eine große, vorspringende, granulierende Wucherung von roter Farbe, die mit einer breiigen Absonderung bedeckt war. Die Wucherung war an ihrer Oberfläche unregelmäßig und von Spalten durchzogen. Ihre Ecken abgerissen und scharf. Diese Bildung saß an der Vorderwand der Trachea und dehnte sich ringsum bis auf $^2/_3$ des Umfanges aus. Griffin beschrieb diesen Prozeß als Kondylom der Trachea. Lang spricht von rezidivierender Roseola, der von Bronchialkatarrh begleitet sei als sekundäre Form der Trachealues und Rauchfuss gibt bei der Besprechung der Luftröhrenerkrankungen folgendes wieder: „Ich fand bei einem 15jährigen Mädchen, das an breiten Kondylomen am Anus und am harten Gaumen litt, die Schleimhaut des Kehlkopfeinganges, der Luftröhre und der Stimmbänder intensiv gerötet und nicht unbedeutend geschwellt, nachdem die Heiserkeit über zwei Monate bestanden hatte. Die Genesung erfolgte unter antisyphilitischer Behandlung". Weiters sagt Rauchfuss: „Neben anderen Formen syphilitischer Erkrankung ist die Laryngotracheitis catarrhalis specifica eine gewohnte Erscheinung." Türck führt in seinem Buche aus: „Ich hatte ein paar Mal Gelegenheit gehabt, syphilitische Katarrhe der Luftröhre zu sehen." Chiari sagt: „Von den sekundären Formen der Trachealues wurden das Erythem und die Kondylome derselben äußerst selten beobachtet, wahrscheinlich deswegen, weil man ihnen wegen der gleichzeitigen Veränderungen im Kehlkopf wenig Aufmerksamkeit schenkte. Die

Kondylome treten als weißliche Flecke oder weißliche Verdickungen oder daraus resultierende, oberflächliche Geschwüre auf".

GERBER wieder findet die Tracheitis syphilitica nicht selten.

JURASZ konstatiert, daß zwischen Tracheitis und Laryngitis syphilitica kein Unterschied obwaltet. Nach LANCEREAUX sind sekundäre Erscheinungen in der Trachea sehr selten, treten solche auf, so finden sich violette Flecken auf hyperämischer Trachealschleimhaut.

Die bronchoskopische Ära brachte keine wesentlichen Fortschritte in der Erkennung sekundärsyphilitischer Affektionen der Luftröhre. KAHLER erwähnt in seinem Referat 1911 keine sekundären Formen, ebensowenig wie KILLIAN und W. HOMMEL in seiner Freiburger Dissertation.

Die *Symptome* sekundärer Formen sind nach dem einmütigen Urteile aller Kenner der Tracheallues sehr unbedeutend und in Gemeinschaft mit Larynx-affektionen wohl immer von diesen letzteren beherrscht. Die Therapie geht mit der der Larynxaffektionen vollkommen Hand in Hand.

3. Die tertiären Formen der Tracheallues.

Die tertiäre Lues tritt in der Trachea in Form des Gummas, der diffusen Infiltration, in Form des Geschwürs, der Narben, in Form des granulären Tumors mit Perichondritis usw. auf, ganz analog den Verhältnissen im Larynx. Über die Häufigkeit des Auftretens der einzelnen Formen wissen wir folgendes: Frische Geschwüre und Substanzverluste von verschiedener Intensität und Extensität, einzeln oder in großer Menge fanden sich von den 353 gesammelten Fällen NICO-LAIS in 130 Fällen vor. Die aus den Geschwüren resultierenden Narben, entweder flächenförmig ausgebreitet oder im Niveau der Trachealwand, Stenosen und Strikturen, umschrieben oder in großer Längenausdehnung, diaphragmaartig oder trichterförmig, konnten in 163 Fällen verzeichnet werden. Nicht ulcerierte, aber dennoch im Gang befindliche Prozesse, Gumma oder Infiltrationen, als Schwellung oder Verdickung der Trachealwand bezeichnet, als Knoten und Tumoren, als Wucherungen und Geschwülste imponierend, je nach Ausdehnung und wechselndem Aussehen ergaben sich in 85 Fällen.

Das *isolierte Gumma* erscheint nach GERHARDT in der Trachea seltener noch als im Larynx. Die ältesten diesbezüglichen Beobachtungen reichen auf JURINE und MOISSONET zurück. Prädilektionsstelle für die Gummen erscheinen nach HARMER vornehmlich die Subglottis oder die Bifurkation. Eine Beobachtung von HANSZEL beschreibt als Gumma der Trachea als einen kugeligen roten Tumor an der Hinterwand der Trachea. Ein Fall von GERBER zeigte unterhalb der Glottis von der rechten Hälfte der Trachea ausgehend, einen derben, festen Tumor mit glatter Oberfläche und spaltförmiger Verengerung der Luftröhre. (Auf antisyphilitische Behandlung erfolgte Heilung.) Die Gummata stellen sich also in der Trachea als rote, scharf umschriebene, in das Lumen vorspringende Knoten dar, welche die Luftpassage in mehr oder minder erheblichem Maße behindern. Die Oberfläche erscheint glatt oder uneben, knollig, manchmal von einem dichten Gefäßnetz durchzogen (HANSZEL).

Bei der Sondierung erweisen sich die Tumoren entweder als ganz weich oder aber als mehr minder hart, weisen also hierin keine charakteristischen Befunde auf.

Das *diffuse Infiltrat* befällt ebenfalls mit Vorliebe die tieferen Partien und den Anfangsteil der Bronchien und repräsentiert sich als diffuse, ziemlich prominente. rote Schwellung, die Luftröhre gewöhnlich in größerem Ausmaße ergreifend, aber auch oft rein zirkulär angeordnet (CHIARI), bisweilen höckerig, falten- und leistenförmig (GERHARDT), manchmal sogar papillär oder von sehniger Härte. Besonders besteht die Neigung zum Zerfall und zur Narbenbildung.

Die *Geschwüre* können isoliert oder multipel auftreten, teils oberflächlicher, teils tiefergreifend sein, sonst aber durchaus vom Charakter tertiärluetischer Geschwüre des Larynx. Charakteristisch sind allerdings die besonders hieraus resultierenden Komplikationen, welche die Lungen, die großen Gefäße, den Mittelfellraum und endlich die Speiseröhre betreffen. Da diese Komplikationen im allgemeinen absolut tödlich sind, erscheint es bemerkenswert, was Nicolai an einem großen Material von mitgeteilten Sektionsbefunden beschreibt. Unter der großen Anzahl von Fällen trat 15mal Tod durch Verblutung ein, und zwar mit Ausnahme eines Falles (Pollak), wo der rechte Truncus anonymus infolge Vereiterung der Tracheotomiewunde arrodiert war, ist die Verblutung immer durch die der Luftröhre benachbarten großen Gefäße, aus dem übergreifenden syphilitischen Prozeß heraus erfolgt. — Durch Erkrankungen des Respirationstrakts ergaben sich 42 Todesfälle unter 104 primär an Trachealues leidenden Patienten (gestorben an sekundär entstandenen Krankheiten des Respirationstraktes). Eines plötzlichen Todes starben sechs Fälle, darunter figurieren der asphyktische Anfall und die Suffukation, Verschlucken, Asthma, sekundärer Laryngospasmus und Atemlähmung. An peritrachealer Abszeßbildung starben vier Fälle, mitgeteilt von Wallmann, Kopp, Gotthelf, H. v. Schrötter. Interessant ist die Beobachtung H. v. Schrötters, daß bei bestehendem Trachealulcus unter dem Respirationsdruck besonders bei Hustenstößen Luft in das peritracheale Gewebe eintritt und sich ein inneres Emphysem entwickelt. Bleibt dieses Emphysem infolge entgegenstehenden Fascienzügen nur umschrieben, so finden wir unter Umständen von außen sichtbare expressible Tracheocelen. Ein einschlägiger Fall ist von R. Kayser mitgeteilt. Gewinnt dieser tracheale Sack endlich infolge Zerstörung der ihn außen überkleidenden Haut noch Verbindung mit der Außenwelt, so haben wir eine spontan entstandene Trachealfistel vor uns (Gantz). Eine Kommunikation zwischen Luft- und Speiseröhre infolge Durchbruches luetischer Geschwüre ist in mehreren Fällen mitgeteilt (Navratil, Kay Sandall, Beger, Curschmann, Teissier-Favel, Moritz, v. Tannenhain, Schütze); dazu die Fälle von Sonntag, Schmilinzki, Schmiegelow, Basch, Paltauf, zusammen 13 Fälle von Ösophagotrachealfisteln.

Die *Stenosen* sind die Folge der infiltrativen Prozesse und im besonderen der Narbenbildung, die den Charakter der Larynxnarben nach Lues, nämlich weiß und strahlig durchaus repräsentieren. Das Studium dieser Stenosen ist vornehmlich durch die direkte Tracheobronchoskopie ermöglicht worden, nachdem Chiari als erster im Jahre 1900 mittels direkter Tracheobronchoskopie einen Fall von Trachealgumma mit narbiger Verengerung der Bronchien mitgeteilt hat. H. v. Schrötter bediente sich dieser Methode zur Beschreibung von neun Fällen, Kahler beschrieb eingehend acht einschlägige und Hommel zwei Fälle. Kan sah eine Stenose isoliert am rechten Hauptbronchus, Sack Schneider eine des linken. Killian schildert 12 Fälle, Eugen Pollak zwei eingehend beschriebene, Nicolai sammelt aus der Literatur 56 Beobachtungen mittels direkter Tracheobronchoskopie. Die Formen, in welchen sich die Stenosen repräsentieren, sind zunächst Fälle von Stenosen an der Bifurkation im Sinne eines Verstrichenseins des Spornes, einer Verbreiterung und Schwellung, Rötung und Ulceration (Novotny, Kahler, H. v. Schrötter, Denker, Mann), weiters zeigen sich die Narbenstenosen als ringförmig; Schech beobachtete gar eine vollständige Verwachsung des einen mit beträchtlicher Verengerung des anderen Hauptbronchus. Von Jurasz werden die Narben als glänzend, strahlig oder fleckig oder aber als geschlängelte Stränge beschrieben, von Gerhardt liegen Beobachtungen vor, welche dieselben als strickleiterähnliche, netzartige Bildungen bezeichnen, ringförmige Diaphragmen findet Massei oder gar harte, feste Knoten und Leisten (Jurasz). Schech sah endlich vorgebuchtete Trachealringe durch Narbenzug verzogen und schief gestellt. EUGEN POLLAK beschreibt einen Fall tiefer Zerstörung der Trachealschleimhaut mit Bloßlegung von Knorpelringen und nachfolgenden Ausgang in Heilung. Bemerkenswert erscheint der zweite Fall POLLAKS, bei welchem die Bloßlegung von Knorpelringteilen direkt mit dem Auge und der Zange festgestellt werden konnte. Ähnliche tiefe Destruktion findet sich beschrieben von WALLER, SMITH, WALLMANN, WAGNER, TÜRCK und GERHARDT. JONATAN WRIGHT teilt zwei Beobachtungen schwerer Destruktion der Trachea bei tertiärer Lues mit.

Die *Symptome* sind sehr wechselnd und selbstverständlich von der Mitbeteiligung des Larynx abhängig. In reinen Fällen, in welchen die Kehlkopferscheinungen nicht im Vordergrund stehen, läßt sich ein erster Zeitraum der Irritation erkennen, mit Husten, schleimigem und eitrigem Auswurf, dumpfem Schmerz auf Brust und Hals (GERHARDT). Dazu tritt manchmal Schluckschmerz. Bald jedoch verändert sich das Bild durch das Hinzukommen der stenotischen Erscheinungen. Hierbei ist gegenüber der Stenose im Larynx differentialdiagnostisch für die Trachea folgendes bemerkenswert. Die Stimme behält Klang, sie wird nur tiefer und umfangärmer, wegen Verminderung des Exspirationsdruckes. Der Kehlkopf steigt nicht oder nur wenig auf und ab, der Kopf ist nach abwärts gesenkt. Am Halsteil der Luftröhre fühlbares Schwirren, besonders bei der Ausatmung. Die selbstverständliche Folge der tiefen Stenosen sind die Lungenkomplikationen. In bezug auf das Symptom des Hustens erscheint es bemerkenswet, daß bei Erkrankung der Bifurkationsgegend im Sinne eines infiltrativen luetischen Prozesses von verschiedenen Autoren (LÉCUREUIL, GAREL, VARAY, H. v. SCHRÖTTER) ein eigentümlicher, sogenannter konvulsivischer Kompressionshusten beschrieben ist, dem E. POLLAK nach seinen Beobachtungen aber aus verschiedenen Gründen nicht beipflichten will. Besonders hervorzuheben ist das Auftreten mehr oder weniger schwerer Bronchitiden im Verlaufe ulceröser stenosierender Prozesse luetischer Natur (GERHARDT, J. WRIGHT, SCHLESINGER). Bei tiefen destruierenden Prozessen kommt es neben einem sehr üblen Fötor bei der Exhalation (v. SCHRÖTTER) gelegentlich auch zur Expektoration sequestrierter Schleimhautteile (MAURIAC) oder gar von sequestrierten Knorpelstücken (LANG, GERHARDT, EUGEN POLLAK). Besonders dieses letztere Symptom weist differentialdiagnostisch auf Lues hin.

Die *Diagnose* ist beherrscht durch die direkte Tracheobronchoskopie. Die Heranziehung des Röntgenbildes wird besonders von THOST empfohlen, ebenso von v. EICKEN. In neuester Zeit wurde durch die seitlichen Trachealaufnahmen nach SGALITZER tiefe Bronchialstenosen besonders zur Darstellung gebracht. Mit diesen Methoden scheint die Röntgenographie für die Diagnose tiefer luetischer Stenosen im besonderen aber wohl erst brauchbar geworden zu sein. Differentialdiagnostisch kommen für die tertiärluetischen Prozesse in der Trachea eine ganze Reihe von Momenten hinzu, so das Aortenaneurysma mit Vorbuchtung der seitlichen Wände und alle peritrachealen, auch spezifischen Formen. Solange die Pulsation vorhanden, ist ein diagnostischer Irrtum beim Aneurysma nicht möglich, bei fehlender Pulsation wird in den meisten Fällen wohl die exakte interne Untersuchung im Vereine mit der Röntgenuntersuchung Aufschluß geben. Dazu kommen eine Reihe von Affektionen chronischer Natur, Irrtümer mit Sklerom, Fremdkörper mit ihren entzündlichen und geschwürigen Folgen, Neubildungen, außer den Prozessen, welche, wie gesagt, von außen in die Trachea hineinwachsen, und besonders tuberkulöse Geschwüre, die zu diagnostischen Schwierigkeiten führen können. Mit der Differentialdiagnose dieser verschiedenartigen Prozesse befaßt sich JONATHAN WRIGHT. Der primäre Krebs der Trachea ist äußerst selten. Bei der Tuberkulose finden sich stets schwerere Lungenprozesse vor. Die Untersuchung des Sputums soll nie verabsäumt werden.

Isolierte Tuberkulose der Trachea ist äußerst selten. Letzten Falles muß bei diagnostischen Schwierigkeiten die Jodtherapie im Vereine mit allen anderen diagnostischen Momenten, der Serodiagnostik usw. herangezogen werden, sowie die Probeexcision, welche seit dem Bestehen der direkten Methoden durchaus keine technischen Schwierigkeiten bietet.

J. Wright betont, daß ein einziger Fall von Valette mitgeteilt worden sei, bei dem eine isolierte Tuberkulose der Trachea vorhanden war, so daß das Mitbefallensein des Larynx als ein Differentialdiagnosticum zwischen Tuberkulose und Lues gelten muß. Weiters ist der subglottische Sitz der Infiltration ohne Mitbeteiligung des Kehlkopfes für Lues typisch. Schwere tuberkulöse Stenosen der Trachea gehen fast niemals ohne schwerere pulmonale Affektion einher, daher auch die Sputumuntersuchung, falls dieselbe negativ ausfällt, in solchen Fällen besonders für Lues spricht.

Primärer Krebs der Trachea ist sehr selten. Sollis Cohen konnte in der Literatur bis 1890 nur 13 Fälle auffinden. Husten beobachtet man bei tiefen luetischen Stenosen häufiger als beim Tumor, besonders im Beginn desselben, solange keine schwereren Destruktionen (Verjauchung usw.) vorhanden sind.

Der Lupus der Trachea ist besonders bei direkter Untersuchungsmethode gewöhnlich leicht zu erkennen. Wohl bestehen Narben, jedoch das Fehlen des tieferen Zerfalls, die sehr häufig gut sichtbaren Knötchen geben Anhaltspunkte für die Unterscheidung.

Das Sklerom könnte Anlaß zu diagnostischen Schwierigkeiten geben, doch tritt dasselbe isoliert in der Trachea sehr selten auf (Pienieaczek).

Die *Behandlung* tertiärluetischer Prozesse: Hier steht an erster Stelle wieder die strenge antiluetische Allgemeinbehandlung, jedoch sind begreiflicherweise die Narbenstenosen von jeder antisyphilitischen Behandlung unberührt, deren Besprechung dem Kapitel der Stenosen vorbehalten ist. Eine lokale Behandlung tritt bei den tiefen luetischen Prozessen der Trachea und Bronchien wohl ganz in den Hintergrund.

Die Prognose. Nur in den Anfangsstadien erscheint die Prognose der luetischen Prozesse eine halbwegs günstige zu sein. Narben und Stenosen geben eine durchaus dubiöse Vorhersage, wiewohl klarerweise, wie dies G. Cohn ausführt, die hochgelegenen Stenosen ungleich günstiger bewertet werden müssen als die tiefen. Die Mortalität der luetischen Prozesse berechnet Vierling mit 85%, Conner mit 70%, von den 353 Fällen Nicolais war in fünf Fällen die Behandlung ohne Ergebnis, in 12 Fällen trat Besserung ein, in 61 Fällen konnte Heilung erzielt werden. Von den übrigen gesammelten 275 Fällen kamen alle zur Obduktion. Wenn man wohl überlegt, daß von diesen 353 Fällen nur 56 der direkten tracheoskopischen Beobachtung teilhaftig wurden, dürfte man mit dem ansonst sehr pessimistisch zu stellenden prognostischen Urteil doch etwas vorsichtiger sein, denn die Annahme, die große Mortalität, wie sie aus den vorhergehenden Schilderungen resultiert, durch frühe Diagnosestellung herabdrücken zu können, gepaart mit der Möglichkeit, auch durch die moderne syphilitische Allgemeindiagnostik früher zum Ziele zu kommen, dürfte gerechtfertigt sein.

Ähnlich wie dies bei der Lues des Larynx besprochen wurde, erscheint für die Lues der Trachea ein Zusammenhang mit *chronischen Reizzuständen* von einzelnen Autoren angenommen. Nicolai erwähnt einen Fall seiner Beobachtung, bei dem ein nichtulceriertes syphilitisches Granulom durch Reibung der Kanüle zu einem tiefen Geschwür mit spezifischen Wucherungen in der Umgebung wurde. Nicolai meint hierzu, daß trotz der eingeleiteten energischen Salvarsanbehandlung die syphilitische Manifestation an Stelle der Kanülenwirkung durch den Reiz nicht zum Schwinden kam, während die anderweitigen Symptome schwanden. J. Neumann sagt in seiner Monographie über Syphilis und Reiz, „daß Reize irgendwelcher Art, dieselben seien nun mechanischer, chemischer oder sonst irgendwelcher Art, geeignet sind bei syphilitischen Personen an der Stelle ihrer Einwirkung spezifische Infiltrate zu erzeugen, erscheint sicher bewiesen". Es ist klar, daß nicht die Reize selbst die unmittelbare Ursache dieser eigentümlichen Erscheinung sein können, sondern daß man vielmehr dieselbe in der gemeinsamen physiologischen Wirkung der verschiedenen Reize zu suchen habe. Die durch den Reiz verursachte lokale Hyperämie ist es, die die spezifische Zellproliferation veranlaßt, welche in den entsprechenden Erscheinungen ihren äußeren Ausdruck findet.

Barth erklärt, daß infolge von Reizen latenter Syphilis leicht frische Entzündungen der oberen Luftwege einzutreten scheinen.

Tarnovsky hat die Frage von Syphilis und Reiz experimentell studiert und bestätigt; endlich mag die schon mitgeteilte Erfahrung Ehrlers nochmals Erwähnung finden, die die rasche Zunahme eines Ödems nach Salvarsaninjektion hervorhebt.

Diese Beobachtungen sprechen tatsächlich für einen Zusammenhang zwischen Krankheitsmanifestation und chronischen Reizzuständen. Zur Erklärung syphilitischer Manifestation an den oberen Luftwegen überhaupt aber reichen sie sicherlich nicht aus.

Literatur.

Ausführliche Literaturangaben auch bei Gerhardt, Heimanns Handb. Bd. 1/2. — Otto Seifert: Handb. von Finger, Jadassohn. Bd. 2/3.— Bezüglich Trachea: E. Nicolai: Inaug.-Diss. Breslau. Leipzig: Barth 1919.

Arnold: Pacif. med. and surg. journ. 1887, April. — Aronson: Arch. f. Laryngol. u. Rhinol. Bd. 22, S. 96. — Avellis: Berl. Klinik 1891. H. 40. — Bäumler: zit. bei Lewin. — Barth: Diskuss. zu Jurasz, Syphilis der Trachea. Sammelreferat. Naturforschertag, Nürnberg 1893. — Basch, K.: Ärzteverein Budapest 1912. — Beck, C. H.: Laryngoscope. April 1910. — Beger: Trachealsyphilis. Dtsch. Arch. f. klin. Med. Bd. 23. 1879. — Bergh: zit. bei Lewin. — Bentzen Sophus: Dänisch. laryngol. Verein 1901. — Blumenau: Zur Klinik und Diagnose der gummösen Larynxsyphilis. Wratsch 1899. Nr. 47. — Boelk: zit. nach Schech. — Bosworth: Diseases of nose and throath 1889. — Bouchereau: Etudes s. l. laryngol. syph. second. Paris 1880. — Bourget: Gaz. méd. de Paris 1851. — Bukofzer: Krankheiten des Kehlkopfs. 1903. — Bumba: Zeitschr. f. Hals-, Nasen- u. Ohrenheilk. Bd. 2, H. 3/4, S. 273—279. — Castex: Paris. otolar. Ges. Juni 1905, Internat. Zentralbl. f. Ohrenheilk. 1906. — Derselbe: Soc. de laryngol. Paris, Feber 1908. — Derselbe: Pariser laryngol. Ges. 1908. — Charazac: Rev. de laryngol. 1884. p. 9. — Chiari, Hans: Zit. nach Stolper: Beiträge zur Syphilis visceralis. Bibliotheca med. Kassel 1896. H. 6. — Chiari: Zit. bei Kahler. 1900. — Derselbe: Krankheiten des Kehlkopfs und der Luftröhre 1905. — Chiari und Dworak: Arch. f. Dermatol. u. Syphilis, Orig. 1882. H. 3. — Chotzen: Zit. bei Seifert. — Derselbe: Atlas der Syphilis 1898. — Cleveland: Arch. f. Dermatol. u. Syphilis, Orig. Bd. 102, S. 450. — Clifford, Beale: Londoner laryngol. Ges. 1896, November. — Cohn: Syphilis der Schleimhaut. Erlangen 1866. — Derselbe: Zit. bei Gerber. — Derselbe: Arch. f. Laryngol. u. Rhinol. Bd. 23. 1909. — Collet: Journ. méd. de Lyon. Jg. 3, Nr. 64, p. 513—519. 1922. — de la Combe, M. G.: Internat. Zentralbl. f. Ohrenheilk. 1901. — Conners: The Americ. journ. of the med. sciences. Vol. 126. 1903. — Costiniu und Metzeanu: Rum. otolar. Gesellsch. 1912. — Coupard: Zit. bei Mauriac. — Czermak, A.: Der Kehlkopfspiegel. Leipzig 1860. — Damieno: Arch. ital. Naples. Juli 1897. — Dance: Zit. nach Lewin. Thèse de Paris 1868. — Davis: Zentralbl. f. Laryngol. 1909. — de Luca: Catanic. typ. Galti 1888. — de Mendoza: Laryngol. Ges. Paris. 24. 1. 1905. — Demetriades: 81. Vers. d. Naturforsch. u. Ärzte. Salzburg 1909. — Depres: Gaz. des hôp. civ. et milit. 1869. — de Renzi: Riv. clin. e terap. 1886. — de Santi: Londoner laryngol. Ges. Dezember 1905. — Diday: Zit. nach Aronson. — Dobrowolsky: Medycyna 1906. Nr. 33. — Derselbe: Internat. Zentralbl. f. Laryngol. 1906. — Dreyfuss: Virchows Arch. f. pathol. Anat. u. Physiol. Bd. 120. 1890. — Dufourmentel: Paris. Bailliere et fils. 1914. — Dumont: La Presse méd. belge. 1885. p. 14. — Ehrler: Monatsschr. f. Ohrenheilk. u. Laryngo-Rhinol. 1911. — Eisenberg: Arch. f. Dermatol. u. Syphilis, Orig. 1894. — Elsenberg: Arch. f. Dermatol. u. Syphilis, Orig.

Bd. 19. 1894. — Engelstedt: Zit. bei Lewin. — Eppinger: Klebs Handbuch d. pathol. Anat. Bd. 2. Berlin 1880. — Esmarch: Zit. nach Schech. — Farano: Arch. ital. delle op. med. chirurg. 1892. H. 16. — Fein: Wien. med. Wochenschr. 1908. Nr. 16. — Fel: Berlin. klin. Wochenschr. 1887. H. 29. — Ferras: De la syph. laryngol. Thèse de Paris 1875. — Fink: Zit. bei Seifert. — Fleischmann: Gyogyaszát 1911. H. 52; Orvosi hétilap 1912. — Fournier: Leçons sur la syphilis. Paris 1875. — Fränkel, B.: Berlin. klin. Wochenschr. 1884. Nr. 13. — Freemann und Drerchfeld: Zit. nach Seifert. — Freudenthal: Zeitschr. f. Laryngol., Rhinol. u. ihre Grenzgeb. Bd. 5, H. 4. — Friedrich: Rhinologie, Laryngologie und Otologie in ihrer Bedeutung für die allgemeine Medizin. Leipzig 1894. — Galewski: Zit. bei Gerber. — Ganowicz: Inaug.-Diss. München 1909. — Garriques: Virchow-Hirsch' Jahresber. Bd. 2, S. 221. 1872. — Gerber: Die Syphilis der Nase, des Halses und des Ohres. Handb. d. Geschlechtskrankh. 2. Aufl. 1910. — Derselbe: Zit. bei Seifert. S. 1144. — Gerhardt: Die syphilitischen Erkrankungen des Kehlkopfs und der Luftröhre. Heimanns Handbuch Bd. 1/2. — Gerhardt und Roth: Die syphilitischen Krankheiten des Kehlkopfs. Virchows Arch. f. pathol. Anat. u. Physiol. Bd. 21. 1861. — Gezé: Rev. hed. 1911. — Gibb: On diesases of the throat. London 1871. — Goldschmidt: Zit. bei Lewin. — Gottstein: Die Krankheiten des Kehlkopfs 1893. — Gouguenheim: Les plaques muces du larynx. Congr. internat. d. Milano 1882. — Grabower: Über Larynxsyphilis. Dtsch. med. Wochenschr. 1888. Nr. 48. — Griffin: Condylomata of the trachea. New York med. journ. Vol. 62, p. 627. 1895. — Derselbe: Journ. of laryngol. Bd. 10. 1896. — Griffon: Soc. anatom. de Paris 13. 11. 1896. — Hajek: Heymanns Handbuch, Perichondritis. — Hajek und Grossmann: Vereinig. dtsch. Laryngol. u. Otol. Wiesbaden 1922. — Hansemann: Berlin. klin. Wochenschr. Bd. 11, S. 236. 1896. — Hanszel: Wien. klin. Wochenschr. 1898. S. 955. — Derselbe: Wien. klin. Wochenschr. 1898. S. 42. — Harmer: Wien. laryngol. Ges. 5. 12. 1901. — Heindl, A.: Therapie der Mund-Rachen-Kehlkopfkrankheiten. Med. Handbibliothek Bd. 7. Wien: A. Hölder 1903. — Hering: Untersuchung und Behandlung der Kehlkopfkrankheiten. Berlin 1905. — Heymann: Lessers Encyklopädie 1900. — Heyninx: Soc. Brux. d'otolaryngol. 25. 11. 1921. — Higguet: Ebenda. — Hommel: Inaug.-Diss. Freiburg 1914. — Huguier: Zit. bei Gerber. — v. Irsaj: Pester med. chirurg. Presse 1891. Nr. 46; Wien. med. Presse 1884. — Derselbe: Ungar. laryngol. Ges. März 1912; Internat. Zentralbl. f. Laryngol. 1913. — Derselbe: Zeitschr. f. Laryngol., Rhinol. u. ihre Grenzgeb. Bd. 5. 1912. — Isambert: Cpt. rend. des séances de la soc. de chirurg. 1872. — Jobson Horne: Brit. med. assoc. Juli 1907. Internat. Zentralbl. f. Ohrenheilk. 1908. — Jobst: Zit. bei Seifert. — Derselbe: Inaug.-Diss. Würzburg 1889. — Jordan: Arch. f. Dermatol. u. Syphilis, Orig. Bd. 47, S. 93. — Jullien: Traité pract. des mal. vén. 1886. — Jurasz: Die Krankheiten der oberen Luftwege. 1892. — Derselbe: Zit. bei Weber. — Jurine und Moissenet: Zit. nach Gerber. — Kahler: Die direkte Laryngo-Broncho-Tracheoskopie in ihren spez. Leistungen. 3. Internat. Laryngol.-Kongr. Berlin 1911. 1. Teil, S. 158—159. — Kanasugi: Berlin. klin. Wochenschr. 1891. Nr. 36. — Karewski: Zit. nach Schech. — Kayser, R.: Monatsschr. f. Ohrenheilk. u. Laryngo-Rhinol. Bd. 29. 1895. — Keimer: 70. Vers. d. Naturf. u. Ärzte 1898. — Key Sandahl: Dtsch. Zeitschr. f. Chirurg. Bd. 75, S. 467. 1904. — Killian: Referat d. 18. internat. med. Kongr. London. — Knight: Med. News. 5. Juni 1892. — Köbner: Kondylom der Trachea. Naturforschertag Nürnberg 1893. S. 363. — Köhler: Zit. nach Schech. — Körner: Lehrbuch 1909. — Kohnert: Inaug.-Diss. Greifswald 1899. — Krishaber: (Isambert) Conferences sur les maladies du larynx 1877. — Derselbe: Lessers Encyklopädie 1900. — Lacroix: Arch. internat. de laryngol. 1897. — Lanceraux: La syphilis des voies respirat etc. La sem. méd. Tome 11, p. 3. 1891. — Landgraf: Zit. bei Gerber. — Lang: Vorlesungen über Pathologie und Therapie der Syphilis. Wiesbaden: J. F. Bergmann 1884—1886. — Derselbe: Zit. nach Schlesinger, Syphilis der Lungen. Handbuch von Finger, Jadassohn usw. Bd. 2. — Lange: Zit. nach Schech. — Lautmann: Internat. Zentralbl. f. Ohrenheilk. 1910. — Lazar: Zit. nach Schech. — Ledermann: Wien. klin. Rundschau 1913. Nr. 25, 26. — Lermoyez und Ramadier: Ann. des mal. de l'or., du laryngol., du nez et du pharynx. 1922. — Levin, G.: Kritische Beiträge zur Pathologie und Therapie der Larynxsyphilis. Charité-Ann. 1881. — Lewin: Über Syphilis des Larynx. Berl. klin. Wochenschr. 1881. — Liebermann: Zit. bei Aronson. — Lieven: Internat. Zentralbl. f. Ohrenheilk. 1909. — Löri: Die durch andersartige Erkrankungen bedingten Veränderungen usw. Stuttgart: Enke 1885. — Loetle: Festschrift für Unna 1900. — Luc: Des lesions combinées de la syphilis et de la tuberculose dans le larynx. Paris 1890. — Derselbe: Arch. internat. de laryngol. 1891. — Lünenborg: Monatsschr. f. Ohrenheilk. u. Laryngo-Rhinol. 1903. — Mackenzie: Krankheiten des Halses und der Nase. Berlin 1880. — Malherbe: Zit. bei Gerber: — Malle: Berl. laryngol. Ges. 1910. — Marmon Smith: New York med. journ. August 1910. — Marrier: Soc. franç. d'otol. et laryngol. Mai 1905. — Massei: Internat. med. Kongr. Budapest 1909. — Mauriac: Syphilose des Larynx. 1889. — Mauriac und Charagac: Zit. nach Seifert. — Mendel: Thèse de Paris. 1893. — Meyer, Edmund: Berl. laryngol. Ges. 1902. — Moriz: Pathol.

Ges. Manchester 1894. — Moure: De la syphilis et de la phthise lar. au point de vue de diagnostik. Paris 1879. — Derselbe: Zit. bei Sarremone. — Muck: Arch. f. Laryngol. u. Rhinol. Bd. 19. — Mutchinson: Zit. nach Schech. — Mygind: Kurzes Lehrbuch usw. 1901. — Navratil, V.: Dtsch. Zeitschr. f. Chirurg. Bd. 75, S. 467. 1904. — Neumann: Wien. med. Presse 1899. Nr. 1. — Derselbe: Lehrbuch der Syphilis. — Nicolai: Die syphilitischen Erkrankungen der Luftröhre. Inaug.-Diss. 1919. Leipzig: Joh. A. Barth. — Oppolzer: Erfahrungen über Kehlkopfverengerung. Prager Vierteljahrsschr. 1844. — Paltauf: In Kraus und Ridder: Erkrankungen der Mundhöhle und Speiseröhre 1913. — Penzoldt: Zit. nach Seifert. — Pieniaczek: Die Verengerungen der Luftwege. Wien: Deuticke 1901. — Pollak: Monatsschr. f. prakt. Dermatol. 1881. Nr. 7. — Pollak, Eugen: Monatsschr. f. Ohrenheilk. u. Laryngo-Rhinol. 1916. 50. Jg. — Polter: Londoner laryngol. Ges. 9. 10. 1895. — Porter: Beobachtungen über chirurgische Erkrankungen des Kehlkopfs. Übers. von O. Runge, Dresden 1838. S. 155. — Poyet: Zit. bei Seifert. — Derselbe: Bull. méd. 1892. — Derselbe: Ann. des malad. de l'or. Tome 35, Nr. 7. — Derselbe: Ann. de dermatol. et de syphiligr. Tome 6. — Rauchfuss: Gerhardts Handb. d. Kinderkrankh. 1878. — Remak: Dtsch. med. Zeit. 1885. — Robertson: New York med. rec. 24. 1. 1903. — Röhr: Über Lues hereditaria tarda. Berl. laryngol. Ges. Okt. 1900. — Rosenberg: Krankheiten der Mundhöhle. 1899. — Rossbach: Arch. f. klin. Chirurg. Bd. 9. — Safranek: Zeitschr. f. Laryngol., Rhinol. u. ihre Grenzgeb. Bd. 3. — Sarremone: Rev. de laryngol. Tome 31. 1899. — Schech: Die Krankheiten des Kehlkopfes und der Luftröhre. 1897. — Schiffers: Extrait d'annal. de la soc. méd. chirurg. de Liège. 1884. — Schleicher: Ann. et Bull. de la soc. méd. d'Anvers. Sept. 1888. — Schmidt, Moritz: Die Krankheiten der oberen Luftwege. 4. Aufl. — Schmiegelow: Dän. Laryngol.-Ges. Nov. 1911. — Schmilinski: Ärztl. Verein Hamburg. Juni 1911. — Schnitzler: Wien. med. Presse 1886; 59. Vers. d. Naturf. u. Ärzte in Berlin 1887. — Derselbe: Atlas 1891. — Derselbe: Über Kombination von Syphilis und Tuberkulose des Kehlkopfs. Internat. klin. Rundschau 1887. — Schrötter: Krankheiten des Kehlkopfs. Wien: Braumüller 1893. — Derselbe: Klinik der Bronchoskopie. 1906. — Schütze: Charité-Annalen 1904. — Seidel, M.: Ein Kondylom in der Trachea. Jenaische Zeitschr. f. Med. u. Naturw. Bd. 2, S. 489. 1866. — Seifert, O.: Die Syphilis des Larynx, der Trachea und Bronchien. Handb. d. Geschlechtskrankh. von Finger, Jadassohn usw. Bd. 3, 2. Teil. — Derselbe: Über Syphilis der oberen Luftwege. Dtsch. med. Wochenschr. 1895. H. 42 bis 45. — Derselbe: Zit. nach Weber, Inaug.-Diss. — Semeleder: Die Laryngoskopie und ihre Verwertung. Wien 1863. — Semon: Brit. med. assoc. Juli 1907. — Derselbe: Brit med. journ. Jänner 1906. — Derselbe: Internat. Zentralbl. f. Ohrenheilk. 1908. — Sendziak: Monatsschr. f. Ohrenheilk. u. Laryngo-Rhinol. 1907. — Senftleben: Zit. nach Gerhardt, Heimanns Handb. — Sgalitzer: Arch. f. klin. Chirurg. Bd. 110 (Festschrift Eiselsberg). — Siebenmann: Korrespondenzbl. f. Schweiz. Ärzte 1912. — Solis, Cohen: Journ. of laryngol. a. otol. 1888. — Sommerbrodt: Der ulceröse Prozeß der Kehlkopfschleimhaut usw. Habilitationsschr. Breslau 1870. — Sonntag: Berl. laryngol. Ges. Nov. 1907. — Staehelin: Handb. v. Mohr-Staehelin. Bd. 2, S. 780. 1914. — Stoerk: Krankheiten des Kehlkopfs. Stuttgart 1880. — Streit: Med. Klinik 1911. — Suchannek: Prag. Vierteljahrsschr. 1849. — v. Tannenhain: Wien. klin. Wochenschr. 1897. — Tantussi: Boll. d. mal. dell' orecchio. Jann. 1901. — Tarnovsky: Syphilis und Reizung. Vierteljahrsschrift f. Dermatol. u. Syphilis 1877. — Teissier, Favel: Ann. des mal. de l'or. Tom. 11. 1885. — Tenzer: Wien. laryngol. Ges. 1. Febr. 1922. — Thomson: Laryngol. sect. of the royal soc. of med. London 1912. — Thost: Festschrift für Unna. 1900. — Derselbe: Die Verengerung der oberen Luftwege. Wiesbaden 1911. — Derselbe: Der normale und kranke Kehlkopf im Röntgenbilde. Verein. d. Laryngol. Stuttgart 1913. — Tschelnow: Wien. klin. Wochenschr. 1895. — Türk: Krankheiten des Kehlkopfs. Wien: Braumüller 1866. — Uchermann: Arch. f. Laryngol. u. Rhinol. Bd. 23, S. 374. — Valette: Gaz. des hop. civ. et milit. August 1889. p. 829. — Vierling: Syphilis der Trachea und Bronchien. Dtsch. Arch. f. klin. Med. Bd. 21. 1878. — Virchow: Über die Natur der konstitutionellen Syphilisaffektionen. Virchows Archiv. Bd. 15. 1858. — Vogler: Dtsch. Klinik. 1863. Nr. 63. — Waldenburg: Die lokale Behandlung der Krankheiten der Atmungsorgane. Berlin 1872. — Waller: Die syphilitischen Krankheitsprozesse an der Schleimhaut des Respirationstraktes. Prag. Vierteljahrsschr. 1848. — Weinstein: Dtsch. med. Wochenschr. 1909. Nr. 39. — Willigk: Prag. Vierteljahrsschr. 1856. — Wolfenden: Med. Presse 8. 7. 1911. — Wright, Jonathan: The New York med. journ. Juni 13. 1891. — Zawerthal: Congr. internat. de Milano. 1882. — Zeissl: Lehrb. d. Syphilis. Wien 1875. — v. Ziemssen: Dtsch. Arch. f. klin. Med. Bd. 4.

9. Lepra.

Von

R. **Sokolowsky**-Königsberg i. Pr.

Mit 8 Abbildungen.

A. Einleitung und Ätiologie.

Die auffallende *Häufigkeit*, mit der die Lepra früher oder später die *oberen Luftwege* befällt, hat schon von jeher die Aufmerksamkeit der Autoren auf diese Organe hingelenkt. So finden wir bereits in den Schriften des 10. Jahrhunderts Hinweise auf die für Lepra charakteristischen Symptome, wie Heiserkeit, Stridor, Einsinken oder sogar Verlust der äußeren Nase (Haly Abbas, Avicenna, Janus Damascenus)[1]. Die Beobachter der folgenden Jahrhunderte (Theodoricus, Gordonius, Arnaldus de Villa Nova, Chauliac u. a.)[1] fügten dann Stein um Stein zu dem Mosaik dieses Krankheitsbildes, das eigentlich im 16. Jahrhundert schon so scharf umrissen scheint, wie es nach dem Stande der damaligen Untersuchungsmethoden überhaupt möglich war. Ja, sogar die in neuerer Zeit mehrfach vertretene Ansicht, daß die Schleimhäute der oberen Luftwege — namentlich der Nase — die *Eintrittspforte* für das Lepravirus abgeben (Stickers „Primäraffekt der Lepra in der Nase"), hat bereits in jener Zeit einen Vorläufer gehabt (Wilhelm ten Rhyne)[2].

Das folgende 17., 18. und die erste Hälfte des 19. Jahrhunderts brachten in der Kenntnis der leprösen Erkrankungen der oberen Luftwege keine nennenswerten Fortschritte; erst in neuerer und neuester Zeit haben uns die Arbeiten von Danielssen und Boeck, Virchow, Kaposi, Leloir, v. Schrötter, Lima und de Mello, Zwillinger und Läufer, Rikli, Hillis, de la Sota, Glück, Bergengrün, Gerber, Dorendorf, Jeanselme und Laurens, Sokolowsky und Blohmke u. a. sowohl in klinischer als auch in pathologisch-anatomischer und bakteriologischer Beziehung eine modern wissenschaftliche Kenntnis der Lepra der oberen Luftwege vermittelt.

Offen ist noch bis auf den heutigen Tag die Frage der Kontagiosität bzw. des Infektionsmodus. Wir setzen voraus, daß der Bacillus Hansen der Erreger der Krankheit ist, weil er *immer* bei Lepra und *nur* bei ihr gefunden wird. Aber damit ist nur *eine* Forderung für den Nachweis der Kontagiosität erfüllt; es fehlen noch *zwei* andere wichtige Glieder der Beweiskette, denn eine *Züchtung* des Leprabacillus in Reinkultur ist noch nicht einwandfrei gelungen und ebenso negativ ist bisher der Ausfall des *Tierexperiments* gewesen[3].

Es ist nun hier nicht der Ort, ausführlich auf die uralte Kontroverse einzugehen, ob die Lepra eine ansteckende Krankheit ist oder nicht. Uns interessiert hier in dem ganzen Streit der Kontagionisten und Antikontagionisten lediglich die Frage, *welcher Anteil den oberen Luftwegen bei der Entstehung und Verbreitung des Aussatzes zukommt.* Wir wissen, daß namentlich das

---

[1] Bei Hensler.

[2] Bei Gerber.

[3] *Anmerkung bei der Korrektur.* Auch die während der Drucklegung erschienenen *Verhandlungen* der Juli 1923 in *Straßburg* abgehaltenen — sogenannten — *III. Internationalen Leprakonferenz* (von der deutsche Forscher anscheinend ausgeschlossen waren) haben zu dieser Frage nichts Entscheidendes beigebracht.

Nasensekret fast regelmäßig massenhaft Bacillen beherbergt und daß daher in der Hauptsache die *Nase* der Ort ist, von dem *enorme Massen Leprabacillen* an die Umgebung abgegeben werden. Daneben spielt auch die Mundrachenhöhle eine große Rolle, wo eine meist reichliche Salivation das Ausschleudern von Erregern schon beim Sprechen (SCHÄFFER), weit mehr noch beim Husten und Niesen außerordentlich begünstigt. Im Vergleich zur Reichhaltigkeit dieser Quellen kommen die anderen bacillenhaltigen Ausscheidungs- und Absonderungsprodukte (Eiter von Hautgeschwüren, Harn, Blut) wenig oder gar nicht in Betracht.

Der außerordentliche Anteil der oberen Luftwege bei der Verbreitung der Leprabacillen vom Kranken an die gesunde Umgebung ist also außer Zweifel. Weit umstrittener ist die Frage, ob ihnen — namentlich der Nase — auch als *Eingangspforte* für das Lepravirus die Bedeutung beizumessen ist, die ihr z. B. STICKER beilegt. Nach STICKER ist der „Ort, an welchem die Lepra den gesunden Körper zuerst, vielleicht ausnahmslos zuerst befällt, der vordere Abschnitt der Nasenschleimhaut"; und hierher setzt dann die Lepra ihren *Primäraffekt* in Gestalt eines Geschwürs meistens über dem knorpeligen Teil des Septums.

Kein Zweifel, diese Annahme STICKERS hat viel Bestechendes. Dafür spricht in erster Linie die von allen Autoren betonte überaus starke Beteiligung der Schleimhaut der Nase am leprösen Prozeß (s. unten), dafür sprechen die von vielen Autoren (STICKER, HILLIS, DANIELSSEN und BOEK, v. BERGMANN, SOKOLOWSKY und BLOHMKE) erhobenen anamnestischen Feststellungen, daß Nasenerscheinungen, wie Nasenbluten und Nasenverstopfung, Monate und Jahre dem Ausbruch der üblichen Manifestationen des Aussatzes (Knoten auf der Haut oder Erkrankungszeichen am Nervensystem) vorausgehen können. Noch beweisender für die STICKERsche Hypothese sind natürlich Fälle, wo es gelingt, eine derartige isolierte Nasenerkrankung während des *Inkubationsstadiums* oder des *vorklinischen Latenzstadiums* (DEYCKE) festzustellen. Das konnte STICKER selbst bei einem 5jährigen, *sonst vollkommen gesunden Kinde,* das zufällig seinen leprakranken Vater im Lepraasyl auf Matunga besuchte; bei dieser Gelegenheit fiel es STICKER auf, daß das Kind öfter seine Nase rieb. Bei der Untersuchung fand er ein flaches Ulcus an typischer Stelle, das zahlreiche Bacillenhaufen enthielt. Sehr ähnlich liegen die Verhältnisse auch in dem sehr bemerkenswerten Fall *Grimmeisen* des *Memeler* Leprosoriums (G. COHN, SOKOLOWSKY und BLOHMKE). Bei diesem Kranken konnte seiner Zeit JURASZ in Heidelberg als Grund seiner Nasenbeschwerden eine auf lepröser Infiltration der Nasenschleimhäute beruhende Verengerung des Lumens feststellen, *ohne daß sonst irgendwo am Körper ein Anzeichen der Lepra zu finden gewesen wäre.*

Solchen gewiß recht überzeugenden Beobachtungen stehen jedoch wiederum die Erfahrungen anderer vorzüglicher Leprakenner (z. B. BERGENGRÜN, DEYCKE) gegenüber, die selbst bei *länger* bestehendem Knotenaussatz die Nase sowohl klinisch als auch bakteriologisch vollkommen *frei* fanden und die vor allem auch die Schleimhaut der Nasenscheidewand gänzlich intakt sahen, während hier doch erfahrungsgemäß schon ganz kleine oberflächliche Ulcera deutliche Spuren zu hinterlassen pflegen. Neuerdings ist die STICKERsche Hypothese namentlich von DEYCKE bekämpft worden. DEYCKE führt den Bacillennachweis in der Nase in der Weise, daß er mit einem kleinen kantigen Hölzchen — am besten mit abgesengten Streichhölzern — die Nasenschleimhaut so lange reibt, bis eine serumartige, sanguinolente Flüssigkeit (nicht Blut!) zutage tritt. In diesem, den obersten Schichten der Submucosa entstammenden Serum fand DEYCKE bei der tuberösen Form fast immer, bei der

anästhetischen Form in etwa 60% Leprabacillen. Mit dieser Methode konnte
er noch Erreger nachweisen, wenn im eigentlichen Nasenschleim keine zu finden
waren und wenn auch sonst die Nase nicht die geringsten Veränderungen darbot.
Es war so zu einer Ansiedlung der Lepraerreger im Gewebe der Nase gekommen,
jedoch nicht im Sinne des Stickerschen Primäraffektes, sondern als Teilerscheinung der „primären Ansiedlung und Wucherung der Leprabacillen im
subcutanen oder submukösen Lymphgefäßnetz", also „desjenigen Prozesses,
der der Lepra gerade den primär konstitutionellen Charakter gibt".

Wir können also nach alledem bei der Lepra *nicht von einem einheitlichen
Infektionsmodus sprechen.* Für eine Reihe von Fällen, namentlich dort, wo
sich die ersten Erscheinungen im Gesicht zeigen und das Naseninnere gleichfalls
erkrankt ist, wird die Stickersche Hypothese gewiß zu Recht bestehen; es
dürfte sich dort, worauf zuerst Lassar hingewiesen hat, um ähnliche Verhältnisse handeln, wie beim Lupus. Aber es ist *nicht* angängig, generell die
Nasenschleimhaut als *einzige* Eintrittspforte für das Lepravirus anzusprechen.

B. Pathologische Anatomie.

Von einer Besprechung der *groben anatomischen Veränderungen* kann abgesehen werden, da sich dieselben im großen ganzen mit den weiter unten ausführlich zu behandelnden klinischen Befunden decken; nur ist zu bedenken, daß
diese Veränderungen, da es sich hierbei um das Endstadium des Krankheitsprozesses handelt, häufig ausgedehnter und intensiver sind, als beim Lebenden.
Bemerkenswert ist die durch Glücks Untersuchungen an macerierten Schädeln
festgestellte Tatsache, daß der lepröse Prozeß auch auf den *Knochen* übergreifen kann. Er wies nach, daß *sämtliche Knochen der Nase,* ferner das
Gaumenbein und der *Processus palatinus des Oberkiefers* befallen werden können.
In der Nase pflegt mit Vorliebe der Vomer affiziert zu sein, dessen vorderer
Rand verdickt oder verdünnt, porös und usuriert erscheint; in ähnlicher Weise
präsentieren sich auch die Knochen der Muscheln, die teilweise oder vollständig
zerstört sein können. Seltener werden anscheinend die Nasenbeine und die
Spinae nasales befallen; letztere gelegentlich bis zum völligen Schwunde.
Noch ausgesprochener war der Befund am Gaumenbein und am Proc. palatinus
des Oberkiefers: außer den deutlichen Zeichen der Rarefikation hatte der
Prozeß an einigen Stellen zu Defekten bis zu $^3/_4$ cm Länge geführt. Nach Glück
sind diese Veränderungen — Osteoporose und Caries — nicht als primäre
Knochenlepra aufzufassen, sondern als eine sekundäre, durch die ulcerierte
oder narbig geschrumpfte Schleimhaut hervorgerufene Ernährungsstörung des
darunter befindlichen Knochens.

In *histo-pathologischer* Beziehung scheinen zwischen den einzelnen Teilen
der oberen Luftwege *keine prinzipiellen Unterschiede* zu bestehen; es kann
daher die Besprechung der histologischen Veränderungen gemeinsam erfolgen.
Das *Epithel* zeigt verschiedenes Verhalten. Es ist vielfach von vollkommen
normaler Beschaffenheit. Es kann auch enorm verdickt, mit langen, verbreiterten Zapfen versehen sein, so daß man am Kehlkopf gelegentlich eine wirkliche
diffuse Pachydermie vor sich hat; gerade dieses verdickte Epithel enthält
zuweilen Lacunen, die kleinzelliges, stark bacillenhaltiges Gewebe einschließen.
Manchmal wuchern Infiltrate in Zügen aus der Tiefe in die Epithelschicht
hinein und schieben die einzelnen Zellenlagen schräg auseinander. An anderen
Stellen ist das Epithel wiederum bis auf einen schmalen Saum verdünnt oder es
fehlt ganz dort, wo es zur Geschwürsbildung gekommen ist.

Der eigentliche Sitz des Lepragewebes ist die *Schleimhaut,* die nicht selten
von der darüber befindlichen Epithelschicht durch einen dünnen, freien Saum

getrennt ist. Diese freie Zone entspricht bei der Hautlepra dem kernarmen, fibrösen Saum in dem obersten Teil der Cutis, der wohl niemals fehlt und auf dessen diagnostische Bedeutung SOKOLOWSKY hingewiesen hat. Die lepröse Veränderung der Schleimhaut ist charakterisiert durch die massenhafte Anhäufung von *Rundzellen,* neben denen größere polymorphe Zellen nur eine untergeordnete Bedeutung haben; zwischen diesen Zellen finden sich noch dünn gesäte Leukocyten. Die *Rundzelleninfiltrate* sind teils inselförmig, teils konfluieren sie — namentlich mehr nach der Tiefe — zu ausgedehnten, flächenhaften Bezirken. Bindegewebssträge durchziehen häufig die flächenhaften Rundzelleninfiltrate, teilen das infiltrierte Gewebe in einzelne rundliche oder keulenartige Züge und können ihm gelegentlich auch ein fächerartiges Aussehen verleihen. Die Infiltrate haben vielfach das Bestreben, sich an die Blut- und Lymphgefäße sowie an die Nerven und Drüsen anzuschließen; sie durchdringen und vernichten diese Gebilde und bewirken so, worauf MASINI zuerst hingewiesen hat, die Blässe, Unempfindlichkeit und Trockenheit der Schleimhäute. Sie können weiter in Zügen und Nestern in die Muskelschicht eindringen und dort nicht nur die Muskelbündel, sondern auch einzelne Muskelfasern angreifen und zerstören. In selteneren Fällen machen sie auch vor Perichondrium und Knorpel nicht halt und verschonen nicht einmal Periost und Knochen.

Das *Infiltrat* ist meistens außerordentlich bacillenreich; aber auch außerhalb des Granulationsgewebes finden sich Leprabacillen sowohl vereinzelt, als auch in kleineren und größeren Gruppen.

Über die Lagebeziehungen der Bacillen zu den erkrankten Gewebselementen sind die Ansichten noch bis auf den heutigen Tag geteilt. Der überwiegende Teil der Autoren (NEISSER, HANSEN und für die uns interessierenden Organe RIKLI) sind der Meinung, daß die Leprabacillen, wenn nicht ausschließlich, so doch vorwiegend in *Zellen* liegen. Die anderen (namentlich UNNA — und für die oberen Luftwege — BERGENGRÜN) behaupten, daß die Leprabacillen *stets* in den Gewebslücken, *nie* in den Zellen vorkommen. Nach RIKLI liegen die Bacillen — vereinzelt und in Haufen — innerhalb der Zellen des Granulationsgewebes und vor allen Dingen in den vakuolenhaltigen VIRCHOWschen „Leprazellen", wo sie sowohl in dem zwischen den Vakuolen übrig gebliebenen, zum Teil nur noch schmale Septen bildenden Protoplasma, als auch in den Vakuolen selbst gefunden werden; daneben sah er bacillenführende Zellen, die in Form und Größe völlig Tuberkelriesenzellen glichen. Besonders auffallend waren in Pharynxwand, Tonsille, Epiglottis und Larynx riesige, meist kuglige Bacillenhaufen *von ungewöhnlicher Größe,* wie RIKLI sie in keinem anderen Organ nachweisen konnte; sie waren fast stets von mehrkernigen Riesenzellen halbmondförmig oder auch ringförmig umschlossen. Namentlich im letzten Falle ist die *Verwechslung* mit einem quergeschnittenen, bacillengefüllten Endothelrohre sehr wohl möglich. So hält auch BERGENGRÜN augenscheinlich die Bacillenhaufen und die VIRCHOWschen Leprazellen für Bacillenthromben und die ringförmig angeordneten Riesenzellen RIKLIS für die innere Endothelauskleidung der varikös dilatierten Lymphgefäße. DEYCKE ist ebenfalls der Ansicht, daß die sog. VIRCHOWschen Leprazellen überhaupt keine Zellen sind, sondern riesige Bacillenklumpen, die allerdings sehr häufig von Zellen eingeschlossen sind. Daß man sie am häufigsten in der Submucosa der Schleimhäute (z. B. der Zunge, des Rachens und Kehlkopfs) findet, beruht nach DEYCKE auf dem Vorhandensein ausgedehnter Lymphräume, die für die Entwicklung der bacillären Lymphthromben — der sog. *Globi* — besonders geeignet sind. Im übrigen sah er die Bacillen *sowohl extra- wie auch intracellulär.* Einen ähnlichen vermittelnden Standpunkt nimmt GLÜCK ein, der über ein sehr reiches pathologisch-anatomisches Material verfügt (Pharynx, Uvula, Zunge, Epiglottis,

Larynx). Auch er fand die Bacillen in und außerhalb der Infiltrationszellen, daneben aber reichlich die charakteristischen Virchowschen Leprazellen.

Neuerdings hat noch Hess[1] Organe der oberen Luftwege (Pharynxwand, Zunge, verschiedene Epiglottisteile, Taschenband, Stimmband, Trachea, Nervus laryngeus superior und inferior) bei einem Falle von Lepra tuberosa zu untersuchen Gelegenheit gehabt. Er betont das außerordentliche Vorherrschen der Bacillenklumpen — *Globi* — im mikroskopischen Bilde, die *meistens mit Sicherheit in Zellen* liegen. Von Interesse sind seine Befunde an den *Nerven*; sie bestätigen die zuerst von Askanazy gefundene Tatsache, daß *auch* bei der *tuberösen* Lepra die Nerven sehr stark beteiligt sind und daß somit die Lepra in weit ausgesprochenerem Maße eine *Nervenkrankheit* ist, als im allgemeinen angenommen wird. So fand Hess erhebliche Veränderungen auch der kleinsten Äste der Schleimhautnerven in den leprösen Partien; und die unterschiedlichen Befunde an den beiden Nerv. laryng. bestätigen die Annahme, daß die Erkrankung der Nerven in der Schleimhaut beginnt und dann spinalwärts weiterschreitet: Der Nerv. laryng. sup., der zu der schwer erkrankten Schleimhaut des oberen Kehlkopfabschnittes führt, ist selbst stark in den Krankheitsprozeß miteinbezogen, während der Nerv. reccurens, der die fast intakte Schleimhaut des unteren Kehlkopfabschnittes versorgt, ebenfalls kaum nennenswerte Veränderungen aufweist. — Sehr instruktiv ist übrigens auch der Befund, den Askanazy an einem in toto untersuchten Knötchen der Epiglottis erheben konnte: das typische lepröse Infiltrat verlor sich gegen die Basis der Epiglottis in einen strangförmigen, submukösen Stiel — nämlich in den zunächst stark leprös infiltrierten, dann immer weniger veränderten und schließlich ganz normalen Nerven. „Es hängt dieses Leprom der Epiglottis also an einem Nerven, wie eine Beere an einem Stiel oder ein Neurofibrom an seinem Nerven."

C. Klinischer Teil.

I. Lepra der Nase.

Die hervorragende Beteiligung der Nase am leprösen Prozeß ist eine allseits festgestellte Tatsache.

So fand Glück in 89,19%, Lima und de Mello in 95,83%, Sticker in 91,4%, Dorendorf in 94,3% die Nase leprös erkrankt; von dem Gerberschen Material boten sämtliche Kranken der tuberösen Form Nasenveränderungen dar, während die oberen Luftwege der beiden Kranken der anästhetischen Form frei von Lepra waren. Solche Beobachtungen, wie Gerber sie gemacht hat, mögen wohl manche Autoren (z. B. Impey) zu der Annahme geführt haben, daß bei der Lepra anaesthetica die Nase stets frei von leprösen Veränderungen bleibt. Diese Behauptung ist von anderer Seite (Glück, Werner, Deycke, Sokolowsky und Blohmke) widerlegt worden. Zuzugeben ist, daß die Nase bei der anästhetischen Form sehr viel *seltener* und anscheinend auch *später* befallen wird als bei der Lepra tuberosa oder mixta.

Die lepröse Erkrankung der Nase betrifft sowohl die *äußere* wie die *innere* Nase.

1. Äußere Nase.

Die Veränderungen der äußeren Nase gehören zu den regelmäßigen Begleiterscheinungen der Lepra tuberosa und mixta, während sie bei der anästhetischen Form nicht nur meist seltener zu finden sind, sondern auch in viel weniger ausgesprochenem Maße aufzutreten pflegen. Die Deformationen sind zum Teil Folgen der im Innern der Nase sich abspielenden destruktiven Prozesse; teils stellen sie Teilerscheinungen der leprösen Veränderungen des Gesichts überhaupt

---

[1] Während der Drucklegung erschienen.

dar, die man von alters her unter der Bezeichnung „Facies leonina" oder „Leontiasis" zusammengefaßt hat.

Schon sehr frühzeitig läßt sich — häufig schon zugleich mit den typischen Veränderungen der Augenbrauen und der Stirngegend — eine diffuse Verdickung der Haut über der Nasenwurzel feststellen. Mit dem Fortschreiten des leprösen Prozesses wird auch die übrige Haut der Nase in die Infiltration mit einbezogen; die Nase verliert ihre schlanke Gestalt und erscheint verbreitert und verdickt. Dazu tritt eine — zuweilen ganz gewaltige — *Knotenbildung.*

Die Farbe der Nase ist anfangs lebhaft rot, wird dann später kupferrot-rot-braun („sonnenverbrannt" — BERGENGRÜN); sie zeigt in den späteren Stadien einen auffallend spiegelnden Glanz und es entwickeln sich auf der schuppenden Haut — namentlich der Nasenspitze — reichliche venöse Ektasien. Mit noch weiterem Fortschreiten der Erkrankung schwinden Rötung und Glanz, die Haut wird fahl und glanzlos, die Farbe dunkler, „pompejanischrot oder kupferbraun", späterhin „dunkelschokoladegrau" und auf einzelnen Knoten sogar schwarz (BERGENGRÜN).

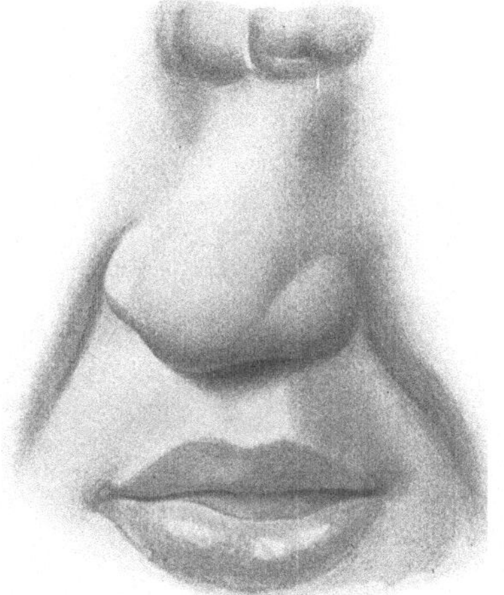

Abb. 1. Platte Hakennase. (Nach GLÜCK.)

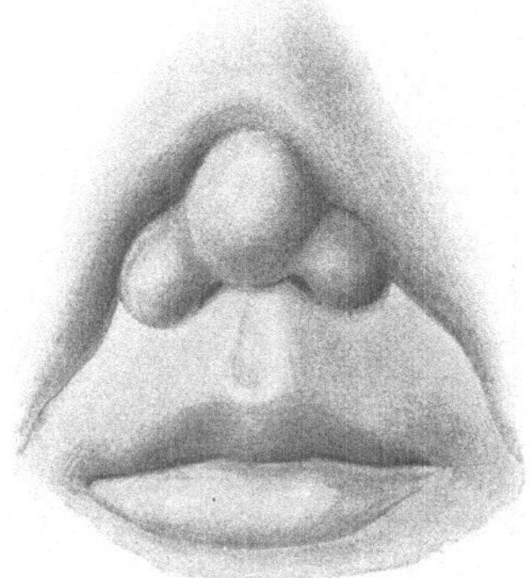

Abb. 2. Neger- oder Lorgnettenase. (Nach GLÜCK.)

Auf der Höhe des Krankheitsprozesses heben sich *folgende Typen* der Lepra-nase als besonders charakteristisch heraus (GLÜCK, GERBER), wobei jedoch ausdrücklich zu betonen ist, daß damit *keineswegs alle Möglichkeiten erschöpft sind;* Übergänge zwischen den einzelnen Formen, Kombinationen der ver-schiedenen Typen untereinander erhöhen die Anzahl dieser seltsamen Deformi-täten sehr erheblich.

a) Die plattgedrückte Nase oder platte Hakennase (Abb. 1). Diese Deformität ist die häufigste und namentlich für die Lepra tuberosa und mixta charakteristisch. Die Nase ist breit, flach und macht den Eindruck, als wenn sie an das Gesicht herangedrückt wäre. Die verdickte Spitze ist verlängert und nach der Ober-lippe, in extremen Fällen auch noch nach einer Seite hin abgebogen. Dadurch erhalten die schräg gestellten Nasenlöcher eine verschiedene Form; das eine ist bis auf einen schmalen Spalt verengt, das andere ist von unregelmäßig rund-licher oder eckiger Gestalt. Eine ähnliche Entstellung kommt übrigens auch gelegentlich bei Lues zustande, wenn der ulcerative Prozeß sich nur auf das häutige und den vordersten Teil des knorpligen Septums beschränkt, so daß die Nasenspitze zurücksinkt (GERBER, GLÜCK).

b) Die Neger- oder Lorgnettenase (Abb. 2). Seltener als die vorige, aber immerhin noch recht häufig. Sie kommt zustande durch Einknickung des Nasenrückens am Übergang vom knöchernen zum knorpligen Teil (bei gleichzeitig bestehendem großen Septumdefekt), wodurch der bewegliche Nasenteil gleichsam in die Apertura pyriformis hineinsinkt. Die verdickte Nasenspitze wird von den tiefer stehenden Nasenflügeln durch tiefe Furchen getrennt. Schließlich bilden Spitze und Nasenflügel drei „kleeblattartig angeordnete, größere oder kleinere, kugelige Wülste" (Glück). Auch diese Deformität kommt bei Lues als sog. „Opernguckernase" (Fournier) vor. Differentialdiagnostisch entscheidet für Lepra die hochgradige Infiltration der Spitze und der Flügel sowie die spaltförmige Verengerung der Nasenlöcher.

c) Die abgegriffene Nase (Abb. 3). In der neueren Lepraliteratur findet sie sich nur je einmal bei Chomse, Gerber, Dorendorf und zweimal bei Sokolowsky und Blohmke erwähnt. Die Nase ist verdünnt, zugespitzt, blank, sie sieht wie „abgegriffen" aus. Wahrscheinlich kommt diese Form durch Resorption und Einschmelzung früher vorhandener Infiltrate und Geschwüre zustande (Gerber).

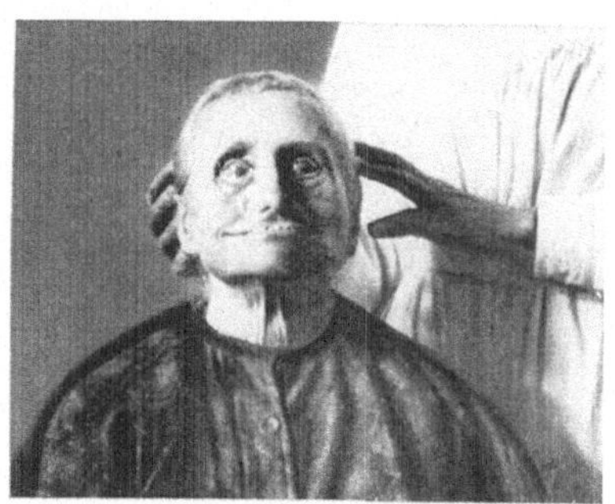

Abb. 3. „Abgegriffene" Nase.

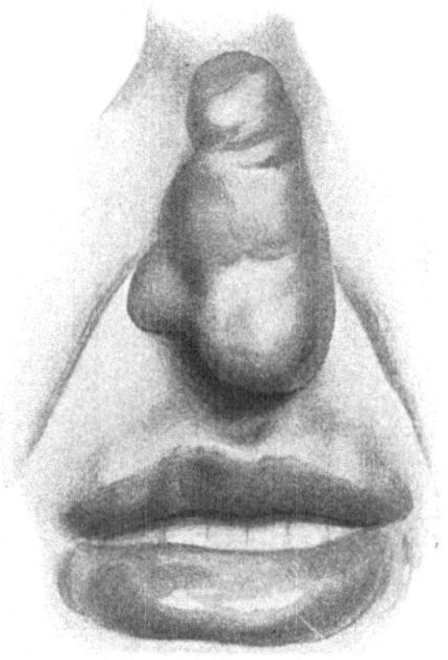

Abb. 4. Rüsselnase. (Nach Glück.)

Die Abb. 3 veranschaulicht diesen Typ; zugleich zeigt sie den extrem starren, maskenartigen Gesichtsausdruck, der durch motorische Störungen im Gebiet des Facialis und die sich daran anschließende Atrophie der Gesichtsmuskeln bedingt ist. Ein exzessiver Lagophthalmus paralyticus der total erblindeten Patientin vervollständigt das Bild.

d) Die Rüsselnase (Abb. 4). Eine anscheinend sehr selten vorkommende Deformität. Sie entsteht in der Weise, daß die Knotenbildung am Nasenrücken und an der Spitze besonders ausgebildet ist, während die Infiltration der Nasenflügel erheblich zurücktritt. Dadurch ist die Nase im ganzen scheinbar schmaler als bei der platten Form, die Nasenspitze dagegen rüsselförmig verdickt und verlängert. In extremen Fällen sinkt die derart veränderte Spitze auf die oft auch unförmige Oberlippe herab (Dorendorf).

e) Vollständiger Defekt der äußeren Nase. Ganz wie bei Lupus und Lues kann es auch bei der Lepra in seltenen Fällen zum vollständigen Verlust des Nasengerüstes, sowie der Weichteile kommen, so daß von der Nase nichts mehr übrig bleibt als ein einziges kleines Loch (Leloir); Bergengrün hat einen Fall gesehen, bei dem ein solches Loch durch Narbenschrumpfung schließlich bis auf die Größe eines Stecknadelkopfes verengt war.

2. Innere Nase.

Die überaus mannigfaltigen Veränderungen, die die Lepra im Laufe der Jahre in der Nase — wie in den oberen Luftwegen überhaupt — zustande bringen kann, teilt man zweckmäßig — mit BERGENGRÜN und GERBER — in 4 Stadien ein:

a) Das Stadium der Prodrome (Stadium initiale).
b) „ „ „ Infiltration.
c) „ „ „ Ulceration.
d) „ „ „ Narbenbildung.

Dieses Schema wird sich natürlich *nicht* in jedem Falle *ganz exakt* einhalten lassen, zumal die erkrankte Schleimhaut nicht immer alle diese Stadien nacheinander durchmachen muß. So können beispielsweise Infiltrate und Knoten ohne geschwürig zu zerfallen, direkt in narbige Schrumpfung übergehen. Auch ist es bei dem überaus chronischen Verlauf der Lepra ohne weiteres verständlich, daß man sehr häufig bei demselben Kranken verschiedene Stadien *nebeneinander* findet.

a) Die ersten Nasenerscheinungen pflegen unter dem Bilde eines mit Fieber und Schüttelfrost einhergehenden *Schnupfens* aufzutreten; die Nasengänge sind verlegt, die Schleimhaut der Nase ist sammetartig geschwellt, aufgelockert und sondert ein reichliches seröses Sekret ab. Zu solchen, in keiner Weise typischen Veränderungen treten weiterhin in sehr vielen Fällen profuse und sehr oft sich wiederholende *Blutungen* aus der Nase hinzu — ein prämonitorisches Zeichen des Aussatzes, das von manchen Autoren mit der Hämoptoe bei der Lungentuberkulose in Parallele gesetzt wird (JEANSELME und LAURENS, STICKER). Zwischen dieser — der Prodrome oder auch noch der Inkubation angehörenden — Epistaxis und den ersten Manifestationen des Aussatzes auf der Haut können Monate und Jahre liegen.

Allmählich beginnt der kongestive Zustand zu weichen, die Intumescenz und Injektion der Schleimhaut machen nunmehr vielfach einer *trockenen Entzündung* — namentlich der vordersten Schleimhautabschnitte — Platz. Damit pflegt eine große Trockenheit und ein sehr unangenehmes — mit Niesreiz verbundenes — Kitzelgefühl verbunden zu sein, das den Kranken sehr belästigen kann. GERBER sieht eben in dieser *Rhinitis sicca anterior* die Ursache des schon erwähnten prodromalen Nasenblutens, das ja auch sonst sehr häufig im Gefolge von trocken-entzündlichen Zuständen in den vorderen Teilen der Nasenschleimhaut aufzutreten pflegt.

Schon in der Prodrome kann es (DE LA SOTA) zu einer Desquamation der obersten epithelialen Schichten kommen; die Schleimhaut erscheint dann als eine blasse, glanzlose Fläche, die von feinsten Blutgefäßen durchzogen ist; bei stärkerer Resorption des Exsudats und der zelligen Elemente soll sogar gelegentlich eine ausgesprochene „lepröse Sklerose" resultieren. Im allgemeinen wird man eine solche wohl erst als das Resultat weit späterer Veränderungen anzusprechen haben.

b) Das Infiltrat. Aus dem prodromalen Stadium entwickelt sich dann im weiteren Verlaufe der Erkrankung jene Form, die das eigentliche Charakteristische der Lepra ausmacht: *das Infiltrat.* Die Schleimhautinfiltrate sind anfänglich hart, derb-elastisch, nehmen aber späterhin eine mehr weichteigige Konsistenz an; ihre Farbe ist weißgelblich bis grau-rötlich. Sie können *diffus flächenhaft* sein oder einzelne *Knoten* bilden. Gleichzeitig mit dem Auftreten der Infiltrate ist auch der Ausfluß aus der Nase, der während der Phase der trockenen Entzündung vorübergehend sehr nachgelassen bzw. ganz aufgehört hatte, wieder sehr reichlich geworden; er hat jetzt eine eitrige oder zäh-leimartige Beschaffenheit angenommen und verbreitet den für Lepra charakteristischen, widerlich-süßlichen *Geruch,* der am ehesten noch an den erinnert, welchen Skleromkranke ausströmen. Gerade das leimartige Nasensekret soll am bacillenreichsten sein (Sticker); es enthält die Bacillenkugeln, während im schleimigen oder eitrigen Ausfluß sich nur kleine Haufen, Züge und Paare von Bacillen finden. Das leimartige Sekret ist spärlich, der Schleimfluß und die Eiterabsonderung dagegen massenhaft.

Im allgemeinen ist die Knotenbildung in der Nasenschleimhaut nicht eine sehr ausgesprochene; namentlich fehlt hier die reiche Aussaat von kleinen Knötchen, wie sie für die Rachenschleimhaut so charakteristisch ist. In der Nase treten die Leprome meist *vereinzelt* als linsen- bis kirschkerngroße, flache oder kuglige, auf der Höhe etwas plattgedrückte Geschwülste auf. Ihr Sitz ist — wie auch der der diffusen Infiltrate — gewöhnlich an der Innenseite der Nasenflügel, an den Vorderenden der unteren Muscheln und an den vordersten Teilen des knorpligen Septums.

Gelegentlich können die Schleimhautknoten eine so erhebliche Größe erreichen, daß sie das Nasenlumen ganz oder bis auf einen schmalen, sichelförmigen Spalt verlegen; sitzt ein solch besonders großer Knoten am Septum, so kann er dieses winklig auf die andere Seite herüberdrängen und dadurch auch die andere Seite verlegen (Lima und de Mello, Glück). Als selteneres Vorkommnis sind in der Nase *gestielte* Leprome beobachtet worden (Gerber, Sokolowsky und Blhomke). — Die Tatsache, daß man im allgemeinen in der Nasenschleimhaut nicht allzu reichlich Knoten beobachtet, findet vielleicht ihre Erklärung in der ausgesprochenen Tendenz dieser Geschwülste zu *raschem*

c) geschwürigen Zerfall. Diese Annahme würde, soweit es die Nasenschleimhaut angeht, in dem Ausspruche Virchows, daß die Schleimknoten „eine entschiedene Neigung zur Ulceration" besitzen, ihre Bestätigung finden. — Die Geschwüre bilden anfänglich meistens flache, unregelmäßige runde Dellen, die nach einiger Zeit vernarben können. Gewöhnlich aber gewinnen sie sehr rasch an Ausdehnung und greifen in die *Tiefe,* wo sie gelegentlich zur Zerstörung des *Knorpels* und sogar des *Knochens* (Glück) führen (siehe pathologische Anatomie).

Die Prädilektionsstelle des leprösen Nasengeschwürs ist in erster Linie das knorplige *Septum* in seinem vorderen Abschnitte; hier finden wir auch das häufige Resultat des ulcerösen Prozesses am Septum in Gestalt der *Septumperforation.* Glück sah in 46%, Dorendorf sogar in 71% der Fälle die Scheidewand zerstört. Die Septumperforationen sind in ihrer Größe außerordentlich verschieden; sie können so klein sein, daß sie nicht einmal für einen Sondenknopf passierbar sind, in anderen Fällen findet man ganz große Defekte der Scheidewand nicht nur im knorpligen, sondern auch im knöchernen Abschnitt. — Nicht ganz so häufig wie das Septum sind die *Muscheln* von der Geschwürsbildung betroffen. Bei Glück waren die Muscheln in 57%, die Scheidewand in 75% affiziert. Ist das Resultat des ulcersöen Prozesses am Septum die Perforation, so führt er an den Muscheln zu ausgedehnter *Atrophie* und gelegentlich auch zu totalem *Verlust* dieser Organe. Nach Lima und de Mello ist die gänzliche Zerstörung der Muscheln, die sie in 35% ihrer Fälle vorfanden, bei Lepra häufiger als bei irgendeiner anderen Affektion.

Die Geschwürsbildung in der Nase geht mit einer überaus reichlichen *Borkenbildung* einher. Die ganze Nasenhöhle ist oft mit Borkenmassen geradezu austapeziert, so daß auch dadurch die Nasenatmung sehr wesentlich behindert oder auch ganz aufgehoben sein kann. Das Charakteristische dieser Borken bei der Nasenlepra gegenüber anderen geschwürigen Prozessen ist — worauf zuerst Gerber besonders hingewiesen hat — ihre ganz enorme *Härte.* Sie haften ihrer

Unterlage so fest an, daß sie mit Spülungen nicht zu entfernen sind; holt man
sie instrumentell heraus, was gewöhnlich nicht ohne Blutung abgeht, so findet
man darunter die Schleimhaut meist arrodiert und geschwellt, manchmal aber
auch schon trocken, blaß, lederartig. Damit ist bereits der Übergang zum
  d) terminalen Stadium der bindegewebigen *Schrumpfung* und *Narbenbildung*
vollzogen. Einesteils zeigen nämlich die leprösen Ulcera eine ausgesprochene
Tendenz zur narbigen Verheilung, andererseits können auch die Infiltrate
— ohne geschwürig zu zerfallen — direkt in narbige Schrumpfung übergehen.
Die Schleimhaut sieht jetzt gelblich oder annähernd weiß aus, sie ist trocken,
lederartig, epidermisähnlich („Cutisation der Schleimhaut" — LIMA und
DE MELLO). Häufig kommt dazu die schon erwähnte atrophische Schrumpfung
der Muscheln bis zum vollständigen Schwunde derselben. In anderen Fällen
hat der narbige Verheilungsprozeß zu mehr oder weniger ausgedehnten *Synechien* im Naseninneren geführt, wodurch die Nasenatmung hochgradig beeinträchtigt werden kann; namentlich wenn damit vielfach eine erhebliche narbige
Verengerung der ihrer Vibrissen beraubten Naseneingänge einhergeht. Am
häufigsten finden sich diese Verwachsungen zwischen den unteren Muscheln
und dem Septum; es können aber auch Teile der Nasenflügel mit der Scheidewand verlötet sein. BERGENGRÜN hat 4 Aussätzige gesehen, bei denen Nasenflügel, Septum und Muscheln miteinander zu einer harten, weißen Narbenmasse
verbacken waren.
  In dem terminalen Stadium pflegt die *Anästhesie* der Schleimhaut fast
stets eine vollkommene zu sein; gelegentlich ist die Sensibilität auch schon
in den früheren Phasen mehr oder weniger herabgesetzt. Das *Geruchsvermögen*
scheint häufig auch in vorgeschrittenen Fällen mit hochgradigen Zerstörungen
recht lange erhalten zu bleiben; die Regio olfactoria wird demnach wohl sehr
spät und dann nicht hochgradig in den destruktiven Prozeß mit einbezogen.
Daneben kommt es bei Leprösen mit vollkommenem Nasenverschluß naturgemäß
auch zu Anosmien rein mechanischer Natur; solche Kranke können gelegentlich ihr Geruchsvermögen wiederfinden, wenn die verlegenden Infiltrate in Ulceration übergehen und auf diese Weise die Nase wieder luftdurchgängiger wird.

  Über eine lepröse Erkrankung der *Nebenhöhlen* sind in der Literatur nur
spärliche Angaben zu finden und diese betreffen lediglich die *Oberkieferhöhle*.
Trotz der wenigen Mitteilungen scheint eine Affektion des *Antrum Highmori*
keine Seltenheit zu sein; vorausgesetzt, daß die Beobachtungen MURATAS
auch noch von anderen Untersuchern bestätigt werden. Dieser Autor fand
nämlich fast bei allen Kranken der tuberösen Form die Oberkieferhöhle miterkrankt: sie enthielt ein serös-eitriges, übelriechendes Sekret und in der Schleimhaut waren diffuse Infiltrate und Knoten nachweisbar. HOLLMANN konnte
ebenfalls in einigen Fällen „entzündliche Prozesse" in der Highmorshöhle feststellen; er führt dieselbe auf eine Periostitis des Alveolarfortsatzes zurück,
die durch die bei Leprösen sehr häufigen Zahnaffektionen veranlaßt sein soll.
Diese letzte Bemerkung bedarf insofern einer Korrektur, als nirgends etwas
davon zu finden ist, daß die Leprösen mehr als andere Menschen unter Zahn-
erkrankungen zu leiden hätten. Die Angaben von BERGER sowie eigene Beobachtungen sprechen durchaus gegen diese Annahme.

  Die *Diagnose der leprösen Nasenaffektion* wird in den meisten Fällen keine
Schwierigkeiten machen, zumal dort, wo der Aussatz auch die typischen Merkmale auf der Haut, namentlich des Gesichts gesetzt hat; *es gibt eben keine
andere Krankheit, die mit derartigen Infiltraten und Knoten verläuft.* — Bemerkenswert ist, daß die leprösen Veränderungen der *äußeren* Nase zuweilen

außerordentlich denen bei Lupus und besonders bei Lues ähneln können. Namentlich die sog. Neger- oder Lorgnettenase (Typus II, Abb. 2) ist eine auch bei *Lues* nicht selten zu findende Entstellung; differentialdiagnostisch spricht für Lepra einmal die *hochgradige Infiltration der Nasenspitze und der Flügel,* ferner die *spaltförmige Verengerung der Nasenlöcher.* Andererseits erinnert zuweilen die verdünnte, glänzend narbige, bräunliche, schuppende Nase bei Lepra sehr an die zeitweilig in Heilung übergegangene, blanke, narbig an die Oberlippe herangezogene *Lupus*nase; vereinzelte, in den Narben restierende, typische Knötchen werden zugunsten von Lupus entscheiden (Bergengrün).

Die Veränderungen im *Naseninnern* — Infiltrationen, Ulcerationen, Atrophien, Septumperforationen — sind im Grunde genommen *an sich* nicht absolut beweisend für Lepra; sie können gelegentlich auch bei Lupus, Sklerom und namentlich bei Lues vorkommen. Gegen letztere wird die Abgrenzung manchmal nicht ganz leicht sein. Die *Serologie* läßt uns hierbei im Stich; denn die Wassermannsche Reaktion fällt beim Aussatz — namentlich bei der tuberösen Form — nicht selten positiv aus, auch dann, wenn eine latente Lues mit größter Wahrscheinlichkeit auszuschließen ist; wie denn überhaupt die serologischen Untersuchungen bei Lepra (Much, Babes) bisher keine sicheren und damit diagnostisch verwertbaren Resultate gezeitigt haben. — Immerhin zeigt die Lepra nicht eine ganz so ausgesprochene Tendenz zu ausgedehnten Zerstörungen; auch pflegt beim Aussatze — je länger, je mehr — die *Behinderung der Nasenatmung* sich in den Vordergrund zu stellen. — Für Lepra spricht weiterhin die *Anästhesie,* die ganz außerordentliche *Härte der Borkenmassen* und der eigentümliche süßliche *Fötor;* letzten Endes auch der *Bacillennachweis,* der ja gerade in den Sekreten und Borken der Nase — hier noch nach Monaten — häufig leicht gelingt. Wenn Borken nicht vorhanden sind und die Untersuchung eines spärlichen Nasenschleims negativ aufgefallen ist, kann durch die schon erwähnte einfache Methode des Bacillennachweises von Deycke eine Bestätigung des klinischen Verdachts erbracht werden. Ebenso wird natürlich auch ein Ausstrichpräparat aus einem Knoten oder die Untersuchung eines herausgeschnittenen Gewebsstückchens zum Ziele führen.

Die Leprabacillen werden ähnlich wie die Tuberkelbacillen gefärbt. Für praktische Bedürfnisse ist besonders die Methode nach Ziehl-Neelsen zu empfehlen, namentlich wenn die Carbolfuchsinlösung während der Färbung nicht nur erwärmt, sondern wirklich *aufgekocht* wird (Deycke). In den seltenen Fällen, wo der Nachweis auf diese Weise nicht gelingt, empfiehlt es sich, das zerkleinerte Material nach der Methode von Uhlenhut und Steffenhagen mit *Antiformin* vorzubehandeln. Gegenüber dem Tuberkelbacillus hat der Lepraerreger die Gewohnheit, in *ungeheuren Massen* — meist zu kleineren Kolonien oder größeren Klumpen geballt — vorzukommen; weiterhin ist der Leprabacillus *vielfach intracellulär* gelagert und häufig an beiden Enden etwas *zugespitzt* (Deycke).

Alles in allem wird also die Diagnose der Nasenlepra — namentlich wenn man noch die Äußerungen des Aussatzes am übrigen Körper berücksichtigt — auf keine besonderen Schwierigkeiten stoßen.

II. Lepra des Rachens.

Nicht ganz so oft wie die Nase, aber immerhin noch sehr häufig, ist bei der Lepra der Rachen befallen. (Bei Glück in 73%, bei Dorendorf in ca. 50% der Fälle.) Namentlich ist es wiederum der *Knotenaussatz,* der fast stets mit Veränderungen im Pharynx einhergeht, während bei der anästhetischen Form eine lepröse Erkrankung der Mundrachenhöhle im großen ganzen ein selteneres

Vorkommnis bedeutet. Im allgemeinen pflegt der Rachen *später* als die Nase, jedoch *früher* als der Kehlkopf zu erkranken.

a) *Das initiale Stadium der leprösen Rachenaffektionen* wird meistens keine sonderliche Beachtung finden, da sie unter dem Bilde einer gewöhnlichen *Entzündung* zu verlaufen pflegt. Die entzündlichen Erscheinungen — Schwellung und Rötung — finden sich hauptsächlich an den Follikeln, so daß zunächst nur eine hochgradige *Pharyngitis granularis* vorzuliegen scheint. Bald grenzen sich weißliche, etwas erhabene Flecken ab, die einen eigentümlichen, opaleszierenden Glanz aufweisen, als wenn die Schleimhaut daselbst mit Lapis touchiert wäre (BERGENGRÜN). Zu dieser *circumscripten* Pharyngitis tritt im Laufe der nächsten Wochen eine mehr oder weniger intensive, *diffuse* entzündliche Rötung und Schwellung der gesamten Rachen- und Mundschleimhaut, welche von außerordentlich starker Schleim- und Speichelabsonderung begleitet ist. Ähnlich wie bei der Nasenlepra beginnt nunmehr im weiteren Verlaufe der Erkrankung der kongestive Zustand sich zurückzubilden, die reichliche Sekretion läßt allmählich nach, an ihre Stelle tritt eine große Trockenheit, die Rachenlepra ist in das

b) *Stadium der Infiltration und Knotenbildung* getreten.

Gerade auf der Pharynxschleimhaut pflegt die Aussaat von Knötchen eine besonders *reiche* zu sein; auf keiner anderen Schleimhaut ist das Leprom in so großer Anzahl und in so verschiedenartiger Größe und Anordnung zu finden, wie hier. Die Knötchen können von sehr verschiedener Form sein; vorherrschend ist die flache Papel bzw. ein etwas abgeflachter oder oben mit einer kleinen Delle versehener, mehr kugelförmiger Knoten. Die Konsistenz ist anfänglich ziemlich *hart*; namentlich von GERBER wird die gelegentliche außerordentliche Härte dieser Infiltrate betont. Späterhin wird sie mehr weich-teigig, um schließlich das Gefühl „der normalen Lippenschleimhaut" darzubieten (SOTA Y LASTRA).

Die Größe der Leprome ist sehr verschieden. Von kleinsten, stecknadelkopfgroßen Knötchen angefangen bis zu Tumoren von der Größe einer Haselnuß oder einer Mandel sind alle Stufen und Grade vertreten. Ihre Farbe ist weißlichgrau bis mattgelb, zuweilen zartrosa oder rosarot; sie sind häufig heller getönt als die umgebende Schleimhaut und zuweilen von einer mehr rötlichen Zone umgeben. Im weiteren Verlaufe können die Knoten zu größeren, flacheren Bezirken konfluieren, oder aber es bilden sich von vornherein ausgedehntere, *flächenhafte Infiltrate* von wachsartigem, weißlichen Glanz.

Der Lieblingssitz der Leprome ist der *weiche* und *harte Gaumen*; sie pflegen dort häufig in einer eigentümlichen Anordnung aufzutreten (Abb. 5). Dicht hinter den oberen Schneidezähnen beginnend, zieht eine breite Zone zu beiden Seiten der Raphe oder in der Raphe selbst ununterbrochen bis zur Spitze der *Uvula* herunter. Diese selbst ist fast regelmäßig in irgendeiner Form an dem Prozeß beteiligt (Abb. 6). Sie kann in toto infiltriert sein oder sie ist an der Vorder- und Rückenfläche mit Knollen und Knötchen besetzt, die im weiteren Verlaufe untereinander verschmelzen, so daß die ganze Uvula schließlich in der Geschwulstmasse aufgeht und vollständig ihre normale Gestalt verliert. Hat dann noch gleichzeitig — wie es ja dem Charakter der Schleimhautlepra entspricht — an einzelnen Stellen des Zäpfchens schon der narbige Schrumpfungsprozeß eingesetzt, so führt das häufig zu den seltsamsten Bildern. So kann beispielsweise eine tiefe Schnürfurche an der Basis die Uvula von dem übrigen, verdickten, keulenartigen oder auch herzförmigen Teile trennen; oder das geschrumpfte und verkrüppelte Zäpfchen wird durch Narbenzug nach vorn und oben abgebogen, so daß es den Eindruck macht, als ob es an die untere Fläche des weichen Gaumens angeklebt wäre. BERGENGRÜN sah in einem Falle eine baumblattähnlich geformte Uvula, die aus vielen blaßrosa, feuchtkörnigen Scheiben zusammengesetzt erschien. Diese Beispiele für die Vielgestaltigkeit des leprös veränderten Zäpfchens mögen zunächst genügen; andere — terminale — Formen werden wir noch weiter unten kennen lernen.

Neben der Uvula sind auch die *Gaumenbögen* sehr häufig knotig verändert (Abb. 6); allerdings scheinen sich die beiden Gaumenbögen in vielen Fällen — worauf namentlich Bergengrün hingewiesen hat — unterschiedlich zu verhalten. Während nämlich die hinteren Gaumenbögen meistens schon sehr frühzeitig und in sehr ausgedehntem Maße erkranken, kann man die vorderen nicht selten bis ans Ende des Lebens vollständig intakt finden. (Allerdings ist von manchen Autoren — Leloir, Eichmüller — gelegentlich auch umgekehrt nur

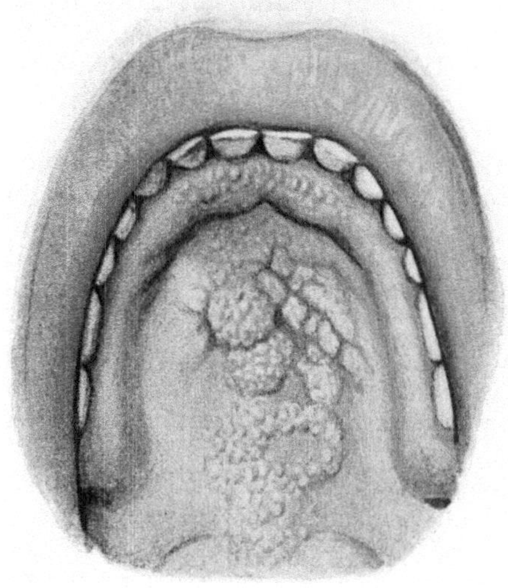

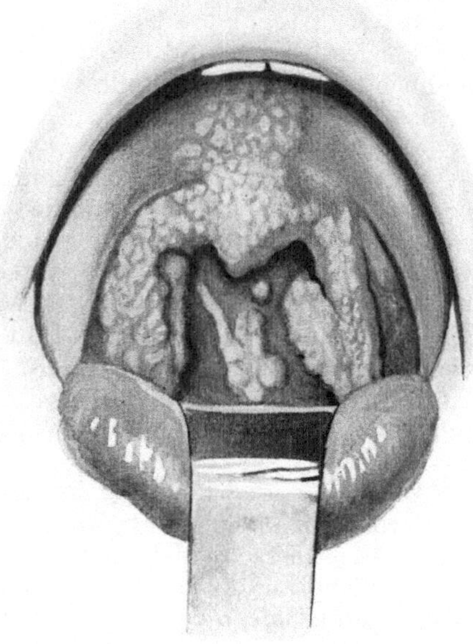

Abb. 5. Klein-Knötchen-Infiltrat
des harten Gaumens. (Nach Gerber.)

Abb. 6. Klein-Knötchen-Infiltrat
des weichen Gaumens und der hinteren
Rachenwand. (Nach Gerber.)

eine isolierte Erkrankung der *Vorder*pfeiler beobachtet worden.) Die befallenen Gaumenbögen sind dann namentlich an ihrem freien Rande mit einem Konvolut von knolligen Tumoren besetzt, die, vielfach miteinander verschmelzend, den ganzen Bogen in eine starre, wulstige Masse umwandeln, die weit in den Pharynxraum hineinragt. Gelegentlich kommt es auch zu einer mehr diffusen Infiltration der Gaumenbögen, die dann ein rigides, kulissenartiges Aussehen erhalten.

Die *Tonsillen* werden anscheinend nicht ganz so oft vom leprösen Prozeß befallen. Sie sind dann in toto vergrößert und zeigen eine mehr höckrige Oberfläche, der größere und kleinere, meist flache Leprome, zuweilen in sehr großer Menge, aufsitzen.

Die *hintere Rachenwand* kann selbst bei hochgradiger Erkrankung des weichen Gaumens und der Gaumenbögen nicht selten vollständig intakt sein (v. Bergmann), in anderen Fällen findet man flache oder auch mehr kugelige und knollige Infiltrate und Knoten, die sich von der meist blassen, zuweilen aber auch — namentlich nach den Seiten hin — ziemlich roten Schleimhaut der Rachenwand scharf abheben. Ihre Farbe ist häufig weiß, gelegentlich gelb oder blaurötlich.

Verhältnismäßig selten und meistens recht spät wird das *Zahnfleisch* ergriffen (GLÜCK) und dann mehr in Form einer diffusen, glatten Infiltration von blaßrötlicher Farbe. DE LA SOTA und LELOIR haben zuweilen beobachtet, daß „die vorderen Zähne, oben wie unten, durch ulcerösen Schwund des Zahnfleisches entblößt waren".

Noch seltener scheint die *Wangenschleimhaut* der Sitz lepröser Veränderungen zu sein; nur in wenigen Fällen findet man vereinzelte kleine Knötchen auf der im ganzen blassen Schleimhaut.

Dagegen werden die *Lippen* recht häufig und sehr frühzeitig befallen. Namentlich bei der tuberösen Form gehört es zur Regel, daß die in der Umgebung des Mundes befindlichen Leprome auch auf das Lippenrot übergreifen und die Lippen knollig verändern; in anderen Fällen kommt es wiederum zunächst zu einer mehr diffusen Verdickung und Infiltration der Lippen. Bei längerem Bestehen der Schwellung bilden sich auf der Schleimhaut oberflächliche Erosionen und mehr oder weniger tiefe Rhagaden, die dann für den Kranken zu einer Quelle erheblicher Beschwerden werden. Alles das spielt sich nicht selten zu einer Zeit ab, wo sich sonst an der Mund- und Rachenschleimhaut noch nichts Krankhaftes nachweisen läßt.

c) Es kann keinem Zweifel unterliegen, daß auch die Infiltrate und Knoten des Rachens durch Zerfall in *Geschwüre* übergehen können. Wenn manche Autoren ausdrücklich die Seltenheit ihres Vorkommens betonen (GERBER, SOKOLOWSKY und BLOHMKE), andere — und zwar vorzügliche Leprakenner — (MASINI, HILLIS) überhaupt keine Ulcera im Pharynx gesehen haben, so ist das zunächst darauf zurückzuführen, daß ein Teil der Rachenleprome nur eine sehr geringe Neigung zum Zerfall zeigt, ähnlich den Hautknoten, die ja ebenfalls Jahre hindurch, ohne einzuschmelzen, bestehen bleiben (VIRCHOW, KÜMMEL); ferner darauf, daß eine andere Quote — unter Umgehung des ulcerativen Stadiums — durch Resorption und bindegewebige Schrumpfung direkt in Narbengewebe übergeht. Endlich scheinen die geschwürigen Prozesse im Mundrachen eine ausgesprochene Tendenz zu sehr schneller Heilung zu haben. So ist es verständlich, daß die Geschwürsbildung von manchen Autoren selten oder gar nicht beobachtet worden ist, während andere wiederum das frühzeitige und rasche Einsetzen des ulcerösen Zerfalls betonen. Nach BERGENGRÜN tritt er bei den Racheninfiltraten früher auf als bei den übrigen Schleimhäuten der Atmungsorgane.

Die Geschwüre sind in der Regel klein, wenig in die Tiefe greifend und sitzen gewöhnlich auf der Höhe eines Knotens oder eines größeren Knötchenkonvoluts. Die Ränder sind unregelmäßig gezackt, gewulstet; der höckrige Grund ist mißfarben, schmierig, weißlichgrau bis schmutziggelb. Ihre Neigung zu rascher Heilung ist bereits hervorgehoben; neue Knötcheneruptionen und neue Ulcera treten an ihre Stelle. Zuweilen kann aber die Geschwürsbildung an den befallenen Teilen auch zu ausgedehnteren Zerstörungen führen; namentlich an der *Uvula*, die in solchen Fällen bis auf einen kleinen Rest oder auch bis zum völligen Schwunde zerstört werden kann. Die *Tonsillen* verwandeln sich dann in eine zerklüftete, kraterförmige Geschwürsfläche, die — im Gegensatz zu den sonstigen Geschwüren im Pharynx — eine recht lange Zeit zur Vernarbung braucht. An den übrigen Teilen des Rachens — Gaumen, Gaumenbögen, hintere Wand — scheint der geschwürige Prozeß bei aller Häufigkeit in der schon geschilderten, mehr flachen und verhältnismäßig schnell heilenden Form der Ulcera zu verlaufen. — Daß der Prozeß von der Schleimhaut des

Gaumens auch den darunter liegenden Knochen in Mitleidenschaft ziehen kann (GLÜCK), ist bereits beim Kapitel der pathologischen Anatomie ausführlich erörtert worden.

Bei der *anästhetischen* Form sind gelegentlich (BERGENGRÜN) sehr große, flache Ulcerationen als Ausdruck einer trophoneurotischen Störung im Gebiet des Trigeminus beobachtet worden, die durch Konfluenz kleinster herpes- und pemphigusartiger Bläschen entstehen.

d) Die Geschwüre zeigen — wie schon erwähnt — eine ausgesprochene Tendenz zu rascher Heilung und *Narbenbildung*; aber ebenso wie bei der Nase, können auch hier Infiltrate und Knoten, ohne erst geschwürig zu zerfallen, direkt in narbige Schrumpfung übergehen. Doch bedeutet das Auftreten der Narbenbildung keineswegs irgendwie einen Stillstand in dem Prozeß; gleichzeitig mit der Heilung eines Geschwürs, schießen neue Knötchen auf, andere gehen in Zerfall über, so daß gerade in der Mund-Rachenhöhle ein *dauerndes Nebeneinander* der verschiedenen Phasen der leprösen Schleimhauterkrankung nicht selten bis zum Tode des Kranken bestehen bleibt.

Die Narben sind rundlich, streifig, sehr häufig strahlig und meistens glänzend weiß. Die Narbenschrumpfung krönt das Werk der leprösen Zerstörung namentlich an der *Uvula*. Statt der oben erwähnten, abenteuerlichen, durch Geschwulst- und Geschwürsbildung hervorgebrachten Formen, finden wir jetzt nur noch ein kleines, rigides Narbenstümpfchen oder auch ein rundliches, „flaches Knöpfchen" (BERGENGRÜN); in manchen Fällen deutet nur noch eine feine, scharfe, weißliche Narbe auf die einstige Uvula hin. Hand in Hand geht damit häufig eine Verkürzung oder ein teilweiser Verlust des übrigen *Velums* sowie völliger Schwund der *Tonsillen*. Die *Gaumenbögen* sind strangartig verändert, sehr häufig miteinander verlötet und bilden dann als glänzendweiße, straffe Bänder einen einzigen flachen Rundbogen (BERGENGRÜN). Der *harte Gaumen* ist oft von einer großen, weißlichen, strahligen Narbe eingenommen.

Gelegentlich kommt es zu *Synechien* zwischen der hinteren Fläche des Gaumensegels und der hinteren Rachenwand, die so ausgedehnt sein können, daß zwischen Mund- und Rachenhöhle zuweilen nur eine ganz schmale Kommunikation übrig bleibt.

Die Narben sind vollkommen *anästhetisch*; ebenso scheinen auch die Knoten und Infiltrate sowie die anderen Manifestationen des leprösen Prozesses in der Mund-Rachenhöhle wenig empfindlich zu sein. Jedenfalls sind die *subjektiven Beschwerden* selbst bei hochgradigsten — auch geschwürigen — Veränderungen auffallend gering. Die Anästhesie stellt sich verhältnismäßig schon früh ein und betrifft — nach BERGENGRÜN — zuweilen auch ganz gesund aussehende Schleimhautpartien. Größere Beschwerden verursachen nur die schon erwähnten *Rhagaden* an den Lippen; lästig ist dem Kranken zuweilen die starke Schrumpfung namentlich der Lippengegend, wodurch sich Schwierigkeiten bei der Nahrungsaufnahme ergeben können.

Über die *Lepra des Nasenrachenraumes* liegen in der Literatur nur wenige Angaben vor. GERBER führt das auf die großen Schwierigkeiten zurück, die sich der hinteren Rhinoskopie infolge der Rigidität, Verdickung und Annäherung des Segels an die Rachenwand entgegenstellen. Im Gegensatz dazu fanden andere Autoren (BERGENGRÜN, SOKOLOWSKY und BLOHMKE) den Nasenrachenraum der Beobachtung, namentlich auch infolge der ausgedehnten Anästhesie, recht gut zugängig. Im allgemeinen scheint jedoch der Rhinopharynx *keine Prädilektionsstelle* für lepröse Manifestationen zu sein, mit Ausnahme der Hinterfläche des Gaumensegels und besonders der Uvula. Hier findet man sehr häufig und schon sehr frühzeitig reichliche — zumeist kleine — *Knötchen*, die gelegentlich aber auch die Größe einer Bohne oder Kirsche erreichen können. Die Vorliebe der Leprome für diese Partien spricht für die Annahme, daß der Nasenrachenraum nicht von der Nase her erkrankt, sondern daß der lepröse Prozeß vom Rachen aus über Segel und Zäpfchen in den Nasopharynx hineingelangt. Auch am Rachendach sind vereinzelt Knötchen von GLÜCK sowie SOKOLOWSKY und BLOHMKE beobachtet worden; letztere sahen auch in einem Falle eine diffuse Infiltration der Schleimhaut. HILLIS berichtet von stecknadelkopf-hühnereigroßen Lepromen im Nasopharynx. Nach BERGENGRÜN werden zuweilen auch die hinteren Muschelenden meist in Form von kleinen, weißgrauen Knollen befallen, die dann die ganze Choane ausfüllen und später geschwürig zerfallen können. Weitere ulcerative Prozesse, und zwar flache, sehr ausgedehnte Geschwüre sind noch zuweilen an der Hinterfläche des Gaumensegels und in den seitlichen Partien des Nasenrachenraumes zur Beobachtung gelangt (BERGENGRÜN). Ganz vereinzelt ist der Befund von Borken und weißen, glänzenden Narben im Nasopharynx (SOKOLOWSKY und BLOHMKE). Bemerkenswert ist eine Beobachtung BERGENGRÜNS, der bei einer Leprösen den ganzen Nasenrachenraum von „stalaktiten- oder tropfsteinähnlichen, wild zerklüfteten Zacken" erfüllt fand, welche weit in den Rachen hinabragten.

Verhältnismäßig häufig geht die Rachenlepra auch mit einer *Lepra der Zunge* einher; so fand GLÜCK bei 48% seiner Fälle die Zunge ergriffen. Allerdings scheint der Prozeß nur die Kranken mit Lepra tuberosa oder mixta zu befallen, während die mit Lepra anaesthetica verschont bleiben. Die Zungenlepra pflegt in zwei Formen vorzukommen: als multiple, geschwulstartige *Knoten* und als mehr diffuses, derbes *Infiltrat*. Die *erste* Form ist die bei weitem häufigere und für die Zungenlepra besonders *charakteristisch*. Die Knoten sitzen fast ausschließlich auf dem Zungenrücken, und zwar mit Vorliebe mehr nach der Mitte zu; nur ausnahmsweise sind sie am Rande und an der Unterfläche der Zunge zu finden. Sie werden selten über bohnengroß und zeichnen sich durch eine sehr *derbe Konsistenz* aus. Die Schleimhaut über den Knoten zeigt entweder ein vollkommen normales Aussehen oder sie ist leicht getrübt, grauweiß. Im weiteren Verlaufe nimmt die Anzahl der Leprome zu, die einzelnen Knoten können mehr in die Tiefe gehen und miteinander konfluieren. Die Zunge erscheint dann außerordentlich *verdickt* und *schwer beweglich*. Die sehr seltenen Knötchen am Zungenrande pflegen kaum stecknadelkopfgroß zu sein; an der Unterfläche zeigen sie eine auffallend gelbe Farbe, so daß diese Partie wie „rot und gelb gescheckt" aussieht (GLÜCK). — DORENDORF und GLÜCK sahen vereinzelt papillomartige Excrescenzen an der Zungenspitze bzw. in der Mitte der oberen Zungenfläche; die Frage, ob es sich um ein leprös entartetes Papillom oder um ein papillomähnliches Leprom gehandelt hat, wird vom Autor (GLÜCK) offen gelassen.

Die andere, *seltenere*, diffus infiltrierende Form der Zungenlepra präsentiert sich zumeist als breites, ausgedehntes *Infiltrat* der Zungenmitte, das sich von den Papillae circumvallatae mehr oder weniger weit nach vorn erstreckt (V. BERGMANN). Als interstitielle Glossitis von „derbem sklerotischem Gepräge" (DEYCKE) kann sie zu einer unförmigen Verdickung der Zunge führen. Das Infiltrat schließt keineswegs die Anwesenheit der Knoten aus, die dann zuweilen der infiltrierten Partie direkt aufsitzen. — Nicht selten kommt es bei der Zungenlepra zu einer auffallend *tiefen Furchung* der Schleimhaut; in manchen Fällen ist außer dieser Furchenbildung überhaupt nichts Krankhaftes auf der Zunge nachzuweisen (GLÜCK); häufiger ist sie jedoch neben den Lepromen anzutreffen. Die einzelnen Knoten pflegen dann durch tiefe, nach verschiedenen Richtungen hin verlaufende Furchen voneinander getrennt zu sein. Die Zunge erhält dadurch ein ungemein *zerrissenes* und *zerklüftetes* Aussehen.

Die Leprome der Zunge zeigen im allgemeinen eine sehr *geringe* Neigung zum Zerfall. Kommt es zur Ulceration, so sind die Geschwüre meist oberflächlich, wenig in die Tiefe greifend und haben zackige, etwas unterminierte Ränder, so daß der Prozeß eine gewisse Ähnlichkeit mit ulcerierten Papeln aufweisen kann. — In einer Reihe von Fällen findet man (Glück) neben den Knoten — namentlich am Rande und an der Spitze der Zunge — eigentümliche, größere und kleinere, bläulichweiße, unregelmäßige, glatte, narbenähnliche Flecke, die lebhaft an Plaques muqueuses erinnern. Daneben führt der lepröse Prozeß auch an einzelnen Stellen zu der üblichen terminalen bindegewebigen Schrumpfung, die in mehr oder weniger tiefen *Narbeneinziehungen* zum Ausdruck kommt. Bemerkenswert ist, daß auch in vorgeschrittenen Fällen mit hochgradigen Veränderungen an der Zunge der *Geschmack* der Kranken sehr lange unverändert erhalten bleiben kann.

Die *Diagnose der Rachenlepra* wird im allgemeinen leicht sein, da die Erscheinungen im Pharynx entweder gleichzeitig oder — was weit häufiger der Fall ist — später als die charakteristischen Veränderungen auf der Haut, namentlich des Gesichts, auftreten. An *sich* kann der lepröse Prozeß häufig zu Verwechslungen mit den betreffenden Äußerungen anderer infektiöser Granulome im Rachen Veranlassung geben.

In erster Linie kommt die *Syphilis* in Betracht. Die Leprome des Pharynx und namentlich auch der Zunge sehen den *Gummen* zuweilen täuschend ähnlich; für Lepra spricht der Mangel intensiver Rötung der Schleimhaut, die derbe Konsistenz und der lange unveränderte Bestand der Knoten (Glück). Andererseits können die eben beginnenden, noch ganz flachen, opalescierenden Infiltrate sowie die eigentümlichen, bläulichweißen Flecken der Zunge zu Verwechslungen mit *Plaques muqueuses* führen. In solchen Fällen wird das Fehlen eines Entzündungshofes sowie der eminent chronische Verlauf zugunsten der Lepra entscheiden. Auch dürfte es manchmal nicht ganz leicht sein, lepröse Geschwüre von *ulcerierten Papeln* zu trennen; aber der Mangel eines roten Saumes und des graugelben Belages sowie die gleichzeitige Anwesenheit typischer Leprome werden eine syphilitische Affektion ausschließen lassen. Endlich führt der narbige Schrumpfungsprozeß im Rachen gelegentlich zu Bildern, die sich kaum von denen bei der *Spätsyphilis* unterscheiden; für Lues spricht dann der rascher, stürmischer verlaufende und häufig auf den Knochen übergreifende Prozeß, während bei der Lepra wiederum die ausgesprochene Tendenz zu schneller Vernarbung vorherrscht. Besondere Schwierigkeiten können sich ergeben, wenn eine *Kombination* von Lepra mit Syphilis vorliegt; namentlich wenn zu den geschilderten, luesähnlichen narbigen Veränderungen noch die sogenannte Neger- oder Lorgnettenase (Abb. 2) hinzutritt (siehe oben), die der syphilitischen Opernguckernase (Fournier) vollkommen entspricht, wird es nicht leicht sein, zu entscheiden, welche Veränderungen der Lues und welche der Lepra zuzuschreiben sind. Solche Fälle mögen wohl früher manche Autoren zu der Annahme einer besonderen *syphilitischen Lepraform* veranlaßt haben.

Neben der Syphilis spielt die *Tuberkulose* in differentialdiagnostischer Hinsicht eine wesentlich geringere Rolle. Wohl können die *tuberkulösen Ulcera* eine gewisse Ähnlichkeit mit leprösen Geschwüren aufweisen; vor einer Verwechslung schützt aber die eminente Schmerzhaftigkeit des tuberkulösen Prozesses gegenüber der fast stets vorhandenen, mehr oder weniger stark ausgeprägten Anästhesie bei der Lepra. Schwieriger wird es zuweilen sein, die feinkörnige *Knötcheneruption* von einer lupös-tuberkulösen Schleimhauterkrankung zu unterscheiden. Die gleichzeitige Anwesenheit anderer Stadien und Formen des leprösen Prozesses im Rachen wird vor einer irrtümlichen Beurteilung bewahren.

Im übrigen wird natürlich der *positive* Bacillenbefund in irgendwie zweifelhaften Fällen leicht die Entscheidung herbeiführen. Die Geschwüre und Erosionen pflegen massenhaft Lepraerreger zu beherbergen; wenn Ulcerationen nicht vorhanden sind, kann man sich das nötige Material leicht durch einen kleinen Einstich in einen Knoten verschaffen. Nimmt man dazu noch die Symptome des leprösen Prozesses auf der Haut, so dürfte die Diagnose der Rachenlepra im allgemeinen wohl keinen nennenswerten Schwierigkeiten begegnen.

III. Lepra des Kehlkopfs.

Der Kehlkopf ist ebenfalls am leprösen Prozeß in hervorragender Weise beteiligt.

Wie beim Rachen betrifft auch hier die Affektion in erster Linie die Kranken der tuberösen und gemischten Form, während die der anästhetischen Form größtenteils verschont bleiben. DORENDORF fand unter 32 Leprösen den Kehlkopf in 18 Fällen erkrankt (56%), während von GLÜCKS 37 Patienten 26 Larynxerscheinungen darboten (70%). Darunter befand sich aber nur ein einzelner Fall von Lepra anaesthetica. Aus einer Zusammenstellung, welche GLÜCK aus seinem eigenen und dem Material von EICHMÜLLER (122 Fälle) von LELOIR (68 Fälle) und PAULSON (37 Fälle) gewann, geht hervor, daß der Larynx bei Lepra tuberosa in 64%, bei Lepra mixta in 51% und bei Lepra anaesthetica nur in 5% befallen war. — BERGENGRÜN ist sogar der Ansicht, daß überhaupt *kein* Kranker mit Knotenlepra früher oder später der spezifischen Larynxaffektion entgeht; die gegenteiligen Befunde mancher Autoren erklärt er damit, daß in diesen Fällen eben der Kehlkopf zur Zeit der Untersuchung *noch* gesund war. In der Tat können ja manchmal viele Jahre zwischen den ersten Erscheinungen auf den Hautdecken und dem Auftreten der Larynxlepra liegen; in einem Falle ist sogar eine Zwischenzeit von 16 Jahren beobachtet worden (JOELSOHN). Im allgemeinen schwankt diese Zeit von 2—5, seltener bis zu 10 Jahren; zuweilen kann sich die Erkrankung des Kehlkopfs aber auch schon einige Monate oder gar Wochen nach dem Auftreten der typischen Symptome auf der Haut einstellen.

Die Laryngitis leprosa gehört zu den *ernstesten* Manifestationen der Lepra; sie kann für den Kranken eine Quelle furchtbarster, nicht selten das Leben bedrohender Leiden werden.

a) Auch im Larynx pflegt die Lepra häufig durch einen *initialen Katarrh* eingeleitet zu werden (ZWILLINGER und LÄUFER, MASINI u. a.); an dieser Tatsache ändern auch die Beobachtungen eines so vorzüglichen Leprakenners wie v. BERGMANNs nichts, der selbst bei seinen ganz im Beginn der Erkrankung stehenden Fällen niemals die Anzeichen eines Katarrhs feststellen konnte. Die Symptome dieses initialen Stadiums sind die des gewöhnlichen Katarrhs: Rötung, Schwellung und Auflockerung der Schleimhaut, verbunden mit verstärkter Absonderung. Subjektiv äußert sich die erste Phase zunächst in einem Kitzel- und Räuspergefühl, das bald einem lästigen Husten mit zähem Auswurf Platz macht. Dieses einleitende *kongestive* Stadium wird schon nach verhältnismäßig kurzer Zeit — zuweilen schon nach einigen Tagen oder Wochen — von einer großen *Trockenheit* abgelöst. Die zuerst lebhaft hellrote Schleimhaut nimmt eine glanzlose, dunkelbraunrote Farbe an und wird trocken, lackartig, „wie mit einer Schicht trockenen Firnisses überzogen" (DE LA SOTA); in anderen Fällen ist sie auffallend blaß, ähnlich der bei Tuberkulose (HILLIS). Diese *Laryngitis sicca* kann gelegentlich als einzige Äußerung der leprösen Kehlkopfaffektion jahrelang stationär bleiben (GERBER). Meistens aber bilden sich sehr bald auf der glanzlosen Schleimhaut einzelne, kleinere und größere, gelbliche, später graugelbliche oder grauweißliche Flecken, die weiterhin immer mehr prominent werden und so allmählich in das

b) *Infiltrationsstadium* hinüberleiten. Allerdings kann die Infiltration an anderen Stellen auch ohne die vorbereitenden Flecken direkt aus anscheinend normaler Schleimhaut hervorgehen. Die *Infiltrate* treten entweder in der Form gleichmäßiger diffuser Schwellung oder als isolierte Knoten auf; jedoch ist eine scharfe Trennung dieser beiden Formen gerade im Larynx oft unmöglich, weil einmal die Leprome häufig der diffus infiltrierten Schleimhaut aufsitzen und andererseits die Knoten und Knötchen unter sich zu ausgedehnten Konglomeraten konfluieren können.

Von allen Teilen des Kehlkopfs erkrankt am häufigsten und am frühesten fraglos die *Epiglottis*; in vielen Fällen ist überhaupt *nur* der Kehldeckel ganz allein befallen. Bergengrün behauptet sogar, daß die Larynxlepra stets an der Epiglottis beginnt und daß diese in keinem Falle verschont bleibt. Zunächst geht durch die zunehmende Infiltration die ursprüngliche gracile, „blattähnliche" Gestalt der Epiglottis verloren; sie wird dicker, derber, plumper, unbeweglicher. Es gibt Fälle, wo die Infiltration eine so gleichmäßige ist, daß die glatte Oberfläche außerordentlich an die laryngoskopischen Bilder erinnert, die man bei Kehlkopfödemen zu sehen bekommt. Meistens aber hat die Schleimhaut ein stumpfes, glanzloses Aussehen angenommen; sie sieht aus, als wäre sie „aus schmutzigem Wachs geknetet" (Bergengrün) oder mit „Talg durchtränkt" (de la Sota). Das Infiltrat greift sehr bald auf die nähere Umgebung der Epiglottis über, insbesondere auf die *Ligamenta ary-epiglottica* und *glosso-epiglottica*, die sich in dicke, starre Stränge verwandeln. Durch Druck und Zug dieser wulstigen, rigiden Bänder kann der an sich schon verdickte und plumpe Kehldeckel ganz eigentümliche Formen annehmen. Zunächst wird er nicht selten tief auf den Kehlkopfeingang herabgezogen, wobei das Ligamentum glosso-epiglotticum medium wie angespannt erscheint und scharf hervortritt; in dieser Stellung bleibt die Epiglottis rigide unförmig und unverrückbar liegen und richtet sich auch beim Anlauten der höchsten Töne nicht auf. Daneben können ihre seitlichen Ränder zur Mitte der laryngealen Fläche eingerollt sein oder sie wird in der Taille eingeschnürt und an ihrem freien Rande verbreitert, so daß eine dem griechischen Ω ähnliche Form zustande kommt. Bergengrün hält diese „Rücklagerung, Unbeweglichkeit, Einrollung und Omegaform des Kehldeckels" für eine der typischsten Erscheinungen der Larynxlepra. Daß diese Veränderungen der laryngoskopischen Untersuchung große Schwierigkeiten bereiten und die Spiegelung in manchen Fällen ganz vereiteln können, ist ja ohne weiteres verständlich.

Im weiteren Verlaufe der Erkrankung tritt nun zu dieser diffusen Infiltration die Knötchenbildung. Die einzelnen Knoten sind hirsekorn- bis erbsengroß und können in einzelnen Fällen sogar die Größe einer Walnuß oder eines Taubeneies (Bergengrün) erreichen; sie sind entweder flach und heben sich dann wenig scharf aus der Umgebung hervor, oder sie zeigen eine mehr erhabene, kugelige Form. Im allgemeinen bevorzugen sie den freien Rand und die laryngeale Fläche der Epiglottis; nach Glück scheint gelegentlich auch die linguale Fläche stärker betroffen zu sein. Die Leprome können vereinzelt auftreten oder dicht zusammengedrängt, zum Teil miteinander konfluierend, dem Kehldeckel ein blumenkohlähnliches, papillomatöses Aussehen verleihen (Gerber) (Abb. 7), oder sie sind so eigentümlich angeordnet, daß sie durch Seitendruck und durch ihre Schwere die Epiglottis in der Mittellinie einknicken, wodurch ein „dachgiebelförmiges Bild" zustande kommt (Bergengrün) (Abb. 8). Gelegentlich kann eine exzessive Tumorbildung auf diesem „Dachgiebel" hoch in den Pharynxraum hinaufragen; wenn die Knoten überdies noch in die *Valleculae epiglotticae* herübergreifen und nun auch den der Zunge zugekehrten Raum ausfüllen, so resultiert schließlich ein gewaltiges Konvolut von Tumoren, unter dem der tief herabgedrückte, nach hinten verlagerte Kehldeckel vollständig verschwunden ist.

Nächst der Epiglottis werden am häufigsten auch die übrigen Teile des *Aditus laryngis* in den leprösen Prozeß mit einbezogen: die schon erwähnten *Ligamenta glossoepiglottica* und *aryepiglottica* sowie die *Aryregion*. Namentlich die aryepiglottischen Falten können eine außerordentliche Zunahme ihres Umfanges erfahren (Abb. 8); sie bilden dann unförmige starre, meist grauweiße Wülste, die an ihren Enden kolbige Verdickungen zeigen — die *Aryknorpel*. In anderen Fällen tragen die verdickten und verbreiterten Aryknorpel noch eine mehr oder minder große Zahl von kleineren und größeren, meist blassen Knoten, die sich in der Mitte begegnen und so die Gegend der Incisur vollständig ausfüllen. Nicht selten sind die Ligamenta aryepiglottica samt den Aryknorpeln in dicken Konvoluten aufgegangen, die von den normalen Konturen der Hinterwand nichts mehr erkennen lassen. Gelegentlich ist die Aryregion — entsprechend der Epiglottis — mit dicht aneinander gedrängten, zum Teil miteinander konfluierenden, grauweißen Knötchen bedeckt, so daß ein dem Lupus laryngis ähnliches Bild zustande kommt (Abb. 7).

Sehr viel später und wohl auch nicht ganz so häufig werden die *Stimmbänder* betroffen; zunächst macht sich auf dem einen oder anderen geröteten Stimmbande eine gewisse Rauhigkeit oder Unebenheit bemerkbar, die auch die freien

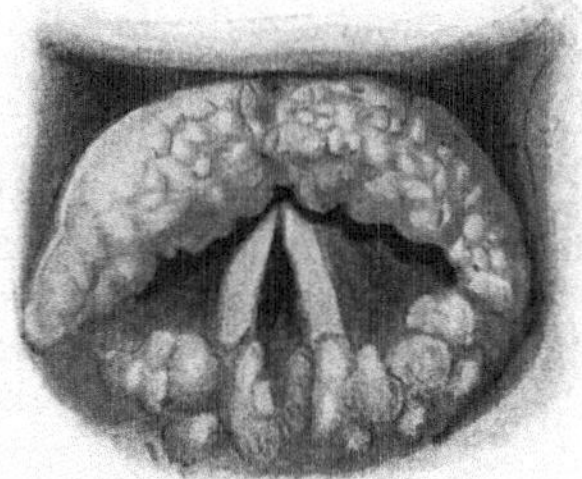

Abb. 7. Klein-Knötchen-Infiltrat der Epiglottis und der Aryregion. (Nach GERBER.)

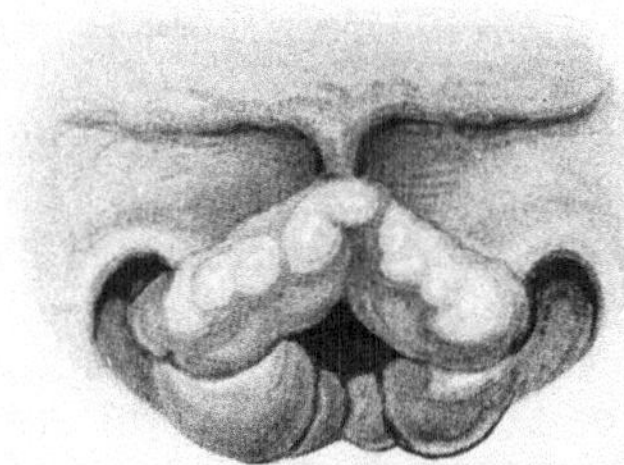

Abb. 8. „Dachgiebelartige" Epiglottis; kugelförmige Infiltrate der Plic. aryepiglott. (Nach BERGENGRÜN.)

Ränder zum Teil ihrer scharfen Konturen beraubt. Dazu tritt infolge der fortschreitenden Infiltration eine Schwellung und Verdickung, wodurch die Stimmlippen das Aussehen von blaßrosa bis schmutzig-braunroten Strängen erhalten. Jetzt sind auch die Stimmbandränder wieder glatter und runder geworden, sofern sie nicht durch die in manchen Fällen hinzutretende Geschwulstbildung wieder eine mehr flach-kugelige, gewellte Kontur annehmen; zuweilen findet man auch Knoten auf der infiltrierten Oberfläche der hinteren Stimmbandabschnitte sowie über den Processus vocales in Form papillomähnlicher Excrescenzen (BERGENGRÜN). Daß infolge der geschilderten Veränderungen auch die *Stimmbandbewegungen* leiden können, ist ohne weiteres verständlich; Paresen und Fixationen der Stimmbänder sind ein ziemlich häufiger Befund.

Seltener als die Stimmlippen scheinen die *Taschenbänder* zu erkranken. Sie sind entweder durch die Infiltration diffus verdickt und stellen dann ein blaßgelbes, wachsartiges Polster dar, oder sie erhalten durch prominierende Knoten eine unebene Oberfläche. Gelegentlich findet man das ganze Taschenband in einen dicken, höckrigen Wulst umgewandelt, der das darunter gelegene Stimmband vollständig verdeckt; in anderen Fällen verschmelzen wahre und falsche Stimmlippen zu einem einzigen starren Knotenkonvolut, das die Stimmritze außerordentlich verengen und namentlich in Gemeinschaft mit den geschilderten infiltrativen Vorgängen an anderen Larynxteilen zu überaus bedrohlichen *Stenosen* führen kann.

Es ist ohne weiteres klar, daß auch der *Sinus Morgagni* vom Taschenband aus in den Prozeß mit einbezogen werden kann; häufig wird der Zugang zum Ventrikel nicht mehr zu erkennen sein. Danielssen und Boeck fanden die Morgagnischen Taschen von „tuberkulösen Massen erfüllt" und Bergengrün sah an einem Präparat in der Mitte der seitlichen Ventrikelwand — etwa wie das Auge zwischen seinen Lidern gelagert — einen erbsengroßen Tumor.

Die *Subglottis* zeigt, wo man sie zu Gesicht bekommt, häufig eine diffus infiltrierte und verdickte Schleimhaut, die in seltenen Fällen mit vereinzelten Knoten oder Knotenkonvoluten besetzt sein kann (Bergengrün); diese subchordalen Veränderungen geben naturgemäß zu bisweilen sehr hochgradigen stenotischen Erscheinungen Veranlassung.

c) Auch im Larynx können die Infiltrate und Knoten zerfallen und in *Geschwüre* übergehen, doch scheint das im allgemeinen ein nicht zu häufiges Vorkommnis zu sein. Denn einzelne Autoren (Schrötter, Sokolowsky und Blohmke) haben Larynxulcera überhaupt nicht, andere (de la Sota, Masini, Gerber, Dorendorf) nur ganz vereinzelt angetroffen. Augenscheinlich liegen hier die Verhältnisse ähnlich, wie bei der Rachenlepra: ein Teil der Infiltrate kann jahrelang unverändert bestehen bleiben, ein anderer Teil geht direkt, ohne erst geschwürig zu zerfallen, in das Narbenstadium über und bei einer dritten Quote kommt es zwar zur Ulceration, die aber sehr rasch wieder abheilt.

Die leprösen Geschwüre können in Form von oberflächlichen, flachen Erosionen auftreten, die schnell vernarben oder aber zuweilen miteinander konfluieren und große Abschnitte der Kehlkopfschleimhaut in eine schmutziggraue, ulceröse Fläche verwandeln, die unter Umständen bis in die Bronchien hinabreichen kann (Bergengrün). In anderen Fällen führt der meist im Zentrum des Knotens oder Knotenkonvoluts beginnende Zerfall zu tiefen, kraterförmigen Geschwüren mit infiltrierten, höckrigen Rändern und weißem oder mißfarbigem, schmutziggrauem Grunde. Weiter in die Tiefe dringend können diese Ulcera auf Perichondrium und Knorpel übergreifen und größere Abschnitte der befallenen Teile, insbesondere der Epiglottis zerstören. Es gibt wohl kaum eine Stelle der Kehlkopfschleimhaut, die nicht gelegentlich vom Ulcerationsprozeß befallen werden kann; am häufigsten findet man die Geschwüre an der *Epiglottis*, und zwar mehr an ihrer lingualen Fläche, ferner anden *Aryknorpeln* und auch an den *Stimmbändern*, die sich dann als ein einziges, langgestrecktes Ulcus präsentieren können.

d) Wie die Rachengeschwüre zeigen auch die Larynxulcera im allgemeinen eine deutliche Neigung zu rascher Heilung und zu ausgedehnter *Narbenbildung*; daneben können auch hier die Knoten und Infiltrate unter Umgehung des ulcerativen Stadiums sich direkt in Narbengewebe umwandeln. Die so entstandenen Narben zeigen große Ähnlichkeit mit den Schleimhautnarben des Rachens. Sie sind glänzendweiß, strahlig und durchaus *anästhetisch*. Durch Narbenzug und durch Verwachsung können nun die durch den Infiltrationsprozeß bereits angebahnten Deformierungen des Kehlkopfs noch erheblich vermehrt und verstärkt werden. So ist die Epiglottis häufig nur noch in narbig verzerrten und verkrüppelten, zuweilen halskrausenartigen Resten vorhanden; der Zungengrund kann mit dem Kehldeckel fest verlötet sein (Bergmann) oder die Stimm- und Taschenbänder sind nebst Morgagnischen Ventrikeln in einem derben, weißen Narbengewebe aufgegangen, das auch nicht eine annähernde Differenzierung der einzelnen Teile möglich macht. In anderen Fällen kommt es zur *Verwachsung* zwischen beiden Stimmbändern, so daß die Rima glottidis sich nur noch als kleines Loch präsentiert, durch das die Atmungsluft mit Mühe hindurchstreicht (Hansen und Looft). *Membranbildung* oberhalb und unterhalb der Stimmbänder (Glück, Schrötter) kann ebenfalls zu mehr oder weniger bedrohlichen Symptomen Veranlassung geben. Zieht man noch in Betracht,

daß neben diesen terminalen Manifestationen des leprösen Larynxprozesses
sehr häufig auch die früheren Phasen — wie Infiltration, Knotenbildung und
Ulceration — *gleichzeitig* vorhanden sind, so ist es verständlich, daß man schließlich eine *formlose Masse* vor sich haben kann, die kaum noch eine Ähnlichkeit
mit dem Larynx aufweist. Die „Entstellung des Organs geht oft so weit, daß
nur Gewohnheit und die Kenntnis der Topographie uns sagen können: das
seltsame Ding, welches wir da im Spiegel sehen, soll wirklich einen menschlichen Kehlkopf vorstellen" (BERGENGRÜN).

Es ist klar, daß die geschilderten weitgehenden Veränderungen auch schwere
funktionelle Störungen im Gefolge haben können; sie kommen namentlich in
einer Änderung des *normalen Stimmklanges* sowie in der *Behinderung der Atmung*
zum Ausdruck. Zu den schon erwähnten katarrhalischen Symptomen des
initialen Stadiums tritt zunächst ein leichtes „*Belegtsein*" (LELOIR) der Stimme;
bald wird sie jedoch infolge der jetzt einsetzenden Infiltration rauh, klanglos
und *heiser*, um beim Weitergreifen des Infiltrationsprozesses, dem Hinzutreten
von Geschwüren oder von narbigen Verwachsungen einer vollständigen *Aphonie*
Platz zu machen. Die heisere Stimme der Leprösen, die „*Vox rauca*" galt ja
schon von jeher als eines der wichtigsten Zeichen des Aussatzes. Vielfach sind
auch eigentümliche Änderungen in der Klangfarbe der Stimme beobachtet
worden. Abgesehen von einer häufiger anzutreffenden *Rhinolalia clausa* als
Folge der schon frühzeitig einsetzenden Nasenverlegung, ist der Stimmklang
in einzelnen Fällen schrill, krächzend, krähend (BERGENGRÜN) oder bellend
(LELOIR). Manche Lepröse bewegen sich beim Sprechen in den höchsten Lagen
des Falsettregisters, so daß die Stimme einen auffallend übertriebenen, piepsenden
Klang erhält (WACHSMUTH, GLÜCK, SOKOLOWSKY und BLOHMKE); bei solchen
Kranken kann der Stimmklang vollkommen normal werden, wenn beim Laryngo-
skopieren die Zunge herausgezogen wird (SOKOLOWSKY und BLOHMKE).

Weit ernster als die Stimmstörungen sind naturgemäß die *stenotischen
Erscheinungen* zu bewerten. Solange die Infiltrate und Knoten sich in der
Hauptsache auf den Kehlkopfeingang beschränken, pflegen die Respirationsbeschwerden nur gering zu sein; jedenfalls kann man häufig bei Kranken,
die im Kehlkopfspiegel enorme Knotenbildung an der Epiglottis und am Aditus
laryngis aufweisen, eine annähernd ruhige und normale Atmung vorfinden.
Erst wenn der Prozeß mehr nach der Tiefe in die Gegend der Taschen- und
Stimmbänder hinabsteigt und auf die Subglottis übergreift, kommt es zu
schweren Stenosenerscheinungen, die für den Kranken zu einer Quelle furchtbarster Leiden werden können. Andererseits gibt es Lepröse, die trotz nachweisbarer hochgradiger Kehlkopfstenose kaum unter der Atemnot zu leiden
haben. Offenbar ist in solchen Fällen der Prozeß ganz besonders langsam fort-
geschritten, so daß die Kranken Zeit hatten, sich diesem Zustande anzupassen
und ihre Atmung nach dem jeweilig zur Verfügung stehenden Lumen zu regulieren.
Immerhin sind das seltenere Fälle; im allgemeinen werden mit der zunehmenden
Stenosierung neben den Qualen auch die Gefahren wachsen. Die Dyspnoe pflegt
namentlich nachts besonders bedrohlich zu werden und kann zuweilen auch
nach wenig beschleunigter Bewegung zu Suffokationserscheinungen mit Cyanose,
Schwindel und Verlust des Bewußtseins führen (LELOIR). Oft genügt bei hochgradigen Stenosen schon ein Tröpfchen Schleim, ein abgestoßener Epithelfetzen oder ein winziges Speiseteilchen um einen schweren Erstickungsanfall
hervorzurufen. Besonders gefährdet sind solche Kranken durch sog. frische
„Schübe", die neben neuen Knoteneruptionen auf der Haut sehr häufig ausgedehnte akute Schwellungen im Kehlkopf verursachen, so daß nicht selten
nur die eiligst vorgenommene *Tracheotomie* den Erstickungstod verhindern
kann; in manchen Fällen wird aber auch diese das Leben nicht mehr retten

können. Trägt der Kranke einmal die Kanüle, so pflegt er sie bis zu seinem Tode zu behalten. Nach dem Eingriff zeigen die Infiltrate und Knoten zuweilen eine deutliche Neigung zur Rückbildung; wahrscheinlich wirkt hier die Ruhigstellung des Kehlkopfes in ähnlich günstiger Weise, wie bei anderen Infiltrationsprozessen, so bei der Tuberkulose.

Auch sonst gibt es glücklicherweise eine Reihe von Fällen, in denen das terminale Stadium nicht in die erwähnten qualvollen und bedrohlichen Erscheinungen ausläuft, sondern wo der Rückbildungsprozeß zu deutlichen Besserungen der objektiven und subjektiven Symptome führt. Diese Beobachtung konnte beispielsweise bei der letzten Durchuntersuchung der Kranken des Memeler Leprosoriums gemacht werden (Sokolowsky und Blohmke): bei keinem einzigen Leprösen waren irgendwelche stenotischen Erscheinungen nachzuweisen. Ein Lepröser, der jahrelang mit der typischen Vox rauca behaftet und teilweise vollkommen aphonisch gewesen war, hatte sogar seine *vollkommen klare* Stimme wieder erlangt. Ähnliche Besserungen sind übrigens ganz vereinzelt auch von Bergengrün und Leloir beobachtet worden. Immerhin scheint das ein recht seltenes Vorkommnis zu sein; v. Bergmann z. B. betont ausdrücklich, daß auch bei günstigster Schrumpfung und Rückbildung der Infiltrate die Vox rauca dennoch fürs Leben bestehen bleibt. — Daß gelegentlich auch ganz hochgradige Stenosen rückbildungsfähig sind, hatte v. Bergmann zu beobachten Gelegenheit: Eine Kranke, die sich zur Tracheotomie nicht entschließen konnte und für die zwei Jahre lang die Kanüle parat gehalten wurde, verlor schließlich ganz von selbst vollständig und dauernd ihre Respirationsbeschwerden. Eine Garantie, daß auch solche, anscheinend gutartig verlaufenden Fälle, nicht gelegentlich wieder erhebliche Verschlimmerungen erfahren, ist damit natürlich in keiner Weise gegeben.

Viel seltener und später als der Larynx und stets nur im Anschluß an die Kehlkopferkrankung wird die *Luftröhre* vom leprösen Prozeß befallen. In Anbetracht der hochgradigen Veränderungen, die der Larynx häufig in den vorgeschrittenen Fällen zeigt, wird man die Trachea beim Spiegeln recht selten zu Gesicht bekommen. Immerhin ist es Kobler bei einem Kranken der Glückschen Abteilung gelungen, eine *Lepra tracheae* laryngoskopisch festzustellen. Er fand ganz oben in der Trachea eine „polypöse Verdickung", darunter ein Geschwür und in der Tiefe „narbige Verengerungen".

Im übrigen verdanken wir unsere sonstigen Kenntnisse des leprösen Prozesses in der Luftröhre fast ausschließlich Sektionsbefunden. Danach scheint die Trachealschleimhaut ganz ähnlichen Veränderungen unterworfen zu sein, wie die Schleimhaut in den übrigen Abschnitten der oberen Luftwege; auch in der Trachea sind alle bekannten Formen der leprösen Affektion — diffuse Infiltrate, Knoten, Geschwüre und Narben — anzutreffen. Bergengrün berichtet von ausgedehnten Infiltrationen, die das ganze Trachealrohr wie mit einer Tapete auskleiden und sich bis in die feinsten Bronchiolen hinein erstrecken können; das abgeschülferte Epithel darüber vermengt sich mit dem Bronchialsekret zu einer schmutzigen, grauen, breiigen Schmiere, die den Larynx sowie die Trachea mit ihren Verzweigungen bedeckt und die die hauptsächlichste Ursache für den spezifischen *Fötor* der Leprösen abgeben soll.

Da die Laryngitis leprosa meistens später in Erscheinung zu treten pflegt, als die Erkrankung der Nase und des Rachens, so werden im Zeitpunkt ihres Auftretens fast stets schon sehr ausgedehnte und unverkennbare Äußerungen des Aussatzes auf den Hautdecken zu finden sein. Schon aus diesem Grunde dürfte die *Diagnose* der Larynxlepra kaum zu verfehlen sein. Differentialdiagnostisch kann in erster Linie der *Lupus* eine gewisse Rolle spielen. Namentlich das kleinknötchenförmige Infiltrat führt gelegentlich zu Bildern, die denen bei Lupus laryngis überaus ähnlich sind (Abb. 7). Mit *Lues* können wohl gelegentlich manche Ulcera sowie gewisse durch diffuse Infiltration bzw. Narbenbildung verursachte Deformierungen am Aditus laryngis, insbesondere an der Epiglottis verwechselt werden. Der ungemein langwierige Verlauf, das gleichzeitige Vorhandensein anderer Stadien und Formen des leprösen Prozesses sowie die fast stets nachweisbare Anästhesie werden zugunsten der Lepra entscheiden. Letzten Endes wird auch hier die bakterioskopische Untersuchung in den wenigen noch zweifelhaften Fällen mühelos die Diagnose sichern.

D. Prognose.

Die Prognose bei der Lepra der oberen Luftwege ist mit Rücksicht auf den meist ungünstigen Verlauf der Allgemeinerkrankung naturgemäß *schlecht*. Es kommen wohl lange Remissionspausen vor, es sind auch von zuverlässigen Autoren vollständige Heilungen — teils ohne Behandlung, teils unter dem Einfluß therapeutischer Maßnahmen — beobachtet worden. Aber bei einer so exquisit chronisch verlaufenden Krankheit wie der Lepra, besitzen wir tatsächlich kein absolut sicheres Kriterium für eine vollständige Heilung. Es ist daher wohl auch richtiger und korrekter, in solchen Fällen nur von einem *Stillstand* der Krankheit zu sprechen (DEYCKE). Auch die lokalen Erscheinungen können, wie wir gesehen haben, gelegentlich vollkommen schwinden; meistens pflegen aber nach einiger Zeit *Rezidive* aufzutreten. Die größte Bedeutung wird in prognostischer Beziehung der *Laryngitis leprosa* beizumessen sein; es muß dabei, um Wiederholungen zu vermeiden, auf das bei der Symptomatologie der Larynxlepra Gesagte hingewiesen werden. Immerhin ist hervorzuheben, daß die Zahl der Leprösen, die an Erstickung zugrunde geht, gering zu nennen ist im Vergleich zu der häufigen Beteiligung des Kehlkopfes am leprösen Prozeß.

Im allgemeinen leben die Kranken der tuberösen Form 8—10 Jahre, die der anästhetischen Form 9—12 Jahre; jedoch sind vielfach weit längere Krankheitsdauern — bis zu 30 und 40 Jahren — beobachtet worden. Der Tod erfolgt entweder infolge allgemeiner Kachexie oder durch Komplikation mit interkurrenten Krankheiten. In dieser Beziehung spielt die *Tuberkulose* — namentlich für die nordischen Länder — eine wichtige Rolle, während in den Tropen häufig *Malaria* und *Dysenterie* dem Leprakranken verhängnisvoll werden.

E. Therapie.

Die therapeutischen Maßnahmen lassen sich zwanglos in *allgemeine* und *lokale* trennen.

a) Es ist hier natürlich nicht der Ort, um auch nur annähernd die *unzähligen* Mittel zu erwähnen, die jemals gegen den Aussatz in Anwendung gekommen sind. Ebensowenig kann an dieser Stelle auf die gewiß sehr wichtigen *klimatischen*, *diätetischen* und *physikalischen* Maßnahmen eingegangen werden. Andererseits ist aber eine sachgemäße Therapie der leprösen Erkrankung der oberen Luftwege ohne eine gleichzeitige Allgemeinbehandlung undenkbar; es sollen also wenigstens die beiden Mittel bzw. Methoden erwähnt werden, die nach den Erfahrungen der letzten Zeit die meiste Aussicht auf Erfolg zu haben scheinen. Von den empfohlenen *Medikamenten* steht das *Chaulmoograöl* an erster Stelle, das am besten aus den Früchten von Taractogenos Kurzii Warburg und nicht — wie bisher vielfach angenommen wurde — von Gynocardia odorata gewonnen wird (OLPP). Das Mittel, das früher vorzugsweise innerlich verabreicht bzw.

subcutan oder intramuskulär einverleibt wurde, wird neuerdings auch intravenös mit günstigem Erfolge angewendet. Neben verschiedenen ausländischen Firmen bringt in Deutschland die Firma Bayer & Co. die wirksamen Bestandteile des Chaulmoograöls und zwar als *Antileprol* in den Handel.

Neben der medikamentösen Behandlung scheint auch die moderne *Serumtherapie* berufen zu sein, eine führende Rolle in der Bekämpfung der Lepra zu spielen. Am aussichtsvollsten ist wohl zur Zeit das von Deycke aus Streptothrixleproides-Bacillen gewonnene *Nastin*. Wenn das Mittel auch von vereinzelten Autoren — namentlich von Käyser — abgelehnt wird, so sind andererseits die von Deycke selbst sowie von zahlreichen anderen Autoren mit diesem Serum erzielten Erfolge ganz offensichtliche und in der Tat geeignet, eine immerhin erfreulichere Perspektive bei der Behandlung des Aussatzes zu eröffnen. Das gebrauchsfertige *Nastin B* wird in Ampullen von der Firma Kalle & Co. in den Handel gebracht, die auch eine sämtliche Antigene des Streptothrix leproides enthaltende Vaccine — *Strelopan* — herstellt [1].

b) Gegenüber der Allgemeinbehandlung treten *die lokalen therapeutischen Maßnahmen*, die im großen ganzen nur rein symptomatische sein können, erheblich in den Hintergrund. Gegen die lästige Nasenverstopfung infolge übermäßiger Borkenbildung können zuweilen mit günstigem Erfolge erweichende ölige Medikamente, wie *Paraffinum liquidum* oder *Sodaglycerin* mit nachfolgenden *Nasenspülungen* versucht werden; in vorgeschrittenen Fällen werden diese Maßnahmen zwecklos sein, da dann die ungemein harten Borken — wie wir gesehen haben — überaus fest an der Unterfläche haften. Vor gewaltsamer instrumenteller Entfernung der Krusten muß wegen der Gefahr erheblicher Blutungen gewarnt werden. Bei Verengerung der Nase, die mehr auf Narbenbildung bzw. auf Infiltration beruht, soll nach Bergengrün in manchen Fällen *vorsichtige* Dehnung der Nasengänge vermittels *Bougies* und *Röhren* aus Hartgummi eine Zeitlang Erleichterung verschaffen. Gegen derbe, fibröse, die Nasenatmung sehr stark behindernde Verwachsungen kann naturgemäß mit den üblichen *operativen rhinologischen Methoden* vorgegangen werden.

Die quälende Trockenheit der Nasenschleimhaut sowie die zuweilen sehr schmerzhaften Rhagaden und Schrunden der Lippen werden am besten durch *Salbenapplikation* gelindert. — Die ulcerativen Prozesse in der Mundrachenhöhle zeigen ja im allgemeinen eine große Tendenz zur spontanen Vernarbung und pflegen den Kranken verhältnismäßig selten zu belästigen; in anderen Fällen leisten Ätzungen mit *Argentum nitricum* oder *Chromsäure* gute Dienste und bringen die Geschwüre meistens schnell zur Heilung.

Bei der Larynxlepra sind die Erfolge der lokalen Therapie — wenn wir von der Tracheotomie absehen — womöglich noch kümmerlicher. Durch *Inhalationen* und *Expektorantien* lassen sich weder Heiserkeit noch Atemnot irgendwie erheblich beeinflussen. Das Vorgehen von Mouges, der durch Abtragung eines größeren Stimmbandleproms eine erhebliche Besserung der Aphonie erzielte, dürfte wohl nur in ganz seltenen, dafür besonders geeigneten Fällen nachgeahmt werden können. Bei Erstickungsanfällen sollen *Emetica* zuweilen gute Dienste

---

[1] *Anmerkung bei der Korrektur.* Auf dem schon erwähnten III. Leprakongreß (siehe S. 322, Fußnote 3) wurde von einzelnen Autoren (Gougerot, Pomaret) über ganz besondere Erfolge mit der Arsentherapie, namentlich mit einem Präparat von Pomaret „*éparséno*" („amino-arséno-phénol") berichtet. Der vorzügliche Leprakenner und Präsident des Kongresses, Jeanselme, dämpfte jedoch erheblich den Enthusiasmus der betreffenden Autoren; allerdings fällte er bei dieser Gelegenheit auch ein vernichtendes Urteil über die Wirkung des Chaulmoograöls.

Neuerdings hat Schnaudigel in einem Leprafalle mit dem aus der Tuberkulosetherapie bekannten Goldpräparat *Krysolgan* ausgezeichnete Erfolge gehabt, die wohl einer Nachprüfung an einem größeren Material wert sind.

leisten (HANSEN und LOOFT); MASINI empfiehlt Zerstäubungen von *alkalischen Lösungen* mit *narkotischen Zusätzen*. Im allgemeinen soll jedoch mit der *Tracheotomie* nicht zu lange gezögert werden (BERGENGRÜN). Hat man die Überzeugung gewonnen, daß die quälenden stenotischen Erscheinungen keine Neigung zur Rückbildung zeigen oder gar noch an Intensität zunehmen, so soll man nicht bis zum äußersten warten, sondern durch den Eingriff den Kranken von den furchtbaren Qualen und von der ständigen Erstickungsangst befreien. Gegenüber der ungeheuren Erleichterung, die dem Patienten durch die Wohltat der Tracheotomie zuteil wird, bedeutet es wenig, daß die Kanüle bis ans *Lebensende* getragen werden muß.

Literatur.

ASKANAZY: Die Rolle der Nerven im Lepraprozeß. Verhandl. d. dtsch. pathol. Ges. April 1912. Straßburg. Jena: Gust. Fischer. — BERGENGRÜN (1): Die lepröse Erkrankung der Nase. HEYMANNS Handb. Bd. 3, S. 954. — DERSELBE (2): Lepra des Rachens und des Nasenrachenraums. HEYMANNS Handb. Bd. 2, S. 806. — DERSELBE (3): Die lepröse Erkrankung des Larynx und der Trachea. HEYMANNS Handb. Bd. 1, S. 1241. — DERSELBE (4): Ein Beitrag zur Kenntnis der Kehlkopflepra. Arch. f. Laryngol. u. Rhinol. Bd. 2, S. 15. 1895. — DERSELBE (5): Zwei weitere Fälle von Kehlkopflepra. Arch. f. Laryngol. u. Rhinol. Bd. 2, S. 250. 1895. — DERSELBE (6): Über den Sitz der Leprabacillen in der Atmungsschleimhaut insonderheit des Kehlkopfes und der Luftröhre des Menschen. Mitteil. u. Verhandl. d. internat. wiss. Leprakonferenz zu Berlin, Oktober 1897. Berlin: Aug. Hirschwald 1897. — v. BERGMANN, A.: Die Lepra. Stuttgart: Ferdinand Enke 1897. — BERGER: Kasuistischer Beitrag zur Lepra mit besonderer Berücksichtigung dieser Krankheit in der Mund- und Rachenhöhle. Inaug.-Diss. Königsberg i. Pr. — BLAU, L.: Lepra der oberen Luftwege. Russkaja otolaringologija 1926. Nr. 1 und 2. Ref.: Zentralbl. f. Hals-, Nasen- u. Ohrenheilk. Bd. 9, S. 608. — BLOCH, A. et BARANGER: Un cas de lèpre des voies respiratoires supérieures. Ann. des maladies de l'oreille, du larynx etc. 1925. H. 8, p. 44. Ref.: Zentralbl. f. Hals-, Nasen- u. Ohrenheilk. Bd. 8, S. 437. — COHN, G.: Die oberen Luftwege bei den Leprösen des Memeler Lepraheims. Zeitschr. f. Laryngol., Rhinol. u. ihre Grenzgeb. Bd. 3, S. 341. — DANIELSSEN et BOECK: Traité de la Spedalskhed ou eléphantiasis des grecs. Paris 1848. — DEYCKE, G.: Die Lepra. Handb. v. KRAUS-BRUGSCH. Bd. 2, S. 469. — DONADEI, G.: A proposito di un caso di lebbra. Valsalva. Vol. 1, H. 10. 1925. Ref.: Zentralbl. f. Hals-, Nasen- u. Ohrenheilk. Bd. 8, S. 460. — DORENDORF, H.: Ein Beitrag zur Lepra der oberen Luftwege. Arch. f. Laryngol. u. Rhinol. Bd. 16, S. 71. 1904. — FELIX: Lepra der Nase, des Pharynx und des Larynx. Ref.: Monatsh. f. prakt. Dermatol. Bd. 30. — GERBER, P.: Beiträge zur Kenntnis der Lepra der oberen Luftwege und der Verbreitung der Leprabacillen. Arch. f. Laryngol. u. Rhinol. Bd. 12, H. 1. — GLÜCK, L.: Die Lepra der oberen Atmungs- und Verdauungswege. Mitt. u. Verhandl. d. internat. wiss. Leprakonferenz zu Berlin. Oktober 1897. Berlin: Aug. Hirschwald 1897. — GOLDSCHMIDT: Die Lepra auf Madeira. Berl. klin. Wochenschr. Bd. 21, S. 205. 1884. — HANSEN: Bacillus leprae. VIRCHOWS Arch. f. pathol. Anat. u. Physiol. Bd. 79. — HANSEN und LOOFT: Die Lepra vom klinischen und pathologisch-anatomischen Standpunkt. Kassel 1891. S. 4. — HENSLER, Ph. G. Dr.: Vom abendländischen Aussatze im Mittelalter nebst einem Beitrag zur Kenntnis und Geschichte des Aussatzes. Hamburg 1790. — HESS: Über die Lepra der oberen Respirationsorgane. Zeitschr. f. Laryngol., Rhinol. u. ihre Grenzgeb. Bd. 12, S. 447. — HILLIS, J.: Die Veränderungen im Halse bei Lepra. Ref.: Internat. Zentralbl. f. Laryngol. u. Rhinol. Jg. 7, H. 9. 1891. — HOLLMANN, H. T.: Augen-, Ohren-, Nasen- und Halskrankheiten bei an Lepra leidenden Personen. New York med. journ. a. med. record. 26. Oktober 1907. Ref.: Internat. Zentralbl. f. Laryngologie u. Rhinol. 1908. Jg. 24. — HUDELO et PIERROT: Gomme du dos du nez à bacilles de HANSEN au cours d'une lèpre tuberculeuse. Bull. de la soc. franç. de dermatol. et de syphiligr. 1924. Nr. 7. Ref.: Zentralbl. f. Hals-, Nasen- u. Ohrenheilk. Bd. 7, S. 55. — JEANSELME et LAURENS: Des localisations de la lèpre sur le nez, la gorge et le larynx. Mitt. u. Verhandl. d. internat. wiss. Leprakonferenz zu Berlin. Oktober 1897. Berlin: August Hirschwald 1897. — IMPEY, A.: Handbook on Leprosy. London 1896. — KAPOSI und HEBRA: Lehrb. d. Hautkrankh. Bd. 2. Stuttgart 1876. — KÄYSER: Über Ätiologie, Prophylaxis und Therapie der Lepra. Dermatol. Wochenschrift Bd. 58, S. 621. 1914. — KÜMMEL und v. MIKULICZ: Die Krankheiten des Mundes. 4. Aufl. Jena: Gustav Fischer 1922. — LASSAR, O.: Mitt. u. Verhandl. d. internal. wiss. Leprakonferenz zu Berlin. Oktober 1897. Bd. 2, S. 59. Berlin: August Hirschwald 1897. — LELOIR, H.: Traité pratique et théorique de la lèpre. Paris 1886. — LIMA und DE MELLO: Über das Vorkommen der einzelnen Lepraformen sowie die Erscheinungen an Augen, Nase und Ohren. Aus dem Portugiesischen übersetzt von Dr. LUTZ. Monatsh. f. prakt.

Dermatol. Bd. 6, Nr. 13 u. 14. 1887. — Masini (1): Beitrag zum Studium der pathologischen Anatomie der Kehlkopflepra. Boll. d. malatt. dell' orecchio della gola e del naso. 1884. Nr. 6. Ref.: Internat. Zentralbl. f. Laryngol., Rhinol. usw. Bd. 1, S. 292. — Derselbe (2): Beitrag zum Studium der Kehlkopflepra. Arch. ital. di laringol. Fasc. 1. 1885. Ref.: Internat. Zentralbl. f. Laryngol., Rhinol. usw. Bd. 2, S. 456. — Mikulicz und Michelson: Atlas der Krankheiten der Mund- und Rachenhöhle. Taf. 25, Abb. 1 u. Taf. 26, Abb. 3. Berlin: August Hirschwald 1891. — Miró, Carboneli, Julio: Die Albuminoreaktion des Nasenschleimes als Frühsymptom der Lepra. Med. ibera Bd. 18, Nr. 366. 1924. Ref.: Zentralbl. f. Hals-, Nasen- u. Ohrenheilk. Bd. 7, S. 486. — Mouges: Leprome laryngé. Le Larynx. Jan. 1910. Nr. 1. Ref.: Internat. Zentralbl. f. Laryngol., Rhinol. usw. Bd. 27. 1911. — Muratta: Diskussionsbemerkung in der Jahresvers. der japan. oto-laryngol. Ges. v. 2. u. 3. April 1911. Ref.: Internat. Zentralbl. f. Laryngol., Rhinol. usw. Jg. 28. 1912. — Neisser (1): Histologische und bakteriologische Leprauntersuchungen. Virchows Arch. f. pathol. Anat. u. Physiol. Bd. 103.. — Derselbe (2): Lepra. Ziemssens Handb. Bd. 14, S. 620. — Olpp: Moderne Behandlung der Lepra mit Chaulmoograderivaten. Klin. Wochenschrift. Jg. 1, Nr. 47, S. 2337. — Onodi, A.: Lepra der oberen Luftwege. Arch. f. Ohren-, Nasen- u. Kehlkopfheilk. Bd. 99, S. 29. 1916. — Petersen: Über die Initialerscheinungen der Lepra. Mitt. u. Verhandl. d. internat. wiss. Leprakonferenz zu Berlin. Oktober 1897. Berlin: Aug. Hirschwald 1897. — Rikli: Beiträge zur pathologischen Anatomie der Lepra. Virchows Arch. f. pathol. Anat. u. Physiol. Bd. 129. H. 1. — Schäffer: Über die Verbreitung der Leprabacillen von den oberen Luftwegen aus. Arch. f. Dermatol. u. Syphilis. Bd. 44, S. 159. 1898. — Schnaudigel, O.: Ein Beitrag zur Therapie der Uveitis leprosa. Münch. med. Wochenschr. 1923, Nr. 32, S. 1047. — v. Schrötter: Vorlesungen über die Krankheiten des Kehlkopfes. Wien 1892. — v. Schrötter, H.: Contribution à l'étude de la lèpre en Palestine. Verhandl. d. III. internat. Leprakonferenz. Straßburg, Juli 1923. — Sokolowsky: Beitrag zur pathologischen Anatomie der Lepra. Virchows Arch. f. pathol. Anat. u. Physiol. Bd. 159. — Sokolowsky und Blohmke: Die Lepra der oberen Luftwege und des Ohres. Zeitschr. f. Laryngol., Rhinol. u. ihre Grenzgeb. Bd. 11, H. 5, S. 254. — de la Sota y Lastra: Laryngitis leprosa. Übersetzt von Bergengrün, Dermatol. Zeitschr. von Lassar. Bd. 4, Nr. 2. 1897. — Sticker (1): Mitteilungen über Lepra. Münch. med. Wochenschr. Jg. 44, Nr. 39 u. 40. 1897. — Derselbe (2): Thesen über die Pathogenese der Lepra. Mitt. u. Verhandl. d. internat. wiss. Leprakonferenz zu Berlin. Oktober 1897. Berlin: Aug. Hirschwald 1897. — Uhlenhut und Steffenhagen: Über die Verwendung des Antiformins als Anreicherungsmittel beim bakteriologischen Nachweis der Leprabacillen. Lepra bibl. internat. Bd. 9. — Unna (1): Wo liegen die Leprabacillen? Dtsch. med. Wochenschr. 1886. S. 123. — Derselbe (2): Die Bacillenklumpen der Leprahaut sind keine Zellen. Virchows Arch. f. pathol. Anat. u. Physiol. Bd. 103, S. 553. — Derselbe (3): Färbung der Leprabacillen. Zur Histologie der leprösen Haut. Monatsh. f. prakt. Dermatol. 1895. — Verhandlungen der III. Internat. Leprakonferenz, Juli 1923 in Straßburg. — Virchow, R. (1): Die krankhaften Geschwülste. Berlin 1863. — Derselbe (2): Demonstration von Lepra laryngis. Berl. klin. Wochenschr. 1885. Nr. 12. — Werner: Untersuchungen über Lepra an Kranken der Leproserie in Bagamoyo. Arch. f. Schiffs- u. Tropenhyg. 1902. — White-Richardson: A deceptive case of leprosy. Lepra bibl. internat. Vol. 8. — Zwillinger und Läufer: Beitrag zur Kenntnis der Lepra der Nase, des Rachens und des Kehlkopfes. Wien. med. Wochenschr. 1888. Nr. 26 u. 27.

10. Das Sklerom.

Von

Hermann Streit - Königsberg i. Pr.

Mit 32 Abbildungen.

Geschichtliches.

Unter dem Namen Rhinosklerom beschrieb Hebra im Jahre 1870 eine neue Krankheit, die er mit klassischen Worten so schildert: „Man stelle sich eine derbe, syphilitische Sklerose des Praeputium penis in optima forma vor und transplantiere dieselbe in Gedanken auf die Gebilde der äußeren Nase". Dieser Beschreibung, welche für die äußeren Fälle der Erkrankung voll und ganz zutrifft, braucht man kaum etwas hinzuzufügen, um das Leiden in seiner ausgeprägten, die Oberfläche der Nase betreffenden Form klar und deutlich vor Augen zu haben. HEBRA verfügte zur Zeit seiner ersten Publikation über 9 Fälle, die er im Laufe der Jahre beobachtet hatte. Als Charakteristicum der Krankheit gab HEBRA an, daß seinen Erfahrungen nach das neugebildete Rhinoskleromgewebe außerordentlich hart sei, sich sehr langsam fortentwickele, nicht zerfalle; selbst bei jahrelangem Bestehen scheinen besondere Gefahren für den Organismus sich nicht bemerkbar zu machen. Die erste eingehende histologische Beschreibung der neuen Erkrankung verdanken wir KAPOSI. Nach ihm handele es sich um eine stark ausgesprochene Infiltration von Zellen, die kleiner zu sein pflegen, als es in der Regel die Granulationszellen sind, welche wir bei akut oder chronisch entzündetem Hautgewebe antreffen. Die Krankheit befalle nicht nur die äußeren Partien der Haut, sondern auch die Schleimhaut. Nach HEBRA-KAPOSI steht das Rhinosklerom pathologisch-anatomisch am allernächsten einer Art des kleinzelligen oder Granulationssarkoms (VIRCHOW-BILLROTH). In der Sitzung der K. K. Gesellschaft der Ärzte in Wien vom 11. 2. 1870 gaben WEINLECHNER, PITHA und HOFMOKL an, einzelne Fälle schon vorher gesehen, sie jedoch nicht als neue Krankheit gedeutet zu haben. GEBER vertritt in einer im Jahre 1872 erschienenen Arbeit die Ansicht, daß das Rhinosklerom auf einer durch einen *chronisch entzündlichen Reiz* hervorgerufenen diffusen Infiltration der Mucosa und Submucosa beruhe.

Von einschneidenster Bedeutung für die Skleromforschung wurde die im Jahre 1876 erschienene Arbeit von MIKULICZ. Nach ihm ist das Rhinosklerom ein außerordentlich langsam verlaufender Entzündungsprozeß, der mit einer kleinzelligen Infiltration des ergriffenen Gewebes beginnt, die normalen Elemente desselben allmählich schwinden macht und, ohne zum Zerfall des infiltrierten Gewebes zu führen, in der Bildung eines bald mehr, bald weniger festen schrumpfenden Bindegewebes seinen Abschluß findet. Die Zellen des Granulationsgewebes scheinen nach MIKULICZ zwei ganz verschiedene Veränderungen einzugehen. Die einen quellen auf, ihr Protoplasma und ihre Konturen werden wenig sichbar, ihr Kern verschwindet entweder ganz, oder ist ebenfalls aufgequollen und kaum wahrnehmbar. Die Größe der Zellen erreicht einen so hohen Grad, daß ihr Durchmesser auf das 3—4fache anwachsen kann. Die zweite Partie der Zellen wird spindelförmig und wandelt sich in Bindegewebe um. MIKULICZ nimmt an, daß ein Teil der Rundzellen sich in Fettzellen umwandeln könne. Entgegen der Ansicht von HEBRA-KAPOSI gibt er an, daß seiner Ansicht nach doch wohl konstitutionelle, vielleicht ererbte Syphilis dem Rhinosklerom zugrunde liegen könne. Der grundlegenden Bedeutung der von ihm zuerst beschriebenen, stark geblähten eigentümlichen Zellgattung scheint sich MIKULICZ selbst, wenigstens in seiner ersten Arbeit, noch nicht bewußt gewesen zu sein. In seiner Auffassung, daß die Grundlage des Rhinoskleroms vielleicht doch Syphilis sein könne, findet er sich in bemerkbarem Widerspruch zu HEBRA-KAPOSI, die dieses Fundament ausdrücklich ablehnen. In *dieser* Beziehung bedeutet die MIKULICZsche Ansicht einen bemerkenswerten Rückschritt zu der alten Auffassung von HEBRA-KAPOSI, nach der wir es mit einer wohl charakterisierten Krankheit sui generis zu tun haben.

GANGHOFNER verdanken wir die Erkenntnis, daß die Erscheinungen bei Rhinosklerom nur an der Schleimhaut auch *ohne* charakteristische Veränderungen der äußeren Nase, einhergehen können.

Die Ätiologie des Leidens scheint durch die Entdeckung von v. FRISCH aufgeklärt, welcher im Jahre 1882 im erkrankten Gewebe, und zwar bei sämtlichen von ihm beobachteten Fällen, Bakterien vorfand. Den gleichen Befund wie v. FRISCH erhob PELLIZARI, unabhängig von dem ersten Autor, doch etwas später wie derselbe.

Von besonderer Bedeutung für die Kenntnis des Skleroms wurden in der Folgezeit die Arbeiten von Cornil und Alvarez, Chiari und Riehl, Paltauf und v. Eiselsberg aus den Jahren 1885 und 1886, und zwar sowohl in histologischer wie klinischer Hinsicht. Dittrich hob den überragenden diagnostischen Wert der von Mikulicz entdeckten geblähten Zellen scharf hervor und forderte als notwendiges Postulat für die histologische Diagnose des Rhinoskleroms unter allen Umständen den Nachweis eben dieser Mikuliczschen Zellen. Die Sklerombacillen dürften seiner Ansicht nach die Erreger des Rhinoskleroms sein.

Wolkowitsch, der zum erstenmal Gelegenheit hatte, an einer ziemlich großen Reihe von Beobachtungen diese Krankheit zu studieren, kam zu der Ansicht, daß der zuerst in der Literatur von Hebra eingeführte Name „Rhinosklerom" nicht vollkommen das Wesen der Krankheit erfasse, da es eine beträchtliche Anzahl von Fällen gebe, bei denen die krankhaften Veränderungen nicht an der Nase säßen. Er ist deshalb für Fallenlassen des Namens Rhinosklerom und schlägt die Bezeichnung „Scleroma respiratorium" vor.

Aus eben denselben Erwägungen heraus hatte schon Köbner im Jahre 1885 auf Grund von etwa 40 publizierten Fällen aus der Literatur und 6 eigenen die Bezeichnung Rhino-Pharyngosklerom vorgeschlagen.

Der Name „Sklerom" wurde zuerst von Ganghofner gebraucht. Er hat allmählich in der Literatur Eingang gefunden und es empfiehlt sich aus den vorher erwähnten Gründen, die Bezeichnung „Rhinosklerom" trotz aller historischen und anderer Gründe, welche dagegen sprechen mögen, endgültig fallen zu lassen und für die Krankheit den Namen Sklerom allein definitiv anzunehmen. Auch die Bezeichnung „Scleroma respiratorium" umfaßt nicht ganz das Wesen der Krankheit, da, allerdings ziemlich selten, auch andere Organe, die nichts mit dem Respirationstractus zu tun haben, affiziert werden. Der Name der Krankheit hat demnach je nach der Erkenntnis vom Wesen derselben mannigfache Wandlungen durchgemacht von Rhinosklerom über Rhino-Pharyngosklerom und Scleroma respiratorium zu Sklerom.

Chorditis vocalis inferior (Gerhardt). Störksche Blennorrhöe, Ozaena laryngotrachealis (Baginski).

Als durch die Arbeiten von Türck-Czermak in den 50er und 60er Jahren des vorigen Jahrhunderts sich offenbarte, von welcher Bedeutung die Entdeckung des Kehlkopfspiegels vom Jahre 1854 für die Diagnose und Behandlung der Erkrankungen des Larynx und der Luftröhre sei, traten in der Folge schnell neue Krankheitsbilder in Erscheinung, deren Feststellung überhaupt erst durch die neue Methode ermöglicht wurde. So beschrieb Gerhardt im Jahre 1873 eine Erkrankung des subglottischen Raumes, die er „Chorditis vocalis inferior" nannte. Trotzdem Gerhardt in dieser Veröffentlichung einen Fall anführte, der dieses Krankheitsbild darbot und gleichzeitig an Sklerom litt, dachte Gerhardt zunächst nicht daran, daß es sich bei dieser „Chorditis vocalis inferior", wenigstens in einem großen Teil der Fälle, auch um Sklerom handeln könne. Von anderen Autoren wurden die gleichen Beobachtungen gemacht wie sie Gerhardt publiziert hatte. Störk berichtete im Jahre 1874 über eine Reihe von Krankheitsfällen, bei denen es zu einer wulstförmigen Verdickung der Schleimhaut in den vorderen Partien des subglottischen Raumes oder zu ringförmiger Stenose gekommen war. Er bemerkte, daß das Hauptcharakteristicum dieser neuen Krankheit, die er „Chronische Blennorrhöe" benannte, ein eitriger, später trockener Katarrh der Schleimhäute des Respirationstractus sei, welcher in der Nase beginne, daselbst zu Atrophie der Schleimhaut führe und schließlich bis auf den Kehlkopf und die Luftröhre sich herabziehe. Daselbst treten im Gegensatz zu dem atrophischen Stadium in der Nase hyperplastische Schleimhautwucherungen auf, die zu Verengerungen der Glottis führen. Die Trachea wird entweder durch gleichmäßige Verdickung der Luftröhre oder durch Stränge und diaphragmatische Membranen verengt. Diese Krankheit habe keine syphilitische Genese, sie sei kontagiös und über gewisse Gebiete Galiziens, Polens und Bessarabiens verbreitet.

Unter dem Namen Ozaena laryngotrachealis beschrieb BAGINSKI eine ähnliche Affektion, die sich jedoch von der STÖRKschen Blennorrhöe dadurch auszeichnete, daß die charakteristischen Schleimhauthyperplasien im Larynx fehlten. In der Nase fand sich Schwellung und Rötung der Nasenschleimhaut, Verlegung des Meatus nar. inferior.

Als man sich mit dem Wesen des Skleroms mehr und mehr bekannt gemacht hatte und durch Hinzukommen neuer Beobachtungen und Erfahrungen die Gewißheit gewonnen hatte, daß keineswegs die die äußere Nase und ihre Umgebung betreffenden Fälle das Hauptkontingent des Skleroms darstellen, sondern daß diese Krankheit hauptsächlich und *zuerst* die Schleimhaut des Respirationstractus und erst später die äußere Haut befalle, wurde es allmählich klar, daß die „chronische Blennorrhöe STÖRKS" gleichfalls eine, und zwar keineswegs seltene Form des Skleroms sei. Ebenfalls gelangte man zu der Erkenntnis, daß es sich bei den unter dem Namen „Chorditis vocalis inferior" beschriebenen Beobachtungen gleichfalls zum Teil wenigstens um Skleromfälle handle. Besonders den Untersuchungen GANGHOFNERS ist diese Erkenntnis und der dadurch angebahnte Fortschritt in der Skleromforschung zu verdanken. STÖRK selbst schloß sich dieser Ansicht an und auch PIENIÁZEK, der ursprünglich zwischen Larynxsklerom und STÖRKscher Blennorrhöe unterschied, mußte die Identität beider Prozesse anerkennen. Was nun die „Chorditis vocalis inferior" GERHARDTS betrifft, so ist es andererseits zweifellos, daß das soeben Gesagte durchaus nicht auf alle Fälle dieser Krankheit zutrifft. Unter dem gleichen Bilde *können sich* auch Erkrankungen anderer Provenienz verbergen, die nichts mit Sklerom zu tun haben. Bei der BAGINSKISCHEN Ozaena laryngotrachealis muß man, zumal wenn die Fälle aus bekannten Skleromgegenden herstammen, zwar gleichfalls an Sklerom denken, sich jedoch vor Augen halten, daß *diese Ätiologie* für sie nicht selten *nicht* zutrifft.

Bakteriologische Fragen.

Der Sklerombacillus (v. FRISCH) gehört zur Gruppe der Kapselbacillen vom Typ Bacillus pneumoniae Friedländer. Er stellt nach GALLI-VALÉRIO eine Varietät des Friedländerbacillus dar, der sich durch geeignete Daseinsbedingungen umgewandelt hat. In dieselbe Kategorie wie Friedländer- und Sklerombacillus wäre als dritter im Bund noch der sog. Ozaenabacillus (ABEL, LÖWENBERG) zu rechnen. Diese Bacillen sind plumpe, an den Enden abgerundete Stäbchen, die je nach dem Nährboden, auf welchem sie gezüchtet werden, ein recht polymorphes Aussehen haben. Zuweilen findet man in der Kultur um die Bacillen eine deutliche Schleimhülle, zuweilen fehlt dieselbe. Die Bacillen wachsen bereits bei gewöhnlicher Zimmertemperatur, am besten jedoch bei Körperwärme. Im Gelatinestich bilden sie eine charakteristische Nagelkultur. Sie verflüssigen Gelatine nicht. Von Gelatinekulturen gewonnene Bacillen repräsentieren sich als kurze, abgerundete, gewöhnlich mit einem blassen Hof umgebene Stäbchen. Auf Agar bildet sich ein weißlichgrauer, mehr oder weniger opalescierender Belag; derselbe ist bisweilen mehr schleimig,

bisweilen zäh und dickflüssig, so daß es mitunter Mühe macht, die gleichen
Massen in eine Platinöse zu fassen. Im Agarstich findet reichliches Tiefenwachstum unter der Form ungleichartiger Flocken oder Wolken statt. In Glycerinagar bildet sich ein feuchtes, längliches Band, von welchem die Kultur in feinen
Streifen herabfließt. Bisweilen tritt Milchgerinnung ein, bisweilen fehlt dieselbe.
Auf Kartoffeln wachsen die Bacillen als grauweißer Belag. Die Kapselbildung ist
weniger stark ausgesprochen oder fehlt vollkommen, in älteren Kulturen findet
man viele längere Stäbchen und Involutionsformen. In Agar-Gelatine wachsen
weiße, runde, knopfartige, bei Lupenvergrößerung granuliert erscheinende
Kolonien. Bouillon wird gleichmäßig getrübt, desgleichen Peptonwasser. Keine
Indolbildung. Die Bacillen sind völlig unbeweglich, sie bilden nie Sporen.
Mitteilungen über Geißeln usw. sind nicht bestätigt worden.

Das *angeblich verschiedene Aussehen der vorher angeführten drei Kapsel-*
bacillenspezies im Agarwachstum, im Gelatinestich, die Braunfärbung der alten
Kulturen, die bisweilen auftretende Gasbildung bei Kartoffelwachstum, die fehlende
oder vorhandene Koagulierung der Milch, das langsame oder schnelle Wachsen
überhaupt, sind keine Art, sondern Rassenunterschiede; ja einzelne derselben
sind nicht einmal für diesen oder jenen Stamm unter allen Umständen charakteristisch, denn selbst hierin treten bisweilen bemerkenswerte Schwankungen auf.
Durch Tierpassage, durch Veränderung der Wachstumsbedingungen kann man
einen derartigen Polymorphismus heranzüchten, daß von irgendwelchen Unterschieden gar nicht mehr gesprochen werden kann.

Ebenso scheint die differentialdiagnostische Prüfung der Kapselbacillengruppe bezüglich ihres Verhaltens gegenüber den verschiedenen Zuckerarten
bisher keineswegs absolut sichere, allgemein anerkannte Resultate ergeben zu
haben; zum mindesten sind die Ansichten hierüber geteilt. Für die von Kabelik
vertretene Anschauung, daß für den Sklerombacillus charakteristisch sei: Ver-
jährung der Glykose ohne Gasbildung und fehlende Reduzierung von Lackmus
habe *ich* wenigstens eine vollkommene einwandfreie Bestätigung von anderer
Seite nicht finden können. Kabelik benutzte für seine Versuche einen leicht
alkalischen Lackmus-Glykoseagar ($^1/_2$% Agar + Bouillon + 1% Glykose +
Lackmustinktur von Kahlbaum). Mir ist nicht bekannt, ob auch noch von
anderer Seite und mit demselben *absolut* sichern Resultate Versuche mit diesem
Nährboden vorgenommen worden sind. Bei Benutzung von Petruschkischer
Lackmusmolke konnte ich selbst keine sicheren Unterscheidungsmerkmale
zwischen Sklerom- und Friedländerbacillen herausdifferenzieren. Was die
Gasbildung in Zuckerarten betrifft, so trifft nach meinen eigenen Erfahrungen
im *allgemeinen* die Kabeliksche Ansicht zu, indem die meisten Sklceromstämme
entschieden weniger Neigung zur Gasbildung haben als die Friedländerstämme.
Jedoch hatte ich unter meinen Sklceromstämmen auch einige Gasbildner (einer
derselben war ein ganz junger von mir selbst einwandfrei aus der Mitte vom
Sklceromgewebe gezüchteter Stamm). Andererseits können auch Friedländerstämme bisweilen *kein* Gas bilden (Clairmont). Denys und Martin geben an,
daß Friedländerstämme noch lange Zeit dauernder künstlicher Fortzüchtung
das Vermögen der Gasbildung verlieren können. Gerade die Kapselbacillen

---

[1] Da somit anscheinend wesentliche Differenzen bestehen zwischen den alten Arbeiten
und den Kabelikschen Angaben, möchte ich es nicht unterlassen, den mir gegenüber brieflich gemachten, meiner Ansicht nach hauptsächlichsten Einwurf Kabeliks, soweit es sich
im Raum dieses Werkes machen läßt, kurz zu erwähnen. Kabelik gibt an, daß er nur mit
jungen, frisch aus Skleromgewebe gewonnenen Stämmen gearbeitet habe. Ich stimme
Kabelik ohne weiteres zu, daß dieser Umstand wichtig ist, da ja längere Zeit fortgezüchtete
Stämme wie bekannt ihre biologischen Eigenschaften ändern können. Deshalb würde ich es
für zweckmäßig halten, wenn ausgedehnte Kontrollversuche unter diesen Kautelen mit den
Kabelikschen Nährboden gemacht würden.

sind so *ungemein* variable Keime, daß bei Bewertung der biologischen Resultate die allergrößte Vorsicht am Platze ist.

Im Gewebe stellen sich die Bakterien als kurze Stäbchen oder oblonge Kokken dar, die bisweilen in Gruppen zusammenliegen, sich manchmal aber auch in vereinzelten Exemplaren vorfinden. Sie färben sich relativ leicht mit Hämatoxylin (nicht nachfärben mit Eosin), Hämatin- und Anilinfarben. ARÊA LEAO empfiehlt Giemsalösung. SNIJDERS NICOLLEsche Thioninfärbung und das Versilberungsverfahren nach LEVADITI. Über die Färbung der Bacillen nach GRAM sind die Ansichten geteilt. Aus der Kultur gezüchtet, färben sie sich jedenfalls nicht nach GRAM, im Gewebe tritt bei Härtung in Osmiumsäure oder in MÜLLERscher Flüssigkeit Gramfärbung ein (BABES, KRAUS und UHLENHUTH). Bisweilen sieht man die Kapsel mitgefärbt oder aber man kann die Kapsel deutlich von dem in der Mitte ruhenden Bacillus unterscheiden. Zuweilen sieht man mehrere Bacillen anscheinend von einer Schleimhülle umgeben. Ein ziemlich häufig auftretendes Bild ist folgendes: Die Bacillen sind allein gefärbt, stehen jedesmal jedoch so weit auseinander, wie dem Umfang ihrer Schleimhülle entsprechen würde. Die Sklerombacillen lassen sich aus dem erkrankten Gewebe gewöhnlich leicht züchten, indem mit der PRAVAZschen Spritze Gewebsflüssigkeit angesogen wird, oder noch besser nach der VON SCHRÖTTERschen Methode, indem ein Stückchen Skleromgewebe von allen Seiten abgebrannt und dann aus der Mitte desselben abgeimpft wird.

Von *den Methoden der Serodiagnostik* sind unter anderem besonders die Agglutinationsmethode und die Methode der Komplementablenkung nach BORDET-GENGOU vielfach zwecks Differenzierung der Kapselbacillen in Anwendung gebracht worden. Doch sind die Resultate der diesbezüglichen Arbeiten sehr verschieden voneinander. Einzelne Autoren glauben sichere Unterscheidungsmerkmale gefunden zu haben. Die anderen nehmen an, daß dies nicht der Fall sei; sie sind vielmehr der Ansicht, daß die Kapselbacillen (Bacillus Frisch, Bac. Friedländer und Bac. Abel-Loewenberg) auf Grund der serologischen Resultate in eine gemeinsame Gruppe zu registrieren seien, deren einzelne Glieder sich vielleicht nur durch ihre Pathogenität voneinander absondern lassen. Ich habe deshalb der Diskussion über diese Fragen einen breiteren Raum gewähren müssen, ohne mich definitiv für die eine oder die andere Auffassung binden zu können. Der PFEIFERsche Versuch hat sich bisher als wenig brauchbar erwiesen; die außerordentlich variable Pathogenität der einzelnen Stämme würde der praktischen Verallgemeinerung dieser Methode kaum überwindbare Schwierigkeiten in den Weg legen. Desgleichen haben weitere Versuche vermittels passiver oder aktiver Immunisierung die Frage zu lösen, einwandfreie Resultate *nicht* ergeben (KLEMPERER und SCHEIER, LASKIEWICZ, STREIT).

Was die *Agglutinationsversuche* betrifft, so ist wohl zur Zeit die Ansicht allgemein anerkannt, daß dieser Methode ganz besondere Widerstände entgegenstehen. Die von mir nach Immunisierung von Kaninchen und Hühnern vorgenommenen Versuche ergaben, daß im Tierkörper zwar Agglutinine erzeugt werden, die Ursachen für die sehr schwankenden und ungleichen Resultate liegen zum großen Teile in der je nach der Beschaffenheit der Kapsel differierenden und mit einer Änderung der Kapsel wechselnden Agglutinabilität der Stämme. Eine ganze Anzahl von Stämmen war durch die Ausbildung der Kapseln unter Umständen selbst einem relativ wirksamen Serum gegenüber als inagglutinabel zu bezeichnen. Zwar gibt es Mittel und Wege, diese Stämme agglutinierbar zu machen, Züchtung in der Kälte, auf Kartoffeln usw., Behandlung nach der PORGESschen Methode (chemische Entfernung der Kapseln); jedoch wirken dieselben auf alle Stämme durchaus nicht so gleichmäßig ein, wie es zum Zweck der Differenzierung erwünscht und notwendig wäre. Denn während sie bei einigen Stämmen bereits spontane Agglutinabilität durch 0,8%ige Kochsalzlösung erzeugten, bewirkten sie bei anderen eine mittlere, geringe oder gar keine Erhöhung der Agglutinabilität.

Pasini weist darauf hin, daß im Sklerompatientenserum zwar Agglutinine gegenüber Frischschen Bacillen nachweisbar seien, legt diesem Befunde jedoch keine besondere Bedeutung bei.

Die recht ausgedehnten Untersuchungen von Laskiewicz wurden aus den vorher erwähnten Gründen gleichfalls mit — zum Teil durch Anwendung der Porgesschen Methode, zum Teil durch kapsellose Züchtung gewonnenen — entkapselten Bacillen vorgenommen. Laskiewicz kam zu dem Resultate, daß sich in dem Serum des Skleromkranken spezifische, für Sklerombacillen, nicht aber für Friedländer- und Ozaenabacillen wirksame Agglutinine vorfinden. Die Höhe des Agglutinationstiters steht im geraden Verhältnis zu der Ausdehnung des skleromatösen Prozesses auf der Schleimhaut der oberen und unteren Luftwege. Seiner Ansicht nach kann die Reaktion als diagnostisches Hilfsmittel verwandt werden, in Fällen, wo die histologischen und bakteriologischen Untersuchungen auf Sklerom negativ ausfallen.

Durch Einspritzung größerer Mengen von Sklerombacillen gelang es Suess nicht, eine Steigerung der Agglutinationsfähigkeit des Patientenserums zu erzeugen. Ferner verliefen Versuche, die er nach Art des Pirquetschen Verfahrens anstellte, resultatlos. Bei intracutaner Impfung erhielt er keine spezifische Reaktion.

Die relativ sichersten Resultate scheint im allgemeinen die *Methode der Komplementablenkung nach* Bordet-Gengou zu zeitigen. Grundlegend hierfür ist die Arbeit von Goldzieher und Neuber. Diese Autoren konstatierten bei Benutzung dreier verschiedener Skleromstämme gegenüber einem Patienten-Skleromserum Komplementablenkung. Beim Kontrollversuch mit Friedländerkulturen trat komplette Hämolyse ein. Weitere fünf Skleromfälle bestätigten ihre Untersuchungen. Mit der Besserung resp. Heilung des Skleromprozesses bekamen sie Verminderung und schließlich vollständiges Verschwinden der im Serum enthaltenen spezifischen Stoffe mit Antikörpercharakter. Außerdem stellten sie vier (drei Sklerom- und ein Friedländer-) Kaninchen-Immunserum her. Es fanden stets spezifische Komplementablenkungen statt, bei den Kontrollversuchen komplette Hämolyse. Quast, Arêa Leao, Pick sowie Brunner und Jacubowski (mit Ausnahme eines Falles) bestätigten die Resultate von Goldzieher und Neuber. Babes bekam beim vorbehandelten Friedländertier Komplementablenkung für Friedländerbacillen, dagegen nicht für Sklerombacillen. Galli Valério wies nach, daß sich zwar eine deutliche spezifische Komplementablenkung erzielen läßt, doch waren seine Resultate keineswegs eindeutend, da wenigstens partielle Fixation auch bei anderen zur Kapselbacillengruppe gehörigen Bakterien auftrat. Ähnlich waren die Resultate der Pasinischen Versuche. Die Komplementablenkung für dieselbe Spezies war gut ausgesprochen, doch weder *ganz* sicher, noch *absolut* spezifisch. Auch Kriebel fand das Resultat der Komplementablenkungsmethode nicht *absolut* einwandfrei. Laskiewicz fand bei Benutzung von Sklerom-Patientenserum in 10 Fällen nur dreimal spezifische Komplementablenkung; in den 7 anderen Fällen trat auch Komplementablenkung bei Ozaena- und Friedländerstämmen ein, ja einmal *nur* bei Friedländer-, *nicht* bei Sklerombacillen. Nach den Angaben von Kabelik waren die Ergebnisse von Tomásek sehr günstig und vollkommen verläßlich (Tomásek: Vazba komplementu u rhinoscleromu. Časop. lék. českých čís. 18. 1924.) Herr Kollege Tomásek bestätigte mir brieflich, daß er für reine Skleromstämme in 80% positive Resultate gewonnen habe.

Kontrollversuche mit anderen Kapselbacillen (FRIEDLÄNDER, ABEL-LOEWEN-BERG) waren dagegen stets negativ. Auch vorbehandelte Kaninchensera zeigten mit mehreren Skleromstämmen positive Bindung, Kontrollversuche mit anderen Bacillen verliefen negativ. QUAST kam auf Grund seiner letzten Untersuchungen zu nachstehenden Resultaten: 1. Im Blute von Rhinoskleromkranken kreisen Antikörper gegen Extrakte aus Sklerombacillen, deren Feststellung zwar keinen absoluten Schluß auf die primäre Rolle dieser Bakterien bei der Entstehung dieser Erkrankung zuläßt, wohl aber ein wertvolles Hilfsmittel zur Stellung der Diagnose gibt. 2. Es ist auf diese Weise eine Identifizierung der verschiedenen Arten innerhalb der Gruppe der Kapselbacillen möglich, derart, daß sich zwischen den Rhinosklerombacillen einerseits und den übrigen Vertretern dieser Gruppe andererseits serologische Unterschiede nachweisen lassen bei fast vollkommener Übereinstimmung in färberischer, morphologischer und kultureller Hinsicht.

Mithin besteht bei fast sämtlichen Untersuchern darin Übereinstimmung, daß im Blute der Skleromkranken mit Regelmäßigkeit Antikörper vorhanden sind. Ob dieselben jedoch *absolut* spezifisch sind, darüber herrscht keine Meinungseinheit; vielmehr nehmen einzelne Untersucher an, daß bisweilen in geringerem Maße (nach den LASKIEWICZschen Versuchen sogar nicht selten recht ausgesprochen) die verwandten Spezies der Friedländergruppe gleichfalls Komplementfixation hervorrufen können.

Was die *Tierpathogenität* betrifft, so bestehen zwischen den Angaben der einzelnen Autoren die bemerkenswertesten Differenzen. Während von der einen Seite angegeben wird, daß die Sklerombacillen für Tiere wenig pathogen seien, im allgemeinen weniger als Friedländerbacillen, konnten andere Autoren diese Ansicht nicht nach jeder Richtung hin bestätigen. So zeigten z. B. die mir zur Verfügung stehenden Skleromstämme zum größten Teil eine bemerkenswerte Pathogenität für weiße Mäuse. Bei Impfung von Meerschweinchen und Kaninchen sind die Sklerombacillen im allgemeinen wenig wirksam; doch sind auch hierin die Angaben der Autoren nicht völlig einheitlich. VYMOLA nimmt an, daß eine gewisse Pathogenität gegenüber Meerschweinchen feststeht. Augenscheinlich schwankt die Pathogenität der Sklerombacillen nach ihrem Alter, der Häufigkeit der Abimpfung usw. ganz bedeutend — sie ist keineswegs eine auch nur einigermaßen konstante Größe. Ein brauchbares Unterscheidungsmerkmal läßt sich *nicht* feststellen.

Versuche, Sklerom experimentell zu erzeugen, sind vielfach und von einer ganzen Reihe von Autoren mit den verschiedensten Versuchstieren vorgenommen worden, und zwar mit wenigen Ausnahmen mit absolut negativem Erfolge. Eine besondere Besprechung verdienen vor allem die Arbeiten von STEPANOW.

Nach vergeblichen Bemühungen an Katzen, Kaninchen und Ferkeln impfte STEPANOW sowohl virulente wie abgeschwächte Kulturen als auch Stückchen skleromkranker Schleimhaut in die Vorderkammer des Meerschweinchenauges. Nur in ungefähr $^1/_4$ seiner Fälle (15 : 64) entwickelten sich mehr oder weniger bedeutende Entzündungserscheinungen. Bei mehr als der Hälfte von diesen 15 Tieren kam es zu einer Panophthalmie. Es fanden sich außer Kapselbacillen noch Strepto- und Staphylokokken im Gewebe. Die letzten Versuche kommen deshalb bei der Beurteilung der Befunde nicht in Betracht. Von den nach 3 Monaten übrig bleibenden Fällen scheiden die sämtlichen anderen bis auf einen aus, da es bei ihnen zwar zu entzündlichen Infiltrationen mit nachfolgender Schrumpfung des Gewebes kam, auch fand man hier und da noch nach Monaten im Gewebe Sklerombacillen, doch bot die Art der Entzündung nichts für Sklerombacillen Spezifisches. Den pathologisch-anatomischen Befund des letzten Falles will ich genauer beschreiben. Es kam zu einer Schrumpfung des Auges. Die Cornea war stellenweise durch Rundzelleninfiltration verdickt. Im Hornhautgewebe sowie in den Infiltraten sah man vereinzelte Stäbchen und Ovoide, zuweilen auch Diplokokken, die dem Aussehen und der Färbung nach Sklerombacillen ähnlich, doch kapsellos waren. Der Grund einiger Hornhautgeschwüre war reich durchsetzt von prächtig entwickelten, frei auf der Oberfläche liegenden Sklerombacillen. In einem Schnitte konnte man einen in der Cornea gelegenen Infiltrationsherd nachweisen,

der das typische Bild eines Skleromgranuloms darbot. Inmitten eines Infiltrates findet
sich ein zellartiges Gebilde, dessen Kern jedoch nicht mit Sicherheit nachzuweisen war;
dasselbe war mit Bakterien angefüllt und erinnerte an die Mikuliczschen Zellen des Skleroms.
In einem anderen Granulom treffen wir näher zur Peripherie hin öfters runde und ovale
„Mikuliczsche" Zellen. Solche „Mikuliczsche" Zellen sieht man selten im zentralen Teil
des Granuloms. Die Mikroorganismen liegen also entweder in freien Gruppen oder in höhlen-
förmigen, runden und ovalen Räumen, welche mit gut entwickelten Mikuliczschen Zellen
des Menschen vollständig identisch sind. Als erstes Entwicklungsstadium der letzteren
kann man die selten vorkommenden Zellen mit 1—2 Mikroben betrachten; dagegen findet
man ziemlich selten jene Übergangsform zwischen den primitiven und den höheren Entwicklungsstadien der Mikuliczschen Zellen, wo die von Bakterien gespickten Zellen Form
und Kern bewahrt hatten.

Aus dem zuletzt beschriebenen Falle geht also hervor, daß in die vordere
Augenkammer eines Meerschweinchens injizierte Sklerombacillen dort anscheinend eine Granulationswucherung erzeugen können, die an das skleromatöse
Infiltrat erinnerte in der Weise, daß inmitten eines Entzündungszentrums sich
runde oder ovale mit Bakterien vollgepropfte Zellen vorfanden, daß ferner die
Bakterien durch ihr Eindringen in den Zelleib Zelldegenerationserscheinungen
hervorriefen, die der Mikuliczschen Zelle durchaus ähnlich waren. Kraus
experimentierte, nach vergeblichen Bemühungen an Ratten, Kaninchen, Meerschweinchen, an weißen Mäusen, indem er die Rückenhaut derselben mit frischen
aus Skleromgewebe gezüchteten Kulturen impfte. Wiederholt konnte er die
Ausbildung eines linsengroßen Knötchens feststellen, bei dessen histologischer
Untersuchung er in die Cutis eingelagerte Entzündungsherde sah, die neben den
banalen Elementen der subakuten Entzündung mit großer Reichlichkeit Mikuliczzellen mit massenhaften Bakterieneinschlüssen enthielten. Marschalkó
bestätigte, daß sich in den Präparaten massenhafte, ganz typische Mikuliczzellen in allen Stadien der Entwicklung und in jeder einzelnen solcher Zellen
eine oder mehrere Gloeas mit Bakterien fanden. In einer späteren Versuchsreihe gelangte Kraus zu dem gleichen Resultat. Diesmal waren die histologischen Bilder „anscheinend noch überzeugender als seinerzeit". Bis zum
9. Tage bildete sich eine knötchenförmige bis kirschkerngroße entzündliche
Geschwulst aus. *Bei längerem Abwarten schwanden diese Bildungen gewöhnlich
in der dritten Woche, nachdem unter anfänglicher Krustenbildung und Bildung
eines deutlich aufgeworfenen Walles am Rande des Herdes eine glatte und spurlose
Vernarbung erfolgte.* In einem Falle bildeten sich in der Lunge knötchenförmige
Herde, die mikroskopisch Skleromveränderungen excessivster Weise zeigten
und nach dem Autor als hämatogen entstanden aufzufassen sind. Urechia
und Popolitza injizierten zerstoßenes und aufgelöstes Skleromgewebe unter
die Dura von Kaninchen. Ein Tier starb nach 12 Tagen, eins wurde nach einem
Monat getötet. Es fanden sich Knötchen im Gehirn, die aus Granulationsgewebe
und Mikuliczzellen mit Bakterieneinschluß bestanden; außerdem ließen sich
Kapselbacillen frei im Gewebe nachweisen. *Stellenweise fand sich Nekrose.*
Die Mikuliczschen Zellen waren zum Teil bereits wieder zerstört, andere zeigten
Rückgangserscheinungen. Die übrigen Versuche, die von den verschiedensten
Autoren an Katzen, Hunden, Meerschweinchen, Kaninchen, Mäusen, Schweinen,
der Schnauze von Affen gemacht wurden, verliefen ergebnislos. Ich selbst
habe 25 Katzen und 4 Kaninchen mit verschiedenen mir zu Gebote stehenden
Friedländer- und Skleromstämmen geimpft. Der Modus der Infektion war
stets der gleiche. Die Tiere wurden tracheotomiert und ihnen eine gewisse
Menge frischer Kapselbacillenkultur entweder mit einer Platinöse eingerieben,
oder die Bakterienemulsion durch die Tracheotomiewunde injiziert. Hierbei
stellte sich heraus, daß ich nach 26 resp. 35 Tagen (post infectionem) sowohl
Friedländer- wie Sklerombacillen aus der Luftröhre der Tiere züchten konnte. Die
pathologisch-anatomischen Befunde an der Tracheotomiestelle gaben für unseren

Zweck nur in ganz geringem Maße beachtenswerte Ergebnisse. Die Kapsel-bacillen wirkten ebenso wie die als Erreger von Eiterungen und eitrigen Ent-zündungen bekannten Bakterienarten. In relativ seltenen Fällen konnte man die Bacillen noch nach Wochen, so bei je einer mit Friedländer- resp. Sklerom-bacillen beimpften Katze 5 Wochen post infectionem im Gewebe nachweisen. Man konnte bei beiden Bakterienarten bisweilen ein Eindringen in Zellen sowie augenscheinlich hierdurch bedingte Zelldegenerationsvorgänge feststellen. Die degenerierten Zellen erinnerten infolge der augenscheinlich durch die Bakterien-einwanderung stattfindende Blähung des Zelleibes in geringem Maße an die An-fangsstadien der MIKULICZschen Zellen. Jedoch gewann ziemlich schnell der Zell-zerfall über die Zellblähung die Oberhand, so daß typische Mikuliczzellen sich in keinem Fall ausbildeten. Interessanter waren jedoch die Lungenbefunde, welche ich in einzelnen Fällen, und zwar sowohl bei Verwendung von Sklerom- als von Friedländerkulturen erzielte [1]. Da der direkte Weg Erzeugung des Skleroms durch den Sklerombacillus augenscheinlich ganz besondere Schwierigkeiten macht, so wollte ich versuchen, auf dem Umwege durch evtl. Erzeugung der Friedländer-pneumonie durch den Sklerombacillus der Frage nach der evtl. Identität von Friedländer- und Sklerombacillen näherzutreten. Denn, wenn sich herausgestellt hätte, daß in der Tat die durch diese beiden Kapselbacillenarten in der Lunge verursachten Gewebsveränderungen vollkommen übereinstimmend seien, so hätte es nahe gelegen, beide Bakteriengruppen für identisch zu be-trachten oder doch anzunehmen, daß der Sklerombacillus unter Umständen ein fakulta-tiver Bacillus pneumoniae Friedländer sein kann.

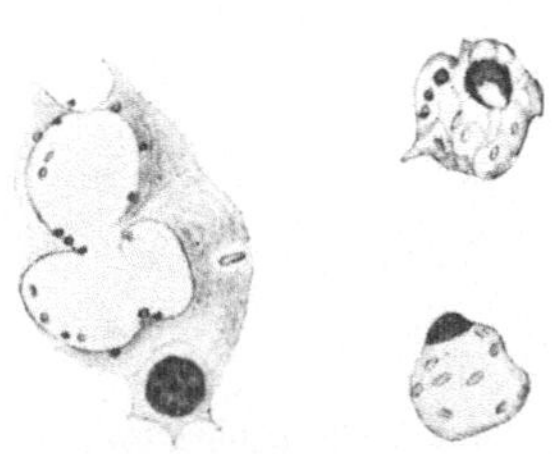

Abb. 1. Zelldegeneration durch Skle-rombacillen. Mononukleare Elemente aus einer Sklerompneumonie. (Nach STREIT.)

Das *makroskopische* Bild der durch den Fried-länder- resp. Sklerombacillus erzeugten Schleim-bacillenpneumonien der Katze ähnelte sich in der Tat außerordentlich. *Histo-logisch* fanden sich jedoch scheinbar nicht unwesentliche Unterschiede. Die beiden auf experimentellem Wege hervorgebrachten Sklerombacillenpneu-monien der Katze boten nämlich dadurch ein histologisch ganz charakte-ristisches Bild, daß fast sämtliche Infiltrationszellen eigentümliche mononu-kleäre Elemente mit stark geblähtem Protoplasmaleib und zum Teil kreisrunden, zum Teil eckig und zackig degenerierten Kernen waren (Abb. 1). Gegenüber diesen Zellen traten Alveolarepithelien und polynukleäre Leukocyten voll-kommen zurück, was bei den Friedländerpneumonien nicht der Fall war [2].

Bei der Injektion von Friedländer- bzw. Sklerombacillen in die Bauchhöhle des Meerschweinchens machten die polynukleären Leukocyten, wie ich mich überzeugen konnte, ziemlich gleiche Degenerationsvorgänge durch, ob Sklerom- oder Friedländerbacillen zum Versuche benutzt waren. Diese degenerierten Zellen erinnerten an die Anfangsstadien der MIKULICZschen Zellen. Auch hier trat der Zellzerfall jedoch gewöhnlich früher ein, als es zur Ausbildung typischer wohl charakterisierter MIKULICZscher Zellen kommen konnte (Abb. 2).

---

[1] Man kann Entzündungserscheinungen innerhalb der Lunge leichter erzeugen, wenn man die infizierten Tiere dem Erkältungstrauma, Aufenthalt in der Sonne mit nachfolgender plötzlich starker Abkühlung aussetzt.

[2] Ich halte es im übrigen für zweckmäßig und aussichtsvoll, weitere Versuche ähnlicher Art zu machen, da meine positiven Resultate der Anzahl nach relativ nur wenige waren und ich selbst aus äußeren Gründen nicht zu einer Wiederholung dieser Arbeit gekommen bin. Aus diesem Grunde halte ich mich auch davon zurück, irgendwelche weitgehenden Folgerungen zu ziehen.

Versuche am Menschen zur Erzeugung des Skleroms sind nur wenige gemacht worden. So impft Ròna mit Skleromsaft einen Patienten an Wange und Ohrmuschel. de Simoni legte einen mit Sklerombacillen getränkten Tampon in die menschliche Nase. von Schrötter implantierte sich selbst Gewebsstückchen unter die Haut des Armes. Alle derartigen Versuche verliefen ergebnislos.

Wenn man nun die Tierversuche von Stepanow, Kraus, Urechia und Popolitza, Streit kritisch genau beleuchtet, so stellt sich folgendes heraus: *Sklerom hat niemand von ihnen erzeugt.* Daß es den Autoren zum Teil gelang, kleine Granulationen mit Zellformen, die an die Mikuliczschen Zellen des Skleroms erinnerten, hervorzurufen, genügt keineswegs. Die *unspezifische* Zellinfiltration wurde durch den bakteriellen Gewebsreiz erzeugt; im übrigen schwanden diese Granulationen gewöhnlich wieder von selbst (Kraus), sie zeigten Nekrosen (Urechia und Popolitza), vor allem entwickelten sie sich nicht weiter. Daß andererseits Zellindividuen ähnlich, wie es die für das Sklerom typischen Mikulicz-Zellen sind, bisweilen experimentell hervorgerufen werden konnten, ist auch kein vollgültiger Beweis. Auch bei der menschlichen Friedländerpneumonie

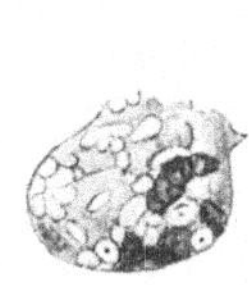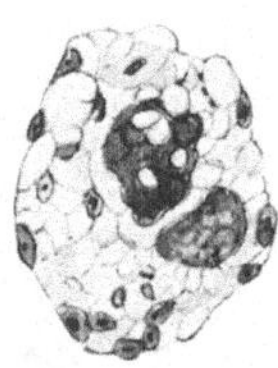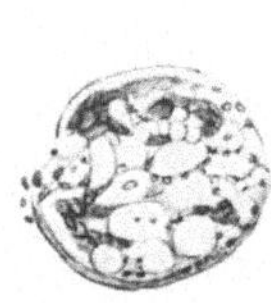

entstehen im übrigen ähnliche Zellformen, indem Leukocyten und Epithelzellen durch Bakterienaufnahme anschwellen. „Durch Vakuolen, hervorgebracht durch die schleimige Kapsel der Bakterien, sehen die Leukocyten und Epithelzellen ähnlich wie Bienenzellen aus. Die Kerne sind dabei oft an die Peripherie gedrängt, wie

Abb. 2. Zelldegeneration durch Friedländerbacillen. Polynukleäre Leukocyten aus der Peritonealflüssigkeit des Meerschweinchens. (Nach Streit.)

in Fettzellen" (Ichijiro Kokawa). *Kapselbacillen, mögen sie nun Friedländer- oder Sklerombacillen heißen, haben eben* die *Eigentümlichkeit, durch Eindringen in den Zelleib derartige geblähte Zellformen zu erzeugen.* Zwischen den beiden Spezies, Friedländer- und Sklerombacillen, besteht *hierin,* wie aus dem Vorausgesagten hervorgeht, kein wesentlicher Unterschied. Das Unterscheidungsmerkmal dieser infolge Bakterienaufnahme akut erzeugten Zellformen zur Mikuliczzelle besteht darin, daß die ersten passagere labile Gebilde sind, bei denen der Zellzerfall relativ frühzeitig einsetzt. *Sie tragen den Keim eines frühzeitigen Todes schon durch die Art ihrer Entstehung in sich. Zur Ausbildung der typischen* Mikuliczschen *Zelle dagegen muß augenscheinlich eine blande, langsam einsetzende Infektion am Werke sein, die sich in der Art ihrer Entstehung und dem Ort ihrer Entwicklung prinzipiell von der akuten Infektion des Tierexperimentes unterscheidet.*

Meiner Ansicht nach ist somit die experimentelle Erzeugung des Skleroms bisher nicht geglückt. Nach Lage der Dinge stehen, bei dem eminent chronischen Entwicklungsgang der Krankheit, dem Wechsel zwischen progressiven und regressiven Stadien usw., diesem Unternehmen allerdings Hindernisse entgegen, die ganz besonders schwer sind.

Beim Tiere kommt Sklerom nicht vor. Der von Dor und Grénier in Frage gestellte Zusammenhang zwischen Sklerom und maladie du réniflement du porc ist gänzlich abzulehnen. Die „Sklerombacillen" fehlen unter anderen bei ihr.

Histologie des Skleroms.

Im mikroskopischen Schnitte stellt das Sklerom das Bild der chronischen Entzündung dar. Beim Sklerom der äußeren Haut ist die Epidermis stellenweise mäßig atrophisch, an anderen Stellen sendet sie im Gegensatz dazu mehr oder weniger ausgeprägte Ausläufer in die Tiefe. Unmittelbar unter der Epidermis finden sich zuweilen weite Lymph- und Blutgefäße, zwischen denselben ein lockeres Gewebe mit großen Fibroblasten. Dann folgt ein dichtes Infiltrationsgewebe von kleinen rundlichen oder Spindelzellen. Die Arterien zeigen eine stark verdickte Wand, sklerotische Adventitia mit einem ungemein reichen Netzwerk elastischer Fasern. Mitunter nimmt die Dichte der Zellwucherung nach der Tiefe hin zu und stellt hier bisweilen ein alveolär gruppiertes, stark zellig infiltriertes Gewebe dar mit außerordentlich reichen Haufen von Plasmazellen. Die Talgdrüsen erscheinen stellenweise proliferierend, später mit zunehmender Zellinfiltration scheinen sie zu schwinden. Dasselbe tritt auch bei den Schweißdrüsen ein. Die Haare gehen allmählich zugrunde. Die Muskelfasern sind zum Teil hypertrophisch, proliferierend oder entartet. Die Nerven zeigen alle Grade neuritischer Entartung. In und um die Entzündungsherde finden sich bisweilen reichliche Mastzellen. Ist das Gewebe älter, so tritt die entzündliche Wucherung entgegen der Neubildung von Bindegewebe zurück. Dieses letztere durchzieht dann in mehr oder weniger breiten Balken die Geschwulst (Abb. 5). Die Gefäße und Gefäßwände sind verdickt bis zur Gefäßobliteration. Die Maschen des Bindegewebes werden nach und nach dicker und derber, nehmen ein homogenes Aussehen an. Die Zellwucherung tritt dem neugebildeten Bindegewebe gegenüber zurück und wird durch dasselbe scheinbar erdrückt. Die exquisite Härte des Skleromgewebes, welche der Krankheit ihren Namen gegeben hat, ist hierdurch bedingt. Durch kollagene Umwandlung des Bindegewebes und Auftreten großer Mengen von elastischen Fasern wird die knorpelharte Konsistenz noch ausgeprägter. An keiner Stelle sieht man Zerfall der Gewebselemente, so daß man annehmen muß, daß mit der Ausbildung dieser homogenen mächtigen Bindegewebsmassen der Prozeß beendet ist.

Ein wesentlicher histologischer Unterschied zwischen Haut- und Schleimhautsklerom besteht nicht, sofern derselbe nicht etwa durch die Verschiedenheit der Struktur des Mutterbodens bedingt ist. Da nun der Prozeß sich sehr viel häufiger an der Schleimhaut lokalisiert, werden im folgenden die charakteristischen histologischen Sklerombilder bei dieser Gewebsart geschildert.

Beim Schleimhautsklerom ist die Epitheldecke gewöhnlich metaplasiert, in Pflasterepithel verwandelt. Dieses kann sich verdicken, oder auch nur eine ziemlich dünne Decke darstellen, so daß die Entzündung des subepithelialen Gewebes mitunter fast direkt bis an die Oberfläche reicht. Das Epithel ist stellenweise von starken Wanderzellengruppen durchbrochen und von mehr oder weniger großen Lymphspalten durchsetzt. In denselben können sich Anhäufungen von Leukocyten vorfinden. Bei Färbung nach UNNA mit polychromem Methylenblau und Differenzierung mit Glycerin-Äthergemisch oder nach PAPPENHEIM mit Methylgrün-Pyronin sieht man, daß die skleromatösen Entzündungsherde von außerordentlich großen Mengen von Plasmazellen durchsetzt werden. Die Größe der Plasmazellen schwankt bedeutend. An verschiedenen Stellen treten gewaltige Anhäufungen von sehr großen Zellen von rundlicher Gestalt auf. Dieselben sind bisweilen in so starker Anzahl vorhanden, daß das übrige Gewebe hinter ihnen vollkommen zurücktritt (Abb. 3—5). Diese hydropisch geblähten, nach MIKULICZ benannten Zellen sind häufig von einem komplizierten Netzwerk mehr oder weniger deutlich gefärbter Fäden durchzogen. In diesem Netzwerk sieht man kleinere oder größere Hohlräume von runder Gestalt. Der Zelleib kann von einer großen Anzahl derartiger Vakuolen eingenommen werden oder — durch Zusammenfließen verschiedener kleiner Vakuolen — von 2 oder 3 größeren. Manche dieser Zellen erscheinen völlig von plumpen Bakterien vollgepfropft, in anderen finden sich anscheinend nur ganz wenig Bacillen. Andererseits sieht man auch die gleichen hydrophisch geblähten

Zellen, ohne in ihnen deutlich Bakterien vorfinden zu können. Die Bakterien sind entweder von einer deutlichen Schleimhülle umgeben oder erscheinen als

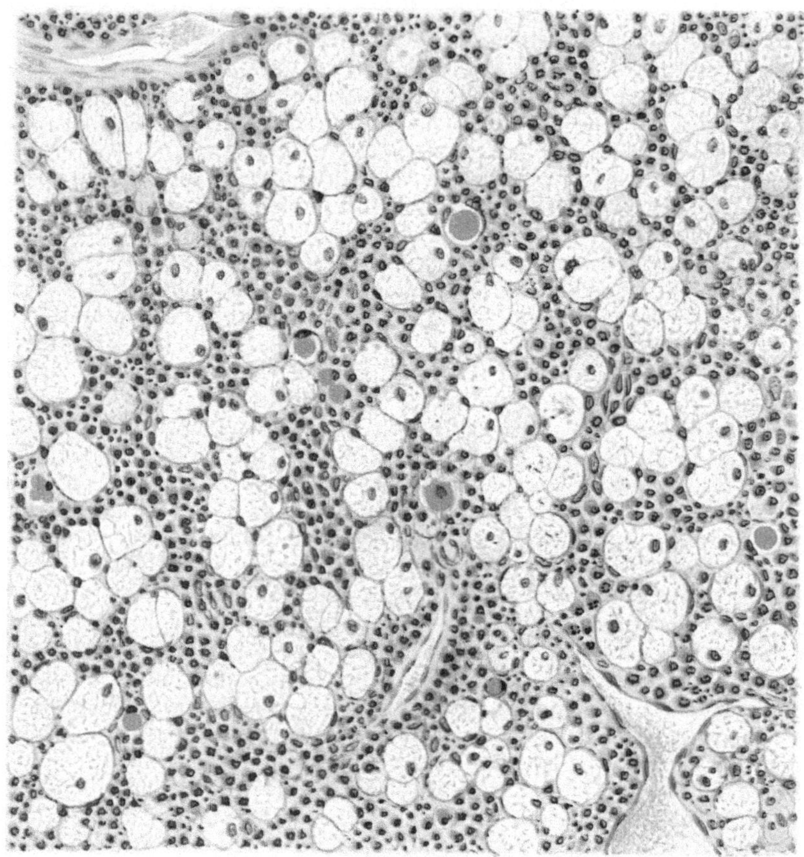

Abb. 3. Skleromgewebe mit reichlichen Mikuliczschen Zellen und hyalinen Kugeln.
(Nach Linck.)

plumpe Stäbchen, deren Schleimhülle nicht sicher erkennbar ist. Mitunter liegen 3 oder mehr von ihnen von einer gemeinsamen Gloeaschicht umgeben. Bakterienhaufen findet man jedoch nicht nur im Innern von Zellen, sondern auch frei in den Lymphspalten des Gewebes. Im Epithel lassen sie sich gleichfalls sowohl in Lymphspalten als auch im Innern der Epithelzellen, und zwar mitunter nur in einzelnen Exemplaren, mitunter in großen Anhäufungen, so daß der Leib der Epithelzelle bauchig aufgebläht wird, nachweisen. Nach Babes färbt man am besten die in Osmiumsäure gehärteten Präparate mit Methylviolett.

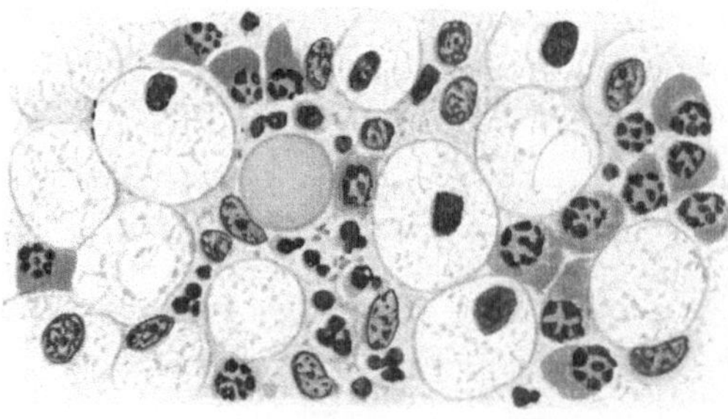

Abb. 4. Mikuliczsche Zellen und hyaline Kugeln.
Stärkere Vergrößerung. (Nach Linck.)

In manchen Zellen finden sich Einschlüsse von Hyalin, entweder in Form
von kleinen Körnchen oder als große Kugeln, so daß bisweilen die ganze Zelle
von denselben eingenommen wird; die Gefäßwände können hyalin degenerieren.
Frei im Gewebe findet man bisweilen ein hyalines Balkenwerk oder die hyalinen
Massen fließen zu kugeligen Gebilden zusammen (Abb. 6 u. 7). Diese hyalinen
Körper (RUSSELsche Körperchen), die mitunter recht reichlich auftreten,
färben sich mit Methyl-Pyronin violett, mit polychromem Methylenblau hell-

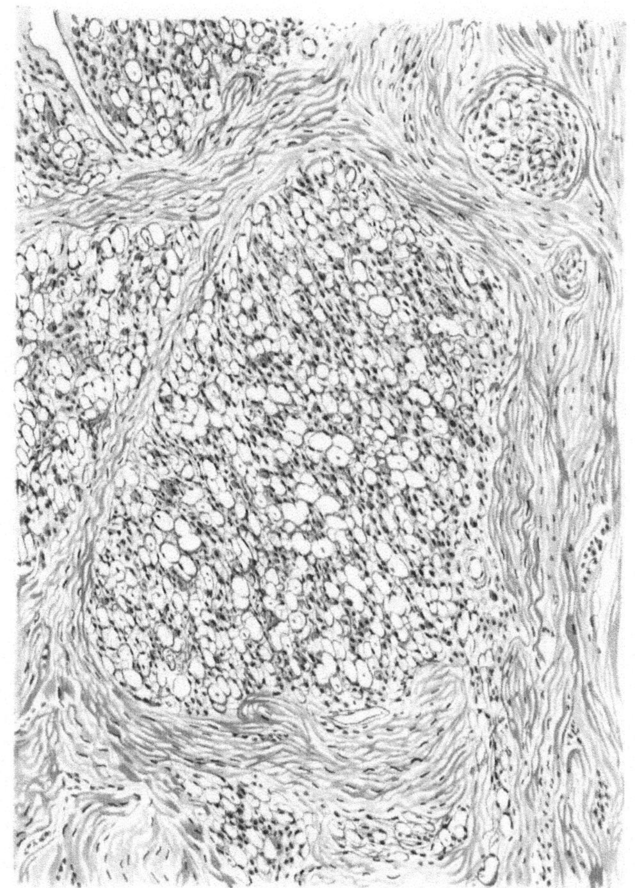

Abb. 5. Starke Bindegewebsbalken im Skleromgewebe. (Nach LINCK.)

blau, mit Eosin rot, nach VAN GIESON strohgelb und bei der WEIGERTschen
Färbung dunkelblau. Reicht das entzündliche Skleromgewebe bis in die Nähe
des Knochens, z. B. der Kiefer, oder des Knorpels, z. B. die Luftröhre, so kann
es zu Proliferierung dieser letzten Gewebe kommen. Von MIKULICZ sind neugebildete Knochenlamellen innerhalb des Skleromgewebes beschrieben worden.
In der Luftröhre können osteomartige Excrescenzen entstehen. Andererseits
kommt bisweilen auch Usurierung von Knorpel oder Knochen vor. Die Entzündung breitet sich sowohl im subepithelialen als besonders im submukösen
Gewebe nach den Seiten zu aus. *Anscheinend* neue Herde können in der Weise
entstehen, daß die submuköse Entzündung unter Vernachlässigung der oberen

Schichten fortschreitet und dann an irgendeiner Stelle mehr zutage tritt.
Andererseits bilden sich aber auch sehr häufig ohne Zusammenhang mit den
alten entzündlichen Herden neue Infiltrationszentren. Im ersten Stadium sind
die kleinen Schleimhautknötchen keineswegs besonders hart, immerhin im allgemeinen konsistenter als die ähnlichen lupösen Efflorescenzen. Die entzündliche subepitheliale Skleromwucherung kann bereits in ihren ersten Anfängen,

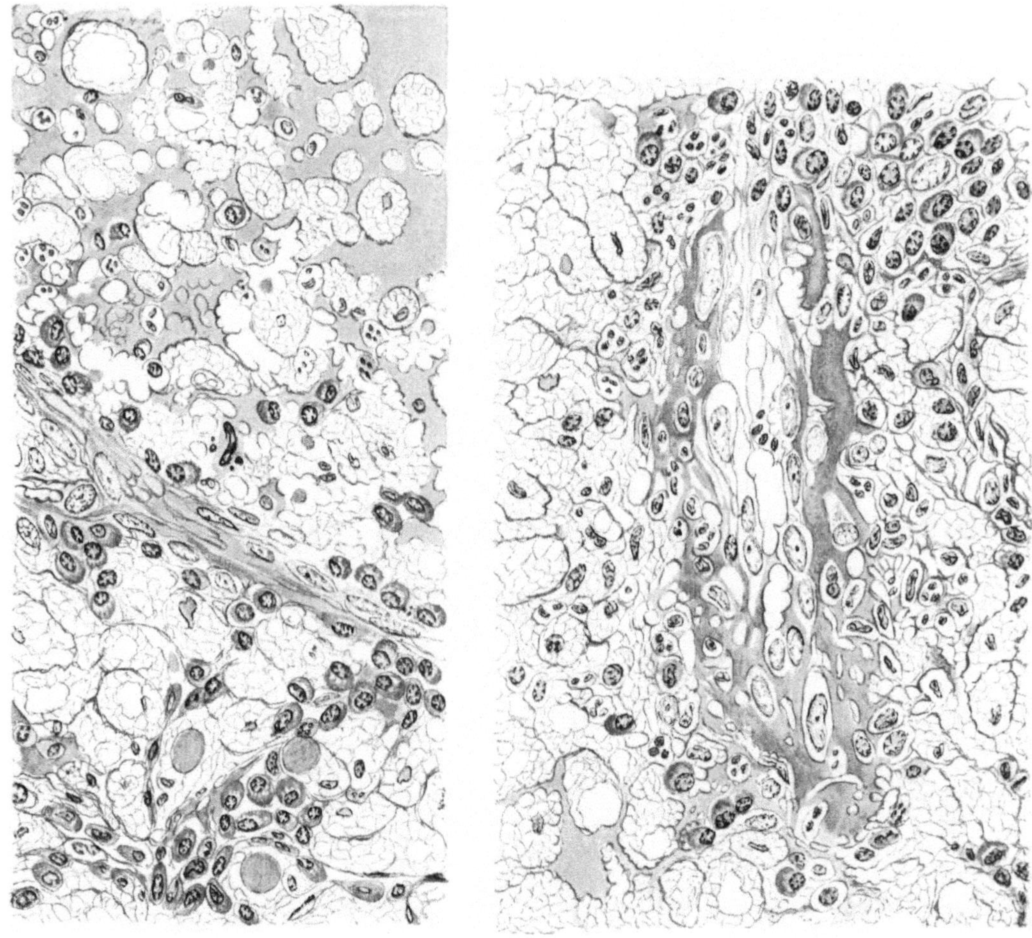

Abb. 6.   Abb. 7.

Abb. 6 und 7. Hyaline Degeneration des Gewebes und der Gefäßwände. Hyalin in Schollen und
Hugeln auftretend. (Nach Linck.)

wenn sie noch ganz geringfügig ist, das typische Charakteristicum des Skleromgewebes zeigen, Ausbildung von Mikuliczschen Zellen. In späteren Stadien
treten überall Bindegewebsbalken auf, die sich verdicken. Auch hier ist die
Bindegewebsneubildung mit Gefäßobliteration und Schrumpfung der entzündlichen Infiltrate verbunden, überhaupt der Gang der Entwicklung derselbe
wie ich ihn bereits vorher beschrieben habe (Abb. 5).

Was die durch schleimige Degeneration entstandenen nach Mikulicz
benannten Zellen betrifft, so ist es zweifellos, daß dieselben durch den Einfluß

der sog. Sklerombacillen erzeugt werden. Es ist wohl sicher, daß die Bakterieninvasion selbst die hydropische Degeneration der Zellen bewirken kann. Man
ist häufig imstande, sämtliche Übergänge dieser Zelldegeneration zu verfolgen —
vom ersten Eindringen eines oder mehrerer Bacillen bis zur Vergrößerung und
allmählich vollständigen Degeneration der Zellen, Verdrängen des Kerns durch
die bakteriellen Gloeamassen an den Zellrand. Der Einwand, daß die Sklerombacillen erst nach Ausbildung der typischen Sklerominfiltration als unschuldige
Nosoparasiten in das bereits durch irgendeinen anderen Krankheitsstoff zur
entzündlichen Wucherung gereizte Gewebe Eingang finden könnten (BABES),
erledigt sich dadurch, daß es mir gelang, Bakterien und MIKULICZsche Zellen
bereits *vor* Beginn der skleromatösen Infiltration im katarrhalischen Stadium
des Skleroms im Gewebe nachzuweisen. Ob der Umstand oder die Tatsache,
daß es bisweilen nicht gelingt, in allen Mikuliczzellen Bakterien nachzuweisen,
so zu erklären ist, daß in derartigen Fällen die typische Zelldegeneration Bakterien-
toxinen ihre Entstehung verdankt (SCHRIDDE), möchte ich dahingestellt sein
lassen. Häufig wird es natürlich an der Färbung liegen, vielleicht auch an der
Härtung und Art der Einbettung des Präparates, daß Bakterien trotz reichlich
vorhandener MIKULICZscher Zellen nicht nachgewiesen werden können. Derartige Fälle sind von den verschiedensten Seiten gemeldet und man darf an
dieser Tatsache durchaus nicht zweifeln, ohne imstande zu sein, eine absolut
befriedigende Erklärung abzugeben zu können. Sobald nur *einzelne* MIKULICZsche
Zellen bakterienfrei erscheinen, könnte man das Fehlen von Bakterien ja damit
erklären, daß in derartigen Fällen degenerierte, vielleicht im Zerfall begriffene
Bakterien die Farbflüssigkeit nicht mehr aufgenommen haben, oder die Zellhülle
könnte geplatzt sein und die Bakterien sich entleert haben. Natürlich versagt
dieser Erklärungsversuch in Fällen, wo trotz gründlichster und von geübtester
Seite vorgenommener Untersuchung *überhaupt keine* Bakterien nachgewiesen
werden können. ALAGNA gibt an, daß nach völlig vergeblichem Färbeversuch,
nach UNNA (Polychrom. Methylenblau 70 und $1^0/_0$ige Safraninlösung 30) folgende
Methode guten Erfolg gezeitigt habe: Fixierung in REGAUDscher Flüssigkeit und
9—11tägige Chromsäurebehandlung der Schnitte, Färbung mit Eisenhämato-
xylin HEIDENHAIN.

Wenn man sich nun fragt, aus welcher Zellart diese MIKULICZschen Zellen
hervorgehen, so scheint es, als ob keineswegs eine *bestimmte* Zellgattung die
Mutterzelle der Mikuliczzelle sein muß, sondern daß verschiedene Zellgattungen
durch Aufnahme der Bakterienleiber den für die Mikuliczzelle charakteristischen
Aufquellungsprozeß durchmachen können. MARSCHALKÓ vermutet, allerdings
nach vorausgegangener Annahme JUFFINGERS, daß die fixe Bindegewebszelle
als Mutterzelle der Mikuliczzelle anzusehen sei, indem der Zelleib derselben
sich allmählich aufhelle, ein retikuläres Aussehen annehme und der Kern degene-
riere, facettiert erscheine oder abgeplattet an die Zellwand gedrückt werde.
SCHRIDDE beschreibt in ganz ähnlicher Weise die durch den Einfluß der Sklerombacillen erfolgende Degeneration der Plasmazellen und hält somit die Plasmazellen für die Mutterzellen der Mikuliczzellen. Ich selbst konnte die gleiche
Degeneration in der Epithelzelle nachweisen (Abb. 8), nachdem schon vor mir von
anderer Seite, so z. B. von JUFFINGER, STEPANOW, H. v. SCHRÖTTER und BAU-
ROWICZ Bakterien im Epithel nachgewiesen worden waren (Abb. 9). BAUROWICZ
fand die Bakterien auch *innerhalb* der Epithelzellen. Ich sah an mehreren Stellen
einzelne oder zu kleinen Gruppen vereinigte Sklerombacillen in der Epithelzelle,
ohne daß man zunächst auffallende Veränderungen an dem Zelleib nachweisen
konnte. Von diesem Anfangsstadium aus konnte ich alle Übergangsperioden
bis zum Endstadium feststellen, wo die Epithelzelle von zahlreichen Bakterien-
schwärmen okkupiert und dadurch aufgebläht war. Der Kern fand sich

gewöhnlich als dünnes Band an der Zellperipherie. Vom Protoplasma der Epithelzelle war häufig kaum noch etwas übrig geblieben. Der Degenerationsvorgang
der Epithelzelle ist demnach ganz derselbe wie der, aus dem die Mikuliczzelle
des Unterhautzellgewebes hervorgeht. Wenn die hydropisch geblähten Epithel-

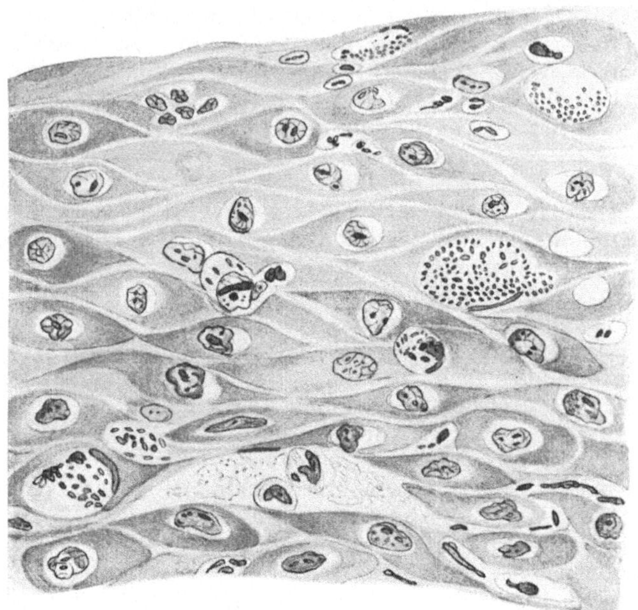

Abb. 8. Sklerombacillen innerhalb geblähter Epithelzellen. (Nach Streit.)

zellen nicht eine so ausgesprochen runde Form annehmen, wie die Mikuliczzellen des subepithelialen Gewebes es tun, so liegt das daran, daß die Epithelzellen im festen Verbande stehen; ihre Form und Gestaltung ist in hohem Maße
und viel mehr als bei den Zellen des subepithelialen Gewebes von dem durch die
Nebenzellen ausgeübten intensiven Gewebsdruck abhängig.

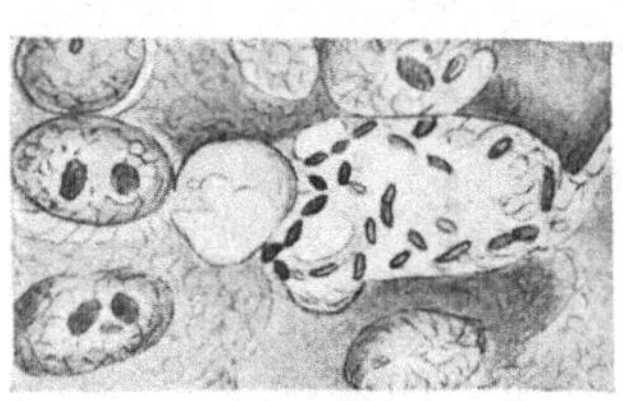

Abb. 9.
Sklerombacillen im Epithel.
(Nach Streit.)

In den intercellulären Lücken des Epithels kann
man Sklerombacillen sehr oft mit oder ohne begleitende Leukocyten in langen Zügen ziemlich
weite Strecken des Epithels durchdringen sehen.
Die Epithelzellen sind dann gewöhnlich zur Seite
gedrängt oder erscheinen durch Bakterienschwärme
eingebuchtet. Bisweilen erstrecken sich Ausläufer
der Bakterienschwärme, die mit dem Hauptstamme
in Verbindung stehen mehr oder minder unregelmäßig zungenartig in den Epithelzellenleib hinein.
Man hat auf Grund dieser Bilder den Eindruck,
als ob die in ihre Gloeamassen eingehüllten Bakterien von den intercellulären
Lücken aus sich sowohl gewissermaßen in die Epithelzellen hineinfressen, als
auch mehr mechanisch das Zellprotoplasma zur Seite drängen können. Sehr
oft erweisen sich die intercellulären Saftspalten als sehr stark erweitert, auch
ohne daß in ihnen stets Bakterien nachgewiesen werden können. Nicht selten
kann man mit Bacillen angefüllte Gebilde von ovaler oder auch unregelmäßiger

Gestalt mit einer anscheinend ziemlich scharfen, gut gefärbten Umrandung feststellen, bei denen man nicht mit Sicherheit sagen kann, ob es sich um degenerierte Zellformen oder zusammengeklumpte Bakterienmassen handelt. Bisweilen gelingt es ohne weiteres, die direkte Verbindung der intercellulären Bacillenschwärme mit Bakterienhaufen in den obersten Schichten der Mucosa nachzuweisen. Andererseits sah man wieder an einzelnen Stellen in den obersten Schichten des Epithels Bacillen, während die darunter liegenden Epithellagen sowie die oberen Mucosapartien sich als frei erwiesen.

Aus dem mikroskopischen Bilde allein zu schließen, ob die Bakterien von außen her ins Epithel eindringen, oder ob sie sich von der Mucosa aus auf dem Abmarsch durch das Epithel befinden, ist unmöglich, wenngleich die vorher geschilderten Bilder mit Bakterienbefunden nur im oberen Epithel — natürlich mit aller notwendigen Vorsicht — für die Infektion von außen her sprechen dürften.

Ferner möchte ich erwähnen, daß ich an verschiedenen Stellen den Eindruck gewann, als ob die Bakterien auch in den Kern der Epithelzellen einzudringen vermögen. Ich möchte weiter auf diese eigentümlichen Befunde nicht eingehen und mich, da ich bisher eine Bestätigung meiner Befunde in der Literatur nicht vorfinden konnte, sehr reserviert verhalten. — Es ist ja naturgemäß aus naheliegenden Gründen außerordentlich schwer, selbst unter den günstigsten Bedingungen und auch bei den besten Präparaten derartige Befunde mit absoluter Sicherheit zu deuten. Doch machten meine mikroskopischen Bilder durchaus den Eindruck, wie ich es eben geschildert habe (Abb. 10). Keinesfalls handelte es sich um Kernkörperchen oder Zerfallsprodukte derselben.

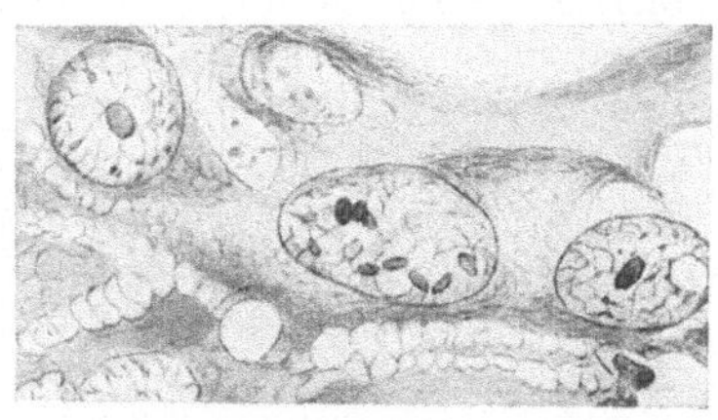

Abb. 10.
Sklerombacillen, scheinbar innerhalb des Kernes von Epithelzellen. Stärkste Vergrößerung. (Nach STREIT.)

Was die hyalinen Körper betrifft, so wurden dieselben zunächst ebenso wie die Mikuliczzellen für das Sklerom spezifisch gehalten. Dieses stellte sich jedoch sehr bald als ein Irrtum heraus. Man kann dieselben außer beim Sklerom, wo sie allerdings bisweilen sehr zahlreich nachzuweisen sind, auch bei anderen Prozessen, Tumoren, syphilitischen Entzündungen usw. vorfinden. Wenn allerdings die hyaline Umwandlung des Bindegewebes in einer derartigen Ausdehnung stattfindet, wie sie Abb. 6 und 7 darstellen, so spricht dieses außerordentlich für die Diagnose Sklerom.

Ätiologie des Skleroms.

Legt man sich nun die Frage vor, ist bei kritischer Beleuchtung aller der Tatsachen, welche dafür bzw. dagegen sprechen, bereits jetzt mit *absoluter Sicherheit* der Beweis dafür erbracht, daß der sog. Sklerombacillus der Erreger des Skleroms sei, so kann man diese Frage nicht voraussetzungslos bejahen. Wie wir gesehen haben, ist die Ansicht, ob der Sklerombacillus tinkturell bzw. kulturell sichere Unterscheidungsmerkmale zu den zur gleichen Gruppe gehörigen Kapselbacillen bietet, zum mindesten eine geteilte. Die Versuche, Sklerom experimentell zu erzeugen, haben sichere Ergebnisse ebenfalls nicht zu verzeichnen gehabt, wenngleich sie in gewissem Sinne eher *für* die primäre Rolle des Sklerombacillus zu sprechen scheinen. In noch höherem Maße gilt dieses für die serologischen Methoden. Es ist unverkennbar, daß die Resultate desselben in gewissem Sinne von den Anhängern der ätiologischen Bedeutung der Sklerombacillus *für* ihre Ansicht gebucht werden können. Die serologischen

Methoden haben jedenfalls mit absoluter Sicherheit klargelegt, daß der Sklerombacillus sowohl im Serum des Skleromkranken, als auch beim künstlich immunisierten Tiere Antikörper zu erzeugen vermag. Selbst wenn man die Stimmen derer, die glauben, daß diese Körper doch nicht so absolut spezifisch seien, weniger bewertet gegenüber der Ansicht von der Spezifität der Skleromantikörper, wird schließlich doch noch *der* Einwurf *möglich*, daß auch saprophytische Bakterienstämme, die keineswegs als ätiologischer Faktor in Betracht zu ziehen seien, im menschlichen resp. Tierkörper eine ähnliche Rolle spielen *könnten*.

Ganz besonders wichtig sind meiner Ansicht nach für die diskutierte Frage die Ergebnisse der histologischen Forschung. Wenn man die Bakterien bereits vor der Entwicklung des hyperplastischen Stadiums im Gewebe nachweisen kann, wenn man ferner immer wieder sieht, wie zunächst einzelne Zellexemplare von zwei oder mehr, dann einer größeren Anzahl Bacillen okkupiert werden, wie schließlich diese zum Platzen gefüllten Zellen sich aufblähen, so folgt daraus, daß zum mindesten die Mikuliczschen Zellen und mit ihnen das histologischspezifische Substrat des Skleroms durch die Invasion der Kapselbacillen erzeugt werden. Unter Berücksichtigung des vorher Gesagten und Zusammenfassung aller Punkte, welche für resp. gegen die ätiologische Bedeutung des Sklerombacillus sprechen, muß man demnach zu dem Resultate kommen: *Es besteht ein hoher Grad von Wahrscheinlichkeit, daß der Sklerombacillus als Erreger der Krankheit anzusehen ist, der strikte Beweis hierfür ist jedoch bisher nicht erbracht.*

Klinik des Skleroms.

Krankheitsbild. In der *Nase* geht den eigenartigen Wucherungen und Verdickungen des Skleroms ein katarrhalisches Stadium voraus. Dieser sog. „prodromale" Katarrh der Autoren ist jedoch, wie ich vorher beim Kapitel „Histologie des Skleroms" ausgeführt habe, bereits Äußerung der Krankheit selbst, ist also eine *Rhinitis scleromatosa.* Diese spezifische Rhinitis tritt gewöhnlich als eine mehr oder weniger atrophische Form auf. Merkwürdigerweise scheint also die Krankheit durch ein Stadium eingeleitet zu werden, das ihrem Wesen oder wenigstens ihrer charakteristischen Form absolut widerspricht. Ob dieser Skleromkatarrh *primär*-atrophisch auftritt, oder ob ihm vielleicht hyperplastische Stadien vorausgehen (was sehr wahrscheinlich ist), ob schließlich dieses Krankheitsbild nur als Übergangsstadium anzusehen ist, oder ob der Skleromprozeß unter Umständen *nur* unter diesem Bilde verlaufen kann, bleibt der Zukunft vorbehalten. Bisweilen sieht man das ganze Naseninnere mit kleinen Borken und Stippchen ausgelegt. Die Schleimhaut hat die Eigentümlichkeit beim Berühren relativ leicht zu bluten. Mitunter nimmt die Atrophie höhere Grade an, das Innere der Nase wird weit, die Borkenbildung nimmt zu. Die eingetrockneten Schleimmassen legen sich zu mehr oder weniger großen Membranen zusammen, kurz es entsteht ein Bild, das sich durchaus der genuinen Ozaena nähert. Jedoch ist die Atrophie der Ozaena, zumal wenn dieselbe lange Zeit gedauert hat, und wenn sie in ausgeprägter Form auftritt, stärker ausgesprochen. Die Borken hängen in mächtigen Platten und Schalen zusammen. Immerhin ist es bisweilen schwer, ja fast unmöglich, die genuine Ozaena von der skleromatösen Rhinitis zu unterscheiden. In der Tat sind den geübtesten Untersuchern Irrtümer vorgekommen, indem sie jahrelang glaubten Ozaena zu behandeln und sich dann erst beim Beginn des hyperplastischen Stadiums des Skleroms herausstellte, daß es ein Irrtum sei. Zwar fehlt der *ausgesprochene* Ozaenafötor beim Skleromkatarrh, auch wird von verschiedenen Seiten über bestimmte charakteristische Geruchsqualitäten des letzteren berichtet, doch sind feinere

Unterschiede im Geruchsvermögen Eigenschaften, die nicht jedem gegeben sind; gerade hierin spielt sehr viel Subjektives mit, so daß man auf diese Untersuchungsmerkmale nicht allzugroßen Wert legen kann.

Im weiteren Verlauf des Skleroms treten Knötchenbildungen in der Schleimhaut der Nase auf, die in ihrem Anfangsstadium, wie bereits erwähnt, durchaus den lupösen Efflorescenzen ähneln, jedoch bei Sondenberührung nicht so weich wie letztere erscheinen, bei denen man ja oft direkt das Gefühl hat, als ob man mit der Sonde in sie hineinfalle (Abb. 11). Die Knötchen vergrößern sich zu granulomähnlichen Wucherungen oder Wülsten mit mehr glatter oder lappiger Oberfläche. Sie können sowohl am Nasenboden, als an der Scheidewand, als auch an der unteren Nasenmuschel sitzen (Abb. 12). Mitunter erstrecken sie sich über alle drei genannten Gebiete und ragen weit in den Vorhof der Nase hinein, während die mittlere Nasenmuschel oft gänzlich verschont bleibt. Nach dem oberen Nasengang hin pflegt sich die Krankheit gewöhnlich nicht auszubreiten. Anfangs sind die Wucherungen rötlich und weich, werden aber mit der Zeit flacher und härter und ziehen sich etwas zusammen. Besonders gern und häufig ist der Nasenboden ergriffen, so daß durch Hebung desselben der Winkel zwischen unterer Nasenmuschel und Boden ausgeglichen wird. Auf diese Weise verschwindet scheinbar die untere Nasenmuschel immer mehr und mehr, andererseits kann sich dieselbe durch Infiltration ihrer Schleimhaut vergrößern und mit dem verdickten und gehobenen Nasenboden den Teil der Peripherie eines Trichters bilden, der sich dann bisweilen durch weitere Verdickung seiner medialen Wand, der Nasenscheidewand, in ein enges Rohr verwandelt. Dieses letztere kann durch weitere Infiltration seiner Seitenwände bisweilen zu einem kaum für eine Stricknadel durchgängigen Kanal reduziert werden, so daß die Luftpassage durch die Nase zur Unmöglichkeit wird. Erkrankungen der Nasennebenhöhlen sind nur recht selten beobachtet, so daß die Kieferhöhle dann von einer ausgesprochenen Geschwulstbildung angefüllt sein kann. Durch starke Entwicklung der Wucherungen im Naseninneren ist sogar ein Auseinanderdrängen der Nasenbeine beobachtet (WIESER). In den Nasenvorhöfen kann es entweder zu einer diffusen Infiltration oder zu tumorartigen Bildungen kommen. Diese letzteren sitzen häufig als runde oder gelappte rötliche Wülste am Boden des Nasenvorhofes sowie an den anliegenden Teilen des häutigen Septums und der Nasenflügel. Sie können die Nasenlöcher komplett ausfüllen und nach außen vorwölben. Von dem Innern der Nase verbreitet sich die Wucherung bisweilen nach der Oberlippe hin und den angrenzenden Wangenpartien, häufiger jedoch nach der äußeren Nase zu. Ein primäres Befallensein der Haut selbst ist nicht anzunehmen. Das Fortschreiten nach außen hin ist nicht selten von einer ausgeprägten Symmetrie, so daß auf beiden Seiten die Geschwulst annähernd das gleiche Bild bietet. Die äußere Nase kann durch Erweiterung ihrer Vorhöfe kolbenartig verdickt werden, die Nasenflügel werden auseinandergedrängt. Durch das Eingreifen des Infiltrats in die Nasenflügel selbst wird die knorplige Nase noch breiter, derber und knolliger, indem die anfangs kleinen Knoten an Größe zunehmen und ineinander überfließen. Im Gegensatz zu dieser knolligen Veränderung der äußeren Nasenkontur kann dieselbe auch mehr gleichmäßig infiltriert sein (Abb. 13). An der Oberlippe kann es zu tumorartigen Wülsten kommen, die mit den Tumoren der inneren Nase und der Nasenflügel zu einem

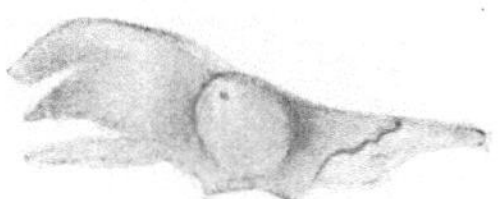

Abb. 11. Erster Beginn des hyperplastischen Skleromstadiums. (Nach STREIT.)

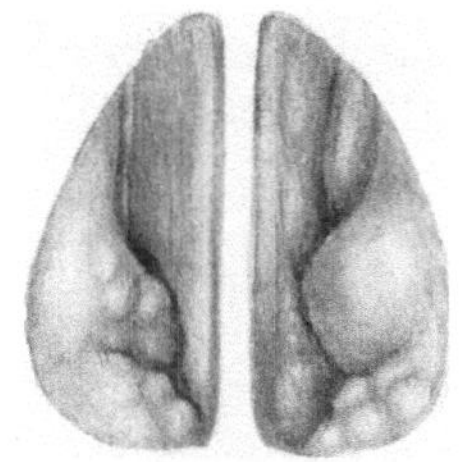

Abb. 12. Sklerom im Innern der Nase. (Nach GERBER.)

einzigen großen derben Gebilde zusammenfließen (Abb. 14). Zuweilen geht die Infiltration in der Tiefe der Oberlippe fort, ohne die äußere Haut zu ergreifen, so daß die Oberlippe hierdurch rüsselartig aufgetrieben erscheinen kann. Die Haare pflegen an den affizierten Stellen meist frühzeitig verloren zu gehen. Kommt es durch Geschwulstwachstum zu einer Verdrängung der Übergangsfalte der Mundschleimhaut in die Schleimhaut der Oberlippe, so wird aus dem Oberkiefer ein einziges derbes großes Gebilde. Die Oberlippe selbst hat jede Bewegungsmöglichkeit verloren und stellt einen breiten, die Mundhöhle einengenden Rüssel vor. Von der Oberlippe aus resp. der äußeren Nase her geht der Prozeß bisweilen weiter auf die angrenzenden Partien der Wange, ja er kann auf diesem Wege auch die Unterlippe ergreifen und den ganzen Mund umfassen. So wird von Mikulicz ein Fall beschrieben, bei dem die ganze knorplige Nase, die nächsten Partien der Wange, die ganze Oberlippe, die beiden äußeren Drittel der Unterlippe skleromatös infiltriert waren. Es waren nicht nur beide

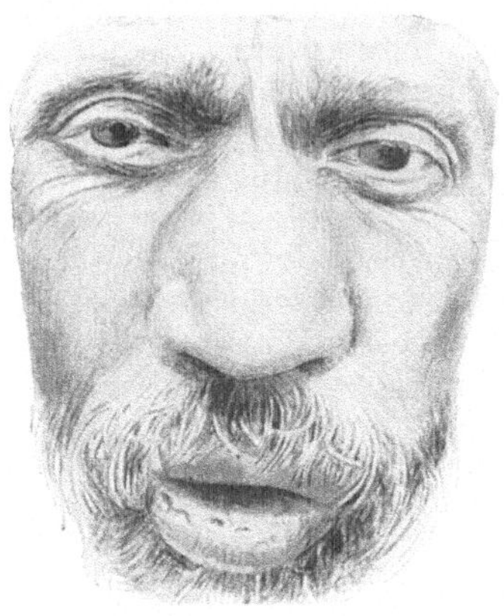

Abb. 13. Diffuse Auftreibung der äußeren Nase durch Sklerom. (Nach Gerber.)

Nasenlöcher verschlossen, sondern überhaupt die Form der Nase und der Lippen verloren gegangen. Man sah an ihrer Stelle eine rotbraune knorpelharte, plattenförmige Masse, deren Oberfläche in Form eines flachen Trichters sich gegen die kleine rundliche Mundöffnung vertiefte. Die Mundöffnung selbst war bis auf ein kleines rundes Loch reduziert, in welches die Spitze des kleinen Fingers mit Mühe hineindrang.

Die äußeren Infiltrate fühlen sich hart an, diese Härte kann fast bis zur Knorpelkonsistenz sich steigern. Die Haut läßt sich über den Infiltraten meist nicht verschieben und falten. Sie hat zunächst noch normale Farbe, wird aber dann gespannter, bisweilen rötlich oder blaurot oder auch schmutziggrau, uneben, rissig und höckerig. In anderen Fällen können mächtige venöse Erweiterungen über die äußere Tumorfläche dahinziehen oder es setzen sich auf die großen Tumorknollen kleinere Tochterknollen von hell- oder blauroter Farbe.

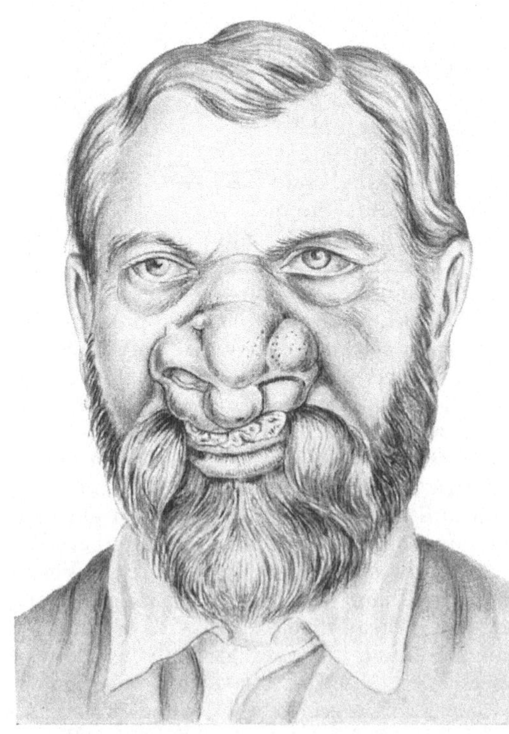

Abb. 14. Sklerom der äußeren Nase und Oberlippe. (Nach Hebra-v. Schrötter.)

Infolge von Verletzungen oder Ernährungsstörungen kann es auf der Oberfläche dieser die Nase und den Mund einrahmenden Geschwulstmassen zu Erosionen kommen oder es bilden sich hier und da seichte Geschwüre, die meist jedoch keine bedeutende Tiefe annehmen und eine ausgeprägte Heilungstendenz zeigen. Bisweilen ist die Oberfläche der Geschwulst stellenweise mit macerierter Epidermis und eingetrockneten Krusten und Borken bedeckt. Sehr selten setzen weitgehende destruierende Prozesse ein, dieselben dürften wohl durch eine Mischinfektion mit anderen Bakterienarten veranlaßt sein. In derartigen Fällen kann die äußere Nase ein einziges großes Ulcus darbieten, ja, es können größere Teile der Nase wie auch die knorpligen Teile des Septums verloren gehen. Auch im Innern der Nase können bisweilen, allerdings nicht häufig kleine, gewöhnlich nicht sehr bedeutende Erosionen auftreten. Diese kleinen Geschwürchen sind wohl meistenteils die Folgen von Verletzungen. Im übrigen widerspricht Geschwürsbildung direkt dem Charakter des Skleroms.

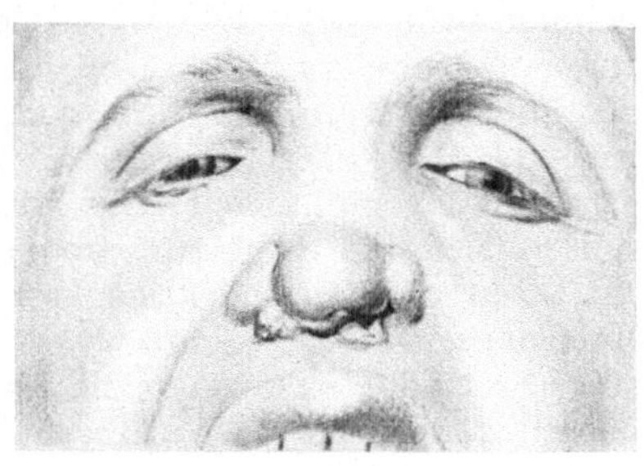

Abb. 15.
Verlegung der Nase durch Sklerominfiltration mit nachfolgender Narbenbildung. (Beobachtung der Klinik v. SCHRÖTTER.)

Durch Ausheilung der Geschwüre auf der äußeren Haut entstehen Narben mit dellenartiger Vertiefung. Tritt im weiteren Verlaufe der Entwicklung die dem Sklerom eigentümliche Bindegewebsbildung und Schrumpfung ein, so können die eine gewisse Bewegungsmöglichkeit und Gesichtsmimik immerhin noch erlaubenden derben Infiltrate der Oberlippe, der Nasenflügel und der Wangen zu einer starren Maske konsolidiert werden. Ebenso wie vorher infolge der Infiltration kann es jetzt infolge von Narbenbildung zu einer fast völligen Obliteration der Nase kommen.

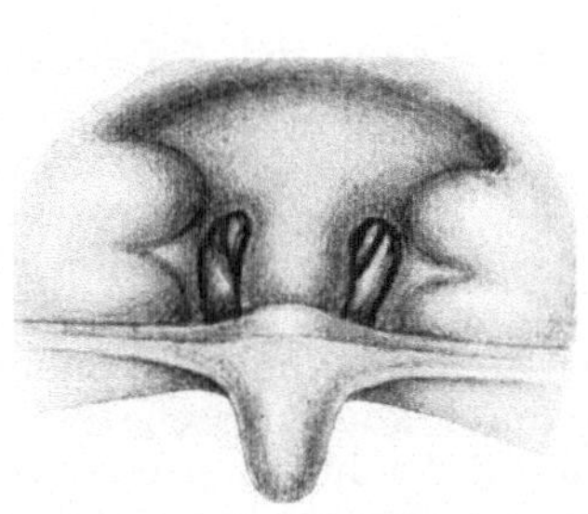

Abb. 16. Einengung der Choanen durch Sklerominfiltration. (Nach GERBER.)

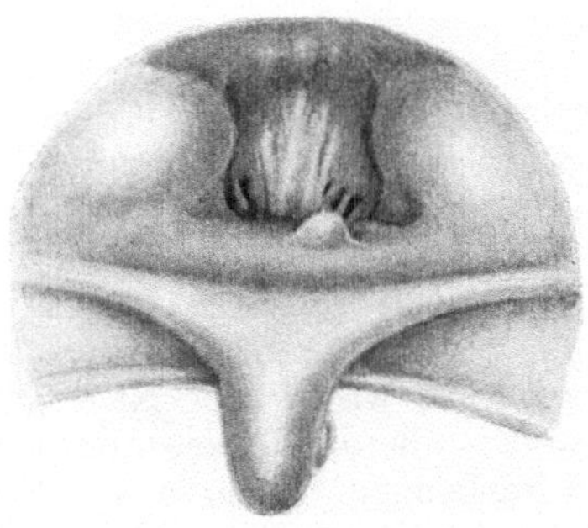

Abb. 17. Sklerom des Nasenrachenraumes. Starke Verengung der Choanen. (Nach GERBER.)

Die Wände des trichterförmigen Nasenvorhofs nehmen allmählich ein blasses, mehr oder weniger weißes oder grauweißes Aussehen an, die Nasenflügel werden ans Septum herangezogen und sehen besonders in ihrem vorderen Teil deutlich eingesunken aus (Abb. 15). Verklebungen und völlige Verwachsungen treten jedoch gewöhnlich nicht ein. Die Nase bleibt meist für eine dünne Sonde selbst an ihrer verengtesten Stelle passierbar.

Nasenrachenraum und Rachen. Schreitet die skleromatöse Infiltration nach den hinteren Partien der Nase hin fort, so kommt es zu höchst charakteristischen und für die Diagnose wichtigen Veränderungen im Gebiet der Choanen und des

Nasenrachenraumes. Die Choanen werden eingeengt, und zwar findet diese Einengung sowohl von der Mitte, der Nasenscheidewand, als von der Seite, den Tubenwülsten her statt (Abb. 16 und 17). Der Vomer erscheint häufig auf das Mehrfache verbreitert, nicht selten mit spiegelnder Schleimhaut bedeckt, andererseits bisweilen jedoch auch höckerig und wulstig verändert. Die Tubenwülste nehmen plumpere Gestalt an, buchten sich nach der Choane zu vor. Es kommt zu Bindegewebssträngen und Narbenzügen, die den Vomer stark verbreitern können (Abb. 18). Bisweilen ziehen dieselben von einem Tubenwulst zum anderen, bisweilen bilden sich breite Kulissen aus, oft konzentrisch eine hinter der anderen, von oben und von den Seiten her die hintere Nasenöffnung einengend (Abb. 19). So kann die Luftpassage an dieser Stelle aufs äußerste gehemmt und so gut wie aufgehoben werden. Im Gebiete des weichen Gaumens spielen sich die Hauptinfiltrationen auf der Rückseite desselben ab. Hier entstehen zuweilen höckrige Tumormassen, welche die Choanen von unten her einengen (Abb. 20). Schrumpfen dieselben, so wird das Velum hochgeschürzt, oft so weit, daß es fast gänzlich verschwunden zu sein scheint. Doch kommt es bisweilen auch zu einer diffusen Infiltration, Verdickung, Starrheit des ganzen

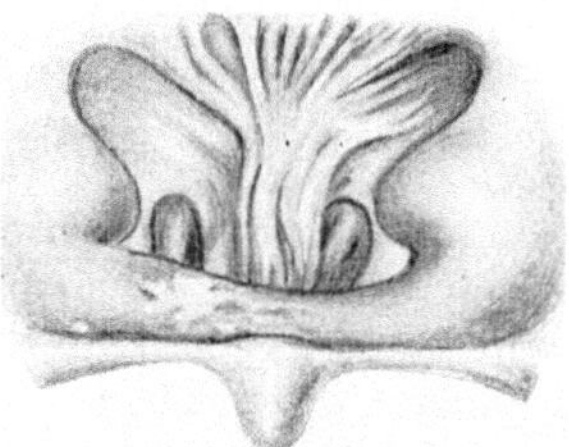

Abb. 18. Den Vomer verbreitende
Skleromnarben.
(Nach Juffinger.)

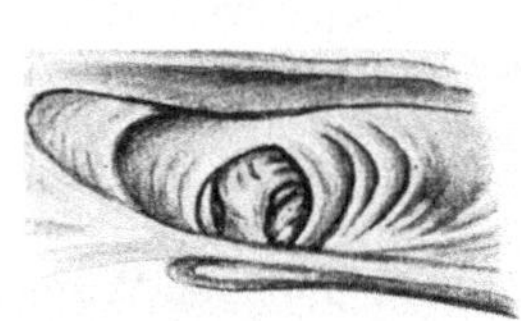

Abb. 19. Konzentrische Kulissenbildung im Choanengebiet.
(Nach Reinhard.)

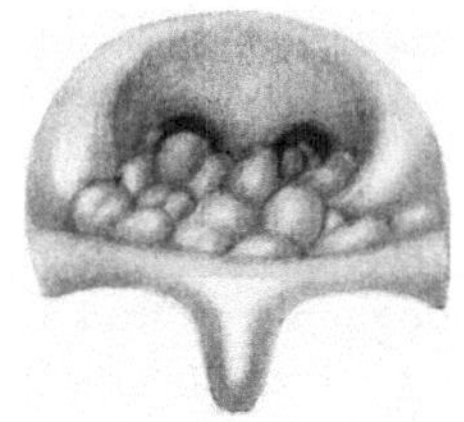

Abb. 20. Rundliche Skle-
romtumoren von unten
her die Nase eingehend.
(Nach Streit.)

Segels und des weichen Gaumens selbst. Der Prozeß kann sich auf die Gaumenbögen herüberziehen und auch die hintere Rachenwand mehr oder weniger stark infiltrieren, so daß sich Velum und Rachenwand bis zur Berührung nähern und durch allseitige skleromatöse Infiltration das Übergangstor zwischen Epipharynx und Rachen verlegt wird (Abb. 21). Dieser Verschluß wird noch fester, sobald die Bindegewebs- und Narbenbildung einsetzt. Doch tritt auch hier ebenso wie in der Nase gewöhnlich keine *Verwachsung* ein, sondern eine bisweilen allerdings fast komplette Verlegung durch konzentrische Infiltration und Narbenzug. In manchen Fällen sieht man auf der hinteren oder vorderen Fläche des Velums und des weichen Gaumens und im Rachen mehr oder weniger große typische skleromatöse Knötchen sich entwickeln (Abb. 17 u. 20). Voluminöse Wucherungen im Nasenrachenraum, die fast an eine stark entwickelte Rachenmandel erinnern, sind nicht häufig, aber doch beobachtet. Weicht die spezifische Infiltration der Narbenbildung, so sieht man bisweilen strahlenförmige Streifen von bald mehr weißer, bald rötlicher Farbe nach dem Ansatz des Zäpfchens hin verlaufen (Abb. 21), oder es entstehen auf der hinteren Rachenfläche mächtige, auf bestimmte Knotenpunkte zu verlaufende Narbenstränge (Abb. 24). Im allgemeinen findet die Entwicklung der Krankheit in der Mund-Rachenhöhle sehr viel weniger häufig statt als in ihrem Lieblingsgebiet, dem Nasen-Rachenraum. Doch kann es bisweilen auch im Munde zu Infiltrationen kommen, die sogar bis an die Zunge herangehen und dieselbe in ihrer Bewegungsmöglichkeit einengen (Abb. 22); ja die Zunge kann breit mit dem Rachen verwachsen. In seltenen Fällen geht die Infiltration auf die Tonsillen, die Weichteile des Oberkiefers und das Zahnfleisch über, so daß das letztere zu wuchern anfängt. Die Zähne können auseinandergetrieben und der Knochen der Alveole selbst angegriffen werden. Durch Ankylose des Kiefergelenks kann das Öffnen des Mundes auf das äußerste erschwert werden.

Auch im *Kehlkopf* geht bisweilen ein katarrhalisches Stadium mit mehr oder weniger ausgeprägter Borkenbildung dem hyperplastischen Larynxsklerom voraus. Es ist klar, daß in diesem Stadium ebenso wie in der Nase die Diagnose, falls sich nicht an anderen Stellen charakteristische Veränderungen vorfinden, größte Schwierigkeiten machen kann.

Die skleromatöse Infiltration ergreift am häufigsten die Partien unterhalb der Stimmritze (Laryngitis subglottica hypertrophica) (Abb. 23, 25, 26, 27).

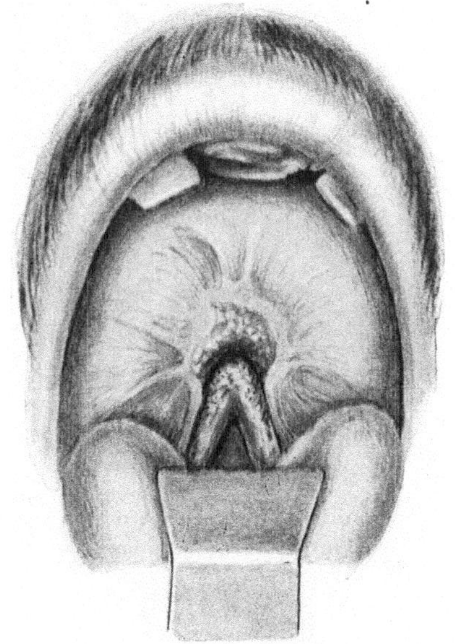
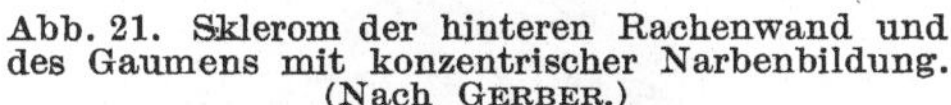
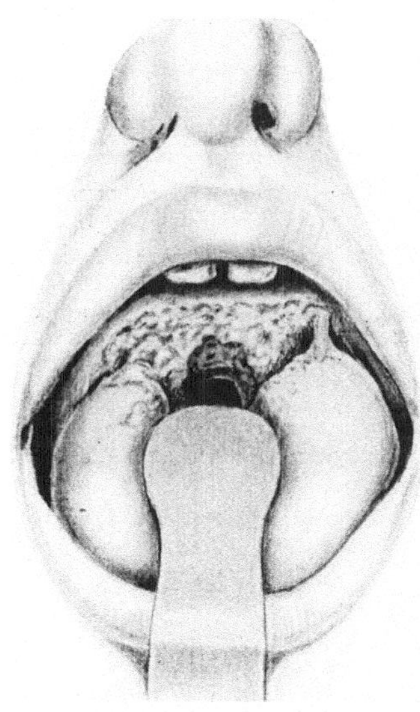

<table>
<tr><td>Abb. 21. Sklerom der hinteren Rachenwand und des Gaumens mit konzentrischer Narbenbildung. (Nach Gerber.)</td><td>Abb. 22. Starke Sklerominfiltration im Rachen bis zur Zunge reichend. Rachenbild zu Abb. 1. (Nach Hebra-v. Schrotter.)</td></tr>
</table>

Es gibt Fälle, bei denen diese Veränderungen lange Zeit hindurch die einzigen bleiben. Natürlich ist eine Gewebsverdickung gerade an dieser Stelle für die Atmung des Patienten von der allergrößten Bedeutung. Durch Näherung der subglottischen Wülste kann die Gegend unterhalb der Stimmbänder aufs äußerste verengt werden, ja es kann bis zur Berührung der neugebildeten Wülste kommen. Hierzu treten zuweilen noch lappige, granulomartige oder unregelmäßig gestaltete, breit aussehende resp. mehr oder weniger gestielte knopfförmige skleromatöse Wucherungen hinzu und verengern den schon ohnehin engen Raum noch mehr (Abb. 23). Am relativ häufigsten sind fast symmetrische seitliche subglottische Tumoren, seltener kommen solche von vorn her dazu (Abb. 25), relativ am seltensten ist die Hinterwand ergriffen. In nicht seltenen Beobachtungen bleibt dieses bedrohliche Bild längere Zeit bestehen, ohne daß es zu einem Fortschreiten nach dem Kehlkopf bzw. der Trachea kommt. Tritt dasselbe jedoch ein, so kann es durch ein Übergehen der Infiltration auf die untere Fläche der Stimmbänder und auf die Stimmbandsubstanz selbst zu einem

Verschmelzen der Stimmbänder mit den subglottischen Wucherungen kommen, so daß schließlich Stimmbänder und subglottische Tumoren zusammen derbe, breite, häufig symmetrische Wülste darstellen, aus denen sich die Stimmbandgestalt kaum mehr herausdifferenzieren läßt. Es ist selbstverständlich, daß die Stimme, je mehr die Stimmbänder selbst in den Prozeß hineingezogen werden, um so heiserer und rauher wird, bis schließlich fast völlige Aphonie die Folge sein kann. Viel weniger häufig beginnt die Wucherung supraglottisch. Die Stimmbänder können sich in breite, derbe, trägbewegliche Massen umwandeln, wodurch eine bedeutende Verengerung der Glottisspalte erfolgen kann. Ist die Verdickung der Stimmbänder keine symmetrische, sondern auf der einen Seite stärker ausgeprägt,

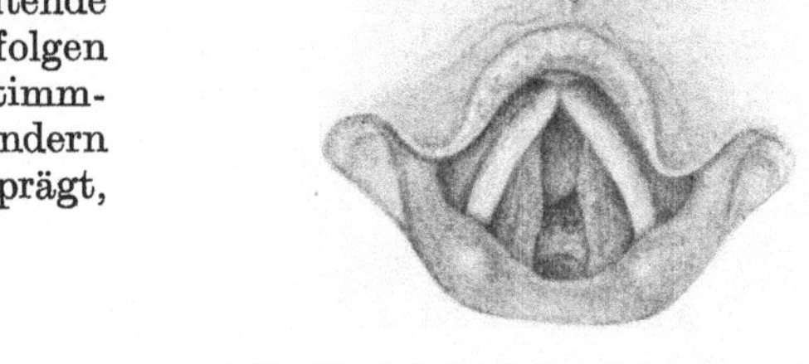

Abb. 25. Subglottische Skleromwülste von vorne und seitlich. (Nach Türck.)

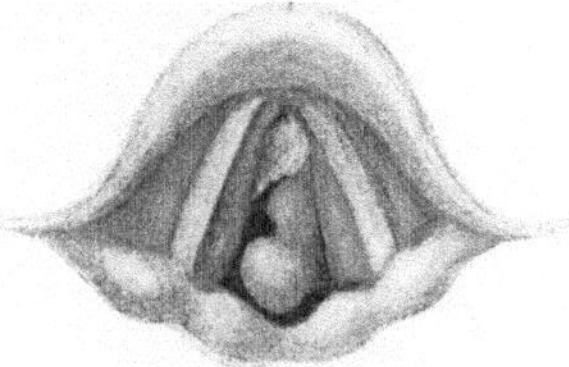

Abb. 23. Subglottische Wülste und Knotchenbildung bei Sklerom. (Nach H. v. Schrotter.)

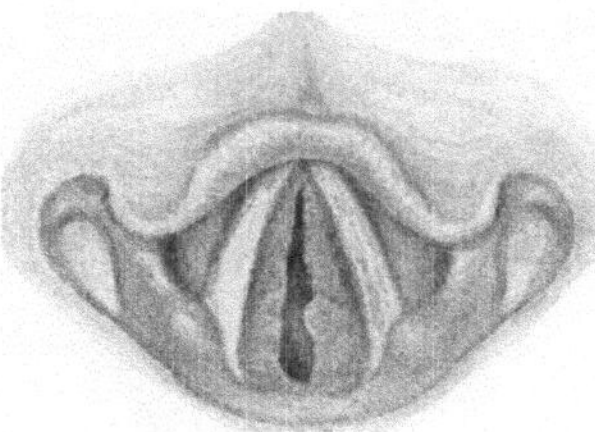

Abb. 26. Subglottische Tumoren bei Sklerom (Nach Turck.)

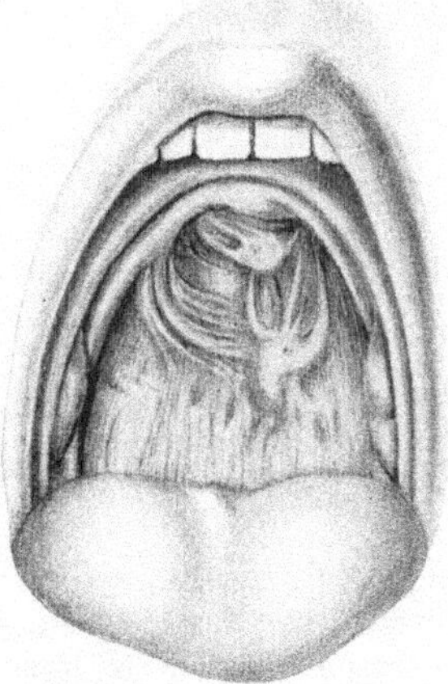

Abb. 24. Derbe Skleromnarben im Rachen. (Nach Juffinger.)

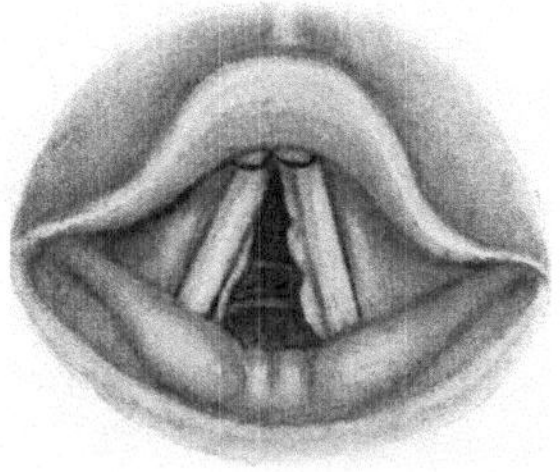

Abb. 27. Knotchen von den Stimmbändern und subglottische Wülste bei Sklerom. (Nach Streit.)

so kann natürlich je nach der Ausbildung der Infiltration die Glottis verzogen, schiefliegend erscheinen, oder es können andere noch kompliziertere Bilder entstehen. In einzelnen Fällen umgreift die Gewebeverdickung den ganzen Kehlkopf, so daß es zu einer ringförmigen Verengung desselben kommt. Auch hier sieht man wie im subglottischen Gebiet eine Bevorzugung der Vorder- resp. Seitenwand vor der Hinterwand. Die Arygelenke bleiben deswegen recht häufig relativ lange beweglich. In selteneren Fällen werden sie auch mit in den Prozeß hineingezogen und die Stimmbänder dadurch fixiert. Manchmal findet man die

Aryknorpel stark verdickt, mehr oder weniger unbeweglich und das Bild kann dann an eine abgelaufene Perichondritis erinnern. In seltenen Fällen kommt es an den Aryknorpeln, besonders ihren nach dem Pharynx zu gerichteten Abschnitten zu anscheinend durch das Schlucktrauma hervorgerufenen Geschwülsten.

Werden die Taschenbänder in den skleromatösen Infiltrationsprozeß hineingezogen, so können an ihre Stelle starre, breite, die Stimmbänder und die

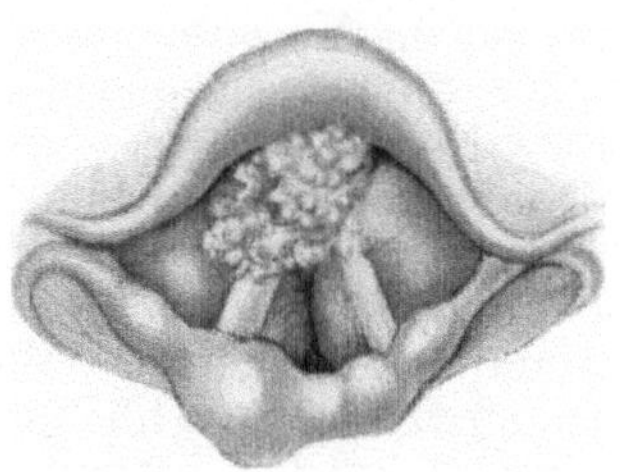

Abb. 28. Subglottische Wülste, Verdickung der Taschenbander und blumenkohlartige Wucherung oberhalb der Stimmbänder. (Nach H. v. SCHRÖTTER.)

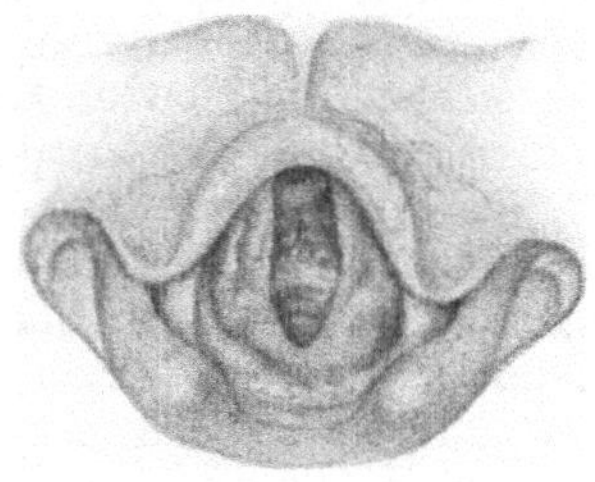

Abb. 29. Sklerominfiltration von Stimm- und Taschenbändern. (Nach TÜRCK.)

ganzen subglottischen Partien verdeckende Wülste entstehen (Abb. 29). Ja das ganze Kehlkopflumen kann sich schließlich in einen starren Trichter verwandeln, aus dem man die einzelnen Gebilde kaum oder gar nicht herausdifferenzieren kann. Am Kehlkopfdeckel findet sich die Infiltrierung gewöhnlich auf der laryngealen Fläche. Die linguale Kehldeckelfläche beteiligt sich meistens nicht am skleromatösen Prozeß. Sehr selten ist auch ein Fortschreiten auf das Ligamentum glossoepiglotticum medium und nach der Zunge zu. Charakteristisch ist eine diffuse Wucherung der hinteren Kehldeckelfläche, die nach den Taschenbändern und den aryepiglottischen Falten fortschreitet. Bisweilen jedoch kann die ganze Substanz der Epiglottis skleromatös durchdrungen sein, so daß sich nur Spuren von Knorpelgewebe nachweisen lassen.

Gewöhnlich kommt es im Vorhof des Larynx zu einer Kombinierung diffuser Infiltration mit granulomartigen Wucherungen. Hierdurch kann ein außerordentlich verschieden gestaltetes Bild entstehen. Ja, es sind sogar Skleromwucherungen beobachtet, die genau wie Papillome aussehen (Abb. 28); recht häufig kommen kleine Knötchen an den Stimmbändern oder Taschenbändern oder einer anderen Stelle des Kehlkopfeinganges vor (Abb. 27). Die

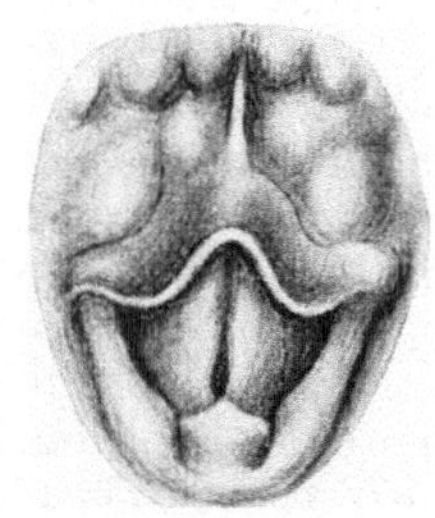

Abb. 30. Stimmritze durch Infiltration der Taschenbänder bis zu einem messerrückdicken Spalt verengt. (Nach GERBER.)

Farbe aller dieser größeren und kleineren umschriebenen oder diffusen Infiltrationen ist rötlich oder mehr weißlich, je nach der Stärke des sie deckenden Epithels.

Tritt im weiteren Verlauf der Entwicklung die charakteristische Schrumpfung ein, so können die merkwürdigsten und charakteristischen Bilder entstehen. Der Kehldeckel ist bisweilen nach einer Seite hin verzogen oder durch Verkürzung der aryepiglottischen Falten stark nach rückwärts nach den Aryknorpeln geneigt. Seine Spitze kann in den Larynx hineingezogen sein, so daß Hustenreiz entsteht, oder der Deckel bei jedem heftigen Atemzug direkt angesogen wird (NEUMANN). Durch Zug der Aryknorpel nach vorne zu nähern dieselben sich bisweilen dem Kehldeckel. Auch eine zirkuläre Schrumpfung des ganzen Kehlkopfeingangs kann eintreten. Hierdurch wird der Kehlkopfeingang naturgemäß sehr stark verengt. Bei Schrumpfung einer auf der laryngealen Seite, besonders in der Mitte diffus infiltrierten Epiglottis zieht sich der Deckel rinnenförmig zusammen. Bei Schrumpfung der allerdings seltener befallenen Interarytaenoidfalte können die beiden Aryknorpel einander genähert und in dieser Stellung fixiert werden. Dünnere leistenförmige Wucherungen innerhalb des Kehlkopfes oder im subglottischen Raume schrumpfen naturgemäß leichter als derbere dickere Infiltrate. Sie bilden dann sichel- oder kulissenförmige blaßrötliche oder ganz schmale weißliche Narbenmembranen. Manchmal sieht man mehrere solcher Ringe oder Halbringe übereinander von verschiedenen Seiten des Kehlkopfes und des subglottischen Raumes vordringen, oder es entstehen derbere Narbendiaphragmen. Schwimmhautartige Membranen verbinden die Stimmbänder manchmal nur in ihren vordersten Partien miteinander oder sie führen zu einer Näherung und allmählichen Verlötung der Stimmbänder von vorn nach hinten zu. Dadurch werden die Stimmbänder in ihrer Aktionsfähigkeit außerordentlich behindert und die Stimmritze kann schließlich bis auf eine feine Öffnung an der Hinterwand reduziert werden. Recht selten kommt es zu perichondritischen Erscheinungen am Kehlkopfgerüst. So beschreibt PIENIÁZEK in einem Falle von Kehlkopfsklerom Eiterherde an der Schildknorpelplatte, bei einer zweiten Beobachtung war die hintere Ringknorpelplatte in einen Eiterherd völlig aufgegangen. Allerdings war in diesem Falle wie einem weiteren dritten der Kehlkopf im übrigen frei von Sklerom, so daß es sehr fraglich ist, ob die Perichondritis nicht anderer Provenienz gewesen ist. Jedenfalls gehören Perichondritiden *nicht* zum Charakterbild des Larynxskleroms.

Die *Luftröhre* wird viel seltener ergriffen als der Kehlkopf, und zwar meistenteils in der Weise, daß der skleromatöse Prozeß sich vom Kehlkopf aus nach unten zu fortentwickelt. Es kann sowohl zu diffusen Infiltrationen als zu granulomähnlichen Wucherungen kommen (Abb. 31). Diese letzteren können auch gestielt und beweglich sein. Die Infiltration kann bis über die Bifurkation hinaus in die größeren und kleineren Bronchien hinein sich erstrecken. Je nach der Ausbildung derselben besteht eine Behinderung der Atmung bis zu den höchsten Graden. Durch Schrumpfung ringförmiger Infiltrate können mehr oder weniger blasse weißliche Narbenwälle entstehen. Dieselben verursachen bisweilen die schwerste Atemnot. Seltener ziehen brückenartige Narbenstränge von einer Seite zur anderen. Derartige Leisten scheinen mitunter durch normale Schleimhaut voneinander getrennt oder durch gleichartige Infiltrate in Verbindung zu stehen. In seltenen Fällen finden sich neben Trachealsklerom multiple, wahrscheinlich infolge des entzündlichen Reizes entstandene, Osteome vor.

Seltenere Lokalisationen. Eine Anschwellung und spezifische Entzündung der regionären Lymphdrüsen findet gewöhnlich nicht statt. Gegenteilige Beobachtungen sind äußerst selten. So gibt RÓNA an, er habe aus den angeschwollenen Lymphdrüsen des Halses Sklerombacillen züchten können. Bestätigungen dieser Befunde liegen meines Wissens bisher nicht vor. Wie dem auch sei, *jedenfalls gehören Drüsenschwellungen nicht zu den charakteristischen Eigenschaften des Skleroms.* Mehrfach sind Verhärtungen und tumorartige Verdickungen der Tränendrüsen beobachtet. Es ist wohl anzunehmen, daß die Infektion derselben durch den Tränennasenkanal stattgefunden hat. HEBRA beschreibt unter seinen ersten Fällen einen, bei dem ein $1\frac{1}{2}$ Zoll langes und $\frac{1}{2}$ Zoll breites Infiltrat auf der Glabella saß und von einem Augenlid zum anderen reichte. Die in der Literatur sich vorfindende Mitteilung über den angeblich von PICK erhobenen Befund einer skleromatösen Infiltration des äußeren Gehörgangs läßt sich nicht aufrechterhalten. PICK hat dies durchaus nicht strikte behauptet. Eine Verbreitung des Skleroms durch die EUSTACHISCHE Röhre nach dem Mittelohr oder gar von dort in den Gehörgang hinein ist bisher nicht erwiesen. Daß vom erkrankten Nasenrachenraum aus der pharyngeale Tubenabschnitt gleichfalls skleromatös infiltriert werden kann, ist natürlich nicht

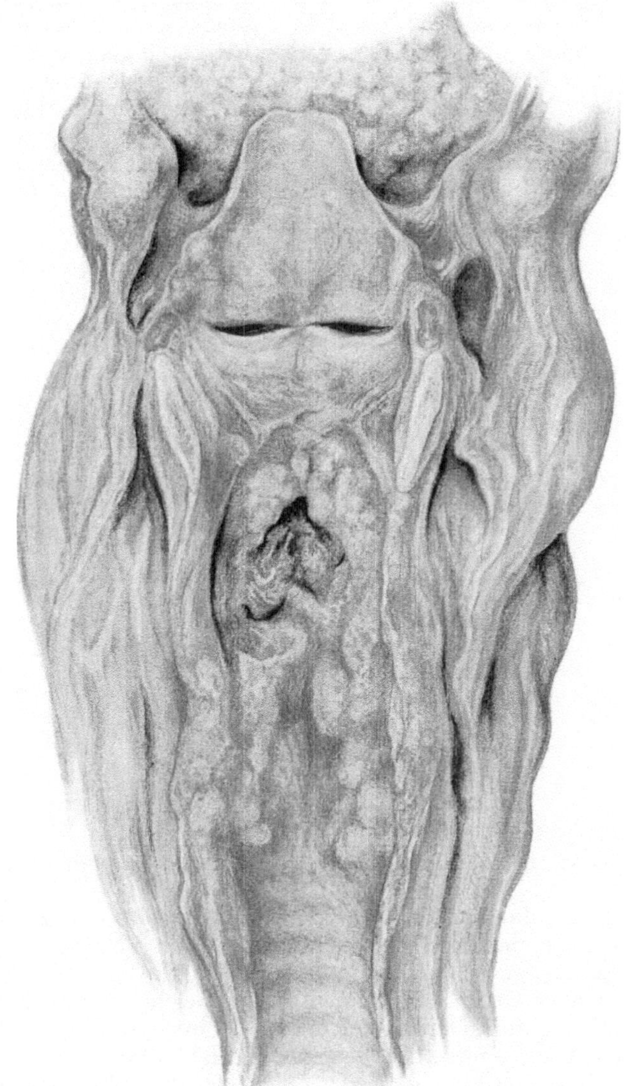

Abb. 31. Sklerom der Luftröhre. (Nach TÜRCK.)

ausgeschlossen, sondern muß sogar als wahrscheinlich angenommen werden. Einen Fall von Otosklerom soll angeblich WOJATSCHEK beschrieben haben (zit. nach KULIKOWSKI, Sitzungsber. d. Ges. d. Hals-, Nasen- u. Ohrenärzte zu Leningrad 13. 4. 1924. Zentralbl. f. Hals-, Nasen- u. Ohrenheilkunde. Bd. 7, H. 3). Nähere Angaben habe ich über denselben nicht vorfinden können. Die

Pawlowsche Publikation über Sklerominfiltrate an Arm und Beinen ist bisher nicht bestätigt. Man tut wohl gut, derselben mit einer gewissen Skepsis gegenüberzustehen.

Ein Vergleich, in welchem Prozentsatz die einzelnen Teile des Körpers von Sklerom befallen werden, ist natürlich am besten bei Prüfung des unter denselben Bedingungen bearbeiteten Materials *einer* Klinik anstellbar. Ich gebe deshalb die Neumannsche Häufigkeitstabelle der Wiener Klinik wieder, trotzdem ich annehme, daß der Prozentsatz für Beteiligung der Nasenschleimhaut *viel zu gering* ist. Augenscheinlich sind in dieser Tabelle nur die skleromatösen Infiltrate, nicht aber die katarrhalischen Skleromerkrankungen der Nase angeführt (Abb. 32).

Primärer Sitz der Erkrankung und Verlauf derselben. Es scheint mir fraglos, daß die Krankheit gewöhnlich in der Schleimhaut der Nase beginnt. Wenn

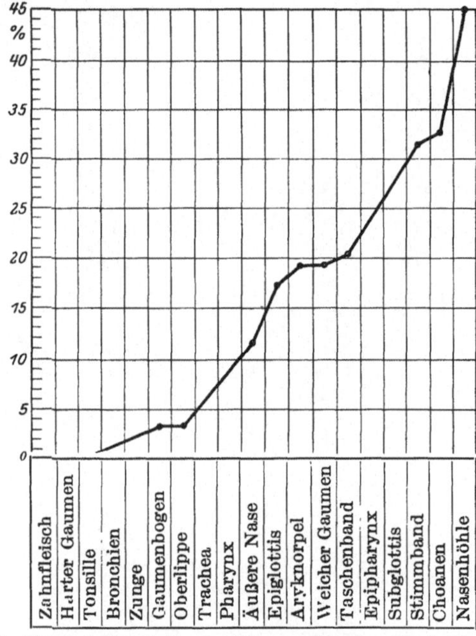

Abb. 32. Häufigkeitstabelle der Wiener Klinik. (Nach Neumann.)

man berücksichtigt, daß bei der Skleromrhinitis bereits die pathologisch-anatomischen Substrate des Skleroms gefunden werden können, muß man notwendigerweise zu dieser Schlußfolgerung kommen, da man bei Durchsicht der Literatur nur relativ wenig Fälle finden kann, welche bei sichtbarer Lokalisation der Erkrankung an anderen Stellen diese Rhinitis *nicht* gezeigt haben. Ich möchte auch nicht annehmen, daß der Prozeß am häufigsten gerade im Choanalgebiet seinen Anfang nimmt, wie dieses wohl infolge der neben sichtbaren *frischen* Infiltraten an anderer Stelle ziemlich häufig nachweisbaren *älteren* narbigen Veränderungen im Bereiche des Nasenrachenraumes vielfach geglaubt wird. Auch dem Nasopharynxsklerom dürfte wohl meistenteils der skleromatöse Nasenkatarrh vorausgehen. Ein recht großer Teil der Publikationen über sog. „primäres" *Larynx*sklerom ist als nicht beweiskräftig anzusehen, da die Autoren diese Rhinitis bei der Diagnose *„primäres"* Larynxsklerom nicht berücksichtigt haben. Ferner sind bei dem bekannten Wechsel zwischen Ausheilen der Krankheit an einer Stelle, Fortschreiten an der anderen durchaus Krankheitsstadien denkbar,

in denen die primär infizierte Nase zur Zeit der Untersuchung des Patienten
gar keinen oder doch so gut wie gar keinen pathologischen Befund geboten hat,
da der ursprüngliche primäre Herd in ihr entweder ausgeheilt ist oder klinisch
latent erscheint, während an anderer Stelle des Körpers, z. B. dem Kehlkopf
gerade in dieser Zeit klinisch als recht schwer imponierende Symptome aufgetreten sind. Immerhin sind doch eine Anzahl von Publikationen über „primäres Larynxsklerom" oder „primäres Trachealsklerom" bekannt geworden,
welche die Entstehung der Krankheit außerhalb der Nase als *möglich* erscheinen
lassen. Den strikten Beweis allerdings dafür zu erbringen, daß das Sklerom
im Kehlkopf resp. der Luftröhre in dem einen oder anderen Falle seinen
Beginn genommen hat, dürfte so gut wie unmöglich sein, denn der histologische
Gegenbeweis, daß die Infektion nicht doch in der Nasenschleimhaut begonnen
haben *könnte*, ist schlechterdings nicht durchführbar. Wie ersichtlich, dürfte
demnach *eine pathologisch-anatomisch ganz einwandfreie* Diagnose „primäres
Larynx- resp. Trachealsklerom" beinahe noch mehr Schwierigkeiten machen als
es die Diagnose primäre Kehlkopftuberkulose bekannterweise macht. In manchen
Fällen erkrankt *scheinbar* zuerst der Kehlkopf und erst später die Nase. Es
kommen jahrelange Pausen in der Entwicklung der Erkrankung, ja Perioden
scheinbar völliger Ausheilung vor, bis schließlich in den meisten Fällen hier
oder dort ein neues Skleromknötchen, eine neue charakteristische Infiltration
auftritt. Was *das Alter der Kranken* betrifft, so ist das Sklerom festgestellt
von den Jahren der Kindheit bis ins hohe Greisenalter hinein. Es sind Patienten
beobachtet, die mehrere Dezennien, 40 und 50 Jahre lang erkrankt waren.
Wann die Ansteckung am häufigsten eintritt, ist schwer zu sagen, es scheint so,
als ob die Jahre um den Pubertätsbeginn herum oder einige Jahre nach diesem
Zeitpunkt in der größeren Anzahl der Fälle in Frage kommen.

Die Beschwerden der Patienten sind solange der Prozeß nicht auf den Kehlkopf herabsteigt, häufig äußerst gering. Der Nase wegen suchen die Kranken
den Arzt meistenteils erst dann auf — eine Ausnahme bilden natürlich die Fälle
mit sichtbaren Veränderungen an der äußeren Nase —, wenn die Atmung durch
die Nase aufs äußerste erschwert ist. Die Borken- und Krustenbildungen im
Naseninnern genieren die Patienten, zumal es sich ja zum größten Teil um
Angehörige der sog. niederen Gesellschaftklassen handelt, gewöhnlich fast
gar nicht. Über Anosmien wird meistenteils nicht geklagt, da das Sklerom die
Gegend der Ausstrahlung des Riechnerven nicht zu okkupieren pflegt. Die
durch die Verlegung der Nase bedingte Rhinolalia clausa wird die Patienten
auch selten dazu führen, ärztliche Hilfe in Anspruch zu nehmen. Etwas anders
liegt die Sache schon, sobald die Tube durch Tumormassen verlegt wird und
Schwerhörigkeit sowie Ohrensausen auftritt. Diese Symptome werden vom
Patienten meist schwerer eingeschätzt und er ist eher geneigt, sich ärztlich
beraten zu lassen. Sobald jedoch die Infiltration im Kehlkopf auftritt, stellen
sich meistenteils bald stärkere Beschwerden und Klagen ein. Je nach der
Ausdehnung der Prozesses wechseln diese Beschwerden von den leichtesten
Graden der Heiserkeit bis zur völligen Stimmlosigkeit, von geringem und nur bei
schweren Anstrengungen sich bemerkbar machenden Luftmangel bis zu den
schwersten und das Leben bedrohenden Anfällen von Atemnot. Schon länger
andauernde oder sich ständig wiederholende Heiserkeit pflegt die Erkrankten
zu beunruhigen und zum Arzt zu führen, da ihnen zum Teil bekannt ist, daß
derartige Symptome bei schweren Erkrankungen des Kehlkopfes, Tuberkulose,
Geschwülsten gleichfalls gar nicht selten das Anfangssymptom bilden können.
Die Krusten- und Borkenbildung im Kehlkopf kommt jetzt auch mehr zur
Wahrnehmung. Diese letztere wird im Kehlkopf überhaupt schwerer und un-
angenehmer als die Verkrustung der Nase empfunden; bei *verengtem* Kehl-

kopf gar ist sie nicht selten die Ursache dafür, daß das Luftrohr gänzlich und
zuweilen ganz plötzlich völlig unpassierbar wird. Erst jetzt wird das Aussehen
der Patienten, die recht häufig bis dahin ziemlich gesund, bisweilen sogar
blühend erscheinen und bei denen die sonst so suspekte chronische Heiserkeit
in auffallender Weise mit dem äußeren Aspekt kontrastieren kann, blasser und
krankhafter. Der Schluckakt geht auch bei den schwersten Infiltrationen des
Larynx meistenteils gut vonstatten. Beschwerden werden relativ selten beobachtet, dann nämlich, wenn die hintere Kehlkopfwand in schwerem Maße,
große Partien des Rachens oder gar die Zunge erkrankt ist.

Infektiosität und Kontagiosität. Alle unsere Erfahrungen sprechen dafür,
daß wir es beim Sklerom mit einer chronischen Infektionskrankheit zu tun
haben, als deren Erreger dem Anschein nach der sog. Sklerombacillus anzusehen ist. Was die Kontagiosität betrifft, so ist dieselbe jedenfalls nur gering.
Es gehört augenscheinlich ein langes intimes Zusammensein und außerdem
noch eine gewisse individuelle Prädisposition zur Akquisition des Leidens. Bei
Erhebung einer *oberflächlichen* Anamnese betreffs Familienerkrankung *scheinen*
gewöhnlich die Familienmitglieder der Sklerompatienten nur sehr selten an
demselben Leiden zu erkranken. Wenn man sich aber Mühe gibt, genauer nach-
zuforschen, so erfährt man, daß doch in diesem oder jenem Falle Angehörige
über ähnliche Krankheitserscheinungen wie unsere Patienten zu klagen gehabt
hätten. Auch sie seien zeitweise stark heiser gewesen, hätten hartnäckige
Nasenkatarrhe gehabt, Krusten und Borken ausgeschnoben usw. Hier und da
ist wohl auch ein Familienmitglied mit den Anzeichen höchster Atemnot gestorben. Natürlich kann man gewöhnlich mit diesen vagen Angaben nichts
Rechtes anfangen. Ferner muß man bedenken, wie sehr die eminente Chronizität
des Leidens, der Wechsel zwischen Ausheilung und Verschlimmerung, die oft
jahrelange Symptomlosigkeit der Aufnahme einer genauen Familienanamnese
entgegensteht. *Erst genauere Nachforschungen an Ort und Stelle in den Familien
der Erkrankten — ich komme hierauf noch zurück — dürften uns Gelegenheit
geben, genauer in diese verwickelten Verhältnisse Einblick zu gewinnen.*

Sichere Fälle von Familienerkrankungen sind nur wenig beobachtet, so von
Robertson (2 Schwestern), Sécrétan-Barraud (3 Brüder), H. v. Schrötter
(Vater und Sohn), Baurowicz (2 Brüder und 2 Schwestern), Neumann (1 Bruder,
1 Schwester), Jakubowski und Erbrich (3 Geschwister), Sěrzer (1 Bruder und
1 Schwester), Streit (1 Bruder und 1 Schwester und 2 Brüder und 1 Schwester).
Die Streitsche Beobachtung ist deshalb ganz besonders interessant, als in
dieser Familie noch eine weitere Schwester an Borkenbildung in der Nase und
belegter Stimme litt. Auf dem linken Stimmband zeigte sich an der Grenze
zwischen vorderem und mittlerem Drittel ein kleines Knötchen; der histologische Befund einer leicht granulierenden aufgelockerten Stelle der Nasenschleimhaut war negativ. Aus dem Gewebssaft dieser Granulation wurden
neben Staphylokokken Sklerombacillen ähnliche Kapselbakterien gezüchtet.
Brunner und Jakubowski erwähnen gelegentlich der Publikation eines aus
Galizien stammenden Geschwisterpaares, daß 4 weitere Geschwister gleichfalls
an Sklerom erkrankt seien, „was klinisch und bakteriologisch festgestellt war“.
Auch der Sěrzersche Fall ist zur Illustration des vorher Gesagten wichtig. Ein
Bruder und eine Schwester litten an Sklerom (die letztere wurde jahrelang
vorher an Ozaena nasi et laryngis behandelt), zwei weitere Geschwister an
Borkenbildung in der Nase mit Neigung zur Eintrocknung und die fünfte
Schwester an ausgesprochener Ozaena.

Diagnose. Derartige Familienbeobachtungen legen naturgemäß die Frage
nahe, wo fängt die klinische Diagnose Sklerom an und wo hört die Diagnose
atrophische Rhinitis bzw. Ozaena auf. Ich meine, wir können uns hierbei nur

auf den histologischen Befund verlassen. Finden wir MIKULICZsche mit Bakterien gefüllte Zellen im Gewebe, so haben wir es, wenigstens nach dem heutigen Stande der Wissenschaft, mit Sklerom zu tun, denn *wir kennen bisher keinen zweiten Krankheitsprozeß, bei dem typische mit Bakterien gefüllte, hydropisch geblähte Zellformen beobachtet werden.* In derartigen klinisch höchst zweifelhaften Beobachtungen wird man positiven Bakterienbefund in den MIKULICZschen Zellen fordern müssen, da man sonst, zumal wenn nur einige geblähte Zellen im Gewebe nachweisbar sind, doch leicht einem Irrtum zum Opfer fallen könnte. Sobald der klinische Befund sicher erscheint, die MIKULICZschen Zellen in größeren Haufen auftreten, ist natürlich der Bakterienbefund innerhalb der Zellen *nicht* unbedingt notwendig zur Skleromdiagnose, da das histologische Bild zusammen mit dem klinischen Befund vollkommen zur Sicherung derselben genügt. Vorläufig kann man trotz aller Einwendungen gar nicht umhin, die atrophischen Schleimhautkatarrhe bei Skleromkranken, sobald man in denselben die typischen mit Bakterien gefüllten MIKULICZschen Zellen gefunden hat, prinzipiell von den klinisch sonst ganz ähnlich aussehenden atrophischen Nasenkatarrhen und Ozaenen bei nicht Skleromkranken zu unterscheiden. Diese strenge Scheidung würde naturgemäß in dem Augenblick aufhören, wo es gelingen sollte, gleiche Gebilde, wie es die MIKULICZschen Zellen sind, auch bei der genuinen Ozaena zu finden. Dadurch wäre nicht nur die nahe Verwandtschaft, wie es eine Anzahl von Autoren wünscht, sondern sogar die Identität beider Prozesse bewiesen. Ob unspezifische Katarrhe oder Ozaenen häufig den Boden der typischen skleromatösen Infektion vorbereiten, möchte ich dahingestellt sein lassen. Möglich ist dies durchaus.

Es erübrigt an dieser Stelle nochmals alle für die Diagnose des Skleroms wichtigen Punkte hervorzuheben, da dieselben bei der vorausgegangenen genauen Beschreibung der Krankheit bereits in ausführlicher Weise besprochen sind. Wenn man diejenigen Krankheiten berücksichtigt, welche *differentialdiagnostisch* in Betracht kommen, so muß man, was das Sklerom der äußeren Nase betrifft, an Rhinophym, maligne Tumoren und Lues denken. Eine Verwechslung mit dem Rhinophym ist allerdings nur bei oberflächlichster Betrachtung möglich. Und doch ist sie, wie die Literatur lehrt, vorgekommen. Die weichen, lappigen mit Erweichungsherden gekrönten Rhinophymwucherungen unterscheiden sich naturgemäß ganz außerordentlich von den derben knorpelharten Geschwülsten des Rhinoskleroms. Maligne Tumoren und Lues weichen durch ihren Verlauf, das evtl. Vorhandensein von Geschwürsbildung, Drüsenschwellung usw. vom Sklerom ab. Kommt es allerdings beim Sklerom, wie es äußerst selten in der Literatur beschrieben ist, zu einem stärkeren Gewebszerfall, so liegen natürlich Verwechslungen mit den vorher erwähnten Krankheiten nahe. Die durch Gewebsretraktion bedingten Verengungen an den Nasenvorhöfen können den narbigen Einziehungen nach ausgeheilten tuberkulösen oder luetischen Geschwüren ähnlich sehen. Doch treten die skleromatösen Veränderungen häufig ganz symmetrisch auf beiden Seiten auf, es fehlen fast stets Gewebsdefekte. Die skleromatösen Knötchen der Nasenschleimhaut können unter Umständen sehr an lupöse Efflorescenzen erinnern, sie sind jedoch im allgemeinen blasser wie die letzteren und bieten bei Sondierung einen stärkeren Widerstand.

Narbenbildung im Nasenrachenraum nach ausgeheilten Geschwüren kann bisweilen an die charakteristischen Veränderungen der Choanalgegend beim Sklerom erinnern, doch schützen die konzentrischen Verengerungen der Choane, die Verbreiterung des Septums, oder die höchst merkwürdige Kulissenbildung beim Sklerom vor Verwechslung. Bei den Verengerungen und Verlegungen der Übergangspforte zwischen Nasenrachenraum und Rachen kommt es beim Sklerom gewöhnlich nicht zu kompletten Verwachsungen, da der Mechanismus

der Verengung durch Infiltration und folgende konzentrische Narbenbildung
ein anderer ist wie bei den mit Geschwürsbildung einhergehenden Prozessen.
Eine bemerkenswerte Ähnlichkeit kann bisweilen mit der Schleimhautlepra
des Rachens bestehen. Auch diese setzt knötchenförmige Infiltration mit geringer
Neigung zum Zerfall und bindegewebiger Schrumpfung, die zu Stenosen in den
oberen Luftwegen führen kann. Auch hier kommt es zu Atrophie und zum
trockenen Katarrh.

Sitzt der Skleromprozeß im Kehlkopf selbst, so kann das Symptombild der
Chorditis vocalis inferior die größten diagnostischen Schwierigkeiten bieten,
zumal da ganz die gleichen Bilder auch nach anderen Prozessen, z. B. durch-
gemachten Perichondritiden entstehen können. Die Knötchenform des Larynxskleroms kann, wenn charakteristische Erscheinungen anderer Art fehlen,
mit lupösen Larynxefflorescenzen verwechselt werden. Doch sitzt der Lupus
mit Vorliebe am Kehlkopfdeckel und der Hinterwand. Die Kehlkopftuberkulose,
mit der wohl die häufigsten diagnostischen Verwechslungen besonders von
seiten ungeübterer Untersucher vorkommen, ist durch ihre charakteristischen
Exkrescenzen in der Aryregion, die Geschwürsbildung an Stimm- und Taschenbändern, ihre ödematösen Schwellungen der Epiglottis und Aryknorpel vom
Sklerom zu unterscheiden. Am ehesten könnte noch die isolierte Tumortuber-
kulose in Betracht kommen. Hier entscheidet natürlich das Gesamtbild und
die genaueste Untersuchung der übrigen oberen Luftwege sowie letzten Endes
der histologische Befund. Narbenbildungen nach luetischen Prozessen können
mitunter dem Endstadium des Skleroms ähnliche Bilder hervorrufen.

Das Sklerom ist zweifellos in seiner ausgeprägten Form eine höchst charakteristische Erkrankung mit ganz eigentümlichen Krankheitserscheinungen. Und
doch genügen dieselben, wie die Erfahrung lehrt, nicht immer zu einer exakten
Diagnose. Auch den berufensten Kennern sind diagnostische Irrtümer vorgekommen. So erwähnt PALTAUF drei Fälle, die ganz wie Sklerom aussahen,
bei denen jedoch die mikroskopische Untersuchung einen negativen Ausfall
gab. Alle drei Fälle haben sich später als nicht zum Sklerom gehörig entpuppt.
Leider ist der Grundsatz vor der Publikation stets die histologische Untersuchung das entscheidende Wort sprechen zu lassen, nicht immer befolgt worden.
So kommt es denn, daß die Skleromliteratur von Beobachtungen wimmelt, die
nichts mit Sklerom zu tun haben. Hierdurch sind der systematischen Erfor-
schung der Krankheit schwere Hindernisse errichtet worden, die unterblieben
wären, wenn die betreffenden Autoren sich mehr Zurückhaltung auferlegt hätten.

Kombinationen von Sklerom mit anderen Erkrankungen der oberen Luftwege
sind vielfach beobachtet worden. So ist z. B. gleichzeitiges Auftreten von Kehlkopfsklerom und Kehlkopftuberkulose oder Sklerom mit Rachentuberkulose
kombiniert, Sklerom mit malignen Tumoren vergesellschaftet beschrieben
worden. Meistenteils haben beide Krankheiten wohl nebeneinander bestanden.
Andererseits liegt es nahe anzunehmen, daß bisweilen das Sklerom den Boden
für bestimmte Krankheiten vorbereiten kann, z. B. Kehlkopf- und Trachealsklerom für Tuberkulose. Ebenso ist die Entstehung des Skleroms auf einem
durch andere Krankheiten vorbereiteten Boden sehr wohl möglich. Relativ
nicht selten wird die Entstehung des Leidens von den Patienten auf Traumen
zurückgeführt. Natürlich kann es bei skleromatösen Nasenprozessen auch zu
unspezifischen eitrigen Erkrankungen der Nasennebenhöhlen kommen, und zwar
sicher leichter als bei normaler Nase.

*Beeinflussung der Skleromerkrankung durch gleichzeitig einsetzende inter-
kurrente akute Infektionen* sind mehrfach in der Literatur erwähnt, so z. B.
Rückgang des Skleroms nach Typhus exanthematicus, Typhus abdominalis
oder Erysipel. Es scheint jedoch so, als ob es von ausschlaggebender Bedeutung

gewesen ist, ob die akute Infektion mit hohem Fieber begleitet war, indem in anderen Fällen bei denselben Infektionen *ohne* höhere Fieberattacken andererseits kein wesentlicher Rückgang des Skleroms beobachtet worden ist.

MIKULICZ gibt an, daß Schwangerschaft in einem Falle einen ungünstigen Einfluß auf die Entwicklung des Skleroms ausgeübt habe.

Prognose. Das Sklerom ist eine außerordentlich chronisch verlaufende Erkrankung, die gewöhnlich erst *dann* die Gesundheit und das Leben des Patienten zu bedrohen beginnt, sobald sie auf den Kehlkopf herabgestiegen ist. Ist dies nicht der Fall, so können die Kranken Dezennien lang, nicht selten bei guter Gesundheit, ihr Leben fristen. Von einem bereits von TÜRCK beschriebenen Falle ist sogar bekannt geworden, daß er über ein halbes Jahrhundert lang gelebt hat. Eine *spontane* Ausheilung tritt jedoch in der Regel nicht ein. Allerdings wird bisweilen ein derartig auffallender Rückgang der Erscheinungen beobachtet, daß derselbe einer Spontanheilung nahe kommen kann. Jahrelang anhaltende Intermissionen im Krankheitsverlauf sind nicht selten. Durch entsprechende therapeutische Eingriffe gelingt es häufig, die Krankheit einzudämmen, so daß Beobachtungen, bei denen die Erkrankten das Greisenalter erreichen konnten, nicht gerade selten sind. Viel ungünstiger sind die Aussichten beim Sklerom des Larynx und der Luftröhre. Auch hier kommen allerdings Fälle zur Beobachtung, bei denen die Affektion jahrelang lediglich auf eine bestimmte Kehlkopfgegend beschränkt bleibt. Andererseits erliegt doch ein nicht geringer Prozentsatz mit schwereren Affektionen des Kehlkopfes und der Luftröhre allmählich dem Leiden. Fälle, wo ganz plötzlich der Tod durch Erstickung eintrat, wahrscheinlich infolge eingeklemmter, die Luftpassage hindernder Krusten und Borken, sind nicht gerade selten. Selbst bei tracheotomierten Patienten ist diese Gefahr nicht gänzlich ausgeschlossen. Bei der Obduktion ist es dann nicht immer gelungen, die Todesursache genau festzustellen. Derartige Fälle können bisweilen durch die Plötzlichkeit des Todes forensische Bedeutung erhalten.

Therapie des Skleroms.

Wenngleich wir kein Mittel besitzen, welches die Ausheilung der Krankheit garantiert, so verfügen wir doch über eine ganze Anzahl therapeutischer Maßnahmen, um in nicht zu fortgeschrittenen Fällen der Krankheit Einhalt gebieten zu können. Für das Sklerom der äußeren Nase kommt in erster Linie die Röntgenbestrahlung in Frage. Wie weit wir dieselbe in geeigneten Fällen durch operative Eingriffe unterstützen werden, wird durch die Verlaufsart des betreffenden Falles bedingt. Große Operationen mit Entfernung von Teilen der Nase selbst und nachfolgender plastischer Deckung, wie sie früher mehrfach gemacht sind, haben jetzt wohl nur noch historisches Interesse. Die gesetzten Schnittwunden im skleromatösen Gewebe pflegen übrigens gewöhnlich gut und ohne Komplikation zu heilen. Die innere Nase ist am besten mit scharfem Löffel oder schneidender Zange freizumachen. Auf absolut radikale Operation braucht man keinen Wert zu legen, da nach operativen Eingriffen und besonders solchen mit nachfolgender Bougierung der Erfolg oft größer wird als man zunächst angenommen hatte. Verengungen zwischen Nasenrachenraum und Rachen sind entweder scharf oder mit Kauter zu lösen. Bei dünneren Narbenmembranen genügt mitunter auch der eingeführte Finger zwecks Erweiterung. Nachfolgende Bougierung nach vorausgegangener operativer Erweiterung ist meist notwendig und zeitigt gute Erfolge. Im Kehlkopf ist, wenn es sich um tumorartige umschriebene Wucherungen handelt, die operative Entfernung vermittels Zangen, Doppelcuretten oder auch mittels des Galvanokauters am

Platze. Diffuse Infiltrationen erfordern je nach ihrer Ausdehnung und ihrer Form entweder Behandlung vermittels dilatierender Bougies oder operative Eingriffe. Von den dilatierenden Instrumenten eignen sich relativ am besten die SCHRÖTTERschen Hartgummibougies. Verwachsungen der Stimmlippen oder Taschenbänder können, wenn sie nicht zu dick sind, mit den SCHRÖTTERschen Bougies oder auch anderen Instrumenten durchbrochen werden. Auch die subglottischen Stenosen bilden sich oft auffallend gut nach Dilatationsbehandlung zurück. Außer den SCHRÖTTERschen Bougies können auch bronchoskopische Rohre Verwendung finden. Hierdurch gelingt es bisweilen auch noch in Fällen ziemlich hochgradiger Stenose die Tracheotomie zu umgehen. In anderen Fällen jedoch muß man den Luftröhrenschnitt vornehmen und kann von diesem aus mit den verschiedensten Dilatationsinstrumenten therapeutisch einwirken. Bei breiteren Infiltraten wird natürlich die ganze Behandlung längere Zeit einnehmen als bei den schmäleren brückenförmigen. Doch muß man sich in allen Fällen auf Rezidive gefaßt machen und in längerer oder kürzerer Zeit von neuem beginnen. Sehr wichtig ist es, wenn man dem Patienten die Selbstbougierung beibringen kann. Kommt man mit allen diesen Maßnahmen nicht zum Ziel, so tritt die Laryngofissur in ihr Recht, meist mit nachfolgender Dilatationsbehandlung. Oder aber man muß in geeigneten Fällen zur Laryngostomie seine Zuflucht nehmen. Bei Affektionen im Kehlkopfvorhof kann bisweilen auch die Pharyngotomia subhyoidea konkurrierend in Frage kommen. Die Stenosen der Trachea werden am besten mit bronchoskopischen Röhren dilatiert, mit oder ohne vorausgegangene Tracheotomie. Besonders gilt dies von Verengungen jenseits des Bifurkationsspornes. Auch Gummidrains usw. können von der Tracheotomieöffnung aus mit Erfolg benutzt werden. Es würde zu weit führen, alle diese Methoden und ihre Indikation für den einzelnen Fall aufzuführen. Gegen die Eintrocknung des Sekretes muß man natürlich gleichzeitig mit entsprechenden Inhalationen vorgehen. Gegebenenfalls sind größere zusammengeklumpte harte Schleimmassen von Zeit zu Zeit wie Fremdkörper zu entfernen. Größere plastische Operationen am Kehlkopf mit Implantation von Lippenschleimhaut oder Knorpelplatten gehören wohl der Geschichte an.

Eine größere Bedeutung für die Beseitigung der Skleromprodukte in Nase, Rachen und Kehlkopf hat die Behandlung mittels Röntgenstrahlen und Radium gewonnen. Die Erfolge derselben werden von vielen Seiten als recht bemerkenswert hingestellt und gelobt.

Über die Erfolge der von PAWLOWSKI inaugurierten Behandlungsmethode vermittels *Autovaccine* sind die Akten noch nicht geschlossen. Desgleichen über die neuerdings versuchte Malariabehandlung (HEINDL). BRUNNER und JAKUBOWSKI wollen im allgemeinen von der Autovaccinetherapie gute Erfolge gehabt haben, desgleichen VÝMOLA und CISLER. Andere Autoren sind skeptisch oder lehnen diese Methode als zwecklos ab. VÝMOLA benutzte durch Eindampfen konzentriertes Sklerombacillenprotein, dem zum Teil eine bei 54° C abgetötete Bakteriensuspension beigegeben war, zu therapeutischen Versuchen. Er nimmt an, daß man durch diese Therapie die Weiterentwicklung der Krankheit verhindern und eine Resistenz des Gewebes gegen die Mikroben erzielen könne. In zweiter Linie entständen hierdurch im Körper spezifische Stoffe, durch die die noch verbliebenen Mikroben im angegriffenen Gewebe geschwächt oder evtl. vernichtet würden. Die Versuche mittels Thiosiamineinspritzungen die skleromatösen Narben zur Erweichung zu bringen, haben meist keinen befriedigenden Erfolg gezeitigt. Günstige Erfolge werden berichtet von der Wismutbehandlung (Trépol oder Neotrépol) und Tartarus stibiatus. Die Radiumtherapie wird naturgemäß die Röntgenbehandlung in allen den Fällen zu ersetzen versuchen, wo die zu beeinflussenden Herde für die direkte Wirkung der Röntgenstrahlen schwer zugänglich sind. Salvarsan hat durchschnittlich versagt. Demgegenüber fallen entgegengesetzte Berichte kaum in die Wage. Die Behandlung vermittels Kohlensäureschnee und einer großen Anzahl von chemisch wirkenden Mitteln, die sämtlich bereits versucht wurden, so z. B. Sublimatlösung, Milchsäure, Kreosotlösung, Natronsulfonatlösung, Carbolsäure, Pyrogallussäure, Jodtinktur, Salicylsäure, Formalin, Überosmiumsäure, Zincum sulfuricum, Argentum nitricum, Arsen, Quecksilber dürfte jetzt wohl kaum mehr in Frage kommen, da sie nicht genügend praktische Resultate gezeitigt hat.

Es ist unmöglich, auch nur einigermaßen sich vorzustellen, wie stark die Verbreitung des Skleroms zur Zeit der Publikation der ersten Fälle von HEBRA gewesen ist. Jedenfalls boten die im Jahre 1870 veröffentlichten Beobachtungen nur einen verschwindend geringen Prozentsatz der damals schon vorhandenen, unter anderer Diagnose behandelten Fälle. Da zunächst die Veränderungen an der äußeren Haut als das Hauptcharakteristicum der Krankheit angesehen wurden, entging das Schleimhautsklerom, das ja bei weitem das Hauptkontingent darstellt, auch in den nächsten Jahren so gut wie vollkommen der Diagnose.

Verbreitung des Skleroms.

WOLKOWITSCH gab im Jahre 1889 eine Zusammenstellung der bekannten Sklerombeobachtungen und zählte 32 Fälle aus Österreich, 23 aus Mittelamerika, 20 aus Rußland, je einen Fall aus Ägypten, Belgien, Schweden, Schweiz, der Moldau und Deutschland. Schon die Tatsache, daß $90^0/_0$ dieser Fälle an einer Skleromerkrankung der äußeren Haut litten, läßt erkennen, wie wenig sicher diese Zusammenstellung für eine Registrierung der absoluten Anzahl der Sklerombeobachtungen verwendet werden kann. Im Jahre 1902 gab v. SCHRÖTTER etwa 450 bekannte Fälle an, 1903 600, 1905 700, 1909 etwa 1000.

RÓNA zählte im Jahre 1892 21 Beobachtungen aus Ungarn, dazu kamen in den Jahren 1901—1910 67 Fälle hinzu.

FRANKENBERGER stellte im Jahre 1900 die bisher beobachteten böhmischen Skleromfälle zusammen. Es erübrigt sich, die von ihm angeführten Zahlen weiter zu geben, da dieselben als zu hoch erscheinen, wenigstens kam eine im Jahre 1906 aus FRANKENBERGER, HONL, VÝMOLA und KUTVIRT gebildete Kommission zu dem Resultat, daß bei einem hohen Prozentsatz dieser Fälle die Diagnose nicht völlig gesichert sei (zit. nach CISLER). Im Jahre 1911 waren angeblich über 80 böhmische Fälle bekannt, im Jahre 1923 115 Fälle. Von 1909—1923 wurden an den Kliniken und Instituten der tschechoslowakischen Universitäten 75 Skleromfälle beobachtet, von denselben fallen 53 auf Böhmen, 14 auf Mähren, 6 auf die Slowakei und 2 Fälle auf die russische Karpathengegend. Nach KABELIK wurden in Mähren in den letzten 3 Jahren 20 Fälle beobachtet. In Jugoslavien wurden bis zum Jahre 1922 86 Fälle registriert. Aus Steiermark waren bis 1906 26 Fälle bekannt.

Das Hauptkontingent aller Fälle der alten österreichisch-ungarischen Monarchie stammte jedoch aus Galizien. BAUROWICZ konnte bis 1900 100 galizische Fälle zählen. JURASZ gibt an, daß er in Lemberg in $3^1/_2$ Jahren 200 Fälle beobachtet habe. Er hält für den Hauptsitz der Erkrankung die östlichen Distrikte Galiziens und die angrenzenden Partien Rußlands. LEHM gibt an, daß in den Jahren 1909—1920 in der Lemberger Klinik 457 Fälle beobachtet worden sind. Nach der Karte HERMANN V. SCHRÖTTERS aus dem Jahre 1911 war das Sklerom damals bereits über das ganze Galizien mit ganz geringen anscheinend krankheitsfreien Enklaven verbreitet. Hauptherde fanden sich mehrfach verstreut, besonders aber an der östlichen Grenze Galiziens. Von den bis zum

Jahre 1909 nach Hermann v. Schrötter bekannten 1000 Skleromfällen stammten etwa 700 aus den Grenzen des alten Österreich-Ungarn.

In Wien selbst ist das Sklerom an den dortigen Kliniken eine relativ nicht selten gesehene Krankheit. An der Chiarischen Klinik wurden im Laufe von 20 Jahren 200 Fälle behandelt.

Es geht somit aus dem Vorausgesagten die sichere Tatsache hervor, daß der Hauptverbreitungsherd des Skleroms nach unseren jetzigen Kenntnissen in bestimmten Provinzen der alten österreich-ungarischen Monarchie zu suchen sei. Rumänien und Bessarabien sind gleichfalls nicht unbedeutend verseucht.

Wie groß die Anzahl der Skleromfälle in Rußland ist, kann auch nur schätzungsweise keineswegs bestimmt werden. 1910 wurden von Wolkowitsch 128 Fälle registriert. Kordatova (ref. n. Zentralbl. f. Hals-, Nasen- u. Ohrenheilkunde. Bd. X, H. 11) registrierte vom Jahre 1911—1926 150 russische Fälle.

Der erste aus Deutschland (Oberschlesien) stammende Skleromfall scheint von Schmiedicke im Jahre 1879 beobachtet zu sein. Hierzu kamen in den 90er Jahren des vergangenen Jahrhunderts eine kleine Anzahl meist aus Schlesien stammender Beobachtungen. 1900 publizierte Gerber einige Beobachtungen aus Ostpreußen. In gemeinsamer Arbeit mit Gerber gelang es uns, in den südlich an Polen anschließenden masurischen Grenzkreisen der Provinz Ostpreußen einen Herd der Krankheit nachzuweisen. Kurze Zeit darauf stellte ich einen ähnlichen Herd in den an Böhmen grenzenden Kreisen Schlesiens fest. Die Anzahl der deutschen Skleromfälle überhaupt wurde von mir 1902 auf 32 angegeben. Zur Zeit hat sich diese Zahl verdoppelt, und zwar findet sich die doppelte Anzahl von Beobachtungen in zeimlich gleicher Weise in Ostpreußen wie in Schlesien. Von den schlesischen Fällen stammen etwa $^2/_3$ aus dem vorher erwähnten Herd an der böhmischen Grenze resp. seiner näheren Umgebung, von den ostpreußischen Fällen mehr als $^3/_4$ aus dem masurischen Herd bzw. seiner unmittelbaren Nähe. Zu den ostpreußischen und schlesischen Beobachtungen kommt noch eine geringe Anzahl im übrigen Deutschland verstreuter Fälle hinzu, z. B. aus Oberfranken, Kassel, Schleswig-Holstein, Hannover, Westpreußen usw., die in keinem Zusammenhang mit den beiden Herden zu stehen scheinen. Alles in allem genommen, verfügen wir zur Zeit über etwa 70 bisher beobachtete deutsche Skleromfälle, von denen naturgemäß nur ein Teil noch am Leben sein dürfte. Die Zahl ganz genau anzugeben, ist nicht recht möglich, da bei den Publikationen nicht immer angegeben ist, ob es sich um Einheimische oder Ausländer handelt. In den letzten Jahren scheint übrigens eine auffallende Vermehrung der deutschen Skleromfälle *nicht* stattgefunden zu haben.

Als bedeutungsvoll möchte ich noch hervorheben, daß bereits vor dem Weltkriege mehrere Soldaten der österreich-ungarischen Monarchie sowie ein Mann der deutschen Wehrmacht als skleromkrank befunden worden waren, trotz aller Auslese und ständiger Kontrolle.

In der Schweiz wurden bis 1918 14 Fälle beobachtet. Von Barraud werden die Skleromkranken der Schweiz auf 35 berechnet, 30 von ihnen stammen aus dem Vallée de Bagnes, du grand Saint Bernard und dem Val Ferret. In einer ganzen Anzahl von Beobachtungen wurde Sklerom in der Schweiz bei eingewanderten Italienern festgestellt.

Aus Italien ist eine große Anzahl Publikationen über Sklerom erschienen. Die Summe der italienischen Skleromfälle ist sicher nicht unbedeutend, nach Snjders etwa 50 Fälle, Canépele (Bologna) sah in 10 Monaten 8 Fälle. Nach Lasagna hat in den letzten Jahren eine Häufung der Sklerombeobachtungen stattgefunden.

Vereinzelte Sklerombeobachtungen werden aus Schweden, Dänemark, Frankreich, Holland, Belgien, vielleicht auch aus Spanien (nach Pick) und den früheren baltischen Provinzen (H. v. Schrötter) gemeldet.

Für England hat das Sklerom hauptsächlich infolge ausländischer Einwanderung Interesse.

Von außereuropäischen Ländern kommt besonders Süd- und Mittelamerika in Frage. In Chile wurde der erste Fall 1896 beobachtet, 1908 wurden von DEL RIO 30 Fälle registriert. ARÊA LEÂO sah in Brasilien 1924 9 Fälle. Auch in Kolumbien ist das Sklerom nicht unbekannt.

Aus Mittelamerika wurden 1884 13 Fälle von CORNIL und ALVAREZ beobachtet. CASTELLANI berichtet 1925 über 6 Fälle aus Guatemala. Nach GIRAD und PIETRI ist das Sklerom in Mexiko nicht selten.

In Nordamerika sind eine größere Anzahl von Sklerombeobachtungen gemacht wurden. MAYER berichtet 1908 über 16 Fälle. Doch handelt es sich wohl ohne Ausnahme um Eingewanderte. Nach SNIJDERS sollen jedoch zwei autochthone Fälle beobachtet sein.

Aus Kuba ist angeblich ein Fall beschrieben (nach SNIJDERS). Vier Sklerombehandlungen stammen von Sumatra (SNIJDERS).

In Indien sind etwa ein Dutzend Fälle festgestellt (SNIJDERS). Ob sicheres Sklerom in Japan beobachtet ist, scheint nicht ganz einwandfrei zu sein.

Aus Ägypten (KORNFELD), Algier (BESSE) und Marokko sind gleichfalls vereinzelte Beobachtungen gemeldet worden. Desgleichen angeblich aus der Türkei (nach v. SCHRÖTTER). Schließlich berichtet DANZIGER über Sklerom in Australien.

Man sieht also, fast die ganze Welt ist mit Sklerom verseucht. An verschiedenen Stellen finden sich außerdem mehr oder weniger ausgedehnte Herde. Einige dieser Herde haben wohl fraglos keinen Zusammenhang miteinander. Klimatische Verhältnisse sind ohne Bedeutung. Die Krankheit findet sich sowohl in den Ebenen Rußlands und Galiziens als im Hochland der Alpen oder im tropischen Gebiete Mittelamerikas. Die Rassenfrage spielt kaum eine bedeutende Rolle, während man zunächst annahm, daß besonders Slaven und Juden vom Sklerom befallen seien, hat man jetzt gesehen, daß Angehörige aller möglichen anderen Rassen gleichfalls nicht von der Krankheit verschont bleiben. Mit relativ geringen Ausnahmen ist das Sklerom eine Erkrankung der ärmeren Klassen.

Es scheint als ob wenigstens, was Europa betrifft, eine stärkere Ausbreitung von den Hauptherden im östlichen Teile der alten österreich-ungarischen Monarchie nach dem Westen zu stattgefunden hat, und zwar längs der Hauptverkehrswege. Fälle wie die von HINSBERG und SĔRZER publizierten, weisen auf die Bedeutung des Weltkrieges mit seinem Durcheinanderwürfeln der Völker hin. Auch durch landwirtschaftliche Wanderarbeiter, wie sie besonders vor dem Weltkriege in Deutschland aus Polen und Galizien vielfach verwandt wurden, ist natürlich eine Weiterverbreitung dieser Krankheit sehr wohl möglich.

Vorbeugungsmaßregeln.

Wie aus dem Vorausgegangenen ersichtlich ist, ist das Sklerom über einen großen Teil der Welt verbreitet und man hat durchaus den Eindruck, als ob in den letzten Jahrzehnten ein Weiterschreiten der Krankheit auf neue bisher nicht durchseuchte Gebiete stattgefunden hat, denn es ist keineswegs anzunehmen, daß der Umstand, daß in den letzten Jahrzehnten eine relativ große Anzahl von Fällen von den verschiedensten Seiten mitgeteilt worden ist, *nur* durch die bessere Erkenntnis der Krankheit seine Erklärung findet. Trotzdem haben bisher die Staaten, in denen das Sklerom endemisch ist, so gut wie gar nichts getan, um seinem Fortschreiten Einhalt zu gebieten. Seit Jahrzehnten kämpfen besonders diejenigen Ärzte, welche in ihrem Berufe das Sklerom kennen gelernt haben, und das sind naturgemäß die Fachärzte für Nasen- und Halskrankheiten bzw. die Dermatologen der Skleromgegenden dafür, daß staatliche

Vorbeugungsmaßnahmen ergriffen werden, um die Weiterverbreitung der Krankheit zu verhindern.

Im Jahre 1899 erließ Hermann von Schrötter ein Rundschreiben an die Fachkollegen und wandte sich in einer Eingabe an den Referenten der österreichischen Sanitätsbehörde: Die literarischen Quellen sollten durchstudiert, durch Informationen von Fachkollegen ergänzt und das gewonnene Material kartographisch dargestellt werden. Diesem Beispiel folgte recht bald Gerber in einer Zuschrift an die preußischen Amtsärzte und das preußische Ministerium. In der Schweiz nahm Mermod die Frage einer systematischen Zusammenstellung aller dort beobachteten Fälle in Angriff und versandte nicht ohne Erfolg einen Fragebogen an eine Anzahl Schweizer Ärzte. Als Frucht des Gerberschen Vorgehens erfolgte ein Ministerialerlaß an die preußischen Regierungspräsidenten, die Leiter aller öffentlichen und privaten Krankenanstalten anzuweisen, über jeden Skleromfall zu berichten. Die Kreisphysici wurden beauftragt, einen Bericht über die Häufigkeit der Verbreitung des Skleroms in dem hauptsächlich in Frage kommenden Gebiet einzusenden.

In seiner Arbeit über die Bedeutung des systematischen Studiums des Skleroms betonte H. v. Schrötter die Wichtigkeit und Notwendigkeit die Erkrankten an Ort und Stelle von geübten Fachärzten untersuchen zu lassen. Er hält eine sanitätspolizeiliche Überwachung der Skleromfamilien sowie die Führung des Skleroms in einer ständigen Rubrik der staatlichen Statistik der Infektionskrankheit sowie im Sanitätsbericht der großen Städte für notwendig.

Im Jahre 1903 bereiste Streit den kurz vorher von ihm gemeinsam mit Gerber festgestellten ostpreußischen Skleromherd, wobei ihm von der Regierung durch Beigabe eines Regierungsarztes und mustergültige Organisation an Ort und Stelle jede gewünschte Unterstützung zuteil wurde.

In seinen beiden Arbeiten aus dem Jahre 1903 und 1904 schlägt Streit folgende staatlicherseits zu ergreifende Prohibitivmaßnahmen vor:

1. Das Sklerom ist unter die Krankheiten aufzunehmen, für welche in Deutschland allgemeine ärztliche Anzeigepflicht besteht.

2. Die beiden deutschen Infektionsherde in Oberschlesien und Masuren müssen unter die besondere Kontrolle der dortigen Amtsärzte gestellt werden, nachdem die letzteren sowie die in den Kreisen praktizierenden Ärzte in kurz gefaßten Broschüren über das Wesen und die Hauptsymptome des Skleroms aufgeklärt sind.

3. Die bekannten Skleromkranken müssen alle Jahre mindestens einmal von ihren Kreisärzten kontrolliert werden, bei welcher Gelegenheit die betreffenden Ärzte dieselben über die zwecks Verhütung der Weiterverbreitung der Krankheit notwendigen hygienischen Maßregeln zu belehren haben.

4. Alle 2—3 Jahre müssen die Skleromherde von ärztlichen Kommissionen, an denen mindestens ein mit der Diagnose vollkommen vertrauter Spezialarzt teilnimmt, bereist werden, nachdem einige Tage vor dieser Reise an die Einwohner der betreffenden Distrikte per Kreisblatt die Aufforderung ergangen ist, daß alle die Personen, welche an Heiserkeit, Atemnot, Borkenbildung in Nase und Hals leiden, sich den Kommissionen zur Untersuchung vorstellen. Die Familienangehörigen bekannter Skleromkranker sind *prinzipiell* zu untersuchen.

5. Sämtliche Kranke, welche ärztlicher Behandlung bedürfen, müssen auf staatliche Kosten einem vorher ausgewählten Krankenhaus überwiesen werden. An diesen Krankenhäusern sind ständige Skleromstationen einzurichten.

H. v. Schrötter stimmt in einem Vortrag in der deutschen pathologischen Gesellschaft 1903 den Vorschlägen Streits zu[1]. Gerber erklärte sich völlig einverstanden, desgleichen Friedrich. Baurowicz äußert sich 1909 sehr

---

[1] Er verwarf nur die Frage etwaiger Skleromheime, die übrigens, wie ersichtlich, von Streit gleichfalls in der zweiten Arbeit fallen gelassen wurde.

eingehend zu der Frage der Skleromprophylaxe. Seine im allgemeinen nach derselben Richtung hingehenden Vorschläge sind recht detailliert und würden, was ein eventuelles Verbot resp. die Behinderung der Freizügigkeit der Erkrankten anlangt, für die letzteren von einschneidender und schwerster sozialer Bedeutung werden. In Prag hatte sich im Jahre 1900 eine fünfgliedrige Kommission zwecks Verfolgung und Studiums des einheimischen Skleroms gebildet. JURASZ plädierte auf dem Amtsarztkongreß zu Krakau gleichfalls für die Anzeigepflicht, Führung einer genauen Statistik der verseuchten Länder Österreichs und Einrichtung einer besonderen Skleromstation. Ebenso schließen sich die neuerdings 1922 gemachten Vorschläge SĚRCERS vollkommen dem vorher gesagten an. Das Jugoslavische Gesundheitsministerium hat übrigens insofern die ärztlichen Bemühungen unterstützt, als es die Kreisärzte aufforderte, Mitteilungen über Sklerom direkt an die laryngologische Klinik in Zagreb zu richten.

VON SCHRÖTTER schlug nachdem er eine Studienreise nach Galizien gemacht hatte, 1912 den Zusammentritt einer internationalen Skleromkonferenz in Wien vor. Ihm gebührt wiederum das Verdienst, die Frage nach der Verbreitung und Bekämpfung des Skleroms auf eine breitere Basis gestellt zu haben, indem er eine *internationale* Bekämpfung der Krankheit forderte. Er wandte sich ferner an die Hygienesektion des Völkerbundes und veranlaßte dieselbe, ein von ihm verfaßtes Rundschreiben an die laryngo-rhinologischen bzw. dermatologischen Institute der am meisten vom Sklerom befallenen Länder zu versenden. Er forderte eingehende Bearbeitung der ganzen Skleromfrage nach allen Richtungen hin. Für die in Wien vorgesehene Skleromkonferenz sollten entsprechende Referate ausgearbeitet werden. Nach dem Sitzungsbericht des Office internationale d'Hygiène publique. Bd. XVI, p. 60. 1924 wurde demselben eine Denkschrift von CISLER über das Sklerom in der Tschechoslowakei überreicht.

Wie man sieht, hat es seitens der interessierenden Ärzte wahrlich nicht an Bemühungen gefehlt, die noch in vieler Hinsicht dunkle Skleromfrage zu klären und es ist immer wieder von allen Seiten auf die Notwendigkeit staatlicher Hilfe hingewiesen worden, bisher wie schon bemerkt, fast ohne Erfolg. Die vorhin erwähnte Skleromkonferenz in Wien wurde seitens der österreichischen Regierung vor einigen Jahren beantragt, ist aber noch nicht Tatsache geworden. Man sieht also, *erreicht ist in dieser Hinsicht bisher so gut wie gar nichts.* Der Grund hierfür scheint mir darin zu liegen, daß das Sklerom weiten Ärztekreisen noch recht unbekannt geblieben ist und deswegen der Druck der ärztlichen Allgemeinheit niemals nachhaltig genug war.

Hoffentlich wird es in der Zukunft anders. Ich glaube, daß ein genaues Kennenlernen dieser höchst interessanten und in vielfacher Hinsicht noch ungeklärten Krankheit durchaus notwendig ist. Vielleicht findet man dann auch Mittel und Wege, um ihre Weiterverbreitung aufzuhalten und die Krankheit selbst nachhaltig bekämpfen zu können.

Literatur[1].

ALAGNA: Beitrag zur Ätiologie und feinen Struktur des Rhinoskleroms. Zentralbl. f. Bakteriol., Parasitenk. u. Infektionskrankh., Abt. 1, Orig. Bd. 85. 1921. — ARÊA LEAO: Reactions sérologiques dans le rhinosclérome. Cpt. rend hebdom. de la soc. de biol. et de ses filiales 21. III. 1924. Soc. brésilienne de biol. 6. I. 1924. — ASKANAZY: Äußere Krankheitsursachen. ASCHOFF: Pathologische Anatomie. Jena 1923. — BABES: Das Rhinosklerom. Handbuch d. pathogenen Mikroorganismen von KOLLE-WASSERMANN. 2. Aufl., Bd. 5, S. 1237. Jena 1913. — BAGINSKI, B.: Ein Fall von Ozaena laryngo-trachealis. Dtsch. med. Wochenschr. 1876. — BARRAUD: Considérations sur le rhinosclérome. Arch. internat.

[1] Entsprechend den Intentionen des Handbuchs gebe ich im vorstehenden nur einen Literaturauszug, ich verweise im übrigen auf die Arbeiten von PIENIÁZEK, ROUDAEFF, STREIT und KABELIK.

de laryngol., otol.-rhinol. et broncho-oesophagoscopie. Tome 2. Nr. 8. 1923. — Baurowicz (1): Das Sklerom auf Grund der Beobachtung von 100 Fällen. Arch. f. Laryngol. u. Rhinol. Bd. 10. 1900. — Derselbe (2): Über die Bekämpfung der Ausbreitung des Skleroms. Przegladu lekarsk. 1909. Nr. 46. — Besse: Le foyer de rhinosclérome des vallées de Bagnes et d'Entremont. Thèse de Lausanne. 1923. — Brunner und Jakubowski: Über die Behandlung des Skleroms der oberen Luftwege mittels der Autovaccine. Arch. f. Laryngol. u. Rhinol. Bd. 29. 1915. — Canèpele (1): Laryngostomie bei Sklerom. Monatsschrift f. Ohrenheilk. u. Laryngo-Rhinol. Bd. 44. — Derselbe (2): 14. Congr. d. Soc. ital. de laringol., otol. et rinol. Rom. Oktober 1911; Internat. Zentralbl. f. Laryngol., Rhinol. und verwandte Wissenschaften. 1912. S. 179. — Castellani: Observations on some diseases of Central-America. Journ. of trop. med. a. hyg. Vol. 28, Nr. 1. 1925. — Chiari und Riehl: Das Rhinosklerom der Schleimhaut. Zeitschr. f. Heilk. Bd. 6. — Cisler: Sklerom in der Tschechoslowakei. Vorgelegt dem Office internat. d'hygiène publique von J. Hlava. Sitzungsber. des Office internat. d'hygiène publique. Tome 16, p. 60. 1924. — Clairmont: Differentialdiagnostische Untersuchungen über Kapselbacillen. Zeitschr. f. Hyg. u. Infektionskrankheiten. Bd. 39. 1902. — Cornil et Alvarez: Mémoire pour servir à l'histoire du rhinosclérome. Arch. de physiol. norm. et pathol. Tome 6. 1885. — Danziger: Two cases of rhinoscleroma. Laryngoscope Dec. 1905 und Internat. Zentralbl. f. Laryngol. 1906. — Dittrich: Zur Ätiologie des Rhinoskleroms. Zentralbl. f. Bakteriol., Parasitenk. u. Infektionskrankh., Abt. II. Bd. 5, Nr. 5. — Dorner: Ein Fall von Rhinosklerom. Inaug.-Diss. Würzburg 1905. — Denys et Martin: La cellule. Tome 9, p. 261. 1893. — Fein (1): Ein Fall von Rhinosklerom mit Übergreifen auf die Tränenwege. Wien. laryngol. Ges. 1. Februar 1922. Monatsschr. f. Ohrenheilk. u. Laryngo-Rhinol. Jg. 56, S. 565. — Derselbe (2): Beiträge zur Kasuistik des Skleroms nebst Bemerkungen über die Bedeutung desselben für die Armee. Zeitschr. f. klin. Med. Bd. 61. 1907. — Fox: Über einen Fall von ausgedehntem Rhinosklerom der oberen Luftwege. Inaug.-Diss. Königsberg 1923. — Frankenberger (1): Zur Kasuistik der Trachealstenosen. Wien. klin. Rundschau 1900. — Derselbe (2): Über das Sklerom des Kehlkopfs. Wien. klin. Rundschau 1902. — Friedberger-Pfeiffer: Lehrb. d. Mikrobiologie. Bd. 2. Jena 1919. — Friedrich: Die epidemiologische Bedeutung des Skleroms der oberen Luftwege in Deutschland. Dtsch. med. Wochenschr. 1914. — v. Frisch: Zur Ätiologie des Rhinoskleroms. Wien. med. Wochenschr. 1882. — Ganghofner(1): Verein dtsch. Ärzte in Prag 11. Juni 1880. Prag. med. Wochenschr. 1880. S. 294. — Derselbe (2): Zeitschr. f. Heilk. 1880. H. 5 und 6. — Galli-Valério: L'état actuel de nos connaissances sur l'étiologie du rhinosclérome. Zentralbl. f. Bakteriol., Parasitenk. u. Infektionskrankh., Abt. I, Orig. Bd. 57. 1911. — Geber: Über das Wesen des Rhinoskleroms. Arch. f. Dermatol. u. Syphilis. Jg. 4, H. 4. 1872. — Gerber (1): Über das Sklerom, insbesondere in Ostpreußen. Arch. f. Laryngol. u. Rhinol. Bd. 10. 1900. — Derselbe (2): Über einen Skleromherd in Ostpreußen. Berlin. klin. Wochenschr. 1903. S. 251. — Derselbe (3): Über das Sklerom. Med. Klinik 1910. — Derselbe (4): 82. Versamml. dtsch. Naturforscher u. Ärzte. Königsberg 1910. — Gerhardt: Laryngologische Beiträge. Chorditis vocalis inferior hypertrophica. Arch. f. klin. Med. Bd. 11. 1873. — Girard et Pietri: Étude d'un cas de rhinosclérome. Rev. hebdom. de laryngol., d'otol. et de rhinol. 1913. Nr. 10. Internat. Zentralbl. f. Laryngo-Rhinol. u. verwandte Wiss. 1913. S. 330. — Grénier: Le rhinosclérome en France. Thèse de Lyon 1901. — Goldzieher und Neuber: Untersuchungen über das Rhinosklerom. Zentralbl. f. Bakteriol., Parasitenk. u. Infektionskrankh., Abt. I, Orig. Bd. 51. 1909. — Hebra: Über ein eigentümliches Neugebilde in der Nase — Rhinosklerom. Wien. med. Wochenschr. 1870. — Hanszel: Involution eines Rhino-Laryngoskleroms durch Erysipel der Gesichtshaut usw. Monatsschr. f. Ohrenheilk. u. Laryngo-Rhinol. 1902. — Heermann: Der erste Skleromfall in Schleswig-Holstein. Bresgen: Zwanglose Beiträge. Halle a. S. 1907. — Hinsberg: Demonstration eines Falles von Rhinosklerom. Schlesische Ges. f. vaterländ. Kultur. 26. Oktober 1923. Klin. Wochenschr. Jg. 3, Nr. 2. — Jakubowski und Erbrich: Laryngol. Sektion der med. Ges. Warschau. 19. Dez. 1912. Internat. Zentralbl. f. Laryngol.-Rhinol. u. verw. Wiss. 1913. S. 481. — Jindra: Chemotherapie des Rhinoskleroms. Časopis lékařův českých. Jg. 63, Nr. 14 und 15. Zentralbl. f. Hals-, Nasen- u. Ohrenheilk. Bd. 5, H. 12. — Juffinger: Das Sklerom der Schleimhaut der Nase, des Rachens usw. Wien: Deutike 1892. — Jurasz: Über das Sklerom. 2. Kongreß d. österreichischen Amtsärzte. Krakau 24. 6. 1912. Der Amtsarzt 1912. Nr. 8. — Kabelik: Die bakterio-serologische Diagnose und Chemotherapie des Rhinoskleroms. Seuchenbekämpfung. Organ f. prakt. Ärzte u. Tierärzte 1925. — Kaposi: Rhinosklerom. Virchows Handbuch d. spez. Pathologie u. Therapie. Bd. 3, Abt. 2. — Klemperer und Scheier: Über die Identität der Ozaena- und Rhinoskierombacillen mit Friedländerschen Bacillen. Zeitschr. f. klin. Med. Bd. 45. 1902. — Kokawa, Ichijiro: Zur pathologischen Anatomie der Kapselbacillenpneumonie nebst Anhang über Kapselbacillenmeningitis. Arch. f. klin. Med. Bd. 80. 1904. — Kornfeld: Zur Kenntnis der Verbreitung des Skleroms. Monatsschr. f. Ohrenheilk. u. Laryngo-Rhinol. 1905. — Köbner: Verhandl. d. Berliner Vereins f. inn. Med. 15. 6. 1885. Dtsch.

med. Wochenschr. 1885. S. 456. — Kraus: Weitere tierexperimentelle Untersuchungen mit Sklerom. Arch. f. Dermatol. u. Syphilis. 145. Kongreßbericht. — Kraus und Uhlenhuth: Handbuch d. mikrobiologischen Technik. Urban & Schwarzenberg 1923. — Kuttner: Chordites vocalis inferior hypertrophica. Arch. f. Laryngol. u. Rhinol. Bd. 5. 1896. — Lasagna: Infective scleroma of the respiratory passages. Journ. of laryngol. a. otol. Vol. 40, Nr. 6. 1925. — Laskiewicz, O.: Różnicy biologicznej prątków otoczkowychi twardzieli, nicżytu zanikowego nosa i zrazikowego zapalenia ptuc. Nowiny lekarskie. Jg. 34, Nr. 12. 1922. — Lédl: Zur Behandlung des Skleroms. Sitzungsber. d. tschechoslowakisch. oto-laryngol. Ges. Prag 19. u. 20. V. 1923. Zentralbl. f. Hals-, Nasen- u. Ohrenheilk. Bd. 5, S. 431. — Link: Rhinoskleromatose der oberen Luftwege. Zeitschr. f. Hals-, Nasen- u. Ohrenheilk. Bd. 6, Kongreßbericht. — Lubliner: Ein Fall von Rhinosklerom der Nase. Berlin. klin. Wochenschr. 1891. S. 983. — Mayer, E.: Rhinosklerom in Nordamerika. Zeitschr. f. Laryngol. Rhinol. u. ihre Grenzgeb. Bd. 1, H. 4. 1908. — Mayer, O.: Die Verbreitung des Skleroms in Steiermark. Arch. f. Laryngol. u. Rhinol. Bd. 18. 1906. — Marschalkó: Zur Histologie des Rhinoskleroms. Arch. f. Dermatol. u. Syphilis. Bd. 53 und 54. — Mikulicz: Über das Rhinosklerom. Arch. f. klin. Chirurg. Bd. 20. 1876. — Neumann, Fr.: Ein Beitrag zur Klinik des Skleroms. Monatsschr. f. Ohrenheilk. u. Laryngo-Rhinol. 1910. — Paltauf: Zur Ätiologie des Skleroms des Rachens, des Kehlkopfs, der Luftröhre und der Nase (Rhinosklerom). Wien. klin. Wochenschr. 1891/92. — Paltauf und v. Eiselberg: Zur Ätiologie des Rhinoskleroms. Fortschritte d. Med. Jg. 4. 1886. — Pasini (1): Sulla morfol. del. bac. del. rinoscler. Assoc. med. chirurg. di Parma. 1902. Internat. Zentralbl. f. Laryngol., Rhinol. u. verwandt. Wiss. 1903. S. 10. — Derselbe (2): Frischscher Bacillus und Rhinosklerom. Giorn. ital. d. malatt. vener. e d. pelle. Fasc. 3. 1911. Internat. Zentralbl. f. Laryngol., Rhinol. u. verwandte Wiss. 1912. S. 202. — Pellizari: Arch. d. scuola d'an pathol. Firenze 1883. Zit. nach Pieniázek. Das Rhinosklerom. Handbuch d. Laryngol. u. Rhinol. von Paul Heymann. Bd. 3, Teil 2. S. 965. — Peters: Zur Kenntnis des Skleroms und der Osteome der Trachea. Wien. klin. Wochenschr. 1909. — Pick (1): Über Sklerom der Luftwege. Versamml. dtsch. Naturforsch. u. Ärzte. Wien 1913. Internat. Zentralbl. f. Laryngol., Rhinol. u. verwandte Wiss. 1914. S. 38. — Derselbe (2): Über Sklerom. Wien. klin. Wochenschr. 1912. Nr. 16. — Derselbe (3): Über Sklerom. Sitzungsber. d. Vereinigung d. dtsch. Ohren-Hals-Nasenärzte d. tschechoslowakischen Republik. Prag, 21. u. 22. April 1923. Zentralbl. f. Hals-, Nasen- u. Ohrenheilk. Bd. 3, H. 7. — Pieniázek (1): Chronische infektiöse Infiltrationszustände in Larynx und Trachea. Handbuch d. Laryngologie u. Rhinologie von P. Heymann. Bd. 1, 2. Hälfte. Wien 1898. — Derselbe (2): Das Rhinosklerom. Handbuch d. Laryngologie u. Rhinol. v. P. Heymann. Bd. 3, 2. Hälfte. Wien 1900. — Porges: Über die Beziehungen zwischen Bakterienagglutination und Ausflockungserscheinungen der Kolloide. Zentralbl. f. Bakteriol., Parasitenk. u. Infektionskrankheiten, Abt. II, Bd. 15, H. 1. — Quast (1): Bakteriologische und serologische Untersuchungen über Rhinosklerom. Schlesische Ges. f. vaterländ. Kultur. Breslau 26. Oktober 1923. Klin. Wochenschr. Jg. 3, Nr. 2. — Derselbe (2): Die Verwendbarkeit der Komplementbindung für die Diagnose des Rhinoskleroms. Schles. Ges. f. vaterländ. Kultur, med. Sektion Breslau. Sitzung v. 12. II. 1926. Klin. Wochenschr. Jg. 5, Nr. 19, S. 867. 1926. — Reinhard: Zur Kenntnis der Ätiologie narbiger Veränderungen der pharyngealen Tubenöffnung. Monatsschr. f. Ohrenheilk. u. Laryngo-Rhinol. 1900. — del Rio: Das Sklerom in Chile. Panamerikanischer Kongreß in Santiago di Chile. Dezember 1908. Internat. Zentralbl. f. Laryngol., Rhinol. u. verwandt. Wiss. 1910. S. 309. — Robertson: Satellite of the ann. of the univ. med. scienc. Juli 1890. Nach Pieniázek: Das Rhinosklerom. Handbuch d. Laryngol. u. Rhinol. von P. Heymann. Bd. 3, 2. Hälfte. — Róna (1): Die metastatische Erkrankung der regionären Lymphdrüsen bei Rhinosklerom. Arch. f. Dermatol. u. Syphilis. Bd. 49. 1899. — Derselbe (2): Das Vorkommen und die Verbreitung des Skleroms in Ungarn. Arch. f. Dermatol. u. Syphilis. Bd. 49. 1899. — Derselbe (3): Zur Pathologie des Rhinoskleroms. Arch. f. Dermatol. u. Syphilis. Bd. 58. 1901. — Roudaeff: Contribution à l'étude du rhinosclérome en Suisse. Thèse de Lausanne. 1905. — Schridde: Zur Histologie des Rhinoskleroms. Arch. f. Dermatol. u. Syphilis. Bd. 73. 1905. — v. Schröetter, H. (1): Bemerkungen über die Bedeutung eines systematischen Studiums des Skleroms. Klin. Jahrb. Bd. 8. — Derselbe (2): Weiterer Beitrag zur Kenntnis des Skleroms. Sitzungsber. d. dtsch. pathol. Ges. Kassel. September 1903. — Derselbe (3): Ges. f. inn. Med. u. Kinderheilk. Wien. klin. Wochenschr. 1905. — Derselbe (4): 16. internat. Kongreß. Budapest 28. August bis 4. September 1909. Internat. Zentralbl. f. Laryngol. 1910. — Derselbe (5): Ges. d. Ärzte Lemberg. 4. 6. 1914. Internat. Zentralbl. f. Laryngol., Rhinol. u. verwandte Wiss. 1914. S. 2. — Derselbe (6): Über Maßnahmen zu einem umfassenden Studium des Skleroms (Scleroma respiratorium). Monatsschrift f. Ohrenheilk. u. Laryngo-Rhinol. Jg. 58, H. 2. 1924. — Schmiedicke: Über das Rhinosklerom. Vierteljahrsschr. f. Dermatol. u. Syphilis. 1880. — Sécrétan: Le rhinosclérome en Suisse. Ann. des maladies de l'oreille et du larynx. 1894. — Sercer: Über das Vorkommen des Skleroms in Jugoslavien. Monatsschr. f. Ohrenheilk. u. Laryngo-Rhinol.

Jg. 56, H. 12. — DE SIMONI: Über das nicht seltene Vorkommen von FRISCHschen Bacillen in der Nasenschleimhaut des Menschen und der Tiere. Zentralbl. f. Bakteriol. u. Parasitenk. Infektionskrankh., Abt. II. Bd. 25, Nr. 18 und 19. — SNIJDERS and STOLL: A case of rhinoscleroma in a Malay woman in Sumatra. 4. Congr. Far. East. assoc. of trop. med. Zentralbl. f. Bakteriol., Parasitenk. u. Infektionskrankh., Abt. I. Referate. Bd. 76. — SNIJDERS, E. P.: Über einen tropischen Rhinoskleromherd auf Sumatra. Arch. f. Schiffs- u. Tropenhyg. Bd. 29, Beitr. 1, S. 360—369. 1925. — SUESS: Über spezifische Diagnostik und Therapie des Skleroms. Wien. klin. Wochenschr. 1911. S. 1424. — STEPANOW: Über Einimpfung von Rhinosklerom auf Tiere. Monatsschr. f. Ohrenheilk. u. Laryngo-Rhinol. 1889. Nr. 1. — STÖRK (1): Blennorrhöe der Nasen-, Kehlkopf- und Luftröhrenschleimhaut in ihrem Vorkommen in Galizien, Polen und Bessarabien. Wien. med. Wochenschr. 1874. Nr. 48. — DERSELBE (2): Die Erkrankungen der Nase, des Rachens und des Kehlkopfs. NOTHNAGELS Spezielle Pathol. u. Therapie. Bd. 13. — STREIT (1): Über das Vorkommen des Skleroms in Deutschland. Arch. f. Laryngol. u. Rhinol. Bd. 14. 1903. — DERSELBE (2): Histologisch-klinische Beiträge zum Sklerom. Arch. f. Laryngol. u. Rhinol. Bd. 16, H. 3. 1904. — DERSELBE (3): Zur Frage der Agglutinierbarkeit von Kapselbacillen. Zentralbl. f. Bakteriol., Parasitenk. u. Infektionskrankh. Abt. I, Orig. Bd. 40, H. 5. 1906. — DERSELBE (4): Weitere Beiträge zum Sklerom, insbesondere zur Frage: Gibt es Unterschiede zwischen Sklerom- und Friedländerbacillen usw. Arch. f. Laryngol. u. Rhinol. Bd. 19, H. 3. 1907. — DERSELBE (5): 82. Versamml. dtsch. Naturforscher u. Ärzte. Königsberg 1910. — URECHIA und POPOLITZA: L'inoculation expérimentale du rhinosclérome par la voie sous-durale. L'Encéphale. Jg. 18. 1923. — VÝMOLA (1): Sklerom. 1. Kongreß d. tschechoslowakischen oto-laryngol. Ges. 4. 4. 1922. Zentralbl. f. Hals-, Nasen- u. Ohrenheilk. Bd. 2, H. 12. — DERSELBE (2): Ätiologie, Histologie, Therapie des Skleroms. 2. Jahresversamml. d. tschechoslowakischen oto-laryngol. Ges. Prag. — WOLKOWITSCH (1): Das Rhinosklerom, eine klinische, mikroskopische und bakteriologische Studie. Arch. f. klin. Chirurg. Bd. 38. 1889. — DERSELBE (2): Zur Statistik und dem Vorkommen des Skleroms in Rußland um das Jahr 1910. Monatsschrift f. Ohrenheilk. u. Laryngo-Rhinol. Jg. 56, H. 6. 1922. — WIESER: Polnische oto-laryngol. Ges. Lemberg 7. November 1912. Internat. Zentralbl. f. Laryngol., Rhinol. u. verwandte Wiss. 1913. S. 145. — ZEISSL: Ein Fall von vereiterndem Rhinosklerom. Wien. med. Wochenschr. 1880. Nr. 22.

11. Rotz (Malleus).

Von

EMIL GLAS-Wien.

Mit 6 Abbildungen.

Der *Rotz* (Malleus) ist eine durch den Rotzbacillus erzeugte Infektionskrankheit, die bei Pferden und Eseln vorkommt und auf den Menschen übertragen werden kann. Diese Krankheit ist schon seit altersher bekannt, wurde aber erst seit der Entdeckung der Malleusbacillen durch LÖFFLER und SCHÜTZ im Jahre 1862 genauer studiert. WEICHSELBAUM hat diesen Erreger auch beim menschlichen Rotz mikroskopisch und kulturell nachgewiesen.

Der Rotzbacillus hat die Form des Tuberkelbacillus, liegt einzeln oder paarweise, färbt sich gut in Fuchsin oder Gentianaviolett, entfärbt sich nach GRAM und zeigt in seinem Innern vakuolenartige Bildungen, welche von einzelnen Autoren fälschlich als Sporen gedeutet worden sind. Der Bacillus wächst am besten bei Bruttemperatur, die Kulturen zeichnen sich durch Viscosität aus, die Kartoffelkultur zeigt honiggelbe, später braun werdende Vegetation.

Von Wichtigkeit ist die Darstellung eines Glycerinextraktes aus Kulturen, das *Mallein* genannt wird und quoad diagnosim eine besondere Rolle spielt. Ähnlich dem *Mallein* hat BABES Substanzen dargestellt, welchen er den Namen *Maroin* gegeben hat und die ähnlich diesem antigenhaltig sind. Der Rotzbacillus bildet die sog. Rotzknoten, in deren Zentrum die Bacillen zu finden sind. Auf der Haut oder auf der Schleimhaut der oberen Luftwege kommt es zur Bildung solcher Knötchen, welche dann im Zentrum erweichen, nach aussen aufbrechen und eine eitrige Entzündung der Tiefe erzeugen. Von dem lokalen Prozesse aus kommt es zum Durchbruch in die Lymphbahnen, zu Lymphangitis, zu Lymphdrüsenschwellungen und Metastasen in inneren Organen. So kann es auch zur Knotenbildung in pulmonibus kommen, zu lobulär-pneumonischen Herden, zu Pleuraknoten, zu Rotzknoten in Muskeln, in der Leber, in der Milz. Bei Tiefergehen des Prozesses in der Nase (sowohl bei akuten als auch bei chronischem Nasenrotz) wird Knorpel und Knochen affiziert; ich sah in zwei Fällen eine große Septumperforation, die im knorpligen Septum begann und weit ins knöcherne Septum hinaufreichte, in einem Falle Nekrose des Processus maxillaris der unteren Nasenmuschel, die zu einer breiten Kommunikation mit dem Antrum Highmori führte.

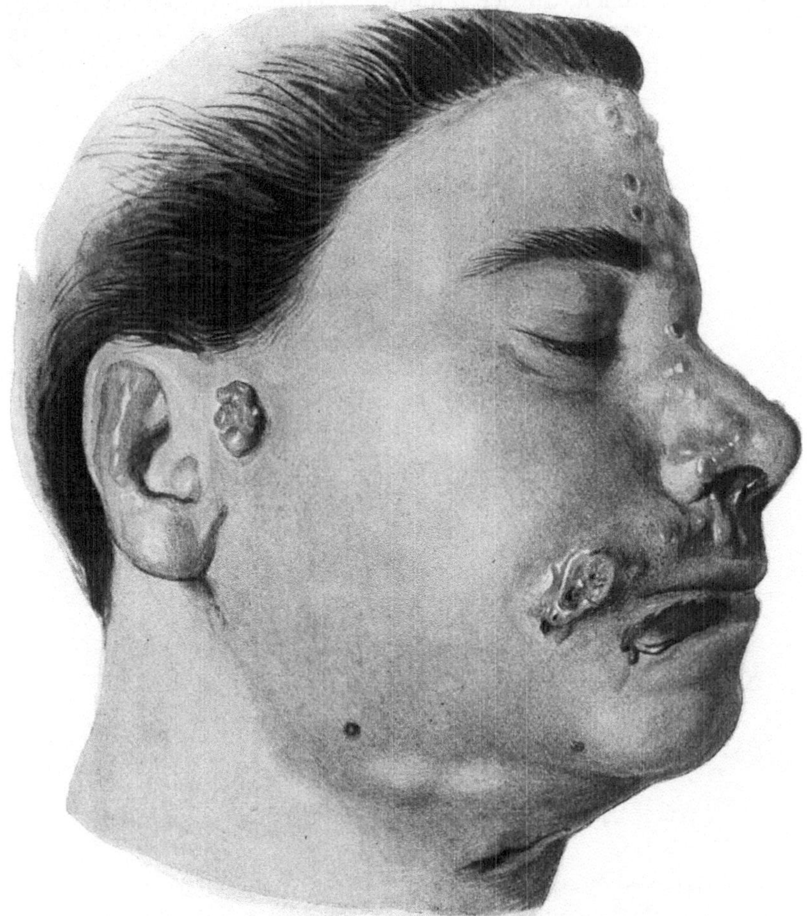

Abb. 1. Rotzerkrankung des Gesichtes. (Klinik KAHLER, Freiburg i. B.)

Krankheitsbild. Der *akute Rotz* braucht eine 3—6tägige Inkubation bis zum Ausbruch der ersten Erscheinungen. JOCHMANN betont, daß es manchmal in der Umgebung der Inkubationsstelle zu ausgedehnten phlegmonösen Infiltraten mit erysipelähnlicher Rötung der bedeckenden Haut kommen kann. Erst nach 3—7 Tagen kommt es zu allgemeinen Erscheinungen, Auftreten von metastatischen Beulen, eitrigem Zerfall derselben, lymphangiotischer Strangbildung und Auftreten des charakteristischen pustulösen Hautexanthems. „Bald spärlich verstreut, bald in großer Dichtigkeit treten auf der Haut des Gesichtes, der Extremitäten sowie auf den Schleimhäuten des Mundes, der Nase und der Conjunctiva zunächst rote Flecken auf, die sich bald papelartig erheben und sich in Eiterpusteln umwandeln." Bei Konfluenz dieser Primäreffloreszenzen kommt es zur Bildung tiefer Geschwüre, die speckig belegt sind, manchmal kraterförmig ausgebuchtet erscheinen und große Ähnlichkeit mit tertiär-luetischen Ulcerationen aufweisen, indem sie ähnlich den tiefen gummösen Prozessen in der Nase zur Eröffnung der Nebenhöhlen und sekundärer Beteiligung derselben führen können. Es kommt aber auch zur Entwicklung tiefer Ulcerationen im Munde, am Gaumen, an der hinteren Rachenwand, welches Bild teilweise dem Noma, teilweise schweren Mundprozessen septischer Natur oder leukämischen Ursprungs ähnlich sieht und daher nicht leicht zu diagnostizieren ist. Die

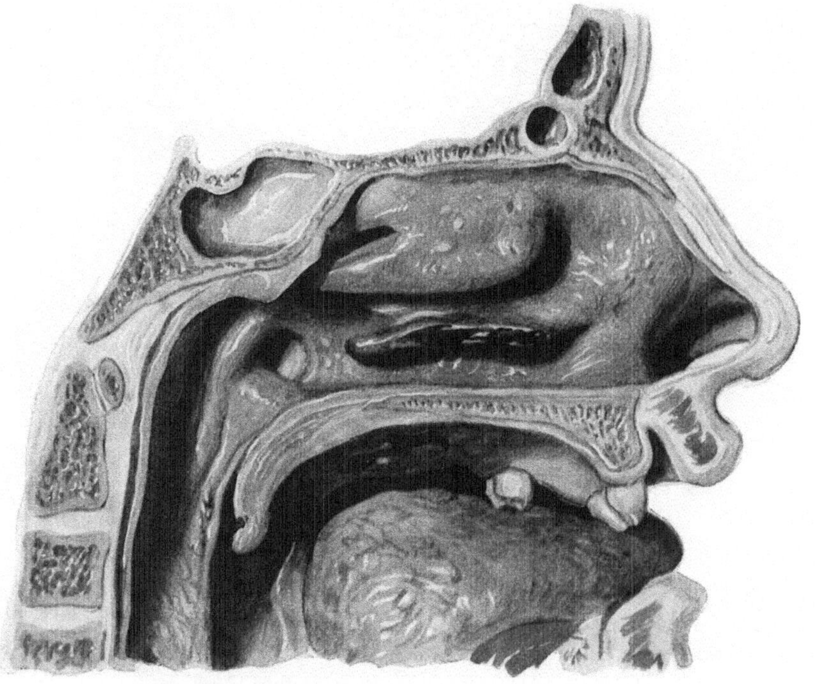

Abb. 2. Chronischer Nasenrotz. (Klinik KAHLER, Freiburg i. B.)

in der Muskulatur auftretenden Knoten, sowie die an der Haut zu findenden variolaähnlichen Pusteln müssen bei Personen, die mit Pferden zu tun haben, den Verdacht der Rotzerkrankung erwecken. Daß die starke Mitbeteiligung des Darmes an Typhus, die starke Schwellung der Gelenke an akuten Gelenkrheumatismus, die auf dem Nasenrücken im Anschluß an das Ekzem des Naseneinganges auftretende erysipelatöse Schwellung an Rotlauf denken läßt und die Diagnose schwierig gestalten kann, sei mit Rücksicht auf die Wichtigkeit baldiger Erkennung des Krankheitsbildes in prophylaktischer Hinsicht besonders betont. MARIE betont, unter 37 sicheren Rotzfällen nur siebenmal die Nase als mitbeteiligt verzeichnet gefunden zu haben. Beim akuten Nasenrotz finden wir ähnlich wie es bei dem Nasenrotz der Pferde gefunden wird, tiefe Geschwürsbildung mit starker, eitriger, manchmal blutig-eitriger Sekretion. Diese tiefen Ulcerationen haben mit Rücksicht auf die Akutheit des Prozesses, der meist innerhalb weniger Tage zum Tode führt, nicht Zeit, auf Knochen und Knorpel überzugreifen, so daß diese zerstörende Form des Rotzbacillus ausschließlich der *chronischen* Affektion zukommt.

Der *chronische* Rotz des Menschen verläuft ähnlich der genau studierten chronischen Rotzerkrankung der Pferde. Der Beginn der Erkrankung ist zumeist, schleichend, selten im Anfangsstadium manifest. Wie beim Pferde sind es besonders zwei Eingangspforten, die vom Rotzbacillus benützt werden: die Haut und die Nasenschleimhaut. Knotenbildungen in der Haut oder im Unterhautzellgewebe nach Art kalter Abscesse, lymphangitische, mehr minder schmerzhafte Stränge, Drüsenaffektion, Bildung phlegmonöser Infiltrate, erysipelatöse Schwellungen, polyarthritische Erkrankung sind die Charakteristica der Rotzerkrankung der Haut. Für den *chronischen Nasenrotz* ist das Geschwür, die

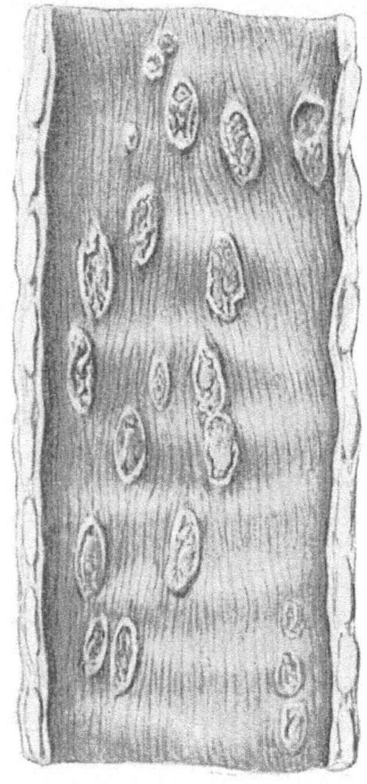

Abb. 3. Rotz der Luftröhre beim Pferd.

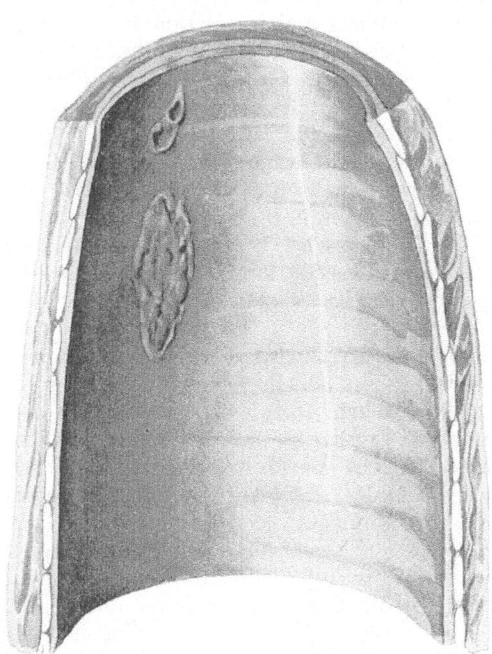

Abb. 4. Trachealrotz. (Klinik KAHLER, Freiburg i. B.)

eitrige Sekretion und die Schwellung der lokalen Drüsen charakteristisch. Die Geschwüre finden sich am Nasenseptum, an der lateralen Nasenwand, am Nasenboden, auf der Muschelschleimhaut, sind zuerst oberflächlich, dellig, dann kraterförmig, ähnlich gummösen Ulcerationen, der Rand ist aufgeworfen, Locheisenform ist nicht selten, der Belag manchmal speckig, die Sekretion blutigeitrig. Ekzem des Naseneinganges mit konsekutivem erysipelatösem Schwellen der Haut wird beobachtet. Diese Form erinnert an die okkulte Nasendiphtherie, welche mit Okklusion der Nase einhergeht und am Introitus narium Ekzem und offene, mit Sekret bedeckte Schrunden erzeugt. Bei der Rhinoskopie zeigt diese Membranbildung, die manchmal sehr ausgebreitet zwischen unterer Nasenmuschel und Septum vorliegt, während die chronische Rotzerkrankung nach Ausschneuzen des eitrigen Sekretes die Ulcusbildung multipler Lokalisation erkennen läßt. Zumeist finden sich solche Ulcerationen auch im übrigen Teile des oberen Respirationstraktes, im Munde, im Nasenrachen, im Larynx und in der Trachea. Ein *chronischer Laryngotrachealrotz*, wie er von ABADIE bei Pferden beschrieben worden ist, dessen ausschließliche Lokalisation Larynx und Trachea bilden, ist bislang beim Menschen nicht beobachtet worden. Im Nachfolgenden sei ein Fall von trachealem Rotz beim Pferde reproduziert, wie er auf der tierärztlichen Hochschule in Wien zur Beobachtung kam und von DÜMLER stereoskopisch aufgenommen wurde (Abb. 3):

Anatomie. Die pathologischen Anatomen haben seit jeher dieser Erkrankung besonderes Studium gewidmet, wobei, wie WLADIMIROFF zusammenfassend betont, von allen folgende als die hervorstechendsten Veränderungen der Organe bei Rotzerkrankung betont werden: Pusteln, Knoten, diffuse Infiltration, Lymphangitis, Lymphadenitis, Geschwüre und Narben. Der charakteristische Knoten ist zumeist mäßig derb, mit der Umgebung verwachsen, im Zentrum eiterenthaltend. Der Eiter der akuten Rotzknoten zeigt die Rotzbacillen, der aufgebrochene Rotzknoten meist Verunreinigungen mit anderen Mikroorganismen. Darum wird der Eiter aus geschlossenen Höhlen, Abscessen oder Pusteln den Bacillus in Reinkultur auf den Aussaaten erhalten, während der bakteriologische Nachweis bei ulcerösen Prozessen, so insbesondere bei der chronischen Erkrankung der Nase schwierig ist und öfter nicht einmal durch das Plattenverfahren zu erbringen ist, so daß in solchen Fällen der Tierversuch gemacht werden muß.

Die **Diagnose** ist, wie bereits betont, manchmal sehr schwierig. Akute Rotzfälle können unter dem Bilde pyämischer Prozesse, Septicopyämie, Typhus, schwerer Erysipele, Polyarthritis, Pneumonie verlaufen. Das Auftreten von Knoten in der Haut, die Mitbeteiligung der Schleimhäute der Nase und des Mundes, die bei solchen Fällen zu findenden multiplen charakteristischen Ulcerationen werden bei Berücksichtigung der Anamnese an *Malleus* denken lassen. Bei chronischem Rotz wurde wiederholt die Fehldiagnose: ulcerierender Tumor, gummöse Infiltrate, schleichende Tuberkulose gestellt. Gegen die Diagnose Tumor spricht die Multilokalisation der Herde, gegen die der Tuberkulose das Tiefgreifen der Geschwüre, das starke Aufgeworfensein der Ränder, der speckige Belag. Gummöse Ulcerationen sind selten multipel (gleichzeitig) in der Nase zu finden, die therapeutischen Erfolge von Quecksilber sind nicht zu verwerten, da auch Rotz auf Inunktionskur hier und da gut reagiert. (Vgl. die Fälle von GOLD: ,,Ein Fall von Heilung des Rotzes mittels merkurieller Behandlung [Inunktionskur]).`` Von besonderer Wichtigkeit ist die bakteriologische Diagnostik, der Tierversuch und die serologische Untersuchung. Hierzu kommen die verschiedenen Formen der Malleinproben.

I. In bezug auf die Kulturen sei nochmals betont, daß die Kartoffelkultur die charakteristischeste ist; auf diesem Nährboden zeigt sich nach einigen Tagen ein gleichmäßiger, bernsteinfarbiger Überzug. Charakteristisch ist die Transparenz der Kultur, die an flüssigem Honig oder Bernstein erinnert und wahrscheinlich, wie WLADIMIROFF annimmt, auf die ungemein reichliche Produktion von Schleim seitens der Rotzbacillen zurückzuführen ist.

II. STRAUSS hat im Jahre 1889 in der Arbeit ,,Sur un moyen de diagnostic rapide de la morve`` (Arch. de med. exp.) seinen Versuch beschrieben, der als STRAUSSsches Verfahren in der Diagnostik des Malleus eine große Rolle spielt. Es werden Aufschwemmungen des von der Ulceration abgekratzten Sekretes oder von Kulturen in sterilem Wasser oder in steriler Bouillon hergestellt und 1—2 ccm intraperitoneal einem männlichen Meerschweinchen eingespritzt. 2—3 Tage später tritt eine Schwellung und Schmerzhaftigkeit der Hoden ein, es kommt zu einer Rötung des Hodensackes, zu Rotzknötchenbildung in der Tunica vaginalis und schließlich zum Exitus. Die STRAUSSsche Reaktion besteht in der spezifischen Erkrankung der Tunica vaginalis des Hodens nach intraperitonealer Injektion rotzhaltigen Materiales. (In parenthese sei bemerkt, daß der von NOCARD entdeckte grampositive Bacillus der ulcerösen Lymphangitis, die mit Rotz nichts zu tun hat, gleichfalls die STRAUSSsche Reaktion gibt und daß KUTSCHER u. a. noch andere Bakterien beschrieben haben, deren Injektion bei Meerschweinchen Schwellung der Tunica vaginalis hervorrufen.)

III. Daraus erklärt sich die Notwendigkeit, aus der eitrigen Entzündung der Tunica vaginalis infizierter Meerschweinchen den Rotzbacillus in Reinkultur zu züchten.

IV. Die serologischen Untersuchungen:

A. Die Agglutinationsreaktion.

B. Die Komplementbindungsreaktion.

C. Die Präcipitinreaktion.

A. Die *Agglutinationsreaktion* besteht darin, daß das Serum rotzkranker Individuen lebende oder tote Rotzbacillen zusammenballt. Die Probe kann makroskopisch und mikroskopisch ausgeführt werden. Die Rotzbacillen ballen sich auf Zusatz agglutinierenden Serums zusammen, wodurch die Suspension ein körniges Aussehen erhält, um schließlich einen lockeren Niederschlag zu bilden. Der mikroskopische Versuch besteht in der Zusammenballung der Bakterien, wobei die Reaktion bereits dann als positiv zu bezeichnen ist, wenn etwa 10 Bacillen zusammen zu liegen kommen. Es sei aber nicht vergessen, daß das Serum gesunder Individuen bereits agglutinierendeFähigkeit zeigt, welche bei rotzkranken Patienten nur um ein Wesentliches gesteigert ist. Es gibt eine Anzahl von Momenten, welche auf das Steigen und Sinken des Rotzagglutinationswertes von Einfluß sind, wodurch der Wert der Agglutinationsreaktion wesentlich herabgemindert erscheint. WLADIMIROFF gibt folgende Grenzzahlen für Normalagglutinine und spezifische Rotzagglutinine an: Der Gehalt an Agglutininen im Serum rotzfreier Pferde kann Werte bis zu 1 : 1000 erreichen, während andererseits bei authentisch rotzkranken Pferden Werte von nicht mehr als 1 : 400 angetroffen werden können, wodurch eine Zone resultiert 400 : 1000, welche als zweifelhaft zu bezeichnen ist. Dazu kommt, daß eine Unterscheidung der Normalagglutinine von den spezifischen Rotzagglutininen nicht möglich ist (ANDREJEFF). Wenn man noch berücksichtigt, daß auch die Züchtung der Rotzbacillen, die Abtötung derselben, die Herstellung der Testflüssigkeit, das Titrieren und namentlich das Urteil über das makroskopische Verhalten bei der Reaktion, ob nämlich der Niederschlag schon als spezifisch anzusehen ist oder nicht, auf gewisse Schwierigkeiten stößt, kann man SCHÜTZ und MIESSNER Recht geben, welche die Forderung stellen, daß diese Probe nur von sehr geübten Serologen in Laboratorien zu machen sind. So hat FISCHER in seinem Falle sich einer Testflüssigkeit bedient, die aus zwei Tagen alter, bei 60° abgetöteter, in Carbolkochsalzlösung aufgeschwemmter Rotzkultur stammte, wobei eine deutliche Zusammenballung noch in einer Verdünnung des Patientenserums von 1 : 1000 vorhanden war.

B. *Die Komplementbindungsreaktion.* Diese Reaktion beruht auf dem bekannten serologischen Prinzip, daß ein Immunserum (oder Serum eines Infektionskranken) nach Mischung mit dem entsprechenden Antigen das zugesetzte Komplement bindet. Zur Konstatierung, ob das Komplement von dem zu untersuchenden Serum (bei Anwesenheit des entsprechenden Antigens) gebunden wird oder nicht, bedient man sich des hämolytischen Systems. (*Receptor* = Hammelblutkörperchen, *Amboceptor* = das durch Behandlung von Tieren mit Hammelblut gewonnene spezifische hämolytische Serum und *Komplement* = frisches Meerschweinchenserum.) Hat das Serum dem Antigen homologe Antikörper, so bindet es (wie bei der WASSERMANNschen Reaktion bei Syphilis) das hinzugesetzte Komplement, so daß es diesem unmöglich ist, sich dem zugesetzten hämolytischen System anzugliedern und eine Reaktivierung des inaktivierten hämolytischen Serums (Amboceptor) zu erzeugen. Es kann daher keine Hämolyse eintreten: Das Komplement erscheint durch das Zusammentreffen von Rotzkultur (Extrakt) und Serum eines rotzkranken Individuums fixiert. Die Reaktion ist negativ, wenn das Komplement nicht gebunden erscheint und bei Zusetzung des hämolytischen Systems mit dem Amboceptor zugleich seine hämolytische Wirkung ausüben kann. Die eingetretene Hämolyse beweist, daß das Komplement frei war, d. h. daß das zu untersuchende Serum keine Antikörper spezifischer Natur besitzt, d. h. daß in diesem Falle das Serum nicht das eines Rotzinfizierten ist. In diesem Sinne hat die Komplementverankerung nach BORDET für die Rotzdiagnose praktische Bedeutung. Freilich darf nicht vergessen werden, daß eine vorhergegangene Malleinisierung den Bindungswert steigern kann, was evtl. bei eingetretener Bindung, d. h. bei Nichtlösung des Blutes zu einer falschen Diagnose Anlaß geben könnte. (Daher Vorsicht bei Komplementbindungsbestimmungen malleinisierter Individuen! [MIESSNER und TRAPP]). FISCHER verwendet als Antigen einen Rotzbacillenextrakt, den er auf folgende Weise bereitet:

48 Stunden auf schwachsaurem 4%igem Glycerinagar bei 37⁰ gewachsene Rotzkultur wird durch zwei Stunden Erwärmen auf 60⁰ abgetötet und mit 0,5%iger Carbolsäure abgeschwemmt, durch Kochen die Antigene aus den Rotzbacillen extrahiert und diese durch mehrstündiges Zentrifugieren abgeschleudert. Die überstehende Flüssigkeit wird abpipettiert und ausgewertet. Diese Flüssigkeit, die absolut klar sein muß, ist der Extrakt.

C. *Die Präcipitinreaktion.* Die von KRAUS gefundene Tatsache, daß das Serum eines gegen Typhus immunisierten Tieres im keimfreien, klaren Filtrat einer Typhusbouillonkultur einen Niederschlag erzeugt, ist der Ausdruck der Präcipitinreaktion, welche darauf zurückzuführen ist, daß die in dem Serum vorhandenen Präcipitine Bindungen mit den aus den Bakterien ausgelaugten (gelösten) Stoffen eingehen. Schon DEDIULIN hat bei rotzkranken Pferden einen diesbezüglichen Versuch gemacht, wobei er als Antigen filtrierte Kulturen nahm: auf Zusatz von Serum rotziger Pferde trat die Reaktion ein, indem sich in der anfangs klaren Flüssigkeit ein Niederschlag bildete. Andere Autoren haben die Präzipitinreaktion nach dem ASCOLIschen Schichtungsverfahren ausgeführt, wobei z. B. FISCHER sich des Malleinum siccum Foth als Antigens bediente. So zeigte sich, wenn man unverdünntes Patientenserum mit diesem Präparat überschichtete (Verdünnung von 0,025 in 10 ccm) und zwei Stunden bei 37⁰ hielt, an der Berührungsstelle ein deutlicher, trüber Ring. (Diese Versuchsanordnung ist von MIESSNER in seiner Arbeit „Die Verwendung der Präcipitation in Form der Schichtungsmethode zur Diagnose der Rotzkrankheit", Zentralbl. f. Bakteriol., Parasitenk. u. Infektionskrankh., Abt. II. 1909, des Genaueren besprochen.) Auch bei der Präcipitinreaktion sei betont, daß die Kraft der im normalen Serum vorhandenen Präcipitine (Normalpräcipitine) durch Malleinisation gesteigert ist, weshalb diese serologische Probe womöglich vor der Malleininjektion vorgenommen werden soll.

Das Mallein und seine Anwendung.

Unter *Malleinen* verstehen wir die auf verschiedene Weise zur Darstellung gebrachten Antigene der Rotzbacillen. Das Mallein gehört ähnlich wie das Tuberkulin zu den Bakterienproteinen und wurde schon zu einer Zeit angewendet, da man von der PIRQUETschen allergischen Reaktion, der bekannten Überempfindlichkeit infizierter Organismen gegen Injektion entsprechender Gifte, von dem Begriffe der Anaphylaxie nichts wußte. NOCARD verwendet zur Herstellung des Malleins hochvirulente Rotzkulturen in Bouillon mit 5%igem Glycerinzusatz, dieselben werden im Brutschrank durch Erhitzen sterilisiert, auf der 10. Teil ihres Volumens eingedampft und filtriert. Das von FOTH verwendete Malleinum siccum wird gleichfalls aus Bouillonkulturen mit Glycerinzusatz dargestellt, diese auf Tiere überimpft, Kulturen angelegt und dann bei einer sehr hohen Temperatur auf $^1/_{10}$ ihres Volumens eingeengt, filtriert und schließlich getrocknet. Die *Malleinisation* kann auf sub cutanem Wege, auf intracutanem Wege und als Reaktion auf die Conjunctiva des Auges (Ophthalmoreaktion) ausgeführt werden.

Die *subcutane Malleinisation* ist die wichtigste Form der Malleinzuführung zwecks Diagnose auf Rotzerkrankung. Das rotzkranke Individuum antwortet auf die Einverleibung des Malleins infolge der durch die Erkrankung zustande gekommenen Überempfindlichkeit in typischer Weise. 1. Lokal. An dem Orte der Injektion kommt es schon einige Stunden nach der Einspritzung zur Bildung einer sehr schmerzhaften circumscripten Anschwellung die im Laufe der nächsten Tage zunimmt, um nach acht Tagen etwa wieder zu verschwinden (Resorption). 2. Allgemeinerscheinungen und Fieber. Letzteres beginnt bereits einige Stunden nach der Injektion und erreicht eine namhafte Höhe. Es treten dann Remissionen ein, das Fieber läuft aber erst nach einigen Tagen vollkommen ab. SCHLEGEL hat all die Reaktionserscheinungen nach der Einverleibung des Malleins als „Malleinkrankheit" bezeichnet, doch sind die beiden angeführten Momente (lokale Reaktion und hohes Fieber) genügend, um einen suspekten Fall als rotzkrank bezeichnen zu können. Für chronische Fälle okkulter Rotzerkrankung ist die Malleinisation von nicht unwesentlicher diagnostischer Bedeutung, vorausgesetzt, daß alle atypischen Reaktionen, wie es WLADIMIROFF verlangt, überhaupt nicht zur Diagnosenstellung Verwertung finden. Die *intracutane* Reaktion besteht in der Hautritzung mit nachfolgender Malleinaufstreichung. MARTEL hat diesbezügliche Untersuchungen gemacht, 14 Jahre, nachdem er selbst eine Rotzerkrankung durchgemacht hatte, und fand zuerst Rötung, dann empfindliche Schwellung, gelbes Exsudat, schließlich Desquamation. SCHNÜRER betont, daß bei der endermalen Reaktion genau dosierte, an umschriebenen Hautstellen zur Einwirkung gelangende Mengen des Diagnostikums quantitativ je nach der Dosis verschieden starke Anschwellungen auslösen

Die *Ophthalmoreaktion* ist eigentlich die Reaktion der Conjunctiva auf Zuführung des Antigens. Sie besteht in einer nach Einführung des Malleins auftretenden, starken, eitriger Entzündung der Bindehaut (Tränenfluß, Chemosis, Schwellung der Lider). SCHNÜRER betont, daß nur eine *eitrige* Entzündung der Conjunctiva zur Diagnose Rotz berechtigt während alle anderen Symptome, die auf Entzündung zurückzuführen sind, ohne daß es zu Pyorrhöe kommt, in diagnostischer Hinsicht nicht verwertbar sind. (Auch über diese Deutung herrscht im übrigen bei den einzelnen Autoren noch keine Einstimmigkeit.)

Die **Prognose** der *akuten* Rotzfälle ist zumeist sehr ungünstig, da die meisten Fälle unter foudroyanten Erscheinungen zugrunde gehen. Nur selten gehen sie in chronischem Rotz über. Die meisten Fälle *chronischen Schleimhautrotzes* verlaufen jedoch schleichend, unter verschiedenen Symptomen, die die Diagnose erschweren mit intermittierenden Erscheinungen, können manchmal spontan ausheilen, lassen eine Latenzzeit vorübergehen, zeigen aber nach gewissen Zeiten aufs neue Geschwüre und schleimig-eitrige Absonderung, heilen manchmal völlig aus, andere aber gehen an Bronchopneumonie oder allgemeiner Entkräftung oder Zeichen einer allgemeinen Blutvergiftung zugrunde.

Die **Therapie** ist vor allem eine chirurgische. Öffnen der Abscesse, Auskratzen der Eiterherde, Paquelinisierung oder kaustischer Tiefenstich, starkes Ätzmittel wie Trichloressigsäure, rauchende Salpetersäure, Carbolsäure u. a. werden angewendet. Innerlich hat man mit nicht allzugroßem Erfolg Arsen und

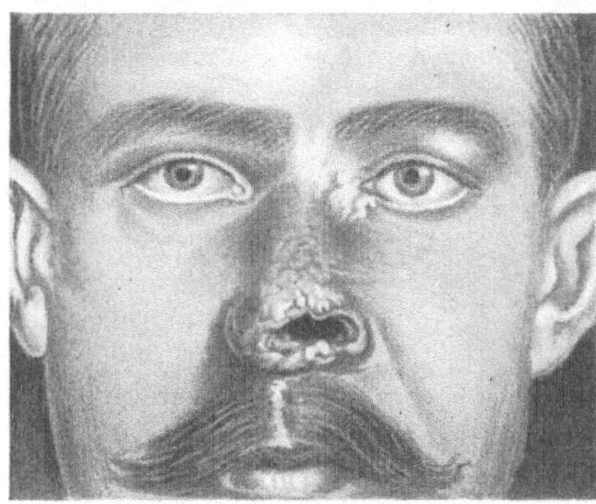

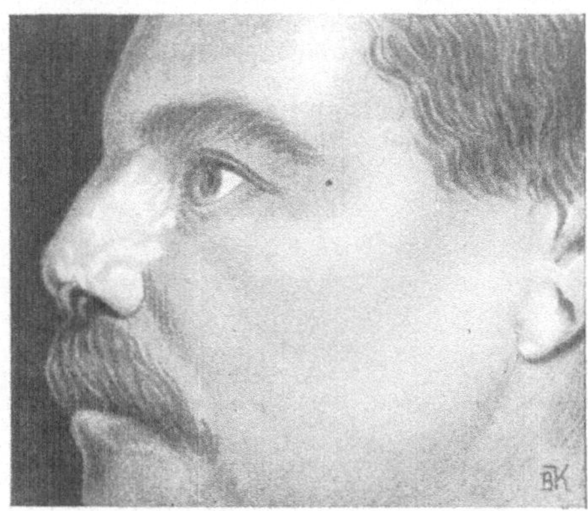

<table>
<tr><td>Abb. 5. Vor Vaccinebehandlung.</td><td>Abb. 6. Nach Vaccinebehandlung.</td></tr>
</table>

Abb. 5 und 6. FISCHERS Fall von chronischem Rotz.

FOWLERsche Lösung versucht. Einige Autoren berichten von günstigen Erfolgen der Quecksilbertherapie bei chronischem Rotz. Auch Mallein wurde therapeutisch versucht. Man nimmt an, daß durch wiederholte Einspritzungen dieses Antigens starke Antikörper zur Bildung kommen, welche eine gewisse Giftfestigkeit des Organismus erzeugen, die es ermöglichen, der Infektion ein Ende zu setzen. So hat BONOME Mallein bei einem Rotzkranken mit gutem Erfolge angewendet. Von besonderem Interesse ist die *Autovaccinebehandlung* bei Rotzkranken, wie sie von FISCHER und ZIELER geübt worden ist. Die Vaccine von ZIELER wird folgendermaßen hergestellt: Jeder Kubikzentimeter der Vaccine enthielt eine Normalöse einer 48 Stunden-Glycerinagarkultur in physiologischer Kochsalzlösung. Diese Aufschwemmung wurde eine Stunde auf 60° erhitzt, auf ihre Sterilität geprüft, mit halbprozentiger Carbolsäure versetzt und im Eisschrank gut verschlossen aufbewahrt. Die FISCHER- (MARXER-) Autovaccine enthält in einem Kubikzentimeter ein Milligramm abgetöteter Kultur. Die Abschwächung und Abtötung der Rotzbacillen erfolgt durch an sich chemisch indifferente Körper, nämlich Glycerin und Harnstoff, indem die Stoffe bei 37° im Schüttelapparat auf die Mikroorganismen einwirken (LEVY, BLUMENTHAL und MARXER). Diese Autovaccine erwies sich als steril, indem diese, in vierfacher Verdünnung mit steriler Kochsalzlösung Meerschweinchen intraperitoneal injiziert, dem Tier keinen Schaden zufügte. (Der unverdünnte Impfstoff tötet nach der Auffassung Fischers infolge der großen Reizwirkung des Glycerins auf das Peritoneum.) Die Einspritzung des Impfstoffes erfolgte in 3—4tägigen Zwischenräumen, allmählich steigend. Im ganzen erfolgten 12 Einspritzungen. Bei einer zweiten Serie hat Fischer nach Art der therapeutischen Tuberkulininjektionen dieselbe Dosis in entsprechenden Intervallen immer wieder eingespritzt, bis diese ganz reaktionslos vertragen wurde. Die Fälle wurden durch diese Behandlung geheilt. Schließlich sei der Versuch mitgeteilt, den Krankheitsprozeß durch Injektion von *Rinder*blutserum (welche für Rotz unempfänglich sind) zu beeinflussen, wie denn auch bei Meerschweinchen hierdurch die Entwicklung der Krankheit verzögert wird.

Literatur.

Fischer, O.: Erfolgreiche Behandlung eines Falles von Nasenrotz mittels Autovaccine. Dtsch. med. Wochenschr. 1920. Nr. 3, S. 73. — Jochmann, G.: Lehrbuch d. Infektionskrankh. — Schnürer, J.: Die Verwertung der biologischen Reaktionen bei der Diagnose des okkulten Rotzes. Zeitschr. f. Infektionskrankh., parasitäre Krankh. u. Hyg. d. Haustiere. 1905. — Derselbe (2): Die Augenprobe bei Rotz. Dtsch. tierärztl. Wochenschr. 1910. — Weichselbaum, A.: Parasitologie. — Wladimiroff, A.: Im Handbuch d. pathogenen Mikroorganismen von Kolle und Wassermann. — Zieler (1): Zeitschr. f. Hyg. u. Infektionskrankh. Bd. 45. 1903. — Derselbe (2): Erfolgreiche Behandlung eines Falles von Nasenrotz mittels Autovaccine. Dtsch. med. Wochenschr. 1920. Nr. 8, S. 209.

12. Milzbrand (Anthrax).

Von

Emil Glas-Wien.

Mit 1 Abbildung.

Ätiologie. Der *Milzbrand* ist eine bei Tieren vorkommende akute Infektionskrankheit, welche von diesen auf den Menschen übertragen werden kann. Diese Krankheit wird durch den zuerst von Pollender 1849 gesehenen Anthraxbacillus hervorgerufen, dessen Ätiologie von Pasteur und Koch als sicher nachgewiesen wurde. Es handelt sich um ein 5—10 μ großes, unbewegliches, grampositives Stäbchen mit kapselähnlicher Hülle, die auch durch eine besondere Färbung (Johne) nachweisbar ist. Bei Sauerstoffzutritt kann es zur Bildung eigentümlich runder, eiförmiger Gebilde kommen, welche man als Sporen bezeichnet und die durch eine besondere Resistenz gegenüber verschiedenen Einflüssen, die auf die Bakterien schädigend wirken, ausgezeichnet sind. Diese Fähigkeit, Sporen zu bilden, kann durch Züchtung bei höherer Temperatur oder durch Zusetzung gewisser Chemikalien herabgemindert oder völlig aufgehoben werden. Charakteristisch sind die Kolonien des Anthrax auf Agarplatten, wobei dichte, am Rande besonders gewellte Formen resultieren, die vielfach mit dichtem, gewelltem Frauenhaar verglichen worden sind. Aber auch die Gelatinestichkultur zeigt charakteristische Form, indem (ehe es zur klaren Verflüssigung der Gelatine kommt, wobei die Kultur in Flocken als Bodensatz erscheint) vom Stichkanal radialwärts gestellte, feine, borstenförmige Fortsätze abgehen. Aber, was für die Verbreitung der Krankheit von Wichtigkeit ist, es wachsen die Kolonien auch auf Rinderkot, der bluthaltig ist, sowie auf verschiedenen pflanzlichen Aufgüssen (Weichselbaum).

Über die Gifte des Anthraxbacillus ist bisnun nichts Wesentliches bekannt. Brieger und Fränkel haben ein Toxalbumin als Giftstoff gefunden, Martin

fand ein giftiges Alkaloid, HOFFA eine giftige Base (Anthracin), die er als die
Natur des Milzbrandgiftes beschrieben hat. Sicher ist, daß die abgetöteten
Bakterien ungiftig sind, weshalb die Annahme gerechtfertigt erscheint, daß es
sich bei dem Anthraxgift um gewisse, von den Bacillen produzierte Toxine
handelt, die den Intoxikationsprozeß erzeugen. Man findet nämlich bei den
Sektionen die Bacillen im Blute, nicht selten die Kapillaren ganz ausfüllend,
aber es gibt auch Fälle schwerster Vergiftung, wo nur ein Lokalprozeß nachweisbar ist und die schweren Allgemeinerscheinungen auf Wirkung der Sekretions-
produkte der Anthraxbacillen, die in den Blutkreislauf gelangt sind, zurückgeführt werden müssen. Was die Empfänglichkeit der Versuchstiere anbelangt,
so ist die Klimax folgende: Mäuse, Meerschweinchen, Kaninchen, wovon die
ersten am schnellsten ad exitum kommen. Interessant und, was die Immunität
anlangt, von Wichtigkeit ist die Tatsache, daß man Milzbrandbacillen auf verschiedene Weise in ihrer Wirkung abschwächen kann, welches Moment bereits
von PASTEUR ermittelt worden ist. Hohe Temperaturen oder chemische Reagen-
tien sind z. B. imstande, die Virulenz der Bakterien wesentlich herabzusetzen.
So kann das Erhitzen auf 42—55⁰ die Virulenz der Anthraxbacillen sehr ver-
mindern, wie andererseits die Einwirkung von Kalium bichromicum oder
Schwefelsäure oder die längere Einwirkung des Sonnenlichtes eine Abschwächung
herbeizuführen vermag. Aber PASTEUR hat ebenso nachgewiesen, daß diese
abgeschwächten Bakterien wieder auf bestimmte Weise zu alter Virulenz
gelangen können, wobei namentlich besondere Formen von Tierpassagen (Meerschweinchen verschiedenen Alters) gute Resultate zeitigen. (Siehe weiter unten:
Immunisierung.)

Krankheitsbild. Der Milzbrand tritt in folgenden verschiedenen Formen auf:
1. Hautmilzbrand (Milzbrandkarbunkel, Pustula maligna).
2. Darmmilzbrand.
3. Lungenmilzbrand.

1. Der durch den Anthraxbacillus in der Haut zustande kommende Affekt
ist der Hautkarbunkel. Nach einigen Tagen bildet sich ein geröteter, leicht
erhabener Fleck, der ein wenig juckt, der sich innerhalb einiger Stunden in ein
Bläschen umwandelt; Nekrose der oberen Schichte, relative Schmerzlosigkeit,
Rötung und Schwellung der Umgebung, manchmal sulzig hämorrhagisches
Ödem, Lymphstranginfektion, Drüsenaffektion. Dann demarkierende Eiterung
der Umgebung, Abgrenzung des infizierten Gebietes, Rückgang des Ödems,
Eintrocknen der Pustel, Vernarbung. (In den nekrotischen Partien, aber auch
tiefer lassen sich Bacillen nachweisen. Im Ödem zahlreiche Bacillen. Von dort
gelangen sie in die Capillaren, ins Blut und führen zu Milzschwellung, zu Nephritis,
zu hämorrhagischem Ödem des Gehirns, die bronchialen Drüsen zeigen Hyperämien und Hämorrhagien, die Schleimhäute der oberen Luftwege weisen
ähnliche Veränderungen auf.) So hat EPPINGER pustulöse Formen und hämorrhagische Infiltrate in Nase und Pharynx beschrieben.

2. Darmmilzbrand: Nach den typischen Prodromalerscheinungen kommt
es zu Koliken, blutigen Diarrhöen, Meteorismus, hoher Temperatur, kleinem,
frequentem Puls, Oppressionsgefühl, Krämpfen, Kollaps, Exitus.

3. Lungenmilzbrand: Schüttelfrost, hohe Temperatur, Dyspnoe, blutiges
Sputum, Atemschmerzen (Mitbeteiligtsein der Pleura), Anschwellung der media-
stinalen Lymphdrüsen, Kollaps. Der Auswurf wird als „schaumig, manchmal
sanguinolent, zuweilen bacillenhaltig" (JOCHMANN) bezeichnet.

Zur Charakteristik des *Milzbrand des Kehlkopfes* sei der von mir beobachtete
Fall, der erst bei der Obduktion als Anthrax erkannt wurde, genauer mitgeteilt:

Engelhardt Sch., Tischler, 41 Jahre alt, wurde am 9. Mai 1904 in die Ambulanz der
Klinik CHIARI gebracht. Seiner Angabe nach datiert die Erkrankung vom 2. Mai; tags

vorher will er noch bei bestem Wohlbefinden gezecht haben. Die Erkrankung begann mit Mattigkeit, leichtem Frösteln und einer geringen Schwellung im Gebiet des rechten Unterkieferwinkels. Zwei Tage darauf Anschwellung des Präputium, Blutansammlung im Präputialsack, blutiger Urin. Drei Tage vor der Aufnahme begannen Übelkeiten, starke Schmerzhaftigkeit in der Magengegend. Da Patient von Stunde zu Stunde hinfälliger wird, wird er — da die Anschwellung am Halse inzwischen wesentlich zugenommen hat — auf die Klinik für Hals- und Nasenkranke gebracht.

Status: Patient ist außerordentlich hinfällig. Dem allgemeinen Aspekt nach handelt es sich um eine schwere septische Allgemeininfektion, welche von der „phlegmonösen Entzündung" des Halses ihren Ausgangspunkt genommen.

Patient, der nur 12 Stunden auf unsere Klinik Aufnahme gefunden, zeigt eine Temperatur von 39,1, Pulsfrequenz 140. Arterienspannung gering.

Die bald darauf von Dozent SCHMIDT (Klinik NEUSSER) vorgenommene innere Untersuchung ergibt folgenden Befund: Puls enorm klein, kaum fühlbar. Die Herztöne sehr leise, an der Herzspitze nur der erste Ton, an der Herzbasis nur die zweiten Töne hörbar. Das Abdomen leicht aufgetrieben, nicht wesentlich druckempfindlich, am meisten noch im Epigastrium. Leberrand an normaler Stelle. Milz perkutorisch nur leicht vergrößert; geringe Dämpfung in den abhängigen Partien mit leichter Aufhellung bei Lagewechsel. Deutlich nachweisbares Ödem über dem Sternum, sowie entsprechend den seitlichen unteren Thoraxpartien und in der Kreuzbeingegend. Kein Ödem an den unteren Extremitäten, auch nicht an den Augenlidern. Sonst an der Haut keine Veränderungen, auch nicht im Bereiche der Zellgewebsentzündung an der rechten Halsseite. Über den Lungen etwas Atelektaserasseln über den basalen Partien rechts hinten. Keine Drüsenschwellungen. Keine Gelenk- oder Muskelschmerzen.

Diagnose: Gastritis phlegmonosa?

Der sonstige Befund ergab folgendes: Im Gebiet der rechten Submaxillargegend findet sich eine in das rechte seitliche Halsdreieck sich fortsetzende starke Schwellung der Haut, welche an einzelnen Stellen stark gerötet erscheint. Bei Prüfung auf Fluktuation erhält man an einzelnen Punkten den Eindruck, als ob in der Tiefe eine solche bestünde.

Geringes Ankylostoma.

Auffallend ist der *orale Befund*: Starke Schwellung der rechten seitlichen Pharynxschleimhaut, ödematöse Schwellung der umgebenden Partien, Ecchymosen an der Oberfläche.

Der *laryngoskopische Befund*: Starke schlappödematöse Schwellung der rechten Vallecula. Über den rechten Epiglottisrand hängt die ödematös völlig durchtränkte Schleimhaut in Form einer schlappen Blase hinüber und weist an ihrer Oberfläche zahlreiche feine Hämorrhagien auf. Die Taschenbänder erscheinen bei der ersten laryngoskopischen Untersuchung frei.

Diagnose: *Phlegmona colli mit kollateralem Ödem im Gebiete der gleichseitigen Vallecula?*

Mit Rücksicht darauf wird rechts hinter dem hinteren Rand des Sternocleidomastoideus eingegangen, wobei gleichfalls in der Tiefe ein mehr sulzig verändertes Gewebe gefunden wird, ohne jedoch auf Eiter zu stoßen. Jodoformgazedrainage. Burow.

Patient wird noch selbigen Tages auf die Klinik NEUSSER transferiert, wo er nachts darauf starb.

Die von Dozent STOERK (pathol. Institut, Hofrat WEICHSELBAUM) ausgeführte Sektion ergab folgenden Obduktionsbefund: *Milzbrandinfektion* (von der Magenschleimhaut ausgehend?). An der Magenschleimhaut im Bereich der hinteren Magenwand zahlreiche, miteinander konfluierende wulstige Erhebungen von graugrünlicher Färbung, welche an mehreren Stellen oberflächlich ulceriert und im Ulcerationsbereiche schwärzlich erscheinen. Diese Veränderung erstreckt sich bis nahe an Pylorus und Kardia. Im übrigen die Magenschleimhaut ebenso wie die anderen Wandbestandteile durch ein hämorrhagisch tingiertes Ödem aufgelockert und sulzig durchfeuchtet. Diese Herde folgen in ihrer Anordnung vorwiegend der Längsfaltung des Magens. Im Magen etwa ein halber Liter mit Speisebrei gemischte hämorrhagische Flüssigkeit. Im Oesophagus und der Mundhöhle nichts Abnormes. *Aditus laryngis und die angrenzenden Pharynxabschnitte hochgradig ödematös, die Schleimhaut daselbst oberflächlich durch Epithelnekrose wie grau gefleckt. Diese Veränderungen erstrecken sich beiderseits auch noch bis in den Larynx hinein bis knapp an die Stimmbänder.* Trachea, Bronchus und Lungen zeigen nichts Auffallendes. Rechts am Halse eine Incision in das hämorrhagische, ödematös infiltrierte cutane Gewebe. In der Bauchhöhle eine trübrötliche Flüssigkeit, allenthalben die Serosa mit punktförmigen bis linsengroßen Blutungen gezeichnet. Die Lymphdrüsen am Leberhilus geschwellt, schwarzrot gefärbt. Die Milz etwas schlaffer, auf das Doppelte vergrößert. Die Leber geschwellt, von etwas undeutlicher Zeichnung. Die Gallenblase maximal gefüllt, mit einer schwärzlichgrünen, schleimhaltigen Galle. Dünn- und Dickdarm zeigen nichts Abnormes. Die Nieren geschwellt, etwas schlaffer, ihre Zeichnung etwas verwischt. Harnblase nichts Abnormes. Präputium phimotisch; der ganze Innenraum des Präputialsackes von einer hämorrhagischen Flüssigkeit erfüllt, an der Oberfläche der Glans penis die Schleimhaut verdünnt, leicht mißfarbig.

Die Leptomeningen, besonders die Konvexität hämorrhagisch sulzig durchtränkt.

Bei der epikritischen Beleuchtung dieses Falles vom *laryngologischen* Standpunkte sind es vor allem zwei Momente, auf welche wir unser besonderes Augenmerk zu richten haben:

I. *Auf den Infektionsmodus,*

II. *auf die Diagnosenstellung des Larynxanthrax.*

Was den Punkt I anbelangt, so ist die Art des Infektionsweges nicht mit voller Bestimmtheit festzustellen. Auf jeden Fall ist eine Infektion im Anschluß an eine *Pustula maligna* der äußeren Haut hier a priori von der Hand zu weisen, da keinerlei für Hautkarbunkel sprechende Momente nachzuweisen waren. Auch die typische Form *pulmonalen* Anthrax ist hier auszuschließen, da die bei Inhalationsmilzbrand zu findenden charakteristischen Lungenveränderungen fehlen. Doch sind auch bei dieser Form die blutigfleckige Infiltration der Nasenschleimhaut, sowie Blutungen im Kehlkopf und in der Trachea zu finden, wie Sektionen an Tieren wiederholt gezeigt haben.

Auffallend ist die genaue Angabe des Patienten, daß das Leiden im Halse begonnen habe, daß die Krankheit mit einer Schwellung im Gebiete des rechten Unterkieferwinkels ihren Anfang genommen habe, zu welcher sich erst später die übrigen Symptome hinzugesellten. Mit dieser Angabe ist der Pharynxbefund sowie die Verhältnisse im Gebiete des Aditus laryngis und in der Gegend des seitlichen Halsdreieckes völlig in Einklang zu bringen.

Demgegenüber ergibt jedoch der Sektionsbefund Karbunkel der Magenschleimhaut, welcher Befund den Fall in die Gruppe des *Anthrax intestinalis* einreihen ließe, freilich ohne daß im Dünndarm jene Veränderungen zu finden wären, welche ja zumeist bei der Intestinalmykose nachgewiesen werden können: die ausgedehnten Hämorrhagien und ödematöse Infiltration der Darmschleimhaut.

Aus dieser Betrachtung ergibt sich, daß diese unter dem Bilde einer Septikämie verlaufende Milzbranderkrankung in bezug auf den Infektionsmodus nicht sicher zu deuten ist, daß jedoch nach unserem Erachten nur zwei Wege in Betracht kommen:

A. Die Primäraffektion ist in der Magenschleimhaut, wo die Infektion durch Milzbrandsporen erfolgt ist. Von dort erfolgt Aufnahme der Milzbrandbacillen in den Blutkreislauf und Allgemeininfektion (Larynx, Pharynx, Peritoneum, Genitale).

B. Der Sitz des Primäraffektes ist das Pharynxgebiet (Aditus ad laryngem), von wo aus sekundär die Magenschleimhaut und auf dem Wege des Kreislaufes die anderen Organe infiziert wurden.

Bei A. sowohl als auch bei B. dürfte es sich um jene Form des Anthrax handeln, welche von Pasteur als *Fütterungsmilzbrand* bezeichnet worden ist. Für die Annahme A. spricht die relative Häufigkeit dieses Infektionsmodus, für die Annahme B. die Anamnese, d. h. die Reihenfolge des Auftretens der einzelnen Symptome bzw. der objektive Befund. Ferner muß man noch des Umstandes gedenken, daß bei dem ersten Modus (intestinale Form) Pharynx und Larynx relativ sehr selten betroffen werden, während andererseits Dünn- und Dickdarm gewöhnlich charakteristische Veränderungen aufweisen.

Nimmt man den Primäraffekt, wie es mir am wahrscheinlichsten erscheint, im Gebiet des Pharynx (resp. Aditus ad laryngem) an, dann läßt sich der Anthrax mit den phlegmonösen Prozessen vergleichen, welche in eben diesem Gebiete sich entwickeln, um schließlich gleichfalls unter schweren septischen Erscheinungen zum Exitus zu führen. Auch ist die Ausbreitung des Prozesses dem bei Larynxphlegmone vollkommen gleich, indem das sulzig-hämorrhagische Ödem den Aditus ad laryngem ausfüllt, um an den Stimmbändern Halt zu machen. Dort, wo das Bindegewebe locker, dehnbar und schlaff ist, breitet sich der Prozeß aus, während jene Partien, wo die Schleimhaut durch kurzes, straffes Bindegewebe an der Unterlage befestigt ist, eine Barriere gegen das Vordringen der submukösen Entzündung bieten.

Dieser Anthrax des Pharynx und Larynx weist am meisten Ähnlichkeit auf mit dem Milzbrand gewisser Tiere, zumal des Schweines, welcher durch Karbunkel des Rachens und der Kehlkopfschleimhaut charakterisiert ist, und auch dem des Hundes, obwohl bei letzterem auch Hautkarbunkel und Darmmilzbrand beobachtet werden. Was den seltenen Milzbrand bei Geflügel anbelangt, teilt SOBERNHEIM mit, daß sich die Krankheit nur selten längere Zeit hinzieht, derart, daß die Tiere gewöhnlich unter Zeichen allgemeiner Mattigkeit, sowie Dyspnoe und blutigen Diarrhöen nach etwa einem Tage eingehen. Hierbei ist Milzbrandkarbunkel an den verschiedensten Stellen (Kamm, Extremitäten, *Zunge* und *Gaumen*) beobachtet worden.

Hier sei noch angefügt, daß OSTERTAG in seinem „Lehrbuch der Fleischbeschau" gerade den *Ödemsaft aus den Schwellungen des Rachens und Kehlkopfes* beim Schweinemilzbrand für die bakteriologische Untersuchung als besonders geeignet bezeichnet, wie sich ja auch in unserem Falle in dem hämorrhagischen Ödem dieser Partien Milzbrandbacillen in großer Menge nachweisen ließen.

Und nun zur **Diagnose** *des Falles.*

Es ist bekannt, daß gewisse Formen des Anthrax, besonders diejenigen, welche zur septikämischen Gruppe gerechnet werden, sowie auch intestinale Formen mit anderen Prozessen viel gemein haben, so daß Anthrax bereits mit Cholera, Morbus maculosus Werlhofii, Fleischvergiftung, Typhus, Pneumonie u. a. verwechselt wurde (s. BABES). Auch das Krankheitsbild des malignen Ödems, sowie Sepsis hat mitunter mit gewissen Anthraxformen eine große Ähnlichkeit. *Zur sicheren Feststellung der Diagnose ist natürlich das Mikroskop, das Kulturverfahren und der Tierversuch unbedingt vonnöten.* Doch werden auch klinisch im allgemeinen gewisse Momente angeführt, die einen Fall als zumindest auf Anthrax suspekt erscheinen lassen müssen: So bezeichnen die Autoren das häufige Erbrechen sowie die schmerzlosen, zuweilen blutigen Diarrhöen als zum typischen Krankheitsbild gehörig. Andere betonen das relativ geringe Fieber als differentialdiagnostisch gegenüber Sepsis ins Gewicht fallend. Das relativ schnelle Auftreten höchstgradigen Kollapses wird bei den malignen Formen des Milzbrandes als charakteristisch angegeben. Auch die Dyspnoe sowie ein heftiges Oppressionsgefühl ohne nachweisbare Lungenerkrankung lassen einen Fall in dieser Richtung suspekt erscheinen. Schließlich sei auch der manchmal auftretenden ödematösen Schwellung der Augenlider sowie der Blutungen in Haut und Schleimhaut gedacht, die nicht selten bei der septischen Form des Milzbrandes zu finden sind.

Was nun das *laryngoskopische Bild* anbelangt, so haben wir bereits oben darauf hingewiesen, daß es am meisten an die bei *Larynxphlegmonen* zu beobachtenden Veränderungen erinnert. Auch unser Patient erkrankte ähnlich wie bei Larynxphlegmone plötzlich unter den Zeichen einer akuten schweren Infektionskrankheit. Die ödematöse Infiltration des submukösen Zellgewebes im Gebiete des Aditus laryngis ist bei beiden Prozessen zu finden. Doch können auch, wie ich seinerzeit bei einer Patientin zu sehen Gelegenheit hatte, *kaustische Ätzungen* ein der Larynxphlegmone ähnliches Bild hervorrufen, nur daß die multiplen Substanzverluste, die zumeist mit festhaftenden croupösen Membranen bedeckt sind und mitten im ödematösen Gewebe inselförmig versprengt erscheinen sowie die zumeist an den Tonsillen und am Gaumen zu findenden charakteristischen Veränderungen auch ohne anamnestische Daten auf die richtige Diagnose hinleiten.

Was das *Fieber* anbelangt, so ist demselben nach unseren Erfahrungen keinerlei wesentliche differentialdiagnostische Bedeutung zuzuschreiben. So fanden wir bei unserem Fall, obgleich ansonsten beim Anthrax subfebrile Temperaturen häufiger sind, ein Fieber von 39,1 (kurz ante mortem). Andererseits sind jedoch die bei Larynxphlegmonen zu findenden hohen Temperaturen durchaus nicht charakteristisch, da mitunter, wie schon SENATOR bemerkte und auch wir in einzelnen Fällen zu beobachten Gelegenheit hatten, nur mäßige

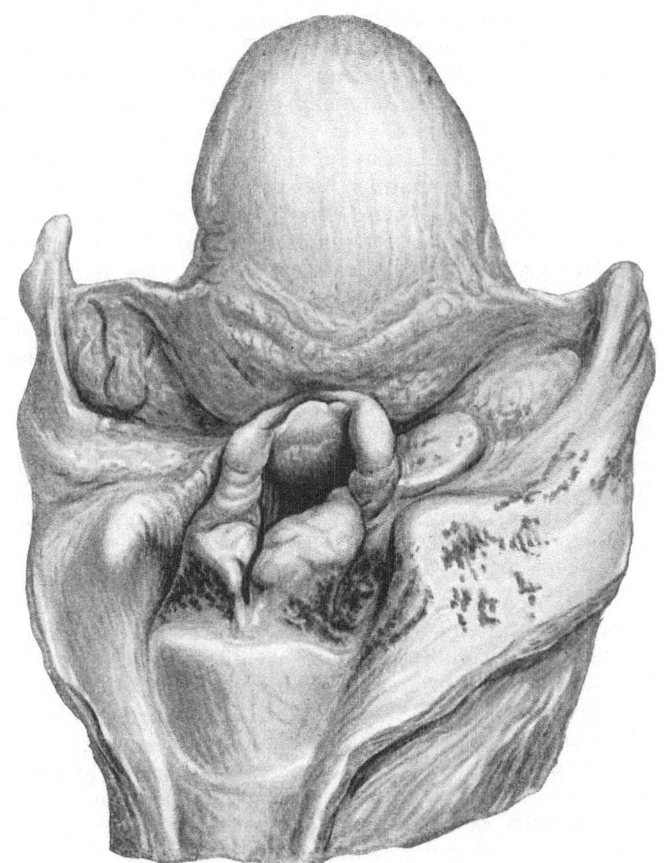

Abb. 1. GLAS' Fall von Larynxanthrax.
(Münch. med. Wochenschr. 1906.)

Temperatursteigerungen zu finden sind. Intermittierendes Fieber kommt zumal bei den dem *Erysipel des Larynx* angehörigen Erkrankungen vor.

Doch erscheinen mir folgende Punkte in differentialdiagnostischer Hinsicht von wesentlicher Bedeutung:

I. Die Farbe und Konsistenz des Blutes.

Bei Milzbrand ist die dunkle, lackfarbene, dickflüssige Beschaffenheit des Blutes auffallend.

II. Das Fehlen des Eiters.

Bei phlegmonösen Prozessen des Larynx, welche mit hochgradiger Schwellung des Halses einhergehen, muß man, sei es bei der Scarification, sei es bei

Eröffnung von außen, zumeist auf den Eiterherd stoßen; bei Anthrax ergibt weder die Scarification noch die Incision von außen das Vorhandensein von Eiter.

III. Die sulzig-hämorrhagische Beschaffenheit des Ödems, das schlappe hämorrhagische Ödem.

Epikritisch können wir wohl sagen, daß das Larynxbild in unserem Falle ein *ganz besonders für Anthrax charakteristisches* war, so daß man aus dem Aspektus allein die Wahrscheinlichkeitsdiagnose eines Larynxanthrax hätte machen können. Trotzdem an unserer Klinik eine relativ große Zahl von Larynxphlegmonen, Larynxerysipeln und Halsphlegmonen zur Beobachtung gekommen sind, mußten wir uns in diesem Falle sagen, daß es sich um ein ganz besonderes, noch nicht gesehenes Spiegelbild handelte, in welchem die Hämorrhagien und das sulzige schlappe Ödem im Vordergrund der Erscheinungen standen. Leider wurde eben mit Rücksicht darauf, daß der Larynxanthrax bisher völlig unbekannt, eine bakteriologische Untersuchung des bei der Incision gewonnenen lackfarbenen Blutes nicht vorgenommen, in welchem der Nachweis von Milzbrandbacillen (ebenso wie im Ödemsaft des Larynx) leicht zu erbringen gewesen wäre.

Die *Diagnose des Milzbrand* stößt manchmal auf Schwierigkeiten, weshalb die bakteriologische Untersuchung, der Tierversuch, das Kulturverfahren, die von Ascoli und Valenti ausgearbeitete Präcipitinreaktion, evtl. die Komplementbindungsreaktion in Anwendung zu kommen hat. Der Karbunkel zeichnet sich gewöhnlich durch seine Indolenz aus, durch das Charakteristische seines oberflächlichen Schorfes, durch die manchmal auftretende Bläschenbildung im Gebiete des Hofes des Primäraffektes. Rotzknoten zeigen gewöhnlich Schmerzhaftigkeit; es bestehen zudem Schleimhautveränderungen bzw. Knotenbildungen an anderen Hautstellen. *Lungenmilzbrand* ist auch nicht leicht zu erkennen und kann unter dem Bilde einer schweren Pneumonie verlaufen; Nachweis von Bacillen im Sputum evtl. im Blute sichern die Diagnose. *Darmmilzbrand* wurde bereits wiederholt mit Cholera, Fleischvergiftung, Typhus verwechselt, beweisend ist nur der Nachweis von Bacillen im Stuhl oder im Blut. Eine Milzbrandpustel am Auge kann den Gedanken an beginnendes Erysipel wachrufen, bis die im Zentrum eintretende Nekrose und die Bläschenbildung an der Peripherie die richtige Diagnose mutmaßen läßt. Die Ascolische Reaktion besteht darin, daß das präzipitierende Milzbrandserum mit einem bestimmten Organauszug in Berührung gebracht wird, um an der sofort eintretenden Trübung die Anwesenheit des Milzbrandantigens zu erkennen. Die Präcipitinreaktion wird nach Angabe der Autoren am besten als Schichtprobe ausgeführt, unverdünntes Serum und unverdünnter Extrakt angewendet, worauf sofort an der Berührungsstelle beider Flüssigkeiten eine ringförmige Trübung auftritt, was als positiver Ausfall der Reaktion zu deuten ist.

Immunisierung.

Toussaint hat bereits 1880 Schutzimpfungen gegen Milzbrand ausgeführt, indem er defibriniertes Milzbrandblut einige Minuten auf 55° erwärmte und als Impfstoff benützte. Pasteur konnte feststellen, daß es sich bei dieser Methode nicht, wie Toussaint gemeint hatte, um die Verimpfung bakterienfreien Milzbrandmateriales handelte, sondern um die abgeschwächter Bakterien, deren pathogene Wirksamkeit eine Abschwächung erfahren hatte. Pasteur bediente sich zweier Vaccine, die er verschieden lange einer höheren Temperatur ausgesetzt hat. Die Schutzimpfung I (Premier vaccin) wird mit den 24 Tage bei 42,5° gehaltenen Kulturen gemacht, zwei Wochen darauf wird Vaccine II angewendet, welche stärker ist und nur 12 Tage dieser Temperatur ausgesetzt war (Deuxième vaccin). Die Vaccine I tötet das empfindlichste Tier (weiße

Mäuse) mit Sicherheit, nicht aber weniger empfindliche Tiere (Meerschweinchen), Vaccine II wohl Meerschweinchen, nicht aber alle resistenteren Tiere (Kaninchen). Der Impfschutz tritt etwa zwei Wochen nach der Behandlung auf und dauert etwa ein Jahr.

Diese Immunisierung geschieht also durch Einführung nicht abgetöteter, sondern nur abgeschwächter Bakterien, BAIL aber ist es gelungen, durch Injektion *sterilen* Milzbrandmateriales Tieren Immunität zu verleihen, indem er sich hierzu des Ödemsaftes infizierter Tiere bediente. SOBERNHEIM bezeichnet die in vorsichtiger Weise keimfrei gemachte Ödemflüssigkeit als das *Milzbrandaggreine Bail*, das auch in größeren Dosen bei Schafen, Kaninchen und Meerschweinchen keinerlei Krankheitserscheinungen hervorruft und Tieren ausgesprochene Immunität gegen Milzbrand verleiht.

Die *passive* Immunisierungsmöglichkeit wurde durch SCLAVO und MARCHOUX nachgewiesen, welche darin besteht, daß Tiere, die längere Zeit einer aktiven Immunisierung unterworfen werden, schließlich ein Serum besitzen, dem immunisierende Eigenschaft innewohnt, d. h. welches erkrankten Tieren injiziert, die Infektion zu bekämpfen vermag, andererseits noch nicht erkrankten Tieren Impfschutz zukommen läßt. SOBERNHEIM erhielt durch Vorbehandlung von Tieren mit zuerst abgeschwächten, dann vollvirulenten Kulturen ein Serum, welches andere Tiere gegen sicher tödliche Mengen Milzbrandkultur schützt. Wie dieser Autor nachgewiesen hat, kann man mit Hilfe eines hochwertigen Milzbrandserums den Milzbrand sowohl prophylaktisch als auch therapeutisch erfolgreich bekämpfen.

In der Praxis hat sich besonders gut das *Simultanverfahren*, wie es ursprünglich für die Rinderpest in Anwendung kam (KOLLE und TORNER) bewährt, d. h. die kombinierte aktive und passive Immunisierung, die Kombination des PASTEURschen Verfahrens mit der Injektion von Serum vorbehandelter Tiere.

Die Anwendung von *Milzbrandserum* zu *Heilzwecken* ist jetzt allgemein anerkannt. Das deutsche Milzbrandserum wird von MERCK nach Angaben SOBERNHEIMs dargestellt. Man injiziert subcutan, intramuskulär und intravenös, wobei letztere Injektion bei den schweren Fällen von Blutvergiftung, Lungen- und Darmmilzbrand in Anwendung zu kommen hat. Am ersten Tag wird etwa 20 ccm eingespritzt, am nächsten bei Indolenz des Prozesses weitere 20 ccm. Bei schweren Fällen intravenöse Injektion von 50—100 ccm. Im allgemeinen reicht bei leichten Fällen eine einmalige Einspritzung von 20 ccm aus, bei schweren Fällen kann man aber ähnlich wie bei der passiven Immunisierung bei Diphtherie sehr hohe Dosen mit Aussicht auf Erfolg in Anwendung bringen. So hat BANDI 150 ccm bei verzweifelten Fällen mit gutem Erfolge injiziert. Wenn einzelne Autoren der Serumwirkung skeptischer gegenüberstehen, weil der normale Fall von Hautkarbunkel, wie er zumeist in Beobachtung kommt, gewöhnlich auch ohne Serumbehandlung günstig verläuft, sei betont, daß schwere Fälle von Hautkarbunkel, deren Prognose ungünstig gestellt werden mußte, ebenso wie schwere Fälle von Allgemeinerkrankung mit Milzbrandbacillen im Blute durch die Serumbehandlung gerettet werden konnten, so daß man SOBERNHEIM beistimmen muß, welcher den heilbringenden Faktor des Serums besonders unterstreicht.

Was die *sonstige* **Therapie** anlangt, so sei gesagt, daß wir Anhänger der *konservativen* Therapie sind, vor allem deswegen, weil wir bei Hautkarbunkeln mit Rücksicht auf die starke Beteiligung der Umgebung, das starke ödematöse (bacillenhaltige) Infiltrat kaum im Gesunden zu operieren vermögen, daher, um keine Gefäße zu eröffnen und so die Gelegenheit zur Invasion der Bacillen in den Blutkreislauf zu fördern, konservative Behandlung mit der Serumtherapie verbinden.

Was die Therapie der *Kehlkopferkrankung* anlangt, so muß hier ähnlich wie bei schweren Fällen von Larynxdiphtherie die Serumbehandlung baldmöglichst in hoher Dosierung (evtl. intravenös) einsetzen, andererseits jene Gefahrenmomente bekämpft werden, welche dem Larynxanthrax ebenso eigen sind wie der Larynxphlegmone, das sind die Gefahren der Erstickung und der Septicämie. Im Hinblick auf die Gefahr der Propagierung des Prozesses, besonders mit Rücksicht auf die Anwesenheit der Bakterien im hämorrhagischen Ödem würden wir eine Scarification in einem solchen Falle ähnlich wie die kollare Mediastinotomie nicht für ratsam halten, weil gerade dieser Eingriff ähnlich wie beim Hautkarbunkel evtl. der Invasion der Bacillen in die Blutbahn Vorschub leisten könnte. Bei Stenose baldmöglichste Tracheotomie angezeigt. Schleimhauterkrankungen von *Nase* und *Mund* sind konservativ zu behandeln; auch hier erscheinen Auskratzungen, Paquelinisierungen, galvanokaustische Behandlung, Excision und andere radikale Maßnahmen nicht am Platze, weil man dadurch eine lokale Affektion in eine allgemeine Erkrankung verwandeln kann.

Literatur.

Glas: Milzbrand des Kehlkopfes. Münch. med. Wochenschr. 1906. — Jochmann: Lehrb. d. Infektionskrankh. — Sobernheim: Im Handbuch d. pathog. Mikroorganismen von Kolle und Wassermann.

VIII. Pflanzliche und tierische Parasiten.

Von

Otto Seifert-Würzburg.

I. Pflanzliche Parasiten.

1. Aspergillus fumigatus.

Während zu den gewöhnlichsten Befunden in der Nase Spaltpilze aller Art gehören, findet man höher organisierte, mycelbildende Pilze außerordentlich selten. Der erste Befund der Art stammt von Schubert aus dem Jahre 1885, und es ist bei der großen Aufmerksamkeit, welche in den letzten 10 Jahren den Nasenkrankheiten zugewandt wurde, höchst auffallend, daß in dem verhältnismäßig langen Zwischenraume nur ganz vereinzelte Mitteilungen über solche Befunde erfolgten, von Zarniko und eine von J. N. Mackenzie, eine von M. Schmidt und eine von Dunn. In dem von Schubert mitgeteilten Falle handelte es sich um eine 75jährige Frau, welche über Verstopfung der Nase und wässerigen Ausfluß aus derselben klagte. Die ganze Nase zeigte sich mit weißgrauen, bröcklig-schmierigen Massen angefüllt, deren Schimmelgeruch sofort auffiel. Die mit der Spritze ausgespülten grauen Bruchstücke erwiesen sich aus zweierlei Elementen zusammengesetzt; die äußersten zarten, leicht abbröckelnden Lamellen enthielten keinerlei Pilzelemente, die innere Schicht zeichnete sich durch ihre schwarzbraune Färbung aus. Bei einem zweiten Falle, der ebenfalls ein weibliches Individuum betraf, fand Schubert auf einer der Muschel aufsitzenden Borke einen kleinen Pilzrasen, der sich als Aspergillus fumigatus erwies.

Der Fall von Zarniko betraf eine 75jährige Frau, welche mit der Klage über Verstopfung der Nase, üblen Geruch aus derselben und Stirnkopfschmerz in

Behandlung trat. Die beiden mittleren Muscheln waren mit lappigen Tumoren besetzt und eine Eiterung in der linken Oberkieferhöhle nachweisbar. Nach Abtragung der polypoiden Hypertrophien gelang es leicht, von der normalen Öffnung aus die Höhle mit dem HARTMANNschen Röhrchen auszuspülen. Neben Eiter kam eine Anzahl dunkelbraungrau gefärbter, teils bröckliger, teils zähweicher bis erbsengroßer Stücke zum Vorschein, welche aus Pilzrasen von Aspergillus fumigatus FRESENIUS bestanden. Ähnlich lagen die Verhältnisse in dem Falle von J. N. MACKENZIE, der ein männliches Individuum betraf, bei welchem in einer aus der Highmorshöhle ausgestoßenen Pseudomembran reichliche Massen von Aspergillus fumigatus nachgewiesen werden konnten.

Bei der mikroskopischen Untersuchung solcher Pilzrasen findet man ein Gewirr zarter 1—3 μ dicker, knorriger, vielfach verästelter Thallusfäden, gemischt mit Konidien und feinem Detritus. Die Pilzfasern zeigen in manchen Exemplaren spärliche oder keine Septa, in anderen stehen diese in kurzen Abständen, teilweise mit leichten Verdickungen des Fadens an diesen Stellen. Zweiteilung scheint beim Wachstum vorzuherrschen, doch finden sich auch drei- und vierteilige Verästelungen; die Spitzen nehmen gerne unregelmäßig bucklige, korallenartige Formen an. Die runden, glatten und sehr kleinen Konidien mit einem Durchmesser von 2 μ und darunter sind stellenweise in dichten Ballen angehäuft, deren Inneres ein Fruchtköpfchen beherbergt, von welchem sich die Konidien abgeschnürt haben. Die Fruchtköpfchen sitzen auf einem schlanken, meist unseptierten, doppelt konturierten, durchschnittlich 5—7 μ dicken Schaft, welcher kaum jemals in seiner ganzen Länge sichtbar wird und meist nur in einer Ausdehnung von 20—80 μ erhalten bleibt. Septa sind an dem Schaft gewöhnlich nicht zu finden, manchmal zeigen sich 1—2 solcher Septa. Die Spezies Aspergillus fumigatus wurde von FRESENIUS geschaffen, welcher diesen Pilz in den Luftwegen der Trappe gefunden hatte. In dem SCHUBERTschen Falle wurde die Bestimmung: Aspergillus fumigatus von DE BARY für richtig befunden. M. SCHMIDT hat nicht nur Aspergillus fumigatus, sondern auch Penicillium glaucum wiederholt in der Nase bei trockener Schleimhautentzündung gefunden. Er fand im Nasenrachenraume mitunter ganz schön entwickelte Rasen mit ihren Köpfchen als weiße oder graue Schimmelmassen. Auch in der Nase sah er die Mycelien ihre Fäden in reichlicher Wucherung von der unteren Muschel zu der Scheidewand ziehen. DUNN sah nach einer Ätzung mit Chromsäure am Septum narium 14 Tage später, daß der Schorf mit einer bräunlichen Masse bedeckt war, welche bei der mikroskopischen Untersuchung als durch Aspergillus glaucus entstanden sich herausstellte. Ein Rezidiv nach Beseitigung des Schorfes trat nicht ein.

NIEL weist auf den eigentümlichen Geruch hin, der der Aspergillose zukommt. BAR, DUVERGER, HARMER, FISCHER, STAZZI besprechen die Aspergillose der Nase. In je einem Falle von PATTERSON und LÖWENSTEIN war Aspergillus von der Nase aus in den Tränensack eingedrungen. TILLEY hat 5 Fälle von Aspergillose der Highmorshöhle gefunden. Symptome: Absonderung von Eiter oder eitrigem Schleim, heftige Niesanfälle mit gelegentlichem Ausschneuzen graugrüner zäher Massen, Kopfschmerzen, Schmerzen im Auge. Nasenschleimhaut blaß und ödematös. Bei der Durchleuchtung Verdunkelung der Höhle. Operation, der Inhalt der erkrankten Nebenhöhle sah aus wie Weinbeeren und ergab Massen von Mycelien des Aspergillus. In einem von SKILLERN mitgeteilten Falle, der alle klinischen Symptome eines Higmorshöhlenempyems darbot, kam bei der Probepunktion zuerst die Spülflüssigkeit nicht heraus; erst nach wiederholtem Einlaufenlassen der Spülflüssigkeit kamen käsige Massen mit heraus, die Aspergillusmycelien enthielten. Bei der Sektion einer Frau fand DALMEYER eine entzündliche Neubildung im Sinus cavernosus, der Aspergillus fumigatus zugrunde lag, die Infektion war wahrscheinlich von der Keilbeinhöhle ausgegangen.

Die Infektion erfolgt wahrscheinlich von Tieren her, bei welchen Aspergillus fumigatus in der Nase sich häufiger findet als beim Menschen (Niel), insbesondere bei Schweinen, Tauben und Hühnern (Coulon, 18jähr. Mann, der 2 Tage vor seiner Erkrankung mit dem Reinigen eines Hühnerstalles beschäftigt war, wies eine Aspergillose des Rachens und des Nasenrachenraumes auf), vielleicht auch Kanarienvögeln (in einem von uns beobachteten Falle wahrscheinlich). Der Pilz wächst wohl in jeder Körperhöhle, in welche seine Konidien gelangen. Ebensowenig wie bekannt ist, daß Angehörige pilzbelasteter Kinder derselben Mykose verfielen, ebensowenig hat man in gesunden Gehörgängen, gesunden Nasen und gesunden Lungenalveolen diese Mykose gefunden. Die physiologische Schleimhaut der Nase mit gesundem Flimmerepithel und der beständig durchströmende Luftstrom (Piffl) ist ein unfruchtbarer Boden dafür, nur pathologische Zustände derselben geben einer oder der anderen Spezies die Möglichkeit des Wachstums und Gedeihens. Welche Form von pathologischen Veränderungen in der Nasen- resp. in der Kieferhöhle in den spärlichen bisher beobachteten Fällen von menschlicher Mykose so guten Nährboden abgaben, daß der Pilz gedeihen konnte, ist nicht näher bekannt. In dem Schubertschen Falle scheint er in zerfallenem Sekret gewuchert zu sein, dessen Substrat er bis auf eine dünne äußere Schicht und relativ spärlichen, zwischen den Pilzelementen liegenden Detritus zu seinem Wachstum verwendete, ähnlich wie auf Brot gesäte Pilze unter Umständen ihren Nährboden fast vollständig aufzehren.

Daß der Pilz nur saprophytisch wucherte, nicht als wahrer Parasit in die Schleimhaut selbst hineinwucherte, geht aus dem verhältnismäßig raschen Erfolg der Therapie hervor, welche in Ausspülungen mit einfachem Wasser, resp. mit schwachen Lösungen von Kali hypermanganicum bestand. Schubert konnte schließlich außer einer mäßigen Rötung der Schleimhaut weder Substanzverluste noch Blutungen an irgendeiner Stelle nachweisen. Immerhin wird eine in der Nase sitzende Fumigatuskultur nicht als durchaus gleichgültig für den Organismus anzusehen sein, da es doch wohl nur von Zufälligkeiten abhängt, ob nicht gelegentlich einmal Pneumonia mycotica entstehen kann. Erinnert man sich, wie häufig bei vorhandenem Nasenrachenkatarrh herabfließende Sekretteile Schlafenden in den Kehlkopf geraten und Husten auslösen, so wird man zugeben, daß ein gleiches auch mit losgebröckelten Pilzteilen geschehen kann. Sind gar in der Lunge Kavernen vorhanden, welche mit nekrotischen Gewebstrümmern bekleidet sind, dann bedarf es nicht einmal größerer Mycelflocken, vielmehr ist das Eindringen von Konidien, welche der Atmungsluft beigemengt sind, allein schon hinreichend, um Lungenmykose zu erzeugen. Von Hertrich wird über eine Aspergillusmykose der Trachea berichtet.

Die *Therapie* hat demnach in einer gründlichen Entfernung der Pilzrasen ihre Aufgabe zu suchen; die fester anhaftenden Massen können mit der Sonde vorsichtig abgelöst und die kleineren lockeren Teile durch Ausspritzen entfernt werden, hierzu würde Kali hypermangan. oder Borsäurelösung sich am besten eignen. Das Wiederwachsen der Rasen wird durch konsequente Reinhaltung der Nase mit darauffolgenden Applikationen von Jodol, Jodoform, Aristol, Europhen und ähnlichen Mitteln hintangehalten.

Wie Aspergillus fumigatus können offenbar auch noch andere Fadenpilze saprophytisch in der Nase wuchern, wie aus einer weiteren von Schubert mitgeteilten Beobachtung hervorgeht. Danach handelte es sich um einen Mann, der seit einigen Wochen an Nasenverstopfung und lästigem Ausfluß aus der Nase litt. Bei der Untersuchung zeigten sich beide Nasenhälften im Bereiche der unteren und mittleren Muschel vollständig ausgefüllt mit einem graugrünen, schmierigbröckligen Sekret von widerlichem, doch in keiner Weise an Ozaena erinnernden Geruch. Der Naseninhalt ließ sich ohne Schwierigkeit durch Spritzen entleeren. Die Schleimhaut war nur leicht geschwollen und stark gerötet, aber nirgends ulceriert oder blutend. Durch Einblasungen von Borsäurepulver konnte rasch Heilung erzielt werden.

Die mikroskopische Untersuchung ergab, daß die entfernte breiartige Masse aus dem Mycel eines Schimmelpilzes bestand, dessen Hyphen gegliedert und verzweigt waren und an der Spitze der Zweige, wie an den Fadengliedern seitlich langgestreckte zylindrische Konidien abschnürten. Die Mycelien zeigten verschiedene Dicke von 2—6 μ, glashelle Wandung; die durch gleichfalls glashelle Zwischenwände geschiedenen Glieder zeichneten sich durch schlanke Gestalt von 10—30 μ Länge aus. Wahrscheinlich handelte es sich um einen Pilz, der zu den Isarien gehört, welche in den Larven, Puppen und vollkommenen Zuständen vieler Insekten sich als Parasiten entwickeln und diese Tiere töten. Am bekanntesten ist durch DE BARY die Entwicklung der Cylinderkonidien bei Isaria (Botrytis) Bassiana, dem Pilze der Muscarinenepidemie bei den Seidenraupen. Ähnlich wie Isaria (Botrytis) Bassiana verhält sich nach DE BARY die Isaria farinosa, welche gleichfalls in den Insektenkörper hineinwächst und daselbst Cylinderkonidien abschnürt. Während demnach diese Pilze für den Insektenkörper als wahre Parasiten gelten müssen, scheinen sie, soweit diese vereinzelte Beobachtung von SCHUBERT zeigt, beim Menschen nur als Saprophyten zu wachsen.

Hier mag auch die von VIRCHOW gegebene Notiz ihren Platz finden. Er fand im Sommer 1852 in dem sehr zähen, grünlichen Nasenschleim einer Frau, die noch nachher an chronischem Katarrh (Stockschnupfen) litt, eine Pilzform in sehr großer Menge und längere Zeit hindurch, welche er als Puccinia graminis bestimmte. Bei späteren Untersuchungen fehlte die Puccinia, obgleich sehr viel anderer Unrat in der Nase war.

2. Aktinomykose.

(Strahlenpilzerkrankung.)

Aktinomyces, der Strahlenpilz, findet sich im Eiter in Gestalt makroskopischer, hirsekorngroßer, gelbweißer Körnchen, die mikroskopisch aus einer Unzahl feiner, radiär gestellter in dicke glänzende Endkolben auslaufenden Fäden bestehen. Die Aktinomycesdrusen sind häufig verkalkt und müssen alsdann durch verdünnte Salzsäure entkalkt werden. Die Kulturen riechen nach modriger Erde (GRUBAUER). ILLICH (1892) hat 421 Fälle aus der Literatur zusammengestellt. In den Vereinigten Staaten wurden in den letzten 40 Jahren 670 Fälle (80°/₀ Männer) von Aktinomykose festgestellt (SANFORD und VOELKER).

Als Träger der Pilze kommen zumeist Strohhalme, Getreidegrannen (vor allem Gerste), trockenes Heu, überhaupt trockene Pflanzenteile (BERESTNEW, BOSTRÖM, SOLTMANN, HUMMEL, HOFMANN, URBANTSCHITSCH, CRAMER, ROSER) in Betracht, es bleibt nach SCHLEGEL der Strahlenpilz an trockenen Vegetabilien sogar über ein Jahr lang entwicklungsfähig. LIEBMANN konnte experimentell darlegen, daß man den Pilz nach Infektion der Erde mit Reinkulturen in einzelnen Teilen der aufkeimenden Pflanzen, z. B. Gerste, wiederfindet.

Es kann aber auch als erwiesen (C. GARRÉ, REISSNER, ROSENBERG, d'ALISE, E. SEIFERT) gelten, daß der Strahlenpilz sich in den Hohlräumen cariöser Zähne aufhält, daß er auf apikalem und auch marginalem Weg in die Schleimhaut, den Kieferknochen und die angrenzenden Weichteile gelangen kann. SILBERSCHMIDT vermochte aus dem Inhalt eines eröffneten Wurzelkanales eines cariösen Zahnes Aktinomyces zu kultivieren, KANTOROWICZ hat im Wurzelkanal eines cariösen Zahnes Aktinomycesdrusen nachgewiesen. In einem von v. Leube angeführten Fall von Lungenaktinomykose muß diese durch das Fragment eines aspirierten cariösen Zahnes zustande gekommen sein, ein ganz ähnlicher Fall wird von Warwick, W. Turner mitgeteilt.

Von den Tonsillen geht die Infektion ziemlich häufig aus, es können diese auch in normalem Zustande Aktinomycespilze beherbergen (Imminger), bei einer Reihe von Untersuchungen fand Grosvener unter 100 bei Kindern entfernten Tonsillen 19mal Aktinomyces in den Krypten der Tonsillen, Vernieuwe, der 68 Fälle von Aktinomyces in Hals, Nase und Ohr aus der Literatur zusammenstellt, beschreibt einen Fall von primärer Aktinomykose der Tonsille, ebenso Goris, Castroverde, Laurens Clare (7 Fälle), Cheatle und Emeny, Butlin, Thèvenot, Potter and Ferry.

Einen einzig dastehenden Modus der Infektion berichtet v. Baracz, und zwar eine Infektion von Mensch zu Mensch; ein Droschkeneigentümer hatte durch Küsse seine Braut infiziert.

Da auch Tiere, vor allem Rind und Schwein, häufig an Aktinomykose erkrankt sind, so vermögen sie wohl eine Infektionsquelle für den Menschen abzugeben, besonders sind die Pfleger der Tiere bzw. das Personal der Schlachthäuser gefährdet. Es kommen gelegentlich auch ganz merkwürdige Übertragungsmodi vor, hierher gehört die von Natzler gemachte Mitteilung, nach welcher ein Mann durch Anfassen beschmutzter Papiere und das nachfolgende Befeuchten der Finger an den Lippen sich infiziert hatte, die betr. Papiere stammten von Metzgern oder aus dem Schlachthause.

Die *klinischen* Erscheinungen sind in den ersten Wochen durchaus uncharakteristisch, es bildet sich ein derbes schmerzloses Infiltrat, das sich langsam vergrößert und allmählich der Erweichung anheimfällt. Der Durchbruch des die Aktinomycesdrusen enthaltenden Eiters nach außen erfolgt an einer oder mehreren Stellen, es entleeren später die entstandenen Fisteln in geringer Menge eine trübwässerige Flüssigkeit. Nach längerem Bestande bildet sich eine mehr oder weniger umfangreiche brettharte Infiltration heraus.

Wenn auch eine Selbstheilung nicht außer dem Bereich der Möglichkeit liegt, so muß bei längerem Bestande mit dem Einbruch des Aktinomyces in die Blutbahn gerechnet werden, wodurch eine Aussaat bis in fernste Körperteile möglich ist, evtl. unter dem Bilde einer Pyämie (Israel).

a) Aktinomykose der Nase.

Über Aktinomykose der Nase ist wenig bekannt, es scheint demnach, daß die Übertragung mit Staub gar keine Rolle spielt. De Simoni beschreibt den Fall einer 29jährigen Frau, die seit etwa 8 Monaten an reichlicher schmerzloser Schleimabsonderung aus der Nase litt mit fortschreitendem Gefühl von Abschluß der rechten Nasenhälfte und Blutspuren beim Schneuzen. Später entstand eine wenig schmerzhafte Geschwulst am Gaumen, welche gespalten und ausgeschabt wurde.

Die Untersuchung ergab, daß die rechte Nasenhöhle ausgefüllt war mit einer roten, fleischigen, leicht blutenden Masse, die am Septum, dem Nasenboden, der mittleren und unteren Muschel festsaß. In der Mitte des harten Gaumens ein unregelmäßig rundliches Geschwür, eine Sonde dringt von dessen Grund aus leicht in die rechte Nasenhöhle ein, dabei kommt wenig dickeitrige Flüssigkeit mit reichlichen gelben Körnchen heraus.

Die mikroskopische Untersuchung der Körnchen sowie eines der Nasenhöhle entnommenen Gewebsteiles ergibt Strahlenpilz. Über die Art der Infektion ist nichts bekannt. Curettement, Jodkali, Heilung.

Von Kyle wird das Vorkommen von Aktinomykose im Siebbein erwähnt, von Stevenson und Adair-Dighton in einem Fall von Aktinomyces-Meningitis als primärer Sitz der Erkrankung die rechte Keilbeinhöhle angenommen.

b) Aktinomykose der Mundrachenhöhle.

Bei der Aktinomykose der Mundrachenhöhle spielen nicht nur die obengenannten Träger des Aktinomycespilzes (Getreidegrannen usw.), die von Spaziergängern, Landwirten vielfach in den Mund genommen werden, um daran zu kauen (Hoffmann, Bertha, Lunow, Metrose), sondern auch anderweitige Vegetabilien wie Kauen an Tabak (Henrici), Kauen von Kürbissamen (Zilz), Getreidekörnern (Lhirondel), Kauen an Zahnstochern (Reissner, Crämer), Stochern in den Zähnen mit schmutzigen Stahlfedern (Reissner) eine Rolle. Mit diesen Gegenständen können die Aktinomycespilze in die Mundhöhle gebracht und längere Zeit in cariösen Zähnen (Bortolotti) oder in den Tonsillen ohne weitere Folgen verweilen, bis irgendeine Verletzung etwa Zahnextraktion (Urbantschitsch) oder eine Bißverletzung eine Eingangspforte schafft.

Wenn sich ein Herd am Kiefer oder im Rachen gebildet hat, so vermag die Infiltration gelegentlich eine solche Form anzunehmen, daß der Verdacht auf ein Sarkom erweckt wird (Mikulicz), zumal sie wie das Sarkom die Drüsen oft intakt läßt. Doch werden bei genauerem Zusehen hier und da eine erweichte, schwefelgelb durchscheinende Stelle, eine Fistel oder dergleichen zu finden sein, in deren Inhalt die charakteristischen Drusen nachgewiesen werden können. Eine Verwechslung mit Syphilis könnte sich auch ergeben, wenn die Verhältnisse liegen wie in einem Falle von Poppers, wo der harte und weiche Gaumen befallen waren und es zu einer Perforation des Gaumens gekommen war. In einem Absceß des vorderen Gaumenbogens, aus dem ein 3 cm langer Grashalm entfernt wurde, fand Bried Aktinomycespilze.

Eine nicht seltene Lokalisation stellt die der Speicheldrüsen dar, die Infektion geschieht durch Einwandern der Aktinomycespilze vom Ausführungsgang aus oder durch Eindringen von Fremdkörpern in den Speicheldrüsengang (Guttmann, Hosemann, Goldmann, Schlange, Wettner, Grämer, Brüning, Schwarz, Mertens und Foederl, Söderlund, Beck) der Unterkieferspeicheldrüsen sowie der Parotis.

Die primäre Aktinomykose der Zunge zeigt sich ausnahmsweise in Form einer Zungenphlegmone (Kümmel), in der Regel entwickeln sich die typischen schmerzlosen Infiltrate in der Zungenspitze, weniger am Rande oder in der Mitte, die Knoten sind meist nahe der Schleimhaut gelegen, so daß man sie anfangs bläulich, später nach erfolgter Erweichung gelblich durchschimmern sieht. Die Lymphdrüsen schwellen erst sehr spät an. Hat sich der einzelne Knoten entleert, so kann Spontanheilung eintreten, meist aber bildet sich ein Geschwür, das mit seinem harten Grunde und Rande ein Carcinom oder wo das Infiltrat weniger derb ist, mit einem ulcerierten Gumma große Ähnlichkeit aufweisen kann.

Fälle von primärer Zungenaktinomykose sind mitgeteilt von Krymow, Magnus, Göbel, Harms, Wilk, Fischer, Hacker, Hochenegg, Mayer-Schartan, Maydl, Lührs, Samter, Ullmann, Illich 2 Fälle, Majóchi, Magnussen, Koch, Albert, Lindt, Schmidt, Grupen, Hlaváček, Barlow, New, Gordon B. and Fred A. Figi (6 Fälle), Hollingsworth, in Summa sind etwa 50 Fälle bekannt geworden.

c) Aktinomykose des Larynx.

Die Aktinomykose des Larynx kann eine primäre sein (Mündler, Jurasz, Störk, Illich, Eckert, Arrosmith, Hug, Poncel), bei der dann meist das Kehlkopfinnere befallen ist. Es bilden sich am Aryknorpel, Epiglottis,

Taschenband, selten Stimmband (Arronsmith, Behr), knotige Schwellungen oder knollige Erhabenheiten, welche gutartige oder maligne Neubildungen vortäuschen können (Schech). In einem Falle von Poncet bestand Schwellung der rechten Kehlkopfhälfte und ein taubeneigroßer Tumor nebst Heiserkeit und Schlingbeschwerden infolge Perichondritis des rechten Schildknorpels, später bildeten sich fistulöse Geschwüre, aus deren Inhalt sich erst die Krankheit diagnostizieren ließ. In einem Falle von Störk kam es zu einer tumorartigen Schwellung des Aryknorpels und Ligament. aryepigl. neben einem großen brettharten Tumor außen am Halse; in einem Falle von Illich war die ganze hintere Kehlkopfseite stark ödematös geschwellt und gegen die Mitte verschoben. Sharpe scheint keine neuen Beiträge gebracht zu haben. Bei den sekundären Formen wird mehr das Äußere des Kehlkopfes, namentlich der Schildknorpel und Ringknorpel in Form einer Perichondritis ergriffen. Es entsteht ein anfangs schmerzloser harter Tumor (Heinrichs, Henrici, Denker-Brünings, Costini (60jährige Frau, Heilung durch Jodkali), R. Hoffmann, Natzler, Favre, Kühne, Körner, Haike, Ferseri), der an Umfang zunehmend, zu Ödem des Kehlkopfinneren führt, und zur Erweichung mit Anschluß von Fistelbildung. In dem Falle von generalisierter Aktinomykose, den Ponfick beschreibt, fand sich die Schleimhaut des ganzen Larynxinneren gerötet und geschwollen, mit Substanzverlusten versehen, Ödem der ary-epiglottischen Falten.

Die *Beschwerden* sind je nach dem Sitze und der Ausdehnung der Affektion verschieden, in dem von Jurasz mitgeteilten Falle war der Kehlkopf durch die besonders große Geschwulst seitlich verschoben, durch die Spannung der Halsmuskeln können Schluckbeschwerden entstehen. Im Kehlkopfinneren vermag die Aktinomykose schwere Stenoseerscheinungen zu veranlassen (Natzler, Ferseri), welche die Tracheotomie erfordern oder nur Heiserkeit und Schluckbeschwerden bedingen.

Die *Diagnose* stützt sich auf den Nachweis des Aktinomycespilzes im Eiter und auf den Zusammenhang der Geschwulst am Kehlkopfe mit der Unterkiefergegend oder der seitlichen Rachenpartien, indem sich ein derber Strang vom Kehlkopf nach dem Unterkiefer (Mündler, Heinrichs) oder der Tonsille resp. Rachen (Natzler) abtasten läßt.

Die *Therapie* wird in der Hauptsache eine chirurgische sein müssen, in der Hauptsache in der Ausräumung der Herde zu bestehen haben und durch den innerlichen Gebrauch von Jodkali zu unterstützen sein. Trinkler hat 1%ige Formaldehyd-Glycerinlösung zu Injektionen empfohlen. Mit Röntgenbestrahlung sind Erfolge in einigen Fällen erzielt worden nach Ausräumung der Herde (Prikul, J. Steinhamm, Magnus, Sardemann, Klingsbigl, Christensen und Eiken), v. Baracz spritzt 30—50 ccm einer $^1/_2$—1%igen Kupfersulfatlösung in das infiltrierte Gewebe ein, Radium wird von Bortolotti vorgezogen.

3. Soor.

(Schwämmchen, Stomatomycosis Muguet.)

Der Soorpilz, „*Oidium albicans*“, besteht aus länglichen, an den Teilungsstellen septierten Fäden, welche ein starkes Lichtbrechungsvermögen und scharf konturierte Ränder besitzen. Zwischen den Fäden liegen vereinzelt oder in Haufen die ebenfalls von scharfen Konturen begrenzten und stark lichtbrechenden Konidien von runder oder ovaler Form. Der Soorpilz dringt durch die Kittsubstanz des Epithels ein, breitet sich in der Epithelschicht aus und bringt deren Zellen allmählich zum molekularen Zerfall. Vom Epithel aus wuchern die Pilze in die Schleimhaut hinein, durchdringen aber für gewöhnlich nur die oberen Schichten, doch können sie auch in das Muskellager eindringen (WAGNER). Selten wachsen die Soorpilze innerhalb der Blutgefäße weiter und werden mit dem Blutstrom nach entfernten Körperstellen hin verbreitet. Solche Metastasen sind von ZENKER und RIBBERT in je einem Fall von multiplem Gehirnabsceß und von SCHMORL in der Niere beschrieben worden, von SATTLER nach Soor des Mundes ein retrobulbärer Absceß und pyämische Metastasen. In der Schleimhaut erzeugen die Soorpilze Entzündung mit mehr oder weniger beträchtlicher Schwellung und Rötung.

Der Soor findet sich nicht sehr häufig in der Mundrachenhöhle von *gesunden* Individuen (FREUDENBERG 2 Fälle, SEIFERT 1 Fall, METTENHEIMER 2 Fälle im Greisenalter, B. FRÄNKEL, MEINIK, SCHECH 2 Fälle, EICHHORST 2 Fälle bei Mädchen, LÖRI 1 Fall bei 50jähr. Frau, KRAUS 1 Fall bei 52jähr. Mann, SREBRNY 2 Fälle), sonst unter dreierlei Bedingungen: 1. bei schweren fieberhaften Erkrankungen und bei Kachexien (Tuberkulose, Typhus, Pneumonie, Influenza (THORNER), bei Rekonvaleszenten nach Diphtherie (SENDZIAK), Scharlach, Masern, bei Krebskachexie); 2. bei Diabetikern; 3. in der Mundhöhle von Säuglingen.

Die Mehrzahl der Fälle kommt im Sommer vor, also zu der Zeit, wo unter dem Einflusse der hohen Außentemperatur die Gärung und Zersetzung zuckerhaltiger Nahrungsmittel sowie der Milch erleichtert und die sorgfältige Reinigung der Mundhöhle unterlassen wird. Bei Säuglingen wird der Soor durch mit Soormassen behaftete Löffel, Saugflaschen, Brustwarzen weiter überimpft. In den Gebäranstalten, in den Findelhäusern und in Kinderspitälern gehörte der Soor zu den ungern gesehenen Gästen, es ist eine bekannte Tatsache, daß die Ausrottung des Soor, wenn er sich einmal irgendwo eingenistet hatte, eine der schwierigsten Aufgaben bildete. Die Sporen des Soorpilzes können auch aus der Luft in die Mundhöhle der Säuglinge gelangen (KEHRER), die Infektion geht dann von Säugling zu Säugling und der Soor kann zu förmlichen Endemien führen. Der Grund, weshalb gerade Neugeborene eine besondere Prädisposition dem Soor gegenüber besitzen, ist in der normalen Desquamation des Mundepithels zu suchen, welche schon im embryonalen Leben ihren Anfang nimmt und in den ersten Lebensjahren weiter vor sich geht (GRÓSZ). In dieser Zeit erscheint die Mundschleimhaut aufgelockert und uneben und bietet in diesem Zustande einen günstigen Boden zur Ansiedelung des Soorpilzes dar. Daß diese Desquamation die hervorragendste Ursache des Soors bei den Neugeborenen bildet, das zeigt am besten die Art der Entstehung desselben. Die ersten Erscheinungen bemerkt man beinahe immer auf der Zungenspitze und an den Zungenrändern, sowie auf der inneren Fläche der Lippen, also an solchen Stellen, an denen die Desquamation des Epithels durch die Saugbewegungen besonders begünstigt wird.

Unter den prädisponierenden Momenten, welche sonst noch bei dem Zustandekommen der Stomatomykose eine Rolle spielen, kommen Verdauungsstörungen in Betracht, daß aber auch mangelhafte hygienische Verhältnisse der Wohnräume bei der Verbreitung des Soors eine erhebliche Bedeutung besitzen, unterliegt keinem Zweifel.

Die *Erscheinungen* der Stomatomykose machen sich in verschiedener Intensität bemerkbar, je nachdem die Pilze in mehr oder weniger großer Zahl sich ansammeln und ausbreiten oder in geringer oder starker Intensität in den Nährboden eindringen.

Bei den leichteren Formen findet man zerstreute, lose anhaftende Flecken auf der Schleimhaut, die nur wenig das Niveau der Schleimhaut überragen. Versucht man diese Flecken wegzuwischen, so gelingt dies meist ziemlich leicht und man findet unter ihnen die unversehrte Schleimhaut. In schweren Fällen haben sich größere Flächenbeläge, eine Art von Pseudomembranen gebildet, welche sich nur schwer ablösen lassen und eine leicht blutende Fläche, die freiliegende Mucosa hinterlassen. In den leichteren Fällen machen sich irgendwelche Störungen lokaler oder allgemeiner Art nicht bemerkbar, in den mittleren und schweren Fällen sind sie je nach dem Sitze der Erkrankung verschieden.

a) Soor der Nase.

Das Vorkommen des Soorpilzes in der Nase gehört zu den Ausnahmen. Während der Soor häufiger nach den tiefer gelegenen Partien, Pharynx, Oesophagus, Magen, Kehlkopf, Trachea zu sich ausbreitet, sich also durchaus nicht nur an das Plattenepithel hält, wie das von Berg als Gesetz aufgestellt wurde, scheint er zu einer Wanderung resp. Ausbreitung nach oben in den Nasenrachenraum und in die Nase weniger begünstigt zu sein. Immerhin liegen eine Reihe derartiger Beobachtungen vor. Bednar sah bei einem der größten Vernachlässigung ausgesetzten Kinde die Nasen- und Mundhöhle sowie die Speiseröhre und den Magen mit einer Schimmelhaut überzogen, der Soor scheint hier wie auf einem toten Körper fortgewuchert zu sein. Reubold fand Soor in der Nase bei einem zweimonatlichen Kinde, es waren hierbei die unteren Partien des Naseneinganges, etwa in einer Breite von 3—4 Linien vom Rande entfernt, dick mit Soor in Gestalt eines deutlichen weißen Belages besetzt, welcher fest auflagernd sich weder abspülen noch mit Leichtigkeit abstreifen ließ, somit keine zufällige Anschwemmung sein konnte. E. Wagner gibt an, daß Soor sich zuweilen auch im Mastdarm, in der Nase, in den großen Luftwegen und in den Lungen finde. Nach Soltmann zeigt sich bei Kindern mit angeborener Gaumenspalte außer der Mundhöhlen- auch die Nasenhöhlenschleimhaut mit Soormassen bedeckt. Thorner sah bei einem 17jährigen durch Influenza stark geschwächten Manne eine Soormykose sich entwickeln, welche auf den Tonsillen mit anfangs inselförmigen, später konfluierenden Belägen begann, sich dann am Gaumensegel entlang auf die Rachenwand fortpflanzte und schließlich den ganzen Nasenrachenraum und beide Nasenhöhlen durchwucherte. In einem Teile der Lehrbücher ist von dieser Mykose überhaupt nicht die Rede (Morell, Mackenzie, M. Schmidt, Flatau, Bresgen), und in verschiedenen Arbeiten über den Soorpilz (Burkhardt, Kehrer, Schmidt) sind die anderweitigen Lokalisationen des Soor Gegenstand der Besprechung, während nur von Moldenhauer, Rosenberg, Bruck, Chiari, Rosenthal und Schech des Vorkommens dieser Mykose in den Nasenhöhlen Erwähnung getan wird. In dem Falle von Sendziak war der hintere Teil der Nasenhöhle (hintere Enden der Nasenmuscheln und des Vomer) von Soor affiziert. In einem Falle von Brownli war bei einem 41jähr. Mann vom Mund-Rachen aus die Nase mit der Kieferhöhle und der Tränensack infiziert worden.

Die *Erscheinungen*, welche diese Mykose macht, sind ziemlich auffällig; sie bestehen in profuser Sekretion, Verstopfung der Nase, Kopfschmerz, Blutungen und Erosionen an den Naseneingängen.

Eine Verwechslung mit Diphtherie wird kaum möglich sein, da eine derartige Mykose der Nase nie selbständig vorkommt, sondern immer nur einen Übergang des Soorpilzes von der Mundrachenhöhle nach der Nase zu darstellt. Außerdem kann mit Leichtigkeit durch die mikroskopische Untersuchung der Beläge die *Diagnose* sicher gestellt werden. Die *Behandlung* hat in Ausspülungen der Nase mit alkalischen Wässern (2—5% von Natrium bicarbonicum oder biboracicum), oder mit Argentum nitricum in halbperzentiger Lösung betätigt zu werden.

b) Soor der Mundhöhle.

Unter den Mykosen der Mundhöhle nimmt der Soor die erste Stelle ein. Es zeigen sich die charakteristischen weißen Flecken, die sich nur wenig von Milchresten unterscheiden, auf der Schleimhaut der Lippen, der Wangen, der Zunge und dem weichen Gaumen, in den schwereren Fällen finden sich ausgedehntere Soorbelage — Membranen. In den leichteren Fällen machen sich irgendwelche Beschwerden nicht geltend, während in den mittleren und schweren Fällen Schluckbeschwerden in den Vordergrund treten sowohl beim Erwachsenen als bei Kindern. Säuglingen verursacht das Sauggeschäft offenbar Schmerzen, da sie die anfangs gierig gefaßte Brust häufig loslassen, viel schreien, unruhig schlafen. Es macht sich ferner stärkere Speichelabsonderung bemerkbar; die nicht mit weißen Flecken versehene Mundschleimhaut erscheint gerötet bis dunkelrot oder livide.

Pflanzt sich die Erkrankung auf den Oesophagus fort und füllt diesen mit Soormasse aus, so wird das Schlingen unmöglich, Säuglinge speien die Milch wieder aus, oder sie läuft wieder aus, so daß die Ernährung aufs schwerste leidet.

Durch eine Beobachtung PÜRKHAUERs ist erwiesen, daß infolge der Stomatomykose auch Schlundlähmung auftreten kann. Wichtig ist, daß der Soorpilz imstande ist, auf der Schleimhaut, z. B. auf derjenigen der Lippen (TRAUTMANN) Wucherungen zu erzeugen, die an Carcinom oder an zerfallene gummöse Prozesse erinnern. Diese gehen auf Jodkali, wie dies bei den Mykosen überhaupt der Fall ist, zurück, wodurch eine eventuelle Diagnose auf Lues noch gestützt würde. Es ist deshalb der mikroskopische Nachweis der Pilzelemente, am besten in Schnitten, unerläßlich. KEUTHER beschreibt ein Soorulcus auf der Mitte des Zungenrückens bei einer 62jährigen Frau.

Fälle von echter *Soorangina* sind beschrieben von PLAUT, STOOS und FR. LEVY, letzterer weist darauf hin, daß als Mischinfektion Soorpilze häufiger in den Membranen bei Diphtherie vorkommen neben den LÖFFLERschen Bacillen und Mundkeimen, ohne daß jedoch Diphtherie und Anginen mit Soor bedeutend schwerer verlaufen (STÖCKLIN).

Die *Prognose* ist in jenen Fällen, in welchen die begleitenden resp. begünstigenden Krankheiten nicht dagegen sprechen, eine günstige.

Die *Behandlung* begegnet, wenn einmal die Diagnose durch das Mikroskop sichergestellt ist, keinen großen Schwierigkeiten.

Der endemischen Verbreitung des Soors ist bei der großen Aufmerksamkeit, welche man den hygienischen Verbesserungen zuwendet, zumeist der Boden entzogen worden. Sache der Ärzte und des Pflegepersonals, in der Säuglingspraxis die der Hebammen ist es, auch in den Krankenzimmern und in den Kinderstuben für möglichste Reinlichkeit zu sorgen, vor allem, daß gärende und faulende organische Substanzen entfernt gehalten werden. In Gebäranstalten sollen in den ersten Wochenbettstagen die Mütter prophylaktische Mundspülungen mit Boraxlösung vornehmen, da auch von ihnen der Soor übertragen werden kann (EPSTEIN). Für die direkte Behandlung ist am meisten im Gebrauch der Borax (Natrium biboracicum). Man gebraucht eine 5—10%ige wässerige Lösung ohne Sirupzusatz, um den Mund damit auszuwaschen (nur nicht bei Säuglingen mechanisch auswischen) oder Borax - Glycerin (LABBÉ, ESCHERICH). Älteren Kindern und Erwachsenen pinselt man die ganze Mundhöhle mit einem an ein Stäbchen oder an eine Sonde befestigten Wattebäuschchen, das mit der gleichen Lösung getränkt ist, gründlich aus und verordnet solchen Kranken, die noch imstande sind, zu gurgeln, ein Mundwasser von 2—5%iger Boraxlösung.

Sehr vorteilhaft ist bei Säuglingen zur Prophylaxe die Auspinselung des Mundes mit 1%igem Argentum nitricum. Man geht in der Weise vor, daß man mit einem Spatel den Mund öffnet und mit einem weichen, feinhaarigen, gut mit der Lösung getränkten Pinsel zuerst die Zungenspitze des Säuglings berührt, worauf der Säugling beim Herausziehen des Spatels Saugbewegungen macht und auf diese Weise den Pinsel mit seinen Lippen ausdrückt. Dadurch wird die Arg. nitricum-Lösung beinahe mit sämtlichen Teilen des Mundes in Berührung gebracht. Diese Pinselungen alterieren das Allgemeinbefinden des Säuglings nicht im mindesten und werden bis zur Entlassung des Kindes täglich vorgenommen. Von antiseptischer Behandlung des Soors wird vor allem empfohlen Kali hypermanganicum und Sublimat. Baginsky gebraucht ersteres in einer Lösung von 0,12 : 10,0 zum Abwaschen der Soorflecke. Pollak empfiehlt Sublimat 1 : 100 Alkohol zum Bestreichen und folgende Lösung zu Gurgelungen: Jodi 0,1, Alkohol 1,0, Aq. destill. 200,0.

Argentum nitricum wird zu Pinselungen verwendet: Freudenberg 5%, Magoud 1—3%, Wladimiroff, Rudaux, Bunge 2%, Bohn 0,1—0,5 : 50,0, die gleiche Wirkung kommt dem Protargol zu in 5%iger Lösung (Torretta). Gute Erfolge sieht man von Pinselungen mit 1—10%igem Pyoktanin (Taube, G. Blank, Fr. Levy).

Wir verwenden seit langer Zeit in der Poliklinik (Brühl) sowie in der Privatklinik (Seifert) eine Mischung von Methylenblau mit Methylviolett (sog. Blaulösung) zum Auspinseln der gesamten Mundschleimhaut. Wird danach mit lauwarmem Wasser ausgespült resp. ausgespritzt, so treten auch die allerkleinsten stecknadelspitzgroßen Soorflecken, welche den Farbstoff begierig aufnehmen, dunkelblau hervor; es gibt diese Färbung einmal den sichersten Aufschluß über die Ausbreitung des Soors und zum anderen wird der Soor nach 3—5maliger Applikation der Farbstofflösung völlig zum Verschwinden gebracht. Trypaflavin wird von M. Maier in 1/2%iger Lösung bei Kindern, in 1%iger Lösung bei Erwachsenen zu Pinselungen verwendet, zu Gurgelungen von 1%iger Lösung 40 Tropfen auf 1/4 Liter Wasser empfohlen.

Peiper läßt bei ausgedehntem Soor bei Säuglingen mehrmals täglich nach dem Trinken mit einem Haarpinsel Borsäure (feinst gepulvert) 5,0 mit Saccharin 0,01 in die Mundhöhle einstäuben.

c) Soor des Larynx.

Ein Übergreifen des Soors aus der Mundhöhle auf den Kehlkopf in Form von einzelnen punktförmigen Soorflecken auf der Schleimhaut der Epiglottis ohne besondere Erscheinungen zu machen, findet man nicht selten, aber ein membranartiges Befallensein größerer Partien des Kehlkopfeinganges und des Kehlkopfinneren (Mayer, Seifert, Löri, Altmann, Fasano, Massei, Scheff, Sendziak, Schech) wird als nicht häufig bezeichnet. M. B. Schmidt bezweifelt nicht, daß in den von ihm mitgeteilten Beobachtungen der Soor von dem jedesmal im Pharynx vorhandenen Belag aus durch Aspiration in die tieferen Luftwege gelangt ist und es weisen verschiedene Umstände darauf hin, daß er sich hier angesiedelt und in loco weiterverbreitet hat.

Man sieht auf der geröteten und geschwellten, nicht selten ödematösen Schleimhaut der Epiglottis, der aryepiglottischen Falten und des Aryknorpels, also unter Umständen des gesamten Larynxeinganges, dann aber auch auf den Taschen- und Stimmbändern die charakteristischen Soorauflagerungen, welche manchmal die ganze Epiglottis mit einem weißlichen Überzuge umhüllen. Nur ganz ausnahmsweise findet man auf die Stimmbänder lokalisierten Soor, ohne daß in der Mund-Rachenhöhle Soor nachweisbar wäre (Langer).

Die *Erscheinungen* bestehen in Schluckbeschwerden, Heiserkeit, Atemnot, bei kleinen Kindern bis zu Erstickungsanfällen sich steigernd.

Die *Diagnose* wird durch den Nachweis von Soor in der Mundhöhle und der charakteristischen Flecken leicht gemacht.

Die *Behandlung* muß in erster Linie auf Beseitigung des primären Mundsoors gerichtet sein, zur lokalen Behandlung haben wir von der Applikation der Blaulösung nach vorheriger Cocainisierung die besten Erfolge gesehen. Bei kleinen Kindern empfiehlt SCHECH mit einem um den Finger gewickelten Leinwandlappen die erreichbaren Teile des Kehlkopfes auszuwischen. Zur Inhalation läßt sich am besten eine 3—8%ige Boraxlösung verwenden.

4. Mycosis leptothricia.

Mycosis benigna pharyngis (B. FRÄNKEL), Pharyngomycosis leptothricia (HERYNG), Algosis sive Phycosis fauvicum leptothricia (JACOBSON), Seborrhoea tonsillaris (STOERK), Angina leptothricia (M. SCHMIDT), Mycosis tonsillaris benigna (CHIARI), Keratosis pharyngis (ONODI und ENTZ). Pharyngitis keratosa punctata (WYSSOKOWICZ), Hyperkeratosis lacunaris (SIEBENMANN).

Die Vielheit der Bezeichnungen weist von vorneherein daraufhin, daß eine Einigkeit in der Auffassung von dem Wesen der Krankheit noch nicht erzielt ist.

B. FRÄNKEL war der erste, welcher im Jahre 1873 als erster einen Fall von gutartiger Mykose des Pharynx beschrieb, in welchem zufällig weißliche Flecken auf den Tonsillen und dem Zungenrücken entdeckt wurden, die keinerlei Beschwerden verursachten, diese Beläge wurden vorwiegend von Leptothrix buccalis gebildet. Danach folgten verschiedene Mitteilungen über dieses Krankheitsbild von B. BAGINSKY, HAMPELN, E. FRÄNKEL, GUMBINNER, BAYER, HERYNG, JACOBSON, JURASZ, MILLER, SPAANS, ROSENBERG, ACKERMANN, STÖRK; SEIFERT und DECKER konnten Leptothrix mit Erfolg auf Gesunde übertragen. Die mykotischen Tonsillenerkrankungen sind in tropischen und subtropischen Ländern nicht selten (CASTELLANI).

SIEBENMANN erklärte die Anwesenheit des Leptothrix für nebensächlich und das Wesentliche der Affektion bestehend in einem intensiven Verhornungsprozeß des lacunären Epithels, eine wirkliche Stachelbildung. In der Umgebung der in dieser Weise veränderten Krypten fehlt jedes Zeichen von Entzündung wie Hypertrophie des Bindegewebes und stärkere Rundzelleninfiltration.

In der Folgezeit hat diese Auffassung von SIEBENMANN, daß in allen derartigen Fällen die Hyperkeratose das Wesentliche und die Leptothrixansammlung etwas Nebensächliches sei, nicht ausnahmslos Geltung erhalten können, da es unzweifelhaft Formen gibt, welche mit einer Hyperkeratose nichts zu tun haben. Vor allem ist hier der Fall DUBLER anzuführen, in welchem das Vorkommen von förmlichen *Leptothrixrasen* auf der Uvula, dem weichen Gaumen, der seitlichen Rachenwand, den Tonsillen, auf der Zungenwurzel und außerdem auch auf der Schleimhaut des Oesophagus sowie auch auf der Innenfläche des Kehlkopfes festgestellt wurde unter Bedingungen, welche auf begleitende Entzündung hinweisen. Möglicherweise ist auch der von GLAS demonstrierte Fall hierher zu rechnen, in welchem auf Tonsillen, Zungenbasis, Meso- und Hypopharynx gelbe, stippchenförmige Ein- und Auflagerungen durch Leptothrix bedingt waren. FÜRBRINGER beschreibt einen Fall von Angina leptothricia, der eine 20jähr. Dame betraf, bei der sich gelegentlich einer leichten Erkältung weiße Flecken an den Mandeln gebildet hatten, welche in der Folge ohne wesentliche Störungen irgendwelcher Art noch zugenommen hatten. FÜRBRINGER fand im Bereiche der Innenfläche beider Tonsillen, auf die vorderen Gaumenbögen und das Gaumensegel übergreifend, je einen mäßigen, weißen bis weißgelben, ovalen, landkartenartig begrenzten, schmal dunkelrot umsäumten Belag von 3 cm Länge und nahezu 2 cm Breite, der untere Pol war rechterseits in rundliche Inseln aufgelöst. Der übrige Rachen leicht katarrhalisch, sonst frei. Die mikroskopische Untersuchung eines der Oberfläche der mäßig festhaftenden weichen Plaques entnommenen, weißem Käse vergleichbaren Abschabsels ergab eine fast vollkommene Reinkultur von Leptothrix buccalis. Nirgends fanden sich derbe oder gar hornartige Epithellager.

Bei der *Therapie* beschränkte sich Fürbringer auf Verordnung von Methol- oder Menthol-Thymolgurgelungen.

Von einer Leptothrixmykose kann demnach in jenen seltenen Fällen gesprochen werden, für welche die von Fürbringer gegebene Schilderung maßgebend ist, in den übrigen Fällen von sog. Pharynxmykose handelt es sich um eine Hyperkeratose (Siebenmann, Toeplitz, Onodi und Entz). Da aber fast von allen Autoren das Vorhandensein von Leptothrix mehr oder weniger betont wird, so muß doch mit einigen Worten dessen Beziehung zur Hyperkeratose klar gestellt werden. Siebenmann, Onodi und Entz, Sendziak, Quinlan, Botella, Bertran betonen die Saprophytie des Leptothrix und nur Biliancioni und de Numeo stehen auf dem Standpunkt, daß Leptothrixansammlungen im Mund-Rachen zu einer Hyperkeratosis führen können, demnach letztere das Sekundäre sei.

Roedelius und Brack berichten über eine primär an der Zunge entstandene Leptothrixinfektion, welche rasch zur Gangrän führte. Die histologische Untersuchung ergab einwandfrei als Ursache der Nekrose den Leptothrix.

In der *Nase* scheint sich Leptothrix sehr selten zu finden, ich habe häufig vergebens danach gesucht. Wright berichtet über einen Fall von Leptothrixmykose der Nase. Irgendein noch unbekanntes Moment scheint die Entwicklung dieser Pilze unter gewissen Umständen zu begünstigen. Solche Mykose macht keinerlei Beschwerden. Auffallend ist nach Wright, daß sie nur beim weiblichen Geschlechte beobachtet wird.

Im Nasenrachenraum ist sie vielleicht häufiger (Colin), Spülungen mit warmem Wasser oder schwachen Eisenchloridlösungen bringen rasche Heilung.

Gleich selten findet sich Leptothrix im Kehlkopf. Brown fand mykotische Einlagerungen am linken Taschenband, Gray durch Leptothrixfäden bedingte weißlichgraue Verfärbungen am linken Aryknorpel, Dundes Grant Pharyngomykose mit Befallensein der laryngealen Epiglottisfläche. In dem Falle von Labit war der Kehlkopf sehr stark befallen. B. Fränkel berichtet von einem Falle von Blennorrhöe, bei dem sich im Gebiete des unteren Kehlkopfraumes und der Trachea Leptothrixfäden vorfanden. Spiess sah Leptothrix in der Trachea, Eichhorst auf den Taschenbändern und in der Trachea.

Eine der Mycosis leptothricia ähnliche Erkrankung haben Lermoyez, Helme et Barbier durch Bacterium coli hervorgerufen beobachtet. Es bildeten sich auf den Tonsillen unter leichten Entzündungserscheinungen weiße Flecken, welche ausschließlich die genannten Mikroorganismen enthalten. Bei Fehlen aller anderen Mikroorganismen Heilung nach Abtragung der Tonsillen. In einem Falle von Motta war bei einem 67jährigen Manne eine gutartige Mykose der Tonsillen durch Monilia tumescens alba verursacht.

Moulonguet et Doniol empfehlen bei Pharynxmykosen die Diathermie.

5. Blastomykose.

Die von deutschen (Buschke, Busse, Löwenbach und Oppenheim, Brandweiner) und amerikanischen (Heyde, Gilchrist, Richets u. a.) Autoren beschriebene Blastomykose äußert sich in dem Auftreten von hirse-hanfkorngroßen, braunroten Knötchen, in deren Zentrum bald eine kleine Pustel mit dickem, schleimig-eitrigen Inhalt auftritt. Diese Gebilde zerfallen in wenigen Tagen (MULZER) zu unregelmäßigen Geschwürchen und zuweilen leicht-erhabenen unterminierten, lividen Rändern und anfänglich reichlich mit Eiter belegtem Grunde. Die Geschwüre konfluieren und bedecken sich bald mit Borken, nach deren Abfallen zarte, etwas vertiefte, leicht pigmentierte Narben zurückbleiben. In der Umgebung der geschwürigen Partien finden sich häufig blumenkohlartige, papilläre Wucherungen, die stellenweise erodiert und ulceriert sein können; auch zahlreiche neue miliare Knötchen und Pusteln erscheinen häufig in der Randpartie und in der nächsten scheinbar gesunden Umgebung und treten zu herdförmigen, oft bogenförmig begrenzten Gruppen zusammen. Die Affektion ist meist nur wenig schmerzhaft und zeigt einen chronischen Verlauf.

Ätiologisch kommen für die Entstehung dieser Erkrankung Hefepilze, *Blasto-myceten*, in Betracht, die sich bei Methylenblaufärbung reichlich im Ausstrich der Pusteln und des Geschwürssekretes als runde oder ovoide, doppeltkon-turierte Gebilde nachweisen lassen, auch in Gewebsschnitten finden sie sich zahlreich.

Die *Prognose* ist günstig, die *Therapie* besteht in der Darreichung großer Joddosen, in der antiseptischen Lokalbehandlung und Röntgen- und Radium-bestrahlung (JOSEPH).

a) Blastomykose der Nase.

Nach den Ausführungen von TRAUTMANN lassen sich zwei Gruppen von Blastomykose der Nase unterscheiden: a) Äußere Erkrankung und b) primäre Erkrankung des Naseninneren. a) Die Blastomykose beginnt irgendwo im Ge-sicht und befällt schließlich die Nase (GILCHRIST-STOKES, RIKETTS, STREPHERD, MONTGOMERY, SEQUEIRA), oder die äußere Nase ist primär erkrankt mit oder ohne sekundäres Übergreifen auf die umgebende Haut (STREPHERD, MONT-GOMERY, BRANDWEINER, SAMBERGER, M. OPPENHEIM) oder eine primäre äußere Erkrankung der Nase greift sekundär auf das Naseninnere oder das Nasengerüst über (G. LÖWENBACH und M. OPPENHEIM, O. KREN, S. SAKURANE).

In differentialdiagnostischer Beziehung kommen Lupus, Syphilis, Tuber-culosis verucosa cutis und Folliculitis exulcerans in Betracht, die Diagnose kann nur durch die Untersuchung des Eiters und die Verimpfung auf Mäuse und Meerschweinchen, die dann an einer Art Pseudotuberkulose erkranken, erfolgen.

b) Primäre Erkrankung des Naseninneren mit oder ohne sekundären Über-gang auf die äußere Nase und deren Umgebung. In den Fällen von M. OPPEN-HEIM, BOGROW und MARZINOWSKY wurde ein geschwüriger Prozeß des Septum narium mit Perforation und anschließend daran ein akneartiger Pustelaus-schlag auf der äußeren Haut der Nase und deren Umgebung nachgewiesen, der größte Teil der Nase hatte ein buntscheckiges Aussehen durch gelblichrote Knötchen und Flecke. In dem Falle von SELENEF erschien zuerst auf der linken Nasenschleimhaut eine schmerzhafte, mit einer Borke bedeckte Papel, später entstanden auf der Wange stark juckende Knötchen und nach einem Jahre ebensolche auf dem linken Nasenflügel. Die Diagnose wurde durch den Nach-weis von Hefepilzen sichergestellt, therapeutisch erwies sich Jodkalium als wirksam.

b) Blastomykose der Mundrachenhöhle.

DE SIMONI sowie BERTARELLI und CALAMIDA haben in normalen und hypertrophischen Tonsillen Blastomyceten gefunden, die aber hier nur einen akzidentellen Befund darstellten.

Turner und Logan fanden bei einer 65jährigen Frau, die über Unbehagen im Halse klagte, die Hinterwand des Rachens mit dickem, zähen, filzigen Belag bedeckt, in welchem sie Hefepilze nachweisen konnten.

Ein erster Fall von Blastomykose der Schleimhaut des Gaumens, des Pharynx und des Larynx aus der Klinik von Citteli wurde von Basile beschrieben, ein zweiter Fall betrifft eine 35jährige Bäuerin, welche vor 5 Jahren eine Verletzung der Gaumenschleimhaut durch eine Stockfischgräte erlitten hatte. Im Anschluß daran entwickelten sich schleichend unter geringen Beschwerden folgende Veränderungen: Heiserkeit, auf der Schleimhaut des Gaumens, des Gaumenbogens, der Uvula, der hinteren Pharynxwand, der Epiglottis, des Kehlkopfeinganges, der Taschen- und Stimmbänder zahlreiche, dichtstehende, hirsekorn- bis $^1/_2$ erbsengroße harte an der Spitze ulcerierte rosarote Knötchen. Als Erreger wurden Hefepilze gefunden. Unter energischer Jodkalibehandlung nach 2 Jahren völlige Ausheilung. Einen Fall von Blastomykose der Zunge beschreibt Cordon B. New: Ein 52jähriger Mann litt an Schluckbeschwerden seit 11 Monaten, es fand sich ein harter, von der Zunge ausgehender Tumor, der den Pharynx fast ganz ausfüllte. Diagnose: Blastomykose. Heilung unter Radiumbestrahlung und großen Dosen Jodkalium innerlich.

c) Blastomykose des Larynx.

Bei Trautmann finden sich zwei Fälle von isolierter Larynxblastomykose. Bellei und Gherardini haben eine Frau beobachtet, die erst an trockenem Husten und Stimmstörungen litt, in der Folge an Larynxstenose. Laryngoskopisch zeigte sich Schwellung der ganzen Larynxmucosa und der Stimmbänder, auf dem linken Stimmband eine ausgedehnte, speckig belegte Ulceration. Im Sputum Blastomyceten. Ein anderer Fall wurde von Bellei und Collina beschrieben, bei dem es sich um eine Frau handelte, die seit 5 Jahren an Husten, Stimmstörung bis zur Aphonie sich steigernd, litt. Die aryepiglottische Falte links stark infiltriert, am linken Stimmbande eine Erosion. Anstatt der erwarteten Tuberkelbacillen fanden sich Blastomyceten im Sputum. Jackson fügt einen weiteren Fall aus seiner Beobachtung, der durch die Mitbeteiligung der Haut bemerkenswert ist. Ein 48jähr. Mann, der wegen stenotischer Erscheinungen tracheotomiert und unter der Diagnose Lungen- und Kehlkopftuberkulose geführt worden war, wies einen ausgedehnten infiltrativen Prozeß des Kehlkopfes, hauptsächlich der linken Hälfte auf, mit grauem Exsudat bedeckt, das auch die Wand der Trachea einnahm, um die Luftröhre führt ein entzündlicher, scharf begrenzter Herd von 3 cm Durchmesser. In den probeexcidierten Stückchen aus Larynx und dem Hautherd fanden sich keine Tuberkelbacillen, wohl aber zahlreiche Blastomyceten.

6. Sporotrichose.

Die bis jetzt beobachteten und beschriebenen Fälle von Sporotrichose stammen fast alle aus Frankreich, in anderen Ländern, insbesondere in Deutschland, scheint diese Erkrankung sehr selten vorzukommen (Arnold), in der Straßburger dermatologischen Klinik wurden (Mulzer) zwei derartige Fälle beobachtet, von denen der eine von Hügel mitgeteilt wurde.

Die charakteristische Erscheinungsform der Sporotrichose der äußeren Haut (Mulzer) sind indolente Knoten, die bald regellos über den Körper zerstreut, bald regionär beschränkt, cutan und subcutan auftreten und eine ausgesprochene Neigung zum Zerfall und zur Absceß- und Geschwürsbildung zeigen. Es bilden sich aus den zerfallenden Knoten Geschwüre mit scharf geschnittenen, unregelmäßig gezackten, unterminierten Rändern, um die sich mitunter verruköse Wucherungen bilden.

Der Verlauf der Erkrankung ist ein chronischer, doch sind auch Fälle mit mehr akutem Verlauf beobachtet worden (JESIONEK). Ätiologisch kommen Fadenpilze in Betracht, Sporotrichose DE BEURMANNI, die Pilze sind auf Gräsern, Heu, Salaten usw. gefunden worden. Die Infektion geschieht entweder durch Kontakt mit derartigem infektiösen Material oder durch. den Verdauungstractus.

Therapeutisch wirkt Jodkali in größeren Dosen geradezu spezifisch. Auf der Schleimhaut haben DE BEURMANN, SELENEF, BRODIER und GASTON, THIBIERGE und GASTINEL Sporotrichose beobachtet (MULZER), es fanden sich außer den Hauterscheinungen Rötung und Infiltration des Gaumens und der Tonsille bzw. Wucherungen auf der Epiglottis, den Aryknorpeln, den aryepiglottischen Falten und den Taschenbändern, Verdickungen der Stimmbänder, die durch Sporotrichose verursacht waren.

Im Jahre 1910 berichtete WOLFF über einen Fall von DRUETTE und CHADYNSKI, bei welchem am Nasenseptum ein Tumor bestand, der zunächst als Epitheliom diagnostiziert wurde, sich später aber als Sporotrichom erwies. Bei einer 57jährigen Patientin beobachteten GOUGEROT et QUELLIEN die Bildung eines ausgedehnten Geschwüres im Rachen, das anfangs als syphilitisch, dann als tuberkulös erklärt worden war, auf Jodkali 4,0 pro die zur Heilung kam und als Sporotrichose erkannt wurde.

7. Trichophytie [1].

Ein primärer Fall von Trichophytie der Mundhöhle wurde 1895 von ALESSANDRO GILETTI beschrieben. Bei dem betreffenden Patienten, einem 24jährigen Advokaten, waren Unterlippenschleimhaut und harter Gaumen befallen. Der ganze übrige Körper war frei. Auf der Unterlippe bestanden schmutziggelbliche, zusammenhängende, geschichtete Schuppen, auf dem harten Gaumen bildeten die Mycelien teils punkt- oder hirsekornförmige weißliche Erhabenheiten, teils weißliche Netze erhabener Felder. Heilung erfolgte unter lokaler Anwendung von Jodtinktur.

Nach PLAUT hat STERN das Übergreifen der Erkrankung auf die Mundschleimhaut von Gesichtsherden aus zweimal gesehen und beschrieben. 1905 demonstrierte RILLE einen Fall von Herpes tonsurans mit Lokalisation auf den Schleimhäuten.

Bei einem 40jährigen Kranken besteht ein Herpes tonsurans der äußeren Haut, eine Blepharitis tritrophytica und Rötung und Schuppung der äußeren Gehörgänge. Die Haut in der Umgebung der Mundwinkel rot und schuppend, die benachbarte Schleimhaut und das Lippenrot bläulichweiß verdickt. An der Grenze des harten und weichen Gaumens unregelmäßig begrenzte fleckige Rötungen und Epitheldefekte nebst bläulichweißen Trübungen. Am Zungenrücken, in der Medianlinie, besonders in der rückwärtigen Hälfte, vielfache stecknadelkopfgroße Knötchen, von denen einzelne eine seichte Geschwürsbildung zeigen. In den Krankheitsherden des Gaumens und der Zunge ließen sich bei wiederholten, an verschiedenen Tagen vorgenommenen Untersuchungen in ziemlich reicher Menge die charakteristischen Mycelfäden des Trychophyton tonsurans nachweisen.

---

[1] Wörtlich aus TRAUTMANN: Die Krankh. d. Mundhöhle usw. bei Dermatosen. 1911. — GILETTI, Turin, 1895. — PLAUT: Handbuch der pathogenen Mikroorganismen aus KOLLE und WASSERMANN 1903, S. 526. — RILLE: Verhandl. d. 77. Vers. deutscher Naturforscher. Meran 26. IX. 1905.

Über einen eigenartigen Fall von Mykose des Pharynx wird von Ferreri und Capollone berichtet.

Es handelte sich um einen 44jährigen Mann, dessen Krankheit vor 6 Monaten mit schleimigblutiger Sekretion aus Hals und Nase, behinderter Nasenatmung begann. Im Nasenrachenraum fand sich ein Tumor, welcher der rechten Seitenwand und dem Gaumensegel adhärent war. Mit dem Ringmesser wurde ein Stück des Tumors ohne Blutung entfernt, als er nachwuchs, wurde Mesothorium in 2 Sitzungen à 24 und 22 Stunden angewandt, wonach der Nasenrachenraum freiblieb.

Aus den Untersuchungen geht hervor, daß es sich um einen pflanzlichen Parasiten handelt, der in den ältesten Teilen die Form von Algen hat und in den Randpartien reich ist an Mycelien, segmentierten Körperchen und Sporen. Der Parasit muß unter die Algenformen eingereiht werden. Er hat weder eine entzündungserregende Wirkung noch auf das umgebende Gewebe einen Druck ausgeübt, sondern hat sich im Gewebe selbst entwickelt und dieses oft substituiert. Ist diese Invasion ausgesprochen, so folgt Atrophie der Gewebe; wo der Parasit aber mit den feinen Mycelienästen und mit reichlicher Dissemination von Sporen und Spirillen vorrückt, erfolgt Wachstum des Gewebes, das sich als Tumor darstellt und zuerst an Sarkom denken läßt.

Wenn auch Sarcine relativ oft in den Tiefen der Rachenhöhle gefunden wird (Kronenberg), die vermutlich aus dem Magen stammt, so kommt es doch nur ganz ausnahmsweise zu einer derartigen Lokalisation, daß man von einer Mycosis sarcinica sprechen könnte (Sendziak), die sich durch das Auftreten von weißen reifähnlichen Flecken auf der Schleimhaut der Wangen, des weichen Gaumens, der Zunge, besonders bei marantischen Individuen, Phthisikern, Typhuskranken, Carcinomatösen (Bresgen, Rosenberg).

Die Mycosis sarcinica verläuft symptomenlos, wird nur gelegentlich gefunden, sie läßt sich leicht mikroskopisch durch den Nachweis der warenballenähnlichen Pilze von Soor unterscheiden.

II. Tierische Parasiten.

1. Myiasis muscosa.

Mit der Bezeichnung „Myiasis" umfassen wir alle durch Fliegenmaden verursachten Läsionsformen des menschlichen Integuments und der damit in Verbindung stehenden, mit Schleimhaut ausgekleideten Höhlen wie des äußeren Gehörganges, der Nasen- und Mundhöhle. Aus keiner Insektenordnung machen sich so viele Arten bemerkbar, welche eifrig bemüht sind, mit dem Körper des Menschen und der Säugetiere in Verbindung zu kommen, als aus der Ordnung der Dipteren (Fliegen). Zu den besonders in Amerika von Argentinien bis in den Süden der Vereinigten Staaten, dann auch in Indien verbreiteten Arten gehört die

Lucilia macellaria (Fabr.).

Es ist durch Arribalzaga nachgewiesen, daß die Namen: Calliphora anthropophaga Conil, Calliphora infesta Philippi, Lucilia hominis vorax Coquerel und noch ein paar andere ein und dieselbe Fliegenart, nämlich die Compsomyia macellaria Fabr. bezeichnen, und Riley hat mitgeteilt, daß der „Screw-Worm" (Maggot) Zentralamerikas und der der Vereinigten Staaten nichts anderes ist als die obengenannte Art, welche von Osten-Sacken unter dem Namen Lucilia macellaria Fabr. aufgeführt wird. Die „Berna" genannte Fliege Brasiliens dürfte wohl auch die Lucilia macellaria Fabr. sein. Durch deren Brut können bei Menschen entsetzliche Zerstörungen der Weichteile verübt werden. Diese Fliege hat eine ungeheure Verbreitung, von der argentinischen Republik bis über Canada hinaus, neuerdings auch aus Tonkin und Cochinchina gemeldet, ferner in den englischen Provinzen Ostindiens, wo die Krankheit als „Peenash" bezeichnet wird. Dieses Wort stammt aus dem Sanskrit und soll ein Kollektivname für alle Nasenkrankheiten sein, besonders aber für jene Fälle, wo sich Würmer in der Nase finden. LAHORY berichtet, daß innerhalb eines Zeitraumes von 4 Jahren in Allyghar 91 Fälle von Peenash vorgekommen seien, worunter zwei mit tödlichem Ausgange. Lucilia macellaria F. ist nach den Schilderungen der Beobachter nicht nur weniger scheu als Sarcophila Wohlfahrti, sondern sogar zudringlich nach Art der Stuben- und Schmeißfliegen, ihrer Verwandten. Sie bleibt nicht nur menschlichen Wohnungen nicht fern und dringt in Villen und Landhäuser ein, sondern überfällt sogar ihre Schlachtopfer, ohne deren Schlaf abzuwarten. Obgleich auch diese Art eine gewisse Vorliebe für katarrhalisch oder eitrig-affizierte Nasenhöhlen (v. FRANTZIUS) und äußere Ohrgänge, sowie für geschwürige oder verwundete Körperteile zeigt, ja selbst für exulcerierte Hautcarcinome (LUTZ, s. bei JOSEPH), so gehört es doch nicht zu den Seltenheiten, daß sie in die genannten Höhlen eindringt, um schnell ihre Eier abzulegen, ohne daß diese Partien vorher affiziert waren. Interessant sind darüber die Berichte von CONIL, in denen diese Fliege den Namen Calliphora anthropophaga führt. Wahrscheinlich handelt es sich in den von TENGEMANN, DELASIAUVE, WEBER, MANKIEWICZ, KIRSCHMANN beobachteten Fällen ebenfalls um die gleiche Muscidenart. Die Fälle von DELASIAUVE wie der von MANKIEWICZ betrafen 9jährige Mädchen; in dem ersteren Falle bestanden die Symptome in Niesen, Stirnkopfschmerz, Schwindel, Kitzel in der Nase, schließlich stellte sich Bewußtlosigkeit mit Krämpfen ein. Beide Fälle kamen nach Entfernung der Larven zur Heilung.

Aus den Jahren 1880—1890 sind eine nicht unbeträchtliche Anzahl von Mitteilungen über diese interessante Krankheit bekannt. PRIMA gibt an, daß nach Verlauf einer bestimmten Zeit Jucken, Nasenbluten, Entzündung, Schwellung, Geschwürsbildung, Verjauchung, periostitische Prozesse mit Nekrose und schließlich Exitus unter Fieber und meningitischen Erscheinungen beobachtet werden. In dem Falle von BRITTON aus Mapleton im südlichen Kansas gingen Maden durch Schlund und Nase ab, das Zungenbein und die Weichteile des Gaumens waren zerstört, Sprache und Schlingvermögen behindert; bei der Obduktion fand sich starke Zerstörung des Naseninnern, so daß die Nasenknochen nur durch die äußere Haut in ihrer Lage erhalten waren. Noch während des Lebens waren 227 Maden abgegangen. Ein anderer ebenfalls in Kansas beobachteter Fall wird von RICHARDSON von Monrovie erwähnt; es waren im ganzen 250 Larven abgegangen, dieselben hatten nicht nur die Weichteile der Nase und ein Loch in das Gaumensegel gefressen, sondern auch die Nasenknorpel zerstört.

In zwei Fällen von SCHMIDT wurden 300, resp. 350 Larven aus der Nase entfernt und die Patienten geheilt. Eine 35jährige Bäuerin, die eine Nacht schlafend unter freiem Himmel zugebracht hatte, klagte anderen Tages über Schwellung der Nase, Schmerzen in Nase und Stirn, dazu kamen bald Krämpfe und Bewußtlosigkeit. WOLINZ fand die Kranke bewußtlos und in dem die Naseneingänge erfüllenden Eiter zahlreiche Maden sich bewegen, Heilung. In dem von ADLER mitgeteilten Fälle waren aus der Nase eines älteren Mannes mehr als 150 Würmer abgegangen, es ergoß sich aber dennoch beständig eine eitrige Flüssigkeit. Die Trepanation des Sinus verweigerte der Patient. Unter der Bezeichnung *Peenash* beschreibt CURRAN diese fast ganz auf die niederen Klassen der Eingeborenen Indiens sich beschränkende Affektion, bei welcher

die Nase ulcerös zerstört wird; bisweilen durchbohren die Larven den Gaumen
und gelangen in den Mund. Manchmal gehen die Kranken rasch zugrunde,
wahrscheinlich an Meningitis. Die Mitteilungen von Pierre beziehen sich
auf die in Guyana häufig zu beobachtenden schweren Erkrankungen an Myiasis.
In einem Falle von Jennings traten bei einem Neger, der sich um Mittag auf
die Erde schlafen gelegt hatte, am ersten Tage heftige Kopfschmerzen auf,
später Anschwellung des Gesichtes und der Nase und schließlich gingen auf
Chloroformspray 57 Maden aus der Nase ab. Douglas fand bei einem Patienten,
der an Typhus litt, den Conjunctivalsack voll von Larven, bei zwei anderen
Individuen die Nasenhöhle ergriffen. Der von Summa beobachtete Fall betraf
einen 28jährigen Mann, der an Nasenobstruktion, Foetor, Epistaxis und Schmerzen in der Nase litt. Von 7 in Fort Clark, U. S., und seiner Umgebung vorgekommenen Fällen von Myiasis narium kamen 6 zum Exitus, in allen Fällen
konstatierte Kimball Ozaena; angezogen durch den starken Geruch, drangen
die Fliegen in die Nase der Schlafenden ein und deponierten dort die Eier.
Bei einem Falle entfernte Oatman 100, in einem zweiten Falle 60 Maden
aus der Nase durch Chloroform. Dowling entfernte einer jungen, an Ozaena
leidenden Farbigen 123 Würmer mittels einer Zange aus der Nase, über den
Fall Berrio ist nichts Näheres bekannt. Pirajá da Silva hat diese Form
der Myiasis relativ häufig in Bahia gesehen. Gros y Moreno berichtet über
3 Fälle von Myiasis nasi. In einem Falle von Carrière war durch Fliegenlarven ein Absceß des Septum narium verursacht worden. Chiodi berichtet
über 7 Fälle von Myiasis durch Lucilia macellaria, darunter ein Fall von Myiasis
nasalis, in welchem durch Einwanderung einer Larve ins Gehirn ein zum Tode
führender Gehirnabsceß sich entwickelt hatte. Unter den 3 Fällen von Lesbini
befand sich ein 16jähriges Mädchen mit 250 Larven in der Nasenhöhle. Quintano sah in einem Falle Larven unter den Augenlidern. Dortigolles entfernte einem 24jährigen Mann mit eitrigem Ausfluß aus der Nase zahlreiche
Larven. Scal, J. Coleman entfernte bei einem 18jährigen an Ozaena leidenden
Mädchen durch antiseptische Spülungen 10 Maden aus der Nase und ein seque-
striertes Vomerstück.

Übersieht man die in der Literatur mitgeteilten Beobachtungen über die
(durch Lucilia macellaria erzeugte) Myiasis muscosa, so ergibt sich folgendes:

In Europa kommt diese Form der Erkrankung außerordentlich selten vor,
während sie in Amerika und Indien eine große Rolle spielt. Während gesunde
Nasen nur ganz ausnahmsweise von der Fliege besucht werden, lockt die Ozaena
mit ihrem penetranten Geruch die Fliegen in den Tropenländern aufs stärkste
an, so daß v. Frantzius die Myiasis nicht für ein selbständiges Leiden, sondern
für eine in warmen Ländern häufig vorkommende Komplikation von Coryza
und Ozaena ansieht. Die Art der Infektion ist insofern von Interesse, als dieselbe nur bei Tage erfolgt. Die Fliege fliegt nur am Tage umher, wenn die Sonne
scheint, und legt daher nur um diese Zeit ihre Eier ab. Daher sind an Ozaena
leidende Personen meist nur dann der Gefahr ausgesetzt, von der Fliege verfolgt zu werden, wenn sie sich während der Mittagsstunde im *Freien* oder in
nicht geschlossenen Wohnungen dem Schlafe überlassen.

Es ist wichtig, das Leiden auch dann zu erkennen, wenn die Ursache dem
Arzte nicht mitgeteilt wird. Es könnte wohl der Fall vorkommen, daß die
Heftigkeit der Kopfschmerzen Bewußtlosigkeit hervorruft, oder daß die Maden
sich in der Nasenhöhle eines Taubstummen einfänden.

Der *Kopfschmerz* ist dasjenige Symptom, welches die Kranken am aller-
meisten plagt. Es ist über den ganzen Scheitel verbreitet und dauert ununterbrochen mit mehr oder weniger heftigen Exazerbationen an. Heftige Schmerzen
in der Stirn- und Wangengegend fehlen fast nie bei diesem Leiden, entweder

werden sie nur auf einer Seite oder auf beiden zugleich empfunden, zuweilen
erstreckt sich der Schmerz der ganzen Ausbreitung des Trigeminus folgend
bis auf die Unterkiefer- und Halsgegend. Offenbar verbreitet sich die durch
das Bohren der Larven in der Nasenschleimhaut erzeugte Entzündung derselben bis in die Stirn- und Oberkieferhöhlen hinein. Die gelbweißen, 16 mm
langen Larven sind mit zwei starken Mundhaken bewehrt (BRAUN). Gleichzeitig leiden die Kranken auf der Höhe des Übels an anhaltender *Schlaflosigkeit*
und an heftigem *Schwindel*, so daß sie taumeln und nicht imstande sind, allein
zu gehen. Heftiges *Niesen* stellt sich im Anfang stets ein, sobald die Maden
sich über die Nasenschleimhaut verbreiten, um sich einen für ihre Ernährung
geeigneten Platz aufzusuchen und durch den dadurch hervorgebrachten Kitzel
die Nasenschleimhaut reizen. Auch späterhin niesen die Kranken häufig, wenn
die Maden sich hin und her bewegen.

Ein sehr charakteristisches Symptom ist die eigentümliche Anschwellung
des Gesichtes, welche entweder über das ganze Gesicht oder nur über eine Ge-
sichtshälfte ausgebreitet ist und mit Erysipel verwechselt werden kann (BRO-
KAW).

Von ganz besonderem diagnostischen Werte ist der *Nasenausfluß*. Er besteht aus einer übelriechenden blutigserösen oder blutigschleimigen Flüssigkeit, welche beständig je nach der Menge der Larven mehr oder weniger reichlich aus einem oder aus beiden Nasenlöchern heraussickert. Mit besonderer
Vorliebe scheinen die Maden die hinteren Teile der Nasenhöhle aufzusuchen,
woselbst man sie meistens im Grunde der Choanen gruppenweise beieinander
sitzen sieht. Die Folge davon ist, daß der weiche Gaumen und das Gaumensegel sehr stark anschwellen, wodurch das Schlucken sehr erschwert, die Sprache
behindert wird und die Stimme einen näselnden Klang bekommt. Fieber-
erscheinungen sind je nach der Zahl der vorhandenen Maden und je nach der
Individualität und der Konstitution schwächer oder stärker ausgesprochen.
Der Appetit liegt während der ganzen Dauer der Erkrankung darnieder, zuweilen stellen sich leichte Durchfälle ein.

Werden die Larven nicht zur rechten Zeit entfernt, so kommt es zu hochgradigen Zerstörungen des Naseninnern; die Nasenmuscheln und das ganze
Nasengerüste werden zerstört (LAURENCE), so daß dasselbe nur noch von der
äußeren Haut einigermaßen in seiner Lage erhalten wird. Schließlich wird
auch das Gaumensegel zerstört, so daß die Larven in der Mundhöhle zum Vorschein kommen. Die auf solche Weise schon erkrankten Individuen gehen
dann entweder durch Erschöpfung oder unter meningitischen Erscheinungen
zugrunde (PRIMA). Von 38 von MAILLARD zusammengestellten Fällen starben 21.

Die *Prophylaxe* ergibt sich aus Vorstehendem von selbst. An hellen Sommer-
tagen sollen weder Gesunde noch an Nasenerkrankungen Leidende bei Tage
im Freien oder in offenen Wohnungen schlafen, letztere müssen sich ganz besonders in acht nehmen.

Die *Behandlung* besteht natürlich in der Beseitigung der Larven, die aber
nicht immer ganz leicht ist.

Was die Mittel betrifft, welche sich zur Tötung und Austreibung lebender
Tiere aus der Nase wirksam zeigen, so sind es zunächst flüchtige stark duftende
und leicht verdunstende Flüssigkeiten, wie Alkohol, Eau de Cologne, Äther,
welche in die Nase eingezogen, die Tiere töten sollen. Von diesen Mitteln haben
ältere Ärzte, wie SALZMANN et HONOLD und HENKEL, guten Erfolg gesehen,
während MANKIEWICZ und GOLDSTEIN keinerlei Resultate erzielten. Genauere
Untersuchungen von KIMBALL ergeben, daß die von BEHRENDS empfohlenen
Abkochungen von bitteren Kräutern (Rheinfarre, Wermut, Reuthe) ebensowenig
wirken wie die von BOERHAVE und KILGOUR angewandten Tabaksdekokte.

Die von den älteren Ärzten empfohlenen Niesmittel sind von den jüngeren Ärzten ganz verlassen worden. Delasiauve hatte guten Erfolg mit Einziehen eines Dampfes von Papierzigarren, welche mit einer Lösung von 2,0 Kalii arsenicosi in 30,0 Aq. destill. getränkt waren. Während nach Kimball Olivenöl mit Perubalsam ohne jede Wirkung auf die Maden war, gelang es Mankiewicz mit Hilfe von Perubalsam die Larven aus der Nase zu entfernen. Die von den indischen Ärzten gebrauchten Terpentindämpfe oder Terpentinmischungen sind nach Moore, Kimball, Goldstein nicht sehr wirksam. Mit Einblasungen von Kalomel (Roura, Cerna, Schmidt oder von Jodoform (Pascal, Gros y Moreno, Costres) wurde einige Male Erfolg erzielt. Konzentrierte Alaunlösungen empfiehlt Joseph als sehr wirksam. Sublimat- und Carbollösungen scheinen wenig Nutzen zu haben (Kimball, Moore, Goldstein), während Benzininhalationen (Pierre) besseren Erfolg aufweisen. Scheppegrell empfiehlt Einspritzen von Öl, das die Larven tötet, ohne für die Nasenschleimhaut schädlich zu sein. Cesare wandte mit gutem Erfolge Nasenspülungen mit Lösungen von Natr. salicylicum resp. Thymol an, Calamida solche mit physiologischer Kochsalzlösung. Bresgen erteilt den Rat, die Nasenschleimhaut zu cocainisieren und die Larven mit der Pinzette auszuziehen. Roords Smit cocainisierte ausgiebig, blies dann Cocain ein und tamponierte die Nase durch einen mit Kalomel bestreuten Gazetampon. Nach 2 Stunden kamen 56 Larven den Tampon entlang nach außen gekrochen, Wiederholung dieser Behandlung brachte in kürzester Zeit Heilung.

Am wirksamsten zeigten sich Einspritzungen von Chloroformwasser (Jourdran) oder Chloroforminhalationen, die von Goldstein, Osborn and Turpin, Lanzurica (im 2. Falle 235 Larven), Mackenzie, Oatmann, Bruck, Zarniko, Antony, Folker, Jourdran, Durham, Jennings und Kimball außerordentlich gerühmt werden, auch Camphercarbollösungen sollen nach Grayson die Würmer sofort töten. Lanzurica empfiehlt außer Chloroformwasser Sublimat (1 : 4000), Jodoformeinblasungen, auch einen Aufguß von Albahacablättern = Basilienkraut, Fülleborn Einträufelungen von Petroleum, v. Schrötter Wasserstoffsuperoxyd. Einzelne Autoren entfernten die Larven mit Zangen (Goldstein, Dowling) oder mit der Pinzette, so holte Brokaw 200 Stück mit der Zange, Pascal 80 Stück mit der Pinzette, und auch Wolinz scheint mit der Zange die Larven entfernt zu haben.

Größere operative Eingriffe scheinen in letzterer Zeit nicht vorgenommen worden zu sein, während Morgagni anführt, daß der Wundarzt Caesar Mogatus in Bologna zuerst die Anbohrung der Stirnhöhle gemacht und einen Wurm aus dieser gezogen habe.

Eine weitere Muscidenart, welche eine Myiasis nasalis erzeugen kann, ist

Sarcophaga magnifica.

Der erste Schriftsteller, welcher auf exakte Weise seine Beobachtung über Myiasis bei einem seiner Kranken veröffentlichte, ist Johann August Wohlfahrt. Er erkannte die aus der Nase eines 67 Jahre alten Mannes teils freiwillig abgegangenen, teils durch alkoholische Einspritzungen entfernten 19 weißliche Würmer als Fliegenmaden und erreichte durch geeignete Weiterbeobachtung der Entwicklung derselben die Möglichkeit, die Fliegenart zu bestimmen. Es handelte sich um die von Schiner als Sarcophila magnifica, von Portschinsky zu Ehren ihres Entdeckers Sarcophaga Wohlfahrti benannte Fliegenart.

Portschinsky stellte fest, daß Sarcophaga Wohlfahrti nicht auf den Menschen als alleinigen Wirt beschränkt ist, sondern auch mehrere unserer Haustiere wie Hornvieh, Pferde, Schweine, Hunde und Gänse heimsucht. Bei diesen Tieren genügen kleine Wunden, welche von Stechfliegen (Stomoxys calcitrans M.)

verursacht werden, um die Fliegen anzulocken und ihnen als willkommene Stätten zur Eiablage zu dienen. Die Mundbewaffnung der jungen Larvenbrut befähigt dieselben, nicht nur durch Defekte in Schleimhaut und Oberhaut, sondern auch durch intakte Stellen in das submuköse Bindegewebe vorzudringen. In manchen Ortschaften zeigte sich mehr als die Hälfte der Herden von den Maden der Fliegen infiziert. Die Fliege hält sich nur im Freien auf, kommt nie in menschliche Wohnungen und ist so scheu, daß sie sich dem Menschen nur im Schlafe nähert. Die Infektion erfolgt daher stets nur im Freien, im Sommer bei hellem warmem Wetter, und zwar bei solchen Individuen, welche im Freien geschlafen haben. Am meisten sind gefährdet Individuen, welche an Katarrhen oder mit eitriger Absonderung verbundenen Entzündungen der Nasenhöhlen (Ozaena) oder an Otorrhöe oder an Geschwüren an irgendeiner dem Fliegenweibchen zugänglichen Körperstelle leiden.

Die Häufigkeit und Intensität der Infektion steht zur Kultur der Einwohner, zu ihrem Sinne für Reinlichkeit, zum Bedürfnis derselben nach zeitiger ärztlicher Hilfe und zur Möglichkeit zu baldiger Erlangung der letzteren in umgekehrtem Verhältnis. Darum werden die zahlreichsten Fälle von Myiasis aus Rußland berichtet.

Die Literatur über diese Art der Myiasis nasalis ist nicht sehr umfangreich; außer WOHLFAHRT, PORTSCHINSKY, JOSEPH sind aus Europa noch bekannt eine Mitteilung von GERSTÄCKER, der 15 ausgewachsene Larven der Sarcophaga Wohlfahrti in der Nasenhöhle eines Mannes fand. Die von Dr. THOMAS aus Ohrdruf an Löw in Wien übersandten Larven, welche aus der Nase einer an Ozaena leidenden 71jährigen Frau abgegangen waren, konnten von dem bekannten Dipterologen BRAUER als Sarcophaga Wohlfahrti bezeichnet werden.

Unter den vier von JOSEPH beobachteten Fällen von Myiasis betrifft nur einer die Nase; es handelte sich um ein 11jähriges Bauernmädchen, welches an Ozaena linkerseits gelitten hatte und im offenen Wagen gefahren und da eingeschlafen war. Am Abend desselben Tages klagte das Kind über heftiges Jucken in der kranken Nasenseite, das nach mehreren Tagen in intensive Schmerzen überging. Dabei entleerte sich fortwährend Blut und übelriechende Flüssigkeit aus der Nase. Als schließlich sich vor Schmerz Delirien einstellten, die Nasengegend und linke Augengegend bedeutend geschwollen und gerötet war, kam ärztliche Hilfe zu spät. Mehrere Stunden nach dem Tode waren einige $8^3/_4$ mm lange noch nicht zur Verpuppung reife Maden abgegangen, welche JOSEPH als Larven der Sarcophila Wohlfahrti anerkannte. Bei der Sektion fanden sich kolossale Zerstörungen im Naseninnern und in der Highmorshöhle noch 22 lebende, 9 mm lange Larven. Auch in der stark zerstörten Orbitalhöhle fanden sich 36 Larven. Das Gaumensegel war vollständig verzehrt.

Sarcophagenlarven in der Nase fand POWELL in zwei Fällen, in denen es sich um Individuen handelte, welche nachts im Freien eingeschlafen und durch das Summen einer Fliege in ihrer Nase erwacht waren. Nach 10 Tagen schon war heftige Entzündung der Nase, Zerstörung des Nasenrückens und des Septums zustande gekommen. Durch Chloroform- und Sublimateinspritzungen wurden die Larven getötet, welche eine Länge von $^5/_8$—$^7/_8$ Zoll besaßen. BLAIN entfernte aus der Nase eines Mannes nach Einführung von mit Chloroform getränkten Gazetupfern mehrere Larven. BRANDT und LÉON fanden solche Larven im Zahnfleisch von Kranken.

Für die Erscheinungen, Diagnose, Prognose und Therapie der durch Sarcophaga W. hervorgerufenen Myiasis gilt nahezu das gleiche wie für die erstbesprochene Form der Myiasis muscosa.

Musca domestica.

Die Fliegenplage im Sommer hat neuerdings eine große Bedeutung durch den Weltkrieg erhalten, weil die Fliegen erheblich zur Verbreitung von ansteckenden Krankheiten beitragen (Versluys). Bei der entsetzlichen Fliegenplage in den ersten drei Kriegsmonaten des Jahres 1914 wundert sich Gilbert, daß nicht noch mehr Klagen über Infektionen von Wunden durch Fliegen laut geworden sind, jeder abgenommene Verband, besonders wenn es sich um übelriechende Eiterung handelt, lockt die Fliegen in Menge an. Von der Größe der Gefahren kann sich wohl keiner eine Vorstellung machen, der es nicht angesehen hat, wie sich die Quälgeister auf jede Wunde, auf jeden durchsickernden Verband zu Tausenden niederlassen (Gilbert). Fatal ist es, daß es noch nicht gelang, fliegensichere Operationsräume zu erzielen (Stutzin). Vielfach werden auch in den Wunden Fliegenmaden gefunden (v. Schrötter, Vischer, Goebel, Kupferschmid, J. Misch u. a.). O. Urchs hatte in der Ebene von Gaza einen Araber wegen Periostitis dentium zu behandeln, bei welchem die Schleimhaut am rechten Alveolarfortsatze in der Breite von zwei defekten Zähnen geschwollen und wie durchsiebt aussah. Nach der Extraktion der Zähne konnten aus dem Gewebe 9—8 Maden entfernt werden. Auch in unverletzten Nasen der Menschen sind solche beobachtet worden (Mankiewicz). Die Prophylaxe und Bekämpfung der Fliegenplage begegnet großen Schwierigkeiten besonders im Felde (Seifert), die mechanische Entfernung der Fliegenmaden aus Wunden ist nicht immer ganz so leicht wie man annehmen sollte. Ungemein rasch bohren sie sich nämlich, wenn bedroht, in das Gewebe ein (Kaghan) und sind bei einem Verbandwechsel rasch verschwunden, um schon nach einer halben Stunde wieder in Menge an der Oberfläche zu erscheinen. Aus Körperhöhlen wie aus der Nase lassen sie sich nach den bei Lucilia mac. besprochenen Methoden entfernen.

Naunyn erzählt von einem Manne, der auf einem Düngerhaufen gefunden wurde, buchstäblich von oben bis unten mit einer fingerdicken Lage von Fliegenmaden bedeckt, die auch in den Augen und im Munde (überall) steckten.

2. Myiasis oestrosa.

Das Vorkommen bei *Oestriden-Larven* beim Menschen ist ein außerordentlich seltenes, wenigstens ist die *Myiasis oestrosa* in Europa beim Menschen ungemein spärlich bisher beobachtet worden. Während der Parasitismus der Muscinen einen ansehnlichen Kreis von warmblütigen Wohntieren umfaßt, in denen die Maden sich zur Puppenreife entwickeln können, scheint im Gegensatze hierzu jede Oestridenart auf je einen bestimmten Wirt oder einige bestimmte Wirte aus der Klasse der Säugetiere behufs vollständiger Entwicklung angewiesen zu sein. Keine einzige Oestridenart ist dem Menschen eigentümlich. Obgleich sowohl in Amerika als in Europa bis zur Mitte unseres Jahrhunderts viel von einem Oestrus hominis die Rede war, so existiert ein solcher nicht, und die Annahme seiner Existenz hat sich als irrtümlich herausgestellt.

Dennoch sind in beiden Hemisphären — in Amerika freilich viel häufiger als in Europa — Oestridenlarven mit voller Sicherheit im Menschen nachgewiesen worden. In Florida, Mexiko, Neu-Granada, Argentinien, Brasilien, Costarica und anderen Gebieten und besonders da, wo große Viehherden gehalten werden, ist Myiasis oestrosa nicht selten bei Hirten, Jägern, überhaupt bei der ländlichen Bevölkerung beobachtet. Die Rinder werden dort von den Larven einer Oestridenart, Dermatobia noxalis Goudot, heimgesucht. Die Maden derselben Art sind es, welche nach den Zuchtergebnissen Goudots auch beim Menschen schmarotzen. Außerdem sind die Larven von drei anderen Oestridenarten beim Menschen beobachtet worden, die auf Karnivoren (Felis concolor), auf Nager (Hesperomus flavescens) und auf Pferde angewiesen sind. Von letzterer Art Oestrus haemorrhoidalis (Gastrus equi Fabr. ?), dessen Larven sonst im Darmkanale des Pferdes ein parasitisches Dasein fristen, fand POIL-ROUX lebendige Larven in der Nase eines 55jährigen Mannes. Aus der großen Zahl der Oestridenarten, deren Larven in Europa auf Haustiere und Edelwild als Wohntiere angewiesen sind, haben glaubwürdige Beobachter die Larven zweier Arten, Hypoderma bovis L. und Hypoderma Diana Br. auch beim Menschen, aufgefunden. Die Larven der ersten Art schmarotzen in den Dasselbeulen des Rindes, die der zweiten Art in denen des Rehes und Hirsches. Während die Oestruslarven in der Haut des Menschen, und zwar in dem Unterhautbindegewebe des Nackens, der Schultergegend sowie anderen Körperstellen zur Entstehung von Geschwülsten Veranlassung geben (JOSEPH), sind einwandfreie Beobachtungen von Myiasis oestrosa der Nase kaum anzuführen. Der von KIRSCHMANN mitgeteilte Fall, der eine 50jährige an Ozaena leidende Bäuerin betraf, bei welcher heftige Niesanfälle, Nasenbluten, Stirnkopfschmerz, Schwellung des Gesichtes beobachtet wurde, ist nach der Anschauung von Löw und JOSEPH gar nicht hierher zu rechnen, da es sich offenbar um Muscidenlarven handelte. Durch Einspritzungen mit verdünnter Eisenchloridlösung wurden 79 Larven aus der Nase entfernt. Auch in dem von RAZOUX mitgeteilten Falle ist die Natur der betreffenden Larven nicht ganz sichergestellt. v. FRANTZIUS wenigstens hält diese Larven nicht für Oestruslarven. Eine Frau trank Wasser aus einer Pfütze, aus welcher eben Schafe getränkt worden waren; sie bekam infolge davon Niesanfälle, Fieber, Kopfschmerz und schließlich gingen nach 3—4 Tagen 70 Larven von je 7—8 Linien Länge ab. Für einen Fall, den JOSEPH anführt, vermag er selbst nicht Bürgschaft zu leisten. Es wurden ihm im Mai 1880 eine Anzahl unverletzter zur Verpuppung reifer Larven von Oestrus ovis L. zugeschickt, welche angeblich einer Bäuerin, die $\frac{1}{2}$ Jahr an dauerndem Kopfschmerz in der Stirngegend und an „Stockschnupfen" gelitten hatte, bei heftigem Niesen aus der Nase abgegangen sein sollten.

Als Hauptmerkmal für die Myiasis oestrosa gibt JOSEPH an, daß die Larven außerordentlich langsam wachsen und daß die Oestridenlarven im Gegensatze zu dem Verhalten der Muscidenlarven weder Gewebsverluste, noch Verjauchung, noch bedenkliche Allgemeinerscheinungen hervorrufen. Aus diesem Grunde ergibt sich die Unwahrscheinlichkeit, daß es sich in den von KIRSCHMANN und RAZOUX mitgeteilten Fällen um Myiasis oestrosa gehandelt habe, während der von JOSEPH besprochene Fall wahrscheinlichst hierher gehört.

Larven von anderen Dipterenarten sind sehr viel seltener zur Beobachtung gekommen; so ist ein Fall von CHEVAL bekannt, in welchem drei Stück von Galleria mellonella (gehörig zur Familie der Pyralidae Zünsler, in Bienenstöcken lebend) in der Nase eines 10jährigen Mädchens gefunden wurden. BOND behandelte eine 39jährige Frau, welche drei Wochen lang an reichlicher wässeriger Ausscheidung aus der Nase litt und von Schmerzen in der rechten Stirngegend gequält war. Nach zweimaligem Gebrauch einer verdünnten MANDLschen Lösung gingen vier Larven ab, aus denen sich Fliegen entwickelten, welche für Exemplare der Piophila casei Linné (Käsefliege) erklärt wurden. Möglicherweise handelte es sich auch in dem von DUSMENIL beobachteten Falle um diese Klasse der Dipteren. PAULLINI berichtet, daß bei einem 25jährigen Mädchen, welches über starke Kopfschmerzen klagte, fünf kleine rötliche und haarige Würmer aus der Nase gingen, welche dem gemeinen Speckkäfer (Dermestes lardarius L.) angehörten, der seine Eier an Pelzwerk und mancherlei tierische Substanzen, Fett, geräuchertes Fleisch usw. absetzt.

Über eine wahrscheinlich durch Dipteralarven bedingte Erkrankung der Nase berichtet Mailand, welche an der Elfenbeinküste (Westküste von Afrika), namentlich an den Ufern des Unterlaufes des Kongo endemisch vorkommt. Sie besteht in einer eigentümlichen, von der Nase ausgehenden Geschwulstbildung und wird von den Eingeborenen Gundu und Anakkré, d. h. große Nase, genannt. Dieselbe beginnt gewöhnlich in den späteren Kinderjahren; es bilden sich symmetrisch auf beiden Seiten der Nase bohnengroße Geschwülste, welche langsam aber kontinuierlich und mehr oder weniger gleichmäßig auf beiden Seiten wachsen, indem sie von der Nase auf die Oberkiefergegend übergehen und die Größe eines Hühnereis, ja eines Straußeneis erreichen können. Dieselben haben eine eiförmige Gestalt: ihre Längsachse ist von oben und innen nach unten und außen gerichtet. Sie sind scharf umschrieben, unbeweglich, knochenhart und hängen offenbar mit den Nasenbeinen und Oberkiefern zusammen. Zu Beginn der Erkrankung bestehen Schmerzen im Kopfe und in den Tumoren, öfters auch Nasenbluten und schleimig-eitriger Ausfluß, welche Symptome aber im weiteren Verlauf verschwinden, so daß das Leiden, welches viele Jahre bestehen kann, abgesehen von der Entstellung, lange Zeit keine Beschwerden verursacht. Erst wenn die Geschwülste eine beträchtliche Größe erlangen, verlegen sie die Augen, verhindern infolgedessen die Kranken am Sehen und können schließlich zu Atrophie des Bulbus führen.

v. Herrenschwand berichtet über einen Fall von Entzündung des Tränensackes, die durch eine Dipterenlarve hervorgerufen war.

Tiere aus der Ordnung der *Tausendfüßler* (Myriopoda), welche alle lichtscheu sind und während der Nacht ihrer Nahrung nachgehen, die in animalischen und vegetabilischen Substanzen besteht, schleichen sich in die Nasenhöhle schlafender Menschen ein. Sie scheinen durch die Ausdünstung des Nasenschleimes angezogen zu werden. Dieselben sollen die längere Zeit, welche sie zu ihrer Ausbildung brauchen, in den Nebenhöhlen der Nase, besonders in der Stirnhöhle zubringen können. Aus der älteren Literatur sind bekannt die Mitteilungen von Trincavella, Hertod, Littré, Kerkering, de Moor, Salzmann et Honold, Maloet, Hillefeld, Sandifort, Blumenbach, Scoutetten, Lefèvre. Besonders interessant ist der Fall von Littré, in welchem auf das vierjährige Verweilen einer in Südamerika heimischen Art (Scolopendra gigantea) geschlossen werden mußte. Die betreffende Patientin, welche sich in früheren Jahren im Süden aufgehalten hatte, wurde vier Jahre lang von heftigem, fixem Schmerze, Schlaflosigkeit und Konvulsionen gequält, bis infolge des Gebrauches eines Niesmittels ein sechs Zoll langer, hellbrauner, mit Schildern und vielen Fußpaaren versehener Wurm herausgeschleudert wurde, der sich vermutlich in der rechten Stirnhöhle festgesetzt hatte. Albrecht berichtet über einen Knaben, bei welchem nach halbjährigem Bestehen heftiger Kopfschmerzen ein Vielfuß aus der Nase kam. In dem Falle von Bergmann entleerte eine Frau, die an rasenden Kopfschmerzen gelitten hatte, plötzlich beim Niesen eine lebende Assel (Scolopendra electrica) und danach verschwanden die Kopfschmerzen. Bertrand entfernte eine Myriapoda scolopendra aus dem Sinus maxillaris. Aus der neueren Literatur sind wenig Fälle bekannt. Bei einer Patientin von Castelli waren heftige Schmerzen in der Regio supraciliaris dextra aufgetreten mit nervöser Aufregung und zeitweiser Sprachlosigkeit. Nach einem Monat kamen zwei Tiere aus der Nase, darauf Besserung der Schmerzen, aber ein Gefühl der Schwere bestand fort, verbunden mit leichten Sehstörungen. Nach fünf Monaten abermalige Schmerzen, die sich bis zur Raserei steigerten. Es kam nun ein gleiches Tier aus dem rechten Nasenloch, das sich als eine Scolopenderart — Geophilus sodalis Meinert? — Gondicogaster Letzel — erwies. In einem Falle von Schäfer soll der Tausendfüßler sein Leben vier Jahre lang in der Nase gefristet und schließlich die Nase spontan verlassen haben, worauf die lokalen und reflektorischen Störungen zurückgingen. Ähnlich verhielt es sich in dem von Barwinski beobachteten Falle. Van der Heide spülte bei einem 10jährigen Knaben einen Myriapoden (Arthronomalus similis) lebend aus der Nase aus und konstatierte bei einem Dienstmädchen zwei Myriapoden (Geophilus hortensis), welche ausgeschneuzt worden waren. Laurens entfernte bei einem 10jährigen Mädchen, welches an einer Siebbeineiterung litt, bei der Ausräumung des Siebbeinlabyrinthes einige lebende Myriapoden (Geophilus carpophagus) aus diesen Höhlen.

Die *Ohrwürmer* (Forficula auricularia L.) verweilen oft in Blumen, besonders Rosen und Nelken, und können beim Beriechen derselben in die Nase eingezogen werden, wie sich aus einer Beobachtung von Sandifort ergibt. Eine Matrone, welche den Duft stark riechender Blumen leidenschaftlich liebte, litt seit längerer Zeit an einem heftigen Schmerz in der rechten Stirngegend. Es ging dann ein lebender Wurm ab, der wahrscheinlich beim Riechen an einer Blume in die Nase gelangt war und den Weg in die rechte Stirnhöhle gefunden hatte.

Von einer Frau, welche an Schmerzen in der Nase und blutig-eitriger Sekretion litt und durch starkes Schnauben eine *Raupe* entfernte, berichtet Good. Die Raupe entsprach der einer Motte (Cerura vinula), welche auf Weiden lebt. Ambr. Paré spricht von einem Avicenna zugeschriebenen Falle, in welchem in dem Kopfe eines unter den größten Schmerzen verstorbenen Mannes sich ein *Skorpion* fand, welcher durch Riechen an Basilicum in die Nase eingeführt worden sein soll. Über eine Art *Termiten*, welche aus der Nase eines 60jährigen Bauern abgingen, berichtet Charliep. In einem von Schneider mitgeteilten Falle wurde aus dem rechten Nasenloche eines 18jährigen Mädchens durch heftiges Schneuzen eine kleine *Eidechse* herausbefördert.

Von Harmes wird über das Vorkommen von Artemisia salina in der Nase berichtet: Eine an Rhinitis leidende Dame gebrauchte seit längerer Zeit verschiedene Arten von Nasenduschen. Kürzlich verwendete sie eine Lösung eines Patent-Seesalzes, dem besondere Heilwirkungen nachgerühmt wurden. Danach bekam sie einen heftigen Reizzustand in der Nase mit Niesattacken, sie hatte das Gefühl, als ob etwas in ihrer Nase krieche. Beim Ausspülen der Nase kamen zwei Tiere zum Vorschein, die an Dr. S. J. Harmes, Vorstand des Natural History Museum geschickt wurden, von dem folgender Bescheid erteilt wurde: Vor einigen Monaten wurde zufällig in der botanischen Abteilung des Museums konstatiert, daß eine Lösung dieses Seesalzes, einige Wochen sich selbst überlassen, von einer sehr interessanten Crustacee, der Artemisia salina, bevölkert wurde. A. salina ist wohlbekannt als Bewohnerin der Salzlaken, wo sie wuchert, wenn die Salzlösung einen gewissen Konzentrationsgrad erreicht hat. Harmes nimmt an, daß bei der Präparation dieses Salzes einige Eier mit eingetrocknet wurden und entwicklungsfähig blieben, wenn sie unter geeigneten Bedingungen ins Wasser kamen. Colmars (zoologische Abteilung) erklärte, daß eines der Präparate Eier enthielt und daß die benützte Lösung einige Wochen alt gewesen sein muß.

In der Literatur finden sich noch eine Anzahl von Beobachtungen über in der Nase vorgefundene Tiere, deren Natur schwer festzustellen ist (s. Tiedemann). Hierher gehört ein Fall von Schenk, bei welchem ein 4 Querfinger langer, mit Füßchen versehener Wurm nach mehrtägigem Fieber und Schmerzen aus der Nase eines Venetianers abging. Fernel fand in der Nase eines nach 20tägiger Raserei verstorbenen Soldaten einen mit Haaren besetzten Wurm. Borrel et Andry beobachteten haarige mit Hörnern besetzte Würmer. In Lappland überfällt die Flohschnecke oft legionenweise Menschen und Vieh und kriecht in Mund und Nase hinein (Hüber), ähnlich wie die verwandte Kriebelmücke aus der Gattung Simulia, wohin die gefürchtete Kolumbatscher Mücke (Simulia maculata oder columbaczensis Schönb.) gehört, welche an der unteren Donau, in Serbien, in wolkenähnlichen Zügen Menschen und Tiere überfällt, in Nase, Mund und Ohren eindringt. Bernays entfernte bei einem 11jährigen Mädchen fünf Larven und eine vollständige Puppe des Apfelwicklers aus der Nase.

Die beständigste Erscheinung, welche in allen mitgeteilten Beobachtungen wahrgenommen wurde, ist mehr oder weniger heftiger, meist anhaltender Kopfschmerz. Wenn die Tiere in den Stirnhöhlen ihren Aufenthaltsort hatten, war natürlich der Schmerz am quälendsten am unteren und mittleren Teil der Stirne, dicht oberhalb der Nasenwurzel. Manche Kranke hatten sogar das Gefühl, als ob ein lebendiges Tier in der Stirne sich bewege und nage. Die Schmerzen bedingten Schlaflosigkeit, waren zum Teil mit Schwindel und Ohnmachten vergesellschaftet. In einzelnen Fällen steigerten sich die Schmerzen zu vollkommener Raserei.

In den meisten Fällen machte sich vermehrte Absonderung aus der Nase, weniger rein seröser als übelriechender eitriger und blutigeitriger Flüssigkeit bemerkbar, manchmal, besonders bei Blutegeln in der Nase, trat heftiges Nasenbluten auf, das in dem Falle von *Lusitanus* zum Tode führte.

Was die Mittel betrifft, welche zur Entfernung lebender Tiere aus der Nase sich wirksam zeigen, so ist auf das bei der Myiasis muscosa Angegebene hinzuweisen.

Filaria medinensis und *Filaria loa* werden nur ganz selten in den Speisewegen gefunden, von Davaine wurde einmal, und zwar in einer schmerzhaften Anschwellung der Zungenspitze, ein Guineawurm konstatiert. Meinhof gibt an, daß auch an der Zunge Filaria loa beobachtet wurde.

3. Askariden.

Ein gar nicht seltenes Ereignis ist, daß Askariden infolge ihrer Wanderung in den Magen durch Erbrechen herausbefördert werden und dabei auch in die oberen Luftwege gelangen oder während des Schlafes, ohne vorerst besondere Erscheinungen zu veranlassen, in die Nase resp. ihre Nebenhöhlen den Weg finden (Mosler und Peiper); so fand Troja in der Stirnhöhle eines Leichnams einen großen zusammengerollten Spulwurm, der die ganze Höhle ausfüllte. Gleiches nahm Weisberg in dem Leichnam eines Knaben wahr. Deschamps und Fortessin gedenken eines Spulwurms, der in einer Oberkieferhöhle angetroffen wurde. Beobachtungen über den Abgang lebender oder toter Spulwürmer aus der Nase sind mehrfach mitgeteilt. Dahin gehört der von Albrecht beobachtete Fall, in welchem ein Spulwurm aus der Nase eines 10jährigen Mädchens entfernt wurde, sowie der von Benievini erzählte Fall, in welchem einem seiner Freunde, welcher an den heftigsten Kopfschmerzen, Ohnmachten, Verdunkelungen der Augen und Erbrechen gelitten hatte, ein Spulwurm aus der Nase abging, worauf jene Zufälle verschwanden. Ähnliche Mitteilungen existieren von Forest, Lanzoni, Langelott, Tulpe, Reisel, Fehr, Bruckmann, Bahr, Slabber, Lange, Chiari. Wir (Seifert) hatten Gelegenheit, in der Poliklinik bei einer 39jährigen Frau, die an rechtsseitiger Naseneiterung litt, einen abgestorbenen, teilweise schon macerierten männlichen Askaris aus der Nase herauszuspülen. Ein seltener Fall ist der von Haffner mitgeteilte, der ein 4jähriges Kind betraf, bei welchem durch Erbrechen ein Spulwurm in die Nasenhöhle und von da in den Canalis nasolacrymalis gelangt war und dann durch den Caniculus lacrymalis inferior in den unteren Tränenpunkt, aus welchem er etwa zur Hälfte herausragte.

Unter den seltenen Ursachen des Vorkommens von Fremdkörpern im Rachen und Nasenrachenraum nennt JURASZ in erster Linie das Erbrechen, das festeren Gegenständen des Mageninhaltes und damit Parasiten des Verdauungskanales, speziell Askariden Gelegenheit geben kann, in der Pharynxhöhle, resp. im Nasenrachenraum, festen Sitz zu fassen. Vom Nasenrachenraum können Askariden durch die Tuba Eustachii ins Mittelohr gelangen, wie dies von REYNOLDS und WAGENHÄUSER beobachtet wurde.

Viel gefährlicher als in der Nase und im Nasenrachenraum ist das Eindringen von Askariden in den Kehlkopf und in die Luftröhre, weil dadurch nicht nur Erstickungsanfälle, sondern plötzliche Erstickung herbeigeführt werden kann. OPPOLZER: Erstickung durch einen in den Kehlkopf gelangten Spulwurm. OESTERLIN berichtet über einen tödlichen Erstickungsanfall durch Askariden in der Trachea. Von SMYLY wurde bei einem $3^{1}/_{2}$jährigen Knaben wegen hochgradiger Asphyxie die Tracheotomie vorgenommen, die aber keine Erleichterung brachte. Bei der Sektion fand man als Ursache der Asphyxie einen Askaris in der Trachea; eine gleiche Beobachtung (3jähriges Kind) wird von HANSTED mitgeteilt. Der von MARIOTTI-BIANCHI mitgeteilte Fall betraf einen Soldaten, der ganz plötzlich verstorben war. Bei der Sektion fanden sich Askariden außer im Magen und Darm auch in der Trachea und in den Bronchien, so daß der Tod durch Erstickung eingetreten sein mußte. BLUMENAU: 22jähriger Soldat plötzlich verstorben infolge Verlegung der Luftröhre durch einen Knäuel Askariden. WAGNER: 8jähriger Knabe, bei welchem ein Konvolut von Askariden durch Erbrechen aus dem Magen befördert den Kehlkopfeingang verlegte und zur Erstickung führte. FÜRST stellte 25 Beobachtungen über die Einwanderung von Askariden in Kehlkopf und Trachea zusammen. MOSLER berichtet über einen Patienten mit Aphonie und Atemnot, bei welchem ein Askaris aus dem Kehlkopf entfernt wurde, DONAT über 4 Askariden im Larynx, CERCHEZ über Asphyxie durch Askariden im Larynx resp. in der Trachea.

Ein dem SMYLYschen ähnlicher Fall ist der von RABOT mitgeteilte, in welchem ein wegen Diphtherie tracheotomiertes Kind nach der Operation keine Erleichterung fand, erst als ein Askaris in der Kanüle erschienen und daraus entfernt worden war, atmete das Kind frei. WEGRESCO: 3jähriges Kind, Erstickung durch einen in den Larynx und von da in die Trachea geratenen Askaris. LANDAS Beobachtung bezieht sich auf ein 3jähriges, an Pneumonie erkranktes Mädchen. Einige Tage nach dem Beginne der Pneumonie erschien im Munde ein ganzer Knäuel von Askariden, Asphyxie, Exitus. Bei der Sektion ergab sich, daß Mund, Rachen und Kehlkopf mit Askariden ausgefüllt war. ZARESORKA: Junger Bursche erlitt plötzlich einen Erstickungsanfall, Tracheotomie. Exitus. Bei der Sektion fand sich ein Spulwurm in der Trachea, mit einem Ende aus der Glottisspalte herausragend. LÉON: 3jähriges Kind, Lungentuberkulose, im Anschluß an einen Hustenanfall Erbrechen eines Spulwurms, schwerer Erstickungsanfall, Exitus. Sektion: Askaris im hinteren Mediastinum in der Nähe des rechten Lungenhilus. Der rechte Hauptbronchus an dieser Stelle perforiert, der Askaris war offenbar von der Trachea aus in den Hauptbronchus und durch dessen Perforation in das Mediastinum gelangt. MIDDLETON: 8jähriges Mädchen, Vergrößerung beider Tonsillen. Bei der Enucleation reißt die rechte Tonsille ein, man findet in ihr eine Höhle und in diese eingebettet einen weiblichen Askaris. Bei einem unter den Erscheinungen einer akuten Larynxstenose verstorbenen Kinde fand ZOLATKOWSKI, daß sich nach dem Tode ein ganzer Haufen von Askariden, welche den Larynxeingang verlegt hatten, aus dem Halse herauswälzte. In der Tabelle findet sich eine Übersicht über die Beteiligung von Kehlkopf und Luftröhre an der Askaridosis.

Askariden in Kehlkopf und Luftröhre.

Nr.	Autor	Literatur	Alter und Geschlecht	Sitz des Parasiten	Krankheits-Symptome	Verlauf und Behandlung	Ausgang	Bemerkungen
1	A. VON HALLER	WALTHER: Handwörterb. d. Chirurg. Bd. 2	Kind	Trachea und Bronchien	—	—	Tod	Sektion: Askariden in Trachea, Bronchien, Rachen, Darm.
2	POUPÉ DESPORTES	Zit. bei FÜRST: Wien. med. Wochenschr. 1879	4—5jähr. Kind	Larynx	Krämpfe, Atemnot, Bewußtlosigkeit	—	Tod	Sektion: Askariden in Larynx, Magen, Darm.
3	L. ARONSOHN	FRORIEPS Not. T. XLIX. 1856	9jähriges Mädchen	Trachea und Bronchien	Schwere Asphyxie, Aphonie, Krämpfe	3tägige Krankheitsdauer	Tod	Sektion: Askariden in Trachea, Bronchien, Darm.
4	ANDRAL	SCHMIDTs Jahrb. Bd. 44	Kind	Kehlkopf und Trachea	Plötzliche Erstickung	—	Tod	Sektion: Askariden in Larynx und Trachea, Darm.
5	TONNELLÉ	FRORIEPS Not. T. XXV	9jähriger Knabe	Larynx und Trachea	Schwere Atemnot, Aphonie	12stündige Krankheitsdauer	Tod	Sektion: Vorderes Ende der Askaris am 1. Trachealring, der Körper in Larynx und Pharynx.
6	BOURGEOIS	Zit. bei FÜRST	4jähriges Kind	Trachea	Erstickung	—	Tod	Sektion: Askariden in Trachea, Darm.
7	HÜRING	Zit. bei FÜRST	52jähriger Mann	Trachea	Erstickung	—	Tod	Sektion: Askariden in der Trachea bis zur Bifurkation.
8	JOBERT	Zit. bei FÜRST	35jährige Frau	Trachea	Erstickung	—	Tod	Sektion: Askaris in der Trachea.

Askariden in Kehlkopf und Luftröhre.

Nr.	Autor	Literatur	Alter und Geschlecht	Sitz des Parasiten	Krankheits-symptome	Verlauf und Behandlung	Ausgang	Bemerkungen
9	ARONSOHN	FRORIEPS Not. T. XLIX	53jährige Frau	Bronchien	Erstickung	Nach 9 Stunden Erstickung	Tod	Sektion: Askariden in Bronchien, Darm.
10	X	Zit. bei FÜRST	9jähriges Kind	Larynx	Atemnot	—	Tod	Sektion: Askaris im Larynx.
11	VÉDIÉ	Zit. bei FÜRST	Mann	Larynx	Plötzliche Erstickung	—	Tod	Sektion: Askaris im Larynx.
12	CHASSAIGNAC	Zit. bei FÜRST.	—	Obere Luftwege	—	—	Tod	Sektion: Askaris im Larynx.
13	COTAGU	SCHMIDTS Jahrb. Bd. 43	—	Obere Luftwege	—	—	Tod	Sektion: Askaris im Larynxeingang.
14	OPPOLZER	Prager Viertel-jahrsschr. 1899	—	Obere Luftwege	—	—	Tod	Sektion: Askaris im Larynx.
15	ARONSOHN	FRORIEPS Not. T. XLIX	8jähriges Mädchen	Larynx	Erstickungs-anfälle	Askaris ausgehustet	Heilung	—
16	OESTERLEIN	Dtsch. Klinik 1851	10jähriges Mädchen	Larynx	Erstickungs-anfälle	—	Tod	Sektion: Askaris im Larynxeingang.
17	KEBER	Dtsch. Klinik 1852	5jähriger Knabe	Trachea	Schwere Atemnot, Husten. Heiserkeit	3 Tage	Tod	Sektion: 6 Askariden im Rachen, 1 Askaris in der Trachea, Askariden im Magen.
18	SMYLY	Journ. of med. science 1866	3½jähriger Knabe	Larynx und Trachea	Schwere Atemnot	Glottis-ödem, Tracheo-tomie	Tod	Sektion: Askariden im Rachen und Larynxein-gang, 1 Askaris in der Trachea.

Nr.	Autor	Literatur	Alter und Geschlecht	Sitz des Parasiten	Krankheits-symptome	Verlauf und Behandlung	Ausgang	Bemerkungen
19	Delasiousve	Zit. bei Fürst	Kind	Kehlkopf-eingang,	Plötzliche Atemnot	Entfernung eines As-karis mit der Pinzette	Heilung	—
20	Léon	Zit. bei Fürst	Frau	Kehlkopf-eingang Askaris hängt mit einem Ende aus dem Munde	Plötzliche Atemnot	Askaris entfernt	Heilung	Pat. war eine Typhus-kranke.
21	J. H. Culter	Dublin Journ. of med. science 1866	—	Larynx	—	—	Tod	Sektion: Askaris im Larynx.
22	Dressler	Bayer. Ärztl. In-telligenzbl. 1869	1½jähriges Kind	Trachea	Plötzliche Erstickung	—	Tod	Sektion: Askaris in der Trachea.
23	Steiner	Steiner: Kompen-dium d. Kinder-krankh. 1872	Kind	Trachea	Plötzliche Erstickung	Tracheo-tomie	Tod	Sektion: Askaris in der Trachea.
24	Davaine	Traité d. entozo-aires, Paris 1877	Frau	Kehlkopf und Trachea	Plötzliche Erstickung	—	Tod	Sektion: Askaris in La-rynx und Trachea.
25	Fürst	Wien. med. Wochenschr. 1879	4jähriges Mädchen	Kehlkopf und Trachea	Plötzliche Erstickung	Tracheo-tomie	Tod	2 Stunden nach dem Exi-tus kriecht ein Askaris aus der Nase.
26	Norman	Norsk. Mag. for Laege 1881	4jähriger Knabe	Kehlkopf und Trachea	Plötzliche Erstickung	—	Tod	Sektion: Askaris in La-rynx und Trachea.

Askariden in Kehlkopf und Luftröhre.

Nr	Autor	Literatur	Alter und Geschlecht	Sitz des Parasiten	Krankheits-symptome	Verlauf und Behandlung	Ausgang	Bemerkungen
27	Krauss	Med. Korrespbl. f. Württemb. 1881	1jähriges Kind	Kehlkopf und Trachea	Plötzliche Erstickung	—	Tod	Sektion: Askaris in Kehlkopf und Trachea.
28	Blandin	Schmidts Jahrb. Bd. 60	Kind	Rechter Bronchus	Erstickungs-anfälle	—	Tod	Sektion: Askaris im rechten Bronchus.
29	Cherchez	Clinica 1891	Mann	Kehlkopf	Erstickungs-anfälle	—	Tod	Sektion: Askaris im Kehlkopf.
30	Hausser	Schweiz. Korrespbl. 1892	Mann	Rechter Bronchus	Plötzliche Erstickung	—	Tod	Sektion: Askaris im rechten Bronchus.
31	Cohnen	Dtsch. med. Wochenschr. 11. 1916	2jähriges Mädchen	Larynx und Trachea	Schwere Asphyxie	Tracheo-tomie, Entfernung eines Askaris aus der Tracheo-tomiewunde	Heilung	—
32	Schneller	Münch. med. Wochenschr. 45. 1918, p. 1247	44jährige Frau	Trachea	—	Tuberkulose. Wenige Stunden vor dem Tode Askariden ausgehustet	Tod	Sektion: In einer Ösophago - Bronchialfistel steckt ein weiblicher Askaris, Kopfende etwa 10 cm weit in die Trachea ragend. In Trachea und rechtem Hauptbronchus 4 weitere Askariden.

4. Oxyuris vermicularis.

Beim Verlassen des Darmes wandern die Oxyuren auch manchmal nach dem Magen, dem Oesophagus, dem Mund, dem Nasenrachenraum und in die Nase (Zarniko), immerhin gehört das Vorkommen von Oxyuren in den oberen Luft- und Speisewegen zu den größten Seltenheiten. Chiari berichtet von einem 14jährigen Mädchen, das an Schmerzen in der Gegend der Nasenwurzel und in der linken Stirnhälfte litt, die Beschwerden hörten auf, nachdem mehrmals Weibchen von Ox. verm. aus der Nase entleert worden waren. Von einem ähnlichen Fall macht Hartmann Mitteilung; es handelte sich um ein 13jähriges Mädchen mit epileptiformen Krämpfen und psychischen Störungen, nach dem Abgang zahlreicher Oxyuren aus der Nase verschwanden die zentralen Reizerscheinungen. Rheins teilt einen Fall mit, in welchem von einer Frau ein Exemplar von Oxyur. verm. durch Niesen aus der rechten Nase entfernt worden war. Proskauer fand in der Nase einer 30jährigen Frau ein Konglomerat von 15—20 kleinsten Würmchen, die sich als Oxyurenembryonen erwiesen.

Aus eigener Anschauung vermochte Pomper sich zu vergewissern, daß bei einem 10jährigen Mädchen lebende Oxyuren ziemlich zahlreich in der Mundhöhle erschienen. Unter seinen Augen wanderten die kleinen Würmchen von der Zungenwurzelgegend nach der Zungenspitze zu. Möglicherweise kamen diese nicht aus dem Magen, sondern von einem Depot im Nasenrachenraum her in die Mundhöhle. Wilhelm und Quast untersuchten bei 25 Schulkindern den Nasenschleim und fanden bei $4 = 16\,\%$ Oxyureneier im Nasensekret. Die Übertragung geschieht offenbar durch Bohren in der Nase mit infizierten Fingern.

5. Trichina spiralis.

Die Mundhöhle, der Rachen- und Nasenrachenraum und der Kehlkopf erfahren bei der Trichinose eine Mitbeteiligung nicht nur an einem Zustand entzündlicher Reizung in Form von Rötung und Ödem des weichen Gaumens (Mackentry), sondern sie weisen auch kleine Blutungen an verschiedenen Stellen auf während des Stadiums der trichinösen Myositis. Aus dem Ergriffensein der Kaumuskeln und der Pharynxmuskulatur lassen sich die Schmerzen beim Schlucken erklären, aus der Mitbeteiligung der Zunge (Miller, Knorr) die Erschwerung des Sprechens. Landauer konnte auf dem Boden eines großen Geschwüres der Zunge mikroskopisch zahlreiche Trichinen nachweisen.

Die Kehlkopfmuskulatur wird in manchen Fällen ganz besonders hochgradig von Trichinen durchsetzt, die darauffolgenden Entzündungserscheinungen *(Rötung, Ödem)* führen zu Motilitätsstörungen, welche das Paradigma myopathischer Stimmbandlähmungen darstellen (Schech, Mackentry, Körner, Friedrich, Lipworsky, Finley). Nach der Einkapselung der Trichinen wird die Lähmung der Kehlkopfmuskeln eine dauernde (Navratil), wenn auch nicht immer eine vollständige. Seifert beobachtete eine Parese der Stimmbandspanner bei einer Dame, die 2 Jahre vorher an akuter Trichinose erkrankt und während dieser vollständig aphonisch war.

Die *Diagnose* ist während des Lebens nur möglich, wenn die Trichinose überhaupt festgestellt ist, die *Prognose* richtet sich nach der Schwere der Allgemeinerkrankung, die lokale *Therapie* ist machtlos.

6. Blutegel (Hirudinei).

Von den Hirudineen kommt in klinischer Beziehung in Betracht die *Limnatis nilotica* (Haemopis sanguisuga), die mit Trinkwasser in den Mund gelangt und sich auch beim Menschen im Munde, im Rachen, Larynx, in der Trachea, im Oesophagus und in der Nase ansiedelt.

Über das Vorkommen von Blutegeln in der Nase und im Nasenrachenraum liegen verschiedene Mitteilungen vor. Über eine ungewöhnliche Art des Hineingelangens in die Nase berichtet LUSITANUS: Einem Manne, der an heftigen Kopfschmerzen litt, wurde von einem Arzte die Anlegung eines Blutegels (Hirudo medicinalis) an den vorderen Teil der Nasenhöhle angeordnet. Bei der Unachtsamkeit des Wundarztes kroch der Blutegel in die Nase, es gelang auf keinerlei Weise, den Egel auszuziehen oder zu töten, er verursachte eine heftige Blutung, welche binnen 2 Tagen den Tod des Patienten zur Folge hatte. In einem von SINCLAIR beschriebenen Falle war in die Nase eines 3jährigen Knaben ein Blutegel (Haemopis sanguisuga) gelangt, der dort 14 Tage verweilte, häufiges Nasenbluten verursachte und schließlich mit der Kornzange entfernt werden konnte. CONDORELLI-FRANCAVIGLIA berichtet über einen Fall, in welchem schwere Epistaxis hervorgerufen wurde durch einen Blutegel, welcher wahrscheinlich vom Pharynx aus in den hinteren Teil der linken Nase sich eingeklemmt hatte. Er wurde post-rhinoskopisch gesehen und von vorneher mittels einer gekrümmten Zange entfernt. SOTA Y LASTRA tut des Vorkommens von Blutegeln in der Nase Erwähnung, KENG berichtet über einen Fall von Nasenverstopfung durch einen Blutegel.

In einem Falle von VAQUIER, wo ein Blutegel in die Nase gelangt war, zeigte sich eine auffallende Toleranz der Nasenschleimhaut gegenüber dem Parasiten. In den Fällen von TOUBERT (Marokko) hatte je einmal ein Blutegel seinen Sitz in der Nasenhöhle und je zweimal im Nasopharynx. Bei einem Soldaten in Tunis fand COSTA als Ursache des unstillbaren Nasenblutens einen Blutegel, der sich an der nasalen Fläche des weichen Gaumens festgesetzt hatte, wo sie nach ROSET sich sehr gerne festsetzen, Hämatemesis und Hämophyse vortäuschen und durch die anhaltenden Blutungen zu schwerer Anämie führen. GARDINER über 2 Fälle von Epistaxis (Soldaten in Palästina), die durch Blutegel in der Nase hervorgerufen wurde. BATIOLI entfernte auf oralem Wege einen in den Nasenrachenraum gelangten Blutegel.

Unter den Ursachen stärkerer Blutungen aus dem *Rachen* erwähnt JURASZ das Vorkommen von Blutegeln in diesem, das in unseren Gegenden zu den allergrößten Seltenheiten gehört, während es in südlichen Ländern häufiger zu sein scheint. Schon die ältesten Ärzte wissen darüber zu berichten. HIPPOKRATES empfiehlt beim blutigen Auswurf die Mundhöhle zu untersuchen, ob sich in derselben nicht ein Blutegel befinde, GALENUS spricht von Hämatemesis bei Anwesenheit von Blutegeln im Rachen. Ähnliche Hinweise finden sich bei CELSUS, ASKLEPIADES, SCIRBONIUS LARGUS, DIOSTORIDES, AËTIUS, ORIBASIUS, PAULUS AEGINETA. CORTIAL hat hierher gehörige Beobachtungen mitgeteilt, die er in Constantine zu machen Gelegenheit hatte, auch PALAZZOLO hat in Sizilien in zwei Fällen Blutegel im Rachen konstatiert, das eine Mal an der hinteren Wand, das andere Mal in der Höhlung über der linken Tonsille. In zwei von SAWELJEW beobachteten Fällen hatte sich ein Blutegel an der Hinterwand des Rachens festgesogen. GUNDRUM konstatierte bei einem Manne, der aus einem Bache getrunken und bald nachher etwas Unangenehmes im Halse verspürte, Husten und Blutauswurf bekam, ziemlich tief im Rachen sitzend einen schwarzen Körper, den er vorsichtig mit der Kornzange entfernte und als vollgesogenen Blutegel erkannte. Dieser hatte 14 Tage im Rachen verweilt. In den von SEYFARTH beschriebenen Krankheitsfällen vom Balkankriegsschauplatze wurden Soldaten verschiedener Nationalität nach dem Genuß von Wasser aus Straßengräben oder Tümpeln von Blutegeln befallen, die sich in der Mundhöhle, an der Rachenwand oder im Kehlkopf festgesetzt hatten und durch ihre ständige Blutentnahme Anlaß zu hochgradiger Anämie gaben. J. M. BRIGGS berichtet über 2 Fälle (Soldaten an der Palästinafront), in denen Blutungen aus der

Rachenschleimhaut auftraten infolge von Blutegeln, die beim Trinken von Tümpelwasser aufgenommen waren und sich im Rachen festgesetzt hatten. Der eine Fall war mit der Diagnose „Hämoptoe", der andere als „Hämatemesis" aufgenommen worden. In den Fällen von Toubert hatte je einmal ein Blutegel seinen Sitz im Hypopharynx und je zweimal im Oropharynx.

Häufiger noch als in der Nase und im Rachen sind Blutegel im *Larynx* gefunden worden. Vidal berichtet über einen 25jährigen Mann, der $1^1/_2$ Monate an Bluthusten, Schmerzen im Kehlkopf und starker Heiserkeit gelitten hatte. Bei der Tracheotomie Entfernung eines Blutegels. Huber führt in seiner historischen therapeutischen Studie mehrere derartige Beobachtungen auf. Sota y Lastra sah bei einem 64jährigen Manne einen Blutegel an dem Nodulus epiglottidis sitzen, der mit der Zange entfernt wurde, in den Fällen von Photiades hatten Blutegel 22 Tage auf der Stimmlippe verweilt. Maissurianz berichtet über zwei solcher Fälle, in dem einen hatte der Blutegel 3 Wochen im Sinus Morgagni, im anderen 10 Tage an der gleichen Stelle verweilt. Eine interessante Beobachtung ist die von Smolitschew, wo eine Frau seit 4 Tagen an heftiger Hämoptoe litt, die ihre Ursache in dem Sitz eines Blutegels an der laryngealen Wand der Epiglottis dicht über den Stimmlippen hatte. Godet war in seinem Falle (Soldat) genötigt, die Thyreotomie vorzunehmen, um den Blutegel aus dem Larynx zu entfernen. Ficano entfernte mit der Zange einen lebenden Blutegel aus dem unteren Kehlkopfraume bei einem 50jährigen Manne. Massei berichtet über einen ähnlichen Fall, bei Winternitz und Karbinski handelte es sich um ein 16jähriges Bauernmädchen, das an Husten, Heiserkeit und blutigem Auswurf litt und einen Blutegel am Stiel der Epiglottis beherbergte. Aubert entfernte nach Vornahme der Tracheotomie bei einer Frau einen Blutegel aus dem Larynx. Seifert berichtet über drei Fälle, in dem ersten hatte der Blutegel seinen Sitz auf der linken Stimmlippe, in dem zweiten im unteren Kehlkopfraume, im dritten am Rande des linken Lig. ary-epiglotticum. Leone teilt einen Fall von Blutegel im Kehlkopf mit, Martin zwei Fälle mit Sitz der Blutegel im unteren Kehlkopfraum, Berthoud einen derartigen Fall, Palazzolo zwei solcher Fälle, Panzat einen Fall (unterer Kehlkopfraum), Moucharinski einen Fall, in welchem der Blutegel mehr als 20 Tage im Larynx verweilt hatte, Martin konnte einen Blutegel von dem hinteren Teil der Stimmlippe mit der Zange leicht entfernen, Viens und Nepoen berichten über einen Fall von Blutegel im Larynx. In einem Falle von Blutegel in der Regio subglottica führte Goyanos ein Bronchoskop ein, im Momente der Einführung des Instrumentes löste sich der Blutegel ab und konnte extrahiert werden. Chassis gelang die Extraktion eines in der Regio subglottica sitzenden Blutegels ohne Schwierigkeiten. In 3 von Broc beobachteten Fällen waren die Blutegel an der laryngealen Fläche der Epiglottis fixiert, ebenso in einem von Tschernoborodow beobachteten Falle. Eine Beobachtung von Zografides betrifft einen 40jährigen Jäger, der im Walde geschlafen hatte und tags danach über Reiz im Halse, Husten und Schluckbeschwerden klagte. Vom Arzt für tuberkulös erklärt. Zografides sah bei der laryngoskopischen Untersuchung in der Tiefe des Larynx einen Blutegel, dessen Kopf subglottisch saß. Beim Versuch, den Blutegel mit der Pinzette zu fassen, glitt der Blutegel in die Trachea, hochgradige Dyspnoe. *Tracheoskopie*: Der Blutegel hatte sich an der Wand der Trachea angeheftet, war aber leicht mit der Pinzette abzuziehen und herauszunehmen. Zakopal entfernte einem Soldaten, der 14 Tage vorher (in Kleinasien) aus einem Bache getrunken hatte und wiederholt Blut ausgespuckt hatte, nach Cocainanästhesie einen Blutegel aus dem Kehlkopf mittels der Zange. Bei 3 türkischen Soldaten, die mit der Angabe „Verme dans la gorge" eingeliefert wurden, konstatierte Härting Blutegel im Kehlkopf, auf den Stimmlippen aufsitzend, Entfernung mit der Kornzange. Einer der Patienten hatte unter Atemnot schwer zu leiden.

In einem Falle von FAIREN hatte ein Blutegel seinen Sitz im subglottischen Raume, TONIETTI beobachtete im Tripolisfeldzuge 15 Fälle von Blutegeln in den oberen Luftwegen und 4 weitere wurden ihm von Kollegen mitgeteilt. 12mal war der Sitz des Blutegels im Mundrachen, resp. Nasenrachen, 5mal im Larynx, von 2 Fällen findet sich der nähere Sitz nicht angegeben. In den 4 von ABOULKER (Algier) mitgeteilten Fällen wurde als Sitz eines Blutegels der Kehlkopfeingang gefunden. GAGGIA hat im libyschen Feldzuge 20 Fälle von Blutegeln in den oberen Luftwegen gesehen, 2 des Nasenrachenraumes, 18 des Kehlkopfes, in allen Fällen war der Ausgang ein glücklicher. CECCARONI entfernte per vias naturales einen Blutegel aus dem Kehlkopfe, ebenso G. CLEMENTI, CORTIALIS, RIDOLA, MARAVEL. In einem von BLANDIN mitgeteilten Falle hatte, wie die Sektion ergab, ein die Stimmritze verschließender Blutegel den Exitus durch plötzlich eintretende Erstickungsanfälle herbeigeführt, in einem Falle von DUMANY wurde bei der wegen bedrohlicher Dyspnoe ausgeführter Tracheotomie der Blutegel nicht sofort entfernt, erst am folgenden Tage vom Munde aus extrahiert. CHIARI fand bei der Zusammenstellung von Fremdkörperfällen aus der Literatur nur 24 Fälle von Blutegeln im Larynx.

In die *Trachea* gelangen Blutegel nur ganz ausnahmsweise, es liegen derartige Beobachtungen vor von AUBERT, VICANO, RIDOLA und TAPIA (der Blutegel saß fest an der Bifurkation, verursachte Husten, Hämoptoe, Erstickungsanfälle, wurde leicht mit Hilfe des Trachealrohres entfernt). Unter 4 Fällen von Blutegeln in den Luftwegen, über welche ALAGNA berichtet, hatte einmal ein Blutegel seinen Sitz in der Trachea. Während eines Zeitraumes von 11 Jahren hatte GALLEGES 112 Blutegel aus den Luftwegen entfernt, von denen 20 am hinteren Ende der unteren Muschel und im Nasenrachenraum, 84 im Pharynx und 8 in der Trachea saßen. Einer dieser Fälle war wegen häufiger Blutungen längere Zeit als tuberkulös betrachtet worden. Unter den von CITELLI mitgeteilten Fällen hatte einmal ein Blutegel seinen Sitz im rechten Hauptbronchus, in den übrigen 7 Fällen verteilte sich der Sitz eines Blutegels auf Nasenrachenraum, Larynx und Trachea.

KELLERMANN, Oberarzt in einem Feldspital an der russischen Front, bekam einen türkischen Soldaten zu sehen, der 4 Wochen vorher auf der Halbinsel Gallipoli aus einem Bache seinen Durst gestillt und sofort danach gefühlt hatte, daß etwas in seinen Hals hinabgeglitten war. Dyspnoe, konstanter Hustenreiz, blutiger Auswurf, Stimme verschleiert. In der Luftröhre linkerseits ein kleinfingerdicker Fremdkörper von bräunlicher Farbe, sich aktiv bewegend. Nach Cocainisierung Extraktion eines Blutegels.

Unter den *Symptomen* treten die Blutungen, die besonders aus der Nase abundant werden können, und dann die eines Fremdkörpers hervor, wobei auffallend ist, daß diese doch nicht kleinen Fremdkörper so selten schwere Erstickungsanfälle herbeiführen. Husten und Heiserkeit, Schluckbeschwerden sind nicht gleichmäßig ausgesprochen bei Sitz von Blutegeln in Larynx, Trachea und Mund-Rachen. Bezeichnend ist die Möglichkeit längeren Verweilens von lebenden Fremdkörpern in den Luftwegen.

Die *Diagnose* ist leicht zu stellen.

Die *Entfernung* der Blutegel erfolgt durch Einspritzen oder direktes Auftropfen von Salzlösung auf ihren Körper, wodurch sie zum Loslassen gebracht werden. Wenn möglich, versuche man sie vorher mit der Pinzette resp. Zange zu fassen, um sie sofort extrahieren zu können. TSAKYROGLOUS (Smyrna) empfiehlt, Blutegel aus der Nase in der Weise zu entfernen, daß man sie mit der Pinzette faßt, einige Sekunden wartet und dann extrahiert. Im Larynx

und in der Trachea verwendet man zur Betäubung der Blutegel 10—20% Cocainlösung (Tscherniбordow, Kellermann).

7. Echinokokkus.

a) Echinokokkus der Nase und der Nasennebenhöhlen.

Über Echinokokkus der Nase findet sich nur eine Notiz, wonach Rogers
über eine solche berichtet, es sind aber Fälle (Bruns) berichtet, wo ein Echinokokkus des Gehirns in die Nase (oder in die Augenhöhle) durchbrach. In einem
von Bucquoy berichteten Falle hatte sich eine von der Schädelbasis ausgehende
Echinokokkuscyste weiter in der Richtung der weichen Halsteile ausgebreitet
(43jähriger Patient hatte aus Mund und Nase mehrere traubenartige Bläschen
durch Räuspern und Schneuzen herausbefördert) und sich schließlich in die
Nasenhöhle geöffnet. Nach Incision Befreiung von allen Beschwerden.

Um Echinokokkus der *Stirnhöhle* resp. des *Siebbeins* scheint es sich in den
Fällen von Keate, Barchhausen, Bruns, Verdalle, Casali, Gangolphe
gehandelt zu haben. Goyanes berichtet über eine 23jährige Patientin, die
seit 10 Jahren eine Anschwellung in der Gegend der rechten Augenbraue bemerkte. Vor 8 Monaten Schmerzen, Fieber, Anwachsen der Schwellung, Incision, Entleerung von Eiter, Fistelbildung. Bei der Radikaloperation des
vermeintlichen Stirnhöhlenempyems fand sich eine hühnereigroße Höhle,
welche sich als typische Echinokokkuscyste im Sinus frontalis darstellte.

Auffallend ist die langsame Entwicklung. Keine Erscheinungen von seiten
des Gehirns.

In einem Falle, den Aboulker in seiner Abhandlung über Zysten des Sinus
frontalis (Martin) anführt, entwickelte sich bei einem 17jährigen Mädchen
ein indolenter Tumor in der Stirnhöhlengegend. Totale Amaurose. Erst bei
der Operation ergab es sich, daß eine Echinokokkuscyste vorlag.

In dem einen der von H. G. Liebmann mitgeteilten seltenen cystischen
Geschwülste der hinteren Rachenwand war die Wahrscheinlichkeit einer Echinokokkuscyste nur eine geringe, die Probepunktion hatte farblose Flüssigkeit,
die Kochsalz und Spuren von Eiweiß, keinen Traubenzucker, keine Haken
und Skolizes enthielt, ergeben.

b) Echinokokkus der Zunge.

Echinokokkus der Zunge wird sehr selten die Ursache einer Cystenbildung
(Butlin), er kommt häufiger bei Erwachsenen als bei jugendlichen Individuen
vor und stimmt in dieser Richtung mit dem Auftreten der Hydatiden in anderen
Körperteilen überein.

Der Echinokokkus der Zunge bildet eine einzelne mehr oder weniger deutlich
blasenartige Geschwulst (Schech), die als ein glatter, abgerundeter Tumor
in der Muskelsubstanz eingebettet und über die Rückenfläche hervorragend,
gewöhnlich in der Mitte der Zunge vorzukommen pflegt. Von Langier wurden
Echinokokkuscysten in der Zunge und am Mundboden gefunden.

Der Tumor kann Fluktuation zeigen, ist aber gewöhnlich so prall gespannt,
daß man im weichen Zungengewebe kaum eine Fluktuation nachzuweisen imstande ist. Schmerzen werden durch einen solchen Tumor nicht ausgelöst.

Die *Diagnose* ist unmöglich zu stellen, solange der Tumor noch einen geringen Umfang besitzt, sobald er aber die Größe einer Nuß erreicht hat, führt
er durch seine glatte Oberfläche, Prallheit und Eigenart der Konturen auf die
Vermutung einer Cyste, deren Eigenart aber erst durch die Punktion oder

Incision resp. nach der Exstirpation (WILMS) sich ergibt, bei welcher die charakteristische Flüssigkeit resp. Hydatidenblasen sich entleeren.

Die *Behandlung* gestaltet sich sehr einfach; wird die Cyste ausgeschält, so tritt auch die Heilung ein.

Außer in der Zunge ist auch in der *Glandula submaxillaris* das Vorkommen von Echinokokken berichtet von ANDRÉ, KABLUKOFF und WALKER. Die Beobachtung von KABLUKOFF betraf ein 13jähriges Bauernmädchen mit einer ovalen, fluktuierenden, apfelsinengroßen, ziemlich beweglichen Geschwulst an der rechten Seite des Halses, vom horizontalen Ast des Unterkiefers bis nahe an das Schlüsselbein reichend. Bei der Exstirpation ergab sich, daß eine von der rechten Glandula submaxillaris ausgehende Echinokokkuscyste vorlag. Die Beobachtung von WALKER betraf ein kleines Kaffernmädchen mit einer die linke Hälfte des Mundbodens vorwölbenden Echinokokkuscyste.

c) Echinokokkus der Tonsille (resp. der Tonsillargegend).

In der Tonsille selbst findet sich nur in einem Falle von DUPUYTREN die Entwicklung einer Echinokokkuscyste angegeben. Eine 21jährige. Frau hatte 11 Monate hindurch an Anfällen von Tonsillitis gelitten. Die linke Tonsille fand sich beträchtlich vergrößert. Bei der Incision entleerte sich anstatt des vermuteten Eiters eine wässerige Flüssigkeit und schließlich wurde eine hühnereigroße Hydatidenblase herausgeschält. Pat. starb an Erysipel, bei der Sektion fand sich eine mit der linken Niere verwachsene Echinokokkuscyste.

Bei der Besprechung der gutartigen Geschwülste des Mesopharynx erwähnt MIKULICZ wegen der diagnostischen Schwierigkeiten das Vorkommen von Echinokokkuscysten in der Mandelgegend (retrotonsillär), wie sie in zwei Fällen von JORGE und in einem Falle von BOTEY beobachtet wurden.

Durch das Wachstum derartig lokalisierter Cysten werden die Phonation und das Schlucken erschwert, dazu kommen subjektive Ohrgeräusche durch Verlegung der Tubenöffnung.

d) Echinokokkus des Larynx.

Echinokokkus des Kehlkopfes ist bisher noch nicht beobachtet, man hat nur beobachtet, daß Echinokokken des Halses den Kehlkopf (und die großen Gefäße verdrängen können (HAUSEN) oder daß Echinokokken der Schilddrüse durch den Ringknorpel in den Larynx perforieren (BOCH). Stimmbandlähmungen resp. Paresen durch Druck auf den N. recurrens bei Echinokokkus der Schilddrüse wurden konstatiert von HENLE, MAKARA und ULTZMANN.

8. Cysticercus cellulosae.

Zu den seltenen Lokalisationen der Cysticerken gehört die Zunge, wo sie nach GLAS zumeist vor dem Sulcus terminalis liegen, der Mitte der Zunge entsprechend. In dem Falle von GAETANO (10jähriger Knabe) saß ein Knötchen an der linken Seite der Zunge, das Knötchen wuchs sehr rasch, bis es die Größe einer Nuß erreicht hatte; es lag in die Muskulatur der Zunge eingebettet, von normaler Schleimhaut überzogen. Auch der Fall von HOFMOKL betraf einen Knaben mit Cysticerken in der Zunge. Der eine STUMPFsche Fall von Cysticerken in der Zungenmuskulatur bietet neben der seltenen Lokalisation histologisches Interesse; in der Reaktionszone um den Cysticercus fand sich eine Lage von Zellen, welche massenhaft doppelbrechende Substanz führten. HAHN berichtet über einen Fall (28jähriger Mann), bei welchem sich vor 7—8 Jahren ein kleines, hartes, indolentes, erbsengroßes Knötchen am linken Zungenrande gebildet hatte. Seit 6 Monaten langsames Wachstum des Tumors bis zur Größe einer Nuß, Schleimhautüberzug normal. Die Ausschälung gelang leicht, die mikroskopische Untersuchung ergab Cysticercus. Über Rosers Fall von Cysticercus in der Zunge ist nichts weiter bekannt, das gleiche gilt von dem Falle Fioravantis.

Tietze entfernte eine bohnengroße Cysticerkencyste aus dem mittleren Drittel der Zunge, rechts neben der Mittellinie gelegen.

Die *Symptome* der Zungencysticerkose sind wenig prägnant, die *Diagnose* kann erst nach der Ausschälung gestellt werden, welche die einzig mögliche *Therapie* darstellt.

9. Entamoeba (Amoeba) buccalis.

Die Entamoeba buccalis findet sich gelegentlich im Munde bei an Zungen- resp. Mundhöhlencarcinom leidenden Kranken (v. Leyden), aber auch in gesunden und wohlgepflegten Mundhöhlen sehr häufig (Mendel). Die Annahme, daß diese Amöbenart die spezifische Ursache der Alveolarpyorrhöe (B. L. Wright) darstelle, läßt sich nicht aufrecht erhalten, wenn auch Zoubaroff die A. buccalis in etwa 50% der Pyorrhoea alveolaris gefunden hat. Die Untersuchungen von Gerber, Kolle, Beyer, Kümmel, Fr. Lesser und Witowski, Maliwa, Kuhn u. a. stellten fest, daß die Alveolarpyorrhöe durch Spirochäten verursacht wird.

Die Angaben von Evans, Middleton and Smith über die Beziehungen der A. buccalis zu chronischentzündlichen Prozessen der Tonsillen und deren Heilung durch Emetininjektionen mögen hier nur registriert sein. Benjamin ist auf Grund seiner Untersuchungen nicht geneigt, der A. buccalis eine besondere Bedeutung für Erkrankungen der Nase und des Rachens zuzuschreiben. Welcher Art von Amöben eine plötzlich auftretende und ebenso rasch wieder verschwindende Form von Koryza hervorrufen soll (Howe), entzieht sich der Kontrolle.

Tibaldi fand eine neue Amöbenart in den Krypten der Tonsillen „*Entamoebe macrohyalina*", über deren Pathogenität sich nichts Sicheres aussagen läßt.

L i t e r a t u r.

I. Pflanzliche Parasiten.

Aspergillus fumigatus.

Bar: Rev. de laryngol. T. 28, p. 53. 1914. — de Bary: Botan. Zeitg. 1867. — Coulon: Journ. of the Americ. med. assoc. März 1913. — Dalmeyer: Nederlandsch Tijdschr. v. Geneesk. Vol. 2. 1913. — Dunn: Zeitschr. f. Ohrenheilk. Bd. 29, 1. 2. — Duverger: Rev. de laryngol. T. 22, 1906. — Fischer: Geschichte der Gewerbedermatosen. S. 25. — Harmes: Laryngol. Sekt., Roy. soc. of med. 6. XI. 1914. — Hertrich: Zit. bei Flatau, Nasen-, Rachen-, Kehlkopfkrankheiten. 1895. S. 72. — Löwenstein: Wien. klin. Wochenschrift. 1909. Nr. 1, S. 41. — Mackenzie, J. N.: Internat. Zentralbl. f. Laryngol. 1895. S. 262. — Niel: Thèse de Bordeaux 1899. — Patterson: Laryngol. Sekt., Roy. soc. of med. 6. XI. 1914. — Piffe: Wien. klin. Wochenschr. 1909. Nr. 1, S. 41. — Schmidt, M.: Die Krankheiten der oberen Luftwege. 1894. — Schubert: Dtsch. Arch. f. klin. Med. Bd. 36, 1885. — Derselbe: Berl. klin. Wochenschr. 1889. Nr. 39. — Skillern: Laryngoskope. Dez. 1921. — Stazzi: Pratica oto-rino-laringol. Vol. 6. 1905. — Tilley: Laryngol. Sekt., Roy. soc. of med. 6. XII. 1914. — Virchow: Virchows Arch. f. pathol. Anat. u. Physiol. Bd. 9, S. 578. — Zarniko: Dtsch. med. Wochenschr. 1885. Nr. 44.

Aktinomykose.

Albert: Wien. klin. Wochenschr. 1889. Nr. 49. — d'Alise: Rinascenza med. Vol. 20, p. 494. 1925. — Arrowsmith: The Laryngoscope. Okt. 1910. — v. Baracz: s. Miller, Die Mikroorganismen der Mundhöhle. Zentralbl. f. Chirurg. 1922. Nr. 18. — Barlow: Laryngoscope 1925. Nr. 4, p. 314. — Beck: Zeitschr. f. Hals-, Nasen- und Ohrenheilk. Bd. 2, H. 3—4. 1922. — Behr: Zeitschr. f. Laryngol., Rhinol. u. ihre Grenzgeb. Bd. 6,

1914. — BERESTNEW: s. LEXER, Lehrb. d. allg. Chirurg. — BERTHA: s. CHIARI, Krankheiten der oberen Luftwege. — BORTOLOTTI: Rif. med. Vol. 27, p. 639. 1914. — BOSTRÖM: Beitr. z. pathol. Anat. u. z. allg. Pathol. Bd. 9. — BRIED: Rev. de laryngol., d'otol. et de rhinol. Vol. 21, p. 712. 1924. — BRÜNING: Dtsch. militärärztl. Zeitschr. 1910. — BUTLIN: Die Krankheiten der Zunge. — CASTROVERDE: Ann. de med. y cirurg. de Málaga. 1911. — CHEATLE-EMENY: Internat. Zentralbl. f. Laryngol. 1905. S. 363. — CHRISTENSEN und EIKEN: Ugeskrift f. laeger. Vol. 49, p. 937. 1924. — COSTINI: Oto-rhino-laryngol. internat. Tome 7, H. 9. 1923. — CRAMER: Diss. Tübingen 1894. — DENKER-BRÜNINGS: Lehrb. d. Krankh. d. Ohres u. d. Luftwege. — ECKERT: Klin. Wochenschr. 36. 1922. — FAVRE: Rev. méd. de la Suisse romande 6. 1915. — FERSERI: Arch. ital. di laringol. 1. II. 1919. — FISCHER: Zentralbl. f. Chirurg. 1890. — GARRÉ: Handb. v. PENTZOLDT-STINTZING. Bd. 1, S. 391. — GÖBEL: Zeitschr. f. Ohrenheilk. 1909. — GOLDMANN: s. GUTTMANN. — GORIS: Journ. de chirurg. et ann. de la soc. belge de chirurg. 1911. — GRÄMER: Diss. Würzburg 1919. — GROSVENOR: Laryngoscope. März 1913. — GRUBAUER: Zur Diagnose der Strahlenpilze und der Strahlenpilzkrankheit. VIRCHOWS Arch. f. pathol. Anat. u. Physiol. Bd. 256, H. 2. 1925. — GRUPEN: Deutsch. Zeitschr. f. Chirurg. Bd. 183, H. 1, S. 25. — GUTTMANN: Diss. Berlin 1913. — HAIKE: Internat. Zentralbl. f. Laryngol. 1917. S. 186. — HACKER: Wien. med. Wochenschr. 1885. — HARMS: Münch. med. Wochenschr. 1920. Nr. 31, S. 903. — HEINRICHS: Arch. f. Laryngol. u. Rhinol. Bd. 16. 1904. — HENRICI: Arch. f. Laryngol. u. Rhinol. Bd. 14, S. 519. — HLAVÁČEK: Časop. lékaruv českych. Vol. 37, p. 1335. 1925. — HOCHENEGG: Wien. med. Presse 1887. — HOFFMANN, R.: Zeitschrift f. Ohrenheilk. Bd. 58, S. 156. — HOFMANN: Diss. Gießen 1889. — HOLLINGSWORTH: Proc. of the pathol. soc. of Philadelphia. Vol. 26. 1924. — HOSEMANN: 39. Chirurg. Kongr. 1910. — HUG: Internat. Zentralbl. f. Laryngol. 1920. Nr. 9, S. 345. — HUMMEL: Diss. Tübingen 1893. — ILLICH: Beitrag zur Klinik der Aktinomykose. Wien 1892. — IMMINGER: Arch. f. Laryngol. u. Rhinol. Bd. 19. 1907. — ISRAEL: Berl. klin. Wochenschr. 1913. — JURASZ: Beiträge zur laryngopathologischen Kasuistik. — KANTOROWICZ: Münch. med. Wochenschr. Nr. 35. 1913. — KLINGSBIGL: Arch. f. klin. Chirurg. Bd. 140, S. 63. 1926. — KOCH: Münch. med. Wochenschr. 1924. Nr. 4, S. 189. — KÖRNER: Zeitschr. f. Ohrenheilk. Bd. 57, H. 4. — KRYMOW: Arch. f. klin. Chirurg. Bd. 92. — KUBACKI: Diss. Berlin 1889. — KUHNE: Zeitschr. f. Ohrenheilk. Bd. 55. — KÜMMEL: MIKULICZ-KÜMMEL, Krankheiten des Mundes. — KYLE: s. STEVENSON and ADAIR-DIGHTON. — LAURENT CLARE: Thèse de Lyon 1904. — v. LEUBE: Spezielle Diagnostik. — LHIRONDEL: Journ. des praticiens. Tome 44. 1924. — LIEBMANN: s. LEXER. — LINDT: Korresp.-Bl. f. Schweiz. Ärzte 1889. Nr. 9. — LUNOW: s. CHIARI. — LÜHRS: Dissert. Göttingen 1889. — MAGNUS: Münch. med, Wochenschrift. 1913. Nr. 20. — MAGNUSSEN: Dissert. Kiel 1885. — MAIOCHI: Soc. ital. di laryngol. Okt. 1892. — MAYDL: Internat. klin. Rundschau 1889. S. 4243. — MAYER: Prag. med. Wochenschr. 1887. — MERTENS und FOEDERL: s. GUTTMANN. — METROSE: Bull. de la soc. franç. de dermatol. April 1913. — MIKULICZ: HEYMANNs Handb. Bd. 2, S. 395. — MÜNDLER: Beitr. z. klin. Chirurg. Bd. 8. 1892. — NATZLER: Diss. Leipzig 1908. — NEW, GORD and FRIDI: Americ. Journ. of the med. sciences. 1922. Nr. 4, p. 507. — PONCET: Monatsschr. f. Ohrenheilk. u. Laryngo-Rhinol. 1896. Nr. 9. — PONFICK: Festschrift für VIRCHOW. — POPPER: Wien. klin. Wochenschr. 1923. Nr. 50, S. 895. — POTTER and FERRY: Internat. Zentralbl. f. Laryngol. 1921. Nr. 9, S. 342. — PRIKUL: Dtsch. Zeitschr. f. Chirurg. Bd. 166. H. 5—6. 1921. — REISSNER: Moderne Mundhygiene. — ROSENBERG: Krankheiten der Mundhöhle, des Rachens usw. 1893. — ROSER: Dtsch. med. Wochenschr. 1886. Nr. 12. — SAMTER: LANGENBECKS Arch. Bd. 43. 1892. — SANFORD und VOELKER: Arch. of surg. Vol. 11, H. 6. 1925. — SARDEMANN: Beitr. z. klin. Chirurg. Bd. 90. Diss. Marburg 1914. — SCHARTAN: Dissert. Kiel 1890 — SCHECH: Die Krankheiten des Kehlkopfes. — SCHLANGE: s. FLATAU, Nasen-, Rachen- und Kehlkopfkrankheiten. 1895. — SCHLEGEL: s. LEXER. — SCHMIDT: Klin. Wochenschr. 1925. Nr. 4, S. 189. — SCHWARZ: Münch. med. Wochenschr. 1922. Nr. 3, S. 99. — SEIFERT, E.: Chirurgie des Kopfes und Halses für Zahnärzte. 1922. — SHARPE: The laryngeal complications of tropical diseases. Journ. of trop. med. a. hyg. Vol. 25, Nr. 17. 1922. — SILBERSCHMIDT: s. MIKULICZ-KÜMMEL. — DE SIMONI: Wien. med. Wochenschr. Nr. 37, 1919. — SÖDERLUND: Dtsch. med. Wochenschr. 1913. — SOLTMANN: Jahrb. f. Kinderheilk. N. F. Bd. 24. — STEINKAMM, J.: Diss. Köln 1920. — STEVENSON and ADAIR-DIGHTON: Ophthalmoscope. Juni 1911. — STÖRK: Die Erkrankungen der Nase usw. 1897. — THÉVENOT: Gaz. des hôp. civ. et milit. 1909. — TRINKLER: Zentralbl. f. Chirurg. 1913. — ULLMANN: Wien. med. Presse. 1888. — URBANTSCHITSCH: Berl. klin. Wochenchr. 1878; Zeitschr. f. Ohrenheilk. 1910. — VERNIEUWE: Bull. d'oto-rhino-laryngol. Nov. 1920. — WETTNER: Arch. f. Med. u. Physik Bd. 3. 1913. — WILKE: Dtsch. med. Wochenschr. 1921. Nr. 35. — ZITZ: Zentralbl. f. Bakteriol. 1907.

Soor.

ALTMANNS: Internat. klin. Rundsch. 1892. — BAGINSKY: Lehrb. d. Kinderkrankheiten. — BEDNAR: s. REUBOLD. — BERG, O.: Schwämmchen des Kindes. — BLANK, G.: Münch.

med. Wochenschr. 1919. Nr. 51. — Bohn: Gerhardts Handb. d. Kinderkraukh. — Bresgen: Krankh. u. Behandlungslehre usw. 3. Aufl. 1896. — Brühl: Diss. Würzburg 1913. — Brownlie: The journ. of laryngol. Nov. 1919. — Bruck: Die Krankheiten der Nase. — Bunge: Die Krankheiten der ersten Lebenstage. 1893. — Burkhardt: Charité-Annal. 1864. — Chiari: Die Krankheiten der Nase. 1902. S. 183. — Eichhorst: zitiert bei Löri. — Epstein: Jahrb. f. Kinderheilk. Bd. 104. H. 3, 4. — Escherich: s. Seifert, Handb. v. Penzoldt-Stintzing. Bd. 2, S. 37. — Fasano: s. Schech. — Flatau: Nasen-, Rachen- und Kehlkopfkrankheiten. 1895. — Freudenberg: Zentralbl. f. klin. Med. 1886. — Fränkel, B.: Eulenburgs Realencyclop. Bd. 2. 1882. — Grósz: s. Seifert-Gerhardt, Lehrb. d. Kinderkrankheiten. — Kehrer: Der Soorpilz. Heidelberg 1883. — Keuther: Diss. Berlin 1919. — Kraus: Wien. med. Wochenschr. 1917. Nr. 7, S. 358. — Labbé: Presse méd. 13. Dec. 1899. — Langer: Arch. f. Laryngol. u. Rhinol. Bd. 34, H. 2, 3. — Levy, Fr.: Berl. klin. Wochenschr. 1916. Nr. 41, S. 1129. — Löri: Die durch anderweitige Erkrankungen bedingten Veränderungen. 1885. — Mackenzie, Morell: Die Krankheiten des Halses und der Nase, übersetzt von Felix Semon. 1880. — Maier, M.: Klin. Wochenschr. 1922. Nr. 18, S. 922. — Mayer: Prag. med. Wochenschr. 1909. Nr. 6. — Mayoud: Lyon méd. April 1902. — Massei: s. Schech. — Meinik: Diss. Berlin 1877. — Mettenheimer: Allg. Wien. med. Zeitg. 1894. Nr. 6. — Moldenhauer: Die Krankheiten der Nasenhöhlen. 1886. — Peiper: Schwalbe, Behandlung akut bedrohlicher Erkrankungen. Bd. 10, S. 377. — Plaut: s. Fr. Levy. — Pollak: Arch. internat. de laryngol. 1905. — Pürckhauer: s. Seifert-Gerhardt. — Reubold: Virchows Arch. f. pathol. Anat. u. Physiol. Bd. 7. — Ribbert: s. Seifert-Gerhardt. — Rosenberg: Die Krankheiten der Mundhöhle usw. 1893. — Rosenthal: Die Krankheiten der Nase. 1897. — Rudaux: Presse méd. 27. Nov. 1909. — Sattler: Gyógyászat. 1922. H. 21, p. 305. — Schech: Die Krankheiten der Nase, des Rachens usw. — Scheff: Wien. med. Presse Bd. 25, S. 187. — Schmidt: Beitr. z. pathol. Anat. u. z. allg. Pathol. Bd. 8. 1890. — Schmidt, Moritz: Die Krankheiten der oberen Luftwege. — Schmorl: s. Seifert-Gerhardt. — Seifert: Rev. de laryngol. 1889; Arch. f. Laryngol. u. Rhinol. Bd. 1; Handb. v. Penzoldt-Stintzing Bd. 2; Seifert-Gerhardt: Lehrbuch der Kinderkrankheiten. — Sendziak: Arch. f. Laryngol. u. Rhinol. Bd. 4, S. 421. 1896. — Srebrny: Arch. f. Laryngol. u. Rhinol. Bd. 16, 1904. — Stöcklin: s. Fr. Levy. — Stoor: s. Fr. Levy. — Taube: Dtsch. med. Wochenschr. 1892. — Thorner: New York med. Monatsschr. Febr. 1892. — Trautmann: Die Krankheiten der Mundhöhle usw. bei Dermatosen. S. 627. — Wagner, E.: Handbuch der pathologischen Anatomie. 1876. — Wladimiroff: Med. Observ. Nov. 1901. — Zenker: s. Seifert-Gerhardt.

Mycosis leptothricia.

Ackermann: Dtsch. med. Wochenschr. 1894. — Baginsky, B.: Berl. med. Ges. 17. Mai 1876. — Bayer: Rev. mens. 1883. — Bertran: Internat. Zentralbl. f. Laryngol. 1912. S. 613. — Biliancioni: Atti clin. oto-rino-lar. 1910. — Botella: Internat. Zentralbl. f. Laryngol. 1912. S. 286. — Brown: The Canad. pract. Juli 1897. — Castellani: New Orleans med. a. surg. journ. Vol. 78, Nr. 10, p. 561, 1926. — Colin: Arch. internat. d. laryngol. Vol. 5. 1896. — Decker und Seifert: Verhandl. d. phys.-med. Ges. Würzburg 1888. 2. Sitzg. — Dubler: Virchows Arch. f. pathol. Anat. u. Physiol. Bd. 126. — Dundas Grant: New York med. Journ. 1900. — Eichhorst: s. Schech, Die Krankheiten des Kehlkopfes. — Fränkel, B.: Berl. klin. Wochenschr. 1873. S. 94. — Fränkel, C.: Zeitschr. f. klin. Med. Bd. 4. 1889. — Fürbringer: Berl. klin. Wochenschr. 1921. Nr. 18, S. 437. — Glas: Internat. Zentralbl. f. Laryngol. 1918. S. 118. — Gray: Glasgow. med. Journ. 1899. — Gumbinner: Diss. Berlin 1883. — Hampelen: St. Petersb. med. Wochenschrift. 1881. — Heryng: 1883. — Jacobson: Volkmanns Sammlung. 1888. Nr. 317. — Jurasz: Die Krankheiten der oberen Luftwege. 1891. — Labit: Rev. de laryngol. T. 5. 1893. — Lermoyez, Helme et Barbier: s. Seifert-Gerhardt, Lehrbuch der Kinderkrankheiten. — Miller: Die Mikroorganismen der Mundhöhle. 1892. — Moulonguet et Doniol: Zentralbl. f. Hals-, Nasen- u. Ohrenheilk. Bd. 4, H. 7, p. 252. 1924. — Motta: Atti d. R. accad. dei fisiocrit. in Siena 7. 8. 1926. — de Nunno: Arch. ital. di laringol. Okt. 1914. — Onodi und Entz: Arch. f. Laryngol. u. Rhinol. Bd. 16. — Quinlan: Laryngoscope. Febr. 1907. — Roedelius und Brack: Arch. f. klin. Chirurg. Bd. 141. H. 1. 1926. — Rosenberg: Krankheiten der Mundhöhle. 1893. — Sendziak: Kronika lek. 1903. Nr. 13. — Siebenmann: Arch. f. Laryngol. u. Rhinol. Bd. 2. 1895. — Spaans: Dtsch. med. Wochenschr. 1893. — Spiess: s. Schech, Die Krankheiten des Kehlkopfes. — Störk: Wien. med. Ges. April 1875. — Toeplitz: New York med. Presse. Dez. 1886. — Warwick, W. Turner: Lancet. Vol. 205, H. 10. 1923. — Wright: New York med. Journ. 6. Juli 1895.

Blastomykose.

Basile: s. Citelli. — Bellei et Collina: Policlinico. 4 Febr. 1906. — Bellei et Gherardini: La semaine méd. T. 12. 1906. — Bertarelli und Calamida: Zentralbl. f. Bakteriol., Parasitenk. u. Infektionskrankh., Abt. 2. 1901. — Bogrow und Marzinowsky:

Dermatol. Zentralbl. 1907. Nr. 8; Arch. f. Dermatol. u. Syphilis, Orig. Bd. 86. 1907. — BRANDWEINER: Arch. f. Dermatol. u. Syphilis, Orig. Bd. 71. 1904. — BUSCHKE: Handb. d. Hautkrankh. v. MRAČEK, Arch. f. Dermatol. u. Syphilis, Orig. Bd. 69. 1909. — BUSSE: Dtsch. med. Wochenschr. 1895. Nr. 3. — CITTELI, Arch. internat. de laryngol. T. 4. 1922, — GILCHRIST: Brit. med. Journ. 1902. — GILCHRIST and STOKES: Journ. of exp. med. 1898. — GORDON, B. N.: Journ. of the Americ. med. assoc. Jan. 20. 1917. — HEYDE: s. MULZER. JACKSON: Arch. of otolaryngol. Vol. 3, H. 2, p. 49. 1926. — JOSEPH: s. MULZER. — KREN, O.: Münch. med. Wochenschr. 1903. Nr. 28. — LÖWENBACH, G. und OPPEN-HEIM, M.: Arch. f. Dermatol. u. Syphilis, Orig. Bd. 69. 1904. — MONTGOMERY: Journ. of cut. and genit. urin. dis. Mai 1902; Journ. of the Americ. med. assoc. Juni 1902. — MULZER-WOLFF: Lehrbuch der Hautkrankheiten. — OPPENHEIM, M.: Wien. med. Presse. 1905. Nr. 18. — RIKETTS: The journ. of the Boston soc. of med. science. Mai 1901. — SAKURANE, S.: Arch. f. Dermatol. u. Syphilis, Orig. Bd. 78. 1906. — SAMBERGER: Dermatol. Zentralbl. Bd. 8. — SELENEF: Russ. Journ. f. Haut- u. Geschlechtskrankh. 1907. — SEQUEIRA: Brit. med. Journ. of dermatol. Vol. 4. 1903. — STEPHERD: Journ. of cut. and genit.-urin. dis. April 1902. — DE SIMONI: Zentralbl. f. Bakteriol., Parasitenk. u. Infektionskrankh., Abt. I Orig. Bd. 22. 1897. — TRAUTMANN: Die Krankheiten der Mundhöhle und der oberen Luftwege bei Dermatosen. — TURNER und LOGAN: Internat. Zentralbl. f. Laryngol. 1921. Nr. 11, S. 418.

Sporotrichose.

ARNDT: Dermatol. Zeitschr. Bd. 17. 1910. — DE BEURMANN et GOUGEROT: Ann. de dermatol. et de syphiligr. 1906. — DE BEURMANN, BRODIER et GASTON: La sem. méd. 30. Okt. 1907. — GOUGEROT et QUELLIEN: Paris méd. T. 36. 1913. — HÜGEL: s. MULZER. — JESIONEK: s. MULZER. — MULZER-WOLFF: Lehrb. d. Hautkrankheiten. — SELENEF: Russ. Journ. f. Haut- u. Geschlechtskrankh. 1907. — THIBIERGE et GASTINEL: Bull. et mém. de la soc. méd. des hôp. de Paris. 19 Mars 1909. — WOLFF: Straßb. med. Zeitg. 15. März 1910.

Trichophytie.

BRESGEN: Krankheiten und Behandlungsl. d. Nase usw. 1896. — FERRERI und CIPOL-LONE: Arch. ital. di laringol. Vol. 1/3. 1920. — KRONENBERG: HEYMANNS Handb. Nr. 2. — ROSENBERG: Die Krankheiten der Mundhöhle. 2. Aufl., S. 53. — SENDZIAK: Kronika lek. Vol. 13. 1905.

II. Tierische Parasiten (Myiasis).

ADLER: Worms in the frontal sinus. — ALBRECHT: Commerc. Noricum. T. 9, Annal. p. 113. 1739. — DERSELBE: De lumbricis teretibus, tribus diversis locis incongnus excretis, s. TIEDEMANN, p. 9. — AMBROIS PARÉ: s. BLAS, p. 12. — ANTONY: Bull. et mém. de la soc. méd. des hôp. de Paris. 1903. — ARRIBALZAGA: Calliphora anthrophaga, Nota critica; Ann. de la soc. cientif. Argent. 1 Juli 1879. — BARWINSKI: s. M. SCHMIDT: Die Krankheiten der oberen Luftwege. 1897. — BEHRENDS: Kasus von Würmern, so aus dem Sinus maxillaris gefallen; s. TIEDEMANN. — BERGMANN: Korrespbl. d. dtsch. Ges. f. Psych. Neuwied 1859. — BERNAYS: New York med. record. 1886. — BERRIO: Soc. de méd. et d'hyg. tropicale. Avril 1910. — BERTRAND: Précis de trav. soc. méd. de Belgique. 1839. — BLAIN: Detroit med. journ. Jan. 1909. — BLAS: Diss. Straßburg 1892. — BLUMENBACH: Geschichte und Beschreibung der Knochen. Göttingen 1807. S. 113. — BOERHAVE: Praelect. acad. institut. rei med. cum notis Halleri, s. TIEDEMANN, p. 35. — BOND, E.: Internat. Zentralbl. f. Laryngol. 1896. Nr. 11, S. 562. — BORDENAVE: Deuxième mém. présentée à l'acad. d. chirurg. T. 5, p. 387. — BORREL et ANDRY: De la générat. d. vers. Paris 1741. — BRANDT: Wratsch 1888. — BRAUN: Die tierischen Parasiten des Menschen. — BRESGEN: EULENBURGs Real-encyclop. 3. Aufl. — BRITTON: Cambridge Massachusetts U. S. of America. Vol. 4, Nr. 3, 1883. — BROKAW: Weesly med. Rev. Sept. 1891. — BRUCK: Die Krankheiten der Nase usw. 1907. — CALAMIDA: Giorn. di r. acad. di med. di Torino. Sept. 1903. — CARRIÈRE; Gaz. hebdom. d. méd. et de chirurg. 1898. — CASTELLI: Giorn. di r. acad. di med. di Torino. 6.—7. 1884. — CERNA: New York med. journ. April 1. 1893. — CESARE: Arch. ital. di otol. April 1903. — CHARLIEP: s. BLAS, S. 12. — CHEVAL: Journ. de méd. et de chirurg. T. 14. 1893. — CHIODI: La Argent. med. 1. März 1905. — COLMARS: s. HARMES. — CONIL: Ann. de soc. zool. 1878. — COSTRES: Arch. del hosp. Rosales; Americ. centr. Mai 1909. — CURRAN; Med. Press. 9. März 1887. — DELASIAUVE: Gaz. hebd. de méd. Paris 1888. — DORTIGOLLES: Bull. de la soc. de pathol. ext. T. 6. 1922. — DOUGLAS: Kansas city med. index. Febr. 1890. — DOWLING: New Orleans med. journ. Nov. 1903. — DURHAM: Chicago med. Times. Dez. 1893. — DUSMENIL: s. FRIEDREICH, Die Krankheiten der Nase in VIRCHOWS Handb. d. spez. Pathol. Bd. 5. 1858. — FERNEL: s. BLAS, S. 12. — FOLKES: New York med. record. 1907. — v. FRANTZIUS: VIRCHOWS Arch. f. pathol. Anat. u. Physiol. Bd. 43. 1868. — FÜLLE-BORN: Erste Tagung der deutsch. tropenmed. Ges. zu Hamburg. April 1908. — GERST-ACKER: Sitzungsber. d. Ges. naturforsch. Freunde, Berlin. 1875. S. 108. — GILBERT: Münch.

med. Wochenschr. 1915. Nr. 6, S. 215. — Göbel: Münch. med. Wochenschr. 1919. Nr. 16. — Goldstein: New York med. Aug. 8. 1892. — Derselbe: The Laryngoscope. 1897. — Good: Lancet, 10. Sept. 1888. — Goudot: Ann. de la soc. natur. 1893. p. 221. — Grayson: St. Louis med. and surg. journ. Aug. 1891. — Mac Grégor: Arch. gén. de méd. 1903. — Gros y Moreno: Boliv. med. Clin. Vol. 5. 1922. — Harmes: Internat. Zentralblatt f. Laryngol. 1914. S. 185. — v. d. Heide: Internat. Zentralbl. f. Laryngol. 1896. S. 522. — Henkel: s. Tiedemann, S. 28. — v. Herrenschwand: Frankf. Zeitschr. f. Pathol. Bd. 28. 1922. — Hertod: Vermis capitis miscelli acad. nat. curios. 1. Dez. 1671. — Hillefeld: s. Tiedemann, S.16. — Hüber: Jahresber. d. Vers. f. vaterl. Naturk. in Württemberg 1896. — Jennings: Kansas city med. Index. Jan. 1890. — Joseph: Dtsch. med. Zeitg. Bd. 4. 1885. — Derselbe: Monatsh. f. prakt. Dermatol. 1887. — Jourdran: Arch. de méd. nasale. Nov. 1895. — Kaghan: Wien. klin. Wochenschr. 1917. Nr. 36, S. 1155. — Kerkering: Vermis e naribus ejectus, Lugd. Batav. 1717. — Kilgour: s. Tiedemann, S. 29. — Kimball: New York med. journ. March 12. 1893. — Kirschmann: Wien. med. Wochenschr. 1881. — Kupfferschmid: s. Sigerist, Schweiz. Korrespbl. 1918. Nr. 29. — Lahory: Edinb. med. journ. Okt. 1856. — Laurens: Pariser Ges. f. Laryngol. 10. XI. 1913. — Laurence: Brit. med. journ. Jan. 1. 1909. — Lauzurica: Rev. ibero americ. ill cienc. med. Aug. 1909. — Lefèvre: s. Castelli. — Léon: Notes de parasitologie. Zentralbl. f. Bakteriol., Parasitenk. u. Infektionskrankh., Abt. I Orig. 1912. — Lesbini, Weyenberg et Conil: Act. d. acad. nation. d. ciencias. March 1. Buenos Aires 1879. — Littré: Hist. de l'acad. de science de Paris 1708. — Löw: Wien. med. Wochenschrift. 1882. Nr. 9; 1883. Nr. 31. — Lutz: Monatsschr. f. prakt. Dermatol. 1887. — Mackenzie, Morell: Lehrb. d. Krankh. d. Nase. — Mailand: Arch. méd. nasale. Jan. 1895. — Maillard: Thèse de Montpellier 1870. — Malot: Hist. de l'acad. de science de Paris 1733. p. 54. — Mankiewicz: Virchows Arch. f. pathol. Anat. u. Physiol. Bd. 44, 1868. — Misch: Die Kriegsverletzungen der Kiefer usw. 1916. S. 127. — de Moor: s. Tiedemann, S. 14. — Moore: Chicago med. times. Nov. 1893. — Morgagni: s. Tiedemann, S. 36. — Naunyn: Erinnerungen. S. 87. — Oatman: Med. mirror. Febr. 1894. — Osborn and Turpin: Daniels med. journ. Dez. 1891. — Osten-Sacken: Catalog of the diptera of Nord-Amer. 1878. p. 161. — Pascal: Arch. de méd. et de pharm. milit. Okt. 1895. — Paullini: s. Tiedemann, S. 19. — Pierre: Thèse de Paris 1888. — Pirajá da Silva: Arch. de parasit. 1912. — Poilroux: Journ. de méd. et chirurg. Sept. 1809. — Portschinsky: Horae societatis entomol. Rossicae. Vol. 11. 1875. — Derselbe: Sacrophila Wohlfahrti monogr. St. Petersburg 1884. — Powell: St. Louis med. and surg. journ. 1888. — Prima: Thèse de Paris 1881. — Quintano: Cronic. oftalmol. de Cadiz 1878. — Razoux: Journ. de méd., chir. etc. July 1878. — Riley: Naturalist. Vol. 17. 1883. — Roorda Smit: Dtsch. med. Wochenschr. 1906. — Roma: Gaceta de Sanidad Milit. 1889. — Salzmann et Honold: Argentorati 1721. — Sandifort: De forficula viva naribus excurs. Exercit. acad. Lugd. Bat. 1785. — de Saulle: Gaz. de hôp. de Paris 1857. — Scal, J. Coleman: Americ. journ. of surg. 1924. Nr. 11. — Schenk: Observ. nar. nov. admir. monstr. Francforti 1601. — Schiner: Fauna austriaca, die Fliegen, Diptera. I. 1862. — Schmidt: Texas courier. 1883—1884. — Derselbe: Texas med. journ. Aug. 1887. — Schneider: Schmidts Jahrb. Bd. 11, S. 326. 1836. — v. Schrötter: Wien. klin. Wochenschr. 1917. Nr. 36, S. 1154. — Sconfetten: s. Castelli. — Seifert: Eigene Beobachtungen. — Stutzin: Dtsch. med. Wochenschr. 1917. Nr. 12. — Summa: St. Louis courier of med. March 1888. — Tengemann: Kongl. Vetenskaps acad. hojá handlingers 1796. — Tiedemann: Von lebenden Würmern und Insekten in den Geruchsorganen der Menschen. Mannheim 1899. — Trincavalla: s. Tiedemann, S. 11. — Urchs, O.: Wien. klin. Wochenschr. 1917. Nr. 36, S. 1155. — Versluys: Über die Verbreitung von Seuchen durch Insekten im Kriege. Leipzig: Joh. Ambr. Barth 1915. — Weber: Mém. de méd. milit. 1867 (Marique). — Wohlfahrt, J. A.: De vermibus e naribus excretis. Norimbergae 1770. — Wolinz: Wratsch Bd. 23. 1889. — Zarniko: Lehrb. d. Krankh. d. Nase.

Filaria.

Davaine: s. Butlin, Die Krankheiten der Zunge. — Meierhof: Dissert. Tübingen 1912.

Askariden.

Albrecht: Commer. Noricum. T. 1, Annal. 1739. — Bahr: s. Forest. — Benievini: Prol. anat. d. sin. front. Göttingen 1779. — Blumenau: s. Neumann, Wien. klin. Rundschau. 1913. Nr. 28. — Bruckmann: Commer. Noricum 1739. — Cerchez: Clinica Vol. 4. 1891. — Chiari: Krankheiten der Nase. 1739. — Deschamps: s. Blas, Diss. Straßburg 1892. — Donati: Ann. univ. de med. e chirurg. Milano 1878. — Fehr: s. Forest. — Forest: s. Tiedemann, Mannheim 1844. — Fortessin: s. Bardeleben, Lehrb. d. Chirurg. 1875. — Fürst: Wien. med. Wochenschr. 1879. — Haffner: Berl. klin. Wochenschrift 1880. — Hansted: Hospitalstidende. Vol. 20. 1911. — Jurasz: Heymanns Handb. Bd. 3. — Landa: Wratsch. Gaz. Vol. 51. 1909. — Lange: Blumenbachs med. Bibliothek.

Göttingen 1788. — Langelott: s. Forest. — Lanzoni: s. Forest. — Léon: Zentralbl. f. Bakteriol., Parasitenk. u. Infektionskrankh., Abt. I Orig. Bd. 72. 1913. — Mariotti-Bianchi: Giorn. di clin. med. 1910. — Middleton: Journ. of the Americ. med. assoc. Febr. 20. 1915. — Mosler: Zitiert bei Liesen. — Mosler and Peiper: Nothnagels Handbuch. Bd. 6. 1894. — Negresco: Soc. de méd. legale. 9. Nov. 1903. — Oesterlein: Dtsch. Klin. 1851. — Oppolzer: Prag. Vierteljahrsschr. 1844. — Rabot: Soc. de science méd. de Lyon. 9 Oct. 1904. — Reisel: s. Forest. — Reynolds: Lancet 1880. — Seifert: Eigene Beobachtung. — Slabber: s. Forest. — Smyly: Dublin journ. 1867. — Troja: Rariss. observ. de magno lumbrico in front. sinu reperto. Napoli 1779. — Tulpe: s. Forest. — Wagenhäuser: Arch. f. Ohren-, Nasen- u. Kehlkopfheilk. Bd. 27, 1889. — Wagner: Dtsch. med. Wochenschr. 1902. — Wrisberg: s. Blumenbach. Göttingen 1907. — Zaresorka: Monatsschr. f. Ohrenheilk. 1913. Nr. 1. — Zolatowski: Wien. klin. Wochenschrift. 1908. S. 923.

Oxyuris vernicularis.

Chiari: Erfahrungen auf dem Gebiete der Hals- und Nasenkrankheiten. 1887. — Hartmann: Naturforscher-Vers. Köln 1889. — Pomper: Diss. Berlin 1875. — Proskauer: Zeitschr. f. Ohrenheilk. 1891. — Rheins: Dtsch. prakt. Arzt. 1893. — Wilhelm und Quast: Klin. Wochenschr. 1925. Nr. 20. — Zarniko: Die Krankheiten der Nase usw.

Trichina spiralis.

Finley: s. Schech. — Friedrich: Zitiert bei Löri, Die Veränderungen des Rachens usw. — Knorr: s. Seifert, Die tierischen Parasiten des Menschen. 2. Aufl. S. 319. — Körner: Lehrb. d. Ohren-, Nasen- u. Kehlkopfkrankh. 2. Aufl. 1909. — Kraus: Die Erkrankungen der Mundhöhle. S. 221. — Landauer: Klin. Wochenschr. 1923. Nr. 2, S. 100. — Lipowsky: s. Seifert, Die tierischen Parasiten des Menschen. 2. Aufl. S. 319. — Mackentry: Americ. med. Febr. 1908. — Miller: Transact. of the pathol. soc. London 1819. — Navratil: Berl. klin. Wochenschr. 1876. — Schech: Die Krankheiten des Kehlkopfes. 2. Aufl. S. 187. — Seifert: Eigene Beobachtungen.

Blutegel.

Albouker: Rev. de laryngol. T. 21, p. 623. 1914. — Alagna: Arch. internat. de laryngol. Bd. 3. 1910. — Aubert: Echo méd. 1891. — Batioli: XV. Congr. di la soc. ital. di laringol. Sept. 1912. — Berthoud: Arch. de méd. et de pharm. milit. 1893. — Blandin: Zitiert bei Cohnen. — Briggs, J. M.: Brit. med. journ. March 9. 1918. — Broc: Ann. de malad. de l'oreille. T. 4. 1910. — Ceccaroni: XV. Congr. di la soc. ital. di laringol. Sept. 1912. — Chassin: Soc. de méd. milit. franç. 5 Jan. 1911. — Chiari: Chirurgie des Kehlkopfes und der Luftröhre. S. 240; Neue deutsche Chirurgie. Bd. 19. Stuttgart: F. Enke. — Citelli: Boll. delle mall. dell' orechio. Dez. 1912. — Clementi: Arch. f. klin. Chirurg. Bd. 18. 1875. — Cohnen: Über Parasiten der Luftwege als Atmungshindernis. Diss. Königsberg 1909. — Candorelli-Francaviglia-Spalangani 1892. — Cortial: Un. méd. 1886. — Derselbe: Münch. med. Wochenschr. 1886. — Costa: Giorn. di med. milit. 1913. — Dumany: Med. News 1896. — Fairen: Rev. de spec. méd. Nov. 1913. — Ficano: Rev. de laryngol. 1890. — Gaggia: Giorn. di med. milit. 1914. p. 298. — Galleges: 52. span. Kongr. f. Oto-Rhino-Laryngol. April 1910. — Gardiner: Internat. Zentralbl. f. Laryngol. 1921. Nr. 11, S. 413. — Godet: Arch. de méd. et pharm. milit. 1887. — Goyanos: Rev. de méd. y civ. prat. 14. Nov. 1907. — Gundrum: Med. Klin. 1917. Nr. 8. — Härting: Münch. med. Wochenschr. 1916. Nr. 42, S. 1505. — Huber: Dtsch. Arch. f. klin. Med. Bd. 47. — Jurasz: Heymanns Handbuch. Bd. 2. 1899. — Kellermann: Orvosi hetilap. Vol. 30. 1917. — Keng: Scottl. med. and surg. journ. Okt. 1899. — Leone: Boll. de malad. dell' orecchio 1892. — Lusitanus: s. Seifert in Heymanns Handb. S. 599. — Maissurianz: Petersb. med. Wochenschrift. 1883. — Maravel: Rev. méd. del'Afrique du Nord zitiert bei Colmen. — Martin: Arch. de méd. et de pharm. milit. 1893. — Derselbe: Rev. barcelon. de cut. de oido 1906. — Morsei: Internat. journ. of laryngol. 1890. — Moudrarinski: Russki Wratsch. 1896. — Palazzolo: Boll. delle malad. dell' orecchio. 1895. — Panzat: Arch. de méd. et de pharm. milit. 1896. — Photiades: Internat. Zentralbl. f. Laryngol. 1884. — Ridola: Arch. ital. di laringol. 1894. — Roset: Rev. de cienc. méd. de Barcelona. T. 2. 1907. — Sawelzew: Wratsch. Gaz. Vol. 8. 1911. — Seifert: Rev. de laryngol. 1893. — Seyfarth: Zentralbl. f. Bakteriol., Parasitenk. u. Infektionskrankh., Abt. I Orig. Bd. 79, H. 2. — Sinclair: Brit. med. journ. Juni 20. 1885. — Smolitschew: Wratsch. 1884. — Sota y Lastra: Rev. méd. de Sevilla 1883. — Derselbe: Rev. méd. de Sevilla 1887. — Tapia: Siglo med. March 16. 1907. — Tonietti: Giorn. di med. milit. Sept. 1912. — Toubert: Arch. internat. de laryngol. — Tsakyroglous: Arch. intern. de laryngol. T. 6. 1907. — Tschernoborodow: Wratsch Gaz. Vol. 8. 1911. — Vaquier: Arch. internat. de laryngol. Jan.-Febr. 1910. — Vidal: Gaz. de Paris 1833. — Viens et Nepoen: Monatsschr. f. Ohrenheilk. 1884. — Winternitz und Karlinski: Prag. med. Wochenschr. 1890. — Zakopal: Militärarzt. Bd. 6. 1917. — Zografides: Monatsschr. f. Ohrenheilk. 1913. Nr. 1.

Echinokokkus.

ABOULKER: Rev. de laryngol. 1910. Nr. 44. — ANDRÉ: Bull. de la soc. anat. T. 7. 1898. — BARCKHAUSEN: Zitiert bei GRÜNWALD, Die Krankheiten der Mundhöhle usw. 3. Aufl. 1912. S. 379. — BOCH: Zitiert bei TÜRCK, Klinik der Krankheiten des Kehlkopfes 1866. S. 529. — BOTEY: Rev. d. méd. y cir. pract. de Madrid 1903. — BRUNS: Die Geschwülste des Nervensystems. 1897. — DERSELBE: Diss. Berlin. — BUCQUOY: Des cystes hydatiques de la base du crâne. Paris méd. T. 36. 1889. — BUTLIN: Krankheiten der Zunge. Übersetzung von BEREGSZÁSY 1887. — CASALI: Boll. de malad. dell' orecchio. Febr. 1907. — DUPUYTREN: Leçons orales. T. 2. p. 179. — GANGOLPHE: Thèse de Paris. — GOYANES: Rev. de méd. y chirurg. pract. de Madrid. 1909. — HAUSEN: Dtsch. Zeitschr. f. Chirurg. Bd. 3. — HENLE: Arch. f. klin. Chirurg. Bd. 49. 1895. — JORGE: Prena méd. la Habana. Aug. 1911. — KABLUKOFF: Arch. f. klin. Chirurg. Bd. 79. 1906. — KEATE: Med. chirurg. Transact. p. 278. — LANGRES: Zitiert bei GRÜNWALD, Die Krankheiten der Mundhöhle. 3. Aufl. 1912. — LIEBMANN: Zeitschr. f. Laryngol., Rhinol. u. ihre Grenzgeb. Bd. 10, S. 6. 1921. — MAKARA: Orvosi hetilap. Vol. 43. 1907. — ROGERS: Zitiert bei GRÜNWALD, Die Krankheiten der Nase. — SCHECH: Die Krankheiten der Mundhöhle usw. 5. Aufl. S. 63. — ULTZMANN: Wien. klin. Wochenschr. 1909. Nr. 20. — VERDALLE: Zitiert bei GRÜNWALD, Die Krankheiten der Mundhöhle. 3. Aufl. 1912. S. 376. — WALKER: Brit med. journ. Jan. 18. 1913. — WILMS: Handbuch von PENZOLDT-STINTZING. 5. Aufl. Bd. 6, S. 243.

Cysticercus cellulosae.

FIORAVANTI: Rif. med. Mai 29. 1911. — GAETANO: Giorn. internaz. d. scienze med. 1909. — GLAS: Wien. klin. Wochenschr. 1905. — HALM: Arch. ital. di otol. Vol. 4. 1913. — HOFMOKL: Zitiert bei BUTLIN, Die Krankheiten der Zunge. S. 197. — ROSER: Arch. d. Heilk. 1861. — STUMPF: VIRCHOWS Arch. f. pathol. Anat. u. Physiol. Bd. 217. — TIETZE: Berl. klin. Wochenschr. 1914. Nr. 21, S. 994.

Amoeba.

BEYER: Med. Klin. 1917. Nr. 5 und Med. Klin. 1918. Nr. 3 u. 4. — BENJAMINS: Arch. ital. di otol. 1919. H. 2. — EVANS, MIDDLETON and SMITH: Americ. journ. of the med. sciences. Febr. 1916. — GERBER: VIRCHOWS Arch. f. pathol. Anat. u. Physiol. Bd. 207; Dtsch. med. Wochenschr. 1910. Nr. 40; Zeitschr. f. Laryngol., Rhinol. u. ihre Grenzgeb. 1911; Med. Klin. 1917. Nr. 22. — HOWE: Med. record Oct. 9. 1915. — KOLLE: Med. Klin. 1917. Nr. 3. — KÜMMEL: Med. Klin. 1917. Nr. 39. — KUHN: Med. Klin. 1916. Nr. 8. — LESSER, FR. und WITOWSKI: Med. Klin. 1917. Nr. 48. — v. LEYDEN: Berl. Ver. f. inn. Med. 12. Mai 1902. — MALIWA: Wien. klin. Wochenschr. 1917. Nr. 37, S. 1186. — MENDEL: Ann. de l'inst. Pasteur. T. 30, S. 6. 1916. — TIBALDI: Ann. d'Igiene. T. 10. 1920. — WRIGHT, B. L.: Med. record. T. 19. 1916. — ZOUBAROFF: Schweiz. Rundschau f. Med. 6. Juli 1920.

IX. Erkrankungen der Luftwege bei verschiedenen Dermatosen.

1. Die Hautkrankheiten der Nase.

Von

A. JESIONEK-Gießen.

Erkrankungen der Haut an der Nase sind häufig. Nicht nur, daß die Haut hierselbst äußeren Schädlichkeiten im höheren Grade ausgesetzt ist als an anderen Körperstellen, auch die Disposition der Haut zur Erkrankung ist hier eine größere auf Grund entwicklungsgeschichtlicher, struktureller und funktioneller Besonderheiten des ganzen Organes.

Mißbildungen der Haut treten uns an der Nase am häufigsten entgegen in Form der *Naevi*: Umschriebene Hautstellen, größeren oder kleineren Umfanges, deren Eigenart darin gelegen ist, daß auf Grund angeborener Bedingungen in ihnen dieser oder jener Anteil des Hautgewebes im Übermaß vorhanden ist, daß diese oder jene Komponente des Hautgewebes oder mehrere dieser Komponenten eine Entwicklung genommen haben, die den Gesetzen der phylogenetischen Vererbung für die menschliche Haut nicht entspricht.

In der Hauptsache handelt es sich dabei an der Nase um die meist schon beim Neugeborenen vorhandenen Gefäßmäler, *Naevi vasculares*, Mißbildungen, die das Blutgefäßsystem betreffen, in ihrer Ausdehnung auf einen größeren oder kleineren Anteil der Nasenhaut sich beschränken oder neben der Nase und einzelnen Teilen der Nase auch mehr oder weniger umfangreiche Teile der benachbarten Gesichtshaut einnehmen. Immer ist es die eigentümliche Verfärbung der Haut, die das Krankheitsbild der Gefäßmäler beherrscht: Naevus flammeus, Feuermal, Taches vineuses, Portwinemarks usw. *Ein* Gefäßmal kann auch die verschiedenen Töne des Rot und Blau aufweisen.

Bei manchen Gefäßmälern der Nase sind es ausschließlich die Capillaren der drüsigen Organe, einzelner Papillen, einzelner Follikel, die an Zahl vermehrt und verlängert, geschlängelt und erweitert sind. In solchem Falle stellen sie sich als kleine sternförmige farbige Fleckchen dar, an welchen man oft einen vorragenden, auch in der Farbe sich abhebenden zentralen Punkt und von diesem radiär nach allen Seiten hin sich verzweigende feine erweiterte Gefäßreiserchen, Teleangiektasien, unterscheiden kann (proliferierendes Capillarangiom). Erstreckt sich die Mißbildung auf das Blutgefäßsystem mehrerer oder zahlreicher benachbarter Drüsen, Papillen, Follikel oder auf sämtliche Verzweigungen eines Hautbezirkes, so ergeben sich linsen- bis münzengroße und umfangreichere Flecken, deren Konfiguration keinerlei Regelmäßigkeit aufweist. Die krankhafte Veränderung betrifft ausschließlich nur die Farbe der Haut, oder aber, die verfärbten Hautteile ragen infolge der starken Füllung der erweiterten Gefäße als unregelmäßige, flache, polsterartige Erhebungen über das Niveau der Umgebung empor.

Neben den flächenhaft ausgebreiteten, in der Mehrzahl der Fälle von den Capillaren des Papillarkörpers ausgehenden Gefäßmälern (Angioma simplex) gibt es solche, welche sich schon beim Neugeborenen in Form von Geschwülsten darstellen (Angioma s. *Haemangioma*). Sowohl die flächenhaften wie die geschwulstartigen Naevi vasculares können sich auch erst Wochen und Monate lang nach der Geburt einstellen; flächenhafte Naevi können sich unter unseren Augen in geschwulstartige Bildungen verwandeln; Gefäßneubildung ist dabei seltener beteiligt als vielmehr die fortschreitende Erweiterung der im Überschuß präformierten Gefäße. Beim geschwulstartigen Naevus, wie wir ihn z. B. auf der Nasenspitze als blauroten Tumor nicht selten zu sehen bekommen, betrifft die Mißbildung hauptsächlich Capillaren in der Tiefe der Cutis und in der Subcutis. Abgesehen davon, daß es sich auch hier um eine Vermehrung der Zahl und um die Erweiterung der Gefäße handelt, äußert sich die Mißbildung hier auch noch in dem Umstand, daß umschriebene Anteile des Gefäßrohres einer besonders starken Erweiterung verfallen, so daß cystenartige Räume zustande kommen, welche die Neigung haben, sich immer mehr auszudehnen; sie wölben die Oberhaut vor sich her, bedingen Ausstülpungen der Oberhaut, verdünnen die Decke und bringen diese gelegentlich zum Durchbruch. Es sind das die „massigen Teleangiektasien" BILLROTHS.

Andere geschwulstartige Naevi vasculares der Nase sind dadurch ausgezeichnet, daß die Blutgefäße in ihnen kaum mehr als solche zu erkennen sind. Die erweiterten Blutgefäße stellen weite blutgefüllte Hohlräume dar, die durch spärliches, aber meist zellreiches Bindegewebe voneinander getrennt, in ihrer Gesamtheit eine Geschwulst vom Aussehen eines Schwammes bilden, dessen Maschen von Blut erfüllt sind. Klinisch stellen sich solche Angiome in Form von kleinen, glatten, knopfartigen Knoten dar, oder in Form größerer gelappter Wülste, grob und kleinhöckeriger Tumoren, in letzterem Falle an die Oberflächenbeschaffenheit der Brombeeren erinnernd. Mehr noch als die „massigen Teleangiektasien" Billroths haben diese Formen die Tendenz, ihre Umgebung zu verdrängen. Je nachdem sie angeboren sind oder erst im extrauterinen Leben sich entwickeln, unterscheidet man zwischen Naevus cavernosus und Angioma cavernosum. Auch diese Kavernome können verschiedene Farbentöne aufweisen, je nach der Dicke und Transparenz der die Blutansammlung bedeckenden Haut- und Oberhautschichten. Bei den Kavernomen sowohl wie bei den „massigen Teleangiektasien" können verschiedene Ursachen, z. B. körperliche Anstrengungen, Hustenstöße, psychische Erregungen den Füllungszustand der Gefäße und damit das Volumen der Geschwülste vorübergehend verändern (erektile Naevi). Die Excision oder kaustische Zerstörung der Angiome ist häufig von Rezidiven gefolgt, d. h. es kommt zur Erweiterung der um die Narbe herum neugebildeten Gefäße, ein Zeichen dafür, daß die betreffende Hautstelle ein für allemal oder wenigstens lange Zeit zur Bildung abnormer Gefäße disponiert ist. Erscheinungen spontaner Rückbildung kommen an den Gefäßmälern nicht gerade sehr selten zur Beobachtung; selbst an geschwulstartigen Gefäßmälern kann man gelegentlich teilweise oder vollkommene Rückbildung beobachten.

Komplizierende kongenitale Verhornungsanomalien über der Stelle der cutanen Gefäßmißbildung können eine Verdickung und rauhe Beschaffenheit der Hornschicht bedingen; auch Anomalien der Behaarung können dabei bestehen; manche Gefäßmäler sind mit einem dichten Wollhaarpelz, andere wieder mit dicken starren Borstenhaaren besetzt.

Für die *Behandlung* der Gefäßmäler der Nase kommen in der Hauptsache chirurgische Eingriffe in Betracht; namentlich gilt das für die geschwulstartigen Formen. Bei flächenhaft ausgebreiteten Gefäßmälern wird man sich auf Spaltung und Verödung der gröberen Gefäßchen, auf Elektrolyse und Kaustik mittels des Mikrobrenners beschränken. Kohlensäure ergibt in der Regel keine guten Resultate. Bei kleinen Kindern ist Eile nicht vonnöten; wie schon gesagt, spontane Rückbildungsvorgänge sind nicht selten; andererseits schützt auch die Excision nicht vor Rezidiven.

Angeborene Pigmentmäler, *Naevi pigmentosi*, kommen an der Nasenhaut verhältnismäßig selten zur Beobachtung. Was man davon zu sehen bekommt, sind in der Regel nicht einfache glatte Pigmentflecke, Naevi spili, vielmehr Naevi pigmentosi verrucosi, mehr oder weniger umfangreiche warzige Gebilde, in welchen die im Übermaß Melaninkörner enthaltenden Oberhautzellen nicht normalem, sondern mißgebildetem Bindegewebe aufsitzen: im Papillarkörper ist das Bindegewebe von jugendlichem, embryonalem Charakter, es ist zellreich, nicht ausdifferenziert, von lockerem Gefüge, arm an elastischen Fasern, häufig von Naevuszellhaufen oder Naevuszellsträngen durchsetzt. Auch in den keine Niveaudifferenz verursachenden glatten Pigmentmälern findet man Naevuszellen, wenn auch keineswegs immer, so doch häufig. Schwere kosmetische Schädigungen bedeuten die pigmentierten Muttermäler besonders dann, wenn sich in ihnen auch am Follikularsystem Bildungsanomalien abspielen, die zur Entstehung von Haaren, zu Hypertrichosis Veranlassung geben; dabei kann die Behaarung den Charakter der Wollbehaarung aufweisen, so daß die mißgebildete Hautstelle wie mit einem Pelz behaftet erscheint, oder aber es sind Borstenhaare, die der pigmentierten warzigen Stelle in mehr oder weniger großer Zahl aufsitzen.

Auch in den auf dem Nasendach oft in großer Zahl angesammelten *Epheliden* tritt uns eine Mißbildung der Oberhaut entgegen, eine auf angeborener Grundlage beruhende Pigmentierungsanomalie. Es sind das jene kleinen rundlichen

Hautinseln auf der Nase von Kindern sowohl wie von Erwachsenen, gelegentlich auch älteren Personen, die sich durch nichts anderes als durch ihren Pigmentreichtum aus ihrer Umgebung abheben. Um Mißbildungen handelt es sich dabei insoferne, als in ihren Basalzellen die Eigenschaft der Pigmentbildungsfähigkeit höheren Grades ist als in den Basalzellen der umgebenden Haut, die scheinbar gar nicht, in Wahrheit weniger stark pigmentiert ist. Diese Flecke sind beim Neugeborenen noch nicht vorhanden; sie treten in Erscheinung erst dann, wenn das Kind einige Jahre hindurch den Reizen des extrauterinen Lebens ausgesetzt gewesen ist; sie verdanken ihre Entstehung der biochemischen Aktivität des Lichtes, nicht etwa, wie man sich früher ausgedrückt hat, der Wärme des Sommers. Daß wir es bei diesen „Sommersprossen" mit Hautstellen zu tun haben, deren Biochemismus sich anders verhält als der Biochemismus der umgebenden Haut, verrät sich uns einzig und allein durch ihre Reaktion auf das Licht. Es ist das gleiche Licht, die gleiche Qualität, die gleiche Quantität des Lichtes, die auf sie wie auf ihre nächste Umgebung einwirkt; in ihnen aber erzeugt das Licht größere Mengen von Pigment. Es kann dieses Verhältnis auf nichts anderem beruhen als darauf, daß die Fähigkeit, den pigmentophoren Reiz des Lichtes mit der Produktion von Melaninkörnern zu beantworten, in den Basalzellen dieser Oberhautinselchen stärker entwickelt ist als in den Basalzellen der umgebenden Haut. Die wissenschaftliche Bedeutung der „Sommersprossen" ist heutzutage nicht mehr in der einwandfrei festgelegten Tatsache ihrer Lichtbeziehung gelegen als vielmehr in dem Umstande, daß sie uns darauf aufmerksam machen, daß nahe benachbarte, eng umschriebene Hautstellen an ein und derselben Körpergegend, wie z. B. auf dem Nasendach, von ein und demselben Reiz getroffen, diesen Reiz in verschiedener Weise, zum mindesten in verschiedener Stärke beantworten können. Je nachdem bei den blonden, rotblonden und brünetten Individuen der „weißen" Menschenrasse verschiedenem Verhalten des melanotischen Epidermispigmentes erscheinen uns die Epheliden in verschiedenen Tönungen der gelbbraunen Farbe, hell und rotgelb bis braunschwarz. In den Jahreszeiten stärkerer Lichtwirkung treten die Flecke deutlicher in Erscheinung als im lichtarmen Winter, wo sie häufig vollkommen verschwunden zu sein scheinen; die Frühlingssonne, aber auch die Wintersonne in höher gelegenen Gegenden lockt sie wieder hervor (Wintersport). Wer auf dem Standpunkt steht, daß der primitive Mensch, solange er unbekleidet den Einflüssen der Natur ausgesetzt gewesen ist, eine stark pigmentierte Oberhaut besessen haben muß, wird bezweifeln, ob die angeborenen und die auf angeborener Grundlage beruhenden Überpigmentierungen der Haut des weißen Menschen als *krankhafte* Erscheinungen zu deuten sind; die weiße Haut um die Epheliden herum ist eine Haut, welche mehr oder weniger vollkommen die Fähigkeit eingebüßt hat, einen physiologischen Reiz, den Lichtreiz, zu beantworten.

Wohl in der gleichen Weise wie die Epheliden sind die *Verrucae planae juveniles* zu beurteilen, als Hautinseln, welche die ihnen eigentümlichen Veränderungen unter dem Einfluß des Lichtes eingegangen sind auf Grund der in ihnen obwaltenden kongenital veranlagten besonderen Lichtempfindlichkeit. Sie beantworten den Lichtreiz nicht nur mit übermäßiger Pigmentbildung, sondern auch mit gesteigerter germinativer Tätigkeit der Basalzellen; die gesteigerte Proliferation führt zur Massenzunahme und Verdickung des Rete, zu Acanthose; eine ausgesprochene Hypertrophie des Stratum corneum tritt daneben nur selten in klinische Erscheinung. Die Verrucae planae juveniles finden sich in der Regel überall, massenhaft oder nur in vereinzelten Exemplaren, wo wir es mit Prädilektionsstellen der Lichtdermatosen zu tun haben, also auch auf der Nasenhaut: stecknadelkopfgroße, gelbliche, gelbbraune oder schwärzliche, runde oder polygonale, plateauartig erhabene, flache Knötchen. Sie pflegen im Frühjahr in Erscheinung zu treten oder deutlicher zu werden und im Herbst wieder zu verschwinden, mehr oder weniger vollkommen. Durch lichtabschließende Verbände kann man sie zur Rückbildung bringen. Vor allem jugendliche Individuen findet man davon befallen. Auffallend erscheint die Häufigkeit, mit der man sie bei tuberkulösen Individuen vorfindet. Nicht selten sind sie mit Verrucae vulgares vergesellschaftet.

Die Behandlung der mit Pigmentvermehrung einhergehenden Mißbildungen der Haut besteht in der Regel auf Maßnahmen des Lichtschutzes. Noch am besten bewähren sich Chininsalben, Zeozon, Ultrazeozon u. s. v. Schälkuren haben meist nur vorübergehenden Erfolg.

Angeborene *Verhornungsanomalie* tritt uns an der Nasenhaut in Form jener Naevi entgegen, die Unna als *harte Naevi* bezeichnet: kleine, flache Geschwülstchen oder warzenartige Bildungen, die aus nichts anderem als aus verdickter Epidermis bestehen. Entweder betrifft die Verdickung ausschließlich oder hauptsächlich die Hornschicht (Hyperkeratosis), *keratoide* Naevi, oder die Stachelschicht (Acanthosis), *acanthoide* Naevi.

Im Sinne der Mißbildung sind auch bestimmte an der Nasenhaut vorkommende Sekretionsanomalien zu deuten. Hierher gehört vor allem die *Seborrhoea oleosa*, die häufig auf die Haut des Nasenrückens, der Nasenspitze, der Nasolabialfalten beschränkt, diese Hautbezirke mit einer öligen Schicht überzieht und ihnen ein unschönes, glänzendes, fettiges Aussehen verleiht, sei es, daß es sich dabei histologisch um mehr oder weniger stark entwickelte Talgdrüsen handelt, welche physiologisches Sekret im Übermaß produzieren, oder daß eine Hypertrophie dieser Talgdrüsen nicht nachweisbar ist, scheinbar normal gebildete Talgdrüsen ein Sekret von sich geben, welches nicht die physiologischen Eigenschaften des gewöhnlichen Hauttalges, vielmehr eine flüssige ölige Beschaffenheit aufweist. Die kongenitale Veranlagung tritt besonders deutlich in jenen Fällen zutage, in welchen die fettige Beschaffenheit dieses oder jenes Anteiles der Nasenhaut eine Familieneigentümlichkeit darstellt. Man beobachtet die Seborrhoea oleosa der Nase namentlich bei Individuen, welche sich in der Pubertätszeit befinden, in jener Entwicklungsphase, in welcher das Follikularsystem seine volle Ausbildung erfährt, neue Talgdrüsen sich bilden, bereits vorhandene Talgdrüsen sich vergrößern. Nicht nur bei den farbigen Menschenrassen, auch bei manchen Individuen der weißen Rasse bleibt der Zustand der gesteigerten Fettabsonderung nach dem Eintritt der Pubertät oft noch lange Zeit bestehen.

Die *Behandlung* besteht in Waschungen mit warmem abgekochtem Wasser und fetten Seifen, die mindestens zweimal des Tages vorzunehmen sind; nach dem Waschen Pudern mit Schwefelpuder.

Auch *Hyperidrosis* kommt häufig an der Nase zur Beobachtung. Mitunter sind es nur ganz umschriebene Teile der Nasenhaut, welche die übermäßige Schweißabsonderung aufweisen. Beachtenswert ist die Häufigkeit der einseitigen Hyperidrosis der Nasenhaut oder einzelner Teile der Nasenhaut als einer Eigentümlichkeit mancher Familien. Die Berechtigung, die auf angeborener Grundlage beruhenden Störungen der Schweißsekretion an der Nase in die Reihe der angeborenen Mißbildungen der *Haut* zu stellen, kann bezweifelt werden. Die Funktion der Schweißdrüsen untersteht dem Einfluß des Nervensystems in weitaus größerem Umfange als es mit der Talgdrüsentätigkeit der Fall ist. Andererseits besteht die Tatsache zu Recht, daß an ein und demselben Individuum und an ein und derselben Körperregion pigmentierte Hautstellen auf die schweißtreibenden Reize leichter reagieren als die nicht pigmentierten Hautstellen. Auch liegt der übermäßigen Schweißsekretion an der Nase oft eine primäre Störung der Blutzirkulation zugrunde. Grobanatomische Veränderungen sind an den Schweißdrüsen im Falle der Hyperidrosis in der Regel nicht erkennbar. Doch soll nicht in Abrede gestellt werden, daß in dem einen oder anderem Falle im Gebiet der Hypersekretion die Schweißdrüsen besonders groß und zahlreich entwickelt sein können, wie andererseits eine mehr oder weniger hochgradige Hypoplasie der Anidrosis zugrunde liegen kann.

Behandlung: Häufige Waschungen, Salicylspiritus, Lenizetpuder.

Auch die an der Nasenhaut so häufig vorkommenden *Comedonen* und *Milien* sind als kongenital veranlagte Sekretionsanomalien zu deuten. Es sind das Lanugohaar- und Talgdrüsenfollikel, innerhalb deren sich umschriebene Zellkomplexe nicht ordnungsgemäß an der Bildung und Absonderung des Hauttalges beteiligen, sondern übermäßige Mengen von Hornsubstanz produzieren. Die falsch funktionierenden Zellkomplexe pflegen in der Hauptsache dem Ausführungsgang anzugehören und hierselbst Hyperkeratose zu veranlassen. Auch in der Drüse selbst können sich Zellen finden, welche falsch funktionieren, statt Talg Hornsubstanz aus sich hervorgehen lassen; die Zellen sind nicht die Differenzierung eingegangen, welche den Epithelien der drüsigen Einstülpung entspricht; sie sind auf der Entwicklungsstufe stehen geblieben, welche den verhornenden Deckepithelien an der äußeren Oberfläche der Haut eigen ist.

Die Comedonen sind Pfröpfe horniger und fettiger Massen, welche die erweiterten Follikulartrichter erfüllen. Sie bestehen in der Hauptsache aus verhornten und noch nicht vollkommen verhornten Epithelzellen. Diese Massen sind aus den Follikeln leicht ausdrückbar; der freigewordene Ausführungsgang ist dann als Grübchen in der Haut erkennbar. Der aus dem Follikel ausgedrückte Comedo ist von länglicher, wurmförmiger Gestalt. Er besitzt meist einen dunkel verfärbten oder schwarzen „Kopf". Dessen Verfärbung ist nur zum geringen Teil auf Beimischungen von Staub und Schmutz zurückzuführen; in der Hauptsache beruht sie auf der „Hornfarbe" (UNNA), auf den Farbeveränderungen, welche die fettigen Hornmassen unter dem Einfluß des Lichtes eingehen. Der Comedo fühlt sich derb an, wenn er so gut wie ausschließlich aus verhornten Zellen besteht; er ist von weicher Konsistenz, wenn ihm größere Mengen von Hauttalg beigemischt sind. Außerdem finden sich in ihm häufig Lanugohaare und Haarsackmilben (Demodex folliculorum). Auch bakterielle Elemente verschiedener Art sind in der Regel in ihm nachweisbar.

Neben den Comedonen sieht man an der Nasenhaut häufig stecknadelkopfgroße, milchweiße oder gelblichweiße, derb sich anfühlende, körnchenartige Knötchen, welche sich nicht ohne weiteres wie die Comedonen ausdrücken lassen. Es sind das die Milien (Hautgries), Horncysten, deren Entstehung gleichfalls auf hyperkeratotische Vorgänge und Sekretionsanomalien innerhalb des Follikels zurückzuführen ist. Die Zellkomplexe, deren fehlerhafte, hornbildende Funktion zur Entstehung des Milium Veranlassung gibt, gehören in der Regel tieferen Anteilen des Follikels an, als das beim Comedo der Fall ist. Außerdem betrifft hier die Verhornungsanomalie auch die Mündung des Follikulartrichters selbst, insofern diese nicht frei zutage liegt, sondern durch eine darüber hinwegziehende widerstandsfähige Hornschicht verschlossen ist. Erst nach dem Einreißen dieser Horndecke ist der Inhalt des Cystchens ausdrückbar. Im mikroskopischen Bilde ergibt sich eine schalenartige Anordnung der verhornten Zellen und eine bläschenartige Ausbuchtung des Follikels.

Die Erscheinung der Comedonen und Milien an der Nasenhaut ist nicht selten mit dem Zustand der Seborrhoea oleosa vergesellschaftet, namentlich, bei denjenigen Individuen, bei welchen man ihnen am häufigsten begegnet, bei den jugendlichen Individuen in der Zeit der Pubertät, die gleichzeitig oft an Acne vulgaris erkrankt sind.

Bei der *Behandlung* der Comedonen wird häufig der ausschlaggebende Faktor, die Reinlichkeit, bös vernachlässigt. Gründliches Waschen mit warmem oder heißem Wasser und fetten Seifen, täglich zweimal, nach dem Waschen und Frottieren Abreiben mit Salicylalkohol tut in der Regel sehr gute Dienste. Dabei spielt nicht nur das Moment der Reinigung eine Rolle, vielmehr auch das Moment der mechanischen Beeinflussung. Der Comedonenquetscher dient zur Beseitigung derjenigen Comedonen, die durch fleißiges Waschen sich nicht beseitigen lassen. Die Milien beseitigt man durch Einritzen der Horndecke und Ausdrücken des Inhaltes aus den knötchenartigen Bildungen.

Mißgebildetem *Bindegewebe* begegnen wir in kongenitalen und kongenital veranlagten Bildungen der Nasenhaut, abgesehen von dem bereits besprochenen Naevus vascularis und dem tumorartigen Hämangioma, vor allem in jenen Naevis, die als Naevi *verrucosi* bezeichnet und von warzigem Aussehen ihre warzige Beschaffenheit dem Umstand verdanken, daß in ihnen der Papillarkörper massiger entwickelt ist als es den physiologischen Verhältnissen der entsprechenden Hautstelle entspricht. Dabei ist der Papillarkörper durch seinen Reichtum an nicht ausgereiften Bindegewebszellen ausgezeichnet. Die Bindegewebszellen der Hautstelle sind auf einer niederen Stufe ihrer Entwicklung stehen geblieben, sie haben sich nicht ordnungsgemäß zu Bindegewebssubstanz entwickelt. Die Fasern des kollagenen Gewebes sind zart, dünn, locker; in ihrer Lagerung entbehren sie des festen Gefüges und der mannigfachen Überkreuzungen, die das straffe Bindegewebe der normal entwickelten Haut auszeichnen. Elastische Fasern sind gar nicht oder nur in geringer Zahl vorhanden; in ihren Lagebeziehungen zu den anderen Elementen des Hautgewebes fehlt die gesetzmäßige Ordnung. Außerdem aber finden sich dem embryonalen Bindegewebe konstant Naevuszellen eingelagert. Es sind das mesodermale Keimzellen, die zwischen den sich differenzierenden Keimzellen als unreife Keimzellen liegen geblieben sind, unfähig sich ihrer Individualität entsprechend zu Fibroblasten und bindegewebiger Fasersubstanz weiter zu entwickeln. Die Naevuszellen finden sich in den Naevis verrucosis meist in Form von Strängen und Haufen, in den verschiedenen Höhenlagen des cutanen Bindegewebes, meist in seinen obersten Anteilen unmittelbar an der Epidermisbindegewebsgrenze. Sie können Melaninkörner enthalten (pigmentierte Naevuszellen). Auch die epidermidalen Basalzellen sind in den Naevis verrucosis in der Regel stark pigmentiert, Naevus verrucosus pigmentosus. Über dem mißgebildeten Bindegewebe können auch Anomalien der Verhornung bestehen in dem Sinne, daß die warzige Bildung mit verdickter Hornschicht überzogen ist, und auch in dem Sinne, daß die warzige Bildung mit Haaren bedeckt ist.

Auch die *weichen Naevi* (Unna) kommen auf der Nasenhaut vor. Es sind das jene Naevi, welche einzig und allein auf der Gegenwart von Naevuszellen innerhalb des Bindegewebes beruhen. Hierher gehören die *beetartig* flachen Naevi, die man hauptsächlich bei neugeborenen Kindern sieht. Sie können pigmentiert oder pigmentlos sein; im letzteren Falle erkennt man sie mit dem Diaskop deutlicher als mit dem bloßen Auge. Zwischen den Naevuszellhaufen, die im Papillarkörper gelegen sind, kann es zum Schwund des elastischen Gewebes kommen, so daß dieser Hautbezirk seine Elastizität einbüßt und bei jeder Hautbewegung von dem elastischen Gewebe an seiner unteren Circumferenz in die Höhe gehoben wird; auf diese Weise kommen die *knopfförmig* erhabenen Naevi zustande, weiche, glatte, pigmentierte oder pigmentlose, linsengroße oder wenig größere, die Umgebung überragende Gebilde. Wucherungen der Epithelleisten verleihen ihnen ein gelapptes, drusiges Aussehen, die *beerenartig* zerklüfteten Naevi. Als eine noch später einsetzende Altersveränderung bezeichnet Unna die molluskoide Degeneration, die zu der Erscheinung schlaffer, eindrückbarer, gerunzelter und gefältelter Auswüchse führt, *molluskoide* Naevi.

Bei der *Behandlung* der Knötchen und Geschwülstchen bildenden Naevi kann es sich nur um Excision handeln.

Geschwulstartige Mißbildungen des cutanen Bindegewebes sind die *Fibrome.* An der Nasenhaut kommt nicht das eigentliche Fibroma durum in Betracht, vielmehr jene Erscheinungsform des Fibroms, welche UNNA als *Fibrokeratom* bezeichnet hat, naevusartige und zum Bild des Cornu cutaneum führende Verhornungsanomalie auf fibromatös mißgebildetem Capillarkörper. Dabei ist aber zu beachten, daß die Hauthörner mehr oder weniger großen Umfangs, denen man an der Nasenhaut begegnet, für gewöhnlich carcinomatöser Basis aufsitzen.

Häufig an der Nasenhaut sind die *weichen Fibrome*, das Fibroma molluscum, selten in der Einzahl, für gewöhnlich in der Mehrzahl, häufig in der Vielzahl: breit aufsitzende oder gestielte, polypöse, lappige Geschwülste von teigigweicher Konsistenz, von der Größe einer Linse oder aber auch viel größer, oft von der Gestalt eines an einem dünnen Stiel hängenden schlaffen Sackes, in welchem man strangartige und höckerige Massen fühlen kann (Fibroma pendulum). Das anatomische Substrat des Fibroma molluscum ist lockeres, maschiges, zart fibrilläres Bindegewebe mit zahlreichen Bindegewebszellen. Daneben finden sich oft lymphocytäre Elemente, auch Mastzellen; mitunter ist die Geschwulstmasse sehr saftreich, wie ödematös oder fast gallertig. Zu dem hierhergehörigen Symptomenkomplex der *Neurofibromatosis cutis*, RECKLINGHAUSENsche Krankheit, gehört es, daß auch die Nasenhaut in Mitleidenschaft gezogen ist, in der Weise, daß sich hier wie sonst überall am Körper, neben den angeborenen größeren und kleineren, halbkugeligen, gestielten und sackartigen Fibromen, auch Pigment- und Feuermäler in jeder Größe finden; auch die für den Symptomenkomplex charakteristischen *Neurinome* (VEROCAY), klinisch von den weichen Fibromen nicht zu unterscheiden, können an der Nasenhaut vorhanden sein; hier handelt es sich nicht um Bindegewebe, sondern um „neurogenes" Gewebe, dessen Bildung auf Nervenfaserzellen oder entsprechende embryonale Zellen zurückzuführen ist, die nicht in normaler Weise zum Aufbau von Nervengewebe verwendet worden sind.

In ähnlicher Weise wie bei der RECKLINGHAUSENschen Krankheit finden wir die Nasenhaut am sogenannten *Adenoma sebaceum* PRINGLE beteiligt. Man versteht darunter eine in der Kindheit oder Pubertätszeit einsetzende, auf angeborener Grundlage beruhende, mit der Bildung zahlreicher, verschieden gestalteter und verschiedenartiger Geschwülstchen einhergehende Systemerkrankung der Haut. Die spezifischen Geschwülstchen finden sich überall, an der ganzen Körperdecke, vornehmlich meist haufenweise angeordnet und eine gewisse Symmetrie der Anordnung erkennen lassend, im medialen Anteil des Gesichtes, namentlich in den Nasolabialfalten. Die Gebilde sind hier stecknadelkopf- und hanfkorngroß, rundlich oder polygonal oder zapfenartig und stalaktitenförmig; sie sind von normaler Hautfarbe oder gelblichrot oder auch braunrot verfärbt; der rote Farbenton ist in der Hauptsache durch feine Teleangiektasien bedingt. Daneben können sich an der Nasenhaut, wie auch an der sonstigen Gesichts- und Körperhaut alle die anderen Mißbildungen der Haut finden, von denen bereits die Rede gewesen ist. Die anatomische Grundlage der spezifischen Geschwülstchen ist verschiedener Art. Viele der Geschwülstchen bestehen in der Hauptsache aus voluminösen, bis in die Gegend der Schweißdrüsen und tiefer reichenden Talgdrüsen oder aus größeren und kleineren Konvoluten von solchen; die Ausführungsgänge der Drüsen sind meist cystisch erweitert. Das Bindegewebe, in das diese hypertrophischen und cystischen

Talgdrüsen eingebettet sind, ist von der unreifen, zellreichen Beschaffenheit des mißgebildeten Bindegewebes im Naevus verrucosus. Andere Geschwülstchen, eine Mittelstellung zwischen dem Naevus verrucosus und dem weichen Fibrom einnehmend, oft mächtig verhornt und reichlich pigmentiert, bestehen in der Hauptsache aus unreifem Bindegewebe. Wiederum in anderen Geschwülstchen fallen eigenartige epitheliale Zellstränge auf, deren Natur erst dann deutlich erkannt wird, wenn man in dem gleichen oder in anderen Geschwülstchen des Patienten Gelegenheit findet, die Entwicklung dieser strangartigen, oft mit soliden Knospen versehenen Zellanhäufungen zu erkennen. Sie kommen dadurch zustande, daß in den Lanugohaarfollikeln die Basalzellen und wohl auch die Matrixzellen des Haares selbst statt ordnungsgemäß ihre Bildungen zu produzieren, mehrere Generationen ektodermaler Keimzellen aus sich hervorgehen lassen, welche in ihrer Anordnung den verzerrten Aufbau eines Haarfollikels mehr oder weniger deutlich erkennen lassen (Trichoepithelioma papulatum multiplex, JARISCH). Oft besteht, dem Lumen des Follikels entsprechend, ein cystenartiger Hohlraum, in dem sich Haarstümpfe vorfinden können (Epithelioma adenoides cysticum, BROOKE). Wiederum andere Geschwülstchen bestehen aus nichts anderem als aus derartigen cystisch degenerierten Epithelzellsträngen; neben den mißgebildeten Haartaschen finden sich aber häufig auch noch die anderen oben angedeuteten Mißbildungen des Bindegewebes und hypertrophisch und cystisch entartete Talgdrüsen.

Ob und inwieweit die an der Nase so häufig vorkommenden *Hautkrebse* in der gleichen Weise wie die bisher besprochenen Geschwülste der Haut im Sinne kongenitaler und kongenital veranlagter Mißbildungen der Haut zu deuten sind, diese Frage zu erörtern ist hier nicht der Platz.

Als die häufigste Form krebsiger Erkrankung der Haut bezeichnet man vielfach das *Ulcus rodens*. Es beginnt an der Nasenhaut in der Regel entweder in Form eines geschwulstartigen Knötchens, oder es entwickelt sich hierselbst aus einer primären „seborrhoischen" Alterswarze. Das genannte Knötchen kann verschiedenes Aussehen darbieten; in seiner wahren Natur als Epitheliom wird es mit Sicherheit erst durch die mikroskopische Untersuchung erkannt. Es ist von auffallend derber Beschaffenheit und weist in der Regel entzündliche Symptome auf; diese pflegen aber geringen oder sehr geringen Grades zu sein. Manchmal ist das Knötchen in toto rosarot verfärbt, oder aber die entzündlichen Symptome beschränken sich auf einen zartrosaroten Hof um das Knötchen. Bei längerem Bestand der Bildung ist die Verfärbung des Knötchens und des Hofes livide. Verhältnismäßig bald bildet sich auf der Höhe der linsen- oder höchstens erbsengroßen Erhabenheit ein Krüstchen; manchmal geht der Krustenbildung Schuppung voraus. Schon der klinischen Betrachtung fällt auf, daß dieses Krüstchen aus nichts anderem besteht als aus eingetrockneter, nekrotischer Epidermis. Allerdings erfährt das Knötchen, an und für sich leicht vulnerabel, an der Nasenhaut häufig mechanische Verletzungen, welche Blutungen zur Folge haben und den Krüstchen das Aussehen von Blutkrusten verleihen. Schon in diesem krustösen Stadium macht sich eine Erscheinung geltend, die dem klinischen Bilde ihren Stempel aufdrückt; es bildet sich um das Krüstchen herum ein Wall. Dieser periphere, wallartige Teil des Krankheitsherdes, oft leistenartig gestaltet, ist derb und resistent, sei es, daß er mehr oder weniger hellrot gefärbt oder livide oder von normaler Hautfarbe ist. Die Betastung erkennt außerdem die Oberflächlichkeit der wall- oder leistenartigen Bildung. Das zentrale Krüstchen liegt innerhalb dieses Walles wie in einer Vertiefung. Die mechanische Entfernung des Krüstchens läßt ein blutendes Geschwürchen zutage treten. Das Größerwerden des Krankheitsherdes erfolgt in der Weise, daß vom Zentrum aus langsam aber kontinuierlich immer mehr des peripheren Walles in den geschwürigen Zerfall mit einbezogen wird, und daß der Wall sich dabei gleichzeitig immer mehr nach außen verschiebt, wobei er in der Regel eine Verbreiterung erfährt. Das anfänglich gleichmäßige konzentrische Wachstum des Krankheitsherdes hört für gewöhnlich auf, sobald das Geschwürchen den Umfang einer Erbse erreicht hat. Das Weiterkriechen des Prozesses erfolgt von jetzt an entweder einseitig, oder auch nach mehreren Seiten hin, so daß der sich immer mehr vergrößernde, unter Umständen die ganze Nase und ihre Umgebung einnehmende Krankheitsherd in der Regel eine ganz unregelmäßige Gestalt zeigt. Die Unregelmäßigkeit wird dadurch verstärkt, daß sich an dieser oder jener Stelle der Peripherie Erscheinungen der Rückbildung, spontaner Heilung einzustellen pflegen. Selten nur kommt es vor, auch bei großer Ausbreitung des Prozesses der Fläche nach, daß die Zerstörung weit in die Tiefe greift. Immer ist es in der Hauptsache die periphere wallartige Erhabenheit, die der geschwürigen Umwandlung verfällt, „*flacher Hautkrebs*". In dieser Oberflächlichkeit der Geschwürsbildung, in der Neigung zu spontanen Heilungsvorgängen, außerdem aber auch in dem Umstand, daß das Ulcus rodens nur selten Metastasen zeitigt — in der Regel bleiben sogar die regionären Lymphdrüsen frei —, ist die relative Gutartigkeit begründet, die das Ulcus rodens vor anderen krebsigen Erkrankungen auszeichnet. Das subjektive Befinden des Patienten ist in der Regel nicht wesentlich geschädigt. Treten neben dem geschwürigen Zerfall über der Granulationsfläche Verhornungsanomalien in den Vordergrund des Krankheitsbildes, so spricht man vom *Cancroid* der Haut, an welchem sich wachsartig glänzende, blaßrote, bläschenartige, aber derbe Gebilde erkennen lassen, die, wenn sie an der Oberfläche sitzen, leicht ausschälbar sind, die sogenannten Cancroidkörperchen. Sie bestehen aus modifizierten, in Degeneration befindlichen Epithelzellen.

Die Erscheinungen der Entzündung im Bilde des Ulcus rodens und Cancroids sind in der Regel — das sei ausdrücklich wiederholt — geringen und sehr geringen Grades. Aber sie sind vorhanden, und zwar noch bevor interkurrente Alterationen die primäre Epithelwucherung schädigen, so daß es nicht angeht, die Entzündungserscheinungen auf sekundäre Reize zurückzuführen. Die Entzündungserscheinungen stellen unseres Erachtens einen integrierenden Bestandteil des Krankheitsbildes dar. Wir heben deshalb das Ulcus rodens aus der Reihe der „Geschwülste" heraus und erblicken im Ulcus rodens eine *entzündliche* Erkrankung der Haut; die das Krankheitsbild beherrschende Epidermisalteration, die Epithelwucherung, deuten wir innerhalb des Rahmens des Kombinationsprozesses im Sinne der primären Alteration.

Dem Ulcus rodens als oberflächlichster krebsiger Erkrankung der Haut stellt man vielfach den *tiefgreifenden Hautkrebs* gegenüber, der gleichfalls an der Nase häufig genug zur Beobachtung kommt, sei es, daß er sich aus dem Ulcus rodens heraus entwickelt, besonders gerne im Anschluß an unzweckmäßige therapeutische Eingriffe, oder daß die Erkrankung von vorneherein durch die umfangreichere knotige Beschaffenheit der primären Bildungen auffällt. Die primären Knoten sind hart; die daraus sich ergebenden Geschwüre sind massig und tiefgreifend. Auf die Tatsache, daß sich derartige krebsige Erkrankung häufig auf dem Boden primär-tuberkulös bzw. lupös erkrankter Haut entwickelt, brauche ich hier nicht näher einzugehen (Lupuscarcinom). Sowohl aus dem flachen wie aus dem tiefgreifenden Krebsgeschwür oder aber auch primär aus einer „seborrhoischen" Alterswarze heraus kann sich der *Papillarkrebs* entwickeln. Er ist durch warzige, oberflächlich verhornte oder nekrotischwerdende Wucherungen gekennzeichnet, gerät zu beträchtlichem Umfang und kann bizarre Formen annehmen.

Die *Behandlung* der verschiedenen Formen des Hautkrebses besteht in

möglichst frühzeitiger Excision. Andernfalls kommt Röntgen- und Radiumtherapie in Betracht.

Die Nasenwurzel ist eine Gegend, in der man ab und zu ein *Dermoid* zu
Gesicht bekommt, einen halbkugeligen, indolenten, meist freibeweglichen
Knoten, vom Umfang einer Erbse oder auch größer, der wie ein Atherom aus-
sieht. Bei der anatomischen Untersuchung aber ergibt sich, daß wir es nicht
wie beim Atherom mit einem *Epidermoid* zu tun haben, mit einer auf verlagerten
Epidermiskeimen beruhenden Mißbildung, sondern mit einer Geschwulst, die
neben hornigen und fettigen Massen und meist großen Mengen abgestoßener
Haare auch Knochen und Zähne enthält; die Wand des Dermoids zeigt den
Aufbau der Haut mit Epidermis, Papillarkörper und Cutis, mit Haarfollikeln,
Talg- und Schweißdrüsen. „Die Mannigfaltigkeit des Inhaltes der Dermoide
macht im allgemeinen die Annahme einer sehr frühen Verirrung der Keime
notwendig; jedenfalls müssen dieselben noch weniger differenziert gedacht
werden als diejenigen Keime, welche in einer späteren Periode sich abschnüren
und zu den viel einfacher gebauten Atheromen auswachsen. Zur näheren
Bestimmung der Zeitperiode mag vielleicht der Umstand herangezogen werden,
ob nur Haarbälge und Talgdrüsen oder außer diesen auch Kneueldrüsen sich
in der Haut des Balges vorfinden“ (Unna).

Von den *funktionellen Anomalien* der Haut, die *nicht* auf nachweisbarer
kongenitaler Veranlagung beruhen, kommt für die Nasenhaut nur jene Pigment-
anomalie in Betracht, die man als *Chloasma* bezeichnet: graubraune und braune,
bald mehr, bald weniger stark in klinische Erscheinung tretende Verfärbung der
Haut, in Form mehr oder weniger großer, unregelmäßig gestalteter Flecken,
auf der Nase allein oder auch noch auf anderen Teilen der Gesichtshaut, vorzugsweise bei Schwangeren oder auch bei Frauen, die mit Krankheitszuständen
im Bereich der Sexualsphäre behaftet sind. Die *Behandlung* beschränkt sich auf
Maßnahmen des Lichtschutzes.

Was die *entzündlichen* Krankheiten der Haut an der Nase betrifft, so seien
aus der Reihe der entzündlichen Dermatosen mit bekannter Ätiologie zunächst
jene Formen entzündlicher Hauterkrankung herausgehoben, welche durch
chemisch aktive Medien verursacht werden, sei es, daß wir es dabei mit *Dermatitis*
oder mit *Ekzem* zu tun haben. Chemische Agentien, chemisch-technische Präparate, die zufällig mit der Gesichts- bzw. Nasenhaut in Berührung kommen oder
in gewerblichen und anderen Betrieben auf die genannten Hautteile zur Einwirkung gelangen, sind imstande, sowohl Dermatitis wie Ekzem zu veranlassen.
Auf die Unterschiede zwischen Dermatitis und Ekzem werde ich bei der Besprechung der entzündlichen Lichtdermatosen näher eingehen. Hier gedenke
ich in erster Linie der verschiedenen Formen von *Dermatitis arteficialis, Dermatitis
ex acribus*, der verschiedenen Formen des *Gewerbeekzems*, welche die ganze
Gesichtshaut, unter Umständen den ganzen Kopf oder auch den ganzen Körper
überziehen können, ohne daß die in die diffuse, flächenhaft sich ausbreitende
oder generalisierte Erkrankung einbezogene Nasenhaut dabei irgendwelche
in der Eigenart des Organes begründete oder durch die Eigenart der Lokalisation veranlaßte Besonderheiten des Krankheitsbildes aufweisen würde. Es
dürfte im Rahmen dieses Handbuches genügen, daran zu erinnern, daß z. B.
die *Primeldermatitis* sich auch über die Nase erstrecken oder auch von diesem
oder jenem Anteil der Nasenhaut ihren Anfang nehmen kann. Von Bedeutung
für die Nasenhaut ist vielleicht der Umstand, daß auch Seifen und Wasser,
Salben und Schminken und Puder als Entzündungsreize in Betracht kommen;
so manche am Nasenrücken, in den Nasolabialfalten lokalisierte Entzündung
der Haut ekzematöser und nicht ekzematöser Natur ist auf unzweckmäßige
Wasch- und Desinfektionsprozeduren und auf die Anwendung von Maßnahmen

zur „Verschönerung" der Nasenhaut zurückzuführen. Hier erwähnt werden dürfen auch jene entzündlichen Krankheitsherde an der Nase, vor allem an den Nasenöffnungen, welche durch krankhafte Absonderungen aus dem Innern der Nase und aus den Tränennasenkanälen verursacht werden.

Auch die Beteiligung der Nasenhaut an gelegentlichen Verbrennungen und Verbrühungen der Gesichtshaut spielt im vorliegenden Zusammenhang eine untergeordnete Rolle. Zufälligkeiten des Lebens können auch an der Haut der Nase *Dermatitis erythematosa und bullosa ex ambustione* veranlassen.

Unter den thermischen Reizen von größerer Bedeutung für die Nasenhaut ist die Kälte. Kälte ist imstande, das Leben der Zellen in der *Epidermis* derart zu schädigen, daß sich aus dieser primären Alteration entzündliche Krankheitsbilder ergeben. Ob sich die primäre Kälteschädigung in jedem Falle auch auf die Gefäßwandendothelien des Bindegewebes erstreckt, ist nicht erwiesen; zum Zustandekommen einer unter dem Bilde der Dermatitis erythematosa und bullosa einhergehenden *Erfrierung* ersten und zweiten Grades genügt die kältebewirkte Schädigung der Epidermis, insonderheit der epidermidalen Basalzellen. Auch an der Nasenspitze, nicht nur an den Zehen und Fingern, kann sich das klinische Bild der Erfrierung in Form von Frostbeulen, Perniones, darstellen; diese knoten- und beulenartigen Bildungen sind durch die Mächtigkeit der in ihnen sich abspielenden Exsudation ausgezeichnet. Die ganze Nase, besonders aber die Nasenspitze, gehört zu jenen Körperteilen, welche wegen Eigentümlichkeiten der Blutversorgung zu Erfrierung mehr disponiert sind als andere Körperteile; nicht nur an den Ohrmuscheln, sondern auch an der Nase, insonderheit an der Nasenspitze, bedingt die Spannung der Epidermis und das relative Verhältnis zwischen der Mächtigkeit des Knorpels und der Dicke der Epidermis Verhältnisse, welche die Kälteempfindlichkeit der Oberhaut beeinflussen; die Anordnung der Blutgefäße an der Nasenspitze ist bei vielen Menschen derart, daß die Epidermis der Kälte in besonderem Grade ausgesetzt ist. Die Disposition zur Erfrierung der Nase und der Nasenspitze kann aber auch erworben sein. Ein einmal „erfrorener" Hautteil hat die Neigung, immer wieder aufs neue zu erfrieren; je öfter die Kälteschädigung sich geltend macht, um so weniger niedrig pflegen die Temperaturen zu sein, welche entzündungserregend wirken. Schlechte Ernährungsverhältnisse, Chlorose, Anämie, Alkoholismus, Störungen der Blutzirkulation infolge von Herzleiden, schlechte soziale Verhältnisse schaffen die Bedingungen, unter welchen Erfrierungen der Haut an der Nase zustande kommen. Erfrierungen 3. Grades, Frostgangrän der Nasenspitze, die konsekutive narbige Entstellung der Nase hat man in der Kriegszeit häufiger zu sehen bekommen.

Die *Behandlung* der Dermatitiden, die auf Einwirkungen seitens der Außenwelt beruhen, besteht in antiphlogischen Maßnahmen und Fernhaltung äußerer Schädlichkeiten: Kühlende Überschläge, Puder, Lassarsche Salicylzinkpaste, Kühlsalben. Daneben ist die Erkennung der Causa morbi von ausschlaggebender Bedeutung.

Ein aus den atmosphärischen Beziehungen des menschlichen Lebens sich ergebender Entzündungsreiz, dem die Nasenhaut in besonderem Grade ausgesetzt ist, ist das Licht, die biochemische Aktivität der Sonnenstrahlen. Die Haut des Nasendaches ist dem Licht mehr exponiert, in der gleichen Weise wie die Haut im obersten Anteil der Ohrmuscheln, als die Haut anderer Gesichts- und Körperregionen; namentlich die senkrecht auffallenden Sonnenstrahlen schaffen sich hier Geltung. Oft genug ereignet es sich, daß sich die *Dermatitis solaris* in mehr oder weniger scharf umschriebener Weise auf den Nasenrücken beschränkt. Im Falle diffuser, die ganze Gesichtshaut überziehender Dermatitis solaris ist es der Nasenrücken, der häufig in besonders heftiger Weise affiziert ist. Neben lebhafter arterieller Hyperämie und mehr oder weniger hochgradiger entzündlicher Schwellung kommt es gerade über dem Nasenrücken häufig zu Bläschen- und Blasenbildung, Dermatitis solaris vesiculosa und bullosa; auch Hämorrhagien ins entzündete Gewebe und in den Inhalt der blasigen Abhebungen bekommt man gerade hier nicht selten zu Gesicht. Die subjektiven Beschwerden, die der Sonnenbrand verursacht, pflegen an der Nase beträchtlich zu sein. Auch der auf die Nasenhaut beschränkte Sonnenbrand kann mit fieberhafter Störung des Allgemeinbefindens einhergehen. Die für die Dermatitis solaris charakteristische konsekutive lamellöse Schuppung und die konsekutive Hyperpigmentierung gewinnt an der Nasenhaut oft hohe Grade. Nicht selten ereignet es sich, daß nicht die Dermatitis solaris als solche den Patienten zum Arzt führt, vielmehr die konsekutive Pigmentierung, die als lästiger Schönheitsfehler besonders dann empfunden wird, wenn sie sich auf die Nasenhaut beschränkt.

In jenen Fällen, in welchen die lichtbewirkte Entzündung der Haut als Gletscherbrand bezeichnet werden kann, ist häufig das häutige Septum der Nase in besonders schwerer Weise in Mitleidenschaft gezogen. Die von Schnee und Eis *reflektierten* ultravioletten Strahlen sind es, welche von unten auf diesen Körperteil wirkend, hierselbst zu pathogener Wirkung gelangen; auch die von Wasserflächen reflektierten Sonnenstrahlen können sich an dieser Stelle Geltung schaffen.

Aber beim Zustandekommen der Lichtentzündung der Nasenhaut spielt nicht nur die Tatsache der besonderen Exposition eine Rolle, vielmehr auch das Moment der Disposition. Bei manchen Menschen ist die Fähigkeit der Nasenhaut, durch Licht in den Zustand der Dermatitis versetzt zu werden, besonders hochgradig entwickelt.

Einer besonderen Art entzündlicher Lichtreaktion, gerade auch auf der Nase und in ihrer Nachbarschaft, begegnen wir in dem zuerst von Veiel gewürdigten Krankheitsbild des *Eczema solare*.

Zum Verständnis dieses Krankheitsbildes erinnern wir zunächst an jene Fälle von Dermatitis solaris, in denen sich die Lichtwirkung nicht über die ganze Fläche der lichtgetroffenen Hautpartien erstreckt, sondern nur über mehr oder weniger große *Teile* dieser Flächen; neben diesen Teilen bleiben andere Teile, die genau der gleichen Lichteinwirkung ausgesetzt sind, verschont, und zwar ohne daß etwa Differenzen in der Pigmentierung das Zustandekommen der Entzündung an der einen Stelle, das Ausbleiben der Entzündung in der Nachbarschaft erklären könnten. Wir haben es hier mit angeborenen (oder erworbenen) Verschiedenheiten in der Lichtempfindlichkeit benachbarter Hautstellen zu tun, in ähnlicher Weise wie bei der Erscheinung der lichtbewirkten Epheliden. Auf je engerem Raume sich die Lichtentzündung abspielt, um so mehr verliert das Krankheitsbild die Eigenschaften, die der gewöhnlichen, flächenhaft ausgebreiteten Dermatitis eigen sind; die entzündliche Lichtreaktion repräsentiert sich uns in solchem Falle in Form unregelmäßig angeordneter, da und dort zerstreuter *quaddelartiger* Bildungen: Einfache Urticariaquaddeln von Pfennig- bis Markstückgröße, auch umfangreichere ödematöse Beulen oder kleinere knötchenartige Efflorescenzen vom Charakter der Urticaria papulosa. Für gewöhnlich ist diese *urticarielle* Form entzündlicher Lichtreaktion kombiniert mit einer anderen Abweichung vom gewöhnlichen Typus einer Lichtreaktion, die unter dem Bilde *ekzematöser* Erkrankung verläuft: Mehr oder weniger große Hautinseln, deren Epidermis verdickt, rauh, uneben, feucht, schmierig erscheint, feine Schüppchen und daneben, sei es im Krankheitsherde selbst oder in seiner Nachbarschaft, kleinste Papelchen und kleinste Bläschen aufweist; die begleitende Rötung ist meist nur geringfügig, manchmal fehlt sie beinahe vollkommen; auch die auf Exsudation zu beziehende Schwellung des

Bindegewebes, als hauptsächlichster Ausdruck der Reaktion des Gewebes gegen die erlittene Beschädigung, ist in der Regel sehr geringen Grades; dagegen besteht — statt des Entzündungsschmerzes — mehr oder weniger intensives Jucken; infolge des Kratzens und sonstiger Abwehrmaßnahmen, welche Sekundärinfektion mit pyogenen Kokken veranlassen, können sich die entsprechenden Folgeerscheinungen einstellen, darunter auch Pustulation der Krankheitsherde selbst, nicht nur ihrer Umgebung. Zu den Eigenschaften des Eczema solare gehört es, daß es konsekutive Pigmentierung, wie es bei der Dermatitis solaris der Fall ist, nicht hinterläßt.

Von allgemeinerer Bedeutung ist dieses Eczema solare aus dem Grunde, weil es mit Deutlichkeit auf die Unterschiede zwischen der einfachen Dermatitis und der ekzematösen Form der Dermatitis hinweist und erkennen läßt, daß der ausschlaggebende Faktor in der Pathogenese des Ekzems nicht in der (direkt oder indirekt) der Außenwelt entstammenden Entzündungsursache, vielmehr im Individuum bzw. in der Haut gelegen ist. An Ekzem, gleichgültig welcher Ursache, erkranken nur solche Menschen, deren Haut mit der Fähigkeit begabt ist, an Ekzem zu erkranken. Es ist bekannt, daß ein und dasselbe entzündungserregende Agens bei dem einen Menschen Dermatitis, bei dem anderen Menschen Ekzem verursacht, des ferneren, daß es Menschen gibt, die niemals an Ekzem erkranken, wenn auch sie den gleichen Schädlichkeiten wie die an Ekzem erkrankenden Individuen ausgesetzt sind; sie können sich kratzen soviel sie wollen, im Falle juckender Einwirkungen, sie erkranken nicht an Ekzem; sie sind aber sehr wohl imstande auf irgendwelche Einwirkungen hin an Dermatitis zu erkranken. Bei der zu ekzematöser Erkrankung disponierten Haut liegen die Verhältnisse so, daß die entzündungsauslösende Noxe primäre Alterationen anderer Art schafft als an der nicht zu ekzematöser Erkrankung disponierten Haut.

Der gewöhnlichen *Dermatitis* solaris liegt eine primäre Alteration zugrunde, welche — dort sich abspielend, wo die Lichtabsorption erfolgt, nämlich im Stratum basale der Epidermis — sich in histologisch nachweisbaren Erscheinungen des Zelltodes innerhalb dieser Schicht äußert; mehr oder weniger zahlreiche Zellen des lichtabsorbierenden Stratum basale zeigen die Erscheinungen der lichtbewirkten Zerstörung des Zellebens. Die aus dem lichtbewirkten Zelltot und Zellzerfall resultierenden vitalen Reaktionsstoffe, die chemotaktischen Stoffe der Entzündungslehre, haben jene Reaktionsvorgänge seitens des Blutgefäßsystems zur Folge, welche das Bild der banalen Dermatitis solaris ergeben. Die banale Dermatitis solaris ist eine Entzündung der Haut, die unter dem Gesichtswinkel der Lehre von der Entzündung in die Reihe der *reaktiven* Entzündungen gehört; die reaktiven Symptome seitens des Blutgefäßsystemes beherrschen das klinische Bild.

Was dem *Ekzem* im allgemeinen, dem an und im Bereich der Nase so häufig vorkommenden Eczema solare im besonderen, das eigene Gepräge verleiht, ist der Umstand, daß im klinischen Bilde nicht die reaktiven Erscheinungen seitens des Blutgefäßsystems vorherrschen, vielmehr jene Vorgänge, welche sich als unmittelbarer Effekt der entzündungserregenden Noxe, z. B. des Lichtes, im epithelialen Anteil der Haut abspielen und in vordringlicher Weise zu unserer klinischen Wahrnehmung deshalb gelangen (*alterative* Entzündung), weil sie von den reaktiven Erscheinungen nicht überdeckt werden. Die Absorption des Lichtes hat im Falle des Eczema solare nicht den äußersten Grad der Zellschädigung, Zelltod, zur Folge; die Beziehungen des Lichtes zu den Zellen des Stratum basale sive germinativum sind vielmehr derart, daß hier, anthropozentrisch betrachtet, „nur eine partielle Schädigung" des Zellebens zustande kommt, d. h., daß die lichtabsorbierenden Zellen das Licht nicht als tödlichen

Reiz beantworten, sondern als einen Reiz, welcher ihr Leben, bei anthropozentrischer Betrachtung, in krankhafte Bahnen lenkt. Die Lebensbetätigung der lichtabsorbierenden Zellen wird nicht aufgehoben, sondern gesteigert. Von Haus aus mit der Fähigkeit begabt, auf bestimmte Reize hin sich zu vermehren und Hornsubstanz aus sich hervorgehen zu lassen, beantworten sie die Lichteinwirkung als germinativen und keratoplastischen Reiz. Im klinischen und histologischen Bild dokumentiert sich dieses Verhältnis in den Erscheinungen der Parakeratose. Acanthose und Spongiose, in der Trias jener ans Epithel gebundenen Vorgänge, deren bedeutungsvolle Stellung innerhalb des Rahmens ekzematöser Erkrankung betont zu haben, zu den Verdiensten Unnas gehört. Das klinisch dominierende Symptom des sogenannten chronischen Ekzems, die Schuppung, ist hier nicht wie im Falle der Dermatitis solaris, Dermatitis erysipelatosa, der Dermatitis im Bilde des Scharlachs u. a. im Sinne einer Konsekutiverscheinung zu deuten, der eine durch Hyperämie und Exsudation verursachte vorübergehende Spannung der Oberhaut zugrunde liegt, sondern im Sinne der primären Alteration, die das Wesen des ekzematösen Krankheitsbildes ausmacht und, das sei ausdrücklich wiederholt, in gesteigerter Lebensbetätigung der epidermidalen Basalzellen besteht, in einer Reizung der germinativen und keratoplastischen Funktion jener Zellen der Oberhaut, die wir als die Parenchymzellen des Hautorgans anzusprechen haben. In ekzematös erkrankter Haut sind diese Zellen im Gefolge der Lichtabsorption nicht jene biochemischen Verbindungen eingegangen, welche die banale Lichtdermatitis zur Folge haben, sondern jene biochemischen Verbindungen, welche ihrerseits zur Folge haben, daß die Parenchymzellen der Haut in krankhaft gesteigerter Weise mehr Tochterzellen aus sich hervorgehen lassen (Acanthose) und in krankhaft veränderter Weise mehr Hornschüppchen produzieren (Parakeratose) als es dem physiologischen Leben dieser Zellen entspricht. Die Acanthose, als erster Folgezustand der krankhaft gereizten Germinationsfähigkeit der germinativen Zellen des Stratum basale, äußert sich in der klinisch und histologisch nachweisbaren Verdickung des Rete, die der ekzematösen Haut eigen ist. Die Parakeratose äußert sich im klinischen Bilde weniger in der Erscheinung der vermehrten Schuppenbildung, was als Hyperkeratose zu bezeichnen wäre, als in der besonderen Beschaffenheit der Schuppen und in der Eigenart der Schuppung, histologisch aber im Verlust des Stratum granulosum und im Erhaltenbleiben der Kerne im Stratum corneum. Höchstwahrscheinlich ist auch die von Unna mit der Acanthose und Parakeratose in eine Reihe gestellte Spongiose, das parenchymatöse Ödem der Oberhaut, das die Retezellen zu bläschenartigen Bildungen umwandelt, als ein Symptom der falschen Verhornung zu deuten; begrifflich wäre sie der Parakeratose unterzuordnen.

Die Fähigkeit der Haut zu ekzematöser Erkrankung ist in den meisten Fällen angeboren; in manchen Familien ist die Disposition zu ekzematöser Erkrankung, zu lichtekzematöser Erkrankung der Nasenhaut erblich. Anderen Familien ist die Disposition zu ekzematöser Erkrankung angeboren. Vielleicht aber kann die Fähigkeit zu ekzematöser Erkrankung auch erworben werden. Jedenfalls verdient die Tatsache der Hervorhebung, daß, wenn es bei einem Menschen einmal aus irgendeinem Grunde zu ekzematöser Erkrankung gekommen ist, eine erhöhte Disposition zu ekzematöser Erkrankung sich geltend zu machen pflegt. Für die an Eczema solare der Gesichts- und Nasenhaut (auch anderer Hautpartien) Erkrankten gilt dieses Verhältnis in ganz besonderem Grade.

Im Falle lichtbewirkter ekzematöser Erkrankung haben wir es also mit einer Schädigung der lichtabsorbierenden Zellen zu tun, die geringeren Grades ist, als im Falle der Dermatitis solaris. Im ekzematösen Krankheitsherd sind Basalzellen nicht getötet worden; sie sind „nur partiell geschädigt" worden

im WEIGERTschen Sinne. Sie haben dem lebensschädigenden Reiz des Lichtes
einen größeren Widerstand entgegengesetzt; das Licht war nicht imstande sie
zu töten. Der Geringfügigkeit der primären Alteration, die nicht zum Tode
von Zellen führt, entspricht die objektive Minderwertigkeit der reaktiven Symptome seitens des Blutgefäßsystems innerhalb des Rahmens ekzematöser Erkrankung. Hyperämie und Exsudation halten sich in bescheidenen Grenzen im
Gegensatze zu der Lebhaftigkeit der Hyperämie und Exsudation im Falle der
Dermatitis solaris, wo die Reaktion des Blutgefäßsystems durch chemotaktische
Stoffe ausgelöst wird, die als die Zerfallsprodukte der abgetöteten Basalzellen
anzusprechen sind. Wenn auch das *Eczema* solare, zu den „chronischen" Dermatosen gehörend, ein schlimmeres Leiden darstellt als die in stürmischem Verlauf
rasch abheilende *Dermatitis* solaris, so bedeutet das Ekzem trotzdem eine dem
Individuum oder auch nur bestimmten Hautstellen eigene höhere Widerstandskraft der Hautparenchymzellen gegen Licht. Andererseits besteht die Tatsache
zu Recht, daß bei den zu Eczema solare disponierten Individuen schon geringe
Intensitäten des Lichtes genügen, um die ekzematöse Erkrankung auszulösen;
die lichtabsorbierenden Oberhautzellen erweisen sich als in höchstem Grade
lichtempfindlich; ihr Verhalten dem Licht gegenüber erweckt den Verdacht,
als ob sie für Licht geradezu sensibilisiert wären. Es kann sich also beim Eczema
solare in seinem Verhältnis zur Dermatitis solaris nicht um quantitative Differenzen in den Lichtbeziehungen der Zellen handeln, vielmehr um solche quali-
tativer Natur. Bei den an Eczema solare erkrankenden Patienten sind die
Basalzellen umschriebener Hautstellen in einer krankhaft gesteigerten Weise
lichtempfindlich. Die hochgradige Lichtempfindlichkeit bezieht sich aber nicht
auf den tödlichen Reiz des Lichtes, sie bezieht sich auf den germinativen und
keratoplastischen Reiz des Lichtes. Wir haben es da mit Basalzellen zu tun,
die in ihrem Verhalten vom physiologischen Verhalten der Basalzellen insoferne abweichen, als sie von bestimmten, für gewöhnlich tödlich wirkenden
Qualitäten des Lichtes nicht getötet werden, im Gegenteil zu krankhaft gesteigerter Lebensbetätigung veranlaßt werden. Das Krankhafte der gesteigerten
Lebensbetätigung äußert sich aber nicht nur darin, daß der Verhornungsprozeß sich nicht in physiologischen Bahnen bewegt (Unterschied zwischen der
physiologischen Keratose und der pathologischen Parakeratose), sondern auch
in dem Umstande, daß es beim Eczema solare nicht zu der konsekutiven Pigmentierung kommt, die der „physiologischen" Lichtdermatitis eigen ist; die
Zellen sind unfähig, die absorbierte Lichtenergie zu jener Form chemischer
Energie umzusetzen, die uns bei physiologischen Lichtbeziehungen der Basalzellen in Form der Melaninkörner entgegentreten. Die Zellen der an Lichtekzem erkrankenden Haut sind unfähig, den pigmentophoren Reiz des Lichtes
zu beantworten, sind unfähig, Melaninkörner zu bilden. Wie haben es also im
Falle des Lichtekzems mit Basalzellen zu tun, deren chemische Beschaffenheit
den physiologischen Verhältnissen der epidermidalen Basalzellen des Menschen
nicht entspricht.

Die Beziehungen des Ekzems zur banalen Dermatitis sind aber keineswegs
so, daß ein zu ekzematöser Erkrankung disponiertes oder mit ekzematösen
Krankheitsherden behaftetes Individuum nicht imstande wäre, auch an banaler
Dermatitis zu erkranken. Insonderheit muß, namentlich auch unter therapeutischem Gesichtswinkel damit gerechnet werden, daß auch in ekzematöser
Haut die basalen Epidermiszellen keineswegs unsterblich sind, sondern wie alle
Zellen auch getötet werden können. In diesem Falle kommt es an der primär
ekzematös erkrankten Haut zur Dermatitis: Rötung und Schwellung der
kranken Hautstelle gewinnen hohe Grade, Bläschen treten auf, die wenngleich
auch klein und zart, doch weitaus deutlicher in klinische Erscheinung treten als

die durch die Spongiose bedingten minimalen Epidermisabhebungen. Je stärker
die im Gefolge der groben Zellschädigung innerhalb des Stratum basale auftretenden reaktiven Symptome an diesen oder jenen Stellen des Krankheitsherdes ausfallen, um so mehr verliert dieser seinen primären ekzematösen
Charakter, infolge der sekundären Veränderung, die die Epidermis unter dem
Einfluß der reaktiven Exsudation erleidet. Gerade an der Nasenhaut sehen wir
es oft genug, daß primär-ekzematöse Krankheitsherde, namentlich lichtbewirkte
und die seborrhoisch-ekzematösen Krankheitsherde unter dem Einfluß unzweckmäßiger therapeutischer Maßnahmen, durch das Waschwasser, Seifen und
andere chemisch aktive Agentien eine lebhaft rote Farbe gewinnen, beträchtlich
anschwellen, Bläschen- und Blasenbildung aufweisen oder stark nässen (die
primär parakeratotische Oberhaut läßt die aus dem Bilde der Dermatitis solaris
und der Dermatitis erysipelatosa bekannten Bläschen und Blasen oft nicht
zustande kommen); nach einem Stadium der Verkrustung weisen diese Krankheitsherde dann eine viel stärkere, unter Umständen lamellöse Schuppung auf,
wie sie den rein ekzematösen Krankheitsherden nicht eigen ist. Es kann sich
ereignen, daß durch eine derartige, meist unfreiwillig herbeigeführte Steigerung
der regionären Gefäßreaktion das primäre Ekzem geheilt wird, daß sich die
interkurrente akute Entzündung als kurative Entzündung erweist.

Nicht nur gesunde Haut des Gesichtes und der Nasengegend kann durch
Licht geschädigt werden, so daß sich das Krankheitsbild der Dermatitis solaris
oder des Eczema solare ergibt; auch kranke Haut, insonderheit eine Haut,
welche sich bereits aus irgendeinem Grunde im Zustand der Entzündung
befindet, kann, soferne sie in der Lage ist, Licht zu absorbieren, durch Licht
geschädigt, durch Licht entzündet werden. In nicht wenigen Fällen chronischen
Ekzems der Nasenhaut wird die durch irgendein Moment ausgelöste ekzematöse
Erkrankung durch die entzündungs- und ekzemerregende Wirkung des Lichtes
unterhalten, wenn die primäre Ekzemursache längst schon behoben ist. Manches
derartige an der Nase lokalisierte, durch Monate und Jahre sich hinziehende
„chronische" Ekzem ist als Lichtekzem aufzufassen; in ganz besonderem Maße
gilt das für die ekzematöse Erkrankung an der Haut des Gesichtes und der
Nase von Säuglingen und Kindern; oft verblüffend wirkt in solchen Fällen, in
welchen alle anderen therapeutischen Maßnahmen im Stich lassen, die Fernhaltung der chemischen Strahlung des Lichtes.

Die symptomatische *Behandlung* der Dermatitis solaris und des Eczema
solare berücksichtigt die jeweils vorliegenden Symptome. Die Schwierigkeiten
in der Behandlung des Eczema solare verlieren sich nach Erkennung der Krank-
heitsursache; Lichtschutz führt zum Ziel.

Wiederum eine besondere Art der Lichtempfindlichkeit des Hautgewebes
tritt uns im Krankheitsbilde der *Hydroa aestivalis sive vacciniformis* entgegen,
einer Dermatose, bei welcher sich die lichtbewirkten Krankheitserscheinungen
in ähnlicher Weise, wie es bei den Epheliden der Fall ist, nur auf einzelnen
kleinen und kleinsten Inseln der Haut, nicht auf der gesamten, vom Licht
getroffenen Hautfläche abspielen. Das Nasendach ist eine der hauptsächlichsten
Lokalisationen dieser Krankheit, der wir am häufigsten bei Kindern und jugendlichen Individuen, aber auch bei Erwachsenen begegnen; es kann sich ereignen,
daß die Krankheit erst am Ende des Kindesalters und noch viel später ihren
Anfang nimmt.

Die Krankheitsherde repräsentieren sich in Form von linsen- und erbsengroßen Bläschen, die von allem Anfang an, aber ganz besonders deutlich auf der
Höhe ihrer Entwicklung durch eine zentrale Delle ausgezeichnet sind und in
der Regel mit der Hinterlassung von Narben abheilen. Die zentrale Dellung
der Bläschen sowie die konsekutive Narbenbildung, auch Erscheinungen der

Hämorrhagie erinnern an das Krankheitsbild der Blattern. Die Bläschen gelangen anfallsweise und schubweise zur Proruption, und zwar erfolgt der erste Anfall in der Regel im Frühjahr, im Anschluß an einen Aufenthalt des Patienten im Freien bei strahlender Sonne. Von 36 Fällen, über die MAGNUS MÖLLER berichtet, sind es 31, bei denen angegeben ist, daß sowohl die erste Eruption als auch die Rezidive im Frühling oder Frühsommer stattgefunden haben. Der Ausschlag geht spontan zurück, sobald sich der Patient gegen die Sonne schützt und den Aufenthalt im Freien bei heller Sonne vermeidet. Beim ersten Anfall ist die Zahl der einzelnen Krankheitsherde meist eine geringe; der Anfall dauert in der Regel nicht länger als 2—3 Wochen. Aber der ersten Proruption folgt meist bald eine zweite, oft ehe noch die Erscheinungen des ersten Ausbruches sich zurückgebildet haben. Im Herbst und Winter pflegen die Patienten von Ausschlägen frei zu bleiben; im Frühjahr stellt sich aber das Leiden wieder ein. Je öfter sich die Nachschübe und Rezidive wiederholen, um so zahlreichere Efflorescenzen pflegen aufzutreten. Zuerst scheint nur direkte Besonnung den Anfall auslösen zu können, später genügen aber schon geringere Lichtintensitäten, diffuses Tageslicht im Freien oder sogar innerhalb der Wohnräume. Die durch wiederholte Schübe verursachte narbige Entstellung der Nasenhaut bedeutet oft eine grobe kosmetische Schädigung. Für gewöhnlich sind neben der Nasenhaut auch noch andere Anteile der Gesichtshaut, namentlich auch die Haut der Ohrmuscheln und der Hände, von den charakteristischen Bläschenbildungen und den konsekutiven Narben befallen. In einem besonders schweren Falle von Hydroa, den LINSER beschrieben hat, war die Nasenhaut infolge der narbigen Zerstörung bis zum Knochen geschrumpft.

Man kann bei Hydroapatienten die charakteristischen Bläschen durch Bestrahlungen unter gewissen Voraussetzungen experimentell erzeugen. Man gewinnt dabei einen guten Einblick in die pathogenetischen Beziehungen der Haut dieser Patienten zum Licht. Die erste sichtbare Veränderung, die man an der experimentell belichteten Haut zu Gesicht bekommt, sind nicht etwa die entzündlichen Erscheinungen der gewöhnlichen Lichtdermatitis, vielmehr stecknadelkopfgroße, grauweißliche Verfärbungen der Epidermis, grauweißliche Flecken, inmitten unveränderter nichtgeröteter Haut. Die grauweißlichen Fleckchen sehen wie jene kleinen umschriebenen Epidermisschorfe aus, welche man bei der Elektrolyse um die Nadel herum auftreten sieht. Sehr bald nach dem Auftreten dieser stecknadelkopfgroßen Pünktchen kommt es zu einer quaddelartigen Erhebung der Epidermis um die punktförmigen Schorfe herum; dabei verliert der Schorf seine anfängliche weiße oder grauweiße Farbe und nimmt einen gelblichen Ton an. In diesem Stadium haben wir ein linsengroßes, derbes Knötchen vom Aussehen der Urticaria papulosa vor uns, nur daß an ihm ein Unterschied zwischen Zentrum und Peripherie zu konstatieren ist. Das Zentrum der kleinen Papel oder Quaddel ist etwas deprimiert, nabelartig eingezogen, die Epidermis erscheint an dieser Stelle wie versengt, rauh, trübe, glanzlos, während der periphere Anteil der Erhebung die gespannte, glatte, glänzende Beschaffenheit einer gewöhnlichen Quaddel aufweist. Von Linsengröße entwickelt sich die Efflorescenz rasch zum Umfang einer Erbse, mit fortschreitender Vergrößerung werden die Unterschiede zwischen dem zentralen und peripheren Anteil der Efflorescenz immer deutlicher, da der Druck der um den Schorf herum im Gewebe sich ansammelnden Flüssigkeit die Epidermisdecke der Quaddel bläschenartig emporhebt. Jetzt haben wir eine bläschenartige Epidermisabhebung vor uns, deren Zentrum im Umfang eines Stecknadelkopfes gelbgrau verfärbt und abgeflacht deutlich einen Schorf darstellt. Dieser Schorf vergrößert sich langsam nach der Peripherie und gestaltet sich inmitten der mehr oder weniger deutlich ausgesprochenen wallartigen Blasendecke immer vordringlicher. Gleichzeitig mit der Ansammlung von reichlicherer Flüssigkeit unter dem peripheren Anteil der Blasendecke, also mit der Umwandlung der urticariellen Papel in ein Bläschen tritt um die ganze Efflorescenz ein roter Hof auf. Damit hat die für die Hydroa aestivalis charakteristische Bildung den Höhepunkt ihrer Entwicklung erreicht: auf entzündlich geröteter Basis ein erbsengroßes, rundliches Bläschen mit zentraler schorfartiger Delle. Im weiteren Verlauf kann das Bläschen einen Durchmesser bis zu 1,5 cm gewinnen. Der Unterschied zwischen Zentrum und Peripherie wird immer noch deutlicher, zumal es in der Tiefe des erkrankten Gewebes zu hämorrhagischen Vorgängen zu kommen pflegt, die der eingesunkenen verschorften Mitte eine dunkle, oft schwarze Farbe verleihen. Auf Kosten des immer schmäler werdenden Blasenwalles breitet sich der zentrale Schorf nach der Peripherie hin aus, bis schließlich die ganze Efflorescenz in eine braune oder schwarzbraune Kruste verwandelt ist, die immer mehr unter das Niveau der Umgebung einsinkt. Nach 1—2 Wochen fallen die Krusten ab und hinterlassen Narben.

Punktförmige Nekrose also ist das Primäre und das Wesentliche im Krankheitsbilde der Hydroa aestivalis. Und zwar erstreckt sich die Nekrose in den typischen Fällen durch die Dicke der Epidermis hindurch aufs Bindegewebe. Diese Nekrose stellt den unmittelbaren Effekt der Lichtwirkung dar. Das Licht bewirkt zunächst eine Verschorfung des Hautgewebes. Die Verschorfung muß die Haut passiv über sich ergehen lassen, die Entzündung aber, die sich um den Schorf herum einstellt, ist gewissermaßen eine aktive Maßnahme der Haut und des Gesamtorganismus, die zur Folge hat, daß die nekrotischen Massen aus dem Körperverbande abgestoßen werden. Außerdem tritt uns bei der Hydroa aestivalis die Tatsache entgegen, daß das Licht imstande ist, Hautgewebe abzutöten, daß sich diese Abtötung auch auf das Bindegewebe erstrecken kann, d. h. daß das Licht im Falle der Hydroa aestivalis nicht nur im Epithel, sondern auch im Bindegewebe zur Absorption kommt, ein Verhältnis, das im Falle der Dermatitis solaris und des Eczema solare nicht gegeben ist. Die Grundlage des ganzen Krankheitsprozesses bildet eine hochgradige Lichtempfindlichkeit inselförmig umschriebener Hautstellen. Mit großer Wahrscheinlichkeit beruht diese hochgradige Lichtempfindlichkeit auf einer Lichtsensibilisierung durch Hämatoporphyrin. Im Harn der Hydroapatienten läßt sich in der Regel, wenn auch nicht immer Hämatoporphyrin nachweisen. Die inselartige Beschaffenheit der Krankheitsherde ist damit allerdings noch nicht restlos geklärt. Höchstwahrscheinlich spielen dabei angeborene und vererbbare Anomalien im Aufbau der einzelnen Hautstellen eine wesentliche Rolle; nicht selten findet man, daß mehrere Geschwister, mehrere Mitglieder der gleichen Familie fähig sind, an Hydroa aestivalis zu erkranken.

Auch der *Pellagra* bzw. der Hauterkrankung der Pellagrakranken liegt eine besondere Art der Lichtempfindlichkeit der Haut zugrunde; mit großer Wahrscheinlichkeit wird die Lichtempfindlichkeit in diesem Fall durch die Nahrung (Mais) vermittelt. Die Tatsache der Lichtbeziehungen der pellagrösen Hautveränderungen, insonderheit des sogenannten Pellagraerythems, tritt uns unter anderem auch in dem Umstande entgegen, daß die Nase zu jenen dem Licht frei zugänglichen Körperteilen gehört, die von den spezifischen Veränderungen vorzugsweise befallen werden. Im Jacobi-Zielerschen Atlas der Hautkrankheiten findet sich eine Abbildung, die die Beteiligung der Nase an der pellagrösen Erkrankung der Haut zeigt. Die spezifischen Veränderungen sind verschiedener Art, in der Hauptsache handelt es sich dabei zu Beginn der Erkrankung um fleckförmige, später um diffuse Entzündung, um (initiale) Erythemflecke, später um flächenhaft ausgebreitetes Erythem, das oft erysipelähnliche Beschaffenheit aufweist. Dabei ist die Haut mit Schuppen und Borken bedeckt, sie fühlt sich rauh und uneben an, auch Bläschen, Blasen und Pusteln, nässende Stellen können auf ihr vorhanden sein. Im Laufe der Zeit verliert sich die entzündliche Rötung immer mehr, bis die Haut schließlich infolge reichlicher Pigmentbildung ein dunkelbraunes Aussehen gewinnt; in diesem Stadium sind meist auch hochgradige Erscheinungen von Atrophie deutlich erkennbar.

Auch die schlimmste aller Lichtdermatosen, das *Xeroderma pigmentosum* (KAPOSI) (Melanosis lenticularis progressiva cum teleangiectasia, PICK) geht konstant mit hochgradiger Beteiligung der Nasenhaut einher. Siehe die Abbildungen im Lehrbuch von RIECKE, in den Atlanten von S. EHRMANN und JACOBI-ZIELER. Es handelt sich dabei um eine im ersten oder zweiten Lebensjahr einsetzende Erkrankung der Kinder, bei welcher es im Anschluß an die Einwirkung der Sonne im Frühjahr oder im Sommer zunächst zur Entstehung einer Dermatitis solaris und zum Auftreten lichtbewirkter Pigmentflecke kommt. Von vornherein ist die Pigmentierung durch ihre fleckförmige, epheliden- und chloasmaähnliche Beschaffenheit charakterisiert. Unter ständigen Rezidiven der Lichtentzündung gewinnt die Haut bald atrophische Beschaffenheit; mit der Atrophie des Bindegewebes geht stellenweise ein Verlust des Epidermispigmentes einher. Da und dort unterhält der Lichtreiz eine mehr oder weniger beträchtliche Rötung. In der atrophischen, weiß glänzenden Haut erweitern sich die Blutgefäße und bilden Teleangiektasien. Das Aussehen derart erkrankter Hautflächen ist durch seine Buntscheckigkeit, das Nebeneinander von Rot in allen Nuancen, Weiß, Braun und Grau ausgezeichnet. Dabei wird die Haut im Laufe der Jahre immer trockener, rauh und uneben; die Unebenheiten entwickeln sich da und dort zu warzigen Bildungen und aus den Warzen entstehen Geschwülste carcinomatöser und auch solche sarkomatöser Natur. Im Laufe des ersten und zweiten Dezenniums gehen die Kranken zugrunde. Das Xeroderma pigmentosum gehört in ausgesprochener Weise zu den familiären Dermatosen.

Der entzündungserregenden Wirkung der Röntgenstrahlen gedenken wir in diesem Zusammenhange nur insoferne, als es sich ereignen kann, daß es im Gefolge ihrer therapeutischen Verwertung an irgendwelchen Krankheitsherden der Nase zu den bekannten *Röntgenschädigungen* kommt, die dann ihrerseits, sei es auch nur wegen der Entstellung, die sie bedeuten, die davon Betroffenen zum Arzte führen.

Pyogene Kokken sind es, die wir mit großer Wahrscheinlichkeit für jenes Krankheitsbild verantwortlich zu machen haben, dem wir an der Haut der Nase so häufig begegnen, *Acne vulgaris.* Wir verstehen darunter einen aus meist zahlreichen, schubweise auftretenden follikulären Entzündungs- und Eiterungsherden sich zusammensetzenden Ausschlag, der sein besonderes Gepräge durch bestimmte Begleiterscheinungen erhält. Von *Acne pustulosa* spricht man, wenn die eitrige Exsudation das Bild der Gesamterkrankung in vordringlicher Weise beherrscht und die meist erbsengroßen roten oder rotblauen, schmerzhaften Knötchen in ihrer Hautmasse zu Eiterherden umgewandelt sind, so daß z. B. die Nase von mehr oder weniger zahlreichen regellos angeordneten Pusteln besetzt erscheint. Die *Acne indurata* kommt dadurch zustande, daß der lokale Prozeß nach raschem Ablauf der akuten Entzündungserscheinungen einen mehr chronischen Charakter annimmt und zur Entstehung größerer derber, livider, indolenter Knoten führt. Im Inhalt der Pusteln, aber auch in der serösen Flüssigkeit, die man aus den nichteitrigen Entzündungsherden auspressen kann, findet man sozusagen konstant pyogene Kokken, am häufigsten Staphylococcus pyogenes aureus und albus. UNNA macht eigene Acnebacillen für die Entstehung der Follikulitiden verantwortlich; nach SABOURAUD unterscheiden sich die aus Acneefflorescenzen darstellbaren Kokken von den gewöhnlichen Staphylokokken durch bestimmte biologische Eigentümlichkeiten. Neben den verschiedenen Stadien und Phasen des Entzündungsprozesses an den einzelnen Acneknötchen trifft man bei den Acnepatienten immer noch auch auf andere krankhafte Veränderungen der Hautdecke. Abgesehen davon, daß viele Acnepatienten eine schlaffe, welke, des normalen Turgors entbehrende Haut aufweisen, fallen hierselbst die weiten klaffenden, zu förmlichen Trichtern ausgezogenen Mündungen von Follikeln auf; die Nasenhaut oder einzelne Teile der Nasenhaut erscheinen bei solchen Patienten wie punktiert. In vielen der erweiterten Follikularmündungen finden sich die schon an anderer Stelle besprochenen Comedonen. Sehr häufig sieht man in den entzündeten Follikeln einen zentralen schwarzen Punkt, den Kopf eines Comedo *(Acne punctata)*. Außerdem besteht bei vielen Patienten mit Acne der Nase eine mehr oder weniger ausgeprägte Seborrhoea oleosa. Häufig steht diese funktionelle Alteration der Talgdrüsen im Vordergrund des ganzen Krankheitsbildes an der Nase. Es liegt in solchem Falle nahe, die Seborrhöe und die Acne miteinander in ätiologische Beziehungen zu stellen. Aber Seborrhoea oleosa kommt auch vor, ohne daß die fettige Haut an Acne erkrankt. Außer der Seborrhoea oleosa findet man bei den Acnekranken häufig auch Seborrhoea sicca, namentlich auf dem behaarten Kopf, die auch als Pityriasis capitis bezeichnete Erscheinung fettiger oder auch ganz trockener kleienförmiger Schuppen. Man begegnet der Acne vulgaris an der Nasenhaut meist vergesellschaftet mit der analogen Erkrankung anderer Gesichts- und Körperteile bei jugendlichen Individuen zur Zeit der Pubertät *(Acne juvenilis)*. Oft erstreckt sich aber die Dauer des Leidens nach ihrem Beginn in der Pubertätszeit über viele Jahre hin; immerhin ist es selten, daß man Menschen mit mehr als 25 Jahren begegnet, die mit Acne vulgaris behaftet sind. Den pyogenen Kokken scheinen jene Follikel einen leichteren Angriffspunkt zu bieten, welche von Haus aus fehlerhaft veranlagt und falsch gebildet sind, so daß es in ihnen zu Verhornungsanomalien gekommen ist, sei es, daß sich hieraus zuerst das Bild des Comedo ergibt, oder daß die eitrige Entzündung zustande kommt, noch bevor der Comedo zu voller Entwicklung gelangt ist. Unter allen Umständen spielt beim Zustandekommen der Acneefflorescenzen neben den Kokken bzw. pathogenen Mikroorganismen die biochemische Beschaffenheit des Terrains die ausschlaggebende Rolle. Manches spricht dafür, daß bei der Acne juvenilis mit positivem Kokkenbefund die Verhältnisse so liegen, daß die während der Entwicklung der Keimdrüsen und des Haarbalgsystems zur Pubertätszeit am Chemismus des Hautgewebes sich abspielenden chemischen Vorgänge es den Kokken ermöglichen, ihre spezifische Wirkung zu entfalten. Allerdings die Jod- und Bromacne, auch die Teeracne und die Folliculitis mercurialis lehren uns, daß es chemische Stoffe gibt, die ohne Beteiligung parasitärer Eitererreger imstande sind, eitrige Follikulitiden zu erzeugen, sei es, daß sie von außen oder von innen her in die Follikel und Talgdrüsen geraten; Staphylokokken kann man nicht aus nur kranken, sondern auch aus gesunden Follikeln zur Darstellung bringen. Die gleichen Erwägungen gelten für die Acne vulgaris an der Haut der Nase und anderer Körperteile bei solchen Patienten, welche mit bestimmten, das Allgemeinbefinden und den Ernährungszustand der Haut beeinflussenden Krankheiten oder mit Konstitutionsanomalien behaftet sind. Auch mit der Nahrung können Stoffe aufgenommen werden, oder im Anschluß an die Nahrungsaufnahme können sich Stoffe bilden, welche wie Jod und Brom Acne verursachen. Ein Umstand aber ist es, welcher uns immer wieder veranlaßt, die Acne vulgaris in die Reihe der pyogenen exogenen Pyodermien zu stellen, die Erfahrung, daß das beste Prophylakticum für Patienten, welche zu Acne disponiert sind, in gründlicher Hautpflege gelegen ist, welche vorzugsweise mit Wasser und guten Seifen arbeitend dafür sorgt, daß die Haut von Verunreinigungen freigehalten wird. Dabei muß ein besonderes Gewicht auf die Beseitigung *aller* seborrhoischer Zustände gelegt werden. Eine auf die Acneknötchen allein gerichtete Therapie führt nicht dauernd zum Ziel; auch die Schuppen der Seborrhoea sicca, ebenso alle anderen seborrhoischen Krankheitsherde müssen beseitigt und dauernd ferngehalten werden. Unterzieht man bei Acnepatienten die in dieser oder jener Weise an Eczema seborrhoicum erkrankte Kopfhaut einer energischen antiparasitären Behandlung im Sinne UNNAS, so kann man die Beobachtung machen, daß die Acne zur Abheilung kommt, ohne daß man sie selbst, abgesehen von rein symptomatischen und palliativen Maßnahmen, therapeutisch angeht. Man kann sich angesichts solcher Beobachtungen des Eindruckes nicht erwehren, daß die Acne, wenigstens in vielen Fällen, dadurch zustande komme, daß von den „Brutstätten" (UNNA) des seborrhoischen Ekzems her die spezifischen Krankheitserreger, sagen wir die Staphylokokken oder besondere Staphylokokken, in die Follikularmündungen geraten und hier in der Tiefe des Follikels und in der Talgdrüse ihre pathogene Tätigkeit entfalten. Wir rechnen mit der Wahrscheinlichkeit, daß die gleichen Mikroorganismen Eczema seborrhoicum und Acne erzeugen können. Wir halten dabei besonders diejenigen Follikel für gefährdet, in welchen die Epithelien die natürliche Widerstandskraft nicht besitzen oder verloren haben. Auch der Umstand, daß zahlreiche Acneefflorescenzen Narben hinterlassen, d. h., daß sich die primäre Alteration vom Epithel aus auf das periphere Bindegewebe erstreckt, kann zur Bestätigung unserer Anschauung über die Beteiligung bakterieller Gifte an der Entstehung der Acne herangezogen werden.

Die *Behandlung* der Acne vulgaris deckt sich mit der Behandlung der Comedonen, hat aber daneben die individuellen Verhältnisse des Patienten zu berücksichtigen. Peinlichste Reinlichkeit und gründliche Reinigung der Haut ist erstes Erfordernis. Warmes Wasser und Seife, häufig angewendet, tuen sehr gute Dienste. Eine gewisse Reizung der Haut durch das Waschen und Seifen schadet in der Regel nicht; wenn sich stärkere Reizung geltend macht, läßt man nach dem Waschen ½—1 Stunde kühlende Überschläge mit Borwasser machen; als Puder bewährt sich am besten Talk mit Zusatz von Acidum salicylicum. Über Nacht stellt man die einzelnen Krankheitsherde unter Schwefelwirkung: Schwefelemulsionen, Schwefelresorcinpasten, auch Ichthyolpasten. Schälkuren u. ä. erfordern meines Erachtens fachärztliche Kenntnisse. Interne Medikationen allein führen in der Regel nicht zum Ziel.

Auch an der *Jod-Brom-Chloracne*, für deren Entstehung pyogene Kokken nicht verantwortlich zu machen sind, ist die Nasenhaut häufig beteiligt. Desgleichen kommt hierselbst auch das *Jododerma* und *Bromoderma* zur Beobachtung, wo neben der durch die Halogene verursachten Eiterung lebhafte, das Krankheitsbild beherrschende, geschwulstbildende Proliferation des Bindegewebes besteht.

Der Vollständigkeit halber sei auch in diesem Zusammenhang der *Folliculitis (Acne) necrotica s. Acne frontalis s. varioliformis* gedacht, da es sich ab und zu ereignet, daß die Efflorescenzen dieser Dermatose auch auf der Nasenhaut vorkommen. Diese „Acne" necrotica hat nichts vom Wesen der Acnekrankheit, auch ist sie keineswegs im Sinne einer staphylogenen Dermatose zu deuten; ihre ursächlichen Beziehungen sind unbekannt. Primäre Nekrose ist das Wesentliche des Krankheitsbildes. Bei den schubweise erfolgenden Ausbrüchen der über Jahre sich hinziehenden Dermatose, die das Allgemeinbefinden so gut wie gar nicht beeinflußt, sind das Erste, was wir zu Gesicht bekommen: linsen- und bohnengroße, kreisrunde, scharf ausgeschnittene Schorfe, trockene,

weißgraue, bläulich und bräunlich verfärbte, lederartige Krüstchen, die im
Niveau oder unter dem Niveau der Umgebung gelegen sind. Der Nekrose
folgt die Reaktion des Hautgewebes und des Gesamtorganismus in Form eines
entzündlichen Saumes nach; der Entzündungshof weist mehr oder weniger
beträchtliche Schwellung auf. Török bringt im Rieckeschen Handbuch das
Bild einer solchen „Acne necrotica faciei et nasi".

Im Zusammenhang mit der Acne sei die *Rosacea* oder, wie man noch vielfach
zu sagen pflegt, die Acne rosacea besprochen, obwohl man die Berechtigung
bestreiten kann, die Rosacea in die Reihe der *entzündlichen* Dermatosen zu
stellen.

Häufig beschränkt sich das Krankheitsbild der roten Nase auf eine Hyperämie der Haut, diffus ausgebreitet oder in Form unregelmäßig gestalteter
Flecken, die keineswegs als Ausdruck entzündlicher Vorgänge gedeutet werden
kann, auch dann nicht, wenn sich diese rote Nase warm oder wärmer als ihre
nicht gerötete Umgebung anfühlt. Wir haben es in solchem Falle mit fluxio-
närer Hyperämie zu tun, wie sie uns z. B. aus der Erscheinung des Erythema
fugax ex pudore und der „Bierfahne" der Studenten bekannt ist. Die mit
dieser Form der roten Nase behafteten Patienten kommen wegen ihrer Nase
oft zum Arzt, ohne imstande zu sein, diesem die rote Verfärbung der Nase vor-
zuweisen. Es sind in der Regel nur ganz bestimmte Faktoren, welche die Nase
dieser meist jugendlichen Patienten veranlassen aufzuflammen. Psychische
Faktoren stehen obenan. Aber auch die Nahrungsaufnahme, der Genuß gewisser
Nahrungs- und Genußmittel veranlaßt das plötzliche Auftreten mehr oder
weniger rasch wieder verschwindender Kongestionen an der Haut der ganzen
Nase oder auch nur an umschriebenen Teilen der Nasenhaut. Unter den Genuß-
mitteln spielt der Alkohol unbezweifelbar eine große Rolle, eine um so größere
Rolle, als er, oft in kleinsten Dosen nicht nur Kongestion, sondern auch Gefäßlähmung bewirkt und den Lähmungszustand der Gefäße zu unterhalten vermag.
In der gleichen Weise wirken aber auch Kaffee und scheinbar vor allem Tee,
heiße Getränke an und für sich, Gewürze verschiedener Art; auch verschiedene
Fettstoffe scheinen imstande zu sein, Kongestion an der Nase, in diesem oder
jenem Teil des Gesichtes zu veranlassen. Temperaturreize scheinen hier nur
insofern eine Rolle zu spielen, als jäher Übergang von kalter zu warmer Temperatur die Nase zum Aufflammen bringen kann. Mitunter hat man Gelegenheit,
es zu verfolgen, wie sich im Laufe der Zeit aus solchem Beginn das vollentwickelte Bild der Rosacea entsteht. Gehäufte Wiederholung der Kongestion
bewirkt die Erweiterung der venösen Gefäße, die das wesentliche anatomische
Substrat der wahren Rosacea bildet.

In anderen Fällen zeigt die rote Nase von allem Anfang an Erscheinungen
venöser Hyperämie, welche die Annahme nahelegen, daß es sich dabei um eine
Erfrierung der Nase handelt. Der Tatsache der Erfrierung aber sind sich die
Patienten in solchem Falle nicht bewußt, auch nicht irgendwelcher Umstände,
unter denen eine Erfrierung hätte zustande kommen können. Die Farbe ist ein
mehr oder weniger stark bläulich getöntes Rot. Die verfärbten Anteile der
Nasenhaut sehen mehr oder weniger stark gedunsen aus, sie fühlen sich kühl
oder kalt an. Es besteht jener Zustand der Relaxationshyperämie, der auch der
Erscheinung der roten oder blauen Hände zugrunde liegt. Auch in solchem Falle
kann es sich anfänglich ereignen, daß die Verfärbung der Haut und ihre Gedunsenheit für mehr oder weniger lange Zeit vorübergehend verschwindet und einem
vollkommen oder wenigstens nahezu vollkommen normalen Verhalten der Nase
Platz macht. In der Regel aber wird die bläulich getönte Verfärbung zu einer
stationären Erscheinung, wenngleich der Ton der rotblauen Farbe dabei zu
wechseln pflegt, bald lebhafter rot, bald mehr blau und dunkelblau sich darstellt.

In dem dauernd erweiterten Blutgefäßbezirk kann es im Gefolge irgendwelcher Reize zu Wallungen arterieller Natur kommen, die der für gewöhnlich blauroten kalten Nase vorübergehend lebhafteres Rot und eine wärmere oder auch warme Beschaffenheit verleihen: eine Art Erythema fugax im Bereich eines Gefäßbezirkes, dessen venöse Anteile sich im Zustand der Erweiterung und Erschlaffung befinden. Mitunter machen sich die Erscheinungen der gesteigerten Irritabilität in vordringlicher Weise bemerkbar. Dabei handelt es sich meist um Patienten mittleren und vorgeschrittenen Lebensalters. Magen-Darmstörungen, Störungen des Blutkreislaufes, vor allem Störungen im Bereich der Sexualsphäre, Klimakterium, Schwangerschaft, Wind und Wetter werden als Ursachen der Nasenerkrankung bezeichnet. Nicht zu bezweifeln ist, daß die genannten ätiologischen Faktoren bei bereits bestehender Erkrankung der Nasenhaut einen verschlechternden Einfluß ausüben können. Oft findet man diese Form der roten Nase bei Menschen, die einen Habitus apoplecticus aufweisen. Von besonderer Bedeutung für die Pathogenese dieser roten Nase scheint uns das Verhalten der inneren Anteile des Nasenorgans zu sein; eine rhinologische Untersuchung der Rosaceapatienten ist immer geboten, ebenso wie die Berücksichtigung aller jener Momente, welche wie z. B. die Kleidung eine Stauung im Blutkreislauf der Nase, des Gesichtes, des ganzen Kopfes zu unterhalten imstande sind.

Wiederum andere Fälle von Rosacea gibt es, bei welchen weder die Anamnese noch der klinische Befund einen Zweifel daran aufkommen lassen, daß der roten Nase eine tatsächlich erfolgte *Kälteschädigung* zugrunde liegt. Wir haben zu beachten, daß es neben dem bereits besprochenen *entzündlichen* Krankheitsbild der Erfrierung der Nase (Dermatitis erythematosa und bullosa ex congelatione) eine pathogene Kältewirkung gibt — ebenso wie es eine analoge Wärmewirkung gibt —, die nicht oder nur in untergeordneter Weise die vitalen Zellelemente der Epidermis betrifft, vielmehr die cutanen *Blutgefäße*, und zwar auf dem Wege über das Nervensystem. Die spezifische Reizung der in der Haut gelegenen kälteempfindlichen Nervenelemente bewirkt zunächst ein Blaßwerden der Haut, eine Verengerung der Blutgefäße. Vorzugsweise beobachten wir diese Form der Kältewirkung an anämischen und in ihrem Allgemeinbefinden geschädigten und heruntergekommenen Individuen, an diesen vor allem an Körperteilen mit spärlicher Blutversorgung, vor allem an den Ohrmuscheln und an der Nasenspitze. Bei länger dauernder Einwirkung niederer Temperaturen scheinen auch die Blutgefäße des Unterhautzellgewebes und der unter der Haut gelegenen Organe eine unter Umständen hochgradige Zusammenziehung ihrer Wandungen zu erleiden. Parästhesien, Jucken, Kribbeln, Brennen, ausgesprochene Schmerzen pflegen die Blutleere in solchem Falle zu begleiten, wie gesagt, in der Regel, ohne daß die Haut dabei im eigentlichen Sinne des Wortes erfroren wäre. Meist kommt es innerhalb kurzer Zeit nach der anfänglichen Verengerung zu einer Erweiterung und zu einer Erschlaffung der Gefäße, was den betroffenen Hautstellen zuerst eine hellrote oder ziegelrote, dann aber eine bläuliche Farbe verleiht. Die Verengerung der Gefäße kann aber auch längere Zeit hindurch andauern, infolge längerer Dauer der Kälteeinwirkung oder auch im Gefolge von Faktoren, welche im Organismus in der affizierten Hautstelle gelegen sind; es kann sich daraus das Bild der Frostgangrän ergeben. Häufiger aber ist es, das es zu dieser schlimmsten Folge der Kälteschädigung peripherer Blutgefäße nicht kommt, daß sich die Schädigung vielmehr auf das Blutgefäßsystem beschränkt, in der Weise, daß die venösen Anteile des Blutgefäßsystems in einen Zustand der Gefäßwandlähmung geraten, woraus sich dann das Bild der Relationshyperämie ergibt. Die Haut der Nase, der Nasenspitze, anderer fleckförmig umschriebener Anteile der Nasenhaut zeigt eine gleichmäßige blaurote Verfärbung, sie ist gedunsen infolge gesteigerter Transsudation, sie fühlt sich kalt an.

Von Bedeutung an dieser gefäßparalytischen Form der Erfrierung ist für die Pathogenese der roten Nase der Umstand, daß es zum Zustandekommen der durch die Kälte empfindlichen Nervenelemente vermittelten Schädigung cutaner Blutgefäßbezirke hochgradiger Kältereize gar nicht bedarf, daß häufig schon geringe Kältegrade, oft nur negative Schwankungen der Temperatur genügen — man kann das experimentell nachweisen —, um im Falle besonderer Empfindlichkeit der Kältenerven in dem umschriebenen Hautbezirk den Symptomenkomplex der Relaxationshyperämie auszulösen. An der Nasenspitze scheint dabei vor allem die Feuchtigkeit eine unterstützende Rolle zu spielen. Nichts ist schädlicher für derartige kälteempfindliche Nasen und Nasenspitzen beim weiblichen Geschlecht, als wenn sie mit feuchtgewordenen Schleiern in Berührung kommen bzw. längere Zeit in Berührung bleiben.

Ob primäre Erkrankungen *entzündlicher* Natur die Rosacea einleiten, erscheint mir unsicher. Selbst wenn man persönlich zu beobachten Gelegenheit hat, wie sich bei einem Patienten, der mit irgendeiner Form seborrhoisch ekzematöser Erkrankung, mit Pityriasis alba faciei (Unna), mit Eczema erythemato pityrodes (Unna) an der Nasenhaut behaftet ist, allmählich Rosacea entwickelt, erscheint es mir zweifelhaft, ob die primäre seborrhoisch ekzematöse Erkrankung es ist, die das Zustandekommen der Rosacea auslöst. Häufiger jedenfalls ist das Verhältnis umgekehrt: Auf der roten Nase entwickeln sich seborrhoisch-ekzematöse Krankheitsherde, das gleiche Verhältnis, wie zwischen der roten Nase und der Seborrhoea oleosa, die der Rosacea nicht voran zu gehen pflegt, sich vielmehr erst auf der roten Nase einstellt. Auch eine primäre Acne vulgaris bzw. juvenilis ist unseres Erachtens nicht imstande, die Veränderungen auszulösen, in denen das Wesen der Rosacea gelegen ist. Nach Unna ist die Rosacea die Resultante zweier auf dem schmetterlingsförmigen Mittelgebiet des Gesichtes sich treffender Reize, einer arteriellen Gefäßlähmung und der seborrhoisch ekzematösen Infektion; die Infektion erfolgt für gewöhnlich von seborrhoischen Krankheitsherden des behaarten Kopfes aus; die Gefäßlähmung führt Unna auf periodische Kongestivzustände zurück, wie sie das Klimakterium, die normale Verdauungsperiode, manche Ingesta, Herzpalpitationen mit sich bringen.

Nach unserer Meinung gehören auch im vollentwickelten Bild zum Wesen der Rosacea Entzündungserscheinungen vom Charakter der Dermatitis oder des Ekzems und der Follikulitis keineswegs. Was dem Bilde der Rosacea das eigene Gepräge verleiht, ist zunächst Hyperämie venöser Natur, reine Stauungshyperämie, sei es, daß die blaurote Verfärbung die Nasenhaut flächenhaft überzieht, oder daß sie einzelne kleinere und größere, unscharf begrenzte Flecken bildet. Zu der venösen Stauung, der habituellen vasomotorischen Gefäßlähmung, gesellt sich Ektasie der Capillaren, Ektasie der größeren Venen; die letzteren heben sich aus der diffusen bläulichroten Verfärbung in Form teleangiektatischer Stern- und Netzfiguren oder als mehr oder weniger dicke, geschlängelte Stränge ab.

Neben der lividen Verfärbung gehört zum vollentwickelten Bild der Rosacea eine Schwellung der Haut. Anfänglich ist diese nur durch vermehrte Transsudation aus den hyperämischen Venen bedingt. Auch sie zeigt häufig fluxionäres Verhalten; bald macht sie sich mehr, bald weniger stark bemerkbar. Dazu gesellt sich aber, oft allerdings erst nach jahrelangem Bestand der venösen Hyperämie und der den kranken Hautstellen ein gedunsenes Aussehen verleihenden ödematösen Schwellung eine Verdickung der Haut, eine Volumenzunahme des Bindegewebes, wiederum entweder in diffuser Ausbreitung oder auf einzelne Inseln beschränkt. Im letzteren Falle entstehen knötchenartige, oft wie Warzen aussehende Bildungen, die, wenn sie auch eine entfernte Ähnlichkeit mit Acneefflorescenzen, insonderheit mit solchen der Acne indurata, aufweisen können, mit wahrer Acne nichts zu tun haben und nichts anderes darstellen als den klinischen Ausdruck umschriebener Bindegewebshyperplasie.

Allerdings entstehen oft genug, namentlich bei jugendlichen Individuen, auf dem Boden der Rosacea wahre Acneknötchen, follikuläre entzündliche Knötchen und Eiterpusteln, die an die Follikel gebunden sind (Rosacea pustulosa im Gegensatz zu der ohne begleitende Acneknötchen verlaufenden Rosacea simplex oder Rosacea erythematosa). Auch umfangreichere, nicht an die Follikel gebundene, bald mehr, bald weniger tief gelegene Infiltrate und Abscesse können sich entwickeln. Zum Wesen der Rosacea gehören aber diese meist akut entzündlichen Charakter tragenden, in der Regel schubartig auftretenden Acneefflorescenzen und Eiterherde nicht; sie stellen eine Komplikation der Rosacea dar, in gleicher Weise wie es der Fall ist mit der auf dem Boden der Rosacea auftretenden Seborrhoea oleosa, mit den auf dem Boden der Rosacea auftretenden entzündlichen Krankheitsherden seborrhoisch ekzematöser Natur. Auffällig allerdings ist der Umstand, daß die auf dem Boden fleckförmiger oder flächenhaft ausgebreiteter Rosacea auftretende Seborrhoea oleosa häufig, nicht immer, mit ausgesprochenen Entzündungserscheinungen einhergeht, die dem lividen Boden eine lebhafte Rötung, arterielle Hyperämie, gesteigerte Wärme, das Aussehen dermatitischer Krankheitsherde verleihen. Auch die seborrhoisch ekzematösen Krankheitsherde auf der roten Nase zeigen oft eine stärkere Rötung, auch stärkere Schwellung als sie sonst diesen ekzematösen Krankheitsherden eigen zu sein pflegen. Im übrigen sind es auch an diesen seborrhoisch-ekzematösen Krankheitsherden der roten Nase die klinischen Erscheinungen der Parakeratose, welche das Bild des seborrhoischen Katarrhs hierselbst bezeichnen, in erster Linie die Schuppung in Form kleiner, ziemlich festhaftender, feuchter oder fettig sich anfühlender Schüppchen. Solche Schuppen und schuppende Stellen sehen wir aber auf der roten Nase auch oft, ohne daß wir ohne weiteres berechtigt wären, die parakeratotischen Erscheinungen mit Sicherheit auf eine ekzematöse Erkrankung zurückzuführen, sei es, daß unter den Schuppen nur die bläulichrote Verfärbung oder lebhafte arterielle Hyperämie besteht. Es scheint, als ob die Haut der Nase, die an Rosacea erkrankt ist, entzündungserregenden Reizen, namentlich auch solchen bakterieller Natur, z. B. den Staphylokokken, nur geringen Widerstand entgegenzusetzen imstande ist; das gleiche gilt aber auch von der irritierenden Wirkung von Seifen und Wasser, von Salben, Schminken und Pudern.

Im Falle mehr oder weniger deutlich ausgesprochener Flächenhaftigkeit der Bindegewebshyperplasie gewinnt die ganze rote Nase allmählich an Umfang. Doch sind es auch in diesem Falle immer wieder einzelne Teile, an denen die Volumenzunahme besonders grob in Erscheinung tritt. Richtige Wülste, knotige Verdickungen, lappige Geschwülste bekommen wir zu sehen, besonders an den Nasenflügeln und an der Nasenspitze, die dann der Nase ein monströses Aussehen verleihen (Rosacea hypertrophica, Rhinophyma, Pfundnase). Die Knoten und Geschwülste sind bald derb, bald weich, je nachdem die mit kleinzelliger Infiltration einhergehende Hyperplasie des Bindegewebes sich in ihren Anfangs- oder Endstadien befindet; im ersteren Falle ist das Bindegewebe zellreich und saftig, im anderen Falle finden wir nichts anderes als ein grobes und starres Gewirr kollagener Fasersubstanz. Nicht unerwähnt darf bleiben, daß wir den klinischen Erscheinungen der Bindegewebshyperplasie an der Nase und einzelnen Nasenteilen auch begegnen können, ohne daß daneben deutliche Erscheinungen der Stauungshyperämie vorhanden sind; in solchem Falle zeigt die Farbe der Haut über den verdickten, knötchen-, knoten- und geschwulstartigen Anteilen der Nase keine auffallende Abweichung von der Norm.

Was die Vielgestaltigkeit des klinischen Bildes der Rosacea noch erhöht, ist der Umstand, daß die verdickte hyperämische oder nicht hyperämische Haut zahlreiche Grübchen und Gruben aufweist, die erweiterten Follikulartrichtern entsprechen; in ihnen findet sich oft Hauttalg angesammelt; die Talgdrüsen selbst erweisen sich vielfach als stark hypertrophisch.

Die *Behandlung* der Rosacea hat in erster Linie die ätiologischen Gesichtspunkte zu wahren; symptomatisch kommen, abgesehen von den chirurgischen Eingriffen zur Beseitigung des Rhinophyma, alle diejenigen Maßnahmen in Betracht, welche geeignet sind, lokale Stauungserscheinungen zu beseitigen und physiologische Zirkulationsverhältnisse herbeizuführen.

Krankheitserregern aus der Gruppe der pyogenen Kokken begegnen wir an der Haut der Nase, wie in ihrer näheren und weiteren Umgebung, vor allem in den Pusteln des Impetigo contagiosa und der Impetigo Bockhart. Sowohl Staphylokokken wie Streptokokken können *Impetigo contagiosa* veranlassen. Für diese höchst ansteckende Dermatose sind Bläschen charakteristisch, die beim Aufschießen klar und durchsichtig, mit reinem Serum gefüllt sind. Als erste Manifestation beobachtet man erhabene rote Flecke, die sich innerhalb weniger Stunden zu schrotkorn- bis erbsengroßen Bläschen umwandeln; in der Regel wird der rote Fleck in seiner ganzen Ausdehnung in ein Bläschen verwandelt, so daß wir dann Bläschen vor uns haben, die von gesunder Haut umgeben sind. Oft aber sehen wir, anfangs wenigstens, einen zarten rosaroten Hof um das Bläschen herum. Zuerst von praller Beschaffenheit, mit hellem Inhalt erfüllt, nimmt das Bläschen bald pustulöses Aussehen an, zunächst vornehmlich dadurch, daß sich die Bläschendecke immer mehr trübt, sich graugelblich verfärbt. Während dieser Verfärbung verringert sich die Spannung der Bläschendecke, und immer mehr mischen sich dem serösen Bläscheninhalt Eiterkörperchen bei. Niemals aber gewinnt der Bläscheninhalt bei der Impetigo contagiosa, bei der streptogenen wie bei der staphylogenen Form derselben, die rein eitrige Beschaffenheit, die die Pustel der Impetigo Bockhardt auszeichnet. Die Bläschendecke ist sehr dünn, sie reißt leicht ein, der Inhalt tritt ganz oder teilweise aus und trocknet zu gelben Borken ein. Aber auch wenn es nicht zur Zerreißung der Bläschendecke kommt, erfolgt bei der Dünne der Bläschendecke rasch die Eintrocknung des Bläscheninhalts. Je nach dem Stadium der Eintrocknung sind die Borken durchsichtig, gelb, rein serös oder undurchsichtig, gelbgrau, eitrig. Im Anschluß an traumatische Einwirkungen, gerade bei den Efflorescenzen an der Nase und vor allem in den Nasolabialfalten, kommt es zu Hämorrhagien im entzündeten Gewebe und zu Beimischung von Blut zum Inhalt der Bläschen und zu blutiger Verfärbung der Borken. Entfernt man die Borken, so treten oberflächliche, nässende, meist kreisrunde Erosionen zutage, die sich bald wieder mit Borken bedecken. Innerhalb von ein paar Tagen erfolgt dann unter den Borken die Regeneration des Epithels und Neubildung einer soliden Hornschicht. Die kranke Stelle sieht dann noch einige Zeit gerötet aus; allmählich verschwindet auch diese Verfärbung, der lokale Entzündungsprozeß heilt, ohne Narben zu hinterlassen. Es ereignet sich aber auch bei Lokalisation vereinzelter Efflorescenzen an der Nasenhaut nicht selten, daß die anfänglich nur linsen- und erbsengroßen Bläschen nach der Peripherie sich vergrößern, oder daß nach anfänglicher Borkenbildung die Entzündung an der Peripherie weiterschreitet, und daß sich um die zentrale Borke ein Bläschenring bildet, der seinerseits nach außen von einem schmalen Entzündungssaum umgeben sein kann. Auf diese Weise entstehen markstückgroße, gelegentlich noch größere

Krankheitsherde, die bei zentraler und partieller Abheilung Ring- und Bogenformen aufweisen: Impetigo contagiosa annularis, circinata.

Vornehmlich, wenn auch keineswegs ausschließlich, sind es Kinder und jugendliche Personen, bei denen wir die Impetigo contagiosa zu sehen bekommen. Wenn, wie meist, zahlreichere Einzelefflorescenzen vorhanden sind, zeigen diese nebeneinander die verschiedenen Entwicklungsphasen. Die Kontagiosität der Dermatose bringt es mit sich, daß, wenn in einer Familie, in einer Schule ein Kind von Impetigo contagiosa befallen ist, bald die anderen Kinder der Familie, mehr oder weniger zahlreiche Mitschüler in der gleichen Weise erkranken. Eine Schädigung des Allgemeinbefindens pflegt mit der Dermatose nicht vergesellschaftet zu sein. Gerade wegen der Kontagiosität ist der Umstand zu beachten, daß keineswegs nur das Gesicht, sondern auch alle möglichen anderen Körperteile von der Impetigo contagiosa befallen werden können, insonderheit die Hände, und daß gerade die hierselbst lokalisierten Efflorescenzen, namentlich die Bläschen an den Fingern, mit ihren hochinfektiösen Ausschwitzungen immer wieder zur Übertragung auf die Nase Veranlassung geben können. Der *Pemphigus neonatorum* (non syphiliticus), auch der sogenannte *Pemphigus infantilis* sind im Grunde genommen nichts anderes als Modifikationen der Impetigo contagiosa. Im gleichen Sinne haben wir der *Dermatitis exfoliativa neonatorum* zu gedenken und mit der Möglichkeit der gegenseitigen Ansteckung der Kinder, gelegentlich auch der Erwachsenen zu rechnen.

Das einfachste Mittel zur *Behandlung* der Impetigo contagiosa ist die LASSARsche Salicylzinkpaste. Jede einzelne Efflorescenz wird damit überstrichen und dann noch bepudert, so daß sich über der Efflorescenz eine kräftige Schutzhülle bildet. Man läßt dreimal des Tages diese Schutzhülle erneuern und hält die Krankheitsherde 4—6 Tage ununterbrochen, ohne zu waschen oder abzureiben, unter der Paste, wozu es eines eigentlichen Verbandes in der Regel nicht bedarf. Wichtig ist es, jede neu auftretende Efflorescenz sofort mit der Paste zu bedecken und bedeckt zu halten.

Bei der so gut wie konstant staphylogenen *Impetigo Bockhart* handelt es sich um jenen „eitrigen Ausschlag", welcher so häufig durch kratzende Fingernägel verursacht wird und wohl auch selbständig, für gewöhnlich aber als Komplikation primärer juckender Dermatosen erscheint, bei Scabies, Pediculosis, artifiziellen Dermatitiden ekzematöser und nicht ekzematöser Natur. Je nach der Konfiguration der der Staphylokokkeninfektion erliegenden mechanischen Läsion ist die Gestalt der einzelnen Krankheitsherde verschieden: häufig, keineswegs immer, ist die Eiterung an die Follikelmündungen gebunden (Staphylodermia follicularis superficialis, JADASSOHN). Von der Follikelmündung dringen die Staphylokokken gerne in die Tiefe des Follikels, erzeugen dann Follikulitiden und Furunkel. Wie im Nacken, an der Stirne, so sind auch die an der Nase lokalisierten Impetigenes bei Kindern sehr häufig auf Pediculosis capitis zurückzuführen; die sachgemäße Bekämpfung der Verlausung der Kopfhaare beseitigt in der Regel auch ohne weiteres den komplizierenden eitrigen Ausschlag.

Als eine besondere Form der Impetigo Bockhart kann man die *Sycosis („non parasitaria") coccogenes oder staphylogenes* bezeichnen, nur daß es sich hierbei um eine besondere Lokalisation der oberflächlichen Staphylodermie, um die Erkrankung der nicht mit Lanugo-, sondern mit starren Haaren versehenen Follikel handelt. Hier interessiert uns nur die Tatsache, daß diese Affektion häufig die mit Vibrissae bestandenen Naseneingänge befällt, sei es allein oder gleichzeitig auch andere Anteile des behaarten und bebarteten Gesichts. Das klinische Bild stellt sich uns in Form mehr oder weniger zahlreicher follikulärer Knötchen und Pustelchen dar, aus deren Mitte ein Haar emporragt. Das Haar ist meist gelockert und läßt sich leicht ausziehen. An den ausgezogenen Haaren ist die Wurzelscheide verdickt, eitrig infiltriert, infolgedessen meist von gelblicher Farbe. Stehen die Pusteln am Naseneingang dicht zusammen, so ergeben sich umfangreichere Infiltrate, die von Pusteln und Borken bedeckt sind. In jedem Falle derartiger Erkrankung der Haut an den Naseneingängen lohnt sich die mikroskopische Untersuchung der ausgezogenen Haare, weil die Trichophytonpilze manchmal, scheinbar allerdings nur selten, in dieser Gegend ein ähnliches Krankheitsbild erzeugen können, Trichophytia profunda. Zur *Behandlung* empfiehlt sich an erster Stelle die lange Zeit wiederholte Epilation.

Furunkel mit ihrer staphylokokkenbewirkten Nekrose des Bindegewebes, dem charakteristischen nekrotischen Pfropf, kommen an der Nase, man muß sagen, auffallenderweise verhältnismäßig selten zur Beobachtung, abgesehen natürlich von den so häufigen Furunculi folliculares im vorderen Anteile der Nasenschleimhaut.

Auch das streptogene *Erysipel* bedarf an dieser Stelle nur der Vollständigkeit halber der Erwähnung. Es ist bekannt, daß das Erysipelas faciei sehr häufig die Nasenhaut in Mitleidenschaft zieht, andererseits, daß es sehr häufig die Nasenhaut ist, irgendeine, oft schwer auffindbare Stelle der Nasenhaut, von der das Gesichtserysipel seinen Ausgang nimmt. Auch das *Erysipelas recidivans* des Gesichtes ist in der Mehrzahl der Fälle in seinen pathogenetischen Beziehungen an die Nasenhaut gebunden. Hier gilt es mit ganz besonderer Sorgfalt die primäre Läsion an der Nasenhaut, an den Nasenlöchern, in den Nasolabialfalten zu suchen, von denen dieses überaus lästige, wenn auch prognostisch nicht so sehr ungünstige Leiden seinen Ausgang zu nehmen pflegt.

Ebenso wie die Streptokokken sind auch die Staphylokokken imstande, ihre pathogenen Fähigkeiten nicht nur in gesunder, sondern auch in kranker Haut zu betätigen. Angesichts einer *Dermatitis pustulosa* an der Nase hat man in erster Linie zu prüfen, ob es sich hier um eine Dermatitis — meist artifizieller Natur — handelt, zu deren Wesen die Eiterung gehört, oder ob die Pustulation der Dermatitis sekundär aufgepfropft ist. Nahezu mit Konstanz gilt dieses Verhältnis für das an den Nasenöffnungen, in den Nasolabialfalten so häufig vorkommende *Eczema pustulosum sive impetiginosum*. Das Ekzem als solches hat nichts mit Eiterung zu tun. Jene primären Alterationen, welche für die ekzematöse Form der Hautentzündung charakteristisch sind, gehen nicht mit der Bildung leukotaktischer Reaktionsstoffe einher, wie ja denn die reaktiven Erscheinungen im Bilde des Ekzems, die durch die spezifischen Alterationen der Epidermis ausgelöst werden, sich in bescheidenen Grenzen zu halten pflegen; für gewöhnlich besteht beim Ekzem nur geringgradige Hyperämie, mäßige Exsudation seröser Natur. Aber es kann sich ereignen, daß ekzematöse Krankheitsherde, sie mögen entstanden sein durch welche Ursache auch immer, von Eiterkokken infiziert werden. Neben den spezifischen Epidermisalterationen und auf ihnen bewirken die Kokken ihre eigenen spezifischen Alterationen. Klinisch dokumentiert sich dieses Verhältnis in der Weise, daß auf der feuchten, schmierigen, schuppigen, verdickten Epidermis, die der ekzematös erkrankten Haut eigen ist, Pusteln auftreten, bald in kleinerer, bald in größerer Zahl, regellos eingestreut zwischen die alterativen und reaktiven Symptome des Ekzems. Den tatsächlichen Verhältnissen entspricht es, in solchem Falle von der pyogenen Kokkeninfektion oder der Pustulation des Ekzems zu reden.

Des *Milzbrand* (Anthrax) zu gedenken, ist aus dem Grunde berechtigt, weil sich sowohl die Milzbrandpustel, Pustula maligna, im Gesicht, hier wiederum an der Nase lokalisieren kann, als auch das Milzbrandödem mit Vorliebe an den Augenlidern und an der Lippenschleimhaut lokalisiert, von diesen Gegenden aus in Form einer teigigen, weichen erysipelähnlichen, aber nicht schmerzhaften entzündlichen Schwellung sich auf die Haut der Nase erstrecken kann. In beiden Fällen handelt es sich in der Regel immer nur um *einen* Krankheitsherd, um lebhafte hämorrhagische Entzündung und um Nekrose des Bindegewebes und der Epidermis; die Nekrose macht sich aber klinisch erst auf der Höhe des Krankheitsprozesses bemerkbar. Aus dem Krankheitsherde lassen sich die Milzbrandbacillen leicht nachweisen.

Auch des *Rotz* (Malleus) sei hier kurz gedacht, weil die primäre Infektion der Nasenschleimhaut mit erysipelähnlicher Schwellung der ganzen Nasenhaut einherzugehen pflegt.

Hinsichtlich der Beziehungen der *Lepra* zur Nase ist die wichtigste Tatsache die, daß die *Schleimhaut* der Nase fast in jedem einzelnen Falle von Lepra tuberosa, aber auch von Lepra anaesthetica in Mitleidenschaft gezogen ist; hier, an der *Schleimhaut* der Nase, scheint es konstant zu einem Zerfall der leprösen Infiltrate zu kommen; fast bei jedem einzelnen Leprakranken kann man im Nasensekret Leprabacillen nachweisen. Da die charakteristischen Erscheinungen der Lepra cutanea, abgesehen von den Extremitäten, sich vorzugsweise im Gesicht lokalisieren, hat man damit zu rechnen, daß sich die derben, tief gelegenen Knötchen und knotenartigen Infiltrate, schubweise auftretend, regellos angeordnet, disseminiert oder gruppiert stehend, auch auf der Haut der Nase vorkommen; wenn diese Infiltrate an der Nasenhaut nach allmählich, langsam vor sich gehender peripherer Vergrößerung konfluieren, ergeben sich an der Nase wulstförmige Verdickungen. Auch die Lepra nervorum, Lepra maculoanaesthetica in ihren verschieden gestalteten Erscheinungsformen, befällt mit einer gewissen Vorliebe das Gesicht und damit auch die Nasenhaut.

Über das *Rhinosklerom*, die verschiedenen Formen *tuberkulöser* Erkrankung, über die *Tuberkulide* einschließlich des *Lupus erythematodes*, ebenso wie über die *syphilitischen* Veränderungen an der Haut der Nase wird an anderer Stelle dieses Handbuches berichtet.

Was die an der Nasenhaut lokalisierten *Blastomykosen* betrifft — ich betone den Plural —, so verweise ich auf die Abbildungen, die sich in S. EHRMANNS vergleichend-diagnostischem Atlas der Hautkrankheiten finden. Meines Erachtens ist die Frage nach den pathogenen Beziehungen der unter dem Begriff der Blastomyceten zusammengefaßten Sproßpilze noch nicht genügend geklärt; es handelt sich dabei vornehmlich um zwei Arten, um die Oidiomyceten, die den Fadenpilzen nahestehen (GILCHRIST, MONTGOMERY und andere Autoren) und um echte Hefen (Saccharo- und Parasaccharomyceten BUSSE, BUSCHKE); welche Stellung man dabei dem Zymonema DE BEURMANN und GOUGEROT zuzuweisen hat, erscheint mir fraglich. In dem von EHRMANN wiedergegebenen OPPENHEIMschen Falle von Blastomycosis der Nase sind die Erscheinungen an der Nasenhaut acneähnlich: Knötchen und knotige Bildungen, in welchen es im Gefolge nekrotischer Vorgänge am Bindegewebe zu eitriger Entzündung, zu Abscedierung und Geschwürsbildung kommt. In solchem Falle ist das aus den eitrigen Knötchen und aus den Geschwüren zu gewinnende Sekret mit Krümmeln untermischt, fadenziehend, glasighell oder dunkel. Es enthält in der Regel massenhaft Sproßpilze. Aber in ähnlicher Weise wie bei der Mycosis fungoides kommt es auch bei den blastomykotischen Bildungen nicht nur zu Erscheinungen der Zerstörung, sondern daneben auch zur Entstehung von Granulationsgewebe. Im vollentwickelten Bilde der lokalen Erkrankung scheinen Eiterung und Wucherung nebeneinander zu bestehen. Vergleiche Abb. 56 des EHRMANNschen Atlas, Blastomykose der Nase (HEYDE und MONTGOMERY). Das eine Mal überwiegt Nekrose und Eiterung, oft auch in Form miliarer Abscesse, das andere Mal überwiegt die papillomatöse Neubildung.

Das letztere Verhältnis zeigen Abb. 46 und 47 des Ehrmannschen Atlas; in dem einen Falle, Dermatitis vegetans papillomatosa Zymonematose Heyde und Montgomery, greift die blastomykotische Erkrankung von der Gegend des unteren Augenlides auf die Seitenwand der Nase über, im anderen Falle, Blastomykose (Zymonematose) de Beurmann und Gougerot (Heyde und Montgomery), zieht eine primäre Erkrankung der Oberlippe die Nasenaperturen in Mitleidenschaft.

Die Erkrankung setzt scheinbar häufig akut ein, nimmt aber dann einen chronischen, meist jahrelang hinziehenden Verlauf. Die Prognose ist infaust, wenngleich die cutanen Krankheitsherde spontaner Heilung fähig sind. Die Eigenart der Erkrankung wird wohl stets nur durch die mikroskopische Untersuchung erkannt. Buschke beschreibt die Pilze, die er in Ausstrichpräparaten gesehen hat, als teils freie, teils in Zellen eingeschlossene, deutlich hervortretende, scharf begrenzte, rundliche oder ovale Gebilde, welche sich vor allem durch ihren Glanz von den übrigen Zellelementen unterscheiden. Bei den größeren Hefen erscheint der Saum doppelt konturiert und erweckt den Eindruck einer Membran gegenüber dem protoplasmatischen Inhalt der Zellen, in welcher sich fetttropfenähnliche Gebilde und Vakuolen finden. An mittelgroßen und großen Hefen kann man knopfartige Ansätze sehen, die sich zu neuen selbständigen Organismen entwickeln. Man kann derartige Hefen gelegentlich aus einwandfrei tuberkulösen und auch aus carcinomatösen Krankheitsherden zur Darstellung bringen.

Behandlung. Jod in großen Dosen scheint geradezu spezifisch zu wirken.

Aus der Reihe der hypomycetären Krankheiten kommt nur die *Trichophytie* in Betracht. Für gewöhnlich handelt es sich dabei um die Trichophytia *superficialis*, den Herpes tonsurans, nur selten um den Herpes tonsurans maculosquamosus, so gut wie immer um den Herpes tonsurans vesiculosus: Auf geröteter, oft quaddelartig erhabener Hautstelle Bläschen und Bläschengruppen; häufiger noch bilden die Bläschen einen Bläschenring, der geröteter, mäßig geschwellter Haut aufsitzt. Auch die solitären Einzelbläschen, die nicht selten regellos da und dort zerstreut die erste Manifestation des Prozesses darstellen, haben wir an der Nasenhaut beobachtet. Die Bläschen des Herpes tonsurans sind wasserhell, ihre Decke ist sehr dünn. Man kann größere, d. h. stecknadelkopfgroße und andererseits miliare Bläschen zu sehen bekommen. Je kleiner die Bläschen sind, um so rascher trocknen sie ein. An ihrer Stelle bleiben feine Schüppchen auf geröteter Basis zurück. Auf mechanische Einwirkungen hin, wie solchen namentlich bei Kindern und jugendlichen Individuen die Nasenhaut ausgesetzt ist, entleeren die Bläschen rasch ihren Inhalt. Manchmal ist mit dem Eintrocknen des Bläscheninhaltes die einzelne Proruption erledigt, für gewöhnlich aber erfolgt innerhalb von 1—2mal 24 Stunden eine Vergrößerung der anfänglichen roten Flecken, auf denen die ersten Bläschenproruptionen erfolgt waren; an der Randzone des hyperämischen Fleckes treten neue Bläschen auf. Wir haben es dann, was an den seitlichen Partien des Nasendaches keine Seltenheit darstellt, mit kreisförmigen Herden zu tun, von Münzengröße, die an ihrer Peripherie von einem Bläschenring bestanden sind und in ihren mittleren Anteilen auf wenig hyperämischer Basis Schüppchen aufweisen. Durch Konfluenz der über dem Nasendach lokalisierten Scheiben und Ringe mit analogen Bildungen an der benachbarten Wangenschleimhaut können sich gelegentlich Bilder ergeben, welche, allerdings nur bei oberflächlicher Betrachtung, wegen ihrer Konfiguration an Lupus erythematodes erinnern. In der Decke der Bläschen, wie auch meistens in den trockenen Schüppchen lassen sich die Trichophytonpilze leicht nachweisen. Daß am Naseneingang manchmal Trichophytia *profunda* zur Beobachtung kommt, ist schon erwähnt worden.

Zur *Behandlung* der an der Nase lokalisierten Trichophytia superficialis bedient man sich am einfachsten der 2—3mal des Tages wiederholten Aufpinselung von Tinct. jodii, Tinct. Gallar. ana.

Hinsichtlich des vielgestaltigen Bildes der *Sporotrichosis* DE BEURMANN mag es für die Zwecke dieses Handbuches genügen, darauf hinzuweisen, daß sämtliche Effekte der hautpathogenen Tätigkeit der Sporotrichen — es sind das bestimmte Fadenpilze verschiedener Art, die sich auch an anderen Organen pathogen erweisen können — an jeder Stelle der Körperoberfläche, so auch an der Nasenhaut in Erscheinung treten können. Angesichts von Knoten und sonst irgendwie gestalteter Krankheitsbilder, namentlich fistulöser Geschwüre, deren Differentialdiagnose mit der Möglichkeit skrofulodermatischer und gummöser Erkrankung rechnet, hat man sich stets der Tatsache zu erinnern, daß die sporotrichotischen Knoten und Geschwüre (Sporotrichosis disseminata gummosa tuberculoides) den genannten Formen tuberkulöser und syphilitischer Hauterkrankung zum Verwechseln ähnlich sehen; dabei ist auch der Umstand zu berücksichtigen, daß die Sporotrichome prompt auf äußere und innere Jodmedikation reagieren; „nur die multiplen Mikroabscesse lassen ein Sporotrichom erkennen" (R. STEIN). Auch die wie Tuberkulide aussehenden sporotrichotischen Krankheitsherde (Sporotrichosis dermica nodularis, ulcerosa, ecthymatiformis) und der sporotrichotische „Schanker" können sich an jeder Stelle der Gesichtshaut, so auch an der Nase vorfinden. Im EHRMANNschen vergleichend-diagnostischen Atlas der Hautkrankheiten findet man das Bild des B. BLOCHschen Falles von Sporotrichosis tuberculoides, in welchem sich die wie Lupus verrucosus aussehenden Krankheitsherde unter anderem auch an der Nasenhaut vorfinden (Sporotrichosis dermica verrucosa). Der mikroskopische Nachweis der Sporotrichen im kranken Gewebe und in den Krankheitsprodukten ist unsicher. Nur das Kulturverfahren ermöglicht die Diagnose. Mit Vorteil bedient man sich dabei des Maltoseagar; hier, wie aber auch auf anderen Nährböden, gewinnen die innerhalb von 6—12 Tagen sich entwickelnden, anfänglich weißen punktförmigen Kulturen mit fortschreitendem Wachstum eine immer dunkler werdende, schließlich braunschwarze Farbe. Kulturen unter dem Deckglas kann man nach E. HOFFMANN in der Weise herstellen, daß man das Impfmaterial auf dem Objektträger mit Maltosebouillon mischt, mit dem Deckgläschen ein paar Luftbläschen einschließt und dann mit Wachs umrandet; in ein paar Tagen sind die sprossenden Pilze zu erkennen. Einigermaßen charakteristisch für die Sporotrichen ist ein aus septierten Fäden bestehendes Mycel mit teils einzelstehenden, teils gruppierten, gestielten Sporen. Bei der Frage nach der Art und Weise des Zustandekommens der Infektion beim Menschen hat man zu berücksichtigen, daß die Sporotrichen auf allen möglichen Gegenständen, vorzugsweise solchen pflanzlicher Herkunft ein saparophytäres Dasein führen. *Behandlung*: Jod innerlich und äußerlich.

Von den höher organisierten *tierischen* Parasiten kommen als Krankheitserreger für die Nasenhaut die Wanzen in Betracht. Cimex lectularius greift gerne das Gesicht des Schlafenden an, erzeugt hierselbst Quaddeln, die oft großen Umfang gewinnen, von den Wangen aus die Nasenhaut in Mitleidenschaft ziehend oder auch sich auf die Nasenhaut beschränkend. Unter dem gleichen Gesichtswinkel ist der durch die verschiedenen Arten der Stechmücken (Culex pipiens, Moskito usw.) verursachten Urticaria an und im Bereich der Nase zu gedenken.

Hinsichtlich der entzündlichen Dermatosen unbekannter und nicht sicher gestellter oder wenigstens im einzelnen Falle nicht immer sicher zu stellender Ätiologie brauche ich hier auf die die Nasenhaut in Mitleidenschaft ziehenden exanthematischen Allgemeinerkrankungen wie *Masern*, *Variola*, *Varicella* mich nicht näher einzulassen. Erwähnt zu werden verdient höchstens, daß narbige Entstellung der Nasenhaut unter anderem auch durch vorausgegangene Blatternerkrankung verursacht sein kann, und daß auch die Windpocken gar nicht so sehr selten, wie auf der Stirne und anderen Teilen des Gesichtes, so auch auf der Nase mit der Hinterlassung von Narben einhergehen.

Nicht der Erörterung bedürfen in diesem Zusammenhang auch jene, die Nasenhaut in Mitleidenschaft ziehenden Formen von primärer und sekundärer *Dermatitis exfoliativa generalisata*, über deren Ätiologie wir nichts oder so gut wie nichts wissen. Das gleiche gilt von den in ihren pathologischen Zusammenhängen noch nicht erkannten Formen des *Eczema* der Gesichts- und Kopfhaut von Säuglingen und Kindern nicht nur, sondern auch vielfach von Erwachsenen; die flächenhaft oder in Form einzelner Herde die Nasenhaut betreffende ekzematöse Erkrankung unterscheidet sich in nichts von der begleitenden ekzematösen Erkrankung der übrigen Anteile der Gesichts- und Kopfhaut. Das gleiche gilt für das auf infektiöser Grundlage beruhende *Eczema seborrhoicum*, Unna, das von den „Brutstätten" der noch nicht sichergestellten spezifischen Erreger auf dem behaarten Kopf ausgehend, bei seiner schubweise erfolgenden Ausbreitung über den Körper seinen Weg vorzugsweise über den medialen Anteil des Gesichtes, insonderheit über die Nasenwurzel und den Nasenrücken nimmt. Nur hat man dabei oft in Erwägung zu ziehen, namentlich auch bei den in den Nasolabialfalten lokalisierten Formen ekzematöser Erkrankung, daß die gleichen ekzematösen Veränderungen, die von den unbekannten Erregern des *Eczema seborrhoicum* verursacht werden, auch durch Schädlichkeiten anderer Art erzeugt werden können. Abgesehen vom Licht, kommt namentlich das Wasser, d. h. „hartes" Wasser in Betracht. An der Nase von Kindern, jungen Mädchen und Frauen findet man, ebenso wie an den Wangen und anderen Gesichtsteilen, häufig in regelloser Anordnung unregelmäßig gestaltete, meist kleine schuppende Stellen, mehr oder weniger juckend, vom Aussehen der Herde des *Eczema seborrhoicum* erythematopityrodes oder der *Pityriasis alba faciei*, die sich spontan zurückbilden, sobald man die Haut vor kaltem Waschwasser behütet, dessen Gehalt an doppelkohlensaurem Kalk und Magnesia groß ist.

Die Tatsache, daß bei Psoriasispatienten *Psoriasis*-Efflorescenzen, bei Lichen ruber-planus-Patienten *Lichen ruber planus*-Efflorescenzen gelegentlich auch an der Nasenhaut vorkommen, soll nur der Vollständigkeit halber erwähnt werden.

Auch Erythemflecke toxischer Natur und Urticariaquaddeln, durch irgendwelche auf dem Blutwege in die Haut verschleppte toxische Stoffe verursacht, *Erythema toxicum, Urticaria toxica*, können an der Nasenhaut vorkommen, ohne infolge ihrer Lokalisation hierselbst irgendwelche Besonderheiten zu bieten.

Herpes zoster-Proruptionen, einseitig an der einen oder anderen Hälfte des Nasenrückens, meist bis zur Nasenspitze sich erstreckend, als Teilerscheinung des auf Erkrankung oder Schädigung von Trigeminusästen beruhenden Herpes zoster facialis entsprechen in ihrer Anordnung dem Ramus ethmoidalis und infratrochlearis des Nervus nasalis: Auf geröteter, oft beträchtlich entzündlich geschwellter Basis gruppenförmig angeordnet, prall gespannte, wasserhelle, derbe, resistente Bläschen. Neben diesem typisch entwickeltem Bild des Zosterherdes bekommt man aber gerade an der Nase innerhalb des Rahmens eines Zoster facialis gar nicht selten Atypien zu Gesicht: Mehr oder weniger deutlich erhabene, entzündlich rote Flecke, deren Oberfläche sich uneben feinhöckerig, man möchte sagen granuliert, anfühlt; innerhalb weniger Tage bildet sich ein solcher Fleck zurück, ohne daß es zur Entstehung ausgesprochener Herpesbläschen käme (Zoster abortivus), oder aber die subjektiven Beschwerden sind besonders lebhaft, der Bläscheninhalt ist mehr oder weniger stark blutig verfärbt, nach der Abhebung oder Abstoßung der Bläschendecke erscheint auch der Bläschengrund von hämorrhagischer Beschaffenheit (Zoster haemorrhagicus), und gar nicht selten ist es, daß ein mit Beteiligung der Nasenhaut einhergehender Zoster ganz oder teilweise sich uns als Zoster gangraenosus darstellt; nicht Bläschenbildung beherrscht das Bild der Hauterkrankung, im Vordergrunde stehen Erscheinungen der Nekrose: Stecknadelkopfgroße, grauweiße oder umfangreichere, blau und bläulichbraun verfärbte Stellen, die wie verschorft aussehen; für gewöhnlich sind die Schorfe unter das Niveau der geröteten, entzündlich geschwellten Umgebung eingesunken; mitunter findet sich neben der Rötung und Schwellung um die einzelnen Schorfe herum auch Eiterung; wo sich die abgestorbenen Hautinseln abgestoßen haben, liegen geschwürige Bildungen zutage, meist von polycyklischer Beschaffenheit. Noch eine andere Atypie ist dem unter Beteiligung der Nasenhaut verlaufenden Zoster eigen; er tritt verhältnismäßig häufig, nicht wie es der Regel entspricht, einseitig, sondern doppelseitig auf.

Wie alle Zosterherde heilen auch die auf der Nase lokalisierten Zosterproruptionen mit der Hinterlassung von Närbchen und Narben an Stelle der Bläschen, im Gegensatz zum *Herpes simplex*, der nicht nur im Bereich der Lippen, sondern oft genug auch an der Nase, Nasenspitze, an den Nasenaperturen, Nasenflügeln vorkommt, einseitig oder doppelseitig. Wie beim Herpes genitalis, so handelt es sich auch bei diesem *Herpes facialis* und dessen Lokalisation an irgendwelchen Anteilen der Nasenhaut um eine mit der Bildung von Bläschen und Bläschengruppen einhergehende Erkrankung bestimmter Hautstellen, bei welcher wir, in einem gewissen Gegensatz zum Herpes zoster keine Anhaltspunkte besitzen, welche es gestatten würden, die Affektion mit dem Nervensystem bzw. mit bestimmten Nervenbahnen in Zusammenhang zu bringen. Auch fehlen dem Herpes simplex alle die anderen nervösen Züge, welche dem Herpes zoster in bald mehr, bald weniger deutlicher Prägung eigen sind. Die Bläschen des Herpes simplex bzw. Herpes facialis sehen genau so aus wie die Bläschen des Herpes zoster. Die Oberflächlichkeit aber des Krankheitsprozesses, auch die Eigenart der Lokalisation pflegt es mit sich zu bringen, daß die Bläschen leicht ihre Epidermisdecke verlieren und daß sich aus den Bläschen Erosionen entwickeln. Diese Substanzverluste der Epidermis sind neben ihrer Oberflächlichkeit durch die scharf ausgeschnittene Beschaffenheit ihrer Ränder ausgezeichnet. Subjektive Beschwerden resultieren auch an dem an der Nasenhaut lokalisierten Herpes simplex hauptsächlich aus der Eigenart der Lokalisation an Körperstellen, welche äußeren Schädlichkeiten in besonderem Umfang ausgesetzt sind. Der Herpes simplex ist eine Affektion, die leicht rezidiviert, ganz im Gegensatz zu dem narbenhinterlassenden Herpes zoster. Zahlreiche Menschen haben ständig unter Herpes simplex zu leiden, wobei sich häufig die Eigentümlichkeit Geltung schafft, daß immer wieder dieselbe Hautstelle davon befallen wird; kaum ist die eine Proruption abgelaufen, kommt ein neues Bläschen, eine neue Bläschengruppe zum Vorschein. Bei manchen Menschen geht eine jede Störung des Allgemeinbefindens, jeder Nasenkatarrh, jede Magendarmaffektion mit Herpes simplex einher. Von bestimmten Infektionskrankheiten wissen wir, daß es bei ihnen so gut wie konstant zum Auftreten des Herpes simplex kommt. Aber auch physiologische wie pathologische Vorgänge im Bereich der Sexualorgane und psychische Affekte, vielleicht auch traumatische Einwirkungen sind imstande, eine Proruption von Herpes simplex auszulösen.

Die *Behandlung* von Herpesproruptionen an der Nase rechnet mit der Tatsache des zyklischen Ablaufes der Vorgänge und wird sich in der Hauptsache darauf beschränken, die kranke Hautstelle nach außen zu schützen. Jegliche Art der Ätzung herpetischer Krankheitsherde ist streng zu vermeiden.

Ein in seinen ätiologischen Beziehungen gar nicht geklärtes Krankheitsbild ist das der *Granulosis rubra nasi*, Jadassohn: Kleinste bis stecknadelkopfgroße Knötchen von gesättigter roter Farbe auf flächenhaft oder fleckförmig geröteter, dabei meist bläulich getönter Haut. Die ganze Nasenhaut oder nur die Nasenspitze oder auch andere umschriebene Anteile der Nasenhaut können in dieser Weise affiziert sein. Abgesehen von der kosmetischen Schädigung verursacht das Leiden keine subjektiven Beschwerden. Therapeutisch schwer beeinflußbar, sollen sich die Veränderungen im Laufe der Jahre von selbst zurückbilden. Der Beginn der Erkrankung wird meist in die frühe Kindheit verlegt. Ich kenne aber einen jungen Mann, bei dem die Affektion erst im 18. Lebensjahre begonnen hat, und zwar über dem linken Nasenflügel; von hier aus hat sich die Erkrankung ganz allmählich im Laufe von mehreren Monaten über die Nasenspitze ziehend schließlich auch auf dem rechten Nasenflügel, nach rückwärts bis zur Mitte des Nasendaches ausgebreitet; eine primäre Hyperidrosis war in diesem Falle der Granulosis mit Bestimmtheit nicht vorangegangen. In zwei anderen Fällen, bei Kindern männlichen Geschlechtes, habe ich aber entsprechend den diesbezüglichen Angaben der Literatur den Eindruck gewonnen, als ob sich die Knötchen und die rote Verfärbung der Haut, der die Knötchen aufsaßen, auf dem Boden primärer Hyperidrosis entwickelt hätten. Bei dem einen der Knaben ist die Granulosis, den Eindruck einer ausgesprochen entzündlichen Affektion erweckend, auf die Spitze der Nase beschränkt, mit der Neigung auf die medialen Anteile beider Nasenflügel überzugreifen; wo aber die Erscheinung der Hyperidrosis am deutlichsten ausgesprochen ist, in der Mitte des Nasendaches und an der Nasenwurzel, ist von Rötung, Knötchenbildung, irgendwelchen Anzeichen der Entzündung nichts zu sehen. Anatomisch hat man kleinzellige Infiltration um die (erweiterten) Schweißdrüsenausführungsgänge gefunden. Einer Angabe Ehrmanns zufolge trifft man an den Enden der Extremitäten solcher Patienten auf Symptome träger Zirkulation (Perniones, Hyperidrosis der Hände und Fußsohlen).

Bei der *Sklerodermie* des Gesichtes ist die Beteiligung der Nase in der Regel insoferne von untergeordneter Bedeutung, als die Erkrankung an der Oberlippe, im Bereich der mimischen Gesichtsmuskulatur, an der Stirne Jahrzehnte lang bestanden und hochgradige Entstellung herbeigeführt haben kann, ohne daß daneben grob sinnfällige Veränderungen an der Nasenhaut bestünden. Tomaszewski gibt an, daß die initialen vasomotorischen Vorgänge nicht nur an den Händen, sondern auch „im Gesicht (Nase)" zuerst auftreten. Ich habe derartige Initialsymptome an der Nase nie beobachtet. Es scheint, als ob der Beginn der Erkrankung der Nasenhaut für gewöhnlich sich in einer so schleichenden Weise vollzieht, daß weder der Patient, noch der Arzt den Beginn des Leidens hier zu sehen bekommt. Erst das atrophische Stadium tritt in klinische Erscheinung, aber auch dann nur mit besonderer Deutlichkeit, wenn sich die atrophisierenden Vorgänge nicht nur auf das cutane Gewebe, sondern auch auf das Unterhautzellgewebe erstrecken und den Nasenknorpel unter der verdünnten Haut durchscheinen lassen. Die Nase erscheint dann verschmächtigt, dünner und spitzer geworden, wie erstarrt; die Nasenflügel vor allem sind verschmälert, retrahiert, wie nach oben gezogen. Dabei pflegt die Farbe der Haut keine auffallende Abweichung von der Norm aufzuweisen, nur daß da und dort in dem verschmächtigten Hautgewebe mehr oder weniger deutlich Teleangiektasien sich bemerkbar machen. In der Regel sind es weibliche Patienten, bei welchen man neben der diffusen Sklerodermie des Gesichtes auch diese Veränderungen an der Nasenhaut zu beobachten Gelegenheit hat.

Geschwulstartigen Infiltraten der Haut auf der Nase und an der Nasenwurzel zusammen mit analoger geschwulstiger Erkrankung der Haut in der näheren und weiteren Umgebung der Nase begegnen wir bei Patienten, die mit lymphatischer Leukämie behaftet sind, *Leucaemia cutis*. Die in ihrer Anordnung meist eine strenge Symmetrie aufweisende geschwulstige Erkrankung nimmt im vollentwickelten Krankheitsbilde in der Regel den ganzen medialen Anteil des Gesichtes ein. Die einzelnen miteinander konfluierten Knoten sind an der Peripherie gegen die gesunde Umgebung hin entweder ziemlich scharf abgesetzt, oder sie verlieren sich hier in flach auslaufende Infiltrate; sie sind von roter, rotbrauner, rotblauer Farbe, von weicher, teigiger Konsistenz; ihre Oberhaut ist prall gespannt, läßt zahlreiche teleangiektatische Gefäße durchscheinen. Der Beginn der Erkrankung an der Nase kann Rosacea vortäuschen. Histologisch findet man in Cutis und Subcutis Infiltrate, die in der Hauptsache aus mononukleären Lymphocyten bestehen; zwischen den Zellen des Infiltrates ist die bindegewebige Fasersubstanz in der Regel vollkommen verschwunden; nur ein schmaler Streifen des Papillarkörpers bleibt scheinbar konstant von dem Infiltrat befreit. Die kombinierte Arsenik-Röntgenbehandlung erzielt oft überraschend günstige lokale Resultate.

In die Reihe der mit Entzündung einhergehenden Dermatosen stelle ich auch das Papillom und das Molluscum sive epithelioma contagiosum. Beiden Affektionen begegnet man an der Nase nicht selten, sei es, daß die genannten Geschwülstchen oder Knötchen in ihrem Vorhandensein bei den betreffenden Patienten sich auf die Nasenhaut beschränken, oder daß neben der Nasenhaut auch noch andere Hautstellen in gleichsinniger Weise erkrankt sind. Das *Papillom* an der Nase und Nasenspitze erreicht wohl nur selten größeren Umfang; was man zu sehen bekommt, sind in der Regel nur 2—3 höchstens 5 mm hohe spitze, dünne wie gestielt aufsitzende Geschwülstchen mit mehr oder weniger deutlich ausgesprochenen Ansätzen zu dentritischer Verzweigung, von grauweißlicher Farbe im Falle besonders starker Entwicklung der deckenden Hornschicht, sonst in der Regel von der Farbe der umgebenden Haut. Die klinisch wahrnehmbaren Entzündungserscheinungen sind allerdings in der Regel nur geringen Grades; im übrigen unterscheiden sie sich in keiner Weise von den Condylomata accuminata, die wir so häufig am Genitale vorfinden.

Das *Molluscum contagiosum* stelle ich deshalb in die Reihe der entzündlichen Dermatosen, weil, wie man sich gerade bei Lokalisation der Geschwülstchen im Gesicht und an der Nase überzeugen kann, dem Auftreten der Geschwülstchen an punktförmiger umschriebener Stelle ein roter entzündlicher Fleck vorauszugehen pflegt. Auch KAPOSI hat darauf hingewiesen, daß sich diese Gebilde aus kleinsten roten Stippchen entwickeln. Sobald die Hautveränderung das charakteristische Bild des Molluscum contagiosum gewonnen hat, so daß es als solches klinisch erkannt werden kann, ist von der Entzündung in der Regel nicht mehr viel zu sehen. Manchmal erhält sich der Rest der Entzündung noch eine Zeitlang in Form eines rosaroten Saumes um das epitheliale Geschwülstchen herum. Dieser Hof aber ist der Ausdruck einer entzündlichen Reaktion, die durch das Einsetzen der epithelialen Erkrankung ausgelöst wird. Am deutlichsten kann man diese die Proruption begleitende Entzündung an der Haut von Kindern beobachten. Die Geringfügigkeit der entzündlichen Reaktion ist um so interessanter, als wir es beim Molluscum contagiosum unbezweifelbar mit einer infektiösen Erkrankung zu tun haben. Welche Art das Contagium vivum ist, ist immer noch nicht sicher gestellt. Nur soviel ist sicher, daß die sogenannten Molluskumkörperchen nicht als Gregarinen und als die Träger des Kontagium anzusprechen sind. Das Molluscum contagiosum repräsentiert sich in der Gestalt eines halbkugeligen, weiß schimmernden, von gespannter, sonst aber normaler Oberhaut überzogenen Knötchens, das der Hautoberfläche flach aufsitzt, an der Basis in der Regel leicht eingeschnürt, in der Mitte eine dellenartige

Vertiefung aufweist. Es tritt als kleinste Erhabenheit in Erscheinung, wie gesagt, wenn man die allerersten Phasen der Entwicklung zu Gesicht bekommt, auf punktförmig umschriebener, entzündlich geröteter Hautstelle. Es wächst langsam zu Stecknadelkopf- und Linsengröße heran, kann aber auch Erbsengröße, mitunter noch größeren Umfang erreichen. Schon an den kleinsten Bildungen ist eine zentrale Einsenkung zu erkennen; sie sieht wie ein Nadelstich aus. Zur deutlichen Delle gestaltet sich diese Stelle erst bei den linsengroßen Efflorescenzen. Aus ihr läßt sich bei seitlichem Druck auf das Geschwülstchen, wie aus einer Öffnung, ein weißer, breiiger, krümeliger Pfropf ausdrücken. Auf stärkeren Druck entleert sich die ganze, das Geschwülstchen zusammensetzende Masse. Bei der mikroskopischen Untersuchung des krümeligen Breies sieht man die sogenannten Molluskumkörperchen; es sind das eigenartig degenerierte Retezellen, Retezellen, in denen der Verhornungsprozeß nicht in der normalen Weise sich vollzieht. Für gewöhnlich finden sich die Geschwülstchen an einem Individuum in mehreren Exemplaren. Es kommt aber auch vor, daß zahlreiche Exemplare über den ganzen Körper und über die Gesichtshaut regellos zerstreut sich vorfinden. Die mikroskopische Untersuchung des excidierten Molluscum contagiosum ergibt, daß es sich um wahres Epitheliom handelt, um eine Wucherung der basalen Epidermiszellen und daß diese Wucherung eine taschenförmige Einstülpung der Epidermis verursacht. Die klinisch wahrnehmbare Delle ist die Stelle, an welcher im Anschluß an die ersten im Stratum basale sich abspielenden Wucherungsvorgänge die Einstülpung erfolgt ist. Zur Beseitigung der Geschwülstchen genügt es, wenn man sie zwischen den Fingernägeln oder mit Hilfe einer Pinzette ausdrückt. Interessant ist es, zu sehen, daß Arsentherapie, im Falle des Vorhandenseins zahlreicher, über die ganze Körperoberfläche verbreiteter Geschwülstchen, rasch die Vertrocknung und spontane Abstoßung der Gebilde zur Folge hat.

Gar nicht selten finden sich an der Nasenhaut, namentlich bei Kindern und jugendlichen Individuen, vereinzelte oder mehrere *Verrucae vulgares*. Die wissenschaftliche Bedeutung der Warzen ist darin gelegen, daß wir es hier in ähnlicher Weise wie beim Molluscum s. Epithelioma contagiosum mit einer auf eng umschriebener Hautstelle sich abspielenden Epidermisalteration zu tun haben, die, wenngleich auf einer Infektion beruhend, keine Entzündungserscheinungen auslöst. An der infektiösen und kontagiösen Grundlage ist nach JADASSOHNs Experimenten nicht mehr zu zweifeln. Die durch die spezifische Noxe verursachte Wachstums- und Verhornungsanomalie an der umschriebenen Epidermisstelle kann sich in verschiedener Weise äußern. Das eine Mal finden wir nichts anderes als eine abnorm dicke Hornschicht, die sich auf normal aussehenden Stratum basale, Rete und Stratum granulosum aufbaut. Derartige Warzen entsprechen in ihrem Aufbau den keratoiden Naevis. Im anderen Falle dokumentiert sich die Erkrankung schon deutlich im Rete; das Rete ist zellreich, verbreitert und vertieft, auch das Stratum granulosum besteht in der Regel aus einer Anzahl von Zellagen, das Stratum corneum ist verhältnismäßig gering entwickelt; wir haben das gleiche Bild vor uns wie bei den akanthoiden Naevis. In beiden Fällen ist das Bindegewebe vollkommen frei von Entzündungserscheinungen. Es tritt uns bei diesen Warzen der äußerste Grad der Toleranz des Hautgewebes und des Gesamtorganismus gegen eine primäre, auf infektiöser und kontagiöser Grundlage beruhenden Epidermisalteration entgegen.

Behandlung: Excision oder Ätzung mit Carbolsäure; oft genügt der scharfe Löffel allein. Auch Arsenikmedikation kann Rückbildung bewirken.

Nicht mit den Verrucae vulgares in die gleiche Reihe zu stellen sind die Alterswarzen, *Verrucae seniles*. Es sind das kleine, warzige Geschwülstchen oder Unebenheiten der Haut, linsen- bis pfennigstückgroß, von graugelblicher

bis schwarzer Farbe und unebener, zerklüfteter Oberfläche, die sich fettig anfühlen, weshalb sie auch *seborrhoische* Warzen genannt werden. Sie lassen sich
leicht abkratzen; dabei tritt der blutende Papillarkörper zutage. Es besteht
die Berechtigung daran zu denken, daß es sich hier gleichfalls um *infektiöse*
Bildungen wie bei den Verrucae vulgares handle, wenngleich auch sie keine
Entzündungserscheinungen aufweisen. Sie finden sich niemals bei jugendlichen
Individuen, sie treten in der Regel erst am Ende der 40er und in den 50er Jahren
auf; bei Greisen sind sie oft in großer Zahl vorhanden. Abgesehen vom Rücken,
kommen sie im Gesicht, hier auch an der Nase vor. Nach S. EHRMANN kann
aber die Nasenspitze allein oder auch der Nasenrücken Sitz einer mehrere Millimeter dicken, grauen, fettigen, borkigen Auflagerung sein, nach deren Entfernung man erweiterte Talgdrüsen und mehr oder weniger zusammenhängende,
unebene, körnige, warzige Bildungen trifft. Oberhalb des zahlreiche Kernteilungsfiguren aufweisenden Stratum basale entbehrt das Rete der normalen
Struktur; statt dessen finden sich hier, also intraepidermidal, konzentrisch
geschichtete Epithelkugeln, im Innern oft verhornt, Horncysten, die häufig
nach außen offen stehen, Bildungen, die, wenn sie unterhalb des Stratum basale
innerhalb des Bindegewebes gelegen sind, als Cancroidperlen angesprochen
werden. Im Bilde der Verrucae seniles sind diese intraepidermidalen Wucherungs- und Verhornungsanomalien um so auffälliger, als das Rete in der Umgebung der warzigen Wucherung von atrophischer Beschaffenheit zu sein pflegt;
auch das Bindegewebe dieser Warzen pflegt atrophisch zu sein. Die Ätiologie
dieser Warzen ist noch keineswegs geklärt. Ich habe von ihnen bereits an
anderer Stelle gesprochen; aus ihnen können sich die krebsigen Erkrankungen
der Haut ergeben. Deshalb ist therapeutisch die Excision am meisten zu empfehlen.

Literatur.

Zusammenfassende Darstellungen.

EHRMANN, S.: Atlas der Hautkrankheiten und der Syphilide. Jena: Gustav Fischer
1912. — JACOBI-ZIELER: Atlas der Hautkrankheiten. Berlin-Wien: Urban & Schwarzenberg 1920. — JESIONEK, A.: Biologie der gesunden und kranken Haut. Leipzig: F. C. W.
Vogel 1916. — MRAZEK, F.: Handb. d. Hautkrankh. Wien: Alfred Hölder 1902. —
RIECKE, E.: Lehrb. d. Haut- u. Geschlechtskrankh. Jena: Gustav Fischer 1923. — UNNA:
P. G.: Histopathologie. Berlin: August Hirschwald 1894.

Einzeldarstellungen.

BERNHARDT: Granulosis rubra nasi. Zentralbl. f. Laryngol. u. Rhinol. 1904. Nr. 20,
S. 506. — BLOEBAUM (1): Ein weiterer Beitrag zur Radikalbehandlung des Rhinophyms
durch Galvanokaustik. Zentralbl. f. Laryngol. u. Rhinol. 1906. Nr. 22, S. 172. — DER
SELBE (2): Die Radikalbehandlung des Rhinophyms durch Galvanokaustik. Zentralbl.
f. Laryngol. u. Rhinol. 1905. Nr. 21, S. 424. — BOGROW: Das Rhinophym und seine Behandlung. Zentralbl. f. Laryngol. u. Rhinol. 1905. Nr. 21, S. 424. — BORDIER: Elektrische
Behandlung des Rhinophyms. Zentralbl. f. Laryngol. u. Rhinol. 1914. Nr. 30, S. 357. —
BRÄNDLE: Zur Behandlung der Granulosis rubra nasi mit Röntgenstrahlen. Zentralbl.
f. Laryngol. u. Rhinol. 1912. Nr. 28, S. 135. — BRAUN: Folliculitis exulcerans serpiginosa
„Kaposi". Zentralbl. f. Hals-, Nasen- u. Ohrenheilk. 1923. Nr. 3, S. 220. — v. BREZOWSZKY:
Granulosis rubra nasi. Zentralbl. f. Laryngol. u. Rhinol. 1911. Nr. 27, S. 54. — BROHL:
Ein Rhinophym von seltener Art. Zentralbl. f. Laryngol. u. Rhinol. 1917. Nr. 33, S. 113.
— BRUCK: Zur Therapie des flüchtigen Erythems der Nase. Zeitschr. f. Ohrenheilk. u. f.
Krankh. d. Luftwege. Bd. 42, S. 206. 1902. — CLERC: Beitrag zum Studium des Rhinophyms. Zentralbl. f. Laryngol. u. Rhinol. 1910. Nr. 26, S. 400. — DUCREY: Granulosis
rubra nasi. Zentralbl. f. Hals-, Nasen- u. Ohrenheilk. 1923. Nr. 3, S. 124. — EGGER: Zur
Kasuistik des Rhinophyma. Zentralbl. f. Laryngol. u. Rhinol. 1906. Nr. 22, S. 172. —
FINGER: Folliculitis exulcerans serpiginosa nasi (KAPOSI). Zentralbl. f. Laryngol. u. Rhinol.
1904. Nr. 20, S. 505. — FRANK: Über 4 Fälle von Rhinophym mit Cancroid. Zentralbl.
f. Laryngol. u. Rhinol. 1917. Nr. 33, S. 112. — FULD: Die chirurgische Behandlung des
Rhinophyms. Zentralbl. f. Laryngol. u. Rhinol. 1920. Nr. 36, S. 12. — GERSUNY: Chirurgische Behandlung des Rhinophyms. Zentralbl. f. Laryngol. u. Rhinol. 1908. Nr. 24, S. 530.

Gordon: Bericht über einen Fall von Granulosis rubra nasi. Zentralbl. f. Hals-, Nasen-u. Ohrenheilk. Bd. 3, S. 295. 1923. — Grenade: Acne hypertrophica der Nase. Internat. Zentralbl. f. Ohrenheilk. 1913. Nr. 11, S. 28. — Hoffmann: Über das Rhinophyma. Zeitschrift f. Laryngol., Rhinol. u. ihre Grenzgeb. Bd. 2, S. 311. 1910. — van der Hoop: Granulosis rubra nasi. Zentralbl. f. Laryngol. u. Rhinol. 1904. Nr. 20, S. 505. — Hurd: Akute Infektionen in den Talgdrüsen und Haarbalgdrüsen des Naseneingangs. Zentralbl. f. Hals-, Nasen- u. Ohrenheilk. Bd. 1, S. 39. 1922. — Jadassohn: Über eine eigenartige Erkrankung der Nasenhaut bei Kindern. Zentralbl. f. Laryngol. u. Rhinol. 1903. Nr. 19, S. 4. — Ignatowitsch: Über die Behandlung des Rhinophyms. Zeitschr. f. Ohrenheilk. u. f. Krankh. d. Luftwege. Bd. 52, S. 388. 1906. — Kapp: Zur Behandlung der Nasenröte mittels des galvanischen Stromes. Zentralbl. f. Laryngol. u. Rhinol. 1907. Nr. 23, S. 403. — Keen: Ein Fall von Rhinophym. Zentralbl. f. Laryngol. u. Rhinol. 1904. Nr. 20, S. 508. — Krebs: Ursache und Behandlung der Sykosis im Naseneingang. Zentralbl. f. Laryngol. u. Rhinol. 1917. Nr. 33, S. 168. — Kromeyer: Die Heilung der Acne durch ein neues narbenloses Operationsverfahren: das Stanzen. Zentralbl. f. Laryngol. u. Rhinol. 1905. Nr. 21, S. 424. — Labourand: Behandlung des Rhinophyms. Zentralbl. f. Laryngol. u. Rhinol. 1907. Nr. 23, S. 403. — Lindovo Bocache: Betrachtungen über einen Fall von Rhinophym. Zentralbl. f. Laryngol. u. Rhinol. 1920. Nr. 36, S. 87. — Rothmann: Die Beseitigung des Gesichtserythems — rote Nase — durch prolongierte innerliche Anwendung von Adrenalin. Zentralbl. f. Laryngol. u. Rhinol. 1910. Nr. 26, S. 53. — Rusch: Zur operativen Behandlung des Rhinophyms. Zentralbl. f. Laryngol. u. Rhinol. 1903. Nr. 19, S. 227. — Saalfeld: Die rote Nase. Zentralbl. f. Hals-, Nasen- u. Ohrenheilk. Bd. 2, S. 276. 1923. — Sick: Das Rhinophym und seine operative Behandlung. Zentralbl. f. Laryngol. u. Rhinol. 1911. Nr. 27, S. 299. — Sigallas: Über die hypertrophische Acne der Nase. Zentralbl. f. Laryngol. u. Rhinol. 1902. Nr. 18, S. 118. — Solger, F. B. (1): Über Rhinophyma. Zentralbl. f. Laryngol. u. Rhinol. 1903. Nr. 19, S. 3. — Derselbe (2): Behandlung der Folliculitis vestibuli nasi mit Ac. carbol. liquef. Zentralbl. f. Laryngol. u. Rhinol. 1917. Nr. 33, S. 246. — Sternberg: Rhinophyma. Zentralbl. f. Laryngol. u. Rhinol. 1903. Nr. 19, S. 3. — Theimer: Zur Behandlung des Ekzems bei Ohren- und Nasenerkrankungen. Zeitschr. f. Ohrenheilk. u. f. Krankh. d. Luftwege. Bd. 59, S. 287. 1909. — Tscharnotzki: Rhinophyma. Die Ursachen seiner Entstehung und der pathologisch-anatomische Bau. Zentralbl. f. Laryngol. u. Rhinol. 1904. Nr. 21, S. 507. — Pacinotti: Über den Micrococcus catarrhalis als Ursache von Furunkeln, eitriger Follikulitis und von Ekzem der Nase und der Lippe. Monatsschr. f. Ohrenheilk. u. Laryngo-Rhinol. Bd. 48, S. 549. 1914. — Pautrier und Richon: Sporotrichosis der Nase. Zentralbl. f. Laryngol. u. Rhinol. 1912. Nr. 28, S. 487. — Pels-Leusden: Die Behandlung des Rhinophyms. Zeitschr. f. Ohrenheilk. u. f. Krankh. d. Luftwege. Bd. 63, S. 246. 1911. — Pick: Über Granulosis rubra nasi. Internat. Zentralbl. f. Ohrenheilk. Bd. 1, S. 233. 1903. — Unna: Hautaffektionen des Naseneingangs. Arch. f. Ohren-, Nasen-u. Kehlkopfheilk. Bd. 100, S. 99. 1917. — Wacker: Furunkel der Nase mit Exitus letalis infolge septischer Thrombose des Sinus cavernosus. Monatsschr. f. Ohrenheilk. u. Laryngo-Rhinol. Bd. 54, S. 514. 1920. — Weiss: Zur Elektrotherapie des „roten Nase". Zentralbl. f. Laryngol. u. Rhinol. 1901. Nr. 17, S. 504. — Wjachiren: Über das Rhinophym. Zeitschrift f. Ohrenheilk. u. f. Krankh. d. Luftwege. Bd. 53, S. 389. 1907. — Wingrave: Ein Fall von hartnäckiger Nasenröte, geheilt durch Entfernung von Adenoiden. Zentralbl. f. Laryngol. u. Rhinol. 1905. Nr. 21, S. 207. — v. Zeissl: Die Behandlung der Acne rosacea. Zentralbl. f. Laryngol. u. Rhinol. 1908. Nr. 24, S. 530.

2. Krankheitserscheinungen im Rachen und im Munde.

Von

Otto Kren-Wien.

Mit 28 Abbildungen.

Es ist eine bekannte Tatsache, daß viele Erkrankungen der Haut bloß Symptome einer Allgemeinerkrankung darstellen. Außer diesen *symptomatischen* Hautkrankheiten gibt es aber auch eine große Reihe selbständiger, sog. *idiopathischer* Erkrankungen der Haut. Beide Gruppen, die symptomatischen wie die idiopathischen Hautläsionen, setzen außer der Hauteruption auch Erscheinungen auf der Schleimhaut der Mund- und Rachenhöhle. Ja es kommt gar nicht selten vor, daß gewisse Erkrankungen der Haut gelegentlich *sich bloß auf der Schleimhaut* vorfinden, während die Haut überhaupt nicht erkrankt. Es können somit auf den Schleimhäuten einer Hautkrankheit entsprechende Erkrankungen isoliert entstehen, die dann für den Laryngologen ein erhöhtes Interesse gewinnen.

Was die *Lokalisation der Dermatosen in der Mundhöhle* speziell anlangt, so lehrt die Erfahrung, daß besonders häufig die Wangenschleimhaut Sitz von Läsionen ist. Es sei nur daran erinnert, daß das Erythema multiforme, der Pemphigus, der Lichen ruber, der Lupus erythematosus und manche andere Dermatosen besonders häufig hier sich lokalisieren. Es ist aber nicht die ganze Wangenschleimhaut mitsamt dem oberen und unteren Vestibulum oris Prädilektionsstelle für viele Dermatosen, sondern nur ihr mittlerer Teil, nur die „*Saumgegend*", d. h. nur jene Partie, die von den Mundwinkeln bis zu den Weisheitszähnen reicht und andererseits der Interdentalregion entspricht. JADASSOHN hat dieses Phänomen erst jüngst aus anatomischen Verhältnissen erklärt, über die SCHUMACHER berichtet hat. SCHUMACHER ist auf Grund seiner Arbeit dazugekommen, nicht die ganze innere Bekleidung der Wangen als Schleimhaut anzusehen, sondern nur den oberen und unteren Teil, während er die „Saumgegend" als Übergangsgebiet betrachtet. Hier finden sich wie am Lippensaum auch Talgdrüsen, hier fehlen Schleimdrüsen, hier kommen bei einzelnen Tierarten Haare und Schweißdrüsen vor. Auch Pigmentflecke finden sich hier normalerweise ebenso wie am Lippensaum. Kein Wunder, wenn dermotrope Erkrankungen sich hier relativ häufig lokalisieren. JADASSOHN lehnt deshalb für die „Saumgegend" die Reizungen traumatisch-chemischer Natur als alleinige Ursache für die vorzugsweise Lokalisation verschiedener Hautkrankheiten ab und führt die Erkrankung der Wangen-Saumgegend auf anatomisch-entwicklungsgeschichtliche Disposition zurück. Die „Saumgegend" ist aber nicht die einzige Lokalisationsstelle in der Mundhöhle, sondern nur die häufigste; man findet auch Gaumen- und Rachengebilde, Gingiva- und Zungenschleimhaut erkrankt.

Zur Beurteilung der im Cavum oris sich lokalisierenden Erscheinungen ist es wichtig, festzustellen, daß sie alle in ihrer Morphe den Hautefflorescenzen analog gebaut sind, während sie in ihrem klinischen Aussehen beträchtig differieren. Die Ursache hierfür ist mannigfaltig; fürs erste sind die einzelnen Farbentöne auf der Schleimhaut niemals so konzis abgetönt, wie auf der Haut, da die Eigenfarbe der Schleimhaut stets eine das Auge störende Farbenkomponente darstellt. Zarte Farbennuancen der Efflorescenzen gehen in ihr unter. Weiter fehlt der Schleimhaut die Möglichkeit, Schuppen und Krusten zu bilden, die für viele Hautaffektionen diagnostisch unterstützende Momente sind. Atrophien, namentlich zarte, sind auf der Mundschleimhaut nicht zu sehen, feine Narben entziehen sich der Erkenntnis. Aus einzelnen Erkrankungen resultierende Pigmentierungen und Depigmentationen kommen auf der Mundschleimhaut viel seltener zur Beobachtung als auf der Haut.

Wird durch das Fehlen so vieler primärer und sekundärer Veränderungen das Krankheitsbild auf der Schleimhaut schwieriger erkennbar, da die Erscheinungen hier monotoner sind, so kommen andererseits zu den bestehenden Symptomen in der Mundhöhle wieder Momente hinzu, die auf der Haut fehlen; denn die feuchte Wärme im Munde, die Maceration des Speichels, die traumatischen Einflüsse durch Kauen, Sprechen und sonstigen Bewegungen der Zunge, die vielen chemischen und thermischen Reize verändern die Efflorescenzen der Dermatosen zum Schaden des zu sehen gewohnten Hautbildes. Dazu kommt noch, daß der komplizierte Bau der äußeren Haut mit seiner Hornschicht und den Abkömmlingen der Epidermis, wie Haaren, Talg- und Schweißdrüsen, den Hautefflorescenzen Symptome gibt, die im Munde fehlen. So sieht man im Munde nur äußerst selten voll ausgebildete Blasen; denn die locker gefügte, durch keine Hornschicht nach außen abgeschlossene Epidermis der Schleimhaut kann dem Drucke der Exsudation nicht so starken Widerstand entgegensetzen wie die mit Hornschicht bekleidete Haut. Es kommt somit auf der Schleimhaut oft nur zu Epidermisdurchtränkungen, die von außen maceriert, als scheinbare Beläge in Erscheinung treten. Die ohne Exsudation, mit bloßer Hyperämie einhergehenden Entzündungen ähneln einander wieder wegen der geringen Farbenkontraste auf der rotgefärbten Schleimhaut.

Erleichtert schließlich noch die Lokalisation der Erscheinungen auf der Haut die Diagnose, so kommt auch dieses unterstützende Moment auf der Schleimhaut im Wegfall.

Es resultiert aus dem Gesagten, daß auch für den Erfahrenen die Diagnose der Dermatosen aus dem Bilde auf der Mundschleimhaut mannigfachen Schwierigkeiten begegnet.

In dieser Erkenntnis haben sich besonders in den letzten Dezennien manche Dermatologen dem Studium der Hautkrankheiten auf der Mundschleimhaut gewidmet. Es seien hier nur Trautmann, Seifert, Ledermann, Schäffer und Fordyce genannt. Sie haben das Interesse der Laryngologen für dieses Grenzgebiet geweckt, so daß wir nun auch in den laryngologischen Lehrbüchern den Dermatosen immer größeren Raum gewidmet finden, während Bohn, Bruck, Butlin, Kraus, Schech, Chiari, Rosenberg, Grünwald u. a. aus früherer Zeit nur mit wenigen Worten der Dermatosen und auch da meist nur einiger gedachten.

Im nachstehenden sei nun versucht, nach möglichst kurzer Skizzierung der Hauterkrankungen genauer auf ihre Schleimhautlokalisation einzugehen.

Erythema multiforme exsudativum.

Hebra hat mit dem Namen des Erythema multiforme exsudativum ein akut einsetzendes, entzündliches Erythem belegt, das — wie der Name sagt — *polymorph* ist, mit *Erythemen, Papeln und Blasen* einhergeht und die Zusammengehörigkeit all dieser Erscheinungen zu einer Erkrankung hauptsächlich durch deren *Lokalisation an den Streckseiten* der Extremitäten (besonders Handrücken) und im Gesicht dokumentiert. Während die einfachen Erythemformen fleckiger Art seltener vorkommen, ist die mehr papulöse Variante namentlich in Form der zentral cyanotischen, peripher arteriellroten Scheibe das Gewöhnliche. Häufig entwickeln sich auch im Zentrum der Scheibe Bläschen und Blasen. Schließlich können durch Ineinanderschachtelung von Efflorescenzen in mehreren Schüben sog. *Iris*formen entstehen.

Mit dem Fortschritt in der Medizin hat man erkannt, daß das ehemals scheinbar bloß dem Rheumatismus zugeschriebene Hautbild in seiner *Ätiologie nicht einheitlich* ist. Nicht nur die Noxe des Rheumatismus, auch andere Toxine und sogar septische Prozesse — in letzter Zeit werden auch Lues und Tuberkulose für manche Fälle von Erythema multiforme exsudativum verantwortlich gemacht — scheinen ursächlich in Betracht zu kommen. Während in den meisten Fällen das Erythema multiforme exsudativum ein leichtes, in 1—2 Wochen wieder abklingendes Krankheitsbild vorstellt, sind auch Fälle publiziert (Welander, Ledermann, de Amicis), die tödlich geendet haben. Im übrigen sind ähnliche Fälle jedem Internisten und Dermatologen bekannt, wo unter dem Bilde schwerster Allgemeinstörung, hohem Fieber, Milztumor und oft auch konkomittierender Leukopenie ein Krankheitsbild septischer Art einsetzt, in

dessem Verlauf die Symptome des Erythema multiforme exsudativum meist
in blasiger Form auftreten. Diese schweren Krankheitsbilder kommen für den
Laryngo-Rhinologen als weniger wichtig in Betracht; ihm präsentieren sich
zumeist Fälle jener Art, die leicht verlaufen und dem Typus jener rasch ab-
laufenden Erkrankungen entsprechen, wie sie im Frühjahr und Herbst zumeist
gehäuft auftreten. Zeigen solche Kranke gleichzeitig Haut- und Schleimhautläsionen, so ergibt sich aus dem Aussehen der Hauterscheinungen sofort die
Diagnose. Aber gerade beim Erythema multiforme exsudativum bestehen oft
Schleimhautläsionen allein ohne Hautsymptome oder erstere eilen der Hautaffektion voran und bestehen somit eine Zeitlang isoliert auf der Schleimhaut.
Der Untersuchende ist somit oftmals auf das Schleimhautbild allein angewiesen.

Die *Symptome*, die sich im Munde darbieten, sind sehr verschiedener Art
und ebenso *polymorph* wie die Erscheinungen auf der Haut. Jedenfalls sind
die Schleimhautbilder konform den Hautläsionen
und nur aus schon eingangs erwähnten Gründen
schwieriger zu deuten.

In der Regel sieht man wegen des raschen
Aufschießens der Erscheinungen nicht mehr ganz
frische Efflorescenzen, sondern schon vollentwickelte. Diese stellen sich dann zumeist als *linsen-
bis kleinmünzengroße Alterationen* dar, die auf ihrer
Oberfläche ein durch *Transsudat verändertes Epithel* tragen, welches sich anfangs als festsitzender,
jedoch bald sich lösender, matscher Belag von
gelblicher oder gelblichweißer Farbe darstellt. Er
überragt das Schleimhautniveau meist nur wenig
und dokumentiert seine rasche Abstoßung in der
Regel dadurch, daß an manchen kleinen Stellen
die darunterliegende dunklerrote Schleimhaut
durchscheint oder sogar schon bloßliegt. Bei dem
Versuch, den Belag mit dem Wattestäbchen zu
entfernen, blutet die Erkrankungsstelle mitunter.

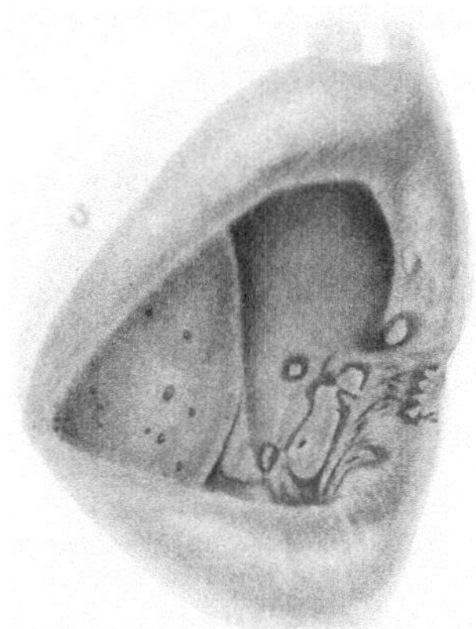

Abb. 1. Erythemá multiforme
(Wangenschleimhaut).

Auch die Beläge sind mitunter hämorrhagisch, je nach dem Sitz der Läsion
und der Intensität des Transsudates. Diese Erscheinungen entsprechen der
exsudativen oder sogar blasigen Form der Erkrankung. *Echte Blasen kommen
nur äußerst selten* zur Besichtigung; denn sie kommen in der Schleimhaut
des Mundes infolge der Beschaffenheit der Epidermis zumeist überhaupt nicht
zur Entwicklung. Der fehlende Druck von außen läßt sie gar nicht entstehen.
Die Exsudation vom Corium aus wird im Epithel diffuser und es entsteht somit
bloß eine mehr weniger scharf umgrenzte Epitheldurchfeuchtung, die sich als
leichte Elevation und transparente, gelatinöse Trübung, bei stärkerer Entzündung als Epitheldurchtränkung und Durchwanderung von Zellen darstellt.
Ist die Exsudation besonders intensiv und setzt sie akut ein, dann zeigen allerdings die Beläge bei der Untersuchung mit dem Wattebäuschchen (SCHÄFFER),
die sich in der Praxis sehr bewährt, periphere noch anhaftende, zentral bereits
sich abstoßende Beläge. Dieses Symptom findet sich aber selten.

Die Läsionen des Erythema multiforme exsudativum zeigen aber in der
Mundhöhle häufig noch ein Symptom, das anderen blasenbildenden Affektionen
fehlt; die einzelnen Efflorescenzen sind mit einem etwa 1 mm breiten, dunkelroten, oftmals *hämorrhagischen Hof* umsäumt, der ihnen ein charakteristisches
Gepräge verleiht (Abb. 1).

Zum Unterschiede gegen die Hauterscheinungen sei noch erwähnt, daß die
Läsionen der Schleimhaut häufiger *konfluieren* und dann ausgedehntere

Epithelmacerationen und -ablösungen ergeben, die den dunkelroten, schmalen Saum als polyzyklische Einrahmung aufweisen. Die verschiedene Größe der Efflorescenzen ergibt, daß zwischendurch auf normalen Schleimhautstellen auch kleine, im übrigen gleich aussehende Efflorescenzen sitzen. Diese Erscheinungsform des Erythema multiforme exsudativum ist in der Mundhöhle die häufigste.

Daneben kommen aber *auch reine Erytheme* ohne Exsudation zur Beobachtung. Diese entwickeln sich in der Regel nur am harten, seltener am weichen *Gaumen*; hier sitzt die Schleimhaut fester auf als auf den Wangen. Lokalisiert sich auf festergefügtem Boden eine bloß geringgradige Entzündung ohne oder mit nur leichter Exsudation, so resultieren scharfumgrenzte Erytheme mit hellrotem, etwa 2 mm breitem Saum, der aber immer noch dunkler ist als die normale ihn umgebende Schleimhaut. Im Zentrum solcher Erytheme ist das Epithel dann entweder in geringer Erhebung oder auch erodiert, oder aber schon wieder blasser und in Ausheilung. In der peripheren, dunkler gefärbten Zone sieht man mitunter auch kleinste, runde gelbliche Epithelmacerationen und sogar punktförmige Hämorrhagien.

Auch echte *Irisformen* kommen auf der Schleimhaut vor (Abb. 2). Sie sind allerdings selten und bestehen aus zwei ineinandergeschachtelten Entzündungskreisen, die jeden diagnostischen Zweifel ausschließen; denn sie kommen nur dem Erythema multiforme zu.

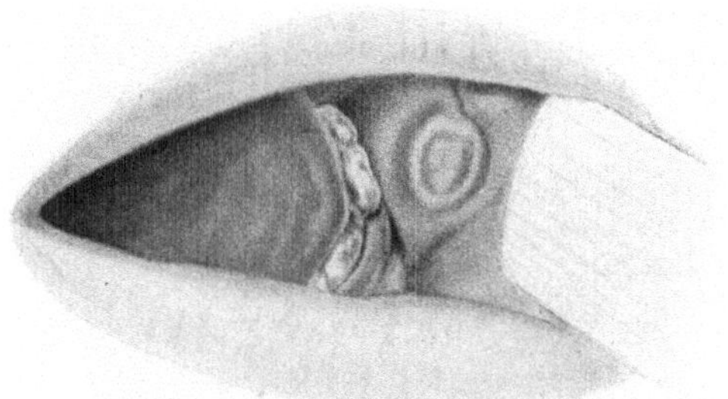

Abb. 2. Erythema iris (Wangenschleimhaut).

Auch um zum Teil schon ausgeheilte, von frischem Epithel bedeckte Stellen können randständig noch frische Erytheme auftreten, so daß hellrote Ringe entstehen, die bläulich weiße Felder umsäumen.

Die beschriebenen Erscheinungen erythematöser und exsudativer Art *lokalisieren* sich zumeist an der *Wangenschleimhaut*, in der Interdentalregion im „Saumgebiet", am harten und weichen Gaumen sieht man sie seltener. Die *Lippenschleimhaut*, die an Häufigkeit mit der Wangenschleimhaut konkurriert, ist in der Regel konform der letzteren verändert, bekommt aber ihr Gepräge noch dadurch, daß zumeist das *Lippenrot* mitbefallen ist. Dieses zeigt oft echte *Blasen* und aus diesen hervorgegangene *Krusten*, die infolge Einreißens der Oberhaut durch die kontinuierlichen Bewegungen des Mundes *blutig* tingiert sind. Es ist *zumeist die Unterlippe*, die erkrankt. Die Oberlippe ist sehr selten Sitz der Affektion, ebenso selten ist das Vestibulum oris ergriffen.

Die *Zunge* wird in der Regel von Erscheinungen verschont. Wird sie aber befallen, dann ist sie leicht geschwollen, in toto weiß belegt und am Rande oder auf dem Rücken von einzelnen oder mehreren Efflorescenzen bedeckt, die auf dem weißen, allgemeinen Zungenbelage sich scharf absetzen. Man sieht hier oft die schönsten Bilder, die keiner differentialdiagnostischen Schwierigkeit begegnen. Rund oder oval — zeigen die Erkrankungsherde zentral eine gelbliche oder gelblich-weiße Epithelmaceration, die von einem schmalen, dunkelroten, mitunter hämorrhagischen Hof umsäumt ist. Die allernächste Umgebung ist des weißen Zungenbelages meist beraubt, so daß ein schmaler Graben das etwas elevierte Efflorescenzenzentrum von der übrigen Zunge abgrenzt (Abb. 3). An der Unterseite der Zunge entstehende Efflorescenzen tragen infolge der hier zarten Schleimhaut entsprechend geändertes Gepräge.

Zu all den obengenannten Symptomen gesellen sich wenigstens bei größerer Ausbreitung der Schleimhautläsion, *Schmerzen*, besonders gegen heiße, scharfe und gewürzte Speisen und Getränke, sowie Beschwerden beim Kauen und Sprechen und endlich ein mehr weniger hochgradiger *Speichelfluß*. Die Nahrungsaufnahme beschränkt sich dann auf breiigflüssige oder nur flüssige, reizlose Diät.

Der *Verlauf* ist meist ein rascher. Die Epithelmacerationen stoßen sich in wenigen Tagen ab, und die Efflorescenzen stellen dann konform der Größe der Primärerscheinungen gereinigte Erosionen dar, die sich rasch vom Rande her epithelisieren. Die Schmerzhaftigkeit nimmt damit schnell ab. Einfache Erytheme blassen schon in wenigen Tagen ab.

Es kommt allerdings vor, daß die Heilung sich durch immer wieder neu aufschießende Efflorescenzen hinausschiebt und Wochen in Anspruch nimmt. Die immer wieder auftretenden Efflorescenzen können sich um eben geheilte Stellen oder auch unabhängig davon lokalisieren.

Fast pathognomonisch für das Erythema multiforme exsudativum ist seine *Neigung zu Rezidiven*, die zeitlich durch Monate voneinander getrennt sind. Meist sind Frühjahr und Herbst die Zeiten gehäufter Erkrankung. Die einzelnen Eruptionen zeichnen sich außerdem noch dadurch aus, daß sie fast immer dieselbe Region befallen. So rezidiviert ein Erythema multiforme exsudativum, das einmal die Mundhöhle befallen hat, fast immer wieder in der Mundhöhle. Dieser Art resultiert eine gewisse Regelmäßigkeit in den Attacken, was allein schon die Diagnose der evtl. schwerer zu diagnostizierenden Schleimhautplaques erleichtert.

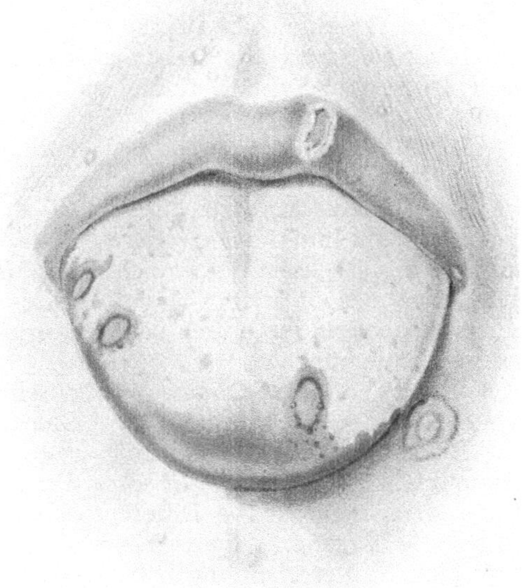

Abb. 3. Erythema multiforme der Zunge.

Immer wieder an der gleichen Stelle auftretende *Rezidiven verursachen*, daß sich die Schleimhaut mit der Zeit schließlich verändert; sie reagiert mit einer Art *Verdickung*, die man rechtmäßig nicht als Leukoplakie bezeichnen kann, die auch anders aussieht, aber jedenfalls die Zeichen oft abgelaufener Entzündung trägt, indem z. B. die Zunge ihr normales Oberflächenrelief schließlich verliert, glatt, trocken und rissig wird. Neu aufgesetzte frische Rezidiven zeigen dann nicht mehr den sonst so akut entzündlichen, exsudativen Charakter, sondern die Einzelerscheinungen haben dann einen torpideren Charakter.

Eine *Variante* dieses mit mehr weniger großen Efflorescenzen einhergehenden Krankheitsbildes ist das *Erythema urticatum*, das an der Haut mit kleineren, mehr papulösen urticariellen Efflorescenzen einhergeht, sonst aber dem Erythema multiforme gleichkommt. Es zeitigt auf der Schleimhaut meist kleinere disseminierte, sonst aber dem Erythema multiforme exsudativum konforme Erscheinungen, die die gleichen Epitheldurchfeuchtungen und peripheren dunkelroten Säume tragen, aber infolge ihrer Kleinheit seltener konfluieren.

Im übrigen kommen kleine Efflorescenzen in großer Zahl konfluent und disseminiert auch beim gewöhnlichen Erythema multiforme exsudativum vor. Sie können dann einen ausgedehnten *Herpes* vortäuschen, werden aber durch die Multilokularität im Munde doch leicht als nicht dem Herpes zugehörig gedeutet werden können, dem eine gewisse Aggregierung der Efflorescenzen zukommt.

Sind die beschriebenen Formen noch die relativ häufigst gesehenen und leicht erkennbar, so gibt es Fälle, in denen die *Mundhöhle durch ihre totale Erkrankung diagnostische Schwierigkeiten* bietet. Die ganze Schleimhaut kann *wie verätzt* aussehen, große Epithelfetzen stoßen sich ab, weicher und harter Gaumen sind dunkelrot und mit ausgedehnten Belägen bedeckt. Dabei bestehen leichte Blutung, große Schmerzhaftigkeit und heftiger Speichelfluß. Doch merkt man an einer oder der anderen Stelle eine scharfe Abgrenzung der Erkrankung gegen das Gesunde. Hier ist die Grenze polyzyklisch, der Rand charakteristisch schmal gerötet. In derartigen Fällen sind *meist auch andere Schleimhäute* ergriffen, so die Conjunctiven und die Nasenschleimhaut. Erst dann folgen evtl. Hautläsionen. (Einen ähnlichen Fall hat Preisz beschrieben.)

Daß im Verlaufe eines Erythema multiforme exsudativum mit Mitbeteiligung der Mundhöhle auch die *Conjunctiva* erkrankt, ist oftmals beobachtet worden. Auch *Iritis* und *Skleritis* finden sich in der Literatur verzeichnet (Duhring, Fuchs, Beaudonnet).

Als scheinbar *ganz seltenes* Vorkommnis wäre noch die *Geschwürsbildung* des Erythema multiforme exsudativum auf der Schleimhaut zu erwähnen. Die ältere Literatur verzeichnet solche Fälle (Duhring, Schötz, Trautmann); die neuere erwähnt keine weiteren Fälle und zitiert immer nur die genannten alten. *Ich selbst* habe trotz reichlichen Materials *niemals* eine durch Erythema multiforme exsudativum bedingte *Geschwürsbildung gesehen.* Solche können meines Erachtens nur durch sekundäre Einflüsse bei gleichzeitig kachektischen Individuen entstehen.

Was die *Differentialdiagnose* des Schleimhautbildes anlangt, so kann sie arge Schwierigkeiten verursachen. Das reine Erythem ohne Infiltration und ohne Exsudation, wie es allerdings selten an Lippenschleimhaut und Gaumen vorkommt, kann dem *syphilitischen Erythem* sehr ähneln. Zentrale Abblassung können beide zeigen. Die Differentialdiagnose ergibt sich hier daraus, daß das übrigens sehr seltene luetische Schleimhauterythem nur bei ausgedehnten, konformen Hauterscheinungen beobachtet wird. Ansonsten wird das Erythema multiforme auf der Mundschleimhaut bei einiger Aufmerksamkeit nicht leicht mit luetischen Schleimhauterscheinungen zu verwechseln sein. Durch die Exsudation des akut entzündlichen Krankheitsbildes sind die Erscheinungen meist prägnanter, intensiver gefärbt, schmerzhafter, dabei weniger oder gar nicht infiltriert, oberflächlicher gelegen, ausgedehnter situiert und lassen sich leichter mit dem Wattebäuschchen ihres matschen Belages berauben. Sie bluten auch leichter, treten akuter auf, verlaufen rascher und gehen meist mit starker Salivation einher. Sie tragen auch die Zeichen peripherer Progredienz und weisen oftmals den schmalen, dunkelroten Saum auf, der die Epitheldurchtränkung umrahmt; alles Symptome, die auch diphtheroiden Lueserscheinungen der Schleimhaut fehlen.

Schwerer ist die Diagnose gegenüber anderen blasenbildenden Schleimhautaffektionen. Hier ist vor allem der *Pemphigus,* das *Antipyrin-* und *Phenacetinexanthem* zu erwähnen. Vor Jahren sah ich eine Dame höheren Alters mit Folgeerscheinungen einer blasenbildenden Affektion im Munde und ad genitale, die vorher von einem Kollegen als maligner Pemphigus, von einem anderen als vielleicht dem Erythema multiforme exsudativum zugehörig, angesprochen wurde, während durch die Anamnese zu erheben war, daß die Patientin Antipyrin genommen hatte. Tatsächlich war die Erkrankung dementsprechend rasch und ohne Rezidive geheilt. Auch einen anderen Fall möchte ich kurz erwähnen. Ein junger Mann erkrankt unter Allgemeinerscheinungen und bietet einige Tage danach sehr ausgedehnte, akut exsudative Veränderungen der ganzen Mundhöhle und beider Conjunctiven. Fieber, große Schmerzhaftigkeit, hochgradige Salivation. Mundschleimhaut und Conjunctiva palpebrarum stoßen sich in Fetzen ab, viele Stellen bluten. Keine Hauterscheinungen. Durch die schwere Mitbeteiligung der Conjunctiva war eher an Pemphigus zu denken als an Erythema multiforme exsudativum und doch war in etwa zwei Wochen alles geheilt und der Fall als Erythema multiforme exsudativum aufzufassen. In solchen Fällen kann die Differentialdiagnose wenigstens für den Augenblick der Untersuchung unmöglich sein. Wenn auch das Antipyrin — und ein ähnliches, anderes Arzneiexanthem schon durch das Freibleiben der Genitalregion unwahrscheinlich, durch die Anamnese ausgeschlossen werden kann, so besteht immer noch die Schwierigkeit der Unterscheidung zwischen Pemphigus und Erythema multiforme exsudativum. *Man soll sich zum Prinzip machen, die Diagnose Pemphigus erst dann zu stellen, wenn Beobachtung und Dauer der Erkrankung die Diagnose gesichert haben.* Einzelne dem Pemphigus zugehörige Erscheinungsformen sollen beim Kapitel Pemphigus ihre Erörterung finden.

Übrigens hilft vielfach die Anamnese auch gegenüber dem Erythema multiforme exsudativum mit; es rezidiviert — wie erwähnt — in der Regel häufig, und zwar stets mit gleicher Lokalisation und macht monatelange Remissionen. Der chronische Pemphigus — beim akuten folgen bald Hauterscheinungen — macht in der Regel keine Remissionen oder nur tagelange; er besteht durch Wochen, Monate, ja selbst Jahre fort, oftmals auch ohne Hautläsionen zu setzen.

Die *pathologisch-histologischen Veränderungen* sind nicht charakteristisch; sie entsprechen der entzündlichen Exsudation, zeigen Schwellung der Papillen, Transsudation und Ödem des Rete sowie circumvasculäre Infiltration besonders der papillären Gefäßschlingen.

Die allgemeine *Behandlung* richtet sich nach der jeweiligen Ätiologie der Erkrankung. Die meist rheumatische Ursache wird mit Salicylpräparaten bekämpft. Die lokale Therapie ist symptomatisch. Pinselungen mit Coryfin, Spülungen mit verdünntem Wasserstoff beschleunigen meist die Abstoßung der durchtränkten Epithelmassen. Die Schmerzen müssen besonders vor der Nahrungsaufnahme mit Anästhesineinblasungen oder Eucain- oder Novocainpinselungen (5%ig) verringert werden. Die Ernährung soll mit breiig-flüssigen und kühlen Speisen geschehen. Sind die Auflagerungen abgestoßen, bezwecken Lapisierungen (10%ig) rasche Epithelisierung der Erosionen.

Zur Verhütung etwaiger Rezidiven stehen uns bis nun keine Mittel zur Verfügung. Tonsillektomie soll mitunter von Nutzen sein.

Erythema nodosum.

Entspricht das Erythema multiforme exsudativum einer Erkrankung der Papillargefäße, so stellt das Erythema nodosum eine solche der tieferen Gefäßschichten dar. Die *Hautefflorescenzen* sind deshalb *großknotig* bis walnußgroß, *weniger scharf umgrenzt*, wölben sich flachhalbkugelig vor und sind *anfangs von hellroter, später mehr blauroter Farbe.* Sie lokalisieren sich zumeist an den Streckseiten der unteren, seltener auch der oberen Extremitäten, sind ziemlich schmerzhaft, *ulcerieren niemals* und entsprechen ihrer Ätiologie nach ganz dem Erythema multiforme exsudativum; auch das Erythema nodosum scheint *keine ätiologisch einheitliche Erkrankung* zu sein.

Auf der *Mundschleimhaut* kommt diese Affektion sehr *selten* vor. Wenn doch, so entwickeln sich hier am *Gaumen* vereinzelte, nicht konfluierende, etwa erbsengroße, leicht vorgewölbte *Knoten*, die peripherwärts mit düsterroter Farbe sich vorschieben und zu flacheren, aber immer noch erhabenen *Scheiben* werden, die zentral abblassen, scheinbar aber *nicht erodieren* (Abb. 4). Langsam bilden sie sich ohne besondere lokale Beschwerden vollkommen zurück.

Die Angaben in der *Literatur* über Erythema nodosum in der Mundhöhle sind äußerst spärlich, namentlich, wenn man die nicht ganz einwandfreien Fälle ausschaltet. Ich selbst habe bei reichem Material in über 25 Jahren nur *einen* Fall gesehen.

DUHRING behauptet, daß Knoten des Erythema nodosum auch auf der Schleimhaut der Lippen, der Wangen, des Gaumens und Rachens vorkommen. POSPELOW beschreibt ebenfalls Knoten auf dem weichen Gaumen, auf der Zunge und Oberlippe, sah aber einige davon den Epithelüberzug verlieren und

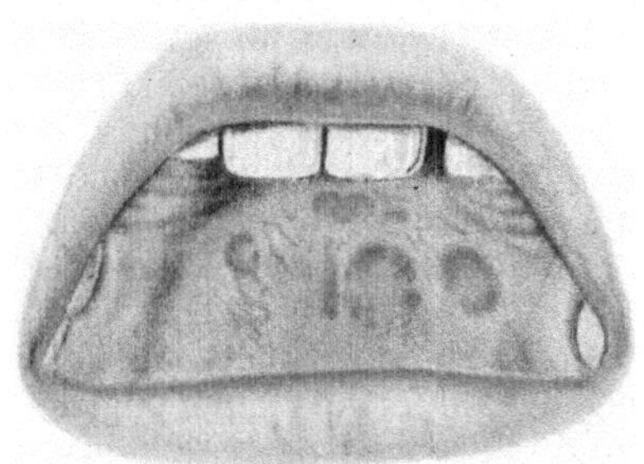

Abb. 4. Erythema nodosum (Gaumen).

andere sogar zu kraterförmigen, ziemlich schmerzhaften *Geschwüren* mit gelblichem Grunde zerfallen. Dazu ist zu bemerken, daß der geschwürige Zerfall eines Erythemknotens in der Mundhöhle schon mit Rücksicht auf das Hautbild mehr als *zweifelhaft* ist. TRAUTMANN beschreibt eine bloß auf der Schleimhaut des harten Gaumens lokalisierte talergroße, rot-violette teigige Geschwulst mit einigen Erosionen und rötlicher Sekretion als Erythema nodosum.

Differentialdiagnostisch können Schwierigkeiten kaum entstehen; die knotigen Formen sind meist klein und entzündlich, in ihrer Farbe blaurot, so daß sie mit Tumoren nicht leicht verwechselt werden können. Auch ist die Vergänglichkeit der Knoten gegenüber den Tumoren und auch den Granulationsgeschwülsten, wie z. B. Fremdkörpertumoren oder tuberkulösen Infiltraten (geschlossene Scrofulodermknoten) in der Differentialdiagnose verwertbar.

Histologische Befunde von Erythema nodosum der Schleimhaut fehlen.

Die *Therapie* ist eine allgemeine. Lokale Behandlung erübrigt sich.

Arzneiexantheme.

Die Arzneiexantheme geben auf der Haut die *verschiedenartigsten Bilder*. Von den einfachen circumscripten Erythemen bis zur universellen Erythrodermie, von blasigen Erscheinungen vereinzelter Efflorescenzen bis zur disseminierten Aussaat, von der Erythembildung bis zur Knotenform kann man alle möglichen Übergänge und Extreme beobachten. Mitunter entsprechen bestimmten Medikamenten bestimmte Hautbilder, so daß man die Art des Mittels aus den Hautsymptomen ablesen kann. Anamnestisch kommt ihnen nicht immer der Konnex mit dem Exanthem verursachenden Mittel zu. Die Hauterscheinungen treten zumeist wenige Stunden nach Einnahme des Mittels auf (Antipyrin, Kephaldol u. a.) oder aber es kommt zum Exanthem erst nach längerer Dauer der Einnahme scheinbar durch Summierung der Einzeldosen (Arsen, Jod, Brom, Quecksilber, Bismut u. a.). Manche Erytheme treten gerne diffus oder disseminiert über größere Körperstrecken auf, andere wieder lokalisieren sich. So wissen wir, daß z. B. das Quecksilbererythem gern diffus, das Arsenerythem gern lokalisiert an Handtellern und Fußsohlen vorkommt, daß Antipyrin sich das Genitale und die Mundhöhle als Lieblingslokalisation wählt.

Mit den Fortschritten in der Therapie, mit der Neueinführung gewisser Heilmittel erfuhren auch die Exantheme eine Vermehrung. Es sei nur auf das Luminal, das Neosalvarsan, das Wismut oder Krysolgan hingewiesen, die alle gegebenenfalls nicht nur Haut-, sondern auch Schleimhauterscheinungen verursachen können.

Bei den meisten Heilmitteln machen wir die Erfahrung, daß die Schleimhaut widerstandsfähiger ist als die Haut, d. h. daß die Haut zuerst erkrankt und dann erst die Schleimhaut. Ja es gibt viele Mittel, die überhaupt nur Dermatitiden erzeugen und keine Schleimhauterkrankungen. Hingegen wieder sehen wir z. B. bei Antipyrin Haut- und Schleimhauterscheinungen gleichzeitig auftreten, bei Quecksilber oftmals Erscheinungen im Munde auftreten, ohne daß Hauterscheinungen folgen. Die Bleiintoxikation verursacht bloß Schleimhautaffektionen, niemals solche auf der Haut. Das alles mag nur zum geringen Teil mit der Applikationsweise, vielmehr aber mit der Ausscheidung und anderen uns noch unbekannten Gründen zusammenhängen und ist von sekundärem Interesse.

Die Umstände, unter denen derartige Ex- und Enantheme zustande kommen, sind verschieden; entweder es handelt sich um idiosynkrasische Personen, oder das Mittel wird wohl vertragen, aber durch langdauernde Applikation gespeichert. Im ersteren Falle entstehen die Erscheinungen kurze Zeit, oft schon wenige Stunden nach der Applikation, im anderen Falle treten sie allmählich auf. Im ersteren Falle sind die Erscheinungen akutere, es entstehen helle Rötung, Bläschen- und Blasenbildung, im letzteren Falle kommt es zu allmählicher Schwellung, Infiltration und schließlich evtl. sogar zum Zerfall.

Die Einteilung der verschiedenen Arzneiex- und enantheme geschieht am besten nach den sie bedingenden Medikamenten. Beginnen wir mit dem **Antipyrin**, dessen Verwendung in den letzten Jahren allerdings eingeschränkt ist. In den 90er Jahren, wo es als gebräuchlichstes Antipyreticum verwendet worden ist, sah man Schädigungen auf Haut und Schleimhaut oft. Aus dieser Zeit stammen auch die meisten Publikationen über seine Ex- und Enantheme. Es ist selbstredend, daß nicht nur Antipyrin als solches, sondern alle fertigen Präparate, die Antipyrin enthalten, wie *Migränin, Quadronal, Pyramidon, Salipyrin* u. a. die gleichen Ex- und Enantheme verursachen können.

Die nach Einnahme der genannten Präparate entstehenden Hauterscheinungen sind einerseits lokalisierte, sog. *fixe Exantheme*, andererseits *disseminierte, urticarielle, morbillöse oder scarlatiniforme* oder *universelle* Eruptionen, die auch hämorrhagisch werden können. Den ersteren entsprechen elevierte hell- bis düsterrote, scharfumschriebene, münzengroße Flecke, die oft im Zentrum ein blaurotes Kolorit haben und schließlich mit Pigmentierung abheilen. *Beide Formen* — die lokalisierten wie disseminierten — komplizieren sich mit *Schleimhautaffektionen* nicht allzu selten und geben die Form der Hautläsion wieder, nur mit der Variante, daß die Schleimhautlokalisation exsudativer ist.

Antipyrin-Enantheme allein *ohne Hauterytheme* sind nur vereinzelt beschrieben (EHRMANN, MRAČEK, ZINSSER, DALCHÉ nach APOLANT).

Bei *scarlatiniformen, morbillösen* und *universellen* Exanthemen sieht man *Mund-* und *Rachenhöhle*, ja selbst die *Kehlkopfschleimhaut diffus geschwollen und gerötet.* Gleicher Form ist auch die Erkrankung der *Zunge*, die nebst ihrer pastösen Schwellung sich noch mit zahlreichen kleinen *Bläschen* bedecken kann, ebenso wie man den Gaumen nicht selten mit *zahllosen hellroten Stippchen* bedeckt sieht. Hämorrhagien, die an der Haut schon selten sind, sind in der Mundhöhle nicht konstatiert worden.

Häufiger treten die Antipyrinexantheme in Form *lokalisierter* Erscheinungen auf (fixe Exantheme). Eigenartig ist, daß bei Rezidiven in der Regel nach neuerlicher Antipyrineinnahme (aber auch, ohne diese bei irgendwelchen Reizen) die Lokalisation der Ersterkrankung immer wieder die gleiche bleibt. Erkrankt einmal die Mundschleimhaut, so tut sie es bei jedem Rezidiv wieder.

Die *Symptome* der lokalisierten Schleimhauterkrankung bestehen in geringer Rötung und Schwellung und *besonders in Blasenbildung* (SCHAFFER, TRAUTMANN), die bis Walnußgröße erreichen kann (GROLL et MEUNIER). Die Blasen sind aber meist matsch, die Blasendecke liegt der Basis auf und läßt sich leicht abstreifen. Sie sind multipel oder vereinzelt. Ihre Eruption erfolgt meist ganz kurz nach der Medikation und ist bis einmaliger Medikation in wenigen Tagen wieder abgeheilt.

Der *Lokalisation* nach finden sich die Erscheinungen besonders an Gaumen, Zunge und Lippen, die Wangenschleimhaut wird seltener befallen. Man findet am *Gaumen* meist matsche Blasen mit geringem Inhalt, seltener Erythemflecke. Die Zunge ist in der Regel diffus geschwollen und gerötet. Sie stößt (EHRMANN) nach solchen Erscheinungen ihr Epithel als Ausdruck des exsudativen Prozesses ab. ZINSSER bildet in seinem Atlas eine schwere Erkrankung der Zunge ab, die ihr Epithel in Fetzen abstößt, kurz nachdem Patient *Salipyrin* genommen hatte. Die Erkrankung war mit schwerer Entzündung, lebhafter Rötung und Schwellung der Schleimhaut sowie Blasen an Lippen- und Zahnfleisch einhergegangen. Die Haut war nicht miterkrankt. Die Schwellung der Zunge kann so hochgradig werden, daß das Sprechen unmöglich wird. Der Entzündungsprozeß kann dabei so stürmisch verlaufen, daß LÖBL in wenigen Stunden Blasen und über Nacht folgende Geschwürsbildungen gesehen hat. Oder aber man sieht über der Zungenspitze linsengroße, gerötete Stellen mit vergrößerten Papillen (EHRMANN). GRAUL beschreibt die Zungenerkrankung als lividen, glatten, glänzenden Fleck mit scharfem, rotem Rand. BRASCH schildert an den Zungenrändern gruppierte, zu Blasen und Plaques sich umwandelnde Flecke, während BOURNS auch auf der Unterseite der Zunge Flecke gesehen hat, die sich zu oberflächlichen Geschwüren umgewandelt haben. NICOLAS und MOUTOT beschreiben pastöse Schwellung der Zunge mit zahlreichen kleinen Blasen. Man beobachtet also an der Zunge Entzündungen vom einfachen Fleck oder von geringerer Schwellung bis zur Geschwürsbildung.

Die *Wangenschleimhaut* erkrankt — wie gesagt — selten. Sie wird als stark gerötet und mit rundlichen porzellanartigen Flecken besetzt beschrieben, die beim Abkratzen mortifiziertes Epithel abheben lassen (NICOLAS und MOUTOT).

Sehr häufig erkranken die Lippen, und zwar in toto Lippenrot und -Schleimhaut. Sie schwellen ödematös an, zeigen helle Rötung und in dieser vereinzelte oder mehrere hanfkorn- bis erbsengroße Blasen, die nach kurzem Bestande sich als Krusten, oft auch blutiger Natur repräsentieren. Bei längerem Bestande, was allerdings meist nur durch protrahierte Einnahme von Antipyrin vorkommt, tritt im Zentrum der erkrankten Lippenpartie eine eigenartige, violettrote Verfärbung ein, die für Antipyrin und alle jene Mittel charakteristisch ist, die Antipyrin zu ihren Bestandteilen zählen. Auf der Haut laufen derartige Erytheme mit Pigmentierungen ab. Das gleiche hat LOEWY auch in der Mundhöhle gesehen, doch scheinen derartige posterythematöse *Pigmentationen an der Schleimhaut sehr selten* zu sein, während sie an der Haut fast zur Regel gehören.

Die *Gingiva* scheint sehr selten zu erkranken; SCHEEL sah das Zahnfleisch schmerzhaft und geschwollen. DALCHÉ beschreibt nach TRAUTMANN 4—8 Stunden nach Einnahme von Antipyrin eine Stomatitis ulceromembranacea.

Kombiniert findet man alle Erytheme zuweilen mit *Conjunctivitis* und *Rhinitis*.

Subjektiv klagen die Patienten mit Mundhöhlenerkrankungen nach Antipyrin über Brennen, Jucken und Lahmsein, besonders der Zunge, aber auch über Prickeln, Stechen und Trockenheit im Munde. Von Speichelfluß und Schnupfen hört man selten. Die subjektiven Beschwerden setzen sich von der Mundhöhle auch tiefer in den Respirationstrakt fort und können zu Heiserkeit, Aphonie und Atembeschwerden, sogar zu Erstickungsgefühlen führen, die aber rasch schwinden (LEWIN nach TRAUTMANN, GROLL et MEUNIER).

Eigentümlich ist allen diesen Enanthemen, daß sie nach Aussetzen des Mittels ziemlich rasch abheilen, was um so wichtiger ist, als speziell die blasigen Affektionen gegenüber dem Erythema multiforme und dem Pemphigus *differentialdiagnostische* Schwierigkeiten bilden können.

In dieser Beziehung ist besonders jener Art des Antipyrin-Ex- und -Enanthems zu gedenken, die auch auf der Haut bloß mit Blasenbildungen oder Epitheldurchfeuchtungen und Abschiebungen einhergeht. Gerade diese Fälle ahmen in ihrer Lokalisation am ehesten den *Pemphigus* nach, da sie sich am Genitale, am After und im Munde lokalisieren und hier kleine, selbst große Blasen setzen. Hat der Patient nur einmal Antipyrin genommen, klingt das Krankheitsbild in wenigen Tagen ab, wird aber das Antipyrin öfters nacheinander genommen, so kann die Erkrankung um so eher als Pemphigus imponieren. Für den *Arzt ist es das Wichtigste, daß er beim ersten Aspekt nicht nur an den Pemphigus, sondern auch an die medikamentöse Ätiologie der Affektion denkt.* Der Fehler der infausten Pemphigusprognose kann bei richtiger Anamnese leicht vermieden, das Antipyrin im Urin leicht nachgewiesen werden. *Ein differentialdiagnostisches Moment, das allerdings an der Haut zu beobachten ist,* kann hier mitunter Entscheidung bringen: Die *Erscheinungen, die am Penis oder Scrotum* auftreten, bestehen nicht immer in einer echten Blase, sondern bloß in einer *leicht schmerzhaften Durchfeuchtung des Deckepithels.* Streift man über die erkrankte Stelle auch nur mit Watte, so schiebt sich das Epithel schon ab und es resultiert eine Erosion. *Derlei kommt nur dem Antipyrin zu.*

Mit *Lues* ist eine Verwechslung nicht leicht möglich, da das Antipyrin-Enanthem akut entzündlicher, erythematös-bullöser Natur ist und die Epithelabhebungen leicht als solche nachweisbar sind.

Die den disseminierten oder auch universellen Hauterkrankungen nach Antipyrin entsprechenden Enantheme sind von den Enanthemen anderer toxischer universeller Exantheme ebenso schwer zu unterscheiden, wie die Hautaffektionen selbst. Oftmals werden Anamnese und Urinuntersuchung nachhelfen. *Wichtig* ist vor allem, daß der Untersucher *an die Möglichkeit eines medikamentösen Enanthems denkt.*

Mikroskopische Beschreibungen von Antipyrin-Enanthem liegen nicht vor.

Therapeutisch können indifferente Mundspülungen, evtl. auch mit H_2O_2-Lösungen die Abheilung beschleunigen. Individuen, die auf Antipyrin mit Erythem antworten, müssen dieses Präparat eben meiden.

Ähnliche Enantheme wie das Antipyrin macht das **Phenacetin** (TRAUTMANN). Es sind Erytheme und Blasenbildungen beschrieben. Die zentrale, livide Verfärbung scheint aber bei ihnen noch viel seltener vorzukommen als beim Antipyrin.

Durch **Aspirin** bedingt beschreibt BANAUDI 1922 ein toxisches, scarlatiniformes Exanthem der Haut mit Ödem der Lider, *Rötung* der *Gaumen- und Rachenschleimhaut* bei einem 13jährigen Mädchen.

Nach Einnahme von **Cryogénine**, in Frankreich als Antipyreticum verwendet, schildert DANEL ein *vesicobullöses Enanthem* der *gesamten Mundschleimhaut und der Zunge,* das in zahlreichen Efflorescenzen aufgeschossen ist. Gleichzeitig bestand Rötung des Rachens und Conjunctivitis sowie ein vesicobullöses Exanthem an Händen und Füßen. Rasche Heilung.

Die durch den Krieg gehäufte und nun auch therapeutisch erzeugte Malaria bedingt eine intensivere Verwendung von **Chinin.** Dementsprechend sind auch die Chinin-Ex- und Enantheme in den letzten Jahren wieder häufiger geworden. Die fleckigen, urticariellen, morbillösen und scarlatiniformen, selten sogar hämorrhagischen Hautausschläge kombinieren sich mit *mattroten Flecken und Blasen*, ja selbst *Blutungen der Mundschleimhaut* (Salomon). Subjektiv besteht Brennen und Prickeln. Porias berichtet über einen Fall, in dem all die Erytheme an Haut und Schleimhaut nach jeder neuen Chininmedikation immer wieder an der gleichen Stelle entstanden sind, ähnlich wie bei Antipyrin, so daß es schließlich zur *Verdickung und Pigmentierung* gekommen ist.

Alle auch nur selten einmal Ex- und Enantheme erzeugenden Mittel hier anzuführen, würde zuweit führen, so sei nur kurz erwähnt, daß auch Sedativa wie **Luminal, Nirvanol** (Phenyläthylhydantion) verschiedentliche Exantheme und konforme Schleimhauterscheinungen erzeugen können. Es kommen auch hier morbillöse, scarlatiniforme, pemphigoide und dem Erythema multiforme ähnliche Exantheme vor. Den ausgedehntesten Fall von Luminal-Enanthem scheint Chargin beschrieben zu haben. Er sah bei intensiver Salivation und fötidem Geruche die Zunge stark verdickt und ihre Oberfläche teilweise von Epithel entblößt. Außerdem bestanden Blasen und am weichen Gaumen erythematöse Herde. Die Affektion entstand allerdings erst nach lange Zeit fortgesetztem Gebrauch und ist nach Aussetzen des Präparates rasch abgeklungen.

Auch bei **Phenolphthalein** kommen ähnliche Erscheinungen zustande; es werden bläschen- und blasenartige, über Zungenrücken und Gaumen lokalisierte Affektionen beschrieben, die sich rasch in Erosionen umbilden.

Kleinfleckige Erytheme mit spärlichen Ecchymosen am harten Gaumen kommen kombiniert mit erythematösen, zum Teil hämorrhagischen Exanthemen auch nach **Tannalbin**-Medikationen vor (Fischl).

Morphium und **Opium** setzen nach Trautmann insbesondere an der Wangenschleimhaut und im Rachen scharfrandige Ulcerationen.

Chloralhydrat verursacht nebst toxischen Exanthemen Schwellung und Rötung, aber auch Bläschen und sogar Ulcerationen, die sich in der ganzen Mundhöhle lokalisieren können.

Gelegentlich provozieren noch manche andere Mittel Exantheme, die auch auf der Mundschleimhaut Erscheinungen setzen. Die Symptome werden im allgemeinen stets insofern ähnliche sein, als Erytheme disseminierter wie diffuser Art aufschießen, die bei stärkerer Exsudation sich durch Blasen und Erosionen komplizieren. Hämorrhagien sind im allgemeinen selten.

Mittel, die auf die Schleimhaut *lokal*, nicht aber allgemein einwirken, wie z. B. *Carbolsäure* nach Pinselungen, *Terpentindämpfe* bei Inhalation, zu konzentriert verwendete *Paraldehyd*lösungen usw. wirken zum Teil als lokale Ätzmittel und sollen hier keine Erörterung finden. Aus demselben Grund soll auch das *Cocain* nicht besprochen werden.

Hingegen sind **Metallgifte** zu nennen, die besonders in letzter Zeit immer mehr Verwendung finden und Toxicodermien wie auch Schleimhauterkrankungen verursachen, die vielfach typisch sind. Hierher gehören *Jod-* und *Brom*-Exantheme einerseits, *Quecksilber-*, *Wismut-*, *Arsen-*, *Silber-* und *Goldintoxikationen* mit ihren Haut- und Schleimhauterscheinungen andererseits.

Die Hauterscheinungen, die nach interner **Jod**applikation auftreten, sind verschiedener Art; am häufigsten entsteht die sog. *Jodacne*, die an den Schleimhäuten keine Läsionen setzt, es sei denn, daß sie mit einem sog. Jodschnupfen einhergeht, den Ehrmann als *Joderythem* auffaßt. Seltener als die Jodacne treten auf der Haut *urticarielle*, *scarlatiniforme*, *maculöse* und *bullöse* sowie *pustulöse* und schließlich *hämorrhagische* Erscheinungen auf. Aber auch *knotige* Formen, bullöse mit papillären Wucherungen und dem *Erythema nodosum* *ähnliche* Toxicodermien mehr lokalisierten Charakters sind bekannt. Selbst *gangräneszierende* Formen kommen vor. Jodacne, Jodpemphigus, Jododerma tuberosum sind Namen, die die Vielgestaltigkeit der Jododermie wiedergeben. Eigentümlich ist, daß öfters berichtet wird, daß Jododermien nach gewissen Jodsalzen auftreten, während sie nach anderen Jodverbindungen ausbleiben.

Erscheinungen auf den *Schleimhäuten* sind viel seltener als jene der Haut. Sie dokumentieren sich als *Rötungen* flacher, also fleckiger wie auch, *urticarieller* und *papulöser* Natur. Auch *blasige* Erscheinungen kommen vor, die zumeist als belegte Erosionen auf Zunge, Rachen sowie Wangenschleimhaut und Gaumen zutage treten (TRAUTMANN, RILLE, HALLOPEAU, JESIONEK). Urticarielles Ödem sublingualer Lokalisation sah WEBER, MILIAN sah *Purpura* der Mundschleimhaut nach Jodgebrauch, und POLLAND fand Lippen, Zunge und Zahnfleisch intensiv gerötet, geschwollen, an vielen Stellen mit kleinen *Blasen* bedeckt, die rasch platzten, bluteten und sehr schmerzhafte Substanzverluste hinterließen. Der Fall kam zur Nekropsie und zeigte noch, knötchenförmige Infiltrate und Schwellungen der Epiglottis.

TIEFENBRUNNER beschreibt eine besonders ausgebreitete Erkrankung des ganzen Gaumens, der mit großen, fetzigen, gelblichen Belägen bedeckt war. FISCHEL und SOBOTKA wieder fassen ihren Fall als *tuberöse Form* eines Jodenanthems auf, obzwar er einer Veränderung der Zungenspitze entspricht, die mit graurotem glattem Grund rechts wie links von einem Wulste eingefaßt ist und weiß maceriertes Epithel besitzt. Es scheint dieser Fall der einzige zu sein, der möglicherweise einem Jododerma tuberosum entspricht. *Blasige oder erythematös-quaddelförmige* Enantheme scheinen unter all den seltenen Fällen noch *die häufigsten Formen* des *Schleimhautjodismus* darzustellen.

Ähnliche Toxicodermien wie dem Jod entsprechen auch, dem **Brom**, nur mit dem Unterschiede, daß Bromodermien noch seltener sind als Jododermien. Schleimhautaffektionen durch Brom gehören, wenn sie überhaupt vorkommen, wohl zu den allergrößten Raritäten (MEYERS, Zungenaffektion). Ich selbst habe derlei nie gesehen.

Was die *Differentialdiagnose* der bis nun behandelten medikamentös-toxischen Schleimhautbilder anlangt, so ist ihre Beurteilung oft schwierig, da sie ungemein vielgestaltig sind. Die diffusen, auf der Haut scarlatiniformen Toxicodermien setzen zumeist auch der Scarlatina ähnliche Schleimhautaffektionen. Da sie auch mit Fieber einhergehen, können Verwechslungen mit dieser Infektionskrankheit häufig vorkommen, doch zeigen die toxischen Enantheme meist eine urticarialle Komponente, die der Scarlatina fehlte. Auch das rasche Abklingen des toxischen Ex- und Enanthems klärt bald über die Diagnose des Falles auf. Schließlich kommen noch Anamnese, verschiedene biologische Reaktionen (Auslöschphänomen) und andere Begleitsymptome hier zu Hilfe.

Wenn diagnostische Irrtümer bei toxischen Enanthemen vorkommen, dann sind zumeist gröbere Fehldiagnosen daran schuld insoweit, als z. B. durch Jod bedingte blasige Affektionen als Lues gedeutet und mit Jod weiter behandelt werden. Es entsteht dann ein Circulus vitiosus. Jeder weiß sich solcher Fälle zu erinnern und auch in der Literatur sind manche bekannt, wo nach Aussetzen der Jodmedikation die ganze Erkrankung geheilt ist. *Man achte also bei allen urticariellen und blasigen Affektionen sowie auch bei hämorrhagischen auf die Anamnese* und forsche vorerst nach den eingenommenen Medikamenten, bevor man besonders *Pemphigus* diagnostiziere. Differentialdiagnostische Unklarheiten können nach Abheilung der Erkrankung durch Wiederholung kleiner Gaben des betreffenden Mittels beseitigt werden.

Die *Behandlung* für alle diese Enantheme ist die rein symptomatische mit naturgemäßer Weglassung der eingenommenen Mittel. Heilung erfolgt rasch.

Die Erscheinungen, die durch **Quecksilber***medikation* auf der Haut erscheinen, sind hauptsächlich *urticariell-erythematöser* Art, vielfach sekundär mit zahllosen kleinsten *Pustelchen* besetzt. Sie können sich aber auch bisweilen bis zur *universellen Erythrodermie* steigern, die mit *Drüsenschwellung, Alopecie* und *Nagelabstoßung* sowie *Kachexie* einhergehen und selbst zum *Tode* führen kann. Seltener sind bullöse Hauterscheinungen und multipel auftretende Gangrän. Die Farbe der akut einsetzenden Hg-Dermatitis ist ein so charakteristisches helles Rosarot und die Ausbreitung meist eine so diffuse, daß aus diesen beiden Symptomen allein schon — namentlich wenn noch obengenannte kleinste Pustelchen vorhanden sind — die Diagnose gemacht werden kann.

Die meisten dieser Hauterscheinungen gehen mit Allgemeinstörungen — und was uns hier interessiert — mit *Salivation* und *Veränderungen in der Mundhöhle* einher, die auch allein, ohne jede Hauterscheinung auftreten können. Warum in dem einen Falle eine „Stomatitis" erfolgt, im anderen Falle keine, darüber hat Almkvist in einer Reihe von Arbeiten sich Klärung zu verschaffen gesucht. Es ist ihm gelungen, am Kaninchen die Hg-Stomatitis experimentell zu erzeugen und für das Zustandekommen einer *Hg-Stomatitis* das *gleichzeitige Auftreten verschiedener Faktoren* verantwortlich zu machen. Almkvist nimmt eine Kombination von Hg-Wirkung und Eiweißfäulnis bei Gegenwart von Bac. fusiformes, Spirochaetae dentium und Eiterbakterien als Ursache für die Hg-Stomatitis an. Die Hg-Stomatitis haben übrigens schon vor und nachher viele Autoren zum Gegenstand ihres Studiums gemacht.

Die *Hg-Stomatitis* tritt in verschiedenen Formen auf: Als *Erythem*, als *Erosion* und *nekrotisierend*. Während die Prozesse nekrotisierenden Charakters häufig sind, kommt das *erythematöse Enanthem* selten vor. Es ist auch viel flüchtiger und entspricht einer diffusen hellen Rötung nach Art der toxisch-septischen Erytheme. Als solches befällt es hauptsächlich weichen und angrenzenden harten Gaumen, die Tonsillen bleiben im allgemeinen frei. Eine Differentialdiagnose gegenüber anderen toxischen oder auch septischen Prozessen ist nicht immer leicht möglich. Die ansonsten dem auf der Haut etablierten Hg-Erythem zukommende zarte rosarote Farbe kommt auf der Schleimhaut nicht zur Geltung.

Die „*Erosionen*", wie sie Schäffer schildert, lokalisieren sich an den Zungenrändern und stellen oberflächliche, oft mit weißlichem, gelockertem Epithelsaum versehenen Läsionen oder aber geringfügige, circumscripte, entzündliche Schwellungen dar. Dazwischen stehen feinste Einrisse oder ganz oberflächliche Geschwürchen. Die Affektion ist ganz besonders schmerzhaft.

Die *nekrotisierenden Formen* finden sich einerseits an Stellen, die einem gewissen *Druck* ausgesetzt sind, andererseits aber dort, wo die Bedingung für eine Ansammlung zersetzender Speisereste gegeben ist. Wir finden die nekrotisierende Stomatitis dementsprechend überall an der Gingiva, besonders in der Umgebung des letzten Backenzahnes, an den Zungenrändern, namentlich dann, wenn die Zunge vorher geschwollen ist, aber auch als nekrotisierende *Angina* (Almkvist). An offenen Flächen der Mundhöhle — Wangenschleimhaut, Gaumen — entsteht die ulceröse Form bloß von anderen Stellen her fortgeleitet (Almkvist). Demgegenüber beschreibt Levin auch Ulcera aus weichen Gaumen. Auf den Mechanismus des Zustandekommens soll hier nicht eingegangen werden.

Die nekrotisierende *Angina* ist relativ selten. Almkvist sah in etwa 14 Jahren 26 Fälle und beschreibt sie analog der Hg-Gingivitis und sonstigen merkuriellen stomatitisch-ulcerösen Prozessen mit schmierigem Belag.

Als *Vorboten* einer Hg-*Stomatitis* gelten *metallischer Geschmack*, leicht übler, *spezifischer Geruch* aus dem Munde und *Salivation*. Diesen Erscheinungen folgt bald Schwellung der Schleimhaut des ganzen Mundes und der Zunge sowie besonders der Gingiva. Letztere erkrankt hauptsächlich am Unterkiefer, am Oberkiefer seltener, mit Rötung, Schwellung und Schmerzhaftigkeit. Aus den Zahnfleischtaschen quillt bei leisestem Druck erstmals geringer, später reichlicher Eiter. Es erfolgt Zerfall der Gingivalränder zu gelbem oder grünlich-gelblichem Brei. Dadurch werden die Zähne in ihrem Halsanteil bloßgelegt und verlieren ihren Halt. Besteht diese Gingivitis hauptsächlich in den vorderen vestibulären Anteilen, so ist auch die orale Seite oftmals deutlich erkrankt. Ähnliche Erscheinungen wie am Gingivalsaum stellen sich auch in der Umgebung des letzten Molarzahnes ein. Hier entwickeln sich zumeist im Anschlusse an Schwellungen der Schleimhaut Zerfallserscheinungen mit gelblich- bis grünlichweißen, nekrotischen Massen, die mit einem schmalen oder auch breiteren Entzündungssaum von hellroter Farbe umgeben sind. Von hier aus greift der Prozeß durch das Trauma des Kauens propagiert, in der Interdentalregion, zumeist in der Richtung gegen die Mundwinkel streifenförmig weiter.

Durch diese Form und Lokalisation ist die Hydrargyrose leicht erkennbar. Die gleichen, aber zumeist tiefergreifenden Zerstörungsprozesse an den *Tonsillen* können allerdings mit luetischen Zerfallserscheinungen verwechselt werden. Gegenüber der *Tonsillitis ulcerosa Plaut-Vincenti* ist das Fehlen des etwa 1 mm breiten, zart nekrotischen Geschwürsrandes zu beachten.

Ganz ähnliche Prozesse wie in den Kieferwinkeln bildet die Hydrargyrose gelegentlich auch an der *Unterseite der Zunge* in symmetrischer Weise. Auch hier ist der Zerfall mit den dicken, grünlichweißen Belägen typisch (Abb. 5). Die entzündlichen Erschei-

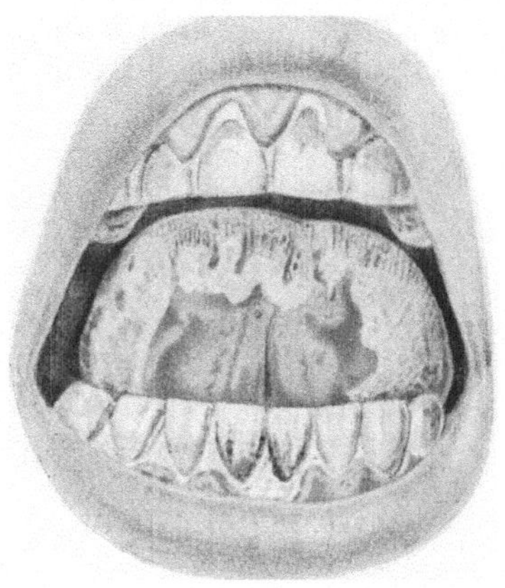

Abb. 5.
Hg-Stomatitis (Zunge, Unterseite).

nungen können hier wie an den Zungenrändern aber auch so geringfügig sein, daß nur geringe Schwellung und sattweiße Beläge, den Zahneindrücken entsprechend, vorhanden sind.

Die Affektionen sind zumeist *schmerzhaft* und gehen bei schwereren Fällen mit regionären, *schmerzhaften Drüsenschwellungen* einher.

Ausgedehntere Stomatitiden merkurieller Ätiologie können gelegentlich auch mit gewissen schweren *Pemphigus*formen in *Differentialdiagnose* kommen, die in der Mundhöhle beginnen und sich zu Beginn bloß an der Gingiva und über beiden Wangenschleimhäuten lokalisieren. Hier kann allerdings nur ein flüchtiger Aspekt Schuld an einer Fehldiagnose sein.

Der *Verlauf* einer Hg-Stomatitis (die Gingivitis ulcerosa mit einbezogen), ist oft ein recht langwieriger, namentlich wenn Hg-Depotinjektionen (wasserunlösliche Hg-Präparate) die Schuld daran tragen. Bekannt ist, daß diese Stomatitiden auch erst dann in die Erscheinung treten können, wenn die Hg-Medikation besonders mit unlöslichen Präparaten (z. B. Ol. ciner.) längst abgeschlossen ist.

Pathologisch-anatomische, wie experimentelle Untersuchungen über Hg-Stomatitis verdanken wir vor allem ALMKVIST. Er hat bei Tier und Mensch, bei Stomatitis und Colitis identische Veränderungen festgestellt. Für die Stomatitis besonders beschreibt genannter Autor einen feinkörnigen Niederschlag von Schwefelquecksilber in den oberflächlichsten Capillarschlingen, beginnend in der Spitze des Zahnfleischzapfens. Es folgen diesen Veränderungen

Leukocyteninfiltration, Epithelabstoßung und schließlich Zerfall. In gleicher Weise beschreibt Nogué die Hg-Stomatitis.

Die *Therapie* ist aus den einzelnen Momenten des Zustandekommens der Hg-Stomatitis gegeben. Sie soll zum Ziele haben: Aussetzen der Medikation, wenn möglich beschleunigte Entfernung des Hg aus dem Körper durch Dampfbäder, im Tage mehrmalige, mechanische Reinigung des Mundes (fünf- und mehrmaliges Zähneputzen im Tage), Ausdrücken des Eiters aus den Zahnfleischtaschen und Tonsillarkrypten, Zerstörung der Fäulniserreger und Kokken durch möglichste Desinfektion (Pinselungen mit 3—5%ige wäßriger Chromsäure- oder Lapislösung) und Fernhaltung von Schwefelsubstanzen in der Ernährung, (Eier usw.). Wird nicht immerfort neues Hg vom Organismus aufgenommen, so heilt die Hg-Stomatitis unter dieser Therapie relativ rasch, benötigt aber immer noch ein- bis mehrerer Wochen, je nach der Schwere des Falles.

Die *Prophylaxe* beruht auf Regelung der Applikationsform des Hg-Präparates und mechanischer Reinigung der Zähne resp. der Gingivaltaschen sowie Entfernung cariöser Zähne und Zahnwurzelreste. Von größtem Nutzen ist es, vor einer Hg-Kur die Zähne von fachkundiger Hand in einwandfreien Zustand bringen zu lassen.

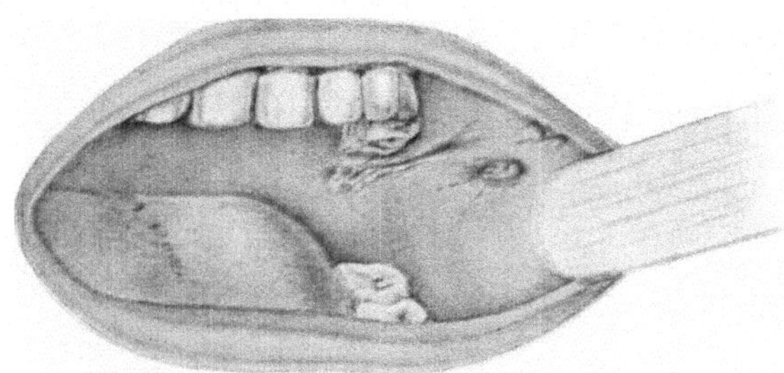

Abb. 6. Bi-Stomatitis (Wangenschleimhaut).

Das **Wismut** macht der Hg-Stomatitis ähnliche Erscheinungen. Sie gewinnen durch die Einführung des Mittels als Antilueticum erhöhtes Interesse, während sie früher nur vereinzelt gelegentlich der Applikation einer Wismutpaste oder Verwendung von Wismut bei Röntgenaufnahmen zur Beobachtung kamen.

Die *Schleimhautveränderungen*, die durch *Bi-Intoxikation* entstehen, zeigen ebenso wie jene durch Hg leichte Formen (*„stomatites d'alarme"*) und *schwere,* auch *ulceröse.* Ihnen allen ist aber eine gewisse ganz charakteristische *Pigmentation* eigen, die von braunviolett bis ins blaugrünlichschwarz variieren kann. Diese Pigmentation stellt das erste Symptom dar und findet sich als *Bi-Saum* in vorzugsweiser Lokalisation am freien Gingivalrand. Seltener bestehen circumscripte Pigmentationen sonst in der Mundhöhle. So werden an den Lippen, an der Wangenschleimhaut, an den Gaumenbogen, den Tonsillen und an der Zunge fleckige, streifen- oder punktförmige Flecke beobachtet. Diese Pigmentationen können das einzige Symptom sein, oder aber sie kombinieren sich mit *Entzündungserscheinungen* und *gangräneszierenden Ulcerationsprozessen* der Gingiva, der Wangenschleimhaut (Abb. 6) und der Zunge. Aber auch die ulcerösen Prozesse können wie bei der Hg-Stomatitis mit relativ geringer Entzündung einhergehen. *Stets ist ihnen aber die eigenartige Pigmentierung eigen.* Die Geschwürsbildung scheint im übrigen bei der Bi-Stomatitis seltener und, wenn vorhanden, nicht so ausgedehnt wie bei der Hg-Stomatitis. Die nekrotischen Belege sind braungrau oder grünlichgrau. Diffuse, die ganze Mundhöhle betreffende Entzündungen, durch Bi bedingt, scheinen Ausnahmefälle zu sein.

Verlauf, Schmerzhaftigkeit, konkomittierende *Lymphadenitis* sind bei der Bi-Stomatitis die gleichen wie bei der Hg-Stomatitis. Was aber der Bi-Stomatitis *fehlt, ist die Salivation.* Zu bemerken ist noch, daß der Gingivalsaum durch Bi bedingt, oft wochenlang ohne andere Erscheinungen und trotz bester Behandlung lange Zeit bestehen kann.

Die *pathologischen Veränderungen* sind ähnlich denen der Hg-Stomatitis. Auch hier bildet sich die S-Verbindung des Bi, die die Capillaren der Papillen ausscheiden, und zwar an der Vorderseite der Gingiva als an der Mundseite.

Bakterienbefund, Prophylaxe und *Therapie* sind identisch für Bi- und Hg-Stomatitis.

Die Beschreibungen der Bi-Stomatitis in der Literatur decken sich alle (Nogué, Scherber, Milian et Périn, Azoulay, Boelsen). Die eingehendste klinische Beobachtung findet sich in der Stomatologie von Nogué.

Die Erscheinungen, die **Arsen** an der Haut hervorruft, sind ebenfalls variabler Art. Bei längerem Gebrauche kleiner Dosen kommt es häufig zur sog. *Arsenmelanose,* die über den ganzen Körper geht und am intensivsten an ehemals entzündeten oder belichteten Partien sich etabliert. In akuter Form entwickelt sich der *Arsenherpes,* der *Arsenpemphigus.* Ferner können *Erytheme,* besonders an Hand- und Fußsohlen entstehen, wo es auch zu warzenähnlichen *Hyperkeratosen* kommt. Seit Verwendung des *Salvarsans* haben wir noch andere verschiedene Toxikodermien kennen gelernt. Es kann durch Salvarsan zur Entwicklung von urticariellen, erythematösen, morbillösen, hämorrhagischen Exanthemen und schließlich zu diffusen und universellen Erythrodermien kommen. Neuerdings sind auch *Lichen ruber* und Pityriasis rosea ähnliche Exantheme, durch Neosalvarsan entstanden, beschrieben worden.

Fast alle diese Hauterscheinungen, von der Melanose angefangen, finden wir auch *an der Mundschleimhaut* — entsprechend modifiziert — wieder; *nur die Hyperkeratose entsteht an der Schleimhaut nicht.* So sind besonders in letzter Zeit Pigmentierungen der Mundschleimhaut beschrieben, die diffuser Art und vom Aussehen der Addisonpigmentierung fleckig, hell- bis dunkelbraun, ja schwarz sind (Haslund, Fönss, Oliver, Stockmann, Graupe). *Herpesformen* kommen auf der Mundschleimhaut durch Arsen bedingt ebenso, allerdings viel seltener als an der Haut vor. Sie unterscheiden sich durch nichts vom Herpes simplex. Auch die Art des halbseitig lokalisierten, einem Nervenast entsprechenden *Herpes zoster* ist auf der Mundschleimhaut bekannt. Ja selbst *aberrante und generalisierte Arsenzosteren* setzen einzeln Efflorescenzen auf der Mundschleimhaut in Form von hanfkorngroßen und größeren Bläschen serösen und eitrigen Inhaltes; diese wandeln sich später in flache oder tiefergreifende, rundliche Geschwüre mit intensiv rotem Rande um (Bettmann). Differentialdiagnostisch können solche Erscheinungen, namentlich in Rücksicht des Hautbildes besonders gegenüber der Variola und evtl. der varioliformen Lues Schwierigkeiten bereiten.

Fälle von *Arsenpemphigus* sind sehr selten. Riecke, Friboes, Bering u. a. sahen bei Neosalvarsanintoxikation pemphigusähnliche Erscheinungen in der Mundhöhle auftreten.

Besonders schwere Formen des *Arsenizismus* sind *durch* **Salvarsan** bedingt. Auf der *Schleimhaut* sind es *Anginen,* selbst nekrotische (Pinkus), die ebenso wie *Conjunctivitiden* (Milian) dem Hautexanthem vorangehen können; einfache, erythematöse Anginen und solche mit weißem Belag. Konkomittierend mit Salvarsantoxikodermien sind hellrote, scharf begrenzte Flecke kleinen und größeren Durchmessers, sowie stippchenförmige Erythemflecke häufig, die besonders am weichen Gaumen und im Rachen sich lokalisieren (Laurentier). Auch diffuse Rötungen beobachtet man oft. Das disseminierte wie diffuse Exanthem kann auch mit kleinsten Hämorrhagien (Abb. 7) einhergehen, aber auch Schleimhaut- und Gingivablutungen allein oder kombiniert mit Nasenblutungen sind nicht selten. Die Zunge ist leicht geschwollen, hell- bis düsterrot, teilweise oder vollkommen depapilliert. Zumeist besteht dabei Gefühl hochgradiger Trockenheit.

In letzter Zeit sind mehrfach Lichen ruber ähnliche Haut- und auch Mundschleimhautläsionen beschrieben worden, die jedoch rascher — besonders auf der Schleimhaut — schwinden als echte Lichen ruber-Efflorescenzen (FREI und TACHAU, SCHAEFER, KELLER, HOFFMANN, QUEYRAT et RABUT).

Der *Verlauf* aller der genannten Enantheme mit Ausnahme der Herpesformen ist langwieriger als jener mancher Metall- oder Eiweißintoxikationen, was mit der Speicherung des Giftes und der in diesen Fällen sehr langsamen Ausscheidung zusammenhängen mag.

Differentialdiagnostisch kommt bei den generalisierten As-Zosterformen Variola und Lues, bei den schwereren erythematösen Formen mit ausgedehnter Erkrankung von Haut und Schleimhaut nur ein anderes toxisches oder scarlatiniformes Enanthem in Frage. Für die Zosterformen wird die Differentialdiagnose dort besprochen werden, die Scarlatina unterscheidet sich vom arsentoxischen Enanthem dadurch, daß bei Arsen der Hauptsitz zumeist der Gaumen, bei Scarlatina die Tonsille ist. Auch die gleichzeitige, meist hochgradige Conjunctivitis weist auf Arsen hin.

Die *Therapie* hat neben der symptomatischen Behandlung die Entgiftung anzustreben, die man mit täglich 0,5 Natriumthiosulfat in 200 ccm Aqua dest. intravenös jeden zweiten Tag oft gut erreicht. Gegen die Trockenheit der Mundhöhle bewähren sich schleimartige Substanzen wie Salbei, Eibisch, Lactucarium usw.

Mit wenig Worten sei der **Argyrie** gedacht. Silberpräparate verursachen bekanntermaßen Graufärbung der Haut, entweder universeller Art oder aber mehr an den belichteten Stellen oder schließlich bloß in der Umgebung der Applikationsstelle

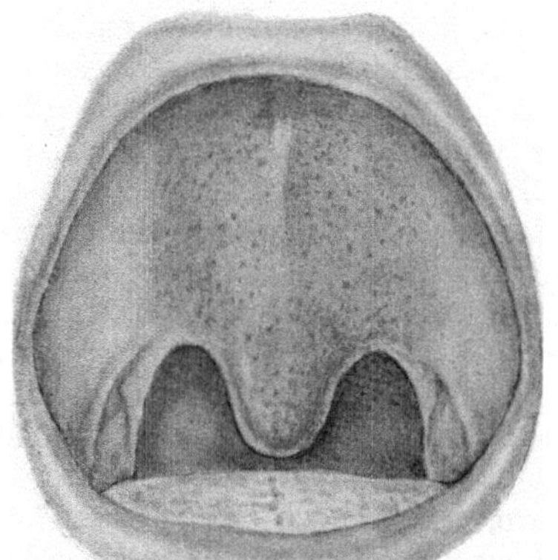

Abb. 7. Salvarsan-Exanthem (Gaumen).

(Tracheotomiewunde bei Silberkanüle). Auch bei hochgradiger Argyrose kann die Mundschleimhaut verschont bleiben. Wird sie aber befallen, tritt *diffuse, unscharf begrenzte, schiefergraue Färbung* an Wangenschleimhaut, Zunge oder Zahnfleisch, Lippen und Gaumen, besonders am harten, auf. Die Verfärbung ist meist derart typisch grau im Kolorit und diffus, daß an Morbus Addisoni nicht leicht gedacht werden kann.

Histologisch finden sich Silberniederschläge besonders um die Drüsen und deren Ausführungsgänge.

Die *Therapie* ist machtlos. Selbst Jahre nach Aussetzen der Silbereinwirkung bleibt die Pigmentierung noch erhalten, um ganz allmählich nach 10 bis 20 Jahren wenigstens heller zu werden.

Auch das **Gold** wird zu therapeutischen Zwecken als Krysolgan, Triphal, Aurophos herangezogen und namentlich gegen gewisse Formen von Tuberkulose verwendet. Das häufigst verwendete Präparat ist das *Krysolgan,* dem neben seiner vielfach konstatierten günstigen Wirkung manche recht üble Nebenwirkung (nach BÜLLMANN in $12^0/_0$ der Fälle) zugeschrieben wird. MARTENSTEIN sah in $35^0/_0$ der Fälle Exanthem, in über $5^0/_0$ Stomatitis.

Nach SCHUHMACHER gilt dasselbe wie für Quecksilber auch für Gold. Er behauptet, daß alle Goldpräparate, die therapeutisch wirksam sein sollen bei längerem Gebrauche zur Bildung einer Stomatitis führen müssen, wenn prophylaktisch nicht entgegengewirkt wird.

Die *Exantheme* sind als urticarielle, erythematöse und scarlatiniforme beschrieben. Enantheme kommen als ihre Begleiterscheinungen, aber auch ohne sie vor.

Es sind ähnlich wie bei der Hg-Stomatitis *Zungen- und Schleimhautschwellungen, weißliche, opake Beläge an Zungenrand* und *Unterseite* und *sogar Ulcerationen* beobachtet, Ulcerationen mit rotscharfem Schorf und gelblichweißlichen nekrotischen Massen (KOHRS). Andererseits kommen *Rötungen des ganzen weichen Gaumens* und der Tonsillen vor, die sich aber auch bald mit gelblichweißen Belägen bedecken. Vereinzelt finden sich derlei Beläge auch an Rachen- und Wangenschleimhaut (SCHWERMANN).

Die *Krysolganstomatitis heilt langsam,* entsprechend der Schwere der Erscheinungen, auch hier die Konformität mit Hg und Bi. Die *Behandlung* ist ebenso gleich mit der der Hg-Schädigungen: Zerstörung des Schwefelwasserstoffes (der zur Bildung von Goldsulfiden führt) durch Oxydation und Zerstörung der Bakterien, praktisch gesagt: Fernhalten der Zufuhr von Schwefel (besonders Eier), mechanische Reinigung, Wasserstoffsuperoxyd und Verwendung von 2—3$^0/_0$iger Chromsäurelösung, die gleichzeitig auch gut adstringierend und entzündungswidrig wirkt und schließlich wie bei allen Metallvergiftungen Natriumthiosulfat intravenös 0,5 pro die oder jeden zweiten Tag.

Die genannten Arzneimittelenantheme dürften die häufigsten sein. Bei der Reichhaltigkeit unserer Therapeutica einerseits und bei der Idiosynkrasie vieler Menschen für bestimmte Mittel andererseits ist es natürlich, daß noch manch andere seltenere Haut- und Schleimhautläsionen beobachtet werden. Es seien nur die ansonsten fast bedeutungslosen Schädigungen durch *Balsamica* und *Narcotica* genannt, die auch in ihren Enanthemen recht geringfügig sind und in der Regel nur als Rötungen oder geringe Exsudationsprozesse in die Erscheinung treten. Schließlich macht auch *Rheum* Ex- und Enantheme, die wie LITTEN und andere mitgeteilt haben, gelegentlich auch mit den schweren Erscheinungen hämorrhagisch-pustulöser Veränderungen einhergehen können.

Außer diesen medikamentös-toxischen Affektionen gibt es aber noch eine große Reihe anderer toxisch entstandener Haut- und Schleimhautveränderungen, die durch gewisse Eiweißsubstanzen bedingt sind. Hierher gehören alle *Serumexantheme* und jene Erytheme, die nach Genuß gewisser *Eiweißsorten* und *verdorbener Fleischspeisen* auftreten. Diese Erytheme, zumeist urticarieller, aber auch erythematöser Natur setzen Schleimhautbilder in der Mundhöhle, die zumeist einer diffusen Rötung des weichen Gaumens allein entsprechen. Oft ist diese Rötung eine nach der Peripherie fleckige. Die stippchenförmigen Exantheme der Haut wiederholen sich an der Schleimhaut, lassen aber die Tonsillargegend fast stets frei, so daß bei bestehenden scarlatiniformen Exanthemen die Differentialdiagnose meist keine Schwierigkeiten verursacht.

Die Erscheinungen an Haut und Schleimhaut können sich mit kleinsten, punktförmigen Hämorrhagien komplizieren; blasige Abhebungen kommen aber im allgemeinen nicht zustande.

Was die *Differentialdiagnose* gegenüber anderen als scarlatinösen Erkrankungen anlangt, so könnten — abgesehen von den konkomittierenden Erscheinungen auf der Haut — bloß seltene Erytheme der Lues in Frage kommen, wie sie der Roseola luetica entsprechen. Diese sind aber nie konfluent, sondern vereinzelt und mehr düsterrot in der Farbe, während die toxischen, durch Eiweißarten bedingten Enantheme viel heller rot sind. Außerdem könnten leichte Verätzungen des weichen Gaumens in Differentialdiagnose kommen. Diese neigen aber stets mehr zur Exsudation und Epithelabstoßung als die toxischen Enantheme.

Die *Therapie* der toxischen Erytheme fällt mit der Allgemeinbehandlung — mit der möglichst raschen Amovierung der Noxe — zusammen. Leichte

lokale Beschwerden wie Brennen kann man mit schleimigen Substanzen (Decoct.
altheae, Decoct. myrtillorum meist besser bekämpfen als mit Eis. ·

Urticaria.

Die Symptome der *Urticaria* auf der Haut sind allgemein bekannt. Ihre
Varianten sind mannigfaltig: erythematös-fleckige oder mehr weniger blasse
ödematöse Quaddeleruptionen bauen das Hautbild auf. Den akuten Formen ist
intensiver Juckreiz, große Flüchtigkeit und Rückbildung zur Norm eigen.
Von den chronischen Formen kann man hier absehen.

In gewissem Sinne hierher gehört auch das *Oedema Quincke,* das oft durch
Jahre hindurch akute Anfälle circumscripter Natur setzt, die meist in der Kopf-
region, seltener am Stamme und an den Extremitäten, sich lokalisieren. Es ist
in seiner Einzelefflorescenz ebenfalls flüchtig, besteht aber immerhin auch Tage.
Zwischen beiden Erkrankungen gibt es fließende Übergänge, die schon dadurch
gegeben sind, daß die Primärefflorescenz für beide eigentlich die gleiche, die
Quaddel, ist, und auch ihre ätiologischen Momente scheinbar identisch sein
können. Wenigstens sind Fälle von Oedema circumscriptum (QUINCKE)
beschrieben, die ähnlich der Urticaria mit Temperatursteigerung (bis 40°)
einhergehen und auf Aufnahme bestimmter Eiweißsorten zurückgeführt werden.
Andererseits können Oedema Quincke und Urticaria als rein nervöse Erscheinungen auftreten. Es sind deshalb der Autoren, sowohl des dermatologischen
wie des laryngologischen Faches nicht wenig, die beide Erkrankungen zusammen-
legen (JAKOBI, STEHR, THOST). Allerdings sind die Einzelerscheinungen bei
Urticaria meist geringfügiger als die tiefen Ödeme des Morbus Quincke, der
nicht nur das oberflächliche, sondern auch das tiefe, subcutane Gefäßnetz, ja
sogar das der Muskulatur treffen kann. In dieser Hinsicht mag eine Trennung
der beiden Begriffe *Urticaria* und *Morbus Quincke* klinisch wenigstens am Platze
sein.

Was nun die *Urticaria in der Mundhöhle* anlangt, so entsprechen die in der
Literatur niedergelegten Fälle *alle der akuten Form.* Was als chronische Urticaria in der Mundhöhle beschrieben ist, stammt alles von laryngologischer
Seite und sollte besser rezidivierende Urticaria genannt werden. Der Dermatologe verbindet mit dem Namen der chronischen Urticaria Krankheitsbilder,
deren Quaddeln als solche oder in einer irgendwie veränderten Form durch
Monate hindurch bestehen bleiben. Bei diesen Fällen scheint eine Lokalisation
im Cavum orale nicht vorzukommen.

Das *Schleimhautbild,* das die akute Urticaria erzeugt, ist aber auch nicht
häufig. Von *Quaddelbildungen* konform der Haut sind auf der Schleimhaut
nach MIKULICZ und KÜMMEL nur wenige Fälle beobachtet worden. Sie zeigten
circumscripte, glänzende Schwellungen ohne entzündliche Erscheinungen. Auch
DELBREL soll solche beobachtet haben. KÜMMEL selbst beschreibt auf der
Schleimhaut, besonders am Zungenrande *umschriebene, dunkelrote Anschwellungen.* CROCE sah als Teilerscheinungen der Hauturticaria *Erytheme* der
Schleimhaut in Kehlkopf und Fauces und *Schwellungen oder blasse Ödeme,*
die sich gelegentlich über die ganze hintere Rachenwand ausdehnen. Erytheme
werden jedenfalls selten beobachtet, doch können sie mitunter auch so hochgradig sein, daß sie den *Eindruck einer beginnenden phlegmonösen Entzündung*
vortäuschen (MERX).

Am häufigsten tritt die Urticaria im Cavum oris als *ödematöse Schwellung*
auf. Diese kann von den *geringsten Schwellungen,* die kaum sichtbar sind *bis zur
serösen Durchtränkung* nicht nur oberflächlicher, sondern auch tieferer Schleimhautpartien sich steigern. Die höchsten Grade stellen *transparente, aspikartige,*

fast *tumorförmige, circumscripte Anschwellungen* dar, die verschieden lokalisiert sein können. Abb. 8 zeigt eine derartige Urticaria an der Uvula. SOMMERS sah offenbar ähnliches; die Uvula seines Falles war wie gelappt infolge von zwei großen „Blasen". Ansonsten kommen bei der akuten Form mehr diffuse, bläulich glänzende, ödematöse Schwellungen zustande, die sich am häufigsten an der Zunge, sie halbseitig oder ganz befallend, am Gaumen und der Tonsillargegend, auch an den Lippen und am Mundboden (LAVERAN), selten an den Wangen finden. Tiefer sich lokalisierende Ödeme, wie Epiglottis, Larynxeingang kommen mehr der Riesenurticaria und dem Morbus Quincke zu. Im allgemeinen kann man sagen, daß die Schleimhaut von Urticaria nur dann befallen wird, wenn gleichzeitig die Haut heftig ergriffen ist.

Isolierte, bloß im Cavum orale resp. der Zunge entsprechend auftretende Ödeme werden auch als Urticaria beschrieben, doch ist ihre Zugehörigkeit zu derselben nicht sichergestellt (HESSE, GOODALE and HEWES, ROSENBLATT).

Alle die urticariellen Erscheinungen sind an der Schleimhaut durch ihr fast plötzliches Auftreten sowie durch ihr rasches Verschwinden — oft bestehen sie nur einige Stunden — charakterisiert. Subjektiv verursachen sie bloß leichtes Pelzigsein und Brennen, selten geringes Jucken oder nur das Gefühl der Schwellung. Daß mit den lokal geringen Beschwerden gelegentlich auch schwere Allgemeinerscheinungen mit hohem Fieber einhergehen können, hängt mit der Schwere des Gesamtzustandes des Patienten (evtl. Eiweißintoxikation) zusammen.

Die lokalen Beschwerden steigern sich aber, wenn die Schwellungen am Larynxeingang, in der Trachea oder in den Bronchien sitzen; dann lösen sie naturgemäß *Dyspnoe* und bei intensiven Schwellungen selbst *Asphyxie* und *Suffokationserscheinungen* aus.

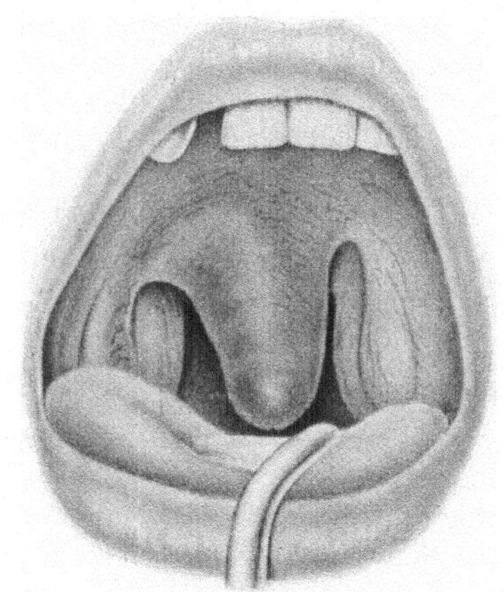

Abb. 8. Urticaria (Uvula).

Mit derart schweren Symptomen geht allerdings nur selten die Urticaria, viel eher das circumscripte *Oedema Quincke* einher. Dieses, zumeist familiär auftretend, befällt oft *primär die Mundhöhle* und dann erst, oder überhaupt nicht, die Haut. Seine *Schwellungen* sind, *viel intensiver* als die der Urticaria, breiter, höher und *gedeihen bis zu Tumorgröße*. Das Ödem bevorzugt die *Zunge*, verschont aber auch die Schleimhaut der *Lippen*, des *Mundes*, das *Gaumensegel* und den *Rachen* nicht. An der Zunge kann die Schwellung partiell auftreten oder die ganze Zunge betreffen, sie kann so hochgradig sein, daß die Mundhöhle durch sie ganz ausgefüllt wird. An der *Schleimhaut* können besonders am Gaumensegel die Schwellungen so serös sein, daß die befallenen Teile ein *gallertartiges Aussehen* bekommen. Dabei gehen diese Erscheinungen stets ohne Entzündung einher. Vereinzelt kommt es allerdings auch zur Rötung als Begleiterscheinung. QUINCKE und GROSS selbst fanden in einem ihrer Fälle das Ödem von Hyperämie begleitet. Bekannt ist, daß bei Sitz des Morbus Quincke in den *Bronchien* leicht *blutige Expektoration* und ebensolches *Erbrechen* erfolgt.

Die *schwersten Komplikationen* treten auf, wenn die QUINCKEschen Schwellungen sich am Larynx lokalisieren. Hierüber sei auf das folgende Kapitel von MENZEL verwiesen.

Die *Differentialdiagnose* der Schleimhauturticaria bzw. des Morbus Quincke ist insoferne einfach, als ihre ödematösen Schwellungen und Durchtränkungen mit nichts anderem verwechselt werden können, es sei denn, daß die Arzneienantheme urticarieller Art ihr ähnlich sehen können. Letztere aber sind meist mit Blutungen oder blasigen Abhebungen oder schließlich gar mit Ulcerationen kombiniert. Das Bild der Urticaria aber ist viel monotoner und wird bloß durch die Steigerung des Ödems evtl. bis zur Blase mehrgestaltig; aspik- und gallertähnliche Serumdurchtränkungen kommen bei Arzneienanthemen nicht vor. Klassisch ist auch das *paroxysmale Auftreten* der Erscheinungen.

Die *Behandlung* der Urticaria und des Oedema Quincke ergibt an der Mundschleimhaut wohl nur dann Anlaß zum Eingreifen, wenn besonders starke, ödematöse Schwellungen Atembeschwerden verursachen. Diesen kann man mit Eis, evtl. mit Intubation, oder auch mit Scarification des Ödems oder Venesectio an der Unterseite der geschwollenen Zunge begegnen. Außerdem ist eine Allgemeintherapie durchzuführen, die auf die Ursache des vorliegenden Falles Rücksicht nimmt. In letzter Zeit hat Stehr besonders gegen den Morbus Quincke *Chinin* empfohlen, das bei Beginn der Schwellung gegeben werden muß. Es soll rasch zur Resorption des Transudates führen, während Calcium, Arsen, Atropin nichts nützen. In gefahrvollen Situationen, so bei Larynx- und Lungenödemen bevorzugt Stehr das Morphium. Mitunter bringt *Adrenalin* ($^1/_2$ ccm einer $1^0/_{00}$igen Lösung) als subcutane Injektion rasch den Anfall zum Abflauen.

Purpura, Morbus maculosus Werlhofii, Skorbut.

Es kommen hier in Betracht die einfache Purpura (*Purpura simplex*), die nur selten kleine punkt- oder fleckenförmige Hämorrhagien an der Mundschleimhaut setzt, die *Purpura rheumatica*, die mit Ausnahme der Schmerzen und Schwellungen in Muskeln und Gelenken nur durch größere Intensität des Leidens von der erstgenannten sich unterscheidet, der *Morbus maculosus Werlhofii,* der tiefere, dem subcutanen und Muskelgewebe entsprechende Blutungen neben den Haut- und Schleimhautblutungen entstehen läßt und schließlich der *Skorbut,* der neben den genannten tief und oberflächlich liegenden Blutungen hauptsächlich Veränderungen stomatitischer Natur verursacht.

Von den symptomatischen Purpuraformen, wie sie bei vielen anderen Erkrankungen, gelegentlich auch im Cavum orale, beobachtet werden zu sprechen, würde den Rahmen des hier zu besprechenden Stoffes überschreiten. Es muß übrigens gesagt werden, daß *mit Ausnahme des Skorbuts alle Purpuraformen* an der Schleimhaut die *gleichen Bilder* zeigen und nur Unterschiede bezüglich Intensität und Zahl der einzelnen Purpuraflecken bestehen, in dem Maße, daß die Purpura simplex sehr selten, die Purpura rheumatica schon häufiger und mehr, der Morbus Werlhofii wohl stets mit Blutungen sowohl aus der Schleimhaut als auch in dieselbe einhergehen.

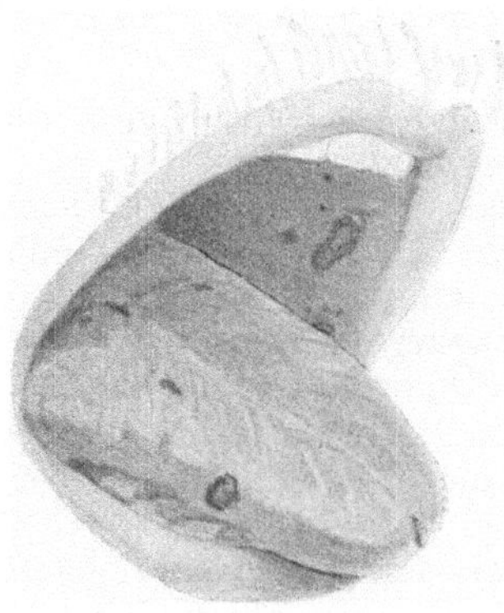

Abb. 9. Purpura.

Das Bild, das dabei entsteht, entspricht punkt- bis flecken- bis knotenförmigen Erkrankungen, die vereinzelt oder multipel entstehen; periphere Entzündungen fehlen (Abb. 9).

Die Efflorescenzen sind scharf abgesetzt, in der Farbe dunkelbraunrot und zeigen, wenn sie *fleckig* sind, bald nach ihrem Entstehen die entsprechenden Farbenveränderungen. Mitunter — wohl selten — kann man an der Peripherie älterer, schon blässer gewordener Herde frische Blutungen wahrnehmen.

Eigenartig verhalten sich die mehr *knotigen* Formen. Man sieht an größeren Blutungen oft recht deutlich, wie sie über das Niveau der sie umgebenden Schleimhaut hervorragen. Sie tasten sich schwammig weich an und machen rasch an der Oberfläche graubraune Verfärbung durch. Bei Erhaltenbleiben dieser Verfärbung flachen sie sich allmählich ab, um nach etwa wochenlangem Bestande zu verschwinden.

Ulceröser Zerfall tieferer Hämorrhagien kommt bei der Purpura simplex und rheumatica nicht, wohl aber bei der symptomatischen vor (so z. B. bei akuten und chronischen Infektionen, bei der Lymphogranulomatosis). Er ist zumeist sekundärer Natur.

Als *Lokalisationsstellen* sind für die Blutungen vor allem die *Wangen-,* aber auch die *Lippenschleimhaut* und die *Zunge,* hier wieder zumeist der Zungenrand zu nennen.

Die *subjektiven Symptome* sind gering, meist wissen die Patienten von der Schleimhauterkrankung nichts.

Ernstliche *differentialdiagnostische* Schwierigkeiten dürften bei der Purpura nicht bestehen. Die Farbe, das unveränderte Bestehenbleiben der Efflorescenzen bei Druck auf die Flecke, sowie das Fehlen jeglicher Entzündung sichern die Diagnose, die im übrigen

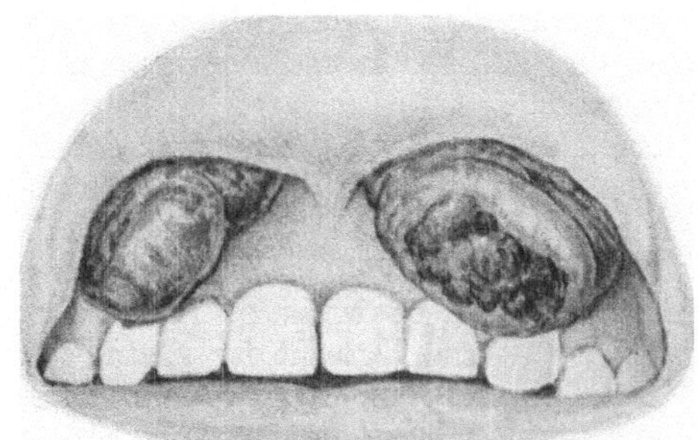

Abb. 10. Skorbut (Gingiva).

durch das Hautbild gestützt wird, da die Schleimhautpurpura ohne Hautpurpura nicht vorkommt. Bloß mukös lokalisierte Purpura ist zumeist traumatisch.

Anders verhält sich die Schleimhaut beim *Skorbut,* der hier als nur teilweise den Dermatosen zugehörig, kurz besprochen werden soll. Die Schleimhautveränderungen sind längst bekannt und stoßen zumeist auf diagnostische Schwierigkeiten nur dann, wenn ein scheinbar gesundes Individuum in auch sonst normalen Verhältnissen unter schwereren Schleimhautveränderungen erkrankt. Abb. 10 betraf einen solchen Fall, der unter Einnahme großer Quantitäten ungemein starken russischen Teeabsudes eine Abmagerungskur durchgemacht hatte, wobei er vieler Nährmittel entsagte. Nach Wochen bildete sich der abgebildete Zustand an der Gingiva des Oberkiefers aus. Die kleinnußgroßen Tumoren imponierten prima vista als Sarkome, bildeten sich aber nach entsprechender Diagnose und Therapie völlig zurück. Patient genas relativ rasch.

Der *Skorbut,* der in der Regel mit Erscheinungen allgemeiner Natur und schweren Blutungen in Haut und Unterhaut, wie auch in Organen einhergeht, ermangelt niemals der Erkrankung des Zahnfleisches. Er kommt eher hier allein lokalisiert vor, als daß die Zahnfleischerkrankung fehlt. Diese findet sich am besten beschrieben von F. KRAUS in NOTHNAGELS Pathologie und Therapie. Dieser Autor verlegt die ersten Erscheinungen in das Vestibulum oris, wo dichteste und stark gefüllte Venennetze die Schleimhaut braunrot verfärbt aussehen lassen. Dabei besteht Salivation. Die Gingiva, vorerst noch blaß, wird locker, blutet leicht und wird später entsprechend dem ganzen Zahnfleischsaum intumesziert. Der Gingivalrand wird lividrot, zeigt feine Ecchymosen, und schließlich wird die ganze Gingiva dunkellivid, von hämorrhagischen Infiltraten durchsetzt, schwillt weiter an und zieht sich von den Zähnen zurück. Zwischen den Zähnen wuchern kolbige Massen hervor, die bis nußgroß werden und die Lippen vortreiben. Diese Knollen zerfallen zu Geschwüren mit mächtigen Randgranulationen und braunschwarzer, blutiger Basis. Hämorrhagien in und um die Zahnalveolen, Lockerwerden und Ausfallen der Zähne, verbunden mit fötidem Geruch vervollständigen das Bild.

Unterbleibt die Hypertrophie der Gingiva, so kommt es zu circumscripter Induration derselben von weißlicher Farbe, trockenem Aussehen und leicht höckeriger Oberfläche.

Auch an Wangen-, Zungen- und Rachenschleimhaut kann es zu Blutungen, Granulationen und ulcerösem Zerfall kommen.

Konkomittierend mit jeder skorbutischen Gingiva-, resp. Schleimhautaffektion sind die *regionären Drüsen* geschwollen und schmerzhaft.

Im *Verlauf* können die Schleimhaut-, namentlich die Zahnfleischerkrankungen lange die Allgemeinerscheinungen überdauern. Schließlich heilen auch sie wieder aus.

Die *Diagnose* ist bei Kenntnis der Symptome leicht und kann — wie auch Kraus sagt — ernstlich nur *gegenüber Leukämie* Schwierigkeiten bereiten, welche nie dem Skorbut ähnliche, isolierte Granulationen, sondern diffusere, blaurote Schwellungen an der Gingiva macht, die grobhöckerig, hellblaurot bis grünlichschwarz nekrotisch sind und zumeist — gegenüber dem *Skorbut am Oberkiefer* — am Unterkiefer sitzen.

Die Therapie der Stomatitis besteht neben der entsprechenden Allgemeinbehandlung in Desinfektion, mechanischer Reinhaltung der Mundhöhle, insbesondere der erkrankten Partien, sowie in Pinselungen und Spülungen mit adstringierenden Wässern.

Herpes simplex.

Der *Herpes* — ein Sammelname für ätiologisch verschiedenartige, morphologisch aber gleichartige Krankheitsbilder — stellt eine *Gruppe von synchron entstandenen Bläschen* dar, die ziemlich rasch aufschießen, etwa hanfkorngroß sind, auf gering entzündeter Basis sitzen und auf der Haut mit wenigen oder ohne Beschwerden einhergehen. Nach wenigen Tagen trocknen sie ein, stoßen ihre Blasendecke als kleines Schüppchen ab und heilen narbenlos. Die Größe der Gruppe schwankt, die Ausdehnung ist an kein Nervengebiet gebunden. Die Bläschen werden so gut wie nie hämorrhagisch und sitzen in der Regel in der Umgebung von Mund oder Nase.

Solche Erkrankungen sind *Teilerscheinungen von Infektionskrankheiten* (Pneumonie, Meningitis, einfache Coryza) *oder sie sind der Ausdruck nervöser oder vasomotorischer Einflüsse* und *treten dann chronisch rezidivierend auf.* Hierher gehört auch der Herpes menstrualis. Im übrigen sei auf die ätiologischen Klärungsversuche von Grüter, Löwenstein und Lipschütz u. a. hingewiesen.

Die Affektion tritt entweder auf der Haut oder aber in der *Mundhöhle* auf. Das augenfälligste Symptom des Herpes simplex ist die Gruppenbildung der Efflorescenzen. Ansonsten unterscheidet sich das Schleimhautbild von dem der Haut in manchen Punkten; vor allem kommen die Bläschen als solche nur selten zur Beobachtung, sondern man findet in der Regel bloß *Erosionen polyzyklischer Konfiguration,* die am Rande noch Epithelfransen tragen, die gegen die Mitte der Efflorescenzengruppe mit dem feuchten Wattestäbchen abhebbar, an der

Peripherie festhaftend sind. Solche Effekte sind durch Konfluenz von Bläschen entstanden, die ihre Decke zum Großteil abgestoßen haben. Hin und wieder sieht man auch einzelne oder mehrere kleine, gedellte Stellen, Andeutungen einzelner Bläschen. Oder man findet die ganze Gruppe noch mit serös durchtränktem, gelblichen Epithel bedeckt und schwer abstreifbar. Periphere Progredienz erfolgt nicht. Die Bläschen sitzen auf gering entzündlicher, wenig geröteter Basis, Blutungen fehlen, zur Ulceration kommt es nie.

Mitunter ist die Affektion ganz unscheinbar, auf der Zunge sogar kaum sichtbar, immerhin verursacht sie oft recht intensive *Beschwerden,* die aber nur von kurzer Dauer sind, da die Affektion auf der Schleimhaut meist noch rascher heilt als auf der äußeren Haut.

Die *Lokalisation* der Erkrankung ist überall im Cavum orale zu finden. *Wangenschleimhaut und Zunge* scheinen am häufigsten befallen, Gaumen und Gingiva vielleicht etwas seltener. Auch im Pharynx, über den Tonsillen, selbst im Larynx ist die Affektion nicht so selten als man ursprünglich annahm.

Die *Differentialdiagnose* kann bei halbwegs aufmerksamer Inspektion kaum Schwierigkeiten begegnen. Gegenüber *Lues* ist das rasche, oft plötzliche Aufschießen, der exsudative Charakter, vor allem die Gruppenbildung der Primärläsion und der polyzyklische Rand des Ganzen zu nennen. Gegen *andere blasige Affektionen,* wie Erythema multiforme, Pemphigus, Antipyrinenanthem wird immer die nicht aus einem einzigen, sondern aus vielen kleinen Bogensegmenten sich zusammensetzende Begrenzung maßgebend sein. Außerdem fehlt beim Herpes die periphere Progredienz; die Gruppe bleibt bis zum Schluß bei ihrer Form und Größe.

Die *Behandlung* des Herpes simplex kommt kaum in Frage. H_2O_2-Spülungen, Coryfinpinselungen lindern den Schmerz, wogegen in besonders unangenehmen Fällen man noch Einblasungen von Cykloform oder Anästhesin anwenden kann. Reizlose Kost und kühle Speisen lindern die Beschwerden und beschleunigen die Heilung.

Eine *Prophylaxe* gibt es nicht. Gegen rezidivierenden Herpes ist Atophan und Vermeidung der mutmaßlichen Ursache zu versuchen.

Herpes zoster.

Der Herpes zoster charakterisiert sich durch eine akut einsetzende, einzelnen *Nervengebieten entsprechende* Eruption von rasch aufeinander folgenden *Schüben von Bläschengruppen,* die mit *regionärer Drüsenschwellung* und zumeist auch *intensiver Schmerzempfindung* einhergeht. Er befällt als Regel bloß ein Nervengebiet und tritt halbseitig, doch auch in ganz seltenen Fällen doppelseitig oder sogar in zwei voneinander entfernt gelegenen Nervengebieten auf. In letzterem Falle, aber auch sonst kann es außer der lokalisierten, dichten primären Gruppeneruption zur Disseminierung einzelner sekundärer Bläschen kommen *(Herpes zoster generalisatus),* die durch ihre die ganze Körperfläche treffende Aussaat einer Variola gleichen können. Die Diagnose ergibt sich aber stets leicht aus dem irgendwo am Körper — allerdings oft auch recht versteckt, z. B. in der behaarten Kopfhaut — sitzenden primären, typischen Krankheitsbild.

Auch abseits von einem typischen lokalisierten Herpes zoster kommen aberrante Bläschen vor. Diese, wie die Efflorescenzen des Herpes zoster generalisatus stehen aber nie in Gruppen, sondern einzeln. — Darauf mußte hier eingegangen werden, weil sich diese aberranten oder dem Herpes zoster generalisatus entsprechenden Einzelefflorescenzen auch in der Mundhöhle finden.

Vorerst soll aber der typische *Herpes zoster* in seinem Zustandsbilde auf der *Mundschleimhaut* besprochen werden.

Vor allem tritt hier die *Halbseitigkeit* der Affektionen, besonders wenn sie die Zunge oder den Gaumen beherrscht, in den Vordergrund (Hemiglossitis herpetica der älteren Literatur). In dieser Halbseitenlokalisation ist es außerdem die *Gruppenbildung* der einzelnen Efflorescenzen und die *Verschiedenaltrigkeit* der einzelnen Gruppen, die dem Krankheitsbilde sein charakteristisches Gepräge geben. So sieht man oftmals kleine Gruppen von dunkelroten, leicht elevierten Flecken neben anderen frischen oder schon eitrig gewordenen oder nur geplatzte Bläschen, d. h. gelblichweiße Epithelfetzchen, die nach außen der Unterlage anhaften und polyzyklisch umgrenzt sind. Die kleinen Bläschen fließen in der Gruppe oftmals zusammen und geben so rundliche oder ovale, stets polyzyklisch umgrenzte Manifestationen. Alle diese Erscheinungen sind von einem schmalen, $^{1}/_{2}$—1 mm breiten, dunkelroten, scharfrandigen Hof umsäumt. Abb. 11 zeigt ein derartiges Krankheitsbild auf der linken *Gaumen*hälfte. Das ganze befallene Areale ist mitunter leicht geschwollen. Besonders deutlich ist die Halbseitigkeit auch auf der Zunge ausgesprochen.

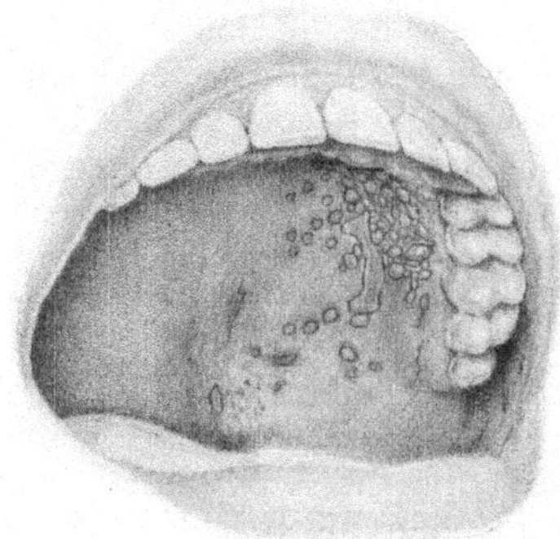

Abb. 11. Herpes zoster (Gaumen).

Außer an Gaumen und Zunge, die die häufigste Lokalisation darstellen, finden wir den Herpes zoster noch an der *Lippen-* und *Wangenschleimhaut* und *Gingiva*. Die Erscheinungen sind hier die gleichen.

In seiner Halbseitigkeit ist das Bild des Herpes zoster klassisch. In der Literatur finden sich aber auch vereinzelte Fälle *doppelseitigen Auftretens* (Wäldin, Lermoyez und Barozzi). Auch diese seltene Erscheinungsform ist bei genauerem Zusehen und mit Berücksichtigung der Begleitsymptome leicht erkennbar; ist doch immerhin noch die Gruppenbildung der Efflorescenzen und diese selbst mit ihrem schmalen, dunkelroten Saum charakteristisch.

Als seltenste und schwerst diagnostizierbare Eruptionsart muß aber die Form der *aberranten* und *disseminierten Bläschen* gelten, die *singulär* — also nicht in Gruppenform — dabei aber in einzelnen Exemplaren *disseminiert* im Cavum auftreten. Sie können als Teilerscheinung eines Hautzoster gewöhnlicher Form oder eines Zoster generalisatus in Erscheinung treten und werden dann ihre richtige Deutung bloß in Kenntnis der konkomittierenden Hauterkrankung finden, da aus vereinzelten oder gar aus einer solitären Efflorescenz keine Diagnose gestellt werden kann.

Über den *Verlauf* des Herpes zoster ist zu sagen, daß er in der Regel plötzlich aufschießt und an seine erste Eruptionsattacke meist mehrere Gruppen reiht, die im Verlauf von 12—24 Stunden auftreten. In 2—3 Tagen ist das Krankheitsbild in der Regel ausgebildet. Die Weiterentwicklung und Involution der Efflorescenzen erfolgt dann in 8—14 Tagen und dauert nur dann länger, wenn entweder durch *Blutung* oder *tiefen Sitz* der Efflorescenzen *Zerfall* entsteht. Im Cavum orale scheint das aber zu den *seltensten* Vorkommnissen zu gehören. Regionäre *Drüsenschwellungen* gehören mit zum Bilde der Erkrankung.

Was die *subjektiven* Beschwerden des Herpes zoster in der Mundhöhle anlangt, ist bekannt, daß er Störungen vom leichtesten Brennen bis zur intensiven Schmerzempfindung setzt.

Neben diesen, die dem zweiten und dritten Trigeminusast entsprechen, sind aber auch *motorische Störungen* im Bereich der Mundhöhle bekannt; Facialisparesen werden in der Literatur des öfteren erwähnt. So beschreiben z. B.

RAMOND und POINAULT spastische Contracturen der Kaumuskulatur und Paresen kombiniert mit trophischen und Sensibilitätsstörungen an der Zunge, entsprechend dem Nervus maxillaris. Im vorderen Zungenanteil fehlte der Geschmackssinn und die Zunge zeigte dort Epitheldesquamation. KLETETSCHKA berichtet über verminderte Geschmacksempfindung der einen Zungenhälfte und über asymmetrische Innervation der Uvula bei einem Herpes zoster im Bereich des Nervus mandibularis und der Nervi cervicales 2, 3 und 4.

Differentialdiagnostisch dürfte der klassische Halbseitenzoster im Cavum oris keine Schwierigkeiten bereiten, obzwar er mit Hauterscheinungen nur äußerst selten kombiniert ist (FRANTZEN). Er zeichnet sich durch die Gruppenbildung, durch den feinen, polyzyklischen Rand und durch den dunklen, roten, ganz schmalen, scharfen Saum, sowie durch die Verschieden-altrigkeit der Einzelgruppen und die Gleichaltrigkeit der Efflorescenzen in der Gruppe aus.

Anders beim *Herpes zoster duplex* und beim *Herpes zoster generalisatus,* anders auch bei einzelnen *aberranten Bläschen.* Bei den beiden letzteren Formen bestehen allerdings stets gleichzeitig Hautefflorescenzen, die über manche diagnostische Schwierigkeit hinweghelfen. Doch gerade das Hautbild des *Herpes zoster generalisatus* ist der *Variola* und *Varicella* oft sehr ähnlich. In solchen Fällen bringt die Erkenntnis des *primären,* halb- oder evtl. doppel-seitigen *Zoster* die Entscheidung, der der Disseminierung der Hautefflorescenzen zumeist vorausgeht. Dieser primäre Zoster kann — wie bereits erwähnt — durch seinen Sitz in der behaarten Kopfhaut allerdings übersehen werden. Die disseminierten Haut- und Schleimhautbläschen des Herpes zoster treten zum Unterschied von den Bläschen der Halbseitenerkrankung meist in einem einzigen Schub auf, ähnlich wie die Variolapusteln. Somit unterscheiden sich die Bläschen resp. Pustelchen dieser beiden Erkrankungen wenigstens in den jungen Stadien durch nichts voneinander. Das gilt für die Schleimhaut wie für die Haut. Und obzwar gerade diese schweren generalisierten Formen auf der Mundschleimhaut fast immer Efflorescenzen setzen, tritt doch das Schleimhaut-bild gegenüber dem schweren Hautbild derart zurück, daß der Laryngologe nur in den allerseltensten Fällen in die Lage kommen wird, eine differentielle Entscheidung zu treffen.

Für ihn sind die, wenn auch sehr seltenen, Fälle von *Herpes zoster duplex* wichtiger, die mit dem auf der Schleimhaut isoliert vorkommenden *Erythema urticatum* resp. multiforme in *Differentialdiagnose* kommen. Demgegenüber ist zu vermerken, daß die Efflorescenzen des Herpes zoster kleiner, meist nur stecknadelkopfgroß sind, daß sie in Gruppen stehen und in diesen konfluent werden, was dem Erythema urticatum nicht zugehört. Wohl können auch dessen Efflorescenzen sehr klein sein, wohl zeigen auch sie oftmals einen schmalen, dunkelroten, peripheren Saum wie die Zosterbläschen, aber die Gruppenbildung fehlt dem Erythem. Gegenüber anderen Affektionen können Schwierigkeiten kaum erwachsen. Nur gegenüber einem Herpes simplex könnte noch die Forme fruste eines Zoster diagnostische Schwierigkeiten bereiten.

Insofern als ein Herpes zoster auch als Symptom einer *Arsen-*(Salvarsan)-Intoxikation auftreten kann, kommt er auch einem Arzneiexanthem gleich.

Pathologisch-histologische Untersuchungen über Haut-, Nerven- und Rücken-marksläsionen liegen ziemlich reichlich vor (HOFFMANN und FRIEBOES, v. ZUM-BUSCH), hingegen scheinen derlei Untersuchungen über Schleimhauterkran-kungen noch nicht publiziert.

Die *Behandlung* ist außer der allgemeinen für die Schleimhaut eine Scho-nungstherapie, die außerdem auf leichte Desinfektion der Mundhöhle, rasche Abstoßung der Blasendecke und schnelle Epithelisierung der danach entstandenen

Epitheldefekte zu achten hat. Sie wird in H_2O_2-Spülungen, Coryfinpinselungen evtl. später in leichten, etwa 5%igen Lapispinselungen bestehen.

Pemphigus.

Mit dem Worte Pemphigus werden auch heute noch *ätiologisch verschiedene Affektionen* bezeichnet. Die Benennungen Pemphigus leprosus, Pemphigus neuroticus, Pemphigus hystericus, Jodpemphigus erhärten das. Auch der sog. Pemphigus vulgaris in seiner akuten und chronischen Form ist kein ätiologisch einheitlicher Begriff. Seine Primärefflorescenz ist die Blase, die klein und groß, serös, hämorrhagisch und eitrig sich darstellt und nicht nur auf der Haut, sondern auch auf der Schleimhaut, besonders des Mundes sich lokalisiert. Diese Lokalisation fällt mit der Hauterscheinung zeitlich entweder zusammen oder sie eilt ihr um Wochen oder Monate voran. Ja, sie kann sogar allein bestehen, durch Jahre hindurch den Patienten belästigen und schließlich ausheilen. Das gab für manche Autoren (Rugani u. a.) ein allerdings nichtssagendes Einteilungsprinzip. Die einzig richtige Einteilung der verschiedenen Arten des Pemphigus nach dem ätiologischen Moment ist derzeit nicht durchführbar, weil wir seine Ursache oder besser gesagt, seine verschiedenen Ursachen nicht kennen. Die toxische, infektiöse und angioneurotische Grundlage, die der Erkrankung von verschiedenen Autoren gegeben wurde, ist rein hypothetischer, nicht bewiesener Natur.

Es ist nötig, auf die *Zweiteilung des Pemphigus,* wie Thost sie durchgeführt hat, ein wenig einzugehen. Thost unterscheidet eine *mehr akute* Form, die oft nach wenigen Wochen oder Monaten bei immer häufiger werdenden Blasenschüben und bei immer ausgedehnteren Eruptionsbezirken und *Mitbeteiligung der Haut sicher zum Tode führt,* und eine *mehr chronische* Form, die ohne Fieber verläuft, kleine, helle Blasen setzt, sich auf Jahre erstreckt, eine *Schrumpfung und Fältelung* der *Schleimhaut* bewirkt und an sich *nicht zum Tode führt.* Es findet sich dabei nach Thost regelmäßig (?) die *essentielle Schrumpfung* der Conjunctiva.

Eine derartige Zweiteilung des Themas entspricht keinesfalls dem dermatologischen Standpunkt; denn Thosts zweite Form, die mit Schrumpfung und Verwachsungen in den Schleimhäuten sich abspielt und von der Thost annehmen möchte, daß sie *auf der äußeren Haut nie* gefunden wird, verlangt eine derartige *Sonderstellung,* daß sie, wie es Grouven u. a. fordern, aus dem Krankheitsbilde des Pemphigus ausgeschieden und besser — wie schon von ophthalmologischer Seite vorgeschlagen wurde — *essentielle Schrumpfung* genannt werden müßte. In der Tat bekommt der Dermatologe alle die von Thost geforderten Symptome der Schrumpfung und Verwachsung der Fauces, des „Rohr im Rohr" niemals zu Gesicht. Kaposi hat unter 300 Pemphigusfällen keinen einzigen mit Schrumpfung und Verwachsung der Schleimhaut gesehen, obzwar viele seiner Fälle jahrelange Schleimhautläsionen darboten. Schaltet man nun Thosts Fälle als Pemphigusfälle von der Zweiteilung aus und gewährt ihnen eine Sonderstellung, so subsummieren alle sonst vorkommenden Pemphigusfälle wieder unter einer Gruppe. Und doch gibt der Verlauf der Erkrankung voneinander kontrastierende Krankheitsbilder: Da kennen wir Fälle, die jahrelang auf die Mundhöhle lokalisiert bleiben und schließlich ausheilen, Fälle, die auf die Mundhöhle mehr weniger kurz lokalisiert bleiben und später von einer Hauterkrankung gefolgt werden, die binnen wenigen Wochen zum Tode führt und schließlich leichtere und schwere Fälle von Hautpemphigus, in dessen Verlauf Schleimhautläsionen zustande kommen. Alle diese Fälle sind im Verlauf verschieden. Wir Dermatologen teilen sie — also Thosts erste akute Form — in akut und chronisch verlaufende Fälle ein. Erstere verlaufen nach wenigen Tagen schon letal, letztere bestehen Monate, selbst Jahre und heilen aus oder führen schließlich auch zum Tode. Als *Untergruppen dieses chronischen Pemphigus* kennen wir den *Pemphigus foliaceus* und den *Pemphigus vegetans*. Für den Laryngologen ist diese Unterteilung insoferne vielleicht weniger wichtig, weil alle diese Varianten auf der Schleimhaut das gleiche Bild ergeben. Sie sind an der Schleimhaut alle als Pemphigus vulgaris zu bezeichnen und die schrumpfende, verwachsunggebende Form Thosts vom Krankheitsbegriff des Pemphigus im dermatologischen Sinne loszulösen.

Mit dem Begriff des *Pemphigus vulgaris der Dermatologen allein — das ist mit dem Pemphigus acutus* Thosts — *wollen wir uns hier beschäftigen.*

Dieser Pemphigus bildet — wie gesagt — auch auf der *Schleimhaut* des Cavum oris *Blasen.* Sie repräsentieren sich allerdings verschieden; echte Blasen, prall gespannte, serumgefüllte, halbkugelig sich vorwölbende Blasen sieht man selten; sie platzen zu rasch. Ebenso selten sieht man schlappe, breit aufsitzende Blasen von sonst gleichem Charakter. In der Regel kommt es nur zu mehr weniger intensiver Serumansammlung im Epithel, das aber infolge des fehlenden Gegendruckes der Hornschicht keine Blase entstehen läßt, sondern bloß eine circumscripte Epitheldurchfeuchtung, die naturgemäß fest anhaftet, in einigen Tagen aber sich abstößt. Sitzt die seröse Durchtränkung tief im Epithel, so geht der mechanische Loslösungsversuch mit Blutung einher, sitzt sie in den höheren Lagen, dann wird Blutung sich meist nicht einstellen. Ist die Exsudation ins Epithel ganz gering, so erfolgt bloß eine Epitheltrübung. Während im Falle intensiver blasiger Exsudation klinisch das Bild einer gelblichweißen, speckigen, feuchtglänzenden Epithelauflagerung besteht, die entweder verschieblich und leicht abstreifbar bei echter, geplatzter Blase oder festsitzend bei geringer Epitheldurchtränkung ist, repräsentiert sich die Epitheltrübung in bläulichweißem Kolorit, mehr weniger trocken, ähnlich einer Leukoplakie, bei genauerer Inspektion aber niemals ernstlich mit ihr verwechselbar. Letztere Erscheinung entspricht vielleicht dem Erythem der Haut. Man sieht sie selten.

Die *Blase* oder das blasenähnliche Zustandsbild als solches ist für Pemphigus, Erythema multiforme wie für gewisse Arzneienantheme usw. stets das gleiche. *Erst die Begleitumstände charakterisieren die Erkrankung.*

Die genannten Primärläsionen treten beim Pemphigus in der Regel in fast entzündungsloser Schleimhaut auf, sie haben also zumeist keinen roten Hof. Wohl kann man aber in bestimmten Fällen auf der Schleimhaut wie auf der Haut das Nikolsky*sche Phänomen,* d. h. das Phänomen der peripheren Blasenvergrößerung auf Druck konstatieren. Das ist naturgemäß bloß bei vollentwickelten Blasen und, wie gesagt, nur in gewissen Fällen möglich. Die Patienten demonstrieren dieses Phänomen mitunter unwillkürlich durch Druck mit der Zunge gegen den Gaumen. Es entstehen so hauptsächlich am Velum ausgedehnte, in die Längsachse des Gaumens gestellte, matsche Blasen, die öfters gegen die abhängigen Partien des Gaumensegels eine Eiteransammlung in Form eines Hypopyon zeigen. Dort sieht man dann die Blase etwas höher, während sie in den oberen Partien mit ihrer Decke der Basis und damit dem Velum anliegt oder man sieht eine schlaffe Blase am Rande der Uvula als weiße, leicht sulzige Masse in die Mundhöhle hängen. Solche Phänomene sind charakteristisch für Pemphigus; sie kommen einem anderen blasenbildenden Schleimhautaffekt niemals zu.

Ansonsten *platzen aber echte Blasen sehr bald;* ihre Decke ist infolge Mangels der Hornschicht dünn und reißt durch die verschiedenen Traumen im Cavum orale leicht ein. Man sieht dann zum Teil der Schleimhaut anliegende und auf ihr verschiebliche, zum Teil von ihr abstehende, flottierende Schleimhautfetzen in die Mundhöhle ragen. Oder aber man sieht *Erosionen* der Schleimhaut runder oder ovaler Konfiguration, die *am Rande* die *Reste der geplatzten Blasendecke* tragen.

Die Blasen resp. die ihnen gleichzustellenden Schleimhautläsionen können hanf- bis kleinlinsengroß, aber auch münzengroß sein. Kleine wie große Blasen konfluieren und geben so ausgedehnte Schleimhautablösungen, die entsprechend ihrer Entstehung polyzyklisch umgrenzt sind, andererseits aber auch kleinere, normale Schleimhautinseln umschließen. Sind ausgedehntere Partien, besonders des weichen Gaumens ergriffen und konfluieren hier die Epitheldurchtränkungen zu größeren diffusen Herden, so kann man in diesen speckigen, gelblichweißen Belegen einzelne, stecknadelkopfgroße, dunkelrote, deprimierte Punkte wahrnehmen, die der Ablösung der erkrankten Epidermis in der Umgebung der Schleimdrüsenausführungsgänge entsprechen. Auch solche Bilder gehören hauptsächlich dem Pemphigus zu. Sie sind höchstens noch bei flächenhaften, zweitgradigen, einige Tage alten Verätzungen zu sehen, die sich aber scharf

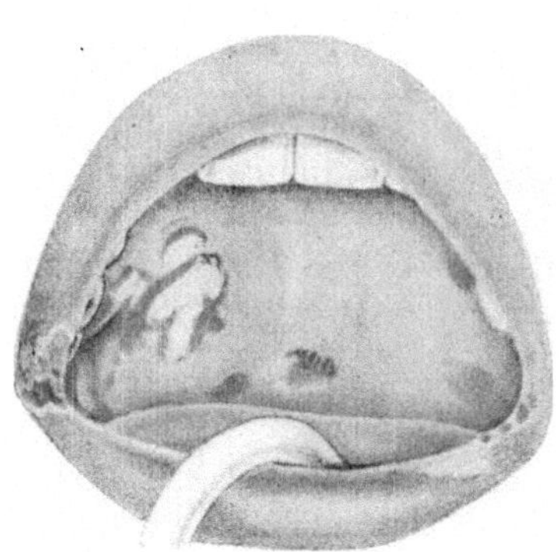

Abb. 12. Pemphigus vulgaris (Gaumen).

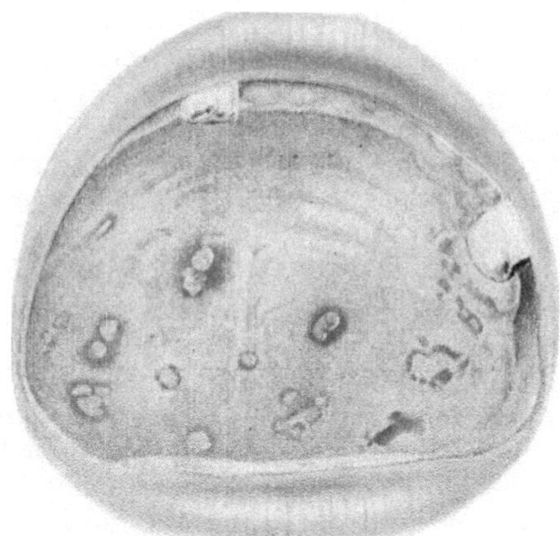

Abb. 13. Pemphigus vulgaris (Gaumen).

vom Normalen abgrenzen und, in einem einzigen Moment entstanden, an allen Stellen das gleiche Bild zeigen, während die Pemphigusaffektion in ihren Anteilen verschiedenen Entstehungszeiten entspricht.

Ist der ganze Epidermisbelag, der durch die Exsudation entstanden ist, abgestoßen, so liegen die tiefsten Epithellagen bloß. Ihre Farbe ist infolge der strotzend gefüllten Blutgefäße des darunter nächstgelegenen Papillarkörpers eine dunkelrote. Binnen kurzem erfolgt nun auf diese Erosion von den Rändern her *Überhäutung* (Abb. 12). Blaßbläulichweißes Epithel schiebt sich überall vor. Kaum aber, daß einzelne Partien frisch epithelisiert sind, entwickeln sich in der nächsten Nachbarschaft wieder neuauftretende exsudative Vorgänge mit ihren gelblichweißen Belägen. Dieses *Nebeneinander* von gelblichweißen *Epithelauflagerungen* und bläulichweißem, *jungem Epithel* — zwischendurch noch offene *Erosionen*, alles bei geringer Schwellung und Inflammation — *charakterisiert abermals den Pemphigus vulgaris.*

Viele kleine Bläschen, disseminiert angeordnet, zeigen auch peripheres Fortschreiten mit zarter, überhängender Epidermiskrause, während das Zentrum sich gleichzeitig mit jungem Epithel überzieht (Abb. 13). Man kann so *serpiginöse, schmale, guirlandenförmige Erosionen* sehen, die peripherwärts fortkriechen.

Solche Bilder beobachtet man öfters an der Lippenschleimhaut, aber auch am weichen Gaumen.

Allen diesen Krankheitserscheinungen ist der *chronische Verlauf* dadurch abzulesen, daß *frische Erscheinungen neben Ausheilung* stehen.

Dem chronischen Verlaufstypus des Pemphigus vulgaris entspricht es auch, wenn eine einzige Erosion mit einem schmalen, scharf begrenzten Epithelwall allmählich peripher sich vergrößert. Der weiße, dicke Epithelwall entspricht dem eingerollten Epithelfetzenrest der Blase. Im Zentrum besteht dann frisches Epithel oder noch nicht epithelisierte Schleimhauterosion.

Bei den *akuteren*, rascher verlaufenden Fällen ist das *Schleimhautbild stürmischer*. Dicht nebeneinanderliegende Epithelmacerationen, dicke, gelbliche Beläge, weiße oder schmutziggraue, auch blutige Epithelfetzen, kaum eine freigebliebene, kleinste Schleimhautstelle dazwischen, beträchtliche Schwellung der ganzen Schleimhaut, daneben hochgradiger Speichelfluß, intensivste Schmerzen, Störung in der Nahrungsaufnahme, alles das gehört dem Bilde des akuten Pemphigus zu. Die gleichen Erscheinungen können allerdings selten auch durch ein Erythema multiforme zustande kommen.

Die gleichzeitige *Mitbeteiligung der Nasen- und Conjunctivalschleimhaut* spricht weder für den Pemphigus noch für das Erythem. Hier ist in der Diagnose besondere Vorsicht nötig; *man diagnostiziere den ominösen Pemphigus nicht eher, als der Verlauf es gestattet*; die schwersten Schleimhautläsionen, oft in Mund, Nase und Augen gleichzeitig bestehend, können in 14 Tagen völlig abklingen, weil sie einem nur auf der Schleimhaut lokalisierten Erythema multiforme entsprochen haben.

In den vielen Publikationen, die über dem Pemphigus sowohl in der dermatologischen wie laryngologischen Fachliteratur vorliegen, sind die Symptome der Schleimhautveränderungen alle mehr weniger konform der hier niedergelegten Schilderung beschrieben. Außerdem ist aber in der *Literatur* noch öfters der *Geschwürsbildung* Erwähnung getan. *Sie gehört aber nicht zum klassischen Bilde.* Ich habe echte Geschwürsbildung ebensowenig wie Vegetationen in der Mundhöhle je angetroffen. Dabei ist allerdings von jenen ganz vereinzelten Fällen abzusehen, die von vornherein als nicht klassische Pemphigusfälle zu bezeichnen sind aus dem Grunde, weil sich auf der Haut wie auf der Schleimhaut jede ihrer Blasen in eine Ulceration umwandelt. SCHERBER beschreibt einen solchen Fall mit ulcerierenden Blasen der Haut und Schleimhaut, ja sogar mit Konsumption des knorpeligen Septum. Ich selbst habe einen einzigen ähnlichen Fall mit Ulcerationen der Haut und Zunge gesehen. Es scheint aber sehr fraglich, ob diese Fälle überhaupt dem Pemphigus zuzuzählen sind.

Außerdem hat aber TRAUTMANN in seinem Buche vieler Fälle der Literatur Erwähnung getan, in dem sich „Geschwüre" vorfanden. — Auch LEDERMANN spricht von Geschwüren. Beide Autoren sind aber der Meinung, daß solche Geschwüre nur durch Sekundärinfektion entstehen, außerdem glaubt TRAUTMANN, daß nicht alle diese Fälle echte Geschwüre hatten, sondern daß dieser Ausdruck mehr für oberflächlichen Substanzverlust denn für wirkliche Bindegewebsdefekte gebraucht ist. Man muß sich dieser Auffassung vollinhaltlich anschließen, denn die Ulceration gehört keinesfalls zum Bilde des Pemphigus. Es sind deshalb alle jene Fälle, bei welchen „Geschwüre" beschrieben sind, mit entsprechender Vorsicht zu werten. Auch CHIARI zweifelt an der Zugehörigkeit der Geschwürsbildung zum Pemphigus in LANDGRAFs Fall, der eine linsengroße Perforation im Septum cartilaginosum nasi hatte. Es sei hier noch bemerkt, daß LANDGRAFs Fall, der in der Literatur immer wieder erwähnt wird, einen Patienten betraf, der in einer chemischen Fabrik tätig war, wo Gelegenheit genug vorhanden war, für die Perforation eine andere Ursache neben dem

Pemphigus zu finden. So wissen wir z. B. heute, daß auch Cocainschnupfer fast regelmäßig Septumperforationen zeigen (Natanson und Lipskeroff, Bonvicini, Hajek).

Absehen müssen wir hier auch von den Fällen des chronischen Pemphigus im Sinne Thosts, die mit Schrumpfungsprozessen und Verwachsungen einhergehen. Diese Fälle scheinen öfters mit echten Ulcerationen zu verlaufen. Hierher gehören die Fälle von Mosler, Walter, Fuchs und manche andere. Für diese Fälle ist die Möglichkeit der Ulceration auch nach dem histologischen Verhalten, aus dem Sitz der Erkrankung im Corium eher erklärlich. Sie zeigten mit Ausnahme des Falles von Fuchs keine Blasen der Haut.

Für uns Dermatologen erfolgt die Abheilung der Blasen beim klassischen Pemphigus stets mit einer Restitutio ad integrum, d. h. ohne Narbe, niemals über die Ulceration. Was die Haut dabei oftmals zeigt, ist Pigmentierung. Diese scheint aber auf der Schleimhaut nur in den allerseltensten Fällen zu entstehen, Cronquist beschreibt eine solche am Gaumen bei einem Pemphigus vegetans.

Sitz der beschriebenen Läsionen ist *zumeist* der weiche Gaumen, weniger häufig der harte oder die Wangenschleimhaut. Das *Zahnfleisch* ist selten befallen und zeigt meist nur Auflockerung und sekundäre Entzündung infolge mangelhafter Pflege der kranken, äußerst schmerzhaften Schleimhaut. Neufeld beschreibt fungöse Granulationen um die Zähne.

Ein meist differentes Bild zeigt die *Zunge*. Einzelne Blasen oder ihnen entsprechende Epithelveränderungen kommen hier seltener vor. Oftmals ist die Zunge nur geschwollen, mit seitlichen Zahneindrücken versehen und dick belegt. Bei stürmisch verlaufenden Pemphigusfällen sieht man aber außerdem die ganze Zungenoberfläche mit einer dicken, weißen oder gelblichweißen, etwas unebenen Epidermisabhebung bedeckt, die entweder in großfetziger Abstoßung begriffen ist und eine dunkelrote, völlig depapillierte Zungenoberfläche zurückläßt, oder aber der Belag stößt sich vorerst bloß über den Papillen ab, die dann strotzend mit Blut gefüllt als rote Pünktchen vom weißen Belag sich abheben.

Die sublinguale Schleimhaut zeigt wieder die Erscheinungen der kranken Mundhöhle: epitheliale Beläge, festsitzend und in losen Fetzen, Erosionen mit Blutung und ohne solche.

Die *Lippenschleimhaut* zeigt dasselbe Bild, nur das Lippenrot ähnelt in seiner Erkrankung dem Bilde der Haut. Echte Blase, Erosionen mit Borkenauflagerungen und blutige Massen sitzen der geschwollenen Lippe auf.

Der *Rachen* ist selten befallen und zeigt die Symptome in gleicher Weise wie das Cavum oris.

Alle diese Erscheinungen gehen mit mehr weniger intensivem *Speichelfluß* einher. Mit der Schwere der Erkrankung steigert sich auch dieser.

Die *Schmerzen* sind brennend, stechend, oft intensiv, sind aber andererseits bei oft ausgedehnten Fällen relativ gering. Man kann sagen, daß Speichelfluß, Schmerzen und aashafter Foetor ex ore zumeist nicht so sehr mit der Ausdehnung der Schleimhautaffektion als vielmehr mit ihrer Akuität, mit der Intensität der Schwellung, mit der Dichtigkeit und Größe der Blasen sich steigern. Vielfach werden die Beschwerden geringer, wenn die Blasen geplatzt sind.

Daß bei derartigen Fällen wegen der Schmerzen Schluckbeschwerden bestehen und die Nahrungsaufnahme leidet, ist selbstredend. Durch Lokalisation der Erkrankung im Larynx und an der Epiglottis oder Trachea können in seltenen Fällen *Suffokationserscheinungen* auftreten, die die *Tracheotomie* nötig machen (Grünwald, Fuhs).

Der *Verlauf* der Erkrankung ist verschieden. Es gibt gewiß Fälle, die durch Jahre, ja selbst Jahrzehnte krank sind, bis sie an der Erkrankung selbst oder

an einer Komplikation zugrunde gehen oder ausnahmsweise auch genesen.
Dabei macht man die Erfahrung, daß die Erscheinungen oft jahrelang an Haut
oder auch an der Schleimhaut lokalisiert bleiben können, bis das Krankheitsbild
sich plötzlich über den ganzen Körper ausbreitet. Andererseits beobachtet man
die Affektionen an der Schleimhaut wie auch an der Haut in einzelnen Schüben,
die oft Jahre auseinanderliegen.

Außer der Mund-, Larynx- und Pharynxerkrankung finden wir auch Blaseneruptionen in der Nase und entsprechend der Conjunctiva einseitig und beider-
seitig. Zu Schrumpfung und Verwachsungen kommt es in dermatologischen
Fällen — wie gesagt — nicht. Auf die Form des Pemphigus chronicus THOSTS
soll noch später eingegangen werden.

Fieber tritt in manchen Fällen — namentlich bei den stürmisch und rasch
verlaufenden — auf, in den protrahierten Fällen fehlt es.

Prognostisch ist jeder Fall dubiös, viele sind infaust, manche heilen aus.
MENZEL behauptet — und der Erfahrene muß ihm Recht geben — daß der
isolierte chronische Pemphigus der Mundschleimhaut so lange quoad vitam
eine günstige Prognose gibt, als nicht die äußere Haut in größerem Umfange
sich am Prozeß beteiligt. Jene Fälle, in welchen die Schleimhautveränderungen
mit Hauterscheinungen einhergehen, die dem Pemphigus foliaceus oder gar dem
Pemphigus vegetans zugehören, verlaufen alle — wenn auch nach Jahren —
tödlich. Dabei sind bekanntlich Larynx und Oesophagus sowie Conjunctiva und
Nasenschleimhaut oftmals miterkrankt.

Es ist schon gesagt worden, daß diese auf der *Haut differenten Bilder* des
Pemphigus vulgaris, foliaceus und vegetans auf den *Schleimhäuten sich nicht
differenzieren,* sondern alle das gleiche Phänomen der Epithelabhebung geben.
Wohl reagiert die Haut besonders in der Nähe des Mundes bei Pemphigus
vegetans mit papillären Wucherungen, die z. B. am Lippenrot deutlich in
Erscheinung treten, doch auf der Schleimhaut selbst scheinen Vegetationen
nicht oder nur äußerst selten vorzukommen. Ich selbst konnte bei einer relativ
großen Zahl von Fällen Vegetationen an der Schleimhaut nie sehen. GARCIA
sah Eruptionen im Munde, die Kondylomen ähnlich sahen. BLOCH sah diphtheroide Beläge auf *vegetierender* Grundlage. FUSS sah an Unter- und Oberlippe
sowie an den Wangen, besonders in der Zahnschlußlinie papilläre streifenförmige *Vegetationen* mit weißlich gequollenem Epithel und fibrös eitrigem,
graugelbem Belag, sowie peripher flottierenden Schleimhautfetzen und Blasen-
säumen. v. ZUMBUSCH berichtet bei einem Pemphigus vegetans, der Tumoren
bildete — also bei einem ganz außergewöhnlich verlaufenden Falle —, daß die
Zunge durch Hypertrophie vergrößert war, jedoch ohne Entzündungserscheinungen. Ihre Oberfläche war vielfach von Furchen und Spalten zerklüftet,
zwischen denen höckerige, papilläre, teils plump geformte, teils spitzige Exkrescenzen bestanden. Da sich aber sonst an der Zunge wie auch in der Mundhöhle keine Entzündung vorfand, ist nicht zu erkennen, wie weit dieser Zustand
mit dem Pemphigus vegetans überhaupt in Zusammenhang stand. So ziemlich
vereinzelt ist die Mitteilung HERXHEIMERS, der Wucherungen an der Schleimhaut sah, und zwar in dem einen Falle an den Zungenrändern. Sie wurden
nach Abwischen des Belages sichtbar, waren der Epitheldecke beraubt und
bluteten leicht. In einem zweiten Falle deckte erst die Untersuchung post
mortem eine Wucherung am linken Zungenrand auf, die, von der Größe eines
Fünfzigpfennigstückes, nicht erodiert war. Auffallend ist, daß diese Wucherungen an den Zungenrändern sitzen, wo sie auch leicht sekundär, als nicht
zum Pemphigus vegetans gehörig durch Zahndruck auf erodierte Stellen zustande
gekommen sein könnten. Am Gaumen z. B. oder an der Wangenschleimhaut
oder gar unter der Zunge, wo doch überall häufig Blasenbildungen zustande

kommen, sind Vegetationen nicht beschrieben. — Auch Kaposi selbst betont in seinem Lehrbuch, daß alle die verschiedenen Formen des Pemphigus an den Schleimhäuten stets nur Blasen resp. die ihnen konformen Läsionen setzen.

Zum Schlusse der Beschreibung des klinischen Schleimhautbildes muß noch einmal auf jene Fälle eingegangen werden, für die Thost mit Recht eine Sonderstellung beansprucht. Es sind, wie gesagt, Fälle, die der essentiellen Schrumpfung der Bindehaut entsprechen, mit ihr kombiniert vorkommen, Verwachsungen im Munde resp. Pharynx setzen und äußerst chronisch verlaufen. Sie sollen nach Thosts Forderung ohne Hauterscheinungen einhergehen. Solche Fälle können die Dermatologen nicht als Pemphigus in ihrem Sinne anerkennen; nur den Fall von Fuchs, der mit Blasen im Munde begann, dann Hauterscheinungen bekam und schließlich ausgedehnte Verwachsungen im Munde aufwies, nennt Kaposi ein Unikum, vielleicht deshalb, weil er Hauterscheinungen hatte; allen anderen Fällen mit den gleichen Schrumpfungserscheinungen und Verwachsungen fehlen Hauterscheinungen. Es soll damit die Existenz solcher Fälle nicht geleugnet, wohl aber ihre Sonderstellung gegenüber dem Pemphigus neuerdings gefordert werden. Die Charakterisierung des Krankheitsbildes samt histologischer Untersuchung hat Thost (l. c.) in drei Arbeiten genügend gekennzeichnet.

Bezüglich der *Differentialdiagnose* bereiten alle blasenbildenden Schleimhautaffektionen große Schwierigkeiten; denn sie alle weisen die gleichen Initialsymptome auf. Lediglich verschieden ist der Verlauf, da der Pemphigus durch seine Chronizität hervortritt. Man diagnostiziere den Pemphigus erst dann, bis man sich von der exquisiten Chronizität des Schleimhautbildes überzeugt hat, und vergesse nicht, daß auch das *Erythema multiforme* gelegentlich durch 4—6, ja sogar 8 Wochen immer wieder Rezidiven setzen kann, und daß ein Patient, der in der Woche zwei *Antipyrin*pulver nimmt und das durch Monate tut, ebenso das Bild des Pemphigus vortäuschen kann wie ein Patient, der lange Zeit Jod nimmt *(Jodpemphigus).* Rezidiven von Schleimhautblasen zu gewissen Zeiten des Jahres (besonders Frühjahr und Herbst) mit blasenlosen Intervallen und Bestehen der Blasen durch etwa 3—4 Wochen spricht für Erythema multiforme. In der Attacke kann aber das *Erythema multiforme blasiger Form* dem Pemphigus völlig gleichen. Die Konfluenz der Blasen kommt vielleicht mehr dem Pemphigus zu, die Blutung aus den Erosionen ist auch eher ein Zeichen des Pemphigus. Die Entzündung hinwieder ist eher beim Erythema multiforme hochgradiger als beim Pemphigus. Die subjektiven Symptome können bei beiden Erkrankungen die gleichen, schweren sein. Jedenfalls stößt die Differentialdiagnose zwischen den beiden ohne Hauterscheinungen oft auf die größten Schwierigkeiten. Gelegentlich der Symptomatologie des Pemphigus aber ist schon gesagt worden, daß gewisse Formen der Blaseneruption für ihn charakteristisch sind und die Diagnose prima vista erlauben. Isolierte große Blasen, schlapp, mit Hypopyon und Vergrößerungsmöglichkeit nach Nikolsky kommen nur dem Pemphigus zu. Schließlich sprechen auch alle jene Bilder für Pemphigus, die die Chronizität des Verlaufes in sich tragen: also peripheres, somit serpiginöses, guirlandenförmiges Fortschreiten schmaler Erosionsbänder mit zentraler Epithelisierung, oder ausgedehnte Erosionen mit und ohne Belag neben anderweitigen frischen Epithelisierungen und älteren Epithelverdickungen, leichte Epitheltrübungen neben frischen Blasen usw., *kurz das Nebeneinander frischester, älterer und ältester, d. h. abgeheilter Eruptionen.*

Aus den ebengenannten Erscheinungen, den Pemphigus zu diagnostizieren, ist relativ leicht. Schwerer wird die Diagnose, wenn die Erscheinungen ausgedehnt und dabei akut entstanden sind. Jedenfalls aber werden bei genauer Besichtigung und bei Untersuchung mit dem Wattestäbchen die Efflorescenzen als Blasen oder deren Reste leicht erkennbar sein. *Verätzungen* verraten sich durch ihre diffuse, scharfrandige Erkrankung, die nur äußerst selten einem chronischen Pemphigus auch zukommen kann.

Gegenüber anderen Dermatosen ist der Pemphigus der Schleimhaut leicht abzugrenzen. Der entzündungslose, erosionslose *Lichen ruber planus,* der *Lupus erythematodes* mit seinen Gefäßektasien und bäumchenförmigen, zarten Epithelverdickungen kann ernstlich nicht in Differentialdiagnose kommen.

Höchstens die *Epidermolysis bullosa hereditaria,* jene seltene, sich vererbende, traumatisch sich auslösende blasenbildende Hauterkrankung könnte gelegentlich noch differentialdiagnostische Schwierigkeiten bereiten. Da hilft, abgesehen von manchen klinischen Momenten, die Anamnese sofort hinweg. Die klinischen Merkmale sollen im nächsten Absatz erörtert werden.

Gegenüber *Lues* kann einige Aufmerksamkeit vor Verwechslung schützen. Das akut Entzündliche des Prozesses, die Exsudation, die gelblichweißen Epithelauflagerungen, das Feuchtglänzende derselben sind Dinge, die der Lues fehlen; die Plaques der letzteren sind bläulichweiß, matt im Glanz, sie sind in ihrer Gestalt lang nicht so wechselvoll wie die Pemphigusplaques, sie sind niemals am Gaumen, nur selten an der Wangenschleimhaut lokalisiert.

Mit wenigen Worten sei noch auf die Differentialdiagnose gegenüber *chronisch-rezidivierenden Aphthen* eingegangen, obzwar eine Verwechslung mit ihnen bei einiger Aufmerksamkeit nicht möglich ist. Die Aphthen repräsentieren sich als *Ulcera* auf der Mundschleimhaut, als flachschüsselförmige, kleinlinsen- bis kronenstückgroße Geschwüre auf leicht erythematöser Basis. Auf den Tonsillen mit ihren Krypten kommt es dabei in der Regel zu scheinbar tieferem Zerfall. Schon durch die Geschwürsbildung unterscheiden sich die Aphthen vom Pemphigus, der keine Geschwüre produziert, sondern Epitheltrübungen, Epitheldurchfeuchtungen und blasige Abhebungen. Selbst in den leichtesten Fällen hat man beim Pemphigus eine *Erhebung,* meist einen weißen oder gelblichweißen *Belag* vor sich, also gerade das Gegenteil der Aphthe. Außerdem sind Verlauf und Lokalisation verschieden; während die Aphthen nur vereinzelte oder wenige Efflorescenzen gleichzeitig in der Mundhöhle aufschießen lassen, die weitab voneinander liegen, zeigt der Pemphigus zumeist einander nahe situierte Läsionen und gleichzeitig mehrere. Die Zeitintervalle des Aufschießens der Einzelefflorescenzen sind beim Pemphigus kürzer als bei den Aphthen. Die Lokalisation der Aphthen ist zumeist eine ziemlich bestimmte; sie protegieren das Vestibulum oris, die Unterseite der Zunge, die Zunge selbst, die Lippenschleimhaut und die Tonsille, was nicht sagen soll, daß sie gelegentlich auch sonst im Cavum aufschießen können. Der Pemphigus hingegen befällt mit Vorliebe den weichen Gaumen, die Wangenschleimhaut. Isoliert mit ein oder zwei Efflorescenzen im Vestibulum oris aber wie die Aphthen kommt er kaum zur Beobachtung.

Histologische Untersuchungen über den Pemphigus im dermatologischen Sinne liegen von KREIBICH, THOST u. a. vor. Im allgemeinen findet man der blasigen Abhebung entsprechend ein Exsudat, das in verschiedenen Höhen des Epithels situiert sein kann; es liegt in den obersten Schichten, ja dem Epithel förmlich aufgelagert oder auch in dessen untersten Schichten, ebenso wie man in der Hautefflorescenz die Blase über der Basalschicht oder in höheren Lagen des Epithels entwickelt sieht. KREIBICH hat eine des Belages entblößte Erosion untersucht und beschreibt: Vollständige Abhebung des Epithels, die Mucosa von spärlichen Rundzellen durchsetzt. Außer ödematöser Quellung zeigt die freiliegende Mucosa in ihren obersten Anteilen eine Herabsetzung der Kernfärbbarkeit, die auch die Infiltrationszellen betrifft (nach seiner Meinung Einwirkung des Mundspeichels). Überall in der Mucosa neben deutlichem Klaffen der Lymphspalten große, ausgedehnte und strotzend gefüllte Blutgefäße. Thost findet das Epithel abgehoben, die Submucosa von einem mächtigen, serofibrinösem Exsudat bedeckt, weite Strecken der Submucosa zellig infiltriert, die kleinen Blut- und Lymphgefäße erweitert. Das Charakteristische sieht Thost in der ausgedehnten Entzündung der Submucosa mit Bildung eines serofibrinösen Exsudates.

Es sei erlaubt, hier auch des *histologische Bild der* Thost*schen chronischen Pemphigusform,* die *Verwachsungen* verursacht, einzuschieben. Thost belegt die Beschreibung ebenso wie jene seiner mehr akuten Fälle mit zwei schönen histologischen Abbildungen und erblickt das Charakteristische seines chronischen Schleimhautpemphigus in der Verbreiterung und Verdickung der Submucosa. In dieser Schicht liegen stellenweise circumscripte, kleine, zellige Infiltrate, die aus Lymphocyten und Plasmazellen bestehen. Letztere finden sich vereinzelt an den circumscripten Infiltrationen, reichlicher dagegen in den lockerer infiltrierten Bezirken. Lymphspalten und Blutgefäße sind stark erweitert.

Was die *Behandlung* des Pemphigus anlangt, muß zugestanden werden, daß die Therapie nicht viel zu leisten vermag; die Pemphigusfälle verlaufen im allgemeinen, wie sie wollen. Isolierte Schleimhautfälle heilen auch spontan ab. $3—5\%$ige Lapispinselungen können die Epithelisierung beschleunigen, 1%ige Trypaflavinpinselungen werden von manchen Patienten gelobt. Daß Cocain, Alypin, Orthoform und Anästhesin Schmerzlinderung schafft und auch oft verwendet werden muß, besonders um das Essen zu ermöglichen, ist bekannt. Chinin wird intern von manchen Autoren gerne gegeben. In den letzten Jahren wird Neosalvarsan intravenös empfohlen. Erfolge und Mißerfolge dürften sich die Wagschale halten. In manchen Fällen scheinen Trypaflavininjektionen intravenös den Prozeß gut zu beeinflussen. Von Ringerlösung in intramuskulären Injektionen von 5—30 ccm jeden zweiten Tag sieht man ebenso mitunter Erfolge. Manches andere, wie Arsen, Atropin, Pilocarpin usw. mag auch mitunter helfen, doch sind die Erfolge alle zweifelhaft.

Schädlich wirken aber jedenfalls alle Quecksilber- und besonders alle Jodpräparate. Nicht viel Besseres kann man von Bluttransfusionen oder Blutinjektionen sagen, wenn auch Praetorius seinen Fall nach einer einzigen solchen Injektion geheilt haben will.

Obenan in der Therapie bleibt in allen Fällen möglichste Reinhaltung des Mundes und möglichste Kräftigung der Patienten.

Eine *Prophylaxe* gibt es nicht.

Epidermolysis bullosa hereditaria.

Die Epidermolysis bullosa hereditaria ist eine Mißbildung der allgemeinen Decke im weitesten Sinne, die darin besteht, daß die *Haut auf Druck* oder ähnliche mechanische Insulte mit *Blasenbildung* antwortet. Diese Bereitschaft des Epithels zur Loslösung kann viele Jahre, selbst das ganze Leben bestehen, kann aber zur Zeit der Pubertät oder im späteren Alter abklingen. Die Affektion tritt *familiär und hereditär* auf. Die dabei zur Entwicklung kommenden Blasen stehen auf nicht entzündeter Basis und lokalisieren sich infolge ihres Zusammenhanges mit äußeren Schädigungen besonders an den Händen und Füßen, über Ellenbogen und Knien, sowie schließlich über anderen Druckpunkten.

Man unterscheidet zwei Formen; eine *einfache,* die nach Abheilung der entstandenen Blasen zur restitutio ad integrum führt, und eine sog. *dystrophische,* die Hautatrophie an den befallenen Partien und Verlust der Nägel zur Folge hat.

Beide Formen, besonders aber die letztere setzen auch Schleimhautveränderungen, und zwar auf mechanische Schädigung hin, wie sie im Munde besonders durch Kauen namentlich härterer Speisen, aber auch durch Zahndruck und durch Kneifen der Wangenschleimhaut oder der Zunge zwischen den beiden Zahnreihen zustande kommen.

Die *Schleimhautläsionen,* die dabei entstehen, zeigen *Epithelablösung* in allen Graden und Stadien der Exsudation. Sie stellen bläulichweiße *Flecke* als Zeichen geringster Schädigung dar oder matsche bis prallgespannte *Blasen* als Folge eines intensiven Traumas. Daß diese zumeist erst geplatzt zur Beobachtung kommen oder aber wie bei allen blasenbildenden Affektionen nur als Epithelmaceration sich präsentieren, liegt im Bau der Schleimhaut. Mitunter sind die Blasen auch *hämorrhagisch.* Dann sind es allerdings auch wirkliche, prallgespannte Blasen. Diesen Blasen kommt zum Unterschied von den Blasen anderer Affektionen das Fehlen jeder Entzündung an den Randpartien zu. Die Blasen sind auch meist ziemlich groß und weisen nur *in den seltensten Fällen,* d. h. wenn auch ihre Umgebung exsudativ durchtränkt ist, das NIKOLSKYsche Phänomen auf.

Außerdem kommen noch *seltenere Symptome* dem Krankheitsbilde zu, so z. B. Blutungen aus dem Zahnfleisch und der Nase (BETTMANN), oberflächliche Narben (LINSER) auf Basis oftmals an derselben Stelle auftretender Epithelablösungen. Selbst keloidartige Narben wurden beobachtet (LEBERNADIE). TRAUTMANN berichtet außerdem noch über Rhagaden der Zunge, sogar über Ulcerationen (nach TILBURY FOX), über Granulationen, Knötchen und Knoten (nach ADRIAN). Auch BUKOVSKY beschreibt einen Defekt, dessen Basis granulierend ist. Wenn auch Rhagaden besonders auf lange und schwer geschädigten Stellen, wo sich schon eine gewisse Verdickung der Schleimhaut entwickelt hat, vorkommen

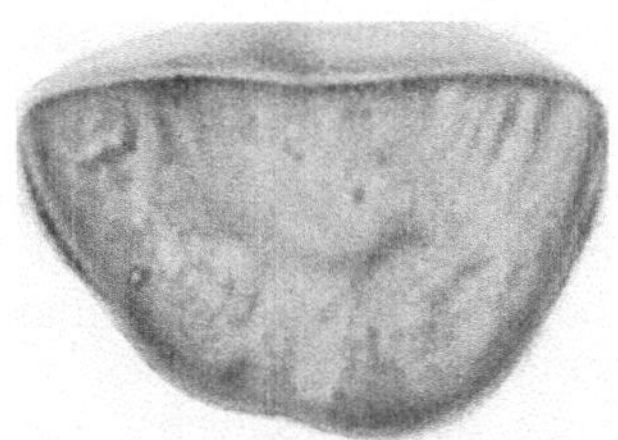

Abb. 14. Epidermolysis bullosa hereditaria (Zunge).

können, so müssen doch *Ulcerationen und Knotenbildungen* in die *sekundär* auftretenden und gewiß nur äußerst seltenen Erscheinungen verwiesen werden.

SIEMENS sah „auf der Wangenschleimhaut eine größere, teilweise blaurote Stelle und im Zentrum zwei rundliche, weiße Punkte (Milien?)". Milien kommen auf der Haut wohl häufig als Folgeerscheinung blasenbildender Erkrankungen vor; sie sind bei Pemphigus wie bei Epidermolysis bullosa hereditaria beschrieben. Ob sie aber auch auf der Schleimhaut entstehen können, ist mehr als fraglich. Dieser Meinung ist sogar SIEMENS selbst.

Da die Blasen der Epidermolysis bullosa hereditaria bloß auf mechanische Reize hin entstehen, so haben sie gewisse *Lieblingslokalisationen.* Vor allem finden wir sie auf der *Wangenschleimhaut entsprechend der Interdentalregion.* Infolge der oftmaligen Läsion an dieser Stelle entwickelt sich hier durch die Summierung der Reize gerne ein leukoplakieähnlicher, etwa 1 cm breiter *Streifen,* der der Kneifstelle der Zahnreihen (Interdentalregion) entspricht. Schon die Form unterscheidet ihn von der luetischen und Tabaksleukoplakie; denn er ist bandförmig, nicht plaqueartig. Auch ist er im Aussehen viel zarter als die luetische Leukoplakie und fühlt sich niemals derart rauh an wie diese. Ähnliche solcher leukoplakieähnlicher Veränderungen entwickeln sich auch an der *Zunge* entsprechend den Impressiones dentinae. Abb. 14 zeigt ein solches Bild.

Aber auch am weichen, wie harten *Gaumen* entstehen — hier selten — blasige Epithelabhebungen. STEURER beschreibt Blasen an der Seite der Zunge nahe dem Übergang auf die Wangenschleimhaut. Ob die strahlige Narbe in STEURERS Fall, die Zunge und Wangenschleimhaut vor den Gaumenbogen vereinigt, auch durch dasselbe Leiden bedingt ist, ist nicht erwiesen, wird allerdings auch von STEURER nicht behauptet.

Über ein ähnliches Phänomen berichten übrigens auch Kaniky und Sutton, die durch häufige Blasenattacken auf der Mundschleimhaut Entstehen *narbiger Adhäsionen* konstatieren konnten, so daß die Zungenbewegung eingeschränkt worden ist.

Gleichzeitig mit der Mundschleimhaut können auch Pharynx (Tilbury Fox) und Oesophagus (Steurer) befallen sein, beide Stellen offenbar durch harte Speisen geschädigt. Übrigens sind in der Literatur auch *Rectal-* und *Genital*schleimhaut sowie die *Conjunctiva* (Sakaguchi) von Erscheinungen, wie Blutungen, leukoplakieartigen Trübungen und seichten Närbchen ergriffen, beschrieben.

Außer in der Monographie von Trautmann finden sich noch in der mit besonderem Fleiß verfaßten Arbeit von Sakaguchi (dort ausführliche Literatur) alle Fälle der Literatur zusammengestellt und in kurzen Zügen die Schleimhauterkrankung der Epidermolysis bullosa hereditaria beschrieben.

Die *subjektiven Beschwerden,* welche die Mundaffektion des Krankheitsbildes verursachen, stehen naturgemäß zu den klinischen Manifestationen in Korrelation. Geringe Reaktionsfähigkeit der Schleimhaut verursacht nur geringe Epithellösung und damit geringe Schmerzen, die in mäßigem Brennen und Stechen bestehen. Größere Blasen und daraus entstehende Erosionen können die Nahrungsaufnahme und das Sprechen erschweren.

Die Blasen entstehen zumeist einige Stunden nach dem Trauma, ihre Entstehung verursacht in der Regel große Beschwerden, so daß manche Patienten die eben entstandene Blase sofort aufstechen, was Erleichterung bringt. Eine aufgestochene oder sonst eröffnete Blase führt bald zur Erosion und wenige Tage danach kriecht neues Epithel über die Wundfläche. Durch oft wiederholte Blasenbildung, wie es in der Natur des Leidens liegt, kommt es schließlich — wie schon gesagt — zur Epithelverdickung, ähnlich der Leukoplakie. Diese Leukoplakie bildet sich meist im späteren Leben wieder zurück, wenn die Blasenbildung sistiert, ist also keine echte Leukoplakie. Dementsprechend bereitet sie auch dem *Carcinom* nicht den Boden vor. Der Fall Klausners dürfte der einzige sein, in dem sich ein Zungencarcinom entwickelt hat, für dessen Entstehen der Autor die Epidermolysis bullosa hereditaria verantwortlich macht. Dieses entstand aber auch nicht auf dem Boden einer Leukoplakie, sondern an einer Stelle, die allerdings durch Jahre Blasenbildungen, aber sonst keine besondere Veränderung aufwies. Die Patientin war 26 Jahre alt.

Der *Beginn* der Erkrankung fällt zumeist in die ersten Lebenswochen und ist naturgemäß vorerst nur an der Haut und erst beim Übergang zu fester Nahrung auch im Munde zu konstatieren. Oftmals bringt die Pubertät einen Regreß, die Erscheinungen können aber auch bis ins mittlere Alter dauern und schwinden dann erst im späteren Leben.

Die Erkrankung findet sich familiär und zumeist bei *Kindern blutsverwandter Eltern.*

Die dystrophische Form verursacht fast stets Schleimhautläsionen, die einfache Form seltener, so daß die Schleimhauterscheinungen zumeist mit Hauterscheinungen gleichzeitig bestehen. Unter erkrankten Kindern größerer Familien kann man auch einzelne Patienten finden, bei denen nur Schleimhauterscheinungen bestehen, während Hauterscheinungen fehlen (Bettmann). Solche Fälle können, einzeln betrachtet, *differentialdiagnostische Schwierigkeiten* verursachen. Wenn man aber die Anamnese berücksichtigt, die traumatische Ätiologie erkennt und das Fehlen der Entzündung bei der Blasenbildung konstatiert, so fallen alle Zweifel. Außerdem kann oft ein Blick auf die dystrophischen Nägel die Diagnose klären. — Zumeist wissen die Patienten insofern selbst Bescheid, als sie ganz prompt das Entstehen der Blasen auf mechanische Reize hin angeben.

Spontan entstehen Blasen nie. Es werden sich somit ernstliche Schwierigkeiten in der Differentialdiagnose nicht ergeben[1].

In der Literatur finden sich vereinzelt *Pemphigusfälle hereditärer Art* (RINCÉ u. a.) auch mit Blasen in der Mundhöhle beschrieben. Manche dieser Fälle dürften der Epidermolysis bullosa hereditaria zugehören.

Von *mikroskopischen Untersuchungen* liegen bloß die Befunde BETTMANNs vor, der die Blasenerzeugung auf der *Wangenschleimhaut* auch *experimentell* versucht hat. Es gelang ihm, hier auf Reiben bloß das Epithel in feinen Lamellen abzustoßen und exkoriierte, blutende Stellen zu erzeugen, aber Blasen kamen hier nicht zustande, während die Haut leicht mit Blasenbildung reagiert hat. Hochgradige Veränderungen der Mundschleimhaut ergaben mikroskopisch das „Vorhandensein von Talgdrüsen und *Cystenbildungen* innerhalb des Epithels und es ließ sich nachweisen, daß die Hohlraumbildung von der Wandung der Talgdrüsenausführungsgänge ausging". Dieser Befund soll nur zeigen, daß der Befund an der Schleimhaut mit dem der Haut, wo Cystenbildungen in den Schweißdrüsen gefunden worden sind, übereinstimmt. Ansonsten findet man *Loslösung des Epithels* resp. *Blasenbildung* im Epithel.

Die *Therapie* ist gegen das Leiden machtlos und fällt mit der *Prophylaxe*, d. h. mit der Schonung der Haut und Schleimhaut zusammen. Weiche Speisen, nicht zu heiß genossen, können die Schleimhaut vor intensiveren Blaseneruptionen bewahren.

Erythrodermia generalisata.

Es kann hier nicht der Ort sein, auf die verschiedenen Formen der generalisierten Erythrodermien näher einzugehen; sie sind eines der dunkelsten Kapitel in der Dermatologie. Nur zur allgemeinen Orientierung sei darauf hingewiesen, daß der Name Erythrodermia generalisata bloß einen Sammelnamen darstellt und besagt, daß die *Decke des ganzen Körpers unter Rötung und Schuppung erkrankt* ist.

Da die Diagnose der Dermatosen aus den Primärefflorescenzen sich aufbaut, bei universellen Hauterkrankungen aber die Primärerscheinungen nicht mehr erkennbar sind, erwächst für jede universelle Erythrodermie aus diesem Umstande schon die Schwierigkeit der Klassifizierung und Diagnose. In der Regel klärt erst der Verlauf das Krankheitsbild. Man unterscheidet praktisch *primäre* und *sekundäre* Erythrodermien. *Letztere* entwickeln sich sekundär aus wohlbekannten Hautleiden, die universell werden. So können generalisierte Erythrodermien z. B. aus Ekzemen und aus Psoriasis, namentlich unter Einwirkung von hautschädigenden Medikamenten, wie Quecksilber, Chrysarobin oder Salvarsan entstehen. Oder sie können aus einer Mykosis fungoides oder einer Lymphogranulomatosis sich entwickeln; *kurz die sekundäre generalisierte Erythrodermie ist kein selbständiges Krankheitsbild, sondern eine universell gewordene Hauterkrankung. Als solche ist sie nach der primären Erkrankung zu beurteilen.* Als Effekt eines universellen Ekzems, einer universellen Psoriasis setzt sie keine Schleimhautveränderungen; als Effekt anderer Exantheme, z. B. der medikamentösen (Antipyrin, Quecksilber, Salvarsan usw.) verursacht sie Schleimhautaffektionen, die jenen zukommen.

---

[1] Es sei mir gestattet, hier auf einen Irrtum TRAUTMANNs (Monographie 1911, S. 329) hinzuweisen, der bei Beschreibung der Epidermolysis bullosa hereditaria eine Beschreibung meinerseits aus dem Kapitel Erythema multiforme zitiert. Die drei letzten unter Anführungszeichen gestellten Absätze aus Seite 329 entsprechen der Beschreibung des Erythema multiforme und nicht der Epidermolysis bullosa hereditaria und gehören dementsprechend dort gestrichen. Nur der erste wörtlich zitierte Absatz besteht dort zu Recht.

Anders die *primären* universellen Erythrodermien; sie sind *selbständige Krankheitsbilder* und setzen gelegentlich — wie es scheint allerdings sehr selten — ihre den Hautsymptomen analogen *Schleimhauterscheinungen*. Als primäre universelle Erythrodermie kennen wir das *Erythema scarlatiniforme recidivans* und die *Pityriasis rubra (*Hebra*)* als scharf abgegrenzte Krankheitsbilder. Andere, vereinzelte, unter verschiedenen Namen publizierte Erkrankungen sind noch nicht mit Sicherheit in das System eingereiht und harren noch ihrer Klärung. Die Ursache hierfür mag die große Seltenheit der Erkrankungen überhaupt darstellen.

Das *Erythema scarlatiniforme recidivans,* ein beim ersten Aspekt von einer Scarlatina nicht zu unterscheidendes Hautbild, ist durch seinen rezidivierenden Verlauf gekennzeichnet. Es tritt auch in der *Mundhöhle* auf, wo die Zunge vor allem Sitz der Erkrankung werden kann. Török fand sie etwas gerötet, stellenweise weißlich belegt oder sie ist an einzelnen Stellen erodiert, sie kann auch ödematös sein. Auf den Lippen sind auch ödematöse Schwellungen sowie oberflächliche Geschwüre (?) beobachtet worden. In anderen Fällen findet man die Mundschleimhaut völlig normal. Ich selbst konnte bei dem ungemein selten zu beobachtenden Krankheitsbild niemals irgendwelche Veränderungen in der Mundhöhle sehen. Zum Unterschiede gegen Scarlatina sei noch gesagt, daß die Angina fehlt.

Die zweite, wohl charakterisierte, primäre generalisierte Erythrodermie ist die *Pityriasis rubra* (Hebra). Sie kennzeichnet sich durch ihren torpiden, progressiven, mit Atrophie der allgemeinen Decke einhergehenden Verlauf und führt zum Tod. Auch sie ist ungemein selten. Hebra selbst erwähnt in seinen ersten Beschreibungen und auch in seinem Lehrbuche nichts von der Mundhöhle, auch Kaposi schweigt darüber. Jadassohn und ebenso Török sahen die Gesichtshaut in den terminalen Stadien so atrophisch, daß infolge der Retraktion der Haut der Mund nur mühsam geöffnet werden konnte. Die Lider waren ektropioniert, die Conjunctiva injiziert. — Über die Mundschleimhaut selbst findet sich in der Literatur nichts und auch ich selbst habe bei den vereinzelten Fällen meiner Beobachtung nichts zum Krankheitsbilde Gehöriges sehen können.

Im übrigen tritt das Interesse der Laryngologen bei der Schwere des Hautbildes sehr in den Hintergrund.

Röntgendermatitis.

Die durch intensive Röntgenbestrahlung entstandene Dermatitis zeichnet sich auf der Haut neben den Symptomen hochgradiger *Entzündung* durch relative Hartnäckigkeit, durch folgende *Atrophie, Gefäßektasierung* und *Pigmentverschiebung,* sowie schließlich durch eine gewisse Carcinom- bzw. Sarkombereitschaft aus. In der Regel werden bei derartigen Entzündungen auch die unter der Haut liegenden Gebilde in die Entzündung und Atrophie miteinbezogen, so daß es nicht wundernimmt, wenn bei intensiven und namentlich nach der Tiefe der Haut hin gerichteten Röntgenbestrahlungen auf Gesicht und Hals auch in der *Mund-, Rachen-* und *Larynxhöhle* Erscheinungen auftreten. Hier entwickeln sich hochgradige diffuse *Schwellungen* und intensive *Rötungen* der Schleimhaut, die mit *starken brennenden Schmerzen* verlaufen und nur sehr langsam wieder abklingen oder bei intensiver Bestrahlung konform dem Hautbilde *Blasen* setzen, die sich in der Regel durch *Abhebung großer Epithelflächen* dokumentieren. Die Exsudation ins Epithel zeitigt Bilder, die der Diphtherie ähnlich sind, da sich ausgedehnte, weißliche Beläge bilden, die allerdings zumeist einer *ganzen Wangenseite* oder dem Larynx entsprechen und durch *Ausdehnung* und *langen*

Bestand — solche Beläge können zwei *Wochen* und länger bestehen — auffallen. Endlich stoßen sich die Beläge in groben Fetzen ab und ausgedehnte *Epithelerosionen* liegen bloß, die meist *lange Zeit* zur Überhäutung benötigen. Ist die Parotis, wie in der Regel in solchen Fällen, mitgetroffen, so steigert das Sistieren der Drüsenfunktion die oft quälenden Symptome durch besondere *Trockenheit des Mundes.*

Die Erscheinungen folgender Atrophie sind auf der Schleimhaut weniger deutlich sichtbar als an der Haut, Gefäßektasierungen und Pigmentansammlungen sind offenbar deshalb in der Literatur nicht bekannt, weil sie nur ganz schweren Röntgenverbrennungen entsprechen. Eine ausgesprochene Röntgenatrophie der Schleimhaut dürfte nur vereinzelt beobachtet werden.

Die *Lokalisation* der Röntgendermatitis im Cavum ist naturgemäß abhängig von der Stelle der Bestrahlung. Zumeist ist es die Wangenschleimhaut, die man erkrankt findet, seltener der Rachen.

Über die Zeit des Auftrittes der Röntgendermatitis an der Schleimhaut und deren *Verlauf* berichtet COUTARD. Er fand die Reaktion an der Schleimhaut um den 12. Tag beginnen und in 10—15 Tagen abheilen, während die Hautreaktion erst Ende der dritten Woche einsetzte. KILLIAN hingegen sah schon 1—2 Tage nach Röntgenbestrahlung des Halses Rötung und Schwellung der Uvula und der hinteren Rachenwand. Beide beschreiben das diphtherieähnliche Aussehen der Schleimhaut. Zeit des Auftretens und Dauer des Bestandes, wie überhaupt das ganze Krankheitsbild hängen naturgemäß von Art und Dosis der Bestrahlung ab.

Die *Differentialdiagnose* ist unschwer; die flächenhafte Ausdehnung des Prozesses, das relative Stationärbleiben, das Fehlen der Diphtheriebacillen, die große Schmerzhaftigkeit — zu der sich bei Larynxlokalisation noch Heiserkeit gesellen kann — sowie die ungemein langsame Abheilung sind ausschlaggebend.

Beschreibungen *histologischer* Veränderungen fehlen.

Die *Therapie* soll eine schonende sein: Borsäure-, verdünnte Wasserstoffspülungen, Eibischtee, Coryfinpinselungen, Einblasungen mit schmerzstillenden Pulvern, namentlich vor den Mahlzeiten genügen bei leichteren Fällen. Bei schwereren verringern mitunter Radiumemanationsspülungen die Schmerzen.

Impetigo herpetiformis.

Von HEBRA 1869 zuerst als eigenes Krankheitsbild beschrieben, stellt die Impetigo herpetiformis eine ungemein seltene Erkrankung dar, deren *Vorkommen* für die typischen Fälle wenigstens *an die Gravidität gebunden* ist. Die wenigen Erkrankungen bei Männern werden angezweifelt.

Die Erkrankung stellt einen *primär mit Pusteln* einhergehenden Prozeß dar, der in mehr als der Hälfte der Fälle tödlich verläuft. Die Pusteln entstehen auf geröteter, leicht infiltrierter Basis und, während an ihrer Peripherie neue Pusteln aufschießen und auch die geschwollene Basis sich peripher fortschiebt, trocknet das Zentrum der so entstandenen Plaques zu Borken ein. Es entwickeln sich auf diese Weise flächenhafte, kreisrunde Erkrankungsherde von gleichbleibendem Aussehen. *Stets periphere Rötung mit aufgesetzter Pustelbildung, stets zentral Krusten, nach deren Ablösung neue Pusteln* aufschießen.

Nachdem vorerst bloß Schenkelbeugen, Genitalgegend, Nabel, Mammae und Axillen befallen waren, konfluieren die Herde später über ausgedehnte Körperflächen. *Hohe Temperaturen, Kachexie* und *meist Exitus letalis* vollenden das Krankheitsbild. Der erste *Eindruck einer Sepsis* ist durch die Bakteriologie nicht gerechtfertigt. Pustelinhalt wie Blutkultur ergaben bisnun — einzelne Fälle mit komplizierender echter Sepsis ausgenommen — steriles Verhalten.

Diese in etwa 100 Fällen beobachtete Erkrankung scheint auch *Schleimhautveränderungen* zu setzen. Allerdings werden gerade manche dieser Fälle von dem einen oder anderen Autor in ihrer Diagnose angezweifelt, was naturgemäß auch die Zugehörigkeit der beschriebenen Schleimhautbilder labil macht.

So sind gerade bei den wenigen, am meisten angezweifelten Fällen von Erkrankungen *beim Manne* am häufigsten Schleimhautveränderungen beschrieben. Andererseits ist nicht zu übersehen, daß bei einer so schweren Erkrankung, die mit oft monatelangem Marasmus und hohem Fieber einhergeht, auch *sekundär Schleimhautveränderungen* entstehen können, die mit dem Grundübel als solchem nichts zu tun haben. Das ist deswegen von Wichtigkeit, weil die beschriebenen Schleimhautveränderungen zumeist erst auf der Höhe der Erkrankung einsetzen.

Nur im Falle Gunsetts begann die Erkrankung auf Haut und Schleimhäuten gleichzeitig. Hier tritt die Erkrankung der Zunge und des Rachens sogar in den Vordergrund, aber der Kranke ist männlichen Geschlechtes. Auch ein von *mir* in der Wiener Dermatologischen Gesellschaft demonstrierter Fall wies Zungenerscheinungen auf. Auch er war männlichen Geschlechtes. Die Fälle Kaposis und Rilles haben dasselbe Schicksal. Die beiden letztgenannten kamen zur Nekropsie und zeigten neben Efflorescenzen auf der *Zunge,* dem *Zahnfleisch* und der *Lippen*schleimhaut sowie auch im *Oesophagus linsengroße, seichte Substanzverluste mit geröteter Umgebung und einen* von *nekrotischem Epithel* gebildeten Rand. Gegen die Kardia zu waren die Efflorescenzen teils auf der Höhe der Falten, längsgestellt und hatten eine festhaftende, nekrotische Epithelschicht. Daneben fanden sich auch einzelne stecknadelkopfgroße, rundliche Geschwüre.

Es ist schwer, von der Schleimhaut ein fixes klinisches Bild zu geben, zumal eine Arbeit über die Schleimhauterscheinungen in der Literatur fehlt. Da jeder Autor nur einige Fälle von Impetigo herpetiformis gesehen hat, und nicht jeder Fall Schleimhauterscheinungen zeigt, außerdem auch nicht alle beschriebenen Fälle als sichere Impetigo herpetiformis aufzufassen sind, erübrigt bloß, die Symptome der einzelnen Fälle in ihrer Beschreibung zu einem Bilde zusammenzufügen. So ergibt sich aus den sicheren Fällen der Literatur und den eigenen Beobachtungen, daß die Impetigo herpetiformis an der Schleimhaut der *Zunge* vor allem Erscheinungen setzt. Hier entstehen, auf dem Zungenrücken wie auf der Unterseite, Gruppen von mehr weniger schmerzhaften *Pusteln,* die entweder als solche oder bloß *als Epitheldurchtränkungen* und *-macerationen* in die Erscheinung treten. Auffallend ist, daß sie die dunkelrote, infiltrierte Basis der Hautlokalisation missen lassen. Wohl aber ist die *zentrale Rückbildung* auch im Schleimhautbilde sichtbar. Nach Abstoßung der Epithelmaceration resultiert naturgemäß eine *Erosion,* die ad integrum ausheilt. Von intensiver peripherer Progredienz der Erscheinungen in der Mundhöhle, von Konfluenz mehrerer Plaques oder gar von größerer Ausdehnung spricht kein Autor, alle sprechen nur von kleinen Gruppen von Pusteln oder Epithelauflagerungen bzw. Erosionen. Du Mesnil erwähnt einmal sogar eine Ulceration, die aber als primär zur Impetigo herpetiformis gehörig, entschieden abgelehnt werden muß.

Andere Lokalisationen als die auf der Zunge sind selten genannt. Mitunter erkrankt der weiche Gaumen, der Rachen, noch seltener das Zahnfleisch oder gar die Wangenschleimhaut.

Gegenüber dem schweren Hautbilde mit seinem pyämisch-septischen Charakter tritt das Schleimhautbild ganz zurück. Die Schleimhaut erkrankt in der Regel auch erst im späteren, wenn nicht im Endstadium der Erkrankung und verursacht deshalb keine differentialdiagnostischen Schwierigkeiten. Es wird im gegebenen Falle allerdings die Frage entstehen, ob die vorhandenen

Schleimhautsymptome Teilerscheinungen der Impetigo herpetiformis sind oder selbständige, dem Marasmus des Patienten entsprechende sekundäre Affektionen.

Histologische Untersuchungen der Schleimhauterkrankung liegen nicht vor.

Ihre *Behandlung* kann nur symptomatisch sein und fällt ansonst mit der Behandlung des Allgemeinleidens zusammen.

Lupus erythematosus.

Unter den klinischen Bildern, die der *Lupus erythematosus* auf der Haut des Gesichtes zeichnet, ist die *Schmetterlingsform* am besten auch bei den Nicht-dermatologen bekannt. Es entstehen auf den Wangen und zumeist auch auf dem Nasenrücken einzelne scheibenförmige, diskoide oder auch zusammen-hängende Plaques von düsterroter Farbe, die mit einer oberflächlichen oder auch tieferen Infiltration einhergehen, sich scharf nach der Peripherie absetzen und graugrünliche, festsitzende, oft in den erweiterten Follikeltrichtern ver-ankerte trockene Schuppen bilden. Heilung erfolgt mit Atrophie, seltener mit deutlicher Narbe. Der Verlauf dieser Fälle erstreckt sich oft auf Jahre. Je chronischer er ist, desto weniger Plaques entstehen im allgemeinen, desto weniger hyperämisch und exsudativ sind sie. Diese Formen entsprechen dem sog. *Lupus erythematosus discoides*. Er bildet nur *selten Erscheinungen im Munde*. Es gibt aber auch Fälle, denen trotz ihres chronischen Verlaufes eine gewisse Akuität in dem Sinne anhaftet, als viele Plaques rasch hintereinander ent-stehen. Diese sind dann gefäßreicher, hellerot, exsudativer, zeigen Gefäß-erweiterungen und gehen gelegentlich auch auf Brust, Rücken und die distalen Teile der Extremitäten über. Diese sog. *disseminierten Formen* treten öfters auch auf den Schleimhäuten, im Munde, in der Nase und auf der Conjunctiva auf.

Schließlich wird noch eine sog. *akute Form* des Lupus erythematosus beob-achtet, die sich zumeist unter hohem Fieber aus einem chronischen Fall ent-wickelt, auf der Haut die exsudatreichsten Formen, sogar Blasen erscheinen läßt und unter Gelenkschwellungen, Bronchitis, Bronchopneumonie und Nieren-schädigung, kurz unter den Erscheinungen der Sepsis so gut wie immer zum Tode führt. Dieses Krankheitsbild — *Lupus erythematosus acutus* — kommt fast nur bei Frauen vor und setzt ebenfalls Schleimhautläsionen.

Die Ätiologie dieser so different verlaufenden Erkrankung ist noch ungeklärt, wenn auch für die meisten Fälle, besonders der chronischen Form ein gewisser Zusammenhang mit Tuberkulose nicht von der Hand zu weisen ist.

Wenden wir uns vorerst der häufigeren, der chronischen Form, dem *Lupus erythematosus discoides und disseminatus* zu. Für den Laryngo-Rhinologen sind diese auch dermatologisch nicht scharf trennbaren Formen als eins zu betrachten. Die disseminierte Form zeigt — wie gesagt — häufiger Schleimhaut-lokalisationen als die diskoide. Die klinischen Schleimhautsymptome sind aber identisch.

Der Lupus erythematosus tritt *auf der Schleimhaut* als *hyperämischer, zumeist ziemlich hellroter Fleck* auf, der als frische, wenig alterierende Erscheinung in der Regel vom Patienten nicht beachtet wird. Nach kurzer Zeit wird die an und für sich geringe, wenig erhabene Entzündung durch ihr *ganz scharf gegen das Gesunde sich absetzende* Rot für den Lupus erythematosus charakteristisch. Im weiteren Verlauf sinkt das Zentrum der Plaque ein und verfärbt sich cyano-tisch, während die Randzone blasser wird, sich wenig eleviert und mit erwei-terten, radiär gestellten Gefäßchen sich durchsetzt. Später treten allmählich im Zentrum geringe *Epithelverdickungen* auf, die ganz zart bläulichweiß sind und schleierhaftes Aussehen haben. Sie machen den Eindruck, als wären sie die Folge einer frischen, ganz leichten Lapisierung. Bald entstehen aber in dieser vorerst ziemlich *diffusen Epitheltrübung* Differenzierungen in der Art, daß feinste, prägnante, fast weiß gefärbte, ungefähr stecknadelstichgroße *Pünktchen* und stellenweise auch kurze *Streifchen* auftreten, die aber *niemals zu Netz- zeichnungen* zusammentreten wie etwa beim Lichen ruber planus (Abb. 15). Außerdem entstehen auch kleine und größere Erosionen. Diese können besonders am harten Gaumen punktförmig, sonst an den Wangen und Zungenrändern

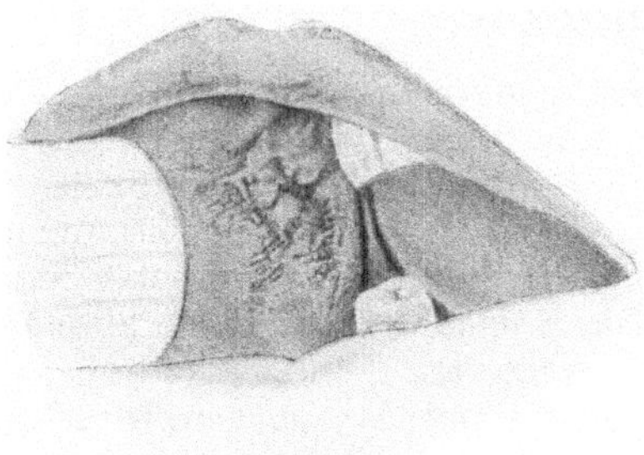

ausgedehnter, unregelmäßig polygonal konturiert oder flächenförmig sein. Im letzteren Falle bedecken sie sich zumeist mit *gelblichen Belägen,* die erst festhaften und nur allmählich sich von der Peripherie her abstoßen (Abb. 16).

Während nun im Zentrum der Plaques sich die beschriebenen Vorgänge abspielen, zeigt die *Randzone* gewisse Veränderungen in dem Sinne, daß auch hier *Epithel- verdickungen* auftreten, und zwar in radiär gestellten dünneren oder auch stärkeren Streifchen, die gegen die periphere nor- male Umgebung hin sich baumförmig ver-

Abb. 15. Lupus erythematosus (Wange).

ästeln. Diese *weiß erscheinenden Epithelleistchen* untermengen sich mit den roten, ebenfalls *radiär gestellten Gefäßektasierungen.* Es entsteht so ein Bild, wie es nur einem länger bestehenden Lupus erythematosus zukommt. (Eine klassische derartige Abbildung findet sich im Archiv für Dermatol. u. Syphil. Bd. 83.)

Schließlich entwickeln sich in älteren Herden rißförmige oder kleinflächen- förmige, oft scharfrandige *Ulcerationen* bei sonst gleichbleibenden Symptomen.

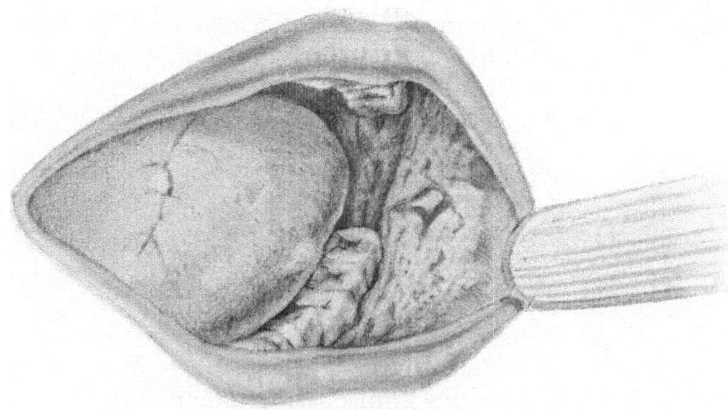

Abb. 16. Lupus erythematosus (Wangenschleimhaut mit Erosionen).

In den ersten Stadien und bei peripherer Progredienz fehlen die randständigen Epithelleistchen, dagegen prävaliert die Entzündung.

Das *beschriebene Zustandsbild ist das häufigste*; es tritt in Plaquesform in wenigen Exemplaren im Munde auf, und zwar am häufigsten in der *Inter- dentalregion,* in der Saumgegend der Wangen und an den hinteren Zungen- rändern. Jedoch auch am Zungenrücken und am harten Gaumen finden wir es.

Neben den genannten Krankheitserscheinungen sei noch einer besonderen, allerdings seltenen Form des Lupus erythematodes chronicus gedacht, die *mehr diffus* auftritt und fast die ganze Mundhöhle befällt. Ebenso wie manchmal der Lupus erythematosus auf der Haut eine rasch einsetzende Verschlimmerung in Form von Disseminierung und peripherer Progredienz aufweist, was mitunter die Folge gewisser therapeutischer Maßnahmen wie z. B. von Arsen, Chinin oder Krysolgan ist, so kann er sich im Munde durch eine fast das ganze Cavum ergreifende geringe Inflammation, also diffus, einleiten. Ohne oder nur unter geringem Trockenheitsgefühl und leichtem Brennen entsteht dann eine *uncharakteristische Entzündung von hellroter Farbe fast der ganzen Mundhöhle,* die stark blutig injiziert erscheint. *Diesem Zustande folgt* bald ein Regreß der Erscheinungen insofern, als die Schleimhaut der Mundhöhle eine diffuse zart bläulichweiße, *schleierartige Epitheltrübung* zeigt, die nur streckenweise als Rest der rasch und ausgedehnt einsetzenden primären Entzündung einen hellroten Begrenzungssaum von etwa 1—2 mm Breite aufweist. Erst Tage, selbst Wochen später differenzieren sich kleinste *Epithelverdickungen in Form von Pünktchen und kurzen Streifchen.* Hat man vorher den Eindruck einer leichten Verätzung, wie sie z. B. konzentrierter Alkohol bei Einwirkung auf die Schleimhaut verursacht, so klärt sich das Bild bei Auftreten der weißen Epithelpünktchen und -streifchen. Im weiteren Verlauf entwickeln sich dann noch zahlreiche kleine, auch streckenweise konfluente Erosionen. Das Ungewöhnliche dieses Bildes liegt lediglich in der Ausdehnung des Prozesses. FINNERUD hat darüber genauer berichtet.

Ungemein häufig erkranken durch Lupus erythematosus die *Lippen,* und zwar an ihrer Übergangsstelle von Schleimhaut zum Lippenrot. Dabei ist die *Unterlippe viel häufiger* erkrankt als die Oberlippe. Zumeist ist die *Lippe in toto geschwollen, leicht cyanotisch,* etwas *evertiert,* mit dünnen lamellösen *Epithelblättchen* und *Blutkrusten* bedeckt. Oft durchziehen blutende oder mit Blutkrusten bedeckte *Rhagaden* radiär das Lippenrot. Die genannten Sekundärerscheinungen überlagern und cachieren so das eigentliche Bild der Erkrankung. Maceriert man jedoch die Krusten und Hornlamellen vom Lippenrot ab, so ergibt sich meist das klassische Bild der Erkrankung mit den punktförmigen resp. hier mehr *streifenförmigen Epithelverdickungen* und *oft scharf bogenförmigen Grenzen* der Einzelplaques. Hier sind die *Epithelleistchen* mit ihren *reisbesenartigen Auffaserungen* und die *Gefäßektasien in ihrer Streifenform* oft viel deutlicher als im Munde. Außerdem sieht man die Schleimhaut in etwa 2—3 mm breiten Girlanden erodiert, dunkelrot. Bei auch geringfügigen Bewegungen der Lippen, wie sie schon das Sprechen bedingt, erfolgt *Blutung* aus den oberflächlichen erweiterten Gefäßchen, von denen HASLUND meint, daß sie nicht so sehr mit den Veränderungen des Gewebes als vielmehr mit der Lokalisation der Erkrankung zusammenhängen.

Mit einigen Worten sei noch auf die *Zungenplaques* eingegangen, die meist ein gegen die übrige Schleimhaut differentes Aussehen aufweisen. Vor allem *fehlt* in den wenigen Fällen, die man zu sehen bekommt, *fast völlig die Rötung.* Die Plaques bestehen hier aus ziemlich *scharfbegrenzten bläulichweißen,* mehr weniger runden *Flecken* von etwa Linsengröße, die in der Regel, 2—3 an der Zahl, zentral eingezogen, leicht narbig sind. Die Ähnlichkeit dieser Herde mit den Lichen ruber planus-Plaques ist ziemlich groß, die zentrale Einziehung ist oft das einzige Unterscheidungsmerkmal.

Außer den genannten Lokalisationen kommen Schleimhautveränderungen ganz vereinzelt an der *Oberlippe* (GAUCHER, SIBLEY, W. KNOWSKY, ABRAMOWITZ), im *Larynx* und an den *Tonsillen* (G. H. FOX), sowie in der *Nase* (GAUCHER) vor. Relativ häufig ist die *Conjunctiva* befallen. Hier charakterisiert sich die Erkrankung durch auffallende Scharfrandigkeit der Rötung.

Die *subjektiven Beschwerden,* die das Krankheitsbild verursacht, sind nicht gerade hochgradig, doch infolge der langen Dauer ungemein lästig. Heiße und saure Speisen verursachen Brennen in der Mundhöhle, das sich bei bestehenden Erosionen oder Ulcerationen steigert, andererseits bei mehr epithelverdickten Plaques naturgemäß geringer ist. Ausgedehnte Fälle haben außerdem auch bei ruhender Mundhöhle ein Trockenheitsgefühl, das sich bei längerem Sprechen besonders störend geltend macht.

Der *Verlauf* der Erkrankung auf der Schleimhaut ist sehr torpid; die Herde können *Jahre lang* bestehen, ohne sich wesentlich zu ändern. Gelegentlich entwickelt sich eine neue Plaque und ulceriert eine schon längst bestehende. Spontane Ausheilungen sind selten, vermag nicht einmal die Therapie immer Ersprießliches zu leisten.

Die *Prognose* ist dementsprechend quoad sanationem recht schlecht; es gibt Kranke, die ihren Erythematosus im Munde Zeit ihres Lebens nicht verlieren, wenn auch die Erscheinungen auf der Haut schon abgeklungen sind. Und trotzdem sind *Komplikationen* der Schleimhautaffektion nicht bekannt. Speziell die in den letzten Jahren öfter beobachteten, auf dem Boden eines Hauterythematosus sich entwickelnden Carcinome sind auf der Schleimhaut bisnun nicht gesehen worden.

Die Beschreibungen, die in der Literatur von der Schleimhautlokalisation des Lupus erythematosus vorliegen (Gaucher, Vidal, Norsk, Ledermann, Nobl, Pick, Trautmann u. a.) decken sich alle. Der Lupus erythematosus ist eben meist gleichförmig entwickelt, und besondere Varianten kommen selten zur Beobachtung (Fall Finnerud). Intensiver haben sich mit der Schleimhautaffektion noch Capelle, Haslund, Culver und *ich* beschäftigt. Es sind Arbeiten, die alle erst nach 1900 erschienen sind.

Was die *Häufigkeit* der *Schleimhautlokalisationen* anlangt, so sind die Angaben darüber schwankend. Die $50^0/_0$ Trautmanns sind sicher zu hoch gegriffen. Selbst die $27^0/_0$ Culvers scheinen die Wirklichkeit zu übersteigen. Sainz de Aja gibt $18^0/_0$ an und meint schon bei dieser Prozentzahl, daß der Lupus erythematosus der Mundhöhle möglicherweise in Spanien häufiger ist als anderswo. Nach der über 25jährigen Erfahrung aus meinem Material der Wiener Kliniken würde ich allerdings bloß schätzungsweise den Prozentsatz für hierortige Fälle mit etwa $10^0/_0$ annehmen.

Das primäre oder isolierte Befallensein der Mund- wie Lippenschleimhaut und *Zunge* ist *sehr selten,* doch kommt es vor. Ich selbst habe derartige, ganz typische, nicht anzweifelbare Fälle beobachtet.

Bei dem ausgesprochenen Symptomenbild des Schleimhauterythematosus bereitet die *Differentialdiagnose* im allgemeinen keine Schwierigkeiten, allerdings müssen die Fälle voll entwickelt sein. Frische, bloß geringe Entzündung aufweisende Einzelplaques sind schwer oder gar nicht erkennbar. Unterstützend kann die scharf abgesetzte Rötung des Erythems gewertet werden. Andererseits legt die meist gleichzeitig bestehende Hautaffektion den Gedanken der richtigen Diagnose nahe.

Charakteristisch wird die Erythematodesplaque auf der Schleimhaut des Mundes erst durch die *Symptome der Chronizität.* Der elevierte, *Gefäßinjektion* und *-ektasien,* oder oft auch schon *moosverzweigte Epithelverdickungen* zeigende Rand, das *tieferliegende Zentrum,* teils *erodiert,* teils mit *zahllosen, weißlichen Epitheltüpfelchen und -streifchen* versehen, kennzeichnen den Erythematodes der Mundschleimhaut genügend. Besteht die Plaque noch länger, treten in den Randzonen die Epithelreiserchen in ihrer Verästelung noch deutlicher hervor. Im allgemeinen sind aber alle die genannten Symptome nur selten und nur bei sehr lange bestehenden Fällen satt in der Farbe und concis in der Zeichnung. Die meisten und selbst auch schon länger bestehende Fälle zeigen Zeichnung und Farbe mehr verwischt, unscharf. Und trotzdem wird das Bild durch das matte Bläulichweiß der epithelialen Verdickung, durch das dunkle Rot der Gefäßerweiterung, wie durch das helle Rot der zerstreut situierten Erosionen mit den partiell aufsitzenden gelben Belegen in seiner Buntheit so charakteristisch wie kein anderes.

Die einzige Erkrankung, die *differentialdiagnostisch* wirklich in Betracht kommt, ist der *Lichen ruber planus*. Auch er macht Epitheltüpfelchen und -streifchen, sie sind aber größer, *dichter in der Farbe,* treten *deutlicher* hervor. Die weißen Streifchen überkreuzen sich und bilden eine *Netzzeichnung,* in die Pünktchen eingesprengt sind, während der Lupus erythematodes die Epithelstreifchen parallel und radiär gestellt in den bogenförmig sich begrenzenden Flecken zeigt. Außerdem mangelt dem *Lichen ruber planus jede entzündliche Rötung, wie auch die Gefäßinjektion. Erosionen fehlen ihm gänzlich* — es sei denn, sie sind traumatisch entstanden oder sie entsprechen einem *Lichen ruber pemphigoides.* Im letzteren Falle sind sie klein und rund; denn sie sind aus Blasen entstanden. Beim Erythematodes sind die Erosionen unregelmäßig geformt, nach außen konkav, ungemein torpid, ändern ihre Form oft durch Wochen nicht und entwickeln sich öfters zu Ulcerationen. Im *allgemeinen prävaliert beim Erythematodes mehr das bunte, vielfärbige Bild,* beim *Lichen ruber planus das einförmige, bloß durch zarte Epithelverdickungen gezeichnete.* Außerdem zeigt der Lichen ruber disseminierte oder aggregierte weißliche Knötchen, aber keine nach der Peripherie scharf abgesetzten Plaques. Eine Ausnahme bildet die *Gemmenform* des Lichen ruber, die wieder durch ihre absolute Ringform klassisch und eindeutig ist. Noch ein Unterscheidungsmerkmal kommt für die beiden genannten Erkrankungen in Betracht: die *Palpation.* Während die Schleimhautaffektion des *Lichen ruber* für den betastenden Finger sich *rauh und hart* anfühlt und dabei *schmerzlos* ist, tastet sich der *Lupus erythematodes weich*; er ist *kaum fühlbar* und dabei doch bei der Berührung oft recht *schmerzhaft.* Es kann deshalb ein Lupus erythematodes auf der Mundschleimhaut einem Kranken nicht entgehen, während die Träger eines Lichen ruber oft von der Existenz der Schleimhauterkrankung gar nichts wissen. Es bestehen also für den Lupus erythematodes und den Lichen ruber planus trotz mitunter ähnlichen Aussehens so viele Unterscheidungsmöglichkeiten, daß bei achtsamer Untersuchung kaum Verwechslungen vorkommen können.

Auch die *Leukoplakie,* welcher Art immer, ist kaum mit einem Lupus erythematodes zu verwechseln; denn auch ihr fehlt die Entzündung, sie zeigt eine gleichmäßige Epithelverdickung, die niemals in Tüpfelchen oder Streifchen sich auflöst, sondern mehr plaqueartig geformt ist. Die Zartheit der Epithelzeichnung des Erythematodes ahmt eine Leukoplakie niemals nach.

Andere Schleimhautläsionen kommen für die Plaqueform des Lupus erythematodes kaum in Betracht.

Die *diffuse,* vielleicht durch Reiz entstandene *Form des Erythematodes* ist auch nur anfänglich schwer erkennbar, solange sie noch einer diffusen Rötung entspricht. Diese wird allerdings bald mehr livid und nur peripher von einem etwa 1—2 mm breiten hellroten Saum umsäumt. Ihre Oberfläche zeigt in weiterer Entwicklung eine schleierartige Epitheltrübung und dann erst entstehen Tüpfelchen und Streifchen, sowie Erosionen. Zuletzt ist das Aussehen ganz typisch für den Erythematodes, nur daß er eben diffus ist.

Histologisch ist der Lupus erythematodes mehrfach untersucht. CAPELLE, PAUTRIER et FAGE, HASLUND und *ich* haben Beiträge hierzu geliefert. Die Befunde decken sich und entsprechen denen der Haut.

Ein mehr weniger mächtiges Infiltrat, Ödem und Gefäßerweiterung finden sich die ganze Bindegewebsschicht hindurch, während das stellenweise verdünnte, stellenweise oft verdickte, in mächtigen schmalen Zügen in die Tiefe reichende

Epithel eine von Zellkernen durchsetzte, also parakeratotische oder aber hyperkeratotische und kernlose, fast der Haut entsprechende Hornschicht bedeckt.

Der *Therapie* gegenüber erweist sich der Lupus erythematodes der Schleimhaut noch resistenter als der der Haut. Als oberstes Prinzip muß auch hier das
non nocere gelten. Die Behandlungsmethoden der Hauterkrankung reizen nur
zu oft die Schleimhaut. Verätzungen mit Carbolsäure, Jodtinktur usw. verschlimmern oft den Zustand. Haslund bricht trotzdem für den *Kohlensäureschnee* (10 Sekunden) eine Lanze. Andere, besonders amerikanische Autoren
setzen sich für Radium ein. Norsk und Harrison loben die *Elektrokoagulation,*
die nicht zu energisch durchgeführt werden soll. Harrison koaguliert mehrmals
nach vorheriger Abheilung durch oberflächliches Darüberfahren und erzielt
eine schöne glatte Narbe. Im allgemeinen erlebt man bei Behandlung von
Schleimhautherden ebenso wie bei den Hautherden mehr Enttäuschungen als
Freude.

Gegenüber dem Lupus erythematosus chronicus weist der **Lupus erythematosus
acutus** ebenso wie in seinem Hautbilde auch in seiner Schleimhautlokalisation
völlig verschiedene Symptome
auf. Wie die Hautefflorescenz
im akuten Krankheitsbilde aus
dem Fleck sich zur ödematösen
und blasigen Efflorescenz umwandelt, so wird auch die
*Schleimhaut*läsion *ödematös* und
blasig. In dieser Exsudation
gehen naturgemäß die vorher
beschriebenen Symptome des
Lupus erythematodes völlig
unter. Die Erscheinungen repräsentieren sich als *epitheliale
Transsudationen, als weißliche
oder hellweiße, sulzige Epithel-*

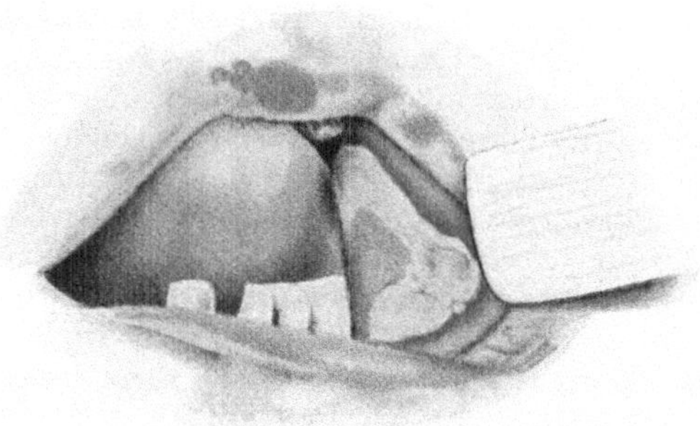

Abb. 17.
Lupus erythematosus acutus (Wangenschleimhaut).

auflagerungen rundlicher oder polyzyklischer Form, die mit einem *intensiv geröteten Entzündungshof* umgeben sind.

Die Abb. 17 zeigt blasige Abhebungen des Epithels als Folge des hochgradig
exsudativen Prozesses.

Im weiteren Verlaufe stoßen sich die durch Ödem und Exsudation aufgelockerten und gequollenen Epithelmassen ab, und es resultiert eine dunkelrote
Erosion. Auch sie trägt *kein Charakteristikon des Lupus erythematosus,* sondern
unterscheidet sich in nichts von einer blasigen Abhebung des Epithels durch
eine andere Ursache bedingt. So die vollentwickelten Efflorescenzen. Andere
frische Läsionen stellen kleinlinsengroße oder größere, dunkelrote, ziemlich
scharf umschriebene, *uncharakteristische Flecke* dar, die *oft hämorrhagisch* werden
und dann zerfallen.

Sitz dieser Schleimhautherde ist zumeist die *Interdentalregion* der Wange
oder der *harte Gaumen,* doch findet man die Efflorescenzen *auch an der Gingiva,*
an der *Zunge* und an der *Lippenschleimhaut.*

Subjektiv treten die Beschwerden gegenüber der Schwere des Gesamtbildes
zurück. Sie verursachen aber intensives *Brennen* und *Stechen* im Munde, so
daß die Nahrungsaufnahme des ohnedies Schwerkranken noch mehr gestört ist.

Im *weiteren Verlaufe* tritt die Akuität des Prozesses immer mehr in den
Vordergrund. Heilen auch Efflorescenzen dieser akuten Form relativ leichter
ab als Läsionen der chronischen, so bedeutet das wenig; denn es treten in rascher
Folge konform dem Hautbilde wieder neue Efflorescenzen auf.

Auch die evtl. Mitbeteiligung *anderer Schleimhäute* spielt für den Patienten wie für den Arzt nur eine untergeordnete Rolle; das Allgemeinbefinden, das hohe Fieber mit dem schweren Darniederliegen des Patienten beherrschen völlig die Situation.

Eine *Differentialdiagnose* käme höchstens dem Pemphigus gegenüber in Frage. Da aber die Schleimhaut bei Lupus erythematosus acutus *niemals isoliert* erkrankt, sondern stets ein Teilbild des ungemein schweren Haut- resp. Allgemeinleidens ist, sind diagnostische Schwierigkeiten oder Irrtümer kaum zu erwarten.

Die relativ wenigen, aber fast stets publizierten Fälle zeigen alle konforme Bilder; überall treten schwere Entzündung, Ödem, Blasenbildung in den Vordergrund. REITMANN und VON ZUMBUSCH sprechen von Ödem des Mundbodens, von belegten Erosionen mit Foetor ex ore, VALK erwähnt in entzündeter Mund- und Rachenhöhle zerstreute fleckige Erosionen. KRAUS und BOHAC beschreiben am Gaumen eine Menge kleiner etwa hanfkorngroßer, geröteter, oberflächlicher Substanzverluste, oder in einem anderen Falle lebhaft gerötete Flecke und bis linsengroße Epitheldefekte. Andererseits sahen sie am harten Gaumen hirse- bis hanfkorngroße, hellrote, leicht erhabene Infiltrate, von denen einige exkoriiert waren, während die Mehrzahl im Zentrum weißlich getrübte succulente Epitheldecken trug. Ebenso beschreibt KLINGMÜLLER linsengroße, von macerierter und weißlicher Schleimhaut umsäumte, tief dunkelrote, oberflächliche Gewebsverluste, die beim Kauen lebhaft schmerzen.

Man sieht, daß überall die Exsudation mit folgender Erosion im Vordergrund steht, zur Ulceration kommt es nur nach Zerfall von Hämorrhagien oder sekundär in extremis.

Entsprechend dem schweren allgemeinen Erkrankungsbilde kann von lokaler Behandlung kaum gesprochen werden; sie ist in der Mundhöhle bloß symptomatisch und fällt ansonsten mit der in den einzelnen Fällen einzuschlagenden Allgemeinbehandlung zusammen.

Psoriasis.

Die *Psoriasis* ist eine der *häufigsten Hauterkrankungen*. Sie tritt mit knötchen- und scheibenförmigen Efflorescenzen auf, die sich rasch mit trockenen, weißen Schuppen bedecken und eine bestimmte Lieblingslokalisation, so über Ellenbogen und Knien, haben. Nach Ablösen der Schuppen restiert eine nässende oder punktförmig blutende Stelle. Diese Erscheinungen bilden sich spontan oder auf Behandlung zur normalen Haut wieder zurück, um nach kürzerer oder längerer Zeit zu rezidivieren. So wird die Psoriasis zu einer chronischen, die Haut immer wieder befallenden Erkrankung, die den Patienten oft durchs ganze Leben begleitet.

Gelegentlich eines akuten Ausbruches tritt die Psoriasis in disseminierten Efflorescenzen über den ganzen Körper auf, die durch peripheres Wachstum und Konfluenz sich über weitere Hautpartien ausdehnen, ja selbst die gesamte Decke ergreifen können. Mit Ausnahme dieser letzten Erscheinungsform geht die Erkrankung, abgesehen von leichten lokalen Unbequemlichkeiten, ohne irgendwelche Allgemeinstörung einher.

Die Ätiologie der Psoriasis ist unbekannt.

Trotz der großen Häufigkeit der Psoriasis auf der Haut, ist es *noch nicht feststehend, ob die Schleimhäute* bei den einzelnen Attacken *mitbefallen werden.* Was ehemals als *Psoriasis mucosae* angesprochen wurde, hat SCHWIMMER schon in den 80er Jahren zu sieben sich bemüht. Auch heute noch wird das

Wort Psoriasis mucosae für verschiedene leukoplakische Veränderungen der Mundschleimhaut gebraucht, die keine echte Psoriasis sind und die man auch gar nicht für echte Psoriasis hält. *Die echte Schleimhautpsoriasis, d. h. die Mitbeteiligung der Schleimhaut an der Psoriasis vulgaris wird von den meisten Autoren bestritten.* So nehmen Hebra, Kaposi, Lang, Behrend, Lesser, Weil, Schütz, Hallopeau und Leredde, Darier, Schamberg, Stellwagon, Ormsby und viele andere bezüglich der Schleimhautlokalisation einen ablehnenden Standpunkt ein. Andere Autoren, so Trautmann, Schäffer, Ledermann und schließlich Jadassohn erwähnen sogar ausdrücklich, eine echte Psoriasis der Mucosa *nie gesehen zu haben,* wollen aber andererseits nicht zweifeln, daß es möglich ist, daß Psoriasis auch auf der Schleimhaut vorkommt. *Mir* selbst ist es trotz genauen Daraufachtens während mehr als zwei Dezennien an einem großen Material *nicht möglich gewesen, auch nur ein einziges Mal eine Psoriasis der Schleimhaut zu sehen.*

Die neuere *Literatur* beschreibt aber solche Schleimhautlokalisationen; allerdings weisen nicht alle die nötige Prägnanz auf. Als Psoriasis der Schleimhaut kann füglich nur jene Erscheinung angesehen werden, die entweder die Fortsetzung einer typischen Hauterscheinung auf die Schleimhaut darstellt, oder deren Entstehen zeitlich mit der Hauteruption zusammenfällt, deren gewebliches Aussehen mikroskopisch vollkommen mit der histologischen Morphe der Hautefflorescenz sich deckt, und die bei allgemeiner Behandlung ohne jede lokale Beeinflussung gleichzeitig mit den Hauterscheinungen schwindet und endlich bei Rezidivieren der Hauterscheinungen gelegentlich mit rezidiviert.

Es würde zu weit führen, auf die einzelnen Arbeiten einzugehen, in denen das Vorkommen einer echten Psoriasis mucosae behauptet wird. Auch sind alle bis 1903 mitgeteilten Fälle bloß klinisch beschrieben, der therapeutische Effekt und die Beschreibung des histologischen Aufbaues fehlen (Kusnitzky, Sack, Pospelow, Lapowsky). Oppenheim war im Jahre 1903 der erste, der auch eine mikroskopische Untersuchung seines Falles vorgenommen hat. Aber schon 1 Jahr später wird Oppenheims Fall gerade wegen des histologischen Verhaltens von Thimm angezweifelt, der bei Beschreibung eines neuen Falles auch klinisch derartige Differenzen konstatiert, daß sein Fall mit dem Oppenheims kaum eine entfernte Ähnlichkeit aufweist.

Oppenheims und Thimms Fällen folgen in der Literatur Fälle von Isaac (1914), Keller (1917), Reil, Rugani (1921), Jordan (1922), Smelow (1923), Wertheim (1924), Rusch (1925), so daß Guttmann aus diesen wenigen Fällen den Schluß zieht, daß vereinzelte Fälle von echter Psoriasis der Wangen-, Lippen- und Zungenschleimhaut einwandfrei festgestellt sind. Demgegenüber muß betont werden, daß die Psoriasis vulgaris der Haut ein so häufig vorkommendes Krankheitsbild ist, daß es wundernehmen muß, daß die gleiche Erkrankung der Schleimhaut so enorm selten beobachtet werden sollte. Dabei *fehlt im Bilde der Schleimhautpsoriasis,* wie Schütz 1883 schon sagte, *auch heute immer noch die nötige Prägnanz*; denn die vereinzelten, oben vollzählig zitierten Fälle angeblich echter Psoriasis sind in ihren Symptomen recht different. Der eine Autor beschreibt scharfbegrenzte, elevierte Efflorescenzen von grauweißlicher bis bläulichweißer Farbe und gestichelter oder glatter Oberfläche, der andere spricht von papulöser Erhebung mit glänzender, wie lackierter Oberfläche, ein dritter von zarten weißen Streifen oder gar von linsengroßen, weißen, dicken Belägen, die sich nicht abkratzen lassen, oder man liest von zierlichem Netz- und Gitterwerk sich kreuzender Streifen, sich verästelnden Flecken usw. Es werden also sehr *differente Schilderungen* gegeben. Als Lokalisation der genannten Erscheinungen werden der *Gaumen,* die *Wangen-* und *Lippen*schleimhaut und schließlich auch der *Kehlkopf* erwähnt. Letzterer von Rugani (1921).

Die seit 1903 mehrfach publizierten *histologischen Befunde* sind noch eher untereinander konform, wenn auch die Bilder, für die ein Autor vom anderen Parakeratose, Akanthose und vermehrte Füllung der Papillargefäße fordert, vom dritten für nicht absolut verläßlich für die Diagnose gewertet werden, da speziell Parakeratose auch auf normaler Schleimhaut vorkommt (KÖLLIKER). Andererseits würde es nicht wundernehmen, wenn eine abnorme Verhornung der Mundschleimhaut, bedingt durch Psoriasis, leicht und rasch den macerierenden, traumatischen Verhältnissen der Mundhöhle zum Opfer fallen und klinisch überhaupt nicht zur Beobachtung kommen sollte. Die Verhornungsanomalie und Leukoplakie eines Lupus erythematodes wird dem Speichel und dem Kauakt widerstehen, aber von dem Gefüge einer viel lockerer gefügten Psoriasisverhornung ist das kaum zu erwarten.

Was schließlich den *Heileffekt* bloß allgemein wirkender Therapie (Arsen und Jod) auf die beschriebene Schleimhautpsoriasis anlangt, so ist der Effekt dieser Therapie für das Vorkommen einer echten Psoriasis auf der Schleimhaut schon deswegen nicht verwertbar, weil fast alle Fälle der Literatur *nur gebessert,* aber nicht gleichzeitig mit der Hautaffektion geheilt worden sind.

Resümiert man also aus den in der Literatur niedergelegten Fällen, so kann man derzeit *die Überzeugung nicht gewinnen, daß eine echte Psoriasis der Mundhöhle überhaupt vorkommt.*

Pityriasis lichenoides chronica.

Die *Pityriasis lichenoides chronica* (JULIUSBERG) oder *Dermatitis psoriasiformis nodularis* (JADASSOHN) ist eine nicht häufig vorkommende, sehr chronisch verlaufende Hautaffektion, die durch mehr weniger hellrote Knötchen und flache, feinschuppende Flecke charakterisiert ist und oftmals im ersten Aspekt gewisse Ähnlichkeit mit einem makulopapulösen, luetischen Exanthem hat. Erweiterungen des Krankheitsbildes kamen dadurch zustande, daß in den letzten Jahren Fälle beobachtet worden sind, die durch variolaähnliche Hautläsionen blasiger und hämorrhagischer Natur kompliziert waren.

Ätiologisch ist die Erkrankung ungeklärt. Therapeutisch ist Arsenmedikation mit folgender Quarzlichtbestrahlung von Nutzen.

Die *Mundschleimhaut gilt im allgemeinen* als vom Krankheitsprozeß *nicht ergriffen,* jedoch sind einige Fälle in der *Literatur* bekannt, die es möglich erscheinen lassen, daß die Mundschleimhaut doch befallen wird. Absolut eindeutig sind diese Fälle nicht, denn schon die Polymorphie des Krankheitsbildes erschwert die Beurteilung.

Als erster hat RIECKE (1906) einen Fall dieser Hauterkrankung mitgeteilt, bei dem er an der *Mundschleimhaut* Efflorescenzen beschreibt und abbildet, die er der Pityriasis lichenoides chronica zugehörig anspricht. RIECKE fand Erscheinungen am *Gaumen,* am oberen *Alveolarfortsatz* und an der *Wangenschleimhaut* und beschreibt die ersteren als *hirsekorngroße, bräunlichrote, scharf umschriebene,* ganz *flach erhabene Efflorescenzen* auf anscheinend normaler Schleimhaut. Das Zentrum der Efflorescenzen ist dunklerrot und etwas eingesunken, während die Randpartie ödematös und opaleszierend erscheint. An einer Wangenschleimhaut befindet sich ein dichtes Konglomerat gelblicher, stecknadelkopfgroßer Punktationen.

Dieser Publikation folgen noch drei weitere, und zwar 1915 eine von WERTHER, der am Gaumen *rote Flecke* und die Zunge glatt, depapilliert gefunden hat, 1923 eine von KREIBICH, der an der linken Tonsille eine hellergroße, *graugetrübte Stelle* mit *zentralen Grübchen* beschreibt, während an der hinteren Pharynxwand figurierte, graugetrübte, vielleicht etwas deprimierte, scharf umschriebene

Herde bestehen, von denen er selbst es dahingestellt sein läßt, ob sie zu einer Pharyngitis atrophicans oder zur Pityriasis lichenoides chronica gehören. Ich selbst verfüge über keine diesbezüglichen Erfahrungen, denn die von mir gesehenen Hautkranken waren alle frei von Schleimhauterscheinungen.

In letzter Zeit teilt noch Krupnikoff einen Fall mit Veränderungen an der Schleimhaut der Mundhöhle mit. Er beschreibt ihn folgendermaßen: an Unter- und Oberlippenschleimhaut unregelmäßig geformte Bezirke von der Größe eines 10-Pfennigstückes, in denen das Epithel getrübt und von grauer Farbe erscheint; die Oberfläche dieser Herde von kleinen, weißlichen Punkten übersät. In der Umgebung die Schleimhaut bläulichrot gefärbt. Die Unterfläche der Zunge hyperämisch, mit hirsekorngroßen Knötchen unregelmäßiger Form und grau- weißlicher Farbe bedeckt. Am rückwärtigen Zungenrücken ein unregelmäßiger, dunkelroter Herd, der zentral drei gelbbraune gefärbte, hirsekorngroße Papeln trägt. Am harten und angrenzenden weichen Gaumen ein größerer, unregel- mäßig geformter Herd, dessen Oberfläche uneben von einzelnen stecknadelkopf- großen Knötchen und leuchtend gefärbten, ebenso großen Erosionen bedeckt ist. Krupnikoff fügt wie Riecke eine Abbildung bei.

Vier Fälle genügen nicht, um eine Schleimhautlokalisation der Pityriasis lichenoides chronica als feststehend anzunehmen. Immerhin werden sie als Teilerscheinungen der Hautbilder beschrieben. Histologische Untersuchungen der Schleimhauterkrankung wurden in keinem Falle vorgenommen. Ebenso fehlen Mitteilungen über Therapie, resp., ob die beschriebenen Schleimhaut- läsionen beim Abklingen des Hautbildes sich zurückgebildet haben.

Lichen ruber.

Die dermatologische Literatur unterscheidet hier zwei Erkrankungen, einen *Lichen ruber planus* und einen *Lichen ruber acuminatus.* Der **Lichen ruber planus** ist eine Wochen bis Monate während Dermatose, die bei manchen Individuen nach Dezennien rezidiviert und sich aus disseminierten eigenartigen Knötchen polygonaler Form und flacher, meist zentral gedellter Oberfläche zusammen- setzt. Die Efflorescenzen haben eine rote bis violette Farbe und wachsartigen Glanz. Sie heilen oft mit tiefbraunem Pigment ab. Hochgradiges Jucken begleitet die Eruption fast immer. Varianten der Knötchenanordnung sind gewisse ringförmige Bildungen kleinerer und größerer Knötchengruppen, Varianten der Morphe der Efflorescenzen sind Verrucositäten einzelner oder massierter Papeln, sowie Exsudation bis zur Vesicula oder Bulla. Befallen wird mit Ausnahme des Gesichtes disseminiert der ganze Körper, besonders die Beugeseiten der Vorderarme.

Das Allgemeinbefinden wird nur durch den Juckreiz gestört. Ansonsten ist das Leiden belanglos. Die Ätiologie ist unbekannt.

Als fast einzige wirksame Therapie gilt die Arsenmedikation in langgegebenen hohen Dosen.

Der Lichen ruber planus befällt die *Schleimhaut so häufig,* daß er trotz seiner Zugehörigkeit zu den Dermatosen für den Laryngo-Stomatologen ein geläufiges, oft gesehenes Krankheitsbild darstellt. Die *Häufigkeit* seines Vorkommens *auf der Mundschleimhaut* wird von den meisten Autoren auf etwa 50% und darüber geschätzt und diese Zahl scheint keinesfalls zu hoch, eher zu tief gegriffen.

Das *Symptomenbild,* das auf der Schleimhaut des Mundes entsteht, ist *meist* so *eindeutig,* daß Zweifel über die Diagnose auch dann nicht entstehen, wenn das Cavum oris isoliert erkrankt ist. Derartige Fälle sind nicht selten, doch kommen sie deshalb nicht häufig zur Beobachtung, weil sie keine Beschwerden verursachen und oft nur zufallsweise gefunden werden.

Das klinische Aussehen der Schleimhautläsion wird von allen Autoren mit Ausnahme geringfügiger Varianten gleich beschrieben (TRAUTMANN, SCHÄFFER, LEDERMANN, RIECKE, DALLA FAVERA, MIKULICZ, NOGUÉ, THIBIERGE und viele andere). Die schönsten und charakteristischsten Efflorescenzen finden sich auf der *Wangenschleimhaut,* und zwar in der Nähe des letzten Molar. Hier ist der *Lieblingssitz* der Schleimhauterkrankung. Nach TRAUTMANN sind 75 bis 92% der Schleimhautläsionen an den Wangen lokalisiert, was eigenen Erfahrungen und den Erfahrungen anderer (JADASSOHN) ungefähr entspricht. Das Erkrankungsbild setzt sich hier aus kleinsten und bis *hirsekorngroßen,* meist *sattweißen* oder auch matteren *knötchenförmigen Erhabenheiten* zusammen, die isoliert oder zu *Streifchen,* oder *Girlanden* oder schließlich auch zu *Gruppen* und *Kreisen* angeordnet der Schleimhaut aufgesetzt sind. Die einzelnen Anordnungen kombinieren sich auch. Streifchen kreuzen sich und sind mit kleinen Knötchen untermengt, so daß groß- und kleinmaschige, netzförmige

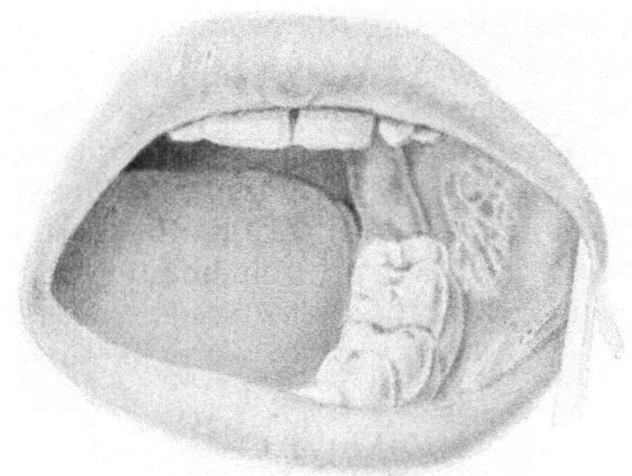

Abb. 18. Lichen ruber planus (Wangenschleimhaut).

Zeichnungen (Abb. 18) resultieren, oder die Streifchen entsprechen selbst nur einer *Reihe* kleinster Knötchen, oder die *Streifchen zeigen kleinste knotige oder spindelige Auftreibungen,* Verdickungen. Andere Knötchenreihen bilden wieder bogenförmige, auch *in sich geschlossene, ovaläre Ringe (Gemmen).* In solchen Fällen sieht man das eingeschlossene Feld oft livid verfärbt. Oder aber die Efflorescenzen stehen in dichtgedrängter oder lockerer Anordnung in Gruppen, so daß sattweiße oder mattere, schleierartige, wie HALLOPEAU sagt, *oblatenähnliche* Plaques entstehen.

Diese oblatenähnlichen Ausbreitungen können auch zu größeren, dickeren, sattweißen Plaques anwachsen, die eine an *Mosaik erinnernde Felderung* zeigen, was dadurch zustande kommt, daß auch große alte Plaques immer noch die Einzelefflorescenz wenigstens angedeutet erkennen lassen. Am *Rande* zeigen solche Plaques oft noch Einzelknötchen

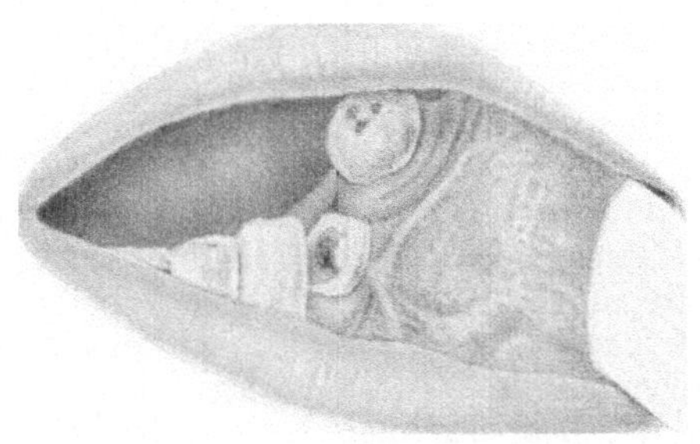

Abb. 19. Lichen ruber planus (Wangenschleimhaut).

oder Streifchen oder am häufigsten noch *Segmente einer ovalären Gemmenzeichnung,* in deren Bogenteilen man immer wieder die Einzelknötchen erkennen kann (Abb. 19). Ganz diffuse, gleichmäßig dicke, weiße Herde, wie die Leukoplakie sie zeigt, kommen kaum (LEDERMANN) zur Beobachtung, und selbst in solchen Fällen sind stets noch normale Schleimhautaussparungen zu sehen.

Entzündungserscheinungen fehlen dem Krankheitsbilde.

Beim *Betasten* fühlen sich die Knötchen *rauh, fast hart* an. Dieses Gefühl ist so prägnant, daß auch die kleinste Einzelefflorescenz tastbar wird. Um so deutlicher wird die Palpation bei Gruppenbildung der Erscheinungen.

All die Verschiedenheiten im klinischen Bilde der Schleimhautläsion resultieren mehr oder weniger *bloß aus* der *Anordnung* der *Efflorescenzen, die Primärefflorescenz* als solche ist *immer wieder* die *gleiche, das weiße, erhabene, scharf aufsteigende, plane oder auch leicht gedellte, derbe, rauh sich antastende Knötchen ohne periphere Entzündung. Sekundäre Veränderungen* infolge Erosion, Exsudation oder Ulceration kommen diesem Krankheitsbilde auf der Schleimhaut *nicht* zu, *es sei denn,* daß ein Lichen ruber pemphigoides vorläge, eine Variante der Erkrankung, die weiter unten noch Erwähnung finden wird. Auch stärkere *Verhornungen zeigen die Schleimhautefflorescenzen nie,* obzwar auf der Haut oft hochgradige Hyperkeratosen vorkommen.

Wenn auch die ganze Wangenschleimhaut resp. jede Stelle derselben gelegentlich Sitz der Erkrankung werden kann, so ist doch auffallend, daß meist die *Nähe des Kieferwinkels* (Abb. 18 u. 19), also die am weitest rückwärts gelegene Partie der Wangenschleimhaut ergriffen wird. Von hier geht die Affektion nicht selten auf den Alveolarfortsatz und den Kieferwinkel selbst über. Auch

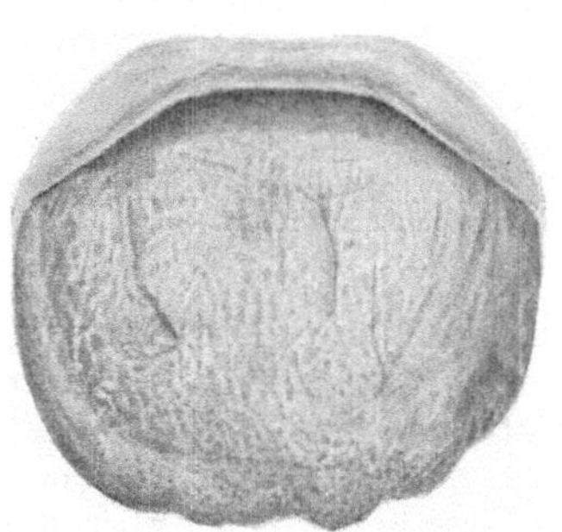

Abb. 20. Lichen ruber planus (Zunge).

die *Gingiva* ist hin und wieder Sitz der Erkrankung. Meist wird sie von dem segmentalen Teil einer auf der Wangenschleimhaut oder im Vestibulum hauptsächlich situierten Plaque noch getroffen. Die vorderen Partien der Wangenschleimhaut werden seltener befallen.

Nächst dem Kieferwinkel resp. der hinteren Wangengegend ist die *Zunge* noch häufig von der Erkrankung getroffen. Die Prozentsätze der Literatur schwanken zwischen 54 und 80%. Meinen Erfahrungen entsprechen — allerdings nur schätzungsweise — beide Zahlen nicht; sie scheinen mir zu hoch gegriffen.

Das Symptomenbild, das uns die *Zunge* bietet, ist unvergleichlich schwerer zu erkennen. Das wird von allen Beobachtern anerkannt. Befallen wird hier hauptsächlich die mittlere und vordere Partie, selten die Unterseite. Die Erscheinungen treten auf der Zunge *zumeist in Efflorescenzgruppen* auf. Diese Gruppen stellen sich als runde, seltener polygonale Felder dar, die von bläulichweißer, matter Farbe monoton in der Oberfläche, etwas unter dem Niveau der Zunge gelagert sind. Die Papillenzeichnung ist dabei in der Regel geschwunden. Diese scheibenförmigen Efflorescenzgruppen, meist nur einige an Zahl, sind scharf umgrenzt. Andererseits findet man seltener auch vereinzelte Efflorescenzgruppen, die ihre Entstehung aus Einzelknötchen noch deutlich erkennen lassen. Isolierte Einzelefflorescenzen sieht man fast nie; die gehen im normalen Zungenrelief unter, werden übersehen. Relativ häufig präsentiert sich die Zunge besonders in ihren vorderen Rückenteilen diffus erkrankt. Sie ist dann von einem *feinmaschigen, weißen Netz* überzogen, das durch seine engen Maschen die rosarote Zungenunterlage durchblicken läßt (Abb. 20).

Die Unterseite der Zunge und den Mundboden sah ich nur in einem Falle erkrankt. Schäffer beschreibt die Efflorescenzen gerade hier so typisch. Nach ihm zeigt die Unterseite der Zunge die Lichen ruber planus-Efflorescenzen wie eingesprengte Porzellantröpfchen.

Von anderen Lokalisationen ist noch der *Gaumen,* und zwar der harte als häufiger erkrankt zu erwähnen. Hier finden sich in der Regel nur vereinzelte reihen- oder netzförmig angeordnete Knötchen, allerdings kommt auch die diffuse, ausgedehnte Netzzeichnung, wie sie oben für die Zunge beschrieben wurde, zur Beobachtung. Der weiche Gaumen und die Uvula sowie die Tonsille werden ungemein selten befallen. Die Literaturberichte nennen 1—2%.

Sehr oft findet man noch die *Lippenschleimhaut* und das *Lippenrot* befallen, und zwar an der Unterlippe. Oberlippenlokalisation muß als sehr selten gelten. Das Bild der Lippenschleimhaut ist das der inneren Wange in allen ihren Varianten, das Bild des Lippenrotes ist mehr das der äußeren Haut.

Auch an der hinteren Rachenwand (RÓNA, BRUCK) sowie im Kehlkopf (bei SCHÜTZ) ist der Lichen ruber planus gelegentlich beobachtet worden.

Die *subjektiven Beschwerden* der Erkrankung sind in der Mundhöhle dermaßen *gering,* daß der Patient sich ihrer in der Regel gar nicht bewußt ist. Nur JOSEPH spricht von heftigen Schmerzen seines Patienten, der besonders über Brennen und Rauhigkeit der befallenen Partien klagt.

Träger der Erkrankung sind fast nur Erwachsene beiderlei Geschlechtes. Erkrankungen von Kindern sind selten, doch finden sich Schleimhauterkrankungen neben der Erkrankung der Haut auch bei diesen (KIESS).

Der *Verlauf* des Schleimhautlichen ist ein äußerst *chronischer.* Die Schleimhauterkrankung überdauert den Hautlichen stets. Während der Dauer des Bestandes ändert sich die Schleimhautaffektion nur sehr langsam. Stürmische, akute Erscheinungen fehlen stets. Während der Hautlichen mit Pigmentierung und geringer Atrophie abheilt, sieht man an der Schleimhaut wohl mitunter — namentlich im Zentrum der Gemmen — die Abheilung mit einige Zeit bestehender, zarter livider Verfärbung ablaufen, aber *Pigment*ansammlung als Reste abgeheilter Herde *sieht man hier nicht.* Die Atrophie der geheilten Stelle ist zu gering, um an der Schleimhaut gesehen zu werden. Mitunter läßt der Lichen ruber planus an der Schleimhaut nach der Abheilung leicht leukoplakische Streifen zurück. Die Regel ist aber nach oft jahrelangem Bestande die restlose spontane Abheilung ohne Hinterlassung irgendwelcher Residuen.

Wie resistent die Schleimhauterkrankung sein kann, erhellt auch aus Therapieversuchen SPITZERs, der bei einem Haut-Schleimhautfall nach 6 Silbersalvarsan-Injektionen Herdreaktion der Hautherde, aber nicht der Schleimhautherde sah.

Wie an der Haut oft nach Dezennien *Rezidivattacken* der Erkrankung auftreten, so kommen solche auch an der Schleimhaut vor.

Von *Mitbeteiligung anderer Schleimhäute* am Krankheitsbilde ist die Erkrankung des Genitales, namentlich der weiblichen und der Anal- resp. Rectalschleimhaut zu erwähnen. Die Conjunctiva wurde nie erkrankt gefunden.

Als Variante des Lichen ruber der Haut ist noch die exsudative Form desselben: der **Lichen ruber pemphigoides** zu nennen, der neben dem sonst geläufigen Symptomenbild der Hauterkrankung mit hanfkorn- bis haselnußgroßen Blasenbildungen einhergeht. Als hierhergehörige Erkrankungen sind aber nur solche Fälle anzusprechen, die *ohne medikamentöse Beeinflussung* und *ohne besondere lokale Reizung* Blasen aufweisen. Diese Hauterkrankung kann im Cavum oris das oben beschriebene gewöhnliche Aussehen des Lichen ruber planus aufweisen (POKORNY), oder aber neben diesem auch blasige Eruptionen.

In der Zusammenstellung von TRAUTMANN sind 10 derartige Lichen ruber pemphigoides-Fälle aufgezählt. 5 davon zeigten das gewöhnliche Schleimhautbild ohne Blasen, 5 wiesen Blasen zum Teil ohne, zum Teil neben Knötchen auf. Diese und spätere Fälle der Literatur (FLEHME) sowie mehrere eigene Beobachtungen lehren, daß die entstehenden Blasen meist klein sind, an Stelle bestehender Lichenefflorescenzen oder in ihrer Peripherie entstehen und im allgemeinen länger stationär bleiben als Pemphigusblasen. Das trifft auch für die Hautblasen des Lichen ruber zu. Man sieht deshalb auf der Schleimhaut auch seltener Blasendeckenfetzen als beim Pemphigus. Das häufigst gesehene

Bild dieser an und für sich seltenen Erkrankungsform sind Erosionen, die keinen
Belag und nur selten noch einen Blasenrest am Rande tragen, dabei aber weiße
Knötchen und Streifchen des Lichen aufgesetzt zeigen. Da zumeist die übrigen
Symptome dem typischen Schleimhautlichen entsprechen, sind die Fälle leicht
zu erkennen.

Andere Formen des Lichen ruber wie z. B. der *Lichen ruber corneus* oder
verrucosus liefern an der Schleimhaut bloß das gewöhnliche Aussehen des Lichen
ruber planus.

Die Häufigkeit des Lichen ruber planus und normaler Talgdrüsen auf der
Schleimhaut und gerade an der gleichen Stelle in den hinteren Wangenpartien
macht es erklärlich, daß *Kombinationsbilder* beobachtet werden. Man sieht dann
die scharfe, weiße, polymorphe Zeichnung des Lichen ruber mit unscharfen,
kugelig aus der Tiefe der Schleimhaut sich vorwölbenden gelblichen Talgdrüsen-
knötchen untermengt.

Als nicht so harmlose Komplikationen sahen Mikulicz und Kümmel, Bettmann und Willinger *Carcinome* auf dem Boden von Lichen ruber-Plaque
sich entwickeln. Demgegenüber sind weitere gleiche Fälle in der Literatur
nicht bekannt und Thibierge behauptet, daß Carcinom auf dem Boden eines
Schleimhautlichen niemals vorkomme. Aus verschiedenen Erwägungen heraus
scheint der Schluß gerechtfertigt, daß die vereinzelten Fälle von Carcinom und
Schleimhautlichen vielleicht Zufallskombinationen, aber nicht gegenseitig verursacht sind.

Die *Differentialdiagnose* des Lichen ruber planus wie pemphigoides stößt
kaum auf Schwierigkeiten; die Zeichnung des Schleimhautbildes mit seinen
zarten, spitzengleichen Netzchen, Streifchen und Tüpfelchen ist eindeutig.
Die Rauhigkeit und Derbheit der Efflorescenzen für den palpierenden Finger
bietet zum zarten Bilde einen auffallenden Kontrast.

Von den wenigen Erkrankungen, die differentialdiagnostisch gegenüber dem
Lichen ruber planus wirklich in Betracht kommen, sind nur die *Leukoplakie*,
der *Lupus erythematodes,* der *Pemphigus* und die *Epidermolysis hereditaria* zu
nennen. Außerdem sind noch die normalen *Talgdrüsen* nicht zu vergessen,
die allerdings bei einiger Aufmerksamkeit leicht abzusondern sind; die gelbliche
Farbe, das kugelige, von Schleimhaut gedeckte Knötchen, die Disseminierung
in der Anordnung der Talgdrüsen sind der Unterscheidungsmerkmale genügend.
Die *Leukoplakie* hinwiederum ist diffus gegenüber der Lichenplaque, die noch
so dicht, immer noch die Einzelefflorescenz erkennen läßt. Auch die zarteste
Lichenplaque ist nicht so gleichmäßig diffus wie die zarte Leukoplakie; selbst
die ausgedehnteste Lichenplaque wird immer noch kleinste Stellen normaler
Schleimhaut in sich zeigen. Die Leukoplakie weist sekundäre Veränderungen
— Verdickungen, Rhagaden, Erosionen — auf, der Lichen niemals, ausgenommen
die ganz eigenartigen kreisrunden Erosionen des Lichen ruber pemphigoides.
Schwieriger gestaltet sich die Differenzierung gegenüber dem *Lupus erythematodes.* Beide Erkrankungen machen weiße Tüpfelchen und Streifchen. Diese
stehen aber beim Erythematodes radiär zur Plaque, beim Lichen ruber planus
sind sie wahllos gegeneinander, auch sich kreuzend angeordnet. Im Streifchen
des Lichen ruber planus sieht man die Knötchenbildung, während das Streifchen
des Lupus erythematosus bloß einer gleichförmigen Epithelverdickung entspricht. Der Lupus erythematosus ist auf entzündliche Basis gestellt, erodiert,
zeigt gelbe Beläge, ulceriert, schmerzt, der Lichen ruber planus zeigt keine
Entzündung, keine Erosionen, keine Beläge und wird vom Patienten ignoriert.
Nur der Lichen ruber pemphigoides macht hier wieder eine Ausnahme. Er ist
auch gegen den *Pemphigus* abzugrenzen, was aber deshalb leicht ist, weil dem
Lichen ruber die Akuität und die Entzündung fehlt.

Die *Epidermolysis bullosa hereditaria* könnte nur auf der Zunge gegenüber dem Lichen ruber planus in Differentialdiagnose kommen und auch da nur in dem Stadium der leukoplakieähnlichen Verdickung als Folgezustand der Jahre hindurch rezidivierenden Blasen. Bei Beobachtung des Werdeganges beider Erkrankungen wird auch hier die Entscheidung für diese oder jene Affektion nicht schwierig sein.

Über das *gewebliche Verhalten* des Lichen ruber planus der Schleimhaut liegen mehrere Untersuchungen vor. Den Befunden von LUKASIEWICZ, v. POOR, VÖRNER, RIECKE, TRAUTMANN schließen sich DALLA FAVERA und *eigene* Untersuchungen an. Es findet sich ein papillares und subpapillares Infiltrat aus hauptsächlich mononukleären Leukocyten und vereinzelten polynukleären Leukocyten und Plasmazellen. Die Gefäße sind gering erweitert und von einem geringen Infiltrate umkleidet. Die Papillen sind leicht vergrößert. Ödem des Rete. Die Hornschicht findet sich verdünnt oder auch verdickt, mitunter überlagert sie eine auch mehrfache Keratohyalinschicht. Der JOSEPHsche Spalt, eine spaltförmige Epithelabhebung über einer Papille oder bloß über einem Teile derselben, ist mitunter vorhanden, ein konstantes Vorkommen ist er aber nicht. Die klinisch nur in wenigen Fällen ausgeprägte Dellenbildung der Schleimhautknötchen kommt auch histologisch durch Verschmälerung der Epitheldecke und trichterförmige Einsenkung der hypertrophischen Hornschicht ins Rete zum Ausdruck.

Der *Therapie* gegenüber erweist sich der Lichen ruber planus der Schleimhaut *ungemein hartnäckig.* Die für die Hauterkrankung wirksame allgemeine Arsentherapie läßt gegen die Schleimhautaffektion fast ganz im Stich, so daß trotz energisch durchgeführter Arsenmedikation die Schleimhautaffektion die Hautlokalisation Monate, selbst Jahre überdauert. Auch Neosalvarsan, unter welcher Therapie der Lichen der Haut oft abheilt, hilft gegen den Schleimhautlichen nichts. Nach längerem Bestehen heilt die Schleimhautaffektion meist von selbst und geht, wie sie gekommen ist, unvermerkt. Die Abheilung zu unterstützen, empfiehlt es sich, Schädlichkeiten, wie Rauchen, heiße Speisen, traumatische Alterationen möglichst zu meiden. Mitunter wirken Pinselungen mit Acid. carbol. liquef. mit nachträglicher Alkohol-Neutralisation infolge Schälung günstig. Der Mangel einer wirklichen lokalen Therapie ist bei den fehlenden Beschwerden leicht zu verwinden.

Prophylaxe, in dem Sinne zu üben, daß man durch bestimmte Schonungstherapie der Eruption eines bereits bestehenden Hautlichen auf der Mundschleimhaut vorbeugt, scheint nicht möglich.

Trotz Hartnäckigkeit des Leidens ist die *Prognose* gut.

Der **Lichen ruber acuminatus** (HEBRA-KAPOSI), wahrscheinlich identisch mit der *Pityriasis rubra pilaris* (DEVERGIE) ist eine chronische Erkrankung der Haut, die als Primärefflorescenz follikulär gestellte, derbe blaßgelblichrote Knötchen bildet, deren Kuppe von einem kleinen Hornkegel gekrönt ist. Die Knötchen treten in größeren Gruppen auf, bewahren dabei stets ihre primäre Gestalt und fühlen sich auch stets hart, in der Gruppe wie ein Reibeisen oder wie eine Raspel an. (Pityriasis rubra pilaris.) Eine andere Form der Erkrankung (Lichen ruber acuminatus), aber wahrscheinlich derselbe Morbus beginnt mit morphologisch gleichen Efflorescenzen, die aber nicht in geschlossenen Gruppen, sondern mehr disseminiert sich ausstreuen, konfluieren und zur universellen Erkrankung der Haut führen. Das Integument ist dann lachsfarben, zeigt eine vergröberte Hautfelderung und dünnlamellöse Schuppung. Besondere Hyperkeratose trifft volae und plantae. Die Nägel zeigen exzessive Verdickung ihrer Platten. Diese Fälle führen unter schweren Allgemeinerscheinungen unter Marasmus im Verlaufe von Jahren zum Tod.

Fälle beider Erkrankungsformen sind sehr selten. Es nimmt deshalb auch nicht wunder, wenn die Identifizierung der beiden Krankheitsbilder zu einer Erkrankung auf geteilte Meinungen stößt, sieht doch jeder Beobachter nur vereinzelte Fälle. Noch seltener als die Erkrankung der Haut ist die Erkrankung der Schleimhaut, so daß viele Autoren wie Schütz, Riecke u. a. behaupten, die Mundschleimhaut bei dieser Erkrankung niemals befallen gesehen zu haben. Andererseits beschreibt Kaposi selbst bei Lichen ruber acuminatus Schleimhauterscheinungen in Form einzelner punktförmiger, teils grauer, teils erodierter rötlicher Herde auf Wangen- und Zungenschleimhaut. Rille sah am Zungenrücken dichtgedrängte, mohnkorngroße, dunkelrote Punktierungen wie bei der sog. Himbeerzunge, aber ohne Schwellung der Papillen. Rothe fand an der Schleimhaut der linken Wange einen flachen, etwas über linsengroßen erodierten

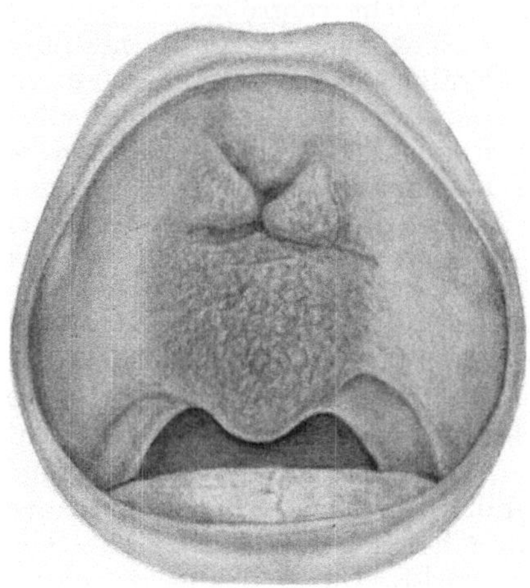

Abb. 21. Lichen ruber acuminatus (Gaumen).

Herd, der von einem schmalen, bläulichweißen Hof umsäumt war. Später entwickelten sich auf beiden Wangenschleimhautseiten netzförmig angeordnete, perlmutterartig glänzende, kleine Plaques. Man erkennt schon aus diesen wenigen Fällen, daß die Beobachter recht differente Bilder gesehen haben. Erkrankungen kombinierter Leiden am selben Individuum wie Lichen ruber acuminatus und planus (Lukasiewicz) oder Lichen ruber und Lues sind deshalb zum Studium der Schleimhautbilder noch weniger verwertbar.

Die immer wieder herangezogene Identifizierung des Lichen ruber acuminatus mit der Pityriasis rubra pilaris (Kaposi, Jarisch u. v. a.) gestattet, auch jene Fälle hier zu erwähnen, die als Pityriasis rubra pilaris beschrieben sind. Einen solchen hat Jordan untersucht. Er beschreibt am Übergang des harten zum weichen Gaumen, zu beiden Seiten der Raphe, zwei weiße, linsengroße, sich wenig erhebende Knötchen mit glatter, opaleszierender Schleimhaut und leicht gerötetem Saum. Hoffmann sah auf Gaumen und Rachen spitz zulaufende, lupusähnliche Knötchen von graulicher Farbe auf bläulichrotem Grunde. Der Fall Nielsen sei als kombinierter Fall (Pityriasis rubra pilaris und Lues) wieder ausgeschieden.

Ein ähnliches Aussehen, wie es Hoffmann beschrieben hat, zeigt die Abbildung 21 einer eigenen Beobachtung. Der Fall, in seinen Hautsymptomen sowohl als Lichen ruber acuminatus, wie von anderer Seite als Pityriasis rubra pilaris angesprochen, zeigt die Mitte des weichen Gaumens, sowie die angrenzenden Partien des harten Gaumens und die Uvula leicht geschwollen und diffus ziemlich hell gerötet. Die Oberfläche dieser mehr weniger scharf abgegrenzten Plaque ist von *kleinen und gröberen Knötchen dicht* besetzt, ähnlich einem Herd von Lupus vulgaris. Die Einzelknötchen sind *rosa- oder graurot, unscharf umgrenzt* und *mäßig derb*. Ihre *Kuppe ist erodiert*; Chromsäurepinselungen lassen das deutlich erkennen. Die randständigen, mitunter isoliert gestellten Knötchen zeigen einen eben angedeuteten, etwas dunkleren Hof. Für den tastenden Finger ist die Oberfläche der Plaque samtartig. Die strahlige Einziehung entspricht einer traumatischen Einwirkung und gehört nicht zum Krankheitsbilde.

Kleine Gruppen von morphologisch gleichen Knötchen zeigen auch Wangen- und Unterlippenschleimhaut. Sie stehen alle in leicht geröteter Umgebung, sind an der Kuppe ganz gering erodiert, zwischen ihnen stehen stellenweise kleinste Närbchen. Das Zungenbändchen ist in einem Prozeß aufgegangen, der fast die ganze *Unterseite der Zunge* leicht *infiltriert* und mit gleichen *Knötchen* besetzt hat. Hier *kleine Närbchen*. Auch die *Epiglottis* ist erkrankt. Bezüglich dieser Lokalisation sei auf das folgende Kapitel (MENZEL) verwiesen.

Dieses Bild der Schleimhauterkrankung entspricht den Symptomen der Hauterkrankung. Auf der Schleimhaut allein ohne Erkrankung der Haut dürfte es wohl nie vorkommen.

Differentialdiagnostisch kommt nur *Lupus vulgaris* in Frage, doch sind dessen Knötchen monotoner, gleichmäßiger im Aufbau untereinander alle gleich schärfer konturiert und mehr halbkugelig. Ulcerationen des lupösen Gewebes fehlen dem Lichen ruber acuminatus. Der Verlauf des Lupus vulgaris ist rascher, der des Lichen ruber acuminatus ein allmählicher, durch Jahre oft unverändert bestehender.

Die *histologische Untersuchung* des abgebildeten Falles war nicht zu erreichen. JORDAN gibt von seinem Falle folgenden Gewebsbefund: Acanthose des Rete Malpighi, Stratum granulosum gequollen, Bildung eines verdickten Stratum corneum. Papillen verlängert von unregelmäßiger Konfiguration. Kleinzellige Infiltration im Corium.

Therapeutisch sind die Erfahrungen verschieden. Während bei den wenigen Fällen der Literatur die Beobachter auch nach 1000 Arsenpillen die Affektion unverändert weiter bestehen sehen, berichtet JORDAN über Abheilung der Erkrankung in der Mundhöhle durch Arsen. Da die Schleimhauterkrankung als kaum Beschwerden verursachend gegen die Erkrankung als Ganzes zurücktritt, so kommen lokale therapeutische Maßnahmen kaum in Betracht.

Sklerodermie.

Die Sklerodermie ist eine allmählich einsetzende, chronisch verlaufende Erkrankung, die sich im Bindegewebe der Haut oder in der Muskulatur lokalisiert, oft unvermerkt mit Schwellung und Ödem beginnt, um rasch zur Atrophie zu führen. Dieser Atrophie fällt dann von den distalen Körperpartien (obere Extremitäten, Kopf, untere Extremitäten) ausgehend, schließlich fast jedes Bindegewebe enthaltende Organ anheim: Haut, Muskeln, Blutgefäße, Drüsen. Vor allem wird die Haut mit ihren Blutgefäßen und drüsigen Anhangsgebilden ergriffen. Daraus ergeben sich klinisch: Verhärtung, Schrumpfung und Atrophie der Haut und Muskulatur, Contractur der Gelenke, schlechte Gefäßversorgung in erster Linie der Haut, Decubitalgeschwüre, Knochenschwund. Im Gesicht entstehen maskenähnliches Aussehen, Blässe, Mikrostoma, Ektropium, Lagophthalmus. Die Haut der Finger wird hart, die Gelenke werden in der Mittellage oder anderen, zum Teil abnormen Stellungen fixiert. Die Patienten — meist Frauen — leiden oft furchtbar, bis eine komplizierende Tuberkulose infolge jahrelangen Krankenlagers oder ein Erysipel als Folge eines Decubitus oder eine andere interkurrente Erkrankung diesen Qualen ein Ende setzt.

Annahmen über die Ursache der Erkrankung sind durchwegs hypothetisch. Eine ernsthafte Therapie existiert nicht. Man ist höchstens imstande, durch große Pflege, Bäder, Massagen und vielleicht auch durch manche Blutdrüsenpräparate das Leiden erträglicher zu machen und das letale Ende hinauszuschieben.

Dieser schließlich das gesamte Bindegewebe treffenden Erkrankung, die als *Sclerodermia universalis* bezeichnet wird, steht die nur kleine Bezirke ergreifende *Sclerodermia circumscripta* gegenüber. Letztere lokalisiert sich in der Regel nur in einer Plaque oder in wenigen Herden, ist relativ gutartig, d. h. sie schreitet wohl randwärts eine Zeitlang fort und bildet streifen- oder plaqueförmige Erkrankungsherde, kommt aber nach einiger Zeit zum Stillstand und nach entsprechender Behandlung mitunter auch zur Ausheilung.

Diese zweite gutartige Form der Erkrankung kommt für die Besprechung in hier gegebenem Rahmen kaum in Betracht; es sind nur vier derartige in der Mundhöhle lokalisierte Fälle beschrieben. Daß aber die diffuse Form sehr oft, ja fast stets auch die Mundhöhle ergreift, ist nur natürlich. Trotzdem ist die Schleimhauterkrankung bis in die 70er Jahre geleugnet worden. Dann wurden einzelne Fälle bekannt, die Luithlen 1904 im Handbuch Mracek kurz zusammengefaßt hat; damit war das Vorkommen der Sklerodermie in der Zunge und Mundschleimhaut als feststehend hingestellt.

1909 habe ich über alle vereinzelten Fälle der Literatur und 12 eigene Beobachtungen der *Klinik* Riehl berichtet. 1913 berichtet Lutati und 1922 Anske über die Mitbeteiligung der Schleimhäute am sklerodermatischen Prozeß. 1911 hat Trautmann die Sklerodermie in die zweite Auflage seiner Monographie aufgenommen, während sie in der ersten nicht erwähnt worden ist.

Die Sklerodermie der Mundhöhle findet man in fast allen nur einigermaßen vorgeschrittenen Fällen. Man kann, wie an der Haut, *verschiedene Stadien* der Entwicklung beobachten. Der Beginn der Erkrankung stellt sich gelegentlich als geringe, *ödematöse Schwellung* dar, die an der Wangenschleimhaut am besten verfolgt wird. Ihr folgt nach kurzer Zeit eine *Infiltration,* die ins Stadium der *Atrophie* übergeht, das naturgemäß das längstdauernde und deshalb meist beobachtete ist: Die Schleimhaut wird blaß, substanzarm, glatt, verliert ihren Turgor. Ausgedehnte Schrumpfung folgt. Faltenbildungen glätten sich aus; die ganze Schleimhaut ist gespannt, dünn, läßt in der Submucosa liegende Gebilde durchscheinen.

Am häufigsten setzt die Lokalisation der Sklerodermie im Munde mit Erkrankungen der *Zunge,* und zwar der *Zungenmuskulatur* ein. Die *Zungenschleimhaut* erkrankt dann im Gefolge. Daß die *Zungenschleimhaut vorher* ergriffen wird, beobachtet man sehr selten. Wenn, dann kommt es zur Schwellung der Schleimhaut mit Zahneindrücken und bald danach zu Atrophie, Blässe und Papillenschwund. Diese Erscheinungen befallen die ganze Zungenoberfläche gleichzeitig oder sie setzen vorerst lokalisiert, an der Spitze ein.

Wird die *Zungenmuskulatur* zuerst ergriffen, dann kommt es schon frühzeitig zur *Bewegungseinschränkung* der Zunge. Eine Funktionsprüfung konstatiert dann, daß das Hervorstrecken der Zunge nur wenig über die Zahnreihe möglich ist und daß auch die seitlichen Zungenbewegungen nicht völlig durchführbar sind. Bei vorgeschritteneren Prozessen geben die Patientinnen *Kau-* und selbst *Schlingbeschwerden* an; sie fühlen, daß ein Bissen im Munde einen anderen als den gewollten Weg nimmt; kommt ihnen der Bissen vor den Kieferwinkel zu liegen, so sind sie oft nur schwer imstande, ihn wieder nach vorne in den Mund zu bekommen. Sind auch die hinteren Anteile der Zunge ergriffen, so erschwert sich der Schlingakt. Die Patienten klagen dann über Steckenbleiben des Bissens oder über *Verschlucken,* das infolge Übergreifens des Prozesses auf Gaumen und Pharynx in die Nase, bei Ergriffensein des Larynxverschlusses in die Trachea erfolgt. Außer diesen Beschwerden stellen sich auch gewisse *Sprachstörungen* ein, die auf ein Befallensein der Zungenmuskulatur schließen lassen. Oft ist nur das „R" schwer rein auszusprechen; es hat, besonders isoliert gesprochen, einen Beiklang von „Ch" oder „Sch". Objektiv stellt sich die Zunge im vorgeschrittenen Stadium als kleiner, indurierter, substanzarmer, kegelförmiger Körper dar, dessen Oberfläche glatt, papillenlos, blaß, spiegelnd und narbenähnlich ist. Dann ist auch der Schleimhautüberzug

der Zunge mitergriffen und bereits atrophisch geworden. Das *Frenulum* ist in
den atrophischen Prozeß zumeist aufgegangen und nur als schmaler, sehniger,
kurzer Mittelstreifen erkennbar. Der *Mundboden* ist blaß, anämisch, substanzarm. An der Unterseite der Zunge schimmern Venen durch. Derartig schwer-
erkrankte Fälle sind allerdings selten, da die Patientinnen zumeist früher zugrunde gehen. In der Regel sind nur geringergradige Bewegungseinschrän-
kungen konstatierbar.

Gelegentlich kommen auf so atrophischer, schlecht ernährter Zunge infolge
Zahndruckes *Decubitalgeschwüre* [1] zustande, kleine, scharfrandige, tiefgreifende,
ungemein schwer heilende Substanzverluste. Daß dieses Vorkommen aber selten
ist, erklärt sich daraus, daß es nur bei hochgradiger Atrophie erfolgen kann. Bis
diese aber zustande kommt, sind meist die Zähne schon ausgefallen; denn es
gehört mit zum Sklerodermieprozeß, daß bei Befallensein des Cavum oris die
Gingiva und mit ihr der ganze Überzug des Alveolarfortsatzes *schrumpft*. Dadurch werden die Zahnhälse frei, die Zähne „wachsen" und fallen schließlich aus.
Die Atrophie der Gingiva, des Überzuges des Alveolarfortsatzes und des Alveolarfortsatzes selbst führt schließlich zu einem zahnlosen Kiefer, ähnlich einem senilen.

Neben der beschriebenen Zungenerkrankung sind auch einige Fälle bekannt,
bei welchen die Zunge asymmetrisch befallen war. Sie weicht dann nach der
erkrankten resp. stärker oder länger erkrankten Seite ab.

Subjektiv macht sich die Erkrankung der Zunge erst im späteren Stadium
geltend. Die Patientinnen klagen über Bewegungseinschränkung, über Steifheit
selbst Unbeweglichkeit der Zunge, über Kau-, Schluck- und Sprachstörungen.
Andere Beschwerden fehlen zumeist. Störungen des Geschmackssinnes, wie sie
z. B. Lutati erwähnt, oder der Sensibilität kommen im allgemeinen nicht vor.
Nur ganz ausnahmsweise wird über Gefühlloswerden (Schramek) oder Parästhesien in der Zunge (Schmidt) geklagt.

Außer den Erscheinungen an der Zunge treten Symptome der Sklerodermie
in der ganzen Mundschleimhaut auf. Am auffallendsten sind sie an den Gebilden
des *weichen Gaumens*. Die Inspektion der Mundhöhle ist zwar, besonders in
vorgeschritteneren Fällen, schwierig durchführbar, weil die Patientinnen wegen
des atrophisierenden Prozesses der Wangen den Mund nur in beschränktem
Maße öffnen können, doch kann man in geeigneten Fällen verschiedene Symptome der Schleimhauterkrankung feststellen. Vor allem sind *Gaumen*, *Uvula*
und *Arcus* blaß, gelblichweiß, substanzarm, die *Gaumenraphe* wölbt sich deutlich
als ganz anämischer schmaler Wulst vor, die Schleimhautduplikaturen der
Gaumenbogen sind dünn, ihre Ränder sind fast weiße, sehnige, wenig gewölbte,
mitunter sogar gerade gespannte Streifen. Durch die dünnen, seitlichen Velum-
anteile schimmern fast weiße, sehnige Streifen durch, oder die ganze Stelle sieht
einer Narbe nach einem Tonsillarabsceß ähnlich. Die *Tonsillen* selbst sind
nicht sichtbar und zu kleinen Gebilden förmlich eingeschrumpft. Die *Uvula*
ist ein kleiner, blasser, oft schief nach vorne abgebogener, geschrumpfter Zapfen;
die Gaumenschleimhaut ist von vereinzelten Gefäßektasien durchzogen (Abb. 22).

Die *Wangenschleimhaut* zeigt die gleichen Symptome. Hier kann man öfters
die einzelnen Stadien der Erkrankung verfolgen, da auch die diffuse Sklerodermie hier mitunter mehr umschriebene Schleimhauterkrankungen hervor-
bringt, so daß man — wenn schon nicht das erste Stadium der Schwellung —
doch das Stadium der Infiltration mit zentral folgender Atrophie konstatieren
kann. Zu Anfang findet man kleine Bißverletzungen, später Zahneindrücke und
restliche Schwellung resp. Induration, schließlich die bleibende Atrophie. Die
Schleimhaut ist dann blaß, fast gelblichweiß, auf der substanzarmen Unterlage

---

[1] Die Behauptung Anskes, daß die von mir beschriebenen Decubitalgeschwüre an
der Zunge tuberkulöse waren, muß ich entschieden zurückweisen.

schwer verschieblich. Die ganze Wange ist gespannt, glatt. Von hier zur Gingiva ziehen gelegentlich dünne, blasse Schleimhautduplikaturen, die das seitliche Vestibulum oris überbrücken.

Dasselbe Bild zeigt die *Lippenschleimhaut*; das *Lippenrot* ist schmal, anämisch, meist radiär leicht gekerbt, auf der Höhe der Felder zwischen den Kerben blaßbraun *pigmentiert*.

Pigmentierungen finden sich nach Tsuchida, Touchard, Audry et Boyreau, Lutati, Bolten, Ayres, Fuhs und *mir* u. a. auch an der Wangenschleimhaut und am Gaumen. Sie sitzen in sklerodermatischer Schleimhaut, sind von violett- oder graubrauner, oder gelblichbrauner Farbe, unscharf fleckig und können sich rasch bis zur vollständigen Dekoloration entfärben.

Bei der Allgemeinheit des Prozesses wird auch der *Rachen* und *Larynx*, wahrscheinlich auch der *Oesophagus* befallen. Dysphagie wird öfters beobachtet. Schmidt sah bei Röntgenisierung den Oesophagus klaffen.

Genauer auf die Larynxerkrankung einzugehen, erübrigt sich hier; sie wird im folgenden Kapitel (Menzel) geschildert.

Von der *circumscripten Form* der Sklerodermie sind nur einige Fälle beschrieben. Entweder der sklerodermatische Hautstreifen griff über das Lippenrot auf Schleimhaut und Gingiva (Schild, Thibierge) oder auf Lippen- und Wangenschleimhaut (Nobl) über, oder es bestand eine isolierte Plaque en bande lineaire, die als schmaler, glänzender, papillenloser Streifen die rechte Zungenhälfte durchzog (Danlos).

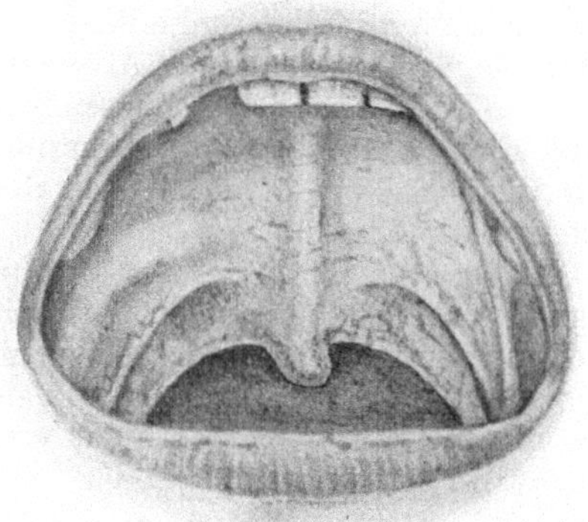

Abb. 22. Sklerodermie (Gaumen).

Komplikationen der Schleimhauterkrankung etwa in Form sekundär aufgesetzter Erkrankungen sind nicht bekannt.

Differentialdiagnostisch kommt kein anderer Prozeß in Frage. Die von Lewin und Heller angenommene Ähnlichkeit der Schleimhautsklerodermie mit Rhinosklerom besteht nach dem Gesagten nicht. Die beiden Prozesse sind grundverschieden.

Pathologisch-histologische Untersuchungen, die bisnun nur an Leichenmaterial vorgenommen worden sind und nur das Endstadium der Erkrankung, die Atrophie, betreffen, zeigen das Epithel atrophisch, auf wenige Zellagen reduziert, die Papillen abgeflacht, das Bindegewebe atrophisch, die Faserbündel gestreckt, die Elastica zu gestreckten, oft verklumpten Fasern umgebildet.

Eine *Behandlung* gibt es kaum, d. h. sie fällt mit der Allgemeinbehandlung des ganzen Prozesses zusammen, insoferne, als Hormonpräparate mitunter von Wert sind. Lokal kann die Massage des Gesichtes vielleicht etwas nützen. Versuche, mit Glaskugeln im Munde zu spielen, auf Kautschuk fleißig zu kauen, haben besondere Ergebnisse bezüglich Besserung der Schleimhauterkrankung kaum gezeitigt.

Poikilodermia atrophicans vascularis.

Von Jakobi wurde 1906 unter dem Namen *Poikilodermia atrophicans vascularis* eine eigenartige Erkrankung der Haut beschrieben, deren Deutung trotz Publikation mehrerer folgender Fälle auch durch andere Beobachter noch nicht geklärt ist. Das Krankheitsbild ist durch sein buntscheckiges Aussehen auffallend, es erinnert an abgelaufene Röntgendermatitis. In diffuser, oft über größere Körperpartien hin sich erstreckender Ausdehnung ist die Haut in dicht gestellten Flecken verschiedener Größe atrophisch. Diese Flecken sind von dunklen Pigmentierungen oder von einer hell- bis dunkelroten Marmorierung eingerahmt, innerhalb deren Gefäßerweiterung und capilläre Blutung sichtbar sind. Außerdem treten die Follikel als rotbraune Punkte hervor. Die nur allmählich sich entwickelnde Erkrankung verläuft ungemein chronisch.

Ihre *Ätiologie* ist völlig unbekannt. Die *Therapie* ist eine rein symptomatische. Quoad sanationem stehen wir der Erkrankung machtlos gegenüber.

Bei diesem ersten Fall beschreibt JAKOBI eine Mundschleimhautaffektion und auch spätere Beobachter finden die Schleimhaut des Mundes trotz der wenigen beobachteten Fälle oft erkrankt.

Alle die Beschreibungen der Erkrankung der Mundschleimhaut sind wenig different, so daß man zur Annahme gedrängt wird, die Schleimhauterkrankung sei ein fast nie fehlendes Symptom. Ja sie wird sogar von manchen Autoren als differentialdiagnostisches Moment gegen Atrophia cutis idiopathica gewertet.

Wie die Netzform bunter Farbenkontraste an der Haut das Auffallendste ist, so ist es an der Schleimhaut die *Gitterform* der Erscheinungen. Das auf der Haut so reichlich sich findende *Pigment fehlt* allerdings in der Schleimhaut. Man sieht in kleinerer und größerer Ausdehnung eine weißliche oder mehr grauweiße *netzförmig angeordnete Epithelverdickung*. Das Netz wird als fein beschrieben, doch treten auch streifenförmige Zeichnungen auf, die als hornartig imponieren. Rötungen fehlen. Einzelne erweiterte Gefäße sind gesehen worden, ob zum Prozeß gehörig, ist schwer zu bestimmen. Mitunter imponiert die Affektion als Leukoplakie.

Diese Erscheinungen finden wir an der *Wangenschleimhaut*, über der *Zunge*, an der *Lippenschleimhaut* und *am Gaumen*.

Hierhergehörige Schleimhauterkrankungen haben JAKOBI, ZINSSER, GLÜCK, BETTMANN und RASCH beschrieben. Eigene Erfahrungen fehlen; nicht alle Fälle der an und für sich sehr seltenen Erkrankung haben Schleimhautläsionen.

Die *subjektiven* Beschwerden sind gering. Harte Speisen machen die Affektion empfindlich, ebenso verursachen saure Speisen leichte Beschwerden.

Die weißlichen Verfärbungen stellen sich bei der *histologischen* Untersuchung nicht als Verdickungen des Epithels oder als Verhornungserscheinungen dar, sondern, wie GLÜCK zeigen konnte, als *Vakuolisierung* der Zellen aller Epithelschichten, die allerdings nicht überall gleichmäßig zu finden ist. Im Bindegewebe ist bis auf stellenweise Rundzellenanhäufung und deutliche Veränderung der Mastzellen nichts Abnormes feststellbar. Kein Zeichen von Atrophie oder Degeneration. Allerdings bemerkt GLÜCK hierzu, daß die Degenerationserscheinungen im Gesichte seines Falles überhaupt viel weniger ausgesprochen waren als an den übrigen Stellen des Körpers.

Hyperkeratosen.

Unter diese Gruppe sind alle jene lokalisierten und universellen Erkrankungen der Haut einzureihen, die mit Anomalien der Verhornung einhergehen. Es sind Anomalien auf *kongenitaler* Grundlage und *akquirierte* Affektionen, also Mißbildungen und Erkrankungen im engeren Sinne.

Als *kongenitale,* die allgemeine Decke *universell* betreffende Verhornungsanomalie ist die *Ichthyosis* in allen ihren verschiedenen Graden zu nennen. Diese als solche macht an der Schleimhaut keine Erscheinungen. Ein hierher sicher nicht zu rechnender Fall ist der allgemein bekannte Fall SIEBERMANN, der als Hyperkeratosis acuta universalis auch eine Keratosis des ganzen Cavum oris und der Epiglottis sowie des Larynx aufwies. (Lutz bezeichnet den Fall bei der Vorstellung am 5. Kongreß der Schweizer dermatologischen Gesellschaft am 9. und 10. Juli 1921 schon als *ichthyosiformen Naevus*. Die Hauterscheinungen waren damals schon geschwunden, während die Schleimhautaffektion in Progression war.) Desgleichen gehört der Fall Thibierge, der einen 12jährigen Knaben mit „Ichthyosis hyperkeratotica" betraf und dessen Wangenschleimhaut und Lippenschleimhaut graues opalines Aussehen darbot, nicht zur Ichthyosis.

Anders steht es mit den *partiellen Dyskeratosen,* die als Mißbildungen meist insel- und streifenförmig auf Fußsohlen und Handtellern vorkommen und mit und ohne Nagelveränderungen einhergehen. Die beschriebenen Affektionen sind am ehesten als *keratotische Naevi* zu bezeichnen.

Diese Fälle zeigen oft auch *Schleimhauterscheinungen,* und zwar auf Wangenschleimhaut, Gingiva, Gaumen und Zunge. Die Veränderungen sind stets hyperkeratotischer Natur, also *leukoplakieartig,* stellen sich mit *papillären Wucherungen* zum Teil mit starker Epithelverdickung dar und zeigen Abstoßung ganzer Fetzen verdickten Gewebes. Daß Epithelverdickung und -abstoßung auch bis in den Larynx reichen können, ist mitunter aus dem Aushusten ganzer horniger Beläge zu schließen (Bettmann, Rosenheim, Jadassohn und Lewandowsky, Riehl, Fuhs, Brünauer, du Bois und andere).

Andere Hyperkeratosen lassen sich schon eher in umschriebene Krankheitsbilder einreihen. Es seien hier die *Porokeratosis Mibelli,* die *Psorospermosis Darier* und die *Acanthosis nigricans* genannt.

Porokeratosis Mibelli.

Die Porokeratosis *Mibelli* ist ein äußerst seltenes Krankheitsbild, das sich aus hanfkorn- bis linsengroßen, aggregierten Efflorescenzen zusammensetzt, die überall am Körper sich entwickeln können. Die jüngste Erscheinung stellt ein derbes, blasses Knötchen dar, das einen zentralen komedoartigen Hornpfropf trägt. Im weiteren Verlauf wachsen die Knötchen peripher zu derben wallartigen, kleinen Plaques aus, die zentral entweder ihren Hornpfropf verloren haben und deshalb gedellt erscheinen, oder neue hornige Excrescenzen aufweisen. Auch der periphere Wall kann dünne oder warzige Erhebungen tragen.

Das Krankheitsbild bleibt, einmal entwickelt, oft jahrelang stationär, belästigt seinen Träger relativ wenig und trotzt medikamentöser Therapie. Exkochleationen können es beseitigen.

Auf der *Schleimhaut* des Mundes entwickeln sich konforme Erscheinungen relativ häufig. Ducrey und Respighi fanden in 11 Fällen 6mal die Schleimhaut befallen, Ishimaru in 8 Fällen 2mal und auch Mibelli sowie spätere Beobachter (Basch, Yamada, Yanagihara und Sakamoto und andere) sahen die Schleimhaut des Mundes erkrankt. Die Identität der Schleimhauterscheinungen mit denjenigen der Haut ist so deutlich, daß die Diagnose auch ohne Erkrankung der Haut gemacht werden könnte.

Die *Schleimhautläsion* findet sich in Gruppenefflorescenzen, sehr selten mit kleinen Einzelplaques am harten und weichen Gaumen, an der Gingiva und Zunge, an der Lippen- und Wangenschleimhaut. Sie stellt bis *linsengroße, flache Herde* dar, die eine *wallartige Peripherie* und *ein eingesunkenes Zentrum* aufweisen. Der Wall ist meist mattweiß, das Zentrum ist opaleszierend und läßt die Schleimhaut durchscheinen. Der erhabene Rand kann in kleinen Bogensegmenten auch fehlen und macht dann einer dunklerroten, rinnenförmigen Vertiefung Platz. Die ganze Efflorescenz sitzt in der Regel in normaler

Schleimhaut, mitunter jedoch ist ihre nächste Umgebung leicht gerötet. Für den tastenden Finger erweist sich die Affektion als *derb*.

Subjektive Störungen verursacht die Schleimhautläsion ebensowenig wie die Hauterkrankung.

Der *Verlauf* ist chronisch; die Schleimhauterkrankung kann jahrelang stationär bleiben. Komplikationen sind nicht beschrieben.

Differentialdiagnostisch kommen andere Mucosaerkrankungen kaum in Betracht. Die in der Einzelefflorescenz vielleicht ähnliche *Psorospermosis Darier* kommt in so wenig kleinen Gruppen in der Regel nicht vor; sie führt meist zur diffusen Erkrankung in größerer Ausdehnung, so z. B. fast des ganzen harten Gaumens oder der Zunge. In schwieriger erkennbaren Fällen ist stets die allgemeine Hautdecke zu untersuchen; sowohl die *Porokeratosis Mibelli* wie die *Psorospermosis Darier* kommen isoliert auf der Schleimhaut kaum vor.

Histologische Untersuchungen der Schleimhautaffektion liegen von DUCREY und RESPIGHI, von YAMADA und von YANAGIHARA und SAKAMOTO vor. Es handelt sich um einen keratotischen oder parakeratotischen Prozeß, der sich exzentrisch mit erhabenen Rändern ausbreitet und histogenetisch völlig dem Bau der Efflorescenz in der Haut entspricht: die Epithelzapfen sind verdickt und verlängert. Die Hyper- oder Parakeratose ist am intensivsten im Bereiche des peripheren Walles. In der Regel besteht geringe perivaskuläre Infiltration in der Mucosa, besonders an der Stelle der stärksten Hyperkeratose.

Für Behandlung käme Elektrokoagulation, Kauterisation oder chirurgische Entfernung in Betracht. Die Gutartigkeit des Krankheitsbildes sowie das Fehlen subjektiv störender Symptome erübrigen zumeist eine Behandlung.

Psorospermosis (Morbus Darier).

Als Psorospermosis ist eine hereditäre und meist auch familiär verfolgbare Verhornungsanomalie bekannt, die mit einzelnen oder in Gruppen stehenden stecknadel- bis hanfkorngroßen Knötchen einhergeht, die mit festsitzenden, kleinsten gelblich- bis schwarzbraunen Hornauflagerungen gekrönt sind. Die Efflorescenzen stehen meist in normaler, selten leicht entzündlicher Haut und fühlen sich rauh an. Die Lokalisation der Erkrankung ist in der Regel die der Seborrhöe entsprechende: Nasolabialfalten, Schläfengegend, Region der Achselgegend, unter der Brust, Nabelgegend, Mons veneris. Aber auch zerstreut am Stamme, mitunter in circumscripter Anordnung, finden sich die genannten Knötchen.

Histologisch ist die Erkrankung durch gewisse Veränderungen im Epithel gekennzeichnet.

Der Bestand der Erkrankung währt meist durchs ganze Leben. Manche Kranke sind durch die Affektion gar nicht gestört, da sie nur mäßig ausgedehnt ist, andere wieder leiden unter gewaltiger Ausbreitung der trockenen, juckenden, aber auch zeitweise nässenden Affektion. Ihre Ursache ist unbekannt. Heilung ist so gut wie unmöglich. Besserung der Erkrankung ist nur durch Röntgenbestrahlung oder. Exkochleation besonders lästiger Herde zu erreichen.

Die *Mundschleimhaut,* über deren Befallensein erst die letzten 20 Jahre genauer berichten, ist ziemlich *häufig erkrankt*. Nach den heutigen Kenntnissen kann gesagt werden, daß die intensiven Hauterkrankungsfälle fast alle auch Schleimhautläsionen aufweisen.

Die Erscheinungen der Mucosa sind konform den Hautveränderungen; es finden sich etwa *stecknadelkopfgroße,* mehr oder weniger scharf begrenzte wenig, doch *deutlich erhabene Knötchen von kreisrunder oder leicht polygonaler Gestalt.* Ihre Farbe ist die der normalen Schleimhaut. Ihre Umgebung ist nicht oder leicht hyperämisch, durch feine Gefäßerweiterungen gezeichnet. Die Einzelknötchen zeigen deutliche *Dellenbildung*. Ihre Anordnung ist selten isoliert oder disseminiert. Meist treten sie *dicht* zusammen, einem Mosaik nicht unähnlich; denn sie bewahren meist deutlich ihre Gestalt. Stehen sie auf entzündlicher Basis —was selten ist — so sieht man zwischen ihnen feine rote Linien, so daß das Mosaikbild noch deutlicher wird. Bei intensiverer Entwicklung dicht gestellter Efflorescenzen kann die Erhaltung der Einzelerscheinung in bezug auf die Morphe allerdings leiden. Das Zustandsbild zeigt die Schleimhaut dann an der befallenen Stelle scheinbar *gewuchert*, die Dellenbildung der Einzelefflorescenzen bedingt ein runzeliges Aussehen der normal farbigen Plaque, so besonders am Gaumen, oder man konstatiert an der Wangenschleimhaut einen mehr leukoplakieartigen, weißlich getrübten Krankheitsherd.

Bei genauerem Zusehen ist das Schleimhautbild aber immer leicht erkennbar; denn auch bei den intensivst gewucherten oder noch so verwaschenen leukoplakieartigen Läsionen sind Einzelknötchen und Dellenbildung immer noch wenigstens an den Randpartien erkennbar. Dazu kommt die deutliche *Rauhigkeit* und *Trockenheit* der Affektion für den tastenden Finger.

Die deutlichst ausgeprägten Schleimhautbilder finden sich am *harten Gaumen* (Abb. 23), der im Munde die Prädilektionsstelle darstellt und oft in toto befallen ist. Die Efflorescenzen stehen hier dichtest, einzeln deutlich voneinander abgrenzbar, jedes Knötchen markant gedellt. Oder aber der ganze harte Gaumen ist wie gerunzelt, besonders gegen die vorderen Zahnreihen hin wie gewulstet, gewuchert, und von zahlreichen Furchen tief durchzogen. Es scheint als wäre die Gaumenfältelung vergröbert. Nach hinten gegen den *weichen Gaumen* kann sich die Erscheinung bis auf *Uvula und Tonsillen* fortsetzen, oder der Prozeß grenzt sich scharf an der Grenze zum weichen Gaumen ab. Man konstatiert auch Auflösung der Erkrankung in einzelne Knötchen. Die ansonsten farblosen, d. h. normal gefärbten Efflorescenzen sind mitunter von grauglänzendem, perlmutterartigem Kolorit.

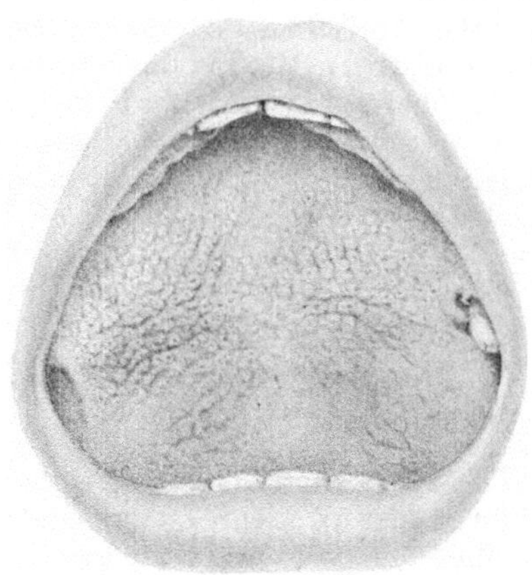

Abb. 23. Psorospermosis (Darier) (Gaumen).

Auch die *hintere Rachenwand* zeigt mitunter deutliche Einzelefflorescenzen. Es sei hier erwähnt, daß — wie Brünauer am Sektionstisch beobachtet hat — auch *Epiglottis* und *Oesophagus* erkrankt sein können. Conjunctiva, Nasen- und Kehlkopfschleimhaut, Magen- und Darmschleimhaut waren in seinem Falle frei. Der Vollständigkeit halber sei gesagt, daß in demselben Falle auch an der Übergangsstelle von Analhaut in die Schleimhaut des Rectums Psorospermosisknötchen vorhanden waren.

An der *Wangenschleimhaut* sitzen die zu Gruppen zusammengetretenen Efflorescenzen zumeist hinter und seitlich von den letzten Molares, oder sie umsäumen sie förmlich. Sie zeigen hier mitunter mehr leukoplakieartiges Aussehen, weißlich getrübtes Epithel, aber deutlich in der genannten Veränderung die Dellenbildung des Einzelknötchens.

Auch an der *Gingiva* ist die Schleimhautlokalisation beobachtet (Löhe). Das Aussehen ist von ihm als samtartig aufgelockert bezeichnet, während Rille konfluierende Knötchen sah.

Die *Lippenschleimhaut* scheint nicht befallen zu werden.

Die im Vorstehenden geschilderten morphologischen Verhältnisse decken sich vollinhaltlich mit den Beschreibungen aus der Literatur (SEIFERT, SPITZER, RIECKE, LÖHE, SKLARZ, BRÜNAUER u. a.). Eine Ausnahme bildet bloß BORG-HOFF, der eine Psorospermosis bei einem 27monatlichen Kinde schildert, das am harten Gaumen, $^1/_2$ cm vom Zahnrand entfernt, mehrere weizenkorngroße Knötchen zeigte, die zum Teil ulceriert und mit einer grauen Membran bedeckt waren, ähnlich luetischen Papeln. Die beigegebenen Abbildungen der Erkrankung der *Haut* legen die Richtigkeit der Diagnose, die auch mikroskopisch verifiziert ist, nahe, doch das Schleimhautbild ist demjenigen anderer Autoren so different, daß man zweifeln muß, ob es zur Hauterkrankung gehört.

Eigenartig scheint die *Zunge* zu erkranken. Hier liegen allerdings nicht sehr viele Beobachtungen vor. Von den meisten Autoren wird Hypertrophie der Zungenpapillen erwähnt (MALINOWSKY, BIZZOZERO, HALLOPEAU) oder der Zungenrücken wird als chagriniert und rauh (AUDRY et DALOUS) oder als uneben wie eine „Scrotalzunge" (SEIFERT) bezeichnet. Erst REENSTIERNA berichtet über die Zungenerkrankung genauer. Er fand den gesamten Zungenrücken mit fast linsengroßen, grauweißen, sehr eng nebeneinander stehenden Zotten übersät, die einen eigenartigen, lackähnlichen Glanz darboten. Es fanden sich solche warzige Efflorescenzen auch disseminiert an den Zungenrändern und an der Unterseite der Zunge.

Subjektive Beschwerden fehlen in den meisten Fällen. Schmerzen macht die Erkrankung der Schleimhaut keine; nur über Rauhigkeit an den Lokalisationsstellen klagen die Patienten.

Der *Verlauf der Erkrankung* ist an der Schleimhaut ebenso chronisch und monoton wie an der Haut. Monate, selbst Jahre ist das Krankheitsbild stationär oder vermehrt oder verringert sich in seinen Efflorescenzen nur um Geringes. Sekundäre Veränderungen oder Komplikationen sind nicht bekannt. Speziell die Entwicklung eines Carcinoms auf Basis der Erkrankung, die doch eine Erkrankung des Epithels darstellt, ist von niemandem beobachtet worden, obwohl die Affektion den Patienten oft durchs ganze Leben begleitet.

Differentialdiagnostische Schwierigkeiten können sich bei genauer Besichtigung der Schleimhautaffektion nicht ergeben. Die Primärläsion, das prominierende, farblose, derbe, zentral gedellte Knötchen ist keiner anderen Affektion eigen. Gewisse gruppierte, derbe Lichen ruber-Efflorescenzen sind viel weißer als die normale Schleimhautfarbe zeigenden Psorospermosisknötchen. Die Lichen ruber-Efflorescenz tritt auch nie so halbkugelig vor.

Schwieriger in der Beurteilung sind die Erscheinungen auf der *Zunge*; sie treten niemals prägnant hervor, sondern charakterisieren sich im allgemeinen nur durch Verlängerung der Papillen an circumscripten Stellen. Prozesse, die ähnliches produzieren, sind die *Lingua villosa* und die *Acanthosis nigricans*. Beide sind diffus und treffen meist die ganze Zunge, beide sind trotzdem so ganz anders in ihrem Aussehen, daß sie mit der Psorospermosis der Zunge nicht verwechselt werden können. Das Bild der Lingua villosa ist allgemein bekannt, auf die Erscheinungen der Acanthosis nigricans wird im folgenden differential-diagnostisch näher eingegangen werden.

Die *mikroskopische Untersuchung* der Zungenerscheinungen wurde zuerst von REENSTIERNA, die der Schleimhautefflorescenzen zuerst von *mir* vorgenommen. REENSTIERNA fand Akanthose ohne Parakeratose und keine Epitheldegenerationen wie sie als „Corps ronds" und „Grains" bekannt sind. Ich konnte weitgehende Ähnlichkeit der Schleimhautaffektion mit denen der Haut nachweisen. Das Schleimhautknötchen entspricht einer Epidermisveränderung, deren Ränder mehrschichtige Keratohyalinzellenschicht und Hyperkeratose zeigen, während zentral Einsenkung und Parakeratose bestehen. Das Epithel ist akanthotisch und gewuchert, ohne in die Tiefe vorzudringen. In der Cutis geringe Entzündung. Die Zellen der Basalschicht sind aus dem Gefüge gebracht und untereinander verschieden in Form und Größe. Über der so veränderten Basalzellenschicht sind größere und kleinere Lückenbildungen zu konstatieren. Als ,,Corps ronds" und ,,Grains" bezeichnete Epitheldegenerationen, wie sie in den Hautefflorescenzen dieser Erkrankung fast stets zu finden sind, und die der Erkrankung das so charakteristische Gepräge geben, konnte ich keine nachweisen. Auch Sklarz konnte zwei Jahre später bei seinem Falle die Gebilde nicht finden. Spitzer und Brünauer aber waren hierin glücklicher; sie erhielten in dieser Hinsicht positive Befunde und konnten so die völlige Übereinstimmung der Haut- und Schleimhautefflorescenzen konstatieren. Brünauer war überdies in der Lage, Efflorescenzen auch aus dem Pharynx und dem Oesophagus zu untersuchen.

Bezüglich der *Behandlung* sind wir so gut wie machtlos. Einzelne Knötchen, vielleicht auch ganze Gruppen können spontan abflachen und schwinden. Will man sie therapeutisch beseitigen, so kommt fast nur ihre Zerstörung mit Trichloressigsäure, mit dem Löffel, dem Galvanokauter oder Kaltkauter in Betracht, denn Röntgenisierung wird für diese in der Mundhöhle so gut wie belanglose Affektion kaum in Anwendung kommen.

Acanthosis nigricans (Dystrophie papillaire et pigmentaire).

Die Acanthosis nigricans ist eine äußerst seltene Erkrankung der Haut, die sich durch *Pigmentierung, papilläre Hypertrophie* und *Hyperkeratose* bestimmter Lokalisationsstellen auszeichnet. Die Affektion befällt meist Individuen mittleren und höheren Alters und geht in fast allen diesen Fällen mit *malignen Neoplasmen* irgendwelcher Organe der Bauchhöhle einher, oder sie wird bei jugendlichen Individuen ohne Neoplasmen beobachtet.

Die *klassischen Lokalisationsstellen* sind besonders die Axillen und die Gelenksbeugen, sowie die Anal-, Genital- und Umbilicalregion, was nicht ausschließt, daß auch andere Körperstellen gelegentlich befallen werden können. Man konstatiert an diesen Stellen zuerst eine dunkle Pigmentation, der bald eine Rauhigkeit und Erhebung der Haut in Form von niederen oder auch höheren papilliformen Zapfen folgt, die mit Hyperkeratose einhergehen.

Ähnliche Erscheinungen wie an der Haut kommen auch an den *Schleimhäuten* vor. Ja, die *Mundschleimhaut* gehört *fast* mit zum *Prädilektionsgebiet* der Erkrankung; es gibt nicht viele Fälle, bei denen die Mundhöhle nicht in irgendeiner Form erkrankt war.

Das hervorstechende Symptom der Schleimhauterkrankung ist die *Papillarhypertrophie.* Sie kann verschieden hochgradig sein. Man findet die Mucosa dementsprechend entweder bloß rauh, wie körnig verdickt oder samtartig, oder von zahlreichen bis stecknadelkopfgroßen Knötchen mosaikartig besetzt, deren Farbe gesättigter rosarot ist als die der normalen Umgebung, oder die Schleimhaut ist bloß wulstig uneben. In den relativ häufigsten Fällen treten die Papillen aber durch beträchtliche Verlängerung hervor; sie wachsen so sehr in die Länge, daß die von ihnen befallenen Partien ein *zottiges Aussehen* gewinnen. Boeck fand die Papillen so lang und haarfein ausgewachsen, dabei so dichtstehend, daß man den Spatel ziemlich tief zwischen sie einsenken und diese Zotten wie Haare mit dem *Kamm teilen und scheiteln konnte.* Sie verblieben in der ihnen gegebenen Lage. Hallopeau verglich das Bild mit einem *wogenden Ährenfeld.*

Ich selber sah die Zotten bis zu $^3/_4$ cm Länge ausgewachsen, dicht nebeneinander-
stehend, im Gesamtbilde einem *Smyrnateppich* vergleichbar.

Die Zotten stellen in die Länge gewachsene und in toto vergrößerte Papillen
dar, die jede einzeln deutlich sichtbar von zwei dunkelroten Äderchen, der vergrößerten Papillarschlinge, durchzogen ist. Die Kuppe dieser vergrößerten
Papille ist nicht hyperkeratotisch, *Pigment fehlt fast stets.*

Die *Umgrenzung* der befallenen Schleimhautstelle gegen das Gesunde kann
scharfrandig sein oder auch unscharf. Es können einzelne Teile der Mundhöhle
befallen sein oder aber das ganze Cavum oris ist ausgekleidet mit einer mehr
weniger exzessiven Papillarwucherung. Bogrow, Béron und Toyama nehmen
an, daß Stellen, die einem größeren Druck oder sonstigen Reiz ausgesetzt sind,
auch größere Papillarwucherungen zeigen. Bogrow äußert seine Meinung
dahin, daß jene Fälle, die mit malignen Neoplasmen der Innenorgane kombiniert sind, intensivere Schleimhauterkrankung aufweisen und jene anderen
Fälle, die ohne solche Komplikation bei jüngeren Leuten vorkommen und gutartig verlaufen, keine oder nur ganz geringe Schleimhautveränderungen zeigen.
Aber auch bei den geringsten Schleimhautveränderungen ist nicht nur *eine*
Stelle der Mundhöhle erkrankt, sondern ein größerer Bezirk oder es sind mehrere
Stellen im Munde befallen. Die *Geringgradigkeit* zeigt sich hier *nicht so sehr in
der Ausdehnung als vielmehr* in der *Geringfügigkeit der Erscheinungen,* also in
der geringen Höhe der Papillarwucherung.

Eigenartig ist das Verhalten der Erkrankung dem *Pigment* gegenüber.
Während die tief dunkle bis ins Schwarz gehende Pigmentierung ein inte-
grierendes Symptom der Hauterkrankung ist, behaupten die meisten Beob-
achter (Bogrow, Grouven und Fischer, Darier, Hess, Janovsky, Caussade,
Lévy-Franckel et Juster und manche andere), daß die Schleimhaut niemals
Pigmentierung zeige. Demgegenüber beschreibt Toyama, und vor ihm schon
Kobaijashi, daß Pigmentierung doch vorkommt. In Toyamas Fall war die
Pigmentierung an die papilläre Hypertrophie des Gaumens gebunden, allerdings
war die Stelle durch eine Zahnprothese, d. h. deren Gaumenplatte gedrückt.
Nach den beiden Japanern haben auch Nicolas, Gaté et Lebeuf an Lippen-
und Wangenschleimhaut Pigmentation gesehen.

Die beschriebenen Symptome entwickeln sich in allen ihren geringen und
exzessiven Erscheinungen gelegentlich überall im Cavum. Am häufigsten erkrankt
der *Zungenrücken*; hier kommt es zur diffusen Papillomatosis mit hohen Zotten
— ein ganz eindeutiges Bild — oder die Papillomatosis ist nur gering, körnchen-
artig ausgebildet. In solchem Falle kann das Bild der Lingua scrotalis nachgeahmt werden (Miescher).

Auch kondylomähnliche Gebilde werden beschrieben (Toyama). Seltener
erkranken harter und weicher Gaumen. Ersterer zeigt dann das Krankheitsbild meist deutlicher. Die Papillarhypertrophie ist hier in der Regel nur körnig,
diffus oder fleckig gruppenartig. Bei Erkrankung des Gaumens besteht in der
Regel auch Ergriffensein der Wangen, die insbesondere in der Zahnreihenhöhe
und hinter den Mundwinkeln zustandekomnt. An der *Gingiva* umschließen
gewucherte, mitunter leicht blutende Massen (Darier) die Zähne, die hierdurch
gelockert werden und ausfallen können (Caussade, Lévy-Franckel et Juster).
Unter 14 Schleimhauterkrankungen fand Burmeister die Zunge 4mal, den
Gaumen 5mal, die Wangen-, Lippenschleimhaut und Gingiva je 4mal, den
Rachen 2mal und die Epiglottis 1mal befallen.

Häufig ist die Diagnose der Acanthosis nigricans auch ohne Untersuchung
des Mundes schon dadurch möglich, daß die hochgradig gewucherten Papillen
der *Lippenschleimhaut* dem Patienten blumenkohlartig bei geschlossenem Munde
hervorquellen (Abb. 24). An der Grenze der Wucherung, die am Lippenrot

zumeist scharfrandig abschneidet, finden sich dann schmutziggelbe Krustenauf-
lagerungen. Die krustenfreien in die Länge gewachsenen Papillen der Schleimhaut ergeben bei näherer Untersuchung das oben beschriebene Bild des Smyrna-
teppiches mit tief durchziehenden Furchen. Dabei kann das Gesicht völlig
frei von sonstigen Wucherungen und Pigmentierungen sein.

Daß hochgradige Zottenbildung im Munde *subjektiv* sehr störend wirkt, ist
erklärlich. Sind es auch keine Schmerzen — bei scharfen und heißen Speisen
bestehen sie wohl — so ist das Trockenheitsgefühl, das Schwammige in der
Mundhöhle äußerst lästig. Auch der Geschmack ist gestört. Blutungen aus den
verlängerten Papillen kommen nicht oder nur äußerst selten vor.

Im *Verlauf* variiert das Schleimhautbild wenig; sekundäre Veränderungen,
Abstoßung oder Zerfall kommen nicht vor. Bei längerem Bestande der Erkrankung wachsen die Papillen evtl. weiter aus, es werden weitere Partien der Mund-
und Rachenschleimhaut von der gleichen Papillarhypertrophie befallen, oder
aber es bilden sich in leichten Fällen manche Zotten wieder ein wenig zurück,

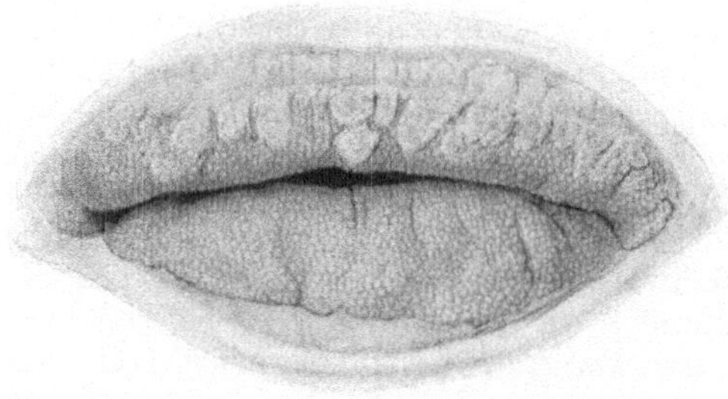

Abb. 24. Acanthosis nigricans (Lippenschleimhaut).

doch ist das sehr selten; zumeist
folgt der Schleimhautveränderung bald der Tod infolge eines
Neoplasmas der Innenorgane.

In hochgradig erkrankten
Fällen finden sich Schleimhautveränderungen im gleichen Sinne
wie in der Mundhöhle auch im
Pharynx (Burmeister) und im
Kehlkopf (Spietschka, Toyama).
Auch Lid- und Bulbusschleim-
haut können, sogar mit gleichzeitiger Pigmentierung (Toyama)
erkranken. Riehl beschreibt Papillomatosis der Nasenschleimhaut. Auch *Anal-,
Vulvar-* und *Vaginalschleimhaut* sind relativ häufig befallen gefunden worden.

Differentialdiagnostisch kommt eine andere Affektion kaum in Betracht.
Gegenüber vereinzelten, evtl. in Gruppen gestellten *Akanthomen* (Alexander)
ist zu konstatieren, daß die Acanthosis nigricans in der Mundhöhle wenn auch
fleckig, so doch diffus auftritt, daß also niemals nur einzelne Papillen auswachsen, sondern die Hypertrophie der Papillen, ob geringer oder stärker,
stets in kleinen oder größeren Rasen erscheint. Auch fehlt die Hyperkeratose
auf der Schleimhaut. Die Papillen sind vielmehr gesättigt, lebhaft rot, ihre
Gefäßschlingen sind meist — wenigstens bei den hochgradigen Papillenverände-
rungen — deutlich erkennbar. Jede verlängerte Papille ist bis an ihre Basis
verfolgbar, wie jeder Wollfaden des Smyrnateppichs, wie jeder Ährenhalm bis
auf den Boden, dem er entwachsen ist. Jede Papille besteht für sich. Das Bild
der Acanthosis nigricans kann somit niemals verhornten, weißlich aussehenden
Papillomen vulgärer Art gleichen, die einen Tumor darstellen, dessen Kuppe
ausgewachsen ist. Aber auch bei flacherem, nur grobkörnigem Aussehen der
Schleimhaut kann die Affektion mit keiner anderen Erkrankung verwechselt
werden, um so mehr, als die Haut immer schon vorgeschritten erkrankt ist,
wenn die Schleimhautaffektion einsetzt.

Die *Lingua villosa* ist eine besonders verhornte Papillarhypertrophie; der
Acanthosis nigricans fehlt auch auf der Zunge die Hyperkeratose. Schon die
Farbe der beiden Affektionen ist different. Außerdem erkrankt bei Acanthosis
nigricans niemals die Zunge isoliert.

Mikroskopische Untersuchungen der Schleimhauterkrankungen wurden des
öfteren angestellt. Es liegen solche von Toyama und von Miescher in der

Literatur vor. Das Epithel ist akanthotisch und beträchtlich verdickt. Die Papillen sind stark verlängert, indem ihre Spitzen nahe an die Oberfläche heranreichen. Die tieferen Epithellagen sind normal, die höheren zum Teil stark geschwollen, mit vakuolär degeneriertem Protoplasma und wandständigem oder mittelständigem pyknotischem Kern. In der Submucosa normale Verhältnisse.

Therapeutisch käme für das Haut-Schleimhautbild eine ätiologische Behandlung, d. h. eine radikale Entfernung des malignen Organneoplasmas in Betracht. Doch ist in den Fällen der Acanthosis nigricans die Organerkrankung zumeist schon so weit vorgeschritten, daß eine Operation keinen Erfolg mehr verspricht. Dem Schleimhautbilde stehen wir ebenso machtlos gegenüber, da medikamentöse Applikationen nutzlos sind und an Entfernung der Papillarwucherung kaum zu denken ist. Röntgen wäre zu versuchen.

Im übrigen verlaufen die meisten Fälle, besonders hochgradige, wie nach den komplizierenden, d. h. primär bestehenden malignen Tumoren zu erwarten ist, meist rasch letal.

Mißbildungen.

Von den *Mißbildungen und Anomalien der Haut* können hier nicht alle angeführt werden. Auch manche gutartige Tumoren, die hier einreihbar wären, können keine Beachtung finden, ohne wiederholt besprochen zu werden. Es se, nur an die Gefäßanomalien *(Naevus flammeus, Hämangiom und Lymphangiom)* erinnert. Auch auf die Pigmentnaevi, die an der Schleimhaut — nur selten — zur Beobachtung kommen, kann hier nicht eingegangen werden.

Hingegen sei auf zwei Mißbildungen aufmerksam gemacht, die der äußeren Haut konforme Veränderungen an der Schleimhaut, besonders des Mundes setzen können. Diese Mißbildungen sind der sog. *Naevus multiplex Pringle* und der *Morbus Recklinghausen.*

Der

Naevus multiplex Pringle,

fälschlich auch als *Adenoma sebaceum* bezeichnet, ist eine sehr selten vorkommende, vererbbare Mißbildung, die meist schon in frühester Kindheit, besonders im Gesicht stecknadelkopf- bis hanfkorngroße Knötchen bildet, die am dichtesten in beiden Nasolabialfalten stehen und über Nase, Wangen und Kinn hin sich in schließlich einzelstehende Efflorescenzen auflösen. Die Knötchen sind mäßig derb und von normaler oder etwas gelblicher Hautfarbe; zwischen ihnen oder auf ihrer Kuppe sieht man mitunter geringfügige Gefäßerweiterungen. Sekundäre Veränderungen fehlen.

Die Träger der Affektion zeigen in der Regel noch Mißbildungen anderer Art, wie Pigmentanomalien, angeborene Zahndefekte, Fibrombildungen und auch Störungen der Intelligenz bis zum Idiotismus. Die Erkrankung nähert sich damit dem Morbus Recklinghausen. Vollentwickelt, bleibt die Hautanomalie stationär.

Histologisch stellt sich die Affektion als Hypertrophie des Bindegewebes mit Gefäßdilatation und wechselnden Erscheinungen an den Talgdrüsen und elastischen Fasern dar.

Als *Behandlung* ist manches vergeblich versucht worden, elektrische Heiß- oder Kaltkauter sind noch am wirksamsten, doch sind auch sie nicht immer von Erfolg begleitet, weil man nur zu oft die Wiederkehr der Anomalie beobachten kann.

Der Naevus entwickelt an der *Mundschleimhaut* Efflorescenzen, die, was Größe und Gestalt anlangt, *denen der Haut völlig gleich sind.* Die Farbe ist ebenfalls die der Schleimhaut oder etwas heller, weißer. Wo die Knötchen dicht gestellt sind, tritt die Affektion dementsprechend als *kleinhöckerige* Schleimhautveränderung in Erscheinung, die sich nach der Peripherie in disperser gestellte Knötchenerhebungen normaler Schleimhautfarbe auflöst. Die Knötchen — ob einzeln oder dicht gestellt — sind *verschieden groß*, kaum größer als ein Hanfkorn, dabei rund oder auch unregelmäßig in ihrer Gestalt. Auch auf der Schleimhaut sieht man mitunter, aber seltener als auf der Haut, kleine *Gefäßektasien*, die zwischen den Knötchen oder auf ihren Kuppen die Mucosa durchziehen.

Die *Prädilektionsstelle* in der Mundhöhle ist die *Gingiva*, die oft dicht besetzt ist mit der Schleimhaut gleichfärbigen Knötchen (Abb. 25). Das Aussehen des Naevus erinnert hier in der Gestalt an den Lupus vulgaris, doch ist die Farbe der Affektion entsprechend, different. Die Knötchen des Naevus Pringle sind oft derart aggregiert, daß große Partien der Zähne von ihnen überlagert sind. Die Zahnfleischarkaden verlieren dementsprechend ihre Bogenform. Auch die orale Seite der Gingiva ist konform verändert. Am Oberkiefer, der scheinbar häufiger befallen ist als der Unterkiefer, geht das Krankheitsbild dann weiter und löst sich am *harten Gaumen*, manchmal mit Einzelknötchen, manchmal bloß mit stärkerer Entwicklung der Gaumenleisten (Brünauer) auf. Sehr selten geht es auch

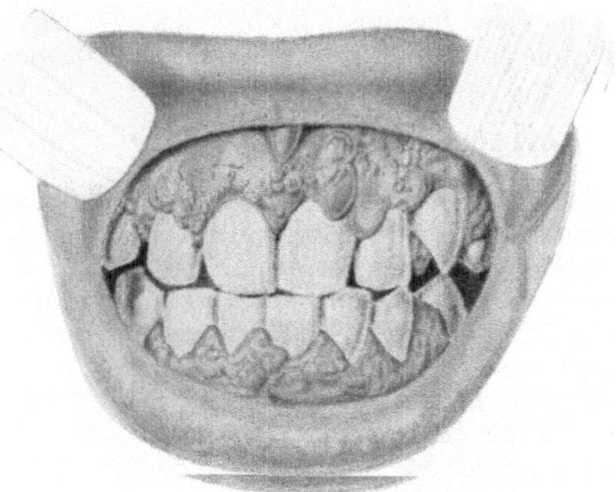

Abb. 25. Naevus Pringle (Gingiva).

auf den *weichen Gaumen* über. Hier sieht man meist nur isoliert gestellte, einzelne Knötchen. Auch die *Wangenschleimhaut* und die *Gaumenbogen* sind nur vereinzelt und da nur mit einigen Knötchen besetzt (Buschke, Kothe).

Von der Gingiva kann die Affektion mit wenigen Knötchen auch auf die Innenseite der Unterlippenschleimhaut übergehen. Jedoch sind alle die letztgenannten Lokalisationen sehr selten. Die *häufigst und dichtest befallene Stelle* der Anomalie ist die *Gingiva*. Natürlich gibt es auf der Schleimhaut wie auf der Haut Fälle, die eine forme fruste der Mißbildung darstellen.

Ganz selten ist die *Zunge* befallen. Hier wurden nur papillomähnliche Gebilde — und die nur vereinzelt — bekannt (Kothe, Sachs, Fuhs). Freund sah Erscheinungen am Kehlkopfeingang.

Subjektive Störungen macht die Mißbildung nicht.

Änderungen im *Verlauf* oder sekundärer Art gibt es nicht, höchstens, daß aus einer kleinen Gefäßerweiterung eine geringfügige Blutung entsteht.

Hier sei noch auf eine Veröffentlichung besonders hingewiesen, die ein obiger Beschreibung völlig differentes Bild ergibt. Kofler hat 1908 einen Fall als Naevus Pringle mitgeteilt, der auf der Schleimhaut des ganzen Mundes, der Nase, des Hypopharynx und am Lippenrot sowie über dem rechten Aryknorpel disseminierte, kleine, hämangiomähnliche Knötchen trug, aus denen es des öfteren so intensiv blutete, daß es zur Anämie (3 712 000 rote Blutkörperchen) gekommen ist. Der Patient war ein 50jähriger Mann, der beiderseits der Nase über den Wangen zahlreiche *blaurötliche* Efflorescenzen zeigte, die auf Druck allerdings nur unbedeutend abblaßten, aber an *Volumen* abnahmen.

Die Efflorescenzen fanden sich zerstreut auch *an der Kopfhaut, an den Extremitäten und am Stamm.*

Derartige Fälle sind von PARKES WEBER, F. SEMON, BROWN KELLY u. a. als Naevi eigener Art beschrieben und haben mit den von PRINGLE beschriebenen nichts gemein.

Da der Naevus Pringle als Mißbildung zu qualifizieren ist, wird es nicht wundernehmen, wenn gelegentlich gleichzeitig am Träger der Anomalie andere Mißbildungen zur Beobachtung kommen. So sah BRÜNAUER gleichzeitig *Diastema* und *Sprachstörungen,* REITMANN angeborenen *Zahndefekt,* PEZZOLI *Labium leporinum.*

Differentialdiagnostisch könnte — aber nur bei flüchtiger Untersuchung — *Lupus vulgaris* gingivae in Betracht kommen. Oberfläche, Farbe, Abgrenzung der Affektion gegen die gesunde Gingiva, Aspekt der Haut lassen aber leicht das Richtige erkennen; Schleimhautanomalien mit Freibleiben der Haut sind beim Naevus Pringle nicht bekannt. Keine andere Schleimhauterkrankung sieht sonst dem Naevus Pringle ähnlich.

Histologische Untersuchungen der Anomalie liegen nur aus der Unterlippenschleimhaut und nur von KOTHE vor. Er fand das Epithel entsprechend der oft helleren Farbe der Schleimhautefflorescenzen außerordentlich verdickt. Im Corium vereinzelte Talgdrüsen von normalem Bau und reichlich strotzend mit Blut gefüllte Capillaren. Ansonsten ist wohl anzunehmen, daß der Aufbau der Schleimhautefflorescenz der der Haut identisch ist. Bezüglich der Blutgefäße und der Talgdrüsen dürfte bei KOTHES Untersuchung der Standort der Schleimhautefflorescenz maßgebend gewesen sein.

Im allgemeinen sei hier noch einmal betont, daß der Naevus multiplex *Pringle kein Adenom* der *Talgdrüsen,* sondern ein hauptsächlich aus hypertrophischem, mitunter stärker vaskularisiertem Bindegewebe sich aufbauender Naevus im weiteren Sinne ist, bei dem manchmal eine reichlichere Anlage von drüsigen Anhängen zu finden ist. *Angiombildung ist ihm fremd.*

Behandlung der Schleimhautveränderung wird nie verlangt und kommt bei der geringen Störung und der meist herabgesetzten Intelligenz des Trägers auch kaum in Frage. Im übrigen könnte sie nur auf Zerstörung der Knötchen beruhen und das nur mit Vorbehalt ihrer Wiederkehr.

Morbus Recklinghausen.

Der Symptomenkomplex des Morbus Recklinghausen setzt sich in erster Linie aus Anomalien der Haut und andererseits aus Symptomen zweiter Ordnung zusammen. Die Hautveränderungen bestehen in *Knotenbildungen* und *Pigmentierungen.* Die Knoten sind hauptsächlich *Haut-* oder *Nervenfibrome.* Die *Pigmentierungen* präsentieren sich als wenige ausgedehntere und viele kleine lentiginesähnliche Flecken. Diese Hautveränderungen gelten als *Kardinalsymptome* (ADRIAN), auf denen die Diagnose basiert. Als häufige Begleiterscheinungen des Zustandsbildes gelten die verschiedensten Wachstumsstörungen, Knochenanomalien und -defekte, Störungen der Intelligenz u. a. Es gibt kein Organ, das nicht gelegentlich befallen wird. Familiäres und hereditäres Vorkommen charakterisieren außerdem das Krankheitsbild. Auf die Art seines Entstehens kann hier nicht eingegangen werden; sie ist noch zu wenig geklärt.

Das Krankheitsbild, das sich meist in jungen Jahren entwickelt, macht im allgemeinen wenig Wandlungen durch. Mitunter wechseln kleine Pigmentflecke in Zahl, Farbe und Gestalt, auch Tumoren können ein wenig regreß werden oder wachsen, aber im ganzen und großen bleibt das vollentwickelte Bild stationär.

Praktisch wichtig ist, daß die einzelnen Tumoren, sowohl die der Haut wie auch gelegentlich jene innerer Organe, malign, zumeist *sarkomatös degenerieren* können. In der Literatur wird von etwa 10% der Fälle berichtet, daß sie malign entarten. Das scheint zu hoch gegriffen, da wohl fast alle die degenerierten, aber nicht alle unkomplizierten Fälle bekannt werden.

Außer den typisch in allen ihren Symptomen ausgebildeten Krankheitsfällen finden sich auch Fälle, die nur geringe Symptome aufweisen, Fälle von forme fruste, die ihre Zugehörigkeit zum Morbus Recklinghausen oftmals nur durch ihr familiäres Auftreten erkennen oder vermuten lassen. Hierher gehörige Fälle zeigen entweder nur Pigmentierungen oder vereinzelte, sogar isolierte Tumoren, die sich als Teilerscheinung eines Morbus Recklinghausen durch ihr anatomisches Verhalten auch dann zu erkennen geben, wenn sie sich als Neurofibrome darstellen.

In der *Mundhöhle* entwickeln sich nicht zu selten die gleichen Veränderungen wie an der Haut. Vor allem findet man hier *fibromatöse Tumoren,* die in größeren halbkugeligen Einzelexemplaren oder in grobhügeligen Erhebungen, oder schließlich auch in mehreren kleineren Knötchen zur Beobachtung kommen. Sie sind meist sehr wenig derb und von normaler Schleimhaut überdeckt. Mitunter kann man sie ein wenig komprimieren. Abb. 26 zeigt einen leicht gelappten *Tumor* der Wange, der die Schleimhaut vorwölbt. Derselbe Patient hatte einen gleichen Tumor des *Mundbodens.* Auch am harten *Gaumen* sind Knoten der Schleimhaut gesehen worden (Riehl, Speranzky). Mehrere haselnußgroße, weiche Knoten fand Strassberg hinter der Zahnreihe. Einen Einzelknoten beschreibt Merken hinter der Stelle des fehlenden III. unteren Molar. Er ist nur

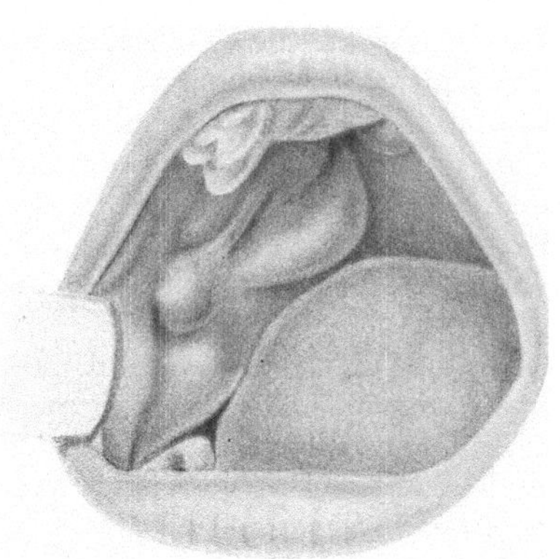

Abb. 26. Morbus Recklinghausen.

roggenkorngroß, elastisch, ausdrückbar. An der Gingiva scheinen Knoten nicht beobachtet zu sein, dagegen sind von Königsdorf multiple Fibrome im *Rachen* gesehen worden. Die häufigste Tumorlokalisation scheint die der *Zunge* zu sein. Hier haben Kriege, Whitfield, Friboes, Plucker, Moniz u. a. Tumoren beobachtet, die von verschiedener Größe und scharf begrenzt waren. Die Farbe ist stets die der normalen Schleimhaut. Bobroff beschreibt eine Makroglossie. Die meisten dieser Tumoren waren — wo histologische Untersuchung möglich war — ohne Nerven befunden worden. Einzelne hatten aber auch zahlreiche Nervenfasern. Selbst Rankenneurome kommen vor.

Speziell die *Zungentumoren* sind es, die auch als isolierte, einzige Erscheinung des Morbus Recklinghausen figurieren können. Die Diagnose läßt sich mit Sicherheit aber nur dann stellen, wenn der vorgefundene Tumor histologisch sich als *Neurofibrom* (Moniz) oder als *Rankenneurom* darstellt. Bloße Wahrscheinlichkeit für die Annahme einer Teilerscheinung des Morbus Recklinghausen besteht bei typisch ausgebildeter Bildungsanomalie von Familienmitgliedern.

Andere als fibromatöse Tumoren sind seltener. Man findet sie als *Lymphangiome* und *Hämangiome.* Solche Geschwülste können Knochen usurieren und auf diese Weise zu Weiterungen des Krankheitsbildes führen, die sonst nur durch *maligne Entartung* eines Fibroms noch erfolgen.

Außer den genannten Knotenbildungen kommen auch *Pigmentierungen* im Cavum oris vor. Sie sind aber seltener als die knotigen Erscheinungen und

präsentieren sich als dunkle, kleine Flecken besonders an der Wangenschleimhaut
oder auch auf Gaumen- und Lippenschleimhaut. Sie können den Flecken des
Morbus Addisoni gleichen.

Mit den geschilderten Symptomen ist die hier in Frage stehende Bildungsanomalie in groben Zügen bis auf jene Erscheinungen skizziert, die minder
häufig vorkommen, das sind z. B. *Zahndefekte, Knochendefekte* des Mundskelettes,
sonstige Bildungsanomalien knöcherner oder Weichteilart.

Die Mißbildung geht beim Morbus Recklinghausen so weit, daß auch im
Innern des Körpers alle nur erdenklichen Defekte und Tumorbildungen
zustande kommen können. Nicht nur an der Conjunctiva, in der Harnröhre,
auch am Darmtrakt, an der Niere, an der Pleura, am Herzen, an den Nerven
und der Dura mater — überall können Tumoren aller Art — hauptsächlich
Fibrome — sich entwickeln.

Für den *Verlauf* der Erscheinungen in der Mundhöhle ist nur die sekundär
auftretende *Komplikation* wichtig, so der *Zerfall* eines Tumors, oder eine durch
ihn bedingte *Knochenusur* oder endlich seine *maligne* Entartung.

Differentialdiagnostisch kommen alle Tumoren, gutartige wie bösartige in
Betracht. Entscheidend ist neben allgemeiner Untersuchung und Anamnese
mitunter die mikroskopische Untersuchung; es wurde schon erwähnt, daß
oftmals bei Fibromen die Entstehung aus der Nervenscheide zu konstatieren ist.

Die *Behandlung* ist fallweise eine chirurgische.

In der *Prognose* spielt nur die seltene evtl. maligne Degeneration eines
Friboms eine Rolle.

Xeroderma pigmentosum.

Im Jahre 1870 hat KAPOSI als Xeroderma pigmentosum eine chronische
Erkrankung der Haut beschrieben, die im Gesichte und an den Händen, weniger
in deren Umgebung und an den Füßen Veränderungen setzt, die zumeist schon
in der Kindheit beginnen und familiär auftreten. Die Symptome, die sich
ungemein langsam entwickeln, stellen sich im vollentwickelten Falle als *hyperpigmentierte* bis schwarze und *pigmentlose Flecken*, untermengt mit *Teleangiektasien*, dar. Dieses buntscheckige Hautbild wird durch Atrophie und Trockenheit der Haut sowie schließlich durch erstmal geringgradige *Hyperkeratosen*
und später — zumeist aber noch in die Kindheit fallende — *bösartige Tumoren*
kompliziert. Die Multiplizität dieser Geschwülste — meist sind es Carcinome —
und aus ihnen sich entwickelnde Komplikationen führen schließlich zum Tod.

Das Krankheitsbild kann im Verlaufe einiger Jahre, aber auch erst in Dezennien ablaufen, schließlich gibt es auch hier Fälle von „forme fruste".

Die *Ätiologie* ist unklar. Die Lokalisation der Erkrankung — hauptsächlich
auf dem Sonnenlicht ausgesetzten Stellen sowie eine gewisse Ähnlichkeit mit der
Röntgenatrophie — Xerose, Pigmentverschiebung, Teleangiektasien und Carcinombereitschaft — lassen es wahrscheinlich erscheinen, daß bei den erkrankten
Individuen eine Lichtempfindlichkeit besteht.

Diese Annahme als richtig vorausgesetzt, ist für die *Mundschleimhaut* keine
Mitbeteiligung am Krankheitsprozesse zu erwarten. Sie scheint auch sehr gering.
Die Erfahrungen des Einzelnen reichen hier nicht aus, da das Krankheitsbild zu
selten ist. Wenn man aber eigene Erfahrungen und die Fälle der Literatur
auf die Erkrankung der Mundhöhle hin kontrolliert, so ergibt sich, daß die
Lippenschleimhaut noch mitunter Erkrankung zeigt, daß aber die *Mundschleimhaut selbst nur in den allerseltensten Fällen ein Symptom des Xeroderma
pigmentosum aufweist.*

36*

Die Veränderungen, die die *Lippenschleimhaut* zeigt, bestehen hauptsächlich in lentigoähnlichen, hellen oder dunklen Pigmentflecken, kleinen atrophischen Stellen, kleinen Rötungen und Teleangiektasien. Vignolo-Lutati sah Rhagaden. Bandler beschreibt außerdem das Epithel an der Lippenschleimhaut verdickt, maceriert und von grauweißer Oberfläche, dazwischen einzelne, bis erbsengroße Erhabenheiten von ziemlich derber Konsistenz. Ganz vereinzelt sind hier auch Tumoren beschrieben, diese sind aber zumeist vom Lippenrot ausgegangen und haben bei ihrem Wachstum höchstens auf die Schleimhaut übergegriffen. Audry sah einen solchen Tumor — ein Epitheliom — bis in die Lippengingival-furche reichen. Das Lippenrot zeigt eben viel häufiger die Symptome des Xeroderma pigmentosum; es steht der äußeren allgemeinen Decke viel näher. Pigmentierungen, Trockenheit, Rhagaden, Teleangiektasien und Tumoren sind hier dementsprechend fast in allen ausgesprochen entwickelten Fällen zu beobachten.

Die *Gingiva* ist noch seltener ergriffen als die Lippenschleimhaut. Pigment-flecke oder Teleangiektasien sind nur ganz vereinzelt zu sehen (Kaposi, Beck).

In Ausnahmsfällen (Graupe hat bis 1924 bloß 13 Fälle gezählt) kommen auch an der *Wangenschleimhaut*, am weichen und harten *Gaumen* und an der *Zunge* rote und pigmentierte Flecke vor. Sie haben den gleichen lentigoähnlichen Charakter wie an der Haut (Wolf, Kaposi, Greef, Balzer, Gaucher et Milian).

In den meisten Lehr- und Handbüchern ist erwähnt, daß auch Tumoren auf der Zunge und Mundschleimhaut zu beobachten sind, und zwar sollen es Angiome, Papillome, Carcinome und Sarkome sein. Wenn man aber in der Literatur daraufhin nachsucht, so sind es nur ganz vereinzelte Fälle, die Tumoren der Mundhöhle aufwiesen. Von der Haut her übergreifende oder z. B. die ganze Wange konsumierende und dann in die Mundhöhle durchbrechende Carcinome sind zwar häufig; oft genug sieht man, wie entsetzliche Zerstörungen solche Carcinome setzen. (Die Mundspalte ist durch eine handtellergroße Konsumption bis an die Ohrgegend vergrößert, die Zähne fallen aus, die Zunge liegt bloß.) *Aber primär auf der Schleimhaut entstandene Tumoren gehören zu den größten Seltenheiten.* Kreibich sah zwei Zungentumoren bei einem 12jährigen xero-dermakranken Knaben. Sie saßen mit langen dünnen Stielen dem lateralen Zungenrande auf, waren taubenei- und haselnußgroß, weich, leicht blutend und oberflächlich schmierig belegt. Histologisch waren es Carcinome mit angiom-artigem Stroma.

Viel häufiger als die Mundschleimhaut erkrankt die *Conjunctiva bulbi.* Hier sind zahlreiche Fälle von Pigmentflecken, Teleangiektasien und besonders Tumoren — meist Carcinome — bekannt. Die hypothetisch supponierte Licht-empfindlichkeit würde diese Lokalisation befriedigend erklären.

In *differentialdiagnostische* Verlegenheiten wird man wegen des Schleimhaut-bildes kaum kommen; es ist überhaupt nur dann eine Veränderung der Schleim-haut zu beobachten, wenn das Hautbild ausgesprochen ist.

Histologische Untersuchungen über Pigmentflecke und andere Verände-rungen an der Schleimhaut liegen nicht vor. Kreiblichs mikroskopische Unter-suchung der Zungentumoren ist die einzige ihrer Art.

Eine *Behandlung* gibt es kaum. Wenigstens bedürfen evtl. Schleimhaut-veränderungen keiner eigenen Therapie. Die Behandlung des ganzen Krank-heitsbildes fällt ins Gebiet der Dermatologie, ist übrigens machtlos; ob die Lichtstrahlen chemisch auffangenden Präparate das Krankheitsbild stationär erhalten können, ist noch nicht erwiesen. Bisnun sind alle in der Kindheit schon ausgebildet erkrankten Patienten an komplizierenden malignen Tumoren in jungen Jahren zugrunde gegangen. Gering ausgebildete Fälle („forme fruste") können allerdings auch ein höheres, ja sogar hohes Alter erreichen, aber nicht infolge einer bestimmten Behandlung, sondern lediglich infolge der leichten Erkrankungsform.

Sarkoide Geschwülste.

Die hier zu nennenden Krankheitsbilder haben für den Laryngologen insoferne geringeres Interesse, als sie an und für sich schon sehr selten, zumeist bloß Hauterscheinungen zeigen. Hin und wieder aber kann man auch Teilerscheinungen der Erkrankungen an den Schleimhäuten beobachten. Sie entwickeln sich zwar meist erst im vollentwickelten und vorgeschritteneren Stadium der Erkrankung, und der Laryngologe kommt in der Regel nur dazu, die *Mitbeteiligung der Schleimhaut* am Hautprozeß zu konstatieren, aber mitunter treten sie auch bei noch nicht vollentwickelten Krankheitsbildern auf. In solchen Fällen steigern sie das laryngologische Interesse. Deshalb sei ihrer hier kurz gedacht.

Die hierher gehörigen Erkrankungen sind die *Mycosis fungoides* und das *Sarcoma idiopathicum Kaposi.*

Die

Mycosis fungoides

ist eine Erkrankung, die sich auf Jahre erstreckt, anfänglich Hauterscheinungen setzt, die scheinbar *ekzem-, psoriasis- oder urticariaähnliches Aussehen* haben *(prämycotische Exantheme)*, *später* aber, oft nach jahrelangem Bestande in *ein Infiltrationsstadium* treten *und schließlich eigenartige Tumoren* bilden, die bis Kindskopfgröße erreichen und durch ihre Multiplizität und evtl. „Metastasenbildung" in den inneren Organen unter dem Bilde der Kachexie *zum Tode* führen. Die einzelnen Fälle können in ihren Erstlingserscheinungen, wie auch im weiteren Verlaufe beträchtlich different sein. Die Abweichungen vom klassischen Bilde können derart mannigfaltig sein, daß man auch Fälle kennt, denen die Initialerscheinungen fehlen, die nicht generalisiert werden und unter Einzelerscheinungen verlaufen *(Mycosis fungoides d'emblée)*; die sog. prämycotischen Erscheinungen können noch nachher auftreten. Schließlich gibt es Mycosisfälle, die anfangs sich mit *universellen Erythrodermien* einleiten und in die Erythrodermie hinein mycotische Tumoren bekommen. Diese Fälle gehen zumeist mit allgemeiner intensiver Drüsenschwellung einher, die den erstgenannten Fällen fast stets fehlt.

Der *Verlauf* des ätiologisch gänzlich unklaren Krankheitsbildes ist verschieden; die meisten Fälle währen Jahre, selbst 2—3 Dezennien, die d'emblée-Fälle wieder verlaufen rascher. Die *Prognose* ist stets infaust.

Histologisch besteht ein Granulom, dessen Entwicklung nach PALTAUF mit entzündlichen Erscheinungen, beträchtlicher Hyperämie, Ödem und Ausscheidung von Fibrin bei geringer Zellemigration einsetzt, wobei unter Auflockerung des Bindegewebes eigenartige Zellen auftreten.

Alle die genannten Hautvarianten setzen auch im *Cavum oris* gelegentlich Symptome, nur ist dieses Vorkommnis sehr selten. KAPOSI selbst hat *keinen derartigen Fall* gesehen, denn er berichtet in seinem Lehrbuch nur über Fälle anderer Autoren (PALTAUF, BLANC).

Es scheint auch, daß man im Anfangsstadium der klassischen — BAZINschen — Form der Erkrankung wirklich so gut wie keine Schleimhauterscheinungen beobachtet. Wohl aber sind *im II., dem Infiltrationsstadium,* hautähnliche Veränderungen auf der Schleimhaut des Mundes bekannt. Auch diejenigen Fälle, die unter dem Bilde der generalisierten Erythrodermie verlaufen, zeigen öfters, wenn auch geringfügigere Schleimhautveränderungen. Man sieht in derartigen Fällen entweder bloß *Rötung* und *Schwellung,* oder leicht erhabene, *leukoplakieähnliche Veränderungen.* Wie an der Haut werden die Erscheinungen durch immer intensiver werdende Infiltration der Erkrankungsherde stets deutlicher. Man sieht dann meist sich ziemlich scharf absetzende, *plateauartig erhabene, düsterrote Scheiben,* die besonders deutlich sind, wenn sie dem *Zungenrücken* aufsitzen (Heller). Aber *auch mehr diffuse,* wenig erhabene *Infiltration* kommt zur Beobachtung (Herxheimer, Hübner). Auch *blasige Efflorescenzen* sind an der Mundschleimhaut beschrieben (Sachs). Da die *Haut*erscheinungen öfters *in Schüben* erfolgen, kann man derlei auch an der Schleimhaut beobachten. Auch spontane *Rückbildung,* Abflachung bereits bestehender Infiltrate sieht man.

Zumeist aber entwickeln sich auf den Infiltraten oder auch ohne sie *tumorförmige Gebilde,* Knoten von Erbsen- bis Walnußgröße. Diese knotigen Infiltrate und Tumoren entsprechen dem *III. Stadium* der Erkrankung und der *d'emblée-Form.* Ihre Farbe entspricht der normalen Schleimhaut, oder sie sind düsterrot oder aber graurötlich. Ihre Konsistenz ist mäßig derb, sogar elastisch, ihre Oberfläche glatt oder grobhöckerig. Oft zerfallen sie im Zentrum. Die Ulcerationen bleiben aber stets oberflächlich; kommt es einmal zum tieferen Zerfalle, so entstehen graugelbe Beläge oder mißfarbige, graugrünlich gefärbte Nekrosen.

Die Erkrankung hat in der Mundhöhle ihre *Prädilektionsstellen* in Zunge, Gaumen, Tonsillen, Rachen und Larynx. Ungemein selten wird die Wangenschleimhaut befallen. Die Gingivalokalisation im Falle Stefani scheint geradezu als Unikum.

Die *Zunge* zeigt Infiltrate (Herxheimer und Hübner, Kübel), Tumoren (Hallopeau et Jeanselme) und Ulcera (Falk, Heller), ebenso harter und weicher Gaumen, von wo die Knoten auf *Gaumenbogen* und *Tonsillen* übergreifen können. Die genauere Beschreibung eines solchen Falles liefert uns außer anderen Autoren Riecke. Der harte Gaumen seines Patienten (2. Fall) erschien durch zwei Schleimhautwülste trichterförmig vertieft, die ebenso wie die beiden Gaumenbogen hochrot und granuliert waren. Uvula und hintere Rachenwand waren ödematös und vorgewölbt, die Epiglottis war verdickt. Etwa zwei Wochen später ulcerierten die Schleimhautwülste. In einer weiteren Woche war die Hälfte des harten Gaumens befallen, der von einem unregelmäßig begrenzten, zerklüfteten mit nekrotischen Massen graugelblich belegten Substanzverlust eingenommen war. Die Ulceration drang noch während weiterer 14 Tage bis gegen den linken Oberkiefer vor, dann starb der Patient. Den Larynx sahen Wills, Paltauf, Philippson, Falk, Jakobi und Kübel erkrankt, den Rachen Hallopeau et Jeanselme und Hall.

Die *subjektiven* Symptome, die bei geringen Erscheinungen im Munde bloß in leichtem Brennen und Stechen bestehen, steigern sich bei der Tumorbildung und namentlich bei Zerfall der Knoten zu äußerst intensiven Schmerzen, während die Knoten auf der Haut fast schmerzlos sind; es sei denn, daß die Knoten Nerven aufsitzen oder sie umschließen (Paltauf und Scherber).

Bekannt ist, daß Haut- wie Schleimhautveränderungen auch spontan sich im *Verlaufe* der Erkrankung zurückbilden können. Dieses Phänomen geht an der Haut zumeist mit hochgradiger Pigmentation einher — Melanodermien sind bei Mycosis fungoides häufig beobachtet — an der Schleimhaut ist von Pigmentanhäufung nach Rückbildung eines Infiltrates oder Knotens nichts bekannt.

Eine *Differentialdiagnose* kommt nicht in Betracht, da die Schleimhautläsionen fast immer erst im Endstadium sich entwickeln, wo die Diagnose schon von dermatologischer Seite leicht zu stellen ist. In der Form der Mycosis d'emblée, wo nur lokalisierte Hauterscheinungen in Form von Knotenbildungen bestehen, können gleichzeitig Knoten an der Schleimhaut allerdings große, d. h. unüberwindliche diagnostische Schwierigkeiten bereiten, da sie einem Sarkom gleichen können. Hier kann nur bioptische Untersuchung die Entscheidung bringen. Allerdings gibt es Fälle, wo auch diese Untersuchung im Stiche läßt.

Histologische Untersuchungen liegen mehrfach vor, da die Fälle alle zugrundegehen. PALTAUF, STEFANI, WILLS berichten darüber. Das nicht immer gleiche Gewebsbild deckt sich mit den Veränderungen der Haut. Verschiedenheit im Zellcharakter ein und desselben Infiltrates, die Polymorphie der einzelnen Zellen spielen im Gewebsaufbau eine große Rolle.

Die *Behandlung* der Schleimhautknoten ist eins mit der Behandlung aller Erscheinungen. Wir wissen, daß unter Röntgen-, wie unter Radiumeinwirkung die Infiltrate rasch schwinden. Es ist die einzige wirksame Therapie, die den Ablauf des Krankheitsbildes *mit Tod nicht verhindern, wohl aber hinausschieben kann.*

Sarcoma idiopathicum pigmentosum (KAPOSI).

Das Sarcoma idiopathicum pigmentosum (KAPOSI) ist eine relativ seltene Erkrankung, die mit blau- bis braunroten Knoten symmetrisch an Händen und Füßen beginnt, allmählich — meist im Verlauf von Jahren — stets neue *Knoten* oder auch *flachere Infiltrate* gleicher Farbe setzt, später auch Kopf und Genitale sowie den Stamm befällt und schließlich nach Jahren mit Erscheinungen an den Innenorganen durch Kachexie zum Tode führt. Die Knoten und Infiltrate dokumentieren durch Farbe, Komprimierbarkeit und angiomähnliches Aussehen ihre *Zugehörigkeit zum Gefäßsystem. Spontane Rückbildung* unter intensiver Pigmentbildung, endlich *periphere Progredienz* zeichnen das Krankheitsbild außerdem aus.

Varianten der typischen Form — Mitbeteiligung der Lymphgefäße an der Erkrankung, Zerfall einzelner Knoten, Entwicklung einzelner Knoten zu großen Tumoren, Abweichungen von der Symmetrie, kommen vor.

Der echte Sarkomcharakter ist dem Krankheitsbilde nicht eigen. Die spontane Rückbildungsmöglichkeit, die Möglichkeit der Heilung frühzeitig in Behandlung kommender Fälle und der histologische Befund gewähren ihm eine Sonderstellung.

Mikroskopisch setzt sich die Affektion aus erweiterten und neugebildeten Blut- (evtl. auch Lymph-) Räumen zusammen, die von Spindelzellenhaufen umschlossen sind, in die oft recht dicht Rund- und Plasmazellen eingestreut sind. Hämorrhagien und aus diesen stammendes, reichliches Pigment vervollständigen das histologische Bild. Mitunter überwiegt die Gefäßneubildung, mitunter die spindelzellige Gewebswucherung.

Die *Ätiologie* ist bekannt.

Als beste *Therapie* gilt die *Strahlentherapie* (Röntgen oder Radium), besonders, wenn sie mit hohen Arsendosen kombiniert wird.

Die *Schleimhaut* der Mund- und Rachenhöhle, selbst Larynx, Trachea und Oesophagus werden *relativ oft befallen.* Die Erscheinungen treten hier allerdings gegenüber dem Hautbilde wieder zurück, und das Hauptinteresse ist bei dieser Erkrankung mehr auf den histologischen Aufbau und die Stellung der Erkrankung im Symptom gerichtet, als auf Lokalisationen auf der Schleimhaut. Das mag auch die Ursache sein, daß die Schleimhautlokalisationen in den meisten Lehrbüchern (KAPOSI, JARISCH-MATZENAUER, DARIER, TÖRÖK und manche andere) und *auch in* MRAČEKS *Handbuch keine Erwähnung* gefunden hat. Und doch findet man bei den intensiver und länger erkrankten Patienten fast stets *Flecken, Infiltrate* und *Knoten* im Munde. Sogar eine *Prädilektionsstelle* läßt sich feststellen; es ist der *harte Gaumen,* viel seltener der weiche, wo Symptome der Erkrankung gefunden werden. Hier sind es meist *flache, blaß grauviolette Erhabenheiten* von Kleinmünzengröße, *oder* mehr sich *vorwölbende, sogar halbkugelige,* kleinere und selten größere *Knoten von dunklerem Kolorit;* sie sind blaurot, blaubraun und rostfarben. Manche zeigen wie an der Haut *Blutungen* oder zentrale *Involutionen* mit brauner Farbe *(Pigment),* andere wieder *zerfallen zentral* mit scharfen, wie ausgestanzten Öffnungen. Zwischendurch sieht man auch kleine, fast fleckige Erscheinungen von der Farbe der großen. Daß evtl. Blutungen alle die bekannten Farben vom Dunkelrot über Violett bis zum Grün und Gelb durchmachen, ist selbstredend (Abb. 27).

Schließlich kommen auch *himbeerartige,* grobhöckerige, überhängende *Knotenbildungen,* besonders am Alveolarfortsatz vor (Abb. 28), die um so leichter oberflächlich zerfallen oder wenigstens erodieren.

Ähnliche Gebilde in flacher und knotiger Form findet man auch im *Rachen, am Mundboden, im Larynx* (insbesonders an der Epiglottis), wie im *Oesophagus.* Die Lokalisation im Larynx macht naturgemäß dem Sitz entsprechende Beschwerden. Auch in der Nasenschleimhaut sind Knoten gesehen worden. An der *Zunge* finden sich Knoten *sehr selten,* ebenso an der *Wangenschleimhaut.*

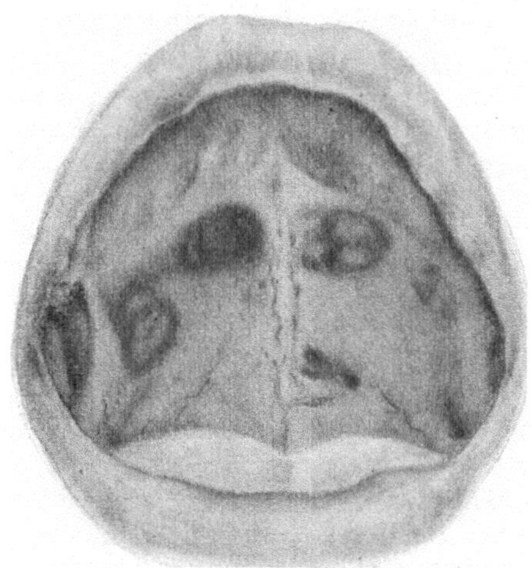

Abb. 27. Sarcoma idiopathicum pigmentosum (Kaposi) (Gaumen).

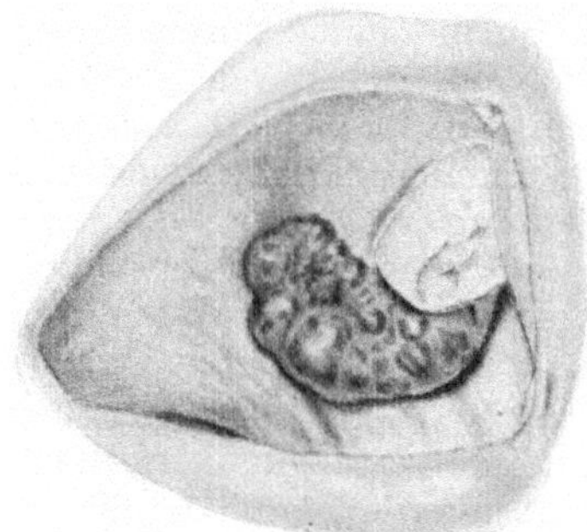

Abb. 28. Sarcoma idiopathicum pigmentosum (Kaposi) (Gingiva).

Die Tumoren sind alle mäßig derb, viele von ihnen komprimierbar. Selten sind sie gestielt, meist sitzen sie breit der Schleimhaut auf oder liegen in ihr.

Im *Verlaufe* gleichen die Erscheinungen im Munde völlig denen der Haut: Blutung, Zerfall, spontane Rückbildung und Hinterlassung von Pigment charakterisieren sie auch hier.

Die Entwicklung der Affektion erfolgt im Munde in der Regel erst beim vollausgebildeten Krankheitsbilde. Selten findet man sie allerdings schon im Anfangsstadium der Erkrankung. Das besonders dann, wenn auch die Hauterscheinungen am Kopf (Ohr, Nase, Lippen) früh einsetzen. Speziell die Lippen zeigen dann am ehesten knotige, blaurote Wulstungen, ähnlich den senilen Angiomen. Eine zusammenhängende Beschreibung der Schleimhauterscheinungen des Sarcoma idiopathicum pigmentosum findet sich in der Literatur nicht. Die zahlreichsten Literaturangaben über das Krankheitsbild überhaupt bringt die Arbeit Dalla Faveras.

Differentialdiagnostisch kommen nur einzelne Erkrankungen in Betracht, und zwar die angiomatösen, vor allem die senilen Angiome und andere angiomatöse Bildungen, die in ihrer Stellung im Symptom ebenso unklar sind, wie das Sarcoma idiopathicum pigmentosum. Hier sind die als Angiosarkoma oder als metastasierende senile Angiome bezeichneten Fälle zu nennen. Die

Ähnlichkeit dieser Formen ist bekannt und von verschiedenen Autoren (namentlich italienischen: CONFORTI, RADAELI, PICCARDI) hervorgehoben worden. Gewiß hat auch das klinische Bild des Sarcoma idiopathicum *Kaposi* besonders in den letzten Jahren manche Weiterung erfahren, es ist aber immerhin noch gut abgegrenzt und man sollte Angiome, die metastasieren, mehr weniger gutartig, aber scheinbar auch malign werden können, nicht dem Sarcoma idiopathicum Kaposi zurechnen. Deswegen scheint es auch nicht sicher, daß der Fall HAJEK, bei dem besonders im Larynx, aber auch an der Zungenbasis, in der Tonsille und am weichen Gaumen sich Knoten angiomatöser Art zeigten, hierher zu rechnen ist. Die gelegentliche, spontane Rückbildung, das Nichtrezidivieren an der Stelle der Entfernung, der teleangiektatische Spindelzellencharakter sind noch keine Beweise für das Sarcoma idiopathicum Kaposi allein. Der reine Angiomcharakter, das scharf abgegrenzte Emporsteigen der Knoten aus der Schleimhaut, die rasche Folge der Erscheinungen sind Symptome, die dem KAPOSISchen Sarcoma idiopathicum allein im allgemeinen nicht eigen sind.

Das *histologische Bild* des Sarcoma *Kaposi* der Schleimhaut stellt ein Gewebe von dichten Bindegewebsbündeln, Spindelzellenbündeln und großen Blut- evtl. Lymphräumen dar, die von Blutungen und Pigment durchsetzt sind (MARIANI).

Therapeutisch bringt Radium lokale Abheilung.

Die Bilder entstammen zum Teil der Klinik f. Dermatologie in Wien, Prof. RIEHL, zum Teil meiner eigenen Sammlung. Sie sind gemalt von dem seither verstorbenen Maler J. WENZL und meinem Fachgehilfen CARL BOECK.

Literatur[1].

ALBRECHT: Klinik der Mundkrankheiten. Berlin 1862. — BETTMANN: EBSTEIN-SCHWALBES Handbuch. Stuttgart 1905. — BOHN: Die Mundkrankheiten der Kinder. Leipzig 1866. — BRUCK: Die Krankheiten der Nase- und Mundhöhle sowie des Rachens und des Kehlkopfes. Berlin-Wien 1907. — BUTLIN: Krankheiten der Zunge. Wien 1887. — CHIARI: Krankheiten der oberen Luftwege. Leipzig-Wien 1903. — EHRMANN: Vergleichend-diagnostischer Atlas der Hautkrankheiten. Jena 1912. — ENGMANN: Journ. of cut. dis. incl. syph. Vol. 22. 1904. — FORDYCE: Journ. of cut. dis. incl. syphil. Vol. 22. 1904. — FRIBOES und MORAL: Atlas der Erkrankungen der Mundhöhle, Leipzig 1924. — FRORIEP: De lingua anatomica quaedam et semiotica. Bonn 1828. — GRAUPE: Inaug.-Diss. Breslau 1924. — GRÜNWALD: Atlas, Krankheiten der Mundhöhle, des Rachens und der Nase. München 1902. — GUTTMANN: Haut- und Infektionskrankheiten. Berlin 1926. — JADASSOHN: Klin. Wochenschr. 1926. Nr. 9. — KAPOSI: Lehrbuch. 1899. — KRAUS: Erkrankungen der Mundhöhle. Wien 1897. — LEDERMANN: MISCHS' Lehrbuch der Grenzgebiete der Medizin- u. Zahnheilkunde. Stuttgart 1914. — v. MIKULICZ und KÜMMEL: Die Krankheiten des Mundes. Jena 1922. — NOGUÉ: Maladies de la bouche. Paris 1924. — RIECKE: Lehrbuch. 1912. — ROSENBERG: Die Krankheiten der Mundhöhle, des Rachens und des Kehlkopfes. Berlin 1899. — SCHÄFFER: Arch. f. Dermatol. u. Syphilis. Bd. 85, S. 371. 1907. — SCHECH: Krankheiten der Mundhöhle, des Rachens und der Nase. Leipzig-Wien 1896. — SCHMIDT: Krankheiten der oberen Luftwege. Berlin 1897. — SCHUMACHER: Zeitschr. f. Anatomie u. Entwicklungsgeschichte. Bd. 73, S. 248. 1924. — SEIFERT und KAHN: Atlas der Histopathologie der Nase und Mund-Rachenhöhle und des Kehlkopfes. 1895. — TRAUTMANN: Krankheiten der Mundhöhle und der oberen Luftwege bei Dermatosen. Wiesbaden 1911. — VOGEL, WAGNER und WENDT: ZIEMSSENS Handbuch der speziellen Pathologie und Therapie. Leipzig 1874. — ZIELER: Lehrbuch. Berlin-Wien 1924. — ZINSSER: Atlas. Syphilis und syphilisähnliche Erkrankungen des Mundes. Berlin-Wien 1912.

Erythema multiforme exsudativum.

BEAUDONET: Thèse. Paris 1894. — DUHRING: Arch. f. Dermatol. u. Syphilis. Bd. 35, S. 211. 1896. — FUCHS: Klin. Monatsbl. f. Augenheilk. 1876. Okt.-Heft. — LIPP: Arch.

---

[1] Die hier angeführten Literaturangaben beziehen sich hauptsächlich auf Monographien, Lehr- und Handbücher, die sich unter anderem auch mit dem vorliegenden Thema beschäftigen. Die zu den einzelnen Kapiteln gehörigen Literaturangaben erheben nicht Anspruch auf Vollständigkeit, sondern zitieren bloß hier angezogene Arbeiten.

f. Dermatol. u. Syphilis. Bd. 3, S. 221. 1871. — Preisz: Verhandl. d. Ärzte-Ver. in Budapest 1916. — Schötz: Berlin. klin. Wochenschr. 1889. S. 612. — Trautmann: Münch. med. Wochenschr. 1906. S. 2101.

Erythema nodosum.

Duhring: Arch. f. Dermatol. u. Syphilis. Bd. 35, S. 211. 1896. — Pospelow: St. Petersburger med. Wochenschr. 1876. Nr. 40. — Trautmann: Münch. med. Wochenschr. 1906. S. 2102.

Arznei-Exantheme.

Antipyrin.

Apolant: Arch. f. Dermatol. u. Syphilis. Bd. 46, S. 345. 1898. — Bourns: Brit. med. journ. 1889. p. 819. — Brasch: Therap. Monatsschr. 1894. S. 565. — Dalché: Soc. méd. des hôp. Paris 1896. Ref.: Wien. med. Presse 1896. S. 1355. — Ehrmann: Wien. med. Wochenschr. 1897. Nr. 37. — Derselbe: Mračeks Handbuch Bd. 1, S. 639. 1902. — Graul: Dtsch. med. Wochenschr. 1899. Nr. 3. — Groll et Meunier: Dauphiné méd. Febr. 1896. — Löbl: Ges. f. inn. Med. u. Kinderheilk. Wien 9. 3. 1905. — Löwy: Arch. f. Dermatol. u. Syphilis. Bd. 68, S. 167. 1903. — Nicolas et Moutot: Ann. de dermatol. et de syphil. 1911. p. 603. — Scheel: Therap. Monatsschr. 1897. — Zinsser: Syphilis und syphilisähnliche Erkrankungen des Mundes. 1924.

Aspirin.

Banaudi: Policlinico, sec. prat. Jg. 30, p. 784. Ref.: Zentralbl. f. Haut- u. Geschlechtskrankheiten. Bd. 9, S. 320. 1923.

Cryogénine.

Danel: Bull. de la soc. franc. de dermatol. et de syphil. Jg. 21, p. 449.

Chinin.

Porias: Wien. dermatol. Ges. Sitzung vom 10. 6. 1920. Ref.: Arch. f. Dermatol. u. Syphilis Bd. 137, S. 75. 1921. — Salomon: Münch. med. Wochenschr. 1908. Nr. 34, S. 1787.

Luminal.

Chargin: Arch. of. dermatol. a. syphil. Vol. 6, p. 222. 1922.

Tannalbin.

Fischl: Med. Klinik 1917. S. 340.

Jod.

Ehrmann: Mračeks Handbuch. Bd. 1, S. 640. — Fischel und Sobotka: Arch. f. Dermatol. u. Syphilis. Bd. 102, S. 3. 1910. — Hallopeau: Soc. franc. 7. VI. 1906. Ann. d. dermatol. et de syphil. 1906. — Jessionek: Festschrift Neumann. 1900. — Milian: Presse méd. 30. VII. 1899. — Polland: Wien. klin. Wochenschr. 1905. S. 300. — Rille: Münch. med. Wochenschr. 1906. S. 2273. — Tiefenbrunner: Dermatol. Zeitschr. Bd. 29, S. 206. 1920. — Weber, Parkes: Brit. journ. of dermatol. a. syphil. Vol. 35, p. 169. 1923.

Brom.

Myers: Journ. of cut. dis. incl. syphil. Vol. 22, Nr. 5. 1904. Ref.: Arch. f. Dermatol. u. Syphilis. Bd. 76, S. 143.

Quecksilber.

Almkvist: Dermatol. Zeitschr. Bd. 13, S. 827. 1906; Arch. f. Dermatol. u. Syphilis. Bd. 127, S. 222. 1919; Acta dermatol.-vener. Vol. 1, p. 312. 1920. — Levin: Monatsschr. f. prakt. Dermatol. Bd. 26, S. 194. 1898. — Nogué: Maladies de la bouche. Paris 1924. — Schäffer: Arch. f. Dermatol. u. Syphilis. Bd. 85, S. 371. 1907.

Wismuth.

Azoulay: Presse méd. 1922, p. 134. Ref.: Zentralbl. f. Haut- u. Geschlechtskrankh. Bd. 5, S. 255. — Boelsen: Med. Klinik 1923. Nr. 22. — Milian et Périn: Bull. de la soc. franc. d. dermatol. 1922. p. 7; Soc. méd. des hôp. 27. I. 1922. — Nogué: Maladies de la bouche. Paris 1924. — Scherber: Wien. med. Wochenschr. 1922. Nr. 45—48.

Arsen.

Bering: Naturforschervers. Leipzig 1922. Sitzung 21. IX. 1922. — Bettmann: Arch. f. Dermatol. u. Syphilis. Bd. 51, S. 203. 1900. — Callomon: Dermatol. Wochenschr. Bd. 75, S. 1197. 1922. — Fönss: Dermatol. Zeitschr. Bd. 37, S. 257. 1923. — Frei und Tachau: Arch. f. Dermatol. u. Syphilis. Bd. 141, S. 152. 1922. — Graupe: Pigmentierungen der Mundhöhle. Inaug.-Diss. Breslau 1924. — Haslund: Hospitalstidende. 1909. p. 768. — Keller: Dermatol. Wochenschr. Bd. 74, S. 9. 1922. — Laurentier: Bull. de la soc. franc.

de dermatol. 1921 Nr. 6. Ref.: Dermatol. Zeitschr. Bd. 39, S. 174. — MILIAN: Paris méd.
1921. p. 303. Ref.: Zentralbl. f. Haut- u. Geschlechtskrankh. Bd. 4, S. 463. — OLIVER:
Dis. of occupation 1916. Zit. nach FÖNSS. — OPPENHEIM: Wien. dermatol. Ges., Sitzung v.
23. III. 1922. Ref.: Zentralbl. f. Haut- u. Geschlechtskrankh. Bd. 5, S. 208. — PINKUS:
Med. Klinik 1920. Nr. 3. — QUEYRAT et RABUT: Bull. de la soc. franc. de dermatol. 1921.
p. 39. — RIECKE: Naturforschervers. Leipzig 1922. Sitzung v. 21. IX. 1922. — SCHÄFER:
Schles. dermatol. Ges., Sitzung v. 29. VI. 1921. Zentralbl. f. Haut- u. Geschlechtskrankh.
Bd. 2, S. 426. — STOCKMANN: Edinburgh med. journ. Vol. 27, p. 1. 1921. Ref.: Zentralbl.
f. Haut- u. Geschlechtskrankh. Bd. 2, S. 349. — VOIGT: Münch. med. Wochenschr. 1922.
S. 474.

Gold.

BÜLLMANN: Med. Klinik 1922. S. 1411. — KOHRS: Dermatol. Wochenschr. Bd. 72,
S. 179. 1921. — MARTENSTEIN: Klin. Wochenschr. 1922. S. 2235. — SCHUHMACHER: Dermato-
logische Wochenschr. Bd. 72, S. 305. 1921. — SCHWERMANN: Zeitschr. f. Tuberkul.
Bd. 38, S. 97. 1923.

Rheum.

LITTEN: Therap. Monatsschr. 1890. S. 606.

Urticaria.

CROCE: Urticaria der oberen Luftwege. Inaug.-Diss. Breslau 1900. — DELBREL: L'urticaire des voies air. Thèse de Lyon 1896. — GOODALE and HEWES: Americ. journ. of the
med. sciences. 1899. p. 423. Ref.: Internat. Zentralbl. f. Laryngol. 1899. p. 448. — HAR-
BITZ: Münch. med. Wochenschr. 1911. Nr. 48, S. 2557. — HESSE: Wien. med. Wochenschr.
1913. S. 2258. — LAVERAN: Bull. méd. 5. VII. 1891. Ref.: Internat. Zentralbl. f. Laryngol.
1891. S. 472. — DERSELBE: Urticaire de la gorge. Ann. des maladies de l'oreille et du
laryngol. 1892. — MERX: Münch. med. Wochenschr. 1899. S. 1174. — QUINCKE und GROSS:
Dtsch. med. Wochenschr. 1904. Nr. 1 und 2. — ROSENBLATT: Dtsch. med. Wochenschr.
1894. S. 549. — SOMMERS: Zit. nach TRAUTMANN. 1911. — STEHR: Münch. med. Wochenschrift 1917. S. 936. — THOST: Münch. med. Wochenschr. 1917. S. 1364.

Purpura, Morbus Werlhofii, Scorbut, Herpes simplex, Herpes zoster.

FRANTZEN: Monatsschr. f. prakt. Dermatol. Bd. 20, S. 396. 1895. — HOFFMANN und
FRIBOES: Arch. f. Dermatol. u. Syphilis. Bd. 113, S. 431. 1912. — KLETETSCHKA: Arch. f.
Dermatol. u. Syphilis Bd. 125, S. 753. 1920. — LERMOYEZ et BAROZZI: Bull. et mém. de la soc.
méd. des hôp. de Paris 12. II. 1892. — RAMOND et POIRAULT: Bull. et mém. de la soc. méd.
des hôp. de Paris. 14. V. 1914. — WÄLDIN: Arch. f. Laryngol. Bd. 7, S. 309. 1898. —
v. ZUMBUSCH: Arch. f. Dermatol. u. Syphilis. Bd. 118, S. 823. 1913.

Pemphigus.

BLOCH: Schweiz. med. Wochenschr. Jg. 51, S. 115. 1921. — BONVICINI: Persönliche
Mitteilung. — CHIARI: Wien. klin. Wochenschr. 1893. Nr. 20. — CRONQUIST: Arch. f. Der-
matologie u. Syphilis. Bd. 106, S. 143. 1911. — FUCHS: Wien. klin. Wochenschr. 1892.
S. 722. — FUHS: Wien. dermatol. Ges., Sitzung v. 25. X. 1923. Zentralbl. f. Haut- u. Ge-
schlechtskrankheiten. Bd. 11, S. 285. — GARCIA: Zit. nach TRAUTMANN. 1911. — GROUVEN:
Arch. f. Dermatol. u. Syphilis. Bd. 55, S. 266. 1901. — GRÜNZWEIG: Zit. nach W. WEISS.
Monatsschr. f. Ohrenheilk. u. Laryngo-Rhinol. 1921. S. 822. — HAJEK: Persönliche Mit-
teilung. — HERXHEIMER: Arch. f. Dermatol. u. Syphilis. Bd. 36, S. 141. 1896. — KREIBICH:
Arch. f. Dermatol. u. Syphilis. Bd. 50, S. 375. 1899. — LANDGRAF: Berlin. klin. Wochenschr.
1891. Nr. 49. — LEDERMANN: MISCH, Grenzgeb. d. Med. u. Zahnheilk. Stuttgart 1914.
— MENZEL: Monatsschr. f. Ohrenheilk. 1899, Nr. 4. — MOSLER: Dtsch. med. Wochenschr.
1890. S. 1. — NATANSON und LIPSKEROFF: Medizinski journ. 1921. p. 463. Ref.: Dtsch.
Zeitschr. f. ger. Med. Bd. 2, S. 569. — NEUFELD: Arch. f. Laryngol. u. Rhinol. Bd. 23,
S. 415. 1910. — PRAETORIUS: Münch. med. Wochenschr. 1913. S. 867. — RUGANI: Arch.
ital. di laryngol. 1920. Ref.: Internat. Zentralbl. f. Laryngol. 1921. S. 1. — SCHERBER: Wien.
klin. Wochenschr. 1905. S. 474. — THOST: Arch. f. Laryngol. u. Rhinol. Bd. 25, S. 459. 1911;
Bd. 31, S. 599. 1918; Dtsch. med. Wochenschr. 1919. S. 477. — WALTER: Ref. nach
SPIEGLER. MRAČEKS Handbuch Bd. 2, S. 1. — v. ZUMBUSCH: Arch. f. Dermatol. u.
Syphilis. Bd. 73, S. 121. 1905.

Epidermolysis bullosa hereditaria.

Umfassende Literatur bei SAKAGUCHI: Arch. f. Dermatol. u. Syphilis. Bd. 121, S. 379.
1915. — ADRIAN: 6. Kongreß d. dtsch. dermatol. Ges. 1898. — BETTMANN: Arch. f. Dermatol.
u. Syphilis. Bd. 84, S. 369. 1907 und in RIECKES Lehrbuch. — BUKOVSKY: Arch. f. Dermatol.
u. Syphilis Bd. 63, S. 163. 1903. — FOX, TILBURY: Zit. nach TRAUTMANN. — KANIKY

and SUTTON: Monatsschr. f. prakt. Dermatol. Bd. 50, S. 375. 1910. — KLAUSNER: Arch.
f. Dermatol. u. Syphilis. Bd. 116, S. 71. 1916. — LEBERNADIE nach SAKAGUCHI. — RINCÉ:
Thèse de Bordeaux. 1913. — SIEMENS: Arch. f. Dermatol. u. Syphilis. Bd. 134, S. 454. 1921.
— STEURER: Arch. f. Ohren-, Nasen- u. Kehlkopfheilk. Bd. 108, S. 11. 1921.

Erythrodermia generalisata.

JADASSOHN: Arch. f. Dermatol. u. Syphilis. Bd. 23, S. 941. 1891. — TÖRÖK: MRAČEKS
Handbuch, Bd. 1.

Röntgendermatitis.

COUTARD: Cpt. rend. des séances de la soc. de biol. Tome 86, p. 1140. 1922. — KILIAN:
Laryngol. Ges. zu Berlin. Sitzung vom 12. XII. 1919.

Impetigo herpetiformis.

DU MESNIL: Arch. f. Dermatol. u. Syphilis. Bd. 23. 1891. — GUNSETT: Arch. f. Dermatol.
u. Syphilis. Bd. 55, S. 337. 1901. — KAPOSI: Arch. f. Dermatol. u. Syphilis. Bd. 19. 1887.
— KREN: Wien. dermatol. Ges., Sitzung vom 8. V. 1907. Arch. f. Dermatol. u. Syphilis.
Bd. 88, S. 145. — RILLE: Wien. dermatol. Ges., Sitzung vom 19. IV. 1898. Arch. f. Dermatol.
u. Syphilis Bd. 45, S. 414.

Lupus erythematosus.

ABRAMOWITZ: Arch. of dermatol. a. syphil. Vol. 5, p. 815. 1922. — CAPELLE: Thèse
de Paris 1901. — CULVER: 66. Jahresvers. d. Americ. med. assoc. in San Francisko. 15. VI.
1916. Ref.: Dermatol. Wochenschr. Bd. 62, S. 369. — FINNERUD: Arch. f. Dermatol. u.
Syphilis. Bd. 148, S. 318. 1924. — FOX, G. H.: New York. Akad. f. Med. 26. XI. 1889.
Ref.: Internat. Zentralbl. f. Laryngol. Jg. 7, S. 284. 1890. — GAUCHER: Soc. franc. de
dermatol. et de syphil. 2. V. 1907. — HARRISON: Brit. med. journ. 1924. Nr. 3297, p. 423.
— HASLUND: Dermatol. Zeitschr. Bd. 23, S. 705. 1916. — KREN: Arch. f. Dermatol. u.
Syphilis. Bd. 83, S. 13. 1906. — DERSELBE: Wien. dermatol. Ges., Sitzung vom 7. II.
1924. Zentralbl. f. Haut- u. Geschlechtskrankh. Bd. 12, S. 238. — LEDERMANN bei MISCH.
— LIEBERTHAL: Chicago., dermatol. soc. 18. V. 1921. Arch. of dermatol. a. syphil. Vol. 4,
S. 282. — NOBL: Wien. dermatol. Ges., Sitzung vom 27. XI. 1912. Ref.: Wien. klin. Wochen-
schrift 1913. S. 196. — NORSK: Verhandl. d. dän. otolaryngol. Ges. Kopenhagen 8. II. 1922.
Hospitalstidende Jg. 65, Nr. 28. 1922. Ref.: Zentralbl. f. Haut- u. Geschlechtskrankh.
Bd. 6, S. 459. — PAUTRIER et FAGE: Ann. de dermatol. et syphil. 1909. p. 673. — PICK:
Wien. klin. Wochenschr. 1905. S. 1303. — RUSCH: Wien. dermatol. Ges., Sitzung vom 7.
II. 1912. Ref.: Arch. f. Dermatol. u. Syphilis. Bd. 112, S. 396. 1912. — SAINZ DE AJA:
Actas dermosifiliograficas. Jg. 6. Februar-März 1924. — SIBLEY, W. KNOWSKY: Brit.
journ. of dermatol. März 1914. p. 101.

Lupus erythematosus acutus.

KLINGMÜLLER: Arch. f. Dermatol. u. Syphilis Bd. 130, S. 529. 1921. — KRAUS und
BOHAC: Arch. f. Dermatol. u. Syphilis. Bd. 93, S. 117. 1908. — REITMANN und v. ZUM-
BUSCH: Arch. f. Dermatol. u. Syphilis. Bd. 99, S. 148. 1910. — VALK, J. W. VAN DER:
62. Generalversamml. d. niederländ. Dermatologenvereinigung, Amsterdam, 29. u. 30. Okt.
1921. Ref.: Zentralbl. f. Haut- u. Geschlechtskrankh. Bd. 5, S. 155.

Psoriasis.

GUTTMANN: Haut- u. Infektionskrankheiten. Berlin 1926. — JADASSOHN: Med. Klinik
1926. Nr. 9. — JORDAN: Arch. f. Dermatol. u. Syphilis. Bd. 140, S. 64. 1922. — ISAAC:
Berlin. dermatol. Ges. 14. VI. 1914. Monatsschr. f. prakt. Dermatol. Bd. 59, S. 1016. 1914.
— KELLER: Dermatol. Wochenschr. Bd. 75, S. 917. 1922. — KÖLLIKER: Handbuch d.
Gewebslehre. Bd. 3, S. 6. — KUZNITZKY: Arch. f. Dermatol. u. Syphilis. Bd. 38, S. 418. 1897.
— LAPOWSKI: Laryngoscope. Dez. 1901. Ref.: Internat. Zentralbl. f. Laryngol. Jg. 18,
S. 418. — LEDERMANN bei MISCH. — OPPENHEIM: Monatsschr. f. prakt. Dermatol. Bd. 37,
S. 489. 1903. — POSPELOW: St. Petersburger med. Wochenschr. Bd. 7, S. 385 und Wrach
Bd. 3, S. 685. — REIL: Dermatol. Zeitschr. Bd. 32, S. 215, 1921. — RUGANI: Boll. d. malatt.
dell' orecchio, della gola e del naso. Jg. 39, p. 97. 1921. — RUSCH: Wien. dermatol. Ges.
Sitzung vom 26. III. 1925. Zentralbl. f. Haut- u. Geschlechtskrankh. Bd. 17, S. 851. —
SACK: Internat. Atlas seltener Hautkrankheiten. Liefg. 9, Taf. 27. — SMELOW: Dermatol.
Wochenschr. Bd. 76, S. 328. 1923. — SCHÄFFER: Arch. f. Dermatol. u. Syphilis. Bd. 85, S. 431.
1907. — SCHÜTZ: Arch. f. Dermatol. u. Syphilis. Bd. 46, S. 433. 1898. — TRAUTMANN:
Krankheiten der Mundhöhle bei Dermatosen. 1911. — THIMM: Monatsschr. f. prakt. Der-
matologie. Bd. 39, S. 1. 1904. — SCHWIMMER: Arch. f. Dermatol. u. Syphilis. 1877. S. 511;
1878. S. 53. — WERTHEIM: Wien. dermatol. Ges., Sitzung vom 20. V. 1924. Zentralbl. f.
Haut- u. Geschlechtskrankh. Bd. 13, S. 39.

Pityriasis lichenoides chronica.

RIECKE: Arch. f. Dermatol. u. Syphilis. Bd. 83, S. 51. 1906 (mit Abbildung). — KREIBICH: Dtsch. dermatol. Ges. in der tschechoslovak. Republik. Sitzung vom 4. III. 1923. Ref. Zentralbl. f. Haut- u . Geschlechtskrankh. Bd. 9, S. 84. — KRUPNIKOFF: Acta dermatol. vener. Vol. 5, p. 117. 1924. — WERTHER: Dermatol. Zeitschr. Bd. 22, S. 320. 1915.

Lichen ruber planus.

BRUCK: Berlin. laryngol. Ges. Sitzung vom 23. VI. 1916. Ref.: Internat. Zentralbl. f. Laryngol. 1916. S. 349. — DALLA FAVERA: Giorn. ital. d. malatt. vener. e d. pelle 1909. p. 360. Ref.: Monatsschr. f. prakt. Dermatol. Bd. 48, S. 293. 1909. — DUBREUILH: Ann. de dermatol. et de syphiligr. 1906. p. 123. — FLEHME: Dermatol. Wochenschr. Bd. 73, S. 1001. 1921. — HALLOPEAU: Soc. franc. de dermatol. et de syphiligr. 11. II. 1897. Bull. p. 198. — JADASSOHN: Klin. Wochenschr. 1926. Nr. 9. — JARRE: Inaug.-Diss. Bonn 1922. — JOSEPH: Dermatol. Zentralbl. Bd. 12, S. 98. 1909. — KIESS: Dermatol. Zeitschr. Bd. 33, S. 140. 1921. — POKORNY: Dermatol. Zeitschr. Bd. 76, S. 386. 1923. — v. POOR: Dermatol. Zeitschr. Bd. 12, S. 645. 1905. — RIECKE: MRAČEKs Handbuch der Hautkrankheiten. Bd. 2. — RÓNA: Monatsschr. f. prakt. Dermatol. 1887, 1888, 1889. — SCHÄFFER: Arch. f. Dermat. u. Syphilis. Bd. 85, S. 371 (resp. 419). 1907. — SCHÜTZ: Arch. f. Dermatol. u. Syphilis. Bd. 46, S. 433. 1898. — SPITZER, R.: Therap. Halbmonatsschr. 1921. S. 116. — THIBIERGE: Progr. méd. 1922. S. 630. — TRAUTMANN: Dermatol. Zentralbl. Bd. 12, S. 100. 1909. — VÖRNER: Dermatol. Zeitschr. Bd. 13, S. 107. 1906. — WILLINGER: Vierteljahrsschr. f. Zahnheilk. 1924. Zit. nach GUTTMANN: Haut- und Infektionskrankheiten. Berlin 1926.

Lichen ruber acuminatus.

HOFFMANN: Dtsch. med. Wochenschr. 1914. Nr. 11. — JORDAN: Dermatol. Zeitschr. Bd. 38, S. 257. 1923. — KAPOSI: Wien. dermatol. Ges., Sitzung vom 18. V. 1898. Ref.: Arch. f. Dermatol. u. Syphilis Bd. 45, S. 424. — LUKASIEWICZ: Arch. f. Dermatol. u. Syphilis. Bd. 34, S. 163. 1896. — NIELSEN: Monatsschr. f. prakt. Dermatol. Bd. 50, S. 477. 1910. — RIECKE: Lehrbuch 1912. S. 155. — RILLE: Med. Ges. Leipzig, Sitzung vom 17. II. 1903. Ref.: Münch. med. Wochenschr. 1903. S. 535. — ROTHE: Arch. f. Dermatol. u. Syphilis. Bd. 103, S. 264. 1910.

Sklerodermie.

ANSKE: Inaug.-Diss. Leipzig 1922. — AUDRY et BOYREAU: Ann. de dermatol. et de syphiligr. 1906. p. 972. — AYRES: Arch. of dermatol. a. syphilol. Vol. 7, p. 245. 1921. — BOLTEN: Südholländ. Neurol.-Vereinigung, Haag. 19. II. 1922. Ref.: Zentralbl. f. Haut- u. Geschlechtskrankh. Bd. 8, S. 125. — DANLOS: Ann. de dermatol. et de syphiligr. 1903. p. 583. — FUHS: Wien. dermatol. Ges., Sitzung vom 21. VI. 1923. Ref.: Zentralbl. f. Haut- u. Geschlechtskrankh. Bd. 9, S. 444. — KREN: Arch. f. Dermatol. u. Syphilis. Bd. 95, S. 163. 1909. — LEWIN und HELLER: Monographie. Berlin 1895. — LUITHLEN: Handbuch MRAČEK. Bd. 3. — LUTATI: Dermatol. Zeitschr. Bd. 20, S. 682. 1913. — NOBL: Wien. dermatologische Ges. Sitzung vom 21. VI. 1923. Ref.: Zentralbl. f. Haut- u. Geschlechtskrankheiten. Bd. 9, S. 441. — RIEHL: Wien. dermatol. Ges., Sitzung vom 28. X. 1908. Ref.: Arch. f. Dermatol. u. Syphilis. Bd. 92, S. 94. — SCHILD: Berlin. dermatol. Ges., Sitzung vom 6. I. 1903. Ref.: Dermatol. Zeitschr. Bd. 10, S. 388. — SCHLOSSHAUER: Korresp.-Bl. f. Zahnärzte. 1903. H. 1. — SCHMIDT: Wissenschaftl. Ges. dtsch. Ärzte Böhmens. Ref.: Wien. klin. Wochenschr. 1916. S. 932. — SCHRAMEK: Wien. dermatol.-Ges., Sitzung vom 18. V. 1916. Ref.: Arch. f. Dermatol. u. Syphilis. Bd. 122, S. 611. — SOTTAS: Ann. de dermatol. et de syphiligr. 1900. p. 843 und 1147. — THIBIERGE: La pratique dermatol. 1904. p. 255. — TOUCHARD: Thèse de Paris. 1906. — TSUCHIDA: Inaug.-Diss. Erlangen 1902.

Poikilodermia atrophicans vascularis.

BETTMANN: Arch. f. Dermatol. u. Syphilis. Bd. 129, S. 101. 1921. — GLÜCK: Arch. f. Dermatol. u. Syphilis. Bd. 118, S. 113. 1913. — JAKOBI: Ikonographia dermatologica, Fasc. Vol. 3, p. 95. — RASCH: Brit. journ. of dermatol. a. syphil. Vol. 37, p. 477. 1925. — ZINSSER: Ikonographia dermatologica. Fasc. 5, p. 219.

Hyperkeratosen.

BETTMANN: Arch. f. Dermatol. u. Syphilis. Bd. 110, S. 15. 1911. — BRÜNAUER: Wien. klin. Wochenschr. 1926. S. 409 und 447. — DU BOIS: Ann. de dermatol. et de syphiligr. Tome 6, p. 602. 1925. — FUHS: Acta dermato-venereol. Vol. 5, p. 11. 1924. — JADASSOHN-LEWANDOWSKY: Ikonographia dermatol. Fasc. 1, p. 29. — RIEHL: Wien. dermatol. Ges., Sitzung vom 23. X. 1924. Ref.: Zentralbl. f. Haut- u. Geschlechtskrankh. Bd. 16, S. 382. — ROSENHEIM: Bull. of the John Hopkins Hospital 1904. February.

Porokeratosis Mibelli.

BASCH: Ref.: nach TRAUTMANN. S. 403. — DUCREY et RESPIGHI: Ann. de dermatol. et de syphiligr. Serie. IV. Tome 9, p. 1. 1898. — ISHIMARU: Acta dermatol. Vol. 1, p. 51. 1923. — MIBELLI: Atlas seltener Hautkrankheiten. 1893. H. 9; Monatsh. f. prakt. Dermatol. Bd. 17, S. 417. 1893; Arch. f. Dermatol. u. Syphilis. Bd. 47, S. 231. 1899. — YAMADA: Ref. Zentralbl. f. Haut- u. Geschlechtskrankh. Bd. 14, S. 328. 1924. — YANAGIHARA und SAKAMOTO: Ref.: Zentralbl. f. Haut- u. Geschlechtskrankh. Bd. 16, S. 420. 1925.

Psorospermosis (Morbus Darier).

AUDRY et DALOUS: Journ. des maladies cut. et syphil. 1904. H. 11. — BORGHOFF: Arch. of dermatol. a. syphil. Vol. 4, p. 609. 1921. — BRÜNAUER: Acta dermatol-venereol. Vol. 6 p. 131. 1925. — KREN: Monatsschr. f. Ohrenheilk. u. Laryngo-Rhinol. Jg. 54, S. 49. 1920. — LÖHE: Dermatol. Zeitschr. Bd. 34, S. 2. 1921. — REENSTIERNA: Arch. f. Dermatol. u. Syphilis. Bd. 124, S. 841. 1917. — RIECKE: Lehrbuch. — RILLE: 2. Tagung mitteldtsch. Dermatol. Leipzig 20. III. 1921. — SEIFERT: Arch. internat. de laryngol., otol.-rhinol. et broncho-oesophagoscopie. Tome 33, Nr. 1. 1912. — SKLARZ: Dermatol. Wochenschr. Bd. 74, S. 513. 1922. — SPITZER: Arch. f. Dermatol. u. Syphilis. Bd. 135, S. 362. 1921.

Acanthosis nigricans.

ALEXANDER: Acta dermato-venereol. Vol. 3, p. 52. 1922. — BÉRON: Monatsschr. f. prakt. Dermatol. Bd. 49, S. 2. 1909; Arch. f. Dermatol. u. Syphilis. Bd. 59, S. 387. 1902. — BOGROW: Arch. f. Dermatol. u. Syphilis. Bd. 94, S. 271. 1909. — BOECK: Norsk magaz. f. laeger. p. 273. Ref.: Arch. f. Dermatol. u. Syphilis. Bd. 50, S. 411. 1897. — BURMEISTER: Arch. f. Dermatol. u. Syphilis. Bd. 47, S. 343. 1899. — CAUSSADE, LÉVY-FRANCKEL et JUSTER: Bull. et mém. de la soc. méd. des hôp. de Paris 1922. p. 1363. Ref.: Zentralbl. f. Haut- u. Geschlechtskrankh. Bd. 7, S. 347. 1923. — DARIER: Ann. de dermatol. et de syphil. Serie III, Tome 4, p. 865. 1893. — GROUVEN und FISCHER: Arch. f. Dermatol. u. Syphilis. Bd. 70, S. 225. 1904. — HALLOPEAU, JEANSELME et MESLAY: Ann. de dermatol. et de syphiligr. Serie III, Tome 4, S. 876. 1893. — HESS: Münch. med. Wochenschr. 1903. S. 1625. — JANOVSKY: MRAČEKS Handbuch. Bd. 3, S. 80. — KOBALJASHI: Ref. nach TOYAMA: Dermatol. Zeitschr. Bd. 20, S. 791. 1913. — MIESCHER: Dermatol. Zeitschr. Bd. 32, S. 276. 1907. — NICOLAS, GATÉ et LEBEUF: Soc. méd. des hôp. Lyon 19. XII. 1922. Lyon de méd. Tome 132. 1923, p. 209. Ref.: Zentralbl. f. Haut- u. Geschlechtskrankh. Bd. 9, S. 200. — RIEHL: Ärztl. Bericht des allgemeinen Krankenh. zu Wien vom Jahre 1881. Wien 1882. — SPIETSCHKA: Arch. f. Dermatol. u. Syphilis. Bd. 44, S. 247. 1898. — TOYAMA: Dermatol. Zeitschr. Bd. 20, S. 785. 1913 (mit Abbildung).

Mißbildungen.

BRÜNAUER: Wien. dermatol. Ges., Sitzung vom 7. VI. 1923. Ref. Zentral9l. f. Haut- u. Geschlechtskrankh. Bd. 9, S. 373. — DERSELBE: Wien. klin. Wochenschr. Jg. 39, S. 409 und 447. 1926. — BUSCHKE: Dermatol. Zentralbl. 1902. S. 220. — FREUND: Berl. klin. Wochenschr. Jg. 21, S. 570. 1908. — FUHS: Arch. f. Dermatol. u. Syphilis. Bd. 148, S. 509. 1925. — JADASSOHN: Arch. f. Dermatol. u. Syphilis. Bd. 117, S. 833. 1914. — KELLY: Int. Zentralbl. f. Laryng., Rhin. und verw. Wissensch. Bd. 25, S. 174, 1909. — KOFLER: Wien. klin. Wochenschr. Jg. 21, S. 570. 1908. — KOTHE: Arch. f. Dermatol. u. Syphilis. Bd. 68, S. 33 und 359. 1903. — REITMANN: Arch. f. Dermatol. u. Syphilis. Bd. 83, S. 177. 1907. — SACHS: Wien. klin. Wochenschr. Jg. 28, S. 1246. 1915. SEMON: Laryng. Sed. der Royal Soc. of Med. 7. I. 1908. — P. WEBER: Lancet, 20. VII. 1907.

Morbus Recklinghausen.

ADRIAN: Bruns Beitr. z. klin. Chirurg. Bd. 31, S. 5. 1901. — BOBROFF: Bei ADRIAN. — FRIBOES: Virchows Arch. f. pathol. Anat. u. Physiol. Bd. 24, S. 312. — KÖNIGSDORF: Inaug.-Diss. Würzburg 1889. — KRIEGE: VIRCHOWS Arch. f. pathol. Anat. u. Physiol. Bd. 108, S. 466. — MERKEN: Inaug.-Diss. Leipzig 1899. — MONIZ: Rev. neurol. Jg. 30, p. 222. — PLUCKER: Ann. de la soc. méd. chirurg. du Liège. 4. IV. 1891. Bei MERKEN. — RIEHL: Leipziger med. Ges. Bei ADRIAN. — SPERANSKY: Verhandl. d. dermatol. u. ven. Ges. zu Moskau. 21. I. 1895. Bei MERKEN. — STRASSBERG: Wien. dermatol. Ges., 21. VI. 1923. Ref.: Zentralbl. f. Haut- u. Geschlechtskrankh. Bd. 9, S. 444. — WHITFIELD: Arch. f. Dermatol. u. Syphilis. Bd. 73, S. 469. 1905.

Xeroderma pigmentosum.

AUDRY: Ann. de dermatol. et de syphiligr. 1907. p. 199. — BALZER, GAUCHER et MILIAN: Ann. de dermatol. et de syphiligr. 1897. p. 1106. — BANDLER: Arch. f. Dermatol. u. Syphilis. Bd. 76, S. 9. 1905. — BECK: Festschrift KAPOSI. Arch. f. Dermatol. u. Syphilis, Ergänzungsband 1900. S. 223. — Graupe: Pigmentierungen der Mundhöhle. Inaug.-Diss. 1924. Breslau. — Greef: Arch. f. Augenheilk. Bd. 42. 1901. — Kaposi: Zitiert nach Löwenbach. — Kreibich: Arch. f. Dermatol. u. Syphilis. Bd. 57, S. 123. 1901. — Löwenbach: Handbuch Mraček. Bd. 3, S. 240. 1904. — Vignolo-Lutati: Monatsschr. f. prakt. Dermatol. Bd. 45, S. 21. 1907. — Wolf: Arch. f. Augenheilk. Bd. 42. 1901.

Mycosis fungoides.

Blanc: Zit. nach Kaposi, Lehrbuch. — Falk: Zit. nach Paltauf in Mračeks Handbuch Bd. 4, 2., S. 728. — Hall: Brit. med. journ. 30. III. 1895. — Hallopeau et Jeanselme: Soc. de dermatol. 8. 12. 1892. — Heller: Arch. f. Dermatol. u. Syphilis Bd. 98, S. 163. 1909. — Herxheimer und Hübner: Arch. f. Dermatol. u. Syphilis. Bd. 84, S. 241. 1907. — Jakobi: 10. Kongreß d. dtsch. dermatol. Ges. 1908, Frankfurt. S. 12 9und 286. — Kaposi: Lehrbuch 1898. — Kübel: Zit. nach Paltauf in Mračeks Handbuch Bd. 4, 2. — Paltauf: Mraceks Handbuch Bd. 4, 2., S. 698. — Paltauf und Scherber: Virchows Arch. f. pathol. Anat. u. Physiol. Bd. 222, S. 9. 1916. — Philippson: Giorn. ital. delle malatt. vener. e d. pelle 1895. — Riecke: Arch. f. Dermatol. u. Syphilis. Bd. 67, S. 193. 1903. — Sachs: Verhandl. d. Breslauer dermatol. Vereinigung 26. 10. 1901. Arch. f. Dermatol. u. Syphilis Bd. 60, S. 144. — Stefani: Lyon chirurg. Tome 20, p. 606. 1923. Ref.: Zentralbl. f. Haut- u. Geschlechtskrankh. Bd. 11, S. 38. 1924. — Wills: Brit. journ. of dermatol. a. syphil. Vol. 37, p. 113. 1925.

Sarcoma idiopathicum pigmentosum (Kaposi).

Conforti: La clinica chirurgica. Vol. 1, p. 13. 1906. — dalla Favera: Arch. f. Dermatologie u. Syphilis. Bd. 109, S. 387. 1911. — Hajek: Monatsschr. f. Ohrenheilk. u. Laryngo-Rhinol. Bd. 53, S. 689. 1919. — Mariani: Arch. f. Dermatol. u. Syphilis. Bd. 98, S. 267. 1909. — Piccardi: Monatsschr. f. prakt. Dermatol. Bd. 51, S. 241. 1910. — Radaeli: Giorn. ital. d. malatt. vener. e d. pelle. Vol. 50, p. 223. 1909 [1].

3. Erkrankungen des Kehlkopfes und der Luftröhre bei verschiedenen Dermatosen.

Von

Karl M. Menzel-Wien.

Mit 6 Abbildungen.

In dem Umstande, als die in der Mundhöhlenschleimhaut auftretenden Veränderungen bei den verschiedenen Dermatosen den Dermatologen geläufiger sind, während die Laryngologen mehr Erfahrung haben in bezug auf die in ihrem Spezialgebiete, d. h. im Kehlkopfe, Luftröhren- und hypopharyngealen Schleimhautbezirke auftretenden Erscheinungen möge der Grund gesucht werden, weshalb die beiden Schleimhautgebiete getrennt, und zwar von einem Dermatologen und einem Laryngologen besprochen werden. In Anbetracht der vielfachen Berührungspunkte der betreffenden Gebiete werden sich in der vorliegenden Erörterung Wiederholungen bei Besprechung der einzelnen Krankheitsgruppen wohl nicht vermeiden lassen, um so weniger als ja ein großer Teil jener Dermatosen, welche ihre Krankheitserscheinungen im Kehlkopf setzen, auch zu Veränderungen in der Rachen- und in der Mundhöhlenschleimhaut führt. Von einer Wiedergabe des Hautbildes kann im allgemeinen in diesem Kapitel abgesehen werden, da dasselbe im vorhergehenden korrespondierenden Abschnitt (Kren) ohnehin kurz besprochen erscheint.

Im allgemeinen habe ich die Therapie bei jenen Schleimhauterkrankungen, die einen unwesentlichen Teil der Hauterkrankungen darstellen und deren

---

[1] Die zahlreichen italienischen Arbeiten sind durch das häufige Vorkommen der Erkrankung in Italien bedingt.

Behandlung zusammenfällt mit der der zugrunde liegenden Hautaffektion nicht oder nur ganz flüchtig erwähnt. Nur bei jenen Dermatosen, die auch isoliert auf der Schleimhaut auftreten und deren Schleimhauterscheinungen mehr im Vordergrunde des Krankheitsbildes stehen, wie z. B. beim Pemphigus, habe ich auch die Therapie etwas eingehender behandelt. Auch bei den übrigen Schleimhauterkrankungen konnte ich mich in dieser Hinsicht kurz fassen, da wir uns hier häufig auf eine ausschließlich symptomatische Therapie beschränken müssen.

Ich habe bei Bearbeitung der folgenden Kapitel neben vielen anderen zum Teil einzelne Erkrankungen betreffenden, zum Teil zusammenfassenden Arbeiten in weitgehendem Maße Trautmanns bei J. F. Bergmann in Wiesbaden erschienene, ganz ausgezeichnete und umfassende Monographie benützt, wo auch der größte Teil der Literatur angeführt erscheint. Für die Besprechung der einzelnen Krankheitstypen gliedere ich den umfangreichen Stoff in folgender, allen praktischen Anforderungen meines Erachtens entsprechender Weise:

A. Akut entzündliche Dermatosen.
  I. Erytheme.
    a) Erythema multiforme.
    b) Erythema nodosum.
    c) Symptomatische Erytheme (Autotoxische und Arzneierytheme).
  II. Angioneurosen.
    a) Urticaria.
    b) Akutes circumscriptes idiopathisches Ödem (Quincke).
  III. Herpes.
    1. Herpes simplex (acutus, febrilis, menstrualis usw.).
    2. Herpes recidivans.
    3. Herpes zoster.
  IV. Miliaria und Ekzem.
B. Akut oder chronisch verlaufende entzündliche Dermatosen.
  1. Pemphigus.
  2. Epidermolysis bullosa hereditaria.
  3. Impetigo herpetiformis.
  4. Impetigo vulgaris (Unna).
C. Chronisch entzündliche Dermatosen.
  1. Lichen ruber planus und acuminatus.
  2. Psoriasis vulgaris.
  3. Sklerodermie.
  4. Lupus erythematodes.
  5. Lupus pernio.
D. Hyperkeratosen (ichthyosiforme Erkrankungen).
  1. Ichthyosis, cornu laryngeum.
  2. Acanthosis nigricans.
  3. Psorospermosis (Morbus Darier).
E. Mycosen.
  1. Blastomycosis (Dermatitis blastomycetica).
  2. Sporotrichosis.
F. Sarcoide Geschwülste.
  1. Mycosis fungoides.
  2. Sarcoid Boeck.

A. Akut entzündliche Dermatosen.

I. Erytheme.

a) Das Erythema exsudativum multiforme.

stellt eine oft mit Fieber einhergehende Allgemeinerkrankung dar und setzt dementsprechend seine Erscheinungen außer auf der Haut auch auf den Schleimhäuten, und zwar treten letztere entweder — und das ist der häufigste Fall — gleichzeitig mit den Hautveränderungen auf oder sie gehen denselben voraus oder folgen ihnen nach.

Die Efflorescenzen auf der Schleimhaut des Larynx entsprechen prinzipiell und histologisch den Hautveränderungen, nur zeigen sie in Anbetracht der besonderen histologischen Beschaffenheit der Schleimhäute andere klinische Formen. Man findet rote Flecke, knötchenförmige, papulöse Infiltrate, die mitunter zerfallen und kleine, gelblichweiß belegte Geschwüre hinterlassen, die gewöhnlich rasch heilen, sowie namentlich auch Bildung von kleineren und größeren Blasen, welch letztere jedoch, wie auch bei den anderen blasenbildenden Affektionen fast nie in intaktem Zustande zur Beobachtung gelangen, da das zarte, abgehobene Epithel dem Druck der Exsudatflüssigkeit nicht standhalten kann und auch beim Essen traumatisch zerstört wird. Demgemäß entstehen an Stelle der Blasen Erosionen oder seichte Ulcerationen, die oft noch Epithelreste als Überbleibsel der geplatzten Blasendecke an ihrer Peripherie zeigen. Wenn nicht gleichzeitig, früher oder später charakteristische Hautveränderungen vorhanden sind, ist wohl eine Verwechslung, namentlich der Geschwüre oder Erosionen mit Lues möglich. Es läßt sich jedoch im allgemeinen sagen, daß die Geschwüre beim Erythema multiforme oberflächlich sind, daß eine Infiltration in der Umgebung fehlt, daß immer neue Schübe von Efflorescenzen einander folgen und die Heilung ohne jede Therapie und ohne sichtbare Residuen abschließt. In zweifelhaften Fällen ist die WASSERMANNsche Reaktion und der positive Spirochätenbefund maßgebend. Die Zahl der Fälle, in welchen das Erythema exsudativum multiforme im Larynx beobachtet wurde, ist außerordentlich gering.

Im Jahre 1892 veröffentlichte SCHÖTZ einen hierhergehörigen Fall, in welchem neben Geschwüren mit gelblichgrauem Grund und verwaschenen Rändern im Mund und Rachen auch ein ebensolches mit gelblichgrauem Sekret bedecktes Geschwür an der hinteren Larynxwand, zumal unter dem linken Stimmband auftrat. Nach den Schleimhauterscheinungen trat das charakteristische Exanthem auf der äußeren Haut auf. In der Folge bildeten sich in mehrfachen Rezidiven Ulcera an den verschiedensten Schleimhautstellen, unter anderem auch um den Ventriculus Morgagni der linken Seite aus. Nach einer Dauer von über sieben Monaten heilte der Prozeß völlig aus.

Von großem Interesse ist auch der Fall EDW. WELANDERS, der ad exitum führte und obduziert wurde. Ein 23jähriger Mann erkrankte kurz nach einer luetischen Infektion unter hohem Fieber und Auftreten eines Erythema exsudativum multiforme an Haut und den Schleimhäuten. 25 Tage nach dem Erscheinen des Exanthems trat der Exitus unter hohem Fieber ein. Die Obduktion ergab Nephritis, Pleuropneumonie, Endokarditis. Der Larynxbefund lautete: An der Innenseite der Epiglottis ist die Schleimhaut etwas verdickt und zeigt zahlreiche, sagokorngroße Follikel. An der Basis der Epiglottis, deren rechter Seite entsprechend, befindet sich ein pfennigstückgroßes, oberflächliches Geschwür, mit reinem Boden und zahnförmig gekerbten Rändern. An jedem Stimmband befindet sich symmetrisch eine weißglänzende Partie von 5 mm Ausdehnung, an der die Schleimhaut völlig fehlt.

Der dritte einschlägige Fall wurde von TRAUTMANN beobachtet und beschrieben. In diesem fand sich neben erbsengroßen, runden, speckig belegten Geschwüren an der Rachenschleimhaut, auch am linken Aryknorpel ein ovaler, etwa $^1/_4$ cm langer Substanzverlust mit speckigem Belag.

Die zweite Beobachtung TRAUTMANNS (Fall 7, 1906) betraf einen 26jährigen Reisenden, der sechs Jahre vorher Lues akquiriert hatte. Die Untersuchung ergab neben Veränderungen im Rachen auch an den Schleimhautfalten des Larynx bis linsengroße, grau belegte Erosionen von polycyklischer Form, an den Rändern zum Teil mit weißlichen Epithelfetzen. Die Diagnose schwankte zwischen Lues, Herpes und Erythema multiforme. Heilung nach vier Wochen ohne jegliche Therapie. Dieselben Erscheinungen wiederholten sich in der Folgezeit periodisch. Die Beschaffenheit der Hautefflorescenzen war für die Diagnose Erythema multiforme entscheidend.

Im Jahre 1913 stellte ferner Fein einen hierhergehörigen Fall von Erythema multiforme in der Wiener laryngologischen Gesellschaft vor, welcher seine Efflorescenzen in der Mundhöhle, im Rachen und Kehlkopf hatte. Fein beobachtete drei Attacken, nur während der zweiten Attacke war auch die Haut mitbeteiligt, so daß die Diagnose als gesichert gelten kann.

In den beiden Fällen von Glas (1906) handelte es sich um unregelmäßige, serpiginös begrenzte, oberflächliche Substanzverluste im Kehlkopfe. Einzelne der Erosionen betrafen nur die obersten Schichten, andere gingen etwas tiefer und bluteten bei Berührung leicht.

b) Das Erythema nodosum

wird nicht von allen Autoren als Krankheit sui generis aufgefaßt, sondern vielfach als dem Erythema exsudativum multiforme einheitlich zugehöriger Krankheitsprozeß angesehen, in welchem nur zwei klinisch verschiedene Typen, nämlich der exsudative und der nodöse voneinander abgegrenzt werden. Für diese Auffassung scheint einerseits die histologische Beschaffenheit der respektiven Efflorescenzen zu sprechen, welche zeigt, daß das Erythema nodosum nur ein nach Intensität und Extensität gesteigertes Erythema multiforme exsudativum darstellt (Joseph), andererseits der Umstand, daß beide Formen an einem und demselben Individuum nicht selten gleichzeitig auftreten.

Im Gegensatz zu ihrem Verhalten auf der Haut sind die Bedingungen zur Einschmelzung der Knoten und folgender Geschwürsbildung auf der Schleimhaut günstiger. Die Schleimhautefflorescenzen nehmen demnach oft ihren Ausgang in Ulceration und Nekrose. Die Lokalisation des Erythema nodosum auf der Schleimhaut des Larynx gehört zu den Seltenheiten. Den ersten Fall hat wohl W. Hildebrandt beobachtet. Hier zeigte sich außer einer Angina, Stomatitis und Eruptionen von kleineren und größeren, pustelartigen, rot umränderten Bläschen am weichen Gaumen stärkere Rötung der Epiglottis, welche gleichfalls mit einigen ebenso beschaffenen Bläschen besetzt war. Der Inhalt der Bläschen, auf Blutagar kultiviert, ergab Staphylo- und Streptokokken. Die Schleimhaut über beiden Santorinischen Knorpeln ödematös. Beide Stimmbänder verdickt, gerötet und wenig beweglich.

In einem von George F. Cott 1896 beobachteten Fall war zuerst die Haut befallen, dann traten Halsschmerzen und Suffokationserscheinungen auf, die die Tracheotomie nötig machten, Die objektiven Larynxveränderungen sind recht unklar geschildert. „Die falschen Stimmbänder waren ödematös, doch nicht so stark, daß die wahren Stimmbänder dadurch verdeckt waren. Die Stimme war klar, der linke Aryknorpel war immobilisiert und etwas verdickt. Das subglottische Gewebe war zu sehen, ließ aber nur soviel Raum übrig, als zum Atmen genügte." Man würde wohl eher geneigt sein, nach dieser Schilderung eine Perichondritis des linken Aryknorpels anzunehmen.

Sehr interessant war der Fall, den du Mesnil zusammen mit Otto Seifert 1888 beobachtete. Die Krankheit befiel unter Temperatursteigerung zunächst die Haut und zeigte hier Erscheinungen sowohl des Erythema nodosum als auch des Erythema multiforme. Ungefähr eine Woche später traten Halsschmerzen auf. Der laryngoskopische Befund zeigte an der rechten Hälfte der Epiglottis, übergehend auf das rechte Ligamentum aryepiglotticum eine rotglänzende Infiltration, die sich ziemlich scharf gegen die Umgebung abgrenzte. In den nächsten Tagen traten mehrfach kleine, weißliche, in Gruppen stehende Bläschen auf gerötetem Grund am rechten vorderen Gaumenbogen sowie am harten

Gaumen auf, während die Schwellung der Epiglottis geringer wurde. Der rechte Aryknorpel noch verdickt, gerötet, unvollkommener Schluß der Stimmbänder, Heiserkeit. Nach dreiwöchentlicher Krankheitsdauer wurde Patient geheilt entlassen.

Zwei Fälle, in denen Erythema multiforme auf der Haut und Erythema nodosum auf der Schleimhaut beobachtet wurde, veröffentlichte BREDA. In dem einen Falle, welcher vorher an Ödemen und Urticaria gelitten hatte, traten zahlreiche Efflorescenzen von Erythema nodosum am Scrotum, am Gaumen und im Kehlkopf auf. Es wechselten rasch Besserungen und Verschlechterungen dieses Zustandes, bis endlich der schon stark herabgekommene Kranke einem Erstickungsanfall erlag. Der zweite Kranke, welcher vorher an schwerer tertiärer Lues gelitten hatte, klagte zur Zeit der Vorstellung über Atembeschwerden und Halsschmerzen. Die Untersuchung ergab vereinzelte, kleine, schmerzhafte Knötchen auf der Zunge, eine fünfpfennigstückgroße, speckig belegte Erosion an der hinteren Rachenwand; im Larynx fand sich, vom linken Aryknorpel ausgehend, ein haselnußgroßer, glatter, dunkelroter, das Stimmband fast zur Mitte deckender Tumor. Auf Grund der Anamnese zunächst Jodkali, jedoch ohne Wirkung. Nach einer Woche mäßige Hämoptoe. Lungenbefund negativ, dagegen zeigt der Larynxtumor einen großen Substanzverlust, welcher mit geronnenem Blut und Schleim belegt war; beide Stimmbänder verfärbt. Auf beiden Handrücken und Unterschenkeln waren jetzt vereinzelte bläulichrote Stellen zu konstatieren. Diagnose: Erythema multiforme et nodosum. Unter Salicylsäuremedikation heilte der Prozeß nach fünf Wochen aus.

In dem von KÖBNER kurz erwähnten Fall erstreckten sich Erosionen von der Schleimhaut der Mund-Rachenhöhle auch auf den Kehldeckel.

Ätiologisch interessant ist ein von MASSINI 1921 mitgeteilter Fall, in welchem sich eine Spirochäte frei im Blute fand, die sich auch kultivieren ließ und von dem genannten Autor als Spirochaeta agilis bezeichnet wurde.

Die *Prognose* ist im allgemeinen nicht immer günstig. Abgesehen von der Schwere der Infektion ist auch der Sitz der Schleimhautknoten von Bedeutung. Es kann vermöge dieses Sitzes im Larynx oder der Trachea zu Suffokationserscheinungen kommen, die zur Tracheotomie oder zum Exitus führen.

Differentialdiagnostisch kommen namentlich die nodösen Syphilide in Betracht. Gegen eine Verwechslung schützt wohl im allgemeinen das akute Auftreten des Erythema nodosum mit hohem Fieber, rheumatischen Erscheinungen, Gelenkschwellungen, Endokarditis, ferner die Characteristica der Hauterscheinungen, sowie die Wirkungslosigkeit der antiluetischen Behandlung, der Ausfall der Wassermannreaktion und der eventuelle Nachweis der Spirochäten. Trotz alledem gibt es Fälle, welche mangels von charakteristischen Hauterscheinungen nicht sicher zu diagnostizieren sind, in denen wir auf ein Abwarten und Abwägen der einzelnen Symptome angewiesen sind.

Die Therapie ist im wesentlichen entsprechend dem Charakter und Verlauf des Erythema nodosum eine antirheumatische, die auch den der Erkrankung der oft gleichzeitig befallenen Gelenke und den nicht seltenen Endokarderscheinungen, sowie dem begleitenden Fieber Rechnung trägt. Im übrigen kann es sich namentlich bei Mitbeteiligung der Schleimhäute, nur um eine symptomatische Behandlung der Entzündungserscheinungen und der zu Stenose führenden Schwellungszustände handeln.

c) Symptomatische Erytheme.

Zu diesen sind zu rechnen
1. die autotoxischen Erytheme,
2. die Arzneierytheme.

Die *autotoxischen Erytheme* verdanken ihre Entstehung stationären Krankheitsprozessen, deren pathogene Stoffe in die Blutzirkulation übergehen und auf diese Weise ihre Erscheinungen auf der Haut und den Schleimhäuten setzen.

Ihre morphologischen Eigenschaften decken sich in den meisten Fällen so völlig mit den idiopathischen Formen des Erythema multiforme oder des Erythema nodosum, daß vielfach eine Differentialdiagnose unmöglich ist. Nur eine genaue Untersuchung des ganzen Individuums deckt in solchen Fällen die Ursache der Krankheitserscheinungen auf und führt zur richtigen Diagnose.

Als Giftquelle kommen in Betracht: Nephritis, Diabetes, im Körper abgeschlossene eitrige oder Zerfallshöhlen (Ehrmann). Gonorrhöe (O. Hermann), Angina follicularis und phlegmonosa (Ehrmann). Ferner wurde auch bei tuberkulösen Prozessen Erythema nodosum bzw. multiforme beobachtet (Uffelmann, Oehme, W. Hildebrandt). Nach Jadassohn finden sich auch bei einer großen Reihe von akuten Infektionskrankheiten symptomatische Erytheme, wie bei Cholera, Diphtherie, Septikämie, Pyämie, Puerperalfieber, Masern, Variola, Scharlach, Influenza u. a. m.

Hierher gehören wohl auch die Serumerytheme, welche nach Injektion irgendeines Tierblutserums auftreten und die aufzufassen sind als Giftwirkung, ausgehend von den artfremden Eiweißkörpern des betreffenden Serums (Pirquet und Schick). Sie treten gewöhnlich 8—10 Tage nach der Injektion unter mäßigen Fiebersteigerungen auf und verschwinden in der Regel nach einigen Tagen wieder.

2. *Arzneierytheme.* Vor allem sind es die Antifebrilia, mit dem Antipyrin an der Spitze, welche am häufigsten zur Erythembildung führen. Außerdem kommen, wenn auch seltener, beim Antifebrin, Salipyrin, Phenacetin, der Salicylsäure und beim Chinin Nebenerscheinungen auf Haut und Schleimhäuten zur Beobachtung.

Die Schleimhauterscheinungen entstehen oft unter Brennen, Stechen, Salivation, Jucken oder Prickeln und präsentieren sich als rote oder livid gefärbte Flecke, ödematöse Schwellungen, Blasenbildung, Erosionen, oberflächliche Geschwüre, die mitunter syphilitischen Plaques ähnlich sehen, aber rasch wieder verschwinden. In der Regel sind Haut und Schleimhäute befallen, manchmal aber auch nur die Schleimhaut.

In sehr seltenen Fällen sind funktionelle Kehlkopfstörungen beobachtet worden (Lewin). welche sich in einem Gefühl von Kontraktion des Kehlkopfes, Husten, Rauhheit, Heiserkeit, Verschleierung und Beschwerlichkeit der Stimme äußern und sich bis zur Aphonie steigern. Diese Erscheinungen schwinden in der Regel nach 1—20 Stunden und treten immer wieder nach neuerlichen Antipyringebrauch auf.

Vom *Chloralhydrat* wissen wir, daß es neben rötel- und scharlachähnlichen Ausschlägen Erythema exsudativum multiforme-, urticaria- und variolaähnliche Exantheme machen kann. In einem Falle von Curschmann ergab die Untersuchung des Larynx hochgradige Schwellung und Rötung der Epiglottis und der Aryknorpel, sowie der falschen Stimmbänder, welche die wahren fast verdeckten.

Brompräparate können Hyperämie und ödematöse Schwellungen auf den Schleimhäuten der oberen Luftwege erzeugen. Durch Schwellungen im Larynxinnern kommt es zu Schluckschmerzen, Heiserkeit und Aphonie.

Von großem Interesse sind die Schleimhautveränderungen, welche nach *Quecksilbermedikation* nicht selten beobachtet werden (Otto Seifert).

Sie treten auf zunächst in Form des Erythema multiforme und des von FOURNIER unter dem Namen Herpes recidivant beschriebenen Krankheitsbildes. Nach TRAUTMANN ist es nicht von der Hand zu weisen, daß es sich hier um eine reine Quecksilberwirkung handelt. Die Bläschen an der Schleimhaut sind selten in intaktem Zustande zu beobachten, häufiger findet man Erosionen mit oder ohne Belag, seltener Ulcerationen, die unter Umständen auch tiefer greifen können. Diese Erscheinungen erstrecken sich nicht nur auf Mundhöhle und Rachen, sondern auch auf die Schleimhaut des Kehlkopfs.

GLAETCHÉ sah kleine, weißliche, sehr schmerzhafte, ovale oder rundliche Flecke auf der Schleimhaut des Larynx während einer Quecksilberkur auftreten.

Andere Formen der Quecksilberintoxikation sind die Stomatitis mercurialis, welche Schwellungen, Erosionen und in ihren schwereren Formen tiefe, serpiginöse, manchmal gangränöse Geschwüre auf der Schleimhaut der Mund- und Rachenhöhle, aber auch, wie aus einem durch Obduktion erhärteten Falle von RONA hervorgeht, im Larynx erzeugen kann. In diesem Falle zeigten sich Dreiviertel der Epiglottis durch den geschwürigen Prozeß zerstört. RONA glaubt übrigens, daß die Geschwüre bei Stomatitis mercurialis ebenso wie die bei der Angina ulcero-membranacea durch den Bacillus fusiformis und die Spirochaeta refringens hervorgerufen sind; der Unterschied zwischen beiden liegt nur darin, daß bei ersterer die Disposition und Herabsetzung der Vitalität der Gewebe durch Quecksilber bedingt erscheint, wodurch die günstigen Wachstumsbedingungen für die betreffenden Bakterien geschaffen sind.

In das Kapitel der Arsenerytheme gehört der Fall TRIMARCHIS (1925), ein 20jähriges Mädchen betreffend, welches 10 Minuten nach einer Injektion von 0,15 *Neosalvarsan* Dyspnoe Stridor, Aphonie und laryngoskopisch Ödem der Glottis, der Epiglottis und der Stimmbänder zeigte. Die Anfälle wiederholten sich, wenn auch schwächer, nach jeder neuerlichen Salvarsan-Injektion.

Die *Therapie* wird bei den autotoxischen Erythemen wohl hauptsächlich mit der Behandlung der Grundkrankheit zusammenfallen, bei den Arzneiexanthemen vor allem in Aussetzen des betreffenden Medikamentes bestehen. Die lokalen Erscheinungen auf den Schleimhäuten müssen symptomatisch behandelt werden.

Argyrie. Zu den Arzneiwirkungen kann man wohl auch gewisse Farbenveränderungen der Schleimhaut zählen, die entweder allein oder gleichzeitig mit Verfärbungen der äußeren Haut auftreten. Hierher gehört vor allem die Argyrie der Schleimhäute, die beinahe immer als Teilerscheinung und sehr häufig als die Ursache einer allgemeinen Argyrie auftritt. Nach längerer lokaler Anwendung von Silberverbindungen in Form von Pinselungen, Instillationen oder interner Darreichung kommt es einerseits zu einer lokalen, eigenartigen, grauen bis grau schwarzen Verfärbung der Schleimhaut und durch Resorption der Silberverbindung von der lokalen Applikationsstelle aus zu einer aschgrauen bis grauschwärzlichen Pigmentierung der ganzen Hautdecke. Solche Fälle wurden von THUE, SOBERNHEIM, MENZEL u. a. publiziert. EDM. MEYER sah eine Argyrie auftreten in Fällen, in welchen die Kieferhöhle lange Zeit hindurch mit Protargollösungen gespült worden war.

Es scheint bei derartigen Kranken vielfach eine Angewöhnung an das Präparat sich einzustellen, so daß nervöse Abstinenzerscheinungen auftreten, wenn die betreffende Behandlung ausgesetzt wird (MENZEL). Eine Verwechslung mit Morbus Addison kommt wohl kaum in Frage trotz der Ähnlichkeit der Hautfärbung.

II. Angioneurosen.

a) Urticaria.

Die Urticaria ist eine im allgemeinen harmlose, rasch verlaufende, in der Regel auf toxische Einflüsse zurückzuführende Erkrankung, welche einerseits mit plötzlich aufschießenden und wieder bald verschwindenden, brennenden und juckenden, scharf begrenzten Erhabenheiten der Haut (Quaddeln) von weißer oder roter Farbe einhergeht, andererseits auch auf den Schleimhäuten, namentlich des obersten Ernährungstraktes, seltener der oberen Luftwege auftritt. Die Veränderungen an der Schleimhaut erscheinen jedoch in der Regel nicht als scharf umschriebene Quaddeln wie auf der äußeren Haut, sondern entsprechend der histologischen Beschaffenheit der Schleimhaut in Form von mehr oder weniger beträchtlichen akut entzündlichen diffusen Schwellungen, als akute Ödeme, sowie als Blasenbildungen, evtl. nach deren Platzen als seichte Erosionen mit Epithelresten in der Peripherie.

Löri hat allerdings wiederholt „Quaddeln" auf der Schleimhaut des Larynx und der Trachea auftreten sehen, die beim Vorhandensein von nur einzelnen Efflorescenzen bloß brennenden Schmerz im Hals und leichte Schlingbeschwerden verursachen. Waren dieselben jedoch in großer Menge vorhanden, so daß sie beinahe die ganze Schleimhautbekleidung des Larynx und der Trachea einnehmen, ja an vielen Stellen miteinander konfluieren, so erzeugten sie eine mehr oder weniger beträchtliche Dyspnoe oder sogar asthmatische bzw. förmliche Erstickungsanfälle.

Nach Moritz Schmidt bestehen die Schleimhautefflorescenzen bei der Urticaria nur in akuten Schwellungen und erzeugen mitunter schwere Dyspnoe als Zeichen ihrer Lokalisation im Kehlkopf (Edmund Mayer-Salzburger). Nach F. Klemperer sind die urticariellen Veränderungen auf der Schleimhaut des Kehlkopfes und der Luftröhre naturgemäß nicht direkt beobachtet, sie können nur aus den vorhandenen dyspnoischen Symptomen vermutet werden. Dafür spricht auch eine Reihe von 25 zum Teil selbst beobachteten, zum Teil aus der Literatur zusammengetragenen Fällen, welche Delbrel 1896 veröffentlichte. Nach ihm ist das wesentlichste Symptom der Urticaria in den oberen Luftwegen die Atemnot, die sich bis zum Erstickungsanfall steigert. Sie tritt nach dem genannten Autor in zwei Typen auf, entweder, und zwar bei Lokalisation im Kehlkopf, unter dem Symptomenkomplex des Glottisödems mit stridulösem langgezogenem Reiz- und krampfhaftem Husten oder aber bei vorwiegender Beteiligung der Trachea und der Bronchien unter dem Bilde des Asthmaanfalles. Manchmal treten die Erscheinungen zuerst auf der Haut und dann auf der Schleimhaut auf, in manchen Fällen tritt jedoch zuerst der Erstickungsanfall und erst mehrere Stunden später die Urticaria auf der Haut auf, so daß solche Fälle im Anfang schwer gedeutet werden können. Eine Inspektion der Schleimhäute ist in keinem der Fälle von Delbrel gelungen. Der Versuch, den Kehlkopfspiegel einzuführen, steigerte die an sich bedrohliche Atemnot noch mehr.

Ein von Blumenfeld (1901) mitgeteilter Fall von Urticaria am Gaumen, im Kehlkopf und der Trachea zeigte die Erscheinungen von Dyspnoe und hatte große Ähnlichkeit mit einem asthmatischen Anfall. Ähnliche Fälle von Urticaria mit Asthma bronchiale wurden auch von Pagniez, Pasteur, Vallery, Radet und J. Haguenau veröffentlicht.

Der Fall Somers ist einer der wenigen, in welchem eine laryngoskopische Untersuchung möglich war. Er berichtet (1902) über ein 18jähriges Mädchen, bei welchem gleichzeitig Urticaria auf der Haut und den Schleimhäuten bestand.

Die Patientin bot die Zeichen der lebhaftesten Dyspnoe. Die Zunge war stark geschwollen, die Stimme fast klanglos, „die Uvula war wie gelappt infolge von zwei großen Blasen, die auf ihr saßen, die Schleimhaut des Mundes, des Rachens und der Aryfalten, soweit man hinunter sehen konnte, geschwollen".

Auch der von STEHR (1917) als angioneurotisches Ödem publizierte Fall scheint in diese Gruppe zu gehören. Auch hier handelte es sich um eine mit hohem Fieber einsetzende Urticaria unter Mitbeteiligung des Kehlkopfes in Form eines laryngoskopisch festgestellten Glottisödems (Klinik ROMBERG) und auch der Trachea, was sich in plötzlich auftretenden und ebenso plötzlich aufhörenden Anfällen von trockenem Husten äußerte. Der Fall ging übrigens in Heilung aus.

In neuester Zeit haben WORMS und GAUD (1922) über einen Fall berichtet, in welchem einige Stunden nach Genuß von Hering plötzlich heftige Halsschmerzen und Atemnot auftraten, so daß Patient und seine behandelnden Ärzte anfänglich glaubten, es handle sich um einen Fremdkörper in der rechten Halsseite. Es fand sich ein glasiges, schwappendes Ödem der Arygegend beiderseits und sonst rote Flecken auf der Schleimhaut. Eine Viertelstunde später traten auch Quaddeln auf der äußeren Haut auf, die nach 24 Stunden wieder verschwunden waren.

Die Diagnose ist ohne gleichzeitiges Befallensein der Haut schwer, Verwechslungen mit Pseudocroup, Keuchhusten, Asthma und nervösen Larynxkrisen sind nach KLEMPERER möglich. Unter Berücksichtigung des raschen Verlaufes und der oben geschilderten charakteristischen Erscheinungen ist jedoch eine richtige Diagnose nicht unmöglich. Ist die Haut mitbefallen, so ist die Erkrankung leicht zu erkennen.

Die Prognose ist im allgemeinen gut quoad vitam, da bisher noch kein Fall beobachtet wurde, der infolge von Suffokation — so bedrohlich und die Umgebung schreckend die Erscheinungen auch sein mochten — letal endete oder auch nur die Tracheotomie nötig machte; bei häufigen Rezidiven ist dieselbe jedoch insofern ungünstig, als wir, abgesehen von der Prophylaxe in jenen Fällen, in denen wir die Ursache der Anfälle gefunden haben, im allgemeinen nicht in der Lage sind, die Krankheit therapeutisch zu beeinflussen. Von manchen Autoren (PULAY 1921 u. a.) wird die Urticaria als Symptom der Vagotonie aufgefaßt und mit Atropin erfolgreich behandelt.

b) Akutes circumscriptes idiopathisches Ödem (QUINCKE).

Das im allgemeinen bei prädisponierten Individuen plötzlich, oft ohne nachweisbare Ursache auf der Haut auftretende und nach Stunden, längstens nach 1—2 Tagen wieder vorübergehende angioneurotische (QUINCKEsche) Ödem, welches von QUINCKE als akutes umschriebenes Hautödem bezeichnet wurde, kommt auch, und zwar nicht selten auf den Schleimhäuten der oberen Luftwege, speziell des Larynx, vor. Es tritt aus bestem Wohlbefinden heraus plötzlich eine mehr und mehr zunehmende Atemnot ein, welche binnen kurzem, oft bevor die Ausführung der Tracheotomie möglich ist oder während derselben durch Erstickung zum Tode führt. Die Obduktion ergibt dann ein hochgradiges, graugelbliches, sulziges Ödem der aryepiglottischen Falten und auch Ödem der übrigen Partien des Larynx, kurz das Bild des Glottisödems, als Todesursache. Im histologischen Bild fehlt jegliches Zeichen von Entzündung, es zeigt sich bloß seröse Durchtränkung des Gewebes. In der Regel fördert erst nach dem Tode des betreffenden Individuums die bei den Angehörigen erhobene Anamnese zutage, daß der Verstorbene schon seit seiner Kindheit an fliegendem Ödem gelitten, daß er schon das eine oder andere Mal Erstickungsanfälle hatte, kurz, daß wir es mit einem prädisponierten Individuum zu tun hatten. Sehr interessant ist die in einer großen Reihe von Fällen von den verschiedensten Autoren nachgewiesene Heredität, und zwar nicht nur der Disposition zum QUINCKESchen Ödem im allgemeinen, sondern zu Erstickungsanfällen durch akutes Glottisödem. So berichtet MENDEL über eine Familie, von welcher in vier Generationen sechs Mitglieder an Glottisödem starben. STRÄUSSLER publiziert die Krankengeschichte eines an Glottisödem erstickten Soldaten, dessen Vater und Bruder gleichfalls an Erstickung zugrunde gegangen sind. Im Falle ENSORS wurden in vier Generationen unter 80 Blutsverwandten 33 angetroffen, die an flüchtigen Ödemen litten, und von diesen starben 12 an Glottisödem. Auch WHITING schilderte die Geschichte einer belasteten Familie, von welcher unter 110 Familienmitgliedern mit flüchtigen Ödemen etwa 30 den Erstickungstod an Glottisödem starben. BULLOCHS Statistik über die KARBITZ berichtet, zählt unter 170 Fällen von QUINCKE 21% Todesfälle an Suffokation. Sehr interessant war der Fall OSKAR MAYERS, einen Soldaten betreffend, welcher im Anschluß an die zweite Typhusschutzimpfung, und zwar 50 Stunden nach derselben, an Glottisödem erstickte. Auch in der Mitteilung BOLTENS spielt das Trauma die Rolle einer den Anfall unmittelbar auslösenden Ursache. Der betreffende Patient wurde in Lokalanästhesie adenotomiert und erstickte einige Stunden nachher infolge Glottisödems. Auch hier konnte Heredität nachgewiesen werden. Von 12 Familienmitgliedern litten 7 an angioneurotischen Ödemen, ein Bruder des Verstorbenen erhielt sein Glottisödem nach einem leichten Schlag auf den Kopf und starb daran. Ähnlich verhielt es sich in einem Falle VAN ITERSONS (1910). Ein 20jähriger Mann wurde vermittels des Morcelleurs von RUAULT tonsillektomiert. Nach einigen Stunden trat Dyspnoe auf, welche zum Exitus führte. Die Sektion zeigte ein starkes Kehlkopf- und Lungenödem. Die Familienangehörigen erzählten nachträglich, daß bei dem Verstorbenen nach geringfügigen Verletzungen starke ödematöse Schwellungen auftraten. In einer von FRITZ beschriebenen Familie starben von 9 Mitgliedern 5 an Erstickung durch Glottisödem. Ganz ähnliche Fälle wurden in größerer Zahl beschrieben von CALVÉ, PRIOR, MORRIS, CASSIRER, SCHLESINGER, OSLER, DIABL, RAPIN und HARBITZ, H. STERNBERG, P. KÖNIG.

STRÜBING war einer der ersten, welcher diese Zustände direkt im laryngoskopischen Bilde sah und unter dem Namen angioneurotisches Larynxödem beschrieb. In einem neueren Falle (G. KIAER) wurde eine gallertige Schwellung in der subglottischen Region und an der Partie oberhalb des linken Stimmbandes konstatiert, die nach einem Tage wieder verschwand.

Auch in MARSCHIKS (1921) Falle, einen 70jährigen Mann betreffend, wurde ein kolossales Ödem der Epiglottis, sowie der Aryfalten laryngoskopisch festgestellt, welche wie schlappe Säcke in das Larynxlumen hineinhingen. Der Patient wurde übrigens *unter Anstaltsbehandlung* nach etwa 24 Stunden wieder gesund, ohne daß die Tracheotomie sich als notwendig erwiesen hätte. KÄLLMARKS Fall (1925), einen 55jährigen Mann betreffend, mußte wegen rezidivierenden Glottisödems zweimal tracheotomiert werden. Auch er betont die Notwendigkeit sorgfältigster Überwachung während des Anfalls.

Über einen Fall von akutem Glottisödem kombiniert mit rasch wieder schwindendem Exophthalmus infolge orbitalen Ödems berichtet MEYER-HÜRLIMANN.

Nach MAX JOSEPH (1890) unterscheidet sich das QUINCKESche Ödem anatomisch von der Urticaria nur graduell durch den tieferen Sitz der Exsudation. Es muß jedoch nach ihm und anderen Autoren an der Selbständigkeit des Krankheitsbildes festgehalten werden.

MORICHAN-BEAUCHANT hält das QUINCKESche Ödem nicht für eine Angioneurose, sondern analog der Urticaria für eine vom Magen-Darmkanal ausgehende Intoxikation, KÖNIG (1924) sieht in dem QUINCKEschen Ödem eine Proteinüberempfindlichkeit. Nach ihm gelangen hochmolekulare Proteinkörper durch die abnorm durchlässige Darmwand ins Blut, lähmen die Vasokonstriktoren und begünstigen durch die verlangsamte Blutströmung die Entstehung des Ödems, während anderen Anschauungen zufolge der neurotonischen Disposition (Vagotonie) die Hauptrolle bei der Entstehung dieses Leidens zufällt. NAUWERCK (1923) glaubte in seinem Falle, daß abnormes Schilddrüsensekret und toxisch wirkende Abbauprodukte des Zellzerfalles gewisse Organe affizierten, welche vermöge hereditärer Veranlagung sich im Zustande abnormer Reaktionsbereitschaft befanden. Dazu gehörte der Sympathicus, dessen Cervicalganglien degenerative Veränderungen aufwiesen.

Auch PANOFSKY und STÄMMLER (1923) beschuldigen in einem Falle eine angeborene Schilddrüsensekretionsanomalie als ursächlichen Faktor.

Was *die Therapie* anlangt, so ist in den mit Glottisödem einhergehenden Fällen die Intubation oder die Tracheotomie das einzige lebensrettende Mittel, aber leider kommen wir in den meisten Fällen mit diesen Eingriffen zu spät. Nur wenn es gelingt, den Patienten einer Anstaltsbehandlung zuzuführen und sorgfältig zu beobachten, läßt sich unter Umständen mit oder ohne Tracheotomie ein, wenn auch schwerer Anfall zur Heilung bringen. Bei chronisch verlaufenden Fällen hat CARL I ALESSANDRI (1922) durch innerliche Darreichung von je 0,5 Pepton eine halbe Stunde vor jeder Mahlzeit nahezu völlige Heilung erzielt.

Differentialdiagnostisch gegenüber der Urticaria fallen hauptsächlich das völlige Fehlen von Entzündungserscheinungen, sowie die anamnestischen Daten ins Gewicht. In den Fällen von plötzlichem Ersticken läßt sich die Diagnose überhaupt nur durch die Obduktion feststellen.

Die *Prognose* ist zweifelhaft auch bezüglich der Restitution. Wenn auch manchmal Remissionen von 10—15 Jahren vorkommen (CASSIRER), so bleibt doch die Neigung zu Rezidiven immer bestehen. Bisweilen zieht sich das Leiden durch das ganze Leben hin. In der überwiegenden Mehrzahl der Fälle wird die Lebensdauer durch das Leiden nicht abgekürzt. Nichtsdestoweniger schwebt über diesen Kranken doch immer das Damoklesschwert des Glottisödems, dessen fatalen Folgen, wie bereits oben erwähnt, nur durch raschen Katheterismus des Larynx, Intubation oder Tracheotomie begegnet wird.

III. Herpes.

Man kann im allgemeinen vom klinischen Standpunkt aus zwei Typen des Herpes unterscheiden, nämlich die idiopathische und die symptomatische Form. Die idiopathische Form stellt sich als Krankheit sui generis dar und nicht als Akzidens einer anderweitigen Erkrankung. Sie ist verhältnismäßig selten. In der überwiegenden Mehrzahl der Fälle haben wir den symptomatischen Herpes vor uns, der wieder nach FOURNIER-EMERY unterschieden werden kann als nicht rezidivierender Herpes, akzidentell an eine akute Krankheit gebunden, also ein Epiphänomen derselben und als rezidivierender Herpes, konstitutionell, an eine Konstitutionskrankheit gebunden. Seine Ursachen sind innere, und zwar entweder eine spezielle Organdisposition oder irgendeine Infektion.

1. Der *Herpes simplex der Schleimhaut* tritt entweder vergesellschaftet mit Eruptionen auf der Haut oder völlig isoliert auf. Die Efflorescenzen können sowohl in der Mundhöhle und im Rachen als auch im Larynx oder ausschließlich im Larynx und hier am seltensten auf den wahren Stimmbändern (HICGUET) lokalisiert sein. Nach den in der Literatur niedergelegten Beobachtungen ist der isolierte Larynxherpes recht selten, was allerdings mit unserer eigenen Erfahrung nicht ganz übereinstimmt. Wir sehen jedes Jahr in der Regel zu gewissen Zeiten

gehäuft eine ganze Reihe von Kranken mit isoliertem Larynxherpes. Auch Marschik, der 2 Fälle (1921 und 1922) vorstellt, hält den isolierten Herpes laryngis nicht für gar so selten. Trautmann hat 1912 31 Fälle von Herpes des Larynx aus der Literatur zusammengestellt; von diesen sind 16 mit Eruptionen in der Mund-Rachenhöhle kombiniert, drei Fälle sind zwar im Larynx isoliert, zeigen aber nebenbei Erscheinungen auf der Haut des Gesichtes; völlig beschränkt auf den Larynx ohne Befallensein irgendeines anderen Körpergebietes sind 12 Fälle. Grazzi (1913) hält sich für berechtigt, jene Fälle, welche auf dem Ligamentum glossoepiglotticum am freien Rande der Epiglottis und den oberen Larynxteilen lokalisiert sind, als einen besonderen Typus aufzustellen, und bezeichnet sie mit dem Namen Herpes supralaryngeus, ein Vorgehen, welches nicht ganz gerechtfertigt erscheint. Von A. Holub wurde ein Fall von Herpes des Oesophagus beschrieben, in welchem beim Schlucken feste Bissen oberhalb des Magens stecken blieben. Erst durch Nachtrinken von Wasser konnten sie in den Magen befördert werden. Diese Attacken schwanden zeitweise, traten aber immer wieder periodisch auf. Die von Glücksmann ausgeführte ösophagoskopische Untersuchung ergab Herpesbläschen in der Kardiagegend. Ein ähnlicher, febril verlaufender Fall wurde von Litwinowicz beobachtet, welcher ebenfalls ösophagoskopisch kleine, weiße, nicht wegwischbare Beläge auf der entzündeten Speiseröhrenschleimhaut fand. Die Affektion war nach fünf Tagen geheilt.

Der *Verlauf* des Herpes der Larynxschleimhaut stellt sich gewöhnlich folgendermaßen dar. Unter Frösteln und leichten Fiebersteigerungen, in selteneren Fällen unter Schüttelfrost und höherem Fieber tritt ein außerordentlich schmerzhaftes Brennen oder Stechen, gepaart mit Trockenheit im Halse auf. Die laryngoskopische Untersuchung zeigt zunächst nur eine ganz intensive, diffuse Rötung und mäßige Schwellung der verschiedenen Larynxteile, gewöhnlich der Epiglottis und der beiden Taschenbänder. Nach kurzer Zeit schießen auf der ganzen entzündeten Schleimhaut oder nur an einzelnen Stellen vereinzelte bzw. in kleineren oder größeren Gruppen beisammen stehende, stecknadelbis hanfkorngroße Bläschen auf, welche sehr rasch platzen derart, daß man sie eigentlich sehr selten zu Gesicht bekommt. Aus den Bläschen werden weiße Fleckchen von der angegebenen Größe, indem die aus dem Oberflächenepithel bestehende Blasendecke platzt und der Unterlage sich flach auflagert. Das Epithel stößt sich in der Regel rasch ab, es entstehen seichte Erosionen. Durch Konfluenz mehrerer Bläschen können polycyklische mikrocyklische Konturen entstehen.

Nunmehr geht die Efflorescenz in den meisten Fällen in das Heilungsstadium über, während die entzündlichen Erscheinungen der Basis und deren Umgebung wesentlich zurückgehen. Die Heilung erfolgt gewöhnlich nach wenigen Tagen durch Neubildung des Oberflächenepithels ohne Narben.

Es kommt jedoch, wenn auch sehr selten, vor, daß sich aus den Erosionen entweder als Folge ihrer Ätiologie oder durch Mischinfektion Ulcerationen ausbilden (Chapman). Diese Geschwüre können nach Schech in sehr beträchtliche Tiefe dringen und zu Perforation der Schleimhaut führen. Nach Hallopeau können sie sogar durch Gangrän den Exitus zur Folge haben. Ähnliche Fälle erwähnen auch Kaposi, Schech, Tuffier.

2. Der *Herpes recidivans* wird nach Fournier in der Regel bei Individuen beobachtet, welche einmal Lues überstanden haben. Nach Trautmann kommt er jedoch auch bei nicht vorher luetisch Erkrankten vor. Der Herpes rezidiviert überhaupt sehr gern. Es treten in Intervallen von Jahren, Monaten oder Wochen Herpeseruptionen auf den Schleimhäuten auf, die geringere subjektive und objektive Erscheinungen setzen, als es beim nicht recidivierenden Herpes der Fall ist und deren Erscheinungen gleichfalls in wenigen Tagen wieder schwinden.

Auch in bezug auf die Lokalisation auf der Schleimhaut bestehen keine wesentlichen Unterschiede. Bei isoliertem Befallensein der Schleimhaut kann es in solchen Fällen wegen der vorangegangenen syphilitischen Infektion zu Verwechslungen mit Lues und zu überflüssiger antiluetischer Therapie kommen. Die genaue Beobachtung der einzelnen Efflorescenzen und des ganzen Verlaufs schützen vor mißverständlichen Deutungen.

Die *Ätiologie* des Herpes ist noch nicht ganz geklärt. KRONENBERG vermutet als Ursache pathologische Vorgänge innerhalb des Verdauungstraktes, SCHOTTMÜLLER beschuldigt für viele Fälle die durch das Bacterium coli erzeugten Toxine. In diesem Zusammenhang verdienen auch die bakteriologischen Untersuchungen des Bläscheninhalts Erwähnung, die GLAS in seiner diesbezüglichen Arbeit mitteilt. Es fanden sich unter 14 Fällen bei 9 Kranken Bakterien, und zwar in 4 Fällen Staphylococcus albus, in 2 Staphylococcus albus + aureus und in 3 Fällen Streptokokken. In einem Falle konnten sowohl in den Bläschen des Pharynx als auch des Larynx neben Kokken die für die Angina Vincenti charakteristischen Spirillen und Bacillus fusiformis nachgewiesen werden.

Teilweise im Gegensatz hierzu stehen die neueren Forschungen von LUGER und LAUDA (1921), welche die Bläschen des Herpes febrilis bakteriologisch und mikroskopisch mit negativem Resultat untersuchten. Hingegen fanden sie im Inahlt der Bläschen ein filtrierbares Virus, welches sich auf Tiere übertragen läßt und einerseits Lokalreaktion auf der Kornea, andererseits Allgemeinerscheinungen und Encephalitis bei Kaninchen hervorzurufen imstande ist. Nach den Untersuchungen von DÖRR und SCHNABEL, LEVADITTI u. a. ist das herpetische Virus identisch mit dem Virus der Encephalitis lethargica. Es findet sich im Speichel der Kranken vor Ausbruch der Herpeseruption, sowie auch 5—7 Wochen nach Abheilung derselben, derart, daß mancher herpesbereite Mensch Virusträger mit periodischer Autoinfektion ist. Diese Untersuchungsergebnisse, die von einer ganzen Reihe von französischen Autoren bestätigt wurden, sind in ihrer ganzen Tragweite noch nicht abzuschätzen, sind aber wohl geeignet, unsere derzeitigen Auffassungen über das Wesen des Herpes von Grund auf zu ändern.

Histologisch handelt es sich um eine fibrinöse Entzündung, welche vorzüglich im Epithel abläuft, bei welcher es aber gleichzeitig oder später zur Bildung subepithelial gelegener Bläschen kommt. Diese schieben sich zwischen Papillarkörper und Epithelbasis ein, während die Blasendecke durch kernloses nekrotisches Epithel gebildet wird (E. GLAS).

Therapeutisch interessant ist eine Mitteilung von TZANEK, welcher drei Fälle von recidivierendem Herpes durch Injektion von Eigenserum geheilt hat (1922). Im übrigen kann sich auch bei dieser Erkrankung die Therapie abgesehen von der Bekämpfung der begleitenden Infektion nur auf die symptomatische Behandlung beschränken. Uns hat sich für diese Fälle ganz besonders das Cocain in 5—10%iger Lösung als Instillation bzw. als Spray bewährt. Es mögen aber, namentlich bei Vorhandensein von Geschwüren auch pulverförmige Anaesthetica, wie Orthoform, Anästhesin oder Narcotica, wie Morphin, lokal angewendet werden.

3. Der *Herpes zoster* wurde wohl des öfteren auf der Schleimhaut des Pharynx beobachtet, es ist mir jedoch nicht gelungen, in der Literatur einen einwandfreien Fall mit Lokalisation auf der Larynxschleimhaut zu finden. In dem von HASSLAUER als Herpes zoster pharyngis et laryngis beschriebenen Fall, in welchem eine Menge von Bläschen auf der entzündeten Schleimhaut des Rachens und Kehlkopfs der einen Seite und drei Tage später auch der anderen Seite auftraten, um nach weiterer drei Tagen wieder zu verschwinden, erscheint wohl kein zwingender Beweis für die Zosternatur des beschriebenen

Herpes erbracht. Dagegen spricht alles für die Diagnose eines Herpes communis. Wir können demnach die Frage nach der Existenz eines Herpes zoster laryngis nach dem derzeitigen Stande der Literatur nicht bejahen.

IV. Miliaria, Ekzem, Pseudoherpes.

Einige herpesähnliche Eruptionen sind in der Literatur unter verschiedenen Namen beschrieben worden. So hat Löri im Jahre 1880 unter dem Namen *Miliaria* über eine Krankheitsform berichtet, welche in dem Aufschießen von tausenden, mit wasserhellem oder rötlichem Inhalt gefüllten, winzigen Bläschen auf der Rachen- und Kehlkopfschleimhaut, und zwar besonders am Kehldeckel, aber auch an den übrigen Larynxteilen mit Ausnahme der wahren Stimmbänder bestehen. Die Bläschen machen manchmal starke subjektive Beschwerden, schwinden jedoch schon nach längstens zwei Tagen spurlos. Die umgebende Schleimhaut ist samtartig aufgelockert und gerötet. Die Bläscheneruption auf der Schleimhaut ist manchmal isoliert, manchmal geht sie einher mit Miliaria der äußeren Haut. Löri gibt an, daß er seit vielen Jahren 1—2mal jährlich derartige Fälle zu beobachten Gelegenheit hatte. Er hält eine Verwechslung nur mit Herpes für möglich, von welchem sich die Miliaria aber unterscheidet dadurch, daß sie nie Fieber macht, durch die außerordentliche Kleinheit der einzelnen Bläschen und durch das spurlose Verschwinden derselben nach ganz kurzer Zeit.

Kronenberg nimmt die Miliaria der Schleimhaut als Tatsache hin und glaubt, daß auch die von Grognot 1884 als Herpes opaline beschriebene Bläscheneruption hierher gehört. Schech gibt in seinem Lehrbuch die Symptomatologie der Schleimhautmiliaria wieder, bezweifelt aber in seinem 1898 erschienenen Referate über Laryngitis exsudativa die Berechtigung, derartige Gebilde immer als Miliaria anzusprechen.

Trautmann bezweifelt ebenfalls die Richtigkeit der Diagnose Miliaria in den oben erwähnten Fällen und betont, „daß der Schleimhaut die physiologischen und pathologischen Unterlagen für das Zustandekommen der wesentlichen Bedingungen des Miliariaprozesses fehlen". Er glaubt vielmehr, „daß diese Bläschenerkrankung der Schleimhaut anderen Dermatosen, am wahrscheinlichsten dem Ekzem, zuzurechnen ist".

Nach der ganzen Schilderung, die Löri von seinen Fällen gegeben hat, ist es nicht ganz von der Hand zu weisen, daß wir es mit einem Herpes der Schleimhaut zu tun haben, um so mehr als eine Bestätigung für Löris Beobachtungen bisher so gut wie völlig fehlt.

Recht unklar ist auch die Pathogenese der von Moriz Schmidt erwähnten Bläschenausschläge, die er im Jahre 1884 beobachtete und als *Ekzem der Schleimhaut* bezeichnete. Unter Fieber entstanden auf der Schleimhaut des Rachens und des Kehlkopfs (Kehldeckel und Aryfalten) „Millionen ganz kleiner Bläschen, die mit einer hellen, später sich trübenden Flüssigkeit gefüllt waren, nach kurzer Zeit platzten und an der Stelle ihres Sitzes einen gelben, etwas vertieften Fleck hinterließen, der sich dann als kleinste Pseudomembran abstieß". Nach 10 Tagen war die Krankheit spurlos verschwunden. M. Schmidt hat damals im ganzen vier solche Fälle beobachtet. Unseres Erachtens ist es schwer, in Ermanglung eines gleichzeitigen, früher oder später aufgetretenen Hautekzems in diesen Fällen die Diagnose aufrecht zu erhalten.

Fischer sah mehrfach bei Tabakrauchern auf geröteter ödematöser Schleimhaut mit trübem Inhalt gefüllte, rasch platzende Bläschen. Durch ihren Sitz vorwiegend über den Schleimdrüsen unterscheiden sie sich von den Herpesbläschen. Er bezeichnet die Krankheit als *Pseudoherpes* und faßt sie als Eiterung im Epithel der Ausführungsgänge der Schleimdrüsen und ihrer Umgebung auf. Die subjektiven Beschwerden sind außerordentlich gering. Nach 10—14 Tagen sind alle Spuren der Bläschen geschwunden. Wir müssen es vorläufig unentschieden lassen, ob hier wirklich eine besondere Krankheitsform vorliegt und nicht vielmehr ein Herpes communis. Jedenfalls ist es notwendig, die Frage aller in diesem Kapitel erwähnten Erkrankungen in suspenso zu lassen und weitere Publikationen abzuwarten, die vielleicht mehr Licht in diese Sache bringen werden.

B. Akut oder chronisch verlaufende Dermatosen.

1. Pemphigus.

Auch der Pemphigus, bei welchem wir einer Reihe von scheinbar ganz verschiedenen Erscheinungsformen begegnen, zeigt bei näherem Zusehen prinzipielle Wesensgleichheit seiner Schleimhautefflorescenzen mit denen der äußeren Haut. Der Unterschied liegt auch hier wieder in einer anatomischen und physiologischen Verschiedenheit der beiden befallenen Organe, also der Haut und der Schleimhaut. Die Schleimhautefflorescenzen manifestieren sich als circumscripte entzündliche Rötungen, Schwellungen, Hämorrhagien, ferner vor allem als Blasen, das vorzüglichste Charakteristikum des Pemphigus, und zwar entweder auf normaler oder entzündlich geröteter und geschwollener Unterlage. Sie sind hanfkorn- bis erbsen-, bis bohnen- oder haselnußgroß, und in der Regel mit hellem Serum gefüllt, welches sich nach kurzer Zeit trübt. Manchmal ist ihr Inhalt auch blutig. Die Blasendecke ist entweder prall gespannt oder schlaff und platzt gewöhnlich nach ganz kurzem Bestande. Zwischen den Blaseneruptionen der verschiedenen Pemphigustypen, nämlich des Pemphigus vulgaris, foliaceus und vegetans, lassen sich keine prinzipiellen Unterschiede ausfindig machen. Die histologische Untersuchung hat die Einheitlichkeit der Blasen nachgewiesen (SPIEGLER). Namentlich von seiten der Laryngologen wird das Auftreten von intakten Blasen als selten bezeichnet. MOR. SCHMIDT ist es nur einmal gelungen, eine Blase auf der Epiglottis zu sehen, auch andere Autoren (CHIARI, HAJEK, MERTENS, NIKITIN, HEINDL, Verfasser u. a. m.) sahen nur selten intakte Blasen, weil dieselben in der Regel nach ganz kurzer Zeit ihres Bestandes platzen (CHIARI, HAJEK u. a.). Nach dem Platzen der Blasen stößt sich der größte Teil der Blasendecke ab und läßt nur an der Peripherie noch Reste derselben erkennen. Es liegt nun die erodierte Schleimhaut zutage, welche sich mit einem mehr oder weniger festhaftenden, fibrinösen, weißen, unregelmäßig landkartenförmig abgegrenzten Belage bedeckt. Die Auflagerungen sind linsen-, pfennig- bis talergroß und größer und haben eine gewisse Ähnlichkeit mit diphtheritischen Membranen. Sie bestehen aus einem dichten, fibrinösen Faserwerk mit reichlich eingelagerten Leukocyten und tragen oft an ihrer Oberfläche noch eine mehr minder dicke Schichte von Epithelzellen, ein Umstand, der dafür spricht, daß die Membranen durch Exsudation unter die oberflächlichsten Schichten des Schleimhautepithels zustande gekommen sind, daß wir sie demnach als Analoga der Blasen ansehen müssen, die sich von letzteren bloß durch die größere Gerinnungsfähigkeit des Exsudates unterscheiden (Verfasser). Andererseits hat MENZEL jüngst in einem ausschließlich an der Epiglottis rezidivierenden Falle von isoliertem Schleimhautpemphigus die Exsudatmembran dem im Wesen intakten Epithel aufgelagert gefunden (Abb. 1). Die Membranen stoßen sich entweder rasch ab oder bleiben lange Zeit stationär, um nach endlichem Verschwinden an derselben Stelle oder in allernächster Nachbarschaft zu rezidivieren (BUSCHKE [1921], MARSCHIK,

MENZEL u. a.). Die Reaktion in der Umgebung der Membranen ist manchmal stark, manchmal ist sie gering oder fehlt völlig. Entfernt man die Auflagerung, so blutet die darunter gelegene Schleimhaut und schon nach ganz kurzer Zeit hat sich die Membran wieder neugebildet. Manchmal kommt nach Abstoßung der Auflagerung ein Substanzverlust zum Vorschein, der sich in ein Geschwür umwandeln kann. Es gibt zahlreiche Fälle, in denen ausschließlich diese Beläge zur Beobachtung gekommen sind, und MANDELSTAMM hielt sich aus diesem Grunde für berechtigt, ein eigenes klinisches Bild des ganz ohne Blasenbildung einhergehenden Pemphigus der Schleimhaut aufzustellen. Auf einem ähnlichen Standpunkt stehen J. KILLIAN, HERYNG, KRIEG u. a. m.

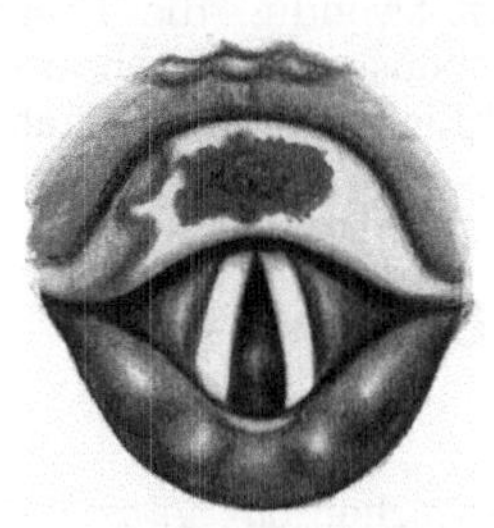

Abb. 1. Pemphigus, der länger als 1 Jahr hindurch ausschließlich an der Epiglottis rezidivierte. Weißer Belag mit Hämorrhagie inmitten desselben.

Als Residuen des abgelaufenen Prozesses finden sich endlich Narben, Schrumpfungen und Verwachsungen sowie die daraus resultierenden Verengerungen und Funktionsstörungen. Zu Schrumpfungen kommt es besonders an jenen Stellen, welche monate- und jahrelang immer wieder Sitz von neuerlichen Rezidiven waren. In LANDGRAFS Fall wurde das Innere des Kehlkopfs langsam enger, die Epiglottis nahm immer mehr an Umfang zu, es bildete sich eine Verwachsung der Stimmbänder in der vorderen Commissur und eine solche zwischen Gaumensegel und hinterer Rachenwand aus. Ähnliches finden wir in den Fällen von SCHRÖTTER, STEFFAN, THOST (Fall I und Fall IV), WALTER, MENZEL (Fall I). In letzterem Falle waren die Wände des Kehlkopfeinganges, die immer und immer wieder Sitz von Rezidiven in Form von membranartigen Auflagerungen gewesen waren, beträchtlich narbig verdickt, die ebenfalls stark verdickte und starre Epiglottis war so sehr gegen den Additus adlaryngem durch Narben gezogen, daß sie letzterem wie ein Deckel horizontal auflag (Abb. 2) und ein Einblick in den Kehlkopf nicht gewonnen werden konnte. Bei tiefer Respiration war teils infolge Ansaugung der Epiglottis, teils durch die starke Verengerung des Larynxlumens ein deutlicher Stridor hörbar. Ebenso ist es in dem Falle von FISCHER (1911), in welchem Pharynx und Larynx befallen waren, zu einer Verwachsung des Velum mit der hinteren Rachenwand gekommen. Ferner gehört hierher der Fall von MARSCHIK (1919), in welchem Lues zugegeben wurde, die WASSERMANNsche Reaktion positiv

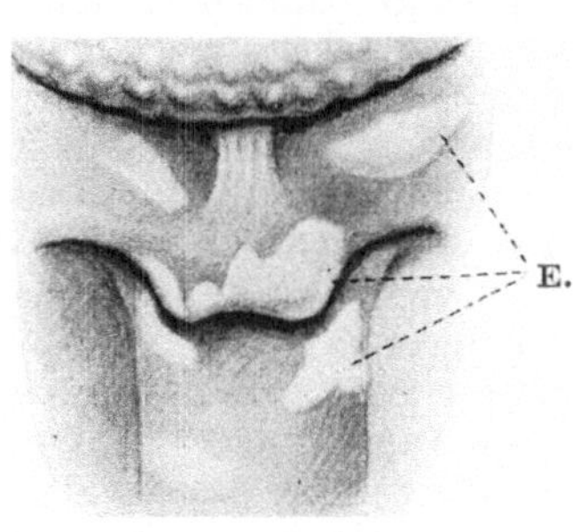

Abb. 2. Pemphigus des Larynx. Epiglottis durch Narbenzug gegen den Kehlkopfeingang herabgezogen. Letzterer narbig.

E. Exsudatmembranen an Epiglottis, Valleculae und hinterer Fläche der Larynxhinterwand.

(Aus: MENZEL, Zur Kenntnis des Schleimhautpemphigus. l. c.)

war, der Autor aber trotzdem wegen der Zartheit und Oberflächlichkeit der Narben Lues als Ursache derselben ausschließen zu können glaubte. Interessant ist in diesem Zusammenhang der Umstand, daß MAX HESSE (1915) bei 9 von 11 daraufhin untersuchten Pemphigusfällen eine positive WASSERMANNsche Reaktion fand und der Ansicht ist, daß der positive Ausfall der WASSERMANNschen Reaktion für den Pemphigus geradezu charakteristisch ist. Im Gegensatz hierzu wurde allerdings von NATHAN auf Grund seiner Untersuchungen die Positivität der WASSERMANNschen Reaktion beim Pemphigus geleugnet.

Die Efflorescenzen des Pemphigus können an sämtlichen Schleimhautpartien der oberen Luft- und Speisewege lokalisiert sein. Sehr häufig sitzen sie im Kehlkopf, wesentlich seltener in der Trachea, wo Blasenbildung (IRSAI), sowie membranöse Auflagerungen beobachtet wurden (MADER, LANDGRAF, THOST u. a.), Erosionen fanden sich bei der Obduktion des Falles III von KÖBNER. Als Rarität möge der Sitz der Efflorescenzen in den Bronchien (CASTANS, MADER) erwähnt werden. Der letztere Fall verlief unter dem Bilde des Bronchialcroups; bei der Obduktion wurden Auflagerungen auf der Kehlkopf- und Luftröhrenschleimhaut gefunden.

Ein Unikum scheint auch der Fall GLEITSMANNS darzustellen, welcher Blasen im Mund und Kehlkopf zeigte und dessen Obduktion auch das Vorhandensein von Blasen im Intestinalkanal ergab.

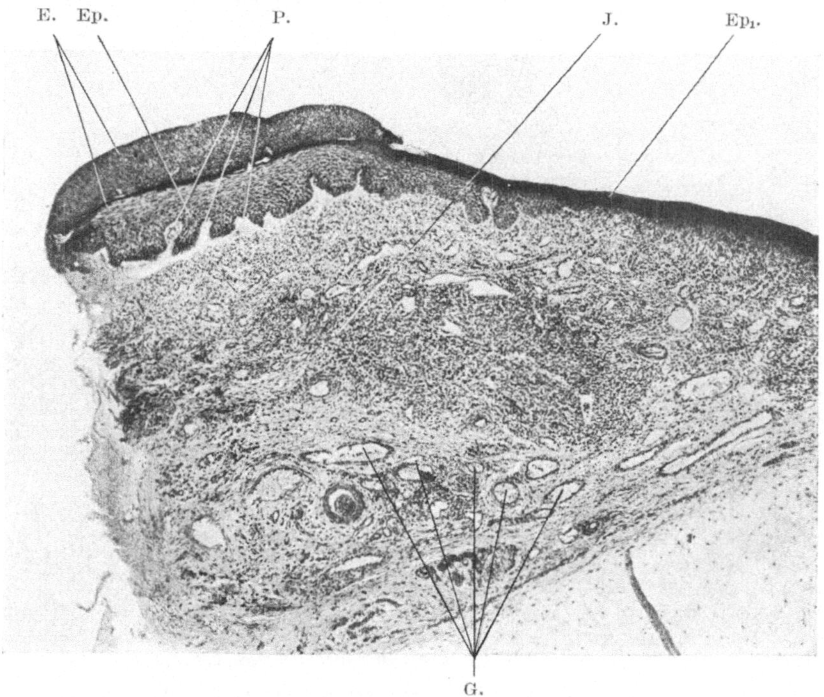

Abb. 3. Mikrophotogramm. Pemphigus der Epiglottis.
E. Dem intakten Epithel aufgelagerte Exsudatmembran. Ep. Hypertrophiertes Epithel. Ep₁. Normales Epithel. P. Stratum papillare. J. Stärker infiltrierte Schleimhaut. G. Gefäßvermehrung in der Schleimhaut.

Histologie. Nach KREIBICH ist bei den Blasenbildungen entweder die ganze Epitheldecke abgehoben oder nur die oberen Schichten, während die basalen Zellen erhalten sind. Die Mucosa zeigt deutliches Ödem und Rundzelleninfiltration, reichliche, bis in die Tiefe reichende Blutungsherde, ausgedehnte und strotzend gefüllte Blutgefäße. Die histologische Untersuchung eines aus der narbigen Epiglottis von MENZEL 1899 probeexcidierten Stückes zeigte die Schleimhaut von jungem, sehr zell- und gefäßreichem Narbengewebe durchsetzt. Der betreffende Fall ist übrigens identisch mit dem Fall II HÖPKES, der durch den beigefügten Obduktionsbefund ein besonderes Interesse beansprucht. MENZEL hat auch (1926) seiner oben erwähnten mit Pemphigus ausschließlich der Epiglottis behafteten Kranken zweimal Stückchen des Kehldeckels im Stadium der Eruption zur histologischen Untersuchung excidiert. — Das eine

Mal zeigte sich (Abb. 3) an der Stelle der Membranbildung das Schleimhautgewebe im ganzen wesentlich verbreitert, das Bindegewebe sowie das adenoide Gewebe und namentlich die Zahl der Blutgefäße vermehrt. — Das Epithel war gleichfalls beträchtlich verbreitert. Anstatt, wie anderwärts, ungefähr 5 Lagen platter Zellen sind etwa 25 Reihen zu einem größeren Teile breiter, nicht platt gedrückter Zellen vorhanden. — Gegen das subepitheliale Gewebe grenzt sich das Epithel durch eine papillär angeordnete Zellschichte ab, während die übrigen Partien des Epithels eine geradlinige Begrenzung gegen das darunterliegende Gewebe aufweisen. Die aus einem dichten Fibrinnetze mit reichlich eingelagerten Leukocyten bestehende Exsudatmembran liegt der obersten Epithelschichte einfach auf (Abb. 3). — Das bei einer anderen Eruption excidierte Stückchen

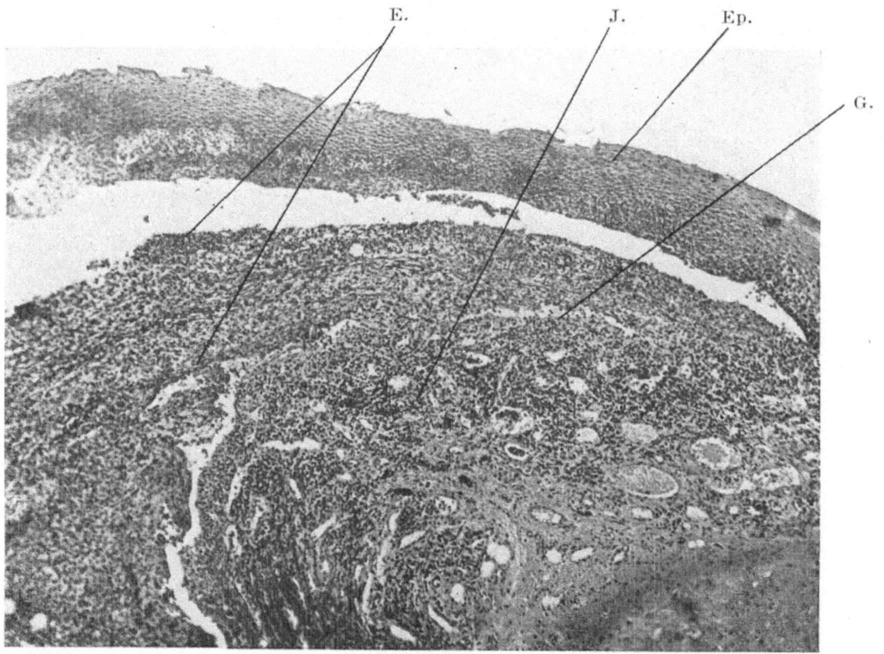

Abb. 4. Mikrophotogramm. Pemphigus-Efflorescenz der Epiglottis, klinisch als Exsudatmembran imponierend.
Ep. Das durch das Exsudat abgehobene Epithel. E. Exsudatschichte zwischen Epithel und oberster Mukosaschichte. G. Grenze des Exsudates gegen die Mukosa. J. Starke entzündliche Infiltration der obersten Schleimhautpartien.

zeigte die aus einem dichten Fibrinnetze mit reichlich eingelagerten weißen Blutkörperchen zusammengesetzte Exsudatschichte zwischen Epithel und subepithelialem Gewebe derart angeordnet, daß die ganze Epitheldecke von dem darunterliegenden Gewebe einer Blasenbildung gleichend abgehoben erscheint. Die Grenze der Exsudatschichte gegen die obersten Schleimhautpartien ist größtenteils scharf. Auch hier ist letztere stark entzündlich infiltriert und mit strotzend gefüllten Gefäßen in vermehrter Anzahl durchsetzt. (Abb. 4 u. 5).

Differentialdiagnostisch kommen zunächst in Betracht Verätzungen mit Säuren oder Alkalien, Diphtherie, die zwar unter Umständen große, analog aussehende Auflagerungen zeigen, jedoch sehr leicht ausgeschlossen werden können, vor allem aber die Lues mit ihren Plaques, Geschwüren und Narbenbildungen. Dieser Erkrankung gegenüber beruht der Schwerpunkt der Pemphigusdiagnose, abgesehen von den allgemeinen Merkmalen, in dem Nachweis der Blasen oder der Blasenprovenienz der Efflorescencen, ferner in dem Mangel der Infiltration und dem meist oberflächlichen Sitz der Erkrankung. Am schwierigsten scheint jedoch die Differentialdiagnose gegenüber dem Erythema multiforme zu sein. Da sind es wieder die charakteristischen Hauterscheinungen, die Rezidiven zu bestimmten Jahreszeiten (Frühling, Herbst), die fast nie fehlenden Allgemeinerscheinungen, der viel raschere Verlauf, ferner der Umstand, daß beim Erythema multiforme ein isoliertes Befallensein der Schleimhaut so gut wie nie beobachtet wurde. Fälle von Erythema multiforme, in welchen, wie in Schötz Beobachtung, auf der Schleimhaut ulcerierende, knotenförmige Infiltrate auftreten, kommen gegenüber dem Pemphigus differentialdiagnostisch kaum in Betracht.

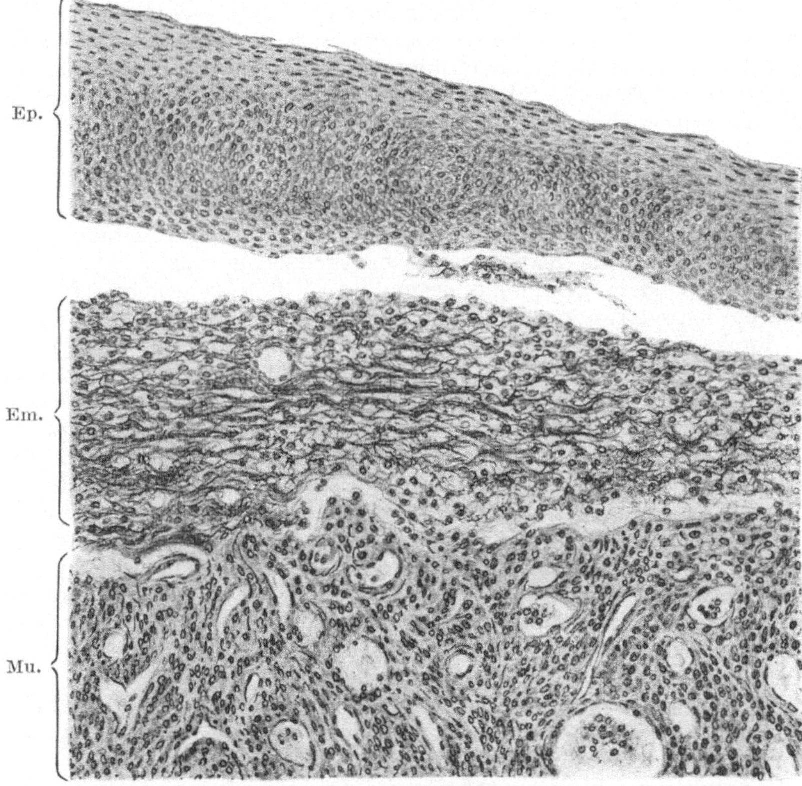

Abb. 5. Vergrößertes Detail (1:160) der Abb. 4. Pemphigus der Epiglottis.
Ep. Das durch das Exsudat abgehobene geschichtete Plattenepithel der Epiglottis. Em. Exsudatmembran aus Fibrinfasern und Leukocyten bestehend und gegen die obersten Schleimhautpartien scharf abgesetzt. Mu. Stärker infiltrierte, mit vermehrten und erweiterten Blutgefäßen versehene oberflächliche Schleimhautschichte.

Interessant ist die Einteilung des Schleimhautpemphigus, die Thost in einer neueren Arbeit über diesen Gegenstand vornimmt. Er grenzt prinzipiell zwei Formen voneinander ab; in beiden gibt es Blasenbildung; aber die eine Form ist eine mehr akute, maligne, die schon innerhalb weniger Monate unter fortwährenden Nachschüben und Erschöpfung zum Tode führt (Pemphigus vulgaris foliaceus und vegetans der Literatur); die zweite Form verläuft chronisch, ohne Fieber, befällt ausschließlich die Schleimhäute, weist kleine, wasserhelle Blasen auf und führt zu ausgedehnten Schrumpfungen, Verwachsungen und Narbenbildungen, sowie zu schrumpfenden Affektionen der Conjunctiva bulbi bei gleichzeitigem Vorhandensein von schlechtem allgemeinem Ernährungszustand. Ätiologisch kommen bei den Fällen letzterer Art nach Thosts Meinung nur trophische Störungen in Betracht.

Prognose. Nach Spiegler bietet der Pemphigus vulgaris die relativ günstigste Prognose, eine bereits sehr schlimme der Pemphigus foliaceus und eine nahezu infauste der Pemphigus vegetans. Unter den 222 von Trautmann aus der Literatur zusammengestellten Fällen von Schleimhautpemphigus hat der Pemphigus acutus eine Mortalität von 20% (unter 20 Fällen 4 Todesfälle), der Pemphigus vulgaris eine solche von 11,8% (unter 143 Fällen 17 Todesfälle), der Pemphigus foliaceus 30,7% (unter 26 Fällen 8 Todesfälle) und der Pemphigus vegetans 70% Mortalität (unter 30 Fällen 21 Todesfälle). Interessant ist in dieser Zusammenstellung, daß jene Fälle, in denen ausschließlich die Schleimhaut befallen ist, die beste Prognose geben, nämlich eine Mortalität von nur 5,66% (unter 53 Fällen 3 Todesfälle); das stimmt im allgemeinen mit der vom *Verf.* (1899) festgestellten Tatsache überein, daß die Prognose doch abhängt von dem Grade der Mitbeteiligung der Haut und daß in jenen Fällen, in denen die Haut nicht mitbeteiligt ist, die Prognose relativ günstig genannt werden kann. Daß der Schleimhautpemphigus prognostisch ungünstiger zu beurteilen ist als der Hautpemphigus, ist sicher nicht richtig.

Die *Ätiologie* ist noch ziemlich dunkel; sie möge in den Handbüchern für Hautkrankheiten (Mracek, Kaposi u. a.) nachgelesen werden.

Die *Therapie* ist dem Pemphigus gegenüber nicht ganz geklärt. In einem Falle wurde ein schwerer, hartnäckiger, seit zwei Jahren bestehender Pemphigus malignus durch einmalige intravenöse Injektion von 20 ccm defibrinierten Menschenblutes geheilt (Prätorius). Diese Versuche wurden aber unseres Wissens seither nicht wiederholt. Breda (1924) spritzte 10—15—20 ccm der Vene entnommenes Blut täglich oder jeden zweiten Tag in die Glutäen ein und erzielte in einem Falle mit 18, in einem zweiten Falle mit 4 Injektionen Heilung. Auch ein dritter Fall wurde so geheilt. William H. Haskin (1916) berichtet über einen Schleimhautpemphigus, in dessen Blasen der Streptococcus haemolyticus gefunden wurde. Der Fall konnte durch autogene Vaccine geheilt werden. — A. Fischer (1916) erzielte gute Resultate durch intramuskuläre Einspritzung von Salvarsan, während Valisnieri und Coli (1921) über die Heilung eines Falles von beginnendem Pemphigus durch subcutane Injektion von Blasenflüssigkeit und über wesentliche Besserung eines anderen Falles berichten, der Serum eines geheilten Pemphiguskranken erhielt.

Intravenöse Traubenzuckerlösung wurde von Scholz mit gutem Erfolge gegeben (1921). Auch Silberstein (1924) erzielte auf diese Weise in 4 Fällen Dauerheilungen bis zu 3 Jahren.

Auch Spontanheilung kann ausnahmsweise einmal vorkommen. So berichtet O. Seifert von einer 36jährigen Frau eines Kollegen, die Pemphigusblasen durch längere Zeit im Mund, Rachen und Kehlkopf hatte und zur Zeit der Publikation bereits 9 Jahre frei von jeglichen Anfällen war. Von wesentlicher Besserung eines Hautpemphigus durch intravenöse Injektion von normalem menschlichem Blutserum berichtet 1912 Heuck. Es wurden nach dem Verfahren von Mayer und Linser 20 Injektionen à 10 ccm, 10 Injektionen à 20 ccm und 2 à 30 ccm verabfolgt.

Von den vielen sonst noch empfohlenen Mitteln scheint noch das Arsen innerlich (Clark 1921) als Solutio Fowleri oder in Form von Injektionen das zweckmäßigste zu sein, wenn auch nicht geleugnet werden soll, daß auch hierbei der Erfolg kein sehr sicherer ist. Ohne irgendwelchen Nutzen versuchte Verf. das von Neisser seinerzeit empfohlene Strychnin und das Chininum sulfuricum. Von Interesse ist auch ein von Schrötter mitgeteilter Fall von Haut- und Schleimhautpemphigus, der nach dem Überstehen einer zufällig akquirierten Variola für immer geheilt war, dessen Heilung 20 Jahre lang beobachtet werden konnte. Ausgehend von diesem Gesichtspunkte wurden auch mehrere der vom *Verf.* (l. c.) mitgeteilten Fälle vakziniert, ein Versuch, der leider ohne Erfolg geblieben ist.

Es wird immerhin der symptomatischen Therapie bei der Behandlung des Schleimhautpemphigus ein weites Feld reserviert bleiben; sie besteht hauptsächlich in der Applikation von schmerzstillenden, pulverförmigen oder flüssigen Medikamenten.

Unter

2. Epidermolysis bullosa hereditaria

versteht man bekanntlich seit GOLDSCHEIDERS (1882), VALENTINS und KÖRNERS einschlägigen Arbeiten eine in mehreren Generationen erbliche pathologische Eigentümlichkeit der Haut, die sich darin äußert, daß an allen Stellen, welche einem Druck (durch Schuh) oder einer Reizung (durch Kleider oder Wäsche) ausgesetzt sind, Blasen auftreten. GOLDSCHEIDER fand als Ursache eine hereditäre leichte Löslichkeit der Stachelzellenschicht mit nachfolgender entzündlicher Exsudation. Der erste Schleimhautfall wurde von G. SPIESS 1899 mitgeteilt. Er betraf ein junges Mädchen, welches in seiner Kindheit an typischer Blasenbildung der Haut nach jedem leichtesten Trauma gelitten hatte. Zur Zeit der Beobachtung durch SPIESS hatte Patientin ausschließlich auf den Schleimhäuten ihre Erscheinungen, und zwar erbsen- bis bohnengroße Blasen an der Mundschleimhaut, sowie namentlich an der hinteren Fläche der hinteren Larynxwand. Nach Incision schwanden die Beschwerden rasch. Die Zunge konnte man beim Laryngoskopieren nicht anfassen, weil sonst Blasen auf derselben auftraten. Der Blaseninhalt war wasserhell oder blutig gefärbt. Bei einem Versuch, eine Blase an der Hinterfläche der hinteren Larynxwand mit der Doppelcurette zu entfernen, entstand durch den Druck des Instrumentes unter SPIESS' Augen nach kaum einer Minute wieder eine große Blase an der betreffenden Stelle der Larynxhinterwand. Dieses Trauma bildete nun den Anlaß für die Entstehung einer großen Reihe von Blasen in dieser Gegend. Man findet auf der Schleimhaut nach SPIESS, abgesehen von Blasenbildung, Erosionen, Substanzverluste, Membranbildung, Rhagaden, Ulcerationen usw., sowie Schwellung der regionären Lymphdrüsen.

Ein zweiter Fall wurde von O. STEURER (1921) beobachtet. Er betraf einen 29jährigen Mann, der die Empfindung hatte, als wäre ihm eine Fischgräte im Hals stecken geblieben. Bei der laryngoskopischen Untersuchung zeigten sich bis bohnengroße, zum Teil hämorrhagische Blasen, Erosionen, Narben und Verwachsungen in der Mundhöhle und im oberen Abschnitt der hier besonders engen Speiseröhre. Gleichzeitig fand sich Blasenbildung an der Haut. Auch hier deckte die Anamnese hereditäre Belastung auf.

Die Therapie ist eine ausschließlich symptomatische, zum Teil vorbeugend, zum Teil die etwa vorhandenen Schmerzen bekämpfend.

3. Die Impetigo herpetiformis

stellt eine augenscheinlich durch Infektion oder Intoxikation hervorgerufene schwere, ungemein seltene Pustelerkrankung der Haut dar, die unter Schüttelfrost, Fieber und starken Störungen des Allgemeinbefindens einsetzt. Sie findet sich in ihrer typischen Form nahezu ausschließlich beim Weibe, und zwar während der Schwangerschaft und endet dann oft letal. Es sind jedoch auch einzelne männliche Fälle bekannt geworden. Nach TRAUTMANN ist solitäres oder primäres Vorkommen auf der Schleimhaut bisher nicht beobachtet worden; die diagnostischen Merkmale liegen fast ganz und gar in den Hauteruptionen und im Verlaufsmodus dieser Krankheit. In dem Hauptfalle von DU MESNIL und MARX, bei welchem auf der Mund- und Rachenschleimhaut Efflorescenzen sich zeigten, fand Seifert auch „an der Epiglottis halbbohnengroße Plaques von unregelmäßiger Begrenzung mit grauweißem Belage, nach deren Entfernung eine erodierte Fläche zutage trat. Der stark gerötete Rand dieser Plaques erschien etwas erhaben über das Niveau der Schleimhaut, die auch noch ziemlich weit über den Rand hinaus eine lebhafte Rötung aufwies". Die Frau ging bei späteren Attacken desselben Leidens zugrunde. Der weitere Verlauf und der Obduktionsbefund wurde von Dauber 1894 veröffentlicht.

Kaposi berichtete im Jahre 1887 über einen männlichen Fall, bei welchem die Obduktion Pustelgruppen und aus denselben hervorgegangene Geschwürchen sogar über den Falten des Oesophagus, am dichtesten in der Nähe der Kardia aufdeckte.

In bezug auf die Therapie ist sehr interessant eine Mitteilung von Assmann (1921), dem es gelungen ist, durch intravenöse Injektion von Oleum therebintinae in alkoholischer Lösung einen Fall wesentlich zu bessern bzw. zu heilen. Im übrigen kann die Therapie der Schleimhautimpetigo im Wesen nur eine symptomatische sein.

4. Impetigo vulgaris (Unna).

Die Impetigo vulgaris beruht auf Infektion mit Streptokokken. Nach Jarisch treten in seltenen Fällen auch Efflorescenzen auf der Schleimhaut der Mund- und Rachenhöhle auf, welche sich als mit Pseudomembranen belegte Erosionen so gut wie niemals aber als Blasen (Trautmann) darstellen. Audubert hat einen Fall beschrieben, bei welchem auf der Schleimhaut der Nase, des Rachens und des Kehlkopfs sich Pusteln befanden, die nach dem Platzen flache, die eigentliche Mucosa nicht angreifende Geschwüre hinterließen. Das Charakteristikum dieser Geschwüre besteht in rotem Entzündungshof mit weißem Rand nach innen und mit rotem Grund ohne Exsudat- und Membranbildung.

Die diagnostischen Merkmale der Impetigo vulgaris müssen hauptsächlich im Wesen der Hautveränderungen gefunden werden.

Die Therapie ist eine symptomatische.

C. Chron. entzündliche Dermatosen.

1. Lichen ruber planus et acuminatus.

Die hauptsächlichsten Erscheinungsformen des Lichen ruber planus der Schleimhaut, der von einer Reihe namhafter Autoren als mit dem Lichen ruber acuminatus identisch betrachtet wird, sind Knötchen, Epitheltrübungen, Verdickungen und Rötung der Schleimhaut. Das Knötchen ist unter allen Lichenefflorescenzen am meisten charakteristisch, ist stecknadelspitz- bis hanfkorngroß und rosarot bis weiß gefärbt. Infolge der gleichen oder ähnlichen Färbung hebt sich das Knötchen nicht immer scharf von der umgebenden Schleimhaut ab, namentlich dann, wenn sie gleichzeitig Verdickungen aufweist, wie das auf der Epiglottis, den Aryfalten und der Pars interarytaenoidea der Fall ist, wobei die einzelne Efflorescenz fast nie sichtbar ist. Erst wenn die Knötchen eine weißliche Farbe angenommen haben, treten sie wieder deutlich auf der rötlichen Unterlage hervor. Aber oft verfärbt sich auch die umgebende Schleimhaut weißlich, so daß nunmehr wiederum die Knötchen in den weißen Plaques schwer wahrgenommen werden können. Die Efflorescenzen können an allen Teilen der Larynxschleimhaut lokalisiert sein und erscheinen entweder gleichzeitig mit den Hauterscheinungen oder vor bzw. nach ihnen. In einem Falle wurde auch ein solitäres Vorkommen des Lichen auf der Schleimhaut beobachtet (Ullmann, Fall I). Die wenigen, in der Literatur auffindbaren Fälle seien in aller Kürze hier angeführt: Riecke sah in seinem Falle (1905) dicht über dem rechten Stimmband ein charakteristisches, weißes, opakes, etwa stecknadelkopfgroßes Knötchen.

Im Falle I von Strube ist der von Edm. Meyer erhobene Larynxbefund folgender: Man sieht am freien Rande der Epiglottis links zwei, auf der rechten Seite drei kleine, weiße Flecke. In der Mitte des freien Randes erscheint der Knorpel der Epiglottis wie leicht abgeschmolzen. Die aryepiglottischen Falten sind beiderseits vollständig normal. Vor dem rechten Aryknorpel und über der Spitze desselben sieht man einzelne, ganz kleine, in den größten Exemplaren bis stecknadelspitzgroße, rote Knötchen, welche sich aus der etwas succulent erscheinenden Schleimhaut herausheben. Das Larynxinnere und die linke Larynxhälfte sind frei, doch zeigte sich bei einer nochmaligen, einen Tag später vorgenommenen Untersuchung ein frisches Knötchen auf dem linken Aryknorpel.

Bei einem 26jährigen Patienten, bei welchem Lukasiewicz das gleichzeitige Bestehen eines Lichen ruber acuminatus und planus auf der Haut beobachten konnte, hat Juffinger den Larynxbefund folgendermaßen beschrieben: „Die Epiglottis erscheint verdickt und unregelmäßig. Sie zeigt hanfkorngroße, teils blasse, teils rosarot gefärbte Knötchen, welche besonders am Rande in Reihen angeordnet sind und bis zum Abgang der Aryfalten herunterziehen. Die laryngeale Fläche der Epiglottis ist glatt, jedoch stark gerötet. Beide Aryknorpel ebenfalls gerötet und verdickt, der rechte an der vorderen Seite gegen das Filtrum hin von einem Knoten der beschriebenen Beschaffenheit besetzt. Die Interarytänoidealschleimhaut etwas verdickt, blaß. Stimmbänder gelblich, etwas verdickt, gut schließend, Bewegung prompt." Es wurden demnach an der Larynxschleimhaut ausschließlich Lichen planus-Knötchen gefunden.

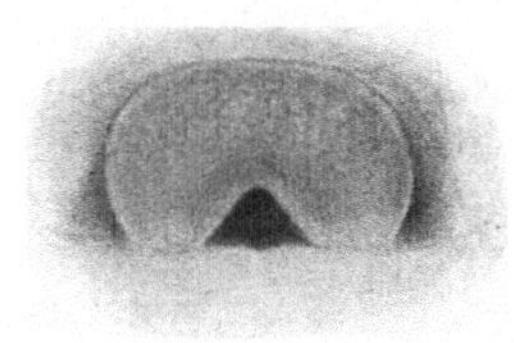

Abb. 6. Epiglottisveränderung bei Lichen ruber acuminatus.

Der Fall I von Ullmann zeigte im Sinus piriformis die gleichen Erscheinungen wie auf der Lippen- und Wangenschleimhaut, nämlich silbergraue, zu einer farnkrautartigen Zeichnung verzweigte Figuren. In diesem Falle bestanden keine Hauterscheinungen, dennoch war das klinische Bild deutlich. Einen anderen bisher nicht veröffentlichten Fall von Lichen ruber acuminatus der Larynxschleimhaut verdanke ich der freundlichen Mitteilung von Kren. Der Kranke hatte einen ausgesprochenen Lichen ruber acuminatus auf der Haut und zeigte außer Veränderungen an der Schleimhaut der Mundhöhle auch noch solche an der Epiglottis. Sie war fast auf 6 mm verdickt, von blaßroter Farbe und mit hanfkorngroßen, rötlichen und gelblichroten Prominenzen bedeckt. Durch das Infiltrat war die Epiglottis so starr, daß ein Aufrichten derselben unmöglich und der Einblick in den Larynx verwehrt war. Herr Professor Arzt, an dessen Klinik der Fall beobachtet wurde, war so freundlich, mir das Bild der Epiglottis (Abb. 5) zur Verfügung zu stellen. Weniger klar als in den eben beschriebenen Fällen äußerten sich andere Autoren über die bei ihren Kranken erhobenen Larynxveränderungen. So spricht Polotebnoff nur von einer Licheneruption im Kehlkopf. In einem Falle von Dreyer heißt es, daß „das Band der Epiglottis" befallen ist. Petersen schreibt, daß im Larynxeingang sich die gleiche Affektion wie an der Wangenschleimhaut, am Gaumen und an der Uvula befanden.

2. Psoriasis vulgaris.

wurde auf der Schleimhaut des Larynx wohl nur ganz ausnahmsweise beobachtet. In zwei Fällen sah Paludetti nicht näher beschriebene Eruptionen auf der Kehlkopfschleimhaut synchron mit den Psoriasisattacken auf der Haut auftreten. In dem einen Fall spricht der Autor von einer echten Schleimhautpsoriasis, während er im zweiten Falle die Möglichkeit einer luetischen Larynxaffektion offen läßt.

Wesentlich klarer drückt sich RUGANI (1921) aus, der bei einer 24jährigen Frau während dreier Jahre mehrmals synchron mit den jedesmaligen Hauteruptionen der Psoriasis neben diffuser Rötung der Larynxschleimhaut eine Anzahl kleiner, scharf begrenzter, grauer Erhabenheiten auf den wahren Stimmbändern feststellen konnte. Unter Arsenbehandlung schwanden gleichzeitig mit den Hautefflorescenzen auch die Veränderungen auf der Kehlkopfschleimhaut. Doch pflegten graugetrübte, scharf abgesetzte Fleckchen an den Stimmbändern noch einige Zeit nach Heilung der Hautefflorescenzen zu persistieren.

Es bleibt in Anbetracht der geringen Zahl der Literaturfälle der weiteren Beobachtung die genauere Festlegung der Larynxschleimhautveränderungen bei der Psoriasis vorbehalten.

3. Sklerodermie.

Die Sklerodermie des Larynx gehört wohl zu den seltensten Vorkommnissen. Nach KREN tritt diese Affektion auf der Schleimhaut ebenso wie auf der Haut in drei Stadien auf. Das erste, sehr selten zur Beobachtung gelangende Stadium ist durch ödemähnliche, polsterartige, weiche Schwellung charakterisiert, in dem darauffolgenden zweiten Stadium, dem der Infiltration und Induration, ist die Schleimhaut verdickt, leicht gespannt und matt glänzend. Die Palpation ergibt eine deutliche Konsistenzvermehrung. Das dritte Stadium ist das der Atrophie. Die Schleimhaut wird dünn, blaß und gefäßarm. Einzelne kleine Gefäßektasien sind auf derselben sichtbar. Im allgemeinen geht dieses Stadium mit ausgedehnten Schrumpfungszuständen einher. Unter den 12 Fällen von allgemeiner Sklerodermie, welche KREN publizierte, zeigten drei auch zum Teil ausgesprochene Veränderungen im Larynx.

So wurde im Falle IV völlige Atrophie und hochgradige Blässe der ganzen Larynxschleimhaut gefunden. Die Stimmbänder waren glänzendweiß, kantig und schlossen nicht immer vollständig, wodurch eine wechselnde Klangfarbe der Stimme zustande kam. Der Fall VI zeigte zur Zeit der Untersuchung durch KREN Anämie und Internusparese der Stimmbänder. Auf einem derselben sah man eine erweiterte Vene. Derselbe Fall wurde ein Jahr später von EHRMANN demonstriert, hierbei zeigte sich Atrophie der Larynxschleimhaut.

Im Falle III war die laryngoskopische Untersuchung nicht möglich, weil Patient infolge von Narbenbildung den Mund nicht öffnen konnte. Die Sektion ergab eine dünne, weißliche, atrophische Epiglottis, während die übrigen Larynxteile normal waren.

Auch in den wenigen, in der Literatur auffindbaren Fällen überwiegen die Symptome der Atrophie der Larynxschleimhaut. So ist in einem Falle SOTTAS die hochgradig blasse Larynxschleimhaut so dünn und zart, daß die unter ihr liegenden Gebilde an gewissen Punkten durchscheinen. Die Plicae aryepiglotticae und die Taschenbänder sind geschrumpft, wodurch die Stimmbänder breiter erscheinen. Die Processus vocales treten so deutlich hervor, daß man sie für Knoten an den Stimmbändern halten könnte. Die Ränder der Glottis ligamentosa schließen nicht. Schrumpfung der Aryfalten und eine starke Adduktion der Epiglottis an dem Aditus ad laryngem durch Narbenzug beschreibt HOPPE-SEYLER in seinem Falle, während in dem Falle NIELSENS nur eine geringe Atrophie der Stimmbänder vorhanden war. Sie waren schmal und hatten einen eigentümlichen wellen- oder guirlandenförmigen Rand mit je drei Zacken, die einander bei der Phonation begegneten (zit. nach KREN).

4. Lupus erythematodes.

Über die Pathogenese des Lupus erythematodes sind die Meinungen derzeit noch immer geteilt insofern, als ihn eine Reihe namentlich französischer Autoren als eine Toxintuberkulose auffaßt und den Tuberkuliden zurechnet, während namentlich deutsche Autoren (SENGER u. a.) die tuberkulöse Natur dieser Erkrankung leugnen.

Die Schleimhaut des Larynx wird nur ganz ausnahmsweise befallen, während Mundhöhle und Pharynx doch wesentlich häufiger mitbeteiligt erscheinen. Nach TRAUTMANN sind unter 82 Fällen von Schleimhauterkrankungen, die er aus der Literatur zusammengestellt hat, nur zwei sichere Fälle mit Larynxlokalisation vorhanden, während ihm zwei Fälle nicht ganz einwandfrei erscheinen. In neuerer Zeit berichtet STRANDBERG (1916), daß von den 162 auf der FINSEN-Klinik in Kopenhagen behandelten Fällen von Lupus erythematodes kein einziger im Larynx lokalisiert war.

Die Erscheinungsformen auf der Schleimhaut lassen sich einteilen in

a) entzündliche in Form von roten Flecken, Papeln, circumscripten Infiltrationen. Letztere können durch mechanische Insulte sich in Erosionen oder Ulcerationen umwandeln. In späteren Stadien entstehen mehr charakteristische Plaques mit einem elevierten, hochroten, nach innen steil abfallenden Rand mit Gefäßektasien.

b) Das Narbenstadium, bei welchem sich das eingesunkene Zentrum bläulich, grau oder weiß präsentiert, während der periphere Rand noch rot oder bläulich aussieht.

c) Das dritte Stadium. Hier finden wir Atrophie im Zentrum der Plaques, während der Rand weiß ist und weiße Arborisationen aufweist.

BÉRINGIER hat als erster einen Fall von Lupus erythematodes der Larynxschleimhaut beschrieben. Es handelte sich um einen Priester, welcher charakteristische Hauterscheinungen zeigte und kurz nach Beginn seines Leidens heiser wurde. Der von KRISHABER erhobene Larynxbefund zeigte auf der Aryknorpel- und Aryfaltenschleimhaut entzündliche Schwellung. Das rechte Taschenband ist geschwollen und bedeckt zum größten Teil das Stimmband. Das linke Stimmband ist gerötet und punktiert. Außerdem befindet sich an der Grenze zwischen mittlerem und letztem Drittel ein circumscripter, hypertrophischer, sporenförmiger Entzündungsherd. Auch die Epiglottis zeigt entzündliche Erscheinungen.

Der zweite Fall wurde von MARTY (1885) veröffentlicht. Hier fand BARATOUX Blässe und Schwellung der hinteren Commissur, rosarote Verfärbung der Stimmbänder und Immobilisierung des linken Stimmbandes in Phonationsstellung, was als völlig uncharakteristischer Befund anzusehen ist.

SHERWELS Fall zeigte Schwellung und Erosionen des Larynx und der Epiglottis, linkes Stimmband paretisch, linkes Taschenband geschwollen, erodiert, wie von Würmern angefressen. Nach einiger Zeit verschwanden die Erscheinungen auf der linken Seite unter Hinterlassung leichter Narben, worauf die rechte Seite in gleicher Weise erkrankte. Nach TRAUTMANN ist dieser Fall diagnostisch nicht ganz sichergestellt.

Ein vierter, ebenfalls diagnostisch nicht ganz zweifelsfreier Fall wurde von KOCH veröffentlicht. Es handelt sich um einen akuten Lupus erythematodes, bei welchem im Larynx oberflächliche Exulcerationen und seröse Durchtränkung der Schleimhaut gefunden wurden (1896). Der Exitus trat in diesem Falle sechs Wochen nach Beginn unter den Erscheinungen einer akuten Infektionskrankheit ein. MAX JOSEPH, der den Fall gleichfalls sah und anfangs für einen Lupus erythematodes gehalten hatte, änderte seine Diagnose und hielt den Fall für ein Erythema exsudativum multiforme ungewöhnlicher Art, das als septischer Prozeß verlief.

Differentialdiagnostisch kommen in Betracht der Lupus vulgaris, Lues, Lichen ruber planus und einige blasenbildende Affektionen, wie Pemphigus, Erythema multiforme, Herpes, die sich unter genauer Beachtung ihrer respektiven besonderen Eigenschaften und namentlich auch der gleichzeitig bestehenden Hautaffektion mehr oder weniger leicht erkennen und unterscheiden lassen.

5. Der Lupus pernio

ist vorwiegend im Gesicht und hier wieder hauptsächlich an den Ohren und an der Nase lokalisiert und gekennzeichnet durch ausgesprochene Stauungshyperämie, harte Infiltrate und Teleangiektasien, wodurch eine gewisse Ähnlichkeit mit Pernionen entsteht. Nach Jadassohn weist das klinische und histologische Verhalten dieser Erkrankungsform auf ihre Zugehörigkeit zur Tuberkulose, und zwar der sogenannten Tuberkulide hin. Es ist in der Literatur nur ein Fall von Mitbeteiligung der Schleimhaut des Larynx niedergelegt. In diesem Siebenmannschen Falle (1907), bei welchem die Haut des Gesichtes und die Schleimhaut des Mundes, der Nase, des Rachens und des Kehlkopfs in typischer Weise erkrankt waren, waren die Infiltrate der Schleimhaut des Larynx mehr diffus im Gegensatz zu den mehr circumscripten des Rachens und der Mundhöhle. Sie verhielten sich aber alle bezüglich ihres Wachstums und mikroskopischen Bildes denjenigen der Cutis und Subcutis durchaus analog. Fibröses Gewebe mit epitheloiden und Langhansschen Riesenzellen herrscht in den Infiltraten vor, kleinzelliges Infiltrat ist spärlich vertreten. Verkäsung mit Nekrosenbildung und Zerfall kommt nur ausnahmsweise und nur in den oberflächlichsten Schichten vor. Solche Erosivgeschwüre traten im Kehlkopf und in der Nase auf, heilten aber nach kurzer Zeit wieder. Die Infiltrate haben somit auch klinisch den Charakter einer gutartigen Tuberkulose oder vielmehr den eines Tuberkulides. Sie stimmen sowohl hierin als in ihrem mikroskopischen Bau überein mit den sog. „tuberkulösen Tumoren des Larynx", die relativ selten und auch bei scheinbar ganz lungengesunden Menschen beobachtet werden. Alle Infiltrate sind sehr hart und lassen auch bei geschwürigem Zerfall eine Sonde nicht ins Gewebe eindringen. Das adenoide Gewebe des Waldeyerschen Schlundringes beteiligt sich wenig oder gar nicht an dem Prozeß.

D. Hyperkeratosen (ichthyosiforme Erkrankungen).

1. Ichthyosis.

Die Ichthyosis der Haut ist nach Neisser eine meist im ersten oder zweiten Lebensjahre auftretende Hautkrankheit, bei welcher sich mehr oder weniger massige, hornige Verdickungen, also Hyperkeratosis mit grauschwarzer Verfärbung und Abschuppung der Hornschichte vorfindet. Von Siebenmann wurde ein Fall beschrieben, in welchem die Ichthyosis auch auf der Schleimhaut des Larynx beobachtet wurde. Es handelte sich um ein 19jähriges, mit typischer Hyperkeratosis cutis universalis behaftetes Mädchen, deren Mutter an der gleichen Krankheit gelitten hatte. Patientin war heiser. Der laryngoskopische Befund lautete: „Im Sinus piriformis finden sich vereinzelte, weiße Flecke, im oberen Drittel der Epiglottis, namentlich deren vorderer Fläche entsprechend, von graurötlicher Farbe, samtartig und bedeutend verdickt. In der Mitte der hinteren Larynxwand direkt über und zwischen den Stimmbändern eine hellgraue, etwas über hanfkorngroße Prominenz mit samtartig gekörnter Oberfläche. Die Stimmbänder sind rosarot. Am rechten Stimmband findet sich eine einzige flache Verdickung des freien Randes, während das linke in jedem Drittel je ein solches Infiltrat zeigt. Das hinterste ist porzellanartig weiß. Glottisschluß ist infolge hinterer Position dieser Tumoren kein vollständiger. Daher ist die Stimme aphonisch. Bei tiefem Inspirium Stridor. Analoge Erscheinungen bestehen auch an den Lippen, in der Mundhöhle und im Rachen. Die Schleimhaut von Gaumenbogen, Tonsillen und Kehlkopf verhält sich wie bei der Pachydermie, was ganz gut als Parallelerscheinung zur ichthyosiformen Hauterkrankung angesehen werden kann." Interessant und sehr bemerkenswert sind drei

von MIESCHER in Zürich publizierte Fälle von familiärer (2 Brüder und
1 Schwester unter 16 Geschwistern) Keratose der Haut und der Schleimhäute,
kombiniert mit Blasenbildung und kolloider, zu schweren Funktionsstörungen
(Larynxstenose) führender Schleimhautdegeneration.

Der erste Fall war von Geburt an heiser, vom 30. Lebensjahre ab nahm die
Heiserkeit zu, es traten Schluckbeschwerden und Erstickungsanfälle auf.

Der von Professor NAGER erhobene Larynxbefund lautete: „Beide Taschen-
bandgegenden verdickt, mit weißlich verfärbter Schleimhautbedeckung versehen. Ähnliche Veränderungen der Stimmbänder. Bei der Atmung nur geringe
Exkursionen der Stimmbänder; Rima eng, für die Atmung ungenügend, auch
die Beweglichkeit des Kehlkopfes reduziert.

Der zweite Fall (41 Jahre alt) hatte bei der Geburt normale Stimme, die
jedoch schon nach wenigen Monaten tonlos wurde. Mit 10 Jahren zunehmende
Atembeschwerden, im 11. Jahre Tracheotomie. Schon zu dieser Zeit traten
im Anschluß an geringe Insulte Blasen am ganzen Körper auf, besonders an
Händen und Füßen, und reichlich auch im Munde, so daß das Essen oft sehr
beschwerlich war. Auch jetzt treten noch, namentlich im Winter Blasenschübe
auf. Die Haut ist keratotisch verändert analog dem ersten Falle.

Von Schleimhäuten sind Mundhöhle, Rachen, Zungengrund und Kehlkopf
verändert. Letzterer weist den gleichen Befund auf wie Fall 1.

Fall 3 (54jährige Frau) hatte seit ihrer Geburt eine tonlose Stimme und eine
trockene Haut. Seit dem 11. Jahre Blasenbildungen an der Haut, seit dem
13. Lebensjahre auch im Munde und Rachen, daher häufig Kau- und Schluckbeschwerden. Im Alter von 51 Jahren im Anschluß an einen Erstickungsanfall Tracheotomie. Auch hier den beiden ersten Fällen analoge Befunde an der
Haut und den Schleimhäuten der Mund- und Rachenhöhle sowie im Kehlkopfe.

In bezug auf die Kehlklopfsymptome sind die Fälle von NICOLAS, MOUTOT
und CHARLET von Interesse („Dermatose congenitale et familiale").

Bei drei Geschwistern ($1\frac{1}{2}$, 4 und 15 Jahre alt) von den ersten Lebens-
monaten an Blasenbildungen an der Haut; außerdem Symptome von Larynxstenose als Folge narbiger Läsionen im Kehlkopfinnern. Über eine Kehlkopf-
untersuchung wird nur beim ersten Falle berichtet; sie ergab eine weitgehende
narbige Verwachsung der Stimmbänder. Blasen oder ulceröse Veränderungen
waren nicht vorhanden. Die Autoren nehmen aber wohl mit Recht an, daß
solche als Ursache der Narbenbildung vorausgegangen sind.

Nach MIESCHER muß die Blasenbildung in den erwähnten Fällen nach
Anamnese und Verlauf der Bullosis traumatica tarda (SIEMENS) zugerechnet
werden, stellt also eine Abart der Epidermolysis bullosa dar.

Ob die von JURASZ im Jahre 1886 unter dem Namen *Cornu laryngeum*
beschriebene Stimmbanderkrankung tatsächlich als Morbus sui generis aufgefaßt werden darf, möchte ich wohl dahingestellt sein lassen. Es scheint sich
hierbei um ein den größten Teil des Stimmbandes einnehmendes Papillom gehandelt zu haben.

Über einen Fall von „Keratosis" des linken Stimmbandes mit kolossaler
Epithelverdickung und hochgradiger Verhornung der obersten Schichten
berichtet FINDER (1922 u. 1924). In diesem Falle reichte die Verhornung bis
in ein normalerweise von Flimmerepithel ausgekleidetes Gebiet herab.

Ähnliche circumscripte, als weißliche, nur ganz wenig über das normale
Niveau erhabene Flecken oder Streifen sich präsentierende, auf den Stimmbändern lokalisierte Verhornungen des Oberflächenepithels kommen wohl nicht
selten zur Beobachtung. Es gelingt jedoch in diesen Fällen nicht, einen Zusammenhang mit analogen Hauterscheinungen des betreffenden Individuums
nachzuweisen, so daß es als fraglich bezeichnet werden muß, ob wir berechtigt

sind, die genannten Affektionen als auf der Schleimhaut isolierte Teilerscheinung einer Dermatose aufzufassen.

2. Acanthosis nigricans.

Unter diesem Namen versteht man (seit Unna 1890) eine seltene Dermatose, welche sich außer durch Hyperkeratose noch durch mächtige Papillarhypertrophie und Ablagerung von Pigment in der Papillarschichte und den suprabasalen Retezellen charakterisiert, welch letzteres jedoch an der befallenen Schleimhaut fehlt. Nach Kren (1910) ist das Schleimhautbild ein ganz typisches. Zuerst an der Lippen- und Mundschleimhaut, später aber auch an anderen Schleimhäuten entstehen große Rasen von Papillarwucherungen. Letztere bestehen aus beträchtlichen, bis zu $^3/_4$ cm in die Länge gezogenen Papillen mit den dazugehörigen Gefäßschlingen; die Schleimhaut ist an diesen Stellen einem Smyrnateppich vergleichbar. Die Erscheinungen an der Schleimhaut treten meist gleichzeitig mit denen an der Haut auf. Im Kehlkopfe zeigt sich nach Janovsky die Krankheit in Form einer granulierten Schleimhautoberfläche. Spietschkas Fall wies, abgesehen von seiner Hautaffektion, feinhöckerige Schleimhautwulstungen auf, welche sich an den Gaumenbögen seitlich bis herab auf den Kehldeckel und die falschen Stimmbänder erstreckten. Auch der von Toyama beobachtete Kranke hatte seine Erscheinungen außer auf der Haut, der Nasen- und Mundschleimhaut auch im Kehlkopfe; und zwar fanden sich im vordersten Teil der beiden falschen Stimmbänder, von der Ansatzstelle des Kehldeckels ausgehend seitlich bis auf die Aryfalten sich erstreckende papilläre Excrescenzen. Bis 1907 wurden von Bogrow, der einen eigenen Fall veröffentlichte, im ganzen 45 Fälle aus der Literatur zusammengestellt.

3. Psorospermosis (Morbus Darier).

Bezüglich der Hauterscheinungen dieser seltenen hereditären und familiären Erkrankung sei auf die ausgezeichnete Beschreibung im vorigen Kapitel hingewiesen.

An der Schleimhaut lokalisiert sich die Psorospermosis in der Regel in der Mund- und Rachenhöhle. Es ist mir nur der (zweite) Fall Brünauers aus der Literatur bekannt geworden, bei welchem sich charakteristische Efflorescenzen an der oralen Fläche der Epiglottis sowie im Oesophagus vorfanden. Es zeigte die Obduktion des genannten Falles, abgesehen von den Erscheinungen an der Mund- und Rachenschleimhaut, an der Epiglottis kleine weißliche polygonale mosaikartig aneinandergepaßte Knötchen, die teils einzeln, teils in durch Konfluenz entstandenen, an der Oberfläche unebenen Plaques auftraten, derart, daß die Schleimhaut wie chagriniert erschien.

Im Bereiche der Oesophagusschleimhaut fanden sich allenthalben bis nach abwärts an die Kardia dichtgedrängte stecknadelkopfgroße runde. weißliche, derbe Knötchen, die vielfach zu kleineren oder größeren, oft warzigen Plaques zusammentraten.

E. Durch pflanzliche Parasiten hervorgerufene Krankheiten (Mykosen).

1. Sporotrichosis.

Der erste Fall von Sporotrichosis wurde 1898 von B. R. Schenk in Nord-Amerika publiziert, dem es gelang, aus dem Eiter einer chronisch abscedierenden Lymphangoitis einen sporenbildenden Fadenpilz rein zu züchten, das Sporotrichon Schenkii.

Im Jahre 1903 gelang es DE BEURMANN, in einem Falle von über den Rumpf und die Extremitäten zerstreuten, subcutanen, fluktuierenden Tumoren, in deren punktiertem Eiter Fadenpilze zu isolieren, die sich nicht klassifizieren ließen und als Sporotrichon BEURMANNI bezeichnet wurden. Später konnte man noch in einer ganzen Reihe von vorher für Lues oder Tuberkulose gehaltenen Fällen diesen Fadenpilz in Reinkultur darstellen. Man unterscheidet zwei Typen der Sporotrichose, nämlich die seltenere akute und die häufigere chronische Form und unter diesen beiden wieder den syphiloiden und den tuberkuloiden Typus, die auch nebeneinander bestehen können.

Interessant ist das Ergebnis der von G. BASILE (1917) veröffentlichten experimentellen Studien an Tieren, aus welchen hervorgeht, daß das Sporotrichon Beurmanni lange Zeit auf der Schleimhaut der oberen Luftwege saprophytisch wachsen kann, ohne irgendwelche Störungen hervorzurufen; bei Herabsetzung der lokalen oder der allgemeinen Widerstandsfähigkeit tritt Erkrankung ein, welche sich im Larynx in Veränderungen der Schleimhaut oder in Chondritis bzw. Perichondritis äußern kann. Dringt der Parasit in die Blutbahn ein, so kommt es zu akuter Septicämie.

Im Jahre 1907 demonstrierte DE BEURMANN zusammen mit BRODIER und GASTON eine Frau mit mehreren subcutanen Sporotrichomen, welche auch auf der Larynxschleimhaut Vegetationen zeigte, aus denen sich das Sporotrichon Beurmanni kultivieren ließ. Kurz danach (1908) beschrieb COLLINET den gleichen Fall und betonte die sehr reichlichen Wucherungen auf der Epiglottis der Aryknorpelschleimhaut, den Aryfalten und den Taschenbändern. Bei der Obduktion dieses Falles fanden LETULLE und DEBRÉ in der Lunge nur tuberkulöse Veränderungen, hingegen im Pharynx, Larynx, Trachea und in den großen Bronchien Vegetationen, die sich mikroskopisch und kulturell als Sporotrichose erwiesen. Im Larynx bestanden gleichzeitig auch tuberkulöse Prozesse.

In einem anderen 1909 von THIBIERGE und GASTINEL demonstrierten Falle zeigten sich anfangs im Pharynx und Larynx nur Rötung der Schleimhaut und filziges Aussehen derselben. Später konstatierte man auf der Rachenschleimhaut ausgedehnte hemisphärische Vorsprünge, die sich auf die Zungenbasis, Epiglottis, Aryfalten und das Larynxinnere fortsetzten. Die Epiglottis war sehr stark infiltriert, das Kehlkopfinnere granuliert, die Stimmbänder stark verdickt. Die Autoren weisen ausdrücklich im Gegensatz zu Lues und Tuberkulose auf die papillomatöse Form der Schleimhautveränderungen hin, welche die Sporotrichose charakterisieren.

Von CAPART sen. rührt ein Fall her (1911) mit einer pharyngolaryngealen Geschwulst, die man für einen malignen Tumor hätte halten können. Ein Jahr vorher hatte Patient eine Geschwulst am Arm und in der Achselhöhle, die als Sporotrichose erkannt worden war. Unter Jodkali erfolgte Heilung.

In einem von LOUIS SAMENGO (1915) publizierten Falle zeigte die laryngoskopische Untersuchung enorme knotige Infiltrate der Epiglottis und der Arygegend, die Kulturen nach der Methode von SABOURAUD (Blutagar) ergaben Sporotrichose. Unter Jodkali erhebliche Besserung.

Therapeutisch erweist sich das Jodkali geradezu als Spezificum, welches schon nach kurzer Zeit zu einer wesentlichen Besserung bzw. Heilung der Krankheit führt.

2. Blastomycosis

ist eine bei Tieren, aber auch beim Menschen, wenn auch selten, zu beobachtende, durch Anhäufung und Vermehrung von Hefepilzen (Saccharomyces) hervorgerufene Erkrankung, welche in der Haut gewöhnlich in Form von multiplen cutanen oder subcutanen erweichenden und exulcerierenden Tumoren auftritt, in den inneren Organen entzündliche Veränderungen setzt und unter Umständen unter septikämischen Erscheinungen zum Tode führen kann. Die Krankheit kommt bei uns nur sehr selten vor, sie wird wesentlich häufiger in Amerika beobachtet, wo sie in einer besonderen Form auftritt (Typus Gilchrist oder Typus der neuen Welt). Zusammenfassende Arbeiten über das in Rede stehende Kapitel rühren her von Buschke, Löwenbach und Oppenheim, Krause, Gilchrist, Duhring, bei denen auch die ausführliche Literatur nachgesehen werden kann.

Interessant ist bei dieser Erkrankung die Beteiligung der Larynxschleimhaut. Bellei und Gherardini haben 1906 einen Fall bei einer Frau beobachtet, welche seit zwei Jahren an trockenem Husten, Heiserkeit und Larynxstenose litt. Laryngoskopisch zeigte sich Schwellung der ganzen Larynxschleimhaut und der Stimmbänder. Auf dem linken Stimmband fand sich eine ausgedehnte, speckig belegte Ulceration. Der Glottisspalt war außerordentlich verengt. Man dachte an Tuberkulose. Im Sputum fanden sich jedoch keine Tuberkelbacillen, sondern Blastomyceten. Ein anderer Fall wurde von Bellei und Collina beschrieben. In diesem handelte es sich um eine seit fünf Jahren an hartnäckigem Husten und reichlichem, manchmal blutigem Auswurf leidende Frau, die immer über ein Gefühl der Verbrennung im Halse und über Heiserkeit klagte. Da tuberkulöse Belastung vorhanden war und die Patientin fortwährend abmagerte, bestand der Verdacht auf Tuberkulose, der durch das laryngoskopische Bild klinisch bestätigt wurde: die linke aryepiglottische Falte war stark infiltriert. Das linke Stimmband zeigte am freien Rande eine Erosion und war unbeweglich. Im Sputum fanden sich Blastomyceten. Die Kulturversuche waren positiv.

Therapeutisch erweist sich das Jodkalium als ein äußerst wirksames Mittel, das in den meisten Fällen Heilung bringt. In dem von E. O. Downing 1918 publizierten Falle mit primärem Ergriffensein des Larynx hatten jedoch weder das Jodkalium noch andere Mittel irgendeine therapeutische Wirkung.

Differentialdiagnostisch kommen hauptsächlich die Tuberkulose und die Lues in Betracht, die in den meisten Fällen nur durch das Hautbild und durch den positiven Blastomycesbefund ausgeschlossen werden können. Eine klinische Unterscheidung aus dem laryngoskopischen Befunde allein ist in der Regel unmöglich.

F. Sarkoide Geschwülste.

1. Sarcoma idiopathicum multiplex haemorrhagicum (Kaposi).

Die Hauterscheinungen dieser relativ seltenen Erkrankung sind im vorigen Kapitel genügend ausführlich geschildert, so daß ich mich darauf beschränken kann, das Wichtigste über ihre interessante, wohl nur vereinzelt beobachtete Lokalisation im Larynx und in der Trachea anzuführen. In allen bisher beobachteten und diagnostizierten Fällen war gleichzeitig mit dem Auftreten der Erkrankung an der Schleimhaut auch die äußere Haut des Stammes und der Extremitäten in Form der charakteristischen Knoten oder Infiltrate befallen (Dalla Favera, Massei, Hajek). — Es entstehen wie an der Haut, so auch in der Mundhöhle, im Rachen, aber auch im Larynx und in der Trachea breitbasig oder gestielt aufsitzende Knoten von Erbsen- bis Haselnuß- oder Walnußgröße und darüber von blaßroter oder bläulicher Farbe mit glatter oder unregelmäßig höckeriger Oberfläche, die unter Umständen rasch wachsen und vermöge ihres Sitzes zu gefahrdrohenden Erscheinungen führen können (Massei, Hajek). Sie können von allen Teilen des Larynxinneren ihren Ausgang nehmen und treten entweder einzeln oder, wie in dem besonders interessanten und wichtigen Falle Hajeks, multipel auf und rezidivieren nach ihrer Abtragung nicht an Ort und Stelle, wohl aber in der näheren oder weiteren Umgebung. Die Geschwülste exulcerieren nicht, gehen jedoch manchmal in ihrer Gänze oder teilweise eine regressive Metamorphose ein, fallen ab und werden von den Patienten ausgespuckt (MASSEIS Fall 10 und HAJEKS Fall). Sie sind auch einer spontanen vollkommenen Rückbildung fähig.

Histologisch charakterisieren sich die Geschwülste durch eine Wucherung der Blutgefäße sowie der Lymphgefäßcapillaren, durch Blutextravasate in den Tumor und dessen Umgebung (daher die bläuliche Farbe) sowie durch Neubildung und Wucherung von Spindelzellen, die von einzelnen Autoren als von den Bindegewebselementen, von anderen als von den Endothelien abstammend aufgefaßt werden (DALLA FAVERA, MARTUSCELLI).

Die Vorhersage ist schon wegen der schlechten Prognose des Grundleidens eine ernste. Die Krankheit erstreckt sich über mehrere Jahre und führt in den meisten Fällen durch Kachexie und Inanition zum Tode. Die Therapie kann durch Anwendung von Radium- und Röntgenstrahlen sowie durch hohe Arsengaben, aber auch durch Anwendung operativer Maßnahmen den Zustand der Kranken wesentlich bessern.

Die Differentialdiagnose hat vor allem angio- und sarkomatöse Geschwülste in Betracht zu ziehen und kann eigentlich mit Sicherheit nur bei gleichzeitigem Vorhandensein von typischen Hautefflorescenzen sowie durch deren sachkundige histologische Untersuchung entschieden werden.

2. Mycosis fungoides.

Das klinische Bild dieser relativ seltenen chronischen oft ad exitum führenden Hautkrankheit besteht in der Entwicklung von bräunlich pigmentierten Flecken, beetartigen Infiltraten und geschwulstförmigen Knoten auf der Haut einerseits mit Zerfalls-, andererseits mit Rückbildungstendenz. Solche Infiltrate und Knoten kommen in sehr seltenen Fällen auch auf den Schleimhäuten unter anderem auch im Kehlkopf vor. In einem von S. NEUMANN beobachteten Falle hat PALTAUF neben Infiltraten der Tonsillen und des Gaumens auch solche der oberen Larynxhälfte verbunden mit allgemeiner Lymphdrüsenschwellung ähnlich wie bei Leukämie oder Pseudoleukämie gefunden.

In einem von KÜBEL mitgeteilten Falle zeigte die Autopsie neben einer Geschwulst der Thoraxwand mehrere Knoten in der Lunge sowie an der hinteren Fläche der Epiglottis und unter der Schleimhaut in der Gegend der SANTORINIschen und der WRISBERGschen Knorpel. Auch HALLOPEAU und JEANSELME teilen den Obduktionsbefund eines einschlägigen Falles mit, in welchem, abgesehen von den Hauterscheinungen tumorförmige Infiltrate am Gaumensegel, im Larynx, in den Lymphdrüsen und in den inneren Organen konstatiert wurden.

In einem von PALTAUF zitierten Falle FALKS fanden sich neben einem kleinen Knoten in der Niere und Lunge Infiltrate in der Schleimhaut der Epiglottis, der aryepiglottischen Falten, des Gaumensegels sowie ein geschwürig zerfallenes Infiltrat am Zungengrunde. Sehr interessant ist WILLS Fall, welcher asphyktisch zugrunde ging. Bei der Obduktion fanden sich außer Tumormassen am weichen Gaumen und im Rachen die gleichen Veränderungen an der Basis der Epiglottis, an den Seitenrändern des Larynx und an der Bifurkation der Trachea.

Literatur.

Erythema multiforme.

BLAIR: Americ. journ. of dermatol. and Genitourinary diseases. Vol. 8, p. 117. 1904. — BOYLAN: Journ. of the Americ. med. assoc. Nov. 1892. Zit. nach LUKASIEWICZ. — BRÜCKNER, R.: Über die Beteiligung der sichtbaren Schleimhäute beim polymorphen Erythem. Inaug.-Diss. Leipzig 1910. Zit nach Internat. Zentralbl. f. Laryngol. 1912. S. 256. — v. DÜRING: Beitrag zur Lehre von den polymorphen Erythemen. Arch. f. Dermatol. u. Syphilis 1896. — EHRMANN: Toxische und infektiöse Erytheme chemischen und mikrobiotischen Ursprungs. MRAČEKS Handbuch der Hautkrankheiten. Bd. 1, S. 623. Wien 1902. — FEIN: Wien.

laryngol. Sitzung vom April 1913. — Glas, E.: Über Herpes laryngis et pharyngis. Mit Beiträgen zur Frage der Schleimhauterytheme. Berlin. klin. Wochenschr. 1906. Nr. 7 und 8. — Jadassohn: Erythema multiforme und nodosum in Ergebn. d. allg. Pathol. u. pathol. Anat. Jg. 4, S. 747. 1897. — Juffinger: Wien. klin. Wochenschr. 1896. Nr. 15. — Jurasz: Krankheiten der oberen Luftwege. Heidelberg 1891. — Kaposi: Lehrb. d. Hautkrankheiten. Berlin und Wien 1899. — Klemperer: Heymanns Handbuch d. Laryngol. u. Rhinol. Bd. 1, 2. Hälfte, S. 1295. Wien 1898. — Kronenberg: In Katz, Preysing, Blumenfeld: Handbuch d. spez. Chirurg. d. Ohres u. d. oberen Luftwege. Bd. 2, 2., S. 53. Würzburg 1914. — Lanz: Ein Fall von Erythema exsudativum multiforme mit Beteiligung der Mund- und Rachenschleimhaut. Berlin. klin. Wochenschr. 1886. Nr. 41. — Lau: Ein bemerkenswerter Fall von Erythema multiforme. Petersburg. med. Wochenschr. 1900. Nr. 8. — Lukasiewicz: Über das an der Mundschleimhaut isoliert vorkommende Erythema exsudativum multiforme. Wien. klin. Wochenschr. 1896. Nr. 23. — Mesnard: Gaz. hebdom. des sciences méd. Bordeaux 5 jouillet 1892. Zit. nach Lukasiewicz. — Neumann: Lehrb. d. Hautkrankheiten. Wien 1880; Wien. dermatol. Ges. 26. 2. 1896; Monatsschr. f. prakt. Dermatol. Bd. 41, Nr. 4. 1905. — Schäffer, J. (1): Über die Beteiligung der Schleimhaut bei den Hautkrankheiten und bei Syphilis. (Die deutsche Klinik am Eingang des 20. Jahrhunderts.) Berlin und Wien 1903. — Derselbe (2): Über ungewöhnliche und diagnostisch schwierige Erkrankungen der Mundschleimhaut bei Syphilis und Hautkrankheiten. Arch. f. Dermatol. u. Syphil. Bd. 85, H. 1. 1907. — Schötz (1): Berlin. klin. Wochenschr. 1892. Nr. 20. — Derselbe (2): Erythema exsudativum multiforme in den Halsorganen. Berlin. klin. Wochenschr. 1889. Nr. 27. — Tartora: Il Morgagni. Vol. 6. 1879. Zit. nach Lukasiewicz. — Trautmann (1): Die Krankheiten der Mundhöhle und der oberen Luftwege bei Dermatosen. Wiesbaden 1911. S. 90 ff. — Derselbe (2): Erythema exsudativum multiforme und nodosum der Schleimhaut in ihren Beziehungen zur Syphilis. Münch. med. Wochenschr. 1906. Nr. 13. — Welander, Edward: Ein Fall von Erythema exsudativum multiforme mit tödlichem Ausgang. Arch. f. Dermatol. u. Syphilis Bd. 77, H. 2, S. 289. 1905. — Wolff, A.: Die Erytheme und die mit diesen verwandten Hautkrankheiten. In Mraceks Handbuch der Hautkrankheiten. Bd. 1, S. 533 ff. Wien. 1902.

Erythema nodosum.

Barbe, C.: Diagnostic et traitement des maladies de la peau. Paris 1901. — Breda: Anatomischer Befund in einem Falle von Erythema nodosum im Larynx, an der Trachea und am Hoden. Monatsschr. f. prakt. Dermatol. Bd. 6, S. 1051. 1887. — Cott, George F.: Erythema nodosum tracheale. Med. and surgical report. Aug. 15. 1896. — Hardy: Zit. nach Kaposi, Lehrbuch. — Hildebrandt, W.: Zur Ätiologie des Erythema nodosum. Münch. med. Wochenschr. 1907. Nr. 7. — Hoffmann, E.: Über Ätiologie und Pathogenese des Erythema nodosum. Dtsch. med. Wochenschr. 1904. Nr. 51. — Joseph, Max: Lehrbuch d. Hautkrankheiten. Leipzig 1905. — Kaposi: Pathologie und Therapie der Hautkrankheiten. Berlin und Wien 1899. — Köbner: Dtsch. Arch. f. klin. Med. Bd. 53. 1894. — Kronenberg: In Katz, Preysing, Blumenfeld, Handbuch d. spez. Chirurg. d. Ohres u. d. oberen Luftwege. Bd. 2, 2., S. 54. Würzburg 1914. — Lang, E.: Vorlesungen über Pathologie und Therapie der Syphilis. Wiesbaden 1896. — Massini, Rud.: Schweiz. med. Wochenschr. 1921. S. 731. — Du Mesnil: Kasuistisches über Erythema nodosum. Münch. med. Wochenschr. 1888. Nr. 46. — Monti: Kinderheilkunde in einzelnen Darstellungen. Bd. 3, Erkrankungen der Haut S. 714. Berlin und Wien 1903. — Pospelow: Ein Fall von Erythema nodosum auf der Schleimhaut der Mundhöhle. Petersburg. med. Wochenschr. 1876. Nr. 40. — Seifert, Otto: Heymanns Handbuch d. Laryngol. u. Rhinol. Bd. 1, S. 449. Wien: Alfred Hölder 1898. Gemeinsame Beobachtung mit du Mesnil. — Trautmann: Die Krankheiten der Mundhöhle und der oberen Luftwege bei Dermatosen. Wiesbaden 1911. S. 135 ff. — White: Zit. nach Kaposi, Lehrbuch. — Wolff, A.: Die Erytheme und die mit diesen verwandten Krankheiten. Mraceks Handbuch d. Hautkrankheiten. Bd. 1, S. 544. Wien 1902.

Symptomatische Erytheme.

Barthelmy und Dauglemont: Über Argyrie. Zit. nach Zentralbl. f. Haut- u. Geschlechtskrankh. Bd. 1, S. 346. 1921. — Curschmann, H.: Erfahrungen über die Behandlung des Delirium potat. mit Chloralhydrat. Dtsch. Arch. f. klin. Med. Bd. 8, H. 2. 1871. — Ehrmann (1): Zur Kenntnis der lokalisierten Erytheme. Wien. med. Wochenschr. 1897. Nr. 37. — Derselbe (2): Toxische und infektiöse Erytheme chemischen und mikrobiotischen Ursprungs. Mraceks Handbuch d. Hautkrankh. Bd. 1, S. 623 ff. — Fournier: La stomatite mercurielle. Union méd. 1890/1891. — Fournier et Emery: L'Herpès. Paris 1896. — Glartché: Ein Fall von Wangeninfektion, wahrscheinlich merkuriellen Ursprungs unter dem Bilde eines rezidivierenden Herpes. Arch. Russes de pathol. de méd. clin. et de Bact. acut. 1901. — Hildebrandt, W.: Zur Ätiologie des Erythema nodosum. Münch. med. Wochenschr. 1907. Nr. 7. — Jadassohn: Erythema multiforme und nodosum in Ergebn. d. allg. Pathol. u. pathol. Anat. Jg. 4, S. 747. 1897. — Lewin, L.: Die Nebenwirkungen der Arzneimittel. Berlin: Aug. Hirschwald 1899. — LÖBLOWITZ: Über Stomatitis ulcerosa. Wien. med. Wochenschr. 1902. Nr. 48—52. — MAYER, EDM.: In MORITZ SCHMIDT: Krankheiten der oberen Luftwege. Berlin 1909. S. 469. — MENZEL: Über Argyrose der Schleimhaut der oberen Luftwege. Wien. klin. Wochenschr. 1899. — ÖHME: Zit. nach HILDEBRANDT. — PIRQUET und SCHICK: Die Serumkrankheit. Leipzig 1910. — RÓNA: Zur Ätiologie und Pathogenese der PLAUT-VINCENTschen Angina usw. Arch. f. Dermatol. u. Syphilis. Bd. 64, H. 2 und 3. 1905. — SEIFERT, OTTO: Die Nebenwirkungen der modernen Arzneimittel. Würzburger Abhandl. a. d. Gesamtgeb. d. prakt. Med. Bd. 1, H. 1. 1900 und Bd. 5, H. 1. 1904. — SOBERNHEIM: Argyrie. Berl. laryngol. Ges. 27. 5. 1911. — THUE: Über Argyrie. Norsk magaz. f. laegevidenskaben 1910. S. 360. Zit. nach Internat. Zentralbl. f. Ohrenheilk. 1911. S. 170. — TRAUTMANN: Die Krankheiten der Mundhöhle und der oberen Luftwege bei Dermatosen. Wiesbaden 1911. S. 332 ff. TRIMARCHI: Ann. des maladies de l'oreille etc. Tome 44, Nr. 6. 1925. — UFFELMANN: Zit. nach HILDEBRANDT.

Urticaria.

BANHAM: Urticaria and dysphagia. Brit. med. journ. 17. 1. 1885. — BLUMENFELD: Über Urticaria der Lüftwege. Verhandl. d. 8. Vers. süddtsch. Laryngol. in Heidelberg. Mai 1901. S. 492. — DELBREL: Contribution à l'étude de l'urticaire des vois respir. Thèse de Bordeaux 1896. — ELLIOT: Some unusual cases from dermatological practice. New York med. report 16. 5. 1891. — HIGIER, H.: Zit. nach KLEMPERER, l. c. — KLEMPERER, F.: HEYMANNS Handbuch d. Laryngol. Bd. 1, H. 2, S. 1300. 1898. — LAVERAN: Urticaire de la gorge. Monatsschr. f. Ohrenheilk. u. Laryngo-Rhinol. 1891. S. 339. — LÖRI, E.: Die durch anderweitige Erkrankungen bedingten Veränderungen des Rachens, des Kehlkopfs und der Luftröhre. 1885. — MEYER, EDMUND: zit. nach MORITZ SCHMIDT, l. c. — PAGNIEZ, PASTEUR, VALLERY, RADOT et HAGUENAU: Urticaria mit Asthma bronchiale kombiniert. Bull. et mém. de la soc. méd. des hôp. de Paris 1921. S. 1077. Zit. nach Zentralbl. f. Haut- u. Geschlechtskrankh. 1922. S. 157. — PULAY: Med. Klin. 1921. S. 808. — RADOT: Urticaria mit Asthma bronchiale kombiniert. Bull. et mém. de la soc. méd. des hôp. de Paris 1921. p. 1077. Zit. nach Zentralbl. f. Haut- u. Geschlechtskrankh. 1922. S. 157. — SALZBURGER: zit. nach EDM. MEYER in MORITZ SCHMIDT, l. c. — SCHÉCH: Krankheiten des Kehlkopfes und der Luftröhre. Leipzig und Wien 1903. S. 126. — SCHMIDT, MOR., EDM. MEYER: Krankheiten der oberen Luftwege. Berlin: Julius Springer. 1909. S. 467. — SOMERS: Urticaria of the upper respiratory tract. Med. News. New York 1902. Nr. 10, p. 447. — STEHR: Münch. med. Wochenschr. 1917. S. 936. — TRAUTMANN: Die Krankheiten der Mundhöhle und der oberen Luftwege bei Dermatosen. Wiesbaden 1911. S. 570. — WORMS und GAUD: Urticaria des Larynx, einen Fremdkörper vortäuschend. Ann. des maladies de l'oreille etc. 1922. p. 89; zit. nach Zentralbl. f. Hals-, Nasen- u. Ohrenheilkunde. Bd. 1, S. 74.

Akutes circumscriptes idiopathisches Ödem (QUINCKE).

BOLTEN: Dtsch. Zeitschr. f. Nervenheilk. 1918. S. 360. — CALVÉ: Thèse de Paris. Juillet 1901. — CARLO, ALESSANDRI: QUINCKEsches Ödem mit Urticaria. Riv. crit. di clin. med. 1922. Nr. 16 und 17. Zit. nach Zentralbl. f. Haut- u. Geschlechtskrankh. 1921. S. 502. — CASSIRER (1): Die vasomotorisch-trophischen Neurosen. Berlin 1912. S. 701. — DERSELBE (2): Das akute umschriebene Ödem (die QUINCKEsche Krankheit). LEWANDOWSKY, Handbuch d. Neurol. Bd. 5, S. 256 ff. — DIEHL: Monatsschr. f. Psychiatr. u. Neurol. 1910. S. 401. — DINGELACKER: Über akutes Ödem. Inaug.-Diss. Kiel 1882. — ENSOR: Guys hosp. rep. 1904. p. 111. — FRITZ: zit. nach BOLTEN, l. c. — HARBITZ: Münch. med. Wochenschr. 1911. Nr. 48. — JOSEPH, MAX: Über akutes umschriebenes Hautödem. Berlin. klin. Wochenschrift 1890. Nr. 4. — VAN ITTERSON: Niederländ. Ges. f. Hals-, Nasen- u. Ohrenheilk. Sitzung v. Juni 1910 in Leyden. — KÄLLMARK: Hygiea. Bd. 86. 1924. — KIAER, GOTTLIEB: Zwei Fälle von QUINCKEschem Ödem. Sitzung d. dän. otol. -laryngol. Ges. v. 3. März 1920. Zit. nach Internat. Zentralbl. f. Laryngol. 1920. — KÖNIG: Zeitschr. f. Laryngol., Rhinol. u. ihre Grenzgeb. Bd. 13. 1924. — MARSCHIK: Über akutes angioneurotisches Larynxödem. Sitzung d. Wien. laryngol. Ges. vom 5. Nov. 1919. — MAYER, OSKAR (Stettin): Münch. med. Wochenschrift 1919. S. 261. — MENDEL: Berlin. klin. Wochenschr. 1902. S. 1126. — MEYER-HÜRLIMANN: Korresp.-Bl. f. Schweizer Ärzte 1917. Nr. 6. — MORICHAN, BEAUCHANT: Les oedèmes aigues circonscrits de la peau et des muqueuses. Ann. de dermat. etc. 1906. Nr. 1. — MORRIS: Journ. of the Americ. med. assoc. 1904. p. 812. — NAUWERCK: Münch. med. Wochenschr. 1923. S. 1466. — OSLER: Americ. journ. of the med. sciences. 1888. p. 362. — PANOFSKY und STÄMMLER: Zentralbl. f. Dermatol. Bd, 13, S. 447. — PRIOR: Ref. in Ann. de dermatol. et syphil. Mai 1905. — QUINCKE: Über akutes umschriebenes Hautödem. Monatsh. f. prakt. Dermatol. 1882. Nr. 1. — DERSELBE: Über akutes umschriebenes Ödem und verwandte Zustände. Med. Klinik 1921. Nr. 23—25: — QUINCKE und A. GROSS: Über einige seltene Lokalisationen des akuten umschriebenen Ödems. Dtsch. med. Wochenschr. 1904. Nr. 2. — RAPIN: Rev. de la Suisse romande 1886. p. 673. — SCHLESINGER, HERMANN (1): Zentralbl. f. d. Grenzgeb. d. Med. u. Chirurg. 1898.

Nr. 5. — Derselbe (2): Wien. klin. Wochenschr. 1898. Nr. 14. — Schmidt, Moritz: Krankheiten der oberen Luftwege. Berlin 1909. — Sternberg, H.: Über klinisch ungeklärte Todesfälle von laryngologischem Interesse. Monatsschr. f. Ohrenheilk. u. Laryngo-Rhinol. 1920. S. 673. — Sträussler: Prag. med. Wochenschr. 1903. S. 597. — Strübing: Zeitschr. f. klin. Med. 1885. S. 381. — Derselbe (2): Über akutes angioneurotisches Ödem. Monatsschrift f. Ohrenheilk. u. Laryngo-Rhinol. 1886. Nr. 10. — Whiting: Lancet 1908. S. 1356.

Herpes.

Bettmann: Münch. med. Wochenschr. 1902. Nr. 17; Dtsch. Arch. f. klin. Med. Bd. 28, H. 1—3. 1906; Internat. Zentralbl. f. Laryngol. Bd. 19, S. 166. — Brindel, A.: Rev. de laryngol. d'otol. et de rinol. 1895. Nr. 6. — Chapman: New York med. journ. a. med. record Oktober 1884. — Davy: Thèse de Paris 1883. — Dörr und Schnabel: Weitere experimentelle Beiträge zur Ätiologie und Verbreitungsart des Herpes febrilis beim Menschen. Schweiz. med. Wochenschr. 1921. S. 562. Zit. nach Zentralbl. f. Haut- u. Geschlechtskrankh. 1921. S. 346. — Flatau: Dtsch. med. Wochenschr. 1891. Nr. 22. — Fournier-Emery: L'herpès. Zit. nach Trautmann, l. c. — Glaz, E.: Berlin. klin. Wochenschr. 1906. Nr. 7 und 8. — Grazzi, V.: Über Herpes supralaryngeus. 16. Vers. d. italien. laryngol.-rhinol. Ges. Rom 1918. — Hallopeau: Demonstration. Arch. f. Dermatol. u. Syphilis 1908. H. 3, S. 471. — Hallopeau et Tuffier: Note sur un cas d'herpès phylcténoide de la face avec gangrène des muqueuses buccales et pharyngées. Soc. méd. des hôp. 10. 3. 1882. Ann. de dermatol. et de syphiligr. Tome 3, p. 682, 2. sér. 1882. — Hasslauer; Dtsch. militärärztl. Zeitschr. 1905. Nr. 4 und 10. — de Havilland Hall: Brit. med. journ. 1897. — Hicguet, G.: Über Rachen- und Kehlkopfherpes. Policlinique Nr. 3. 1911. Zit. nach Internat. Zentralbl. f. Laryngol. 1912. S. 322. — Holub, A.: Ein Fall von Herpes des Oesophagus. Therapie d. Gegenwart 1900. S. 430. — Irsai: zit. nach Internat. Zentralbl. f. Laryngol. 1904. S. 263. — Kahn, Max: Internat. klin. Rundschau 1890. Nr. 16. — Kaposi: Pathologie und Therapie der Hautkrankheiten. 1899. S. 374ff. — Klemperer, F.: Die Lokalisation von Hautkrankheiten und parasitären Infektionen im Kehlkopf. Heymanns Handbuch d. Laryngol. Bd. 1, 2. Hälfte, S. 1287. 1898. — Kovy: Klin. Monatsbl. f. Augenheilk. 1921. S. 75. — Levaditti, Harvier et Nicolau: Cpt. rendu de séances de la soc. de biol. Tome 85, Nr. 24. 1921. — Lipschütz: Wien. klin. Wochenschr. 1920. S. 936; 1921. S. 232. — Litwinowicz: Ein Fall von Herpes des Oesophagus. Monatsschr. f. Ohrenheilk. u. Laryngo-Rhinol. 1917. S. 621. — Löri: Die durch anderweitige Erkrankungen bedingten Veränderungen des Rachens, des Kehlkopfs und der Luftröhre. 1885. — Löwenstein: Münch. med. Wochenschr. 1919. S. 769; Klin. Monatsbl. f. Augenheilk. 1920. S. 15. — Luger und Lauda: Zur Ätiologie des Herpes febrilis. Wien. klin. Wochenschr. 1921. S. 251. — Marschik: Wien. laryngol. Ges. Dez. 1921 und März 1922. — Meyer, Rud.: Berlin. klin. Wochenschr. 1879. Nr. 41. — Ramsay-Hunt: Arch. of internat. med. Juni 1910. — Sacher: Monatsschr. f. Ohrenheilk. u. Laryngo-Rhinol. 1903. Nr. 7. — Salmann: Sitzungsber. d. Wien. ophthalmol. Ges. v. 14. 3. 1921. — Schech, Ph.: Die Krankheiten der Mundhöhle, des Rachens und der Nase. 1903. S. 122. — Scheff, Gottfried: Allg. Wien. med. Zeitg. 1881. Nr. 47. — Schottmüller: Zit. nach Kronenberg in Katz, Preysing, Blumenfeld: Handbuch d. spez. Chirurg. d. Ohres u. d. ob. Luftwege. Bd. 2, 2., S. 55. — Seifert, Otto: Heymanns Handbuch 1898. l. c. — Stepanow: Monatsschr. f. Ohrenheilk. u. Laryngo-Rhinol. 1885. Nr. 8. — Trautmann: Die Krankheiten der Mundhöhle und der oberen Luftwege bei Dermatosen. Wiesbaden 1911. S. 332ff. — Tzank: Bull. de la soc. franç. de dermatol. et de syphil. 1921. S. 489. Zit. nach Zentralbl. f. Haut- u. Geschlechtskrankh. Bd. 5, S. 366. 1922.

Miliaria, Ekzem und Pseudoherpes.

Fischer: Pseudoherpes des Pharynx und Larynx. Berlin. klin. Wochenschr. 1884. Nr. 50. — Grognot: Herpès opaline de la gorge et du larynx. Concours mèd. 15. 9. 1884. — Klemperer: Heymanns Handbuch f. Laryngol. Bd. 1, 2. Hälfte, S. 1295 ff. Wien. 1898. — Kronenberg: Die akuten Entzündungen des Rachens und des Nasenrachenraums. Heymanns Handbuch f. Laryngol. u. Rhinol. Bd. 2, S. 163 ff. Wien 1899. — Löri (1): Wien. med. Presse 1880. Nr. 51. — Derselbe (2): Die durch anderweitige Erkrankungen bedingten Veränderungen des Rachens, des Kehlkopfes und der Luftröhre. 1885. — Schech: Krankheiten des Kehlkopfes und der Luftröhre. 1903. S. 122. — Schmidt, Moritz und Edm. Meyer: Krankheiten der oberen Luftwege. 1909. S. 462. — Trautmann: Krankheiten der Mundhöhle usw. 1911. S. 192 ff.

Pemphigus.

Boer: Pemphigus chronicus der Schleimhäute. Demonstration i. d. Berlin. dermatol. Vereinigung. Arch. f. Dermatol. u. Syphilis. 1890. S. 163. — Breda: Giorn. ital. d. malatt. vener. e d. pelle. Vol. 65. 1924. — Buschke: Isolierter Pemphigus der Mundschleimhaut und des Kehlkopfeingangs. Berlin. dermatol. Ges. 8. 11. 1921. Zit. nach Zentralbl. f. Haut- u. Geschlechtskrankh. Bd. 3, S. 341. 1922. — Castans: Zit. nach Klemperer und Mader. — Charter, Symonds: Transactions of the clin. soc. 1890. p. 274

— Chiari, O.: Beitrag zur Diagnose des isolierten Pemphigus der Schleimhaut der oberen Luftwege. Wien. klin. Wochenschr. 1893. Nr. 20. — Clark: Pemphigus des Mundes, Heilung durch starke Arsendosen und vegetabilische Diät. Arch. of dermatol. a. syphil. 1921. p. 852. — Critchett: Zit. nach Chiari. Berlin. klin. Wochenschr. 1893. Nr. 20. — van Dremmen: Über primären Pemphigus der Schleimhäute. Zit. nach Gugenheim. — Fein: Wien. laryngol. Ges. vom 3. 6. 1914. — Fischer, A.: Dermatol. Wochenschr. 1916. Nr. 2. — Glas, Emil: Ein Fall von primärem Schleimhautpemphigus ohne Hautefflorescenzen. Demonstrat. i. d. Wien. laryngol. Ges. 13. 1. 1909. Monatsschr. f. Ohrenheilk. u. Laryngo-Rhinol. 1909. Nr. 2. — Gleitsmann: Ann. des maladies de l'oreille etc. Tome 23. Nr. 12. — Gugenheim, Jakob: Über chronischen Schleimhautpemphigus der oberen Luftwege. Münch. med. Wochenschr. 1901. Nr. 51. — Hajek: Demonstration i. d. Wien. laryngol. Ges. 4. 11. 1897. Wien. klin. Wochenschr. 1897. Nr. 47, S. 1042. — Haskin, William H.: Laryngoscope. Juni 1916. Zit nach Internat. Zentralbl. f. Laryngol. 1917. S. 28. — Heindl: Demonstration i. d. Wien. laryngol. Ges. v. 3. 2. 1907. Monatsschr. f. Ohrenheilk. u. Laryngo-Rhinol. 1909. S. 234. — Heryng: Pemphigus der Schleimhaut des Rachens und Kehlkopfs. Zit. nach Internat. Zentralbl. f. Laryngol. 1893. S. 82. — Hesse, Max: Wien. klin. Wochenschr. 1915. Nr. 3. — Heuck, W.: Münch. med. Wochenschr. 1912. S. 2608. — Hoepker, Fr.: Zur Kenntnis des Pemphigus der Schleimhäute, insbesondere in Rücksicht auf einen Fall von gleichzeitig bestehender Tuberkulose. Monatsschr. f. Ohrenheilk. u. Laryngo-Rhinol. 1901. Nr. 6. — Killian, J. (Worms): Zur Diagnose gewisser Frühformen von Pemphigus mucosae. Monatsschr. f. Ohrenheilk. u. Laryngo-Rhinol. 1892. Nr. 6. — Klemperer, F.: Heymanns Handbuch f. Laryngol. u. Rhinol. Bd. 1, 2. Hälfte, S. 1296. 1898. — Kreibich Arch. f. Dermatol. u. Syphilis. 1901. S. 265. — Krieg, Robert: Atlas der Kehlkopfkrankh. Stuttgart 1892. S. 108. — Kronenberg: Handbuch d. spez. Chirurgie d. Ohres u. d. oberen Luftwege von Katz, Preysing und Blumenfeld. Bd. 2, 2., S. 56. 1914. — Landgraf: Fall von chronisch diffuser Erkrankung der Augenbindehäute, der Schleimhaut der Nase, des Rachens, Kehlkopfs, der Trachea und der Mundhöhle. Pemphigus. Berlin. klin. Wochenschrift 1891. Nr. 1. — Löri, E.: Die durch anderweitige Erkrankungen bedingten Veränderungen des Rachens, des Kehlkopfs und der Luftröhre. 1885. S. 69. — Lubliner: Referat in der Monatsschr. f. Ohrenheilk. u. Laryngo-Rhinol. 1917. S. 413. — Mader, Joseph: Zur Lehre und Kasuistik des Bronchialcroups (Bronchitis fibrinosa) und über seine Beziehung zum Schleimhautpemphigus. Wien. med. Wochenschr. 1882. Nr. 11—14. — Mandelstamm: Zur Kasuistik und Diagnose des Pemphigus der Mundhöhlen- und Rachenschleimhaut. Berlin. klin. Wochenschr. 1891. Nr. 49. — Marschik: Ein Fall von Schleimhautpemphigus. Wien. laryngol. Ges. v. 7. 5. 1919. — Mayer und Linser: Zit. nach Heuck. — Menzel: Zur Kenntnis des Schleimhautpemphigus. Monatsschr. f. Ohrenheilkunde u. Laryngo-Rhinol. 1899. Nr. 4. — Derselbe (2): Wien. laryngol.-rhinol. Ges. Mai 1923. — Derselbe (3): Wien. laryngol. Ges. Juli 1925. — Derselbe (4): Wien. laryngol. Ges. Juli 1926. — Mertens: Über einen Fall von Pemphigus der äußeren Haut und Schleimhäute mit Horncystenbildung. Münch. med. Wochenschr. 1901. Nr. 4. — Nathan, E.: Berlin. klin. Wochenschr. 1915. Nr. 46. — Nikitin: Demonstration im St. Peterburg. otolaryngol. Verein, Sitzung v. 5. 10. 1907; Internat. Zentralbl. f. Laryngol. 1908. S. 275; Zeitschr. f. Ohrenheilk. u. f. Krankh. d. Luftwege. Bd. 55, H. 3, S. 278. — Praetorius, G.: Pemphigus malignus, durch einmalige intravenöse Blutinjektion geheilt. Münch. med. Wochenschr. 1913. Nr. 16. — Riehl: Zur Kenntnis des Pemphigus. Med. Jahrb. 1885. H. 4. — Schmitz, Moritz (Edmund Meyer): Die Krankheiten der oberen Luftwege. 1909. S. 465. — Scholz: Dermatol. Zeitschr. 1921. S. 127. — Schrötter, L. von (1): Jahresbericht der Klinik für Laryngoskopie 1871—1873. — Derselbe (2): Vorlesungen über die Krankheiten des Kehlkopfes. 1893. S. 62. — Schrötter, H. von: Laryngologische Mitteilungen. Monatsschr. f. Ohrenheilk. u. Laryngo-Rhinol. 1898. Nr. 10.; Monatsschr. f. Ohrenheilk. u. Laryngo-Rhinol. 1901. Nr. 10. — Seifert, O.: Über Pemphigus. Zeitschr. f. Laryngol., Rhinol. u. ihre Grenzgeb. 1911. S. 403. — Silberstein: Ref. Zentralbl. f. Haut- u. Geschlechtskrankh. Bd. 13. 1924. — Spiegler: Pemphigus chronicus. Mračeks Handbuch d. Hautkrankheiten. Bd. 2, S. 16 ff. 1905. — Steffan, Ph.: Klin. Monatsbl. f. Augenheilk. 1884. S. 271 und 1885. S. 214. — Steiner, R.: Isolierter Pemphigus der Schleimhaut ohne Mitbeteiligung der Haut. Prager med. Wochenschr. 1912. — Thost: Über Schleimhautpemphigus. Monatsschr. f. Ohrenheilk. u. Laryngo-Rhinol. 1896. Nr. 4 und 5; 1912. S. 178; Arch. f. Laryngol. u. Rhinol. Bd. 25 und Bd. 31, H. 3. — Trautmann: Die Krankheiten der Mundhöhle und der oberen Luftwege bei Dermatosen. 1911. S. 206 ff. — Valisnieri und Coli: Biologische Untersuchungen über chronischen Pemphigus. Biochem. et therap. sperim. 1921. p. 204. Zit. nach Zentralbl. f. Dermatol. u. Syphilis. Bd. 4, S. 223. 1922. — Walter: Zit. nach Spiegler, l. c. — Weiss, Walter: Über Schleimhautpemphigus der oberen Luftwege. Monatsschr. f. Ohrenheilk. u. Laryngo-Rhinol. 1921. S. 822.

Epidermolysis bullosa hereditaria.

Goldscheider: Hereditäre Neigung zu Blasenbildung. Monatsh. f. prakt. Dermatol. Bd. 1, Nr. 6, S. 163. 1882. — Köbner: Hereditäre Anlage zur Blasenbildung. Dtsch. med.

610   K. M. Menzel: Erkrankungen des Kehlkopfes und der Luftröhre bei Dermatosen.

Wochenschr. 1886. Nr. 2. — Spiess, G.: Epidermolysis bullosa hereditaria der Schleimhaut.
Arch. f. Laryngol. u. Rhinol. 1899. S. 426 ff. — Steurer, Otto: Über die Beteiligung der
Schleimhaut des Mundes und der Speiseröhre bei Epidermolysis bullosa hereditaria. Arch. f.
Ohren-, Nasen- u. Kehlkopfheilk. 1921. S. 11. — Trautmann: Die Krankheiten der Mund-
höhle und der oberen Luftwege bei Dermatosen. Wiesbaden 1911. S. 332 ff. — Valentin:
Über hereditäre Dermatitis bullosa und hereditäres akutes Ödem. Berlin. klin. Wochenschr.
1885. Nr. 10.

Impetigo herpetiformis.

Assmann: Dermatol. Wochenschr. 1921. S. 1121. Zit. nach Zentralbl. f. Haut- u.
Geschlechtskrankh. Bd. 3, S. 377. 1922. — Dauber: Über Impetigo herpetiformis. Arch.
f. Dermatol. u. Syphilis. Bd. 28, H. 2 und 3, S. 265. 1894. — Kaposi: Impetigo herpetiformis. Arch. f. Dermatol. u. Syphil. 1887. S. 273. — du Mesnil: Ein Fall von Impetigo
herpetiformis. Arch. f. Dermatol. u. Syphilis. Bd. 23, H. 5, S. 723. 1891. — du Mesnil
und Marx: Über Impetigo herpetiformis. Arch. f. Dermatol. u. Syphilis. Bd. 21, H. 5,
S. 657 ff. 1889. — Seifert: Ulcerationen der Schleimhaut des Larynx und der Trachea.
Heymanns Handbuch d. Laryngol. u. Rhinol. Bd. 1, 1. Hälfte, S. 427. 1898. — Trautmann:
Die Krankheiten der Mundhöhle und der oberen Luftwege bei Dermatosen. Wiesbaden
1911. S. 202 ff.

Impetigo vulgaris (Unna).

Audubert: Sur un cas des pustules de la gorge, du pharynx, du nez et du larynx. Rev.
de laryngol., d'otol et de rhinol. 1881. Nr. 8, p. 236. — Trautmann: Die Krankheiten der
Mundhöhle und der oberen Luftwege bei Dermatosen. Wiesbaden 1911. S. 200 ff. — Unna:
Über die Impetigo contagiosa. Arch. f. Dermatol. u. Syphil. Bd. 7, I., S. 13. 1880.

Lichen ruber planus et acuminatus.

Dreyer: Demonstration im allg. ärztl. Verein zu Köln. 4. 12. 1905. Münch. med.
Wochenschr. 1906. S. 733. — Lukasiewicz: Lichen ruber planus und acuminatus an der
Haut und Schleimhaut desselben Individuums. Arch. f. Dermatol. u. Syphilis. Bd. 34,
S. 163. — Petersen: Lichen ruber planus mucosae. Demonstration im dtsch. ärztlichen
Verein in St. Petersburg 19. 10. 1898. — Ref. in Petersburg. med. Wochenschr. 1899. Nr. 4.
— Polotebnoff: Dermatologische Untersuchungen aus der Klinik in St. Petersburg.
Ref.: Arch. f. Dermatol. u. Syphilis. Bd. 19, S. 1190. — Riecke: Mračeks Handbuch d.
Hautkrankh. Wien Bd. 2, S. 557. 1905; Münch. med. Wochenschr. 1906. Nr. 30. — Strube:
Über den Lichen ruber planus mit besonderer Lokalisation an den Schleimhäuten und an
den Handtellern. Inaug.-Diss. Leipzig 1906. Zit. nach Trautmann. — Trautmann: Die
Krankheiten der Mundhöhle und der oberen Luftwege bei Dermatosen. Wiesbaden 1911.
S. 1 ff. — Ullmann: Wien. dermatol. Ges. 24. 2. 1904. Arch. f. Dermatol. u. Syphil. Bd. 70,
H. 3, S. 480.

Psoriasis.

Paludetti: Die Psoriasis des Kehlkopfes, ihre Koinzidenz mit Psoriasis der Haut.
13. Jahresvers. d. ital. laryngol.-oto-rhinol. Ges. 1910. Zit. nach Internat. Zentralbl.
f. Laryngol. 1911. S. 43. — Rugani: Psoriasis des Kehlkopfes in Verbindung mit Psoriasis
der Haut. Boll. d. malatt. dell' orecchio, della gola e del naso 1921. p. 97. Zit. nach Zentralblatt f. Haut- u. Geschlechtskrankh. Bd. 4, S. 453. 1922.

Sklerodermie.

Ehrmann: Verhandl. d. 73. Vers. dtsch. Naturforscher u. Ärzte. Karlsbad. — Harm:
Inaug.-Diss. Rostock 1903. Zit. nach Kren. — Hoppe-Seyler: Dtsch. Arch. f. klin. Med.
Bd. 44, S. 380. — Kren: Über Sklerodermie der Zunge und der Mundschleimhaut. Arch.
f. Dermatol. u. Syphilis Bd. 95, 2. und 3. H. — Nielsen: Demonstration. Dän. dermatol.
Ges. Sitzung v. 13. 6. 1900. Ref.: Dermatol. Zeitschr. Bd. 7, S. 852. — Sottas: Ann. de
dermatol. et de syphiligr. 1900. p. 843 und 1167.

Lupus erythematodes.

Baratoux: Zit. nach Marty: — Béringier: Lupus érythémateux du nez et de la
muceuse laryngée. Oedème de la glotte. Ann. des maladies de l'oreille etc. 1878. p. 172. —
Capelle: Contributions à l'étude du lupus érithémateux des muqueuses. Thèse de Paris
1901. Nr. 260. Zit. nach Trautmann. — Joseph, Max: Diskussion zu Koch, l. c. — Koch:
Bericht über einen Fall von Lupus erythematodes acutus. Berlin. dermatol. Ges. 14. 1.
1896. Arch. f. Dermatol. u. Syphilis. Bd. 34, S. 419. 1896. — Krishaber: Zit nach Béringier. — Marty: Thèse de Paris 1883—1888. Zit. nach Trautmann. — Senger, E. (1):
Über die Behandlung des Lupus mit Tuberkulinsalbe und eine durch Tuberkulinsalben-
einreibung spezifische Reaktion. Berlin. klin. Wochenschr. 1908. Nr. 23. — Derselbe (2):
Eine Bemerkung zur Ätiologie des Lupus erythematodes. Dermatol. Zentralbl. 1908.
S. 290. — Sherwel: Lupus érythémateux du pharynx et du larynx. Ann. de Dermatol. et
de syphiligr. 1890. p. 514. — Strandberg (1): Internat. Zentralbl. f. Laryngol. 1907. —

DERSELBE (2): Demonstration. Sitzung d. dän. otolaryngol. Ges. v. 4. 10. 1916. — TRAUT-
MANN: Die Krankheiten der Mundhöhle und der oberen Luftwege bei Dermatosen. Wiesbaden 1911. S. 427 ff.

Lupus pernio.

JADASSOHN: Die Tuberkulose der Haut. MRAČEKS Handbuch f. Hautkrankh. Bd. 4,
1. Hälfte, S. 113—520. 1907. — SIEBENMANN: Lupus pernio der oberen Luftwege. Arch. f.
Laryngol. u. Rhinol. 1907. Bd. 19, S. 177. — TRAUTMANN: Die Krankheiten der Mundhöhle
und der oberen Luftwege bei Dermatosen. Wiesbaden 1911. S. 515.

Psorospermosis (Morbus Darier).

BRÜNAUER: : Acta dermatol. vener. Vol. 6, p. 131. 1925.

Ichthyosiforme Erkrankungen.

FINDER: Keratosis laryngis. Sitzung d. Berlin. laryngol.-rhinol. Ges. v. 8. 12. 1922. —
DERSELBE (2): Berlin. laryngol.-rhinol. Ges. April 1924. — JURASZ: Ein verhorntes Papillom
des Kehlkopfs. Berlin. klin. Wochenschr. 1886. Nr. 5. — MIESCHER: Dermatol. Zeitschr.
Bd. 44, S. 189. — NEISSER: Ichthyosis. Handbuch d. prakt. Med. Bd. 3, 2. Teil, S. 329.
1901. Stuttgart: EBSTEIN-SCHWALBE. — NICOLAS, MOUTOT et CHARLET: Ann. de dermatol.
et de syphyl. 1913. p. 385. — SIEBENMANN: Über Mitbeteiligung der Schleimhaut bei allgemeiner Hyperkeratose der Haut. Arch. f. Laryngol. u. Rhinol. Bd. 20, H. 1. 1907. —
TRAUTMANN: Die Krankheiten der Mundhöhle und der oberen Luftwege bei Dermatosen.
Wiesbaden 1911. S. 391.

Acanthosis nigricans.

BOGROW (1): Acanthosis nigricans. Dermatol. Zentralbl. 1907. S. 255. — DERSELBE (2):
Beitrag zur Kenntnis der Dystrophie papillaire et pigmentair (Acanthosis nigricans). Arch. f.
Dermatol. u. Syphilis. 1909. S. 271. — JANOVSKY: Hyperkeratosen. MRAČEKS Handbuch
d. Hautkrankheiten. Bd. 3, S. 80. 1902. — KREN: Über Schleimhauterkrankungen der
Mundhöhle bei einigen Dermatosen. Monatsschr. f. Ohrenheilk. u. Laryngo-Rhinol. Bd. 44,
Nr. 1. 1910. — SPIETSCHKA: Arch. f. Dermatol. u. Syphilis. Bd. 44, S. 247. 1898. — TOYAMA:
Dermatol. Zeitschr. Bd. 20. 1913. — UNNA: Histopathologie der Hautkrankheiten. Berlin:
R. Hirschwald 1894.

Sporotrichosis.

BASILE, G.: Experimentelle Sporotrichose mit besonderer Berücksichtigung der Oto-
Rhino-Laryngologie. Ann. di clin. med. Vol. 6, Nr. 2. Zit. nach Internat. Zentralbl. f.
Laryngol. 1917. S. 193. — DE BEURMANN et GOUGEROT (1): Les sporotrichoses hypodermi-
ques. Ann. de dermatol. et de syphiligr. 1906. p. 837, 914, 993. Zit. nach TRAUTMANN. —
DIESELBEN (2): Sporotrichose des muqueuses. Soc. méd. des hôp. Séance du 7 juin 1907.
Gaz. des hôp. civ. et milit. 1907. Nr. 66, p. 787. — DE BEURMANN et RAMOND: Abcès
souscutanées multiples d'origine mycosique. Ann. de dermatol. et de syphiligr. Tome 4,
p. 584. 1903. Zit. nach TRAUTMANN. — CAPART sen.: Sporotrichose des Pharynx und Larynx.
Jahresvers. d. belg. oto-rhino-laryngol. Ges. Juni 1910. Ref.: Internat. Zentralbl. f. Laryngol.
1911. S. 85. — COLLINET: Sporotrichose du larynx. Soc. Parisienne de laryngol., d'otol. et
de rhinol. Séance du 10 janvier 1908. Zit. Internat. Zentralbl. f. Laryngol. 1909. p. 98.
— LETULLE et DEBRÉ: Sporotrichose de la peau bouche, du pharynx, du larynx et de la
trachea. Bull. et mém. de la soc. méd. des hôp. de Paris. Séance du 13 mars 1908. p. 379.
— SAMENGO, LOUIS: Sporotrichose des Kehlkopfs. Ann. de la soc. Argent. de otorino-
laryngol. Vol. 1, H. 2. Zit. Internat. Zentralbl. f. Laryngol. 1915. S. 116. — SCHENK, B.
R.: On refractory subcutaneous abscesses caused by a fungus possibly related to the sporo-
tricha. Johns Hopkins hosp. reports. Vol. 9, p. 286. 1898. Zit. nach TRAUTMANN. — THI-
BIERGE et GASTINEL: Trois cas de sporotrichose dermohypodermique dont un avec lésions
du pharynx, du larynx et du tibia. Bull. et mém. de la soc. méd. des hôp. de Paris. Séance
de 19 mars 1909. p. 537. — TRAUTMANN: Die Krankheiten der Mundhöhle und der oberen
Luftwege. Wiebaden 1911. S. 620 ff.

Blastomycosis.

BELLEI et COLLINA: Nouvelle contribution au pouvoir pathogène des blastomycètes:
laryngite blastomycetique. Policlinique 4 févr. 1906. Ref. in Semaine méd. 1906. Nr. 12.
— BELLEI et GHERARDINI: Ref. Semaine méd. 1906. Nr. 12. — BUSCHKE (1): Über die
unter der Bezeichnung Hautblastomykose (Dermatitis blastomycetica, Oidiomykosis der
Haut) zusammengefaßten Affektionen. MRAČEKS Handbuch d. Hautkrankh. Bd. 4, 2. Hälfte,
S. 443. Wien und Leipzig 1907. — DERSELBE (2): Arch. f. Dermatol. u. Syphilis Bd. 69,
1. und 2. Hälfte, S. 209. 1904. — DERSELBE (3): Dtsch. Klinik am Eingang des 20. Jahr-
hunderts. Bd. 10, 2. Abt., S. 242. — DOWNING, E. D.: Ein Fall von Blastomykosis mit
Ergriffensein des Larynx. New York state journ. of med. Jänner 1918. Zit. nach Internat.
Zentralbl. f. Laryngol. 1920. — GILCHRIST-DUHRING: Zit. nach TRAUTMANN, l. c. —

Gilchrist und Rixford: Zit. nach Trautmann, l. c. — Gilchrist und Stockes: Zit. nach Trautmann, l. c. — Gilchrist: Zit. nach Trautmann, l. c. — Krause, Fr.: Die sog. Blastomykose. Monatsschr. f. prakt. Dermatol. Bd. 41. Nr. 10—12. — Löwenbach und Oppenheim: Beitrag zur Kenntnis der Hautblastomykose. Arch. f. Dermatol. u. Syphilis. Bd. 69, H. 1 und 2, S. 121. 1904. — Oppenheim: Die Hautblastomykose. Wien. med. Presse 1905. Nr. 18. — Stein, O.: Die Gilchristsche Krankheit und ihre Beziehung zu den in Europa beobachteten Hefeinfektionen. Arch. f. Dermatol. u. Syphilis 1914. — Trautmann: Die Krankheiten der Mundhöhle und der oberen Luftwege. Wiesbaden 1911. S. 606 ff.

Mycosis fungoides.

Falk: zit. nach Paltauf in Mračeks Handbuch f. Haut- u. Geschlechtskrankh. Bd. 4, 2. Hälfte. — Hallopeau et Jeanselme: Soc. de dermatol. de Paris. 8. 12. 1892. — Kübel: Zit. nach Paltauf in Mračeks Handbuch. Bd. 4, 2. Hälfte. — Neumann: Zit. nach Paltauf in Mračeks Handbuch. — Paltauf in Mračeks Handbuch. Bd. 4, 2. Hälfte. S. 728. — Wills: Brit. journ. of dermatol. a. syphilis. Vol. 37, p. 113. 1925.

Sarcoma idiopathicum multiplex haemorrhagicum (Kaposi).

Kaposi: Lehrb. d. Hautkrankh. 4. Aufl. 1893. S. 882. — Dalla Favera, G. B. (Parma): Arch. f. Dermatol. u. Syphilis. Bd. 109. 1911. — Hajek: Monatsschr. f. Ohrenheilk. Bd. 53, S. 689. 1919. — Massei: Verhandl. d. I. Internat. Laryngol.-Kongresses, Wien 1908. S. 295.

X. Die Tropenkrankheiten der Luftwege und der Mundhöhle.

Von

C. E. Benjamins-Groningen.

Mit 65 Abbildungen.

Einleitung.

Wenn man unter Tropenkrankheiten diejenigen versteht, die ausschließlich in den warmen Ländern [1] vorkommen, so gibt es nur wenige. Die Lehr- und Handbücher der Tropenkrankheiten rechnen aber Affektionen dazu, die auch im gemäßigten Klima — wenn auch nur vereinzelt — vorkommen, in den warmen Zonen aber zu den gewöhnlichen Seuchen gehören und enthalten neben der Beschreibung dieser speziellen Erkrankungen auch vieles über die sog. kosmopolitischen Krankheiten in ihrem durch Klima und Gewohnheiten verursachten, abweichenden Verlauf; außerdem werden aber auch die rassepathologischen Eigentümlichkeiten und die durch eigenartige Gewohnheiten der Eingeborenen entstandenen Entstellungen und Krankheiten besprochen.

Ich werde mich deshalb in den folgenden Zeilen nicht nur auf die Tropenkrankheiten im engeren Sinne beschränken, sondern auch die Erfahrungen über den eigentümlichen Verlauf der auch im gemäßigten Klima vorkommenden Krankheiten der Luftwege und der Mundhöhle in warmen Ländern mitteilen. Dieses wird auch für den in Europa tätigen Spezialisten von Nutzen sein, wenn er, wie es doch durch den intensiveren Verkehr zwischen den verschiedenen Weltteilen vielfach vorkommen kann, frühere Bewohner der Tropenländer zur Behandlung bekommt und anamnestische und objektive Daten zu beurteilen hat, die sonst nicht leicht verständlich sind.

Ich möchte einige allgemeine Bemerkungen, und zwar zunächst über den *Einfluß des Klimas auf das Vorkommen von akuten Affektionen* der oberen Luftwege, welcher in Tropenländern öfters unterschätzt wird, vorausschicken. Auffallend ist eine gewisse Periodizität in deren Auftreten, wie aus nebenstehender Kurve (Abb. 1), die ich aus meinen auf Java beobachteten Fällen zusammengestellt habe, ersichtlich ist. Es sind vorwiegend die Monate des Monsunwechsels,

[1] Unter tropischer Zone versteht man das Gebiet zwischen $23^1/_2$ Grad nördlicher und $23^1/_2$ Grad südlicher Breite, während die subtropische Zone, die im Vorkommen ihrer Krankheiten soviel Ähnlichkeit mit der tropischen Zone hat, sich von $23^1/_2$ bis 30 Grad nördlicher Breite und von 23 bis 26 Grad südlicher Breite erstreckt.

die ein Ansteigen der Krankheitszahl zeigen. Dabei ist eine Kombination von ungünstigen Faktoren, wie schroffer Temperaturwechsel, großer Feuchtigkeitsgehalt der Luft usw. im Spiele. Kommt hinzu die eigentümliche Gewohnheit, sich in den Tropen in der Nacht ungenügend gegen Temperaturabfall zu schützen, so daß die größere Frequenz der akuten Erkrankungen ohne weiteres erklärt wird. Glücklicherweise scheinen, wie wir später sehen werden, die Infektionskeime im allgemeinen gutartiger Natur zu sein, weshalb man nur selten ernstere Komplikationen sieht und keine große Neigung zu Chronizität besteht.

Weiterhin muß die größere *Neigung zu Blutungen* nach chirurgischen Eingriffen erwähnt werden. Sie macht es nötig, vor jeder, auch der kleinsten Operation Calciumsalze zu geben und auch viel öfter als im milderen Klima zu tamponieren. Die Ursache mag wohl einerseits in einem geringeren Tonus der Gefäßmuskeln, und andererseits in einem geringeren Calciumgehalt des Blutes, wie DE LANGEN und SCHUT für Java angegeben haben, liegen.

Schließlich möchte ich die Aufmerksamkeit auf die Tatsache lenken, daß man immer *mit einer Komplikation mit Malaria* rechnen muß, was bei der Beurteilung von fieberhaften Zuständen von Bedeutung sein kann und bei Tropenleuten auch in Europa immer zur Blutuntersuchung nötigt.

Ich möchte als Beispiel hierfür einen Fall erwähnen, in welchem ich bei einem eingeborenen Häuptling die Kieferhöhle wegen Eiterung von der Nase aus anbohrte und ausspülte. Ungefähr acht Stunden später wurde der sonst gesunde Mann von einem heftigen Schüttelfrost befallen. Der Gedanke, daß eine auf metastatischem Wege perakut entstandene Pyämie vorliege, hatte sich alsbald durch die Blutuntersuchung als irrig erwiesen und Patient wurde durch große Chinindosen bald von seinem Malariaanfall befreit.

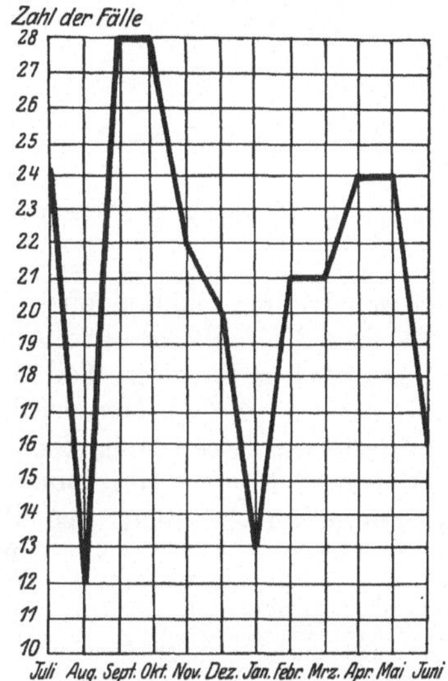

Abb. 1. Vorkommen von akuten Affektionen der Luftwege in Java.

Gerne wäre ich an dieser Stelle auch auf die *Anthropologie* unseres Gebietes näher eingegangen. Das Einhalten des Rahmen dieses Kapitels aber zwingt mich, nur ein paar Punkte näher zu betrachten, die für die Pathologie und Therapie wichtig sein können, wie z. B. die Form der äußeren Nase und der Nasenlöcher, Form und Größe der inneren Nasenteile. Im übrigen verweise ich auf MARTINS schönes Lehrbuch, woraus ich auch verschiedenes entnehme.

Die Form- und Größenverhältnisse der äußeren Nase und der Nasenlöcher sind wichtig, weil doch der Zugang zum Naseninneren dadurch beherrscht wird. Über den ersten Punkt sagt MARTIN (l. c.): „Was die allgemeine Ausdehnung der Nase anlangt, so ist dieselbe im großen und ganzen von der Länge der Nasenbeine und des Nasenfortsatzes des Stirnbeines sowie von der Höhe und Breite der Apertura pyriformis abhängig, insofern wenigstens als *langen, schmalen, äußeren Nasen auch eine ebenso gestaltete Apertura und umgekehrt entspricht.*" Wir können also aus dem Verhältnis der Breite zur Höhe der Apertura pyriformis, des sog. Index nasalis, im allgemeinen auf die Ausdehnung der äußeren Nase schließen.

Der Nasenindex wird berechnet nach der Formel $\frac{Nasenbreite \times 100}{}$. Je größer also diese Zahl, desto breiter und kürzer die Nasenhöhle, Apertura und ebenso die äußere Nase und umgekehrt. Man bezeichnet nun nach dem Nasenindex mit:

		mit Weichteile					ohne Weichteile	
hyperleptorrhin	Nasen mit einem Index bis				54,9			
leptorrhin	„	„	„	., von	55—69,9		bis	46,9
mesorrhin	„	„	„	„ „	70—84,9		von	47—50,9
chamaerrhin	„	„	„	„ „	85—99,9		„	51—57,9
hyperchamaerrhin	„	„	„	„ über	100		über	58

Es ist nun auffallend, daß die meisten Eingeborenen der Tropenländer zu den mehr oder weniger breitnasigen Rassen gehören. Nur die Sikhs in

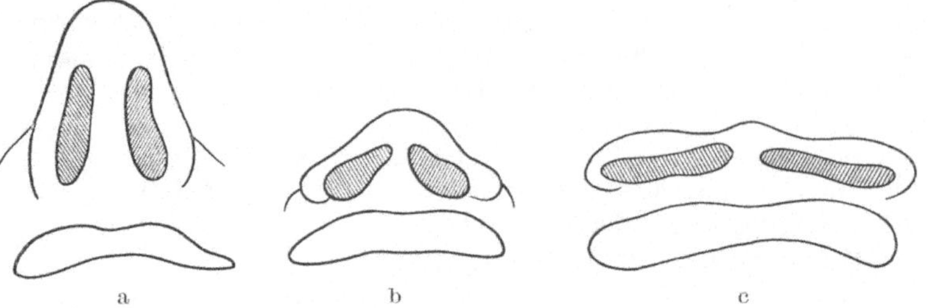

Abb. 2. Unterfläche der Nase und Nasenlöcher. a Europäer, b Mongoloiden, c Negroiden. (Nach Martin.)

Britisch-Indien machen eine Ausnahme, weil sie mit ihren Index nasalis von 68,8, wie die meisten europäischen Völker zu den Leptorrhinen gehören.

Dagegen gehört ein Teil der übrigen Bewohner Indiens, Zentralasiens und Nordafrikas zu den Mesorrhinen (Tunesier, Chinesen, Siamesen, Malaien und Philippinos). Breitnasig (chamaerrhin) sind die Tonkinesen, Senoi, Dajaks, Polynesier, Neger (von Duala) und hyperchamaerrhin die Eingeborenen von Australien, Tasmanien, des Tengergebirges (auf Java) und die sog. „Boschjesmannen". Man sieht also, daß bei den dunklen Rassen wie den Polynesiern, Melanesiern und Negroiden die Untersuchung durch die Kürze und Breite der Nase erleichtert wird. Ebenso steht es mit Größe und Form der Nasenlöcher. Die einzige Form, die lästig sein kann, ist die lange, schmale, sagittal gerichtete. Diese trifft man bei den tropischen Völkern nicht an, mit Ausnahme wieder der Sikhs.

In Abb. 2 sind die drei Hauptformen der Nasenlöcher nach Martin wiedergegeben, zwischen denen sich die anderen einschalten. Die meisten Tropenvölker, mit Ausnahme der Negroiden und ihrer Mischlinge, haben den mittleren Typus mit ovalen oder mehr runden Nasenlöchern, wovon ich in Abb. 3 ein Beispiel gebe. Ehe ich die äußere Nase verlasse, möchte ich noch hervorheben, daß das Profil der Nase bei den Tropenvölkern nicht allzu

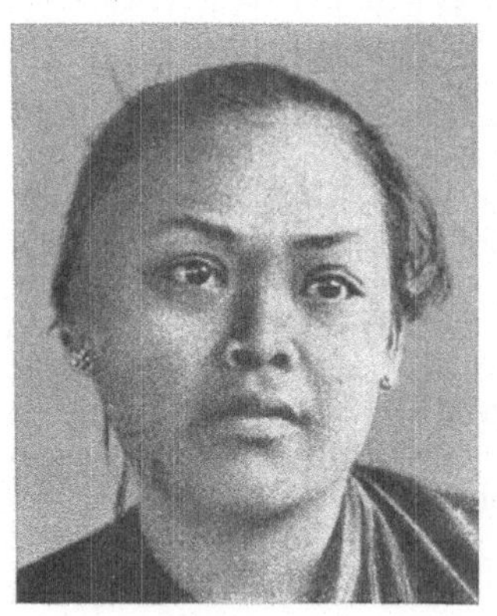

Abb. 3. Javanerin mit runden Nasenlöchern.

selten *eine Konkavität* zeigt, weshalb man mit der Bezeichnung „Sattelnase" etwas vorsichtig sein soll.

Was nun *das Naseninnere* anlangt, so sind darüber nicht sehr viele anthropologische Daten bekannt. Bei Martin finden wir, daß im allgemeinen der untere Nasengang bei breitnasigen Typen geringer ist als bei Leptorrhinen und daß die ersteren kleinere, stumpfere und weniger vorspringende Nasenmuscheln haben. Meine klinischen Erfahrungen, die hauptsächlich an Javanern und Indo-Chinesen gemacht wurden, stehen hiermit im guten Einklang. So ist

mir bei der Untersuchung dieser Leute immer die Weite der Nasengänge und die
Kürze der Muscheln aufgefallen. Vor allem das nicht so weit nach vorne Gerückt-
sein der mittleren Muschel ist wichtig, weil dadurch die Sondierung der vorderen
Nebenhöhlen erleichtert wird und es fast immer ohne Mühe gelingt, Empyeme
durch die natürlichen Öffnungen zu behandeln. Weiter war mir beim Öffnen
der Keilbeinhöhle aufgefallen, daß dabei die vordere Wand nicht so tief liegt
wie beim Europäer.

Im anatomischen Institut zu Leiden konnte ich durch die Liebenswürdigkeit des
damaligen Direktors Prof. J. Boeke diese Tatsachen an einer Anzahl von 40 macerierten
Javanerschädeln und einigen durchgesägten Köpfen mit Weichteilen näher studieren.

An Abb. 4 sieht man die laterale Nasenwand eines erwachsenen Javanen
und kann das oben Gesagte näher betrachten. An den Schädeln habe ich verschiedene Messungen gemacht; ich will hier nur erwähnen, was ich als Maß

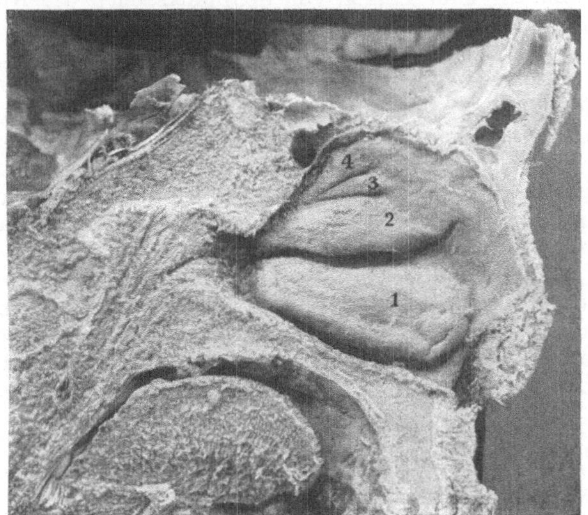

Abb. 4. Laterale Nasenwand eines Javanen (1—4 Nasenmuscheln).

des Abstandes zwischen Spina nasalis inferior und Vorderwand (resp. Unter-
wand) der Keilbeinhöhle gefunden habe.

Durchschnittlich betrug dieser Abstand 53 mm. Nur bei drei Schädeln war
der Abstand größer als 55 mm, nämlich 57, 58 und 60 mm.

Da Hajek für diesen Abstand bei erwachsenen Europäern 6 bis 7 cm fand,
geht daraus die angegebene Kürze bei den Javanerschädeln hervor.

Weiterhin sei hier eine eigentümliche *Pigmentierung der Schleimhäute* bei
verschiedenen Tropenvölkern, die zu Irrtümern Anlaß geben kann (siehe später
bei Ankylostomiasis), erwähnt. Es sind runde oder mehr ovale dunkle Flecken
an der Zunge, den Lippen und an der Gaumen- und Wangenschleimhaut, die
nicht nur bei den Eingeborenen, sondern auch bei ihren mit Europäerblut
gemischten Abkömmlingen vorkommen. Bonnet und Richard weisen auch auf
diese „Pigmentation physiologique" der Schleimhäute, die bei Zigeunern in
einem Drittel der Fälle vorkommen soll, während Bonnet und Leboeuf sie
auch bei einem gesunden Franzosen beschreiben.

Ferner sei die eigentümliche rote Farbe erwähnt, die die ganze Mundhöhlen-
schleimhaut und die Zungenoberfläche durch das *Betelkauen*, das bei den Süd-
asiaten weit verbreitet ist, bekommen. Die Betelblätter (vom Piper betel) werden

mit etwas Kalk, ein Stückchen Pinangnuß (Areca catechu) und Gambir (gerbsäurehaltigen Extrakt der Blätter von Ungaria gambir) langsam in etwa $^1/_4$ Stunde zerkaut. Erst nach längerem Enthalten von dieser Gewohnheit bekommen die Schleimhäute ihr normales Aussehen wieder.

Künstliche Verstümmlungen. Bei verschiedenen Tropenvölkern kommen Durchbohrung und Dehnung der *Nasenflügel* vor um Schmucksachen anbringen zu können. ANDERSON (1) erwähnt das für afrikanische Stämme; KOCH berichtet, daß die Papoes Süd-Neugunieas außer Bambusröhrchen, auch Schweinszähne hineinstecken. Maximal sind wohl die Veränderungen bei den Miranyaindianerinnen, von denen MARTIN (l. c.) erwähnt, daß die durchlöcherten Nasenflügel durch Hineinstecken von Muscheln so ausgedehnt werden, daß die leeren Hautringe übe die Ohren gestülpt werden können. Verstümmlungen des *Nasenseptums* findet man bei verschiedenen tropischen Völkern, nämlich Durchlöcherung zum Tragen von Schmucksachen wie Ringe, Bambusröhrchen, schnurrbartähnliche Strohbündel usw. Auch die Verstümmlungen *an den Lippen* sollen hier kurz erwähnt werden, weil eine Schwellung der Lippen gewisse pathologische Bedeutung haben kann (z. B. bei Filariasis). Die abessinische Nubabevölkerung betrachtet nach ANDERSON (1) dicke Lippen als Schönheitszeichen und bringt durch Reiben mit Reizmitteln und Scarifikationen eine Hypertrophie hervor. Auch werden die Lippen durchbohrt und verschiedene Gegenstände als Schmuck darin gesteckt. Als Rache wird an Kriegsgefangenen neben anderen Mutilationen wohl auch die Oberlippe abgeschnitten. Die Leute sehen später eigentümlich aus; auf der Photographie scheint es, als ob die Unterlippe hypertrophisch hervorsteht. Eine andere aus therapeutischen Gründen ausgeführte Mutilation erwähnt noch ANDERSON (2), nämlich das Abschneiden der Uvula bei verschiedenen Krankheiten der oberen Luftwege, was mit sehr primitiven Operationsgeräten geschieht. Man soll deshalb bei den Abessiniern oft Leuten ohne Uvula begegnen.

Der Geruchssinn bei Tropenvölkern.

Hierüber sind meines Wissens nur wenige Tatsachen bekannt. Es wird von verschiedenen Tropenreisenden erzählt, daß der Geruchssinn bei den gelben und schwarzen Rassen schlecht entwickelt sein soll, weil die Völker oft in einer Umgebung leben, die nach europäischen Begriffen von furchtbarem Gestank erfüllt ist. Dabei wird vergessen, daß erstens das Geruchsorgan für einen bestimmten Geruch bald ermüdet und zweitens es vom Geschmacke des Individuums abhängt, ob ein bestimmter Geruch Lust- oder Unlustgefühle bei ihm erregt. Für Javaner haben GRYNS und TEMPELAAR Untersuchungen über die Geruchsschärfe angestellt. GRYNS fand nun als minimum perceptibile bei einer Konzentration der Riechstoffe von $^1/_{200}$ mg pro Liter folgende Zahlen:

	Javaner	Europäer
Essigsäure	4,9	7,6
Phenol	0,22	0,69
Ammoniak	2,16	4,2

Er schließt hieraus, daß die Javaner eine zweimal größere Riechschärfe haben wie die Europäer.

TEMPELAAR macht die richtige Bemerkung, daß die von GRYNS benutzten Riechstoffe erstens nicht nur den Olfactorius, sondern auch den Trigeminus reizen und weiter in der von ZWAARDEMAKER zusammengestellten Gruppierung der Riechstoffe zu nahe aneinander stehen. Deshalb hat er 8 Riechstoffe untersucht, jede aus einer gesonderten Gruppe. Die Gruppe IV wurde nicht benutzt. Er fand die folgenden Minima:

			Javaner	Er selbst (norm. Geruchssinn)
Gruppe I	Äthylacetat	$5^0/_{00}$	7,6	7
„ II	Nitrobenzol	$^1/_2{}^0/_{00}$	0,8	0,6
„ III	Kumarin	$1^0/_{00}$	1,4	1,3
„ III	Terpinol	$6^0/_{00}$	2	2
„ V	Äthylamin	$1^0/_0$	1,1	1
„ VI	Guajakol	$1^0/_{000}$	0,5	0,6
„ VII	Valeriansäure	$1^0/_{0000}$	0,55	0,4
„ VIII	Pyridin	$1^0/_{000}$	0,55	0,4
„ IX	Scatol	$1^0/_{0000}$	4	4

Aus dieser Tabelle ist ersichtlich, daß die Javaner keine besondere Riechschärfe besitzen.

Spezieller Teil.

A. Tropenkrankheiten im engeren Sinne.

Hierzu werden auch diejenigen Affektionen gerechnet, die nur ganz ausnahmsweise in Europa vorkommen.

I. Die chronischen Infektionskrankheiten.

Diese sind die rhinologisch wichtigsten, weshalb ich sie vorausschicke. Das gemeinschaftliche Merkmal dieser Prozesse ist eine zu Hypertrophie oder Zerstörung der Gewebe führende Entzündung, die bei der örtlichen Heilung Narbenbildung hinterläßt. Findet man einen derartigen Prozeß im kühleren Klima, so kommen für die Differentialdiagnose in der Regel nur drei Krankheiten in Betracht:
Tuberkulose (resp. Lupus), *maligner Tumor* und *Syphilis;* dazu kommen dann in einigen Gegenden *Lepra* und *Sklerom*.

Bei Kranken aus tropischen Ländern müssen überdies eine Anzahl anderer Krankheiten berücksichtigt werden, nämlich:

1. Framboesia tropica.

Die Framboesia tropica ist eine chronische, allgemeine Infektionskrankheit, die in ihrem Verlauf drei Stadien aufweist, von welchen besonders das zweite Stadium durch das Auftreten von himbeerähnlichen Papeln auf der Haut, für die Krankheit charakteristisch ist. Bezüglich der großen Anzahl der in den verschiedenen Ländern von den Eingeborenen angewandten Namen für die Krankheit verweise ich auf die Hand- und Lehrbücher der Tropenkrankheiten. Ich möchte nur erwähnen, daß in der englischen Literatur der Name „*Yaws*" und in der französischen „*Pian*", die beide „Erdbeere" in der Sprache der Eingeborenen bedeuten, sich eingebürgert haben.

Zwei weitere Namen „*Buba*" (Boubas) und „*Gangosa*", die auch wohl in der Literatur zur Benennung dieser Krankheit angewandt werden, speziell bei Befallensein der Kopfteile, sollen lieber nicht hierfür gebraucht werden, da sie von den Eingeborenen zur Bezeichnung verschiedener ähnlich aussehender Prozesse angewandt werden.

Geschichte. Auf die Geschichte dieser in fast allen tropischen Ländern vorkommenden konstitutionellen Krankheiten kann nicht eingegangen werden. Eine gesonderte Stellung aber nimmt *die Geschichte der Framboesia-Erscheinungen im Munde und in den oberen Luftwegen ein,* wovon in den folgenden Zeilen allein die Rede sein soll. Schon im Jahre 1839 hat MAXWELL Zerstörungen im Bereiche von Nase und Rachen beschrieben, die er in *Jamaika* beobachtete und für die Folgen von „Yaws" hielt. Später sind von vielen Autoren diese Angaben bestätigt worden.

Vor allem auf den *Fyi-Inseln*, wo angeblich Syphilis unbekannt war, sind viele Beobachtungen gemacht worden. Zuerst wurden von Daniels (nach Mansons „Tropical diseases") destruktive Ulcerationen am Gaumen und in der Nase beschrieben, zugleich mit einer Hautaffektion die an Lupus vulgaris erinnert und die er alle „Yaws" zuschreibt. In verschiedenen Intervallen sind aus *Fyi* weitere Publikationen erschienen, 1896 von Corney (nach Manson), 1901 von Finucane, 1910 von Montague, 1917 von Harper, die alle die Angaben Daniels bestätigen und erweitern. Auf dem in der Nähe von Fyi gelegenen *Samoa* haben Leber und Prowazek eine tertiäre Form der Framboesia beobachtet, die unter dem Bilde einer Rhinopharyngitis mit Zerstörung der unteren und mittleren Muscheln und des Septums auftrat, während sich im Rachen und am weichen Gaumen starke Narbenretraktionen einstellten. Noch in einer anderen analogen Inselgruppe, den *Marianneninseln*, sind gleiche Beobachtungen gemacht worden, z. B. von Kerr auf Guam, wo er eine mit *Gangosa* bezeichnete Krankheit beobachtete, die sich durch starke destruktive Veränderungen im Gesicht, in der Nase und im Rachen auszeichnete und die er für 83% sicher auf Framboesia zurückführen konnte, weil auch auf dieser Insel Syphilis nicht vorkam, die aber, wie wir später sehen werden, von einem anderen Untersucher, Leys, anders gedeutet wurden. Rossiter hat bei einem Kinde von 2 Jahren, dessen Leiden sehr „Gangosa" glich, die Spirochaeta pertenuis gefunden. Auch Leber hat auf den Marianneninseln gleiche Framboesiaerscheinungen gesehen. Aus einer anderen Gegend stammen die Berichte von Numa Rat (1), einem der besten Kenner der Framboesia, der seine Beobachtungen in *Westindien* machte und schon 1891 gewisse Zerstörungen in der Nase und im Rachen der tertiären Frambösie zuschrieb. Howard betont (1) dasselbe und weist darauf hin, daß der Prozeß oft zum Stillstand kommt und spontan nach Zerstörung von größeren Teilen des Septums, des harten und weichen Gaumens usw. heilt. Er rechnet die Gangosa und Rhinopharyngitis mutilans (siehe später) zur Framboesia. Auch Bahr, der seine Erfahrungen in *Ceylon* sammelte, rechnet die Gangosa zu den tertiären Yaws.

In *Kamerun* hat Hallenberger dieselben ausgedehnten Zerstörungen im Bereiche der oberen Luftwege gesehen, die Ziemann „Rhinopharyngitis mutilans" genannt hat, faßt sie aber aus epidemiologischen, klinischen und histopathologischen Gründen als Spätform der Framboesia auf.

Eine Anzahl Beobachtungen sind in *Niederländisch-Indien* gemacht worden. von dem Borne sah auf der Insel Ternate Geschwüre der Nasenschleimhaut; Baermann und Schüffner, die eine große Erfahrung haben und lieber von einer „Spätframbösie" reden, Leendertz, Brug und van Driel sammelten ihre Erfahrungen auf Sumatra, die drei letzteren speziell bei den Bataks. Kuyer sah Verstümmlungen in der Nasengegend bei tertiärer Frambösie auf der Insel Soemba.

Auf Java sahen Winckel, van Dyke, Bakker, Hoesen und Bonk exquisite Fälle von ausgedehnten Zerstörungen im Bereiche der äußeren und inneren Nase und des harten und weichen Gaumens, die sie aus wichtigen Gründen für tertiäre Framboesia halten. Es wird auch von ihnen behauptet, daß die sog. Rhinopharyngitis mutilans, von der später die Rede sein wird, kein Morbus sui generis ist, sondern für gewisse Länder nur eine Äußerung von tertiärer Framboesia sei. Nur läßt Bonk die Möglichkeit offen, daß man es bei diesen Destruktionen mit einer auf dem frambösischen Prozeß superponierten, sekundären Infektion zu tun hat. In der Tat hat Kuyer (l. c.) auf Soemba in frambötischen Geschwüren die sog. Symbiose von Vincent (spirillen-fusiforme Bacillen) gefunden, wie sie beim tropischen phagadänischen Geschwür vorkommen, und sah dann auch tiefere Ulceration als sonst bei der Framboesia. Auch Waar, der einen schönen Fall aus *Borneo* beschreibt, meint, daß sekundäre Infektionen den ursprünglichen

framboetischen Prozeß sehr verschlimmern können. LICHTENSTEIN beschreibt
eine spezielle Form der tertiären Framboesie unter dem Namen „Rhinatrophia
mutilans", die er an der Nordküste von Atjeh (Sumatra) beobachtet hat.

Zum Schluß dieser Literaturübersicht sei noch erwähnt, daß einzelne Autoren
wie CLAPIER und BOTREAU-ROUSSEL, die unter dem Namen „Goundou" (Gundu)
bekannte Abweichung der äußeren Nase (s. S. 669), als eine Äußerung tertiärer
Framboesia betrachten. Vieles spricht aber dagegen, wie u. a. ROUSSEAU betont
hat und später näher erörtert werden wird. BRUMPT beobachtete Pseudo-
gunduerscheinungen (siehe später).

Die Frage, ob nun die von den Autoren mitgeteilten Veränderungen der
Frambösie oder der *Syphilis* zugeteilt werden müssen, konnte erst gelöst werden,
nachdem man annahm, daß diese beiden zwei verschiedene Krankheiten sind.

Heutzutage ist das Vorkommen einer tertiären oder Spätframbösie wohl allgemein
anerkannt.

Ätiologie. Im Jahre 1905 wurde von
CASTELLANI in den Efflorescenzen eine Spirochäte entdeckt, der er den Namen *Treponema pertenue* beilegte (Abb. 5).

Von der Treponema pallida soll sie durch
ihren schlankeren Bau und schwerere Färbbarkeit zu unterscheiden sein. Der Entdecker
selbst kennt aber an diesen morphologischen
Unterscheidungsmerkmalen nur geringenWert
zu. Sehr lange hat man über die Frage ge-
stritten, ob Framboesia eine besondere Äußerung von Syphilis sei oder eine selbständige
Krankheit.

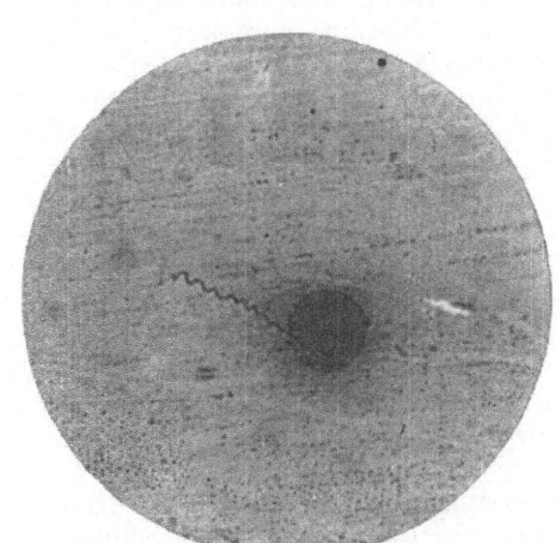

Abb. 5. Treponema pertenue.
(Nach MARTIN MAYER, Exotische Krankheiten. Berlin: Julius Springer 1924.)

An dieser Stelle kann ich nicht näher auf
die Argumentationen für und gegen die beiden Auffassungen eingehen und will
nur erwähnen, daß die Lösung der Streitfrage durch die epidemiologischen und
klinischen Daten und die Impfversuche an Affen von den meisten Tropenärzten
wohl im Sinne eines *Dualismus* gesucht wird.

Die *Treponema pertenue* wird jetzt allgemein als der Erreger der Krankheit
anerkannt. Die Krankheit ist sehr contagiös, aber nicht hereditär; es werden
sogar die Eltern öfters von den Kindern angesteckt. Kein Alter und Geschlecht
wird von der Krankheit verschont, das Kindesalter aber bedeutend bevorzugt.

Die Eingeborenen werden häufiger befallen als Weiße und Mischlinge, was
wahrscheinlich auf bessere hygienische Verhältnisse bei letzteren zurückzuführen ist.

Pathologische Anatomie. Das Oberflächenepithel der Excrescenzen ist sehr
breit und sendet Ausläufer in die Tiefe. Stellenweise kommen Zelldegenerationen
vor (Schwellung, Vakuolen), oder Leukocyteninfiltration mit Detritus. Nach
dem Corium zu hat das Epithel ein mehr normales Aussehen. Im ödematösem
Corium sind stellenweise Leukocyten, Plasmazellen, Mastzellen und freie Chromo-
cyten gruppiert. In älteren Excrescenzen sind die Plasmazellen in sehr großer
Zahl vorhanden und ist eine ausgesprochene Hyperkeratose zu sehen.

Die Unterschiede von luetischen Veränderungen sind nun:

1. Stärkere Proliferation des Oberflächenepithels,
2. größere Anzahl von Plasmazellen,
3. keine perivasculäre Infiltration mononukleärer Leukocyten,
4. keine Intimaverdickung der Gefäße,
5. keine Riesenzellen.

Klinik. Da die Abweichungen in den uns beschäftigenden Körperteilen nur eine Teilerscheinung der allgemeinen Infektion sind, lasse ich eine kurze Skizze der Krankheit vorangehen.

Die Framboesia tropica verläuft in drei Stadien: *Das erste Stadium* ist charakteristisch durch das Auftreten eines Primäraffektes, der nach einer kurzen Incubation erscheint, wobei unbestimmte Symptome, wie sie auch andere Infektionskrankheiten einzuleiten pflegen, auftreten. Der Primäraffekt besteht aus einer oder mehreren nässenden Papeln, die konfluieren können und sich mit einer Kruste bedecken. Auch kann es unter dem Bilde eines Geschwüres mit unterminierten Rändern vorkommen. Der fast immer extragenital liegende Primäraffekt zeigt nie Induration. Er wird oft übersehen und heilt gewöhnlich spontan in einigen Wochen mit weißlicher oder pigmentierter Narbe, doch kann er auch andauern und noch fortbestehen, wenn schon das *zweite Stadium* eingetreten ist.

Ein bis drei Monate nach dem Erscheinen des Primäraffektes zeigt sich eine allgemeine Eruption von Papeln, welche, anfangs stecknadelkopfgroß, allmählich wachsen, die Größe einer Erbse bis kleinen Nuß erreichen und durch Konfluenz benachbarter Efflorescenzen größere Flächen bedecken können. Werden die sich allmählich formenden Krusten entfernt, so kommt eine zerklüftete Oberfläche zum Vorschein, die aus roten oder gelblichen fungoiden Granulationen besteht. Die Papeln können sich über den ganzen Körper ausbreiten, haben aber vorzugsweise ihren Sitz an den Extremitäten und im Gesicht (vgl. die Abb. 7). Meistens heilen sie in 3—12 Monaten unter Hinterlassung von pigmentierten oder weißlichen Flecken aus. Spezifisch für Framboesia ist nach Brug die feine netzförmige Zeichnung dieser Flecken, die entweder durch Anordnung der Pigmentteilchen oder durch Hervortreten von Bindegewebsbälkchen entstehen, aber immer Ausdruck des papillären Baues der ursprünglichen Efflorescenzen sind. Nur in der Minderheit der Fälle dauert das eruptive Stadium mehrere Jahre fort. Meistens ist mit dem Abklingen des zweiten Stadiums die Krankheit zum Abschluß gekommen. Es gibt aber Fälle die noch ein *tertiäres Stadium* durchmachen, das gewöhnlich dann eintritt, wenn die sekundären Papeln schon längst verschwunden sind, oft erst nach vielen Jahren, aber sich auch direkt daran anschließen kann. In diesem Stadium treten gummöse Schwellungen und tiefe, scharf konturierte oft serpiginöse Ulcerationen auf, die bei der Heilung starke Narbenretraktionen und Deformitäten verursachen können (siehe Abb. 8 und 10). Ferner kommen schmerzhafte Periostitiden vor, die zu unregelmäßigen Knochenverdickungen Veranlassung geben.

Auch Knochencaries wird beobachtet. Nicht nur die primären, sondern auch die sekundären und tertiären Erscheinungen sind öfters begleitet von Muskel- und Gelenkschmerzen.

Es wurde von verschiedenen Untersuchern wie z. B. von Schüffner bei Framboesia *eine hohe Prozentzahl von positiver Wassermannschen Reaktion* gefunden.

Für weitere Einzelheiten verweise ich auf die betreffenden Hand- und Lehrbücher und gehe jetzt zum eigentlichen Thema über:

Die Framboesia-Erscheinungen im Munde und in den oberen Luftwegen.

Im primären Stadium. Über den Sitz der primären Efflorescenz erwähnt Bonk folgendes: Bei Kindern sollen sie vorwiegend an den Leibesöffnungen vorkommen, d. h. am Munde, an der Nase, Vagina und Anus und bei älteren Kindern mehr an der Nase und an den Mundwinkeln. Bei Erwachsenen sind sie gewöhnlich an anderen Körperteilen lokalisiert.

Im sekundären Stadium. Äußere Nasen- und Mundteile: Die Abb. 6 zeigt einen Fall aus der späteren Frühperiode mit typischen Papillomen an der Prädilektionsstelle, dem Naseneingang, das eine Nasenloch fast ganz verlegend.

Nach Flu benennt die Bevölkerung in Westindien die Lokalisation der sekundären Papeln an den Nasenflügeln „Nostril Yaws". Diese Efflorescenzen haben Neigung auf die Nasenschleimhaut überzugehen und dort geschwürige Prozesse zu verursachen.

Die Framboesia ruft nur selten auf der freien Schleimhaut des Mundes Erscheinungen hervor. Häufiger kommt es vor, daß Papillome an der Lippe auf die Lippenschleimhaut übergreifen wie bei dem javanischen Knaben der Abb. 7, der keine weitere Erkrankung der Mundschleimhaut hatte.

Schleimhautaffektionen. Wenn die freie Schleimhaut des Mundes befallen ist, so ist es in Form elevierter, grauweiß aussehender Papeln. Auf der Nasenschleimhaut, am weichen Gaumen, am Zungenrand und im Kehlkopf kommen

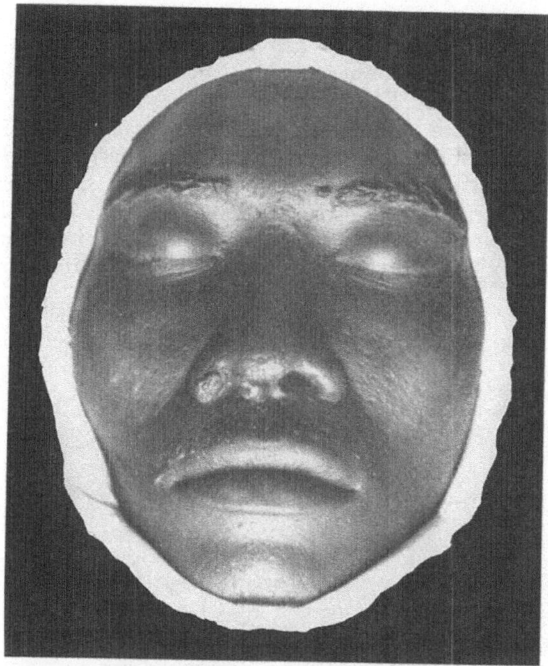

Abb. 6. Framboesiapapeln am Naseneingang (II. Stadium).
(Wachsmodell im Institut f. Tropenhygiene, Amsterdam.)

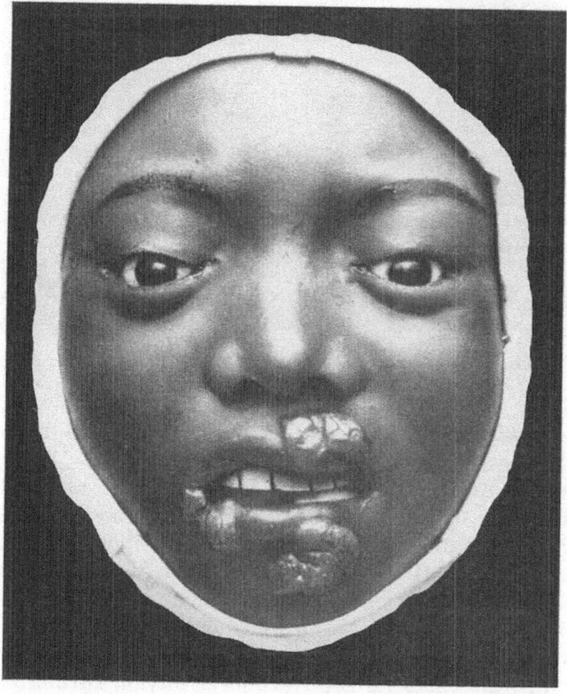

7. Framboesiapapillome an den Lippen, auf die Lippenschleimhaut übergreifend (II. Stadium).
(Wachsmodell im Institut für Tropenhygiene, Amsterdam.)

kleine flache Granulome vor, die schwer von syphilitischen Papeln zu unterscheiden sind. Auch können sich auf der Zunge weißliche, an Leucoplakia syphilitica erinnernde Flecken entwickeln. Noch seltener sind der harte Gaumen und die Tonsillen Sitz der Efflorescenzen.

Baermann hatte die Tonsillarlokalisation damals dreimal gesehen und beschreibt sie als „flache, beetartige, fein granulierende oder fein papilläre Efflorescenzen von graubräunlicher Farbe, scharf und ohne entzündlichen Rand von der Umgebung abgegrenzt". Ferner beobachtete er einen Mann „mit einem ausgedehnten, papulokrustösen Frambösieexanthem, der auf der Höhe des harten Gaumens typische, dichtgedrängte, papillär gewucherte Papeln zeigte".

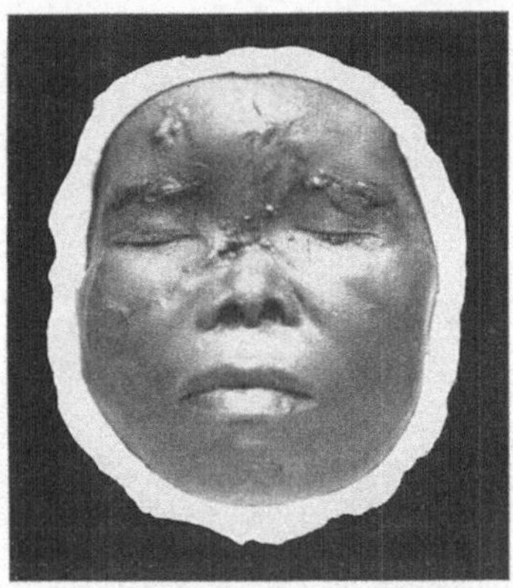

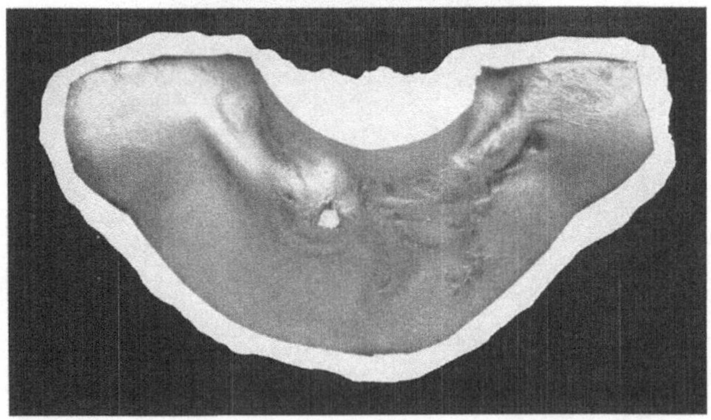

Abb. 8. Tertiäre Framboesia an verschiedenen Körperstellen.
(Wachsmodell im Institut für Tropenhygiene, Amsterdam.)

Das tertiäre Stadium ist für die Lokalisation in dem uns beschäftigenden Körperteile am wichtigsten.

Äußere Nase. Diese bleibt meistens frei. Es gibt aber Fälle, in welchem Ulcerationen auftreten, die, meist am Eingang beginnend, sich serpiginös in die Umgebung der Nase und nach dem Innern bisweilen in großer Ausdehnung ausbreiten. Dabei wird oft soviel Gewebe zerstört, daß große Entstellungen entstehen, wie bei der Rhinopharyngitis mutilans (siehe später).

Plehn erwähnt, daß die Geschwüre, nach Art des Lupus ausschließlich die Gesichtshaut zerstören können. Es kann nach längerem Bestehen spontane Heilung eintreten, wobei sehr starke Narbenretraktion zurückbleibt. Die Batakfrau der Abb. 8 zeigt neben tieferen geschwürigen Prozessen an anderen Stellen

Knochenverdickung durch Perostitis am Stirnbein mit Narbenverwachsungen mit dem Knochen und einem geschwürigen Prozeß an der Nasenwurzel. Überdies hatte sie einen Defekt der knöchernen Nasenscheidewand und Perforation des harten Gaumens.

Innere Nase. Die Schleimhaut von Septum und Muscheln wird öfters von Ulcerationen befallen. Wenn dabei eine Perichondritis und gummöse oder cariöse Knorpel- und Knochenprozesse sich einstellen, so kann das ganze Bild als jede andere destruktive Krankheit imponieren. Es können am Ende große Perforationen des Septums, Atrophie und Verschwinden der Muscheln daraus resultieren, was z. B. bei der Javanerin auf Abb. 10 der Fall war. Abb. 9 zeigt einen derartigen Fall bei einem Javanen, der aber noch nicht so weit vorgeschritten ist. Die Heilung hinterläßt bisweilen eine große Höhle, bekleidet mit atrophischer, zu Krustenbildung neigender Schleimhaut. VAN DRIEL beschreibt einen Fall, in welchem durch das große Loch, das nach Wegfall der

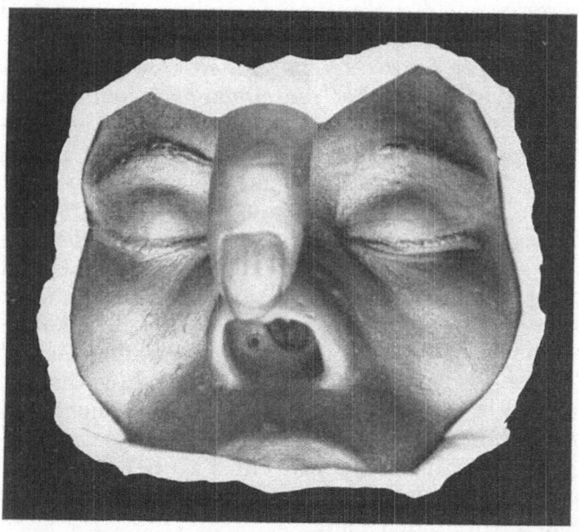

Abb. 9. Zerstörung der Nasenscheidewand usw. bei tertiärer Framboesie.
(Wachsmodell im Institut für Tropenhygiene, Amsterdam.)

ganzen äußeren Nase, der Muscheln und des Septums entstanden war, die Zugänge zu den Nebenhöhlen alle frei übersichtlich waren.

Wenn nur das Gerüst der inneren Nase zerstört ist, kann die äußere Nase in die Höhle hineinsinken und mit den Fingern herausgezogen werden. Bemerkenswert ist die Erwähnung von BRUG, daß bei seinen Patienten die Haut und der Knochen der Nase nicht angetastet waren, dagegen wohl die inneren Weich- und Knorpelteile. Bisweilen sah er, daß die ganze äußere Nase in die Höhle eingesunken war. Durch Herausziehen der Nasenspitze konnte dann für eine Weile die frühere Nasenform wieder hergestellt werden.

LICHTENSTEIN beschreibt unter dem Namen „Rhinatrophia mutilans" eine mit Verstümmelung der äußeren und inneren Nase einhergehende Erkrankung, wobei Mund, Gaumen und Pharynx verschont bleiben. Dabei konnten keine Ulcerationen beobachtet werden. In einigen Fällen konnte der ganze Prozeß verfolgt werden. LICHTENSTEIN faßt diese eigentümliche Atrophie, die nur bei alten Framboetikern vorkommt, als Äußerung der tertiären Framboesie auf, ohne aber den sicheren Beweis dafür beizubringen.

Brumpt hat bei Kindern, die an geschwürigen Prozessen an der Nasenscheidewand litten, Knochenverdickungen an den Seiten der Nase gesehen, die nach spezifischer Behandlung verschwanden und hat sie deshalb *Pseudogundu* genannt.

Harter und weicher Gaumen und Pharynx. Diese Gebilde sind oft mitbefallen. Gummöse Schwellungen und Knoten und scharfrandige, serpiginöse Ulcerationen können an allen Stellen dieser Körperteile vorkommen. Dabei wird ein mehr oder weniger großer Teil dieser Gebilde zerstört. Tritt Heilung ein, so nimmt in weniger schweren Fällen derbes, strahliges Narbengewebe die Stelle der Ulcerationen ein, es kann die Nasenhöhle bis auf eine winzige Öffnung vom Rachen abgeschlossen werden. In schweren Fällen bleiben große Gaumendefekte bestehen.

Der *Larynx* wird nur selten von dem Prozesse befallen. Nur einige Autoren erwähnen dieses Ereignis, z. B. Brug und Schwabe (nach Fülleborn).

Diagnose. Da die sekundären Erscheinungen der Framboesia nicht gesondert in den oberen Luftwegen und im Munde vorkommen, wird man wohl immer die Diagnose ohne weiteres aus den Hautpapeln stellen können. Anders steht es mit den tertiären oder spätframboetischen Prozessen. Hat man es mit ulcerösen, destruktiven oder narbigen Prozessen zu tun, so kommen viele Krankheiten für die Diagnose in Betracht. Zunächst die eingangs genannten kosmopolitischen, wie die Tuberkulose usw., und ferner die später zu behandelnden Krankheiten.

Oft ist die richtige Diagnose sehr schwer oder sogar unmöglich zu stellen. Die Wassermannsche Reaktion kann, wenn sie positiv ausfällt, ein Hinweis in dieser Richtung sein. Ist man dabei imstande, in den Sekreten oder in Gewebsausstrichen die Spirochäte nachzuweisen, so bleibt nur noch zwischen Syphilis und Framboesia zu entscheiden, da die Treponema pallida und pertenue sich doch so sehr ähneln, daß nur der sehr Erfahrene die beiden unterscheiden kann. Die mikroskopische Untersuchung von Gewebsstückchen kann dann evtl. viel nützen, wie aus dem über die pathologische Anatomie Gesagten hervorgeht. Aber in vielen Fällen ist man auf die Vorgeschichte angewiesen. Lebt der Patient in oder kommt er aus einer Gegend wo Syphilis nicht vorkommt (Fehlen von primären, sekundär- und tertiär-syphilitische Erscheinungen und hereditären Formen bei der Bevölkerung, wie auf Fyi, bei den Bataks usw.), so ist die Entscheidung nicht schwer, vor allem wenn die typischen auf S. 620 beschriebenen Narbenflecken vorhanden sind.

Hat man es aber mit einem Patienten zu tun, der nicht aus einer syphilisfreien Gegend stammt, so ist die Sache viel schwerer, da die klinischen Erscheinungen beider Krankheiten sehr viele übereinstimmende Merkmale haben.

Die tertiären Erscheinungen an anderen Körperstellen können z. B. dabei die Diagnose nicht fördern, weil die Syphilitischen kaum von den Frambötischen zu unterscheiden sind. Eher können die primären und sekundären Erscheinungen die Sache aufklären, z. B. der Sitz des Primäraffektes (genital oder extragenital), ferner die oft typischen Reste der sekundären Efflorescenzen (siehe oben).

Dabei hat die Anamnese selbst bei primitiven Völkern großen Wert, weil doch die Frambösie in ihren so typischen, sekundären Erscheinungen gut bekannt ist und fast in jedem Lande einen besonderen Namen trägt. Man kommt dann oft zu einer Überzeugung in der einen oder anderen Richtung; leider aber bleibt man auch oft im Unsicheren.

Glücklicherweise hat die Entscheidung keinen großen Einfluß auf die Therapie, weil ja für beide Krankheiten dieselben therapeutischen Grundsätze gelten. Aus dem geradezu verblüffenden Erfolg einer einzigen Salvarsaninjektion kann dann noch oft hinterher die Diagnose Framboesia gesichert werden.

Prognose. Diese ist quoad vitam fast immer eine gute. Nur in der Minderheit der Fälle wird die Gesundheit in größerem Maße geschädigt. Die starken

Entstellungen an den Gliedern und im Gesicht können aber den Kranken in sozialer Hinsicht großen Schaden verursachen. Die Krankheit heilt meistens ohne Behandlung aus, sei es auch oft erst nach vielen Jahren und nachdem sie größere Verunstaltungen verursacht hat.

Therapie. Es gibt wohl kaum eine Krankheit, bei welcher so schön eine Therapia sterilisans magna im Sinne EHRLICHS durch eine einzige Dosis erreicht wird, wie bei der Framboesia mit Salvarsan. In allen Teilen der Tropenwelt hat man heutzutage diese Erfahrung gemacht, nachdem NICHOLS im Jahre 1909 die günstige Wirkung des Mittels bei seinen Experimenten an Kaninchen veröffentlicht hatte. Sowohl Salvarsan wie Neosalvarsan kann man benutzen, in derselben Dosierung, Art und Weise wie es bei der Syphilisbehandlung üblich ist. Die oft verblüffende Wirkung einer einzigen Dosis wird von manchem Beobachter als beweisend für Framboesia angesehen. Nicht alle Fälle reagieren so

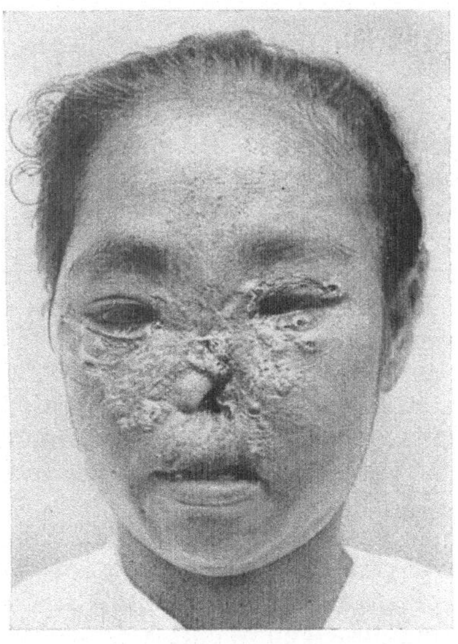

Abb. 10. Tertiäre Framboesia mit ausgedehnten Zerstörungen der Gesichtshaut und der äußeren und inneren Nase (vor der Behandlung).

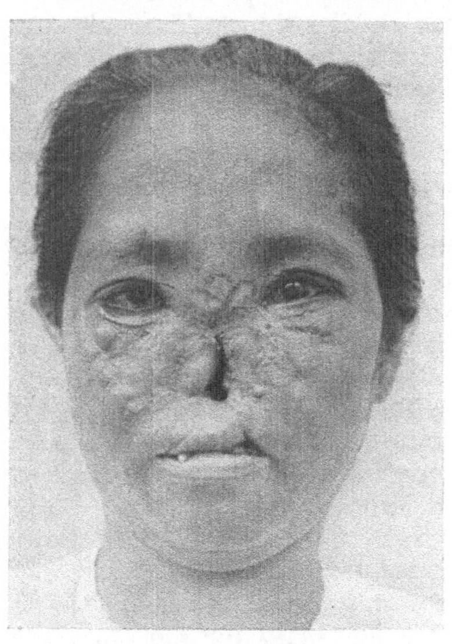

Abb. 11. Fall von Abb. 10, nach der Behandlung mit Salvarsan. (Beobachtung von Dr. C. BAKKER.)

gut und so schnell auf das Mittel. Es sind speziell die alten tertiären Formen, welche refraktär sein können, obwohl man auch hierbei öfters gute Resultate sieht (vgl. Abb. 10 und 11). Die Salvarsanbehandlung ist bis jetzt von unschätzbarem Vorteil gewesen, nicht zum mindesten in ökonomischer Hinsicht.

Vor Einführung der Salvarsantherapie wurde das Jodkalium allgemein und in vielen Fällen mit gutem Erfolg angewandt, obwohl Rezidive viel öfters danach auftraten.

Auch Quecksilberpräparate können von Nutzen sein, werden aber oft nicht gut vertragen. Sehr guten Erfolg, obwohl nicht so schnell wie mit Salvarsan kann man mit *Tartarus emeticus* erreichen, wie zuerst von BRODEN (nach CASTELLANI) angegeben und später von DA MATTA, BAYMA, RANKEN und anderen bestätigt worden ist.

Am besten wird es intravenös in der Weise wie es bei der Leishmaniosen näher beschrieben wird, eingespritzt. CASTELLANI hat für den innerlichen Gebrauch ein Gemisch angegeben, das verschiedene wirksame Prinzipien enthält, nämlich Tartarus emeticus, Jodkalium, Salycilas natricus und Natrium bicarbonicum.

Die *örtliche Behandlung* der frambötischen Erscheinungen wird nach den allgemeinen Regeln der Antisepsis vorgenommen. Bei den Eingeborenen auf Java ist es üblich, die sekundären Efflorescenzen mit Sulfas cupri in Substanz zu ätzen.

2. Die Leishmaniosen.

Diese von einem tierischen Parasiten verursachte Krankheit ist charakterisiert durch das Auftreten von Wucherungen und Zerstörungen im Bereiche der Mund-Nasen-Rachengebilde in einer gewissen Periode ihres Verlaufes.

Historisches. Unter den Namen Buba, Gangosa, Espundia, Uta usw. kommen in den tropischen Ländern eine Anzahl Krankheiten vor, die alle das Gemeinsame haben, daß sie in der Gesichts-Mund-Nasen-Rachengegend Verstümmlungen hervorrufen können. Hierunter sind Fälle kosmopolitischer Art wie Tuberkulose, Syphilis und bösartige Geschwülste, aber die meisten gehören doch zu den echten Tropenkrankheiten.

Im vorigen Abschnitt haben wir gesehen, daß ein Teil von diesen letzteren zu der *Framboesia* gehören.

Im Jahre 1911 ist nun aus dem Chaos die Gruppe der *Leishmaniosen* differenziert worden und zwar von Splendore der die Fälle von Buba brasiliana in zwei spezifische Infektionskrankheiten einreihen konnte, wovon die eine die Leishmaniainfektion war. Im selben Jahre gab Escomel von der *Espundia* von Peru und Bolivia eine schöne Darstellung als einheitliches Krankheitsbild, das von großem Wert erschien, nachdem im Jahre 1912 von Laveran und Nattan Larier in Ausstriche von einem Espundiakranken Escomels die Leishmania gefunden wurde. Von dem Moment an ist aus Südamerika eine große Anzahl Publikationen über diesen Gegenstand erschienen. Aus der Fülle von Publikationen aus *Brasilien* erwähne ich außer den Arbeiten Splendores nur die von Carini, Terra, Gorga und da Matta; aus *Peru* und *Bolivia* neben Escomels, von Velez, Monge, Strong c. s. und weiter aus *Paraguay* die von Migone.

Nach da Matta sind in diesen Ländern folgende Namen für die Krankheit bei den Eingeborenen gebräuchlich: Buba, Espundia, Uta, Juccuya, Qcepo, Tiacc-araña, Gallico, Kjipa usw. In der Literatur wird jetzt wohl nur der Name *Espundia* für die amerikanische Leishmaniose gebraucht, während der Name *Uta* dieselbe Krankheit in den Hochländern Perus bedeutet, von welchen die Kommission Strong c. s. die Laishmanianatur endgültig festgestellt hat.

Außerhalb den genannten Ländern wurde die echte Espundia bis jetzt nur noch *im Sudan* von Christopherson 1915 gesehen. Es ist wohl merkwürdig, daß in den tropischen Nachbarländern Brasiliens die Leishmaniakrankheit nicht in der schweren und speziellen Form der Espundia beobachtet wird. Wir haben darüber Angaben von Tejera für Venezuela und von Thézé und Bonne für französisch und Holländisch-Guyana. Auch in Panama kommt die mehr gutartige Form der Nasenrachenleishmania vor nach Bates und weiter außerhalb Amerika in *Süditalien*, wo sie von la Cava u. a. [1] *im Sudan*, wo sie von Christopherson und Susu und in *Britisch-Indien*, wo sie von Castellani beschrieben wurde, alles in den Jahren zwischen 1912 bis 1920.

Ein großer Fortschritt in der Behandlung der Krankheit wurde im Jahre 1913 eingeleitet von Vianna, der das große Verdienst hat, auf die starke Wirksamkeit des Tartarus emeticus bei der Leishmaniainfektion hingewiesen zu haben. Das Mittel wurde bald darauf von vielen Seiten bei allen Formen

---

[1] Die von Breda eingehend beschriebenen und in Italien beobachteten Formen der Buba brasiliana werden jetzt allgemein als zu der Leishmaniose gehörend betrachtet.

der Leishmaniainfektion und auch bei anderen Krankheiten erprobt. Eine Aufzählung der betreffenden Publikationen in historischer Reihenfolge findet man bei JEMMA, und die Erwähnung der Krankheiten, bei welchen das Mittel mit gutem Erfolg angewendet worden ist und noch anzuwenden sei bei BENJAMINS.

Ätiologie und Pathogenese. Der Leishmaniaparasit wurde zuerst gefunden bei Kala-azar, einer chronisch-fieberhaften, zu Kachexie führenden Krankheit, die speziell in den englischen Kolonien vorkommt LEISHMAN fand sie bei der Leiche im Jahre 1900 (publiziert 1903) und DONOVAN 1903 im Milzpunktat. Nach diesen beiden wird der Parasit *Leishmania donovani* genannt

Bald darauf, 1903, wurden von WRIGHT ganz ähnliche Körper bei einer chronischen Hautkrankheit namens Orientbeule, Bagdadbeule, Aleppobeule, bouton d'Orient, Orientalsore usw gefunden Da hierbei die Konstitution nicht oder nur wenig leidet, wurde der

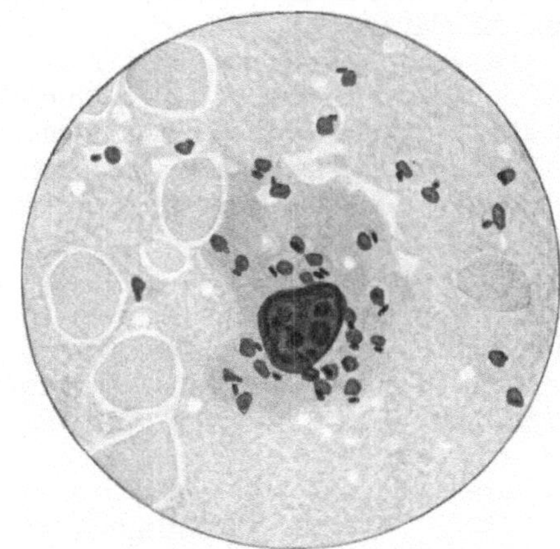

Abb. 12. Leishmania donovani im Punktionssaft der Leber. (Vergr. etwa 1000 mal.) (Nach MARTIN MAYER.)

Parasit von der Leishmania donovani getrennt und *Leishmania tropica* genannt

Wie oben erwähnt, wurde nun im Jahre 1911 von SPLENDORE und 1912 von LAVERAN und NATTAN-LARRIER der Parasit im affizierten Rhino-pharyngealen Gewebe gefunden und von den letzteren wegen der biologischen und kleiner morphologischen Abweichungen *Leishmania tropica var. americana* genannt. Eine Klassifikation der verschiedenen Formen und Äußerungen der Leishmania findet man bei DA MATTA. Der *Parasit* (Abb 12) hat eine runde, ovale oder birnenähnliche Form von 2—3,5 μ Länge und 1,5—2 μ Breite. Das fein granulierte Cytoplasma enthält zwei Chromatinmassen, deren eine größere ovale oder mehr runde Form hat und sich nur leicht färbt, während die kleine eine Stäbchenform hat und sich stark tingiert. Oft ist eine Vacuole vorhanden. Der Parasit färbt sich schön mit Giemsalösung. Er kommt freiliegend vor oder ist einzeln oder zu mehreren in den Gewebszellen und Leukocyten

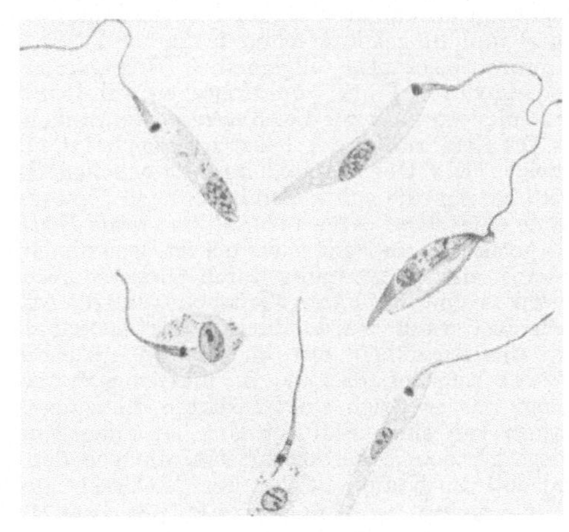

Abb. 13. Leishmania donovani. Kulturformen. (Vergr. etwa 1300 mal.) (Nach HARTMANN-SCHILLING.) Aus MARTIN MAYER, Exotische Krankheiten.

eingeschlossen. Er wird auf NICOLLE-NOVY-MC NEAL-Nährboden (sog. N.N.N.-Blutagar, mit Kaninchen- oder Meerschweinchenblut) gezüchtet, und zeigt dabei verschiedene Übergänge zum Endstadium, das ist die Leptomonasform (Abb. 13).

Hierbei ist charakteristisch, daß der große, leicht gefärbte Kern ungefähr in der Mitte der Zelle liegt, während das dunkel tingierte Stäbchen immer zwischen dem großen Kern und dem geißeltragenden Ende gelagert ist. Der Leishmania gehört nach seiner Kulturform zu den Herpetomonidien.

Nur in einigen Fällen ist in den Ausstrichen aus den erkrankten Geweben der Nase und Mundhöhle die Flagellaform angetroffen worden [Splendore (2) und la Cava.

Die von Laveran und Nattan-Larrier bei den brasilianischen Formen gefundene Abweichung besteht hierin, daß der große Kern nicht rund oder oval ist, sondern länglich und abgeplattet am Rand des Parasiten liegt (Abb. 14). Diese Form ist aber keineswegs konstant und überdies auch bei der Bagdadbeule gefunden u. a. von Wenyon. Der wesentliche Unterschied beruht also nur in den Krankheitsäußerungen.

Die Parasiten befinden sich hauptsächlich in den oberflächlichen Schichten der affizierten Schleimhäute, sind aber im Gegensatz zu dem Vorkommen bei der Hautleishmania, nur spärlich vorhanden. Splendore fand sie in einer exstirpierten vergrößerten Halslymphdrüse. *In den Sekreten und Pseudomembranen werden sie für gewöhnlich nicht gefunden. Auch im peripheren Blute der Kranken findet man nach Migone keine Parasiten.* Für diagnostische und kulturelle Zwecke soll man also nur *Gewebsteile* benutzen. (Vergl. das auf S. 634 Mitgeteilte). Die Haut- und Schleimhaut-Leishmaniose ist eine übertragbare Krankheit.

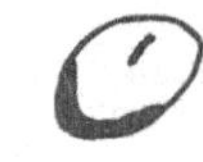

Abb. 14. Leishmania trop. var. americana. (Nach Laveran und Nattan-Larrier.)

Splendore gelang es, die Krankheit durch Scarificationen und subcutaner Infektion auf Affen zu übertragen.

Bei Hunden, Kaninchen, Ratten und Katzen gelang ihm dieses nicht. Es ist nach Laveran an *Sant' Anna* gelungen, zwei Cercopitheken mit L. americana zu infizieren. Mit Material dieser beiden wurde wieder ein dritter Affe mit Erfolg am Rande der Nasenöffnungen geimpft.

Wenyon gelang es, einen Hund direkt zu infizieren. Weiter erwähnt Laveran, daß Pedroso zwei Fälle sah, in welchen Hunde von ihrem leishmaniosekranken Herren durch Belecken der Geschwüre direkt angesteckt wurden und Nasenschleimhautulceration bekamen. Von der Hautleishmania war die Impfung von Mensch auf Affen und Hund und umgekehrt schon früher andererseits gelungen. Auch bei der als Leishmania infantum bekannten allgemeinen Erkrankung ist Basile (nach Castellani) die Übertragung durch Flöhe von Menschen auf Hunde gelungen, die übrigens in verschiedenen Gegenden sowieso an Leishmaniose erkranken.

Die Erfahrung bei Arbeitergruppen hat die Übertragbarkeit vom Menschen auf Menschen gezeigt. Die Übertragung kann geschehen durch Kratzen oder andere Verwundungen. Lindsay sah die echte Espundia nach Verwundung an einem Bambu und an einer Zinkplatte entstehen. Aber auch *blutsaugende Insekten* werden für die Inoculation verantwortlich gemacht, was sehr plausibel ist, weil die Erfahrung mit anderen Flagellaten wie Trypynosome, die Übertragung durch Insekten gezeigt hat. Es ist bei den Eingeborenen Südamerikas eine altbekannte Tatsache, daß die Affektionen, an welchen später die Leishmanianatur festgestellt wurde, durch Insektenstich akquiriert werden. In vielen Orten kann man sich die Krankheit nur im Urwald zuziehen. Splendore erwähnt eine große Fliege, Téjera schreibt, daß die Bevölkerung Venezuelas die Hautleishmania Picada de Pito nennt, das ist Stich eines Insekten, über deren Natur die Eingeborenen nicht einig sind. Bailey sah einen Fall von Uta bei einem Europäer, der genau angab, von einer kleinen Fliege gestochen worden zu sein, die von den Indianern als „Giftfliege" gedeutet wurde und daß die Krankheit von der Stichstelle aus sich ausbreitete.

Townsend erwähnt Versuche mit zwei Mücken, Forcipomyia Utae und Forcipomyia Townsendi, die in den Anden als Erreger der Uta angesehen werden. Er übertrug die zerriebenen Mücken in die Bauchhöhle von Meerschweinchen und konnte danach in den entstandenen Geschwüren die Leishmania finden. In den Mücken selbst sind die Parasiten hauptsächlich in den Bauchorganen zu finden, woraus Townsend schließt, daß die Einimpfung nicht direkt durch den Stich, sondern indirekt durch Verreiben der Exkremente in dem Stichkanal geschieht. Ähnliche Befunde erwähnen Cardamatis und Melissides. Über die Rolle der Wanzen bei der Übertragung von Leishmania ist in letzter Zeit viel von englischer Seite geschrieben worden, teilweise bejahend, andernteils verneinend (z. B. Mitteilungen in der Indian journ. of med. research, Vol. 9. 1921/22). Adler und Theodor haben kürzlich wieder einen starken positiven Hinweis hierzu gegeben. Die 1921 von Sergent und seinem Mitarbeiter gemachte Erfahrung, daß durch Impfung mit zerriebenen Phlebotomen eine Hautleishmaniose hervorgerufen wurde, konnten genannte

Autoren bestätigen. Sie haben 1237 Stück Phleb. papatasii geschnitten und einen dabei gefunden, der stark mit Herpetomonaden besetzt war. Dieses Exemplar wurde zerrieben und auf die Unterarmhaut geimpft. Nach 35 Tagen entstand eine kleine Papel, die Leishmania tropica enthielt. Auch diese Autoren weisen auf die Möglichkeit hin, daß das Zerdrücken des Insektes auf der Haut, während des Blutsaugens, die Impfung verursacht.

Obwohl nun die Übertragung der Espundia durch Insektenstiche nicht ganz sichergestellt ist, so spricht doch vieles dafür, daß in dieser Beziehung die Wahrnehmungen der Eingeborenen richtig sind und daß ihre prophylaktischen Maßnahmen, das Gift durch Ausbrennen, z. B. mit Schießpulver, zu vernichten, ihren guten Grund haben. Nur ist schwer zu bestimmen, wann dieses geschehen soll, weil die übertragenden Insekten noch nicht sicher bekannt sind. Weiter bleibt unaufgeklärt, wo die Insekten im Urwald sich die Infektionskeime herholen.

Man hat in Afrika an das Kamel und an den Gecko als Zwischenwirt gedacht, aber von NICOLLE und anderen wurde Negatives hierüber berichtet.

Es wird kein Alter, Geschlecht oder Rasse von der Krankheit verschont.

Die autochthonen europäischen Fälle von Hautleishmaniose, beschrieben von RAVANT, deuten darauf hin, daß man mit der Möglichkeit der Leishmaniainfektion bei einem, der nie in den von Leishmania heimgesuchten Ländern gewesen ist, rechnen muß.

Pathologische Anatomie. Über das Resultat der mikroskopischen Untersuchung der erkrankten Gewebe sind die Autoren nicht einig. SPLENDORE. ESCOMEL und CARINI geben an, daß man das gewöhnliche Bild der ulcerierenden Granulome antrifft, mit überwiegend mononukleären Leukocyten im Infiltrat, die keine besondere Lokalisation haben. Dabei gibt es viel weniger polynukleäre Formen und Plasmazellen. Die Bindegewebsfibrillen sind schwach tingiert, stärker die größeren jungen Bindegewebszellen. — Blutcapillaren sind nicht reichlich vorhanden und zeigen das Bild der Entzündung. SPLENDORE sah, obwohl selten, Riesenzellen, ESCOMEL und CARINI dagegen haben sie stets vermißt, während sie bei der Blastomykose häufig vorkommen. Erweichungsherde und Epithelperlen werden vermißt. An den ulcerierten Stellen sieht man statt Epithel die Pseudomembran, bestehend aus einer Fibrinmasse, worin Leukocyten und einzelne rote Blutkörperchen eingebettet sind. Die Leishmania sind ziemlich spärlich und nur in den obersten und mittleren Schichten der Submucosa vorhanden. Eine abweichende Beschreibung geben KLOTZ und LINDENBERG. Sie beschreiben das Vorkommen von drei Stadien. Das Granulom fängt an als perivasculäres Lymphocyteninfiltrat in der Submucosa; allmählich treten Plasmazellen und endotheliale Zellen in den Vordergrund, bis schließlich Knötchen geformt sind, die größtenteils aus endothelialen Zellen bestehen — Riesenzellen sind manchmal vorhanden, sie besitzen phagocytäre Eigenschaften —

Schließlich kommt es entweder zu zentraler Nekrose oder fibröser Entartung. Man findet also drei Arten von Knötchen: endotheliale, zentral nekrotisierte und fibrös entartete. Die Knötchen sind immer solitär und von mikroskopischer Kleinheit. Es besteht dabei eine starke Endarteritis. Die Parasiten befinden sich in Zellen nahe am Zentrum der Knötchen, selten in der Peripherie und ganz vereinzelt in den nekrotischen Stellen. Der Knorpel wird selten unmittelbar angegangen, kann aber durch Zirkulationsstörungen nekrotisch werden. Es ist sehr wahrscheinlich, daß der Prozeß entlang der Lymphgefäße fortschreitet.

Symptomatologie und Verlauf. Die Leishmaniose des Mund-Nasen-Rachengebietes kommt in vier verschiedenen klinischen Formen vor, die hier nacheinander beschrieben werden.

A. Die Espundia.

Durch die schönen Darstellungen der südamerikanischen Autoren, von denen ich besonders SPLENDORE, ESCOMEL, CARINI und MIGONE nenne, ist die Klinik dieser Krankheit völlig aufgeklärt worden. Der Anfang ist gekennzeichnet durch des Auftreten *eines Primäraffektes,* der sich zuerst als ein kleines Knötchen oder wie eine Anzahl stecknadelkopfgroßer Pustelchen entweder an den Vorderarmen, den Beinen, der Brust, den Schultern, dem Halse oder aber seltener im Gesicht und an den Händen zeigt. Oft wird von den Patienten angegeben, daß sie im Urwalde oder irgendwo anders kurz vorher an der Stelle des Initialaffektes von einem Insekt gestochen wurden. Es entwickelt sich aus den Knötchen oder Pustelchen in ein paar Tagen bis einigen Wochen der sog. „Chancre espundique", ein atonisches, gegen alle Antisepticis resistentes Geschwür, dessen granulierende „pseudoepitheliale" Oberfläche ein seropurulentes, fade riechendes Sekret absondert. Das mit eingedicktem Sekrete bedeckte Geschwür bleibt eine unbestimmte Zeitlang, bis einige

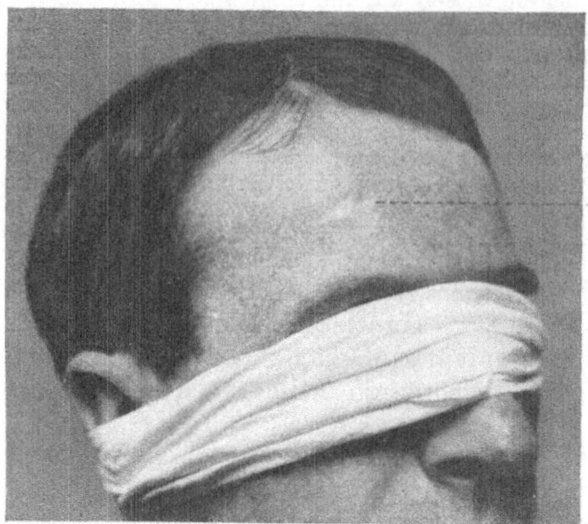

Abb. 15. Espundia. Bei N. Narbe des Primäraffektes.
(Eigene Beobachtung.)

Monate bestehen und heilt am Ende spontan unter Hinterlassung einer deutlich sichtbaren unpigmentierten Narbe (Abb. 15). Hierauf folgt eine kürzere oder

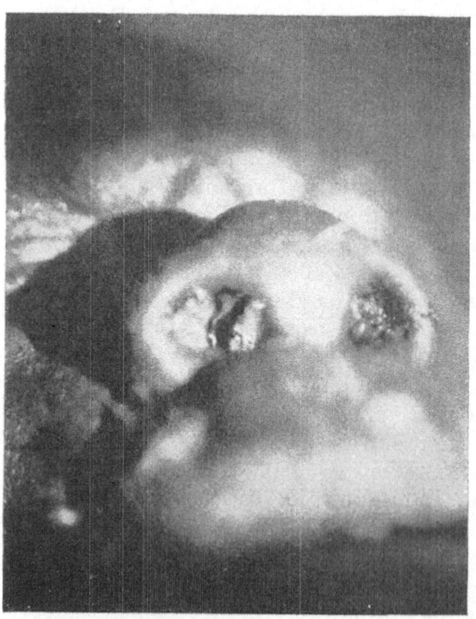

Abb. 16. Ulcerierende Leishmaniagranulationen an
der Innenseite der Alae nasi.
(Nach Christopherson.)

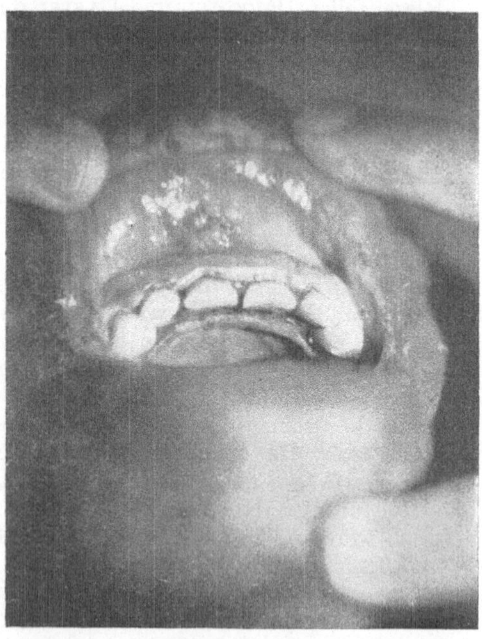

Abb. 17. Granulierende Ulcerationen an der
Umschlagfalte der Oberlippe und an der Gingiva.
(Fall von Abb. 16.)

längere Periode von völligem Wohlbefinden, die gewöhnlich 8 Monate bis 2 Jahre, aber bisweilen auch länger dauert (bis zu 15 Jahre).

Danach tritt das *sekundäre Stadium* ein, das charakterisiert ist durch Erscheinungen in den Nasen-Mund-Rachengebilden. Für gewöhnlich fängt der Prozeß am vorderen Teile der Nasenscheidewand an, wo sich an beiden Seiten eine granulierende Verdickung und Ulceration der Schleimhaut entwickelt. Der Kranke hat nur die Beschwerden eines chronischen Nasenkatarrhes. Das seropurulente oder sanguinolente Nasensekret hat wieder denselben faden Geruch wie die Abscheidung des Primäraffektes. Sehr selten fangen die sekundären Erscheinungen im Munde an und finden sich dann am Gaumengewölbe.

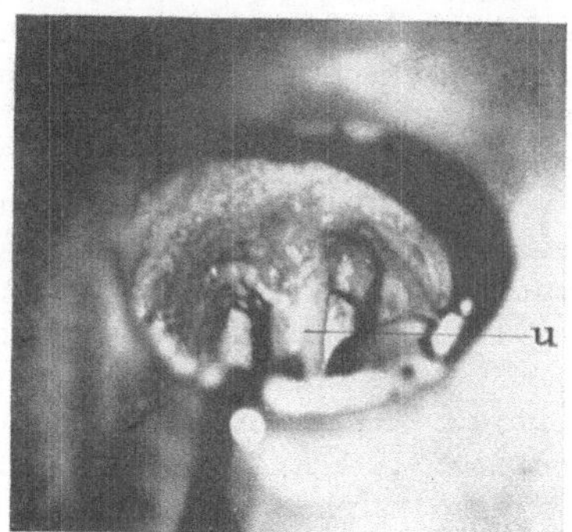

Abb. 18. Espundia. Sekundäre Veränderungen am weichen Gaumen, an der Uvula und im Pharynx. u Uvula. (Eigene Beobachtung.)

Der Prozeß in der Nase breitet sich nach dem Innern zu aus, greift die Schleimhaut der Muscheln an, schreitet nach dem Rhinopharynx und Pharynx zu fort und greift dann auf die Tonsillen, die Gaumenbögen und die Uvula, die Mundschleimhaut und die Lippen über. Die Zunge bleibt dabei verschont. Nach längerem Bestehen steigt der Prozeß hinab in den Larynx, in die Trachea und den Oesophagus. Inzwischen tritt er auch von der Nase nach außen und greift auf die Oberlippe und das Gesicht über.

Anfangs wird der Knorpel der Scheidewand nicht angegriffen, aber schließlich geht auch dieses Gebilde an dem Zerfallsprozeß zugrunde und es entstehen Perforationen und Einsenkungen der Nase. Das Knochengerüst bleibt fast immer verschont. TORRES schreibt die Knochenzerstörung in seinem Falle sogar der intensiven Behandlung zu. In dem Falle CHRISTOPHERSONS war anscheinend der Primäraffekt an der Oberlippe lokalisiert und waren die nach zwei Jahren auftretenden granulierenden Ulcerationen nicht nur im Naseninneren, sondern auch an der Innenseite der Alae nasi, an der Umschlagstelle der Oberlippe und an der Gingiva vorhanden (Abb. 16 und 17). Auch die Lymphdrüsen am Halse können infiziert werden. ESCOMEL, DA MATTA, KLOTZ und LINDENBERG weisen speziell auf das lymphogene Fortschreiten des Prozesses hin. Nach MEHRDORF aber sollen Drüsenschwellungen nicht vorkommen. Auch die Ohrläppchen und andere Körperteile können befallen werden.

Die Evolution der Krankheit geht sehr langsam von statten, sie kann 15—30 Jahre dauern. Wenn nicht

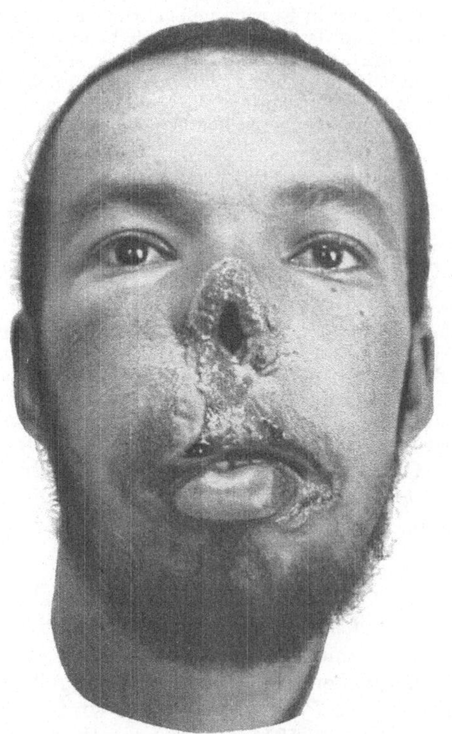

Abb. 19. Leishmaniose der Haut und Schleimhäute aus Brasilien. (Nach MARTIN MAYER.)

medikamentöse Hilfe eingreift oder eine interkurrente Krankheit den Patienten erlöst, nimmt das Leiden nach vielen Jahren unter hochgradiger Kachexie sein Ende.

Bei der *objektiven Untersuchung* sieht man die affizierten Teile von unregelmäßigen, blaßroten Granulationen bedeckt, die bei Berührung nur wenig bluten und kaum schmerzhaft sind (Abb. 18). Die Oberfläche ist von einem halbdurchscheinenden, gelblichen Sekrete bedeckt, das oft zu einer Pseudomembran oder Kruste eingetrocknet ist, und einen üblen Geruch verbreitet.

Bei längerem Bestehen nimmt die Granulationswucherung zu, es entsteht eine beträchtliche Einengung der Mundrachenhöhle, die zu ernsthaften Störungen bei der Atmung und Nahrungsaufnahme führen kann.

Fängt die äußere Nase an sich an dem Prozesse zu beteiligen, so tritt Rötung und Verdickung auf, die sich auf die Oberlippe fortsetzt (Abb. 19). Die Schnurrbarthaare fallen aus und es entsteht ein Bild, das stark an Lupus erinnert. Kommt es dann zu Geschwürsbildung in der Haut, so wird der Kranke sehr entstellt.

In den inneren Organen treten keine krankhaften Veränderungen auf. Nur in älteren Fällen wird chronische Bronchitis beobachtet. In dem von mir beobachteten Fall war das Blutbild ganz normal.

Allgemeine *subjektive Erscheinungen,* wie leichtes Fieber, Mattigkeit, rheumathoide Schmerzen usw. kommen nur während des Bestehens des Primäraffektes vor. Im zweiten Stadium richten sich die Beschwerden nach der Ausbreitung des Prozesses; es können Nasenverstopfung, Nasensekretion, Salivation, Schluckbeschwerden, Husten, Heiserkeit bis Aphonie und übler Atemgeruch auftreten.

Daß man in Europa gelegentlich Espundiakranke zu behandeln bekommen kann, zeigt der während des Krieges von mir beobachtete Fall bei einem Belgier, der Paraguay bereist hatte und schon auf der Rückreise nach Europa an der Stirn den Primäraffekt bekam, der in seinem Lande zu allerhand diagnostischen Irrtümern Veranlassung gab; es wurde u. a. an Syphilis und malignen Tumor gedacht. Während seiner Internierung in Holland kam er mit den typischen Erscheinungen des zweiten Stadiums in meine Behandlung.

B. „Indian Oro-pharyngeal Leishmaniasis" (Castellani).

Bei einem Europäer, der längere Zeit in Indien gelebt hatte, bestand seit 9 Jahren eine nicht besonders schmerzhafte Rachenaffektion, die gegen jede Behandlung inklusive Antisyphiliskuren resistent war. An der hinteren Rachenwand und auf dem weichen Gaumen waren verschiedene runde Geschwüre von $^1/_4$—$^1/_2$ cm Durchmesser. Es waren keine vergrößerten Halslymphdrüsen zu fühlen. In aus der Tiefe der Geschwüre entnommenem Material wurden Leishmania gefunden, die mit der Leishmania donovani identisch waren. Das Allgemeinbefinden des Kranken hatte trotz des langen Bestehens des Leidens nicht gelitten. Mit der Espundia hatte dieser gutartige Prozeß also nichts zu tun, ebensowenig mit Kala-azar. Eine besondere Lokalisation der Orientbeule wäre noch möglich, jedoch war diese auszuschließen, weil erstens keine Hauterscheinungen vorhanden waren und zweitens diese Krankheit nicht so lange dauert.

Castellani hält den Fall für einen *asiatischen Typus von Mund-Rachen-Leishmaniose* (er sah noch einen klinisch identischen Fall, den er aber nicht näher untersuchen konnte).

C. Nasenerscheinungen bei der Hautleishmania.

a) Selbständige Erscheinungen, In den Wäldern von Guyana in Südamerika kommt eine Hautkrankheit vor, die in den englischen, holländischen und französischen Teilen von den Eingeborenen *Forest Yaws, boessie-Yassi* (Bosch-Yaws) und *Pian-bois* genannt wird, wegen der Ähnlichkeit mit der Framboesia.

Im Jahre 1911 wurde von Flu die Leishmanianatur dieser Krankheit festgestellt. Es kommen nun hierbei nach Bonne und Thézé dann und wann Fälle vor mit Abweichungen an und in der Nase.

Erstens kann die Hautläsion wie bei der Orientbeule auf der Nase lokalisiert sein (Abb. 20). Vom Naseneingang kann der Prozeß nach dem Inneren zu wandern und gehört dann zur folgenden Gruppe; aber es können auch ganz isoliert kleine Knötchen und Geschwüre im Naseninneren vorkommen, die aber im Gegensatz zur Espundia immer einen gutartigen Charakter tragen. Überhaupt leidet dabei nicht die allgemeine Gesundheit wie bei der Espundia.

b) Nasenerscheinungen durch Hineinwandern der Hautläsion per continuitatem. Hierzu sind die Fälle zu rechnen, welche in Süditalien von LA CAVA u. a. und in Griechenland von CARDAMATIS beobachtet wurden. Wahrscheinlich gehört hierzu auch der Fall von BATES aus Panama und weiter die aus dem Sudan berichteten Fälle von SUSU und CHRISTO-PHERSON. Nach ESCOMEL wurde auch in Südamerika dieses Fortschreiten der Hautaffektion nach innen beobachtet. Wie weit die Verunstaltung des Gesichts und der vorderen Nasenteile hierbei gehen kann, zeigen die Abb. 21 und 22 vom zweiten Falle CHRISTO-PHERSONS, der auch von SUSU beobachtet und beschrieben wurde. SUSU gibt an, daß das Leiden an der Oberlippe begann und dann nach der Nase zu fortschritt. Die granulierende Oberfläche kam erst gut zum Vorschein, nachdem die Krusten entfernt waren. Die Halslymphdrüsen wurden nicht affiziert befunden. Die unter B. und C. beschriebenen Formen der Leishmaniose gehören alle zu den selten vorkommenden.

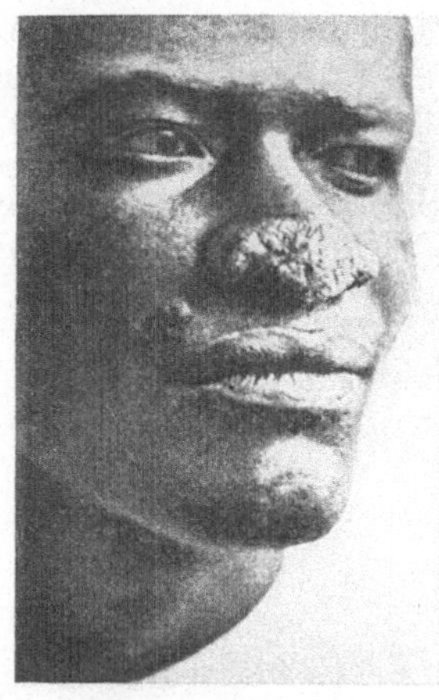

Abb. 20. Leishmaniose an der Nasenhaut lokalisiert. (Nach BONNE.)

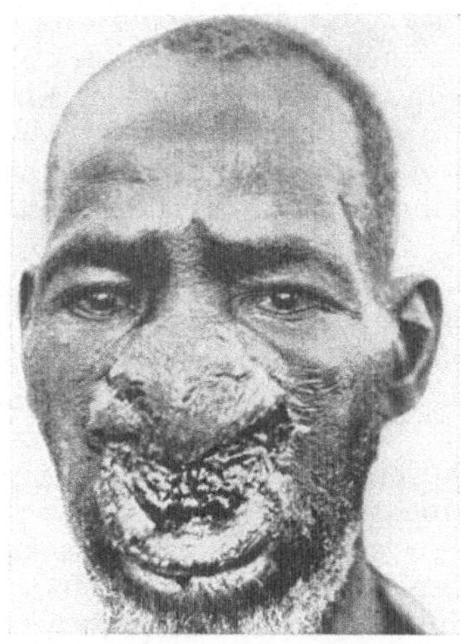

Abb. 21. Leishmaniose an der Nase und Oberlippe. (Nach CHRISTOPHERSON.)

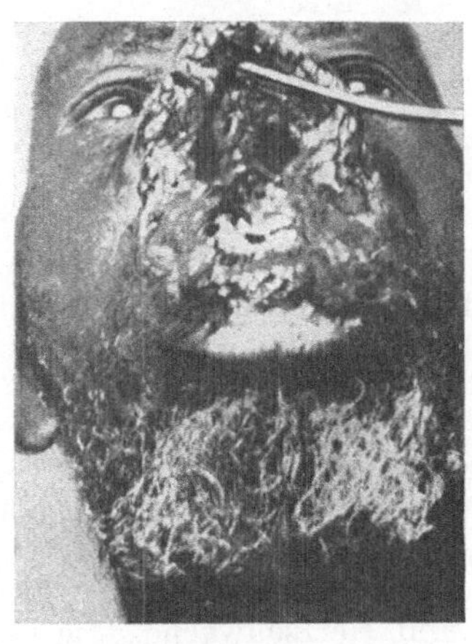

Abb. 22. Fall von Abb. 21, Nasenspitze in die Höhe gehalten.

Diagnose. Bei der Espundia werden Anamnese, klinischer Verlauf und das äußere Vorkommen der Abweichungen schon zum Ziele führen; bei den unter C. beschriebenen Formen sind die Hauterscheinungen maßgebend. Da jedoch diese Art tropischer Affektionen sich einander sehr ähnlich sind, kann die Diagnose erst sichergestellt werden durch das Auffinden des Parasiten. Dieses ist nicht immer leicht, weil gerade bei Läsionen der Nasenrachengegend die Parasiten nicht reichlich vorkommen. Sie sollen immer, wie oben erwähnt, in *Gewebsausstrichen*, nicht im Wundsekret gesucht werden. Wenn man eine Probeexcision untersucht, soll man sich die Erfahrungen von Klotz und Lindenberg zunutze machen. Diese Autoren berichten, daß sie bei der Formalinfixation nie imstande waren, die Parasiten in Gewebsschnitten zu finden, während dieses wohl gelang, wenn Zenkersche Lösung dazu benützt wurde. (Die Fixation und Paraffineinbettung soll abgekürzt werden, weil in stark geschrumpften Präparaten der Parasitennachweis schwer ist.)

Die *Prognose* ist nur bei der unbehandelten Espundia schlecht, bei den anderen Formen ist sie quoad vitam immer gut.

Therapie. Diese war bis vor wenigen Jahren ziemlich machtlos. Nur wenn man imstande war, den Primäraffekt zu excidieren oder auszubrennen, konnte wirkliche Hilfe geleistet werden. Übrigens hat man den ganzen Arzneischatz herbeigeholt, vom Arsen bis zum Quecksilber, Jodkalium und Salvarsan, jedoch ohne Nutzen; man hat Antiseptica verwendet, gebrannt, Radium- und Röntgenstrahlen versucht, alles ohne Erfolg.

Die Espundia blieb eine trostlose Krankheit; die anderen Formen erwiesen sich als äußerst chronische Prozesse. Mit einem Schlage ist nun die Sachlage geändert, nachdem Vianna im Jahre 1913 die kräftige Wirkung der Antimoniumsalze bei der Hautleishmaniose zeigte. Bald darauf wurden die guten Erfahrungen bei den anderen Formen der Leishmaniose erweitert und speziell schöne Resultate bei der Espundia erzielt. Schon im Jahre 1914 konnte da Silva über 500 intravenöse Injektionen des Mittels berichten, die günstigen Erfolg hatten. Ein Beispiel liefert der Fall Christophersons (Abb. 23).

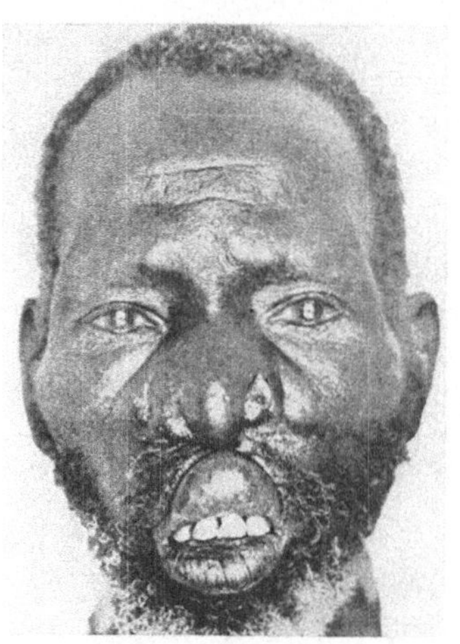

Abb. 23. Fall von Abb. 21 u. 22 nach Behandlung mit Tartarus stibiatus.

Man benutzt am besten eine 1%ige Lösung von Tartarus stibiatus[1] (Tartarus emeticus oder Brechweinstein) in physiologischem Kochsalz. Die Lösung wird sterilisiert, und zwar entweder kalt durch Filtrieren im Berckefeld- oder Chamberlandfilter oder fraktioniert bei 65° C.

Die Injektionen in eine Oberarmvene erfolgen jeden zweiten Tag. Das erste Mal wird 2,5 ccm injiziert, zwei Tage später 4 ccm, dann 5 und endlich 10 ccm (die also 100 mg des Salzes enthalten). Geht alles gut, so spritzt man weiter bis im ganzen 2 g des Salzes zugeführt worden sind. Wenn nötig, wird nach einer Pause von einem oder mehreren Monaten eine zweite gleichwertige Kur durchgeführt. Eine dritte Kur ist selten erforderlich. Als nachteilige Folgen der Einspritzungen werden angegeben: Nausea, Kollaps, Husten, Diarrhöe und Herzschwäche. Sie sind aber gewöhnlich auf fehlerhafte Anwendung

---

[1] Der Brechweinstein oder weinsaures Antimonylkalium $C_4H_4O_4\begin{cases}O-SbO\\O-K\end{cases}$ hat als Antimonverbindung große chemische Verwandtschaft mit Arsenicum. Bei intravenöser Anwendung ist das 10fache der Dosis als bei Darreichung per os nötig, um Erbrechen auszulösen, weil dieses hauptsächlich auf Reizung der Magenschleimhaut beruht. Die Reizwirkung entfaltet sich nur bei saurer Reaktion (durch Chlorantimon) und verschwindet durch Einführung von Magnesia usta oder Natrium bicarbonicum. Die arsenähnliche Wirkung (Durchfälle, Blutdruckerniedrigung usw.) zeigt sich erst bei höheren Dosen. Die verdünnte Lösung fällt die Eiweiße nicht.

oder zu starke Dosierung zurückzuführen. Es soll nur *langsam* eingespritzt werden; weiter soll peinlichst dafür gesorgt werden, daß das Mittel nicht außerhalb der Vena gerät, weil sonst Schwellung, Röte und Schmerzen entstehen, die eine weitere Verwendung der Injektionsstelle unmöglich machen und der Kranke Angst vor der Behandlung bekommt. Man benutze eine feine Nadel und sorge dafür, daß keine Flüssigkeit an der Nadel klebt und überzeuge sich von der richtigen Lage in der Vene (Blut aufsaugen oder ausfließen lassen). Am Ende der Einspritzung wird wieder etwas Blut aufgesogen.

Bisweilen sieht man eine mäßige Temperatursteigerung nach der Einspritzung und nach der Dosis von 10 ccm wird oft über Muskel- und Gelenkschmerzen geklagt, die nach einigen Stunden vergehen. Die anderen Folgen sind den zu großen Dosen zuzuschreiben. (Es gibt Autoren die bis zur Einzeldosis von 200 mg gehen.) Wird über Magenbeschwerden geklagt, so kann man Magnesia usta oder Natrium bicarbonicum verordnen.

Einzelne Autoren wie z. B. Borja und Amaral gebrauchen lieber eine konzentrierte Lösung, z. B. eine 4%ige, um weniger Flüssigkeit einspritzen zu müssen.

Albuminurie und Nephritis sind keine Kontraindikationen, nur soll man dabei sehr vorsichtig mit der Dosierung steigen und evtl. die Dosis herabsetzen. Es ist von verschiedenen Seiten versucht worden, das Antimon in einer Form zu verwenden, die bei Berührung der Gewebe weniger schmerzhaft ist.

Castellani und Escomel (4) empfehlen das Präparat von Martindale, das aus einer Lösung von 1,2 mg Antimonoxyd in destilliertem Wasser und Glycerin zu gleichen Teilen (je 0,9 ccm) besteht. Hiervon kann man entweder jeden zweiten Tag 1—2 ccm oder auch einmal wöchentlich 6—8 ccm einspritzen, und zwar sowohl intravenös wie intramuskulär. Der Brechweinstein soll aber nach den Autoren kräftiger wirken.

Kolloidale Antimonpräparate sind von Rogers und Bahadur und organische, wie das Stibenyl, von Manson-Bahr empfohlen worden. Ob sie dem Brechweinstein ebenbürtig sind, muß sich erst noch zeigen. Auch örtlich wird das Tartarus stibiatus in 2—10%iger Salbe oder 1—2%iger Spraylösung verwendet; stets aber soll eine leichte Cocainisierung vorausgehen, weil sonst die Einwirkung des Mittels schmerzhaft ist.

3. Die Schleimhautmykosen (Schimmel- und Sproßpilz-Infektionen).

Obwohl es in den kühleren Zonen auch Nasen-Mund-Rachenaffektionen gibt, die durch Schimmel- und Hefespilze veruracht werden, so sind die Tropenländer doch viel häufiger davon heimgesucht und bieten Formen dieser Infektionen dar, die in Europa unbekannt sind.

Ich werde aus praktischen Gründen alle Mykosen hier zusammen besprechen Die Einteilung ist keineswegs leicht, weil die botanische Klassifikation noch nicht ganz fest begründet ist und fast jeder Untersucher sein eigenes System aufstellt. Ich bin größtenteils der Einteilung von Castellani und Chalmers gefolgt, die in ihrem Handbuche der Tropenkrankheiten viele detaillierte Angaben über den Gegenstand machen.

A. Die Blastomykosen.

Der Name *Blastomyces* ist nicht die Bezeichnung für eine botanische Gattung sondern deutet nur auf die *äußeren Erscheinungen* von Pilzen, die sich durch Sprossung vermehren können und von denen die Mehrzahl der Zellen vom Hefepilztypus sind. Dabei können sie Mycelien haben oder andere reproduktive Zellen tragen. In den erkrankten Geweben aber haben sie meistens nur den

Hefezelltypus. Man rechnet jetzt unter den Sammelnamen Blastomykosen die Infektionen durch *Endomyces, Saccharomyces, Cryptokokkus, Coccidioides* und die nahe verwandten *Oidium-* und *Monilia*arten.

Geschichtliches. Obwohl schon seit 1894 bekannt war, daß hefepilzartige Keime krankhafte Veränderungen in der Haut herbeiführen können, wurde erst im Jahre 1908 in Brasilien von Lutz und im Jahre 1911 von Splendore das Vorkommen von blastomykotischen Wucherungen und Geschwüren im Bereiche der Mund-Nasen-Rachengebilde gezeigt. Doch war schon früher die Möglichkeit eines derartigen Vorganges von Ziemann im Jahre 1905/06, der bei der sog. Rhinopharyngitis mutilans in Afrika Hefepilze fand, ohne sie aber züchten zu können, ausgesprochen worden. Auch Breinl konnte einige Jahre später in Neu-Guinea bei einer gleichartigen Krankheit kleine Körper finden, die er Cryptococcus mutilans nannte, ohne aber den Beweis für den Zusammenhang zu liefern. In den Jahren 1911 bis 1916 wurde die Klinik der merkwürdigen südamerikanischen Blastomykosen speziell von Splendore und Escomel näher beschrieben.

Eine andere Art der Blastomykose lernte Castellani im Jahre 1909 in der durch *Monilia tropicalis* verursachten Bronchomykose kennen, während dieser Autor später auch die muko-cutanen und mukösen Läsionen durch dieselbe Monilia beschrieb. Im Jahre 1914 wurde von Chalmers und Christopherson eine multiple Warzenbildung an Haut und Schleimhäuten beschrieben, die sie einem gezüchteten Cryptokokkus zuschrieben. Mehr gutartige Veränderungen durch Endomyces tropicalis sind im Jahre 1918 von Acton mitgeteilt worden, während im Jahre 1920 Castellani eine Pseudodiphtherie durch Monilia tropicalis beschrieb. Im Jahre 1922 publizierte Citelli zwei auf Sicilien beobachtete Fälle, die den südamerikanischen Formen sehr ähnlich waren.

Ätiologie und Pathogenese. Wie schon oben mitgeteilt, rechnet man heute zu den Blastomyceten Pilze, die in dem erkrankten Gewebe größtenteils den runden oder ovalen Hefezelltypus aufweisen und bei der Züchtung evtl. Mycelien und reproduktive Anhänge bekommen können. Es sind hauptsächlich Vertreter der zu der Ordnung Ascomyces gehörenden Familie der Saccharomyceten, nämlich: a) *Saccharomyces*, b) *Cryptokokkus*, c) *Coccidioides*, d) *Endomyces* und weiter die zu den Hyphomyceten oder Fungi imperfecti gehörenden *Oidium-* und *Monilia*arten, wozu nicht näher defibrinierte Unterspezies wie *Zymonema* [1] usw. gerechnet werden.

Es würde zu weit führen, alle morphologischen, biologischen und vor allem biochemischen Eigenschaften dieser Pilze beschreiben zu wollen, es sei nur erwähnt, daß die Saccharomyces und Cryptokokkus immer den Hefezelltypus zeigen, während die anderen Genera in der Kultur alle mehr oder weniger Schimmelfäden bekommen. Alle diese Pilze wachsen gut auf zuckerhaltigem Nährboden, speziell auf dem von Sabouraud angegebenem Maltoseagar und Glukoseagar.

Beispiele der Blastomycesformen findet man in den Abb. 24—28. In den Geweben können sie sowohl intra- wie extracellulär vorkommen. Die Hefezellformen enthalten mehr oder weniger Chromatinmassen, die sich schön mit Giemsa- und dergleichen Farblösungen färben. Sie sind bisweilen schwer von anderen Parasitenformen zu unterscheiden, z. B. von der Leishmania, wenn nur zwei Chromatinmassen da sind; auch können sie mit Degenerationsprodukten verwechselt werden. Die Parasiten sind sehr resistent und können nach Escomel bis drei Monate im Eiter am Leben bleiben. Die ursächliche Zusammengehörigkeit der aufgefundenen und in Kultur gebrachten Blastomyceten zu den Läsionen ist immer durch Tierversuche festzustellen. Es können doch

---

[1] Splendore rechnet seine Blastomyces zu dieser von de Beurmann und Gougerot angegebenen Gruppe, während Castellani sie zu der Monilia rechnet.

in den Nasen-Mund-Rachengebilden bekanntlich auch saprophytisch lebende Blastomyces vorkommen, wie schon BUSSE und später BARRAGO-CIARELLA u. a. gezeigt haben. Für die pathogenen Blastomyces sind Affen, Mäuse, Meer-

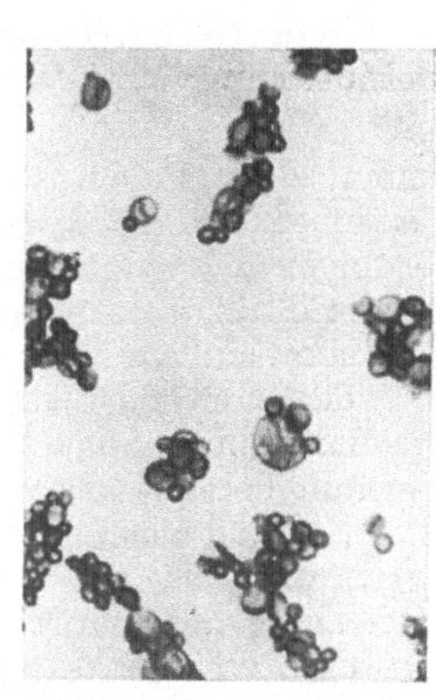

Abb. 24. Saccharomyces aus einer Kultur. Etwas rechts unter der Mitte eine schöne Zelle mit Tochtersprossen.

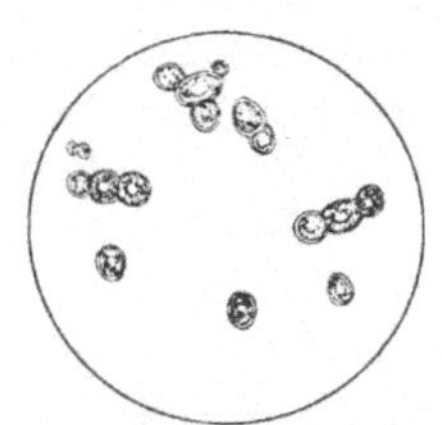

Abb. 25. Cryptococcus linguae.
(Nach CASTELLANI und CHALMERS.)

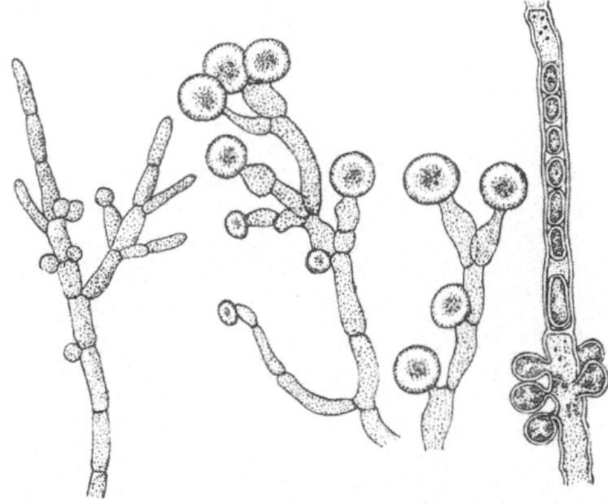

Abb. 27. Endomyces albicans. (Nach BRUMPT.)

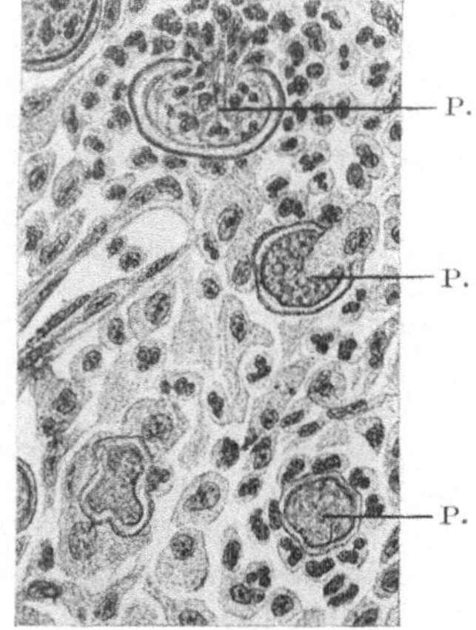

Abb. 26. Coccidioides.
P. Parasiten.
(Nach BRUMPT.)

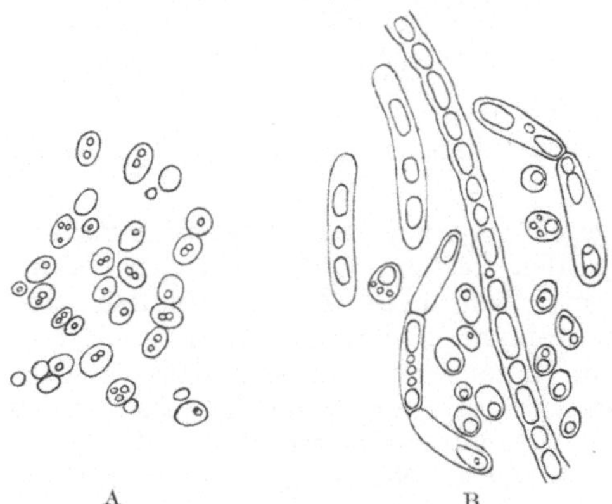

Abb. 28. Monilia tropicalis.
A Kulturform, B aus Gewebsausstriche.
(Nach CASTELLANI und CHALMERS.)

schweinchen und Kaninchen empfindlich, nur sind die Resultate der Impfversuche nicht konstant. Am schönsten wäre es bei diesen Tieren, gleichwertige Erscheinungen wie beim erkrankten Menschen erzeugen zu können, wie es mehrere Male so schön SPLENDORE und ESCOMEL gelungen ist; nur wird man es öfters nicht weiter bringen als zu einer allgemeinen Infektion der Versuchstiere oder es bleibt die Sache unentschieden, weil die Tiere gar nicht erkranken.

Die Versuche vollziehen sich durch Scarifikation in der Haut, in der Nase, im Gaumen, in der Gingiva oder durch Einspritzen unter die Haut und in die Bauchhöhle. Bei positivem Ausfall vermehren sich die Pilze stark in den erworbenen Läsionen. In einem totgeborenen Meerschweinchen, deren Mutter eingeimpft war, fand Escomel in Leber und Milz blastomyköse Knoten.

Wie die Infektion stattfindet, ist noch unbekannt. Man vermutet, daß Insekten die Übertragung bewirken, auch könne direkte Einimpfung durch Kratzen usw. stattfinden.

Pathologische Anatomie. Nach den übereinstimmenden Angaben der südamerikanischen Autoren bietet die dort herrschende Blastomykose das folgende histologische Bild: Neben den gewöhnlichen Veränderungen bei dergleichen Prozessen wie Fibrinbelag, Epithelverlust, Leukocyteninfiltrat, Intimaverdickung, Mastzellen usw. sieht man Gebilde, die pathognomon sind für Blastomykosen, daß sind die blastomykösen Knötchen (Abb. 29). Das tuberkuloide Knötchen von Escomel, „Nodule blastomycosique" genannt, ist aus drei Schichten aufgebaut: ein Zentrum in dem viele Parasiten angehäuft liegen, eine mittlere Zone, die degenerierte epitheloide Zellen neben Lymphocyten und Blastomyceten in geringer Zahl enthält und eine periphere Zone, die gekennzeichnet ist durch konzentrisch gelagerte große Zellen, den sog. „Cellules blastomycosiques" Escomels. Diese Zellen verleihen dem Knötchen das typische Gepräge. Sie haben eine runde, ovale oder polyedrische Form und sind entweder voneinander getrennt oder liegen fest aneinander, wie ein

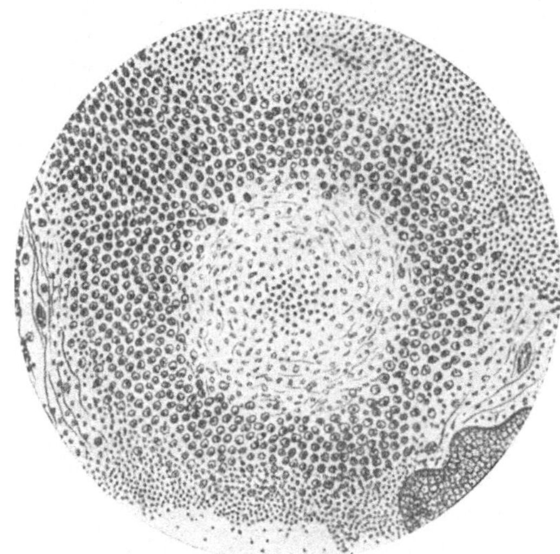

Abb. 29. Blastomyköses Knötchen. (Nach Escomel.)

Gewebe formend. Sie färben sich stark, aber unregelmäßig, so daß man neben dunklen Partien, helle, retikulierte Stellen und hier und da auch Vakuolen sieht. Viele dieser Zellen enthalten zwei Kerne. Man findet sie nur bei der Blastomykose. Sowohl Carini wie Splendore erwähnen das Vorkommen von Riesenzellen, die sich meist in der Mitte des Knötchens befinden. *Bei den anderen Formen der Krankheit* kommen die spezifischen Knötchen nicht vor, weshalb in diesen Fällen das mikroskopische Bild nichts Charakteristisches bietet. Nur sind dabei auch Riesenzellen zu finden, die oft die Blastomyces enthalten.

Symptomatologie und Verlauf. Es kommen auch bei dieser Krankheit verschiedene klinische Formen vor.

1. Die südamerikanische Blastomykose.

Splendore in Brasilien und Escomel in Peru und *Bolivia* haben aus den Sammelbegriff Buba und Espundia die Blastomyceskrankheit ausgeschieden. Über den ersten Beginn der Krankheit gibt nur Escomel genauere Angaben. Nach ihm fängt die Krankheit auch mit einem *Primäraffekt* an („chancre initial blastomycosique"), der meistens lokalisiert ist an einer halbbedeckten Hautstelle (Puls, Hals, Knöcheln) oder seltener an den Händen oder im Gesicht. Es besteht aus einem kleinen Knötchen, das schnell ulceriert und erst nach längerem Bestehen ausheilt. Es folgt dann eine freie Periode von zwei bis drei Jahren, wonach das die Krankheit charakterisierende *zweite Stadium* anfängt. Fast immer in der vorderen Nase, am Septum oder an den Muscheln, selten im Munde, entwickeln sich Knoten oder kondylomartige Warzen, die nachher ulcerieren. Allmählich schreitet der Prozeß nach innen zu und erreicht den Pharynx, die Tonsillen, Gaumenbögen und Gaumen, Zunge, Wangen und Gingiva, geht oft auf den Larynx über und kann bis in die Lungen herabsteigen. Auch kann die Krankheit nach außen sich ausbreiten und die Lippen, Wangen, äußere Nase und Ohren ergreifen (Abb. 30).

Das Übergreifen der Affektion nach außen kommt nicht immer vor, es können starke Destruktionen im Nasen- und Racheninnern vorkommen ohne merkliche äußere Erscheinungen. An anderen Stellen des Körpers können Geschwüre mit unterminierten Rändern und granulierendem bis kondylomartig wucherndem Boden vorkommen. Die Hautulceration ist nicht leicht von der Hautleishmaniose zu unterscheiden.

Bei der Untersuchung sieht man in der Nase ein mit gelblichem Sekret oder mit Krusten bedeckte, unregelmäßig granulierende Oberfläche. Im Mund und Pharynx kommt die Zusammensetzung aus Knötchen besser zum Vorschein. Diese Knötchen bluten wenig bei Berührung, sind ziemlich hart und haben im Zentrum oft einen gelben Punkt.

Früher hatte Escomel den sog. „Croix palatine de la Espundia" be-

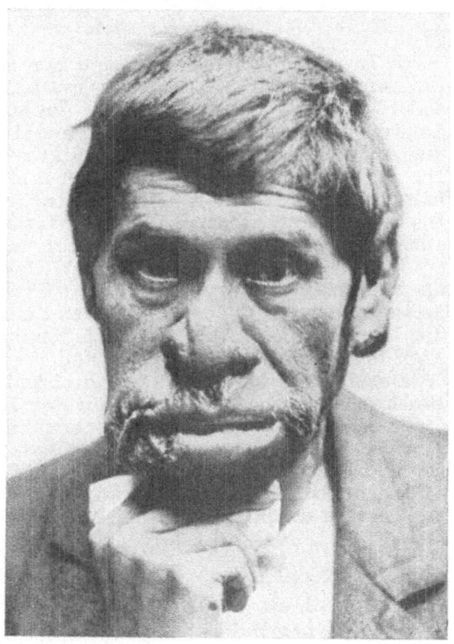

Abb. 30. Blastomykose der Nase, Lippen und Ohren. (Nach Escomel.)

schrieben, eine Abweichung, die er später (2) lieber *„Croix palatine blasto-micosique"* genannt hat, weil sie nur bei der Blastomykose vorkommt. Hierbei sieht man in der Granulationsmasse am Gaumen mehrere Furchen, von denen zwei konstant vorkommen, die zusammen ein Kreuz bilden, wovon der längere Schenkel sagittal in der Mittellinie verläuft.

Hier und da sieht man in der Schleimhaut gelbe Pünktchen; das sind Pilzkolonien, die sich unter der Oberfläche entwickelt haben.

In weiter fortgeschrittenen Fällen liegen die papillomatösen Wucherungen oft auf dem Boden von oberflächlichen oder tieferen Geschwüren; es kann das Nasenseptum perforieren, das Zäpfchen verschwinden, der Larynx ulcerieren und in den Lungen sich ein Prozeß entwickeln der der Tuberkulose ähnelt.

In Brasilien scheint die Affektion mehr im Munde anzufangen, während die Nasenlokalisation fehlen kann.

Die Krankheit ist oft von Fieber und Nachtschweißen begleitet. Die subjektiven Erscheinungen richten sich nach der Ausbreitung der Läsionen. Für die Krankheit soll eine sehr lästige und *hartnäckige Salivation* charakteristisch sein, während auch Schmerzen im Munde, Schluck- und Stimmbeschwerden, Husten und Auswurf von blutigem Sputum auftreten können. Der Verlauf ist sehr schleppend und endet meist nach 20—30 Jahren mit Kachexie und Tod. Mancher Kranke erliegt schon eher einer der Tuberkulose ähnlichen Krankheit, die wahrscheinlich zur Blastomykose gehört.

Bis jetzt ist nicht mit Sicherheit in anderen tropischen Ländern eine der südamerikanischen Blastomykose ähnliche Krankheit beobachtet worden. Wohl haben Ziemann in Afrika und Breinl in Neu-Guinea bei der Rhinopharyngitis mutilans und Gangosa Blastomyceten gefunden, aber der Beweis des ursächlichen Zusammenhangs ist nicht geliefert worden.

2. Die anderen Formen der Blastomykose.

1. In seinen äußeren Erscheinungen der südamerikanischen Form ähnlich ist ein von Chalmers und Christopherson beschriebener und *Murmekiasmosis Amphilades* (d. h. zerstreute Warzen) genannter Fall. Im äußerst chronischen Verlaufe bildeten sich warzenähnliche Excrescenzen im Gesicht, am Halse, Ohr, Auge, an der Zunge, an den Tonsillen und an der Phranyxhinterwand, ohne Larynx, Rhino-pharynx und Lymphdrüsen zu befallen. Die Autoren fanden in den Geweben zahlreiche Hefezellen, die sie für einen *Cryptokokkus* halten. Da die Zücht- und Impfversuche negativ ausfielen, ist die Zugehörigkeit zu der Blastomykose nicht sicher. Nach operativer Entfernung der Warzen trat kein Rezidiv ein, allerdings ging das befallene Auge zugrunde.

2. Acton beschrieb eine leichte Affektion der Tonsillen mit gelblichen Flecken, verursacht durch *Endomyces tropicalis*; Castellani eine akute Pseudodiphtherie mit „white creamy patches", die einen schweren Verlauf mit Bronchopneumonie nehmen kann, wobei die *Monilia tropicalis* Cast. aus den Membranen gezüchtet werden konnte. Dieselben Parasiten fand dieser Autor auch in Fällen von Bronchomykose. Castellani und Chalmers erwähnen noch eine subakute und chronische Form der „tonsillar Moniliasis", die wenig Beschwerden macht. Die Lymphdrüsen sind bei diesen Moniliainfektionen selten affiziert.

3. Castellani und Chalmers erwähnen einen Fall, wobei gelbliche Flecken auf den Tonsillen bestanden und Oidium rotundatum Cast. gefunden wurde.

4. Castellani beschreibt eine Abweichung im Munde und Pharynx, bei welcher zahlreiche kleine Haufen von warzigen Efflorescenzen vorkommen, die später ulcerieren können und die im Abstrich zahlreiche hefepilzartige Körper zeigen.

5. Ein *mukocutaner Typus der Blastomykose* wurde von Castellani beschrieben, in welchem der Prozeß in der Haut an den Lippen anfängt und später entweder in die Nase oder in den Mund vordringen kann (Abb. 31 und 32). Sie können stark den Verdacht einer syphilitischen Infektion erregen und werden erst nach gründlicher Untersuchung richtig gedeutet.

Diagnose. a) Die Diagnose *der südamerikanischen Blastomykose* beruht auf klinischen, histologischen und mykologischen Daten. Findet man ulceröse und kondylomatöse Veränderungen im Mund-Nasen-Rachengebiet, so hat man alle die in diesem Kapitel genannten Krankheiten in Betracht zu ziehen; speziell Syphilis, Tuberkulose, Framboesia und Leishmania sollen ausgeschlossen werden. Ich werde hier nur auf die Differentialdiagnose mit der Leishmaniose näher eingehen.

Klinisch hilft erstens die Lokalisation der Erkrankung: Bei der Leishmania nicht an der Zunge, selten im Larynx, bei Blastomykose oft an beiden Organen. Das palatinale Kreuz (Escomel) kommt ebenso wie das subepitheliale Fortschreiten in der Form von gelben Pünktchen nur bei Blastomykose vor. Hartnäckige Salivation spricht für Blastomykose. Auch die von Moses beschriebene Komplementbindungsreaktion kann bei der Diagnose nützen. Während das histologische Bild bei der Leishmaniose meistens keine näheren Anhaltspunkte liefert, zeigt die Blastomykose das oben beschriebene typische Bild der „Noduleblastomycosique" mit den großen Zellen.

Schließlich ist der Parasitenbefund maßgebend; dabei ist darauf zu achten, daß man nicht Hefezellen mit zwei Chromatinpunkten für Leishmania ansieht.

Die Pilze bekommt man in dem Gewebe am besten bei Behandlung mit 30%iger Natron- oder Kalilauge zu Gesicht und erkennt sie dann an dem doppeltkonturierten Rand. Sie liegen in oder außerhalb der Zellen. ESCOMEL rät immer Gewebsstücke von verschiedenen Stellen zu untersuchen.

Um den ursächlichen Zusammenhang mit gefundenen Blastomyces festzustellen, sollen immer Kulturen angelegt und Tierversuche gemacht werden.

b) Die *anderen Formen der Blastomykose* werden meistens erst richtig gedeutet, wenn die anderen Krankheitsursachen ausgeschlossen worden sind. Auch hier werden die hefezellartigen Gebilde am besten in dem mit Lauge vorbehandelten zerriebenen Gewebe gefunden. Vor allem die Coccidioides sind leicht zu erkennen, weil sie sehr viele Endosporen enthalten. Sonst müssen immer Kulturen angelegt werden und womöglich aus oben angeführten Gründen Impfversuche an Tieren gemacht werden.

Die *Prognose* der südamerikanischen Form ist fast immer ungünstig, in der Regel wird mit der jetzigen Behandlung nur vorübergehende Besse-

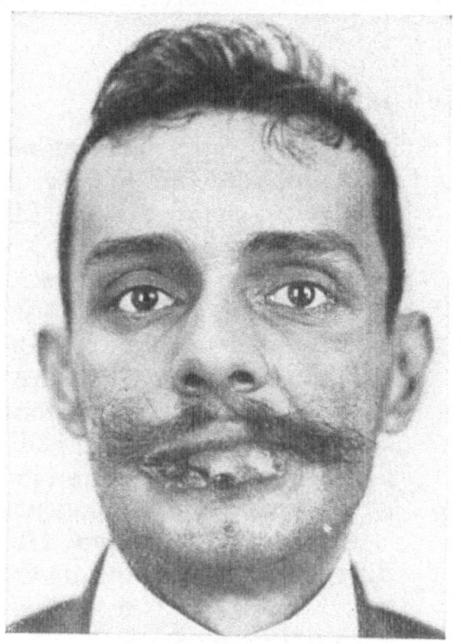

Abb. 31. Blastomykose aus Brasilien. (Nach MARTIN MAYER.)

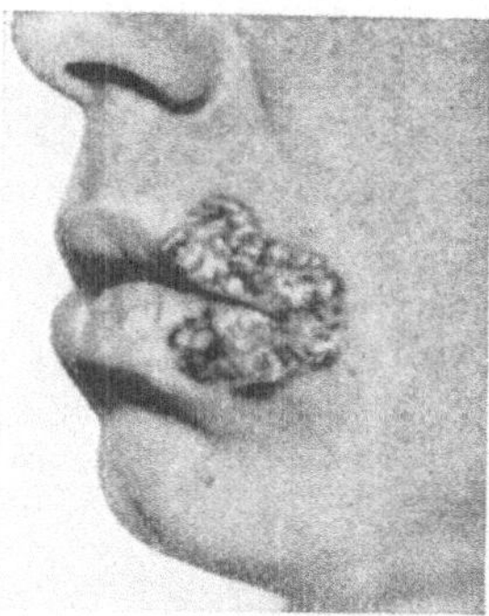

Abb. 32. Blastomyköses Geschwür, das stark an Syphilis erinnert. (Nach CASTELLANI.)

rung und selten komplette Heilung erreicht. Für die anderen Formen der Blastomykose ist die Prognose quoad vitam meistens gut, nur sind die Prozesse oft sehr hartnäckig und heilen nur leicht, wenn sie noch oberflächlich sind; dagegen sind sie schwer zur Heilung zu bringen, wenn sie bereits zu tieferer Ulceration geführt haben. Die Kranken sind dann durch die Verunstaltung und die örtlichen Beschwerden sehr belästigt. Dazu besteht dauernd die Gefahr einer allgemeinen Infektion unter dem Bilde der Pyämie, wie sie VERSÉ beschrieben hat, oder der Meningitis wie sie von WANATABE (primärer Herd in den Tonsillen) und von GOTO beobachtet wurde.

Therapie. a) *Der südamerikanischen Form.* Es ist das ganze medikamentöse und physische medizinische Arsenal zu Hilfe gezogen worden, ohne daß man bis jetzt mit Sicherheit die Krankheit bekämpfen kann. Am besten scheint noch eine ganz intensive Jodkur zu wirken, und zwar bis 10 g Jodnatrium täglich innerlich, oder was noch besser ist, 2—4 g intravenös in 10%iger Lösung. Dabei ist es nach DA MATTA ein Vorteil, wenn man auch die Jodlösung in die erkrankten Gewebe spritzt und später öfters Waschungen mit Wasserstoffperoxydlösung anwendet (Modus PFANNENSTIEL gegen Lupus). Bei der Mischinfektion mit Leishmania beeinflußt der Tartarus emeticus nur die Erscheinungen der letzteren Infektion und läßt die blastomykotischen Stellen unberührt.

b) *Der anderen Formen*. Auch hierbei haben sich Quecksilber, Salvarsan und andere Heilmittel als nutzlos erwiesen, während die innerliche Joddarreichung in größeren Dosen allein von Nutzen ist. Bei oberflächlichen Prozessen kann lokale Anwendung des Jods in Lugolscher Lösung oder als Tinktur Heilung bringen und auch andere desinfizierende Mittel können von Nutzen sein. Von französischer Seite wird äußere und innere Applikation von Methylenblau empfohlen. Acton sah die durch Endomyces tropicalis verursachte Halsentzündung schnell heilen durch Pinselungen mit einer 2%igen Formalinlösung. Bei Moniliaprozesse wenden Castellani und Chalmers Borax-Glycerin oder verdünnte Carbolsäure an.

Man soll sich vor dem Auskratzen der Geschwüre hüten, weil danach eine Generalisierung der Krankheit zu befürchten ist, eher wäre Ausbrennen erlaubt, aber dies ist selten angezeigt.

B. Die Sporotrichose.

Geschichtliches. Nachdem in Europa schon längst bekannt war, daß gummöse Schwellungen und Ulcerationen der Haut und Schleimhäute durch Pilze der Gattung Sporotrichon Link 1809 verursacht werden können, kamen die tropischen Sporotrichonfälle der Mund-Nasen-Rachengebilde erst 1908 zur Publikation. Castellani fand in Ceylon den S. indicum, Splendore (1909) in Brasilien den S. asteriodes, während der *S. Beurmanii* in Afrika (nach Castellani), auf Java (1918) durch ten Brink und in Peru von Escomel (1923) gefunden wurde.

Ätiologie und *Pathogenese*. Die zu den Hyphomyceten oder Fungi imperfecti gehörende Gattung Sporotrichum zeigt sich im parasitischen Leben als hefepilzartiges Gebilde und bekommt erst in der Kultur die charakteristischen Merkmale, d. h. viele gegliederte und ungegliederte verzweigte Myceliumfäden mit vielen runden und ovalen Sporen, die

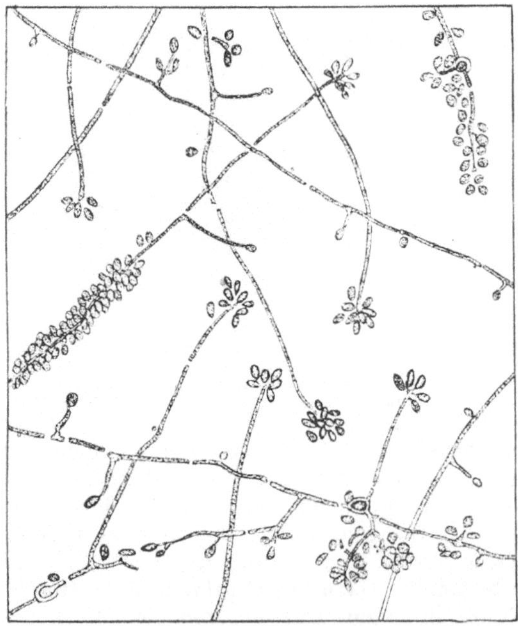

Abb. 33. Sporotrichon Beurmanni. Reinkultur.
(Aus M. Mayer.)

meist mit kurzen Sterigmata (Abb. 33) an den Fäden haften. Sie leben saprophytisch auf Gemüse, Insekten, Haustieren und Menschen und werden unter Umständen bei den letzteren zu echten Parasiten. Außer für den Menschen sind sie pathogen, speziell für Mäuse und Ratten, weiter für Hunde, Katzen, Affen, Eseln und jungen Meerschweinchen.

Bis jetzt sind 8 Spezies nachgewiesen worden. Sie wachsen auf dem gewöhnlichen Nährboden, besonders gut aber auf Maltose- oder Glukoseagar. Für Einzelheiten der Kultur verweise ich auf die betreffenden Handbücher. Die Übertragung geschieht nach de Beurmann durch Kontakt mit unsauberem

Gemüse. ESCOMEL meint daß Inokulation durch infiziertes Getreide- oder Aniskorn geschehen kann. MOORE und DAVIS sahen einen Fall nach Rattenbiß entstehen.

Pathologische Anatomie. Die von DE BEURMANN und GOUGEROT beschriebenen Veränderungen gelten auch für die tropischen Formen. Es gibt
    1. einen epitheloiden Typus mit Riesenzellen (tuberkuloider Typus),
    2. einen lymphobindegewebigen Typus (syphiloider Typus),
    3. einen polymorphnukleären oder ekthymatiformen Typus.

Symptomatologie und Verlauf. Die Sporotrichose ist eine chronische Krankheit, die an den Schleimhäuten, z. B. am Septum nasi, im Pharynx und im Munde große granulierende Ulcerationen setzen kann, ohne daß die allgemeine Gesundheit darunter zu leiden braucht. Doch kommen auch Fälle vor, in welchen Kachexie eintritt, die erst nach Heilung der Ulcerationen sich bessert.

Die Krankheit kann auch an der Haut der Nase und der Lippen anfangen (Abb. 34) und eine Strecke weit ins Naseninnere oder im Munde fortschreiten. Sie fängt gewöhnlich in der Haut als gummöse Schwellung, die später erweicht, durchbricht und zu Fisteln und Ulceration Anlaß gibt, an. Die Lymphdrüsen werden dabei öfters affiziert.

MOORE und DAVIS haben gezeigt, daß Agglutination der Parasiten bei Mischung mit Serum des Kranken in einer Verdünnung von 1:320 auftritt, während bei der Besserung nach Joddarreichung 1:20 dazu nötig war. Bei der cutanen Impfung mit abgetöteten Keimen trat starke Schwellung und Rötung auf, während Blastomycesvaccine ein negatives Resultat gab. Es werden also Antikörper bei der Sporotrichose produziert. Der Verlauf ist äußerst chronisch.

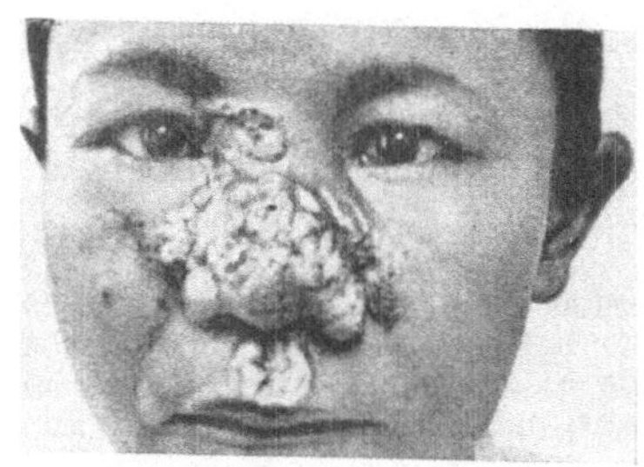

Abb. 34. Sporotrichose bei einem javanischen Knaben. (Nach TEN BRINK.)

Die *Diagnose* ist nur mit Sicherheit durch mikroskopische Untersuchung zu stellen, und da immer nur wenige Parasiten in den Geweben vorhanden sind, ist das Anlegen von Kulturen notwendig. Gelingt es Erreger zu züchten, so kann damit die Agglutinationsprobe mit Serum des Kranken versucht werden. FLU erwähnt, daß GOUGEROT und DE BEURMANN ein Gemisch von getöteten und suspendierten Mycelien von Sporotrixarten angeben, das als Diagnosticum benutzt werden kann. Es soll in einer Verdünnung von $^1/_{80}$—$^1/_{1000}$ Reaktion zeigen. Die Mitteilung von BASILE, der den Sporotrichonpilz als Saprophyt in den oberen Luftwegen fand, mahnt zu gewisser Reserve bei der Deutung der Befunde und nötigt zu Tierversuchen.

Die *Prognose* ist quoad vitam in der Regel gut.

Therapie. Besser als bei der Blastomykose kann man sich hierbei auf die Wirkung des Jod verlassen. CALICETI, TEN BRINK, CASTELLANI, ALBRICHT u. a. geben hiervon frappante Beispiele. Man soll große Dosen geben, 4—6 und wenn möglich 10 g Jodnatrium im Tage. Auch örtlich kann man Jod anwenden (Lugol oder Tinktur). Auch bei dieser Infektionskrankheit soll man sich wegen der Gefahr einer allgemeinen Verbreitung entlang dem Lymph- und Blutwege vor dem Auskratzen hüten. ESCOMEL rühmt die Wirkung von Galvanokauterisation; verabreicht dabei auch Jod.

C. Die Aspergillose.

Hierüber sind bis jetzt nur wenige Angaben gemacht worden, weshalb ich diese Infektionskrankheit nur kurz besprechen werde. Der Pilz ist charakterisiert durch fruchttragende, unverzweigte Hyphae, die in ein rundes oder ovales Gebilde enden, das eine Anzahl kurzer Elemente trägt, die jede für sich wieder eine Anzahl runde Konidien tragen. In dem erkrankten Gewebe sind diese typischen Fruktifikationen nicht zu finden, sondern kommen nur Mycelien neben hefezellartigen Körpern vor.

Der einzige Vertreter dieser Gattung, der in den Tropen als pathogen erkannt wurde, ist der A. fumigatus Fresenius (Abb. 35). Dieser kommt saprophytisch vor auf Getreide, Heu, Stroh usw. In Europa ist er bei der Pseudotuberkulose der Lungen und anderen Organe (speziell in gewissen Teilen von Frankreich bei Taubenzüchtern und ihren Tauben) und weiter bei Erkrankung des Sinus maxillaris u. a. von Tilley und Dalmeyer gefunden worden. Castellani fand den Pilz bei entzündlichen Veränderungen in der Nase.

Als Therapie finde ich nur Pinselungen mit einem Gemisch von zwei Teilen Wasserstoffsuperoxyd auf einen Teil Alkohol angegeben.

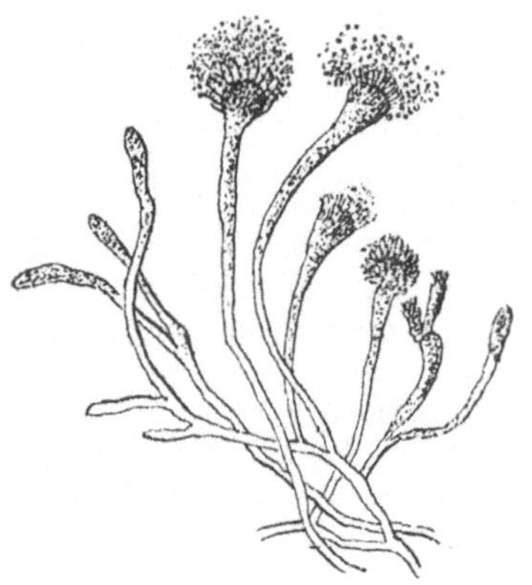

Abb. 35. Aspergillus fumigatus. (Nach Castellani und Chalmers.)

D. Die Nocardiomykosen.

Als Typus der Gattung Nocardia gilt der Aktinomycespilz. Im Laufe der Zeit sind eine große Menge von Arten in diese Gruppe eingereiht worden. Von Castellani und Chalmers werden folgende Affektionen erwähnt:

a) Veränderungen an den Tonsillen verursacht durch *Nocardia bovis Harz* und andere Arten der Gattung Nocardia und Cohnistreptothrix.

b) Kleine gelbliche Punkte an den Mündungen der Krypten, die nichts weiter sind wie die Enden von Körnern, die Nocardiapilze, Leptothrix, Bakterien, Amöben und Flagellaten enthalten und zu Steinbildung Anlaß geben können, ohne weitere Belästigung zu machen. Es sind dabei drei Typen von Nocardia gefunden worden. Ein weißer und gelber Typus und die Nocardia nigra Cast. 1912. Auch Macfie beschreibt diese „Tonsillar Nocardiamykosis".

c) *Das Paramycetoma.* Unter dem Namen *Mycetoma* kommen in den Tropen durch verschiedene Pilzarten verursachte Krankheiten vor, die charakterisiert sind durch das Vorkommen von eigentümlichen, Pilzfäden und Chlamydosporen enthaltende Körner im Eiter und in den erkrankten Geweben neben vielen Plasma- und eosinophilen Zellen. Sie werden in zwei Gruppen geteilt, die *Maduromykose* und die *Aktinomykose,* von denen nur die letztere in Europa in den oberen Luftwegen und im Munde beobachtet wurde.

Im Jahre 1918 haben nun Chalmers und Archibald die *Paramycetoma* hiervon ausgeschieden. Diese durch nokardiaähnlichen Pilze verursachte Affektion paßt vollkommen in das Mycetomabild; sie unterscheidet sich von den Mycetomas nur durch das Vorkommen von kleineren Körnern, die oft erst nach längerem Suchen zu finden sind. Da sie auch bei entzündlichen Geschwulstbildungen im Gesicht und

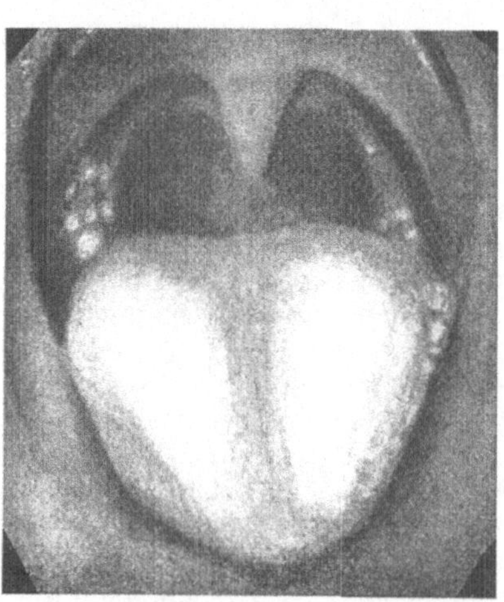

Abb. 36. Tonsillarinfektion durch Hemispora rugosa. (Nach Castellani.)

im Munde gefunden werden, seien sie hier erwähnt. Die Beschreibung des Krankheitsbildes, der Diagnose und Therapie kann ich übergehen, weil sie sich klinisch vollkommen mit dem Bilde der Aktinomykose, das an anderer Stelle dieses Handbuches geschildert worden ist, decken.

Castellani beschreibt zwei Fälle von akuter Tonsillenerkrankung mit grauweißen Exsudatmassen, Fieber und Halsschmerzen, die auf Ceylon beobachtet wurden und in welchen *Oidium Matalense* in dem einen und *Hemispora rugosa* in dem anderen Fall (Abb. 36) gezüchtet werden konnte und von ihm neben der oben erwähnten Moniliasis tropicalis als die bis jetzt beobachteten drei Pseudodiphtherieformen von Ceylon angesehen werden.

Tierversuche, die den ursächlichen Zusammenhang beweisen könnten, sind nicht ausgeführt worden. Auch PYPER hat die Monilia rugosa Castellani bei einem soorähnlichen Belag im Munde mit gelblichen Flecken gefunden.

Als *Therapie* bewährten sich Pinslungen mit einer 5 bis 10%igen Carbolsäurelösung.

4. Rhino-Pharyngitis mutilans (Gangosa).

Geschichtliches. Wie schon in den vorigen Paragraphen mitgeteilt wurde, sind von den Tropenärzten seit beinahe einem Jahrhundert eine ganze Reihe von mit Nasen- und Rachenverstümmlungen einhergehende Prozesse beschrieben worden, die je nach dem Ursprungslande mit dem Sammelnamen Buba, Gangosa, Espundia usw. zusammengefaßt wurden. Wir haben gesehen, daß aus diesem Chaos außer den altbekannten kosmopolitischen Krankheiten wie Syphilis, Lupus und Lepra schon drei spezifische Tropenaffektionen herausgeschält wurden; nämlich die tertiäre Framboesia, die Leishmaniose und die Blastomykose.

Im Jahre 1904 ist nun von LEYS in einer amtlichen Mitteilung eine Krankheit auf der Insel Guam beschrieben worden, die er für einen Morbus sui generis hielt und mit den Namen *Rhinopharyngitis mutilans* belegte. Ein Jahr später ist, unabhängig von LEYS, auch in einem Medizinalbericht 1905/06 aus Kamerun, von ZIEMANN dieselbe Krankheit beschrieben und ebenso bezeichnet worden. Nachdem ZIEMANN aber Blastomyces dabei fand, dachte er an die Möglichkeit einer Hefepilzinfektion (damals war die südamerikanische Blastomykose noch nicht bekannt). Zur selben Zeit erschienen Mitteilungen von FORDYCE und ARNOLD (nach CASTELLANIS Handbuch) und MINK und MC LEAN aus den Ladronen und Karolineninsel.

Später erschien über den Gegenstand eine Publikation aus Guam, 1908 von GEIGER, der meinte, den Bacillus Gangosae gefunden zu haben, 1911 von GARRISON, der die Krankheit für eine „Spätform“ von Lues hielt.

Aus den Philippinen stammen die Publikationen von MUSGRAVE und MARSCHALL 1907, die einen Fall durch Sektion näher studieren konnten, und von STITT, der die Krankheit u. a. bei einem Europäer beobachtete. FÜLLEBORN, der die Krankheit auf den Karolinen sah, befürwortet im Jahre 1910 die Möglichkeit einer verschiedenen Ätiologie für die Gangosafälle, während BREINL im selben Jahre die Gangosaformen der Insel Murray und von Neu-Guinea beschrieb und im Jahre 1915 mitteilt, in den Geweben einen Hefepilz gefunden zu haben, den er mit den Namen Cryptococcus mutilans belegte.

Auch in Java ist die Krankheit beobachtet worden. Im Jahre 1913 beschreibt BENJAMINS vier Fälle, die er allerdings schon 1902 beobachtete. Bei der Framboesia sind weiter verschiedene Autoren genannt, die dergleichen Zerstörungen auf Java, Borneo, Sumatra und Soemba sahen und sie der Framboesia zuschrieben. Weitere Publikationen aus Afrika stammen von MITCHELL aus Kapstadt und von LAMBIE aus dem Obernilgebiet. In den Jahren 1917 und 1918 wurde von TURKHUD und ROY die Krankheit in Britisch-Indien beschrieben. ARROWSMITH erwähnt einen Fall bei einem Italiener, der nie außerhalb Nordamerikas gewesen war. Wie sich in der Literatur die Namen „*Pian*“ und „*Yaws*“ für die Framboesia und „*Espundia*“ für die rhino-oro-pharyngeale Leishmaniose eingebürgert haben, so scheint es, als ob das Wort „*Gangosa*“ sich allmählich mit dem Begriff Rhinopharyngitis mutilans decken wird.

Ätiologie und Pathogenese. Hierüber ist wenig bekannt. Oben ist schon erwähnt worden, daß Ziemann Blastomyces und Breinl den Cryptococcus mutilans in der Gewebsflüssigkeit der Schwellungen ringsum den Erkrankungsherd von früh zur Beobachtung gekommenen Fällen frei und in Leukocyten eingeschlossen fanden. Beide Autoren haben aber den Beweis für den ursächlichen Zusammenhang nicht geliefert; Züchtung und Impfversuche sind nicht gelungen.

Es bleibt also dahingestellt, ob ein Teil dieser Fälle zu den Blastomykosen gerechnet werden muß. Weiter hat Geiger den Bacillus Gangosae gezüchtet, ohne jedoch dessen pathogene Rolle zu beweisen. Als wichtiges Merkmal gegenüber der Tuberkulose gilt, daß Meerschweinchen gegen die Impfung mit erkranktem Gewebe refraktär sind. Syphilis kann die Ursache nicht sein, weil die Krankheit in Gegenden, die noch ganz oder fast ganz von dieser Krankheit freigeblieben sind, vorkommt. Gegen Lepra spricht das Fehlen anderer Erscheinungen und der negative Bacillenbefund. Nun kommen drei Ursachen für Verunstaltungen in Betracht, die in gewissen Gegenden sicher Gangosa geben, das sind Framboesia, Leishmania und Blastomykose. *Es ist möglich, daß in der nächsten Zeit die Rhinopharingitis mutilans als selbständiger Begriff aufhören wird.* Für jede Gegend wird dann eine der genannten Ursachen sich im besonderen geltend machen wie z. B. für Java, Sumatra und Soemba die Framboesia, aber immer soll noch nachgeforscht werden, ob nicht nebenbei andere Krankheitsursachen in Betracht kommen. Weiter bleibt möglich, wie bei der Framboesia betont worden ist, daß sich im Anschluß an die Framboesia eine sekundäre, zerstörende Krankheit wie das Ulcus tropicum oder eine andere von noch unbekannter Natur geltend macht.

Schließlich bleibt immer noch die Möglichkeit offen, daß es doch noch eine ähnliche Krankheit sui generis auf bisher unbekannter Grundlage gibt. Auch danach soll noch mit Eifer geforscht werden.

Fülleborn weist doch darauf hin, daß die Verbreitungsgebiete der Rhinopharyngitis mutilans mit den der Framboesia sich nicht decken. Es gibt Inseln, auf welchen er keine Framboesiaerscheinungen antraf, während Gangosafälle mehrmals zur Beobachtung kamen, dagegen sah er in seinem Arbeitskreis in Afrika, wo die Framboesia sehr verbreitet war, während einer dreijährigen Praxis keine Gangosa.

Breinl, der den tertiären Yaws sehr gut kennt und abbildet, und viele Fälle von Gangosa sah, hält sie auf klinischen und epidemiologischen Gründen für eine Krankheit an sich. Noch in der letzten Zeit (1926) spricht Ziemann sich dafür aus, daß obwohl Framboesia vielleicht die Ursache der Krankheit ist, die Frage der Ätiologie noch nicht mit Sicherheit gelöst ist. Die Krankheit scheint wohl eine ansteckende zu sein, weil in einzelnen Gegenden gleichzeitig viele Fälle vorkommen. Wie die Übertragung geschieht, ist völlig unbekannt. Kein Alter und Geschlecht bleibt verschont. Leys sah die Affektion bei Kindern von 3 Jahren an, aber auch bei einem Greise von 80 Jahren alt. Obwohl sie hauptsächlich bei den Eingeborenen vorkommt, so ist sie doch auch beim Europäer beobachtet worden u. a. von Stitt.

Pathologische Anatomie. Bei der Sektion des in Abb. 37 abgebildeten Falles fanden Musgrave und Marschall nach Halbierung des Kopfes folgende Abweichungen:

Vom knöchernen und knorpligen Septum nasi war ein großer Teil zerstört, ebenso fehlte der ganze Gaumen. Die Zerstörung der seitlichen Nasengebilde ging bis in die Kieferhöhle. Das ganze war mit einer schmutzigen Masse bedeckt. Es fand sich eine Tuberkulose der Lungen, Milz, Nieren und Leber. Mikroskopisch zeigten die erkrankten Partien eine Nekrose ohne viel Reaktion in dem

benachbarten Gewebe; auch war keine Granulationsbildung zu sehen. Hier
und da waren Blutungen vorhanden. Leukocyteninfiltration war nur am Rande
der Ulcerationen zu sehen, nicht perivasculär. Säurefeste oder fusiforme Bacillen
waren nicht zu finden, auch keine Treponema, nur einige wenige Diplokokken.
Verkäsung und Riesenzellen fehlten. Das Epithel war an verschiedenen Stellen
in die Tiefe vorgedrungen, ohne aber Perlen zu bilden. Um die ulcerierten
Stellen herum trat ödematöse Schwellung in den Vordergrund. Im Handbuch
von CASTELLANI und CHALMERS wird noch erwähnt, daß auch Riesenzellen und
proliferierende Gefäße vorkommen können.

Symptomatologie und Verlauf. LEYS gibt hiervon das folgende Bild:

In früheren Fällen, die allerdings selten zur Beobachtung kommen, sieht man
an der Pharynxhinterwand, am hinteren Gaumenbogen oder am freien Rande
des weichen Gaumens ein oberflächliches
Geschwür, das beweglich ist und von einer
dünnen schmutzig braungrauen Kruste bedeckt ist. Später vertieft sich das Geschwür

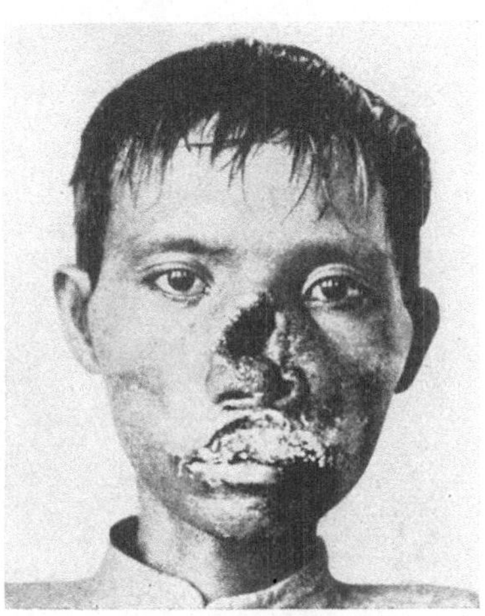

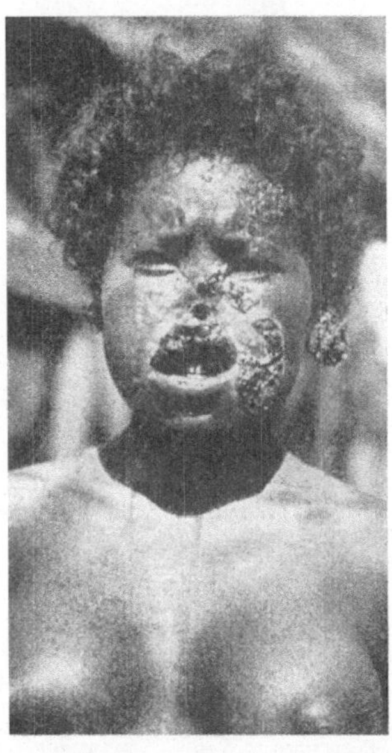

Abb. 37. Gangosa. (Nach MUSGRAVE und MARSHALL.)　　　Abb. 38. Gangosafall. (Nach BREINL.)

und breitet sich nach vorne und oben zu aus. Der weiche Gaumen wird
allmählich in seiner ganzen Dicke zerstört; auch der harte Gaumen bleibt
nicht verschont. Inzwischen ist der Geschwürprozeß durch die Choane hindurch in die Nase vorgedrungen und hat das Septum ergriffen. Wenn nun
der ganze Gaumen und das Septum narium völlig zerstört sind, kommt der
Prozeß spontan zum Stillstand und heilt unter starken Narbenretraktionen
aus, wobei die Nasen-Mund-Rachenräume in eine einzige große Höhle verwandelt sind und die eingesunkene, äußere Nase nach innen gezogen ist. Sehr
selten steigt der Prozeß zum Larynx hinab, die Stimme bleibt in der Regel
tonhaltend, nur ist natürlich die Artikulation erheblich erschwert, obwohl
die Zunge immer von der Krankheit verschont bleibt. In weniger als $10^0/_0$ der
Fälle tritt der Prozeß außerhalb der Nase auf und vernichtet die äußere Nase
und einen mehr oder weniger großen Teil der Gesichtshaut, wobei nach LEYS
immer die Oberlippe verschont bleiben soll. Die Fälle BREINLS, MUSGRAVES,
ZIEMANNS usw. zeigen aber zum Teil wohl ein Übergreifen auf die Oberlippe
(vgl. Abb. 37 und 38).

Die subjektiven Beschwerden richten sich nach der Ausbreitung der Affektion. Am Anfange wird über Schmerzen im Halse geklagt, aber im weiteren Verlaufe sind die Beschwerden eigentlich nur durch die mechanischen Unvollkommenheiten beim Sprechen und bei der Nahrungsaufnahme bedingt.

Obwohl die Krankheit sich über viele Jahre erstreckt, so leidet die allgemeine Gesundheit nur wenig, und wenn nicht eine komplizierende Krankheit hinzu kommt, wie in dem Falle Musgrave und Marshalls, können die Betroffenen alt dabei werden.

Ziemann erwähnt für seine Fälle ein öfteres Befallensein der Gesichtsteile mit nachfolgender starker Retraktion der Haut in der Umgebung der Nase

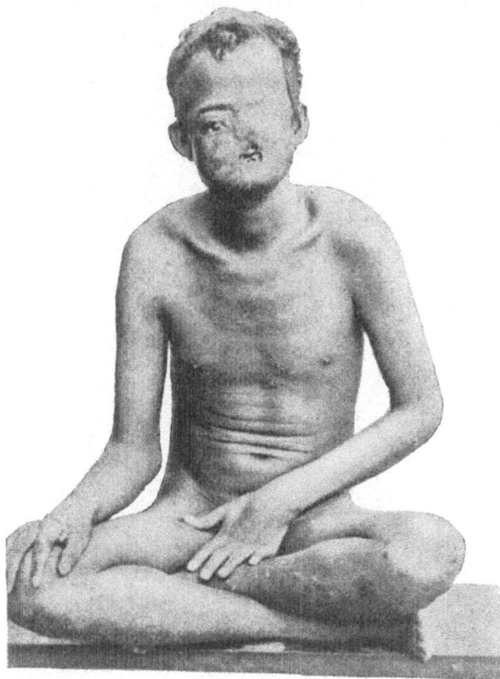

Abb. 39. Rhinopharyngitis mutilans aus Java.
(Eigene Beobachtung.)

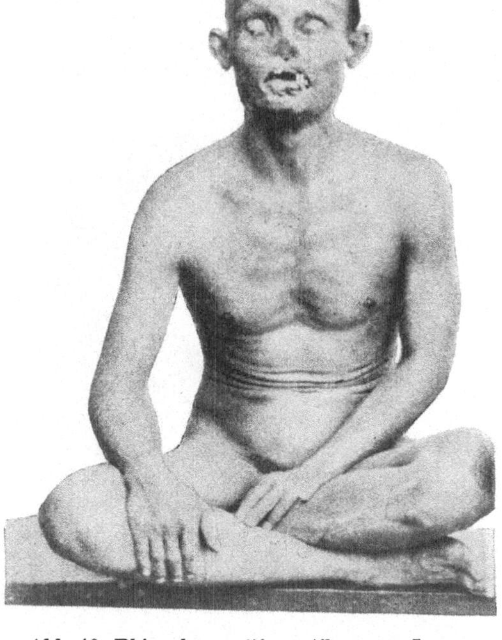

Abb. 40. Rhinopharyngitis mutilans aus Java.
(Eigene Beobachtung.)

bzw. des Mundes. Er hat einmal das Mitbefallensein des Kehlkopfes laryngoskopisch feststellen können.

In den von mir beobachteten Fällen, die sich alle im ausgeheiltem Stadium befanden, deckt sich das Bild mit dem von Leys und Ziemann skizzierten, nur sind die Zerstümmelungen und Retraktionen im Gesicht wohl in ihrer maximalen Form vorhanden, wie es z. B. die Abb. 39 und 40 zeigen. Die Abb. 39 z. B. zeigt, wie die Nase und das linke Auge ganz und der Mund teilweise nach Verschwinden der äußeren Teile zugewachsen sind und die Kommunikation der Luft- und Speisewege mit der Außenwelt nur durch eine von einem starren Ring umfaßten Öffnung stattfindet. Bei allen sind die Augen erblindet, mit Ausnahme von einem Auge, das noch eine geringe Sehschärfe behalten hat. Alle vier von mir beschriebenen Kranke geben an, daß die Krankheit in der Jugend mit einem geschwürigen Prozeß *in der Nase* anfing, also abweichend von den Fällen in Guam. Dabei war Ausfluß aus der Nase vorhanden und wurden die Kranken von starken Kopfschmerzen geplagt. Das Geschwür trat aus der Nase heraus und hatte sich allmählich über die Gesichtshaut ausgebreitet und heilte nach vielen Jahren spontan aus. Angeblich hatten meine Kranken nie an Frauenkrankheiten gelitten. Bei der objektiven Untersuchung stellte sich heraus, daß sich nirgends mehr ein aktiver Prozeß befand. Soweit zu übersehen war, fehlte das ganze Knochen- und Knorpelgerüst der Nase und des Gaumens und auch der weiche Gaumen. Die Zunge war bei allen unversehrt, die Stimme nicht rauh, die Sprache aber schwer verständlich durch mangelhafte Artikulation. Keiner dieser Leute zeigte Framboesianarben[1], nur hatten zwei von ihnen größere Narben an den Unterschenkeln, wie sie fast bei jedem Eingeborenen vorkommen.

Lymphdrüsenschwellungen und Atrophien fehlten. Der allgemeine Zustand dieser von Almosen lebenden Menschen war gut. Der auf Abb. 40 abgebildete Mann sah sogar sehr kräftig aus. Er hatte 6 Kinder gehabt, wovon vier an Fieber in einem Alter von 5 Jahren starben, während die zwei lebenden prachtvolle blühende Kinder waren, deren Mutter nie abortierte. Die WASSERMANNsche Reaktion und die Treponemen waren damals noch unbekannt. Säurefeste Bacillen wurden nicht in dem Höhlenschleim gefunden. Die Entwicklung und der Verlauf der Krankheit waren also ganz abweichend von denen bei der Framboesia.

Nach MUSGRAVE und MARSCHALL ist *das Blutbild* nicht verändert. Sie fanden bei ihrem Kranken einen Hämoglobingehalt von 80%, dabei $11\,600$ Leukocyten pro Kubikmillimeter, mit 10% kleinen Lymphocyten, $4,6\%$ großen Lymphocyten, 82% polynukleären, $2,4\%$ eosinophilen und $0,4\%$ basophilen Leukocyten.

Die WASSERMANNsche Reaktion soll oft positiv sein.

Diagnose. Da der Krankheitserreger nicht bekannt ist, die Histopathologie nichts Typisches aufweist und die Zerstörungen große Ähnlichkeit haben mit denen bei anderen Krankheiten, kann die *Diagnose nur per exclusionem gestellt werden.*

In der Literatur ist leider meistens nur ein Teil der in Frage kommenden Krankheiten ausgeschlossen worden, so daß viele der als Gangosa beschriebenen Fälle sicher nicht hierzu gehören.

Tumor, Lupus, Lepra, Syphilis, Framboesia, Leishmaniose, Mykosen, Myiasis usw. sollen ausgeschlossen werden. Die Begleiterscheinungen an anderen Körperstellen, der klinische Verlauf, die mikroskopische Untersuchung von Gewebsstückchen und schließlich die Forschung nach Krankheitserregern werden oft auf den richtigen Weg führen. Es wird sich dabei zeigen, daß je weiter unsere Kenntnisse sich ausdehnen, desto mehr das Gebiet der Rhinopharyngitis mutilans sich einengen wird. Doch bleiben bis jetzt immer Fälle übrig, die nicht mit Sicherheit in die bekannten Krankheitsbilder einzureihen sind und von denen man die Möglichkeit offenhalten muß, daß sie zu einer Morbus sui generis gehören.

Prognose. Diese ist quoad vitam gut, nur sind die Befallenen immer das klägliche Opfer der weitgehenden Zerstörungen.

Therapie. Diese ist bis jetzt machtlos gewesen. Quecksilber und Jod haben nicht den geringsten Erfolg. Ob Salvarsan und Tartarus emeticus wie bei anderen Infektionskrankheiten helfen, ist nicht bekannt. Sie sind aber immer zu versuchen; sie haben dann bei Erfolglosigkeit jedenfalls diagnostischen Wert.

---

[1] Dieses beweist nicht, daß sie früher nicht an Framboesia gelitten haben. SCHÜFFNER hat doch in 7% bei ganz gesunden Eingeborenen ohne Framboesianarben eine positive WASSERMANNsche Reaktion gefunden. Nur eine abgelaufene Framboesia kann nach ihm diese hohe Prozentzahl erklären.

Insbesondere soll man immer Salvarsan oder Neosalvarsan geben, denn wenn die Krankheit auf Framboesia beruht, so ist der Erfolg geradezu verblüffend, wie schon früher erwähnt wurde.

5. Das Granuloma venereum.

Hierunter versteht man eine chronische Tropenaffektion, die in der Gegend der äußeren Genitalien lokalisiert ist und in einem sich mehr oder weniger weit ausbreitenden, oberflächlichen, granulierenden Geschwür besteht, das selten in die Tiefe vordringt und äußerst resistent ist gegen die gebräuchlichen antiseptischen und antiluetischen Mittel oder gegen chirurgische Maßnahmen, wie Auskratzen und Kauterisieren.

Die Krankheit wird sehr selten auch außerhalb der Tropen beobachtet. Anfangs formt sich eine kleine Papel oder ein Knoten, bald kommen mehrere hinzu und beginnen zu verfallen.

Die Krankheit wird wahrscheinlich durch den geschlechtlichen Verkehr übermittelt, kommt wenigstens nicht vor dem Pubertätsalter und selten nach dem 45. Jahre vor. Der Krankheitserreger ist nicht mit Sicherheit bekannt; von einigen Autoren wird die Krankheit für eine besondere serpinginöse Form des Ulcus molle gehalten. Es sind mehrmals Spirochäten gefunden worden und konstant wird ein zum erstenmal durch Donovan beschriebenes Gebilde beobachtet, das von einigen Autoren für ein Bakterium, von anderen für ein tierisches Lebewesen gehalten wird. Seine Rolle als Erreger der Krankheit ist nicht bewiesen; trotzdem hat seine Anwesenheit große diagnostische Bedeutung, da es nie bei anderen Hautaffektionen gefunden wurde. Wenn man nach Reinigung der Randpartien ein wenig Material abschabt und auf einen Objektträger zerreibt, kann das Gebilde leicht nachgewiesen werden. Es besteht aus intra- und extracellulär gelegenen, ovalen Körperchen von $1-2\ \mu$ Größe, die bei der Giemsafärbung sich entweder als eine diffus rötlich gefärbte Protoplasmamasse oder als in eine Kapsel gehüllte, an den beiden runden Polen stark tingierte kurze Stäbchen erweisen.

Auf weitere Einzelheiten kann nicht eingegangen werden, die Krankheit wird hier erwähnt, weil Bonne und Verhagen einen Fall gesehen haben, bei dem ein Geschwür am Naseneingang und an der Oberlippe auftrat. Es breitete sich allmählich bis in die Nase und im Munde auf die Schleimhaut der Wangen und der Unterlippe aus, während später im Gesicht eine elephantiasisähnliche Schwellung dem Kranken ein monströses Aussehen verlieh.

Die Diagnose wurde durch das granulierende Aussehen, die große Hartnäckigkeit gegen alle möglichen Behandlungsweisen, das Auffinden der oben erwähnten Körperchen und das gleichzeitige Vorkommen eines Granuloms am Scrotum schon fast gesichert. Die völlige Bestätigung brachte der große Erfolg der intravenösen Applikation des Tartarus emeticus. Es ist nämlich im Jahre 1913 von Aragao und Vianna zuerst dieses Mittel auch gegen das Granuloma venereum mit Erfolg angewandt, und später von anderen Autoren gerühmt worden. Die Art und Weise der Anwendung ist bei der Leishmaniose beschrieben worden. Auch die Anwendung von Röntgenstrahlen soll gute Wirkung haben.

6. Die tropische Myiasis nasalis.

Die Berechtigung der Besprechung des durch Fliegenlarven in der Nase hervorgerufenen Krankheitsbildes an dieser Stelle erblicke ich in dessen häufigen Vorkommen in tropischen Ländern gegenüber der großen Seltenheit in den gemäßigten Zonen. Der Unterschied liegt in der Verschiedenheit der örtlich vorkommenden Fliegenarten. Die *Geschichte* greift zurück bis in das 18. Jahrhundert. Es würde zu weit führen, sie hier eingehend zu besprechen. Ich verweise dazu auf die älteren rhinologischen Handbücher, speziell das von Morell Mackenzie. Bis jetzt sind aus fast allen tropischen Weltteilen Berichte über Fälle von Myiasis nasalis erschienen.

Ätiologie und Pathogenese. Verschiedene Fliegenarten können die echte Myiasis nasalis hervorrufen, d. h. ihre Larven können als echte, die Gewebe zerstörende Parasiten[1] vorkommen. Nicht in allen tropischen Weltteilen sind es dieselben Arten. Ich fand darüber folgende Angaben:

Im tropischen und subtropischen Amerika sind es:

1. *Chrysomyia macellaria* s. Lucilia hominivorax (nebst 25 anderen Synonymen).

Die Larven dieser Fliege, in diesen Ländern (Texas), Screwworm genannt, sind die häufigsten Erreger der Krankheit, die dort mit dem Namen „Bicheiro" belegt wird. Vor allem in den Monaten Juli bis Oktober legt die Fliege ihre Eier. Sie kommt auch im Norden Amerikas, bis zu Kanada vor, doch da wird sie im Winter größtenteils von der Kälte getötet und findet sich deshalb nicht so zahlreich.

2. *Chrysomyia violacea.*
3. *Sarcophaga carnaria.*

Diese ist nahe verwandt mit der in Europa bei dieser Affektion gefundenen S. Wohlfahrti.

4. *Calliphora erythrocephale.*

Mitteilungen aus den späteren Jahren: Israel, BLEYEL, FIELD, HARRISON, DA SILVA.

In *Britisch-Indien* wurde gefunden:

1. *Pycnosoma flaviceps* (Blue bottle fly).
2. *Pycnosoma dux Esch.*
3. *Chrysomyia (Pycnosoma) bezziana.*
4. *Sarcophagaarten* u. a. Sarcophaga carnaria L.

Spätere Mitteilungen findet man bei CASTELLANI und CHALMERS, RIELEY und HOWLETT, GILES, AUSTEN, PATTERSON, CHETTI, TRESTON, SINTON, PATTON. Es wird erwähnt, daß die Eingeborenen die Fliegenlarvenkrankheit als „Pinakh" oder „Peenash" bezeichnen. Nach SINTON scheinen die Pycnosomaarten wohl am meisten in der Nase gefunden zu werden. Sie repräsentieren in Indien die Chrysomyiaarten, mit denen sie meistens identifiziert werden. In Java habe ich ein paar Fälle beobachtet ohne aber die abgetöteten Larven bestimmen zu können.

Auf den *Philippinen* sind gefunden worden:

1. *Lucilia dux Esch.*
2. *Sarcophagaarten.*

Hierüber schreibt u. a. BANKS.

Im tropischen und subtropischen Afrika:

1. *Oestris ovis* L.

In *Algerien* viel verbreitet. Obwohl sehr oft beim Schafe und auch beim Hunde vorkommend, wird die Made ziemlich selten in der menschlichen Nase angetroffen, am meisten noch bei Schäfern, vor allem nach dem Genuß von Schafskäse. Bei den Kabylen heißt die Krankheit „Thim'ni", während die Touaregs von der Saharagebirgsgegend sie „Tamné" nennen.

2. *Chrysomyia macellaria* (Lucilia homimivorax usw.).
3. *Sarcophaga nura* (von MOUCHET in Katanga gefunden.)
4. *Pycnosoma putorum* (in Abyssinien, Belgisch-Kongo und Lorenzo Marques, Guinea).
5. *Wohlfahrtia magnifica* (Ägypten, auch gefunden in Klein-Asien und Palästina).

Die späteren Mitteilungen stammen vor allem von den Gebrüdern SERGENT, weiter von PASCAL, VIALATTE, DARTIGELLES. Bei verschiedenen afrikanischen Vierfüßlern sind in der Nase und in den Nebenhöhlen Fliegenlarven gefunden worden, teils als Krankheitserreger,

---

[1] Neben den echten Parasiten kommen auch öfters saprophytisch im Naseneiter lebende Maden vor, die sich aus Eiern, die gelegentlich in einer erkrankten Nase deponiert worden sind, entwickeln. Sie geben nur wenige subjektive Beschwerden, wie Kitzeln und dergleichen. Es wird sich mit ihnen in diesem Kapitel nicht weiter befaßt.

andernteils als unschuldige Schmarotzer. So kommt in der Saharagegend nach Vialatte beim Dromedar regelmäßig die Larve von *Cephalomyia maculata* in der Nase und in den Nebenhöhlen vor, ohne besondere Krankheitserscheinungen zu verursachen.

Im Kongo sind beim Pferde, Nilpferde und Schwein vier Arten von *Rhinoestris* gefunden worden.

Mouchet erwähnt aus Zentralafrika das Vorkommen von *Cordylobia antropophaga Bl.* und *Sarcophaga haemorrhoidalis* Meig. in der Hundenase und von *Oestrisarten* in den Nasengebilden der Antilopen. Wellmann hat bei einer Ziege experimentell durch Sarcophaga regularis Myaisis verursachen können (nach Castellani und Chalmers).

Der Rahmen dieses Artikels erlaubt es nicht, näher auf die morphologischen Merkmale dieser Fliegen einzugehen; diese sind nötigenfalls in den speziellen Werken nachzuschlagen. Ich will nur daraufhin weisen, daß die Feststellung der Fliegenart selten an der Larve gelingt. Man soll immer versuchen die Larve zur Metamorphose zu bringen, am besten durch Züchten in trockener Erde, in Staub oder auf Watten, z. B. in einer Flasche mit oder ohne Fleischstückchen, die mit Gaze zugedeckt ist, um das Eindringen anderer Fliegen zu verhindern. In 5—8 Tagen kommen die Fliegen heraus; *man soll sie dann noch etwa* 24 *Stunden in Ruhe lassen, damit die spezifischen Körperfarben sich entwickeln können.* Danach tötet man die Fliege mit Chloroform, rollt sie in Zigarettenpapier ein und schickt sie einem Entomologen zu. Die Infektion erfolgt meist im Freien beim schlafenden Menschen, sie kann aber auch beim Umhergehen, Fahren usw. erfolgen. Meistens sind es schon bestehende, mit stinkendem Sekret einhergehende Nasenkrankheiten, welche die Fliegen anziehen. Das Insekt fliegt auf die Nase zu, kriecht hinein und wenn es auch meistens sofort ausgeschneuzt wird, hat es doch schon seine Eier legen können, oft in der Zahl von drei- bis vierhundert. Bisweilen genügt hierzu nur der Aufenthalt der Fliege am Eingang der Nase. In wenigen Stunden bis zwei Tagen entwickeln sich die sehr gefräßigen Larven und fangen den Zerstörungsprozeß an, bis sie nach 5—8 Tagen versuchen, die Nase wieder zu verlassen, um sich in der Erde verpuppen zu können.

Pathologische Anatomie. Die bei der Autopsia in vivo oder post mortem gefundenen Zerstörungen ergeben sich aus der bei der Symptomatologie beschriebenen Ausbreitung der Krankheit. Eventuell werden die Maden in großer Zahl bis in die Kiefer-, Stirn- und Keilbeinhöhlen angetroffen.

Symptomatologie und Verlauf. In unbehandelten Fällen stellen diese sich folgendermaßen ein: Sofort nach ihrem Heraustreten aus den Eiern beginnen die Larven die Nasengebilde anzufressen. Erst wird die Schleimhaut angegangen, dann der Knorpel und schließlich auch der Knochen des Septum und der Muscheln; dann dringen die Maden in die Nebenhöhlen vor; auch die äußere Nase zerstören sie, wie aus der Abb. 41 ersichtlich. Der harte und weiche Gaumen wird ebensowenig verschont wie die hintere Pharynxwand; sogar das Zungenbein kann angefressen werden. Bleibt der Kranke am Leben, so tritt inzwischen die Umwandlung der Larven zur Puppe ein und treten die Schmarotzer heraus. Wenn der Kranke sie alle los ist, können die wunden Teile vernarben.

Es kann aber schon früher durch Zerstörung des Nasendaches zu einer tödlichen Meningitis kommen.

Die objektiven Erscheinungen, die sich manchmal akut einstellen, sind im Anfange: Schwellung der äußeren Nase, gedunsenes Gesicht und profuser, stinkender, serös- oder eitrigblutiger Ausfluß aus der Nase. Auch Epistaxis kommt dabei häufig vor. Der Kranke fiebert und oft stellen sich die Zeichen einer Bronchitis ein. Bei der Rhinoskopie fallen die Perforationen am Septum und Gaumen auf, während die Maden sich durch ihre Beweglichkeit verraten. Die äußere Nase sinkt oft ein, oder verschmilzt sogar ganz oder teilweise. Die subjektiven Erscheinungen halten Schritt mit dem Zerstörungsprozeß. Im Anfange verspürt der Patient ein Kitzeln in der Nase, wodurch er zu öfterem

Niesen veranlaßt wird. Kurz darauf folgt Nasenverstopfung und die oben erwähnte Sekretabsonderung. Er wird vor allem belästigt durch das Nasenbluten, die Schwellungen im Gesicht, besonders der Augenlider, aber noch vielmehr durch die heftigen, nagenden und pochenden Schmerzen, die sich über der Nasenwurzel und in der Stirngegend geltend machen und nach allen Seiten bis in den Ohren ausstrahlen können und die oft völlige Schlaflosigkeit zur Folge haben. Später fügen sich noch Schmerzen beim Schlucken und Husten dazu. Die Kranken werden oft von großem Angstgefühle gequält, die im Verein mit den heftigen Schmerzen zum Selbstmord treiben können.

Das Allgemeinbefinden leidet vor allem durch das Fieber, die Schlaflosigkeit und mangelhafte Nahrungsaufnahme.

Der Verlauf richtet sich nach den Lebensgewohnheiten der Fliegenlarven, die, um sich in der Erde verpuppen zu können, den Wirt verlassen. Demnach heilt die Krankheit in der Mehrzahl der Fälle unter Hinterlassung von oft gräßlichen Entstellungen aus. Ist nur eine Larvengeneration vorhanden, so dauert der Zerstörungsprozeß selten länger wie 8—10 Tage. Bei wiederholter Infektion kann er sich aber in die Länge ziehen, wenn nicht vorher eine Meningitis dem Leiden ein Ende macht.

Der oben geschilderte Verlauf gilt für schwere Fälle; es gibt aber auch viele leichtere. Das hängt von der Zahl der zur Entwicklung gekommenen Maden ab. Es sind Fälle beobachtet worden, in welchen sich nur ein Paar Larven vorfanden. Diese können natürlich keine so großen Verheerungen anrichten. Dagegen sind aus der älteren Literatur Fälle bekannt, in welchen bis zu 300 Exemplare bei einem Patienten zum Vorschein kamen; aus den neueren Mitteilungen erwähne ich die von ALMEIDA, der 167 Larven bei einem Kranken zählte.

Die seltene Lokalisation der Myiasis *nur im Munde* erwähnt SINTON in einem Falle, bei einem Eingeborenen Britisch-Indiens. Oberhalb der oberen

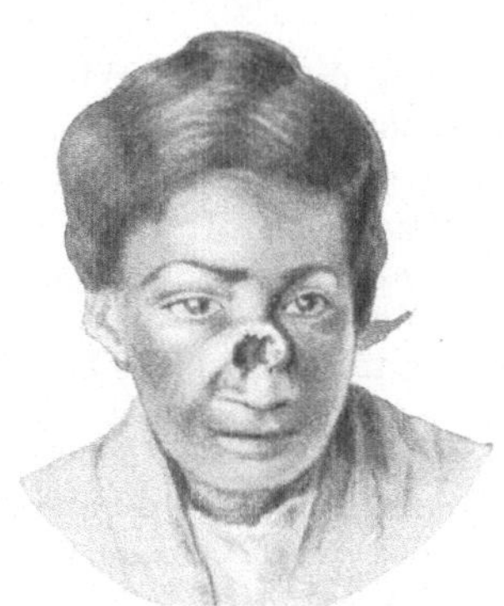

Abb. 41. Myiasis nasalis.
(Nach HARRISON.)

Schneidezähne war die Gingiva eitrig zerfallen, die Oberlippe stark geschwollen. Es konnten 16 Larven aus der Wunde herausgeholt werden.

Die *Diagnose* wird aus dem Auffinden der Maden gestellt. Ist die Krankheit mehrere Tage alt, so wird die Diagnose von den Befallenen selber gestellt, sobald die Maden herauskommen. FIELD nennt den an faules Fleisch erinnernden Gestank typisch für die Krankheit. Es ist immer wünschenswert, die Art durch Züchten der Larven festzustellen, worüber oben das Nötige ausgeführt worden ist.

Die *Prognose* soll immer mit gewisser Reserve gestellt werden, weil man nie weiß, ob alle Larven entfernt worden sind. FIELD gibt für Britisch-Guiana, wo man große Erfahrung hierüber hat, an, daß die Mortalität etwa 12% beträgt. Aus den von MANSON in seinem Buche erwähnten 44 amerikanischen Fällen wäre die Mortalität viel größer, nämlich 41%, aber meistens kommen schwere Fälle zur Publikation; die Statistik aus Guiana scheint sich deshalb mehr der Wirklichkeit zu nähern.

Für Britisch-Indien hat SINTON aus der Literatur 117 Fälle sammeln können mit 9 Todesfällen, das ist 7,7% Mortalität, also noch weniger als FIELD angibt. Die durch den Oestris ovis verursachte Myiasis nasalis scheint nach den Gebrüdern SERGENT gutartig zu sein und immer in Heilung überzugehen.

Therapie. Es handelt sich hierbei darum, die Larven entweder zu töten und herauszubringen, oder, was nach PATTON viel besser ist, sie aus der Nase zu vertreiben. Am geeignetsten hierzu ist wohl die Spülung mit verdünntem Chloroformwasser oder das Zerstäuben reinen Chloroforms mit nachfolgender Einspritzung von reinem Benzin. Diese Mittel haben den Vorteil, die Maden auszutreiben oder zum Teil nur betäubt herauszubringen, so daß man sie zur näheren Diagnose züchten kann. Gut wirken auch Pulvereinblasungen mit Kalomel. Weniger sicher sind die anderen Mittel, wie das von den Eingeborenen angewandte Tabaks- und Zwiebelwasser, Spülungen mit Kreolin, permangansaurem Kali usw.

Der Vorschlag Voltolinis (nach Zarniko), den galvanischen Strom zu benutzen, um die Tiere (gegen den Strom) hinauswandern zu lassen, hat, wie es scheint, keine praktische Verwendung gefunden.

Sind die Maden bis zu den Nebenhöhlen vorgedrungen, so ist Eröffnung der Höhlen von außen geboten, um die Parasiten sicher vertreiben zu können. Sonstige Eingriffe, wie Auskratzen usw. sind zu unterlassen, weil die Krankheit nach dem Auswandern der Larven an und für sich spontan ausheilt.

7. Rhinosporidium Kinealyi.

Bei dieser Krankheit treten unter der Reizwirkung tierischer Parasiten polypöse Wucherungen in der Nase auf, die uns veranlassen, die Affektion, in diese Gruppe von Krankheiten einzureihen.

Geschichte. Im Jahre 1896 wurden von G. Seeber in Buenos Aires in einem Nasenpolypen eines jungen Mannes eigentümliche Gebilde beobachtet, die er im Jahre 1900 in einer Publikation beschrieb. Wernicke gab den als Parasit erkannten tierischen Körper den Namen *Coccidium seeberi*. Später sah Seeber noch ein paar ähnliche Fälle. Im Jahre 1903 folgte die Mitteilung von O'Kinealy aus Kalkutta, der in himbeerähnlichen Polypen am Nasenseptum eigentümliche Körper fand, die von Minchin und Fantham näher studiert und mit dem Namen Rhinosporidium Kinealyi belegt wurden.

Im Jahre 1905 wurden von Nair in Madras verschiedene Fälle beobachtet und zwar bei Leuten, die alle vom kleinen Staat Cochin an der südwestlichen Spitze Vorderindiens stammten. Sie wurden im Jahre 1906 von Beattie ausführlich beschrieben. In 1907 erwähnte J. Wright einen Fall von Rhinosporidium in der Nase eines Farmers der nie seine Heimat in der Nähe von Memphis, Tennessee (U. S. A.) verlassen hatte.

1910 haben Castellani und Chalmers die Affektion in Ceylon gesehen. Spätere Mitteilungen sind von Tirumurti (1915), Kickpatrick (1916), Chelliah (1918), R. E. Wright (1922), alle aus Britisch-Indien. Zschokke (1913) fand die Gebilde bei einem Pferd in Süd-Afrika. Logan Turner hat die Krankheit vor kurzem in Schottland bei einem indischen Studenten, der 12 Jahre lang an einseitiger Nasenverstopfung gelitten hatte, gesehen.

Ätiologie und Pathogenese. Die Krankheitserreger bestehen aus sog. Pansporoblasten, die in großer Zahl in Cysten eingeschlossen sind. An der Oberfläche und am Durchschnitt des Polypen sind die Cysten *mit dem unbewaffneten Auge als kleine weißliche Punkte zu erkennen* und können ausgeschält werden. Sie sind rund, oval oder mehr unregelmäßig und liegen hauptsächlich unter der Epitheldecke (Abb. 42 u. 43), aber auch in der Submucosa. Ashworth und Logan Turner erwähnen das gelegentliche Vorkommen von jungen Parasiten im Cytoplasma von isolierten Zellen. Die Cystenwand besteht aus zwei Schichten, ist dabei dünn und hat entweder eine Öffnung oder eine konische Erhebung an einer Stelle. Die kleineren Cysten, 10—30 μ im Durchmesser, enthalten nur ein granuläres Protoplasma, bisweilen mit einem bläschenförmigen Kern, der einen Nucleolus besitzt. Wenn sie wachsen, bekommen sie eine oder mehrere

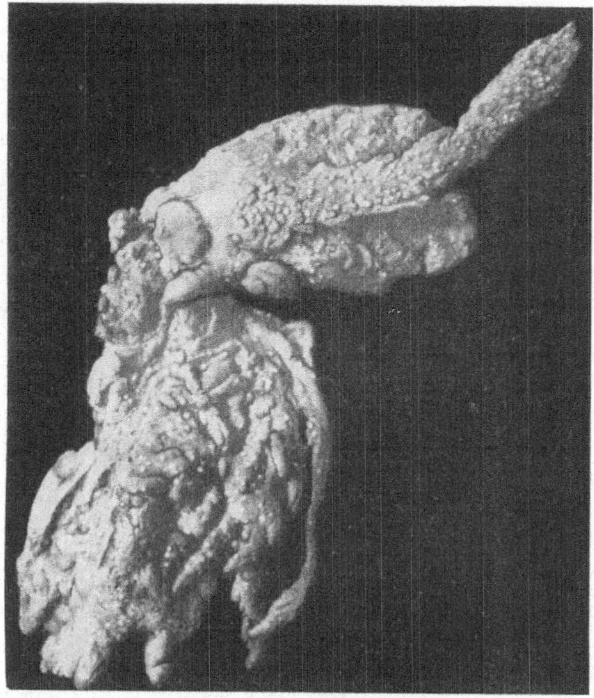

Abb. 42. Rhinosporidium seeberi. Teil eines entfernten Polypen. Auf der Oberfläche sind die sporenhaltigen Cystchen erkennbar. Vergr. etwa 2³/₄mal. (Nach ASHWORTH und LOGAN TURNER.)

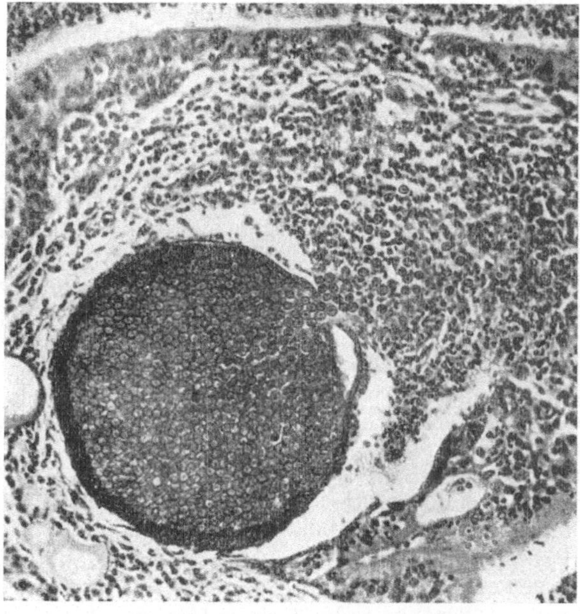

Abb. 43. Rhinosporidium seeberi. (Nach ASHWORTH und LOGAN TURNER.)

Chromatinmassen. Die vollentwickelte Cyste (Abb. 44), 6—8 mm im Durchmesser, ist von Protoplasma ausgefüllt, das an den Randstellen junge und im Zentrum alte Pansporoblasten enthält. Diese älteren Sporoblasten stehen durch ein feines Netzwerk, das sich in die Kapseln fortsetzt, miteinander in Verbindung. Dieses Merkmals wegen sind die Parasiten den *Sarcosporidien* einzureihen.

Die jungen Sporoblasten bestehen aus einer runden oder ovalen Cytoplasmamasse mit einem Kern. Beim Wachsen bekommt der Sporoblast eine Membran, während der Kern sich amitotisch in 4 bis 16 Sporen teilt, die jede für sich eine feine Wand und einen zentralen Kern bekommen. Wenn die Cyste zerplatzt werden die Sporoblasten und Sporen frei, entweder in dem Polypengewebe oder nach der Nasenhöhle zu.

Das Rhinosporidium Kinealyi s. Seeberi wird in der Nase gewöhnlich in polypösen Wucherungen am vorderen oberen Teil des knorpeligen Septums gefunden, diese können aber auch, obwohl viel seltener, an den Nasenmuscheln, im Rhinopharynx und an der Uvula inserieren. Weiter sind die Protozoen in Wucherungen der Conjunctiva, des Tränensacks, in Ohrpolypen und am Penis gefunden worden.

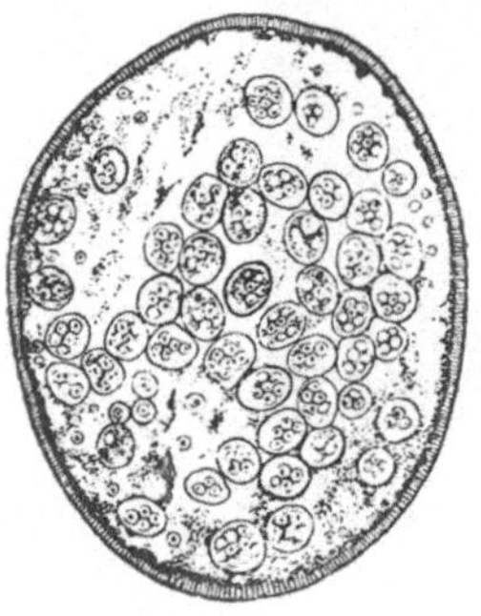

Der Infektionsmodus ist unbekannt. Die Neubildung entsteht durch den Reiz der eingedrungenen Parasiten. Da die frei in den Geweben liegenden Sporoblasten nie weitere Entwicklungsstadien aufweisen, ist es wahrscheinlich, daß der weitere Lebenszyklus außerhalb des menschlichen Körpers stattfindet. Bis jetzt ist die Krankheit nur beim männlichen Geschlecht gefunden worden.

Pathologische Anatomie. Das die Neubildungen bedeckende Plattenepithel sendet Ausläufer in die Tiefe. Um die subepithelialen Cysten herum und im Stroma ist ein Leukocyteninfiltrat zu sehen, und hier und da ist das Stroma myxomatös degeneriert und enthält eine Anzahl dilatierter Capillaren oder venöser Bluträume. An den Stellen, wo die Cysten geplatzt sind, kann man bisweilen kleine Abscesse oder auch Blutungen sehen.

Abb. 44.
Rhinosporidium seeberi (starke Vergrößerung). (Nach Castellani und Chalmers.)

Symptomatologie und Verlauf. Die Neubildung besteht aus einer oder mehreren meistens erbsen- bis bohnengroßen, himbeerähnlichen, freibeweglichen Polypen, die am vorderen oberen Teil des knorpligen Septums oder an den anderen oben erwähnten Stellen inserieren. Bei der Rhinoskopie zeigen die dunkelfarbigen, blutreichen Gebilde kleine weiße Stellen an der Oberfläche. Der Patient wird auf sein Leiden durch Nasenverstopfung und wiederholte Blutungen aufmerksam gemacht.

Diagnose. Da der banale, blutende Septumpolyp und andere Polypenformen auch in den Tropen vorkommen, kann die Diagnose nur durch den mikroskopischen Nachweis der sporoblasthaltigen Cysten mit Sicherheit gestellt werden.

Die *Prognose* ist gut, obwohl Castellani und Chalmers die Möglichkeit einer allgemeinen Infektion nach Platzen der Cysten für gegeben halten.

Therapie. Diese besteht in der Entfernung der Neubildung, wobei es stark bluten kann. Danach ist die Ansatzstelle gründlich zu kauterisieren, um Rezidiven vorzubeugen. Bisweilen ist eine größere Operation dazu notwendig, wie in dem Falle Logan Turners, wobei Aufklappung nach Rouge notwendig war, um die Wucherungen am Septum radikal zu entfernen. R. E. Wright erwähnt schöne Erfolge mit der Einträufelung von 2%iger wäßriger Lösung von Tartarus stibiatus bei Rhinosporidium der Conjunctiva. Dreimal im Tag wurde die

Lösung eingeträufelt und nach drei Monaten verschwand die Geschwulst. Er weist auf die Möglichkeit einer guten Wirkung bei Anwendung in Sprayform in der Nase hin.

II. Erkrankungen der Luftwege und des Mundes bei allgemeinen tropischen Krankheiten.

1. Die tropischen Aphthen (Spru, Spruw, Sprue, Psilosis linguae usw.).

Unter Spru versteht man eine nur in warmen Klimaten vorkommende chronische Krankheit, welche unter den Erscheinungen einer eigentümlichen Mundaffektion und hartnäckigen Diarrhöe zu hochgradiger Abmagerung und Anämie führt und in vielen Fällen einen tödlichen Ausgang nimmt.

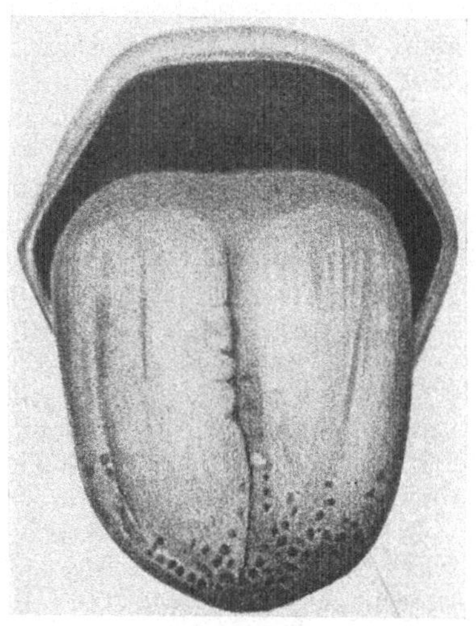

Abb. 45. Spruzunge im ersten Stadium. (Nach Bahr.)

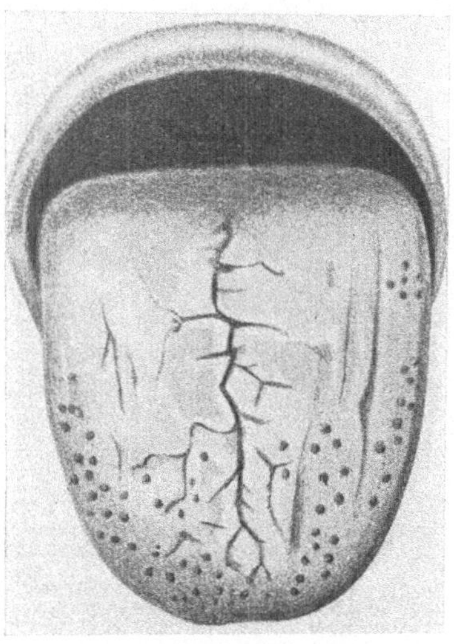

Abb. 46. Spruzunge im zweiten Stadium. (Nach Bahr.)

Die diarrhöischen Entleerungen sind sehr voluminös, schaumig, von schwachgelblicher bis grauweißer Farbe und von saurer Reaktion. Auf die weiteren Einzelheiten der Intestinalerscheinungen kann nicht eingegangen werden.

Die *Ätiologie* ist noch nicht aufgeklärt, neben bakteriellen oder Protozoen-Infektionstheorien hat man auch an *Defizienzäußerungen* gedacht, d. h., daß vielleicht in der Nahrung gewisse, nicht näher bekannte, aber doch notwendige Stoffe gefehlt haben.

Die Beschreibung der Munderscheinungen an dieser Stelle kann deshalb wertvoll sein, weil die in Europa weilenden gebesserten Kranken oft an Verschlimmerungen ihrer Krankheit leiden, die sich vielfach durch Erscheinungen im Munde geltend macht, und wenn früher keine sichere Diagnose gestellt worden war, den Mundspezialisten konsultieren. Die Krankheit wird meistens in drei Stadien eingeteilt, in welche auch die Munderscheinungen einzureihen sind. Im Anfange ist die Zunge nur belegt, während die Ränder und die Spitze oft schon kleine *kirschrote Pünktchen* zeigen, das sind die geschwollenen Papillae fungiformes, die, mit der Lupe betrachtet, erweiterte Capillaren aufweisen (Abb. 45). Dabei wird oft schon über Empfindlichkeit der Zungenränder geklagt; diese nimmt allmählich in demselben Verhältnis wie die Vermehrung der roten Pünktchen zu. Zwischen den roten Stellen entwickeln sich oft schmerzhafte graue, halb durchscheinende Bläschen, die sich in kleine, oberflächliche, gelbliche sog. *aphthöse Geschwüre* umwandeln. Im zweiten Stadium entwickelt sich das für Sprue charakteristische Zungenbild: der Belag ist verschwunden, an *der jetzt reinen Zunge* sind die Merkmale deutlich zu unterscheiden. Die roten Pünktchen haben an Zahl zugenommen, so daß der ganze *Zungenrand und die Spitze rot erscheinen.* Die roten Stellen konfluieren zu erhabenen hochroten Partien, welche sich jetzt auch auf der Zungenoberfläche zeigen. Diese verliert ihre normale Rauhigkeit durch Verschwinden der Papillae filiformes, wodurch die restierenden, roten, fungiformen Papillen um so mehr prominieren (Abb. 46). Später atrophieren auch diese, die Epitheldecke verdünnt sich und die Zunge bekommt schließlich ein *rotes, glattes, trockenes* und *glänzendes,* wie gefirnistes Aussehen (Abb. 47). Auch die Unterfläche der Zunge zeigt dasselbe Bild, nur ist hier oft die Farbe mehr livid. Durch Muskelatrophie wird das ganze Organ allmählich kleiner und erscheint auffallend spitz. Die Papillae circumvallatae ragen stark über die Oberfläche hervor. Dabei kommen dann oberflächliche Erosionen und Geschwüre vor, von denen speziell eine häufige Lokalisation zwischen den beiden Molarzähnen des Ober- und Unterkiefers (CROMBIES Molar ulcer) zu erwähnen ist. Nicht selten wird die glatte Oberfläche der Zunge durch seichte quere Längs- und Querfurchen in eine Anzahl von Fächern geteilt (Abb. 47), während an den Rändern kleine Risse entstehen. Die übrige Schleimhaut der Mund- und die der Nasenhöhle und des Rachens kann zugleich mit der Zunge der Sitz punktförmiger oder mehr ausgedehnter, hyperämischer Stellen sein und im späteren Stadium eine feuerrote Farbe annehmen. Die Oberfläche sieht dabei glänzend und glatt aus, die Gingiva hat sich an den Zahnrändern zurückgezogen. Der banale Soorbelag (Oidium albicans) wird dann und wann auch bei Spruekranken im Munde gesehen, vor allem in schweren Fällen kurz vor dem Tode.

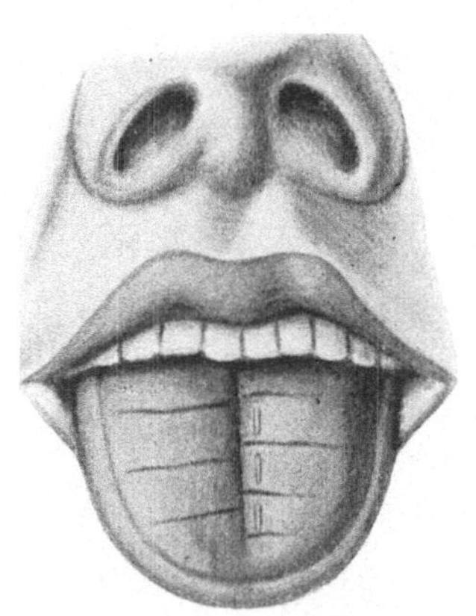

Abb. 47. Weit fortgeschrittene Spruzunge. Gänzliche Atrophie der Papillae filiformes und fungiformes. Auf der glatten Oberfläche Längs- und Querfurchen. (Nach VAN DER BURG.)

Bei fortschreitender Anämie nimmt die Zunge einen mehr blassen Farbenton an.

Bezeichnend für Spru ist nun nach VAN DER SCHEER, daß *die Zungenerscheinungen einen ausgeprägt flüchtigen Charakter tragen.* Man sieht nämlich oft, daß die Umgrenzung der hyperämischen Stellen von Tag zu Tag wechselt, die Hyperämie sogar innerhalb weniger Tage an einzelnen Stellen total verschwinden kann, um zu gleicher Zeit an anderen neu aufzutreten. Auch symptomfreie Tage kommen vor. Frühmorgens sind die Flecken am wenigsten zu erkennen und werden später am Tage deutlicher. Die Hyperämie wird geringer nach ausgiebigen Stuhlentleerungen, während Verschlimmerung auftritt, wenn bestehender Durchfall künstlich gehemmt wird. Die hyperämischen Stellen und die Erosionen in der Mund- und Rachenhöhle und speziell an der Zunge sind sehr empfindlich gegen saure, gesalzene, gewürzte Speisen, sowie gegen spirituöse Getränke; schon das Kauen an und für sich ist in späteren Stadien beschwerlich, das Schlingen schmerzhaft. *Die Geschmacksempfindung* ist oft gestört, so kann z. B. salzig als bitter empfunden werden; mitunter ist auch der Geruchssinn verringert. Quälend ist das Gefühl von Trockenheit und Fettigkeit im Munde und Halse, wahrscheinlich verursacht durch die große Glätte der Schleimhautoberfläche.

Wichtig ist nun, daß Verschlimmerungen des Leidens mit einer erhöhten Empfindlichkeit im Munde zusammenfallen oder eine solche diesen vorangeht. Diese Steigerung der Empfindlichkeit ist objektiv gekennzeichnet durch vermehrte Rötung der Papillen an den Rändern und an der Spitze der Zunge. Auch können, wie u. a. DOLD betont, die Erscheinungen im obersten Teile des Verdauungstractus manchmal *den Beginn der Erkrankung bilden.*

BAHR beschreibt das Vorkommen von sog. *„Tongue Sprue"*, das sind Fälle, in welchem die Zunge vollkommen das Bild von der Spru zeigt, während aber die typischen Intestinalerscheinungen fehlen. Er stützt seine Meinung auf das familiäre Vorkommen gemischt mit echten Sprufällen, das Verschwinden bei Befolgen einer Sprudiät oder Übersiedlung nach Europa, und auf das vollkommen übereinstimmende, mikroskopische Bild in einem Falle, der zufällig zur Sektion gelangte.

Das mikroskopische Bild der Spruzunge ist gut bekannt geworden durch die Untersuchungen von JUSTI, BAHR und CASTELLANI und LOW; charakteristisch ist:

1. Gesteigerte Abstoßung und Verdünnung der Eptheloberfläche.

2. Entzündung des Papillargebietes mit Kolloidzelleinlagerung (RUSSELsche Körperchen) und Ersatzwucherung des Epithels in den tieferen Lagen, das zu gleicher Zeit Degenerationen aufweist (Vacuolisation, Kerndegeneration, Zellinklusionen).

3. Nivellierung der Oberfläche auf Kosten der Papillae fungiformes.

4. Infiltration des Oberflächenepithels und Coriums durch Hefezellen.

5. Atrophie der Muskelfasern.

Bei der *Diagnose* der Munderscheinungen kann Verwechslung mit anderen Formen der Glossitis stattfinden. Wer aber die typische Krankheit einmal gesehen hat, wird sich nicht leicht irren. Bei der Nachfrage kommen dann die Erscheinungen im Magendarmtractus bald ans Tageslicht. Nur die MÖLLERsche *Glossitis* kann, vor allem wenn zu gleicher Zeit Diarrhöe besteht, Schwierigkeiten bieten. VAN DER SCHEER will in diesem Falle die Konstanz der Erscheinungen bei der MÖLLERschen Glossitis oder die Flüchtigkeit bei den tropischen Aphthen als das Bestimmende gelten lassen. Die Differentialdiagnose mit den von v. MIKULICZ beschriebenen „chronisch rezidivierenden Aphthen" kommt nur in Frage bei Leuten, die keine Darmerscheinungen haben (sog. Tongue sprue) und kann unter Umständen schwer oder nur nach längerer Beobachtung zu stellen sein.

Die *Therapie* richtet sich nach der allgemeinen Krankheit und geschieht am besten durch einen Tropenarzt. Die Munderscheinungen werden am besten mit milden Adstringentien behandelt oder in vorgerückten Fällen werden die roten Stellen mit Argentum nitricum geätzt. VAN DER BURG empfiehlt das Einreiben mit dem Safte von Pterocarpus indicus oder Spülungen mit einer verdünnten Tinktur aus der Rinde dieses Baumes. Auch Boraxglycerin und Spülungen mit Alaun- oder $1/2\%$iger Carbollösung werden empfohlen. Bestreichen der Zunge mit Kakaobutter oder anderen milden Fetten hat eine lindernde Wirkung. Es ist oft angezeigt, vor den Mahlzeiten Pinselungen der Zunge mit 5%igem Cocain mit Zusatz von Adrenalin zu verordnen. Bei der Ausheilung der eigentlichen Krankheit durch innere Behandlung verschwinden auch die Munderscheinungen.

2. Die Mund-Rachenerscheinungen bei Pellagra.

Obwohl Pellagra ebensogut eine Krankheit der gemäßigten Zonen ist, kommt sie doch so häufig in manchen tropischen und subtropischen Ländern vor, daß die Bücher über Tropenkrankheiten ihr stets viel Platz einräumen.

Bekanntlich wird sie von vielen Beobachtern auch zu den *Deficienzkrankheiten* gerechnet. Während der Anfälle von Haut- und Allgemeinerscheinungen tritt vielfach eine eigentümliche Stomatitis auf. Anfangs ist dabei die Zunge weißlich belegt, doch sieht sie später durch Abstoßung des Oberflächenepithels abnorm rein aus, ist dabei rot, angeschwollen, mit oder ohne Einrisse und kann an der Spitze ulceriert sein.

Dabei ist oft das Zahnfleisch geschwollen, leicht blutend und zeigt wie die Schleimhaut des Gaumens und des Rachens entzündliche Rötung und Schwellung, hier und da mit Bläschen und Exulceration. An den Mundecken ist oft eine Leukoplakie zu sehen; selten tritt auch Oesophagitis auf. Neben Blutungen aus dem Munde besteht auch Salivation und wird von dem Kranken oft ein salziger Geschmack wahrgenommen. Beim Nachlassen des Anfalles klingen auch die Mundrachenerscheinungen ab. Die *Diagnose* kann nur richtig gestellt werden, wenn man an die Möglichkeit denkt, es mit Pellagra zu tun zu haben. Die Haut-, Gastrointestinal- und nervösen Erscheinungen bringen dann Klarheit. *Die Therapie* richtet sich nach der allgemeinen Krankheit. Die Mundrachenaffektion erheischt bisweilen die Verordnung von adstringierenden Spülungen.

3. Beriberi.

Beriberi ist eine akute oder chronische Krankheit, die charakterisiert ist durch Degeneration in den peripheren Nerven, speziell im N. vagus, phrenicus und in den Nerven der Extremitäten.

Stützend auf die Versuche Eykmans, der bei Hühnern durch Fütterung mit von der Silberhaut befreitem Reis eine der Beriberi ähnliche Polyneuritis erwecken konnte, hat sich eine neue Deficienzlehre entwickelt und wird die Berberi von den meisten Autoren als der Typus einer *Deficienzkrankheit* betrachtet.

Nach Funk hat man die Stoffe, deren Fehlen in der Nahrung so große Veränderungen im Organismus verursachen, „Vitamine" genannt und unterscheidet hiervon hauptsächlich drei Arten, die fettlöslichen A und C und die wasserlöslichen B. Bei der Beriberi soll vor allem das Fehlen der wasserlöslichen Vitamine B in der Nahrung das Bestimmende sein.

Es sei hier erwähnt, daß es vor kurzem Jansen und Donath in Batavia nach mühevollem Arbeiten gelungen ist, den Stoff in halb-kristallinische Form abzuscheiden.

Es ist begreiflich, daß bei dem häufigen Befallensein des N. vagus auch sein Ast der N. recurrens miterkrankt sein kann, nur ist es merkwürdig, daß dieses im allgemeinen relativ selten vorkommt. Nur scheinen die Lähmungen der Kehlkopfmuskeln zu bestimmten Zeiten öfter vorzukommen. Scheube gibt an, daß während er selbst in Kioto in einem Jahre nur einen Fall sah, Bälz in derselben Zeit in Tokio in fast 20% der Fälle Stimmbandlähmungen beobachtete. Auch Pekelharing und Winkler erwähnten im Jahre 1888, daß van Eecke 40 Fälle von Kehlkopferscheinungen bei Beriberi beobachtete. Dieselben Autoren weisen auf die Erfahrung hin, daß Lähmungen von vereinzelten Kehlkopfmuskeln nicht beobachtet werden, sondern daß sofort größere Gruppen erkranken. Am meisten wird der *linke Recurrens* gelähmt gefunden, aber zuweilen auch der rechte, oder beide Nerven zu gleicher Zeit. Auch bei der japanischen Säuglingsberiberi hat Kubo (nach Takasaki) mittels direkter Laryngoskopie nachgewiesen, daß eine Recurrenslähmung Ursache der Heiserkeit ist. Einseitige *Posticuslähmung* kommt vor, die doppelseitige Posticusausschaltung wurde aber bis jetzt nicht gesehen. Das Semonsche Gesetz kommt bei der Beriberi nicht zur Geltung. Schon Pekelharing und Winkler haben bei der Sektion Degeneration der Kehlkopfnerven und Muskeln gefunden.

Die meisten Autoren weisen darauf hin, daß Stimmbandlähmungen meist bei schweren Fällen vorkommen und betrachten sie als ein male omen.

Die Stimme kann von leiser Heiserkeit bis zu völliger Aphonie verändert sein und braucht nur bei der seltenen einseitigen Posticuslähmung nicht zu leiden.

Sehr selten kommen Lähmungen im Gebiete des N. hypoglossus vor, Pekelharing und Winkler fanden nur einmal Veränderungen in den Nerven der Zunge.

Als Äußerung der allgemeinen Neuritis werden auch *Sensibilitätsstörungen im Munde* beobachtet, z. B. eine Herabsetzung des Tastgefühles der Lippen- und Mundschleimhaut oder stellenweise Verminderung des Geschmacksinnes, vorzugsweise an der vordersten Partie der Zunge.

Ganz anderer Natur ist das bei der hydropischen Form der Beriberi vorkommende *Oedema glottidis,* das KANASUGI beschreibt und abbildet. Dabei ist entweder die Schleimhaut der Arygegend oder sind die Plicae glossoepiglotticae oder auch alle Teile zusammen angeschwollen. Bei dem Mangel entzündlicher Erscheinungen kann dabei nur an eine Äußerung des allgemeinen Hydrops gedacht werden, wobei nicht nur Herzschwäche, sondern auch eine Lähmung der Vasoconstrictoren im Spiele sein kann.

Außer den genannten Autoren haben sich BAELZ, MIURA, OKADA und anderen Japaner mit den Abweichungen im Larynx befaßt.

Eine Besprechung der *Diagnose* und *Therapie* erheischen diese Abweichungen an dieser Stelle nicht, weil die erstere nach den üblichen Prinzipien der Laryngoskopie gestellt wird und beide vollkommen von der allgemeinen Krankheit beherrscht werden.

4. Malaria.

Für die warmen Länder kommen besonders die sog. Tropicaformen dieser Krankheit in Betracht, aber auch die Tertiana- und Quartanainfektionen machen sich ebensogut geltend. Beim Vorkommen eines Symptomes während des Fieberanfalles muß man bei der Annahme eines ursächlichen Zusammenhanges mit der Malariainfektion große Vorsicht walten lassen. Nur wenn eine Erscheinung konstant während des hämatologisch festgestellten Malariaanfalles auftritt, mit dessen Abklingen verschwindet und prompt durch Chinin zum Verschwinden gebracht werden kann, darf der Zusammenhang angenommen werden. Da nun Neuritis zu den sichergestellten Malariaerscheinungen gehört, könnte es vorkommen, daß auch die Kehlkopfnerven dabei angegriffen werden.

So hat BLUMENTHAL einen Fall von Heiserkeit während des Anfalles beschrieben, in welchem die Untersuchung des Kehlkopfes eine Lähmung der Stimmbandadduktoren rechts ergab. Der Beweis des Zusammenhangs wurde aber nicht geliefert. Bei allen Lähmungen bei Malaria, vor allem bei der Tropica, soll auch an eine zentrale Ursache gedacht werden, weil bekanntlich bei den schweren Formen eine Verstopfung der kleinsten Hirngefäße durch den Parasiten mit entsprechenden Herderscheinungen vorkommt. Auch soll hier an den bulbären oder den mit Aphasie einhergehenden Typus der Malaria erinnert werden. Weiter sind Fälle von intermittierender Entzündung der Nasen- und Rachenschleimhaut mitgeteilt worden. SCHWEIZER (nach ZIEMANN) soll einen Fall intermittierender, hochgradiger Anschwellung der Zunge beobachtet haben, welche nach Chinin gleich wieder verschwand und als angio-paralytisch angesprochen wird. GRALL schreibt wechselnde Trockenheit im Halse, Munde und in der Nase vasomotorischen Störungen zu. Bekanntlich kommen bei Malaria Urticariaeruptionen vor. SCHEUBE erwähnt, daß nach einigen Autoren in seltenen Fällen die Urticaria auf den Kehlkopf übergehen und Anfälle von Atemnot mit Stridor und Beklemmung auslösen kann (Urticaria laryngea malarica). Mit gewissem Vorbehalt sollen die Fälle von intermittierend eintretendem Verlust des Geruchs und Geschmacks, die angeblich infolge der Malariaanfälle auftreten, betrachtet werden. Auch sind neben anderen Neuralgien intermittierende Schmerzen im Pharynx beschrieben worden.

Diagnose und *Therapie* richten sich nach den bei Malaria geltenden Regeln.

5. Ankylostomiasis.

Wenn auch das Ankylostomum duodenale in der gemäßigten Zone vorkommt, so sind es doch vorzugsweise warme Länder, in welchen dasselbe heimisch, namentlich allgemein unter der Bevölkerung verbreitet ist (auf Java

z. B. in 70—90% der Eingeborenen). Delamare beobachtete bei indischen Kulis blauschwarze Flecken auf der Zunge, die symmetrisch an beiden Seiten der Medianlinie oder als unregelmäßige Pigmentierung auftraten und hielt diese für ein früh auftretendes Symptom der Ankylostomiasis, weil nach Ausheilung der Wurmkrankheit die Flecken allmählich verschwanden. Russell Leonard machte dieselbe Erfahrung. Dagegen hat Duprey behauptet, daß die Flecken durch das Kauen einer Pflanze „Phan", was die Kulis gerne tun, entstehen. Auch Kennard erkennt den Flecken keinen diagnostischen Wert zu. Sandwith hat sie in Kairo geradeso häufig bei Ankylostomiasis wie bei wurmfreien Leuten gesehen. Castellani und Chalmers betonen, daß diese runden oder ovalen Flecken nicht nur auf der Zunge, sondern auch am Gaumen und an der Wangen- und Lippenschleimhaut bei den Eingeborenen sehr oft angeboren vorkommen. Ich kann dies vollkommen bestätigen und möchte vor der Annahme eines Zusammenhangs dieser dunklen Flecken mit irgendeiner Krankheit warnen. Nicht nur bei den Eingeborenen, sondern auch bei den Europäern, die direkt oder indirekt aus einer Mischehe stammen, kann man gelegentlich die Flecken sehen. Übrigens verweise ich auf das in der Einleitung über diese Pigmentierung Gesagte.

Anderer Natur ist die starke *Atrophie der Papillae filiformes,* die Bahr bei *chronischer Ankylostomiasis* gesehen hat, und die der Zunge ein glattes, glänzendes Aussehen verleiht, welches zu Verwechslungen mit der Spruzunge Veranlassung geben kann.

6. Pest.

Obwohl auch Pest eine kosmopolitische Krankheit ist, so wird doch ihre endemische Heimat vorzugsweise in Tropenländern gefunden.

Bei allen Formen der Pest sind akute Entzündungen mit Schwellung und Rötung der Schleimhäute des Mundes, des Gaumens, Rachens und der Tonsillen häufig. Die letzteren zeigen oft dieselbe Infiltration und auf dem Durchschnitte dieselbe rotgelbe Sprenkelung wie ein frischer Pestbubo. Auch kann die Schleimhaut nekrotisch werden und die ganze Tonsille schließlich ein Geschwür bilden. Jeanselme und Rist weisen auf das Vorkommen von diphtheroiden Belägen hin.

Die Frage, ob Nase, Mund und Tonsillen als Eingangspforten für den Pestbacillus zu betrachten sind, wird für die verschiedenen Formen der Pest verschieden beantwortet. Für die Bubonenpest, obwohl bekanntlich in den meisten Fällen durch blutsaugende Insekten übertragen (Rattenflöhe usw., entweder durch Stich oder Zerreibung der Insekten), sollen nach Pöch die Schleimhäute des Mundes, der Nase und Tonsillen eine Eingangspforte bilden können. Bei Tonsillarinfektion tritt sekundär ein großer Halsbubo auf. (Dieser entsteht aber auch bei Eintritt der Bacillen durch Flohbiß an der Außenseite des Halses und ist dann durch seinen größeren Umfang ausgezeichnet.) Halsbubonen kommen im ganzen viel weniger vor wie Axillar- und Leistenbubonen. Auch können die Tonsillen metastatisch infiziert werden. Eine wichtige Rolle spielen die Tonsillen als Ausgangsort für die *Mischinfektion* bei Pest wie z. B. mit Diplo- und Streptokokken.

Halbron und Langle erwähnen eine schwere Mischinfektion mit Diphtheriebacillen, ausgehend von einer Tonsille, die mit einer grauen Membran belegt war und eine tiefe Ulceration aufwies, die viele Diphtheriebacillen enthielt. Es waren eine Reihe geschwollener Halsdrüsen, entlang dem M. sternocleidomastoideus vorhanden. Der Fall bot große diagnostische Schwierigkeiten und erst bei der Sektion wurden die Yersinschen Bacillen in der Milzpulpa gefunden.

Bei der Pestpneumonie liegt die Frage anders. Hier werden pestbacillenhaltige Produkte inhaliert.

Die meisten Autoren nehmen an, daß die Keime bis in die tieferen Luftwege hinein aspiriert werden und dort ihre deletäre Wirkung entfalten. Andererseits ist aber betont worden, daß die *Tonsillen* in gewissen Fällen die Eingangspforte der Infektion bilden.

Koulecha z. B. fand bei der Sektion von an Pestpneumonie Verstorbenen öfters Schwellung des follikulären Gewebes der Zungenbasis, des Pharynx und der Tonsillen, mit Nekrose, Blutungen und Erosion der Oberfläche. Dabei waren viele Pestbacillen in den Lymphgefäßen vorhanden und deshalb deutet Koulecha diese Befunde als eine *akute spezifische Angina,* die das primäre sein soll und von der aus auf dem Wege der Lymph- und Blutgefäße die tieferen Luftwege angegriffen werden sollen.

Strong und Fujinami dagegen rechnen die Tonsillarerscheinungen bei Pestpneumonie zu den Seltenheiten.

7. Verruga Peruviana (Carrions Krankheit).

Diese mit Fieber, rheumatoiden Schmerzen und Anämie verlaufende chronische Krankheit ist charakterisiert durch das Auftreten von rötlichen, warzenförmigen, derben, elastischen Knötchen von wechselnder Größe in der Haut, entweder als sog. *miliäre* Knötchen, dessen Größe schwankt zwischen der eines kleinen rosafarbigen, transparenten Tröpfchens und der einer kleinen Erbse, oder als *noduläre* (muläre) Knoten, deren Größe zwischen der einer Haselnuß und der eines kleinen Apfels schwankt.

Bei mikroskopischer Betrachtung zeigen die Efflorescenzen im Anfange das Bild einer Entzündungsneubildung, während sie später einen mehr kavernösen Bau aufweisen. Auf weitere Einzelheiten der Excrescenzen kann hier nicht eingegangen werden, auch nicht auf die Frage, ob das sog. Oroyafieber eine schwere Form der Krankheit darstellt, die ohne Hauterscheinungen verläuft.

Es sei nur erwähnt, daß in einer Anzahl der Fälle auch die Schleimhäute befallen werden, wie die Abb. 48 zeigt. Die Efflorescenzen können in der Nase,

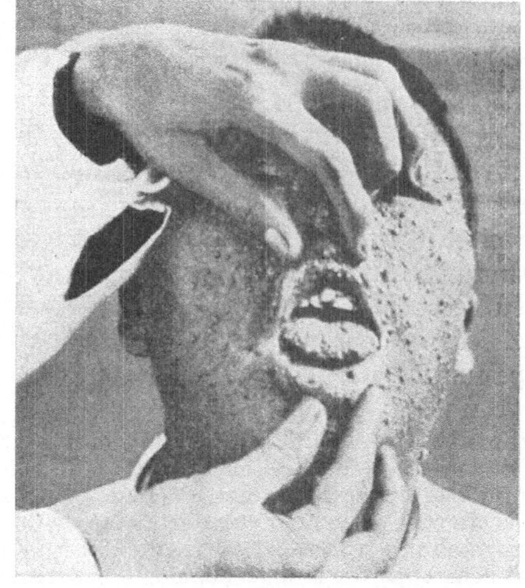

Abb. 48. Verruga peruviana. (Nach Biffi.)

an den Lippen, am Gaumen, an der Zunge, an den Tonsillen, am Pharynx und Larynx, in der Trachea und im Oesophagus vorkommen, aber auch die inneren Organe befallen. Das Auftreten der Knötchen in den oberen Luftwegen verursacht Atembeschwerden und kann zu Blutungen Veranlassung geben, während die Veränderungen im Munde und Oesophagus Schwierigkeiten bei der Nahrungsaufnahme bereiten können.

Die *Ätiologie* ist unbekannt. Nach 4—6 Monaten tritt meistens spontane Heilung ein, doch beträgt die *Sterblichkeit* noch 10 bis 40%.

Eine spezifische *Behandlung* ist bis jetzt nicht bekannt.

Da die Krankheit nur in einzelnen Gebirgsgegenden der Anden, in Peru und wahrscheinlich auch in Ecuador, Bolivia und im Norden Chiles vorkommt, hat sie nur lokale Bedeutung und wird mehr der Vollständigkeit wegen hier erwähnt.

8. Angiofibroma contagiosum tropicum.

Im Jahre 1906 wurde von v. Bassewitz eine der Verruga Peruviana ähnliche Erkrankung beschrieben, die nur in einem umschriebenen Bezirk im extremen Süden Brasiliens beobachtet wurde. Dabei kommt es nach einer Inkubation von 15—25 Tagen zum Ausbruch einer Eruption lebhaft rot gefärbter Hautpapeln, die sich rasch in größere Geschwülste umbilden. Die von Unna untersuchten Neubildungen boten mikroskopisch das Bild eines von enormen Lymphräumen und Blutgefäßen durchzogenen, zellarmen, fibrösen Gewebes. Es wurde der Name *Angiofibroma contagiosum* vorgeschlagen. Auch an den Schleimhäuten kommen Veränderungen vor. Die Mundschleimhaut ist die am häufigsten affizierte, aber auch die der Nase, der Urethra und des Rectums werden bisweilen ergriffen. Die Neubildungen bewirken entsprechende Funktionsstörungen.

Die Geschwülste können sich zurückbilden und abfallen ohne eine Narbe zu hinterlassen, doch kommt dies bei stärker entwickelten Geschwülsten selten vor. Die häufigen, durch Trauma veranlaßten Blutungen verursachen Anämie; auch Exulcerationen sind häufig. Die Infektion hat in $80^0/_0$ der Fälle ihre Eintrittspforte an der *Mundschleimhaut*. Dies ist aus der Gewohnheit zu erklären, das Getränk Maté vermittels metallischer Röhre, die, ohne vorherige Reinigung, von Mund zu Mund gehen, aufzusaugen.

Bei der *Diagnose* kommen nur die Framboesia und die Verruga in Betracht. Das Exanthem hat aber nicht die himbeerartige zerklüftete Oberfläche der Framboesiapapeln. Von der Verruga unterscheidet sie sich vor allem durch das Fehlen der schweren Allgemeinerscheinungen und durch die Gutartigkeit der Erkrankung.

Eine spezifische *Therapie* gibt es nicht. Manchmal sind chirurgische Maßnahmen erforderlich.

9. Onyalai.

Im Jahre 1904 wurde von Yale Massey (1) eine eigentümliche Krankheit der Eingeborenen von Portugiesisch-Westafrika und Zentralafrika beschrieben, die mit hämorrhagischen Bullae an verschiedenen Körperstellen einhergeht und die von der Bevölkerung *Onyalai* genannt wird. Später hat derselbe Autor weiter darüber berichtet (2) und sind Fälle im Kongo, im Tanganyikagebiet und in Ostafrika u. a. von Wellmann (1, 2), Welch, Feldmann gesehen worden. In Ostafrika wird die Krankheit nach Feldmann „Edyuo" genannt. Über *Ätiologie, Pathogenese* und *pathologische Anatomie* ist nichts bekannt. Malariaparasiten, Trypanosomen und Bakterien wurden nicht gefunden.

Wellmann weist darauf hin, daß der Biß des Puffnatters (Clotho s. Bitis arietans) dieselben Erscheinungen bieten kann. Es ist fraglich, ob die von Maxwell in Chango (Südchina) beobachteten hämorrhagischen Bullae im Munde und Pharynx, die nur Atemund Schluckbeschwerden machen, ohne weitere Allgemeinerscheinungen auszulösen, und für deren Entstehung von den Chinesen das auf der Nahrung deponierte Sekret einer Spinne, angeschuldigt wird, zu den Onyalai gehört. Ebenso steht es mit der von Mense (nach Wellmann) im Kongo beobachteten Krankheit „Kafindo", die ohne Bullae verläuft und bei welcher an eine Vergiftung mit Euphorbiacaeen oder anderen Pflanzen gedacht wird.

Klinik. Die Haupterscheinungen der Krankheit sitzen im Munde. Es entstehen akut mit Blut gefüllte Blasen auf der Zunge, am Gaumen oder an der Wangenschleimhaut, im Pharynx und Oesophagus. Aber auch im Vorderteil des Nasenseptums sind sie beobachtet worden; ebenso häufig an der Hautoberfläche, speziell des Thorax und Abdomens und zwar stets ohne entzündliche Rötung im Umkreise der Blasen.

Die Blasen erreichen eine Größe von 0,6—1,3 cm im Durchschnitt, zeigen oft eine Delle und lassen sich schwer entleeren. Dieses ist durch zwei Umstände bedingt, nämlich durch das Vorkommen mancher Trabekeln und durch den halbkoagulierten Zustand des blutigen Inhaltes. Wenn sie platzen, geben sie zu Blutungen Veranlassung und hinterlassen ein oberflächliches Geschwür. Oft ist makro- und mikroskopisch Blut im Urin und in den Faeces zu finden. Weiter können in allen inneren Organen Blutungen auftreten, die recht gefährlich sein können, wie z. B. bei Lokalisation im Schädelinneren. Als Ausdruck der Allgemeinerkrankung kommt in einem Drittel der Fälle leichtes Fieber vor, weiter können allgemeine Mattigkeit, Kopfschmerzen, Rötung der Conjunctivae, blutige Diarrhöe, Schwellung der Parotiden, Atembeschwerden, Herz- und Hirnerscheinungen (Depression, Bewußtlosigkeit, Pupillenerweiterung usw.) vorkommen. Die meisten Fälle verlaufen aber leicht; die Patienten werden meist nur durch die Blutungen aus dem Munde, Empfindlichkeit im Munde, den Speichelfluß und das Schwächegefühl nach Blutverlust belästigt. Im Verlaufe von einigen Tagen heilen die Blasen und Geschwüre aus; oft aber entstehen wieder neue, bis in 2—3 Wochen die Krankheit spontan heilt. Die schweren Fälle, speziell die mit Hirnblutung können sehr schnell zum Tode führen.

Die *Diagnose* stützt sich auf das eigentümliche Auftreten der Blasen auf die Trabekeln und den halbkoagulierten Zustand des Inhaltes. Purpura haemorrhagica, SCHÖNLEINS Krankheit mit Arthritis, HENOCHS Purpura und Pemphigus sind alle leicht auszuschließen.

Obwohl die Eingeborenen große Angst vor dem Leiden haben, ist die *Prognose* oft gut. MASSEY hat nur einmal einen Todesfall erlebt, WELLMAN dreimal in 14 Fällen.

Von einer spezifischen *Therapie* ist keine Rede; um die Blutung zu beschränken, werden Calciumpräparate gegeben. WELLMAN empfiehlt Arsenicum und MASSEI Natrium bicarbonicum und Lebertran.

10. Filariasis.

Die Filaria ist eine tropische, fadenförmige Trematode, die in tierischem Gewebe lebt und für gewöhnlich vivipar ist. Die Embryone können im zirkulierenden Blute gefunden werden. Durch die Anwesenheit der Parasiten können verschiedene Krankheitsbilder hervorgerufen werden, worauf jedoch nicht eingegangen werden kann. Wenn die reifen Parasiten an Stellen lokalisiert sind, wo sie den Lymphstrom abdämmen, entstehen Schwellungen, die sich bis zu Elephantiasis vergrößern können. Beim Menschen kommen verschiedene Filariaarten vor, die, obwohl selten, auch im Bereich der uns beschäftigenden Organe Erscheinungen machen.

HALLENBERGER erwähnt einen Fall von Elephantiasis der Unterlippe (Abb. 49) aus Kamerun, den er operierte, wobei das Messer auf zahlreiche, in derbes Bindegewebe eingebettete verkalkte Filarien knirschend stieß. Die Filarienart wurde nicht näher bestimmt.

Es kommen drei Arten in dieser Körpergegend vor:

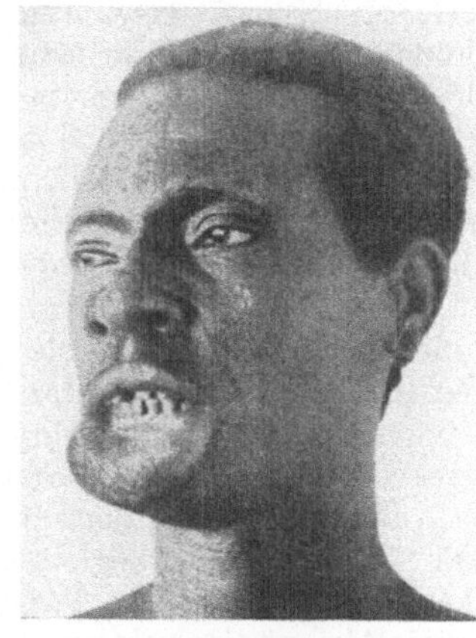

Abb. 49. Elephantiasis der Unterlippe bei Filariasis. (Nach HALLENBERGER.)

a) Die *Agamofilaria labialis*. Diese, nur in unreifen Formen gefundenen Parasiten, wurden im Jahre 1864 und 1908 in Neapel in Pusteln an der Innenfläche der Oberlippe beobachtet (nach CASTELLANI und CHALMERS).

b) Die *Onchocerca volvulus Leuckart,* kleine Würmer, die in kleinen Tumoren u. a. am Schädel zusammen mit ihren Mikrofilarien gefunden werden.

c) *Loa loa Guyot,* auch eine kleinere Filariaart, die selten auch unter der Mucosa der Zunge vorkommt und zu Glottisschwellung führen kann (nach CASTELLANI und CHALMERS).

III. Die Rhinitis spastica vasomotoria tropica.

Diese dem Heufieber ähnliche Tropenkrankheit (englisch: tropical hay-fever), wurde im Jahre 1901 zum ersten Male eingehend von Zegers (1), der sie auf Java beobachtete, beschrieben; später folgten Publikationen aus anderen Gegenden.

(Die von O'Zoux beschriebene, von einzelnen Autoren hierzu gerechnete „Dispnée tropicale" mit ihrer starken Dyspnoe, den gelegentlich vorkommenden Stimmbandlähmungen und dem letalen Verlauf hat nichts mit der Rhinitis spastica zu tun.)

Ätiologie und Pathogenese. Die Ursache der Krankheit kann nicht mit Sicherheit angegeben werden. Da sich aber das Krankheitsbild vollkommen mit dem des Heufiebers deckt, und noch andere wichtige Gründe dafür bestehen, *so muß die große Mehrzahl der Fälle zu der Pollenosis gerechnet werden.*

Schon die Tatsache, daß eine Versetzung in eine andere höher oder tiefer gelegene Gegend Besserung oder Heilung bringen kann, erweckt die Vermutung, daß ein an bestimmte Orte gebundenes Agens eine Rolle spielt. Bei einer Seereise verschwinden die Beschwerden sofort, nachdem das Schiff im offenen Meere angelangt ist, während am Lande alle bekannten gegen Nasenleiden angewandte Mittel versagt hatten. Das Auftreten der Anfälle meistens am frühen Morgen sofort nach Sonnenaufgang spricht für die Annahme einer Pollenosis, weil in dieser Zeit die meisten Pollen emitiert werden. Auch der günstige Einfluß eines Wolken- und Regentages spricht dafür. Daß die Anfälle auch an anderen Tageszeiten, ja sogar den ganzen Tag hindurch und auch im Regenmonsum auftreten können, spricht nicht dagegen, weil in den Tropen die Wolkenlüfte und Regenstunden oft sofort vom hellsten Sonnenschein abgelöst werden, während welchem die Pollenabgabe der Pflanzen sofort wieder anfängt. Die offenen Häuser gewähren keinen Schutz gegen das Eindringen der Pollenkörner. Die Kranken legen meistens dem Zuge eine große Bedeutung für Auslösung der Anfälle bei, man kann hierbei neben dem direkt reizenden Einfluß der Luftbewegung noch an das Mitführen von Pollenkörnern denken. Gegen die Annahme einer Pollenosis wird angeführt, daß die Kranken meist nervöse Individuen seien, die schon längere Zeit in den Tropen verweilen, weshalb die Krankheit ohne weiteres eine Coryza nervosa sein soll.

In der Tat gehören viele dieser Kranken zu der nervösen Intelligenz, aber unerklärt wäre es, daß sie auf dem Schiffe schon in ein paar Stunden von ihrer Krankheit befreit werden können. Dazu kommt, daß es Fälle gibt, wie ich einige Male beobachten konnte, die frisch aus Europa ankommen und innerhalb einer Woche bis zwei Monaten ihre „Rhinitis spastica" akquirieren. Aber auch bei dem Heufieber der nördlichen Länder verhält sich die Sache analog, d. h. die Neurasthenie begleitet oft die Hypersensibilität gegen die Pollenintoxikation. In derselben Weise übt die Menstruation einen ungünstigen Einfluß aus. Als prädisponierendes Moment wäre auch der von de Langen gefundene verringerte Calciumgehalt des Blutes zu erwähnen (siehe Einleitung).

Daß die Gicht eine Rolle bei dem nervösen Schnupfen spielt, wie vielfach behauptet wird, ist unwahrscheinlich, weil die tropische Rhinitis spastica auch bei Jugendlichen und Nichtgichtigern vorkommt.

Natürlich kommen außer den Fällen von Pollenosis *auch die anderen Formen von nervösem Schnupfen vor;* ebenso die durch *gewisse Staubarten verursachten.*

So kommt es vor, wie ich selbst beobachten konnte, daß Leute richtige Anfälle von Heuschnupfen bekommen, wenn sie mit Padistaub (Padi = ungeschälte Reiskörner) in Berührung kommen. Hierbei können kaum die möglicherweise angeklebten Pollen eine Rolle spielen, weil die Blütezeit des Reises schon weit zurück liegt und sie der viele Regen wohl weggespült haben dürfte. Wahrscheinlich sind es die an der Hülse vorkommenden feinen Kieselsäurenadeln, die hierbei das Agens bilden. Von Castellani und Chalmers wird angegeben, daß das Symptomenbild öfters bei Leuten vorkommt, die dem Staube von Tee oder Kopra (getrockneter Kokosnuß) ausgesetzt sind.

Das Vorkommen der Pollenosis im Laufe des ganzen Jahres wäre aus der fortwährend sich abwechselnden Blüte der verschiedenen Pflanzen zu erklären. *Merkwürdig ist nun, daß die meisten Heufieberkranken Europas in Indien ganz befreit bleiben, während die an tropischer Rhinitis spastica Erkrankten in Europa ihre Beschwerden loswerden.* Das kann nur durch die Verschiedenheit der Vegetation erklärt werden.

Die Krankheit kommt sowohl bei Leuten, die in den Bergen wohnen, vor, wie bei Bewohnern der Küstengegend. Ein Versetzen der Bergleute nach der Küste und umgekehrt läßt oft die Erscheinungen verringern oder verschwinden. Auch dieses beruht wohl auf dem Vorkommen einer verschiedenen Vegetation in verschiedenen Meereshöhen. Es sind nicht nur die Pollen der Gramineen, sondern alle andere anämophile (das sind durch den Wind zerstreuten) Pollenarten, die evtl. Heuschnupfensymptome hervorrufen, von denen z. B. in Amerika schon vier Gruppen unterschieden sind, die die verschiedenen Formen des Heuschnupfens der verschiedenen Jahreszeiten verursachen. Die Gruppen haben jede für sich eine eigene Spezifität, d. h. eine empfindliche Person kann für jede Gruppe gesondert sensibilisiert sein. Verfasser hat mit Idzerda und Uittien geglaubt sogar für die Pollen der gesonderten Gräserfamilien eine artspezifische Wirkung annehmen zu dürfen. Es wird Pflicht der Tropenärzte sein, zu untersuchen, welche durch den Wind zerstreuten Pollenarten toxisch wirken. Es wäre interessant, zu wissen, ob darunter auch solche sind, die Stacheln haben, wie die Ambrosia bifida Amerikas, die nach Scheppegrell durch die Stacheln zunächst direkte Reizerscheinungen und erst später nach Freiwerden des Polleninhaltes die toxischen Symptome auslösen.

Eine Andeutung der Möglichkeit eines durch Pollen verursachten Krankheitsbildes gibt die Angabe von Römer, der bei den Batak auf Sumatra eine gleiche Krankheit (Pĕnĕngsingĕn) beschreibt, die während der Blütezeit des „Dadap"baumes (Erythrina spec. div.) auftreten soll, und gegen welche als Heilmittel dieselbe Blüte auf der Brust eingerieben wird.

Symptomatologie und Verlauf. Die anfallsweise auftretenden Krankheitserscheinungen bestehen aus:

1. *Niesen,* einigemal oder auch viel öfter, bis zu 60—70mal.

2. *Ausscheidung eines wäßrigen Sekretes,* das tropfen- oder strahlenweise herausfließen kann. Zegers erzählt von einem Patienten, der am Schreibtisch mit vornübergebeugtem Kopfe arbeitete, während das Nasensekret zwischen den gespreizten Beinen auf den Boden träufelte.

3. *Nasenverstopfung* durch Schleimhautschwellung. Neben diesen Hauptsymptomen können hinzukommen:

4. *Tränenfluß und Rötung der Conjunctiva* mit mehr oder weniger starker Schwellung der Lider.

5. *Kopfschmerzen* oder Drücken im Kopfe.

6. *Herabsetzung des Geruches.*

7. *Asthmatische Beschwerden* (selten).

Bei der Rhinoskopie sieht man in der anfallsfreien Zeit entweder Hypertrophie der Schleimhaut der unteren Muscheln oder nur Runzelung und Maceration der Oberfläche. Während des Anfalles ist die ganze Nasenschleimhaut ödematös angeschwollen, die Conjunctiva gerötet und oft auch geschwollen.

Nebenbei können Spinen, Cristae oder Deviationen angetroffen werden.

Das Blut ist bis jetzt nicht untersucht worden, deshalb ist unbekannt, ob es einen höheren Säuregrad hat, wie von Posthumus Meyes angegeben wurde oder Harnsäureretention besteht, wie sie von Storm, van Leeuwen und de Kleyn bei ähnlichen Zuständen in Holland gefunden wurde.

Die Heftigkeit und Dauer der Anfälle ist sehr verschieden, sie können eine Viertelstunde bis Stunden oder auch ganze Tage dauern. Im allgemeinen nehmen sie bei längerem Bestehen der Krankheit an Intensität zu.

Die *Prognose* ist quoad vitam immer gut. Die Erscheinungen haben aber manchmal Arbeitsunlust oder Unfähigkeit zur Folge und verschlimmern die evtl. vorhandene Neurasthenie. Das Leiden dauert so lange fort, bis der Kranke nach einer anderen Gegend umsiedelt, oder durch die Behandlung geheilt wird.

Therapie. Das Bestreben müßte darauf gerichtet sein, die Kranken spezifisch zu behandeln. Leider ist man noch weit davon entfernt, weil man nicht einmal die Noxe kennt. Die Pollenextrakte, welche in anderen Ländern zubereitet werden, können nichts nützen, weil sie von Pflanzen stammen, die nur teilweise in den Tropen vorkommen; ebensowenig wird das Dunbarsche Pollantin helfen können. Sollte später ein therapeutisches Pollenextrakt bereitet werden, so wäre bei der Anwendung große Vorsicht zu beachten, weil die Kranken fortwährend in der pollenreichen Umgebung verweilen. Vorläufig soll man sich mit anderen Mitteln zu behelfen versuchen.

In leichteren Fällen ist der regelmäßige Gebrauch von $1-2\%$igem Mentholparaffin mit Zusatz von 1% Chloreton, von Nutzen. Galvanokaustik oder Verschorfung der unteren Muschel mit Trichloressigsäure kann bisweilen helfen, ist jedenfalls oft von vorübergehendem Erfolg. So steht es auch mit der Abtragung der oft hypertrophischen Muschelschleimhaut. Abweichungen am Septum, wie Spinen, Verbiegung usw., sind zu beseitigen, weil sie die Beschwerden verstärken und die Reflexerregbarkeit eher zur Geltung kommen lassen.

Zegers hat manchmal mit Erfolg die Kur, die von Lermoyez gegen die nasale Hydrorrhöe empfohlen wurde, angewandt.

Hierbei wird Atropin zur Einschränkung der Sekretion gegeben, ebenso Strychnin, um die vasokonstriktorischen Zentren zu reizen, was zur Schrumpfung der Nasenmuscheln führen soll. Zegers verabreichte die Mittel in Pillenform nach folgender Formel:

Rp. Atropin mur.   0,010
Strychnin sulf.   0,080
m. f. pill. Nr. 40.

In der 1. Woche wird täglich 1 Pille, in der 2. Woche 2mal täglich 1 Pille, in den folgenden 3 Tagen 3mal täglich 1 Pille gegeben. Dann folgt eine Pause von 10 Tagen, hierauf wieder eine Kur von 17 Tagen und wenn nötig nach einer zweiten Unterbrechung eine dritte Kur usw. In schweren Fällen rät Zegers zu Beginn der Kur die Muscheln zu kauterisieren, weil die Wirkung der Arzneimittel sich erst in der zweiten Woche geltend macht. Die Kranken sollen in Beobachtung bleiben, damit Intoxikationserscheinungen rechtzeitig erkannt werden.

Da Calciumdarreichung bei Heufieber oft von Nutzen ist, so wäre auch hiermit ein Versuch zu machen, der sich dann über Monate ausdehnen soll und wobei nicht zu kleine Dosen gegeben werden sollen, z. B. dreimal täglich 1 g des Lactats. Dazu soll eine möglichst purinfreie Diät verschrieben werden. Gegen das lästige Niesen sind verschiedene Handgriffe empfohlen worden. Gute Erfahrung habe ich mit der von O. Nägeli (nach Brero) angegebenen Methode, wobei die Nase zwischen Daumen und Zeigefinger fest angefaßt und einige Male abwechselnd nach oben-vorn und unten-hinten bewegt wird. Die Wirkung wird verstärkt durch Reiben an den Seitenrändern der Apertura piriformis mit der anderen Hand. Der Atem soll während den $10-15$ Sekunden, welche die Prozedur in Anspruch nimmt, angehalten werden. Von der Verordnung eines Cocain-Adrenalinzerstäubers, wie z. B. Castellani und Chalmers empfehlen, ist wegen der Gefahr einer chronischen Vergiftung bei dieser lange dauernden Krankheit abzuraten. Die beim Heufieber bekannten palliativen Hilfsmittel wie Augenwaschungen, Nasenspülungen, Mentholsalbeneinführung usw. werden natürlich auch bei der tropischen Form von Nutzen sein. Schließlich gibt es bei dem heutigen Stand unseres therapeutischen Könnens eine Anzahl Kranke, bei denen nichts zu bessern ist und die bei der Arbeit stark belästigt werden. Ihnen kann nur eine Übersiedlung in ein anderes Klima helfen. Oft kann dann ein Ortswechsel genügen, d. h. ein Höhenwechsel der Gegend; doch bleiben immer noch Fälle, die nur durch eine Übersiedlung nach Europa heilen, übrig.

IV. Gundu.

In den verschiedenen afrikanischen Sprachen wird mit dem Namen Gundu (n'Goundou, Anakkré, Henpuye, Twempew und Uguluè) eine eigentümliche Geschwulstform bezeichnet, die sich symmetrisch auf beiden Seiten der Nase entwickelt.

Geschichte und Verbreitung. Die Krankheit scheint zuerst von MACALISTER im Jahre 1882 unter der Bezeichnung „horned men of Afrika" beschrieben worden zu sein. Auch LAMPREY gebraucht 1887 in seiner Publikation diesen Namen.

Im Jahre 1894 wurde die Affektion bei einem Negerkinde in West-Indien von STRACHAN beobachtet.

Die ersten ausführlichen Mitteilungen verdanken wir aber MACLAUD vom Jahre 1895. In den folgenden Jahren sind eine Menge von Mitteilungen, bis auf eine (s. unten) alle aus tropischen Weltteilen, erschienen. Bis jetzt ist die Krankheit beobachtet worden in:

Afrika, an der Gold-, Elfenbein- und Sierra Leone-Küste, im Nigergebiet, in Kamerun, Ostafrika und beim Victoriasee. Während an der Elfenbeinküste auf 100 Einwohner etwa 1 Fall vorkommt, ist die Krankheit in Kamerun ziemlich selten.

Amerika, in Jamaica, St. Vincent, den Antillen, Honduras, Brasilien. LETULLE fand die Geschwülste an einem Incakinderschädel in Peru.

Asien, auf Sumatra, Malakka und in Südchina.

Von den Fällen auf Sumatra sind die von GRAHAM und LIM BOON KENG sicher kein Gundu gewesen. Im ersteren Falle handelte es sich nach der Abbildung und Beschreibung eher um einen Kiefertumor oder eine Zahncyste, während im Falle LIM BOON KENGS die Weichheit der Schwellung Gundu ausschloß.)

Australien, in Neu-Guinea (WICK) und in Neu-Mecklenburg (Bismarckarchipel SIEBERT).

Es werden nicht allein die dunklen Rassen, Neger, Negroiden, Mongolen, Indonesier und Indianer befallen, denn zweimal wurde die Krankheit auch bei Europäern beschrieben (von CANTLIE in Afrika und von MARCHOUX und MESNIL in Brasilien). Es ist nicht ausgeschlossen, daß die von BURGER beschriebenen gunduartigen Schwellungen in Europa mit den tropischen Formen identisch sind. Auch bei Tieren sind gunduähnliche Geschwülste gesehen worden, speziell bei Affen, wovon unten weiter die Rede sein soll und auch bei Pferden und Maultieren (ZIEMANN). Ob diese aber mit der menschlichen Gundu identisch sind, bleibt, wie wir sehen werden, eine offene Frage.

Ätiologie und Pathologie. Die Ätiologie ist bis jetzt unaufgeklärt. Obwohl die Krankheit vorzüglich im kindlichen Alter ihren Anfang nimmt, so ist doch kein sicherer Fall von kongenitaler Anlage bekannt geworden.

CHALMERS, NEILL, BOTREAU-ROUSSEL, CLAPIER u. a. betrachten die Krankheit als eine Äußerung der *Framboesia* und haben sie mit dem Namen „periostitis ossificans framboesiae" oder „ostéite pianique" bezeichnet. Vieles spricht aber dagegen. Erstens kommt Framboesia so überaus häufig in Gegenden, in welchen Gundu entweder unbekannt oder sehr selten ist, vor, wie z. B. Rousseau für Kamerun im Gegensatz zu der Elfenbeinküste angibt. Bestimmend für die Unrichtigkeit dieser Annahme ist, daß die spezifische Framboesiabehandlung bei Gundu erfolglos ist, wie Wick und Hallenberger, die durch Salvarsan nur die gleichzeitigen Framboesiaerscheinungen günstig beeinflussen konnten, nachgewiesen haben. Wie schon früher erwähnt, kommen bei der Framboesia bei Befallensein des Nasenseptums durch geschwürige Prozesse wohl seitliche Schwellungen an der Nase, die „Pseudo-Goundou" nach Brumpt vor, die aber durch Behandlung mit Jodkalium oder Salvarsan schnell verschwinden.

Andere Autoren wie Vortisch und Fisch denken an *Syphilis*. Bei den jugendlichen Patienten wird aber die Hutchinsonsche Trias ebenso wie auch Gehörs- und Sehstörungen oder andere Zeichen hereditärer Syphilis vermißt. Auch ist ohne weitere Begründung an *Lepra* gedacht worden.

Maclaud, Eckert, Shircore fanden Diphterenlarven und sind geneigt, die Krankheit als die Folge einer Myiasis anzusehen (Shircores Fall ist kein Gundu, sondern eine akute Entzündung der Gewebe). Es gibt aber Hunderte von Fällen ohne Insektenlarven in der Nase.

Friedrichsen betont, daß neben Syphilis noch ein tropischer Phagedänismus im Spiele sein muß. Bis jetzt sind keine Bakterien in den Geschwülsten angetroffen worden.

Braddon denkt, daß die Affektion eine „morbus sui generis" darstellt und findet darin Anhänger. Weiter wird daran gedacht, daß Gundu nur eine Teilerscheinung einer allgemeinen Knochenhypertrophie, wie Ostitis deformans oder Leontiasis ossea ist. Es sind nämlich von einzelnen Autoren wie Botreau-Roussel auch an anderen Körperstellen wie an den Extremitäten, an der Clavicula und am Unterkiefer Hyperostosen gefunden worden und Reeves beschreibt einen Fall von Gundu mit Leontiasis vereint. In seinem Fall handelt es sich aber nicht sicher um Gundu, weil die Krankheit erst im Alter von 50 Jahren auftrat. Die Hyperostosen an anderen Körperstellen können aber ebensogut der meistens zu gleicher Zeit vorhandenen Framboesia zugeschrieben werden. Am meisten Wert wird auf die Gundubefunde bei *Affen* und *Maultieren* gelegt. Roques und Bouffard haben bei einem Affen (Papio Sphinx) gunduähnliche Schwellungen gefunden (Abb. 50 u. 51) und bei der Sektion fand nun Bouffard, daß die Tumoren nur vorspringende Verdickungen eines im ganzen Umfange hypertrophierten Schädels waren (Abb. 52). Später haben Marchoux, Mesnil und Léger zwei weitere Gunduaffen untersucht (Cercopithecus callitrichus und Papio ambis) und außer Verdickungen am Schädel auch Hypertrophien an den langen Extremitätenknochen gefunden, daher die Bezeichnung „Ostéite hypertrophique généralisée". Auch bei den Maultieren Ziemanns war neben der Oberkieferverdickung auch eine am Unterkiefer vorhanden. Dagegen fand Petit bei zwei Affen (Cebus fatuellus) wohl eine allgemeine Knochenhypertrophie, aber ohne Gunduerscheinungen.

Diese Befunde wären für das Verstehen der menschlichen Gundu von größtem Wert, wenn nur bewiesen werden könnte, daß beide Prozesse vollkommen identisch wären. Dieses ist aber nicht sehr wahrscheinlich, denn erstens kommt Gundu beim Menschen im jugendlichen Alter vor, zweitens sind bei der großen Mehrzahl der Patienten keine weiteren Zeichen einer Leonstiasis oder Ostitis deformans zu finden und drittens decken sich die histologischen Befunde nicht. Nur ein Teil der Fälle wäre zu der Ostitis deformans zu rechnen, wie z. B. der Fall von Luz und Torres aus Brasilien, der zur Sektion gekommen ist und in welchem außer den Gunduschwellungen auch Knochenverdickungen

am Unterkiefer, am Schädel und an der Tibia und Fibula gefunden wurden.
Die Markhöhle war bei den langen Knochen stark verengt. Man kann sich die
Pathogenese in der Mehrzahl der Fälle aber anders erklären. Wie wir später

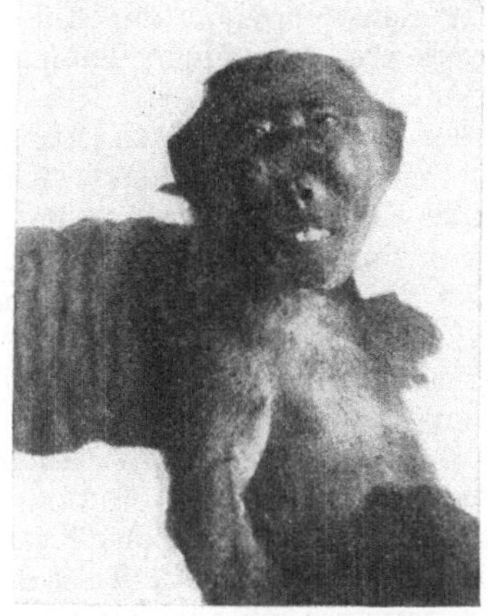

Abb. 50. Papio sphinx mit gunduähnlichen
Schwellungen.

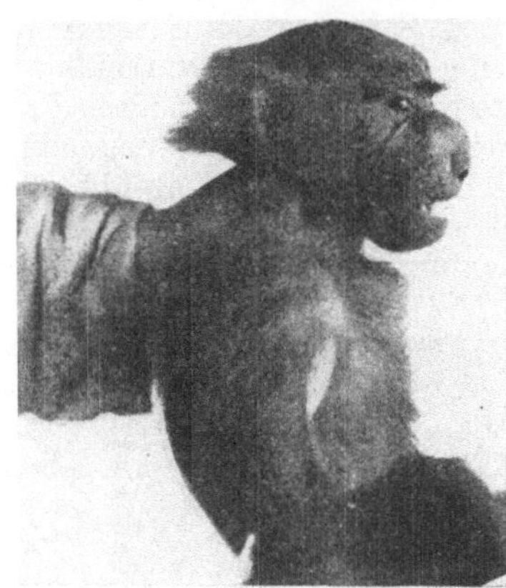

Abb. 51. Affe von Abb. 50.

(Nach ROQUES und BOUFFARD.)

sehen werden, kommen dabei in der großen Mehrzahl der Fälle Entzündungserscheinungen in der Nase vor oder gehen voraus. Durch die Sutura nasomaxillaris können diese sich auf das Periost des aufsteigenden Kieferastes

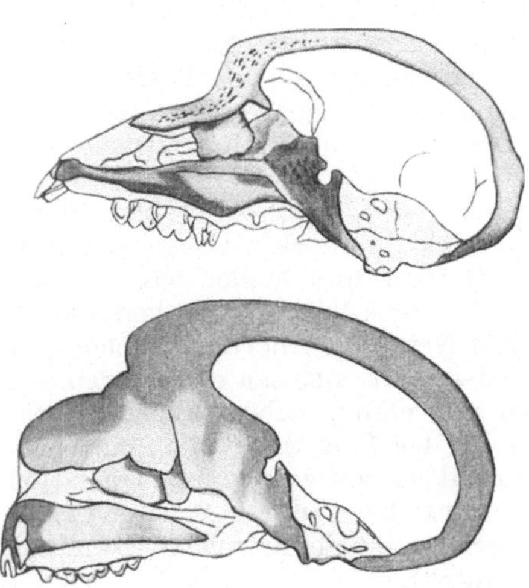

Abb. 52. Der obere Schädel stammt von einem
normalen Papio sphinx, der untere vom Affen
der Abb. 50 u. 51. (Nach BOUFFARD.)

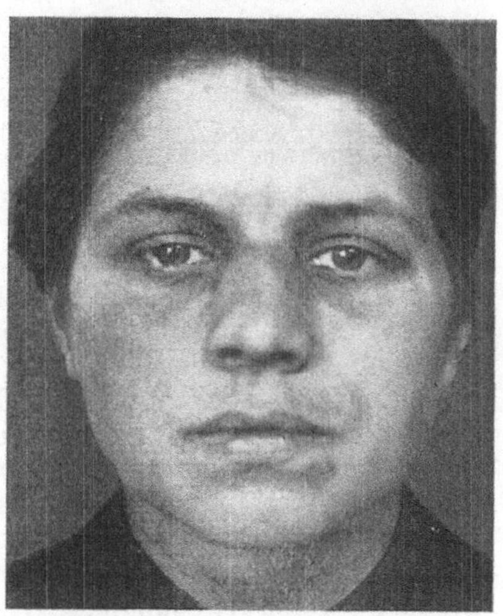

Abb. 53. Gunduartige Schwellungen an der
Nasenwurzel bei chronischer Rhinitis.
(Eigene Beobachtung in Utrecht.)

fortpflanzen und hier zu einer entzündlichen Periostitis Veranlassung geben,
die wieder zu Knochenbildungen führt. In der Tat sieht man mikroskopisch
das Bild eines entzündlichen Prozesses. In diesem Zusammenhang haben die
von BURGER beschriebenen, oben erwähnten Fälle Bedeutung, weil dabei

auch eine Entzündung in der Nase (Ethmoiditis) voranging. Selbst habe ich vier solche Fälle in Utrecht beobachtet, die alle Eiterungen in der Nase hatten. Die Patientin der Abb. 53 hatte eine diffuse chronische Erkrankung der Nasenhöhlenschleimhaut ohne Nebenhöhlenaffektion. Die Röntgenphotographie ergab nur einen mäßigen Schatten an der Stelle der Schwellungen, der mit dem dichten Schatten der Nasenbeine stark kontrastierte, was einen kompakten Bau der Schwellungen ausschließt. Bei einer Patientin, die eine *beinharte* mandelgroße Schwellung am rechten Processus nasalis des Oberkiefers hatte (Abb. 54), verschwand der Tumor, nachdem das an derselben Seite bestehende Kieferhöhlenempyem durch Spülungen ausheilte. Die Erklärung, warum bei den dunklen Völkern die Erkrankung viel häufiger vorkommt und so große Dimensionen annimmt, *wäre in einer Prädisposition der Rasse zu suchen, wie sie auch für Keloidfibrombildung an der Ohrmuschel besteht,* wie bei den tropischen Ohrenkrankheiten näher beschrieben werden wird.

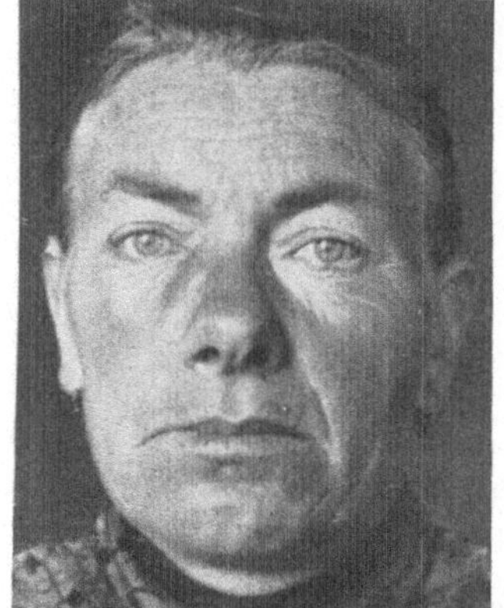

Abb. 54. Beinharte Schwellung am rechten aufsteigenden Oberkieferast, geheilt nach Spülungen der erkrankten Oberkieferhöhle. (Eigene Beobachtung in Utrecht.)

Pathologische Anatomie. Zur Untersuchung liegt, außer dem Falle Luz und Torres nur operativ entferntes Material vor. Für die pathologische Anatomie der Gundu ähnlichen Erkrankungen bei Tieren verweise ich auf die betreffenden Publikationen. Huppenbauer gibt an, daß die jüngeren Tumoren mit ihrer vorwiegend spongiösen Substanz den Eindruck einer ossifizierenden Periostitis machen, während die älteren Geschwülste viel eher an ein Osteom erinnern, besonders wenn der Meißel auf eine 1—1,5 cm dicke, gänzlich eburnierte Substanz stößt.

Die mikroskopisch untersuchten Fälle stehen zwischen diesen extremen Formen. Nach den meisten Autoren bestehen die Tumoren aus spongiöser Knochensubstanz, die außen von einer dünnen Schale kompakten Knochens umgeben ist.

Eckert gibt eine detaillierte Beschreibung des mikroskopischen Bildes seines Falles. Er fand das Periost stark verdickt, mit ektatischen Gefäßen, kleinzelliger Infiltration in umschriebenen Herden und stellenweis hyaliner Degeneration im straffen Bindegewebe. Im Tumor selbst fand er keine kompakten Schalen, sondern ein stark verzweigtes Netz von Knochenbälkchen mit zellenreichem Gewebe in den Maschen. Gleichwie Mendes sah er zwischen den Maschen nur gleichgroße, einkernige Zellen von embryonalem Typus. Kernteilungsfiguren wurden nicht beobachtet. Auch bei Roy findet man eine ausführliche Beschreibung des mikroskopischen Bildes von zwei durch Operation entfernte Geschwülste. Der Pathologe (Durante) kam zu der Annahme einer zur Neubildung neigenden chronisch spongiosierenden Knochenentzündung („ostéite chronique, spongieuse vraie exubérante").

Nur in den älteren Fällen ist das Bild eines eburnierten Knochentumors vorhanden, während sonst die Diagnose auf osteoplastische Periostitis gestellt werden muß. Die Gunduneubildung unterscheidet sich also während eines großen Teiles ihres Bestehens im Baue von Virchows Leontiasis, bei welcher die Knochen gewöhnlich von auffallend festem Gefüge sind.

Symptomatologie und Verlauf. Das Leiden nimmt gewöhnlich in den ersten Lebensjahrzehnten seinen Anfang. Es ist bis zu einem Alter von 1 Jahr herab beobachtet worden, bleibt aber bis in das Greisenalter hinein fortbestehen.

Es bilden sich symmetrisch auf beiden Seiten der Nase, selten nur einseitig, vom Nasenfortsatz des Oberkiefers ausgehend, kleine bohnengroße Geschwülste,

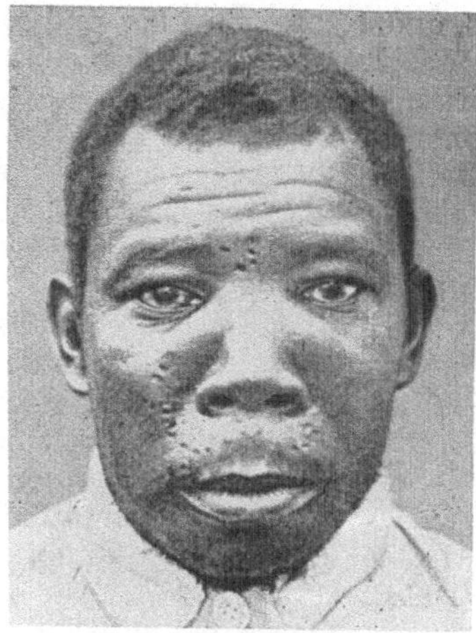

Abb. 55. Gundufall von RENNER.

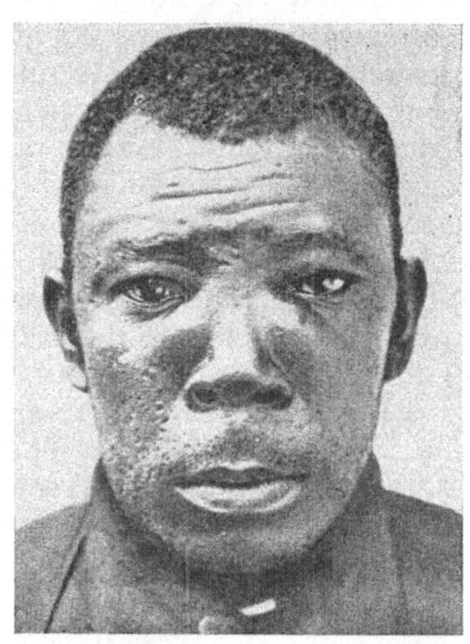

Abb. 56. Fall von der Abb. 55, aber 4 Jahre später.

die langsam, meist kontinuierlich wachsen, aber auch Perioden von Stillstand oder schnellerem Wachstum zeigen.

RENNER (Abb. 55 und 56) beobachtete das langsame Wachsen bei einem Patienten, den er nach 4 Jahren wieder sah. Der in Abb. 57 abgebildete Patient FRIEDRICHSENS hatte die Affektion schon 9—10 Jahre, die Länge der Geschwülste

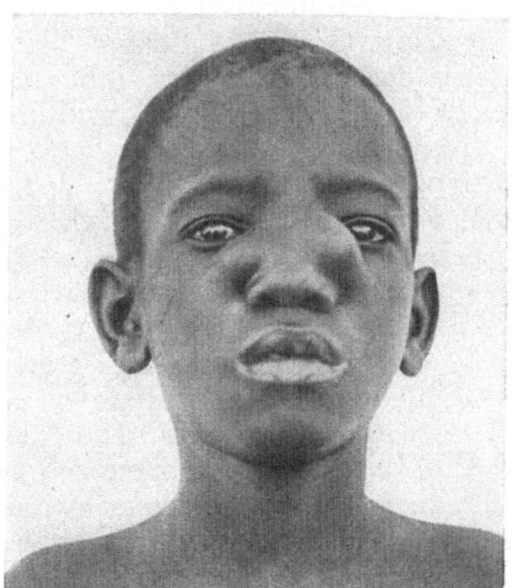

Abb. 57. Gundufall von FRIEDRICHSEN.

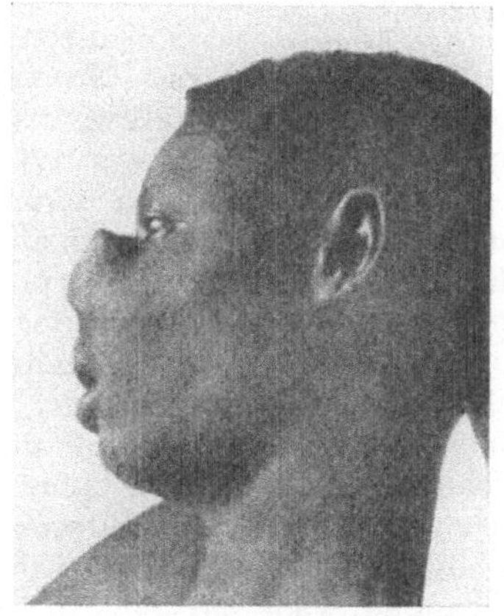

Abb. 58. Übergroße Gundugeschwulst.
(Fall von HUPPENBAUER.)

war $3^1/_2$ und $2^1/_2$ cm. Der Fall ist ein Beispiel für das so oft vorkommende ungleiche Wachsen der beiden Geschwülste. Gewöhnlich wachsen die Geschwülste weiter vom 32. bis 45. Lebensjahr der Kranken, jedoch kann der Stillstand auch früher kommen. Die größte Geschwulst hat wohl MACLAUD gesehen, der den Umfang eines Straußeneies angibt. Diese sehr großen Tumoren nehmen meist eine unregelmäßige Gestalt an, wie die Abb. 58 zeigt. Die vollentwickelten Tumoren haben eine rundliche oder mehr ovale Form, mit der Längsachse nach unten und außen verlaufend. Bei starker Entwicklung gehen die Geschwülste auf die ganze Oberkiefergegend, dem Tränen- und Nasenbein über und ragen nach innen in die Nasenhöhle und verengen das Lumen. Nie aber geht der Tumor auf die inneren Nasengebilde, wie Septum und Muscheln, über.

Das Auge bleibt fast immer in seiner Lage, nur das Gesichtsfeld, wird oft speziell nach der nasalen Seite zu eingeengt. Bei den sehr großen Geschwülsten kann das Auge aber nach der Seite zu verschoben werden und sogar zugrunde gehen, wie in dem Falle Maclauds. Druck auf den Tränenabfuhrweg und Tränenträufeln wird dann und wann beobachtet.

In der großen Mehrzahl der Fälle haben die Geschwülste eine symmetrische Anlage, doch sind auch einseitige Tumoren beschrieben worden. Orpen ist der einzige, der einen dritten Tumor auf dem linken Wangenbein beobachtete (Abb. 59). Die Haut über den Tumoren bleibt, wenn kein Trauma stattfindet, unverändert und ist leicht verschieblich. Beim Betasten findet man immer eine *knochenharte* Masse vor, die entweder gar nicht oder nur leicht empfindlich ist. Beim Beklopfen ist der Perkussionsschall dumpf (nur einmal wurde ein hohler Klang erwähnt).

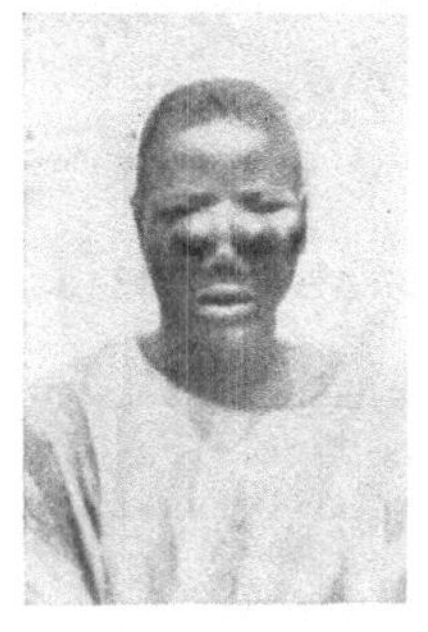

Abb. 59. Gundu mit drei Tumoren. (Nach Orpen.)

Was die Erscheinungen in der Nase selbst anbelangt, so stimmen darüber die Angaben nicht ganz überein. Einige Autoren geben an, keine Nasenerscheinungen gesehen zu haben, allerdings ohne zu erwähnen, ob eine rhinoskopische Untersuchung stattgefunden hatte. Die übergroße Mehrzahl der Beobachter aber spricht sich deutlich für ein Mitbefallensein des Naseninneren aus. Im Anfange wird über Kopfschmerzen geklagt, während die Nase ein blutigeitriges Sekret absondert. Auch kommt Nasenbluten vor. Die Tumoren verursachen in diesem Stadium oft spontan Schmerzen und sind druckempfindlich. Später bessern sich diese Erscheinungen; der Kopfschmerz läßt nach, das Nasensekret ist nicht mehr so reichlich und mehr wäßrig bis klar, und die Tumoren lösen nur noch bei feuchtem Wetter Schmerz aus. Bei der Rhinoskopie sieht man oft, daß die Geschwülste von außen hineinragen, ohne daß die Nasenscheidewand erreicht wird. Die Nasenschleimhaut ist über den Geschwülsten stark geschwollen, stellenweise fast polypenartig gewulstet und druckempfindlich. In einigen Fällen war stinkender Ausfluß aus der Nase vorhanden, in anderen wieder wurden Ulcerationen in den oberen Teilen des Naseninneren gesehen. Auch eine Hypertrophie der ganzen Nasenschleimhaut mit polypöser Entartung der Hinterenden der unteren Muscheln wurde beobachtet. Die Nasenerscheinungen sind oft nur im Prodromalstadium vorhanden, können sich aber auch auf verschiedene Jahre erstrecken oder auch später ganz verschwinden. So beschreibt Peiper einen Fall, in welchem anfangs Nasen- und Stirnschmerzen vorhanden, aber zur Zeit der Untersuchung keine Abweichungen im Naseninneren zu finden waren. Die Prodromalerscheinungen können auch ganz fehlen.

Der *Geruch* scheint nicht zu leiden.

Alles in allem genommen, ist doch wohl in der großen Mehrzahl der Fälle entweder anamnestisch oder bei der Untersuchung ein Mitbefallensein der Nase sicher, was von großer Bedeutung für die Pathogenese der Affektion ist.

J. N. Roy unterscheidet eine örtliche und allgemeine Gundu (Goundou paranasal und G. généralisé). Im letzteren Falle sind allerhand Knochen des Körpers mitbeteiligt und bieten harte Schwellungen an, örtlich oder am ganzen Knochen. Am meisten ist das Ellenbogengelenk affiziert. Es resultiert oft eine Beeinträchtigung der Bewegung im befallenen Gelenk.

Die *Diagnose* stützt sich auf den Sitz am aufsteigenden Ast des Oberkieferknochens und die Knochenhärte der Geschwülste. Nur die *Pseudogundu* bei Yaws kann eine Zeit lang diagnostische Schwierigkeiten machen. Bei einseitigem Tumor käme für die Differentialdiagnose ein richtiges *Osteom* in Betracht. Bei nicht zu langem Bestehen könnte die Röntgenphotographie über den mehr oder weniger kompakten Bau Aufschluß geben. Weiter soll dann auf das Alter des Kranken bei Beginn der Neubildung geachtet werden.

Die *Prognose* ist quoad vitam gut, spontane Heilung kommt aber nicht vor.

Therapie. Wie wir früher sahen, ist Jod und Salvarsan ohne Einfluß; auch Quecksilber nützt nichts. Nur von einer operativen Entfernung der Geschwülste mit Hammer und Meißel ist Erfolg zu erwarten. Dabei hat man bis sieben Jahre nach der Operation keine Rezidive gesehen. Überaus große Tumoren können manchmal nicht ganz entfernt werden.

Vielleicht ist von einer Behandlung der (primären?) Nasenerkrankung zu Beginn des Leidens Erfolg zu erwarten.

B. Die kosmopolitischen Krankheiten der oberen Luftwege in ihrem Verlauf in den Tropen.

In den Tropen kommen fast alle Krankheiten vor, die in den kälteren Ländern beobachtet werden; manche zeigen in ihrem Verlauf nichts Besonderes, andere wieder Abweichungen, die durch Rasse und Klima bedingt sind.

Soweit mir aus eigener Erfahrung oder aus der Literatur bekannt, werde ich sie hier möglichst in der Reihenfolge des Inhaltes dieses Handbuches besprechen, wobei ich diejenigen Krankheiten übergehe, über welche nichts Besonderes zu erwähnen ist.

I. Tierische Fremdkörper.

Die tierischen Fremdkörper weichen durch die besondere Fauna der Tropenländer ab.

Von tropischen *Fliegenlarven* war schon bei der Myiasis die Rede. Von den anderen tierischen Eindringlingen sind noch zu erwähnen:

a) Blutegel (Hirudinea).

Hiervon gibt es in den Tropen zwei verschiedene Gruppen.

1. Die Landblutegel (Haemadipsa),

die in Wäldern, im Gebüsch, auf Wiesen usw. leben und in vielen Gegenden wahre Plagen der Menschen und Tiere sind. Da sie äußerst selten in die Körperhöhlen eindringen (obwohl das Eindringen in Mund und Nase möglich ist, ist nur das Vorkommen im Ohre beschrieben worden), gehe ich nicht weiter auf sie ein.

2. Süßwasserblutegel.

Diese werden beim Trinken mit verschluckt, haften an der Schleimhaut des Mundes, des Rachens, der oberen Luftwege usw. an und können Blutungen und andere Erscheinungen je nach dem Sitz des Tieres hervorrufen. Da das Krankheitsbild mit dem durch europäische Blutegel verursachten vollkommen analog ist, verweise ich bezüglich Einzelheiten auf die betreffenden Kapitel dieses Handbuches.

Von den tropischen Hirudinea finden zwei Genera Erwähnung, das sind *Limnatis* und *Hirudo*.

Limnatis. Hiervon sind zwei Spezies in den in Rede stehenden Körperhöhlen gefunden worden.

Limnatis nilotica (Pferdeblutegel), der im Mittelmeergebiet allgemein vorkommt. Das schön gezeichnete Tier kann eine Länge von 8—12 cm und eine Breite von 10—15 mm erreichen.

Publikationen liegen vor aus dem Balkan, den Dardanellen, Kleinasien, Palästina, Ägypten und Algerien. Eine schöne Beschreibung und Abbildung des Tieres findet man bei Seiffarth.

Limnatis africana. Diese ist viel größer wie die Limnatis nilotica und wurde von Sambon in Westafrika in der Nase von Menschen, Hunden und Affen gefunden. Das Tier ist so lang, daß sein Hinterende aus der Nase „wie ein Rattenschwanz" heraushängt.

Von *Hirudo* wurde auf Ceylon als Endoparasit der Nase von Castellani gefunden:

Hirudo multistriata. Über die tropischen Blutegel liegen aus den letzten Jahren, außer den obengenannten noch Publikationen von Harmer, Härtung, Masterman, Keller-

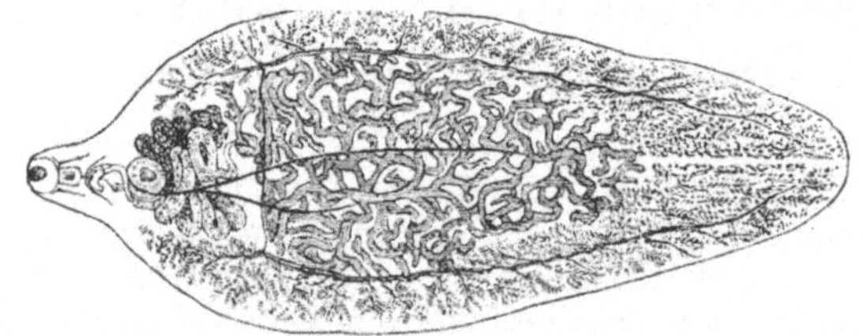

Abb. 60. Fasciola hepatica. (Vergr. 2,5 mal). (Nach Leuckart.)

mann, Biggs, Aboulker vor. Leider haben nicht alle die Tiere sich bestimmen lassen, so daß von der großen Anzahl der in den Tropen vorkommenden Hirudinea nur die drei genannten sicher in den uns interessierenden Körperteilen gefunden worden sind.

Die *Diagnose* kann nur durch die Inspektion gestellt werden. Blutungen aus den Luftwegen ohne objektive Abweichungen an den Lungen sollen in den Tropen immer den Verdacht auf Blutegel lenken.

Die *Prognose* ist gut, wenn die Diagnose zeitig gestellt wird. Mancher Patient ist nur deshalb an langsamer Verblutung gestorben, weil die Ursache verkannt wurde; auch Fälle von Erstickung sind beschrieben worden.

Die *Therapie* beruht auf Extraktion des Blutegels nach Betäubung des Tieres durch 30%ige Cocainlösung oder Salzwasser. Kann man den Parasiten nicht fassen, so ist dabei die Tieflage des Kopfes geboten, weil sonst der Egel in die tieferen Teile herunter fallen kann. Bei subglottischem Sitz ist Tracheotomie angezeigt.

b) Fasciola hepatica L. s. Distomum hepaticum.

Diese in der Leber von verschiedenen Herbivoren lebenden 2—3 cm langen, plattovalen Trematoden (Abb. 60) können beim Genuß der rohen Organe durch den Menschen im Munde schon frei werden, sich im Pharynx festsetzen und dort Blut saugen. Die Kranken können dann von Dyspnoe, Dysphagie, Heiserkeit usw. geplagt werden und in schweren Fällen sogar daran sterben. Meistens aber werden die Parasiten nach einiger Zeit durch Würgen und Erbrechen herausbefördert. Im Jahre 1904 hat Kfouri die Krankheit im nördlichen Libanon, wo sie „Halzoun" genannt wird, beobachtet.

c) Myriapoden (Tausendfüßler)

können, ebenso wie in Europa, als ziemlich harmlose Gäste in der Nase vorkommen.
Für die Tropen sind keine besonderen Formen beschrieben worden.

d) Linguatula serrata.

Diese in der Nase und Stirnhöhle von verschiedenen Tieren, speziell des Hundes, lebende
Arachnoidenart, kommt, ebenso wie in Europa, dann und wann auch in den Tropen beim
Menschen vor. Durch die eigentümliche Wanderung der Larven und Nymphe durch den
Körper können sie schaden. Larven und erwachsenes Tier kommen in der Nase vor. Erstere
überdies in verschiedenen inneren Organen.

e) Andere Tiere.

KLEIWEG DE ZWAAN erwähnt bei den Menangkabau-Malaien, Mittensumatras, das Vorkommen eines kleinen Wassertierchens in der Nase, von den Eingeborenen „Lansing"
genannt, das Nasenbluten, heftige Kopfschmerzen und sogar Tod durch Meningitis verursachen kann. Die Eingeborenen helfen sich dadurch, daß sie den Patienten in die Sonne,
in Tücher eingewickelt, setzen. Fängt er stark zu schwitzen an, so daß der Eindringling an
die Nasenöffnung kommt, so kann er mit einer kleinen Zange gefaßt werden.

II. Die Erkrankungen der Nasenscheidewand.

J. N. ROY (1, 2) erwähnt das Vorkommen von 40% Verbiegungen des Septums bei der gelben Rasse, speziell Indianern, während D. ROY (1) bei Negern
nie Septumdeviationen sah. Wenn dieses weiter bestätigt würde, wäre es von
großer Bedeutung für die Erklärung des Entstehungsmodus der Deviationen.
Auf Java konnte ich mehrmals Deviationen bei Chinesen finden und operieren;
auch bei den Eingeborenen habe ich sie ebenso wie Spinen und Cristae beobachtet.

III. Die akuten und chronischen Entzündungen.

a) Akute Katarrhe der oberen Luftwege und des Rachens.

Diese kommen im Tropenklima häufiger vor als man vermuten würde.
Teils trägt daran die Gewohnheit sich ungenügend gekleidet ins Bett zu legen
Schuld. In der Nacht tritt zu gewissen Zeiten, speziell während des Monsunwechsels, oft eine Abkühlung der Luft ein, wobei noch andere ungünstige Faktoren, wie Staub- und Feuchtigkeitsgehalt der Luft usw. hinzukommen. Ich
verweise auf die Abb. 1 der Einleitung.

In Neu-Guinea hat DIESING dieselben Erfahrungen gemacht. Die banalen
Anginen kommen in derselben Zahl und Weise vor wie die Rhinitiden. Der
Micrococcus catarrhalis wird dabei am meisten vorgefunden. ACTON fand überdies oft Micrococcus paratetragenus, Streptokokken und Pneumokokken. Die
mikotischen Rachenentzündungen sind schon früher besprochen worden. Die
durch *Spirochäten* verursachten akuten Entzündungen werden weiter unten
behandelt. Peritonsillarabscesse sind gerade so häufig wie in Europa.

Nur eine größere Vorsicht mit der Nachtkleidung wird die Möglichkeit des
Erkältens verringern. Im allgemeinen verlaufen die akuten Katarrhe bei guter
Versorgung leichter wie in den kalten Jahreszeiten in Europa.

b) Die chronische Rhinitis simplex und hyperplastica.

kommen ziemlich häufig vor. In Fällen, wo sie im Anschluß an die Rhinitis spastica entstehen, soll man sich vor zu optimistischen Erwartungen bezüglich des dauernden Erfolges
der Behandlung hüten.

c) Die Rhinitis atrophicans foetida.

Ob die Ozaena im Tropenklima vorkommt, ist nicht sicher. Die fötiden Nasenaffektionen, die ich behandelte, waren alle entweder syphilitischer, lepröser und anderer spezifischer Natur oder waren durch Nebenhöhleneiterung verursacht. Einige Male sah ich sogar Patienten, die in Europa an Ozaena gelitten hatten und auf Java keine Sekretion mehr hatten. Eine Patientin sah ich in Holland wieder, nachdem sie 10 Jahre vorher zurückgekehrt war. Die Ozaena war wieder gekommen, nach ihrer Angabe allerdings in milderer Form wie früher, aber der üble Geruch wurde wieder jedes Jahr schlimmer. *Die Krankheit war also während eines fast zehnjährigen Aufenthaltes auf Java nur latent geblieben, nicht ausgeheilt.* Es ist nicht sicher, ob in der tropenmedizinischen Literatur der Name Ozaena nicht fälschlich für jede mit stinkender Abscheidung verbundene Affektion gebraucht wird. Da J. N. Roy die Ozaena bei den Negern von Afrika, Ozeanien und den Antillen, nicht aber bei den amerikanischen Negern, in geringer Zahl findet, so schreibt er ihnen eine Rassenimmunität zu. Auch Dunbar Roy sah nur einen Fall bei den Negern Amerikas. Dagegen soll J. N. Roy bei der Untersuchung von Indochinesen, Lappen, Finnen, Malaien, Phillipinos, Indianer usw. bei der gelben Rasse wohl Rhinitis foetida auch im Tropenklima gefunden haben, was allerdings nicht mit meinen Erfahrungen übereinstimmt.

d) Die Spirochätosen.

1. Die Frage, ob die *Plaut-Vincentsche Angina* in den Tropen und Subtropen vorkommt, kann bejahend beantwortet werden. Von Shimeoni-Mekler und His ist darüber aus Jerusalem, von de Haan aus Java, von Chamberlain aus den Philippinen und von Acton aus Britisch-Indien berichtet worden. Die keine Rasse schonende Affektion kann unter allgemeinen Erscheinungen wie Fieber und Mattigkeit an den Tonsillen, am Gaumen, im Munde, am Zahnfleisch und in den Bronchien vorkommen und dort zu Schwellungen, Rötung und Pseudomembranbildung Anlaß geben. Es kommen akute, subakute und chronische Formen vor. Bei der letzteren kann die knöcherne Unterlage mitaffiziert werden. Gros erwähnt eine eigentümliche, oft vorkommende Gingivitis bei Kabylen, bei welcher er meistens Vincentsche fusiforme Bacillen fand, die er für die Ursache hält. Die gute Wirkung des Salvarsans, örtlich und intravenös, hat sich auch dort bewährt; auch Chromsäurebepinselungen und Spülungen mit Wasserstoffperoxydlösungen sind mit Erfolg angewandt worden.

2. *Rhinopharyngitis spirochaetica.*

Castellani hat im Jahre 1917 eine akute Krankheit beschrieben, die das Bild eines Koryzaanfalles bietet (Niesen, serösschleimiger Ausfluß, Husten, Kopfweh, leichtes Fieber). Meistens ist der Kranke in einigen Tagen wieder geheilt, doch kann die Affektion auch Larynx, Trachea und Bronchien befallen und länger dauern. Im Nasen- und Pharyngealsekret fand der Autor im Beginne des Anfalles fast ausschließlich eine feine Spirochäte, die er *Spirochaudinnia minuta Cast.* genannt hat (Länge 3—12 μ oder mehr). Bei der mikroskopischen Untersuchung können leicht geschlängelte Fibrinfäden oder abgefallene Cilien für Spirochäten gehalten werden.

Die *Prognose* ist gut, die *Therapie* die übliche gegen akuten Schnupfen.

3. Gelegentlich, wenn auch selten, kommt nach Castellani bei Rhinopharyngitis auch die *Spiroschaudinnia bronchialis Cast.* vor.

4. Im Munde findet man S. dentium (kurz) und S. buccalis (lang). Sie werden als nicht pathogen betrachtet.

e) Die Mundamöben.

Ohne stichhaltige Gründe wurde von einigen Autoren eine Beziehung zwischen der Dysenterieamoeba und der Amoeba buccalis angenommen; weiterhin ist von anderer Seite die Mundamoeba als Erreger von örtlichen Entzündungen angesehen worden.

Ich fand sie aber sowohl in der gesunden Mundhöhle wie bei Caries dentium und Alveoarpyorrhöe, außerdem in gesunden und erkrankten Tonsillen und bin mit vielen anderen zu der Einsicht gekommen, daß sie keine pathogene Bedeutung haben.

f) Soor.

Soor ist bei Kindern und geschwächten Erwachsenen eine ganz gewöhnliche Erscheinung. Vor allem bei der hygienisch dürftigen Behandlung der Geräte zur künstlichen Ernährung, wie Milchflaschen usw., die ich bei Chinesen und Mischlingen sah, ist der Soorbelag besonders verbreitet; ebenso beim Typhus und anderen schweren Krankheiten. Man kann den Oidium albicans bequem darin auffinden. Bei der tropischen Spru kann der Soorpilz in späteren Stadien das Krankheitsbild im Munde komplizieren. CASTELLANI und CHALMERS erwähnen, daß mehrere Pilzarten den Soorbelag verursachen können; es gehören dazu: Fungi imperfecti, Genus Monilia, Genus oidium, Genus hemispora (ascomycetaceae und Genus endomyces).

g) Die entzündlichen Erkrankungen der Nebenhöhlen.

Nach meinen Erfahrungen zeigen die in den Tropen so oft vorkommenden Empyeme der Nasennebenhöhlen, wenn sie behandelt werden, eine große Heilungstendenz. Die akuten Fälle heilen ohne Ausnahme bei guter Versorgung, evtl. nach ein paar Ausspülungen. Bei den chronischen Fällen ist der gewöhnliche Verlauf auch so, daß sie bei Ausspülung schnell, d. h. in 2—6 Wochen, heilen. Die größeren Operationen sind nur ganz ausnahmsweise erforderlich. Bei Chinesen und Javanern ist die Ausspülung durch die natürlichen Öffnungen meist leicht auszuführen, wovon in der Einleitung schon die Rede war.

Von *Mucocelen* sah ich bei einer Javanerin eine der linken *Stirnhöhle* und vorderen Ethmoidalgegend, wobei das linke Auge nach außen und unten disloziert war und eine der *Keilbeinhöhle,* die ausführlich im Archiv für Laryngologie beschrieben wurde.

IV. Die Krankheiten des lymphatischen Rachenringes.

Hiervon ist nur die *Hyperplasie der Rachenmandel* kurz zu besprechen.

Schon WILHELM MEYER war es bekannt, daß adenoide Vegetationen bei verschiedenen dunklen Rassen vorkommen. Im allgemeinen gilt der Satz, daß je näher man den warmen Ländern kommt, desto spärlicher die Affektion wird. Die Erfahrungen aus Niederländisch-Indien haben nun gezeigt, daß dies nicht richtig ist, und *daß adenoide Vegetationen dort geradeso häufig vorkommen wie in Europa.* MINKEMA und D'ARNAUD GERKENS sammelten ihre Erfahrungen bei den Eingeborenen, während meine eigenen Erfahrungen bei Europäern, Chinesen, Javanern und Mischlingen gemacht wurden. Daß auch bei den Negern die Affektion nicht so selten vorkommt, wie oft erwähnt wird, zeigen die Zahlen von DUNBAR ROY, der bei 1500 otorhinolaryngologischen Fällen 296mal, das ist in 19,7% der Fälle, Rachen- und Gaumenmandelhyperplasie fand. Auch in Südkalifornien, dessen Klima dem tropischen sich nähert, kommen nach SCHWALBE eine große Anzahl Rachenmandelhyperplasien vor.

In meiner oben zitierten Arbeit habe ich weiter gezeigt, daß die Krankheitsäußerungen in den verschiedenen Zonen etwas differieren. Nicht die mechanischen Erscheinungen, wie z. B. das Schnarchen, das ungefähr ebenso häufig beobachtet wird, was verständlich ist, weil die von mir auf Java entfernten Rachentonsillen sich in der Größe nicht von den hiesigen unterscheiden. Dagegen sind die Hörstörungen in Java an Zahl beträchtlich geringer (Verhältnis Java: Utrecht = 74 : 131), obwohl die *Katarrhe der oberen Luftwege* dort bei den Adenoikern häufiger vorkommen (128 : 104), was aus dem oben über die akuten Erkrankungen Gesagten hervorgeht. Die Inkongruenz zwischen den Zahlen des Ohrleidens und der Katarrhe der Luftwege hängt zum Teil mit der größeren Gutartigkeit der diesbezüglichen Infektionen zusammen. Dazu kommt, daß Scharlach äußerst selten ist (mancher Tropenarzt hat sie dort nie gesehen). Möglicherweise haben die trockenen Katarrhe des Mittelohres überdies im europäischen Klima einen ernsteren Charakter. Auffallend ist weiter, daß die *reflektorischen Erscheinungen,* wie Enuresis und Zähneknirschen in Java mehr vorkommen, was auf eine größere Reflexerregbarkeit hinweist. Auch die *Aprosexie* kommt dort mehr vor, wobei die Hitze und möglicherweise auch Rasseneigentümlichkeiten (Asiaten und Mischlinge) eine Rolle spielen.

Die schon in der Einleitung erwähnte größere Neigung zu Blutungen im warmen Klima zeigt sich auch bei der Adenotomie. Calciumverabreichung soll deshalb immer vorangehen und die BELLOCQsche Tamponade soll immer fertig zum Gebrauch bereit gehalten werden.

V. Infektionskrankheiten.

a) Diphtherie.

Diphtherie kommt in den Tropen mehr vor, als im allgemeinen angenommen wird. Keine Rasse bleibt von der Krankheit verschont. Der Verlauf weicht nicht von dem in den gemäßigten Zonen ab; man kann alle Komplikationen und Nachkrankheiten beobachten, wie Stenose, Nephritis, Lähmungen usw., auch die Lokalisation in der Nase. Die einzige Abweichung, wenigstens bei meinen Patienten auf Java und auch von KNAAP und SCHÜFFNER in Deli auf Sumatra erwähnt, ist, daß die Erkrankung häufig unter dem Bilde einer Angina lacunaris verläuft. Auf Java war die Krankheit schon den älteren Ärzten bekannt; sie wurde aber erst im Jahre 1902 durch DE HAAN in Batavia bakteriologisch sichergestellt. Aus verschiedenen Teilen von Ägypten hat später BALFOUR Material mit positivem Befund untersucht. Die Krankheit trat hier saisonweise auf, speziell im Monat Oktober, und war in bestimmten Zeiten sehr bösartig.

Im Sudan hat CHALMERS neben dem KLEBS-LOEFFLERschen Bacillus, andere virulente und avirulente Corynebakterien nachgewiesen, von den ersteren: Corynebacterium pseudodiphtheriae Eberson und ein neues Corynebacterium Sudanensis.

Aus Britisch-Indien haben ACTON und KNOWLES (1) darüber berichtet. Letzterer erwähnt eine Schulinfektion in Schillong (Assam), das 5000 Fuß hoch über dem Meeresspiegel liegt. Er fand neben den KLEBS-LOEFFLERschen auch Pseudodiphtheriebacillen und den HOFFMANNschen Bacillus, letzterer in 3,7% der Fälle, also bedeutend weniger wie in Europa.

Auf den Philippinen hat GOFF und auf Formosa MINE die Krankheit festgestellt. RUGE erwähnt weiter das Vorkommen im tropischen Amerika, in Hawaii, in Neukaledonien (Numea) und vor allem in Westaustralien, wo die Krankheit die Hauptkindersterblichkeit verursacht.

Wenn es auch über den Rahmen dieses Buches hinausgeht, die vielen, von den Eingeborenen angewandten Heilmitteln zu erwähnen, so muß doch für das in einem großen Teil des fernen Orients, auch von europäischen Ärzten, speziell in der Vorserumzeit, benutzte und berühmte *chinesische Pulvergemisch* eine Ausnahme gemacht werden. Es wird im Mund und Pharynx vier oder mehrere Male täglich mittels eines Federkiels oder Papierröhrchens eingeblasen. Dann wird auf mindestens eine Stunde lang nichts getrunken oder gegessen, während Fett oder Zucker in der ganzen Zeit der Behandlung gar nicht genossen werden dürfen. Die Zusammensetzung des Mittels variiert, je nach dem Geschmack des Herstellers, der es gewöhnlich als Geheimmittel verkauft. Die Analyse hat aber in allen Kombinationen *Zinnober* und *Borax* nachgewiesen. Weiter werden z. B. oft Urinsedimente und Indogoschaum benutzt. Das Gemisch, das VORDERMAN gute Dienste geleistet hat, bestand aus:

Pulverisierte Perle . . .	2 Teile	
Kuh-Bezoar	4 ,,	
Rhizoma coptidis . . .	1 ,,	(von Coptis Teeta. Wall (Ranunculacae)
Süßholzwurzel	1 ,,	enthält 8,5% Berberin).
Pflanzenkohle	16 ,,	(aus chinesichen Pflaumen bereitet).
Borneol (oder Campher) .	5 ,,	
gebrannter Borax . . .	50 ,,	
Zinnober	16 ,,	
essigsaures Kupferoxyd .	1 ,,	

Eigene Erfahrungen konnte ich sammeln als einzelne Chinesen mich zur Kontrolle ihrer eigenen Ärzte holten. Leider konnte ich dabei keine bakterielle Kontrolle ausführen. In einzelnen Fällen war die Wirkung sehr schön: es zeigte sich ein rasches Auflösen der Membranen, in schweren Fällen aber sah ich gar keinen Erfolg, muß aber erwähnen, daß dann auch das hinterher eingespritzte Serum nichts nutzte. Vielleicht wäre das von DOUWES vereinfachte und mit Erfolg angewandte Rezept in Fällen von infektiöser Angina zu versuchen.

Es lautet   Rp. Bibor. natric. 24
             Sulfuret. hydrarg. 8
             Carbo Ligni   0,5
             mf. pulv. subtilis.
             d. in lag. opist. vitr. clausa.
             S. Einblasepulver.

b) Tuberkulose und Lupus.

Hierüber kann ich sagen, daß, obwohl Lungen- und Larynxtuberkulose ziemlich häufig vorkommen, ich keinen Fall von Lupus des Naseninnern sah. Hand in Hand damit geht die große Seltenheit des Hautlupus in den tropischen Ländern (LIM BOON KENG, KAYSER, SIEBERT u. a.). Was in den älteren Publikationen von Ärzten und Laien als Lupus bezeichnet wurde, ist später oft als eine der anderen spezifischen tropischen Krankheiten erkannt worden.

c) Syphilis.

In mancher Gegend ist diese Seuche äußerst verbreitet, an anderen, mehr isolierten, Orten dagegen unbekannt; wenigstens fehlen dort die allgemein bekannten Erscheinungen der Krankheit und auch die hereditären Formen. Es ist sehr wichtig, in einer Gegend die Krankheit womöglich auszuschließen, um gewisse ulcerative Prozesse an den Nasen-Mund-Rachengebilden als selbständige Krankheit deuten zu können, wie z. B. bei der Framboesia und der Rhinopharyngitis mutilans näher besprochen wurde. Klinisch bietet die Krankheit keine Besonderheiten.

d) Andere Infektionskrankheiten.

Über *Lepra, Rotz* und *Milzbrand,* dessen Vorkommen in den Tropen schon längere Zeit bekannt ist, kann hinweggegangen werden. Daß *Sklerom* in vielen Tropenteilen vorkommt, ist nicht so allgemein bekannt, obwohl schon PIENIAZEK erwähnte, daß die Krankheit in folgenden warmen Gegenden beobachtet wurde: Zentralamerika (San Salvador, Guatamala, Honduras, Kuba), Ägypten, Britisch-Indien und Honolulu. Es können hinzugefügt werden aus Algerien im Jahre 1909 Fälle von GROS und BRAULT, im Jahre 1921 aus Marokko ein Fall von DEKESTER und MARTIN, weiter aus Ceylon einen Fall von CASTELLANI und CHALMERS bei einem indischen Kuli, während in Deli (Sumatra) STOLL und SNYDERS (1919) die Affektion bei einer Malayin durch mikroskopische Untersuchung sicherstellten. Später hat SNYDERS (1925) noch drei weitere Fälle aus derselben Gegend sammeln können und betont besonders, daß das herdweise Vorkommen auch für Indien gilt. In Süd-Amerika (Brasilien) hat FERRA (1921) 8 Fälle mit Sicherheit erkannt.

VI. Die Geschwülste.

Wichtig ist die Beantwortung der Frage nach dem Vorkommen der verschiedenen Tumorarten in tropischen Ländern im allgemeinen, um daraus Schlüsse zu ziehen in bezug auf das uns beschäftigende Gebiet.

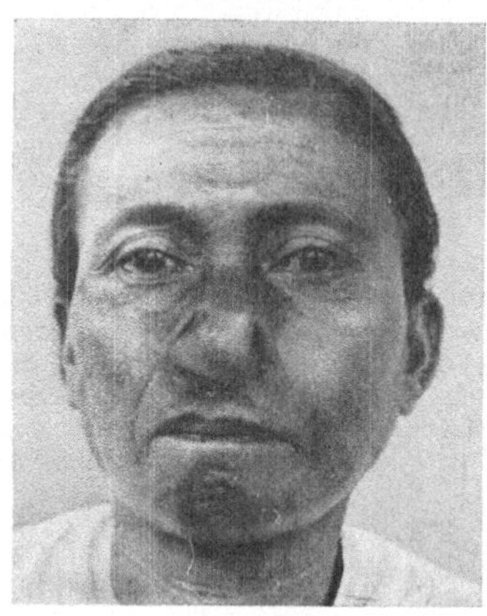

Abb. 61. Chondrom der Nasenspitze. (Beobachtung Dr. C. Bakker, Batavia.)

Nach von Hansemann kommen in den Tropen keine Tumoren vor, die nicht auch in Europa gesehen werden; nur besteht in den tropischen Ländern eine stärkere Neigung zu Fibrom- und Keloidbildung in der Haut. In der Frequenz des Vorkommens der verschiedenen Tumorarten liegt der wesentliche Unterschied.

Über die *gutartigen Neubildungen* ist wenig mitzuteilen. Einen Fall von *Rhinophyma* erwähnt van Buuren. Bayer beschreibt und bildet ein riesiges *Molluscum fibrosum* (acrochordon) bei einer Negerin aus Englisch-Ostafrika ab, das von der Nasenspitze ausgeht und bis auf die Brust herabhängt. Die Abb. 61 stellt einen Fall von Chondrom der Nasenspitze vor aus Batavia.

In allen Teilen des Orients werden Nasenpolypen oft gesehen. Auch den blutenden Septumpolypen konnte ich beobachten (es wurde bei der mikroskopischen Untersuchung vergebens nach Rhinosporidien gesucht). Eine mehr seltene Geschwulst aus dem Nasenrachen operierte ich mit gutem Erfolg

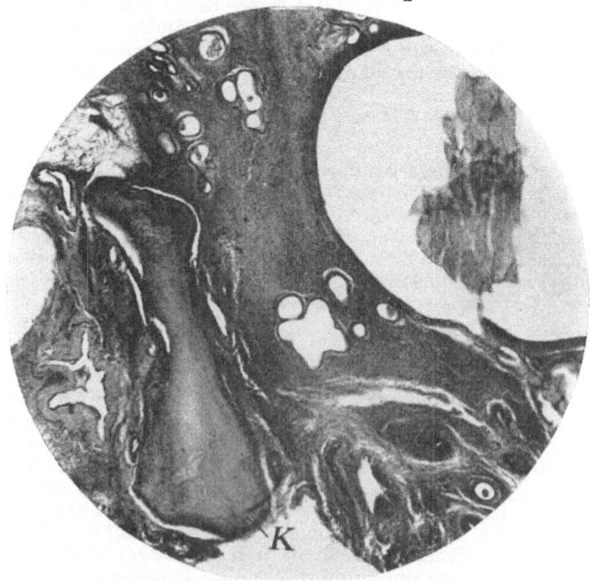

Abb. 62. Mikroskopischer Durchschnitt eines Fibroosteoms der hinteren Nase. (K Knochen.)

bei einer Kreolin, nämlich ein großes Fibroosteom (Abb. 62). Das Aufklappen der Gesichtsmaske nach Löwe hat mir dabei gute Dienste geleistet. Bei den *malignen Tumoren* tritt die Frage nach der Frequenz des Vorkommens mehr in den Vordergrund. Es wird meistens angenommen, daß bei der dunklen Rasse maligne Tumoren weniger zahlreich sind und überdies die epithelialen Neubildungen seltener sind als die mesodermalen. Bei den Europäern dagegen kommt das Carcinom gerade so oft vor wie in Europa.

Die Meinungen stützen sich meistens nicht auf genaue statistische Daten, sondern nur auf die örtlichen Erfahrungen der Tropenärzte, wobei mit besonderen Zuständen zu rechnen ist. Es bleibt z. B. immer eine offene Frage, ob wohl ein genügend großer Prozentsatz der Fälle sich bei den europäischen Ärzten meldet.

Für Afrika berichten u. a. BRAULT (Algerien), NEVES (portugiesischer Teil), LÖHLEIN (Kamerun), RENNER (Sierra LEONE). HEARSEY, LEGRAIN, HUGUENIN und MOUCHET et GÉRARD (alle aus Zentral-Afrika) im obigen Sinne. Auch CONSEIL, der einzige, der statistische Daten gibt, behauptet dasselbe für Tunis. In drei Jahren sollen von 100 000 Eingeborenen 31,1 an Carcinom zugrunde gegangen sein, während in Frankreich auf 100 000 Einwohner 76 Carcinomtodesfälle treffen. Insofern ist es schwer zu verstehen, warum nun auf den Kap Verdeschen Inseln bei den Eingeborenen wieder sehr viele Carcinomfälle nach NEVES vorkommen.

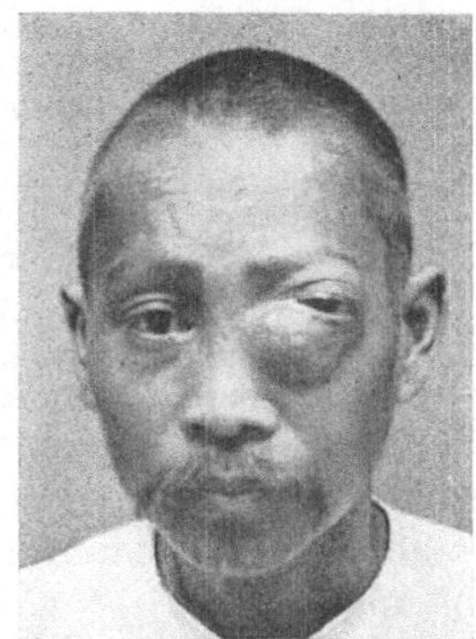

Abb. 63. Carcinom der linken Oberkieferhöhle. (Beobachtung Dr.C.BAKKER, Batavia.)

HOFFMANN gibt folgende Tabelle:

Breite	Carcinom-Sterbezahl pro 100 000 Einw.
60—50 N.	105,7
40—30 N.	78,1
30—10 N.	42,3
10 N.—10 S.	40,9
10 S.—30 S.	37,7
30 S.—40 S.	89,8

woraus ersichtlich ist, daß je mehr man sich dem Äquator nähert, desto kleiner die Carcinomsterbezahl wird.

Für Java schien das nach den Angaben DE LANGENS zu stimmen, der auf 48 834 Kranke bloß 44 mal die Carcinomdiagnose stellen konnte, auch VORTISCH VAN VLOTEN und MAXWELL geben das für Chinesen und DALGETTY für Hindus

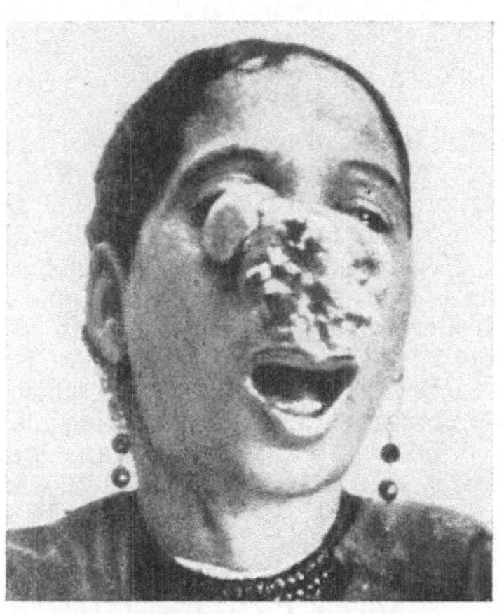

Abb. 64. Sarkom der Nase aus Ägypten. (Nach MADDEN.)

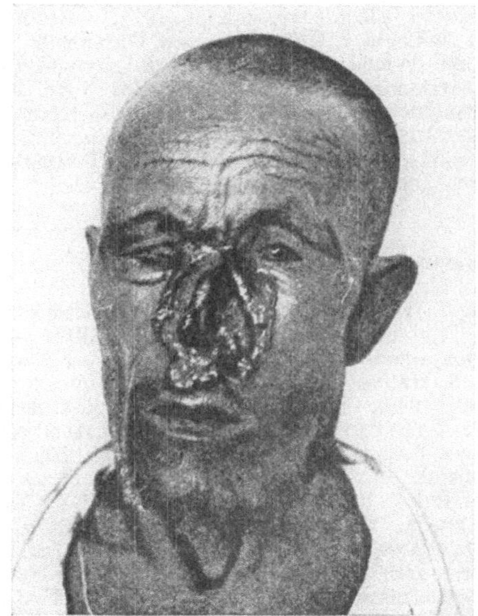

Abb. 65. Epitheliom der Nase bei einem Afrikaner. (Nach BRAULT.)

an. Nur stimmen wieder andere Erfahrungen nicht damit überein, wie die vom Herausgeber des Journal of tropical med. im Jahre 1905 für Ceylon, die von Daniels (nach Snyders) für die Federated Malay States und diejenige von Snyders und Straub für Deli (Sumatra). Letztere geben neben anderen Daten auch eine statistische Berechnung. Auf 188 700 javanische Kulis kamen 48 Todesfälle an malignen Tumoren, während die Zahl für Holland in derselben Altersstufe 46 beträgt. Auch weisen ihre Zahlen nicht auf ein geringeres Vorkommen der Carcinome hin:

	bei Javanen	bei Chinesen
Carcinom . . .	59	43
Sarkom . . .	21	9

Nur die Lokalisation der Tumoren war eigentümlich, so z. B. kam das primäre Lebercarcinom oft vor. Dagegen waren *Mund-* und *Pharynxcarcinome* selten, während Larynxcarcinome überhaupt nicht erwähnt werden.

Was meine eigenen Erfahrungen anbelangt, so habe ich bei der dunklen Rasse mehrere Sarkome in der Nase gesehen und ein paarmal operieren können, während ich vom Nasencarcinom nur einen Fall sah. Larynxcarcinom beobachtete ich nur bei Europäern. Zur Illustration des Vorkommens sowohl von Sarkom wie von Carcinom der Nase bei Afrikanern und Javanern dienen die Abb. 63 bis 65.

Brault weist auf die ziemlich starke Resistenz der Knochen- und Knorpelgebilde gegen die Epitheliomwucherung im Gegensatz zu dem baldigen Knochen- und Knorpelzerfall bei einzelnen tropischen Infektionskrankheiten hin.

Literatur.

Um Wiederholungen zu vermeiden, seien hier die von mir benutzten Hand- und Lehrbücher der Tropenkrankheiten erwähnt: Castellani und Chalmers: Manuel of trop. med. 3. Aufl. 1919. — Crall et Clarac: Traité de pathol. exot. 1910 usw. — Jeanselme et Rist: Précis de pathol. exot. 1909. — Manson: Trop. diseases. 7. Aufl. 1921. — Menses Handbuch der Tropenkrankheiten. 2. Aufl. 1914—1918. — Scheubes Handbuch. 4. Aufl. 1910.

Einleitung.

Anderson, R. G. (1): 3. Report Wellcome research lab. 1908. p. 317. — Derselbe (2): 4. Report Wellcome research lab. 1911. — Bonnet, L. M. et Leboeuf: Lyon méd. Tome 131. Ref.: Zentralbl. f. Hals-, Nasen- u. Ohrenheilk. 1922. S. 140. — Bonnet, L. M. et Richard: Soc. nat. de méd. Ref.: Zentralbl. f. Laryngol. 1921. S. 432. — Gryns, G.: Geneesk. tijdschr. v. Nederlandsch Ind. Vol. 46, p. 264. 1906. — Hajek, M.: Pathologie und Therapie der Nebenhöhlen der Nase. 3. Aufl. 1909. — Koch, J. W. R.: Inaug.-Diss. Amsterdam 1908. — Langen, de en Schut: Nederlandsch tijdschr. v. geneesk. 1918. 1. Hälfte, p. 336. — Martin, R.: Lehrb. d. Anthropologie 1914. — Tempelaar, H. C. G.: Geneesk. tijdschr. v. Nederlandsch Ind. Vol. 57, p. 316. 1917.

Framboesia.

Baermann, G.: Arch. f. Schiffs- u. Tropenhyg. Bd. 15, Beihefte S. 333. 1911. — Baermann, G. und W. Schüffner: Arch. f. Schiffs- u. Tropenhyg. Bd. 16, Beiheft 4. 1912. — Bahr, P. H.: Ann. of trop. med. a. parasitol. Vol. 8, p. 675. 1914/15. — Bayma, Th.: Ref.: Trop. dis. bulletin. Vol. 4, p. 98. 1914. — Bonk, J.: Rapport Framboesia bestryding in Djokjakarta 1921. — Borne, E. W. K. von dem: Nederlandsch tijdschr. v. geneesk. 1906. 2. Hälfte, p. 889. — Botreau-Roussel: Bull. de la soc. de pathol. exot. Tome 10, p. 480. 1917. — Brug, S. L.: Geneesk. tijdschr. v. Nederlandsch Ind. Festschrift 1911. p. 172. — Brumpt: Bull. de la soc. de pathol. exot. Tome 2, p. 219. 1909. — Clapier: Bull. de la soc. de pathol. exot. Tome 13, p. 315. 1920. — Driel, B. M. van: Nederlandsch tijdschr. v. geneesk. 1922. 1. Hälfte, p. 1604. — Dyke van: Demonstration. Geneesk. tijdschr. v. Nederlandsch Ind. Vol. 61, p. LXIII und CXXXI. 1921. — Dyke, M. J. van, Bakker, C. und Hoesen, H. W.: Mededeelingen v./d. Dienst d. Volksgez. Nederlandsch Indie. Vol. 2. 1925. — Finucane, M.: Journ. of trop. med. a. hyg. Vol. 4, p. 129. 1901. — Flu, P. C.: Nederlandsch tijdschr. v. geneesk. 1911. 1. Hälfte, p. 1654; 2. Hälfte, p. 1671. — Fülleborn: Dermatologische Studien. Unnas Festschrift. Bd. 21, S. 422. — Hallenberger: Arch. f. Schiffs- u. Tropenhyg. Bd. 20, Beiheft 3. 1916. — Harper, P.: Transact. soc. trop. med. 1917. Ref.: Trop. dis. bull. 1917. p. 266. — Howard, R.: Journ. of trop. med. a. hyg. Vol. 11, p. 197. 1908; Vol. 18, p. 25. 1915. — Kerr: U. S. Naval med. bull.

1913. p. 188. Ref.: Arch. f. Schiffs- u. Tropenhyg. Bd. 18. 1914. — KUYER, A.: Geneesk. tijdschr. v. Nederlandsch Ind. Vol. 62, p. 83. 1922. — LEBER, A. und PROWAZEK, S. v.: Arch. f. Schiffs- u. Tropenhyg. Bd. 15, S. 409. 1911. und Bd. 16, S. 186. 1912. — LEENDERTZ, P. P.: Inaug.-Diss. Amsterdam 1921. — LICHTENSTEIN, A.: Geneesk. tijdschr. v. Nederlandsch. Ind. Vol. 66, p. 680. 1926. — MATTA, DA A.: Bull. de la soc. de pathol. exot. Vol. 10. 1917. — MAXWELL, JAMES: Observations on Yaws. Edinburgh 1839 (nach LEYS conf. Rhino-pharyngitis mutilans). — MONTAGUE, A. A.: Journ of trop. med. a. hyg. Vol. 13, p. 161. 1910. — NICHOLS: Philippine journ. of science 1909. — NUMA, RAT. J.: Yaws, its nature and treatment. London 1891; Journ. of trop. med. a. hyg. Vol. 9. 1906. — PLEHN, A.: MENSES Handbuch d. Tropenkrankheiten. Bd. 2, S. 275. 1914. — RANKEN, H. S.: Ref.: Trop. dis. bulletin. Vol. 4, p. 98. 1914. — ROSSITER: U. S. Naval med. bull. Vol. 6 (zit. nach BREINL). — ROUSSEAU, L.: Bull. de la soc. de pathol. exot. Tome 12, p. 407. 1919. — SCHÜFFNER, W.: Geneesk. tijdschr. v. Nederlandsch Ind. Festschrift 1911. p. 350. — WAAR, C. A. H. (1): Nederlandsch tijdschr. v. geneesk. 1925. 1. Hälfte. p. 1301. — DERSELBE (2): Acta oto-laryngol. Vol. 8, p. 579. — WINCKEL, CH. W. F.: Nederlandsch tijdschr. v. geneesk. 1921. 2. Hälfte, p. 1874. — WINCKEL, CH. W. F., VAN DYKE and BAKKER: 4. Congr. d. Far Eastern med. assoc. Batavia 1921.

Leishmaniosen.

ADLER und THEODOR: Ann. of trop. med. a. parasitol. Vol. 19, p. 365. 1925. — ANDERSON, D. E.: Internat. Congr. London 1913. Ref.: Arch. f. Schiffs- u. Tropenhyg. Bd. 18. 1914. Beihefte. — BAILEY, W. P.: Americ. journ. of trop. med. Febr. 1915. Ref.: Arch. f. Schiffs- u. Tropenhyg. Bd. 19, S. 392. 1915.— BATES: Journ. of the Americ. med. assoc. 1913. Ref.: Arch. f. Schiffs- u. Tropenhyg. Bd. 17, S. 421. 1913. — BENJAMINS, C. E.: Nederlandsch tijdschr. v. geneesk. 1917. 2. Hälfte, p. 911; 1921. 1. Hälfte, p. 25. — BONNE, C.: Nederlandsch tijdschr. v. geneesk. 1919. 2. Hälfte, p. 802; Journ. of trop. med. a. hyg. Vol. 22, p. 122. 1919. — BORJA, A. and A. AMARAL: Arch. Bras. de med. 1915. Ref.: Trop. diseases bull. Vol. 8, p. 15. 1916. — BRAHMACHARI, BAHADUR RAI U. N.: Indian med. gaz. 1916. Ref.: Trop. dis. bull. Vol. 8, Nr. 7. 1916. — BREDA: Arch. f. Schiffs- u. Tropenhyg. Bd. 12. 1908. — CARDAMATIS et MELISSIDIS: Bull. de la soc. de pathol. exot. Tome 4. 1911. — CARINI, A.: Bull. de la soc. de pathol. exot. Tome 4. 1911; Tome 7. 1914. — CASTELLANI, A.: Journ. of trop. med. a. hyg. Vol. 16, p. 49. 1913. — CAVA, LA FR. (1): Bull. de la soc. de pathol. exot. Tome 5. 1912. — DERSELBE (2): Malaria 1912. Ref.: Arch. f. Schiffs- u. Tropenhyg. Bd. 17, S. 420. 1913. — CHRISTOPHERSON, J. B.: Ann. of trop. med. a. parasitol. Vol. 8, p. 485. 1915; Journ. of trop. med. a. hyg. Vol. 20, p. 229. 1917. — ESCOMEL, E.: Bull. de la soc. de pathol. exot. Tome 4. 1911; Tome 9, p. 215. 1916; Tome 9, p. 699. 1916; Tome 10. 1917; Tome 11, p. 372. 1918. — GORGA, J.: Revista med. de S. Paolo 1914. Ref.: Arch. f. Schiffs- u. Tropenhyg. Bd. 19, S. 31. 1915. — JEMMA, R.: Journ. of trop. med. a. hyg. Vol. 21, p. 1. 1918. — KLOTZ, O. und H. LINDENBERG: Americ. journ. of trop. med. Vol. 3, p. 117. 1923. — LAVERAN (1): Bull. de la soc. de pathol. exot. Tome 8, p. 284 et 382. 1915. — DERSELBE (2): Les Leishmanioses. Paris 1917. — LAVERAN et NATTAN-LARRIER: Bull. de la soc. de pathol. exot. Tome 5. 1912. — LINDSAY, J. W.: Journ. of trop. med. a. hyg. Vol. 20, p. 120. 1917. — MANSON, BAHR PH.: Lancet 1920. Juli 24, p. 178 and Brit. med. journ. 1920. 14. August, p. 235. — MATTA, DA A. (1): Bull. de la soc. de pathol. exot. Tome 9, p. 494 et 761. 1916. — DERSELBE (2): Amazonas medico 1918. Ref.: Journ. of trop. med. a. hyg. Vol. 22, p. 119. 1919. — MEHRDORF, R.: Arch. f. Schiffs- u. Tropenhyg. Bd. 26, S. 1. 1922. — MIGONE, L. E.: Bull. de la soc. de pathol. exot. Tome 6, p. 210. 1913. — MONGE, C.: Cronica med. (Lima) 1914. Ref.: Trop. dis. bull. Vol. 5, p. 274. 1915. — NICOLLE, CH.: Bull. de la soc. de pathol. exot. Tome 13, p. 508 et 511. 1920. — RAVANT, P.: Bull. de la soc. de pathol. exot. Tome 13, p. 235. 1920. — ROGERS, L.: Lancet 1919. p. 505. — SHORTT, H. E.: Indian journ. of med. research. Vol. 6, p. 162. 1918/19. — SILVA, DA P.: Arch. Brasil. de med. 1914. Ref.: Trop. dis. bull. Vol. 4, p. 403. 1914. — SPLENDORE, A.: Arch. f. Schiffs- u. Tropenhyg. Bd. 15, S. 103. 1911 und Bull. de la soc. de pathol. exot. Tome 5, p. 411. 1912. — STRONG, R. P., E. E. TYZER, CH. T. BRUES, A. W. SELLARDS and J. C. GASTIABURN: Journ. of trop. med. a. hyg. Vol. 17, p. 11. 1914. — SUSU, B. J.: Journ. of trop. med. a. hyg. Vol. 20, p. 146 1917. — TEJERA, E.: Bull. de la soc. de pathol. exot. Tome 13, p. 238. 1920. — TERRA: Brasil. medico 1912. Ref.: Arch. f. Schiffs- u. Tropenhyg. Bd. 17. 1913. — THÉZÉ, J.: Bull. de la soc. de pathol. exot. Tome 9, p. 449. 1916. — TORRES, O. (1): Brazil med. 1915. Ref.: Journ. of trop. med. a. hyg. Vol. 18, p. 144. 1915. — DERSELBE (2): New Orleans med. a. surg. journ. Vol. 70, p. 666. 1918. — TOWNSEND, CH. H. T.: Il Parasit 1915. Ref.: Trop. dis. bull. Vol. 8, p. 12. 1916. — VELEZ: Bull. de la soc. de pathol. exot. Tome 6, p. 545. 1913. — VIANNA, G. (1): Boll. da soc. Bras. de dermatol. 1913. Ref. v. JEMMA im Journ. of trop. med. a. hyg. Vol. 21, p. 1. 1918. — DERSELBE (2): Ann. Paulista de med. e Chirurg. 1914. Ref.: Journ. of trop. med. a. hyg. Vol. 17, p. 324. 1914. — WENYON, C. M.: Journ. of trop. med. a. hyg. Vol. 15. 1912.

Mykosen.

Blastomykose.

Acton, H. W.: Indian journ. of med. research. Vol. 6, p. 591. 1918/19. — Barrago-Ciarella, O.: Arch. f. Laryngol. Bd. 10, S. 489. 1900. — Breinl, A.: Trop. med. and Parasital. Vol. 9. Nr. 2. — Busse, O.: Ergebn. d. allg. Pathol. u. pathol. Anat. Bd. 5, S. 396. 1898. — Caliceti, P.: Arch. ital. di otol., rinol. e laringol. 1921. Ref.: Internat. Zentralbl. f. Laryngol. 1921. S. 154. — Carini, A.: Bull. de la soc. de pathol. exot. Tome 4. 1911. — Castellani, A.: Journ. of trop. med. a. hyg. Vol. 23, p. 101, 117 and 133. 1920. — Chalmers, A. J. and J. B. Christopherson: Journ. of trop. med. a. hyg. Vol. 17, p. 129. 1914. — Citelli, S.: Arch. internat. de laryngol., otol.-rhinol. et broncho-oesophagoscopie. Tome 28, p. 446. 1922. — Escomel, E.: Bull. de la soc. de pathol. exot. Tome 8. 1915; Tome 9, p. 21 et 756. 1916. — Goto: Mitteilungen usw. Tokio Bd. 15, Nr. 1. — Grover, A. J.: Journ. of infect. dis. Vol. 19, p. 89. 1916. — Matta, A. da: Rev. de la Univ. de Cordoba 1919. Ref.: Trop. dis. bull. Tome 16, p. 203. 1920. — Moses, A.: Mem. Ist. Oswaldo Cruz 1916. Ref. Trop. dis. bull. Tome 14, p. 227. 1918. — Splendore, A.: Arch. f. Schiffs- u. Tropenhyg. Bd. 15, S. 103. 1911 und Bull. de la soc. de pathol. exot. Tome 5. 1912. — Versé: Arch. f. Schiffs- u. Tropenhyg. Bd. 19, S. 294. 1915. — Wanatabe, N.: Mitt. v. d. med. Fak. d. Kais. Univ. Kyushu, Fukuoka. Bd. 5. 1919. — Ziemann: Mediz. Berichte über die deutschen Schutzgebiete 1905/06.

Sporotrichose.

Albright, G. C.: Laryngoscope. Vol. 33, p. 875. 1923. — Basile, G.: Ann. di clin. med. Vol. 6, Nr. 2. Ref.: Internat. Zentralbl. f. Laryngol. 1917. S. 193. — Brink, K. B. M. ten: Nederlandsch tijdschr. v. geneesk. 1918. 1. Hälfte, p. 5. — Caliceti, P.: Arch. ital. di otol., rinol. e laringol. 1921. Februar. — Escomel, E.: Arch. internat. de laryngol., otol.-rhinol. et broncho-oesophagoscopie. Tome 2, p. 12. 1923. — Flu: Leerboek d. parasitaire Ziekten. Th. 1, p. 580. — Moore, J. J. and D. J. Davis: Journ. of infect. dis. Vol. 23, p. 252. 1918.

Aspergillose.

Dalmeyer, J. J.: Nederlandsch tijdschr. v. geneesk. 1913. Abth. 2, p. 2117. —Tilley, H.: Ref. im Internat. Zentralbl. f. Laryngol. 1917, S. 303.

Nocardiomykosen.

Castellani, A.: Journ. of trop. med. a. hyg. Vol. 23, p. 117. 1920. — Chalmers, A. J. and R. G. Archibald: Journ. of trop. med. a. hyg. Vol. 21, p. 121 and 177. 1918. — Macfie, J. W. S.: Ann. of trop. med. a. parasitol. Vol. 15, p. 282. 1921. — Pyper, A.: Journ. of trop. med. a. hyg. Vol. 20, p. 169. 1917. —

Rhinopharyngitis mutilans.

Arrowsmith, H.: Laryngoscope. Vol. 31, p. 843. 1921. — Benjamins, C. E.: Geneesk. tijdschr. v. Nederlandsch Ind. Vol. 53, p. 584. 1913. — Breinl, A.: Report Australian Inst. of trop. med. 1910; Ann. of trop. med. a. parasitol. Vol. 9, p. 213. 1915. — Driel, B. M. van: Nederlandsch tijdschr. v. geneesk. 1922. 1. Hälfte, p. 1604. — Dyke, van, Bakker en Hoesen: Mededeelingen v./d. Dienst d. Volksgez. Nederlandsch Indie 1925. II. — Fülleborn: Dermatologische Studien. Bd. 21. 1910. Unna-Festschr. Bd. 2, S. 422. — Garrison: Bull. Manila med. soc. 1910. Ref.: Arch. f. Schiffs- u. Tropenhyg. Bd. 15. 1911. — Geiger: U. S. Naval med. bull. Vol. 2, 1908. Ref.: Arch. f. Schiffs- u. Tropenhyg. Bd. 12. 1908. — Hallenberger: Arch. f. Schiffs- u. Tropenhyg. Bd. 20. 1916. Beiheft 3. — Lambie, T.: Journ. of trop. med. a. hyg. Vol. 20, p. 61. 1917. — Leys, J. F.: Journ. of trop. med. a. hyg. Vol. 9. 1906. — Mink and Mc Lean: Journ. of Americ. med. assoc. 1906, p. 1166. — Mitchell, J. C.: Journ. of trop. med. a. hyg. Vol. 5, p. 135. 1902. — Musgrave, W. E. and H. T. Marschall: Philippine journ. of science med. osc. Vol. 2, p. 387. 1907. — Roy, J.: Indian med. gaz. 1918. Ref.: Trop. dis. bull. Vol. 13, p. 15. 1919. — Stitt: U. S. Naval med. bull. Vol. 1. 1907. Ref.: Journ. of trop. med. a. hyg. Vol. 11. 1908. Februar. — Turkhud, D. A.: Indian med. gaz. 1917. Ref.: Trop. dis. bull. Vol. 10, p. 213. 1917. — Waar, C. A. H. (1): Nederlandsch tijdschr. v. geneesk. 1925. 1. Hälfte, p. 1301. — Derselbe (2): Acta oto-laryngol. Vol. 8, p. 579. — Ziemann, H. (1): Med. Berichte über die deutschen Schutzgebiete 1905/06. — Derselbe (2): Diskussionsbemerkung. Arch. f. Schiffs- u. Tropenhyg. Bd. 16, Beiheft 4. 1912. — Derselbe (3): Arch. f. Schiffs- u. Tropenhyg. Bd. 30, Beiheft 1. 1926.

Granuloma venereum.

Bonne, C. und A. Verhagen: Geneesk. tijdschr. v. Nederlandsch Indie. Vol. 58, p. 234. 1918.

Tropische Myiasis nasalis.

ALMEIDA, W. DE: Arch. Brasil. de med. Vol. 7, p. 321. 1917. — AUSTEN, E. E.: Transact. soc. of trop. med. a. hyg. Vol. 3. 1910. — BANKS, CH. S.: Philipine journ. of science. Vol. 1, p. 1072. 1906. — BLEYEL, J.: Tratado de Myiasis. Ref.: Arch. f. Schiffs- u. Tropenhyg. Bd. 11. 1907. — CHETTI, C. R.: Indian med. gaz. Vol. 45, p. 99. 1910. — DARTIGELLES: Bull. de la soc. de pathol. exot. Tome 15, p. 416. 1922. — FIELD, F. E.: Brit. Guiana med. Ann. 1911. Ref.: Arch. f. Schiffs- u. Tropenhyg. Bd. 18, S. 799. 1914. — GILES, G. M.: Journ. of trop. med. a. hyg. Vol. 11. 1908. Februar. — ISRAEL, S.: Laryngoscope. Vol. 25, p. 657. 1915. — MACKENZIE, MORELL: Krankheiten des Halses und der Nase. Deutsch von FELIX SEMON 1884. — MOUCHET, R.: Bull. de la soc. de pathol. exot. Tome 10, p. 467. 1917. — PASCAL, A.: Arch. de méd. et de pharm. milit. 1895. p. 322. — PATTERSON, R. L.: Indian med. gaz. Vol. 44, p. 375. 1909. — PATTON, W. S.: Indian journ. of med. research. Vol. 8, p. 17. 1920/21. — DERSELBE (2): Journ. of laryngol. a. otol. Vol. 38, p. 18. 1923. — RIELEY, S. D. and F. M. HOWLETT: Indian med. gaz. Vol. 48. 1914. Ref.: Arch. f. Schiffs- u. Tropenhyg. Bd. 18. 1914. — SERGENT, EDM. et ET.: Ann. de l'Inst. Pasteur 1907. p. 392 et Bull. de la soc. de pathol. exot. Tome 6, p. 487. 1913. — SILVA, P. DA: Arch. de parasit. Tome 15, p. 425. 1911. — SINTON, J. A.: Indian journ. of med. research. Vol. 9, p. 132. 1921/22. — TRESTON, M. L.: Indian med. gaz. Vol. 51, p. 379. 1916. — VIALATTE, CH.: Bull. de la soc. de pathol. exot. Tome 9, p. 483. 1916. — ZARNIKO, C.: Die Krankheiten der Nase und des Nasenrachens.

Rhinosporidium Kinealyi.

ASHWORTH, J. H. and LOGAN TURNER, A.: Journ. of laryngol. a. otol. Vol. 38, p. 285. 1923. — BEATTIE, J. M.: Journ. of pathol. a. bacteriol. 1906. p. 270. and Brit. med. journ. 1906. Th. 2, p. 1575. — CHELLIAH, S.: Journ. of trop. med. a. hyg. Vol. 21, p. 247. 1918. — ELLIOT, R. H. and INGRAM, A. C.: Ophthalmoscope. Vol. 10, p. 428. 1912. — INGRAM, A. C.: Lancet 1910. p. 726. — KICKPATRICK, H.: Ophthalmoscope. Vol. 14, p. 477. 1916. — O'KENEALY, F.: Proceedings of laryngol. society 1903. — LOGAN, TURNER, A. and J H. ASHWORTH: Scott. otol. and laryngol. Soc. 11. June 21. Ref.: Zentralbl. f. Laryngol. 1921. S. 417. — MINCHIN and FANTHAM: Quart. journ. of microsc. science 1905. — TIRUMURTI, F. E.: Ref.: Journ. of trop. med. a. hyg. Vol. 18, p. 23. 1915. — WRIGHT, J.: New York med. journ. a. med. record. 1907. p. 1149 (zit. nach ASHWORTH and TURNER). — WRIGHT, R. E.: Indian med. gaz. 1922. p. 6, 81 and 270. — ZSCHOKKE, E.: Schweiz. Arch. f. Tierheilk. 1913. S. 641 (zit. nach ASHWORTH and TURNER).

Tropische Aphthen (Spru).

BAHR, P. H.: Report on research. on Sprue. Cambridge Univ. press. 1915. — BURG, C. L. VAN DER: Indische Spruw. Batavia 1880. — CASTELLANI, A. and LOW: Journ. of trop. med. a. hyg. Vol. 16. 1913. — DOLD, H.: Arch. f. Schiffs- u. Tropenhyg. Bd. 21, S. 1. 1917. — JUSTI, K.: Arch. f. Schiffs- u. Tropenhyg. Bd. 17, Beiheft 10. 1913. — MIKULICZ und KÜMMEL: Krankheiten des Mundes. 4. Aufl. 1922. — SCHEER, A. VAN DER: MENSES Handbuch d Tropenkrankheiten. Bd. 3, 2. Aufl. 1914.

Beriberi.

BÄLZ, E. und K. MIURA: MENSES Handbuch der Tropenkrankh. Bd. 4, 2. Aufl. 1914. JANSEN en DONATH: Chemisch Weekblad 1926. p. 201; Geneesk. tijdschr. v. Nederlandsch Ind. Vol. 66, p. 810. 1926. — KANASUGI, H. E.: Berlin. klin. Wochenschr. 1908. Nr. 23. — MIURA, K.: Dtsch. med. Wochenschr. 1909. S. 1311. — PEKELHARING, C. A.: Nederlandsch tijdschr. v. geneesk. 1887. p. 633. — PEKELHARING, C. A. und C. WINKLER: Onderzoekingen n. d. aard enz. d. Beriberi 1888. — SCHEUBE, B. (1): Krankheiten der warmen Länder. — DERSELBE (2): Die Beriberikrankheiten 1894. — TAKASAKI, F.: Japanische Festschrift für G. KILLIAN 1920.

Malaria.

BLUMENTHAL, A.: Berlin. klin. Wochenschr. 1918. S. 570. — GRALL, CH.: GRALL et CLARAC: Traité de pathol. exot. Tome 2, p. 161. — ZIEMANN, H.: MENSES Handbuch d. Tropenkrankheiten. Bd. 5, 2. Aufl. 1918.

Ankylostomiasis.

BAHR, P. H.: Report on research on sprue. Cambridge 1915. p. 40. — DELAMERE, P. H.: Journ. of trop. dis. a. hyg. Vol. 5, p. 183 and 338. 1902. — DUPREY: Journ. of trop. dis. a. hyg. Vol. 5, p. 267. 1902 and Vol. 7, p. 384. 1904. — KENNARD, C. P.: Journ. of trop. dis. a. hyg. Vol. 7, p. 356. 1904. — LOOSS, A.: MENSES Handbuch d. Tropenkrankh. Bd. 2, 2. Aufl. S. 391. 1914. — RUSSELL, LEONHARD: Journ. of trop. dis. a. hyg. Vol. 7, p. 317. 1904. — SANDWITH, F. M.: Journ. of trop. dis. a. hyg. Vol. 7, p. 247. 1904.

Pest.

Fujinami, A.: Report of internat. plague Conf. at Mukden 1911. — Halbron, P. et J. Langle: Bull. et mém. de la soc. anat. de Paris 1921. p. 1730. Ref.: Trop. dis. bull. Tome 17, p. 392. 1921. — Jeanselme et Rist: Précis de pathol. exot. 1909. — Koulecha: Report of internat. plague Conf. at Mukden 1911. — Pösch R.: Menses Handbuch d. Tropenkrankh. Bd. 3, 2. Aufl. 1914. — Strong, R. P.: Report of internat. plague Conf. at Mukden 1911.

Verruga peruviana.

Biffi: Arch. f. Schiffs- u. Tropenhyg. Bd. 12, S. 1. 1908. — Rocha-Lima, H. da: Menses Handbuch d. Tropenkrankh. Bd. 3, 2. Aufl. 1914.

Angiofibroma contagiosum.

Bassewitz, E. von: Arch. f. Schiffs- u. Tropenhyg. Bd. 10, p. 201. 1906. — Benneke, H.: Arch. f. Schiffs- u. Tropenhyg. Bd. 10, S. 297. 1906.

Onyalai.

Feldmann: Med. Berichte über die deutschen Schutzgebiete 1905. S. 45. — Maxwell, P.: Medizinische Berichte über die deutschen Schutzgebiete. Bd. 4, S. 211. 1901. — Welch, T. B.: Journ. of trop. med. a. hyg. Vol. 23, p. 138. 1920. — Wellman, F. C. Th.: Journ. of trop. med. a. hyg. Vol. 7, p. 55. 1904 and Vol. 11, p. 119. 1908. — Yale, Massei A.: Journ. of trop. med. a. hyg. Vol. 7, p. 269. 1904 and Vol. 10, p. 116. 1907.

Filaria.

Hallenberger: Arch. f. Schiffs- u. Tropenhyg. Bd. 20, S. 373. 1916.

Rhinitis spastica.

Benjamins, C. E.: Idzerda, J. and H. Uittien (1): Nederlandsch tijdschr. v. geneesk. 1923. 1. Hälfte, p. 330. — Dieselben (2): Ibidem 1924. 1. Hälfte, p. 1838. — Dieselben (3): Ibidem 1926. 1. Hälfte, p. 935. — Dieselben (4): Ibidem 1926. 2. Hälfte, p. 1. — Brero, P. C. J. van: Menses Handbuch d. Tropenkrankh. Bd. 2, p. 689, 2. Aufl. 1914. — Dunbar: Dtsch. med. Wochenschr. 1911. S. 580. — Kleyn, A. de and Storm van Leeuwen, W.: Nederlandsch tijdschr. v. geneesk. 1918. 1. Hälfte, p. 68. — Lermoyez, M.: Ann. des maladies de l'oreille etc. Tome 25, p. 40. 1899. — O'Zoux, L. L.: Bull. de la soc. de pathol. exot. Tome 2, p. 438. 1909. — Posthumus, Meyes W.: Zeitschr. f. Laryngol., Rhinol. u. ihre Grenzgeb. 1910. S. 581. — Römer, R.: Janus 1907. — Scheppegrell, W.: Journ. of the Americ. med. assoc. Vol. 67, Nr. 12. 1916; Laryngoscope Vol. 27, p. 597. 1917; Boston med. a. surg. journ. Vol. 177, p. 42. 1917. — Selfridge, G.: Laryngoscope Vol. 30, p. 611. 1920. — Zegers, Ch. A. L.: Geneesk. tijdschr. v. Nederlandsch Ind. Vol. 41, p. 363. 1901 and Vol. 45, p. 617. 1905.

Gundu.

Botreau-Roussell: Bull. de la soc. de pathol. exot. Tome 10, p. 480. 1917. — Bouffard: Bull. de la soc. de pathol. exot. Tome 2, p. 216. 1909. — Braddon, W. L.: Journ. of trop. med. a. hyg. Vol. 4, p. 170. 1901. — Branch, C. W.: Journ. of trop. med. a. hyg. Vol. 12. p. 63. 1909. — Brumpt: Bull. de la soc. de pathol. exot. Tome 2. 1909. — Burger, H.: Nederlandsch. tijdschr. v. geneesk. 1912. 1. Hälfte, p. 1110. — Cannac: Arch. med. Nav. 1904. p. 89. — Cantlie: Journ. of trop. med. a. hyg. Vol. 9, p. 225. 1906. — Chalmers, A. J.: Lancet 1900. p. 20. — Clapier: Bull. de la soc. de pathol. exot. Tome 13, p. 315. 1920. — Eckert, L.: Inaug.-Diss. Leipzig 1913. — Fisch: Arch. f. Schiffs- u. Tropenhyg. Bd. 8, S. 207. 1904. — Friedrichsen: Arch. f. Schiffs- u. Tropenhyg. Bd. 7. 1903. — Graham, J. C.: Journ. of trop. med. a. hyg. Vol. 3. p. 11. 1900. — Hallenberger: Arch. f. Schiffs- u. Tropenhyg. Bd. 20, p. 373. 1916. — Huppenbauer, K.: Arch. f. Schiffs- u. Tropenhyg. Bd. 22, S. 357. 1918. — Lamprey, J. J.: Brit. med. journ. 1887. p. 1273. — Leber und Prowazek: Arch. f. Schiffs- u. Tropenhyg. Bd. 15, Nr. 13. 1911. — Léger, A.: Bull. de la soc. de pathol exot. Tome 4. 1911. — Letulle: Bull. de la soc. de pathol. exot. Tome 4. 1911. — Lim, Boon Keng: Journ. of trop. med. a. hyg. Vol. 4, p. 213. 1901. — Luz, T. and O. Torres: New Orleans med. surg. journ. 1920. p. 100. Ref.: Trop. dis. bull. Vol. 17, p. 245. 1921. — Macalister: Proc. of the royal irish Ac. 3 science. 1883. p. 771. — Maclaud: Arch. med. nav. 1895. p. 25. — Marchoux, E. et F. Mesnil: Bull. de la soc. de pathol. exot. Tome 4. 1911. — Maxwell, J. P.: Journ. of trop. med. a. hyg. Vol. 3, p. 110. 1900. — Mendes: Rev. de chirurg. 1901. p. 445. — Nell, A.: Journ. of trop. med. a. hyg. Vol. 6, p. 348. 1903. — Orpen, R. W. v.: Ann. of trop. med. a. parasitol. Vol. 2, p. 289. 1909. — Peiper, O.: Arch. f. Schiffs- u. Tropenhyg. Bd. 18, S. 306. 1914. — Pettit, A.: Bull. de la soc. de pathol. exot. Tome 2, p. 220. 1909. — Plehn, A.: Menses Handbuch d. Tropenkrankh. 1914. 2. Aufl. — Radloff, F.: Inaug.-Diss. Leipzig 1907. — Reeves: U. S. Nav. med. bull. Vol. 4. 1910. Ref.: Arch. f. Schiffs- u. Tropenhyg. Bd. 15, S. 104.

1911. — RENNER, W.: Journ. of trop. med. a. hyg. Vol. 2, p. 145. 1900 and Vol. 7, p. 214. 1904. — ROQUES et BOUFFARD: Bull. de la soc. de pathol. exot. Tome 1. 1908. — ROUSSEAU, L.: Bull. de la soc. de pathol. exot. Tome 12, p. 407. 1919. — ROY, J. N.: Rev. de laryngol., d'otol. et de rhinol. 1925. Nr. 2. — SHIRCORE, J. O.: Brit. med. journ. 1910. 26. Febr., p. 503. — SIEBERT, C.: Arch. f. Schiffs- u. Tropenhyg. Bd. 13, S. 210. 1909. — STRACHAN, H.: Brit. med. journ. 1894. p. 189. — VORTISCH, H.: Arch. f. Schiffs- u. Tropenhyg. Bd. 10. 1906. — WELLMAN, F. C.: Journ. of trop. med. a. hyg. Vol. 8, p. 285. 1905. — WICK: Arch. f. Schiffs- u. Tropenhyg. Bd. 18, S. 403. 1914. — ZIEMANN, H.: Journ. of trop. med. a. hyg. Vol. 8, p. 135. 1905 und Arch. f. wiss. prakt. Tierheilk. Bd. 31. 1905.

B. Die kosmopolitischen Krankheiten der oberen Luftwege usw.

Tierische Fremdkörper.

Blutegel.

ABOULKER, H.: Le Monde méd. März 1920. p. 65. — BIGGS, J. TH.: Brit. med. journ. 1918. 9. März. — HARMER, S. F.: R. Nav. med. Serv. 1916. Ref.: Trop. dis. bull. 1916. p. 397. — HÄRTUNG: Feldärztl. Beil. Münch. med. Wochenschr. 1916. Nr. 42. — KELLERMANN, E.: Orvosi Hetilap 1917. Ref.: Zentralbl. f. Laryngol. 1918. S. 21. — MASTERMAN, E. W. G.: Parasitology. Vol. 1, p. 182. 1908. — SAMBON: „Westafrika" 1918. Ref.: Journ. of trop. med. a. hyg. Vol. 21, p. 172. 1918. — SEYFFARTH, C.: Zentralbl. f. Bakteriol., Parasitenk. u. Infektionskrankh., Abt. I, Orig. Bd. 79, Nr. 2. 1917.

Fasciola hepatica.

KFOURI: Arch. de parasitolog. 1904. p. 78.

Myriapoden und andere Tiere.

BLANCHARD, R. (1): Arch. de parasitol. Tome 1, 1898, Tome 4. 1902 et Tome 14. 1910. — DERSELBE (2): Bull. de la soc. de pathol. exot. Tome 9, p. 522. 1916. — CORNWALL, J. W.: Indian journ. of med. research. Vol. 7, p. 541. 1915/16. — KLEIWEG DE ZWAAN, J. P. DE: Geneesk. der Menangkabau. Maleiers. p. 303. — LAVERAN et ROUBAUD: Bull. de la soc. de pathol. exot. Tome 9, p. 244. 1916.

Akute und chronische Entzündungen.

DIESING: Arch. f. Schiffs- u. Tropenhyg. Bd. 3, S. 187. 1899. — ROY, DUNBAR: Laryngoscope. Vol. 25, p. 723. 1915. — ROY, J. N.: Ann. des maladies de l'oreille 1914/15. p. 723 et Laryngoscope Vol. 27, p. 679. 1917.

Spirochätosen.

ACTON, H. W.: Indian journ. of med. research. Vol. 6, p. 152. 1918/19. — CASTELLANI, A.: Journ. of trop. med. a. hyg. Vol. 20. 1917. — CHAMBERLAIN, W. P.: Philippine Journ. of science. Vol. 6, p. 489. 1911. — GROS, H.: Bull. de la soc. de pathol. exot. Tome 2, p. 282. 1909. — HAAN, J. DE: Geneesk. tijdschr. v. Nederlandsch Ind. Vol. 44, p. 482. 1904. — HIS: Berlin. klin. Wochenschr. 1918. 7. Oktober. — SCHIMEONI-MEKLER, L.: Arch. f. Schiffs- u. Tropenhyg. Bd. 21, S. 203. 1917.

Nebenhöhlen.

BENJAMINS, C. E.: Arch. f. Laryngol. Bd. 24, S. 353. 1911.

Adenoide Vegetationen.

D'ARNAUD, GERKENS R. R.: Nederlandsch tijdschr. v. geneesk. 1920. 1. Hälfte, p. 1222. — BENJAMINS, C. E.: Zeitschr. f. Ohrenheilk. u. f. Krankh. d. Luftwege. Bd. 73, S. 157. 1915 und Geneesk. tijdschr. v. Nederlandsch Ind. Vol. 55, p. 441. 1915. — MINKEMA, H. F.: Nederlandsch tijdschr. v. geneesk. 1912. 1. Hälfte, p. 1191. — SCHWALBE, C.: Arch. f. Schiffs- u. Tropenhyg. Bd. 3, S. 337. 1899.

Infektionskrankheiten.

Diphtherie.

ACTON, H. W.: Indian journ. of med. research. Vol. 6, p. 152. 1918/19. — BALFOUR, A.: 2. and 4. Report WELLCOME res. labor. 1906 und 1911. p. 175 and 239. — CHALMERS, A. J.: Journ. of trop. med. a. hyg. Vol. 23, p. 85. 1920. — DOUWES: Geneesk. tijdschr. v. Nederlandsch Ind. Vol. 30, p. 194. 1890. — GOFF, A. P.: Journ. of Americ. med. assoc. Vol. 66, Nr. 13. — HAAN, J. DE: Geneesk. tijdschr. v. Nederlandsch Ind. Vol. 42, p. 314. 1902. — KNAAP, J. M. and W. SCHÜFFNER: Geneesk. tijdschr. v. Nederlandsch Ind. Vol. 47,

p. 747. 1907. — Knowles, R.: Indian journ. med. of research. Vol. 6, p. 102. 1918/19 and Trop. dis. bull. 1920. p. 291. — Mine, M. N.: Arch. f. Schiffs- u. Tropenhyg. Bd. 10. 1906. — Ruge, R.: Menses Handbuch d. Tropenkrankh. Bd. 3, 2. Aufl., S. 653. 1914. — Vorderman, A. G. (1): Geneesk. tijdschr. v. Nederlandsch Ind. Vol. 29, p. 561. 1889. — Derselbe (2): De chineesche behandelingswyze v. keeldiphtheritis.

Lupus.

Käyser, J. D.: Voordrachten over tropische huidziekten 1911. — Lim, Boon Keng: Journ. of trop. med. a. hyg. Vol. 4, p. 128. 1901. — Siebert, C.: Arch. f. Schiffs- u. Tropenhygiene. Bd. 13, S. 210. 1909.

Sklerom.

Brault, J.: La province med. 1909. Ref.: Arch. f. Schiffs- u. Tropenhyg. Bd. 13. 1909. — Dekester, M. and E. Martin: Ann. de dermatol. et de syphiligr. 1921. p. 401. — Gros: Bull. de la soc. de pathol. exot. Tome 2. 1909. — Ferra: Zentralbl. f. Haut- u. Geschlechtskrankh. Bd. 4, S. 365. — Pieniázek, P.: Heymanns Handbuch. Bd. 3, S. 969. — Stoll, A. and E. P. Snyders: Geneesk. tijdschr. v. Nederlandsch Ind. Vol. 59, p. 25. 1919. Dieselben (2): Transact. of the far Eastern. Assoc. of trop. med. Vol. 2, p. 296. — Snyders, E. P.: Arch. f. Schiffs- u. Tropenhyg. Bd. 29, S. 360. 1925.

Die Geschwülste.

Bakker und Oudendal: Zeitschr. f. Laryngol., Rhinol. u. ihre Grenzgeb. Bd. 11, S. 97. 1922. — Bayer, L.: Nederlandsch tijdschr. v. geneesk. 1920. 2. Hälfte, p. 230. — Brault, J.: Arch. f. Schiffs- u. Tropenhyg. Bd. 10. 1906 und Bull. de la soc. de pathol. exot. Tome 6. 1913. — Buuren, van: Geneesk. tijdschr. v. Nederlandsch Ind. Vol. 47, p. 386. 1907. — Conseil, E.: Bull. de la soc. de pathol. exot. Tome 4, p. 399. 1911. — Dalgetty, A. B.: Journ. of trop. med. a. hyg. Vol. 5, p. 122. 1902. — Hansemann, D. v.: Zeitschr. f. Krebsforschung. Bd. 14, S. 39. 1915. — Hearsey, H.: Brit. med. journ. 1906. 1. Dez. — Hoffmann, F. L.: The mortality from cancer throughout the world 1915. — Huguenin, B.: Ref.: Arch. f. Schiffs- u. Tropenhyg. Bd. 18. 1914. — Langen, C. C. de: Nederlandsch tijdschr. v. geneesk. 1921. 2. Hälfte. p. 24. — Legrain, E.: Ref. im Arch. f. Schiffs- u. Tropenhyg. Bd. 18. 1914. — Löhlein, M.: Arch. f. Schiffs- u. Tropenhyg. Bd. 16, Beihefte. 1912 und Bd. 17. 1913. — Madden, F. C.: Journ. of trop. med. a. hyg. Vol. 5, p. 170. 1902. — Maxwell, J. P.: Journ. of trop. med. a. hyg. Vol. 2. 1900. — Mouchet, R. et P. Gérard: Bull. de la soc. de pathol. exot. Tome 12, p. 567. 1919. — Neves, A.: Zeitschr. f. Krebsforsch. Bd. 8, S. 239. 1909. — Renner, W.: Journ. of trop. med. a. hyg. Vol. 13, p. 209. 1910. — Snyders, E. P. en M. Straub: Geneesk. tijdschr. v. Nederlandsch Ind. Vol. 61, p. 625. 1921. — Snyders, E. P.: Nederlandsch tijdschr. v. geneesk. 1923. 1. Hälfte, S. 100. — Vortisch van Vloten, H.: Arch. f. Schiffs- u. Tropenhyg. Bd. 17, S. 253. 1913.

XI. Blutungen aus den Luftwegen.

Von

A. Thost-Hamburg.

Wenn Patienten aus der Nase oder aus dem Mund bluten, so wird der zu Hilfe gerufene Arzt vor allem die Quelle der Blutung möglichst genau feststellen suchen, um diese Quelle rasch und sicher zu verstopfen.

Diese Feststellung wird in einigen Fällen sehr einfach sein, in anderen wieder erheblichen Schwierigkeiten begegnen, in einzelnen Fällen gelingt sie überhaupt nicht.

Wenn man die Blutungen nach dem Ort ihrer Entstehung einteilen will, ergibt sich von selbst die Einteilung in Blutungen aus der Nase, dem Nasenrachenraum, der Mund- und Rachenhöhle, dem Larynx, der Trachea und den tieferen Luftwegen. Auch bei Erkrankungen der Speiseröhre und des Magens können Blutungen aus Mund und Nase beobachtet werden, die eine Blutung aus den Luftwegen vortäuschen. Wir werden also bei den einzelnen Kapiteln, bei der Besprechung der allgemeinen und lokalen Ursachen von Blutungen immer mit den Blutungen aus der Nase beginnend, nacheinander die tiefer gelegenen Bezirke der oberen Luftwege betrachten. Außer den Blutungen, die die Schleimhaut durchbrechen und nach außen abfließen, ausgeschneuzt, ausgehustet oder ausgebrochen werden (freie Blutungen nach M. SCHMIDT) gibt es aber auch noch Blutungen unter die Schleimhaut, die MOR. SCHMIDT je nach Größe und Ausdehnung in Hämatome, Ecchymosen und Sugillationen einteilt. Bei den meisten Formen der freien Blutung, besonders bei der sog. hämorrhagischen Diathese, kommen gleichzeitig größere und kleinere Blutungen in die Schleimhaut vor.

I. Ätiologie.

A. Allgemeine Disposition zu Blutungen.

Der alte einheitliche Begriff: „Hämorrhagische Diathese" hat sich im Laufe der letzten zwei Jahrzehnte als unbrauchbar erwiesen, die Neigung zu Blutungen ist ganz verschiedenen Krankheiten als Symptom eigen, die ätiologisch nichts miteinander zu tun haben.

Durch Bestimmung der Blutungszeit, Bestimmung der Gerinnungszeit, Zählung der Blutplättchen und eine genaue klinische Beobachtung gelingt es eine Anzahl genau umschriebener Krankheitsbilder abzusondern, die jedem inneren Kliniker geläufig sind.

NAEGELI hat in seiner Monographie „Blutkrankheiten" ein übersichtliches Bild entworfen, für die Praxis hat MORAWITZ in der Münch. med. Wochenschr. vom 20. Oktober 1922 eine kurze klare Darstellung der mit Neigung zu Blutungen an Haut und Schleimhäuten einhergehenden Krankheiten auf knapp zwei Seiten geschrieben. Der Leser findet dort alles Wichtige über Wesen und Behandlung dieser Zustände. Ich folge ihm in der kurzen Schilderung der einschlägigen Krankheitsbilder und füge das für unser Gebiet Besondere hinzu.

Vier Krankheitsbilder werden danach unterschieden:

1. Hämophilie, 2. Skorbut und BARLOWsche Krankheit (kindlicher Skorbut), 3. Morbus maculosus Werlhofi, 4. Purpura.

1. Hämophilie.

Diese ist ein erblich familiäres Leiden, glücklicherweise selten, kommt — von den Müttern vererbt — nur bei Männern vor. Bluterfamilien. Fälle von Hämophilie bei Frauen erwiesen sich meist als falsche Diagnosen. MORAWITZ schreibt: Bei Frauen diagnostiziere ich überhaupt keine Hämophilie. Die Anamnese muß die typischen erblichen Verhältnisse ergeben, um die Diagnose zu stellen. Die Blutgefäße sind bei der Hämophilie nicht oder wenig geschädigt, aber charakteristisch ist die Veränderung der Gerinnungszeit. Das Blut der Hämophilen gerinnt erst nach Stunden, es handelt sich um eine Gerinnungsverzögerung des austretenden Blutes an der Gefäßbruchstelle. Die Blutung kommt vor allem aus den Schleimhäuten, Nase, Mund, Zahnfleisch, dann in die Gelenke, meist nur in ein Gelenk zu gleicher Zeit, in dem sich dann, nach KÖNIG die für Hämophilie charakteristische Ankylose entwickelt. Blutungen in den Magen und Darm, die bei Purpura das Leben bedrohen, sind bei Hämophilie selten. Oft wird uns beim Beginn einer Operation gesagt, der Patient sei Bluter oder blute immer stark. Zunächst bekommt man einen gelinden Schreck. Die genauere Anamnese ergibt dann aber fast immer, daß eben die gesetzmäßige Erblichkeit fehlt. Ich habe, wenn die Operation nötig war, dann die Verantwortung übernommen, ruhig operiert und nie ein Unglück erlebt. Es ist auch bekannt, daß bei Blutern kleine Risse und Wunden (Zahnextraktionen) stark und lange bluten, während nach größeren Operationen die Gerinnung rascher eintritt.

In der Literatur finden sich nur vereinzelte Fälle von tödlichem Ausgang nach Operationen auf unserem Gebiet, von den Zahnärzten wurden aber häufiger Todesfälle nach langsamem Verbluten aus Zahnextraktionswunden gemeldet. Man wird Operationen vermeiden, wo es nur irgend geht, wird aber lebenswichtige Operationen, wie die Tracheotomie, trotzdem machen, denn es gelingt eben doch, selbst bei Blutern Blutungen nach Traumen auch in unserem Gebiet durch sorgsame Behandlung zu stillen und den Patienten zu retten. ·Ich habe mehrere Fälle von Nasenbluten bei sicheren Hämophilen mittels Galvanokaustik zum Stehen gebracht.

Neben der erblichen Hämophilie wurde noch eine sporadische oder Anfallshämophilie beschrieben, über die ich eigene Erfahrungen nicht besitze.

2. Der Skorbut und die BARLOWsche Krankheit.

Der Skorbut wird heute als Avitaminose bezeichnet. Er entsteht nur dann, wenn in der Nahrung der als Vitamin bezeichnete, noch unbekannte Stoff fehlt. Dieser findet sich in allen grünen Pflanzenteilen, in Früchten, auch den Kartoffeln. Am wirksamsten im Saft der Citrone. In Deutschland vor dem Kriege kaum noch beobachtet, trat er in dem Kriege und nach dem Kriege häufiger namentlich bei jungen Männern auf, die von Konserven leben mußten. Schwäche, Anämie leiten die Erkrankung ein, es kommt zu akneartigen, punktförmigen Blutungen um die Haarbälge, namentlich der Unterschenkel, zu schmerzhaften Hämatombildungen in der Beinmuskulatur. Bald lockert sich auch das Zahnfleisch, wird blaurot und blutet leicht. Starker Speichelfluß tritt auf, Blutungen und Fötor aus dem Munde erleichtern die Diagnose, die dadurch gesichert wird, daß Zufuhr von frischem Gemüse und Citronensaft das Bild sofort ändert und Heilung bringt. Am Kopf zeigt sich der Skorbut nur am Zahnfleisch, in zahnlosen Mundhöhlen gibt es keinen Skorbut, die Nasenschleimhaut, sonst ein Lieblingsort für Blutungen bei hämorrhagischen Diathesen, wird bei Skorbut so gut wie nie befallen, warum, weiß man nicht, jede Diathese zu Blutungen bevorzugt gewisse Stellen, verschont andere. Der kindliche Skorbut entsteht, wenn durch starkes Abkochen die Vitamine in der Milch zerstört werden, im Gegensatz zum Skorbut der Erwachsenen befällt er mit Vorliebe das Skelett (Epiphysenlösung). Es kommt aber auch zu Stomatitis in der Umgebung der Zähne und zu periorbitalen Blutungen.

Nach NÄGELI handelt es sich dabei um eine Veränderung des Knochenmarks, nämlich das Vorkommen von zellarmen Fasermark. Dabei kommt es meist, aber nicht immer, zu schweren Anämien. Die Leukämie, namentlich die akute, beginnt oft mit dem gleichen Bild wie der Skorbut, die Blutuntersuchung entscheidet dann.

3. Morbus maculosus WERLHOFII.

Eine seltene Erkrankung, die auch Frauen, diese sogar in der Mehrzahl befällt. Heredität meist nicht vorhanden. Gewöhnlich in der Kindheit beginnend, tritt sie eine Zeitlang häufiger auf, um längere Pausen zu machen. Hartnäckige Blutungen aus der Nase und aus dem Darm sind charakteristisc. Im Gegensatz zur Hämophilie ist die Gerinnungszeit des Blutes normal.

Ohne besondere Traumen, die bei Hämophilie zur Entstehung der Hämorrhagien führen, tritt bei Morbus maculosus scheinbar spontan Blutung in die Haut und Schleimhaut auf. Wunden bluten langdauernd, jeder kleine Druck erzeugt blaue Flecke.

Staut man das Blut, so kommt es zu kleinen Petechien (RUMPEL-LEEDEsches Phänomen), um kleine Nadelstiche bildet sich ein hämorrhagisch verfärbter Hof (KOCHsche Probe). Diese beiden letzten Phänomene fehlen bei der Hämophilie, wo die Blutgefäße wenig oder gar nicht geschädigt sind, finden sich aber auch beim Skorbut.

Einen typischen Fall sah ich letztes Jahr.

Ein 17jähriges Mädchen, das seit dem 7. Lebensjahr an Blutfleckenkrankheit litt, vor zwei Jahren nach einer Zahnextraktion eine sehr starke Blutung hatte, zeigte bei der Aufnahme petechiale und große flächenhafte Hautblutungen, blaßgrünlich namentlich an den Unterschenkeln. Auch die linke Nase blutete. Unter Schmerzen waren die Menses eingetreten. Aus der Scheide kam Blut in großen Klumpen. Patientin war sehr abgeblutet. 30% Hämoglobin. Bluttransfusion, Milzsbestrahlung ohne Erfolg. Schließlich wurde der Uterus kurettiert und die Blutung stand.

Bei den nächsten Menses, die sehr stark auftraten, fand sich rechts sehr starkes Nasenbluten, ohne daß man in der Nase eine Stelle oder ektatische Gefäße finden konnte, dieselbe erschien völlig normal. Auch Hautblutungen traten wieder auf. Auf Clauden stand die Nasenblutung.

Außer der Milz wurden auch die Ovarien bestrahlt. Darauf trat zunächst eine Pause ein. Patientin wurde entlassen.

4. Purpura (Blutfleckenkrankheit).

Das Bild des Purpura ist nicht so scharf zu zeichnen, wie die vorhergehenden drei Krankheitsbilder.

Die Krankheit macht oft den Eindruck einer Infektionskrankheit, ist erworben, tritt mit Fieber auf, letzteres mäßig. Das klinische Bild erinnert an Skorbut, denn Blutungen aus dem Munde neben rheumatischen Schmerzen und Blutflecken an den Unterschenkeln sind die Regel. Die Krankheit verläuft subakut und hat häufige Rezidive. Eine besonders ungünstige Form ist die rapid meist tödlich verlaufende Purpura fulminans. Das Allgemeinbefinden ist da oft irreführend. „Ein Patient, sagt NÄGELI, der sich außerordentlich wohl fühlt, keinerlei bedrohliche Symptome zeigt, kann schon am folgenden Tage zum Exitus kommen. Im Eppendorfer Krankenhause kamen im letzten Jahre mehrere solcher Fälle zur Beobachtung und zum Teil zur Sektion.

Einen Fall sah ich auf meiner Abteilung, der typisch verlief.

Ein 22jähriger Konditor aus gesunder Familie, der in serbischer Gefangenschaft zweimal Malaria gehabt hatte, bekommt mitten im Wohlbefinden heftiges Nasenbluten, das sich kaum stillen läßt. Fieber bis 40°. Auf Bluttransfusion steht die Blutung. Die Temperatur fällt ab. Leichter Icterus. Patient macht sonst einen frischen Eindruck, so daß jede Gefahr vorüber zu sein scheint. Am nächsten Tag steigt die Temperatur wieder an, 38,8°. Bluterbrechen. Wieder enormes Nasenbluten. Exitus. Bei der Sektion Blutungen in Darm und Magen, Haut und Muskeln. Hämorrhagische doppelseitige Pleuropneumonie.

5. Leukämie.

Die Leukämie tritt oft in sehr akuter Form auf mit Fieber und enormen Blutungen auch aus der Nase. SAFRANECK (Monatsschr. f. Ohrenheilk. u. Laryngo-Rhinol. 1913) rechnet das Nasenbluten zu den Kardinalerscheinungen der Leukämie. Die Schleimhäute der oberen Luftwege, auch am Septum sind dann leukämisch infiltriert, diffus und in Form von Tumoren, die außergewöhnlich blasse wachsgelbe Schleimhaut zeigt Petechien, Sugillationen, in der Nase Blutgerinnsel. Der lymphatische Rachenring ist stark hyperplastisch, ebenso die Lymphdrüsen am Halse, Unterkiefer, am Kopfe. Selbst in der Wangenschleimhaut und den Lippen finden sich rundliche Infiltrate. Diese können zerfallen, gangränös werden, es kommt zu schweren ulcerösen Anginen und profusen Blutungen. Für unser Gebiet ist es wichtig an Leukämie zu denken, wenn bei auffallend blassen Kindern sich Hyperplasie des lymphatischen Rachenringes und Halsdrüsenschwellung findet. Zarniko berichtet über mehrere Fälle, wo leukämische Hyperplasie mit einfacher Hyperplasie verwechselt wurde, und wo nach Entfernung der vergrößerten Mandeln der Tod durch langsame Verblutung eintrat. Blutuntersuchung in verdächtigen Fällen führt sofort zu richtiger Diagnose.

In mehr chronischen Fällen bei Erwachsenen findet man seltener Blutungen. Ein 50jähriger Patient mit enormer Infiltration der Tonsillen und der Drüsen an Hals und Kopf, den ich kürzlich sah, hatte nie Nasenbluten oder Blutungen aus den oberen Luftwegen gehabt. Er wurde mit bestem Erfolge seit drei Jahren bestrahlt.

6. Arteriosklerose.

Die Arteriosklerose ist keine Krankheit im eigentlichen Sinne, sondern eine physiologische Alterserscheinung, die in einzelnen Fällen besonders stark oder besonders frühzeitig auftritt. Ehe die größeren äußeren Arterien verkalken, verändern sich schon die kleineren, inneren Gefäße. So kann man den Beginn der Veränderungen und eine drohende Apoplexie oft schon aus den Gefäßen des Augenhintergrundes erkennen (Mählmann). Es kann dann zu Blutungen aus den Schleimhäuten speziell der Nase kommen, die sehr profus sein können und sich nicht nur am Lieblingsort, dem Septum finden, sondern auch an den Muscheln, vor allem aber am Nasenboden und den hinteren Abschnitten der Nase. Solche Blutungen können schon im 3. und 4. Dezennium, namentlich bei Männern auftreten. Bei älteren Patienten beiderlei Geschlechts, häufiger aber bei Männern, sieht man bei ausgeprägter Arteriosklerose der Hirnarterien oft ganz enorme plötzliche Blutungen aus der Nase. Alkohol, Nicotin spielt da eine große, ursächliche Rolle. Auf solche vorausgegangene heftige Blutungen folgt dann gewöhnlich bald eine Apoplexie.

Man muß also solche Blutungen gewissermaßen als eine Schutzvorrichtung der Natur ansehen und kann manchmal im Zweifel sein, ob man dem Patienten einen Dienst leistet, wenn man ihm eine solche Blutung stillt. Das weiß das Publikum auch. Eine alte Dame über 70 Jahre, die mich wegen profusen Nasenblutens holen ließ, fragte mich direkt: Geht das Blut nicht ins Gehirn, wenn man die Nase verstopft? Da sie sehr ausgeblutet war, verschorfte ich die Bruchstelle und erfuhr vom Hausarzt, daß sie einige Zeit darauf einem Schlaganfall erlegen sei. Es ist eben besser das Rohr platzt im Keller, wie in der ersten Etage.

Rosenberg nimmt als allgemeine Ursachen für Blutungen in unseren Gebieten Erkrankungen der Gefäßwände, Veränderungen der Blutmischung und Veränderungen des Blutdrucks an. Alle diese 3 Ursachen kommen bei den hämorrhagischen Diathesen, bei Leukämie und bei Arteriosklerose in Betracht, bald überwiegt die eine, bald die andere. So sollen bei Hämophilie die Gefäße nur geringe Veränderungen aufweisen, während bei Arteriosklerose die veränderten Gefäße in erster Linie Schuld an der Blutung sind, ein stärkerer Druck muß aber hinzukommen; Apoplexien treten nach körperlichen Anstrengungen, nach Erregung, vor allem nach starken Mahlzeiten und Alkoholgenuß ein. Rosenberg führt die bei blassen zarten Menschen, die zur Phthise neigen, auftretenden Blutungen auf Brüchigkeit der Gefäße zurück. Auch die Blutungen, hauptsächlich aus der Nase, die man bei beginnenden Infektionskrankheiten findet, sollen gleichfalls Veränderungen der Gefäßwandungen als Grund haben, auch hier kommt, wenn hohes Fieber einsetzt, der stärkere Blutdruck als Grund hinzu. Réthi sagt auf Grund mikroskopischer Befunde, daß die Gefäße nicht immes gerissen zu sein brauchen, rote Blutkörperchen können auch durch unverletzte Gefäße hindurchtreten. Es gibt also eine Blutung *per rhexin* und *per diapedesin.* In einem Fall von Ecchymosenbildung im Rachen als Vorläufer eines Gelenkrheumatismus fand RÉTHI Blutüberfüllung, ausgedehnte Venen und Neubildung von Capillaren. Schon beim einfachen Katarrh kommt es zur Erweiterung von Gefäßen und Blutungen, zarte Gefäße können zerreißen, Blutungen frei und in die Schleimhaut sind die Folge. Beim chronischen Katarrh der Potatoren findet man fettige Degeneration der Gefäße, bei der WERLHOF-schen Krankheit Amyloidentartung derselben. Beim Skorbut Quellung der Gefäßendothelien, bei der Hämophilie sollen Enge und Dünnwandigkeit der Gefäße sich finden, wenn auch bei dieser Krankheit die fehlende Blutgerinnungs-fähigkeit die Hauptursache der langdauernden Blutungen ist.

Auch bei der Sepsis sind Blutungen, namentlich aus der Nase beobachtet.

Manche Fälle von Purpura sind vielleicht auf septische Prozesse zurück-zuführen.

Ein 35jähriger Lokomotivführer, der wegen unstillbaren Nasenblutens auf meine Ab-teilung kam, hatte 6 Wochen vorher Mandelentzündung und akuten Gelenkrheumatismus gehabt. Die Gelenke waren nicht schmerzhaft, am Thorax massenhafte Petechien und pigmentierte Stellen. Herzdämpfung verbreitert, systolisches Geräusch an der Herzspitze. Nasenbluten wiederholt, am 8. Tage Schüttelfrost. 40^0 Temperatur, am 10. Tage Exitus. Bei der Sektion: Dilatatio et Myodegeneratio cordis. Endocarditis inveterata et recens. Pericarditis, Pleuritis. Also Sepsis.

Die Fälle von profusen Blutungen aus des Nase und aus dem Ohr, die HESS-LER (Die otogene Pyämie, S. 345) anführt, sind auf Thrombose der großen Blutleiter zurückzuführen. HESSLER erwähnt 14 Fälle von Nasenbluten (1 akut, 13 chronisch). In einem Fall fand sich bei der Sektion direkte Kommunikation des Sinus transversus mit dem Mittelohr. Die Ohrblutung erfolgte meist später. Es handelte sich um Fälle reiner metastatischer Phlebitis des Sinus transversus. Er hebt besonders hervor: „Es fand sich also in keinem Falle von Nasenbluten eine Thrombose des Sinus longitudinalis superior und doch gilt für die maran-tische Thrombose dieses Sinus Nasenbluten für ein pathognomonisches Zeichen, das durch Stauung in den zuführenden Nasengefäßen am Foramen coecum entstehen soll.

Über das Vorkommen von Nasenbluten bei Infektionskrankheiten gibt das Referat von KLEESTADT über MATHES: „Differentialdiagnose innerer Krankheiten. Berlin: Jul. Springer 1922, eine gute Übersicht. Es wird Nasenbluten beim Flecktyphus erwähnt, ebenso die hämorrhagisch-ulceröse Stomatitis bei Leuk-ämie, bei der perniciösen Anämie. SEMON sah bei Recurrens eine tödliche Nasen-blutung. Die Häufigkeit des Nasenblutens bei Typhus abdominalis kann MATHES nicht bestätigen. Während meiner Assistentenzeit an der inneren Klinik in Heidelberg habe ich sehr große Typhusepidemien mitbeobachtet und erinnere mich auch nicht an ein besonders häufiges Auftreten von Blutungen aus den oberen Luftwegen im Beginn der Krankheit, im späteren Verlauf bei Ulcerationen und Decubitus waren sie allerdings in einzelnen Fällen profus. Es mag das von den wechselnden Symptomen bei einzelnen Epidemien ab-hängen oder doch von lokalen Ursachen. KAHLER fand bei schweren toxischen Formen von Grippe häufiger Epistaxis.

Es scheint mir wichtig, namentlich die praktischen Ärzte darauf hinzuweisen, daß man Blutungen, namentlich profuse Nasenblutungen nicht einfach als Symptom der betreffenden Krankheit auffassen soll, sondern immer an lokale Veränderungen und Dispositionen denken muß. In jedem Falle sollte, um den Patienten vor unnötigem Kräfte- und Säfteverlust zu schützen, eine genaue Untersuchung der Nase stattfinden, der sich bei positivem Befund eine Behand-lung anzuschließen hat. Ich möchte als bestimmt annehmen, daß beispielsweise beim Typhus diejenigen Kranken vorwiegend bluten, bei denen in der Nase,

Schleimhaut- und Gefäßveränderungen schon vorher vorhanden waren und daß solche Blutungen häufig durch kleine Eingriffe gestillt werden können.

Dasselbe gilt für die Blutungen bei Anämischen oder den von Rosenberg erwähnten zarten, blassen, zur Phthise neigenden Individuen. Nasenbluten gilt oft für ein Symptom von Chlorose und Anämie, in Wirklichkeit ist oft die Anämie eine Folge häufigen Nasenblutens aus einer kranken Nase und manche monatelange Eisentherapie, Badekuren in Pyrmont usw. könnten durch eine einfache Ätzung der brüchigen Stelle in der Nase erspart werden. Habituelles Nasenbluten sei oft auch mit Gicht in Verbindung zu bringen. Wenn man immer wieder liest, daß geschlechtliche Erregungen, Coitus oder Onanie von Nasenblutungen begleitet seien, weiß doch der Praktiker, daß davon nur Einzelne betroffen werden und dann findet man auch meist leicht die kranke Stelle in der Nase.

Sonst müßte ja das Nasenbluten auch viel häufiger vorkommen wie in Wirklichkeit.

Die Veränderungen der Gefäße und die Steigerung des Blutdrucks bei Nierenkrankheiten, speziell bei der Brightschen Niere und dadurch begünstigte Blutungen sind allen Ärzten bekannt, auch hier gilt die obige Bemerkung, daß nicht alle Nierenkranken bluten und daß auf eine lokale Ursache immer zu fahnden ist.

Dasselbe gilt von den Stauungsblutungen bei Herz- und Leberaffektionen. Mor. Schmidt erwähnt namentlich bei der Lebercirrhose sehr schlimme Formen von Nasenbluten, deren Ursache er meist in erweiterten Venen im hinteren Abschnitte der Nase feststellen konnte.

Zarniko führt die Plethora und Kongestionen nach dem Kopfe bei Schrumpfniere und Arteriosklerose als auslösendes Moment bei Blutungen an.

Nach dem Lehrbuch der Toxilogie don L. Lewin, zitiert bei Rosenberg, soll bei Phosphorvergiftung infolge der fettigen Degeneration der Gefäßwände Blutung aus den Schleimhäuten sehr häufig sein, ebenso nach Belladonnavergiftung, bei Chloralgebrauch, bei Jod und bei Chinin. Auch bei Fleischvergiftung soll Nasenbluten vorkommen. Eigene Erfahrungen darüber besitze ich nicht. Schließlich sollen gewisse Gerüche Nasenbluten hervorrufen, bei gesunden Nasen ist das sicher nicht der Fall.

B. Lokale Ursachen.

1. Lokale einfache Schleimhaut- und Gefäßerkrankungen.

Wenn wir uns die Frage vorlegen, warum bei den verschiedenen Ursachen für Blutungen aus den oberen Luftwegen immer wieder an ganz bestimmten Stellen der einzelnen Abschnitte diese Blutungen gefunden werden, müssen wir zunächst an anatomische Verhältnisse denken, In erster Linie an den Blutreichtum. Eine gefäßarme Stelle blutet selbstverständlich weniger leicht wie eine gefäßreiche. Bau und Anordnung der Gefäße sind von großer Wichtigkeit. Zu beachten ist: sind es schichtenweise angeordnete oberflächliche oder tiefergelegene engere Gefäßnetze oder größere Gefäße, die durch viele Schichten hindurchgehen und diese durchbohren, so daß sie aus dem Knochen oder Knorpel direkt hervorkommen oder in Furchen dieser Gewebe verlaufen; sind es dünnwandige Gefäße oder Gefäße mit dicken, kontraktile Muskelfasern enthaltenden Wänden. Sind es arterielle Gefäße, Capillaren oder venöse. Verlaufen die Gefäße geschlängelt, korkzieherartig oder gerade. Sind sie in Verbindung mit den Schwellkörpern an den Muscheln, am Septum, in der Gegend des Tränenapparates. Daraufhin muß man jede Lieblingsstelle für Blutungen untersuchen.

Sind es ruhende oder viel bewegte Stellen der Schleimhaut, die der Unterlage straff angeheftet oder mehr beweglich sein können. Alle diese Unterschiede sind in anatomischen Lehrbüchern nachzulesen, es würde zu weit führen, sie hier zu erörtern. Zarniko gibt in seinem Lehrbuch eine sehr klare und präzise Darstellung, außerdem wird die Anatomie und Physiologie in diesem Handbuch von erfahrenen Autoren in ausführlicher Weise behandelt.

Äußere Momente kommen für die Entstehung von Blutungen an solchen Stellen hinzu. Solche Stellen sind, wie an der Nase, besonders exponiert, Traumen leicht ausgesetzt. Die Traumen können mechanische sein, oder Temperatureinflüsse, die die Schleimhaut und ihre Gefäße füllen oder eintrocknen, Staub oder kleine Partikel, Zement oder Chrom bei gewerblichen Arbeitern setzen sich mit dem Inspirationsstrom an solchen Stellen fest und verändern die Schleimhaut und ihr Epithel. Der Finger, der diese Eindringlinge entfernen will, spielt bei der Nase eine große Rolle. Bei den einzelnen Abschnitten komme ich sogleich darauf zu sprechen.

1. Blutungen aus der Nase.

Die Nase blutet von allen Abschnitten der oberen Luftwege am häufigsten, und von allen Abschnitten der Nase wiederum am häufigsten die Nasenscheidewand. Ein jeder denkt dabei sofort an den Locus Kiesselbachii, jenen „köstlichen Namen", wie Zarniko sagt, mit dem man die bekannte, vorn am Eingang der Nase gelegene Stelle des Septum bezeichnet. Wenn natürlich auch schon vor Kiesselbach andere diese Stelle gesehen und beschrieben haben, ist es doch Kiesselbachs Verdienst durch seine Publikation in der Berlin. klin. Wochenschr. 1884 auch die praktischen Ärzte auf diese Stelle aufmerksam gemacht zu haben. Bleiben wir also ruhig beim Locus Kiesselbachii, dann weiß jeder, welche Stelle gemeint ist. Hier zieht sich eine kleine Arterie, die Arteria ethmoidalis anterior aus der Carotis interna am knorpeligen Septum hinauf. Hier ist die Schleimhaut besonders gefäßreich, besonders dünn und straff angeheftet, stark erweiterte Capillaren, selbst Schwellgewebe wurde auf Grund sorgfältiger mikroskopischer Untersuchungen nachgewiesen (Kiesselbach, Donogány); hier finden sich die Überbleibsel des Jacobsohnschen Organs mit Drüsengängen und Schwellkörperresten. Wenn auch der Anatom Zuckerkandl eine anatomische Prädisposition zu Blutungen an jener Stelle ablehnt und in dem bohrenden Finger die Ursache für die häufigen Blutungen sieht, so wissen wir Praktiker doch, daß auch ohne dieses Trauma hier sich die stern- und strauchförmigen erweiterten Gefäße finden, die Krieg in seinem Atlas so klar und sinnfällig auf Grund selbstbeobachteter Fälle abbildet.

Krieg sieht die Ursache der Blutung in einer Epithelmetaplasie infolge einer lokalen Rhinitis sicca, in einer Epithelwucherung (Pachydermie), in einer Brüchigkeit und Ektasie der kleinen Gefäße, namentlich am Rand der Epithelmetaplasie, spricht direkt von einem Kiesselbachschen Gefäß und betrachtet Epithelmetaplasie, Epithelwucherung, Epistaxis, Erosion als verschiedene Phasen desselben Prozesses. Die Erosion kann spontan oder unter entsprechender Behandlung vernarben, zu einem Perforationsgeschwür sich weiter umwandeln, schließlich auch wuchern, so daß an jener Stelle der blutende Septumpolyp entsteht. Bei der Behandlung dieser Stelle brach Krieg mit dem Kauter gelegentlich tief in kavernöse Räume im Knorpel selbst ein, wo es zu profusen Blutungen kam. Er nimmt direkt eine kavernöse Entartung des Septums an dieser Stelle an und erläutert seine Auffassung durch ausgezeichnete klare Abbildungen seiner Fälle. Ein jeder von uns kann diese Beobachtungen aus eigener Erfahrung nur voll und ganz bestätigen, jeder hat diese Fälle schon selbst gesehen und behandelt und die Differenzen der einzelnen Autoren lassen sich leicht dadurch erklären, daß im einzelnen Fall bald die Erkrankung des Knorpels, bald die Gefäße, bald der Schleimhaut selbst besonders in den Vordergrund traten. Meist wirken alle diese Ursachen zusammen.

Es kommt dabei nicht nur zu freien Blutungen aus der Schleimhaut, sondern auch zu Blutungen in die Schleimhaut, durch Pigmentumwandlungen zu der bekannten gelben Färbung der Schleimhaut, die Zuckerkandl als Xanthose derselben bezeichnet. Er nimmt eine gesteigerte Vulnerabilität der Gefäße an. Auch dieser Befund ist bald sehr deutlich, bald nur angedeutet zu finden.

Hajek hat im Virchowschen Archiv 1890 nachgewiesen, daß Bakterien, Staphylococcus pyogenes aureus und Streptococcus pyogenes das Gewebe weiter zerstören, so daß es zum Ulcus perforans kommt. Man kann diese Eitererreger dann bis in den Knorpel verfolgen.

Wenn, wie in dem einen Fall Kriegs eine kleine Blutfontäne spritzt, kommt es zu Blutungen von einem Liter und mehr, in anderen Fällen ergießen sich nur wenige Tropfen. Tödliche Blutungen kommen in unkomplizierten Fällen wohl nicht vor. Doch erwähnt Kompe einen 30jährigen Mann, der nach abundanten Nasenblutungen an einer Urämie infolge von Arteriosklerose zugrunde ging. Zarniko gibt an, daß Blutverluste, die weniger als ein Drittel der Gesamtblutmenge betragen, nicht lebensbedrohend seien, daß aber bei Verlust von mehr als der Hälfte der Gesamtmenge der Tod eintritt.

Wenn wir den Ausführungen Kriegs in Wort und Bild folgen, kommt es an jener Stelle auch zu Krustenbildung, die festkleben und beim Abreißen zu Blutungen Veranlassung geben. Mit dem Respirationsstrom setzt sich Staub daselbst fest, bei Zementarbeitern eine förmliche Zementkruste oder bei Arbeitern in Chromfabriken chromhaltiger Staub (Rudloff), so daß auch chemische ätzende Stoffe an der Zerstörung der Schleimhaut und den tieferliegenden Gewebsschichten mitwirken. Der dadurch entstehende Juckreiz veranlaßt die Patienten zum Wischen und Bohren mit dem Finger, Schnupftuch oder Instrumenten und so führt alles dies zu Erosionen, bei dünnem Knorpel zur Perforation. Es ist wie gesagt völlig gleichgültig für den Praktiker, welche Schädlichkeit im einzelnen Falle die Hauptschuld trifft, meist sind mehrere Ursachen Schuld. Die Hauptsache ist, daß auch die Praktiker sich gewöhnen, die Nase zu untersuchen oder untersuchen zu lassen, denn eine lokale Therapie kann schwere Blutverluste oft mit geringen Mitteln vermeiden und die kranke Stelle zwar nicht zur Norm zurückführen aber zu fester guter Vernarbung bringen. Auch dafür gibt Krieg einige schöne Abbildungen. Die Ergebnisse der anatomischen, pathologischen und bakteriologischen Forschung findet sich in Lehrbüchern, besonders übersichtlich bei Zarniko und in den betreffenden Abschnitten dieses Handbuches. Nächst den Blutungen am Kiesselbachschen Ort, mögen sie nun aus ektatischen Gefäßen, aus Perforationen des Septums oder aus Granulationsgeschwülsten und sogenannten blutenden Polypen an jener Stelle kommen, finden sich am häufigsten Blutungen am Nasenboden, und zwar auch am Eingang der Nase. Auch hier finden sich ähnliche Veränderungen der Gefäße, meist sind es hier größere Gefäße, und infolgedessen stärkere Blutungen. Bei älteren Leuten mit Arteriosklerose fand ich gerade am Nasenboden, oft unter einer Krista versteckt, besonders heftige und schwer zu stillende Blutungen.

Im hinteren Abschnitt der Nase finden sich nach Mor. Schmidt bei Lebercirrhose aus erweiterten Venen oft sehr schlimme Formen von Blutungen. Es handelt sich dann meist um ältere Patienten, aber Rosenberg sah Nasenbluten aus den vorderen Nasenabschnitten auch schon bei zwei Kindern im fünften Lebensmonat. Nach demselben Autor sollen Blutungen meist einseitig mit

Bevorzugung der linken Seite sein, in kaum ein Fünftel der Fälle doppelseitig. In der Berliner Universitätspoliklinik fanden sich unter 27 000 Patienten 367 Nasenbluter, 247 Knaben und Männer, 120 Mädchen und Frauen, letztere meist im Pubertätsälter. Je nach dem Material, dem Klima, dem Boden (Kalkstaub) werden solche Statistiken schwanken.

Blutungen aus der Schleimhaut der Muscheln sind bedeutend seltener wie Septumblutungen, doch können sich an jeder Stelle der Nase aus ähnlichen Ursachen kranke Stellen, wie am KIESSELBACHschen Ort, bilden und die Quelle für Blutungen sein. Es kommen auch blutende Polypen an den Muscheln vor, Fibroangiome und Angiofibrome jedenfalls muß eine leicht blutende Geschwulst an den Muscheln immer auf Tumor verdächtig angesehen und mikroskopisch untersucht werden.

Das vordere Ende der mittleren Muschel zeigt sehr oft bei sonst gesunder Nase eine circumscripte Rhinitis sicca mit Epithelmetaplasie und Borkenbildung, deren Entfernung eine Blutung folgt. Staub und allerlei mit dem Atemstrom eindringende Schädlichkeiten setzen sich hier fest. Die Borken sind meist blutig gefärbt, selbst leise Sondenberührung führt zu kleinen oder heftigeren Blutungen. An dieser Stelle der mittleren Muschel, die in den Lehrbüchern bisher nicht mit der Aufmerksamkeit behandelt wurde, die sie als Blutungsstelle verdient, fand WOAKES seine nekrotisierende Ethmoiditis. Von hier aus entwickeln sich die meisten Nasenpolypen, denn das vordere Ende der mittleren Muschel ist ja der Deckel, Operculum, der die Mündungen der Kiefer und Stirnhöhle und der vorderen Siebbeinzellen bedeckt.

Ist der Kopf der mittleren Muschel nicht nur trocken und mit blutigen Borken bedeckt, sondern auch verdickt und schmerzhaft, oft sogar der Ausgangspunkt sehr hartnäckiger Kopfschmerzen, so handelt es sich eben um tiefergehende Gewebsveränderungen, um eine Ethmoiditis. Wir sind heute in der Lage am Röntgenbild festzustellen, ob es sich um einen oberflächlichen oder tiefergehenden Prozeß handelt, je nach der schärferen oder verwischten Zeichnung der Knochenspangen. Auch über das Verhältnis zwischen Schleimhaut und Knochen und Knorpel am Septum gibt das Röntgenbild oft guten Aufschluß.

Ist die Rhinitis sicca nicht wie bei den bisher beschriebenen Blutungsstellen umschrieben, sondern mehr diffus, so kann es an jeder Stelle der Nasenschleimhaut zu Borkenbildung und beim Abreißen der Borken zu Blutungen kommen, worauf schon die dunklere Farbe der Borken hinweist. Selbst bei der atrophischen Schleimhaut bei Ozaena sind sehr heftige Blutungen aus diesem Grunde nicht selten.

Blutungen aus den Nebenhöhlen der Nase kommen wohl nur ausnahmsweise vor, die Schleimhaut ist dort sehr mager, gefäß- und drüsenarm. Wenn sie blutet, so ist an maligne Veränderung zu denken, über die weiter unten gesprochen wird.

2. Blutungen aus dem Nasenrachenraum.

Wenn Gebilde oder Stellen im Nasenrachenraum bluten, so kann das Blut vorn zur Nase herausfließen oder in den Rachen. Stärkere Blutungen ohne vorausgegangene Eingriffe oder bei Traumen sind sehr selten. Am häufigsten wieder bei der Nasopharyngitis sicca mit Borkenbildung. Wenn berichtet wird, daß bei hyperplastischer Rachenmandel Blutungen aus der Nase häufig seien, so kann ich das nach den Erfahrungen einer langjährigen Praxis nicht bestätigen, ich sah kaum einmal eine einfache hyperplastische Rachenmandel bluten, doch sehr häufig bei Vergrößerung derselben Blutungen vom vorderen Teil des Septums bei dem Ekzem, das die hyperplastische Rachentonsille so häufig begleitet.

3. Blutungen aus dem Mund und Rachen.

Am Lippenrot kommt es zu Venektasien, zu förmlichen Angiomen, die bluten können. Am häufigsten blutet im Mund das Zahnfleisch. Menschen mit zarter Schleimhaut bluten nach jedem Gebrauch der Zahnbürste. Ist die Schleimhaut entzündet, selbst bei leichten Formen der Stomatitis, so ist die Neigung zu Blutungen noch größer, die Blutungen stärker. Über die Veränderungen des Zahnfleisches und mehr oder minder heftige Blutungen bei den sogenannten hämorrhagischen Diathesen wurde schon oben berichtet. Der Skorbut steht da an erster Stelle. Aber selbst bei ausgesprochenem Skorbut blutet das Zahnfleisch nur, wenn noch Zähne vorhanden sind, zahnlose Münder bluten nicht. Daß bei heftigem Skorbut merkwürdigerweise die Nase so gut wie nie blutet, wurde schon erwähnt. Cariöse Zähne mit Granulationen, gichtische Zähne (Pyorrhoae alveolaris), Zähne mit starker Zahnsteinbildung bluten aus den erkrankten Stellen. Spontane Blutungen aus der Zunge kommen nur vor, wenn Venektasien, namentlich am Zungengrund vorhanden sind, es handelt sich dann meist um Lebercirrhose. Réthi erwähnt einen 45jährigen Mann, bei dem sich große Mengen dunkelroten Blutes aus einer Venenschlinge am Zungengrund ergossen. Aus den Gaumenmandeln kommen, wenn sie nicht verletzt oder ganz akut entzündet sind, selten Blutungen. Dagegen sind Blutungen aus dem Rachen häufiger und gehen oft zu Verwechslungen mit Hämoptoe Veranlassung. Es handelt sich dann nicht um stärkere Blutungen, sondern um Blutbeimischungen beim Auswurf. Meist findet man dann Pharyngitis sicca mit Borkenbildung, die beim Räuspern abreißen, worauf dann eine meist geringe Blutung erfolgt. Bei ganz akuten Katarrhen der Rachenschleimhaut mit hochgeröteter Schleimhaut kommt es auch zu kleinen Blutergüssen, selten zu stärkeren Blutungen.

4. Blutungen aus dem Kehlkopf.

L. v. Schrötter bezeichnet im Kapitel „Blutungen" seiner Vorlesungen (Wien 1892) Blutungen aus dem Larynx als eine große Seltenheit. Er sah nur zwei Fälle, wo bei einfachem Katarrh stärkere Blutungen beobachtet wurden, sie wurden geheilt. Ähnlich spricht sich Schech aus. Mor. Schmidt berichtet über zwei Fälle von Larynxblutungen, in beiden Fällen handelt es sich um Larynxphthisen, im zweiten Fall stammte selbst da, wie die Sektion zeigte, die Blutung aus einer Lungenkaverne. Das stimmt mit den Erfahrungen überein, die alle beschäftigten Praktiker gemacht haben. Weder im Rachen noch im Kehlkopf gibt es Stellen, die ähnliche Neigungen zu Blutungen zeigten, wie etwa die Nasenscheidewand am Kiesselbachschen Ort.

Es müssen schon schwere Veränderungen der Schleimhaut, geschwürige Prozesse vorhanden sein, wenn Blutungen eintreten sollen. Über diese wird sogleich gesprochen werden. Neben diesen Prozessen sind Traumen meist die Veranlassung. Auch über diese wird weiter unten berichtet.

Zu den Traumen können wir die leichten Blutungen zählen, die bei starkem Husten, bei Erbrechen oder bei Überanstrengungen der Stimme beobachtet werden. Schon beim Keuchhusten treten durch den Husten und das gleichzeitige Erbrechen blutige Beimengungen im Schleim auf, die meist aus dem Larynx stammen. Auch bei frischen Katarrhen mit stark erweiterten Gefäßen kommt es zu kleinen Blutergüssen und Streifen im Auswurf. Ebenso bei starkem Erbrechen z. B. bei der Seekrankheit. Ich habe öfters Patienten gesehen, die direkt vom Schiff nach heftiger Seekrankheit mit Heiserkeit und Hämorrhagien in die Larynxschleimhaut zu mir kamen.

Allen Halsärzten, die eine größere Klientel unter den Schauspielern und namentlich den Sängern haben, sind die Stimmbandblutungen bekannt, die nach anstrengenden Partien in die wahren Stimmbänder sich ergießen, meistens epitheliale oder submuköse Blutungen. Doch werden auch freie Blutungen mit Blutauswurf und Blutgerinnsel auf den Stimmbändern beschrieben. IMHOFER betont, daß die typische *Stimmbandblutung bei Sängern* die Form kaum verändern, also eine tiefere Blutung ohne entzündliche Erscheinungen sei und sich dadurch von der Laryngitis haemorrhagica unterscheide; er bezeichnet sie direkt als eine Berufskrankheit der Sänger, die nur bei diesen vorkommen. Solche Blutungen kommen bei Frauen und Männern vor, bei ersteren besonders, wenn während der Menses gesungen wurde. IMHOFER selbst erwähnt aber auch einen Amateursänger mit Stimmbandblutung, der allerdings eine retrosternale Struma hatte.

Immer handelt es sich um bestimmte schwierige Gesangspartien, in erster Linie bei Frauen um den bekannten Walkürenruf, den schon SCHRÖTTER als Ursache einer Stimmbandblutung bei einer Primadonna angibt. Aber nicht nur hohe Soprane und Tenore, auch Baritone, Alt, selbst Baßstimmen zeigten Stimmbandblutungen. NADOLECZNY hat in einer interessanten Studie diese Erkrankung vom gesangstechnischen Standpunkt aus beleuchtet (Beitr. z. Anat., Physiol., Pathol. u. Therapie d. Ohres, d. Nase u. d. Halses 1916) und führt außer dem Walkürenruf, die Arie des Arnold im Tell, die Fluchszene der Ortrud oder die Einübung von Liedern (die Einkehr) von ungeschulten Sängern als Ursache an. Die Komponisten können daraus ihre Schlüsse ziehen. Auffallend ist, daß bei denselben Patienten solche Blutungen sich wiederholen, daß Kongestionszustände, Menstruation eine Rolle spielen, so daß doch wohl eine lokale Disposition mitspielt. BOLDYREW weist im Arch. f. mikrosk. Anatomie darauf hin, daß im Stimmband ein Gefäßnetz unmittelbar unter dem Epithel, ein zweites etwa in der Mitte der Schleimhaut selbst gelegen sei. Das ist wichtig nicht nur für die Lokalisation solcher Blutungen bei Überanstrengungen der Stimme, sondern auch für die Lokalisation schwerer Erkrankungen, wie der Tuberkulose, Syphilis und anderer Prozesse. Wenn IMHOFER für die Diagnose der reinen Stimmbandblutung die scharfe Abgrenzung gegen varicöse Zustände fordert, handelt es sich doch praktisch wohl nur um bestimmte Grade desselben Prozesses: Füllung und Erweiterung von Blutgefäßen, Zerreißung und Blutung, schließlich kleine Varicen, selbst kleine Geschwülste.

In dem einen Fall von SCHRÖTTER fand sich bei einer Sängerin mit Stimmbandblutung nach dem Walkürenruf ein kleiner Varix auf dem Stimmband, den er exstirpierte und so die Patientin heilte.

Unter den verschiedenen Formen von Larynxblutungen wird unter dem allgemeinen Ausdruck *Laryngitis haemorrhagica* ein besonderes Krankheitsbild abgegrenzt. STRÜBING-Greifswald definiert dasselbe in einer Monographie 1886 als einen mit Schleimhauthämorrhagien einhergehenden Katarrh, die bei unverletzter, nicht ulcerierter Schleimhaut auftreten. Diese Fälle sind selten wenn man die Fälle, wo es sich um die bekannten Blutungen bei der Laryngitis sicca handelt bei dieser Krankheit ausschließt. Es kommt dabei namentlich bei Frauen, die Fälle von STRÜBING, B. FRÄNKEL waren schwangere Frauen, zu Heiserkeit und Blutungen hauptsächlich an den Stimmbändern. Tiefschwarze Blutklumpen kleben an den Stimmbändern fest, machen Atemnot, so daß an Tracheotomie gedacht wird, werden ausgehustet und bilden sich neuerdings B. FRÄNKEL beobachtete einen solchen bedrohlichen Anfall, bei dem ein Tassenkopf schwarzer Blutklumpen entleert wurde. Die Frau stand direkt vor ihrer Entbindung. Einzelne Blutpunkte auf den Stimmbändern wurden beobachtet, Ätzung mit Lapis brachte die Blutung zum Stehen.

Réthi greift die Definition Strübings in einer Monographie 1889 an und fordert, daß mit Laryngitis haemorrhagica auch die Blutungen bei der Laryngitis sicca, bei der Variola haemorrhagica, selbst Blutungen bei Tuberkulose und syphilitischen Larynxerkrankungen bezeichnet werden müßten, denn eine Laryngitis und eine Hämorrhagie sei da vorhanden. Ganz richtig stützt er sich auf den pathologischen Befund der ektatischen, zum Teil neugebildeten Gefäße, die schon bei einfachem Schleimhautkatarrh sich finden. Es kommt schließlich auf eine Wortklauberei hinaus. Bei einer freien Blutung sind natürlich die Gefäße verändert, wenn es stärker blutet, wie bei der hämorrhagischen Form der Laryngitis, sind auch die Gefäße zerrissen, der Unterschied ist meist ein gradueller. Aber mit Laryngitis haemorrhagica sind wir gewohnt die von Strübing, B. Fränkel und anderen beschriebenen Bilder zu bezeichnen, deshalb hat der Name seine Berechtigung. Es fällt mir aber folgendes auf: Bei der Beschreibung der Fälle fehlt jeder Hinweis auf die Beschaffenheit der Schleimhaut in Nase und Rachen. Ich habe bei unseren Fällen immer besonders darauf geachtet und fast ausnahmslos auch Veränderungen, und zwar atrophische alte Katarrhe im Rachen und in der Nase gefunden. Ich achtete auch auf die äußere Gesichtshaut und fand fast immer trockene Rhinitis bei Leuten, die Pockennarben hatten. Bei Erkältungen steigt dann die Rhinopharyngitis sicca in den Larynx hinab und wird ähnlich, wie aus der Ozaena der Nase eine Ozaena des Larynx und der Trachea wird, zur Laryngitis sicca. Unter den Fällen von Laryngitis haemorrhagica findet sich bei Türk auch ein 22jähriger Patient von Bogros, bei dem in die aryepiglottischen Falten reines Blut sich ergossen und den Tod herbeigeführt hatte.

So darf man wohl mit Réthi annehmen, daß sowohl beim Katarrh, aber auch bei Infektionskrankheiten Schleimhaut und Gefäße sich verändern (verschiedene Degenerationsformen), sich erweitern und gelegentlich zerreißen. Die Blutungen sind gering, werden in vielen Fällen daher übersehen oder stärker und präsentieren sich dann in verschiedener Weise, gelegentlich auch unter dem Bild der Laryngitis haemorrhagica.

Frische Erkältungen, Husten, Erbrechen, selbst Niesen, Schwangerschaft und Menstruation sind auslösende Momente.

Über Blutungen, die bei hämorrhagischen Diathesen auch im Larynx vorkommen, bei Infektionskrankheiten oder Phosphorvergiftung wurde an der betreffenden Stelle gesprochen. Schrötter sah starke Blutungen in die Larynxschleimhaut bei Skorbut, Variola und pyämischen Prozessen. Blut kann aus dem Kehlkopf auch stammen, wenn Blutegel in den Kehlkopf gelangen. Solche Fälle, die vereinzelt in der älteren Literatur beschrieben sind, häuften sich während des Krieges, wo die Soldaten namentlich auf dem Balkan in allen möglichen Rinnsalen ihren Durst löschten.

5. Blutungen aus der Trachea.

Wenn nicht schwere Veränderungen der Trachea vorliegen, Aneurysmen, Tumoren, Lues oder Tuberkulose, blutet die magere straff angeheftete Trachealschleimhaut selten. Isolierte Katarrhe der Trachea sind kaum beobachtet. Einfache und chronische Katarrhe der Trachea sind vielmehr entweder vom Rachen und Larynx oder von den Lungen aus auf die Trachea übergegangen und können auch die Schleimhaut derselben so verändern, daß kleine Blutungen, Blutstreifen im Sputum, auftreten. Am häufigsten ist das der Fall bei der Tracheitis sicca, wo Borken abreißen und Blutungen veranlassen. Stärkere Blutungen kommen an einzelnen Stellen, besonders an der Vorderwand des obersten Abschnittes vor, wo sich gelegentlich an einzelnen Venen Ektasien bilden. Aus der ONODISCHEN Klinik veröffentlicht FREYSTADTL (Berlin. Klinik 1920) solche Fälle, die mit Spiegel oder Bronchoskop festgestellt und durch Ätzung geheilt wurden. Bei den FREYSTADTLschen Fällen waren die Lungen affiziert, bei Fällen anderer Autoren (MOR. SCHMIDT, AVELLIS, MASSEI, BRÜNINGS, EPHRAIM) fehlte diese Komplikation.

MOR. SCHMIDT sah öfter leichte Trachealblutungen bei alten Männern mit Atherom und Herzhypertrophie. Bei ulcerativen Prozessen sind, wie stets bei Geschwüren, Blutungen häufiger und reichlicher. Bei den Luftröhrengeschwüren spielt die Lues eine große Rolle, die in der Luftröhre häufiger ist, wie man früher annahm.

Bei Sektionen findet man sehr häufig Narben von Syphilis, die man früher für Tuberkulose ansprach und erst seit der Wassermannreaktion als luetisch erkannte.

Geschwülste der Trachea, Carcinom, Sarkom machen Blutungen oder blutige Beimengung beim Auswurf. Die Tumoren entstehen in der Trachealschleimhaut oder brechen vom Inhalt des Mediastinums aus durch. Von der Schilddrüse aus sehr häufig. Die gefährlichsten Blutungen sind zu erwarten, wenn die Trachea durch ein andrängendes Aneurysma usuriert wird. Wenn ein Aortenaneurysma platzt, kommt plötzlich ein Strom von Blut aus der Trachea und der Patient sinkt tot um. Die meisten Blutungen aus der Trachea sieht man wohl bei Kanülenträgern. Schon der Kanal der Kanüle mit seinen Granulationen blutet leicht, um so mehr, wenn die Kanüle fehlerhaft ist, scharfe Ränder hat, zu stark gekrümmt ist.

Bei der Tracheotomia inferior namentlich bei Kindern, kommt es zur Arrosion der Vena anonyma mit einer fast sicheren tödlichen Blutung. Einer meiner Stenosenpatienten, der Kanüle trug, stürzte im Rausch die Treppe hinunter, die Kanüle bohrte sich in die vordere Trachealwand. Man fand ihn tot, die Trachea und Bronchien angefüllt mit frischen Blutkoagulis.

6. Fälle von Blutungen bei Veränderungen des Blutdrucks.

Es ist bekannt, daß Bergsteiger und Luftschiffer in extremen Höhenlagen aus Nase, Ohr, aus dem Mund, selbst aus der Conjunctiva und dem Lippenrot bluteten. So A. v. HUMBOLDT in einer Höhe von 5500 m. Das menschliche Gefäßsystem ist auf einen gewissen Druck eingestellt, ebenso wie das Gefäßsystem der in großer Tiefe lebenden Meeresbewohner. Die Gefäße zerreißen, wenn diese Höhe überschritten wird, plötzlich aus der Tiefe des Wassers gehobene Wassertiere zerplatzen und sterben. Wenn Luftschiffer in extremen Höhen starben, können Blutungen in das Gehirn oder innere Organe Schuld gewesen sein neben dem mangelnden Sauerstoff. In dem großen Werk von H. v. SCHRÖTTER, MAYER und HELLER über Luftdruckerkrankungen sind die an Menschen und experimentell an Tieren beobachteten Verhältnisse genau analysiert und gesammelt. Aber auch zu starker Druck, komprimierte Luft, wie in den Caissons bringt die Gefäße zum Platzen. Am Gehörorgan wird zuerst das Trommelfell nach innen gedrückt und es kommt zu Blutungen, ebenso blutet die Schleimhaut der Nase, wenn die Nebenhöhlen, vor allem die Stirnhöhle dem Druck ausgesetzt werden. (Blutung ex vacuo.) Gleichzeitige Katarrhe, Tubenkatarrh, Stirnhöhlenkatarrh begünstigen solche Blutungen. Hauptsächlich kommt es zu Blutungen, wenn Arbeiter, die stundenlang unter einem höheren Atmosphärendruck (2—4 Atmosphären) gearbeitet haben, nicht allmählich ausgeschleust, sondern plötzlich zutage gefördert werden, wie bei plötzlichen Unfällen. Ich habe über meine eigenen Beobachtungen (102 Fälle) beim Bau des Hamburger Elbtunnels im Arch. f. Ohren-, Nasen- u. Kehlkopfheilk. Bd. 108, H. 1—2 berichtet und verweise darauf.

II. Geschwürige Prozesse.

Unter den geschwürigen Prozessen der Schleimhaut in unseren Gebieten nehmen die sog. spezifischen Geschwüre bei Tuberkulose und Syphilis die erste Stelle ein, sie kommen am häufigsten vor.

Ich spreche deswegen an erster Stelle von diesen Geschwürsformen, soweit sie Veranlassung zu Blutungen geben. Sie lassen sich mit wenigen Worten abtun.

Alle Geschwürsprozesse können Veranlassung zu kleinen Blutungen geben, so daß Beimengungen im Auswurf sich finden, aber stärkere oder gar bedrohliche Blutungen sind selten und finden sich auch in der Literatur eigentlich nur nach Eingriffen bei Tuberkulose und Syphilis, werden also bei den Traumen zu behandeln sein. Bei beiden Prozessen geht der Ulceration eine Infiltration voraus und durch diese Infiltrationsprozesse werden die Gefäße zum größten Teil verödet, erst wenn Granulationen sich bilden, kommt es leichter zu Blutungen, aber diese Blutungen sind, da große, namentlich arterielle Gefäße fehlen, nur gering.

Das gilt vor allem bei der Tuberkulose, wo man trotz ausgedehnter Geschwürsflächen eigentlich nie Blutungen sieht, aber auch bei Syphilis mit den tiefgehenden Zerstörungen kommen starke Blutungen nur ausnahmsweise vor. Ich selbst habe nur einmal bei einem rasch sich entwickelnden luetischen Pharynxgeschwür eine recht bedeutende Blutung beobachtet. Schech sah aber bei einer syphilitischen Perichondritis eine Blutung aus der Art. laryng. super., die in wenigen Minuten zum Tode führte. Bei beiden Prozessen kommen am häufigsten und intensivsten aus der Nase Blutungen, dort sind eben Schwellgewebe und arterielle Gefäße, die größere Blutungen begünstigen. Blutungen aus lupösen Geschwüren sah ich auch nur in der Nase, besonders am Rande von lupösen, aber auch tuberkulösen oder syphilitischen Perforationen der Scheidewand. Bei der hämorrhagischen Form der Diphtherie kommen Blutungen vor, vor allem bei den tiefen Geschwüren bei Typhus, den nekrotischen Geschwüren im späteren Verlauf der Krankheit, wo es zur Perichondritis kommt. Im Anfang des Typhus kommen Blutungen, wie oben erwähnt, nicht häufig oder gar regelmäßig vor.

Über stärkere oder geringere Blutungen bei Tumoren wird weiter unten gesprochen.

Bei den übrigen Infektionskrankheiten, Scharlach, Masern, Röteln kommt es nur zu Blutungen, wenn in besonderen Fällen sehr tiefe Geschwüre sich bilden, oberflächliche Geschwüre oder Erosionen bluten kaum nennenswert. Aphthöse Geschwüre bluten nur bei stärkerer Berührung etwas. Bei der ulcerösen Form der Plaut-Vincentschen Angina sind stärkere Blutungen nicht beobachtet. In der Nase blutet das perforierende Nasengeschwür gelegentlich stärker, ich habe aber auch sehr häufig große Perforationsgeschwüre gesehen, wo die Patienten mit aller Bestimmtheit angaben, nie Nasenbluten gehabt zu haben. Das Geschwür entwickelt sich in diesen Fällen allmählich durch eine mehr trockene Nekrose an dünnen Stellen der Scheidewand.

III. Blutungen aus den Tumoren.

Über das Vorkommen, Sitz und Ausbreitung von Tumoren, sog. gutartigen und bösartigen in den oberen Luftwegen wird in den betreffenden Abschnitten dieses Handbuches abgehandelt. Ich habe hier nur von den Blutungen bei Tumoren zu sprechen.

Auch hier steht die Nase an erster Stelle. Vom blutenden Septumpolyp, der von Fibrosarkomen, noch mehr von Myxosarkomen oft nur durch das

Mikroskop zu entscheiden ist (KÜMMEL) wurde schon gesprochen. Durch lange Blutungen auch bei einfachem Septumpolyp kommt es zu Kachexien, die die Unterscheidung noch erschweren, doch sitzen bösartige Geschwülste, die vom Perichondrium ausgehen, breit auf, der Septumpolyp ist meist gestielt. Je gefäßreicher ein Tumor ist, desto leichter blutet er, Angiome, Kavernome bluten leichter, wie harte Papillome oder Cancroide. Nach meiner Erfahrung bluten die Sarkome leichter wie die Carcinome, spontan und bei Berührung. Reine Fibrome, Osteome, bluten selten, meist nur bei stärkerer Berührung.

Gelegentlich sieht man am Eingang der Nase einen kugeligen, pechschwarzen Tumor, der spontan und auf Berührung enorm blutet und der genauer betrachtet, nichts ist als ein festes Blutkoagulum oder ein organisierter Thrombus. VIKTOR LANGE beschreibt einen solchen Tumor, den er mit dem scharfen Löffel rasch entfernte, die Ursprungsstelle verschorfte, worauf die Stelle glatt heilte. Einen ähnlichen Tumor zerstörte ich in mehreren Sitzungen mit Diathermie. Die bösartigen Tumoren in der Nase stammen in der Mehrzahl aus den Nebenhöhlen, vor allem der Kieferhöhle oder wachsen vom Nasenrachenraum her in dieselbe hinein. In der Nase selbst findet man an kleineren, leicht blutenden Tumoren Angiome, Fibroangiome, Myxosarkome. Stärkere arterielle Blutungen treten auf, wenn Sarkome und Carcinome gangränös werden, zerfallen und dabei größere Gefäße arrodiert werden. Bekannt ist in der Literatur der Carcinomfall von TÜRK, der durch eine Arrosion der Art. lingualis zugrunde ging. Ich verlor in wenigen Minuten einen Fall von Sarkom der Tonsillen bei gleichzeitiger BOECKscher Sarkomatosis der äußeren Haut (Monatsschr. f. Ohrenheilk. u. Laryngo-Rhinol. 1917) durch Blutung aus der Art. lingualis. Auch bei Larynxcarcinom und Sarkom stoßen sich beim Tumorzerfall öfter ganze Stücke und Teile des Larynx ab, es kommt aber zu profusen Blutungen doch relativ selten und man findet in der Literatur nur vereinzelte Fälle. Bei leukämischen Tumoren, namentlich den Tumoren der Tonsillen, die gangränös zerfallen, finden sich heftige Blutungen neben den dieser Krankheit eigentümlichen Schleimhautblutungen. Ich selbst habe solche Fälle nicht gesehen. Im Gegenteil zeigte ein Fall von lymphatischer Leukämie mit großen Tumoren im Rachen, Nasenrachenraum und Infiltrationen der Wangenschleimhaut, selbst der Augenlider keinerlei Blutungen. Er wird seit fast drei Jahren beobachtet, mit bestem Erfolg bestrahlt, so daß es zu dem gangränösen Stadium glücklicherweise bisher nicht kam.

Daß es auch aus kleinen Tumoren gelegentlich sehr gefährliche Blutungen geben kann, beweist der Fall von FERRARI (zit. bei MOR. SCHMIDT), wo ein Patient nach Exstirpation eines Angioms am Stimmband verblutete.

IV. Blutungen nach Traumen und Operationen.

Über Verletzungen der Nase, des Rachens und Mundes, des Kehlkopfes und der Luftröhre findet sich in diesem Handbuch von UFFENORDE, STIEDA und MARSCHIK eine ausführliche Besprechung, auch über Kriegsverletzungen.

Fast alle diese Verletzungen sind mit Blutungen von den kleinsten bis zu tödlichen Blutungen aus großen Gefäßen verbunden; ich kann bezüglich dieser Blutungen auf diese Kapitel verweisen.

Ebenso verhält es sich mit den Blutungen nach Operationen, die in den einschlägigen Kapiteln eingehend beschrieben werden.

Bei der Besprechung der Behandlung der Blutungen, namentlich der „Allgemeinbehandlung" komme ich auf einige Formen der Blutung nach Verletzungen zu sprechen.

In der Nasenscheidewand kommt es nach Verletzungen zu den bekannten Hämatomen, starken Blutergüssen unter der Schleimhaut in den zertrümmerten Knorpel, aus gleichzeitigen freien Blutungsstellen kommt es dabei oft zu sehr profusen Blutungen.

Unter den Traumen im Munde nehmen die bei zahnärztlichen Eingriffen eintretenden Traumen (Extraktionen) die erste Stelle ein, sie werden bei der Behandlung von Blutungen mitbesprochen. An der Zunge kommen Bißwunden mit stärkeren Blutungen vor beim Fall, Schlag oder bei epileptischen Anfällen.

Im Larynx sieht man, wie oben gesagt, im ganzen selten größere Blutungen, bei den häufigen Eingriffen mit Schlinge, Pinzette oder Curette bei Larynxpapillomen beispielsweise sieht man eigentlich nie stärkere Blutungen. Doch hatte ich in drei Fällen, wo ich mit dem Kehlkopfmesser Einstiche machte, so bedeutende Blutungen, das ich tracheotomieren resp. retracheotomieren mußte (siehe Fall 22, Thost, Halsschüsse. Weitere Mitteilungen Zeitschr. f. Ohrenheilk. u. f. Krankh. d. Luftwege Bd. 73. 1915). Ferner trat nach einer Probeexcision bei einem 73jährigen Manne bald nach dem Eingriff eine starke Larynxblutung ein; der Patient bekam eine Aspirationspneumonie, ging am dritten Tage danach zugrunde, es handelte sich um ein kleines Stimmbandcarcinom mit papillären Excrescenzen. Auf Grund dieser Fälle möchte ich vor der Anwendung von Kehlkopfmessern warnen, glatte Wunden bluten, während Pinzetten und Schlingen die Gefäße abquetschen. Auch bei Angiomen sind stärkere Blutungen zu erwarten. Zur Zerstörung solcher gefäßreicher Tumoren wird sich der Galvanokauter empfehlen. Die Wahl des Instrumentes ist also dabei von Wichtigkeit.

Vicariierende Blutungen.

In der überwiegenden Zahl von vicariierenden Blutungen handelt es sich um Mädchen oder Frauen, wo die Blutung gleichzeitig oder an Stelle der Menses eintritt, gelegentlich kurz vor der Menstruation. Fliess gibt in seinen Arbeiten über den ursächlichen Zusammenhang von Nase und Geschlechtsorgan an, daß bei jeder Menstruation eine gewisse Neigung zum Nasenbluten bestehe. Er behauptet, daß an den von ihm sog. Genitalstellen der Nase (untere Muschel und Septum) stets eine stärkere Blutfüllung, Schwellung und Empfindlichkeit zu finden sei, namentlich wenn man bei Tageslicht untersuche. An diesen Stellen kommt es dann auch zu den vicariierenden Blutungen. Auch die mittlere Muschel, die Fliesssche Magenschmerzstelle, nach diesem Autor die linke, blutet gelegentlich, ich habe von dieser Blutungsstelle, die oft übersehen wird, schon oben gesprochen. O. Steurer, ein Assistent von Albrecht-Tübingen (Arch. f. Ohren-, Nasen- u. Kehlkopfheilk. Bd. 103, H. 4) sagt über die Häufigkeit vicariierender Blutungen: Diese Fälle sind so zahlreich, daß sie hier nicht alle einzeln angeführt werden können. Ich beschränke mich daher auch darauf, nur einzelne charakteristische Fälle anzuführen, muß aber hinzufügen, daß ich in einer 40jährigen Praxis doch nur ganz wenige Fälle selbst beobachten konnte. Steurer berichtet auch nur über drei Fälle, Fliess über fünf eigene Fälle.

In den meisten Fällen fanden sich aber Anomalien an den Genitalien und auch Veränderungen in der Nase, so daß auch hier immer wieder die Mahnung am Platze ist, in solchen Fällen die Nase genau auf Gefäßveränderungen, Varicen u. dgl. zu untersuchen.

Vicariierende Blutungen beobachtete man aber auch aus dem Mund und dem Hals. Steurer konnte 5 Beobachtungen zusammenstellen, von denen aber nur der Fall von Zografides eine rein statt der Menses aus dem sonst unveränderten Larynx kommende Blutung darstellt, in den übrigen Fällen fanden sich immer greifbare Veränderungen im Hals, kleine Geschwülste oder die Blutungen waren im Zusammenhang mit stärker körperlichen Anstrengungen. Auch an Stelle von Hämorrhoidalblutungen traten gelegentlich Nasenblutungen ein.

STEURER teilt dann noch Fälle mit von Blutungen aus dem Ohr, und zwar direkt durch die Epidermis, das Blut wurde aus den Drüsenausführungsgängen ausgeschwitzt. Ein Fall stellte eine Dauerblutung dar, die infolge vasomotorischer Störung sich erklärt und durch Atropin gestillt wurde. Von anderen Autoren sind aber auch regelmäßig bei oder statt der Menses eintretende vicariierende Halsblutungen beschrieben; aber immer bei gleichzeitigen anderen Anomalien und häufig bei Veränderungen in der Nase.

In einem Fall von FRICKER (zitiert bei ROSENBERG) trat eine tödliche vicariierende Blutung bei einer Frau ein. Wenn auch (die Stelle findet sich bei ROSENBERG) schon HIPPOKRATES vicariierendes Nasenbluten kannte, sind die Fälle doch Ausnahmen oder Kuriosa, wie der Fall von KORSTAKOW, wo bei einem noch nicht zwei Jahre alten Mädchen periodisches Nasenbluten beobachtet wurde oder der Fall von FLIESS, wo eine 80jährige Frau abwechselnd aus der Nase und aus den Genitalien menstruierte. Praktisch haben diese Fälle kaum Bedeutung, sie nähern sich dem Bereich der Fabel.

II. Diagnose. Differentialdiagnose.

Wenn wir trotz genauester Untersuchung und Erwägung aller Umstände die Quelle der Blutung in den oberen Luftwegen nicht feststellen können, müssen wir daran denken, daß eine Blutung auch aus anderen Bezirken stammen und sich durch Mund oder Nase entleeren kann. Es kommen dabei in Betracht Blutungen aus der Schädelhöhle, aus dem Ohr, aus Oesophagus oder Magen, am häufigsten jedoch aus der Lunge.

Der häufigste Fall ist der, daß aus Nase, Rachen, Mund oder Larynx stammende Blutungen für Lungenblutungen gehalten werden und den Patienten, der sich für lungenkrank hält, beunruhigen. Finden wir bei sorgfältigster Untersuchung der oberen Luftwege dort die Quelle nicht, so muß eine ebenso sorgfältige Untersuchung der Lunge vorgenommen werden. Die Untersuchung des mit dem Blut ausgespuckten Schleims durch das Mikroskop wird schließlich entscheiden. Finden wir Tuberkelbacillen, größere oder kleinere Flimmerepithelien, elastische Fasern, so kommt das mit dem Schleim vermischte Blut wohl sicher aus der Lunge. Bei stärkerer Hämoptoe ist das Blut stark mit Luft vermischt und schaumig, meist hellrot. Handelt es sich um Lungeninfarkte, so ist das Blut dunkelrot, fast schwarz. Bei Abscessen und Gangrän bietet der Geruch einen Anhaltspunkt. Sogenannte Münzenform des Septums kommt nur bei Lungensputum vor. Bei akuten Pneumonien zeigt der Auswurf erst die bekannte rostfarbene Beschaffenheit, später wird das Sputum eitrig. Fieber findet sich bei Blutungen aus Nase, Rachen und Kehlkopf nur selten, bei akuter und chronischer Pneumonie fast immer. Ein gutes Röntgenbild der Lungen klärt uns neben den Ergebnissen der Perkussion und Auskultation weiter auf. Etwaige Tumoren der Lunge zeigen sich ebenfalls bei der Konfiguration der Lungenschatten bei der Auskultation und Perkussion. Das blutige Sputum bei Tumoren ist oft himbeergeleeartig und enthält die von LENHARTZ beschriebenen stark lichtbrechenden Fettkörnchenkugeln, oft auch direkt Tumorzellen. Bei Aktinomykose der Lunge findet ein geübter Untersucher die kleinen weißlichen Drüsen unter dem Mikroskop. Genaue Palpation des Halses und der

Achselhöhle weist bei vorhandener Drüsenschwellung auf Tumor oder Lues hin, bei Tuberkulose finden sich Drüsen nur ausnahmsweise geschwollen.

Blut kann aber auch aus den Speisewegen stammen und wird dann gleichfalls ausgespuckt, ausgehustet oder ausgebrochen, kann auch aus der Nase kommen. Dann ist meist Mageninhalt beigemischt. Blut, das längere Zeit im Magen war, hat schokoladenfarbe oder kaffeesatzähnliche Beschaffenheit. Aus der Heidelberger Klinik machen Elze und Beck neuerdings darauf aufmerksam, daß an dem von Killian beschriebenen Oesophagusmund sich eigenartige venöse Wandernetze befinden, die die Hauptmasse der dort beschriebenen Lippen darstellen, das vordere Netz auf den Musculi cricoarytaenoidei posteriores gelegen, das zweite in der hinteren Pharynxwand. Ektasien dieser Schwellkörper können zu Varicen und Blutungen führen. Bei Schädelbeinfrakturen kann blutigseröse Flüssigkeit aus Nase, Hals und Ohren fließen. Dann ist aber eben ein Trauma vorausgegangen.

III. Die Behandlung der Blutungen der oberen Luftwege.

Eine Blutung aus den oberen Luftwegen ist, die wenigen Fälle, wo sie, wie bei drohender Apoplexie als Aderlaß wirkt, ausgenommen, für den Patienten immer schädlich. Jeder Tropfen gesunden Blutes muß gespart werden. Der Arzt muß rasch erkennen die Ursache und den Ort der Blutung und rasch und sicher eingreifen. An Mitteln gegen die Blutungen fehlt es nicht. Jeder empfiehlt das, was im einzelnen Falle ihm nach seiner Meinung genützt hat: post hoc ergo procter hoc. Ein absolut zuverlässiges Mittel, das in allen Fällen sicher nützt, gibt es nicht, so kommt es, daß immer neue Mittel und Methoden angewendet und empfohlen werden, gestützt auf neue wertvolle Untersuchungen über Blutgerinnung, über hämorrhagische Diathesen und die neuere Pathologie des Blutes selbst.

Man kann die große Zahl der zur Verfügung stehenden Mittel einteilen 1. in mechanische, 2. in chirurgische, 3. in thermische, 4. in chemische; dazu 5. Serumbehandlung und 6. die Transfusion.

Man kann die Mittel auch einteilen in direkte oder lokale, in indirekte oder allgemeine und kann drittens beide Methoden kombinieren.

Die Natur, die Magna sanatrix besitzt ein Mittel, das in zahlreichen Fällen prompt wirkt und den Menschen vor dem Verblutungstod in vielen Fällen schützt, das ist das Nachlassen der Herzaktion, die Ohnmacht. Jeder von uns hat es erlebt, daß große starke Männer, aber auch anämische Frauen nach einer starken Hämorrhagie, nach Tonsillotomie z. B. plötzlich blaß werden, zusammensinken und die Blutung steht sofort, meist dauernd. Man hat auch Patienten, die auf der Straße mit schweren Verletzungen und Wunden gefunden werden, in ohnmächtigem Zustand angetroffen, die sich wunderbarerweise nicht verblutet hatten, die sinkende Herzkraft hatte sie davor geschützt. Aber in vielen Fällen kommt diese natürliche Blutstillung uns nicht zu Hilfe, wir müssen aktiv eingreifen.

1. Die mechanische Blutstillung.

Aus der Chirurgie wissen wir, daß einfaches Zudrücken des blutenden Gefäßes ein sicheres Mittel ist, das Blut zu stillen. Einfacher Fingerdruck kann selbst eine starke Arterie verschließen. Wenn wir unvermutet ein größeres Gefäß anschneiden, drücken wir schnell den Finger oder einen Tampon fest darauf. Blutet das Gefäß weiter, so klemmen wir es ab mit einer ungezähnten (Köberle-Péan) oder gezähnten Pinzette (Kocher), drehen oder quetschen das Gefäß ab oder unterbinden es mit Catgut oder Seide. In der Nase und tiefer im Hals ist das technisch oft unmöglich, dann bleibt uns nur die Tamponade. Ich darf bei Verletzung größerer Gefäße namentlich bei Operationen und deren Stillung auf die betreffenden Kapitel in diesem Lehrbuch verweisen.

Meine Aufgabe ist es, die Behandlung der kleineren, meist spontanen Blutungen in unseren Gebieten zu besprechen. Auch da ist die Tamponade eines der wichtigsten, mechanischen Mittel. Wir folgen bei der Besprechung wieder dem Weg von der Nase über den Nasenrachenraum, den Mund bis nach der Luftröhre und den Bronchien.

Kommt eine Blutung vorn aus der Nase, vom KIESSELBACHSchen Ort, vorn vom Nasenboden oder den Muscheln, so genügt oft das Andrücken eines festen, entsprechend großen Gazetampons. Bei kleineren Blutungen reicht oft ein mehrere Minuten ausgeübter Druck mit dem Finger auf den Nasenflügel der betreffenden Seite aus. Ich weise meine Patienten mit habituellen Nasenbluten an, die Nase mit den Fingern 5—6 Minuten oder länger fest zusammenzudrücken.

Steht die Blutung auf diese Weise oder auf kleine Tampons nicht, kommt die Blutung aus der Tiefe der Nase oder aus einer mehr versteckten, schlecht zugänglichen Stelle, so müssen wir die ganze Nasenhälfte tamponieren. Man soll dazu lange, fingerbreite Gazestreifen benutzen, Watte eignet sich nicht, legt sich nicht so gut an wie Gaze, ist schwerer zu entfernen. Über die beliebte aber ungeeignete blutstillende Watte wird bei den chemischen Mitteln gesprochen.

Man führt mit einer langen, starken Pinzette oder der BRÜNINGSSchen Tamponzange einen schleifenartigen Streifen ein und füllt ihn mit kleinen Streifen schichtweise und fest aus.

Die Chirurgen und auch manche Fachärzte bedienen sich noch heute bei starken Nasenblutungen der Tamponade mit dem BELLOCQSchen Katheter, der in keinem älteren chirurgischen Besteck fehlte.

Ich habe diese Tamponade nie gebraucht. Sie ist eine Qual für den Patienten. Wer je einen auf diese Weise tamponierten Kranken diesen Tampon, der meist schon nach 24 Stunden Fieber macht, sehr häufig schwere Mittelohrentzündung, weil der hintere Tampon direkt der Tube anliegt, entfernt hat, wird sich zu dieser Tamponade nur im äußersten Notfall, wenn andere Mittel nicht zur Hand sind, entschließen.

Ich habe mir immer auf folgende Weise geholfen: Ich führe durch die betreffende Nasenseite, nach Operation evtl. doppelseitig, ein Stück möglichst dickes, elastisches Drainrohr mit weiter Lichtung und tamponiere um dieses Rohr herum mit langen Gazestreifen die Nase fest aus. Ist die Blutung am Nasenboden, so wird nach unten, ist sie seitlich oder am Septum, nach dieser Seite hin fest mit Gaze tamponiert. Das elastische Drainrohr klemmt sich fest und drückt durch seine Spannung auf die Seitenwände, es reicht bis zur Choane. Der Patient kann dann trotz der völlig ausgestopften Nase durch dieselbe atmen, man kann Nase und Nasenrachenraum von Blut und Schleim durch vorsichtiges Ausspritzen reinigen und Ohrenentzündung oder Fieber wird vermieden. Ganz ähnlich verfährt SONNENKALB sen., der ein flaches Hartgummiröhrchen einführt und darum mit Gaze tamponiert; ein Drain ist aber einfacher, hat ein weiteres Lumen und ist stets zur Hand.

DENKER bildet zwar in seinem Lehrbuch an einem Präparat die BELLOCQsche Methode ab, erwähnt aber auch die Gefahren und empfiehlt sie, gesperrt gedruckt, nur als ultimum refugium.

Zur Tamponade benutzt man einfach sterile hydrophile Gaze oder Vioformgaze, auch Jodoformgaze wird empfohlen und dem Jodoform eine blutstillende Wirkung nachgerühmt. Ich schätze die desinfizierende Wirkung der Jodoformgaze sehr und wende sie nach Operationen in der Nase mit Vorliebe an, der faulige Geruch, der bei einfacher Gaze bei eitrigen Nebenhöhlenprozessen oft schon am folgenden Tage sich zeigt, wird dadurch so gut wie immer vermieden, aber eine blutstillende Wirkung habe ich nie beobachtet, im Gegenteil findet man beim Entfernen der Jodoformgaze die Operationswunde so frisch wie direkt nach dem Eingriff, es blutet wieder reichlich, so daß man erneut tamponieren muß. Ich blase daher, ehe ich den Jodoformtampon einlege, Claudenpulver auf die Wunde, oder Coagulen, auch das feine Aristolpulver, Dermatol oder eines der blutstillenden Pulver, Alaun, Tannin oder ähnliches, so daß eine Pulverschicht zwischen Gewebe und Tampon liegt. Der Tampon saugt sich dann nicht so fest, löst sich leichter. Gaze mit trockenen Wasserstoffsuperoxydpräparaten, Pergenolgaze wirkt ähnlich. Penghawar Djambi, die feinen Härchen der Samenkapseln von indischen Baumfasern, legen sich innig an die zerrissenen Gefäßwände an und begünstigen die Thrombenbildung. Sie waren eine Zeitlang sehr beliebt als Blutstillungsmittel. Wenn aber die Blutung nicht steht sind sie schlecht wieder zu entfernen.

In styptische Flüssigkeiten getauchte nasse Tampons lösen sich zu leicht, so daß die Blutung sich wiederholt und sind nicht zu empfehlen.

Ebenso ist Watte ein ungeeignetes Mittel zur Tamponade, sie saugt sich voll, es blutet weiter und sie ist schwer zu entfernen. Ein gutes Mittel ist der rote Gummischwamm, der ausgekocht werden kann, oder richtiger Schwamm, fest in die Nase hineingedrückt, auch der Feuerschwamm, ein bekanntes blutstillendes Mittel. Im Notfall kann man auch reines Lösch- oder Filtrierpapier verwenden.

Auch im Hals sind Tampons zu verwenden, namentlich in die Höhle nach Tonsillektomien kann man taubeneigroße Tampons drücken, die sich dort festsaugen und oft mehrere Tage halten, so daß sie mit Wasserstoffsuperoxyd gelöst werden müssen. Auch dabei blaße ich Clauden auf die frische Wundfläche. Über dem Tampon kann man Nähte, Klammer- und Seidennähte anbringen. Alles das wird im Abschnitt Operationen im Munde näher ausgeführt werden. Nach Exstirpation einer Ranulaoperation am Zungengrund oder Wange hält sich ein blutstillender Tampon sehr gut. Bei starken Blutungen der Tonsillengegend oder des Mundes kann man mit einer großen Nadel und Seide auch einen Faden bis zur äußeren Haut durchstechen und mit dem innenliegenden Faden durch Knüpfen den Tampon fest auf die Wunde pressen, wenn die Unterbindung nicht halten will.

In ähnlicher Weise wirkt das Störksche Kompressorium, das in Zangenform eine mit Gaze überzogene Hartgummiplelotte auf die blutende Stelle drückt, während eine Sperrkette eine zweite Pelotte außen gegen den Kieferwinkel preßt. Marschick hat dieses Kompressorium verbessert und etwas handlicher gestaltet, so daß man bei gefährlichen Blutungen den Patienten transportieren und für weitere Eingriffe alles vorbereiten kann.

Auch im Larynx kann man Tampons anbringen, wenn man tracheotomiert hat. Réthi befestigte in einem solchen Fall den Faden des Tampons außen an der Kanüle. Statt eines Tampons würde ich, falls die blutende Stelle im Larynx selbst liegt, auch einen meiner Bolzen einlegen, der fest und reaktionslos lange Zeit liegen bleiben kann.

H. Kümmell jr. hat im Eppendorfer Krankenhaus Versuche gemacht, das alte Volksheilmittel, Spinnewebe auf die Gefäße zu legen, zu verwenden, es gelang Spinnewebe zu sterilisieren, wirkte auch blutstillend. Gleichzeitig ließ er in der Hamburger Catgutfabrik *Braun* aus Catgut einen feinfaserigen, watteartigen Stoff herstellen, der sich gut zur Tamponade eignet und resorbiert wird; also auch in der Bauch- und der Nierenchirurgie zu verwenden ist. Bei

Nebenhöhlenoperationen hätten solche Tampons evtl. auch, für uns Wert, besonders bei der Stirnhöhle.

2. Die chirurgische Blutstillung.

Über diese Methode kann ich, mich, kurz fassen, da bei den verschiedenen Operationen, bei Kriegsverletzungen und Traumen der oberen Luftwege auch über Blutstillung das Nötige angegeben wird. Man unterbindet, wenn Abquetschen oder Tamponade nicht zum Ziel führt, evtl. auch die Carotis, wie wir es in der Chirurgie gelernt haben.

Bei Nasenbluten empfiehlt HELLMANN die varicösen Gefäße an der Scheidewand mit einer kleinen Iridektomieschere zu durchtrennen, so daß sie veröden.

3. Thermische Blutstillung.

Die Anwendung der Kälte ist das natürlichste Blutstillungsmittel. Das angeschossene Wild, verwundete Tiere suchen kaltes, fließendes Wasser auf, die Kälte verengert die Gefäße. Nach Tonsillotomien, Adenotomien legen wir die Patienten mit einer Eiskrawatte ins Bett. Bei denselben Operationen stillt sofort nach der Operation Eiswasser sehr gut die erste Blutung. In die Nase selbst spritzt man nicht gern Eiswasser, es ist unangenehm, nicht ungefährlich wegen der Nähe der Tube und wirkt auch in der Nase bei der straffer angehefteten Schleimhaut nicht so prompt. Doch sehe ich bei Blutungen aus dem vorderen Abschnitt der Nase, wenn ich das Ideal, eine Blutung ohne Tampon zu stillen, erreichen will, guten Erfolg, wenn ich mit einer Ohrenspritze Eiswasser auf die Oberlippe am Naseneingang einige Minuten lang spritze. Kleinere Blutungen stehen dann meist. Auch von anderen Stellen der Haut aus kann man durch starke Abkühlung Kontraktion der Gefäße bewirken. So ist die bekannte Applikation einer kalten Kompresse in dem Nacken eine gute Unterstützung bei der Behandlung von Nasenbluten, auch kalte Kompressen direkt auf Nase und Stirn. Als Volksmittel gilt auch die Applikation eines kalten Stück Eisens auf den Nacken. Nach MASSEI macht man bei Nasenbluten in Italien kalte Umschläge auf die Brüste oder das Scrotum, eine Erfahrung, welche die FLIESSsche Genitalbeziehungen zur Nase stützen würde. Kaltes Wasser namentlich bei vornübergeneigtem Kopf aufzuschnupfen, verlängert die Blutung eher, die Halsgefäße werden dabei komprimiert, das kalte Wasser regt auf der straffgespannten Schleimhaut der Nasenwände die Blutung eher an. Vor diesem leider sehr verbreiteten Verfahren wurde schon auf der Hygieneausstellung in Dresden im Bilde gewarnt und Kompression bei zurückgelehntem Kopf mit einer kalten Kompresse im Nacken als erste Hilfe besonders empfohlen. Die Gefäße kontrahieren sich, aber auch, wenn sie mit heißem Wasser bespült werden, so verwenden die Frauenärzte mit Vorliebe heißes Wasser.

Auch in der Nase sieht man oft nach Berieselung mit sehr heißem Wasser eine Blutung stehen.

Selbst Bespritzen des Gesichtes mit heißem Wasser soll blutstillend wirken.

Ich kann hier bei den thermischen Mitteln auch gleich eines der besten Blutstillungsmittel erwähnen, das wir überhaupt besitzen, den Thermokauter. Der Thermokauter ist für mich in unserem Gebiet „das Blutstillungsmittel".

Den älteren Fachärzten war er bei der Behandlung von Nasenkrankheiten ja sowieso das am meisten und wirksamsten gebrauchte Instrument. Jetzt ist es, nicht immer im Interesse der Patienten, etwas in Vergessenheit geraten. Aber mit einem leistungsfähigen Thermokauter ausgerüstet kann man, wenige Fälle ausgenommen, jede Nasenblutung stillen. Kecker Mut und Ausdauer gehört allerdings dazu. Ich habe bei alten Arteriosklerotikern manche Nacht mit meinem Kauter gesessen und jede verdächtige Stelle gebrannt, bis ich die Blutung ohne Tamponade gestillt hatte. Der Dank der vorher oft mit Bellocqu tamponierten gequälten Patienten, die jetzt wieder frei durch die Nase atmen konnten, war mir reichlicher Lohn für die Mühe und Ausdauer. Oft muß man allerdings nach einem raschen Blick auf die eben gereinigte Nase mitten in den Blutstrom energisch hineinfahren, aber man kommt doch zum Ziel, evtl. unter Mitbenutzung anderer chemischer oder innerer Mittel. Wie ich schon sagte, ich habe den Bellocqu nie gebraucht, sondern mir mit der Tamponade um ein Drainrohr herum geholfen, aber fast immer genügte der Kauter und die Nase blieb frei.

Der Kauter ist auch bei Blutungen im Mund an den Zähnen, am Zungengrund und im Larynx das Mittel, was selten im Stich läßt, man muß nur Geduld haben, schnell sehen und zufassen können. Selbst starke Blutungen nach Tonsillotomie habe ich mit dem Kauter gestillt.

Mor. Schmidt machte in den letzten Jahren die Tonsillotomie überhaupt nur noch mit der Glühschlinge. Blutungen aus Varicen am Zungengrund oder dem Eingang des Oesophagus, Blutungen aus Larynx und Trachea wird man mit nichts sicherer stillen können wie mit dem Kauter, evtl. mit Zuhilfenahme des Kastenspatels oder des Bronchoskops. Bei der Behandlung von Kanülenpatienten und Blutungen infolge ungeeigneter Kanülen kann man den Kauter nicht entbehren. Selbst in den Bronchien entfernt man Granulationen, kleine Geschwülste mit dem Platindrahte, stillt blutende Stellen mit demselben Mittel.

Es gehört dazu allerdings eine ganze Garnitur verschiedener Brenner, die früher jeder Facharzt besaß, deren oft sinnreiche Form wir vor allem Mor. Schmidt verdanken.

Im Anschluß an den Thermokauter kann ich gleich von der Diathermie als blutstillendem thermischen Mittel sprechen. Die *Diathermie* als Kaltkaustik gestattet ähnlich wie der Galvanokauter ein völlig blutleeres Verschorfen und Operieren auch in unseren Gebieten. Mit dem von Nagelschmidt angegebenen Instrumentarium kann man ohne einen Tropfen Blut zu vergießen, große Geschwülste im Hals und in der Nase entfernen; kann blutende Stellen sicher verschorfen.

Es gehört aber ein guter leistungsfähiger Apparat dazu, wie er nur in größeren Krankenhäusern zur Verfügung steht.

Ich habe große Carcinome im Munde damit „verkocht", wie die Wirkung der Diathermie genannt wird. Auch bei einem Fall von blutendem Septumpolyp konnte ich mit der Diathermie die Geschwulst ohne große Blutung entfernen.

Man hat mit Diathermie aber auch in Fällen von Purpura und Hämoptoe die Milz durchstrahlt.

4. Chemische Mittel.

Unter dieser Abteilung sollen alle Mittel besprochen werden, sowohl die äußerlich angewandten, wie innerlich gegebenen, die als Arzneimittel gegen Blutungen verordnet wurden. Über den Wert dieser Mittel gehen ja die Meinungen oft sehr auseinander, aber jeder ältere Praktiker hat seinen Schatz an Mitteln, die er erprobt hat, auf die er schwört, so wird eine persönliche Färbung nicht zu vermeiden, ja vielleicht willkommen sein. Als Hauptrepräsentant der Styptica hat von jeher der Liquor ferrisesquichlorati gegolten. Er wirkt in einer etwa $50^0/_0$igen Verdünnung koagulierend, aber nicht gefäßverengend. Darin liegt auch seine Gefährlichkeit, das rote Blut gerinnt, wird mißfarbig, bildet Thromben, es kommt zu Embolien und mehr als ein Todesfall wird durch solche Embolien infolge zu intensiver Anwendung dieses Mittels beschrieben.

In der Nase, namentlich vorn am Septum verschmiert es die blutende Stelle, unter dem Koagulum blutet es weiter, die Salzsäure verätzt aber auch die Gewebe und es folgt auf die Ätzung eine sehr heftige, oft schmerzhafte Entzündung. Man hat daher das Mittel in stärkerer Konzentration aufgegeben und jeder Praktiker weiß, wie störend es ist, wenn man einen so vorbehandelten Patienten seine Blutung stillen soll.

Von dünneren Lösungen habe ich aber oft recht gute Wirkungen gesehen, namentlich bei Blutungen nach Tonsillotomie. Ich lasse dann mit Eiswasser, dem ich einige Tropfen Liquor ferri auf ein Wasserglas zusetzen lasse, gurgeln, die Koagulation an den durchschnittenen Gefäßen wird dadurch beschleunigt.

Als Inhalationen wirken dünne Lösungen (1,0 · 500,0) gleichfalls, namentlich bei Hämoptoe gut blutstillend, GERHARDT schreibt, daß er oft schon nach einer Sitzung Lungenkranke von ihrer Hämoptoe befreite. Auch innerlich wird das Mittel in ähnlicher Verdünnung bei Magenblutungen mit gutem Erfolg gegeben. Dieselbe Wirkung, wie durch dieses Eisenmittel erreicht man bei Schleimhautblutungen der oberen Luftwege durch den Thermokauter in viel exakterer, sauberer und völlig ungefährlicherer Weise. Eine Verengerung der Gefäße erzielt man besser wie durch Eisen, durch Silber- und Bleilösungen.

Das *Argentum nitricum* an einen Sondenknopf geschmolzen, verengt das blutende Gefäß sofort, kleine Gefäßblutungen wie am KIESSELBACHschen Ort, kann man oft sofort dadurch stillen, ebenso wenn man kleine Wattebäusche mit starken Höllensteinlösungen auf die Stelle drückt.

Auch im Rachen und im Larynx dient die an eine entsprechend gebogene Sonde angeschmolzene Argentumperle als vortreffliches gefäßverschließendes Mittel. B. FRÄNKEL stillte die profuse Blutung im Falle einer Laryngitis haemorrhagica mit der Lapissonde. In den letzten Jahren ist statt des Lapis die konzentrierte *Trichloressigsäure* sehr in Aufnahme gekommen. Sie gleicht in ihrer Wirkung am meisten der Wirkung der Galvanokaustik. Während Argentum in kindlichen und engen Nasen leicht unangenehme Verwachsungen macht, tut das die Chloressigsäure nach meiner Erfahrung nicht, besonders wenn man den Ätzschorf mit Pyoctanin tränkt. Ich verwende die 20%ige Trichloressigsäure in ausgiebigster Weise anstatt des Kauters mit bestem Erfolge seit Jahren. Chromsäure 5%ig, Chlorzinklösung 8%ig haben ähnliche Wirkungen bei kleinen blutenden Stellen.

5. Die Kalktherapie. — Gelatine.

Kalk, im wesentlichen Bestandteil des Zellkerns, ist wichtig bei der Bereitung von Eiweißkörpern, Encymen, Antitoxinen und hat auch auf die Koagulation des Blutes Einfluß. Es wird bei allen Zuständen verordnet, wo man die Widerstandskraft des Körpers verstärken will. Wir kennen es am besten als Heufieberschutzmittel. Aber auch als Blutstillungsmittel hat es einen gewissen Ruf, es wird gegen Lungenblutungen mit Erfolg gegeben (KLARE) und soll vor der Operation blutsparend, bei Blutungen blutstillend wirken. Calcium chloratum 10%ig intravenös wird als wirksam empfohlen, wird meist mit Gelatine gleichzeitig gegeben, beide Medikamente gibt es vereinigt in dem Präparat „Kalzine", dessen subcutane Injektion absolut schmerzlos sein soll. Calcium lacticum wird auch innerlich gegeben 2—3 g pro die.

In der Wirkung ähnlich ist die Gelatine, die als Gelatine alba innerlich und äußerlich gegen Blutungen verwendet wird. Wegen der Gefahr der Tetanie soll man nur einwandfreie sterilisierte Gelatine, wie sie MERCK in Glasröhren liefert, nehmen. Innerlich gibt man $^1/_4$—1 Eßlöffel, subcutan nach WIETING 10—40 g Erwachsenen, 10 ccm größeren Kindern, 5 ccm Säuglingen. Nach meinen eigenen Erfahrungen soll man nicht zu viel von den Mitteln erwarten. Bei Nasenbluten wird reichlich Gelatine in die Nase gespritzt, oder damit getränkte Tampons eingelegt. Eine $10^0/_0$ige sterile Chlornatriumlösung mit 0,5 Calciumchlorid soll die Gelatinewirkung verstärken. Kochsalz rein, messerspitzenweise genommen, ist ein bekanntes, sehr wirksames Mittel gegen Hämoptoe und ist auch bei leichteren Blutungen aus Mund und Rachen zu verwenden.

6. Die Transfusion. — Die Infusion.

Die Transfusion hat für unsere Gebiete insofern Wichtigkeit, als sie erstens direkt als blutstillende Methode wirkt, dann den abgebluteten Patienten zu neuen Kräften verhilft, häufig dadurch vor dem Verblutungstode rettet, schließlich verbessert die Infusion gesunden Blutes die Blutmenge selbst, das kommt bei den hämorrhagischen Diathesen in Betracht, man hat aber auch sehr kachektische Patienten vor der Operation durch Infusion zu den bevorstehenden Eingriffen widerstandsfähiger gemacht. Bei heruntergekommenen Carcinomkranken oder Tuberkulösen wäre das auch für uns zu verwenden.

Das Blut kann direkt von Arterie zur Vene oder von Vene zur Vene übertragen werden oder indirekt mit der Spritze, indem man das Blut entweder vorher defibriniert oder unverändert auch mit Zusatz von Natriumzitrat in die Vene bringt. Bei allen Methoden kommt es aber gelegentlich zu Schädigungen, wenn das Blut des Spenders beim Empfänger Agglutination und Hämolyse hervorruft. Es muß also vorher, wenn irgend möglich, festgestellt werden, ob die beiden Blutsorten sich vertragen oder die Blutkörperchen lösen, so daß schwere Erscheinungen, Schüttelfrost, Fieber, Hämoglobinurie und anaphylaktische Erscheinungen eintreten, ja daß es nicht selten selbst zum Exitus kommt.

Diese Verhältnisse müßten, wie gesagt, wenn irgend möglich, vorher festgestellt werden, in dringenden Fällen ist das aber nicht möglich, dann muß eben das Risiko übernommen werden. Solche Schädigungen traten bei allen Methoden ein. So sah Umber bei 68 großen Transfusionen mit defibriniertem Blut 19mal Schüttelfrost, 5mal Hämoglobinurie, 2mal Schüttelfrost und Hämoglobinurie. Umber bevorzugt, wie allgemein üblich, Blutsverwandtenblut. Die Wassermannsche Reaktion ist natürlich vorher zu machen, denn Syphilis überträgt sich natürlich mit dem Blute, auch die Übertragung von Malaria wurde in einzelnen Fällen beobachtet. In den Hamburger Krankenhäusern hat sich die Methode von Oehlecker, die immer mehr in Aufnahme kommt, gut bewährt. Oehlecker berichtet 1922 schon über 240 eigene Fälle. Er überträgt das Blut von Vene zu Vene, indem er bei den dicht nebeneinander gelegenen Armen eine Glaskanüle in die Vena media cubiti des Spenders und Empfängers einführt. Beide münden in den mit einem Dreiwegehahn versehenen Apparat, der noch einen konischen Ansatz hat, in welchen eine Glasspitze genau paßt. Es wird nun aus der Vene des Spenders 50—100 ccm Blut entnommen und bei entsprechender Einstellung des Hahns in die Vene des Empfängers eingespritzt. Durch eine neue Spritze mit physiologischer Kochsalzlösung wird der Apparat klar gespült, dann folgt die nächste Spritze mit Blut. Die Vorteile dieses Verfahrens leuchten sofort ein. Man kann genau die Menge dosieren, hat durch das Glas, das mit Kochsalzlösung immer wieder durchsichtig wird, eine klare Übersicht und kann die Prozedur jeden Augenblick unterbrechen sobald die ersten Anzeichen von Agglutination oder Hämolyse (Puls!), die sehr rasch eintreten, sich zeigen. Man kann auch den Spender wechseln, Oehlecker hat öfter mehrere Spender benutzt, wenn er größere Mengen (bis zu 2 Liter) brauchte.

Gewöhnlich wurden 800—1000 ccm Blut eingespritzt und sofort danach durch denselben Apparat 1 Liter Kochsalzlösung.

Solche Infusionen bedürfen natürlich einer zahlreicheren Assistenz, einwandfreier Apparate und können nur in Krankenhäusern oder Kliniken richtig vorgenommen werden; aber sie sind für uns doch wichtig, wir müssen eben unsere Patienten mit vorläufiger Tamponade oder Kompressionsapparaten in ein Krankenhaus bringen und uns der Mithilfe erfahrener Chirurgen bedienen. In einer Klinik dürften solche Apparate und Vorrichtungen nicht fehlen. OEHLECKER hat nämlich unter seinen 240 Fällen nicht nur Aborte, Darm- und Blasenblutungen, geplatzte Tubenschwangerschaften, sondern auch Fälle von Hämophilie, perniciöser Anämie (70 Fälle) und auch Fälle von Sepsis, an denen es ja auch in Ohrenkliniken nicht fehlt.

Bei den Transfusionen bei perniciöser Anämie verschwanden die diese Erkrankung meist begleitenden heftigen Ohrgeräusche sofort nach der Transfusion. In Amerika wendet man der Transfusion besonderes Interesse zu, man hat in den größeren Hospitälern bei einer Reihe von Blutspendern, die daraus einen Beruf machen, festgestellt, welchen Typus bezüglich der Agglutination und Hämolyse sie angehören. Mooss hat vier Kategorien des Blutverhaltens festgestellt; zur Transfusion verwendet man dann möglichst die gleichen Typen oder hilft sich mit Citratblut, so daß schwere Schädigungen durch Transfusionen nur noch ausnahmsweise vorkommen (4%ige Natriumcitratlösung, 9 Teile Blut auf 1 Teil Citratlösung).

Bei gefahrdrohender Blutdrucksenkung kann man auch durch eine reine Kochsalzinfusion dem ausgebluteten Körper wieder neue Kräfte zuführen, subcutan in kleinen Mengen oder intravenös in größeren Mengen oder nach HEIDENHAIN Kochsalzinfusion mit Suprarenin, dem blutdrucksteigenden Mittel ersten Ranges. Man gibt 6—8 Tropfen der üblichen Suprareninlösung (1 : 1000,0) auf 10 ccm Lösung subcutan, oder auf 800—1000 intravenös. Bei den Kochsalzinfusionen hat man außer dem Suprarenin auch noch andere blutgerinnungsfördernde Mittel zugleich mit eingespritzt, so das Chlorcalcium. (Bei den einzelnen Mitteln komme ich darauf zurück.)

Vom *Euphyllin* (Äthylendiamin) sehr langsam intravenös injiziert sahen NONNENBRUCH und KAYSER-Berlin bei Hämophilie besonders gute Erfolge.

7. Die Serumbehandlung.

Einige Chirurgen (KÜTTNER) sahen gute Wirkung, wenn sie die blutende Wunde mit Menschenblut beträufelten, namentlich bei Hämophilie. Ebenso beim Bedecken oder Ausstopfen mit menschlichen Gewebsteilen, die selbst blutgerinnende Substanzen enthalten (Thrombokinase), z. B. Muskelstückchen oder Muskelbrei. Ähnlich bei Verwendung fremdartiger Gewebsteile, wie Pferdeserum. Vom Strumapreßsaft sah SCHLOSSMANN gute Wirkung. SAHLI empfiehlt bei Hämophilie frisches normales Blutserum aufzuträufeln oder normales Blutserum zu injizieren. Statt Pferdeserum wurde gelegentlich Diphtherieserum eingespritzt. Auf diese Erfahrung hin stellten FONIO und KOCHER ein Präparat durch fraktionierte Zentrifugierung aus Tierblut her, welches gerinnungsfördernde Substanzen enthält, das *Koagulen*.

Es soll eine feste Thrombosierung der getrennten Gefäße hervorrufen. FONIO erprobte das Mittel zuerst bei einer schweren Blutung nach Zahnextraktion. Man nimmt eine 10%ige sterile Lösung von Koagulen. Zusatz von Suprarenin verstärkt die Wirkung noch. Man kann mit der Lösung auch Tampons tränken und auf die Wunde legen, sie als Spray verwenden oder damit gurgeln lassen.

Ähnliche Wirkungen wie das Koagulen hat das aus Lungenextrakt hergestellte *Clauden*. Das Mittel wird gewöhnlich als Pulver auf die blutende Stelle aufgeblasen. Ich habe das Mittel sehr viel angewendet nach Operation in der Nase, Septumoperationen und schätze das Mittel sehr. Man kann das Mittel auch in die Wunde selbst hineinblasen, bei der Fensterresektion verklebt die abgelöste Schleimhaut mit der Unterlage und man braucht nicht zu tamponieren. Besonders schätze ich die Wirkung des Claudens bei der Tonsillektomie, wo ich es in die große Höhle einblase, ehe ich einen Tampon einlege. Auch in Lösungen kann man das Mittel verwenden, Tampons damit tränken oder als Spray.

Dr. Reye-Eppendorf setzte *Clauden* der Lumbalflüssigkeit zu, als es bei Hirnapoplexie eine Lumbalpunktion machte und glaubt annehmen zu dürfen, daß die blutstillende Wirkung des Mittels sich auch dabei zeigte.

Ein Organextrakt ist ja auch das *Suprarenin*, das örtlich 10—20 Tropfen, subcutan ($^1/_2$ mg) oder wie bei der Infusion erwähnt, als Zusatz zu Injektionen allseitig verwandt wird.

Auch dem *Asthmolysin*, das bei Asthma oft gut wirkt, aber fast ebensooft versagt, einem Nebennierenextrakt mit einem Auszug von Hypophysensaft, wird eine blutstillende Wirkung nachgesagt. Da es unschädlich ist, kann man es versuchen.

Denker sah nach subcutaner Injektion von Pituitrin Blutungen stehen, empfiehlt das Mittel auch prophylaktisch $^1/_2$ Stunde vor der Operation.

8. Die Röntgenbestrahlung der Milz und der Leber.

Stephan, der die Milz als das Zentralorgan für die Blutgerinnung ansieht, hat zuerst bei einer Purpura fulminans durch Reizbestrahlung der Milz ($^1/_3$ Hed) prompten Erfolg gesehen. Er stellte fest, daß diese Behandlung für etwa 3 bis 4 Stunden die Blutgerinnungszeit erhöht. Jurasz stillte die parenchymatöse Nachblutung bei einer Schädeltrepanation durch Milzbestrahlung, Neuffer bei einem Hämophilen (zweimalige Bestrahlung) eine heftige Nieren- und Zahnfleischblutung. Tichy bestrahlte die Leber und fand diese Bestrahlung wirksamer wie die Milzbestrahlung. Auch experimentell wurde bei Tieren die Milz bestrahlt, die Erfolge waren dabei wechselnd. Aber auch bei Patienten ohne Hämophilie wurde vor Operationen die Milz bestrahlt. Kurtzahn berichtet darüber, daß die Blutgerinnungszeit im Mittel um 3,43% verkürzt war. Das Endergebnis war, daß bei kleinen Blutungen eine Verminderung der Blutungsmenge festgestellt wurde, bei größeren Capillaren und Gefäßen dagegen war der Einfluß der Bestrahlung nur gering.

So hat die Hoffnung, die man bei Blutungen auf Milz- und Leberbestrahlungen gesetzt, sich nur in geringem Maße erfüllt. In verzweifelten Fällen wird man aber wenn Gelegenheit ist, auch dies Mittel versuchen in der Hoffnung, einen der beschriebenen günstigen Erfolge zu buchen.

Auf der Versammlung der nordwestdeutschen Chirurgen, Hamburg 1923, wurde die Frage der Milzbestrahlung behandelt, die negativen Erfolge überwogen die günstigen Erfahrungen. Oehlecker (mündliche Mitteilung) hat auch wesentliche Erfolge nicht gesehen, da 6—8 Stunden vor Operationen bestrahlt werden muß, die großen Operationen aber meist morgens gemacht werden müssen, also in der Nacht bestrahlt werden müßte, zeigen sich auch technische Schwierigkeiten. Mir scheint die Differenz in der Bewertung des Mittels auch darin zu liegen, daß die Wirkung schon nach einigen Stunden wieder verschwindet, daß individuelle, von der Dauer der Bestrahlung außerdem abhängige Schwankungen, die unberechenbar sind, dazukommen und das Maximum der Wirkung nicht immer mit der Operation zusammenfällt. Wie gesagt, in verzweifelten Fällen muß auch dieses im ganzen unschädliche Verfahren mit herangezogen werden.

Was meine eigenen Erfahrungen auf unserem Gebiet anlangt, so haben wir in sechs Fällen bestrahlt; in einigen Fällen besserte sich das Blutbild, die Erythrocyten waren vermehrt, aber einen beachtenswerten Erfolg sahen wir nicht. In einem Fall von unstillbarem Nasenbluten wurde die Blutung geringer, trat dann aber erneut heftig auf. Unter den Fällen von hämorrhagischer Diathese (fünf Fälle) war ein Fall von Sepsis unter dem Bild der Purpura, außerdem wurde ein Fall von Arteriosklerose mit starkem Nasenbluten bestrahlt, wo ein Erfolg kaum zu erwarten war, die Blutung stand auf lokale Behandlung mit dem Kauter. Auch auf der chirurgischen Universitätsklinik (Geheimrat KÜMMELL) sah man von der Milzbestrahlung keine nennenswerten Erfolge und wendet dieselbe nur in besonderen Fällen an, um alles versucht zu haben.

Bei uterinen Blutungen sind die Erfolge besser, NÜRNBERGER-Hamburg berichtet: Ovariale Blutungen und Myomblutungen stehen meist nach Röntgenbestrahlungen, bei Placentarresten oder Endometritis sah man niemals Erfolge.

Außer der Milz hat man namentlich bei Purpura in der Absicht auf das Knochenmark zu wirken auch die platten Knochen bestrahlt.

Zugleich mit der Milz wird auch die Leber bestrahlt, von einigen Autoren wird auf die Bestrahlung der Leber besonderer Wert gelegt. Da ist es interessant zu lesen, daß schon VERNEUIL bei Blutungen infolge von Leberstauungen Erfolge sah, wenn er auf die Lebergegend Vesicantien wirken ließ.

Neben Röntgenbestrahlung hat auch die Behandlung von Milz und Leber durch Diathermie gelegentlich Erfolge gebracht. Man hat aber bei verzweifelten Blutungen die Milz nicht nur bestrahlt, sondern sogar exstirpiert. KLEMPERER berichtet, daß in einem Fall von Thrombopenie unmittelbar nach Herausnahme der Milz die vorher profuse Blutung stand. In einem zweiten gleichen Fall sah er dieselbe gute Wirkung. Nach Klemperer vermehren sich nach Milzexstirpation die roten Blutkörperchen. Auch der hämolytische Icterus soll nach Milzexstirpation heilen.

9. Blutungen in der zahnärztlichen Praxis.

Unter den Blutungen aus dem Munde nehmen die Blutungen nach zahnärztlichen Eingriffen der Zahl nach natürlich wohl die erste Stelle ein. Die Art der Wunde bei der Extraktion ist sicher mit eine Ursache, warum solche Blutungen oft besonders heftig und andauernd sind. Gerade aus der zahnärztlichen Praxis werden eine auffallend große Anzahl tödlicher Blutungen bei Hämophilen gemeldet.

Andererseits stehen bei der Behandlung den Zahnärzten mechanische Hilfsmittel zur Verfügung, die an anderen Stellen des Körpers nicht so leicht anzubringen sind. An den Nachbarzähnen können die Zahnärzte, wenn es sich um Tamponade der blutenden Wunde handelt, mit ihren Schienen, Brücken oft sehr kunstvolle und wirksame Tamponaden ausführen. Das einfachste ist, wenn man bei mäßiger Blutung Kompression der Wunde dadurch ausübt, daß man auf einen entsprechend geformten sterilen Tampon beißen läßt. Ist die Wunde tief und trichterförmig, läßt PARTSCH Jodoformganzestreifen Lage für Lage fest einstopfen. Statt der Jodoformgaze kann Xeroformgaze oder Stypticingaze genommen werden. Man hat den Tampon auch mit Gelatine getränkt, ferner mit Tannin oder Alaun, Clauden oder Koagulen bepudert oder mit Lösungen davon befeuchtet. Statt Gaze hat man Wachs oder Gyps oder sonstige in der Zahnheilkunde übliche Massen in die Wunde gepreßt. Diesen Massen setzt man Jodoformpulver oder Ferripyrinpulver zu.

Seitdem bei der Zahnextraktion fast immer Lokalanästhesie in Form von Einspritzungen mit Novocain-Adrenalin angewandt wird, ist die Blutung meist unbedeutend, die Blutung steht durch Injektion.

Am Kiefer kann man auch eine Klammernaht anbringen oder durch Nähte die Wunde schließen evtl. einen Tampon festnähen.

Spülungen mit kaltem Eiswasser verwerfen die Zahnärzte, sie meinen, die Gerinnung wird dadurch verzögert. Es scheint, daß Kälte bei der straff angehefteten Kiefer- und Nasenschleimhaut die Blutung nicht stillt, eher heißes Wasser, so daß die Zahnärzte jetzt mit heißem Wasser die Wunde bespülen lassen.

Auch den Liquor ferri verwerfen die Zahnärzte, weil er die Wunde verschmiert.

Ich wundere mich, daß in den zahnärztlichen Lehrbüchern so wenig vom Thermokauter die Rede ist, der nach meiner Erfahrung gerade bei Wunden, wie die Zahnextraktionswunden so wirksam und steril die Blutung bekämpft. Mit feinen Kugelbrennern gelangt man an jede Stelle der buchtenreichen Wunde.

Von größeren Arterien, die bei Zahnoperationen verletzt werden können, kommt die Arteria mandibularis in Betracht.

Für die Allgemeinbehandlung der Blutungen gelten die bei den einzelnen Formen der Allgemeinerkrankungen üblichen Methoden. In dem großen Handbuch der Zahnheilkunde von Misch wird darüber in breitester Weise abgehandelt.

Die Zahnärzte warnen davor, bei Mädchen und Frauen während der Menses blutige Eingriffe vorzunehmen. Wir werden klug handeln, wenn wir den gleichen Grundsatz für Eingriffe in die Nase, Hals und Kehlkopf annehmen.

Literatur.

Bab: Über menstruelles Nasenbluten. Münch. med. Wochenschr. 1917. Nr. 45—46. — Blessing: Behandlung der Blutungen im Munde. Dtsch. Monatsschr. f. Zahnheilk. 1916. H. 10. — Broca: Blutstillung bei Hämophilie mit frischem tierischem Serum. Med. Klinik 1907. Nr. 48. — Clement: Über Blutungen aus dem Ohr. Inaug.-Diss. Berlin 1903. — Elze und Beck: Die venösen Wundernetze des Hypopharynx. Zeitschr. f. Ohrenheilk. u. f. Krankh. d. Luftwege. Bd. 77, H. 2—3. 1918. — Fliess, W. (1): Über den ursächlichen Zusammenhang von Nase und Geschlechtsorgan. Halle: Marhold 1910. — Derselbe (2): Beziehungen zur Nase und weiblichen Geschlechtsorganen. Leipzig-Wien: Deutike. 1897. — Fonio: Behandlung der Hämophilie d. Koagulen. Dtsch. med. Wochenschr. 1916. — Freudenthal: Gelatinelösung als Blutstillung. Dtsch. med. Wochenschr. 1899. Nr. 49. — Heidenhain: Über Behandlung der Blutdruckerkrankung mit intravenösen Suprarenin-Kochsalzinfusionen. Mitt. a. d. Grenzgeb. d. Med. u. Chirurg. Bd. 18. 1908. — Hellmann (Würzburg): Zur Behandlung des habituellen Nasenblutens. Würzb. Ärzteabend. Münch. med. Wochenschr. 1907. Nr. 22. — Henke: Mundschleimhautblutungen bei hämorrhagischer Diathese. Arch. f. Laryngol. u. Rhinol. 1919. H. 1. — v. d. Hutten: Zur Blutgerinnung nach Milz- und Leberbestrahlung. Münch. med. Wochenschr. 1921. Nr. 27. — Imhofer: Über Stimmlippenblutungen bei Säugern. Zeitschr. f. Laryngol., Rhinol. u. ihre Grenzgeb. Bd. 10, H. 6. — Klinger: Zur Behandlung der Purpura und Hämophilie. Dtsch. med. Wochenschr. 1916. Nr. 51. — Krause: Zur Therapie der Hämophilie. Münch. med. Wochenschr. 1910. Nr. 46. — Kümmell, jun. (1): Über resorbierbare Tamponade. Arch. f. klin. Chirurg. Bd. 121. Kongreßbericht. — Derselbe (2): Über resorbierbare Tamponade. — Kurtzahn: Verminderung der Blutung und prophyl. Röntgenbestrahlung der Milz. Dtsch. Zeitschr. f. Chirurg. Bd. 162, H. 5—6. — Lange, Victor: Seltener Fall vom Septumpolypen. Wien. med. Presse 1892. Nr. 52. — Lenhartz: Mikroskopie und Chemie am Krankenbett. Berlin: Jul. Springer 1900. — Misch: Handbuch d. Zahnheilk. 1923. — Nägeli: Blutkrankheiten. Berlin-Leipzig 1910. — Neu: Die Nebennierenpräparate und die Gelatine als blutstillende Mittel. Monatsschr. f. Geburtshilfe.

Bd. 23. 1906. — NONNENBRUCH und SZYSKA: Beschleunigung der Blutgerinnung der Diathermie der Milz. Münch. med. Wochenschrift. Jg. 67. Nr. 37. — OBERMÜLLER (Mainz): Über Koagulen KOCHER-FONIO und seine Anwendung in der Rhinologie. Münch. med. Wochenschrift 1913. Nr. 51. — OEHLECKER (1): Über Blutverpflanzung auf Grund von 240 direkten Transfusionen. Fortschr. d. Med. 19. April 1922. 40. Jg. — DERSELBE (2): Über Bluttransfusion. Zentralbl. f. Chirurg. 1919. — PARTSCH: Die chirurgischen Erkrankungen der Mundhöhle, der Zähne und Kiefer. — SAFRANECK: Leukämie der oberen Luftwege. Monatsschr. f. Ohrenheilk. u. Laryngo-Rhinol. 1923. — v. SCHRÖTTER, L.: Vorlesungen über die Krankheiten des Kehlkopfs. Wien 1892. — STEINHÄUSER: Beitrag zur Kasuistik der vic. Ohrblutungen. Inaug.-Diss. München 1893. — STEURER, OTTO: Blutungen aus dem Ohr und oberen Luftwegen. Arch. f. Ohren-, Nasen u. Kehlkopfheilk. Bd. 103, H. 4. — THOST: Lymphosarkom der oberen Luftwege und Sarkoid der Haut. Monatsschr. f. Ohrenheilk. u. Laryngo-Rhinol. 1917. Nr. 1—2. — VOGEL: Beitrag zur Kenntnis der Hämophilie und Blutgerinnung. Zeitschr. f. klin. Med. Bd. 71. — WAGNER, MAX: Subcutane Gelatinelösung zur Blutstillung. Mitt. a. d. Grenzgeb. d. Med. u. Chirurg. Bd. 6. 1900. — WIETING: Vorläufige und endgültige Blutstillung. Münch. med. Wochenschr. 1922. Nr. 7. — WIRTZ, K.: Innerliche Blutstillungsmethoden bei Hämophilie. Zentralbl. f. d. Grenzgeb. d. Med. u. Chirurg. Bd. 12. 1909.

Namenverzeichnis.

Die kursiv gesetzten Zahlen beziehen sich auf die Literaturverzeichnisse.

ABADIE 394.
ABEL 351, 355.
ABOULKER *199*, 441, 442, *449, 450.*
ABOULKER, H. 676, *689.*
ABRAMOW *77.*
ABRAMOWITZ 533, *572.*
ACHARD *77.*
ACHARD, C. *208.*
ACKERMANN 417, *446.*
ACTON, H. W. 636, 642, 677, 678, 680, *686, 689.*
ADAIR-DIGHTON s. STEVENSON and ADAIR-DIGHTON 411, *445.*
ADKINS, G. *77.*
ADLER 423, *447.*
ADLER und THEODOR 628, *685.*
ADRIAN 525, 561, *571, 574.*
AETIUS 439.
AGAZZI, B. *208.*
ALAGNA 363, *387*, 441, *449.*
ALAQUA 238, *275.*
ALBANUS 87, 150, 153, *199, 206.*
ALBERS 140.
ALBERS, FR. JOH. HERM. *199.*
ALBERT 411, *444.*
ALBRECHT 17, 20, 148, 152, *199*, 430, *447, 448, 569*, 706.
ALBRECHT und BRÜNINGS *199.*
ALBRICHT 643.
ALBRIGHT, G. C. *686.*
ALDERSHOFF, H. *77.*
ALEXANDER 141, 155, 558, 574.
ALEXANDER, A. *206.*
D'ALISE 409, *444.*
ALMEIDA, W. DE 653, *687.*
ALMKVIST 502, 503, *570.*
ALMQUIST, JOHAN *280.*
ALTMANN 416, *445.*
ALVAREZ 350, 385.
ALVAREZ s. a. CORNIL et ALVAREZ *388.*
AMARAL 635.
AMARAL, A. s. a. BORJA, A. und A. AMARAL *685.*
AMAT, AYALA JOSÉ *280.*
AMBROIS PARÉ 431, *447.*
AMERSBACH 139, 149, 182, *199, 206, 208.*
AMICIS, DE 490.
AMMANN, R. 64, *77.*

ANDERSEN 41.
ANDERSON 616.
ANDERSON, D. E. *685.*
ANDERSON, R. G. *684.*
ANDRAL 434.
ANDRÉ 443, *450.*
ANDREJEFF 395.
ANDRY 259, *275.*
ANDRY s. BORREL et ANDRY 431, *447.*
ANSKE 548, 549, *573.*
ANTHON und SIMONS *199.*
ANTHON, W. *280.*
ANTONY 426, *447.*
APOLANT 497, *570.*
ARAGAO 650.
ARCHIBALD 644.
ARCHIBALD, R. G. s. a. CHALMERS, J. A. und R. G. ARCHIBALD *686.*
ARCY 69.
ARDENNE 238, *275.*
ARÊA LEAO 353, 354, 385, *387.*
ARETAEUS 43.
ARLOING *77*, 126.
ARMAND, DEL et PIERRE *77.*
ARMAND-DELILLÉ et PIERRE, LOUIS *77.*
ARNALDUS DE VILLA NOVA 322.
D'ARNAUD, GERKENS, R. R. 679, *689.*
ARNDT *447.*
ARNOLD 303, *319*, 420, 645.
ARNOLDSON 160.
ARNOLDSON, NILS 156, 165, *199.*
ARONSOHN 435.
ARONSOHN, L. 434.
ARONSON 284, 291, 293, 314, *319.*
ARRAGOA 20.
ARRIBALZAGA 422, *447.*
ARROSMITH 411.
ARROWSMITH *444.*
ARROWSMITH, H. 645, *686.*
ARSIAN *275.*
ARSLAN 249.
ARTHUS 68.
ASAM *77.*
ASCHOFF 88, *387.*
ASCHOFF s. a. LUBARSCH *278.*
ASCOLI 63, 396, 404.
ASHWORTH 654, 655.

ASHWORTH, J. H. and LOGAN TURNER, A. *687.*
ASHWORTH, J. H. s. a. LOGAN TURNER, A. und J. H. ASHWORTH *687.*
ASKANAZY 326, *347, 387.*
ASKLEPIADES 439.
ASSMANN 596, *610.*
AUBERT 441, *449.*
AUBERTIN 53.
AUBIN s. a. BOURGEOIS et AUBIN *78.*
AUDRY *574.*
AUDRY et BOYREAU 550, *573.*
AUDRY et DALOUS 555, *574.*
AUDUBERT 596, *610.*
D'AULNAY 216, *275.*
AUSTEN, E. E. 651, *687.*
AVELLIS 94, 146, 165, 178, 189, *199*, 312, *319*, 703.
AVICENNA 322.
AYRES 550, *573.*
AZOULAY 505, *570.*
AZURA, JUAN DE 265.

BAAR 270.
BAB *718.*
BABES 12, 332, 353, 354, 360, 363, *387*, 390, 402.
BABONAIX 53.
BACHMANN *77.*
BACHMANN et DE LA BARRERA *77.*
BACMEISTER *199.*
BACMEISTER und RIKMANN *199.*
BACMEISTER und RICKMANN s. a. RICKMANN *204.*
BAER 72.
BAERMANN, G. 618, 622, *684.*
BAERMANN, G. und W. SCHÜFFNER *684.*
BAERTHLEIN *77.*
BAEUCHLEN, E. *199.*
BAGINSKI 350, 351.
BAGINSKI, B. *387.*
BAGINSKY 10, 44, 83, 171, 416, *445.*
BAGINSKY, B. 417, *446.*
BAGINSKY, P. 192
BAHADUR 635.
BAHR 432, *448.*

Sachverzeichnis.

48*

Druck der Universitätsdruckerei H. Stürtz A. G., Würzburg.

G. Jochmann's Lehrbuch der Infektionskrankheiten für Ärzte und Studierende.
Zweite Auflage, unter Mitwirkung von Dr. B. Nocht, o. ö. Professor, Direktor des Instituts für Schiffs- und Tropenkrankheiten zu Hamburg, und Dr. E. Paschen, Professor, Oberimpfarzt, Direktor der Staatsimpf-anstalt zu Hamburg, neu bearbeitet von Dr. C. Hegler, a. o. Professor der Universität, stellvertretender Direktor des Allgemeinen Krankenhauses Hamburg-St. Georg. Mit 464 zum großen Teil farbigen Abbildungen. XI, 1077 Seiten. 1924.
RM 54.—; gebunden RM 58.50

Infektionskrankheiten.
Von Professor **Georg Jürgens**, Berlin. Mit 112 Kurven. VI, 341 Seiten. 1920.
Gebunden RM 7.40

Bildet Band 6 der Sammlung „Fachbücher für Ärzte", herausgegeben von der Schriftleitung der „Klinischen Wochenschrift". — Die Bezieher der „Klinischen Wochenschrift" erhalten die „Fachbücher" mit einem Nachlaß von 10%.

Infektionskrankheiten.
(„Handbuch der inneren Medizin", zweite Auflage herausgegeben von G. v. Bergmann-Berlin und R. Staehelin-Basel, 1. Band.) 1. Teil. Mit 232 zum Teil farbigen Abbildungen. XII, 717 Seiten. 1925.
Gebunden RM 45.—
2. Teil. Mit 171 zum Teil farbigen Abbildungen. X, 796 Seiten. 1925.
Gebunden RM 54.—

Jeder Band ist einzeln käuflich; jedoch verpflichtet die Abnahme eines Teiles eines Bandes zum Kauf des ganzen Bandes.

P. Bretonneau. Die Diphtherie.
Über die spezifischen Entzündungen der Schleimhaut oder die mit Belägen einhergehende Entzündung, bekannt unter dem Namen Krupp, maligne Angina, gangränöse Angina usw. Nach dem 1826 erschienenen französischen Original im Auftrage und mit Unterstützung der Deutschen Gesellschaft für Kinderheilkunde ins Deutsche übersetzt von Dr. Maria Nülle, Assistentin der Akademischen Kinderklinik in Düsseldorf. Mit einem Vorwort von Professor A. Schloß-mann, Geheimer Medizinalrat, Dr. med., Dr. med. vet. h. c., Dr. jur. h. c., Düsseldorf. Mit 3 Abbildungen. IX, 173 Seiten. 1927.
RM 16.50
Vorzugspreis für Mitglieder der Deutschen Gesellschaft für Kinderheilkunde RM 12.—

Diagnostik und Therapie der Lungen- und Kehlkopf-Tuberkulose.
Ein praktischer Kursus. Von Dr. H. Ulrici, Ärztlicher Direktor des Städtischen Tuberkulosekrankenhauses Waldhaus Charlottenburg, Sommerfeld (Ost-havelland). Mit 99 zum Teil farbigen Abbildungen. VI, 263 Seiten. 1924.
RM 18.—; gebunden RM 19.50

Anatomische Untersuchungen über die Tuberkulose der oberen Luftwege.
Von Dr. Paul Manasse, o. ö. Professor an der Universität und Vorstand der Klinik für Ohren-, Nasen- und Kehlkopfkranke in Würzburg. Mit 62 Abbildungen. IV, 101 Seiten. 1927. RM 9.90; gebunden RM 12.—
Bildet Band 3 der Sammlung „Die Tuberkulose und ihre Grenzgebiete in Einzeldarstellungen". Die Abonnenten der „Beiträge zur Klinik der Tuberkulose" sowie des „Zentralblattes für die gesamte Tuberkuloseforschung" erhalten einen Nachlaß von 10%.

Pathologische Anatomie der Tuberkulose.
Von o. Professor P. Huebschmann, Direktor des Pathologischen Instituts der Medizinischen Akademie in Düsseldorf. Mit 108 zum großen Teil farbigen Abbildungen. IX, 516 Seiten. 1928.
RM 86.—; gebunden RM 89.—
Bildet Band 5 der Sammlung „Die Tuberkulose und ihre Grenzgebiete in Einzeldarstellungen". Die Abonnenten der „Beiträge zur Klinik der Tuberkulose" sowie des „Zentralblattes für die gesamte Tuberkuloseforschung" erhalten die Bände der Sammlung mit einem Nachlaß von 10%.

Pathologische Anatomie und Histologie der Atmungswege und Lungen. ⟨„Handbuch der speziellen pathologischen Anatomie und Histologie", Band III.⟩

Erster Teil. Mit 308 Abbildungen. X, 974 Seiten. 1928.

RM 165.—, gebunden RM 168.—

Inhaltsübersicht:

A. Nase und Nebenhöhlen. — 1. Die Störungen des Formwechsels. Mißbildungen der Nase. Von Professor Dr. W. Berblinger-Jena. — 2. Die entzündlichen Erkrankungen der Nase und ihrer Nebenhöhlen. Von Professor Dr. H. G. Runge-Hamburg. — 3. Hyperplasien, Regenerationen und Gewächse. Von Privatdozent Dr. Martha Schmidtmann-Leipzig. — 4. Fremdkörper, Zahnheterotopien und Steinbildungen in der Nase und ihren Nebenhöhlen. Von Dr. F. Danisch-Jena. — C. Kehlkopf, Luftröhre und Bronchien. Von Professor Dr. C. Hartt-Berlin. Überarbeitet und ergänzt von Dr. Edm. Mayer-Berlin. — C. Lunge und Pleura. 1. Mißbildungen der Lunge und Pleura. Von Privatdozent Dr. H. Müller-Mainz. — 2. Störungen des Luftgehalts. Von Professor Dr. H. Loeschcke-Mannheim. — 3. Die Entzündungen der Lunge und des Brustfelles. Von Professor Dr. A. Lauche-Bonn.

Zweiter Teil. In Vorbereitung.

Kongenitale Syphilis. ⟨„Handbuch der Haut- und Geschlechtskrankheiten", 19. Band.⟩ Mit 95 zum Teil farbigen Abbildungen. VIII, 374 Seiten. 1927.

RM 48.—, gebunden RM 54.—

Der Band enthält u. a.:

Die kongenitale Syphilis der Haut und der Schleimhäute. Von Sanitätsrat Dr. R. Ledermann-Berlin. — Die Besonderheiten der kongenital-syphilitischen Erkrankungen der inneren Organe (einschließlich des Zentralnervensystems) und des Bewegungsapparates. Von Regierungsrat Dozent Dr. Carl Hochsinger-Wien. — Kongenitale Syphilis und Ohr. Von Professor Dr. Gustav Alexander-Wien.

Gonorrhöe. ⟨„Handbuch der Haut- und Geschlechtskrankheiten", herausgegeben von Dr. J. Jadassohn, 20. Band.⟩ In Vorbereitung.

Der Band wird u. a. enthalten:

Gonorrhöe der Mundhöhle, des Ohres, der Nase und des Rectum. Von Dr. O. Sprinz-Berlin.

Lehrbuch der Gonorrhöe. Nebst einem Anhang: Die Sterilität des Mannes. Bearbeitet von zahlreichen Fachgelehrten. Herausgegeben von Professor Dr. A. Buschke, dirigierender Arzt am Rudolf Virchow-Krankenhaus Berlin und Dr. E. Langer, Oberarzt am Rudolf Virchow-Krankenhaus Berlin. Mit 112 darunter zahlreichen farbigen Abbildungen. XII, 570 Seiten. 1926.

RM 46.50, gebunden RM 49.50

Edmund Lesser's Lehrbuch der Haut- und Geschlechtskrankheiten. In zwei Bänden. Vierzehnte, vollständig neu bearbeitete Auflage von Geheimen Medizinalrat J. Jadassohn, o. Professor und Direktor der Universitäts-Hautklinik in Breslau.

I. Band: **Hautkrankheiten.** Erscheint im Laufe des Jahres 1929

II. Band: **Geschlechtskrankheiten.** Mit 95 zum Teil farbigen Abbildungen. VIII, 467 Seiten. 1927. Gebunden RM 26.—

Die Syphilis. Kurzes Lehrbuch der gesamten Syphilis mit besonderer Berücksichtigung der inneren Organe. Unter Mitarbeit von Fachgelehrten. Herausgegeben von E. Meirowsky, Köln und Felix Pinkus, Berlin. Mit einem Schlußwort von A. v. Wassermann. Mit 79 zum Teil farbigen Abbildungen. VIII, 572 Seiten. 1923.

Gebunden RM 27.—

Bildet Band 9 der Sammlung „Fachbücher für Ärzte", herausgegeben von der Schriftleitung der „Klinischen Wochenschrift". — Die Bezieher der „Klinischen Wochenschrift" erhalten die „Fachbücher" mit einem Nachlaß von 10%.